Optimales Training

Leistungsphysiologische Trainingslehre unter besonderer Berücksichtigung des Kinder- und Jugendtrainings

J. Weineck, Erlangen

12. Auflage

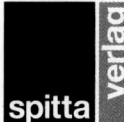

Anschrift des Verfassers:

Prof. Dr. med. Dr. phil. habil. Jürgen Weineck
Institut für Sportwissenschaft der Universität
Erlangen – Nürnberg
Gebbertstr. 123b
91058 Erlangen

Das Buch erscheint in finnischer, französischer, holländischer, italienischer, koreanischer, türkischer, spanischer und portugiesischer Übersetzung.

Die Deutsche Bibliothek – CIP-Einheitsaufnahme

Weineck, Jürgen:
Optimales Training : leistungsphysiologische Trainingslehre unter besonderer Berücksichtigung des Kinder- und Jugendtrainings / J. Weineck. – 11. Aufl.. – Balingen : Spitta-Verl., 2000
 ISBN 3-932753-98-4

Copyright Spitta Verlag GmbH
Ammonitenstr. 1, 72336 Balingen
Printed in Germany 2002

Das Werk ist urheberrechtlich geschützt. Die dadurch begründeten Rechte, insbesondere die der Übersetzung, der Entnahme von Abbildungen, der Funksendung, der Wiedergabe auf fotomechanischem oder ähnlichem Wege und der Speicherung in Datenverarbeitungsanlagen, bleiben, auch bei nur auszugsweiser Verwendung, vorbehalten. Die Wiedergabe von Gebrauchsnamen, Handelsnamen, Warenbezeichnungen usw. in diesem Werk berechtigt auch ohne besondere Kennzeichnung nicht zu der Annahme, daß solche Namen im Sinne der Warenzeichen- und Markenschutz-Gesetzgebung als frei zu betrachten wären und daher von jedermann benutzt werden dürfen.

Satz: Bosch-Druck, Landshut/Ergolding
Druck: Kessler Verlagsdruckerei, Bobingen

Inhalt

Vorwort 16

Teil I
Allgemeine Grundlagen der Trainingslehre

1 Training und Trainierbarkeit – Begriffsbestimmung 18

    Training 18

    Trainierbarkeit 19

2 Sportliche Leistungfähigkeit 21

    Begriffsbestimmung 21

    Faktoren der sportlichen Leistungsfähigkeit 21

    Entwicklung der sportlichen Leistungsfähigkeit 21

    Sportliche Leistungsfähigkeit und Belastungskomponenten . 23

3 Prinzipien des sportlichen Trainings 27

    1. Prinzipien der Belastung 28
        Prinzip des trainingswirksamen Reizes 28
        Prinzip der individualisierten Belastung 28
        Prinzip der ansteigenden Belastung 30
        Prinzip der richtigen Belastungsfolge 31
        Prinzip der variierenden Belastung 31
        Prinzip der wechselnden Belastung 32
        Prinzip der optimalen Relation von Belastung und Erholung 32

    2. Prinzipien der Zyklisierung 35
        Prinzip der kontinuierlichen Belastung 35

      Prinzip der periodisierten Belastung 36
      Prinzip der periodisierten Regeneration 36

  3. Prinzipien der Spezialisierung 36
      Prinzip der Altersgemäßheit 36
      Prinzip der zielgerichteten Belastung 37

  4. Prinzipien der Proportionalisierung 38
      Prinzip der optimalen Relation von allgemeiner und spezieller Ausbildung .. 38
      Prinzip der optimalen Relation der Entwicklung der Leistungskomponenten . 39

4 Planung, Organisation und Auswertung des Trainingsprozesses ... 41

Begriffsbestimmung 41

Arten von Trainingsplänen 41

Erarbeitung von Trainingsplänen 43

Der Aufbau einer Trainingseinheit 43

Die Nachbereitung und Auswertung des Trainings 46

5 Trainingssteuerung und Leistungsdiagnostik 47

Trainingssteuerung 47

Leistungsdiagnostik 51

Anforderungen an die Kontroll- bzw. Testverfahren 51

Testarten – Durchführungsmodalitäten – Bewertungstabellen 55

6 Der langfristige Trainingsprozeß 56

Gliederung des langfristigen Trainingsprozesses 57
 – Allgemeine Grundausbildung 57
 – Das Nachwuchstraining 58
 – Das Anschlußtraining 59
 – Das Hochleistungstraining 60

Inhalt

7 Training und Periodisierung 61

    Gliederung der Jahreszyklen 61

    Das Problem der Einfach- und Doppelperiodisierung 62

    Makro- und Mikrozyklen 63

    Periodisierung im Kindes- und Jugendalter 64

8 Die Bedeutung von Wettkampf und Wettkampfplanung für die Entwicklung des Trainingszustandes 66

    Wettkampf und systematischer Leistungsaufbau 66

    Wettkampf als effektives Trainingsmittel 67

    Wettkampf als Kontroll- und Testmethode 67

    Die Vorbereitung des Sportlers auf den Wettkampf 68

    Die Wettkampfauswertung 75

9 Allgemeine leistungsphysiologische und sportbiologische Grundlagen zur Verbesserung der sportlichen Leistungsfähigkeit durch Training . 77

    Training als Adaptationsvorgang 77

    Allgemeine Grundlagen zum Aufbau einer Zelle bzw. Muskelzelle sowie die Funktion ihrer subzellulären Bestandteile 79

    Allgemeines zum Energiestoffwechsel des Muskels 85

    Allgemeine Grundlagen zum Aufbau und zur Funktion des neuromuskulären Funktionssystems bzw. der sportlichen Motorik 90

10 Sportbiologische Grundlagen zum Kinder- und Jugendtraining 99

    Wachstumsbedingte Besonderheiten des Kindes- und Jugendalters 100

    Psychophysische Kurzcharakteristik der einzelnen Altersstufen – Konsequenzen für die Trainingsgestaltung 110

11 Talentsuche und Talentförderung im Kindes- und Jugendalter 119

Begriffsbestimmung 119

Talentsuche 120

Talentauswahl 120

Talentförderung 120

Methoden der Talentförderung 120

Thesen zur Talentförderung 121

Die Bedeutung der Talentsuche bzw. Eignungsbestimmung 123

Faktoren der Talentsuche bzw. Eignungsbestimmung 123

Der Prozeß der Auswahl und Ausbildung von Sporttalenten 124

Grundsätze zur Talentsuche bzw. Eignungsbestimmung 126

Probleme der Talentsuche und Talentförderung 131

Teil II
Das Training der motorischen Hauptbeanspruchungsformen

12 Ausdauertraining 141

Begriffsbestimmung 141

Arten der Ausdauer 141

Die Bedeutung der Grundlagenausdauer 145

Anatomisch-physiologische Grundlagen des Ausdauertrainings 147

Methoden und Inhalte des Ausdauertrainings 165

Die Anforderungen der Kurz-, Mittel und Langzeitausdauer 185

Ausdauertests und Kontrollformen zur Leistungsdiagnostik und Trainingssteuerung 186

Inhalt 9

    Kontroll- und Testverfahren 186

    Periodisierung des Ausdauertrainings 208

    Abtraining 211

    Methodische Grundsätze zum Ausdauertraining 212

    Ausdauertraining im Kindes- und Jugendalter 213

13 Krafttraining 236

    Begriffsbestimmung 236

    Arten der Kraft 236

    Arten der Muskelarbeit 244

    Arten der Muskelanspannung 244

    Die Bedeutung der Kraft 245

    Die Wechselbeziehungen der Kraft zu den anderen motorischen
    Hauptbeanspruchungsformen 246

    Anatomisch-physiologische Grundlagen des Krafttrainings . . . 247

    Methoden und Inhalte des Krafttrainings 267

    Durchführungs- und Organisationsformen für das Krafttraining . . 296

    Methoden und Verfahrensweisen zur Schulung von Maximalkraft,
    Schnellkraft und Kraftausdauer 303

    Ermüdung und Erholung beim dynamischen und statischen Krafttraining 315

    Krafttests und Kontrollübungen zur Leistungsdiagnostik
    und Trainingssteuerung 317

    Gefahren und Probleme beim Krafttraining – Vorbeugungsmaßnahmen 332

    Die Atmung beim Krafttraining 335

    Krafttraining und muskuläre Dysbalancen 336

    Planung und Periodisierung des Krafttrainings 351

Methodische Grundsätze zum Krafttraining 370

Krafttraining im Kindes- und Jugendalter 373

14 Schnelligkeitstraining 395

Begriffsbestimmung 395

Arten der Schnelligkeit 396

Trainierbarkeit der Schnelligkeit 399

Anatomisch-physiologische Grundlagen
des Schnelligkeitstrainings 400

Schnelligkeitsbestimmende Faktoren 418

Methoden und Inhalte zur Verbesserung der
schnelligkeitsbestimmenden Merkmale 427

Schnelligkeitstraining und Belastungskomponenten 450

Das Problem der Geschwindigkeitsbarriere 455

Schnelligkeitstests und -kontrollformen als Mittel zur Leistungsdiagnostik
und Trainingssteuerung 459

Der langfristig gegliederte Trainingsprozeß im Schnelligkeitstraining 462

Periodisierung des Schnelligkeitstrainings 462

Methodische Hinweise zum Schnelligkeitstraining 464

Schnelligkeitstraining im Kindes- und Jugendalter 466

15 Beweglichkeitstraining 488

Begriffsbestimmung 488

Arten der Beweglichkeit 488

Bedeutung der Beweglichkeit 489

Trainierbarkeit der Beweglichkeit 491

Inhalt

Anatomisch-physiologische Grundlagen des Beweglichkeitstrainings 491

Methoden des Beweglichkeitstrainings 496

Die Effektivität der verschiedenen Dehntechniken 508

Inhalte des Beweglichkeitstrainings – Stretchingprogramme 513

Beweglichkeitstests und -kontrollformen als Mittel zur
Leistungsdiagnostik und Trainingssteuerung 514

Funktionstests zur Feststellung verkürzter Muskelgruppen 522

Beweglichkeitstraining im langfristigen Trainingsprozeß – Periodisierung 527

Methodische Grundsätze zum Beweglichkeitstraining 527

Beweglichkeitstraining im Kindes- und Jugendalter 528

16 Training der Koordinativen Fähigkeiten 537

Begriffsbestimmung 537

Arten der Koordinativen Fähigkeiten 537

Bedeutung der Koordinativen Fähigkeiten 537

Trainierbarkeit der Koordinativen Fähigkeiten 538

Komponenten der Koordinativen Fähigkeiten 538

Die Bedeutung der physischen Leistungsfaktoren für
die Koordinativen Fähigkeiten 545

Anatomisch-physiologische Grundlagen der Steuerungs- und
Regelungsprozesse im sportlichen Handlungsablauf 546

Methoden und Inhalte der Schulung Koordinativer Fähigkeiten 548

Test- und Kontrollübungen 551

Training der Koordinativen Fähigkeiten im langfristigen Trainingsprozeß 553

Methodische Grundsätze 554

Schulung der Koordinativen Fähigkeiten im Kindes- und Jugendalter 554

Teil III
Das Training der sportlichen Technik und Taktik

17 Training der sportlichen Technik 563

Begriffsbestimmung 563

Bedeutung der sportlichen Technik 563

Trainierbarkeit der sportlichen Technik 564

Etappen der Technik-Schulung 564

Kriterien und Merkmale der sportlichen Technik 564

Faktoren, die den technischen Lernprozeß beeinflussen 567

Lernphasen bei der Schulung der sportlichen Technik 567

Handlungspsychologische und neurophysiologische Grundlagen
zum Bewegungs(Technik)-lernen 569

Inhalte der allgemeinen und speziellen Technikschulung 576

Methoden der Technikschulung 577

Methodische Maßnahmen 578

Das Problem der Vielseitigkeit bzw. der Spezialisierung 579

Das Phänomen der Seitigkeit 587

Das Phänomen der Seitigkeitstypologie 592

Der kontralaterale Transfer 593

Das Problem der Stagnation in der technischen Entwicklung 599

Kontrolle und Tests 600

Techniktraining im langfristigen Trainingsprozeß – Periodisierung 601

Methodische Grundsätze zum Techniktraining 601

Das Techniktraining im Kindes- und Jugendalter 602

18 Training der sportlichen Taktik 605

Begriffsbestimmung 605

Arten der sportlichen Taktik 605

Komponenten der sportlichen Taktik 605

Bedeutung der sportlichen Taktik 607

Organisation und Führung des sportlichen Wettkampfes 607

Aufgaben der taktischen Ausbildung 609

Kontrolle und Tests 609

Taktiktraining im langfristigen Trainingsprozeß – Periodisierung 610

Methodische Grundsätze zum Taktiktraining 610

Taktikschulung im Kindes- und Jugendalter 611

Teil IV
Psychologisches Training zur Verbesserung der sportlichen Leistungsfähigkeit

19 Psychologische Methoden zur Verbesserung der Wiederherstellung und Steigerung der physischen Leistungsfähigkeit 614

Autogenes Training (AT) 614

Verwandte Formen des Autogenen Trainings 618

20 Psychologische Methoden zur Verbesserung des technischen Lernprozesses 623

Mentales Training (MT) 623

Verwandte Formen des Mentalen Trainings 632

21 Psychologische Methoden zur Behebung psychischer Störfaktoren, die die sportliche Leistungsfähigkeit beeinflussen 637

    Hypnose 637

    Desensibilisierung – Systematische Verhaltensmodifikation 637

22 Kombinierte Formen 639

Teil V
Faktoren, die die sportliche Leistungsfähigkeit beeinflussen (ausgewählte Themen)

23 Die Bedeutung des Aufwärmens im Sport 645

    Begriffsbestimmung 645

    Arten des Aufwärmens 645

    Physiologische Grundlagen des Aufwärmens 646

    Die Wirksamkeit des Aufwärmens in Abhängigkeit von verschiedenen endogenen und exogenen Faktoren 649

    Zusammenfassende Beurteilung des Aufwärmens 652

24 Die Bedeutung von Erholung und Wiederherstellung nach sportlicher Belastung für die Optimierung des Trainingsprozesses .. 655

    Allgemeines zur Ermüdung und Wiederherstellung nach sportlicher Belastung .. 655

    Physiologische Grundlagen der Wiederherstellungsprozesse 656

    Maßnahmen zur Wiederherstellung nach sportlicher Belastung 658

    Arten der Wiederherstellungsmaßnahmen 660

    Das Problem der Anpassung an Methoden und Maßnahmen der Wiederherstellung .. 661

    Kriterien der Beurteilung des Wiederherstellungserfolges 661

    Das Übertraining 661

25 Die Ernährung des Sportlers 667

Die Kalorienbilanz 667

Die Nährstoffbilanz 668

Die Flüssigkeitsbilanz 670

Die Mineralstoffwechselbilanz 671

Exkurs: Die Bedeutung einer ausgeglichenen Bilanz des Wasser- und
Elektrolythaushaltes für den Ausdauer- und Spielsportler 672

Die Vitaminbilanz 676

Teil VI
Gesundheitstraining als Prävention bzw. Rehabilitation von Herz-/Kreislauf- und Bewegungsmangelkrankheiten

26 Gesundheitstraining 680

Allgemeine Grundlagen – Durchführungsmodalitäten 680

Gesundheitstraining im mittleren und höheren Lebensalter 683

Die Wirkungen eines Ausdauertrainings auf das Herz bzw.
die Risikofaktoren degenerativer Herz-Kreislauf-Erkrankungen 684

27 Krafttraining im Sinne eines Gesundheitstrainings 693

Literatur 695

Sachregister 763

Vorwort

In der Trainingslehre traditioneller Prägung standen Fragen der systematischen Erfassung und methodischen Aufbereitung des Trainings der motorischen Hauptbeanspruchungsformen im Vordergrund. Leistungsphysiologische bzw. sportbiologische Aspekte wurden aufgrund der stark im medizinischen Bereich verankerten Grundlagen kaum oder nur in sehr begrenztem Umfang bei der Darstellung der verschiedenen Trainingsmethoden und -inhalte in Betracht gezogen. Im heutigen Leistungssport besteht aber ebenso wie im Kinder-, Jugend- oder Gesundheitssport die Notwendigkeit, die einzelnen Trainingsmethoden und -inhalte nicht nur formal zu kennen, sondern ihre differenzierte Wertigkeit aufgrund einer interdisziplinären Betrachtungsweise zu erfassen und dementsprechend zur Anwendung zu bringen. Es ist das Anliegen dieses Buches, unter dem Aspekt der sportmedizinischen und leistungsphysiologischen Begründbarkeit die verschiedenen Trainingsmethoden transparent und ihren Einsatz somit verständlich zu machen. Insbesondere sollten neben den Gesetzmäßigkeiten einer allgemeinen Trainingslehre spezielle Probleme der Belastbarkeit und Trainierbarkeit im Bereich des Kinder- und Jugendtrainings erörtert werden.

Dieses Buch, das sich vor allem dem Training der motorischen Hauptbeanspruchungsformen und einigen ausgewählten Faktoren der sportlichen Leistungsfähigkeit widmet, gibt sowohl dem Spitzentrainer (-sportler) als auch dem Sportlehrer im Schulbereich eine Fülle von Hinweisen, die eine Optimierung des sportlichen Trainings ermöglicht.
Schließlich soll das Buch auch noch allen gesundheitsbewußten Bürgern Handreichungen für die Durchführung eines nach individuellen Gesichtspunkten und Notwendigkeiten ausgerichteten Gesundheitstrainings geben und somit Möglichkeiten zur Prophylaxe von Bewegungsmangelkrankheiten bzw. degenerativen Herz-Kreislauf-Veränderungen aufzeigen.
Die 8., völlig überarbeitete und beträchtlich erweiterte Auflage beinhaltet die neuesten Entwicklungen in der heutigen Trainingslehre. Sie versucht durch die vermehrte Praxisorientierung – in allen Kapiteln werden konkrete Beispiele methodischer und inhaltlicher Art gegeben – eine unmittelbare Umsetzung trainingswissenschaftlicher Erkenntnisse in die Trainings- und Übungspraxis zu ermöglichen.

Jürgen Weineck

Teil I
Allgemeine Grundlagen der Trainingslehre

1 Training und Trainierbarkeit – Begriffsbestimmung

Training

Der Begriff „Training" läßt sich im allgemeinen Sprachgebrauch für die verschiedensten Bereiche verwenden und beinhaltet dabei zumeist einen Übungsprozeß, der ein mehr oder weniger ausgeprägtes Maß an Verbesserung im jeweiligen Zielbereich anstrebt. *Martin* (1977, 14) sieht Training in diesem Sinne ganz allgemein als einen Prozeß, der eine Zustandsänderung (physisch, motorisch, kognitiv, affektiv) hervorbringt.

Die Begriffspräzisierung „sportliches Training" – *Matwejew* (1972, 1) versteht darunter die physische, technisch-taktische, intellektuelle, psychische und moralische Vorbereitung des Sportlers mit Hilfe von Körperübungen – engt den Begriff zwar ein, läßt aber dennoch die graduale Entwicklung offen. So zielt sportliches Training im Schul- und Gesundheitssport (s. S. 680) zwar auch auf eine planmäßige und gezielte Verbesserung der körperlichen Leistungsfähigkeit hin, hat aber nicht, wie der Spitzensport, das Erreichen der individuellen Höchstleistung in einem langfristigen und nach strengen Gesetzmäßigkeiten gesteuerten Trainingsprozeß zum Ziel.

> Aus einer auf die Probleme der Sportpraxis ausgerichteten Sichtweise empfiehlt *Carl* (1989, 218) „sportliches Training als komplexen Handlungsprozeß mit dem Ziel der planmäßigen und sachorientierten Einwirkung auf den sportlichen Leistungszustand und auf die Fähigkeit zur bestmöglichen Leistungspräsentation in Bewährungssituationen" zu definieren.

Als *komplex* wird dabei ein Handlungsprozeß bezeichnet, der darauf ausgerichtet ist, angemessene Wirkungen auf alle leistungsrelevanten Merkmale des Sportlers zu erzielen (s. Abb. 1).

Planmäßigkeit ist in diesem Zusammenhang dann gegeben, wenn Trainingsziele, Trainingsmethoden, Trainingsinhalte und Trainingsaufbau- und -organisation – unter Beachtung trainingswissenschaftlicher Erkenntnisse und trainingspraktischer Erfahrung – im vorhinein festgelegt sind, wenn sich der Trainingsvollzug an diesen Vorgaben orientiert, wenn die Durchführung kontrolliert und die Wirkung mit differenzierenden Leistungskontrollen überprüft wird, wenn also Steuerung und Regelung (s. Trainingssteuerung S. 47) im Hinblick auf das angestrebte Ziel erfolgt (vgl. *Röthig* 1992, 520).

Sachorientiertheit liegt dann vor, wenn alle Handlungen bzw. Maßnahmen innerhalb des sportlichen Trainings auf direktem Wege zu den angestrebten Zielsetzungen hinführen.

> Je nach Trainingsziel soll durch Training der Leistungszustand des Sportlers *erhöht*, *erhalten* – man spricht von einem sogenannten „Erhaltungstraining" (s. S. 362) – oder auch gezielt *vermindert* werden – man spricht von einem sogenannten „Abtraining" (s. S. 211).

Entsprechend den verschiedenen Zielsetzungen und Entwicklungsstufen kann Training in sehr unterschiedlichen *Trainingsarten* realisiert werden, wie z. B. im Hochleistungstraining, Fitneßtraining, Rehabilitationstraining,

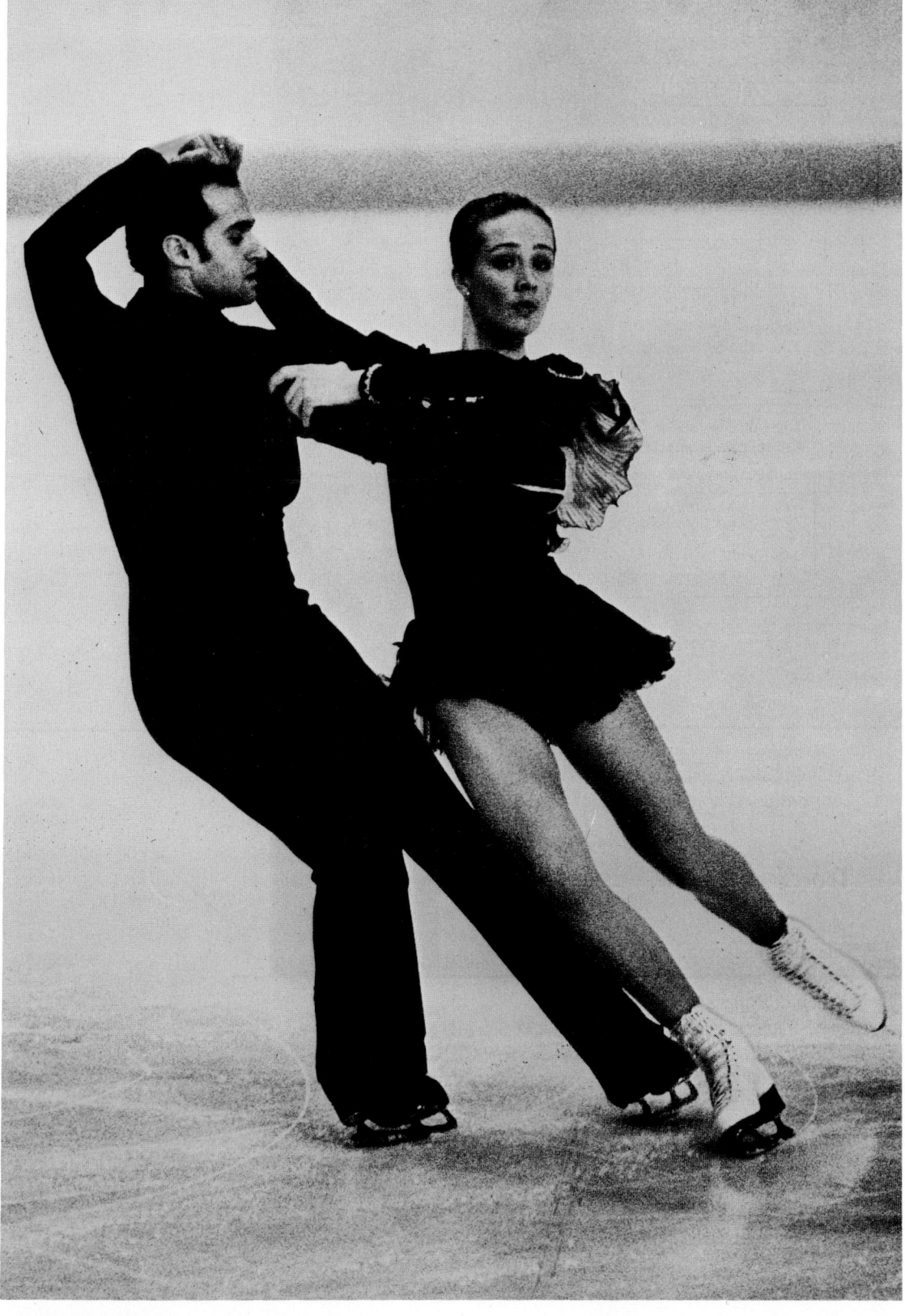

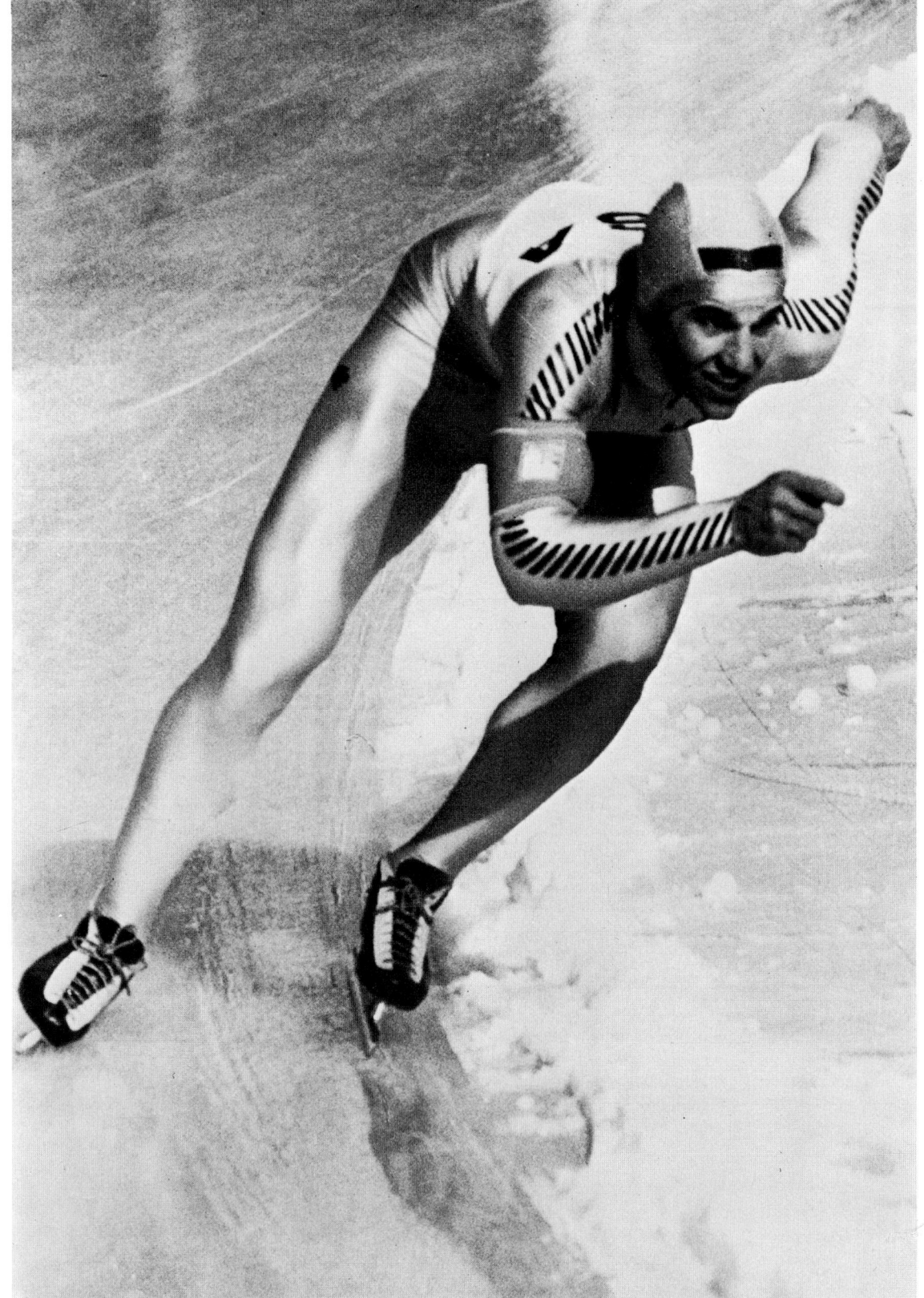

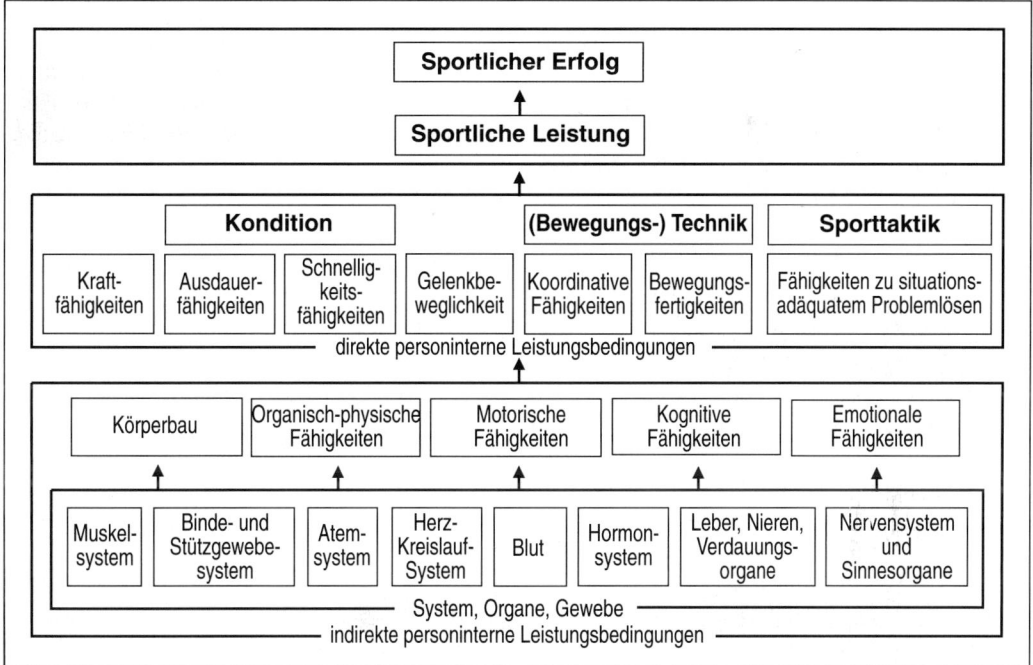

Abb. 1 Schema personinterner Bedingungen sportlicher Leistungen und Erfolge (nach *Carl* 1989, 218)

Techniktraining, Nachwuchstraining oder Kindertraining (vgl. auch *Röthig* 1992, 520).

Trainierbarkeit

Die *Trainierbarkeit* – gibt den Grad der Anpassung an Trainingsbelastungen wieder. Es handelt sich um eine dynamische Größe, die von einer Reihe *endogener* (Körperbautyp, Alter etc.) und *exogener* (Ernährung, Umweltbedingungen etc.) Faktoren abhängig ist. Sie kann bei ein und derselben Person in unterschiedlichen Organ- und Funktionssystemen verschieden sein.

Im *Kindes- und Jugendalter* spielen für die Trainierbarkeit sogenannte „sensitive Phasen" – Synonym „sensible Phasen" – eine wichtige Rolle. Ihre Existenz und Bedeutung wird aber unterschiedlich beurteilt und z. T. sogar verneint (vgl. *Baur* 1987, 9). Unter „sensitiven Phasen" versteht man Entwicklungsabschnitte, die für die Ausprägung bestimmter sportmotorischer Leistungsfaktoren besonders günstig sind, das heißt, in denen die Trainierbarkeit besonders hoch ist (vgl. *Hirtz* 1976, 381; *Winter* 1980, 102; *Israel/Buhl* 1980, 30; *Diekmann/Letzelter* 1987, 285; *Starosta/Hirtz* 1989, 11; *Martin* 1991, 8; *Hassan* 1991, 17).

Die Diskussion um die genaue zeitliche Zuordnung dieser Phasen ist jedoch noch nicht abgeschlossen. Alle diesbezüglichen Angaben – vgl. auch die jeweiligen Ausführungen beim Training der motorischen Hauptbeanspruchungsformen – sind demnach Werte, die aus dem *bisherigen* Erfahrungsschatz der Sportpraxis stammen und sich unter veränderten Rahmenbedingungen (z. B. frühere, konsequentere Schulung ausgewählter Fähigkeiten oder Fertigkeiten) unter Umständen noch weiter differenziert darstellen können. Dennoch geben sie wertvolle Orientierungshilfen für die

Optimierung des langfristigen Trainingsprozesses, da sie die Frage „was, zu welchem Zeitpunkt" zu präzisieren versuchen.

Das „Verpassen" derartiger sensitiver Phasen kann dazu führen, daß Leistungsfaktoren, die zu einem bestimmten Zeitpunkt bei entsprechender Förderung besonders hohe Zuwachsraten aufweisen würden – wie dies z. B. pauschal für die Entwicklung der koordinativen Fähigkeiten im Kindesalter gilt, später nicht mehr oder nur mit einem unverhältnismäßig höheren Trainingsaufwand erreicht werden, unter dem Motto, „was Hänschen nicht lernt, das lernt Hans unter Umständen nie mehr..."

2 Sportliche Leistungsfähigkeit

Begriffsbestimmung

Die *sportliche Leistungsfähigkeit* stellt den Ausprägungsgrad einer bestimmten sportmotorischen Leistung dar und wird aufgrund ihres komplexen Bedingungsgefüges von einer Vielzahl spezifischer Faktoren bestimmt. Das Adjektiv „sportlich" ist immer dann notwendig, wenn die Leistungsfähigkeit gegenüber anderen Lebensbereichen abgegrenzt werden soll (z. B. zur beruflichen, intellektuellen Leistungsfähigkeit etc.).

Faktoren der sportlichen Leistungsfähigkeit

Die Charakteristik der sportlichen Leistungsfähigkeit – sie wurde bereits in Abb. 1 in seinen direkten und indirekten personeninternen Bedingungen in seiner Komplexität dargestellt – soll in Abb. 2 nochmals in vereinfachter und für die Trainingspraxis relevanter Form dargestellt werden.

> Die sportliche Leistungsfähigkeit ist aufgrund ihrer multifaktoriellen Zusammensetzung nur komplex zu trainieren. Allein die harmonische Entwicklung aller leistungsbestimmenden Faktoren ermöglicht das Erreichen der individuellen Höchstleistung.

Entwicklung der sportlichen Leistungsfähigkeit

Die sportliche Leistungsfähigkeit erfährt im langfristigen Trainingsprozeß durch die Vorgabe von Trainingszielen, Trainingsinhalten, Trainingsmitteln und Trainingsmethoden – in enger terminologischer Anlehnung an die Sport-

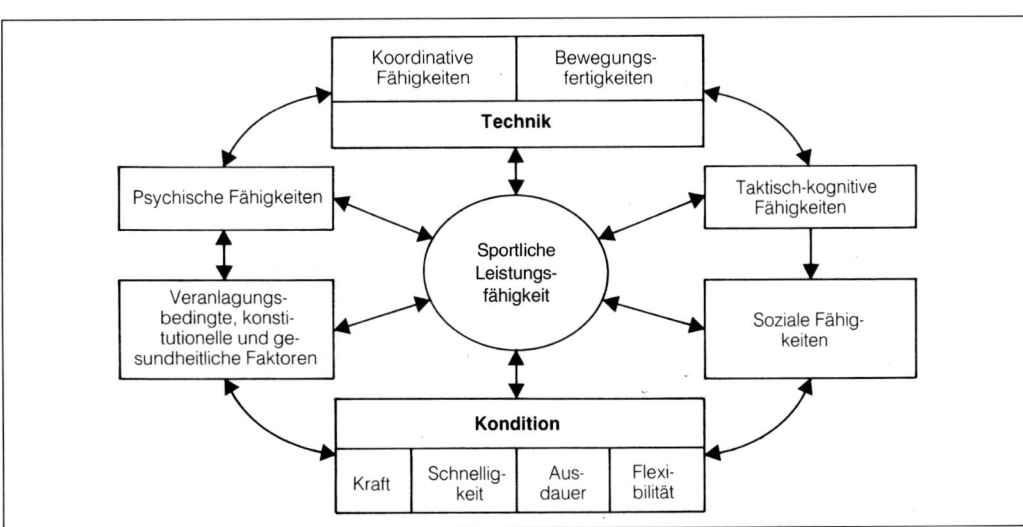

Abb. 2 Vereinfachtes Modell der Komponenten der sportlichen Leistungsfähigkeit

didaktik – eine zielgerichtete Ausgestaltung (vgl. *Größing* 1975, 69 f.; *Letzelter* 1978, 19 f.).

Trainingsziele

Trainingsziele des systematischen Trainingsprozesses können Fähigkeiten, Fertigkeiten, Eigenschaften, Einstellungen u. ä. sein. Man unterscheidet:
– Psychomotorische Lernziele
Sie beinhalten zum einen die konditionellen Leistungsfaktoren wie die Ausdauer, die Kraft, die Schnelligkeit und ihre Subkategorien, zum anderen die koordinativen Fähigkeiten und Fertigkeiten (Techniken), die vor allem im Zentrum des motorischen Lernprozesses stehen.
– Kognitive Lernziele
Sie umfassen insbesondere Kenntnisse aus dem taktischen und technischen Bereich, aber auch allgemeines Grundlagenwissen zur Optimierung und Effektivierung des Trainings.
– Affektive Lernziele
Affektive Lernziele stellen Willensstärke, Selbstüberwindung, Selbstbeherrschung, Durchsetzungsvermögen etc. dar; sie stehen in enger Wechselbeziehung mit den physischen Leistungsfaktoren bzw. begrenzen sie.

Trainingsinhalte

Trainingsinhalte (Synonym: Trainingsübungen) stellen die konkrete Ausrichtung des Trainings auf das vorgegebene Trainingsziel dar. Beispiel: Das Trainingsziel „Kraftausdauer der Armstrecker" wird mittels des Trainingsinhalts „Liegestützen" erreicht.
Da das Üben die grundlegende Tätigkeitsform im Trainingsprozeß zur Entwicklung der sportlichen Leistungsfähigkeit darstellt, stehen die Übungsformen im Zentrum der inhaltlichen Gestaltung des sportlichen Trainings. Von ihrer richtigen Auswahl hängt es ab, in welchem Umfang und mit welcher Geschwindigkeit sich die sportliche Leistungsfähigkeit verbessern läßt.

Die Auswahl der verschiedenen Übungsformen erfolgt nach dem Prinzip der Zweckmäßigkeit, der Ökonomie und der Effektivität (vgl. *Harre* 1976, 60; *Martin* 1977, 43). Man unterscheidet:
– allgemeinentwickelnde Übungen
– Spezialübungen
– Wettkampfübungen
Die *allgemeinentwickelnden Übungen* haben die Aufgabe, eine breite Basis für die später zunehmende Spezialisierung zu schaffen. Ziele sind die Verbesserung der psychophysischen Leistungsfaktoren und der technisch-taktischen Fähigkeiten und Fertigkeiten.
Die *Spezialübungen* bauen auf den allgemeinentwickelnden Übungen auf, vervollkommnen jedoch in spezifischer Form Teilkomponenten der sportlichen Leistungsfähigkeit.
Die *Wettkampfübungen* schließlich verbessern in komplexer, streng sportartbezogener Form die Gesamtheit der Leistungskomponenten.

Trainingsmittel

Die Trainingsmittel umfassen alle Mittel und Maßnahmen, die den Ablauf des Trainingsprozesses unterstützen. Man unterscheidet Trainingsmittel *organisatorischer* (z. B. Aufstellungsformen), *gerätemäßiger* (z. B. Scheibenhantel) und *informativer* Art (z. B. *verbal*: Bewegungsbeschreibung; *visuell*: Lehrbildreihe; *kinästhetisch*: Hilfestellung zum Bewegungserfühlen). Trainingsmittel sind stets auf die Trainingsinhalte hin ausgerichtet und ermöglichen deren Verwirklichung.

Trainingsmethoden

Die Trainingsmethoden stellen zumeist in der Sportpraxis entwickelte planmäßige Verfahren zur Verwirklichung gesetzter Trainingsziele dar. Beispiel: Das Trainingsziel „Grundlagenausdauer" wird vor allem durch die *Dauermethode* verfolgt.
Ein abschließendes, zusammenfassendes Beispiel aus der Trainingspraxis soll die enge Ver-

flochtenheit bzw. Eigenständigkeit dieser vier Vorgaben für den Gestaltungsprozeß des Trainings verdeutlichen: Das *Trainingsziel* ,,Maximalkraft der Kniestrecker" wird mittels des *Trainingsinhaltes* ,,Kniebeugen" mit Hilfe des *Trainingsmittels* ,,Scheibenhantel" unter Anwendung der *Wiederholungsmethode* in Angriff genommen.

> Beachte: In der Trainingspraxis werden die Ausdauertrainings-Grundmethoden vielfach auf alle konditionellen Fähigkeiten, wie die Kraft, die Schnelligkeit, die Beweglichkeit und deren Subkategorien übertragen. Wie in den entsprechenden Kapiteln aber immer wieder deutlich gemacht werden wird, ist dies des öfteren äußerst problematisch bzw. nicht zulässig (vgl. auch *Steinhöfer* 1993, 44).

Sportliche Leistungsfähigkeit und Belastungskomponenten

Zur Verbesserung der sportlichen Leistungsfähigkeit werden entsprechende Belastungsreize benötigt. Erreicht wird dies über die Folgekette:
Belastung – Störung der Homöostase (s. S. 77) – Anpassung – erhöhter Funktionszustand.
Um jedoch die Belastung der einzelnen Trainingseinheiten bzw. ihrer Summe zu optimieren, bedarf es der Kenntnis ihrer Einzelkomponenten bzw. ihrer komplexen Interaktion bei der Entwicklung der sportlichen Leistungsfähigkeit. Im komplexen Zusammenwirken mit den bereits erwähnten Trainingszielen, -inhalten, -mitteln und -methoden charakterisiert das Gesamtgefüge der Belastungskomponenten – *Letzelter* (1978, 34) bezeichnet sie auch als *Belastungsnormative* – die beim sportlichen Training geleistete Gesamtbelastung in quantitativer und qualitativer Hinsicht und bestimmt so die Spezifität des jeweiligen Trainings (s. Abb. 3).
Wie Abb. 3 zeigt, unterscheidet man:
– *Reizintensität* (Stärke des einzelnen Reizes)
– *Reizdichte* (zeitliches Verhältnis von Belastungs- und Erholungsphasen)
– *Reizdauer* (Einwirkungsdauer eines einzelnen Reizes bzw. einer Reizserie)
– *Reizumfang* (Dauer und Zahl der Reize pro Trainingseinheit)
– *Trainingshäufigkeit* (Zahl der Trainingseinheiten pro Tag bzw. pro Woche).
Für die Wirkung des gesetzten Trainingsreizes

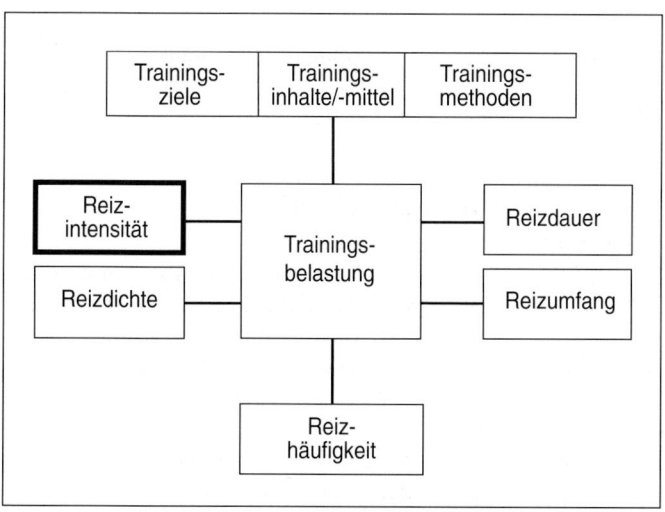

Abb. 3 Komponenten der Trainingsbelastung

ist nicht allein der im Training geleistete *quantitative* Aspekt (Reizdauer, Reizumfang, Trainingshäufigkeit), sondern auch der *qualitative* (Reizintensität, Reizdichte) von entscheidender Bedeutung.

Die *Reizintensität* – sie wird in der Trainingspraxis meist in Prozent der individuellen maximalen Leistungsfähigkeit angegeben – ist beim Training der motorischen Hauptbeanspruchungsformen Ausdauer, Kraft, Schnelligkeit und Beweglichkeit von großer bzw. entscheidender Bedeutung für den Trainingseffekt. Unterschreitet sie beim Ausdauertraining z. B. 30 %, so ist kein Trainingseffekt bezüglich der maximalen Sauerstoffaufnahme – sie gilt als Bruttokriterium der Ausdauerleistungsfähigkeit (s. S. 206) – zu erreichen.

Die *Reizdichte* ist – dies gilt vor allem für das Schnelligkeitstraining – von entscheidender Bedeutung bei der Ansteuerung maximal schneller zyklischer und azyklischer Bewegungen.

Werden die einzelnen Trainingsreize zu schnell hintereinander gesetzt (zu hohe Reizdichte) oder die Streckenlänge zu lange gewählt (zu hohe Reizdauer) oder wird die Zahl der Wiederholungen pro Trainingseinheit zu hoch angesetzt (zu hoher Reizumfang), dann geht dies zu Lasten der Reizintensität: Die spezifische Wirkung eines solchen Trainings wird sich demnach von der Schulung der maximalen Schnelligkeit weg zur Verbesserung der Schnelligkeitsausdauer hin verschieben.

Aus heutiger Sicht, mit ihrer zunehmenden Notwendigkeit der Spezifizierung des Trainings, kommt der Wahl der richtigen *Reizintensität* die größte Bedeutung zu: Die Intensität bestimmt entscheidend, welche Muskelfasern aktiviert (s. S. 254) und in welcher Weise neuromuskuläre Regelungs- und Steuerungsprozesse beeinflußt werden (s. S. 82, vgl. *Tchiene* 1993, 6).

Die Bedeutung der *Reizdauer* soll an folgendem Beispiel verdeutlicht werden: Wirkt im Krafttraining ein mittlerer Reiz über einen längeren Zeitraum auf den Muskel ein, wie z. B. bei der Muskelaufbaumethode (s. S. 305), dann erfolgt eine Vergrößerung des Muskelquerschnitts. Ist der Trainingsreiz jedoch von sehr kurzer Dauer, wie z. B. bei der plyometrischen Trainingsmethode (s. S. 285), dann kommt es trotz maximaler Belastungsintensität nur zu einer Zunahme der Schnellkraft, jedoch nicht zu einer (u. U. unerwünschten) Muskelmassenzunahme.

Der *Reizumfang* stellt die Summe der in einem Training gesetzten Reize dar. Bei den Gewichthebern z. B. ergäbe eine bestimmte Anzahl von Sätzen/Serien mit einer gegebenen Wiederholungszahl eine präzise zu beschreibende Gesamtlast (in kg). Der Reizumfang ist vor allem zu Beginn eines Trainings oder im Kindes- und Jugendalter wichtig, da hierdurch der Organismus Gelegenheit hat, ohne Gefahr seine Leistungsstrukturen aufzubauen.

Sonderfall: Bei einem Dauerlauf von 30 Minuten als einzigem Trainingsinhalt während einer Trainingseinheit entspricht der *Reizumfang* der *Reizdauer*.

Für die Effektivität eines Training spielt schließlich auch noch die *Trainingshäufigkeit* eine bedeutende Rolle. Ist der Abstand zwischen den einzelnen Trainingsreizen zu groß (vgl. S. 35), dann verlieren sich die „Spuren" gesetzter Reize wieder, ohne daß von einem trainingsinduzierten erhöhten Ausgangsniveau ein weiterer Schritt in Richtung Leistungsverbesserung getan werden könnte. Wie die Untersuchungen von *Meller/Mellerowicz* (1968, 522; 1970, 4) an eineigen Zwillingen zeigen, ist ein mehrmaliges intensiveres und kürzeres Training (tägliches bzw. zweimal tägliches) wirkungsvoller als ein in größeren Intervallen gesetztes Training gleicher Gesamtbelastung, aber größeren Belastungsumfanges.

> Für die Qualität eines Trainings – Erzielung eines speziellen Trainingseffektes – ist die akzentuierte Auswahl der entsprechenden Belastungskomponenten von ausschlaggebender Wichtigkeit.

Ähnlich wie bei der terminologischen Darstellung des Begriffes „Trainingsmethode" festgestellt, beinhaltet auch die Verwendung der verschiedenen Belastungskomponenten in den unterschiedlichen motorischen Hauptbeanspruchungsformen z. T. erhebliche Probleme bezüglich ihrer Quantifizierung. Wie Tab. 1 deutlich macht, erfolgt die Quantifizierung der Belastungskomponenten in der Trainingspraxis und bei der Leistungsdiagnose auf unterschiedlichste Art und Weise (vgl. *Steinhöfer* 1993, 44/45).

	Kraftbelastung	**Schnelligkeitsbelastung**	**Ausdauerbelastung**
Belastungsumfang	☐ Last (kg) in einer Trainingseinheit mit einer bestimmten Übungsform ☐ Häufigkeiten (f) (Wiederholungen) bestimmter Übungsformen (Sprünge, Würfe u. a.)	☐ Streckenlängen (m), deren Wiederholungen und Serien, in einer Trainingseinheit mit einer bestimmten Übungsform ☐ Häufigkeiten (f) (Wiederholungen) bestimmter Übungsformen	☐ Streckenlänge (m, km), deren Wiederholungen und Serien, in einer Trainingseinheit mit einer bestimmten Übungsform ☐ Trainingsdauer (Stunden/Woche, Trainingseinheiten/Woche)
Belastungsintensität wird bestimmt durch	☐ Größe des Impulses (N/s) einer Übungsform ☐ die Last (kg) ☐ Prozent (%) der konzentrischen Maximalkraft ☐ Prozent (%) der isometrischen Maximalkraft	☐ Prozent (%), bezogen auf die höchsten Schnelligkeitswerte, bei einer bestimmten Übungsform ☐ Bewegungsgeschwindigkeit (m/s) ☐ Impulsqualität einer bestimmten Übungsform (maximal, submaximal, mittel)	☐ Die Bewegungsgeschwindigkeit (m/s; km/min; km/h) ☐ die Herzfrequenz (Hf/min), die auf einer Strecke eingehalten wird ☐ Prozent (%) von einer bestimmten Leistung auf einer Strecke oder von einem anderen Wert
Belastungsintensität wird bestimmt durch	☐ Impulsqualität einer Übungsform (bei Sprüngen, Würfen u. a.: maximal, submaximal, mittel)	☐ Bewegungsfrequenz (f) innerhalb einer vorgegebenen Zeit	☐ Leistung bei einer Übungsform (Watt) ☐ Art der Energiebereitstellung (maximal/Laktat) ☐ Prozent (%) der maximalen O_2-Aufnahme

Tab. 1: Fortsetzung nächste Seite

	Kraftbelastung	**Schnelligkeitsbelastung**	**Ausdauerbelastung**
Belastungsdauer wird bestimmt durch	☐ Dauer (s; min) einer Übungsfolge (Serie) mit oder ohne festgelegte Übungsfrequenz (z. B. beim Kreistraining)	☐ Zeit (s) für das Absolvieren einer Strecke ☐ die Zeit (s) für eine Anzahl von Bewegungswiederholungen	☐ Zeit (s; min; h) für das Absolvieren einer Strecke
Belastungsdichte wird bestimmt durch	☐ Pausenzeit (s; min) zwischen Wiederholungen, Serien	☐ Pausenzeit zwischen Teilstrecken, Wiederholungen, Serien ☐ bestimmtes Verhältnis (z. B. 1:2; 1:3) zwischen Belastungsdauer und Pausenzeit	☐ Pausenzeit zwischen Teilstrecken, Wiederholungen, Serien ☐ bestimmtes Verhältnis (z. B. 1:2; 1:3) zwischen Belastungsdauer und Pausenzeit

Tab. 1: **Belastungskomponenten und ihre Operationalisierung (Quantifizierung)** (*Steinhöfer* 1993, 45, modifiziert nach *Martin* et al. 1991, 93)

> Beachte: Eine einheitliche Quantifizierung der Belastungskomponenten für alle motorischen Hauptbeanspruchungsformen bzw. ihrer Subkategorien kann es nicht geben, da je nach Trainingsmethode, Trainingsinhalt oder Trainingsmittel bzw. je nach motorischer Hauptbeanspruchungsform vielfach völlig unterschiedliche Belastungs-Kategorien erfaßt werden. Es sollte allerdings der Versuch unternommen werden, dies innerhalb einer Kategorie bzw. einer motorischen Hauptbeanspruchungsform zu vereinheitlichen.

3 Prinzipien des sportlichen Trainings

Aufgrund der hohen Relevanz methodischer Prinzipien für die Planung, Steuerung und Gestaltung des sportlichen Trainings sollen sie in der Folge ausführlich dargestellt werden.

Allgemeine Grundlagen zu den Prinzipien des sportlichen Trainings

Auf den Trainingsprozeß wirkt eine Vielzahl unterschiedlicher Gesetzmäßigkeiten, wie z. B. biologischer, pädagogischer, psychologischer Art, ein. Die Kenntnis dieser Gesetzmäßigkeiten ist mitentscheidend für eine effektive Gestaltung des Trainings. Die Prinzipien bzw. Grundsätze des sportlichen Trainings dienen dazu, die methodische Handlungsfähigkeit von Sportlern und Trainern zu optimieren. Zu beachten ist jedoch, daß sie nicht isoliert, sondern aufgrund ihrer unlösbaren Zusammenhänge komplex betrachtet und in ihrer Gesamtheit beherrscht und angewandt werden müssen.

Die Prinzipien des sportlichen Trainings beziehen sich auf alle Seiten und Aufgaben des Trainings, sie bestimmen den Inhalt und die Methoden sowie die Organisation. Sie stellen verbindliche Handlungsaufforderungen für den Sportler bzw. Trainer dar, da sie sich auf die bewußte und komplexe Anwendung der Gesetzmäßigkeiten im Trainingsprozeß beziehen (vgl. *Harre* 1979, 92).

In der Trainingslehre-Literatur (vgl. *Harre* 1979, 92; *Letzelter* 1978, 41; *Martin* 1979, 45; *Grosser* et al. 1986, 34; *Starischka* 1988, 47 f.; *Schnabel/Müller* 1988, 98; *Müller* 1988, 103; *Krüger* 1988, 109; *Saß* 1988, 115; *Weineck* 1990, 20 u. a.) werden je nach Autor und Betrachtungsweise verschiedene Prinzipien des sportlichen Trainings genannt und in unterschiedliche Systematisierungsvorschläge eingebracht. Eine definitive Klärung mit trai-

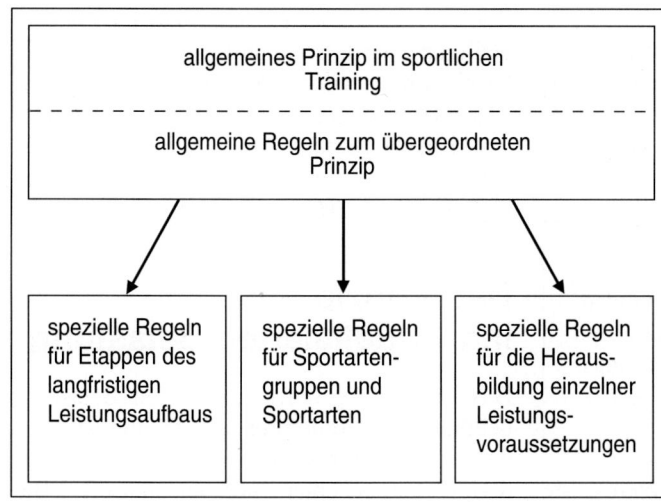

Abb. 4 Vereinfachte schematische Darstellung des Verhältnisses Prinzip – Regel im Systembezug des sportlichen Trainings nach *Schnabel/Müller* **1988, 99**)

ningswissenschaftlicher Absicherung ist noch abzuwarten, da es der Sportwissenschaft bislang nur teilweise gelang, die verschiedenen Prinzipien empirisch zu prüfen und zu bestätigen (vgl. *Schnalbel/Müller* 1988, 98).

Bislang wird grundlegend in allgemeine und spezielle Prinzipien unterschieden. Darüber hinaus wird von *Schnabel/Müller* (1988, 98) noch die Abgrenzung von „Prinzipien *im* sportlichen Training" zu „Prinzipien *des* sportlichen Trainings" gefordert.

Der Geltungsbereich der *allgemeinen* Prinzipien des sportlichen Trainings erstreckt sich nach *Schnalbel/Müller* (1988, 97) auf die Mehrzahl der Sportarten, auf alle Trainingsbereiche und auf die Etappen des langfristigen Leistungsaufbaus.

Spezielle Prinzipien beziehen sich auf einzelne Trainingsaspekte, wie z. B. des technisch-koordinativen Trainings oder eine spezifische Zielgruppe, wie z. B. des Rehabilitations-, Breiten- oder Schulsportes (vgl. auch *Krüger* 1988, 109; *Saß* 1988, 113).

Von „Prinzipien *im* sportlichen Training" ist zu sprechen, wenn es sich um Prinzipien handelt, die den Gegenstandsbereich des sportlichen Trainings überschreiten, jedoch spezifisch interpretiert werden.

Von „Prinzipien *des* sportlichen Trainings" ist zu sprechen, wenn es sich um Prinzipien handelt, die ausschließlich im Bereich des sportlichen Trainings Gültigkeit besitzen (*Schnabel/Müller* 1988, 98).

Wie Abb. 4 zeigt, unterscheiden sich Trainings-Prinzipien von Trainings-Regeln dahingehend, daß Prinzipien einen höheren Allgemeinheitsgrad haben und durch Regeln konkretisiert werden.

> „Regeln dienen der Interpretation eines Prinzips und erläutern dessen Anwendung auf bestimmte Bereiche, Inhalte und Erscheinungen des sportlichen Trainingsprozesses" (*Schnabel/Müller* 1988, 99).

Die Vielzahl der einzelnen Prinzipien – sie schwankt von Autor zu Autor in zum Teil nicht unerheblichem Maße – läßt sich in vier Hauptgruppen unterteilen, nämlich die
– Prinzipien der Belastung
– Prinzipien der Zyklisierung
– Prinzipien der Spezialisierung und
– Prinzipien der Proportionalisierung
(vgl. dazu *Grosser* et al. 1986, 34; *Schnabel/Müller* 1988, 100; *Müller* 1988, 103).

Abb. 5 gibt eine Übersicht der Belastungsprinzipien des sportlichen Trainings.

Kurzcharakteristik der Prinzipien des sportlichen Trainings

1. Prinzipien der Belastung zur Auslösung von Anpassungseffekten

Das Prinzip des trainingswirksamen Reizes

Das Prinzip des trainingswirksamen Reizes beinhaltet die Notwendigkeit, daß der Belastungsreiz eine bestimmte Schwelle überschreiten muß, damit ein Leistungszuwachs erzielt werden kann. Die notwendige Höhe des Reizes ist dabei vom Trainingszustand des jeweiligen Sportlers abhängig. So ist z. B. beim Krafttraining vom Untrainierten eine Mindestreizstärke von 30 % der individuellen (isometrischen) Maximalkraft, beim hochgradig Trainierten von etwa 70 % zu überschreiten (vgl. *Hollmann/Hettinger* 1980, 119).

Das Prinzip der individualisierten Belastung

Das Prinzip der individualisierten Belastung beinhaltet die Forderung nach Trainingsreizen, die der psychophysischen Belastbarkeit, der individuellen Akzeptanz und den speziellen Be-

Belastungsprinzipien

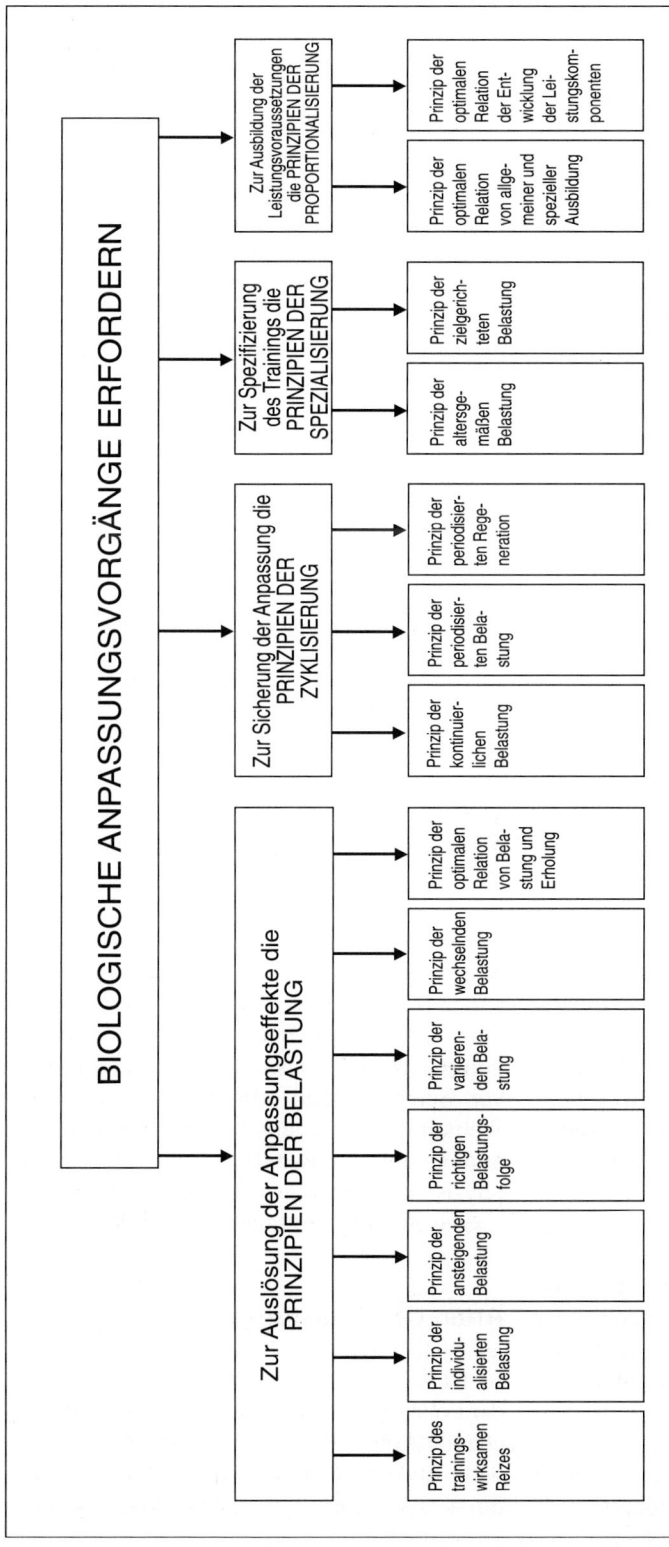

Abb. 5 **Allgemeine Belastungsprinzipien des sportlichen Trainings** (verändert nach *Grosser* et al. 1986, 34)

dürfnissen des jeweiligen Sportlers entsprechen. Ein objektiv gleicher Trainingsreiz kann für den einen eine Unterforderung, für den anderen jedoch eine Überforderung darstellen (vgl. Abb. 52). Dem einen „liegt" eine Trainingsmethode, dem anderen bedeutet sie eine zusätzliche Belastung.

Bei diesem Prinzip wird auch die muskuläre Typologie des Sportlers im Training mitberücksichtigt: Je nachdem, ob es sich um einen Sprint-, Ausdauer- oder Mischtyp handelt, werden die Trainingsbelastungen entsprechend angepaßt und modifiziert (vgl. *Tihany/Apor/ Fekete* 1983, 49; *Binz* 1984, 33/34; *Szögy* et al. 1985, 18; *Norpoth* 1988, 11; *Weineck* 1992, 31/32; *Charitonova* 1993, 7).

Das Prinzip der ansteigenden Belastung

Das Prinzip der ansteigenden (progressiven) Belastung ergibt sich aus der gesetzmäßigen Beziehung zwischen Belastung, Anpassung und Leistungssteigerung (s. S. 77). Nach diesem Grundsatz müssen die Anforderungen an den Sportler bezüglich der konditionellen, koordinativen, sporttechnischen, taktischen, intellektuellen und willensmäßigen Vorbereitung systematisch gesteigert werden (vgl. *Thieß/ Schnabel/Baumann* 1980, 34). Bleiben Trainingsbelastungen über einen längeren Zeitraum konstant, dann verlieren sie ihre Wirksamkeit für die Leistungssteigerung (Mißachtung des Prinzips des trainingswirksamen Reizes). Gleichbleibende Belastungen tragen demnach nur zum Erhalt der Leistungsfähigkeit bei, nicht aber zu ihrer Steigerung. Unter Beachtung des kalendarischen Alters (Altersangabe bezüglich des Geburtsdatums), des biologischen Alters (Altersangabe nach dem Ausprägungsgrad altersspezifischer biologischer Merkmale), des Trainingsalters (Zeitraum seit dem Beginn der Aufnahme eines regelmäßigen Trainings) und des Niveaus der sportlichen Leistungsfähigkeit muß deshalb in entsprechenden Abständen eine Belastungserhöhung erfolgen (vgl. Autorenkollektiv 1982, 61).

Möglichkeiten zur Erhöhung der Belastungsanforderungen

Steigerung des Belastungsumfanges bzw. der Belastungsintensität

Mit zunehmender sportlicher Leistungsfähigkeit müssen die Belastungsanforderungen umfangreicher und intensiver gestaltet werden. Die Erhöhung des Umfanges geht hierbei zumeist der Anhebung der Intensität voraus (vor allem im Nachwuchsbereich).

Steigerung der Anforderungen an die Bewegungskoordination

Nur durch eine ständige Hinzunahme schwierigerer Übungselemente, komplizierterer Übungsverbindungen und komplexerer Übungskombinationen sowie die Erhöhung der erforderlichen Konzentrationsleistung in der sporttechnischen und -taktischen Ausbildung läßt sich die allgemeine bzw. spezielle koordinative Leistungsfähigkeit weiter steigern.

Steigerung der Anzahl bzw. des Anforderungsniveaus der Wettkämpfe

Wettkämpfe stellen die spezifischste Form der Belastung dar und dienen der vertieften Ausschöpfung der Funktionspotentiale (konditioneller Bereich) bzw. der Umsetzung im Training erworbener bzw. beherrschter Bewegungsfertigkeiten und -techniken (koordinativer Bereich). Eine adäquate Steigerung der Wettkämpfe führt aufgrund der vollständigen und komplexen Beanspruchung der psychophysischen Leistungsreserven zu einer Verbesserung des Trainingszustandes (s. S. 67).

Arten der Belastungssteigerung

Je nach Trainingsalter, Leistungsniveau, Art der Leistungsentwicklung u. a. ist eine entsprechende Art der Belastungssteigerung entscheidend für die Sicherung einer effektiven Trainingsgestaltung. Man unterscheidet zwischen allmählicher, sprunghafter und variierender Belastungssteigerung.

Allmähliche Belastungssteigerung

Die allmähliche Belastungssteigerung kommt vor allem im Nachwuchsbereich zur Anwendung. Aufgrund der Wachstumsvorgänge und den damit verbundenen speziellen Schädigungsmöglichkeiten bei forcierter Belastungssteigerung (s. S. 376) sollten die Belastungsreize im Kindes- und Jugendalter streng progressiv und altersgemäß gesteigert werden. Aber auch im Bereich des Spitzensportes ist eine allmähliche Belastungssteigerung angebracht, solange noch Leistungsreserven auf diesem Wege ausschöpfbar sind. Als methodische Reihenfolge empfiehlt sich dabei zuerst eine Erhöhung der Trainingshäufigkeit (von ein- bis zweimal pro Woche hin zum täglichen Training), sodann des Trainingsumfanges und schließlich der Trainingsintensität (vgl. *Ehlenz/ Grosser/Zimmermann* 1983, 123).

Sprunghafte Belastungssteigerung

Kommt es im Verlauf eines langfristigen Trainingsprozesses bei kontinuierlicher Belastungssteigerung zu einer ungenügenden Leistungsentwicklung oder gar zur Ausbildung von Stagnationsphänomenen (s. S. 599), dann empfiehlt sich die Anwendung eines sprunghaften Belastungsanstieges. Eine derartige Belastungssteigerung basiert demnach auf einer bereits vorhandenen guten Leistungsgrundlage. Durch den sprunghaften Belastungsanstieg – sei es durch eine abrupte Steigerung des Trainingsumfanges oder der Trainingsintensität – kommt es auch bei austrainierten Sportlern zu einer weiteren Homöostasestörung (s. S. 77), die das psychophysische Gleichgewicht des Sportlers stört und den Organismus zwingt, Anpassungsvorgänge in Gang zu setzen.
Beachte: Der Organismus benötigt nach derartigen „Belastungssprüngen" immer eine bestimmte Zeit, um sich an das neue Belastungsniveau anzupassen und es zu stabilisieren. Begleitsymptome einer solchen Belastungssteigerung können daher sein: mangelnde Leistungsstabilität, erhöhte Verletzungsanfälligkeit, psychische Unausgeglichenheit. Der Zeitabstand zwischen den aufeinanderfolgenden Belastungssprüngen muß daher individuell festgelegt werden (vgl. Autorenkollektiv 1982, 62; *Ehlenz/Grosser/Zimmermann* 1983, 124).

Das Prinzip der richtigen Belastungsfolge

Das Prinzip der richtigen Belastungsfolge ist vor allem in den Trainingseinheiten von Wichtigkeit, in denen mehrere Leistungskomponenten geschult werden sollen:
– Am Anfang einer Trainingseinheit stehen Übungen, deren Effektivität einen erholten psychophysischen Zustand und nachfolgend vollständige Erholungspausen erfordert, wie z. B. Koordinations-, Schnelligkeits-, Schnellkraft- oder Maximalkraftübungen. Dabei sind Koordinations- und Schnelligkeitsübungen vor Kraftübungen anzusetzen.
– Es folgen Übungen, deren Effektivität auf einer unvollständigen Pausengestaltung beruht, wie z. B. Schnelligkeits- und Kraftausdauerübungen.
– Am Ende stehen Übungen, die der Schulung der Ausdauer dienen.

Das Prinzip der variierenden Belastung

Ab einer bestimmten Leistungshöhe stellt die variierende Belastungssteigerung eine unabdingbare Voraussetzung für eine weitere Leistungsverbesserung dar. Wie bei der sprunghaften Belastungssteigerung wird hierbei versucht, durch ungewohnte Belastungsmodalitäten weitere Homöostasestörungen mit nachfolgenden Adaptationsvorgängen im Organismus des Sportlers auszulösen. Die variierende Belastung – sie kann über eine Veränderung der Geschwindigkeit der Bewegungsausführung, über spezielle Zusatzlasten, über Änderungen der Belastungs- und Pausengestaltung, über einen Wechsel der Trainingsmethoden etc. erreicht werden – sollte vor allem dann zur Anwendung kommen, wenn mit der kontinuierlichen Belastungssteigerung keine weitere Leistungsverbesserung mehr zu erreichen ist oder wenn die sportliche Form über einen langen Zeitraum auf einem hohen Niveau gehalten bzw. bei mehreren Saisonhöhepunkten gewährleistet sein muß.

Das Prinzip der wechselnden Belastung

Das Prinzip der wechselnden Belastung spielt insbesondere in komplexen Sportarten eine Rolle, bei denen mehrere physische Leistungsfaktoren von Bedeutung sind (wie z. B. im leichtathletischen Zehnkampf). Um dabei die einzelnen leistungsrelevanten motorischen Eigenschaften optimal und so ökonomisch wie möglich zu entwickeln, bedarf es der Kenntnis des *Heterochronismus* der Wiederherstellung nach Belastung (s. *Wolkow* 1976, 462; *Martin* 1977, 60; *Keul* 1978, 236). Darunter ist zu verstehen, daß verschiedene Belastungsformen (Kraft-, Ausdauer-, oder Koordinationstraining etc.) den Organismus unterschiedlich belasten und daß der Umfang bzw. die Dauer der Regeneration je nach Belastungsart verschieden sind. So belastet z. B. ein umfangreiches Ausdauertraining vor allem die Energiespeicher des Muskels; nach einem derartigen Trainingsreiz wird dann eine bestimmte Zeit zur Wiederauffüllung dieser Speicher bzw. zur Wiedererlangung der initialen Leistungsfähigkeit benötigt. Wird inzwischen aber eine Belastungsform gewählt, die ein anderes Funktionsgefüge beansprucht, wie z. B. ein Krafttraining – hier wird vor allem der Eiweißmetabolismus für die Massenzunahme des Muskels aktiviert –, dann ist der Organismus belastungsfähiger als bei der Wiederholung eines gleichgearteten Belastungsreizes. Der richtige Wechsel bzw die richtige Folge von Belastungen verschiedener Akzentuierung ermöglicht demnach ein Mehr an Umfang und Intensität im Training.

Das Prinzip der optimalen Relation von Belastung und Erholung

Der Prozeß der Entwicklung trainingsbedingter Anpassungsphänomene verläuft in Phasen. Man unterscheidet die Belastungsphase und die Wiederholungsphase inklusive der Superkompensation.

Wie aus Abb. 6 zu ersehen ist, kommt es nach Belastung zu einer vorübergehenden Abnahme der sportlichen Leistungsfähigkeit (Abfall des energetischen Potentials) und einem anschließenden Wiederanstieg (in der Wiederherstellungsphase) über das Ausgangsniveau hinaus. Dieser Zustand erhöhter energetischer Leistungsfähigkeit wird als *Superkompensation* bezeichnet.

> Superkompensation bedeutet „überschießende Wiederherstellung"

Beachte: Der Begriff „Superkompensation" wird heute vielfach in Zusammenhängen verwendet, die nicht seiner ursprünglichen Zuordnung zur trainingsbedingten Zunahme seines energetischen Potentials in der Form der Anhebung der muskulären und hepatären (in der Leber befindlichen) Energiespeicher – durch die Steigerung der intrazellulären Zucker (Glykogen)speicher (s. S. 88) – entsprechen. In der Sportpraxis hat es sich eingebürgert, diesen Begriff auch im Zusammenhang mit neuromuskulären Verbesserungen z. B. bei der Optimierung nervaler Steuer- und Regelungsprozesse im Schnelligkeitstraining oder bei Zugewinnen in der Dehnfähigkeit beim Beweglichkeitstraining zu verwenden. Dies ist aus muskelphysiologischer Sicht unzulässig und mißverständlich und sollte in Zukunft vermieden werden.

Belastungsprinzipien 33

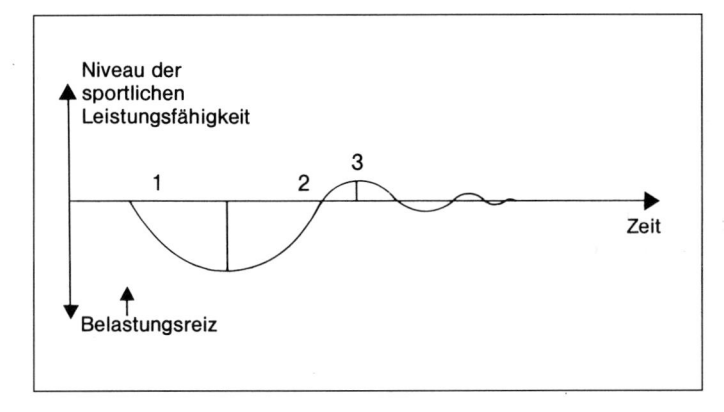

Abb. 6 Phasen der Veränderung der Leistungsfähigkeit nach einem Belastungsreiz:
1 = Phase der Abnahme der sportlichen Leistungsfähigkeit,
2 = Phase des Wiederanstiegs der sportlichen Leistungsfähigkeit,
3 = Phase der Superkompensation bzw. der erhöhten sportlichen Leistungsfähigkeit.

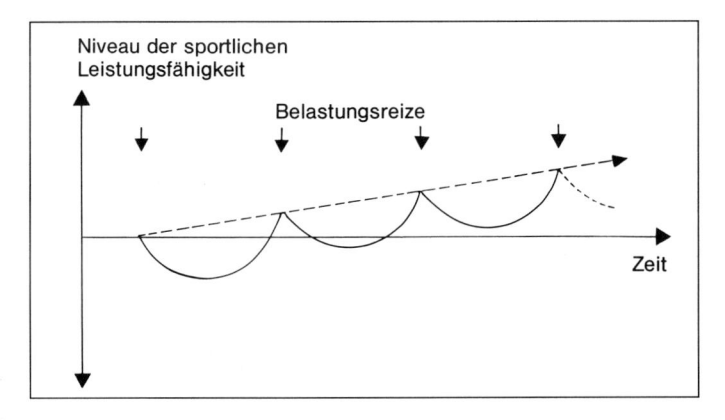

Abb. 7 Verbesserung der sportlichen Leistungsfähigkeit durch optimal gesetzte Trainingsreize

> Der Begriff „Superkompensation" sollte nur dann verwendet werden, wenn es sich um die Beschreibung von trainingsbedingten Veränderungen handelt, die den Energiestoffwechsel – hier vor allem des Niveaus der energiereichen Phosphate (insbesondere des Kreatinphosphats, s. S. 86) und der Zuckerspeicher, handelt.

Erfolgen keine weiteren Trainingsbelastungen mehr, dann wird allmählich wieder das Ausgangsniveau erreicht.
Werden weitere Trainingsreize in optimaler Folge gesetzt, dann steigt die sportliche Leistungsfähigkeit kontinuierlich an (s. Abb. 7).
Werden die Trainingsreize in der Phase der unvollständigen Erholung gesetzt, dann ergibt sich der Effekt der „summierten" Wirksamkeit (vgl. *Matwejew* 1972, 87). Dieser Wirkungsmechanismus, der bei kurzen Zeitabständen zwischen den einzelnen Trainingsreizen (Wiederholungen) zum Tragen kommt, z. B. beim Intervalltraining im Ausdauerbereich (fünf Serien à zehn Wiederholungen), ermöglicht in der Serienpause nur eine unvollständige Erholung, was zu einer vertieften Ausschöpfung des energetischen Potentials und anschließend zu einer ausgeprägteren Superkompensation führt. Bei längerfristigen Zeitabständen, das heißt bei forciertem Serientraining dieser Art in mehreren Trainingseinheiten hintereinander, kann es jedoch zum „Übertraining" (s. auch S. 661) bzw. zur Abnahme der sportlichen Leistungsfähigkeit kommen (Abb. 8 und 9).

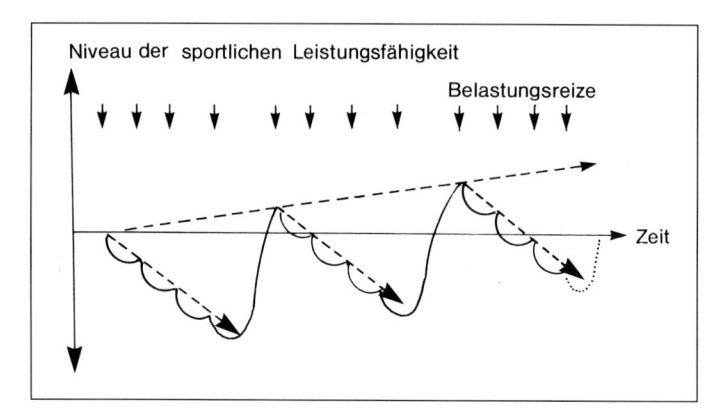

Abb. 8 Effekt der „summierten Wirksamkeit"

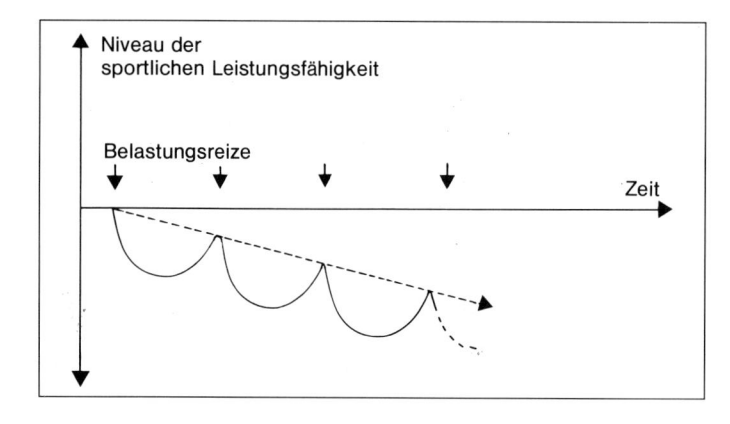

Abb. 9 Abnahme der sportlichen Leistungsfähigkeit durch zu schnell aufeinanderfolgende Belastungen

Zusammenfassend läßt sich feststellen, daß Belastung und Erholung mit nachfolgend erhöhter Leistungsfähigkeit nicht voneinander zu trennen sind. Voraussetzung für eine Leistungssteigerung sind demnach wiederholte belastungsbedingte Ermüdungserscheinungen, die in der Erholungsphase zu einer Anhebung des Leistungspotentials führen.

> Belastung und Erholung müssen als Einheit geplant werden.

Fehler können nicht nur in der Belastungsgestaltung, sondern auch in einer ungenügenden Berücksichtigung von Erholungsprozessen gemacht werden.

> Der unterschiedliche Zeitbedarf für die Erholungsprozesse ist eine wesentliche, die Trainingsbelastung limitierende Größe (vgl. *Starischka* 1988, 52).

Wie Abb. 10 und 11 deutlich machen, können verschiedene Teilsysteme bzw. verschiedene biologische Strukturen unterschiedliche Erholungszeiten benötigen bzw. einen unterschiedlichen Erholungsverlauf aufweisen.
Durch trainingsbegleitende Maßnahmen wie Auslaufen, Entmüdungsbad, Massagen, richtige Ernährung (Ausgleich von Defiziten im Wasser- und Elektrolythaushalt sowie im Bereich der zellulären Kohlenhydratspeicher etc.), Dehnungs- und Lockerungsgymnastik u. a.

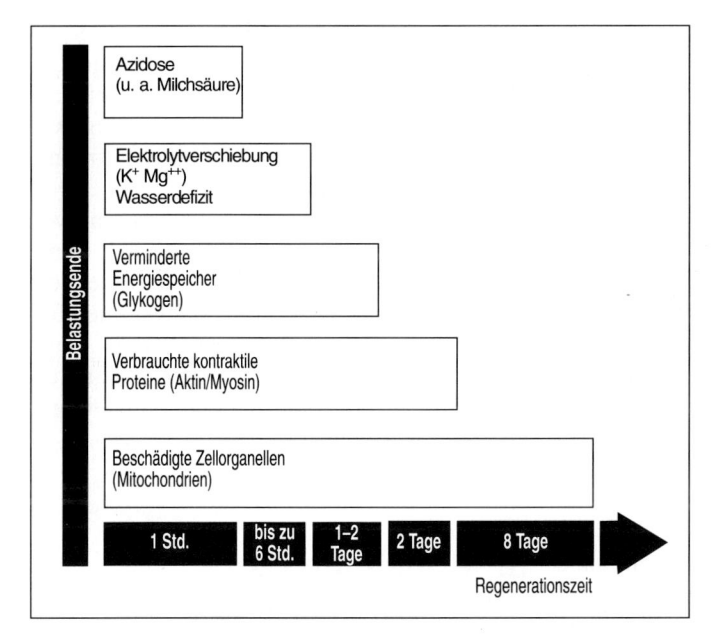

Abb. 10 Die unterschiedlichen Regenerationszeiten biologischer Teilsysteme

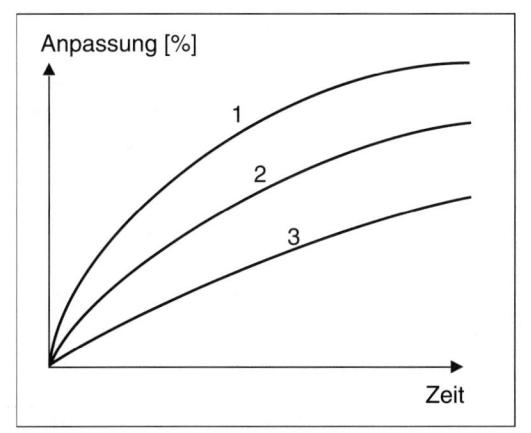

Abb. 11 Das Adaptationsausmaß nach wiederholten trainingswirksamen Reizen bei unterschiedlich rasch adaptierenden funktionellen Systemen:
1 = rasch adaptierendes System (z. B. Muskulatur);
2 = mäßig rasch adaptierendes System (z. B. maximale Sauerstoffaufnahme);
3 = langsam adaptierendes System (z. B. Veränderungen im Bereich des Halte- und Stützapparates).

kann die Wiederherstellungszeit verkürzt werden.

2. Prinzipien der Zyklisierung zur Sicherung der Anpassung

Die Prinzipien der Zyklisierung beinhalten das Prinzip der kontinuierlichen Belastung, das Prinzip der periodisierten Belastung und das Prinzip der periodisierten Regeneration.

Das Prinzip der kontinuierlichen Belastung

Kontinuierliche Belastungen – im Sinne einer regelmäßigen Trainingsfolge – führen zu einem fortlaufenden Anstieg der sportlichen Leistungsfähigkeit bis zum Erreichen der individuellen, genetisch festgelegten Leistungsgrenze. Wird die Kontinuität des Trainings jedoch unterbrochen (Verletzungen, unregelmäßiges Training, zu große Pausenintervalle zwischen den einzelnen Trainingseinheiten etc.), dann kommt es zu einem Abfall der Leistungsfähigkeit. Die Geschwindigkeit des Leistungsabfalles entspricht dabei der des Anstieges: Schnell erworbene Zuwachsraten gehen schnell, langfristig erworbene langsam zurück (s. S. 263).

Das Prinzip der periodisierten Belastung*)

Die Belastung kann nicht ganzjährig im Grenzbereich der individuellen Belastbarkeit bleiben, d. h., der Sportler kann nicht dauernd in Hochform sein. Aus diesem Grunde muß der Wechsel zwischen Belastung und Entlastung, zwischen Umfangserhöhung und Intensitätserniedrigung etc. einem periodischen Wandel unterworfen werden.

Dadurch wird es ermöglicht, zum richtigen Zeitpunkt (wichtiger Wettkampf) die optimale Form zu erreichen, ohne dabei das Prinzip der kontinuierlichen Belastung außer acht zu lassen. Aus diesem Grunde hat sich die Unterteilung des Trainingsprozesses in eine Vorbereitungs-, Wettkampf- und Übergangsperiode als günstig erwiesen. Ein derartiger Wechsel macht es möglich, daß der Sportler zum einen nicht „übertrainiert" wird, zum anderen aber Leistungsspitzen erreicht, die bei einer hohen Dauerbelastung nicht möglich wären.

Das Prinzip der periodisierten Regeneration

Das Prinzip der periodisierten Regeneration ist vor allem im Hochleistungsbereich von herausragender Bedeutung.

Haben Sportler nach acht bis zwölf Jahren Training internationales Niveau erreicht, dann muß dieses mit extrem harten Trainings- und Wettkampfbelastungen stabilisiert werden, was nach zwei bis sechs Jahren trotz weiterer hoher Trainingsanstrengungen zu keiner zusätzlichen Leistungssteigerung mehr führt, im Gegenteil sogar von Leistungseinbußen begleitet sein kann (vgl. *Grosser* et al. 1986, 45).

---
*) Spezielle Ausführungen s. S. 61 f.

Ein von vielen Spitzenathleten praktiziertes Vorgehen zur Überwindung der vorliegenden Phase der Stagnation besteht darin, daß ein längerer Zeitraum der Regeneration eingelegt wird, in der Form einer sechs bis zwölfmonatigen Wettkampfpause.

In dieser Pause erfolgt über ein Training von wesentlich geringerer Intensität und durch entsprechende regenerative Maßnahmen ein „Wiederauftanken" der psychophysischen Reserven. Im Anschluß daran erzielen die Athleten dann wieder absolute Spitzenleistungen, die z. T. noch über den zuvor erreichten liegen (vgl. *Grosser* et al. 1986, 46).

3. Prinzipien der Spezialisierung zur Spezifizierung des Trainings

In vielen Sportarten sind ohne rechtzeitige und zielgerichtete Spezialisierung keine individuellen Höchstleistungen mehr erreichbar. Die Prinzipien der altersgemäßen und zielgerichteten Belastung versuchen diesen Erfordernissen der Sportpraxis gerecht zu werden.

Das Prinzip der Altersgemäßheit

Für die Leistungsfähigkeit und Belastbarkeit des Sportlers spielt im Kindes- und Jugendalter das biologische Alter eine ganz entscheidende Rolle. Viele „Talente" und Meister im Kindes- und Jugendalter erreichten oft nur deshalb überdurchschnittliche Leistungen, weil sie ihren Altersgenossen biologisch um etliche Jahre voraus waren. Wie auf S. 104 noch näher dargestellt wird, kann im Spitzensportbereich aufgrund einer entsprechenden Auslese ein biologischer Altersunterschied bis zu fünf und mehr Jahren vorliegen. Da derartig akzelerierte Kinder und Jugendliche nicht nur eine erhöhte Leistungsfähigkeit, sondern auch eine gesteigerte Belastbarkeit gegenüber Trainingsreizen aufweisen, muß entsprechend dieser Gegebenheiten trainiert und belastet werden.

Trainingsbelastungen müssen nach dem biologischen und nicht nach dem kalendarischen Alter der jungen Sportler ausgerichtet sein, um das vorliegende Leistungspotential zeitgerecht auszuschöpfen.

Das Prinzip der Altersgemäßheit beinhaltet des weiteren auch das Ausnützen der bereits angesprochenen „sensiblen Phasen" (s. S. 19). Vor allem in technischen, koordinativ anspruchsvollen Sportarten, wie z. B. dem Eiskunstlauf oder dem Geräteturnen, lassen sich entsprechende Versäumnisse kaum mehr ausgleichen. Weltbeste Skifahrer haben ihren Sport allesamt von Kindesbeinen auf praktiziert, erfolgreiche Späteinsteiger gibt es bestenfalls als Quereinsteiger aus Sportarten mit einem verwandten Leistungs-Anforderungsprofil.

Das Prinzip der zielgerichteten Belastung

Das Prinzip der zielgerichteten Belastung – *Grosser* et al. (1986, 43) sprechen auch vom Prinzip der Vorrangigkeit und zielgerichteten Koordination, *Müller* (1988, 105) vom Prinzip der Bestimmtheit des sportlichen Trainings – besagt, daß jede Sportart ein charakteristisches koordinatives bzw. konditionelles Anforderungsprofil aufweist.

Zur langfristigen Vorbereitung auf eine Spitzenleistung in einer bestimmten Sportart müssen alle Ziele, Methoden, Inhalte, Mittel und Strukturen des sportlichen Trainings in allen Etappen des langfristigen Leistungsaufbaus auf die Anforderungen der sportart- bzw. disziplinspezifischen Prognoseleistungsstruktur hin ausgerichtet sein. Dies erfordert die Beachtung dominierender Zielaspekte bezüglich der von der Prognoseleistungsstruktur abgeleiteten Eigenschafts-, Fähigkeits- und Fertigkeitskomplexe unter Berücksichtigung und Nutzung ontogenetischer Spezifika (vgl. *Müller* 1988, 105).

> Die Leistungsstruktur bestimmt in Wechselbeziehung mit weiteren Faktoren (z. B. Gesetzmäßigkeiten der Entwicklung der sportlichen Form, Gesetzmäßigkeiten der Altersspezifik etc.) die Trainingsstruktur (vgl. *Müller* 1988, 105; *Bartonietz* 1992, 13).

Im Laufe des langfristigen Trainingsprozesses bedarf die Trainingsgestaltung demnach einer zunehmenden Konzentration von Zeit und Kräften auf den gewählten Gegenstand – sprich der gewählten Sportart – des sportlichen Übens. Es handelt sich um einen Prozeß der zunehmenden Einengung, der sich mehr und mehr auf das konzentriert, was eigentlich gelernt, verbessert und optimiert werden soll (vgl. *Joch* 1992, 72).

Aber: Trotz aller notwendigen Spezialisierungsnotwendigkeiten dürfen weitere ergänzende und unterstützende Fähigkeiten der vorrangigen Fähigkeiten und Fertigkeiten nicht vernachlässigt werden (vgl. *Grosser* et al. 1986, 43).

Die Zielgerichtetheit der Belastung schlägt sich auch in einer zunehmend spezifischeren Auswahl der eingesetzten Trainingsmethoden und -inhalte nieder. Am Anfang stehen allgemein vorbereitende Übungen im Vordergrund, die weder in bewegungsstrukturellen Merkmalen noch in der spezifischen Arbeit und Beanspruchung mit der Wettkampfübung übereinstimmen. Am Ende dominieren komplexe Spezialübungen, die der Wettkampfübung in Struktur und Belastungswirkung gleichen und höhere oder differenziertere Anforderungen stellen (vgl. *Bauersfeld/Schröter* 1979, 41; vgl. Abb. 12 und Abb. 242).

> Die progressive Zielgerichtetheit im langfristigen Trainingsprozeß äußert sich in einer zunehmenden Übereinstimmung der Übungen mit der Bewegungs- und Belastungsstruktur der Zielsportart.

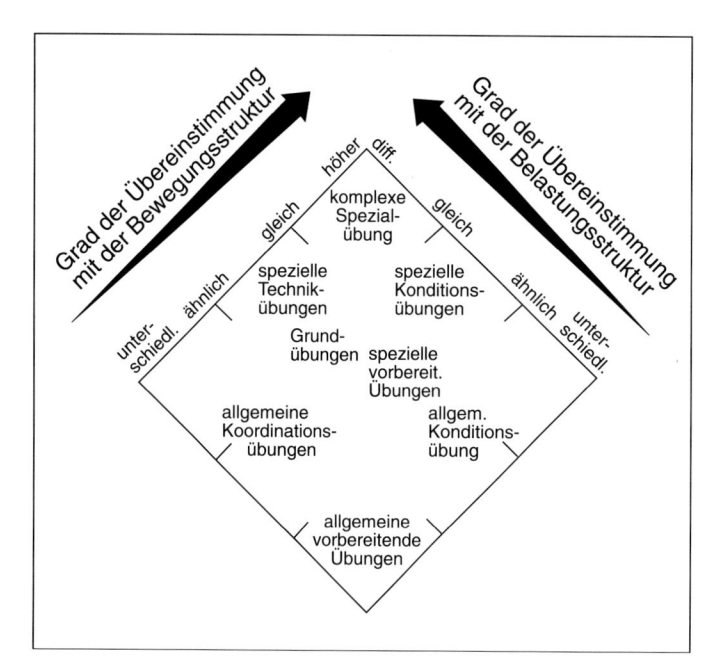

Abb. 12 Schematische Darstellung des Systems der Übungen im langfristigen Trainingsprozeß (nach *Bauersfeld/Schröter* 1979, 41)

4. Prinzipien der Proportionalisierung

Dieser übergeordnete Prinzipienkomplex ist für das sportliche Training sowohl für den langfristigen Trainingsprozeß als auch für die Trainingsgestaltung im Jahreszyklus von großer Wichtigkeit. Er beschreibt einerseits das Verhältnis von allgemeiner und spezieller Ausbildung, andererseits die Relation der verschiedenen Komponenten einer komplexen sportlichen Leistung untereinander. Eine fehlerhafte Gewichtung in der einen oder anderen Richtung beeinträchtigt einen optimalen Leistungsaufbau.

Das Prinzip der optimalen Relation von allgemeiner und spezieller Ausbildung

In Abhängigkeit vom sich entwickelnden Trainingszustand im Sinne einer zunehmenden Spezialisierung verändern sich auch die Anteile der allgemeinen und speziellen Ausbildung (vgl. *Starischka* 1988, 60). Obwohl selbst der absolute Spitzensportler noch allgemeine Ausbildungsinhalte im Sinne eines Ausgleichs gegenüber einseitigen Belastungen in seinem Übungsrepertoire hat, so ist dennoch eine eindeutige Dominanz spezieller Ausbildungsinhalte festzustellen.

Die Wechselwirkung von Allgemeinem und Speziellem ist nach *Hahn* (1982, 64/65) ein dynamischer Vorgang, der nicht statisch in eine Prozent-Relation gepreßt werden kann. Abb. 13 versucht am Beispiel des „Entwicklungswürfels Tennis" die Veränderung der Trainingsinhalte im langfristigen Trainingsprozeß deutlich zu machen.

Im Anfängertraining haben die allgemeinen Ausbildungsinhalte die wichtige Aufgabe der komplexen Herausbildung elementarer konditioneller und koordinativer Fähigkeiten. Grundsätzlich gilt:

> Das Allgemeine hat stets dem Speziellen vorauszugehen.

Entwicklung der Leistungskomponenten

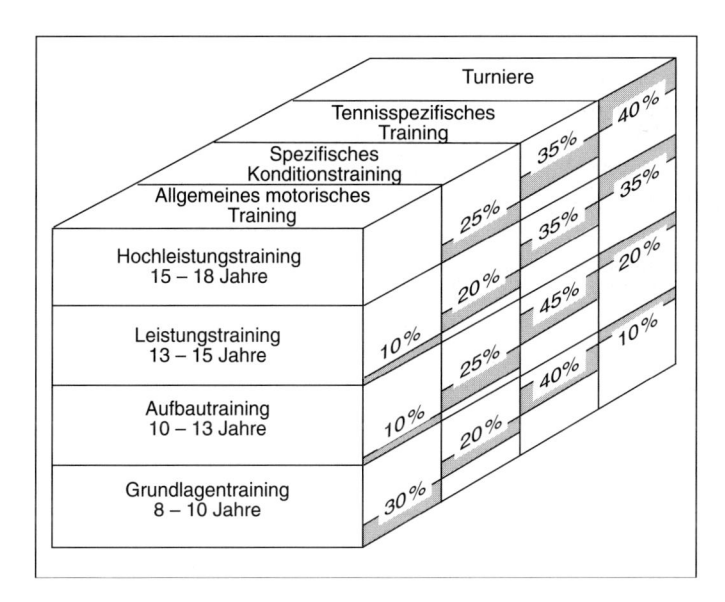

Abb. 13 Der „Entwicklungswürfel Tennis" (verändert nach *Schönborn* 1984, 216)

Aber: Das Allgemeine ist stets im Hinblick auf die speziellen Anforderungen der Wettkampfdisziplin auszuwählen. Bei aller Unverzichtbarkeit allgemeiner Trainingsinhalte dienen diese letztlich doch der speziellen Leistungsfähigkeit und sind deshalb auch unter dieser Zielperspektive auszuwählen (vgl. *Joch* 1992, 72).

Das Prinzip der optimalen Relation der Entwicklung der Leistungskomponenten

Grosser et al. (1986, 41) bezeichnen dieses Prinzip auch als das „Prinzip der regulierenden Wechselwirkung".
Dieses Prinzip beinhaltet das abhängige und aufeinander bezogene Training von Kondition, Technik und Kognition/Taktik (vgl. auch S. 605) und weiterer Faktoren. Für den Steuerungsprozeß des Trainings beinhaltet dieses Prinzip die schwierigste und wissenschaftlich am wenigsten geklärte Forderung.
Die Bedeutung der richtigen Relation von Kondition und Koordination wird in besonderem Maße durch die Alltagsfeststellung „Er kann vor lauter Kraft nicht laufen" durch die hier vorliegende Überproportionalisierung des Faktors Kraft deutlich.
In vielen Sportarten mit gleichermaßen hohen Anteilen an konditionellen und koordinativen Fähigkeiten, wie z. B. im Geräteturnen oder in den großen Sportspielen, werden die konditionellen meist über- und die koordinativen unterschätzt. *Grosser* et al. (1986, 43) formulieren in dieser Hinsicht treffend:

> „Je früher koordinativ-technische Abläufe beherrscht werden, desto ökonomischer und sportartspezifischer können konditionelle Teile – und zwar meistens *mit* der technisch richtigen Bewegung – weitertrainiert werden. Es ergibt sich folglich eine stets günstige Beeinflussung von Kondition und Technik".

Aber nicht nur das Verhältnis Kondition – Koordination muß beachtet werden. Bei vielen Sportarten stößt die Entwicklung der sportlichen Leistungsfähigkeit auch dann auf Probleme, wenn in einer Sportart mehrere *konditionelle* Fähigkeiten miteinander konkurrieren, wie dies z. B. im Zehnkampf oder in den großen Sportspielen der Fall ist.

Kraft und Ausdauer, Ausdauer und Schnelligkeit stehen sich in ihrer extremen Ausprägung diametral gegenüber. Ein zu hohes Niveau an Ausdauer beinhaltet stets eine Abnahme an Maximalkraft/Schnellkraft und Schnelligkeit, da es zu einer Umverteilung innerhalb der individuellen Muskelfasertypen kommt (s. S. 82). Nur mit einer entsprechenden Kompromißformel können die konkurrierenden Fähigkeiten in einem optimalen Verhältnis zueinander entwickelt werden. In den meisten Sportarten steht demnach die Entwicklung einer ausreichenden Grundlagenausdauer, nicht jedoch ihre extreme Ausbildung im Vordergrund, da dies nicht zu Lasten der anderen Komponenten der komplexen sportlichen Leistungsfähigkeit geht.

Das Prinzip der optimalen Relation der Entwicklung der Leistungskomponenten läßt sich in Anlehnung an *Grosser* et al. (1986, 43) thesenartig wie folgt formulieren:

– Alle zu verändernden Komponenten (konditionelle, koordinative, volitive, psychische, taktische u. a. Fähigkeiten) bedingen sich wechselwirkend!
– Eine konditionelle Veränderung (Steigerung oder Abnahme) beeinflußt quantitativ und z. T. auch qualitativ Bewegungsabläufe und nimmt damit Einfluß auf die sportartspezifische Technik. Die Technik muß den veränderten konditionellen Voraussetzungen in einem entsprechenden Zeitabschnitt angepaßt werden.
– Zeitlich vorangestelltes Konditionstraining wirkt sich meist negativ auf ein nachfolgendes Techniktraining aus. Deshalb hat ein Techniktraining vor einem Konditionstraining bzw. parallel dazu zu erfolgen (s. auch S. 31).
– Alle sportartspezifischen (techniknahen) Übungen müssen der kinematischen und dynamischen Grundstruktur der Wettkampfübung entsprechen bzw. nahekommen unter Berücksichtigung spezieller funktionell-biochemischer, anatomisch-morphologischer und physiologischer Besonderheiten.

4 Planung, Organisation und Auswertung des Trainingsprozesses

Für die Effektivierung des Trainingsprozesses sind nicht nur die Berücksichtigung der Prinzipien der Trainingsgestaltung, sondern auch die langfristige Planung, planmäßige Gestaltung und gründliche Auswertung des Trainings eine wichtige Voraussetzung.

Begriffsbestimmung

Starischka (1988, 7) definiert den Begriff und die inhaltliche Orientierung der Trainingsplanung wie folgt:

> „Trainigsplanung ist ein auf das Erreichen eines Trainingsziels ausgerichtetes, den individuellen Leistungszustand berücksichtigendes Verfahren der vorausschauenden, systematischen – sich an trainingspraktischen Erfahrungen und sportwissenschaftlichen Erkenntnissen orientierenden – Strukturierung des (langfristigen) Trainingsprozesses."

Die wichtigsten Merkmale der Trainingsplanung sind dabei ihre *fortlaufende Anpassung*, ihr Aufbau in *zeitliche Phasen* und die Periodisierung der sportlichen Belastung.

Arten von Trainingsplänen

Trainingspläne stellen eine verbindliche Arbeitsrichtlinie zur Steuerung des Trainings für einen oder mehrere Sportler bzw. einen definierten Kaderkreis in einem festgelegten Zeitraum dar.

Wie Abb. 14 zeigt, lassen sich je nach Zielgruppe und Zeitraum verschiedene Trainingsplantypen unterscheiden.
Die Ausarbeitung der verschiedenen Trainingspläne erfolgt als Trainingskonzeption bzw. als Rahmen-, Gruppen-, Einzel-, Mehrjahres-, Jahres-, Makrozyklus- oder Trainingseinheiten-Trainingsplan (vgl. *Thieß/Schnabel/Baumann* 1980, 237; *Starischka* 1988, 11).

Die Trainingskonzeption

Die Trainingskonzeption ist eine Grundorientierung für die Leitung, Planung und Gestaltung des Trainings und beinhaltet klare und konkrete Ziel- und Aufgabenstellungen sowie Lösungswege, die beschritten werden sollen, um die gestellten Ziele und Aufgaben zu verwirklichen.

Der Rahmentrainingsplan

Als Rahmentrainingsplan werden die auf der Trainingskonzeption eines Fachverbandes basierenden verallgemeinerten Richtlinien zur Gestaltung des Trainingsprozesses für definierte Sportlergruppen bezeichnet (vgl. *Starischka* 1988, 12). Sie beinhalten die wesentlichen Aufgaben eines Trainingsjahres sowie die konkrete Vorbereitung des Jahreshöhepunktes bzw. der Jahreshöhepunkte (vgl. *Thieß/Schnabel/Baumann* 1980, 180).

Der Gruppentrainingsplan

Der Gruppentrainingsplan ist eine aus dem Rahmentrainingsplan hervorgehende Arbeits-

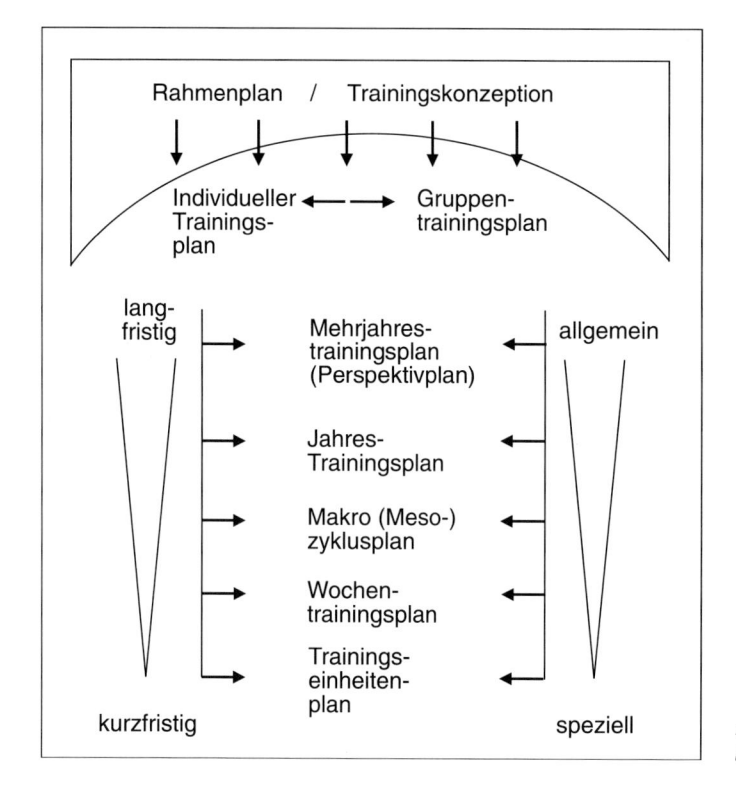

Abb. 14 Trainingsplantypen (nach *Starischka* 1988, 11)

richtlinie zur Gestaltung des Trainings für Sportlergruppen mit gleicher Zielsetzung und annähernd gleichem Ausgangsniveau. Er kommt vor allem im Nachwuchsbereich und in den Sportspielen zur Anwendung (vgl. *Thieß/Schnabel/Baumann* 1980, 99).

Der Gruppentrainingsplan beinhaltet:
– Angaben zum Gültigkeitsbereich (Trainingsgruppe, Mannschaft) und zum Geltungszeitraum;
– Zielvorstellungen für bestimmte Wettkampfhöhepunkte;
– Zwischenziele, die nach Ablauf einer entsprechenden Anzahl von Trainingsabschnitten bei Aufbauwettkämpfen oder Leistungskontrollen erreicht werden sollen;
– Angaben über die Periodisierung des Trainings (s. S. 61 f.);
– Schwerpunkte der sportlichen Ausbildung (Kennzeichnung der Belastungs- bzw. Intensitätsbereiche);
– Haupttrainingsmittel (inhaltliche, methodische und organisatorische Leitlinien).

Der individuelle Trainingsplan

Der individuelle Trainingsplan enthält alle wesentlichen Festlegungen, um für einen einzelnen Sportler optimale Leistungen zu erreichen. Geplant werden insbesondere Ziele, Aufgaben, Inhalte, Mittel, Methoden, organisatorische Maßnahmen des Trainings, Kontrollen und Wettkämpfe (vgl. *Thieß/Schnabel/Baumann* 1980, 237).

Der Mehrjahrestrainingsplan

Der Mehrjahrestrainingsplan – er wird auch als Trainingsstufenplan bezeichnet – ist ein Planwerk zur Gestaltung des langfristigen Trainingsaufbaus des Sportlers. Der Trainingsaufbau umfaßt die Trainingsstufen bzw. -etappen: Grundlagentraining, Aufbautraining, Hochleistungstraining (*Starischka* 1988, 15; s. S. 60).

Der Jahrestrainingsplan

Der Jahrestrainingsplan gibt Auskunft darüber, wie der jährliche Trainingsprozeß des Sportlers oder der Sportlergruppe gestaltet werden soll. Er konkretisiert somit den Mehrjahresplan für das jeweilige Trainingsjahr und beinhaltet
– die verschiedenen Trainingsziele und Schwerpunkte im Jahresverlauf,
– die Belastungsplanung (s. Periodisierung S. 61),
– die Leistungsdiagnoseplanung (s. S. 51),
– die Wettkampfplanung inklusive Aufbau-, Vorbereitungs- und Testwettkämpfe,
– die Auswertungsplanung (vgl. *Starischka* 1988, 17).

Der Makrozyklusplan

Der Makrozyklusplan dient der Ausgestaltung mittelfristiger, d. h. mehrwöchiger Abschnitte des Trainingsprozesses mit dem Ziel der Ausformung definierter Entwicklungs- oder Ausprägungsphasen der sportlichen Form bis hin zur Topform (vgl. *Starischka* 1988, 20; *Egger* 1992, 31).

Der Wochentrainingsplan

Der Wochentrainingsplan – auch Mikrozyklus oder Operativplan genannt (s. S. 63) – gibt Auskunft über die Gestaltung mehrtägiger, bis zu einer Woche umfassender Trainingsabschnitte. Er beinhaltet zum einen die Struktur der Trainingsbelastung im Wochenverlauf, zum anderen beschreibt er die Abfolge und Variation der Hauptaufgaben innerhalb der Trainingseinheiten. Er macht damit deutlich, an welchen Tagen erhöhte bzw. erniedrigte Belastungen geplant sind und in welcher Reihenfolge die Trainingsmethoden und -inhalte eingesetzt werden (vgl. *Starischka* 1988, 21/22).

Der Trainingseinheitenplan

Der Trainingseinheitenplan beinhaltet konkrete Hinweise zur Ausgestaltung der jeweiligen Trainingseinheit und beschreibt die einzelnen Belastungsziele sowie die Methoden, Inhalt und Mittel, die zu ihrer Realisierung benötigt werden. Er gibt Auskunft über die Gestaltung des Aufwärmprogrammes, des Schwerpunktes der Trainingseinheit und den Abschluß des Trainings, z. B. durch Auslaufen oder sonstige, die Regeneration fördernden Maßnahmen.

Erarbeitung von Trainingsplänen*)

Bei der Erarbeitung von Trainingsplänen sind konkrete Zielvorstellungen zu formulieren und entsprechende Lösungswege aufzuzeigen. Folgendes Vorgehen wird empfohlen:
– Bestimmung des Planzeitraumes, der Ausbildungs- und Erziehungsziele sowie der inhaltlichen Schwerpunkte.
– Für die einzelnen Abschnitte des Planzeitraumes (Vorbereitungs-, Wettkampf- und Übergangsperiode) sind Teilziele und Aufgaben festzulegen und die Anteiligkeit der einzelnen Bestandteile des Trainings zu bestimmen.
– Für die Lösung jeder Aufgabe sind die Trainingsinhalte, -mittel und -methoden zu planen.
– Es sind die Termine für Wettkämpfe (Erstellung eines Wettkampfkalenders) und Leistungskontrollen zu bestimmen.

Der Aufbau einer Trainingseinheit**)

Die Trainingseinheit stellt die kleinste Einheit innerhalb des Geamttrainingsprozesses dar

---
*) Vgl. Autorenkollektiv 1982, 73.
**) Vgl. *Harre* 1979, 250f.

	Vorbereitender Teil	Hauptteil/Hauptabschnitte	Abschließender Teil
Zielstellung Aufgaben Inhalt	– Pädagogische Situation schaffen – Organismus vorbereiten (Erwärmung) – Übungsbereitschaft wecken	– Verbesserung des Trainingszustandes – Üben und Festigen der Bewegungsabläufe – Wettkampfvorbereitung	– Organismus beruhigen oder nochmalige Höhepunkte schaffen – Gefühle ansprechen (Erfolgserlebnis) – Pädagogisch wertvollen Abschluß schaffen
Methoden Hinweise Stoffauswahl	– Kontrolle der Sportbekleidung und Geräte – Pünktlicher Beginn der Trainingseinheit – Zielangabe und Aufgabenstellung – Einfache, vielseitige Übungen (Grundübungen, gymnastische Übungen, Spiele) – Übergang zum nächsten Teil beachten	– Vermittlung, Aneignung und Festigung von Kenntnissen, Fähigkeiten und Fertigkeiten – Folgerichtiges Lösen von Aufgaben und Teilzielen – Belastungsverträglichkeit beachten – Selbsterziehung fördern	– Freudbetonte, entspannende Übungen bzw. Spiele – Beruhigung des Organismus, wenn hohe Belastung erfolgte – Abbau der Geräte, Ordnung schaffen – Einschätzung der Übungs- bzw. Trainingseinheit (Auswertung und Anerkennung) – Abschluß der Übungs- bzw. Trainingseinheit
Belastung	Ansteigende Belastung	Hohe Belastung	Abklingende Belastung
Zeitvorschlag	15–20 min	45–60 min	10–15 min

Merke: Das zeitliche Verhältnis zwischen den einzelnen Teilen der Übungs- bzw. Trainingseinheit hängt vor allem von der Zielstellung ab. Die Geschlossenheit der Übungs- bzw. Trainingseinheit ist zu gewährleisten.

Tab. 2 Mögliche Form des Verlaufes einer Trainingseinheit (nach Autorenkollektiv 1982, 74)

und bildet inhaltlich, zeitlich und organisatorisch ein in sich geschlossenes Ganzes. In der Trainingseinheit werden die physischen Leistungskomponenten, die sporttechnischen Fertigkeiten, die taktischen und technisch-taktischen Fertigkeiten sowie die Einstellungen und Verhaltensweisen der Sportler sportartspezifisch herausgebildet.

In der Trainingspraxis hat es sich als zweckmäßig erwiesen, die Trainingseinheit in einen vorbereitenden Teil, einen Hauptteil und einen abschließenden Teil zu gliedern (Tab. 2). Der Hauptteil erfährt in Abhängigkeit von der Zielstellung zumeist noch eine weitere Unterteilung (vgl. auch *Grosser* et al. 1986, 77). Beachte: Der vorbereitende und abschließende

Teil hängen inhaltlich überwiegend von der Gestaltung des Hauptteiles ab.

Der vorbereitende Teil

> Unter Vorbereitung versteht man das optimale Einstellen des Sportlers auf die Anforderungen der Trainingseinheit durch psychologische und pädagogische Verhaltensregulierung mit Hilfe der physischen Vorbelastung. Eine positive, bewußte Einstellung zu den Trainingsaufgaben erhöht den Trainingseffekt (*Harre* 1979, 250).

Der vorbereitende Teil enthält folgende *Aufgabenstellungen*:
- Schaffen einer optimalen Trainingsbereitschaft (durch die Vermittlung einer Orientierungsgrundlage, die Begründung der Anforderungen, eine situationsadäquate psychische Einstimmung);
- Lenkung der Konzentration auf die nachfolgende physische Vorbelastung und die zu lösende Hauptaufgabe;
- Herstellung einer optimalen Muskelelastizität durch Lockerungs- und Dehnungsübungen;
- Aufwärmen und Vorbelasten (s. S. 646);
- Einarbeiten der spezifischen Bewegungsabläufe, Erreichen der optimalen Reaktionsfähigkeit.

Man unterscheidet eine allgemeine und eine spezielle physische Vorbereitung (s. S. 645), wobei die allgemeine der speziellen vorausgeht.
Im allgemeinen Teil sollte jedes Vorbereitungsprogramm leichte Laufübungen, verbunden mit auflockernden und dehnenden gymnastischen Übungen, und Spiele mit Bällen enthalten.

Beachte: Es sollten überwiegend einfache und bekannte Übungen ausgewählt werden, um unzweckmäßige und der Aufwärmarbeit abträgliche Unterbrechungen zu vermeiden und gleichzeitig alle Sportler zu bewegen. Auf eine progressive Belastungszunahme im Sinne der Verletzungsprophylaxe ist zu achten. Im speziellen Teil werden die Sportler mit Hilfe von zunehmend spezifischer werdenden Übungen auf die erste Aufgabe des Hauptteils vorbereitet. Die Dauer der Vorbereitung hängt von der Sportart, der Außentemperatur, der Hauptaufgabe etc. ab. Sie sollte etwa 15 bis 30 Minuten betragen.

Der Hauptteil

Der Hauptteil der Trainingseinheit enthält Aufgaben, die der Weiterentwicklung oder Festigung der sportlichen Leistungsfähigkeit dienen. Die Einzelaufgaben bestehen hauptsächlich in der technischen und taktischen sowie konditionellen Schulung sowie der damit verbundenen Herausbildung leistungsoptimierender Persönlichkeitsmerkmale.
Werden in einer Trainingseinheit mehrere Aufgaben geschult, dann ist das Prinzip der richtigen Belastungsfolge (s. S. 31) zu beachten.
Die Länge des Hauptteils sollte zwischen 45 und 60 Minuten betragen.

Der abschließende Teil

Durch den abschließenden Teil sollen die nachfolgenden Erholungs- und Wiederherstellungsprozesse eingeleitet und beschleunigt werden. Der Ausklang beinhaltet demnach folgende Aufgabenstellungen:
- Allmähliche Belastungsreduzierung mit Entspannungs- und Lockerungsübungen der Muskeln, Lösen der nervalen Belastung durch Konzentrationsminderung;
- Aktives Umstellen von Herz-Kreislauf-System und Stoffwechsel auf Vorbelastungswerte (z. B. durch Auslaufen, s. S. 659);
- Freudebetonter Trainingsabschluß zur positiven Einstellung auf die nächste Trainingseinheit.

Die Nachbereitung und Auswertung des Trainings

Man unterscheidet eine unmittelbare und eine distanzierte Nachbereitung. In der *unmittelbaren Nachbereitung* wird eine einzelne Trainingseinheit auf ihre Wirksamkeit hin untersucht. In der *distanzierten Nachbereitung* wird die Summe aller zu einem Trainingsblock (Trainingsperiode, Trainingsjahr) gehörenden Trainingseinheiten auf ihre komplexe Gesamtwirkung hin analysiert. Die Verbindung von Moment- und Distanz- bzw. von Detail- und Komplexauswertung ist von besonderer Bedeutung, weil sich die Wirkung einzelner Trainingseinheiten bzw. -blöcke oft nicht unmittelbar, sondern erst nach einer bestimmten Zeit erkennen und beurteilen läßt.

> Die durchgeführten Trainingsmaßnahmen werden im Rahmen der *Trainingsdokumentation* objektiv beschrieben (vgl. *Carl* in *Röthig* 1992, 527).

Die unmittelbare und distanzierte Nachbereitung des Trainings erlaubt die Klärung folgender Fragen (vgl. *Stiehler* 1976, 444):
– Wurden die gesetzten Ziele der Trainingseinheit bzw. des Trainingsblockes erreicht?
– Entsprachen die Zielstellungen der Zusammensetzung und dem Leistungsstand der Sportlergruppe?
– Wurden die örtlichen Trainingsbedingungen beachtet bzw. ausreichend genutzt?
– Wurde eine zweckmäßige Auswahl der Übungen getroffen?
– Waren der Umfang des Übungsstoffes bzw. die Intensität der Übungsausführung richtig bemessen?
– Wurden der geplante zeitliche Verlauf bzw. die inhaltliche Akzentuierung eingehalten?
– Entsprachen die gewählten Methoden dem Ziel und Inhalt der Trainingseinheit bzw. des Trainingsblockes?
– Wurde das Verhältnis zwischen Belastung und Erholung richtig gewählt?

Aus der Beantwortung dieser oder vergleichbarer Fragen lassen sich in der Folge Konsequenzen für die kurz- bzw. langfristige Planung des Trainings ziehen. Unterbleibt die Auswertung des Trainings oder erfolgt sie nur unvollständig oder mit ungenügender Sorgfalt, dann ist eine gezielte Lenkung bzw. Korrektur des Trainingsprozesses nicht in ausreichendem Maße möglich.
Die Problematik der Nachbereitung und Auswertung des Trainings führt zu einem zentralen Punkt der modernen Trainingslehre, nämlich zur Trainingssteuerung (s. Folgekapitel).

5 Trainingssteuerung und Leistungsdiagnostik

Da in den einzelnen Kapiteln (Ausdauer-, Kraft-, Schnelligkeit-, Beweglichkeit- und Koordinationstraining) die speziellen leistungsdiagnostischen Verfahren bzw. die speziellen Aspekte der Trainingssteuerung angesprochen werden, sollen hier nur die zu ihrem Verständnis notwendigen allgemeinen Begrifflichkeiten, Zusammenhänge und Grundlagen dargestellt werden.

Trainingssteuerung

Leistungsdiagnostik, Leistungskontrolle und Trainingsplanung (s. S. 41 f.) sind eng miteinander verknüpfte, kaum isoliert betrachtbare Komponenten der komplexen Trainingssteuerung (vgl. *Schiffer* 1993, 66).

> Die Trainingsplanung steht am Anfang aller gesteuerter Trainingshandlungen (vgl. *Brack* 1993, 62).

Um im kurz-, mittel- und langfristigen Trainingsprozeß eine Leistungsoptimierung zu gewährleisten, muß der jeweils erarbeitete Leistungszustand mit Hilfe von leistungsdiagnostischen Verfahren überprüft werden. Die erhobenen Daten werden dann bei der Trainingsplanung der nächsten Tage und Wochen je nach Befund im Sinne einer Veränderung oder Beibehaltung des augenblicklichen Trainings berücksichtigt.

> Die Kontrolle der Planmäßigkeit des Trainingsprozesses ist unerläßlich, um rechtzeitig Abweichungen von den Abschnitts-Zielvorgaben durch den Soll-Ist-Wert-Vergleich erkennen zu können und um gegebenenfalls entsprechende Korrekturmaßnahmen einzuleiten (vgl. *Bartonietz* 1992, 12).

Für diese Vorgänge wird der Begriff der Trainingssteuerung – Synonym Leistungssteuerung – verwendet. In diesem Sinne läßt sich die Trainingssteuerung nach *Carl/Grosser* (in *Röthig* 1992, 527/528) wie folgt definieren:

> „Trainingssteuerung bezeichnet zusammenfassend die gezielte (kurz- und längerfristige) Abstimmung aller Maßnahmen der Trainingsplanung, des Trainingsvollzugs (der Trainingsdurchführung), der Wettkampf- und Trainingskontrollen und der Trainings- und Wettkampfauswertung zur Veränderung des sportlichen Leistungszustandes (Trainingszustandes) im Hinblick auf das Erreichen sportlicher Leistungen und Erfolge."

Trainingssteuerung beinhaltet demnach die gezielte Veränderung des momentanen Ist-Wertes hin zum perspektivischen Sollzustand.

> Entscheidende Steuergröße des Trainings ist nach *Adams* et al. (1972, 9) die Trainingsbelastung. Sie stellt bei richtiger Dosierung den adäquaten Reiz zur Leistungssteigerung dar.

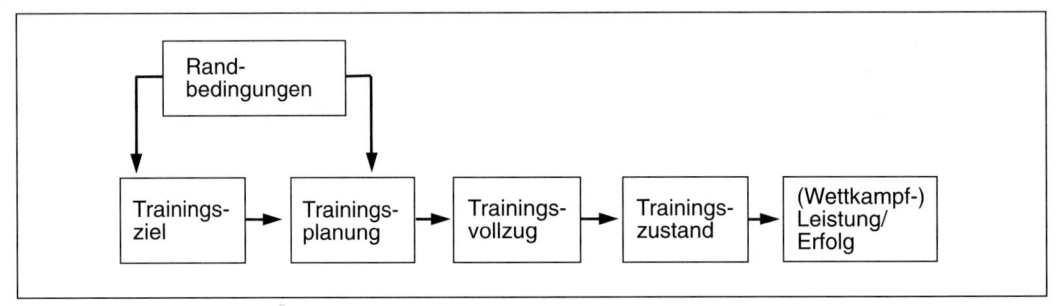

```
┌─────────────────────────────────────────────────────────────────────────┐
│                    ┌──────────────┐                                      │
│                ┌──▶│    Rand-     │──┐                                   │
│                │   │  bedingungen │  │                                   │
│                │   └──────────────┘  │                                   │
│                │                     ▼                                   │
│         ┌──────┴──┐  ┌──────────┐  ┌──────────┐  ┌──────────┐  ┌────────────┐ │
│         │Trainings-│▶│Trainings-│▶│Trainings-│▶│Trainings-│▶│(Wettkampf-)│ │
│         │  ziel   │ │ planung  │ │ vollzug  │ │ zustand  │ │  Leistung/ │ │
│         │         │ │          │ │          │ │          │ │   Erfolg   │ │
│         └─────────┘ └──────────┘ └──────────┘ └──────────┘ └────────────┘ │
└─────────────────────────────────────────────────────────────────────────┘
```

Abb. 15 Vereinfachtes Modell der Trainingssteuerung (nach *Carl/Grosser* 1992, 528)

In Abhängigkeit von unterschiedlichen Zielsetzungen (sportliche Höchstleistung, Gesundheit oder Rehabilitation u. a.) ermöglicht die Trainingssteuerung über den differenzierten Einsatz der steuerbaren und regelnden Komponenten (Trainingsmethoden und -inhalte etc.) unter Berücksichtigung der Anpassungsgesetzmäßigkeiten und eventueller Störgrößen das Erreichen einer optimalen individuellen Leistungsentwicklung.

Da der Begriff Trainingssteuerung der Denkweise der Kybernetik entlehnt wurde, müßte Trainingssteuerung aus wissenschaftlicher Sicht durch die Begriffe „Steuerung und Regelung" des sportlichen Trainings (der sportlichen Leistung) ersetzt werden (vgl. *Grosser/Brüggemann/Zintl* 1986, 12). Hierbei wird *Steuerung* als ein Vorgang in einem dynamischen System bezeichnet, bei dem, ausgehend von einer Zielvorgabe, eine oder mehrere Eingangsgrößen (Input) aufgrund der dem System eigenen Gesetzmäßigkeiten eine oder mehrere Ausgangsgrößen (Output) beeinflussen (vgl. *Carl/Grosser* 1992, 528).

Schematisch und stark vereinfacht läßt sich der Vorgang der *Steuerung* des Trainings durch die in Abb. 15 gezeigte Steuerkette darstellen.

Da ein derartiges Modell jedoch keine Rückmeldungen über die Ausgangsgröße und keine Vergleiche zwischen Soll- und Istwert enthält, wurde dieses Modell in Richtung *Regelkreismodell* erweitert (s. Abb. 16). Im Gegensatz zum vorher skizzierten starren Steuerungskonzept hat das Regelkreismodell den Vorteil, daß es eine Variation der Trainingsplanung aufgrund der ständig erhobenen Trainings- und Wettkampfkontrollen ermöglicht.

Für den Trainingslehrebereich wurde dieses Modell von *Grosser* (in *Röthig* 1992, 529; vgl. auch *Grosser* et al. 1986, 17) praxisorientiert adaptiert (s. Abb. 17).

In diesem Modell werden anteilige von variablen und begrenzenden Komponenten unterschieden (vgl. *Grosser* et al. 1986, 16 und *Grosser/Carl* 1992, 529).

Als *anteilige* Komponenten – sie sind an der Trainingssteuerung beteiligt – gelten:
– Diagnose des momentanen Leistungszustandes;
– Ziel- und Normsetzungen, Trainingsplanung (Periodisierung/Zyklisierung und Trainingseinheitenpläne);
– Trainingsdurchführung;
– Trainings- und Wettkampfkontrollen;
– Auswertung und Normvergleiche;
– Synchron-, Schnell- und Spätinformationen.

Als *steuerbare* und *regelnde* Komponenten – sie sind entsprechend austauschbar, veränderlich und wirken z. T. begrenzend – werden bezeichnet:
– Trainingsinhalte: konditionelle, koordinative und taktisch-psychische Fähigkeiten;
– Anpassungsgesetzmäßigkeiten und allgemeine Trainingsprinzipien;

Regelung und Steuerung des Trainings

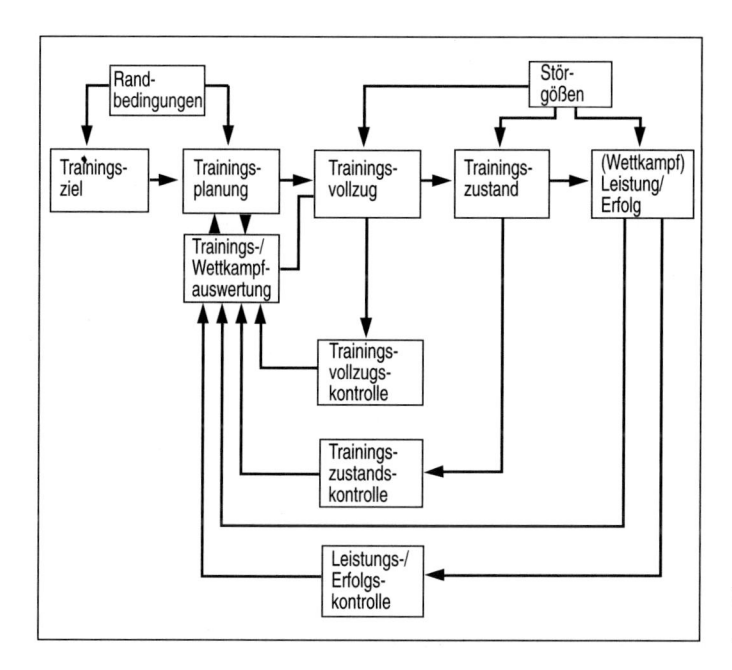

Abb. 16 Regelkreis des sportlichen Trainings (nach *Carl* in *Röthig* 1992, 529 bzw. 1989, 219)

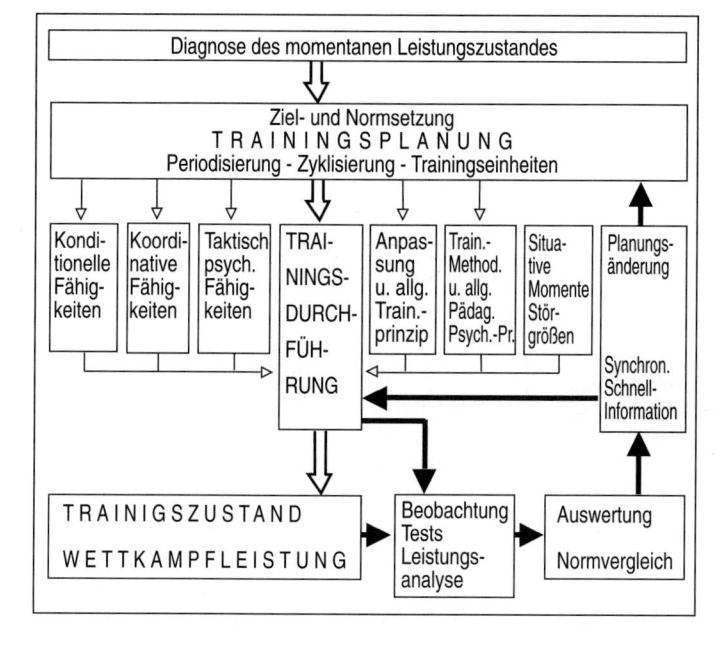

Abb. 17 Modell der Trainingssteuerung (nach *Grosser* in *Röthig* 1992, 529)

- Trainingsmethoden, Wiederherstellungsmaßnahmen allgem. pädagogisch-psychologische Prinzipien;
- situative Momente/Störgrößen, Randbedingungen.

Die Regelung und Steuerung des Trainings läuft über fünf eng miteinander verknüpfte Teilschritte ab (s. Abb. 18).
Wie Abb. 18 zeigt, stellt die Analyse der in einer Sportart leistungsbestimmenden Faktoren

```
┌─────────────────────────┐
│      Sportanalyse       │
└────────────┬────────────┘
             ▼
┌─────────────────────────┐
│  Diagnose des momentanen│
│       Leistungs- und    │
│     Trainingszustandes  │
└────────────┬────────────┘
             ▼
┌─────────────────────────┐
│ Ziel- und Normsetzungen,│
│       Trainings- und    │
│     Wettkampfplanung    │
└────────────┬────────────┘
             ▼
┌─────────────────────────┐
│       Trainings- und    │
│   Wettkampfdurchführung │
└────────────┬────────────┘
             ▼
┌─────────────────────────┐
│       Trainings- und    │
│    Wettkampfkontrollen  │
└────────────┬────────────┘
             ▼
┌─────────────────────────┐
│ Auswertung, Normvergleiche,│
│       Korrekturen       │
└─────────────────────────┘
```

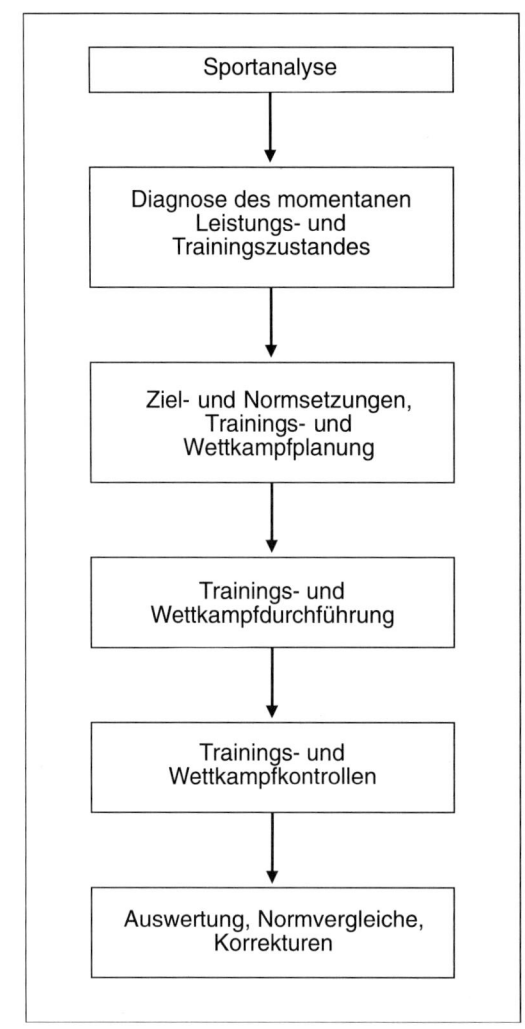

Abb. 18 Steuerungs- und Regelungsschritte in Training und Wettkampf (verändert nach *Grosser* et al. 1986, 48/49)

sich hieraus die Einteilung in sogenannte Trainingsstufen (s. S. 56).

In einem zweiten Schritt werden die in der kurz-, mittel- oder langfristigen Trainingsplanung anvisierten Trainingsziele – sie können sich an entsprechenden entwicklungsgemäßen Normvorgaben orientieren – festgelegt. Gleichzeitig werden Trainingsphasen und Wettkämpfe optimal aufeinander abgestimmt.

Im dritten Schritt erfolgt der Vollzug der geplanten Trainings- und Wettkampfvorgaben.

Der vierte Schritt beinhaltet die Kontrolle von Training und Wettkampf über entsprechende Beobachtungen, Messungen oder Tests.

Im fünften Schritt schließlich werden die erhobenen Beobachtungen, Messungen oder Tests ausgewertet; sie dienen – wenn nötig – als unmittelbare Korrektur des Trainings- und Wettkampfablaufs oder als spätere Anweisungen für die Änderung bzw. Beibehaltung des bisherigen Trainings- bzw. Wettkampfregimes (vgl. *Grosser/Brüggemann/Zintl* 1986, 48/49).

> Zentrales Thema der Trainingssteuerung ist zum einen die Steuerung und Regelung der leistungsbestimmenden Faktoren, zum anderen der trainingsbegleitenden Maßnahmen.

Im Vordergrund der Steuerung und Regelung der leistungsbestimmenden Faktoren stehen dabei die konditionellen Fähigkeiten (Ausdauer, Kraft, Schnelligkeit und Beweglichkeit), die koordinativ-technischen Fähigkeiten sowie die psychischen und kognitiv-taktischen Fähigkeiten.

Schwerpunkte der Steuerung und Regelung der trainingsbegleitenden Maßnahmen sind trainingsoptimierende Faktoren wie z. B. Aufwärmen, Auslaufen, Physiotherapie und Ernährung (s. entsprechende Kapitel).

Daneben befaßt sich die Trainingssteuerung noch mit der Steuerung und Regelung komplexer Spielleistungen sowie der langfristigen Leistungssteuerung von Kindern und Jugendlichen.

die unabdingbare Voraussetzung für jeglichen Steuerungs- und Regelungsprozeß dar.

In einem ersten Schritt wird mit Hilfe leistungsdiagnostischer Verfahren (s. spätere Ausführungen) der momentane Leistungszustand direkt – über die komplexe sportliche Leistung – oder indirekt – über einzelne Komponenten – erhoben. Bei Kindern und Jugendlichen ergibt

Leistungsdiagnostik

Die Leistungsdiagnostik ist die Voraussetzung der Trainingssteuerung.

> Eine wirksame Trainingssteuerung setzt zuverlässige Testwerte voraus (vgl. *Bartonietz* 1992, 12).

Nur auf der Grundlage einer genauen sportartspezifischen und sportmedizinischen Analyse des Leistungs-Ist-Zustandes kann nach *Nowacki* (1987, 505) für den Sportler kurz-, mittel- und langfristig seine individuelle Höchstleistung geplant werden.

Begriffsbestimmung

> Leistungsdiagnostik beinhaltet das Erkennen und Benennen des individuellen Niveaus der Komponenten einer sportlichen Leistung oder eines sportlichen Leistungszustandes (*Röthig* 1992, 277).

Die Leistungsdiagnostik stellt zusammen mit der Trainingsplanung die entscheidende Voraussetzung für die Trainingssteuerung dar.
An leistungsdiagnostischen Verfahren – *Grosser/ Neumaier* (1988, 19) bezeichnen sie auch als Kontrollverfahren – können unterschieden werden:
– Befragung, Interview;
– Beobachtung (durch Trainer/Berater; mit Dokumentation, Raster, Video/Film, Computer u. ä.);
– sportmotorische Tests;
– sportpsychologische Verfahren;
– sportmedizinische (kardiologische, physiologische und biochemische) Verfahren;
– funktionell-anatomische Verfahren;
– biomechanische Verfahren.

In der Sportmedizin spielen die Steuerparameter Herzfrequenz (s. S. 191) und Blutlaktat (s. S. 199) eine besonders wichtige Rolle. Des weiteren werden zur Trainingssteuerung die Ammoniakbestimmung (s. S. 454) und die Katecholaminbestimmung eingesetzt (s. S. 74).
Bei der Leistungskontrolle unterscheidet man in direkte und indirekte Leistungskontrollen. Als *direkte* Leistungskontrolle wird dabei die Registrierung der komplexen sportlichen Leistung bzw. deren interessierende Merkmale in Verbindung mit einem Wettkampf bezeichnet. Unter *indirekter* Leistungskontrolle wird hingegen die Registrierung einzelner Leistungskomponenten verstanden, die während der Trainingszeit oder zusätzlich zum Training in speziellen Situationen (mit besonderen Aufgabenstellungen) erhoben werden (vgl. *Grosser/ Neumaier* 1988, 20).
Tab. 3 zeigt Möglichkeiten der direkten und indirekten Leistungskontrolle am Beispiel des Fußballspieles.

Anforderungen an die Kontroll- bzw. Testverfahren
(vgl. *Weineck* 1992, 110 f.)

Testkriterien

Bei der Durchführung von leistungsdiagnostischen Tests ist zum einen auf entsprechende Gütekriterien, zum anderen auf ihre Durchführbarkeit (Praktikabilität, organisatorischer Aufwand, eventuell anfallende Kosten) zu achten. Aus wissenschaftlicher Sicht unterscheidet man *Hauptgütekriterien* (Exaktheitskriterien) – Gültigkeit (Validität), Zuverlässigkeit (Reliabilität) und Objektivität – und *Nebengütekriterien* (sie sind vor allem bezüglich der praktischen Umsetzbarkeit von Bedeutung) wie Ökonomie, Normiertheit, Nützlichkeit und Vergleichbarkeit (vgl. *Grosser/Starischka* 1986, 12). Für die Hauptgütekriterien sind folgende Hinweise von Interesse:
– Die *Gültigkeit* (Validität) eines Tests gibt an, in welchem Ausmaß er wirklich das erfaßt, was er entsprechend seiner Fragestellung erfassen soll.

	Direkt	Indirekt
Technische Komponente	Registrierung erfolgreicher und nicht erfolgreicher Aktionen bei folgenden technischen Elementen: Ballan- und -mitnahme, Dribbling, Zuspiel, Zweikampf, Torschuß Durchführung: Stadion, Fernseh-, Videoaufnahme	Technik-Testbatterie: Ballan- und -mitnahme, Zuspiel, Dribbling, Torschuß, Jonglieren, Komplextests Durchführung: Sportplatz/Halle
Taktische Komponente	Numerische Feststellung von Aktionen (z. B. Einschalten in den Angriff) bzw. Auswertung individuell-taktischer Verhaltensweisen in Angriff und Abwehr nach einem zwei- oder mehrstufigen Bewertungssystem Durchführung: Videoaufnahme mit einem dem Auswertungszweck angemessenen Umfeld	Taktik-Testbatterie: Die Überprüfung des taktischen Verständnisses anhand von Spielszenen nach dem Richtig-Falsch- oder Multiple-choice-Verfahren mit einer oder mehreren Bestantworten Durchführung: nicht an einen bestimmten Ort gebunden
Konditionelle Komponente	Registrierung der Laufleistung (zurückgelegte Distanz mit und ohne Ball); differenziert nach Anzahl, Länge, Tempo der Läufe; differenziert nach Spielabschnitten. Telemetrische und blutchemische Untersuchungen während oder unmittelbar nach Beendigung eines Spiels Durchführung: Stadion	Konditions-Testbatterie: zur Messung des allgemeinen Leistungsvermögens hinsichtlich Kraft, Ausdauer, Schnelligkeitsausdauer, Flexibilität, Messung der Herz-Kreislauf-Parameter unter fußballspezifischen Belastungsbedingungen, z. B. Leistungstest am Laufband, wobei die Stop-and-Go-Bewegung (mit Variation des Bewegungstempos) des Fußballspielers simuliert wird Durchführung: Sportplatz/Halle, medizinisches Labor

Tab. 3 Übersicht zu Möglichkeiten der direkten und indirekten Leistungskontrolle im Fußball (*Grosser/Neumaier* 1988, 22)

- Die *Zuverlässigkeit* (Reliabilität) eines Tests gibt den Grad der Genauigkeit an, mit der das entsprechende Merkmal gemessen wird (Meßgenauigkeit).
- Die *Objektivität* eines Tests drückt den Grad der Unabhängigkeit der Testleistung von der Person des Untersuchers, des Auswerters und des Beurteilers aus.

Die Höhe der Korrelationskoeffizienten für die Gütekriterien von Konditionstests dient nach *Grosser/Starischka* (1986, 14) als Orientierungshilfe für Trainer und Sportler. Wenn möglich, sollten solche Konditionstests ausgesucht werden, die durch zumindest annehmbare Gütekoeffizienten gekennzeichnet sind (Tab. 4).

Gütekoeffizient	Gültigkeit	Zuverlässigkeit	Objektivität
0,95–0,99	–	Ausgezeichnet	Ausgezeichnet
0,90–0,94	–	Sehr gut	Sehr gut
0,85–0,89	Ausgezeichnet	Annehmbar	Annehmbar
0,80–0,84	Sehr gut	Annehmbar	Annehmbar
0,75–0,79	Annehmbar	Schwach	Schwach
0,70–0,74	Annehmbar	Schwach	Schwach
0,65–0,69	Fraglich (annehmbar für sehr komplexe Tests)	Fraglich (annehmbar für Testbatterien)	Fraglich
0,60–0,64	Fraglich	Fraglich	Fraglich

Tab. 4 **Gütekoeffizienten sportmotorischer Tests** (nach *Barrow/McGee* **1971**)

Zu den Nebenkriterien geben *Grosser/Starischka* (1986, 14) folgende Hinweise:

Als *ökonomisch* wird derjenige leistungsdiagnostische Test erachtet, der
– in kurzer Zeit durchführbar ist,
– dabei nur wenig Testmaterial und Testgeräte benötigt,
– einfach zu handhaben ist,
– auch als Gruppentest durchgeführt werden kann,
– schnell und ohne großen Rechenaufwand auswertbar ist.

Als *normiert* wird derjenige Test bezeichnet, für den Angaben vorliegen, die zur Einordnung des individuellen Testergebnisses als Bezugsgrößen herangezogen werden können. Exakt bestimmte altersspezifische, geschlechtsspezifische, leistungsniveauspezifische, trainingsgruppenspezifische u. a. Normwerte rationalisieren die unmittelbare Auswertungsarbeit.

Vergleichbarkeit liegt dann vor, wenn ein (mehrere) Paralleltest(s) bzw. Tests mit ähnlicher Gültigkeitsaussage vorliegen, mit denen der ausgewählte Test in Bezug gesetzt werden kann. Als *nützlich* wird derjenige Test bezeichnet, der eine psychophysische Fähigkeit erfaßt, für deren Kenntnis praktisches Bedürfnis vorliegt.

Vor- und Nachteile sowie Grenzen von leistungsdiagnostischen Tests

Vorteile

Als besondere Vorteile der Leistungserfassung von Teilkomponenten der sportlichen Leistungsfähigkeit durch Tests nennt *Saß* (1985, 738):
– Einzelne Leistungsfaktoren, wie konditionelle und koordinative Fähigkeiten sowie technische Fertigkeiten, lassen sich reproduzierbar mit relativ hoher Authentizität ermitteln.
– Der individuelle Leistungsstand in diesen Leistungsfaktoren ist ohne Einfluß des Gesamtbedingungsgefüges überprüfbar.
– Es können Leistungsfortschritte in ihrer Entwicklung verfolgt werden.
– Im Gegensatz zur Beobachtung wird der subjektive Einfluß weitgehend ausgeschaltet.

Ergänzend könnte hinzugefügt werden:
– Teilkomponententests stellen eine unabdingbare Voraussetzung für eine effiziente Trainingssteuerung im lang- und mittelfristigen Trainingsprozeß dar (Erstellung von Teilzielen im langjährigen Trainingsprozeß, Zielvorgaben in der Jahresperiodisierung etc.).

– Tests ermöglichen die Aufdeckung von Teildefiziten und tragen damit zur Vermeidung latenter Stagnationsursachen bei.

Nachteile

Als besondere Nachteile von Sportspieltests gelten (vgl. auch *Saß* 1985, 738):
– Die Komplexität der Spielleistung ist nicht erfaßbar.
– Einstellung und Motivation zum Test sind bei den einzelnen Spielern sehr unterschiedlich ausgeprägt, was die Testergebnisse nicht unmaßgeblich beeinflußt (ein spielerisch schlechterer Spieler wird z. B. in einen Cooper-Test mit einer wesentlich höheren Motivation hineingehen als ein anderer Spieler, da er hier eine „objektive" Rehabilitationsmöglichkeit seiner Gesamtleistungsfähigkeit sieht).

Grenzen

Leistungsdiagnostische Tests sollten in ihrer Aussage nicht überschätzt werden. Vor allem in komplexen Sportarten wie z. B. den großen Sportspielen können einzelne konditionelle Testergebnisse nur Hinweise auf Detailkomponenten der komplexen Spielfähigkeit geben. *Grosser/Starischka* (1986, 15/16) fassen die Grenzen von leistungsdiagnostischen Tests am Beispiel von Konditionstests wie folgt zusammen:
– „Konditonstests eignen sich zur *Grobdiagnose* einzelner, teilweise auch komplexer Anteile der Kondition. Die *Feindiagnose* konditioneller Fähigkeiten bleibt aufwendigen und kostenintensiven biochemischen, biomechanischen und sportmedizinischen Untersuchungsverfahren vorbehalten.
– Sportmotorische Leistungen (sportliche Bewegungshandlungen) sind nicht allein durch konditionelle Fähigkeiten bestimm- und erklärbar, sie werden immer durch ein Bündel weiterer, an die Persönlichkeit des Sportlers gebundene (z. T. stark kompensierbare) Leistungskomponenten mitbedingt. Durch Anwendung von Konditionstests werden somit nur Teilaspekte von Kraftleistungen, von Ausdauerleistungen, von Schnelligkeitsleistungen . . . erfaßt; indem also auf der Basis relativ elementarer Bewegungsabläufe (mit geringem koordinativen Anteil) auf den Ausprägungsgrad konditioneller Fähigkeiten geschlossen wird, sind hinreichend exakte Aussagen über ihren realen Anteil am Zustandekommen sportlicher Leistungen nicht möglich.
– Konditionsleistungen drücken nur Teilfunktionen der Sportlerpersönlichkeit aus, von denen nicht additiv auf die Gesamtpersönlichkeit des Sportlers geschlossen werden darf.
– Die Aussagefähigkeit des jeweiligen Konditionstests muß in engem Zusammenhang mit dem Ausmaß der bereits vorliegenden gesicherten Erkenntnisse zu seinem Untersuchungsgegenstand gesehen werden. Konditionstests können nur dann zu brauchbaren Ergebnissen führen, wenn sie Anforderungsbedingungen (Struktur) der jeweiligen sportmotorischen Leistung berücksichtigen und simulieren, somit wesentliche Komponenten abbilden.
– Auch bei konsequenter Beachtung der Durchführungsbestimmungen (s. unten) können Störvariablen wie zwischenzeitliches Geschehen, Testeffekt, d. h. die Auswirkung einer Testdurchführung auf die Werte der zweiten, dritten . . . Testdurchführung, sowie zufällige Fehler das Ergebnis des Konditionstests in unterschiedlichem Ausmaß beeinflussen – dies trifft prinzipiell für jede Messung zu."

Die im Anschluß an die konditionellen motorischen Hauptbeanspruchungsformen (Eigenschaften) Ausdauer, Kraft, Schnelligkeit und Beweglichkeit angeschlossenen Testverfahren lassen für den Bereich der Sportspiele oftmals eine entsprechende Gültigkeit und Vergleichbarkeit vermissen. In der Sportspielliteratur finden sich bislang keine oder kaum genormte Tests, die alters-, geschlechts- oder leistungsspezifisch normiert wären. Meist wird es den Trainern überlassen, die erhobenen Werte innerhalb einer Gruppe oder in bezug auf Werte aus vergangenen oder folgenden Jahren zu vergleichen und daraus trainingsmethodische Konsequenzen zu ziehen.

Bei der Durchführung von Tests versteht es sich von selbst, daß dem Profitrainer andere Möglichkeiten (finanzieller, personeller und zeitlicher Art) offenstehen als dem ehrenamtlichen Trainer einer C-Klassenmannschaft. Es wird deshalb versucht, verschiedene Testmöglichkeiten aufzuzeigen, die auf allen Ebenen zur Leistungskontrolle bzw. -steuerung herangezogen werden können.

Testarten – Durchführungsmodalitäten – Bewertungstabellen

Im Bereich der leistungsdiagnostischen Tests unterscheidet man einfache sportmotorische Tests, die von jedem Trainer auf dem Sportplatz ohne sonderlichen apparativen Aufwand durchgeführt werden können, von den sportmedizinischen Tests, die nur in Zusammenarbeit mit einer sportmedizinischen Institution (unter z. T. erheblichem finanziellem Aufwand) realisierbar sind.

Mit Hilfe der sportmedizinischen trainingsbegleitenden Leistungsdiagnostik sollen möglichst präzise und detaillierte Aussagen über Stand und Entwicklung der allgemeinen und speziellen körperlichen Leistungsfähigkeit eines Spielers gemacht, sportartspezifische Informationen zur optimalen Trainingsgestaltung gewonnen und unter Umständen auch Leistungsprognosen erstellt werden (vgl. *Schwaberger* et al. 1984, 25). Dies ist am besten durch eine Kombination von geeigneten Labor- und Felduntersuchungen möglich, die mehrmals im Jahr in den einzelnen Trainingsperioden durchgeführt werden. Eine solche Unterstützung des Trainingsprozesses durch sportmedizinische Begleituntersuchungen ist nach *Schwaberger* et al. (1984, 25) nur dann erfolgversprechend, wenn diese von den Trainern und Sportlern selbst auch erwünscht und verstanden wird.

Der *Vorteil der Laboruntersuchungen* liegt in ihrer grundsätzlich besseren Standardisierbarkeit und Reproduzierbarkeit, ihr *Nachteil* in der bisweilen fehlenden Sportartspezifität und nur Teilkomponenten der Leistungsfähigkeit erfassenden Diagnostik.

Der *Vorteil der Felduntersuchungen* wiederum liegt in ihrer größeren Sportartspezifität, wodurch Änderungen der sportlichen Leistungsfähigkeit im Verlaufe des Trainings besser und genauer erfaßt werden können, ihr *Nachteil* in der oft schwierigen Standardisierung und Reproduzierbarkeit sowie Durchführbarkeit (vgl. *Keul* et al. 1981, 382). Felduntersuchungen eignen sich insbesondere zur Überprüfung und gegebenenfalls Korrektur der aktuellen Trainingsintensität für aerobe und anaerobe Trainingsformen; hierbei eignet sich vor allem die Bestimmung der Blutlaktatkonzentration während einer Trainingsbelastung (vgl. *Kindermann/Keul* 1977, s. S. 199).

Zusammenfassend läßt sich feststellen, daß Trainingsplanung, Leistungsdiagnostik und Trainingssteuerung auf das engste miteinander vernetzt sind.

Auf der Grundlage der Trainingsplanung, unter Zuhilfenahme leistungsdiagnostischer Verfahren versucht die Trainingssteuerung über ein situationsangepaßtes Planen und Lenken, Kontrollieren und Auswerten individuell abgestimmter Trainings- und Wettkampfbelastungen zielgerichtet von einem gegebenen Ist-Wert zu einem angestrebten Soll-Wert zu führen.

6 Der langfristige Trainingsprozeß

Die sportliche Praxis macht immer deutlicher, daß sportliche Höchstleistungen nur dann erreicht werden können, wenn die dafür benötigten Grundlagen bereits im Kindes- und Jugendalter gelegt wurden. Dies setzt eine langfristige und systematische Planung des Trainingsprozesses voraus.

Dabei kommt es darauf an, den langfristigen Leistungsaufbau als einheitlichen Prozeß in inhaltlich akzentuierten, zeitlich begrenzten Stufen zu gestalten und von einer vielseitigen sportartgerichteten Grundausbildung schrittweise und systematisch zu einem spezialisierten Training in der Spezialsportart/-disziplin überzugehen (vgl. *Reiß* et al. 1993, 12).

Entscheidend für den langfristigen Trainingsprozeß ist einerseits der Aufbau perspektivischer Leistungsvoraussetzungen im langfristi-

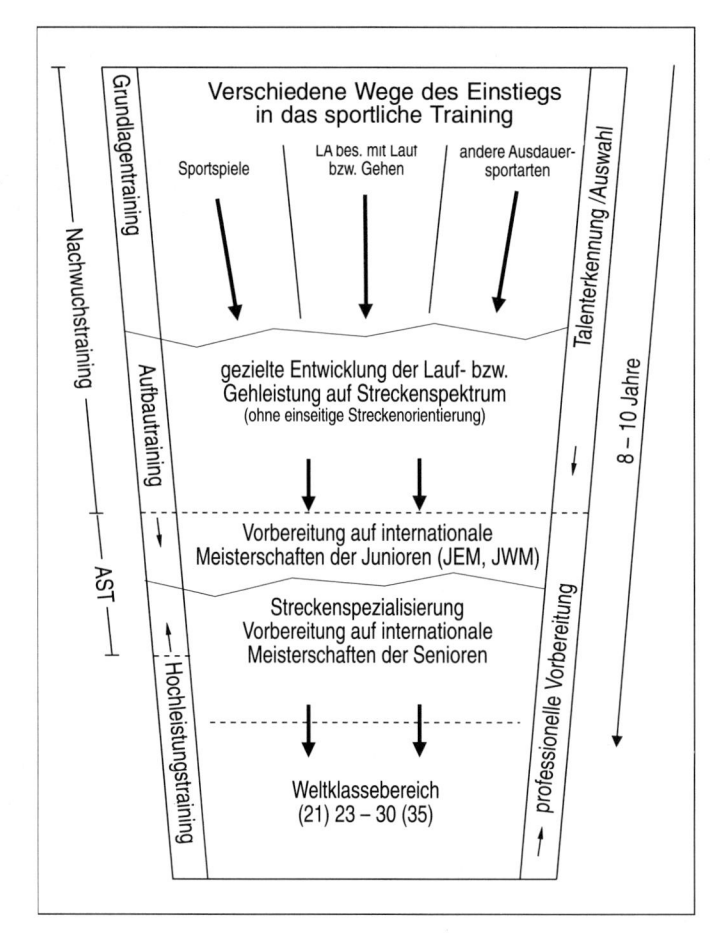

Abb. 19 Modell eines langfristigen Leistungsaufbaus am Beispiel Lauf/Gehen (verändert nach *Reiß* et al. 1993, 13)
LA = Leichtathletik;
AST = Anschlußtraining;
JEM = Junioren-Europameisterschaft;
JWM = Junioren-Weltmeisterschaft.

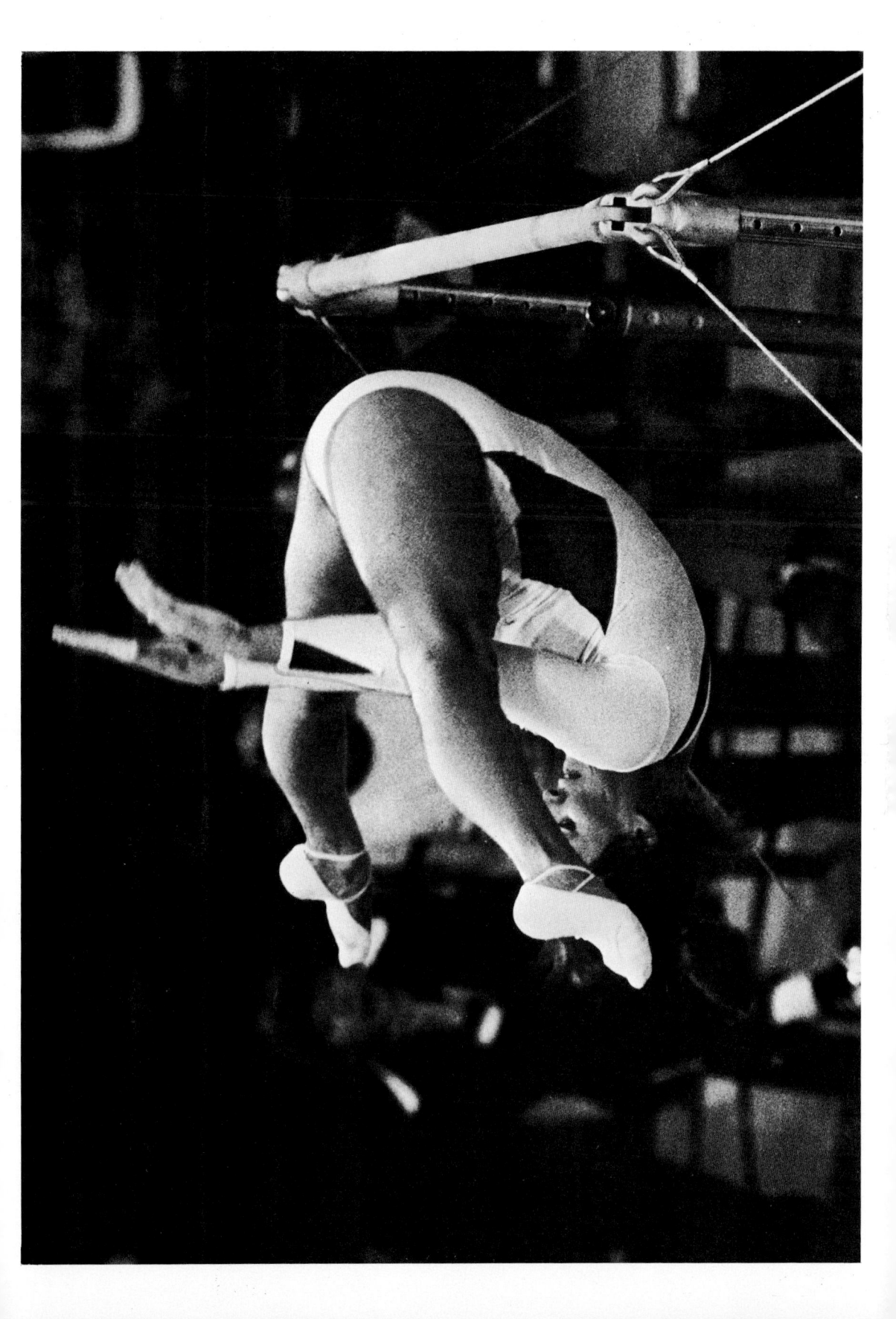

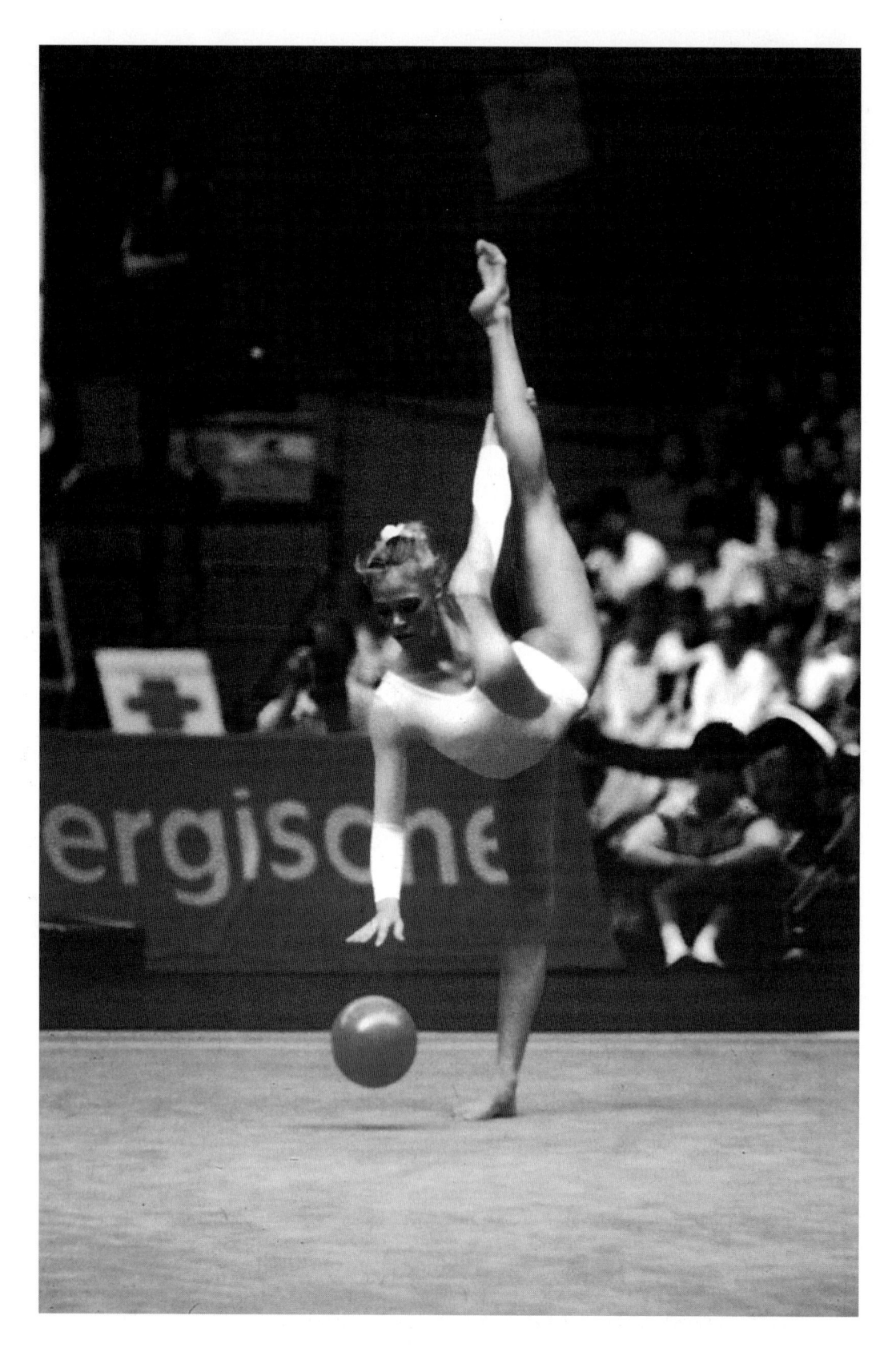

Allgemeine Grundausbildung	
Nachwuchstraining	Grundlagentraining
	Aufbautraining
	Anschlußtraining
Hochleistungstraining	

Abb. 20 Stufen des Trainingsaufbaus im spitzensportorientierten Training

gen Leistungsaufbau, andererseits die Sicherung der notwendigen Zeitstrukturen – konsequente Ausrichtung auf das Höchstleistungsalter (s. auch S. 59) und Rahmenbedingungen für die langfristige Vorbereitung und Entwicklung von Spitzenleistungen.

Beim langfristigen Leistungaufbau ist die Komplexität und Einheit der Zielsportart unter Berücksichtigung des spezifischen Anforderungsprofils der Sportart zu beachten (vgl. *Reiß* et al. 1993, 12).

Abb. 19 verdeutlicht diese Forderungen am Beispiel des langfristigen Leistungsaufbaus in den leichtathletischen Lauf- und Gehsportarten.

Gliederung des langfristigen Trainingsprozesses

Der langfristige Trainingsprozeß wird ganz allgemein in verschiedene Trainingsstufen (s. Abb. 20) mit relativ eigenständigen Trainingszielen, -methoden und -inhalten sowie einer entsprechenden altersgemäßen Trainingsorganisation eingeteilt.

Diese Gliederung erfolgt unabhängig von einer Alterszuteilung, da z. B. im Eiskunstlauf, im Geräteturnen oder im Schwimmen Jugendliche bereits das Hochleistungstraining absolvieren, während sie in anderen Sportarten erst das Nachwuchstraining beginnen.

Das Ziel des langfristigen Trainingsprozesses ist die allmähliche Steigerung der Trainingsanforderungen bzw. die kontinuierliche Verbesserung der sportlichen Leistungsfähigkeit. Die sportliche Leistungsfähigkeit ist abhängig vom physischen, psychischen, technisch-taktischen und intellektuellen Leistungsvermögen (s. S. 21). Um in der Gesamtheit dieser Teilkomponenten der Leistungsfähigkeit ein möglichst hohes Niveau zu erreichen, bedarf es einer sorgfältigen prospektiven Planung des Trainingsprozesses.

Allgemeine Grundausbildung

Die *Allgemeine Grundausbildung – Joch* (1992, 245) bezeichnet diese Trainingsstufe (Etappe) im Zusammenhang mit Talentfördermaßnahmen auch als „motorisches Basistraining" – beinhaltet vor allem die Entwicklung der koordinativen Fähigkeiten (s. S. 537). Im Zentrum steht dabei das Erlernen vielfältiger, dem jeweiligen Entwicklungsstand angepaßter, einfacher Bewegungsfertigkeiten und -kombinationen als „Vehikel" für die progressive Vervollkommnung der koordinativen Fähigkeiten, insbesondere der Gleichgewichtsfähigkeit, der Rhythmusfähigkeit, der Reaktionsfähigkeit, der muskulären Differenzierungsfähigkeit, der räumlich-zeitlichen Orientierungsfähigkeit, der Kopplungsfähigkeit und der Umstellungsfähigkeit.

In der *Allgemeinen Grundausbildung* ist darauf zu achten, daß die Anforderungen altersgemäß, freudebetont, vielfältig und variabel gestaltet werden, um eine systematische Erweiterung des Bewegungsschatzes und das Sammeln unterschiedlichster Bewegungs- und Körpererfahrungen zu ermöglichen. Dem Alter entsprechend erfolgt diese Schulung ausschließlich in spielerischer Form. Eltern, Kindergärtner(innen) und Übungsleiter offerieren „Lerngelegenheiten" und Möglichkeiten variabler Spiel- und Übungstätigkeiten – z. B. über „Bewegungslandschaften", Kletterparcours etc. –, die das „Miteinander" unter Gleichaltrigen betont und damit auch eine wichtigen Sozialisierungsbeitrag leistet.

Die Angebotsvielfalt sollte im Sinne einer polysportiven sportartunspezifischen Ausbildung erfolgen und auch eine gezielte und variable Ballschulung beinhalten.

Stufe 1	Stufe 2
Grundlagentraining und erste Phase des Aufbautrainings	**Zweite Phase des Aufbautrainings**
• Freude am Laufen, starker Bewegungsdrang, gute Beweglichkeit • Überdurchschnittliche schnelligkeitsmotorische Anlagen (reaktionsschnell, sprintschnell. Mobilisation der Schrittfrequenz unter Ermüdung) • Gute Ausdaueranlagen im Spiel bzw. bei anderen Dauerbelastungen bis 30 Minuten und darüber (schwer ermüdbar, Durchhaltevermögen, schnelle Regeneration) • Gutes Bewegungsbild (zweckmäßige Gesamtbewegung, optimale Schrittfrequenz-/Schrittlängenrelation, Abdruck trifft Körperschwerpunkt) • Gute Anwendung von Techniken anderer Sportarten	• Überdurchschnittliches Leistungsvermögen im schnelligkeitsmotorischen Bereich (Sprintfähigkeit, Tempovariabilität, Antrittsvermögen) • Gute Ausdauerveranlagung (stabile Dauerleistung, schnelle Regeneration). • Gutes Leistungsniveau auf einem Streckenspektrum • Fähigkeit zu Tempogefühl, Selbstbeurteilung und Selbststeuerung • Stabiler Gesundheitszustand, besonders gute Belastbarkeit des Stütz- und Bewegungssystems • Offensives Wettkampfverhalten, maximales Mobilisationsvermögen (Bewegungsfrequenz, taktisches Gefühl, Durchsetzungsvermögen = Wettkampftyp)

Tab. 5 Indikatoren zur Erkennung von Lauftalenten (nach *Reiß* et al. 1993, 14)

Bereits in dieser Trainingsstufe ist auf das Prinzip der progressiven Belastung (s. S. 30) bezüglich der Anforderungen zu achten: Die Zunahme der Komplexität der Bewegungen bzw. Bewegungsfolgen, die Steigerung der Bewegungsschnelligkeit und der Bewegungspräzision fördern nicht nur die koordinative Leistungsfähigkeit, sondern erhöhen auch die motorische Lernfähigkeit durch die Ausbildung einer Vielzahl von „Bewegungsschleifen".

Das Nachwuchstraining

Das Ziel des Nachwuchstrainings besteht hauptsächlich in der Erkennung der spezifischen Eignung und der Aufdeckung der individuellen Entwicklungspotenzen in der anvisierten Sportart. Dabei spielt die Verwendung sportartspezifischer Indikatoren eine wichtige Rolle. Für den Bereich der leichtathletischen Laufdisziplinen könnten als „Talentindikatoren" die in Tab. 5 aufgeführten dienen.

Das Nachwuchstraining läßt sich in drei Abschnitte unterteilen, nämlich das Grundlagentraining (= Anfängertraining), das Aufbautraining (= Fortgeschrittenentraining) und das Anschlußtraining.

Das *Grundlagentraining* unterliegt folgenden Zielsetzungen:
– Vielseitige sportartgerichtete Grundausbildung;
– Einsatz vielfältiger und allgemeinbildender Trainingsinhalte und -methoden;
– Erwerb grundlegender technischer Fertigkeiten bzw. Anlage einer breiten motorischen Basis.

Das *Aufbautraining* hat folgende Ziele:
– Weiterführung und Ausbau der im Anfängertraining gelegten Grundlagen;
– Stärkere Orientierung auf die besonderen Belange der gewählten Sportart;
– Zunehmende Spezifizierung der eingesetzten Trainingsmethoden und -inhalte;

Sportarttyp	technik-betont (Turnen)	schnellkraft-betont (Sprint, Sprung)	ausdauer-betont (Rudern)	Sport-schwimmen
Beginn des Anfänger-trainings	zwischen 5 und 7 Jahren	zwischen 8 und 10 Jahren	zwischen 10 und 12 Jahren	mit etwa 6 Jahren
Beginn des Fortgeschrit-tenentrainings	mit etwa 10 Jahren	mit etwa 13/14 Jahren	mit etwa 14 Jahren	mit etwa 9 Jahren
Beginn des Hoch-leistungs-trainings	zwischen 13–15 (Mädchen) und 18–20 Jahren (Männer)	mit etwa 18 Jahren	mit etwa 18 Jahren	mit etwa 14 Jahren

Tab. 6 Der Beginn des Anfänger-, Fortgeschrittenen- und Hochleistungstrainings in den verschiedenen Sportarttypen

– Schaffung der Voraussetzungen für den Übergang zum Hochleistungstraining;
– Steigerung von Umfang und Intensität unter Berücksichtigung der psychophysischen Belastbarkeit.

> Generell gilt im Nachwuchstraining ganzjährig das Primat der Trainingsphasen gegenüber „Wettkampfphasen"! (vgl. *Reiß* et al. 1993, 14)

Wettkämpfe sind daher vorwiegend „aus dem Training heraus" ohne längere wettkampfspezifische Vorbereitung zu bestreiten.

> Der Verlauf des Anfänger- und Fortgeschrittenentrainings ist so mit dem *Höchstleistungsalter* zu korrelieren, daß der allmähliche Leistungsanstieg seinen Höhepunkt im Moment des für die jeweilige Sportart typischen Leistungsmaximums hat.

Dabei ergibt sich nach *Harre* (1976, 22) für die verschiedenen Sportarten eine unterschiedliche Alterszuteilung (Tab. 6).

Das Anschlußtraining

Die Etappe des Übergangs vom Nachwuchstraining zum Hochleistungstraining wird als *Anschlußtraining* bezeichnet. Es umfaßt im allgemeinen einen Zeitraum von zwei bis vier Jahren (in manchen Ausdauersportarten auch mehr).

Generell ist diese Etappe die dynamischste Vorbereitungsetappe des gesamten langfristigen Leistungsaufbaus. Hier werden nach *Reiß* et al. (1993, 15) nicht nur in entscheidendem Maße die Weichen für eine erfolgreiche Gestaltung des Hochleistungstrainings gestellt, sondern hier wird in vielen Fällen prinzipiell über eine weitere leistungssportliche Entwicklung entschieden.

Folgende trainingsmethodische Schwerpunkte sollten beim Anschlußtraining nach *Reiß* et al. (1993, 16) – von den für die leichtathletischen

Laufdisziplinen gegebenen Hinweisen sollen hier nur die für alle Sportarten geltenden grundlegenden Forderungen dargestellt werden – besondere Aufmerksamkeit finden:
- Weitere deutliche Steigerung der Belastbarkeit des gesamten Organismus, insbesondere durch den Einsatz sportartgerichteter allgemeiner und semispezifischer Trainingsformen;
- Anwendung der Mehrfachperiodisierung mit Makrozyklen, die eine feste Folge der Trainingsakzente auf höherer Anforderungsstufe im Jahresverlauf wiederholen und eine Phase der unmittelbaren Wettkampfvorbereitung vor dem entscheidenden Wettkampf einschließen;
- Zunahme wettkampfspezifischer Belastungen und Erweiterung des Wettkampfspektrums;
- Bewußte Sicherung einer ausgeprägten Belastungs- und Erholungsdynamik;
- Sammlung erster Erfahrungen mit speziellen, bislang nicht verwendeten Trainingsmethoden (wie z. B. dem Höhentraining in den Ausdauersportarten oder speziellen Trainingsmethoden aus dem Kraft- und Schnelligkeitstrainingsbereich (s. S. 267 und S. 430);
- Periodische Nutzung der leistungsdiagnostischen, wettkampfanalytischen und trainingsbegleitenden Möglichkeiten zur Überprüfung und Analyse der konditionellen, technischen und taktischen Vorbereitung sowie der Einschätzung der Wirksamkeit des Trainings.

Das Hochleistungstraining

Das Hochleistungstraining hat folgende Zielsetzungen:
- Heranführen an die individuelle Höchstleistung;
- Höchstmögliche, optimale Steigerung von Trainingsumfang und -intensität;
- Weitere Spezifizierung von Trainingsmethoden und -inhalten;
- Perfektionierung, Stabilisierung und variable Verfügbarmachung der sportlichen Technik;
- Verbessern bzw. Halten der individuellen Höchstleistungsfähigkeit über einen möglichst langen Zeitraum.

7 Training und Periodisierung

Gliederung der Jahreszyklen

Der langfristige Trainingsprozeß, der sich in Allgemeine Grundausbildung, Nachwuchs- und Hochleistungstraining untergliedern läßt, erfährt im ganzjährlichen Zyklus eine nochmalige Unterteilung.
Da sich der Sportler im Verlauf seines langjährigen Trainingsprozesses nicht ununterbrochen „in Form" befinden kann, so unterwirft man den Aufbau, die Erhaltung bzw. den Verlust der sportlichen Form einer zyklisch sich wiederholenden Periodisierung.

Ein Trainingszyklus – er kann sich je nach Sportart bzw. Qualifikation des Sportlers ein-, zwei- oder in Extremfällen sogar dreimal im Verlauf des Jahres wiederholen – wird dabei in drei Perioden unterteilt:
- Die Vorbereitungsperiode
  Zielsetzung: Entwicklung der sportlichen Form.
- Die Wettkampfperiode
  Zielsetzung: Weiterentwicklung der sportlichen Form durch Wettkampfteilnahme.
- Die Übergangsperiode
  Zielsetzung: aktive Erholung und Regeneration des Sportlers, Verlust der sportlichen Form.

Diese Phasen der Formentwicklung erreichen im Laufe der Trainingsjahre ein stetig zunehmendes Niveau und führen letztlich zu der angestrebten individuellen Höchstleistung.
Die Einteilung in Vorbereitungs-, Wettkampf- und Übergangsperiode und ihre jeweilige Zielsetzung hat in mehr oder weniger differenzierter Form für alle Bereiche Gültigkeit: Sie ist unabhängig vom „Trainingsalter" oder der Qualifikation des Sportlers. Was jedoch das Verhältnis von Umfang und Intensität bzw. den Einsatz allgemeiner und spezieller Trainingsinhalte in den einzelnen Perioden betrifft, so lassen sich deutliche Unterschiede in den Bereichen des Spitzensports bzw. des Nachwuchstrainings oder des Trainings auf mittlerem Niveau feststellen.

Die Vorbereitungsperiode

Die *Vorbereitungsperiode* des Anfängertrainings bzw. des mittleren Leistungsbereiches ist in zwei Phasen unterteilbar. In der ersten Phase steht eine breite allgemein-konditionelle Vorbereitung im Vordergrund, in der zweiten Phase überwiegen die spezifischen Mittel unter Verringerung des Umfanges und Erhöhung der Intensität. Im Spitzensport hingegen dominiert die Belastungsintensität, die wettkampfspezifische Belastung in der gesamten Vorbereitungsperiode (vgl. *Tschiene* 1976, 12 f.). Der Unterschied erklärt sich durch die Tatsache, daß der Spitzensportler bereits ein außergewöhnlich hohes Ausgangsniveau an psychophysischer und technisch-taktischer Leistungsfähigkeit mitbringt und eine allgemeine bzw. umfangbetonte Trainingsgestaltung nicht mehr die notwendigen Adaptationsvorgänge auslösen kann, die für eine weitere Leistungssteigerung vonnöten wären (vgl. *Worobjew*, in *Tschiene* 1976, 16).
Im Spitzensport erfolgt eine detailliertere Untergliederung in verschiedene Makrozyklen (s. S. 63) von drei- bis sechswöchiger Dauer, da hierdurch ein präziseres Eingehen auf die Gesetzmäßigkeiten der Herausbildung der sportlichen Leistung möglich ist (vgl. *Harre* 1979, 104; *Starischka* 1988, 33).

Phasen	Herausbildung	Erhaltung	Verlust Herausbildg.	Erhaltung	Verlust
	I	II	III-I	II	III
Perioden	1	2	3	4	5
	Vorbereitungs-periode	Wett-kampfp.	Vorbereitungs-periode	Wett-kampfp.	Über-gangsp.

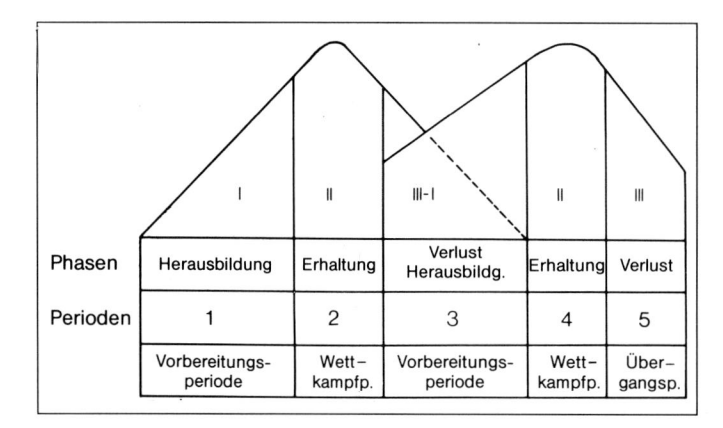

Abb. 21 Schematische Darstellung der Doppelperiodisierung

Die Wettkampfperiode

Die *Wettkampfperiode* ermöglicht über die hohen Belastungen der verschiedenen Wettkämpfe die Entwicklung und Stabilisierung der individuellen Höchstform. Quantität und Qualität der Wettkämpfe hängen dabei von der individuellen Belastungsfähigkeit ab.

Die Übergangsperiode

Die *Übergangsperiode* als Phase des Formverlustes läßt Intensität und Umfang des Trainings absinken. Die „aktive Erholung" wird durch Ausgleichssportarten erreicht, die ein zu starkes Abfallen der Leistungsparameter verhindern: So wird sich z. B. der Ausdauersportler konditionell durch Spiele (Fußball etc.) auf einem mit der notwendigen Erholung vereinbarten Niveau halten.

Das Problem der Einfach- und Doppelperiodisierung

Im heutigen Hochleistungssport unterscheidet man zwischen Einfach- und Doppelperiodisierung. Die *Einfachperiodisierung* arbeitet dabei auf *einen* Höhepunkt im Gesamtablauf hin und kennt damit nur *eine* Wettkampfperiode. Die Doppelperiodisierung – wie sie über die Hallen- und Freiluftsaison z. B. im Schwimmen und in der Leichtathletik gefordert wird – hingegen arbeitet auf *zwei* Jahresgipfel hin und hat demnach *zwei* Wettkampfperioden. Dennoch enthält die *Doppelperiodisierung* nicht sechs, sondern nur fünf Trainingsperioden, da die Übergangsperiode 1 mit der Vorbereitungsperiode 2 verschmilzt, wie dies aus Abbildung 21 (*Matwejew* 1972, 71) zu ersehen ist.

Grundsätzlich muß darauf hingewiesen werden, daß die Doppelperiodisierung aufgrund der physischen Mehrbelastung nur bei Spitzenathleten, nicht aber bei Anfängern und Jugendlichen in Frage kommt, da sie sich im Aufbautraining befinden und somit weder Umfangseinbußen noch eine zu frühe Spezialisierung der Trainingsmittel zu Lasten der Gesamtentwicklung in Kauf nehmen sollten.

Vorteile der Doppelperiodisierung

– In den Schnellkraft- und Kraftsportarten kommt es zu einem erhöhten Leistungszuwachs (*Matwejew* in *Harre* 1976, 92).
– Da nach einer längeren wettkampflosen Zeit (wie sie bei der Einfachperiodisierung gegeben ist) die typischen Wettkampfmerkmale wie Wettkampfhärte, Tempohärte etc. verlorengehen, braucht der Athlet im Anschluß an solch lange Wettkampfpausen viel Anlaufzeit, um die benötigten Wettkampfmerkmale wiederzuerlangen (*Hirsch* 1975, 668).

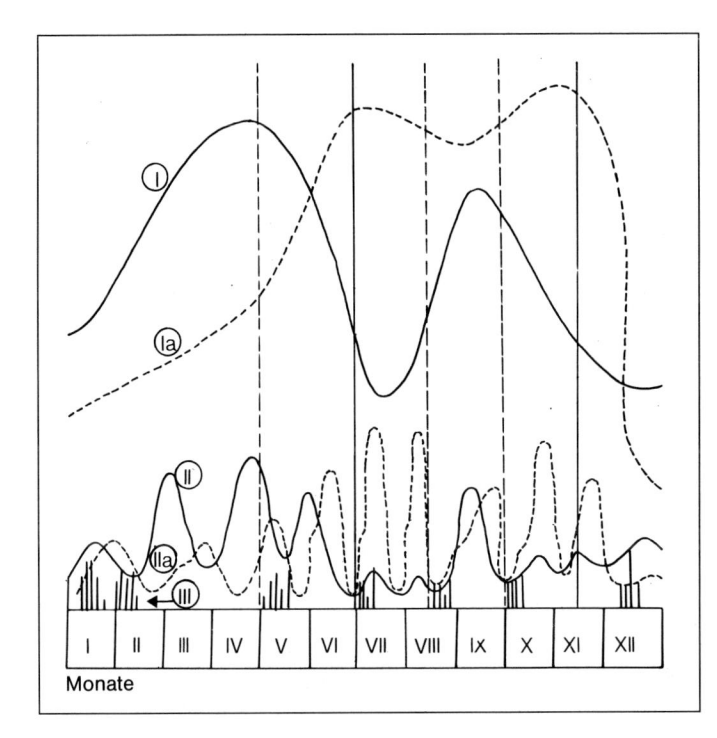

Abb. 22 Periodisierungsschema für das Anfänger- und Jugendtraining sowie den mittleren Leistungsbereich.
Zeichenerklärung:
—— = Belastungsumfang;
– – – = Belastungsintensität;
I und I^a stellen die Ganzjahresdynamik von Belastungsumfang und -intensität dar, II und II^a entsprechen denen des Makrozyklus und II (Säulen) drücken die Mikrozyklen in den einzelnen Etappen aus (in Anlehnung an *Matwejew* 1972, 95).

- Zu lange Wettkampfpausen leisten der Monotonie Vorschub und führen zu Motivationsschwierigkeiten.
- Die Wettkampfperiode 1 kann als Leistungskontrolle dienen und hätte damit komplementäre Funktion zur Wettkampfperiode 2.

Nachteile der Doppelperiodisierung

- Die Wettkampfperiode 1 stört, wenn sie wirklich vorbereitet wird, den Trainingsrhythmus und die Aufgabenstellung der Vorbereitungsperiode für die Wettkampfperiode 2.
- Eine zu hohe Wettkampfhäufigkeit vermindert zwangsläufig die zumutbaren Trainingsbelastungen und -umfänge der Vorbereitungsperiode 1 und wirkt sich u. U. negativ auf die Topform in der Wettkampfperiode 2, dem eigentlichen Höhepunkt, aus.

Makro- und Mikrozyklen

Durch die Makrozyklen (sie erstrecken sich über mehrere Wochen) und die Mikrozyklen (sie erstrecken sich über mehrere Tage) erfährt der Periodenzyklus von Vorbereitungs-, Wettkampf- und Übergangsperiode eine Unterteilung, die eine bessere Steuerbarkeit des Trainingsprozesses ermöglicht (Abb. 22).
Die unterschiedlich langen *Makrozyklen* – in der Vorbereitungsperiode umfassen sie meist vier bis sechs Wochen, in der Wettkampfperiode zwei bis vier Wochen (*Harre* 1976, 96) – stellen das Verhältnis von Umfang und Intensität und den Wechsel von erhöhter und erniedrigter durchschnittlicher Belastung dar.
Die *Mikrozyklen* erfassen einen zeitlich geringeren Umfang, wie z. B. die Planung und Gestaltung einer Trainingswoche (wie etwa bei den Sportspielen). Die Mikrozyklen können sich, da sie kürzere Zeiträume erfassen, präzi-

ser an die gegebenen Umstände – augenblicklicher Trainingszustand, Trainingsbereitschaft, klimatische Verhältnisse etc. – anlehnen und das jeweilige Belastungsmaß differenzierter bestimmen.

> Der Mikrozyklus ist grundsätzlich so aufzubauen, daß Trainingseinheiten mit besonderen Anforderungen an die Schnelligkeit, die Schnellkraft, die Technik oder die koordinativen Fähigkeiten an Tagen der optimalen Leistungsfähigkeit durchgeführt werden (vgl. *Harre* 1976, 95).

Sowohl der Jahres- als auch der Makro- und Mikrozyklus beinhalten die wellenförmige Änderung der Trainingsbelastung (Veränderung im Verhältnis von Umfang und Intensität). Allerdings – und dies sollen die Abb. 23 und 24 verdeutlichen – unterscheiden sich die Periodisierungsschemata im Anfänger- und Jugendtraining bzw. im Bereich der mittleren Leistungskategorie sowie des Hochleistungssportes grundlegend. Für den Bereich des Anfänger- und Jugendtrainings bzw. der mittleren Leistungskategorie gilt das Schema von *Matwejew* (1972, 95), in dem Umfang und Intensität durch ihre betont allmähliche Steigerung zu einem sehr großamplitudigen Wellenverlauf führen. Im Bereich des Anfänger- und Jugendtrainings bzw. des mittleren Leistungsniveaus ist der großwellige Periodisierungsverlauf erforderlich, da der Aufbau der sportlichen Form hier noch den Gesetzmäßigkeiten des langfristigen Trainingsprozesses unterliegt (z. B. dem Prinzip der allmählichen Leistungssteigerung) und über große Umfänge (dies gilt auch für den Einsatz von allgemeinen Trainingsinhalten) noch ausreichende Trainingseffekte erzielt werden und, was von besonderer Bedeutung ist, eine Überlastung durch zu intensive Trainingsbelastungen vermieden wird.

Für das Periodisierungsschema des Hochleistungssportlers (Abb. 23) ist charakteristisch, daß die Wellenführung durch den ausgeprägten und häufigen Belastungswechsel eine kleinamplitudige und hochliegende (bezüglich der prozentualen individuellen Belastungsfähigkeit) Verlaufsform erhält. Dies ist notwendig, da die zu stark umfangsbetonte Trainingsarbeit beim Spitzensportler nicht mehr zu den nötigen Adaptationsreaktionen führen würde. Typisch für die Trainingsstruktur des Spitzensportlers ist weiterhin die dominierende Belastungsintensität in relativ kurzen Trainingseinheiten und der betont wettkampfspezifische Charakter der Belastung (s. *Tschiene* 1976, 18).

Periodisierung im Kindes- und Jugendalter

Da es das Ziel einer sinnvollen Leistungsförderung sein sollte, Kinder behutsam und unter Beachtung der Besonderheiten physischer und psychischer Entwicklungsphasen auf optimale Resultate im Höchstleistungsalter heranzuführen (s. *Schmidt* 1974, 148 f.), kommt die Doppelperiodisierung – wie bereits erwähnt – in dieser Altersstufe nicht in Betracht, da sowohl Überforderungen der körperlichen Leistungsfähigkeit sowie Kollisionen mit den Anforderungen im Schulbereich unvermeidbar wären.

Ein derartiges Schema (Abb. 24, vgl. auch *Bley* 1977, 398 f.) bietet eine kind- und schulgemäße Lösungsmöglichkeit an:
– Es werden die durch Ferien bedingten schulischen Gegebenheiten berücksichtigt.
– Durch die Hereinnahme von Wettkämpfen in den gesamten Jahreszyklus erscheint das Training nicht als Selbstzweck, sondern es gewinnt an Abwechslung und damit auch an Effektivität.
– Durch die Wettkämpfe wird eine laufende Kontrolle der Wirksamkeit der eingesetzten Trainingsmethoden und -inhalte und damit eine optimale Steuerung des Trainingsprozesses ermöglicht.
– Die relativ kurzen Trainingsperioden gewährleisten ausreichende Erholungs- und Regenerationsphasen, was ja gerade für den wachsenden Organismus des Kindes bzw. Jugendlichen von Wichtigkeit ist.

Periodisierung im Kindes- und Jugendalter 65

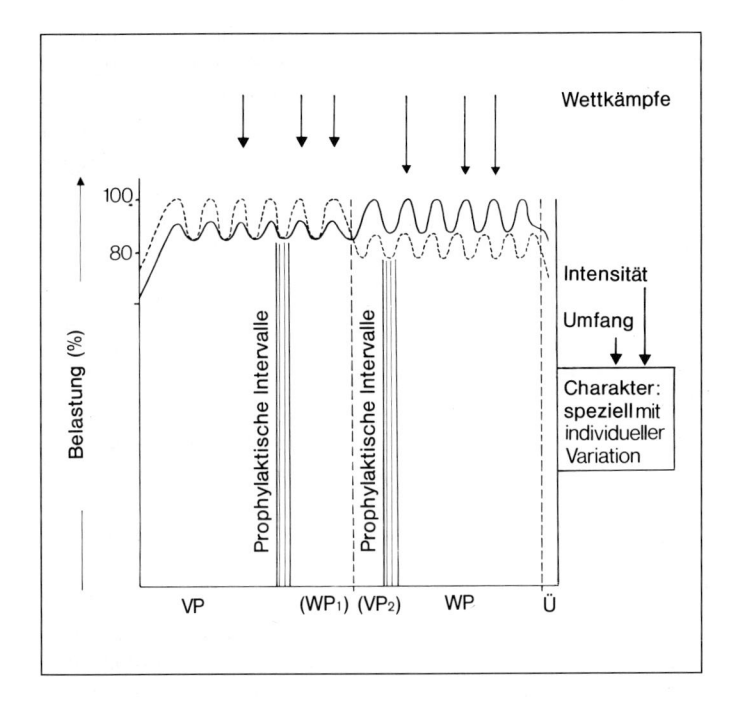

Abb. 23 Periodisierungsschema für den Hochleistungssportler (in Anlehnung an *Tschiene* 1977, 278)

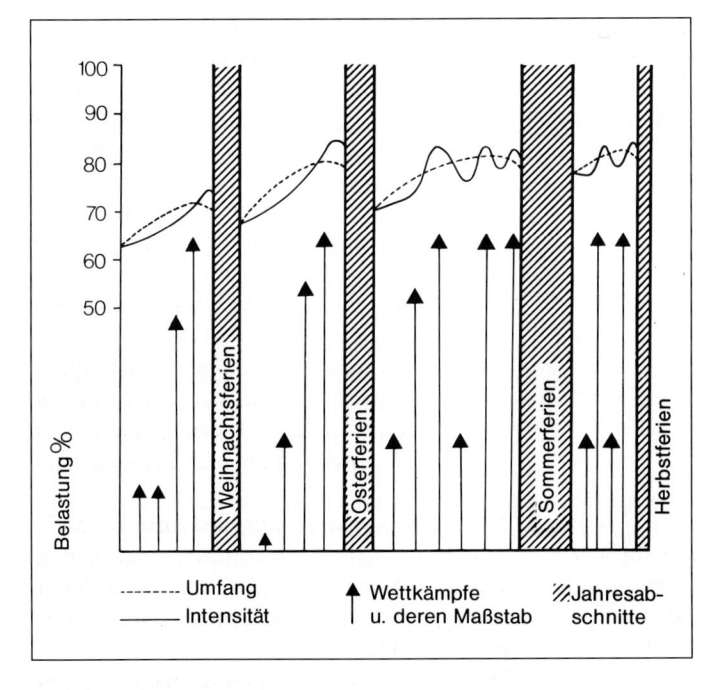

Abb. 24 Periodisierungsschema des Kindertrainings (in Anlehnung an *Tschiene* 1977, 277)

Abschließend muß noch betont werden, daß die Wettkämpfe in bevorzugtem Maße der Trainingsauflockerung und Motivationsunterhaltung dienen und den langfristigen Trainingsprozeß nicht durch eine gesonderte Vorbereitung beeinträchtigen dürfen.

8 Die Bedeutung von Wettkampf und Wettkampfplanung für die Entwicklung des Trainingszustandes

Bei den Inhalten zur Entwicklung des Trainingszustandes unterscheidet man, wie schon erwähnt (s. S. 22), *allgemein entwickelnde Übungen, Spezialübungen* und *Wettkampfübungen*. Nur wenn alle genannten Übungsarten *zum richtigen Zeitpunkt, im richtigen Umfang* und *in der richtigen Intensität* eingesetzt werden, kann die persönliche Höchstleistung erreicht werden.

Sportliche Wettkämpfe haben in mehrfacher Hinsicht Bedeutung. Sie dienen dem systematischen Leistungsaufbau, der Entwicklung des Trainingszustandes der Sportler, der Überprüfung des sportlichen Leistungsstandes, dem Erreichen guter Planzierungen und der Kontrolle der Wirksamkeit des Trainings (vgl. Autorenkollektiv 1976, 7–22; Autorenkollektiv 1982, 113/114; *Neumann* 1994, 49).

Wettkampf und systematischer Leistungsaufbau

Sportliche Wettkämpfe sind im allgemeinen nur im Zusammenhang mit dem Training zu realisieren. Wettkampf und Training bilden eine Einheit (vgl. auch *Lehmann* 1994, 21; *Thieß* 1994, 5 u. a.).

> Training dient der „Leistungsentwicklung", der Wettkampf der „Leistungsentfaltung" (vgl. *Hotz* 1994, 16).

> Training ohne Wettkampf verliert für den Sportler an Wert, denn das Training ist die Vorbereitung auf das erfolgreiche Bestehen des Wettkampfes (Autorenkollektiv 1982, 113).

Die verbreitete Auffassung, daß das Training immer die Ausführung eines Wettkampfes beinhaltet ist jedoch im Hinblick auf die Erfahrungen im Freizeit- und Gesundheitssport zu relativieren: In diesen Bereichen ist Training auch ohne Wettkampf oder Leistungsüberprüfung möglich (vgl. *Neumann* 1994, 49).

Im allgemeinen trainiert der Leistungssportler jedoch nicht um des Trainierens willen, sondern um seine Leistungsfähigkeit mit einem Höchstmaß an Effektivität zu verbessern und in den Wettkämpfen bzw. Kontrollwettkämpfen oder Tests die eingesetzten Inhalte bestätigt oder widerlegt zu sehen.

Aus methodischer, pädagogisch-didaktischer und inhaltlicher Sicht ist nicht nur eine TRAININGSLEHRE zur Optimierung der sportlichen Leistungsfähigkeit vonnöten, sondern auch eine WETTKAMPFLEHRE, wie dies z. B. nachdrücklich von *Thieß* (1994, 5) gefordert wird. Die neuere Literatur trägt dieser Notwendigkeit zunehmend Rechnung (vgl. *Barth* 1980; *Regner* 1991; *Reiss/Pfeiffer* 1991; *Lehnert* 1994, 10; *Thieß* 1994, 5 u. a.)

Bei der Auswahl der Wettkämpfe ist zu achten auf:
– Die richtige *Wettkampfabfolge* unter Einhaltung ausreichender Restitutionsphasen.

- Eine ausreichende *Zahl an Wettkämpfen*: Matwejew (1972, 165) stellte fest, daß z. B. in der Leichtathletik zwischen dem 10. und 14. Wettkampf durchschnittlich eine neue persönliche Bestleistung aufgestellt wurde.
- Ein dem jeweiligen Vorbereitungszustand entsprechendes *Niveau* der Wettkämpfe: Über Aufbauwettkämpfe soll zu Wettkämpfen mit zunehmend höheren Anforderungen übergegangen werden.
- Die augenblickliche *Form*: kein Wettkampf zum falschen Zeitpunkt. Wettkämpfe ohne wettkampfspezifische Anforderungen sind wertlos, da die psychophysische Belastung unzureichend ist.

> Im Gegensatz zum Erwachsenenbereich haben Wettkämpfe im Kindes- und Jugendsport die Bedeutung von Zwischenstationen; sie sind als Aufbauwettkämpfe Stationen auf dem Weg zu höheren Leistungen und sollen inhaltlich und organisationsmethodisch mit der Trainingsaufgabenstellung verbunden werden.

Im *Kindes- und Jugendsport* gelten folgende Grundsätze (Autorenkollektiv 1982, 113):
- Im Wettkampf soll der junge Sportler die im Training erworbenen Fähigkeiten, Fertigkeiten und Verhaltensweisen sowohl in der komplexen Wettkampfleistung als auch in Teilleistungen nachweisen.
- Der junge Sportler soll sich wettkampfmäßig in unterschiedlichen Disziplinen seiner Sportart wie auch in anderen Sportarten bestätigen (Vielseitigkeitsaspekt).
- Die Wettkampffolge und -häufigkeit wird nicht von einem Hauptwettkampf bestimmt.
- Wettkämpfe sind ganzjährig und in allen Trainingsabschnitten durchzuführen. Dabei sollten Wettkämpfe innerhalb einer Trainingsgruppe oder zwischen Trainingsgruppen gleicher Leistungsstärke durchgeführt werden.
- Wettkämpfe müssen steigende Anforderungen stellen.

Wettkampf als effektives Trainingsmittel

Sportliche Wettkämpfe dienen generell der Entwicklung des Trainingszustandes. Sie sind somit ein spezifisches Trainingsmittel im Sinne der Herausbildung und Stabilisierung der sportlichen Leistung.

Wettkämpfe beinhalten Elemente der Leistungssteigerung, die nur im Wettkampf geschult werden können: extreme physische und psychische Belastungen, Wettkampferfahrung, taktisches Studium der Gegner, Erkennen von Trainingsfehlern etc.

Des weiteren entwickelt sich durch eine vielseitige und häufige Wettkampfteilnahme die Fähigkeit, sich verschiedenartigen Wettkampfbedingungen schnell anzupassen.

Beachte: Bei einer zu großen Anzahl an Wettkämpfen bzw. einer zu großen Wettkampfdichte besteht die Gefahr, daß die sportliche Leistung nicht genügend planmäßig entwickelt wird. Wettkampfplan und Trainingsplan sind deshalb aufeinander abzustimmen.

Wettkampf als Kontroll- und Testmethode

Wettkämpfe sind eine geeignetes Mittel zur Überprüfung des erreichten Leistungsstandes und der Effektivität des Trainings.

Unter diesem Aspekt können unterschiedliche Aufgaben in Wettkämpfen im Vordergrund stehen (vgl. Autorenkollektiv 1982, 114):
- Überprüfen konditioneller und koordinativer Voraussetzungen unter Wettkampfbedingungen;
- Prüfen der Stabilität sporttechnischer Fertigkeiten unter Wettkampfstreß;
- Lösen von taktischen und technisch-taktischen Aufgaben, wie z. B. Änderungen der Taktik innerhalb eines Spieles (Übergang von der Raum- zur Manndeckung, Rhythmuswechsel etc.);
- Vergleich des Niveaus der komplexen sportlichen Leistung gegenüber Teilleistungen.

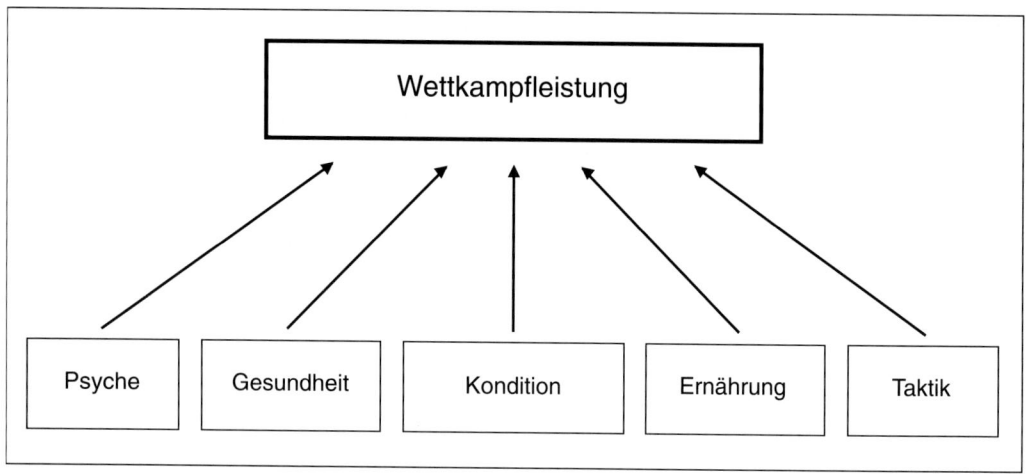

```
                    Wettkampfleistung
         ↗         ↑         ↑         ↖
   ┌────────┐ ┌──────────┐ ┌─────────┐ ┌──────────┐ ┌────────┐
   │ Psyche │ │Gesundheit│ │ Kondition│ │ Ernährung│ │ Taktik │
   └────────┘ └──────────┘ └─────────┘ └──────────┘ └────────┘
```

Abb. 25 Faktoren, die die Wettkampfleistung beeinflussen (*Neumann* 1994, 49)

Die erhaltenen Ergebnisse ermöglichen Rückschlüsse auf die bisherige Trainingsgestaltung. Eventuelle Fehler in der Trainingsplanung, der organisatorisch-methodischen Durchführung des Trainings und der Führung des Sportlers können korrigiert werden.

Die Vorbereitung des Sportlers auf den Wettkampf

Ganz allgemein kann die Wettkampfvorbereitung – unabhängig von ihrem längerfristigen bzw. unmittelbaren Aspekt (s. S. 69) – wie folgt definiert werden:

> Unter Wettkampfvorbereitung ist die Gesamtheit der Maßnahmen zu verstehen, die geeignet sind, den Sportler zu optimalen sportlichen Leistungen bei Wettkämpfen zu befähigen (*Thieß/Schnabel/Baumann* 1980, 262).

Da die Wettkampfleistung, wie bereits erwähnt, von einer Vielzahl von Faktoren abhängt (s. Abb. 25), ist jeder Wettkampfkomplex und umfassend vorzubereiten.

Entscheidend ist, daß der Sportler am Tag eines bedeutenden Wettkampfes seine individuelle Höchstleistung erreicht. Dies setzt die Beherrschung einer präzisen zeitlichen Ansteuerung der Anpassungsprozesse im Training voraus und erfordert ein Höchstmaß an Erfahrung.
Wie die Untersuchungen von *Lehnert* (1994, 10) und *Neumann* (1994, 49) zeigen, wird dieses Ziel aufgrund von Trainingsfehlern inhaltlicher, methodischer und steuerungstechnischer Art vielfach nicht erreicht. Hierbei dominieren zwei Tendenzen: der Athlet erreicht seinen individuellen Leistungshöhepunkt bereits zu Beginn der Wettkampfsaison und erlebt in der Folge eine progressive Abnahme seines Leistungsvermögens; oder er weist einen annähernd kontinuierlichen Leistungsanstieg auf, gerät aber dann in eine Frühform (Topform vier bis sechs Wochen vor dem entscheidenden Wettkampf) und erleidet dann einen Leistungseinbruch zum Zeitpunkt des Wettkampfes (vgl. *Lehnert* 1994, 10).
Trainingsmethodische Fehler in der Wettkampfvorbereitung führen immer wieder dazu, daß Spitzenathleten vielfach schon bei Nominierungswettkämpfen scheitern, bei der Qualifikation ausscheiden bzw. dort erbrachte Leistungen im Finale nicht mehr erreichen.
Es ist darauf hinzuweisen, daß die Gestaltung

des letzten Abschnitts der Vorbereitung auf entscheidende Wettkämpfe als eine selbständige, in sich geschlossene Trainingsetappe gilt, also einen Trainingszyklus darstellt, der im englischen Sprachgebrauch als „Tapering" bezeichnet wird und schon seit langem im Schwimmsport zur Anwendung gekommen ist. Diese finale Vor-Wettkampf-Etappe hat spezielle, nur ihr eigene Aufgabenstellungen. Sie sollen in der Folge kurz dargestellt werden.

Lehnert (1994, 12) definiert die *unmittelbare Wettkampfvorbereitung* wie folgt:
„Unter unmittelbarer Wettkampfvorbereitung versteht man den letzten Abschnitt des Trainings und den der Umsetzung spezieller Maßnahmen der Anpassung in Vorbereitung auf die konkreten und komplexen Bedingungen des entscheidenden Wettkampfs mit dem Ziel, den Athleten zu befähigen, seine im langfristigen Trainingsprozeß angeeigneten psychisch-moralischen und physischen Eigenschaften und Fähigkeiten, seine sporttechnischen Fertigkeiten sowie die taktischen Kenntnisse, Erfahrungen und Fähigkeiten zu einem im voraus bestimmten Zeitpunkt und unter den konkreten zeitlichen, organisatorischen und klimatischen Bedingungen am Wettkampfort optimal in die sportliche Höchstleistung umzusetzen."

Dabei sind die vielfältigen psychisch-pädagogischen, trainingsmethodischen, sportmedizinischen, organisatorischen und technisch-materiellen Aufgabenstellungen der unmittelbaren Wettkampfvorbereitung zu beachten.

Inhalt, Umfang und Dauer dieser Vorbereitung hängen nach *Lehnert* (1994, 12) von folgenden Faktoren ab:

– Bedeutung bzw. Charakter des Wettkampfes

> Olympische Spiele, Welt- und Regionalmeisterschaften, hochdotierte Cups bedürfen einer längeren Vorbereitung als Landesmeisterschaften.

– Geographische Lage des Wettkampfortes

> „Wettkämpfe, die unter ungewohnten Bedingungen stattfinden und eine Anpassung an einen neuen Tag- und Nachtrhythmus, an Klimafaktoren wie Temperatur, Luftfeuchtigkeit, Luftdruck (Höhenklima) erfordern, verlangen eine längere Dauer der unmittelbaren Wettkampfvorbereitung als Wettkämpfe in gewohnter Umgebung."

– Lage der speziellen Wettkampfvorbereitung im Wettkampfjahr

> „Liegt dieser Abschnitt der Vorbereitung am Ende einer anstrengenden Wettkampfsaison, muß die inhaltliche Gestaltung umfassender und grundlegender sein als wenn die unmittelbare Wettkampfvorbereitung am Saisonbeginn liegt. Daraus resultiert auch eine längere Dauer."

– Umfang und Niveau der Wettkampferfahrung des Athleten

> „Wettkampferfahrene und vielgereiste Sportler passen sich an ungewohnte – in diesem Fall teilweise schon gewohnte – Bedingungen schneller und komplikationsloser an als Anfänger."

In der bisherigen Praxis hat sich nach *Lehnert* (1994, 12) eine Dauer der unmittelbaren Wettkampfvorbereitung von fünf bis sieben Wochen als günstig erwiesen.

In dieser Etappe der unmittelbaren Wettkampfvorbereitung sind nach *Lehnert* (1994, 12) folgende *trainingsmethodische Aufgaben* zu lösen:

- „Konditionelle Aufgaben
  Herstellung bzw. Stabilisierung (in Abhängigkeit von der Lage dieses Abschnitts in der Wettkampfsaison) eines optimalen Niveaus der konditionellen Voraussetzungen für die effektive Umsetzung der Technik und Taktik sowie zur Bewältigung der hohen Gesamtanforderungen im Verlauf der Wettkämpfe.
- Technische Vorbereitung
  Vervollkommnung der eigenen sportlichen Technik, Korrektur kleinerer technischer Mängel, dynamische Stabilisierung/Anpassung der technischen Ausführung der Wettkampfübungen an die konkreten Wettkampfbedingungen.
- Taktische Vorbereitung
  Präzisierung und Stabilisierung der eigenen Konzeption der Wettkampfführung unter Beachtung der spezifischen Bedingungen der Lage des Wettkampfortes, Aneignen von Kenntnissen über das taktische Verhalten der unmittelbaren sportlichen Gegner.
- Ausprägung der komplexen sportlichen Leistung
  Während die konditionellen, technischen und taktischen Aufgaben am Anfang der Wettkampfvorbereitung noch einzeln und isoliert gelöst werden können, muß mit dem nahenden Wettkampftermin die komplexe sportliche Leistung – in ihrer Gesamtheit (bis auf wenige Ausnahmen) und nach Möglichkeit unter den zu erwartenden Bedingungen – ausgeprägt und stabilisiert werden.
  Von gleicher Bedeutung wie das Training und in enger Verflechtung mit ihm ist die psychische Vorbereitung der Athleten auf den bevorstehenden Wettkampf. Trainer und Betreuer stehen vor folgenden Aufgaben:
- Formierung einer einheitlichen und geschlossenen Mannschaft und Schaffung einer leistungsfördernden Gesamtatmosphäre.
- Motivierung und Mobilisierung vor allem der emotionalen Triebkräfte für ein erfolgreiches Abschneiden im Wettkampf.
- Festigung des Selbstvertrauens in die eigene Leistungsfähigkeit und Wirksamkeit der eigenen Konzeption der Wettkampfführung.
- Einstellung auf einige Besonderheiten der psychischen Kampfführung durch die unmittelbaren sportlichen Gegner.
- Einstellung auf einige Besonderheiten der allgemeinen Atmosphäre vor und während der Wettkämpfe (Verhalten der Zuschauer, der Medien, der Schieds- und Kampfrichter)."

Für das Erreichen der individuellen Höchstleistung am Tage „X" sind die richtige Auswahl und Folge von Trainingsinhalten und eine entsprechende Dynamik der Trainingsbelastung entscheidend (s. Abb. 26).

Bestimmend für die Dauer dieser Transformationszeit ist der Charakter der Trainingsreize, die die einzelnen Belastungskomponenten auf den Organismus des Sportlers ausüben.

Es gilt:

- Belastungskomponenten, die allgemein und umfassend auf den Organismus der Sportler wirken, benötigen eine längere Umsetzungszeit!
- Belastungskomponenten mit einem der Spezifik der sportlichen Leistung adäquaten Charakter werden schneller in eine gesteigerte Leistungsfähigkeit transformiert.

Höchstleistung zu einem bestimmten Zeitpunkt erfordert nach *Lehmann* (1994, 12) „eine richtige inhaltliche und zeitliche Einordnung und Rangfolge der wesentlichen Elemente des

Vorbereitung auf den Wettkampf

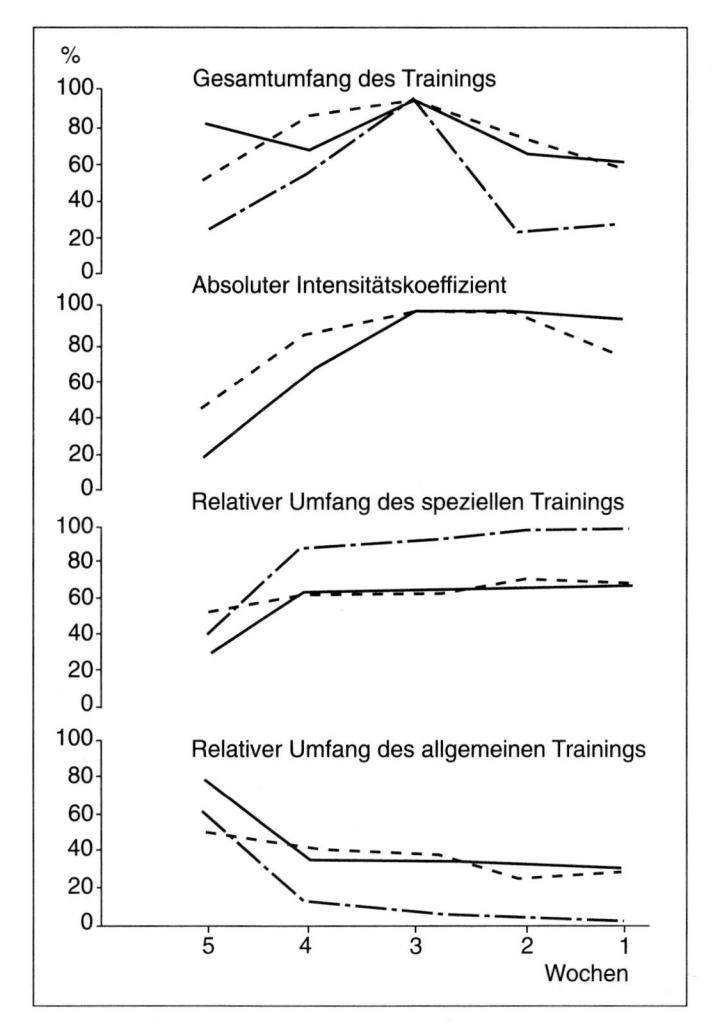

Abb. 26 Verlauf der einzelnen Belastungskomponenten in der unmittelbaren Wettkampfvorbereitung in der Leichtathletik (– – –), im Schwimmen (———) und Schießen (— -) (nach *Lehnert* 1994, 13)

Trainings. Eine effektive Höchstbelastung wird durch eine dem Charakter der Trainings- und Belastungskomponenten entsprechende zeitlich aufeinanderfolgende Dominanz der wesentlichen Trainingskomplexe erreicht."

Nach den Untersuchungsergebnissen von *Lehnert* (1994, 12) liegen die Belastungsgipfel der einzelnen Komponenten wie folgt:
- allgemeine Trainingsmittel fünf bis vier Wochen,
- Trainingsumfang vier bis drei Wochen,
- spezielle Trainingsmittel drei bis zwei Wochen und
- Trainingsintensität zwei bis eine Woche vor Wettkampfbeginn.

Das Belastungsmaximum liegt in der dritten bis zweiten Woche vor dem Wettkampf (siehe Abb. 26).

Auf diese Weise erreicht man eine hohe Trainingsbelastung über zwei bis vier Wochen mit unterschiedlichen Mitteln und durch ihre zeitliche „Überlagerung" bzw. Summierung eine Höchstleistung zu einem Zeitpunkt, wenn richtig geplant, zum entscheidenden Wettkampf.

Bei einer unmittelbaren Wettkampfvorbereitung

über mehrere Wochen hat sich nach *Lehnert* (1994, 13) folgende Gesamtstruktur bewährt:

Phase der Erholung – Dauer ca. eine Woche

Kurze aktive, vor allem psychische Erholung insbesondere bei Lage der Wettkampfvorbereitung am Ende einer anstrengenden Wettkampfsaison
Mittel: allgemeine Trainingsmittel, Ausgleichssport, physiotherapeutische Maßnahmen
Belastung mittelmäßig: mittlerer Trainingsumfang, geringe Intensität

*Phase des Aufbaus – Dauer
ca. zwei bis drei Wochen*

Lösung vorwiegend der konditionellen, technischen und taktischen Einzelaufgaben
Mittel: spezielle konditionelle, technische und taktische Übungen
Belastung: hohe Trainingsumfänge bei mittlerer Trainingsintensität

*Phase der Leistungsausprägung – Dauer
ca. eine bis zwei Wochen*

Ausprägen der komplexen sportlichen Leistung, anfangs unter Heim-, später unter den spezifischen Wettkampfbedingungen.
Mittel: vorwiegend Wettkampfübungen – allgemeine Übungen als Ausgleich
Belastung: wettkampfnahe Intensität der Wettkampfübungen, geringe bis mittlere Belastung bei den Ausgleichsübungen (*Lehnert* 1994, 13).

Bei der unmittelbaren Vorbereitung des Hauptwettkampfes stellen Vorbereitungswettkämpfe ein wichtiges Instrumentarium zur Ausbildung der individuellen Topform dar. *Lehnert* (1994, 13) beschreibt dies wie folgt:
„Wettkämpfe im Abschnitt der unmittelbaren Wettkampfvorbereitung stellen in Abhängigkeit von der Struktur der sportlichen Leistung in den einzelnen Sportarten und Disziplinen ein wichtiges Mittel der Vorbereitung dar und sind für die Lösung unterschiedlichster Trainingsaufgaben unverzichtbar. Sie tragen den Charakter von Kontroll- und Überprüfungswettkämpfen zur Bestimmung des Niveaus einzelner leistungsrelevanter Faktoren, dienen der Stabilisierung der Technik und der taktischen Konzeption der Wettkampfführung, der Ausprägung der komplexen Wettkampfleistung sowie der Anpassung an den zu erwartenden Wettkampfrhythmus. Diese Wettkämpfe sind Bestandteil des Trainings, und sie sind aus dem Training heraus zu gestalten.
Wettkämpfe mit einem hohen Leistungsziel in dieser Etappe – verspäteter Nachweis der Qualifikationsnorm, Prestigewettkämpfe u. a. m. – wirken sich meist negativ auf das Erreichen der Höchstleistungen zum entscheidenden Wettkampf aus. Sie stören die psychische Einstellung und Mobilisation auf den Wettkampfhöhepunkt und gleichzeitig die planmäßige Trainingsgestaltung. Sie sind oft mit zusätzlichen organisatorischen Belastungen verbunden. Auf solche Wettkämpfe in der unmittelbaren Wettkampfvorbereitung sollte verzichtet werden."

Um den Sportler im Wettkampf schließlich zum Erfolg zu führen und ihn somit für das weitere Training zu stimulieren und zu motivieren, müssen einige *Grundsätze* berücksichtigt werden (vgl. *Harre* 1976, 266 f.):
– Vermittlung einer positiven Wettkampfeinstellung;
– Frühe Erstellung einer taktischen Konzeption, die sowohl die eigenen als auch die gegnerischen Stärken und Schwächen einbezieht;
– Im Training Situationen schaffen, die den Sportler auf die Besonderheiten des bevorstehenden Wettkampfes vorbereiten;
– Rechtzeitige Besprechung der Eigenheiten der jeweiligen Wettkampfanlagen;
– Langfristige Einstellung auf u. U. ungewohnte meteorologische Bedingungen, indem auch bei ungünstiger Witterung (extreme Außentemperaturen, Nässe, Rücken- bzw. Gegenwind etc.) trainiert wird;
– Hinweise zu den gültigen Wettkampfbestimmungen unter Berücksichtigung subjektiver Auslegungsmöglichkeiten durch Kampf- und Schiedsrichter;

Vorbereitung auf den Wettkampf

	Wettkampfbereitschaft	Startfieber	Startapathie (gehemmt)
Kennzeichen vor dem Wettkampf	Alle physiologischen Prozesse verlaufen normal	Stark irradiierende Erregung, akute vegetative Umstellungen (u. a. erhebliche Pulsbeschleunigung, Schweißausbruch, Harndrang, Gliederzittern, Schwächegefühl in den unteren Extremitäten)	Träge, völlig gehemmte Bewegungen, Gähnen
Physiologische und psychische Kennzeichen	Leichte Erregung, freudige, etwas ungeduldige Erwartung des Kampfes, optimale Konzentrationsfähigkeit, beherrschtes Auftreten, kraftsprühend	Starke Nervosität, unkontrollierte Handlungen, Vergeßlichkeit, Zerstreutheit, unsicheres Auftreten, Hast, unbegründete Geschäftigkeit	Schlaff, träge, apathisch, ängstlich, Stimmungstief, wünscht, den Kampf abzumelden, müde, „sauer", unfähig, sich konzentriert auf den Start vorzubereiten
Handlung im Wettkampf	Kampf wird sehr organisiert nach dem taktischen Plan aufgenommen, klare Orientierung, die Kampfsituation wird beherrscht, alle verfügbaren Kräfte werden taktisch richtig zum Einsatz gebracht; das erwartete Wettkampfresultat wird erreicht oder noch übertroffen	Tätigkeit des Sportlers ist gestört, teilweise desorganisiert, er kämpft „kopflos", verläßt seine taktische Linie, verliert das Tempogefühl; Bewegungsabläufe sind unbeherrscht, bei hohen bewegungstechnischen Anforderungen Häufung von Fehlern, stark verkrampft	Es wird nicht energisch darum gekämpft, die Initiative zu ergreifen; der Sportler ist unfähig, seine vorhandenen Kräfte zu mobilisieren, es „läuft" nicht; nach dem Wettkampf nicht verausgabt, weil alle Handlungen auf einem niedrigen Niveau lagen

Tab. 7 Charakterisierung der drei Hauptformen des Vorstartzustandes (Autorenkollektiv 1982, 116 nach *Puni* 1961, 166 f.)

– Nicht nur physische, sondern auch psychische Vorbereitung auf den Wettkampf.

Der Sportler ist nicht nur physisch und technisch-taktisch auf den Wettkampf einzustellen, sondern auch psychisch.

Die psychische Vorbereitung läßt sich in eine langfristige und eine kurzfristige, unmittelbare unterteilen. In der langfristigen Vorbereitung werden leistungsrelevante Einstellungen, psychische Trainings- und Wettkampfeigenschaften entwickelt und stabilisiert.

Die *kurzfristige Vorbereitung* dient der Schaffung einer optimalen Startbereitschaft bzw. eines optimalen Vorstartzustandes.

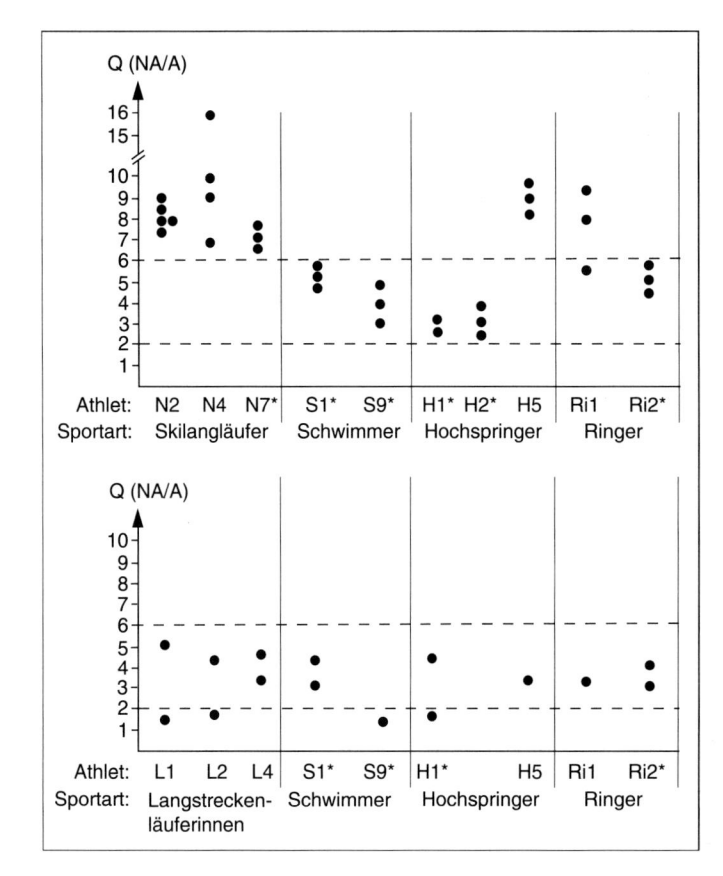

Abb. 27 Der Noradrenalin-Adrenalin-Quotient zur Bestimmung des Niveaus der psychischen Aktivierung von Sportlern bei Wettkämpfen (nach *Zimmermann* 1987)

Unter *Vorstartzustand* ist die psychische Gesamtverfassung des Sportlers unmittelbar vor dem Wettkampf zu verstehen (*Thieß/Schnabel/Baumann* 1980, 254).
Nach *Puni* (1961, 166 f.) lassen sich drei Formen des Vorstartzustandes mit unterschiedlichen physiologischen und psychischen Reaktionsweisen des Sportlers unterscheiden: der Zustand der Wettkampfbereitschaft, des Startfiebers und der Startapathie. Tab. 7 gibt eine zusammenfassende Übersicht.
Wie Abb. 27 zeigt, liegt dann ein optimaler Vorstartzustand vor, wenn sich die beiden Streßhormone Noradrenalin – es drückt zumeist den physischen Streß aus – und Adrenalin – es spiegelt meist den psychischen Streß wider – in einem optimalen Verhältnis zueinander befinden.

Als optimal für die Wettkampfleistung gilt ein Verhältnis Noradrenalin zu Adrenalin von 6:1 bis 3:1; für die Trainingsleistung gelten als günstig die Werte im Bereich 4:1 bis 7:1. Bei einem Verhältnis von unter 2:1 kommt es aufgrund einer zu hohen inneren Anspannung zu einem Wettkampfversagen (vgl. *Jonath* 1987, 138).

Um ein ungünstiges Streßhormonverhältnis im eben beschriebenen Sinne zu vermeiden, muß man versuchen, im Training vergleichbare, wettkampfähnliche Hormonverhältnisse zu erzielen. Nur so kann erreicht werden, daß die im Training erlernten und automatisierten Bewegungen im Wettkampf mit der gleichen Güte ausgeführt werden und es aufgrund ungewohnter „hormoneller Verhältnisse" nicht zu einer Häufung technisch-taktischer Fehler kommt (vgl. auch *Zimmermann/Schänzer/Donike* 1983, 277; *Zimmermann/Donike/Schänzer* 1985, 377; *Papageorgiou/Lein* 1993, 88). Startfieber und Startapathie können durch methodische Maßnahmen entscheidend beeinflußt werden. Dies kann zum einen durch ein typangepaßtes Aufwärmen, zum anderen durch die Einnahme einer positiven Wettkampfbereitschaft erreicht werden.

Beispiel für ein richtiges, psychoregulierendes Aufwärmen:
Ist der Sportler zu aufgeregt, dann sind seine Adrenalinspiegel als Ausdruck einer übersteigerten psychischen Aktivierung erhöht: der Noradrenalin-Adrenalin-Quotient ist damit ungünstig erniedrigt. Zur Optimierung des Quotienten empfiehlt sich in diesem Fall ein längeres, ruhiges Warmlaufen – es erhöht den Noradrenalinspiegel als Ausdruck des physischen Stresses –, da es damit zu einer Anhebung des Quotienten auf wettkampfgünstige Werte (6:1 bis 3:1) kommt.

Ist der Sportler hingegen „apathisch", dann ist ein „aufputschendes", intensives und kurzes Aufwärmen, ein „Aggressivmachen" der richtige Weg zur Herstellung eines günstigen Wettkampf-Quotienten.

Das jeweils richtige Maß ist leistungsdiagnostisch durch entsprechende Hormonmessungen eruierbar, es läßt sich aber auch subjektiv – bei etwas Erfahrung – vom Athleten selbst in etwa einschätzen.

Die Einnahme einer positiven Wettkampfbereitschaft macht eine langfristige und zielgerichtete erzieherische Einflußnahme auf den Sportler notwendig und bezieht sich vor allem auf:
– Die Herausbildung von Motiven;
– Die Erziehung der Sportler zur Selbständigkeit;
– Die Überzeugung des Sportlers, in einem guten Vorbereitungszustand zu sein und jedem Gegner Paroli bieten zu können;
– Die Fähigkeit des Sportlers, sich selbst und den Gegner richtig einschätzen zu können und weder überheblich noch überängstlich zu sein (vgl. Autorenkollektiv 1982, 116).

Vor Beginn des Wettkampfes ist auf eine ausreichende Zeit für die unmittelbare Startvorbereitung zu achten. Bei der Aufwärmarbeit sind Sportler mit starkem Startfieber, wie gerade erwähnt, etwas ruhiger, Sportler mit Startapathie jedoch intensiver vorzubereiten als der „Normalstarter" (vgl. auch *Martens* et al. 1990).

Für jeden Sportler gibt es einen optimalen Erregungszustand. Dieser ist in Abhängigkeit von der vorhandenen Persönlichkeitsstruktur (selbstbewußt/unsicher; hochmotiviert/apathisch; siegessicher/ängstlich u.a.) individuell einzustellen.

Die Wettkampfauswertung

Jedes Wettkampfereignis ist ein bis zwei Tage nach dem Wettkampf – also bereits mit einer gewissen Distanz und möglichst emotionslos – auszuwerten.

> Beachte: Jede Analyse eines Wettkampfes – unabhängig davon, ob er erfolgreich war oder nicht – muß zu einer optimierten Trainingseinstellung führen!

Gute Wettkampfereignisse bestätigen dem Sportler die Richtigkeit seines bisherigen Trainings und motivieren ihn zur Fortsetzung des erfolgreich eingeschlagenen Weges.

Schlechte Wettkampfergebnisse bedürfen einer sorgfältigen Ursachenanalyse:

> Nur wer seine Fehler erkennt und aus ihnen lernt, kann über die entsprechenden Konsequenzen zu einer Verbesserung der persönlichen sportlichen Leistungsfähigkeit gelangen.

Im langfristigen Trainingsprozeß soll der Sportler schrittweise dazu befähigt werden, seine Wettkampfleistung eigenständig zu analysieren und selbst die notwendigen Konsequenzen daraus zu ziehen.

9 Allgemeine leistungsphysiologische und sportbiologische Grundlagen zur Verbesserung der sportlichen Leistungsfähigkeit durch Training

Die sportliche Leistungsfähigkeit manifestiert sich durch die Realisierung sportartspezifischer Bewegungsabläufe. Die Qualität – koordinativer Aspekt – bzw. die Quantität – energetischer Aspekt – der sportlichen Bewegungen ist durch Training belastungsspezifisch zu verbessern.

> Die motorische Leistungsfähigkeit, inklusive des motorischen Lernprozesses, basiert auf der Funktionstüchtigkeit des *neuromuskulären* (Bewegungskoordination, Bewegungssteuerung und -regelung) und des *energetischen Systems* (Bereitstellung, Freisetzung und Wiederaufbau von Energie zur Ausführung mechanischer Arbeit). Beide Systeme sind eng miteinander verknüpft.

Die koordinativ betonten Sportarten sind dabei eng an die zentralnervösen Systeme der Informationsaufnahme, -verarbeitung und -speicherung gekoppelt, die energetisch ausgerichteten Sportarten (z. B. alle Ausdauersportarten) vor allem an die Systeme des Substratan- und -abtransportes (s. S. 157).

Training als Adaptationsvorgang

Aus sportbiologischer bzw. leistungsphysiologischer Sicht – und dieser Aspekt soll im Vordergrund stehen – ist das Training ganz allgemein als ein ständiger Anpassungseffekt an Belastung aufzufassen. Trainingsreize als Störungen der Homöostase (*Jakowlew* 1972, 367) – wobei unter Homöostase die Aufrechterhaltung des biochemischen Zustandes des inneren Milieus des Organismus verstanden wird – sind die Ursache für adaptative Veränderungen der beanspruchten Systeme.

Abb. 28 verdeutlicht die durch körperliche Aktivität hervorgerufene Homöostasestörung und den damit einhergehenden Versuch des Organismus diese wieder auszugleichen und sich an die Belastung anzupassen.

Für die Verbesserung der sportlichen Leistungsfähigkeit spielen dabei *spezifische* und *unspezifische* Anpassungsphänomene eine wichtige Rolle. Die *spezifischen* Adaptationen beziehen sich dabei auf die unmittelbar agierenden Systeme, in unserem Fall auf das neuromuskulär-koordinative bzw. auf das energetisch-mechanische System, die *unspezifischen* betreffen die indirekt beteiligten Hilfsmechanismen (z. B. die oben erwähnten Zubringer- und Verteilersyteme).

> Spezifische Reize bewirken spezifische Anpassungsreaktionen.

Je nach Art der sportmotorischen Leistung kommt es zu charakteristischen Adaptationswirkungen im neuromuskulären (koordinativen) bzw. energetischen (konditionellen) Fähigkeitenbereich. Dabei ist festzustellen, daß

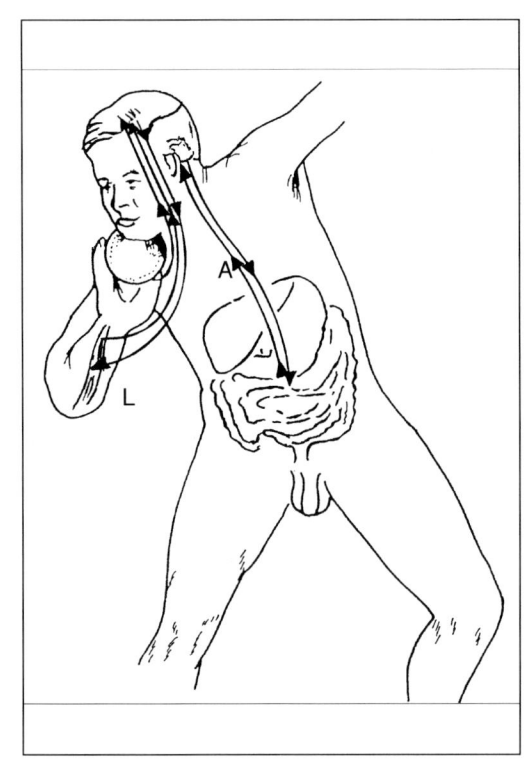

Abb. 28 Physische Aktivität ruft eine Störung der Homöostase im Organismus hervor. Der Organismus paßt sich an die Belastung an und versucht mit Hilfe des Nervensystems und endokriner Organe ein neues Gleichgewicht einzustellen.
A = autonomes (vegetatives) Nervensystem,
L = Motoneuron (nach *Ahonen* et al. 1994, 62)

vermag seine Schnelligkeit um etwa 15–20 % zu steigern –, ist dies bei der Kraft und bei der Ausdauer (bis zu 100 %) in unvergleichlich größerem Ausmaß der Fall (vgl. *Hollmann/ Hettinger* 1980, 288; *Worobjewa/Worobjew* 1978, 146; *Alexe* 1973, 15).

> Die Entwicklung des Adaptationsniveaus (Trainingszustandes) erfolgt bei Trainingsbeginn sehr rasch und wird dann immer langsamer und schwieriger (Abb. 29).

Als Ursache dieses Kurvenverlaufs wird der Grad der Veränderung bei der Homöostasestörung angesehen: Durch die Verbesserung des Trainingszustandes führen die angewandten Belastungen zu immer geringeren Störungen des biochemischen Gleichgewichts und damit zu immer geringeren Anpassungserscheinungen – der Trainingszustand verändert demnach die Antwortreaktion des Organismus auf einen gegebenen Trainingsreiz. Erst die Hinzunahme zusätzlicher Faktoren (spezielle Belastungsgestaltung; Änderung der Trainingsmittel, des Umfanges oder der Intensität etc.) ermöglicht weitere Adaptationsprozesse. Einseitige Trainingsbelastungen führen demnach bald zu einer Stagnation (s. S. 599) des Leistungsanstieges (vgl. *Worobjewa/Worobjew* 1978, 147).

Um die Wirkung des Trainings auf das *neuromuskuläre* bzw. *energetische* System in den späteren Ausführungen verständlich zu machen, sollen die anatomisch-physiologischen Grundlagen der beiden Systeme in größtmöglicher Kürze zur Darstellung kommen. Dabei soll zuerst das Struktur- und Funktionsgefüge der Zelle bzw. der Muskelzelle erläutert und unter dem für das Verständnis der später ausgeführten Trainingsmethoden so wichtigen Aspekt des Zell- bzw. Muskelstoffwechsels diskutiert werden. Anschließend sollen die Funktionsweise des neuromuskulären Zusammenspiels bzw. der Regelmechanismen der motorischen Bewegungssteuerung dargestellt werden.

sich koordinative Leistungsverbesserungen schneller und früher entwickeln lassen als konditionelle.

Dies ist vor allem für das Kinder- und Jugendtraining von Bedeutung.

Innerhalb der konditionellen Fähigkeiten liegen unterschiedliche Entwicklungspotenzen vor: Während die Schnelligkeit nur in relativ geringem Umfang durch Training gesteigert werden kann – der untrainierte Erwachsene

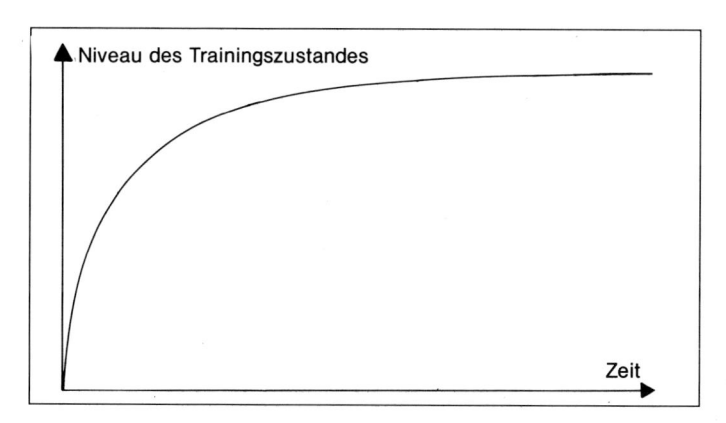

Abb. 29 Verlaufskurve der Entwicklung des Trainingszustandes

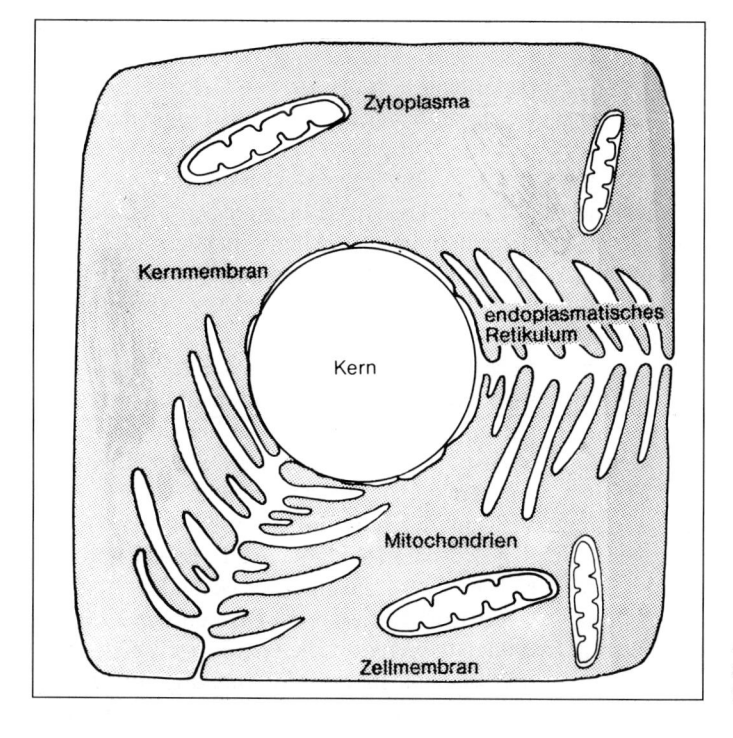

Abb. 30 Aufbau einer schematisierten und vereinfacht dargestellten Zelle

Allgemeine Grundlagen zum Aufbau einer Zelle bzw. Muskelzelle sowie die Funktionen ihrer subzellulären Bestandteile

Aus energetischer Sicht greift jeder Belastungsreiz primär an der Zelle, in unserem Falle der Muskelzelle, an; der Kreislauf stellt in dieser vereinfachten Betrachtungsweise nur einen Hilfsmechanismus dar, der die Bedürfnisse des Zellstoffwechsels hinsichtlich der Sauerstoff- und Substratversorgung sowie des Abtransportes von Stoffwechselzwischen- und -endprodukten zu erfüllen hat.

Wie aus Abb. 30 hervorgeht, ist die Zelle von einer *Zellmembran* (sie entspricht dem Sarkolemm der Muskelfaser) umgeben. Ihre selektive Permeabilität (Durchlässigkeit) für organische Substanzen und Elektrolyte, ihre Fähigkeit zur Assoziation mit anderen Zellen weisen die Zellmembran als eine komplexe hochspezialisierte biologische Struktur aus. Die mit dem aktiven Transport gekoppelten Vorgänge (z. B. Natrium-Kalium-Pumpe in der Repolarisationsphase der Zellmembran nach Abklingen eines Aktionspotentials) sind in den Zellmembranen lokalisiert (*Buddecke* 1971, 389).

Das *Zytoplasma* (es entspricht dem Sarkoplasma der Muskelzelle) – eine elektrolyt- und proteinhaltige Flüssigkeit – ist der Ort der anaeroben Energiegewinnung (Glykolyse), der Glykogensynthese (Glykogen stellt die intrazelluläre Speicherform der Glukose [= Zucker] dar), des Glykogenabbaus sowie der Fettsäuresynthese (nähere Ausführungen s. S. 89). Im Zytoplasma befinden sich auch die verschiedenen Energiespeicher, wie z. B. Glykogenschollen und Fetttröpfchen. Das endoplasmatische Retikulum (es hat sein Äquivalent im sarkoplasmatischen Retikulum der Muskelzelle) erstreckt sich von der Zellmembran ausgehend über das gesamte Zytoplasma und stellt ein intrazelluläres Transportsystem dar, das teilweise von kugelförmigen Partikeln, den *Ribosomen*, besetzt ist. Endoplasmatisches Retikulum und Ribosomen bilden u. a. den Ort der Proteinsynthese. In der Muskelzelle spielt das sarkoplasmatische Retikulum bei der Erregungsübertragung von der Oberfläche zum kontraktilen Fibrillenapparat eine wichtige Rolle.

Der *Zellkern* enthält das genetische Material und besitzt die Fähigkeit zur identischen Verdopplung (er gibt z. B. das Muster für die Eiweißsynthese vor). Zusammen mit den oben genannten Ribosomen ist er demnach bei der Eiweißsynthese von Bedeutung. Beide ermöglichen durch die Vermehrung der Eiweißstrukturen z. B. die Größenzunahme (Hypertrophie) der Muskelzelle während des Wachstums bzw. bei körperlichem Training. Die *Mitochondrien* schließlich stellen die „Kraftwerke" der Zelle dar, da in ihnen die oxydative Verbrennung der energiereichen Substrate stattfindet. In ihnen befinden sich die Enzyme des Zitratzyklus und der Atmungskette (Näheres s. S. 89). In ihnen erfolgt die oxydative Phosphorylierung und Energiegewinnung.

Die Muskelzelle weist zwar – wie bereits angedeutet – gleiche subzelluläre Strukturen auf wie die eben besprochene Körperzelle, unterscheidet sich jedoch aufgrund ihrer speziellen Funktion in vielfacher Hinsicht von dem in Abb. 31 gezeigten schematisierten „Prototyp" einer Körperzelle.

Der Skelettmuskel (Abb. 31, oben) setzt sich zusammen aus einer Vielzahl von Muskelfasern. Diese Muskelfasern, die mehrere Zentimeter lang sein können und viele randständige Kerne enthalten, sind identisch mit der Muskelzelle. Die Muskelfaser wiederum setzt sich aus Myofibrillen zusammen, die von Sarkoplasma inklusive Mitochondrien und anderen subzellulären Strukturen umgeben sind.

Die Myofibrillen ihrerseits werden schließlich aus den kontraktilen Filamenten Aktin (dünn) und Myosin (dick) gebildet.

In nicht kontrahiertem Zustand der Muskelfasern stehen (nach Synchrotronstrahlungsuntersuchungen von *Holmes* 1978, 1) die Köpfe der Myosinmoleküle senkrecht aus den Filamenten heraus. Diese Köpfe binden sich auf Nervensignale hin an die Aktinfilamente, spalten den Brennstoff ATP – ein Teil des ATP befindet sich im Sarkoplasma, aber besonders hoch ist seine Konzentration im Bereich der Z-Membranen der Myofibrille (*Jakowlew* 1977, 24) – und klappen in eine 45°-Stellung um. Dabei ziehen sie die Aktinfilamente an sich vorbei. In dieser Phase wird also chemische Energie in mechanische Arbeit umgewandelt (= elektromechanische Kopplung). Nach dieser Ruderbewegung lösen sich die Köpfe des Myosins wieder vom Aktin, schwingen in ihre Ausgangsstellung zurück, und von neuem werden die Aktinfilamente ruckfrei tiefer zwischen die Myosinfilamente gezogen. Auf diese Weise kommt es zu der äußerlich sichtbaren Muskelverkürzung.

Zwischen 2 Z-Scheiben liegt die kleinste funktionelle Einheit der Myofibrille, das Sarkomer.

Aufbau der Muskelzelle, Muskelfasertypen

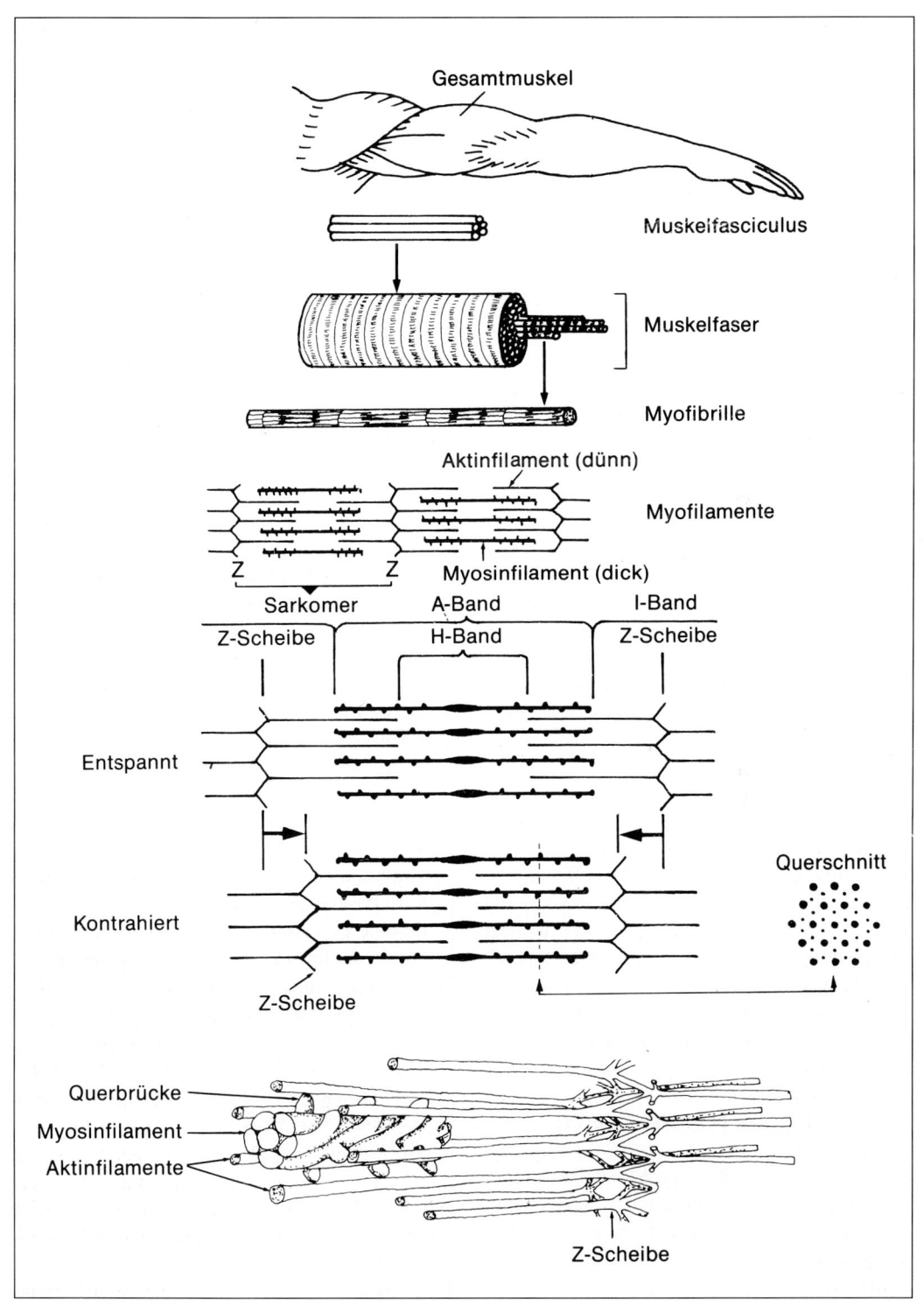

Abb. 31 Darstellung der Struktur des Skelettmuskels

Es hat eine Länge von 2 μm (1 μm = 1 millionstel Teil eines Meters) und kann sich bei Kontraktion auf die Hälfte verkürzen, bei Dehnung auf 2,5 μm verlängern.

Die verschiedenen Muskelfasertypen

Eine weitere Besonderheit der Muskelzelle bzw. Muskelfaser ist die Existenz verschiedener Fasertypen (*Nöcker* 1971, 15; *Mellerowicz/Meller* 1972, 3; *Saltin* 1973, 139; *Karlson* 1975, 358 u. a.).

In stärkster Vereinfachung unterscheidet man zwei Haupttypen von Muskelfasern:
1. Die weiße (helle), dicke und „schnelle" Faser – in der Folge immer als FT-Faser (fast twitch = schnellzuckende Faser) bezeichnet. Sie ist vor allem bei schnellkräftigen und intensiven Muskelbeanspruchungen in Aktion.
2. Die rote, dünne und „langsame" Faser – in der Folge immer als ST-Faser (slow twitch = langsamzuckende Faser) bezeichnet. Dieser Fasertyp wird bei Muskelarbeit geringerer Intensität beansprucht.

Für die heutige hochgradig differenzierte Betrachtung der Auswirkungen des Trainings auf die verschiedenen Muskelfasertypen reicht diese einfache Darstellung nicht mehr aus.
Zur präzisen Beurteilung der unterschiedlichen Trainingswirkungen hat sich die weitere Unterteilung dieser zwei Muskelfasertypen – hier insbesondere der schnellzuckenden FT-Fasern – als notwendig erwiesen. Man unterscheidet somit vier Typen des menschlichen Skelettmuskels:
1. Die bereits erwähnten ST-Fasern, die auch als Typ-I-Fasern bezeichnet werden.

Es folgen drei verschiedene Muskelfasertypen bzw. Subkategorien der oben beschriebenen FT-Fasern, die auch Typ-II-Fasern genannt werden, nämlich die
2. IIb-Fasern,
3. IIa-Fasern und
4. IIc-Fasern, die auch als intermediäre Fasern bezeichnet werden.

Wie Abb. 32, Abb. 33 und Abb. 34 zeigen, haben diese Fasertypen nicht nur eine unterschiedliche Morphologie, sondern auch eine verschiedenartige Funktionalität. Abb. 32 zeigt die wesentlichen morphologischen und funktionellen Unterschiede der verschiedenen FT- bzw. Typ-II-Fasertypen.
Abb. 33 und Abb. 34 machen deutlich, daß die Hauptunterschiede für die oben aufgezeigte morphologische und funktionelle Verschiedenheit durch das unterschiedliche Vorhandensein von sogenannten schweren und leichten Ketten zu erklären ist. Je nach Kettenkombination ergeben sich die verschiedenen Typ-II-Fasertypen.

> Wie in den entsprechenden Kapiteln (s. S. 148, S. 247, S. 400) gezeigt werden wird, kommt es je nach Trainingsreiz zu einer präzisen Ansteuerung bzw. Belastung eines entsprechenden Muskelfasertyps. Über den gezielten Einsatz bestimmter Trainingsmethoden und -inhalte können demnach ganz speziell die Muskelfasertypen trainiert werden, die für eine bestimmte sportliche Leistung von Bedeutung sind. Es kommt zwar im allgemeinen nicht zu einer Umwandlung vom Faser-Typ II in den Typ I – dies würde eine Umwandlung der schweren Ketten bedeuten –, aber zu beträchtlichen Verschiebungen innerhalb des Typ-II-Faser-Spektrums, was mit einer spezifischen „Neubestückung" und Kombination von „leichten Ketten" einhergeht (vgl. *Howald* 1982, 2 und 1984, 5; *Rapp/Weicker* 1982, 58; *Tidow/Wiemann* 1993, 92 f. und 136 f.; u. a.)

In Abhängigkeit von ihrer differierenden funktionellen Beanspruchung weisen die einzelen Fasertypen u. a. auch Unterschiede im Stoffwechsel auf: Die *FT-Fasern* imponieren durch

Muskelfasertypen

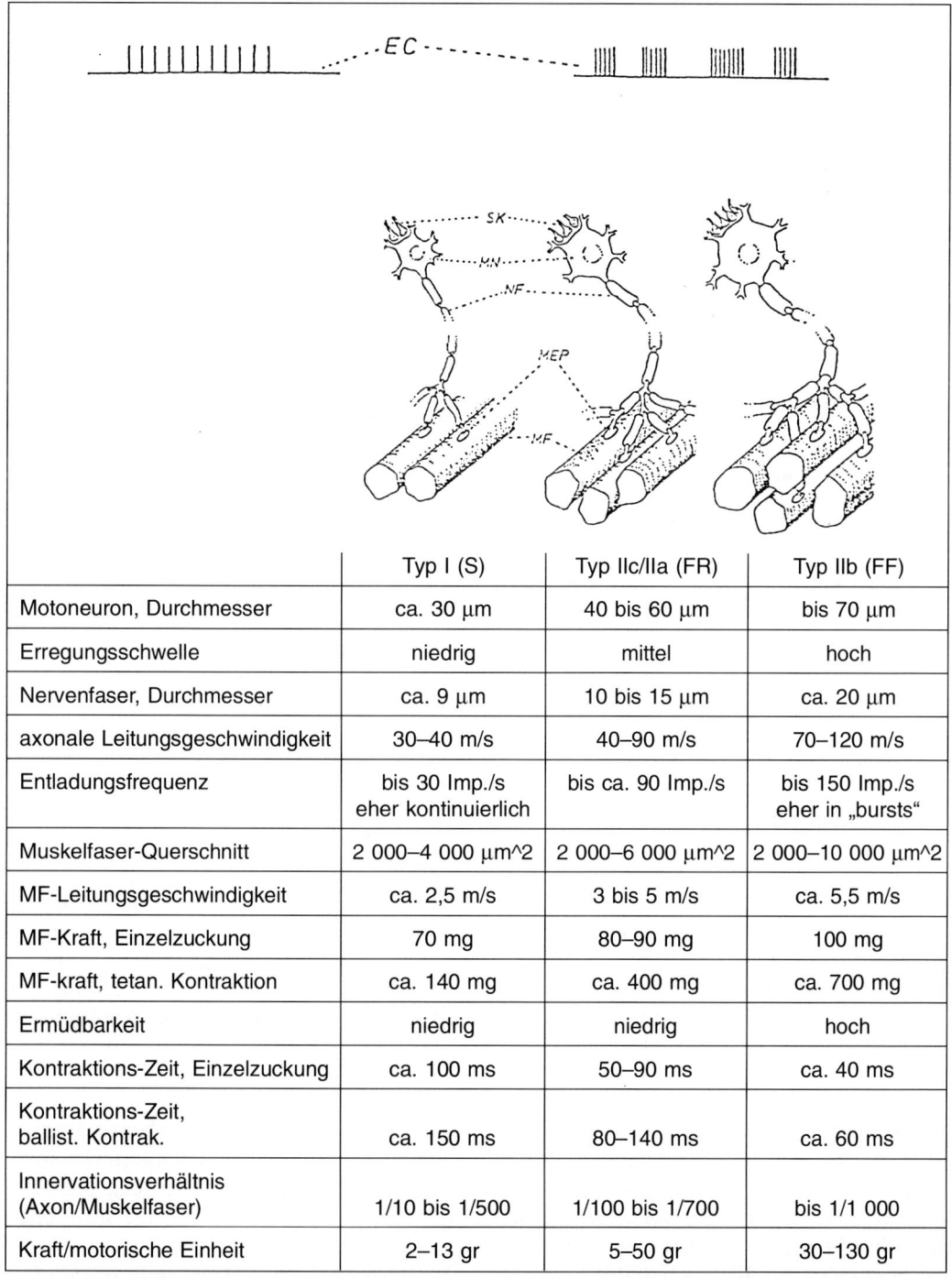

	Typ I (S)	Typ IIc/IIa (FR)	Typ IIb (FF)
Motoneuron, Durchmesser	ca. 30 μm	40 bis 60 μm	bis 70 μm
Erregungsschwelle	niedrig	mittel	hoch
Nervenfaser, Durchmesser	ca. 9 μm	10 bis 15 μm	ca. 20 μm
axonale Leitungsgeschwindigkeit	30–40 m/s	40–90 m/s	70–120 m/s
Entladungsfrequenz	bis 30 Imp./s eher kontinuierlich	bis ca. 90 Imp./s	bis 150 Imp./s eher in „bursts"
Muskelfaser-Querschnitt	2 000–4 000 μm^2	2 000–6 000 μm^2	2 000–10 000 μm^2
MF-Leitungsgeschwindigkeit	ca. 2,5 m/s	3 bis 5 m/s	ca. 5,5 m/s
MF-Kraft, Einzelzuckung	70 mg	80–90 mg	100 mg
MF-kraft, tetan. Kontraktion	ca. 140 mg	ca. 400 mg	ca. 700 mg
Ermüdbarkeit	niedrig	niedrig	hoch
Kontraktions-Zeit, Einzelzuckung	ca. 100 ms	50–90 ms	ca. 40 ms
Kontraktions-Zeit, ballist. Kontrak.	ca. 150 ms	80–140 ms	ca. 60 ms
Innervationsverhältnis (Axon/Muskelfaser)	1/10 bis 1/500	1/100 bis 1/700	bis 1/1 000
Kraft/motorische Einheit	2–13 gr	5–50 gr	30–130 gr

Abb. 32 Schematische Darstellung unterschiedlicher motorischer Einheiten sowie tabellarische Zusammenfassung relevanter morphologischer und funktioneller Parameter (angenäherte Durchschnittswerte). EC Entladungscharakteristik. MEP motorische Endplatte, MF Muskelfaser, MN Motoneuronen. NF Nervenfaser (Axon). SK Synaptische Kontakte (nach *Tidow/Wiemann* 1993, 14).

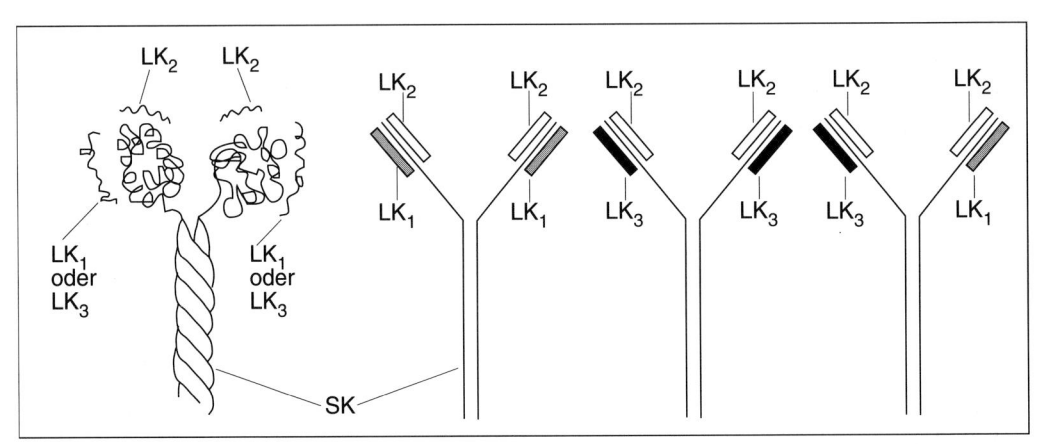

Abb. 33 Modell der Struktur eines Myosin-Moleküls (es ist zusammen mit dem Aktin für die Kontraktionsvorgänge zuständig) (links) und die drei Kombinationsmöglichkeiten von schnellen leichten Ketten (LK_1, LK_2, LK_3 vom Typ II = schnellzuckende Muskelfaser) am Kopfteil eines schnellen Typ II b-Moleküls. SK = schwere Ketten (sie machen den entscheidenden Unterschied zwischen den Typ I- und Typ II-Fasern aus (verändert nach *Tidow/Wiemann* 1993, 94).

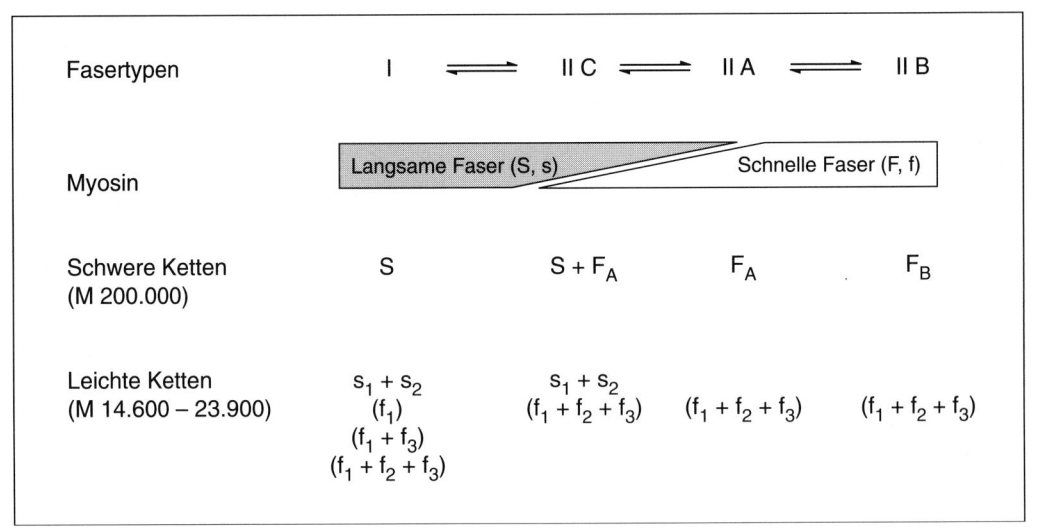

Fasertypen	I ⇌	II C ⇌	II A ⇌	II B
Myosin	Langsame Faser (S, s)		Schnelle Faser (F, f)	
Schwere Ketten (M 200.000)	S	$S + F_A$	F_A	F_B
Leichte Ketten (M 14.600 – 23.900)	$s_1 + s_2$ (f_1) ($f_1 + f_3$) ($f_1 + f_2 + f_3$)	$s_1 + s_2$ ($f_1 + f_2 + f_3$)	($f_1 + f_2 + f_3$)	($f_1 + f_2 + f_3$)

Abb. 34 Typ I (= ST)-Fasern und Typ II (= FT)-Fasertypen und ihr Besatz an schweren und leichten Ketten (verändert nach *Howald* 1982, 2) M = Molekulargewicht

den Reichtum an energiereichen Phosphaten und Glykogen und der entsprechenden Ausstattung mit *Enzymen der anaeroben Energiegewinnung* (näheres s. S. 86), die ST-Fasern hingegen zeichnen sich ebenfalls durch Glykogenreichtum, aber vor allem durch den Reichtum an *Enzymen des aeroben Stoffwechsels* aus (s. S. 87): Bei den ST-Fasern ist das Verhältnis Zytoplasma zu Mitochondrien zugunsten der Mitochondrien verschoben. Daher sind höhere Aktivitäten der Enzyme des Zitratzyklus und des Abbaus an freien Fettsäuren, dagegen niedrigere der glykolytischen Enzyme anzutreffen (*Keul/Doll/Keppler* 1969, 9).

Des weiteren unterscheiden sich die ST- von den FT-Fasern durch die unterschiedliche Innervation. Die *ST-Fasern* werden über langsam leitende Neuriten von kleinen Alpha-Motoneuronen (s. S. 91) des Rückenmarks innerviert, die durch ein kontinuierliches Impulsmuster – wichtig für die ständige stützmotorische Aktivität – imponieren. Die *FT-Fasern* werden über schnell leitende Neuriten von großen Alpha-Motoneuronen versorgt und sind durch ein diskontinuierliches Impulsmuster – typisch für die zielmotorische Aktivität – charakterisiert (vgl. *Burke/Edgerton* 1975, 31 f; *Wittekopf/Marhold/Pieper* 1981, 227).

> Die Anlage bzw. der prozentuale Anteil der verschiedenen Muskelfasern ist genetisch festgelegt.

Im überwiegenden Teil der Bevölkerung finden sich etwa gleich große Prozentsätze; im Einzelfall aber kann die genetische Verteilung 90:10 oder 10:90 betragen.
Diese Personen sind einseitig begünstigt (*Hollmann/Hettinger* 1980, 181). Beim „geborenen" Sprinter überwiegen die FT-Fasern, beim „geborenen" Ausdauerleister (Marathonläufer) die ST-Fasern (s. S. 148).
Carl Lewis soll als größter Sprinter und Springer aller Zeiten einen Anteil von über 90 % an schnellzuckenden Muskelfasern in seiner Beinmuskulatur aufweisen!
Es ist anzunehmen, daß auch die unbewußte Neigung hinsichtlich Schnellkraft- bzw. Ausdauerdisziplinen mit dieser erbbedingten Faserverteilung in Zusammenhang gebracht werden kann (*Saltin* 1973, 137). Durch Training ist die ererbte Verteilung an FT- bzw. ST-Fasern nicht oder nur unter Extrembedingungen zu verändern. Von *Howald* (1984, 12) wird im Spitzen-Ausdauersport von einer Umwandlung von FT- in ST-Fasern berichtet. Eine Umwandlung von ST- in FT-Fasern ist hingegen unmöglich, da die Schnelligkeit nicht über vergleichbar lange Trainingseinwirkungszeiten mit verändertem Impulsmuster trainiert werden kann wie die Ausdauer. Nach Abbruch des Ausdauertrainings kehrt allerdings auch hier die vorübergehend umgewandelte Muskelfaser zu ihrem ursprünglichen Fasertyp zurück.

Allgemeines zum Energiestoffwechsel des Muskels

Die unmittelbare Energiequelle der Muskelfaser ist das ATP. Da der intrazelluläre ATP-Vorrat aber sehr begrenzt ist, bedient sich die Muskelfaser verschiedener Wege der ATP-Resynthese. Man unterscheidet dabei die anaerobe oder anoxydative (sie vollzieht sich ohne Sauerstoff) und die aerobe oder oxydative (sie vollzieht sich mit Sauerstoff) Energiegewinnung.

Die anaerobe Energiegewinnung

Am Beginn jeder sportlichen Belastung höherer Intensität, bei der der Energiebedarf nicht ausreichend oxydativ abgedeckt werden kann – die initiale Verzögerung in der respiratorischen Sauerstoffaufnahme wird wahrscheinlich durch eine relativ träge Antwort des zirkulatorischen Systems zum Arbeitsanfang verursacht (*Hermansen* 1969, 33) –, ist der Muskel gezwungen, die notwendige Energie z. T. auf anaerobem Wege zu gewinnen (zu den folgenden Ausführungen vgl. Abb. 35).

Erste energieliefernde Reaktion ist die Spaltung von ATP (vereinfachte Darstellung):

$$(1)\ ATP \xrightleftharpoons{Myosin\text{-}ATP\text{-}ase} ADP + E$$

Der ATP-Vorrat in der Muskelzelle beträgt etwa 6 mmol pro kg Muskelfeuchtgewicht (*Keul/Doll/Keppler* 1969, 20) und reicht bei maximalen Muskelkontraktionen für etwa einige Sekundenbruchteile.
Die bei dieser Reaktion gebildeten Zerfallsprodukte ADP und anorganisches Phosphat (P) stimulieren die Atmung bis zur 100fachen Steigerung, sorgen also für eine hochgradige Aktivierung der für den Muskelstoffwechsel verantwortlichen Funktionssysteme. Sobald jedoch (nach Arbeitsende) das gesamte ADP bzw. Phosphat wieder zu ATP umgewandelt ist,

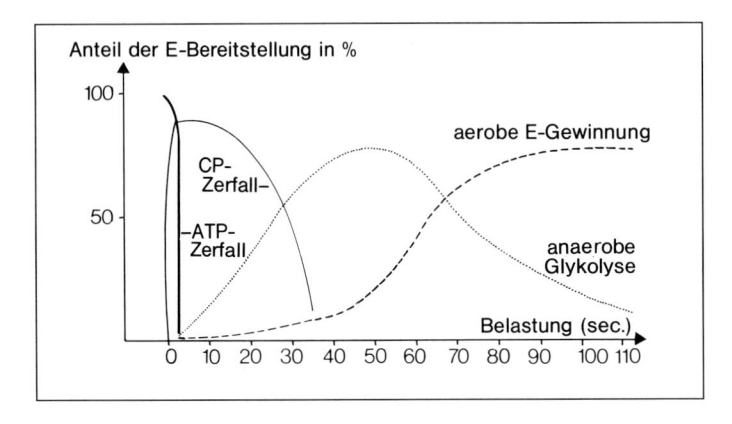

Abb. 35 Der Anteil der verschiedenen energieliefernden Substrate an der Energiebereitstellung (in Anlehnung an *Keul/Doll/Keppler* 1969, 38)

wird die Atmung gehemmt und kehrt zum Ruhezustand zurück. Dieses regulatorische Prinzip wird als Atmungskontrolle durch den Energiebedarf bezeichnet (*Senger/Donath* 1977, 391).

Um weitere Muskelarbeit zu ermöglichen, wird das ATP mit extrem hoher Geschwindigkeit durch den zellulären Kreatinphosphatspeicher (KP-Speicher) – er beträgt etwa 20–30 mmol pro kg Muskelfeuchtgewicht (*Keul/Doll/Keppler* 1969, 22) – wieder aufgefüllt. Diese sofortige Resynthese ermöglicht eine Gesamtarbeitszeit durch die energiereichen Phosphate (ATP, KP) für maximal sieben bis acht Sekunden.

(2) $KP + ADP \xrightleftharpoons{Kreatinkinase} Kreatin + ATP$

Die Energiebereitstellung in den ersten sieben Sekunden wird auch als *alaktazide* Phase der anaeroben Energiegewinnung bezeichnet, da sie noch ohne nennenswerte Milchsäure(Laktat)-Bildung vor sich geht (vgl. *Hecht* 1972, 360; *di Prampero* 1973, 1; *Pansold* et al. 1973, 176 u. a.).

Die *laktazide* Phase umfaßt die (anaerobe) Glykolyse:

$Glukose \xrightleftharpoons{\text{Enzyme der anaeroben E-bereitstellung}} 2\ ATP + Milchsäure$

Diese Form der Energiegewinnung erfolgt im Sarkoplasma und stellt bei allen intensiven Belastungen, bei denen die Sauerstoffversorgung unzureichend ist, den bevorzugten Energiegewinnungsprozeß dar. Das Maximum der Glykolyse liegt bei etwa 45 Sekunden.

Bei der *(anaeroben) Glykolyse* kann nur Glukose bzw. Glykogen als Energielieferant herangezogen werden. Energetisch ist dabei das intrazelluläre Glykogen günstiger, da es nicht erst über den Blutweg herantransportiert, durch die Zellmembran geschleust und dann wieder phosphoryliert werden muß und mehr ATP ergibt.

Anaerobe Energiegewinnung und Sauerstoffschuld

Im Zusammenhang mit der anaeroben Energiegewinnung ist auf den Begriff der *Sauerstoffschuld* einzugehen.

Wie bereits erwähnt, steht zu Beginn einer intensiven Arbeit Sauerstoff in unzureichendem Maße zur Verfügung. Der Organismus arbeitet so lange anaerob, bis entweder die Arbeit abgebrochen oder die Arbeitsintensität so weit gemindert werden muß, daß eine ökonomische oxydative Substratverbrennung möglich ist. Er geht somit initial eine *Sauerstoffschuld* ein, die nach Beendigung der Arbeit wieder abgetragen werden muß (*Keul/Doll/Keppler* 1969, 33;

Hecht 1972, 360). Je nach Motivationslage (*Hermansen* 1969, 33; *Michailov* 1973, 371), Trainingszustand und Alter – nicht trainierte Kinder und Jugendliche vermögen nur eine begrenzte Sauerstoffschuld einzugehen – kann eine unterschiedlich ausgeprägte Sauerstoffschuld eingegangen werden.

Nach Arbeitsabbruch stellt die Rephosphorylierung von Kreatin zu Kreatinphosphat (*Cunningham/Faulkner* 1969, 68), also die Wiederauffüllung des *pools* der energiereichen Phosphate, die Hauptkomponente bei der Beseitigung der Sauerstoffschuld dar.

Fälschlicherweise wird oft die gesamte Sauerstoffmehraufnahme nach Arbeitsende als Sauerstoffschuld bezeichnet. In Wirklichkeit aber setzt sich die nach Arbeitsende vermehrte Sauerstoffaufnahme aus der erwähnten Sauerstoffschuld und einigen anderen Faktoren zusammen (vgl. *Hollmann/Liesen* 1973, 33; *Cunningham/Faulkner* 1969, 68):

Wiederauffüllung der Sauerstoffdepots

- Myoglobinspeicher: In den ersten Sekunden einer hochintensiven Arbeit verbraucht der Organismus die an das Myoglobin gebundenen Sauerstoffvorräte. Diese ermöglichen eine im wesentlichen aerobe Arbeit für maximal zehn Sekunden (*Astrand* et al. 1960, 454 f.);
- Gelöster Sauerstoff in der Gewebsflüssigkeit;
- Regeneration von arteriellem, kapillarem und venösem Blut zur normalen Sauerstoffsättigung;
- Vermehrter Sauerstoffbedarf der Herz-, Arbeits- sowie Atmungsmuskulatur (bei einer Ventilationsgröße von 150 l/min macht der Sauerstoffbedarf des Ventilationsapparates bereits 15 % der Sauerstoffgesamtaufnahme aus, ab 200 l/min erhöht sich dieser Betrag nochmals beträchtlich wegen des erhöhten Atemwegswiderstandes aufgrund der dann vorherrschenden turbulenten Strömung) (*Comroe* et al. 1964);
- Vermehrter Sauerstoffbedarf der Gewebe als Folge einer erhöhten Körpertemperatur (Aktivierung des gesamten Stoffwechselgeschehens) und eines erhöhten Katecholaminspiegels (eine erhöhte Adrenalinausschüttung verursacht eine Steigerung oxydativer Prozesse).

Die aerobe Energiegewinnung

Bei einer Belastungsdauer, die über eine Minute hinausgeht, nimmt die aerobe Energiegewinnung, die in den Mitochondrien abläuft, eine zunehmend dominierende Rolle ein.

Bei der oxydativen Verbrennung entstehen:

$$(4)\ \text{Glukose} \xrightleftharpoons[]{\text{Enzyme der aeroben Energiebereitstellung}} ATP + CO_2 + H_2O$$

Bei Verwendung der Speicherform der Glukose, des Glykogens, werden sogar 38 ATP gewonnen!

Im Gegensatz zur anaeroben Energiebereitstellung können hier neben Glukose auch Fette (in Form von freien Fettsäuren = FFS) und in besonderen Notfällen (wie Hunger bzw. extreme Dauerbelastungen) auch Eiweiß (in Form von Aminosäuren = AS) als Energieträger verbrannt werden. Wichtig ist noch die Feststellung, daß sich die Intensität der Muskelarbeit – und damit die Kontraktionsgeschwindigkeit der Muskelfaser – in Abhängigkeit von der möglichen energetischen Versorgung verändert (vgl. *Keul/Kindermann/Simon* 1978, 2).

Am höchsten ist die Kontraktionsgeschwindigkeit bei den energiereichen Phosphaten, am niedrigsten bei der aeroben Verbrennung von Fettsäuren (Abb. 282). Die Erklärung hierfür liegt in den verschiedenen Flußraten der energiereichen Phosphatäquivalente: Sollen hohe Intensitäten und damit hohe Energieumsätze erzielt werden, so müssen größere Flußraten einbezogen werden. Ist dies nicht möglich, so kommt es zu einem Abfall der Intensität.

Zusammenfassend läßt sich sagen, daß die primäre Energiequelle ATP nacheinander durch das KP, die (anaerobe) Glykolyse und die aerobe Energiegewinnung bereitgestellt wird, wobei sich die einzelnen Speicher jeweils auf Kosten des nachfolgenden auffüllen. Die Ener-

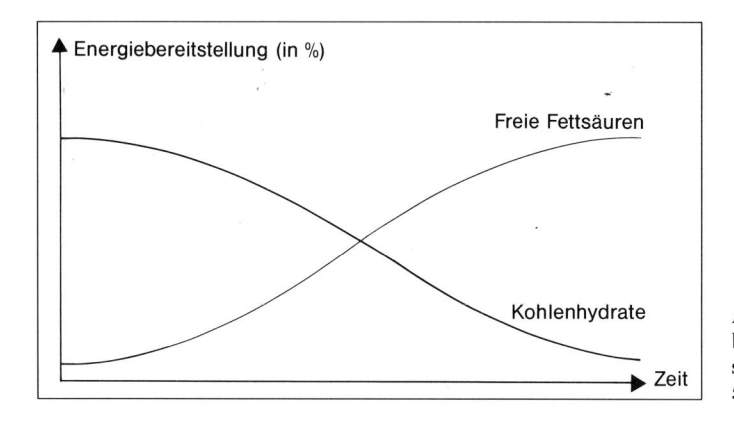

Abb. 36 Die Energiebereitstellung bei Maximalbelastungen unterschiedlicher Dauer (nach *Keul* 1975, 596)

giebereitstellung bzw. Resynthese erfolgt dabei nicht streng hintereinander, sondern sich überlappend (vgl. Abb. 35).

Energieträger für den Muskelstoffwechsel

Wichtigste Energielieferanten, die durch Nahrung laufend ergänzt werden müssen, sind für die Muskelzelle:
1. Kohlehydrate (sie decken normalerweise etwa zwei Drittel des Energiebedarfs)
2. Fette (ein Drittel)
3. Eiweiße (sie können an dieser Stelle vernachlässigt werden, da sie wohl für den Baustoffwechsel, nicht aber für den Energiestoffwechsel eine wichtige Rolle spielen).

Der Energiebedarf wird in Ruhe also hauptsächlich durch Kohlehydrate (KH) und Fette abgedeckt. Beim sportlichen Training kommt es jedoch je nach Art des Belastungsreizes zu einer Verschiebung in der Energiebereitstellung: Hochgradig intensive Belastungen können ausschließlich *anaerob* über die Verbrennung von intrazellulärem Zucker (Glykogen) abgedeckt werden, mittlere Belastungen längerer Dauer werden aerob mit Kohlehydraten bzw. Fetten in einem intensitätsspezifischen Mischungsverhältnis ermöglicht (Abb. 36 u. 37).
Für die Größe der körpereigenen Energiespeicher gibt *Astrand* (zitiert nach *Hollmann/Hettinger* 1976, 68) nachfolgende Absolutzahlen an (kcal bzw. kJ):

ATP 1,2 bzw. 5,02
KP 3,6 bzw. 15,07
Kohlehydrate 1 200 bzw. 5 024
Fett 50 000 bzw. 209 340

Die Fette stellen demnach den größten Energiespeicher im Organismus dar. Die Bedeutung der Fettverbrennung hängt jedoch vom Arbeitstyp, von der Arbeitsdauer (Abb. 36), von der Arbeitsintensität, vom Umfang der eingesetzten Muskelmasse und von der Art der Muskelfasern ab (*Hollmann/Hettinger* 1976, 69).
Vom sportlichen Standpunkt aus – hier spielt die pro Zeiteinheit erreichbare Höchstintensität zumeist eine entscheidende Rolle – ist jedoch auf den Vorteil der Kohlehydrate gegenüber den Fetten hinzuweisen: Zwar liefern die Fette bei der Verbrennung 9,3 kcal/g gegenüber nur 4,1 bei den Kohlehydraten (und Eiweiß), aber entscheidend ist nicht dieser absolute Wert, sondern der pro Liter Sauerstoff erreichte Brennwert.

Hierbei ergeben pro g:
Glukose 5,1 kcal bzw. 21,35 kJ ≙ 6,34 ATP
Fett 4,5 kcal bzw. 18,84 kJ ≙ 5,7 ATP
(Eiweiß) 4,7 kcal bzw. 19,68 kJ ≙ 5,94 ATP

Diese Tatsache ermöglicht bei gleichem Sauerstoffangebot einen prozentualen Energiemehrgewinn von 13 % bei Glukose – bei Gly-

Energiestoffwechsel des Muskels

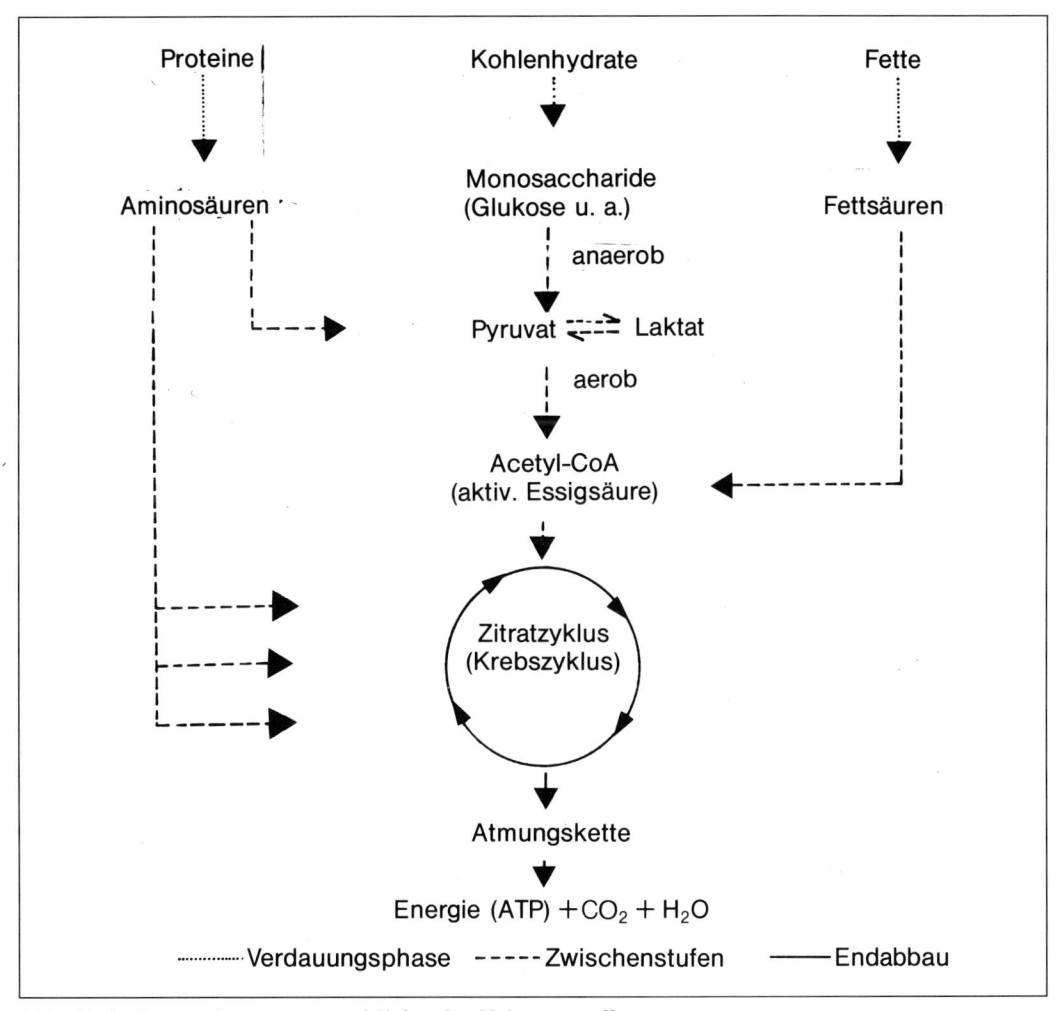

```
Proteine          Kohlenhydrate              Fette
   ↓                   ↓                       ↓
Aminosäuren       Monosaccharide           Fettsäuren
                  (Glukose u. a.)
                        ↓ anaerob
         →        Pyruvat ⇌ Laktat
                        ↓ aerob
                  Acetyl-CoA          ←
                  (aktiv. Essigsäure)
                        ↓
                  Zitratzyklus
                  (Krebszyklus)
                        ↓
                  Atmungskette
                        ↓
              Energie (ATP) + CO₂ + H₂O

····· Verdauungsphase   - - - - Zwischenstufen   —— Endabbau
```

Abb. 37 Stoffwechselwege der energieliefernden Nahrungsstoffe

kogen als intrazellulärer Glukosespeicherform sogar von 16 % – gegenüber der Fettverbrennung (*Keul/Doll/Keppler* 1969, 153). Die Notwendigkeit eines möglichst großen Glykogenspeichers beim Ausdauersportler wird somit verständlich.

Da bei sehr langen Dauerbelastungen aber die Glykogenvorräte allein nicht zur Energiedeckung ausreichen, nimmt die Fettsäureverbrennung mit zunehmender Zeitdauer eine immer bedeutendere Rolle ein.

Nach *Keul/Doll/Keppler* (1969, 153) können die Fettsäuren bei über Stunden währender Muskelarbeit 70–90 % des Energiebedarfs bestreiten.

Aus Abb. 37 geht hervor, daß alle Nahrungsstoffe bei der oxydativen Verbrennung letztlich in den Zitratzyklus eingehen. Die beim Durchlaufen dieses Zyklus gewonnenen Wasserstoffäquivalente (H⁺-Ionen) werden über die Enzyme der Atmungskette in Anwesenheit von Sauerstoff oxidiert, wobei Energie (ATP), Kohlendioxyd und Wasser gebildet werden. Die Enzyme des Zitratzyklus sowie der Atmungskette befinden sich in den bereits erwähnten „Kraftwerken" der Muskelzelle, den

Mitochondrien. Schließlich sei noch auf die Tatsache verweisen, daß die aerobe und anaerobe Energiegewinnung bis zum Pyruvat (Brenztraubensäure) den gleichen Abbauweg durchlaufen.

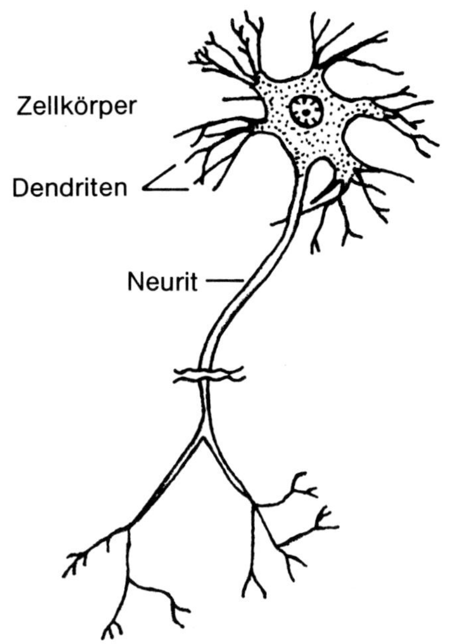

Allgemeine Grundlagen zum Aufbau und zur Funktion des neuromuskulären Funktionssystems bzw. der sportlichen Motorik

Die Auslösung einer muskulären Kontraktion als Grundvoraussetzung der menschlichen Bewegung bedarf des nervalen Impulses bzw. der zentralnervösen Steuerung. Das Zentralnervensystem macht es als übergeordnete Instanz möglich, daß aus dem unbegrenzten Potiential an möglichen Einzelbewegungen zielorientierte und aufeinander abgestimmte Bewegungen entstehen können.

Abb. 38 Aufbau einer Nervenzelle (Neuron)

Aufbau einer Nervenzelle – motorische Einheit

Die Grundeinheit des Zentralnervensystems bildet die Nervenzelle mit den von ihr ausgehenden Nervenfasern (Abb. 38).
Man unterscheidet zur Zelle hinführende, kurze Fortsätze, die sogenannten *Dendriten* – sie dienen der Informationsaufnahme aus der Umgebung und einen langen Fortsatz, den *Neuriten* (Axon), der die Informationen zu anderen Zellen oder zum Erfolgsorgan, z. B. dem Muskel weiterleitet.
Die *Dendriten* modulieren zusammen mit der Zellkörperoberfläche – sie ist von einer Synapsenrinde von mindestens einer Million Synapsen bedeckt (vgl. *Kugler* 1981, 7) – durch Integration der verschiedenen Erregungen und Hemmungen die Tätigkeit der Nervenzelle.
Der *Neurit* läßt sich unterteilen in *markscheidenhaltige*, schnell leitende – z. B. motorische Fasern (Leitungsgeschwindigkeit bis zu 120 m/s bzw. 432 km/h!) – und *marklose*, langsam leitende, z. B. Schmerz signalisierende Fasern.
Mehrere Neuriten werden – vergleichbar mit einem elektrischen Leitungskabel – zu einem Leitungsbündel mit einer bindegewebigen Hülle zusammengefaßt, das in seiner Gesamtheit einen *Nerv* bildet.
Die Neuronen entfalten ihre „höheren" Fähigkeiten erst im wechselseitigen Verbund, als *Nervensystem*. Sie sind durch *Synapsen* – Schalt- oder Kontaktstellen, die je nach hemmender (exzitatorischer) Funktion einen unterschiedlichen Übertragerstoff (*Transmitter*) produzieren – in Funktionskreisen miteinander verknüpft (vgl. Theorie der langen Schleifen S. 574). Dabei handelt es sich nicht um eine einfache 1 : 1-Übertragung, sondern um eine vieltausendfache Vermaschung (vgl. *Kugler* 1981, 6): Jedes Neuron ist an seinem Zellkörper von einer Synapsenrinde bedeckt. Die Zahl der Synapsen wird aber noch beträchtlich

durch die Tatsache gesteigert, daß alle Dendriten nicht nur in ihrer gesamten Länge, sondern auch an allen Seiten axodendritische – Verbindungen zwischen Axon und Dendriten – und dendro-dendritische – Verbindungen zwischen den Dendriten untereinander – Synapsen tragen können.

Synchronie (Gleichzeitigkeit) und räumliche Summation von Erregungszuflüssen bilden die Grundlage komplexer Informationsübermittlung und beeinflussen das kodierte Entladungsmuster des nachgeschalteten Neurons.

Von den Nervenzellen (Neuronen) des Zentralnervensystems werden die Bewegungsimpulse über die *efferenten* Nerven mittels der *Pyramidenbahn* zu den motorischen Vorderhornzellen (Alpha-Motoneuronen) des Rückenmarks geleitet, die ihrerseits die zugehörige Skelettmuskulatur innervieren. Wie Abb. 39 zeigt, erfährt der periphere motorische Nerv bei der Ankunft am Muskel eine vielfache Aufzweigung in einzelne Nervenfasern, die jeweils über eine *motorische Endplatte* – eine Art Synapse, die das Bindeglied zwischen Nervenfaser und Muskel darstellt – eine bestimmte Zahl an Muskelfasern innervieren.

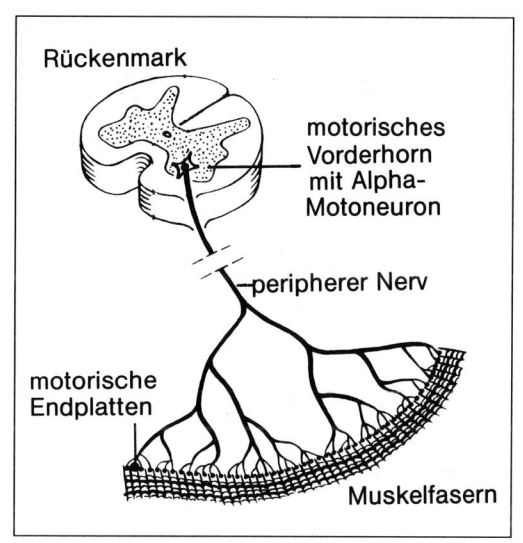

Abb. 39 Aufbau einer motorischen Einheit

Die Gesamtheit der von einer motorischen Vorderhornzelle innervierten Muskelfasern wird als *motorische Einheit* bezeichnet.

Die Zahl der von einem Alpha-Motoneuron innervierten Muskelfasern variiert je nach Art und Funktion des Muskels: In großen, kraftorientierten Muskeln, wie z. B. dem M. gastrocnemius (Wadenzwillingsmuskel), beträgt das Innervationsverhältnis von Nervenzelle zu Muskelfasern etwa 1 : 1 600, in kleinen feinmotorischen Muskeln, wie z. B. den Augenmuskeln, dagegen nur 1 : 10 (vgl. *Feinstein/Lindegard/Nyman* 1955, 127).

Funktionell arbeiten niemals alle motorischen Nervenzellen (Motoneurone) gleichzeitig. Die Abstufung der Kontraktionsstärke und -geschwindigkeit der Skelettmuskulatur wird durch folgende Mechanismen moduliert (vgl. *Wittekopf/Marhold/Pieper* 1981, 227):

– Die *Feinabstufung* der Bewegung erfolgt über die Steigerung der Entladungsfrequenz des zugehörigen Motoneurons.
– Die *Grobabstufung* der Bewegung wird über die Veränderung der Zahl der motorischen Einheiten – man spricht von einer vermehrten bzw. verringerten Rekrutierung – erreicht. Das Maximum der realisierbaren Kraft wird durch die Aktivierung aller in einem Muskel vorhandenen motorischen Einheiten und ihre kurzzeitige synchronisierte Tätigkeit bewerkstelligt.
– Die *Variation der Bewegungsgeschwindigkeit* erfolgt durch die Aktivierung spezieller motorischer Einheiten (FT-, ST-Fasern; kleine und große Einheiten) aufgrund der unterschiedlichen Reizschwelle der verschiedenen Motoneurone: Die großen Alpha-Motoneurone mit höherer Impulsentladungsfrequenz und geringerer Erregbarkeit werden den FT-Fasern, die kleineren mit geringerer Entladungsfrequenz und höherer Erregbarkeit den ST-Fasern zugeordnet (vgl. *Burke/Edgerton* 1975, 31; *Duchateau* 1992, 11).

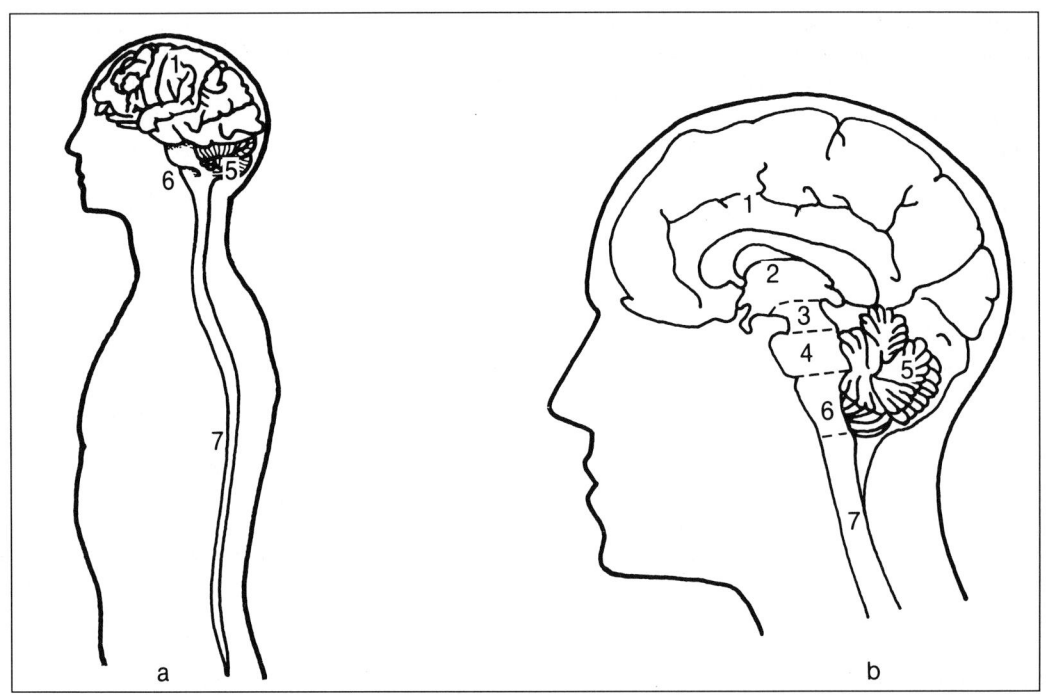

Abb. 40 Schematische Darstellung des hierarchischen Aufbaus des Zentralnervensystems (1 = Endhirn, 2 = Zwischenhirn, 3 = Mittelhirn, 4 = Brückenhirn, 5 = Kleinhirn, 6 = verlängertes Rückenmark, 7 = Rückenmark)

Durch Training erwirbt der Sportler die Fähigkeit, mehr motorische Einheiten eines Muskels gleichzeitig aktivieren und damit kontrahieren zu können. Man spricht von einer *intramuskulären* Koordinationsverbesserung: Im Gegensatz zum Untrainierten, der nur einen gewissen Prozentsatz seiner aktivierbaren Muskelfasern gleichzeitig zum Einsatz bringen kann, ist der Anteil der beim Trainierten *synchron* kontrahierten Muskelfasern – und damit auch die Gesamtkraft des Muskels – bedeutend höher und kann bis zu 100 Prozent der vorgegebenen Möglichkeiten erreichen (vgl. *Fukunaga* 1976, 265; s. S. 250; *Bührle/Schmidtbleicher* 1981, 265).

Das motorische System

Damit die Muskeltätigkeit, die bislang nur in ihrem Kontraktionsmechanismus beschrieben wurde, im Zusammenwirken mehrerer Muskeln – *intermuskuläre* Koordination – die notwendige Strukturierung erhält, bedarf es der Interaktion zahlreicher zentralnervöser Steuermechanismen.

Die Aufgaben des Zentralnervensystems lassen sich in folgende Teilbereiche unterteilen:
– Erstellung von Bewegungsprogrammen und Auslösung der konzipierten Projekte (s. S. 94);
– Räumlich-zeitliche Gliederung und affektive Ausgestaltung der Bewegung;
– Kontrolle und Abstimmung der Muskeltätigkeit auf die situativen Notwendigkeiten mittels peripherer Rückmeldeinformationen (Reafferenzen) über die Analysatoren (s. S. 546);
– Für die Realisierung einer sportlichen Bewegung ist eine Vielzahl von verschiedenen Gehirnstrukturen zuständig, die im Laufe

der Entwicklungsgeschichte des Menschen eine Art hierarchische Gliederung erfahren hat. Je nachdem, ob es sich um eine bewußte oder unbewußte (automatisierte), einfache oder komplexe Bewegung handelt, werden höhere oder tiefere Steuerinstanzen mit der Regulation des Bewegungsablaufes beauftragt. Eine Übersicht über den hierarchischen Aufbau des Gehirns gibt die Abb. 40.

Den in Abb. 40 dargestellten anatomischen Strukturen lassen sich im einzelnen folgende motorische Funktionen zuordnen:

Rückenmark
Neben der Leitung einiger Millionen sensorisch afferenter und motorisch afferenter Fasern besteht die Hauptaufgabe des Rückenmarks in der Ausführung einfacher Haltungs- und Bewegungsmuster (z. B. Koordination der Gehbewegungen). Innerhalb dieser Spinalmotorik erfüllen die *propriozeptiven Reflexe* – ihr wichtigster Vertreter ist der Muskeldehnungsreflex der Muskelspindeln (s. S. 497) – einen entscheidenden Beitrag zur Aufrecherhaltung des Körpers.

Hirnstamm
Verlängertes Rückenmark, Brücke und Mittelhirn werden funktionell zum Hirnstamm zusammengefaßt. In ihrer Gesamtheit sorgen sie für eine den Notwendigkeiten der *Zielmotorik* angepaßte *Stützmotorik*.
Ziel- und *Stützmotorik* werden dabei als zwei sich ergänzende Bewegungskoordinationen betrachtet. Die auch als Haltung bezeichnete Stützinnervation stellt eine notwendige Bedingung jeder Zielaktion dar und dient ihrer Vorbereitung und Kontrolle. Die Koordination spezieller Bewegungsabläufe der Extremitäten bedarf der *Zielmotorik*, die entsprechende Körperhaltung der *Stützmotorik*.

Kleinhirn und Basalganglien
Das Kleinhirn und die Basalganglien (v. a. Striatum und Pallidum) gliedern die grobmotorischen Bewegungsmuster der Assoziationszentren des Endhirnes räumlich-zeitlich.

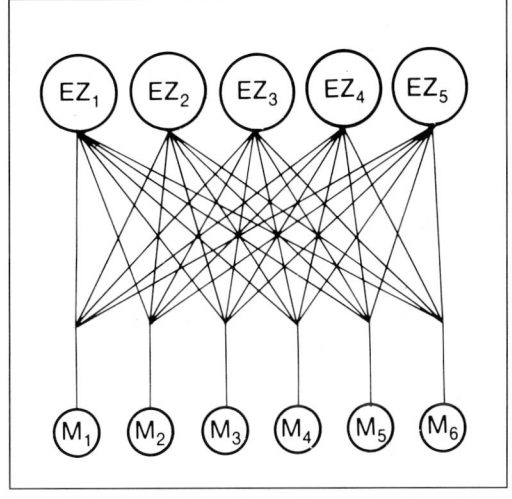

Abb. 41 Schematische Darstellung der komplexen Verflechtung der verschiedenen Bewegungs- und Programmebenen zur Realisierung einer Bewegung, an der mehrere Muskeln (M_1–M_6) und Effektorenzentren (EZ_1–EZ_5) beteiligt sind (nach *Bernstein* 1975, 77)

Endhirn
Das Endhirn ist über die motorischen Rindenfelder, die Assoziationszentren sowie über die Motivations- und Antriebsareale von besonderer Wichtigkeit für die Durchführung von Bewegungshandlungen, die Bereitstellung von Programmentwürfen sowie für die Regulierung des Handlungsantriebes.
Bei der Realisierung einer Bewegungshandlung sind diese anatomischen Strukturen in einer Funktionskette hintereinandergeschaltet (vgl. *de Marées* 1979, 70; *Schmidt* 1979, 181) (Tab. 8).
Die Komplexität der vorliegenden Steuerungsprozesse gibt schematisch Abb. 41 wieder.

Limbisches System und andere Motivationsareale	*Entscheidungsinstanz* für den Abruf von
Assoziationsfelder des Endhirns	gespeicherten Programmentwürfen, die
Kleinhirn und Basalganglien (hauptsächlich bestehend aus der Endhirnstruktur des Striatums bzw. der Zwischenhirnstruktur des Pallidums)	in räumlich-zeitlich gegliederte Bewegungsprogramme umgesetzt,
Motorische Rindenfelder	dem Motorkortex als *Exekutivorgan* für die Ausführung des Bewegungsprogramms zugeleitet werden. Über efferente Bahnen gelangen die differenzierten Bewegungsengramme (Bewegungsschemata)
Hirnstamm	bei *angepaßter Stützmotorik*
Rückenmark	zu den motorischen Vorderhornzellen des Rückenmarks, wo sie auf die Alphamotoneurone umgeschaltet werden, die über
Skelettmuskulatur	die Zahl der innervierten motorischen Einheiten bzw. die vorliegende Impulsfrequenz der aktivierten Muskeln zu abgestuften Muskellängen und -kraftänderungen und damit zu einer Bewegung oder Haltungsveränderung führen.

Tab. 8 Schematische Darstellung des Ablaufs einer Bewegungshandlung unter Angabe der dabei beteiligten anatomischen Strukturen bzw. ihrer Funktion

Motorische System

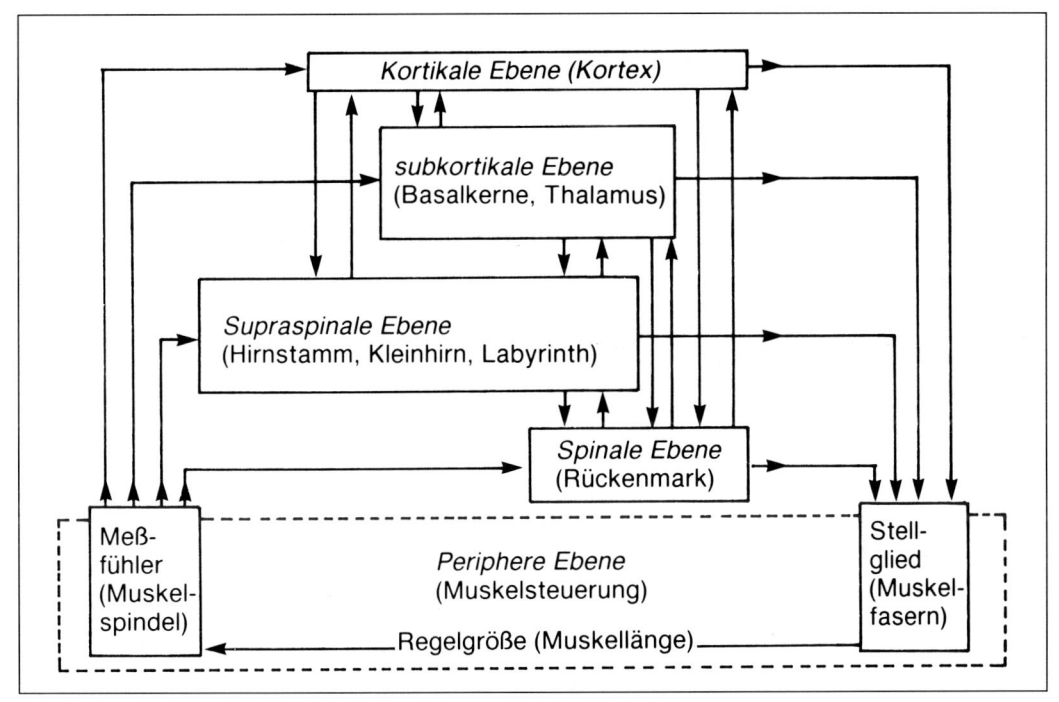

Abb. 42 Das Prinzip der hierarchischen Ordnung und der Vermaschung organismischer Regelkreise

Im Trainingsprozeß wird die Koordination der verschiedenen Steuerungsvorgänge präzisiert, ökonomisiert und neustrukturiert: Bewegungen, die zu Beginn unter Einschaltung der höchsten Ebene (Hirnrinde) verwirklicht wurden, werden zunehmend *automatisiert*, das heißt auf tieferer Ebene und damit unbewußt und ohne Großhirnkontrolle abgewickelt. Damit wird die Großhirnrinde entlastet und kann sich anderen Bewegungsaufgaben (-details) zuwenden.

Damit alle Bewegungen des Skelettmuskels an die äußeren Rahmenbedingungen angepaßt werden können, bedürfen sie einer fortlaufenden *Rückmeldung* (Feedback) über den erzielten Bewegungseffekt. Diese *Rückmeldung* erfolgt – ebenso wie die Steuerung der Bewegung insgesamt – auf verschiedenen Organisationsniveaus.

Abb. 42 verdeutlicht die vielfältigen Kombinationsmöglichkeiten der einzelnen Steuer- und Regelzentren, die sich aus dem Netz der Informationsleitungen ergeben. Das Feedback kann über verschiedene Steuerebenen laufen. Dabei kann das Feedback niederer Zentren sowohl von Zentren höherer Ordnung übernommen werden als auch umgekehrt (vgl. *Beulke* 1980, 173).

Untergeordnete Schaltsysteme (z. B. spinale Ebene) versorgen nur einen sehr beschränkten Regelbereich, größere Abweichungen des Istwertes können nicht ausgeglichen werden, nur ein Teil der organismischen Gesamtsteuerung wird erfaßt.

Höhere Schaltsysteme (z. B. supraspinale und subkortikale) versorgen bereits den gesamten Organismus, aber auch ihr Regelbereich genügt nicht zur Kompensierung extremer Aussteuerungen. Das in der Hierarchie *höchste* Steuersystem (Kortex) mit dem größten Regelbereich vermag als einziges eine Integration aller funktionellen Möglichkeiten des Organismus herbeizuführen (vgl. *Trincker* 1974, 14). Höhere (adaptierende) Regel- und Steuersysteme sind im allgemeinen mit einem weniger hoch stehenden Regelkreis so vermascht, daß sie für ihn die normgebende Zieleingabe übernehmen – z. B. Ausführung *zielmotorischer* Bewegungen –, während der weniger hoch stehende Regelkreis die Durchführung der *stützmotorischen* Bewegung und die schnelle Rückführung bei äußeren Störgrößen übernimmt.

Im Gegensatz zu den Reflexmechanismen des Rückenmarks – ihr wichtigster Vertreter ist der Muskeldehnungsreflex (s. S. 497) –, die sich in ihrer Programmierung starr auf angeborene Schaltverbindungen beschränken, sind die übergeordneten zerebralen sensomotorischen Strukturen elastischer und adaptionsfähiger. Im motorischen Lernprozeß (s. S. 565) kommt es deshalb vor allem zu einer Verbesserung der Regelungsmechanismen höherer Funktionssysteme.

Zusammenfassende Kurzdarstellung adaptativer Veränderungen durch Training

Anpassung an koordinative Leistungsanforderungen

Bei der koordinativen Adaptation kommt es auf muskulärer Ebene zu einer Verbesserung des *intra-* und *intermuskulären* Zusammenspiels. Bei der *intramuskulären* Funktionssteigerung – sie findet innerhalb eines einzelnen Muskels statt – erwirbt der Muskel die Fähigkeit, eine größere Anzahl motorischer Einheiten gleichzeitig aktivieren und damit die Kraft des Muskels erhöhen zu können.
Bei der *intermuskulären* Leistungsverbesserung wird die Zusammenarbeit verschiedener Muskeln verbessert. Die benötigten Muskeln bzw. Muskelgruppen erhalten eine gezieltere Innervation, das Zusammenspiel von Agonisten und Antagonisten wird optimiert, unnötige Mitbewegungen werden auf ein Minimum reduziert und die Reflexmechanismen zunehmend eingeschliffen.

In den übergeordneten Strukturen des Zentralnervensystems schließlich kommt es durch sportliches Training zu einer Effektivierung der Mechanismen der Informationsverarbeitung, der Bewegungsprogrammierung und der Bewegungssteuerung, was besonders für die Perfektionierung schwieriger bzw. komplexer Bewegungen von Bedeutung ist.

Anpassung an konditionell ausgerichtete Trainingsreize

Bei der Anpassung an konditionell ausgerichtete Belastungen unterscheidet man schematisch drei Adaptationsmöglichkeiten:

– Adaptation an intensive und kraftbetonte Reize kurzer Dauer (z. B. Maximal- u. Schnellkraftbelastungen).
Nach Verbesserung der *intra-* und *intermuskulären* Koordination paßt sich der Muskel zunehmend durch eine *Querschnittszunahme* der einzelnen Muskelfasern bzw. des Gesamtmuskels an. Diese *Hypertrophie* (s. auch S. 255) des Muskels erlaubt ihm eine größere Kontraktionskraft. Parallel dazu erhöht er die dabei vor allem beanspruchte alaktazide anaerobe Stoffwechselkapazität (energiereiche Phosphate).
– Adaptation an intensive, eine hohe laktazide anaerobe Ausdauer erfordernde Reize (z. B. Kraft- und Schnelligkeitsausdauerbelastungen).
Entsprechend der Belastung kommt es zu einer Verbesserung der im Vordergrund stehenden laktaziden anaeroben Kapazität, das heißt, es werden die intramuskulären Glykogenspeicher und die für ihren Abbau notwendigen anaeroben Enzymketten in ihrer Kapazität erhöht.
– Adaptation an extensive, die aerobe Ausdauer erfordernde Reize.
Eine *spezifische* Antwortreaktion des Muskels stellt die Steigerung seiner intramusku-

lären Glykogen- und Fettspeicher sowie ihrer umsetzenden aeroben Enzyme dar, eine *unspezifische* die Verbesserung der leistungslimitierenden Zubringersysteme (Herz-Kreislauf etc.).

In der *Sportpraxis* kommt es im allgemeinen nicht zu so polar ausgerichteten, nur eine Adaptationsebene betreffenden Anpassungserscheinungen. Selbst in Sportarten, die auf den ersten Blick „einseitig" auf Kraft (z. B. Gewichtheben), Ausdauer (z. B. Skilanglauf) oder Koordination (z. B. Tanz) beruhen, spielen ergänzend koordinative bzw. konditionelle Momente eine leistungslimitierende Rolle. Im Normalfall weist jede Sportart ihr spezifisches „Mischspektrum" an Adaptationstypen auf. Nur derjenige wird demnach in seiner Sportart erfolgreich sein können, der durch spezielle Trainingsreize ein Optimum an sportartspezifischer Adaptation in *neuromuskulärer* – Technik – und *energetischer* Hinsicht – Kondition – zu erzielen vermag. Daß diesbezüglich in der Sportpraxis noch zum Teil erhebliche Realisationsschwierigkeiten bestehen, wird vor allem in den komplexen Sportarten – z. B. den großen Sportspielen – deutlich, da hier ein vielschichtiges Gefüge von teilweise gegensätzlichen Leistungsfaktoren vorliegt, so daß eine eindeutige Trainingsgestaltung nicht möglich ist. Es lassen sich hier bestenfalls Tendenzen, nicht aber „Patentrezepte" durch die allgemeine Trainingslehre vermitteln.

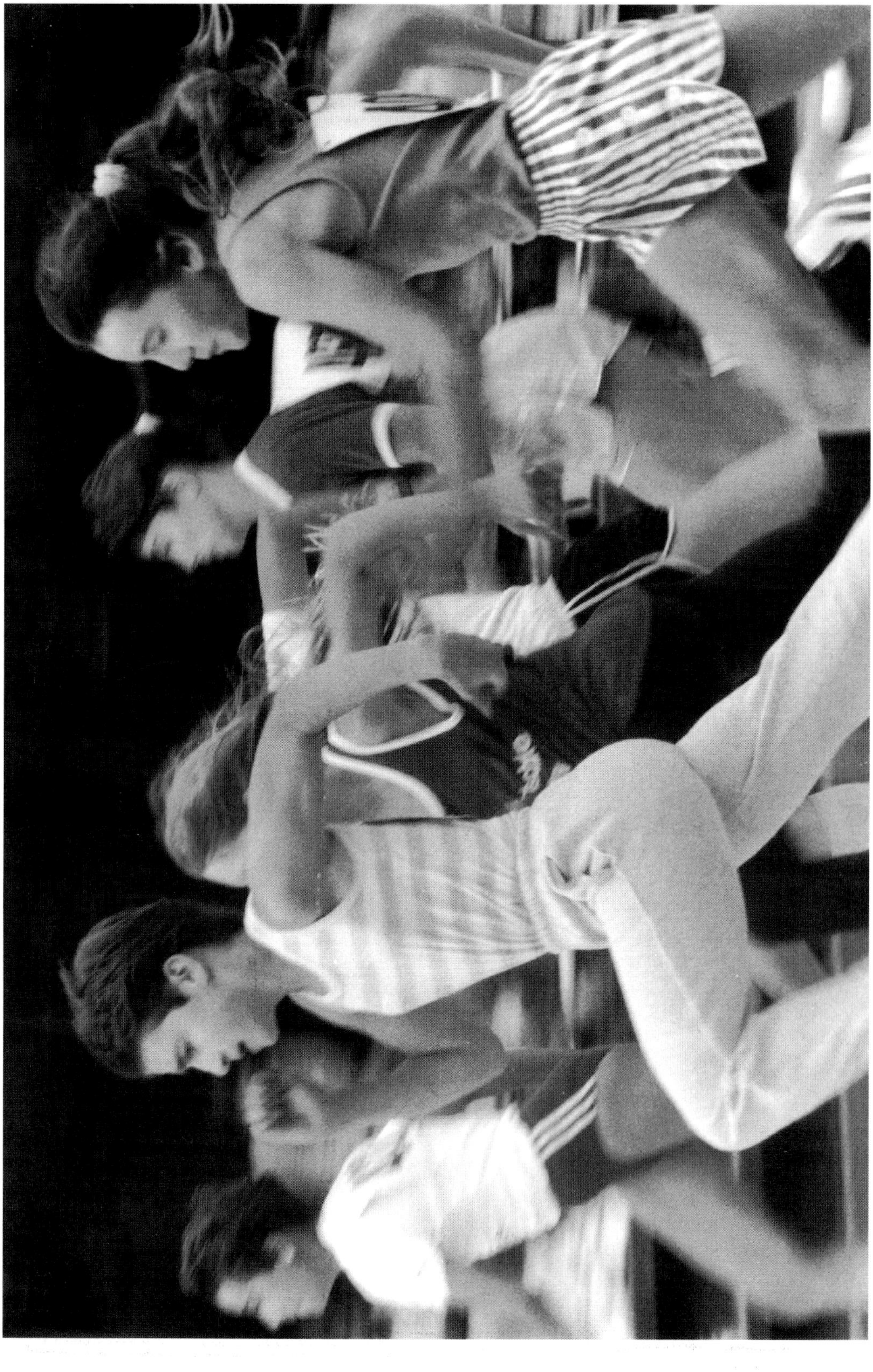

10 Sportbiologische Grundlagen zum Kinder- und Jugendtraining

> „Das Kind ist kein Miniaturerwachsener, und seine Mentalität ist nicht nur quantitativ, sondern auch qualitativ von der des Erwachsenen verschieden, so daß ein Kind nicht nur kleiner, sondern auch anders ist."
>
> *Claparède* 1937

Kinder und Jugendliche benötigen für eine harmonische psychophysische Gesamtentwicklung ein ausreichendes Maß an Bewegung. Dieses Bedürfnis wird im allgemeinen von den Kindern durch ihren ausgeprägten *Bewegungsdrang* von selbst gesteuert. Die größere Bewegungsaktivität bei Kindern gegenüber Erwachsenen wird einerseits auf die Dominanz zerebraler Antriebe (insbesondere des Pallidums) zurückgeführt, andererseits darauf, daß die mit der Bewegung verbundene Anstrengung von Kindern subjektiv als geringer empfunden wird als von Erwachsenen (Abb. 43) (vgl. *Bar-Or* 1982, 27).

Da Bewegung – sie wird durch Erziehung und Schule (Sitzzwang) zum Teil erheblich eingeschränkt – eine *Entwicklungsnotwendigkeit* darstellt, ist körperliches Training vor allem im Kindes- und Jugendalter vorbehaltlos zu befürworten, wenn es alters- und entwicklungsgemäß erfolgt. Die Aufnahme eines *Leistungstrainings* in diesem Altersbereich sollte jedoch von einer Reihe von *Vorbedingungen* abhängig gemacht werden (vgl. auch *Hollmann* 1981, 249):

– Am Beginn eines Leistungstrainings sollte eine orthopädische und internistische *Allgemeinuntersuchung* stehen, die mögliche krankhafte Befunde oder Veränderungen im Bereich des aktiven und passiven Bewegungsapparates sowie des kardiopulmonalen Systems, die im Rahmen eines Leistungstrainings eine Gefährdung darstellen können, so weitgehend wie möglich ausschließt.
Diese *Untersuchung* sollte in *regelmäßigen Abständen* wiederholt werden, um eventuelle trainingsbedingte Überlastungsschäden rechtzeitig zu erkennen und damit zu vermeiden.
– Jedes Leistungstraining sollte *freiwillig* erfolgen und nicht unter dem Druck von Eltern oder Trainern stehen.
– Das Training sollte *altersgemäß* und den psychophysischen Gegebenheiten der Kinder entsprechend aufgebaut sein.
– Das Training sollte nicht zu Lasten der schulischen bzw. beruflichen Ausbildung gehen.
– Das Training sollte den Kindern bzw. Jugendlichen noch genügend Freiräume für anderweitige außersportliche Interessen offen lassen.

Wie die nachfolgenden Ausführungen verdeutlichen sollen, stellen Kinder bzw. Jugendliche

Größe der subjektiven Belastungsempfindung

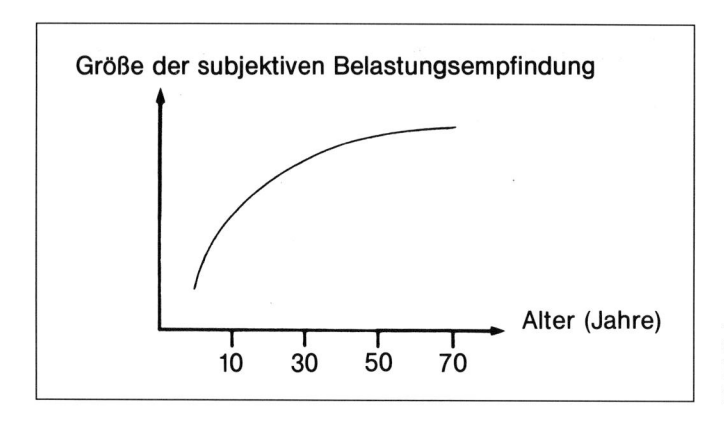

Alter (Jahre)
10 30 50 70

Abb. 43 Altersabhängigkeit in der subjektiven Belastungsempfindung, bezogen auf die maximale Herzfrequenz (nach *Bar-Or* 1982, 27)

weder „Erwachsene en miniature" dar, noch liegt bei ihren sportlichen Aktivitäten ein „reduziertes Erwachsenentraining" vor. Das Kinder- und Jugendtraining beinhaltet zwar ebenfalls einen systematischen und langfristigen Übungsprozeß; Ziele, Inhalte und Verfahrensweisen unterscheiden sich aber in vielfacher Hinsicht gegenüber denen von Erwachsenen. Probleme der Kind-, Alters- und Entwicklungsgemäßheit sowie der langfristigen Perspektiven stehen im Vordergrund.

Einer der wesentlichen Gründe für die These „Kinder- und Jugendtraining ist kein reduziertes Erwachsenentraining" ist durch die Tatsache gegeben, daß sich das Kind bzw. der Jugendliche – im Gegensatz zum Erwachsenen – noch im *Wachstum* befindet und sich hiermit eine Vielzahl von physischen, psychischen sowie psychosozialen Veränderungen und Entwicklungsbesonderheiten ergeben, die für das Kinder- und Jugendtraining entsprechende Konsequenzen bedingen.

Einer speziellen Besprechung der anatomisch-physiologischen und psychologischen Charakteristika der einzelnen Altersstufen soll deshalb eine allgemeine Darstellung der wachstumsbedingten Besonderheiten des Kindes- und Jugendalters vorausgestellt werden.

Wachstumsbedingte Besonderheiten des Kindes- und Jugendalters

Wie die Abb. 44 und 45 erkennen lassen, weisen die einzelnen Körpersegmente in den verschiedenen Altersstufen eine unterschiedliche Wachstumsintensität auf. Dies führt zu Veränderungen der Körperproportionen, die für die verschiedenen Entwicklungsperioden charakteristisch sind.

Wie aus Abb. 46 zu ersehen ist, haben die Wachstumskurven der Kopf/Gehirnentwicklung bzw. des allgemeinen Körperwachstums einen sehr unterschiedlichen Verlauf. Auffällig ist dabei vor allem die schnelle Entwicklung des Gehirnes: Mit sechs Jahren werden bereits 90–95 % der Größe des Erwachsenen erreicht. Das allgemeine Körperwachstum hingegen hat zu diesem Zeitpunkt vergleichsweise noch nicht einmal die Hälfte des Erwachsenenwertes erlangt.

Wie Abb. 47 zeigt, erfahren die Nervenzellen des Zentralnervensystems bereits im Laufe der ersten Lebensjahre eine zunehmende Vernetzung, die für das spätere Funktionspotential von großer Bedeutung ist. Man nimmt an, daß diese Faseraussprossungen besonders intensiv etwa bis zum dritten Lebensjahr erfolgen (vgl.

Wachstumsbedingte Besonderheiten

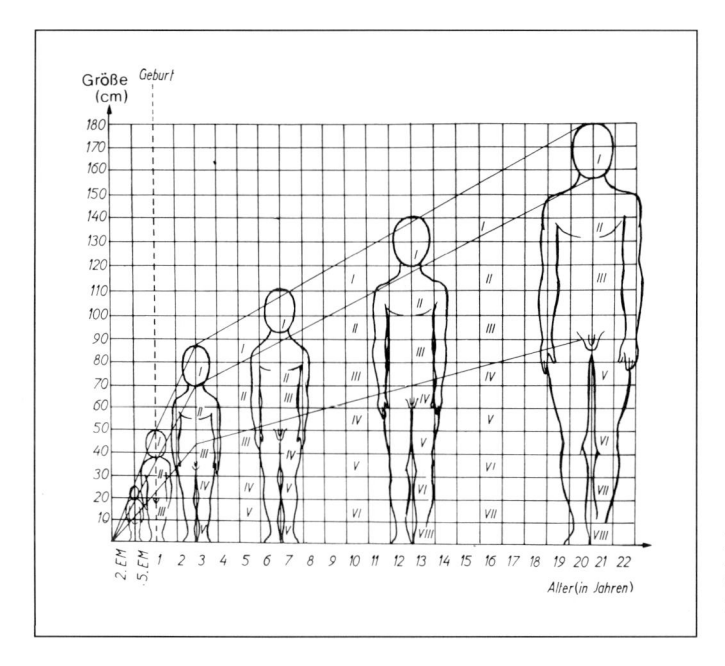

Abb. 44 Veränderungen der Körpergröße und der Proportionen zwischen den Körpersegmenten während des Wachstums (nach *Demeter* 1981, 10)

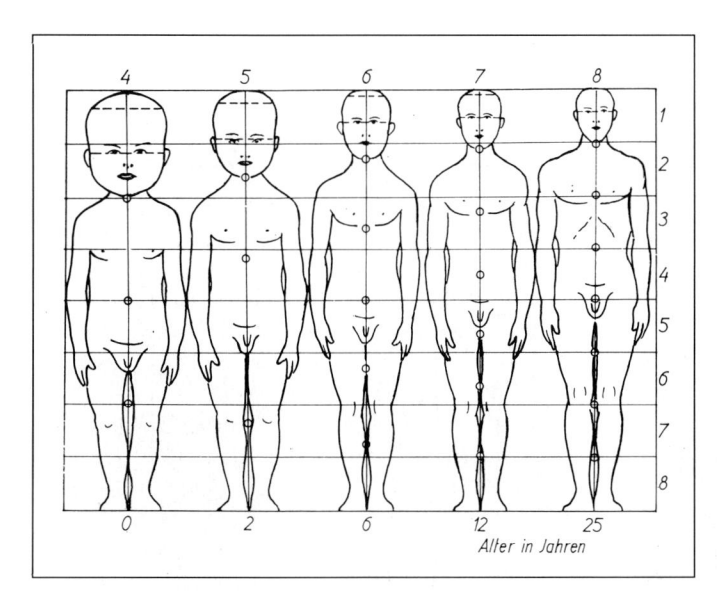

Abb. 45 Altersabhängiges unterschiedliches Verhältnis zwischen Kopf- und Körperhöhe. Die Zahlen am Oberrand geben an, wievielmal die Kopfhöhe in der Körperhöhe enthalten ist (nach *Stratz* in *Demeter* 1981, 11).

Falck/Lehr 1980, 103 nach *Akert* 1971, 509; *Le Boulch* 1978, 54; *David* 1981, 9) und durch entsprechende Übung intensiviert werden können.

Aus motorischer Sicht ist es deshalb wichtig, daß dem Kleinkind ausreichende Reize zum Ausbau seiner Vernetzungsstrukturen und damit zur plastischen Ausgestaltung seiner Hirnareale gegeben werden. Unterbleiben derartige Förderreize oder werden sie nicht in ausreichender Menge geboten, dann kommt es zu einer weniger ausgeprägten Infrastruktur der be-

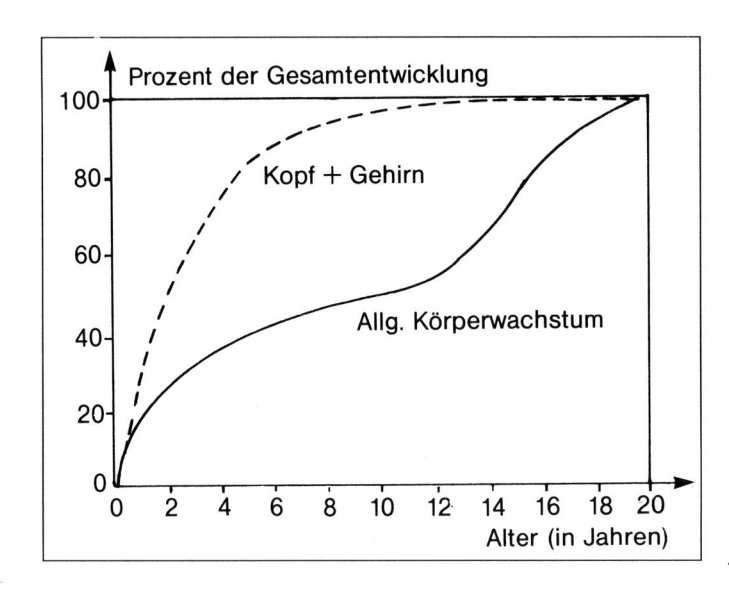

Abb. 46 Die Entwicklung von Kopf/Gehirn und allgemeinem Körperwachstum bis zum Erreichen des Erwachsenenalters (verändert nach *Scammon*, in *Hellbrügg/von Wimpffen* 1977, 21)

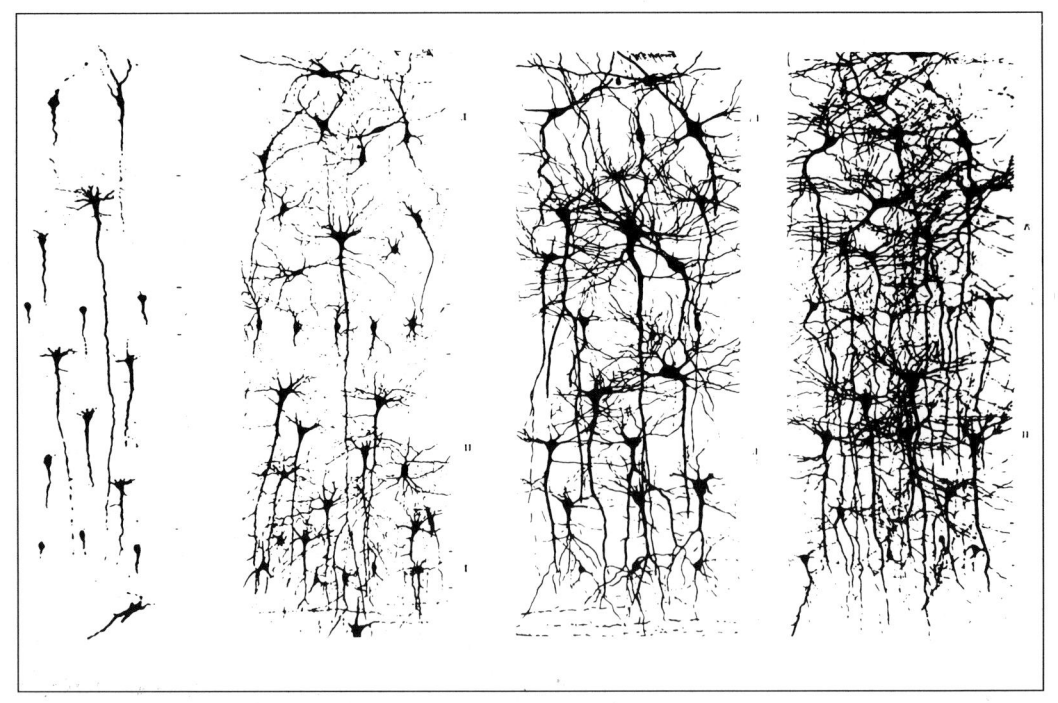

Abb. 47 Nervenzellen und ihre Faserverbindungen im Verlauf der Kindheitsentwicklung. Von links nach rechts: Neugeborenes, zehn Tage, zehn Monate, zwei Jahre altes Kind (nach *Ackert, K.*: Klin. Wschr. 49 [1971], 509; in *Falck, I., U. Lehr*: Z. f. Gerontol. 13, 2 [1980], 103).

jährliche Zunahme der Körperlänge (cm)

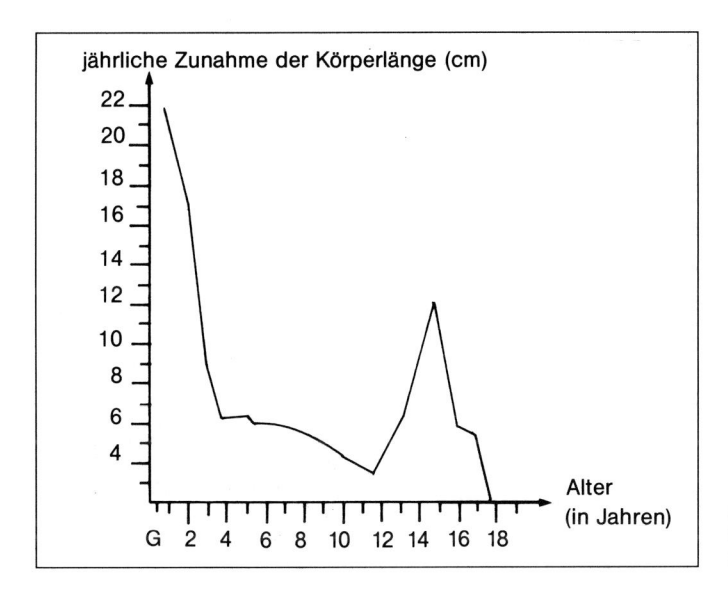

Abb. 48 Die jährliche Wachstumszunahme im Kindes- und Jugendalter (nach *Eiben* 1979, 193)

troffenen zerebralen Strukturen bzw. zu einer geringeren funktionellen Ausreifung (vgl. *Pickenhain* 1979, 45).

Aufgrund der schnellen Gehirnentwicklung und der damit verbundenen hohen Leistungsfähigkeit im Bereich der koordinativen Fähigkeiten – dem „sportlichen Äquivalent" des bereits ausgezeichnet funktionierenden Zentralnervensystems – steht im Kindertraining vor allem die optimale Ausbildung *vielfältiger* sportmotorischer Fertigkeiten und Techniken sowie die Erweiterung des Bewegungsschatzes bzw. der Bewegungserfahrung im Vordergrund. Das Training der konditionellen Fähigkeiten erfolgt parallel dazu, jedoch nur in dem Maße – und hier liegt ein wesentlicher Unterschied zum Erwachsenentraining –, wie es die umfassende koordinative Ausbildung erforderlich macht. Die konditionellen Fähigkeiten werden im Kindesalter also nicht maximal, sondern optimal ausgebildet.

Ein weiteres Problem des Wachstums besteht darin, daß Kinder bzw. Jugendliche nicht kontinuierlich, sondern in Schüben wachsen (Abb. 48).
Wie die Untersuchungen von *Lampl/Veldhuis/Johnson* (1992, 802) zeigen, wachsen Säuglinge und in der Pupertät befindliche Kinder/Jugendliche zwischen 0,5 und 1,65 cm pro Tag bzw. 2,5 cm pro Woche. Wachstumsphasen und Ruhepausen (bis zu 63 Tage!) wechseln dabei ab.
Die Wachstumsgeschwindigkeit nimmt von der Geburt bis zum Erwachsenenalter zunehmend ab. Eine Ausnahme bildet die vorübergehende Wachstumsbeschleunigung der *Pubertätszeit*. Dieser Wachstumsschub setzt im allgemeinen bei den Mädchen zwischen dem 11. und 13.; bei den Jungen zwischen dem 13. und 15. Lebensjahr ein. Dabei ist festzustellen, daß die einzelnen Skelettabschnitte ihren Wachstumsschub zu unterschiedlichen Zeitpunkten erfahren: Füße und Hände reifen früher als Unterschenkel und Unterarme; und diese wiederum schneller als Oberschenkel und Oberarme; es läßt sich eine *zentripetale Wachstumsgesetzmäßigkeit* erkennen (vgl. *Zurbrügg* 1982, 53).

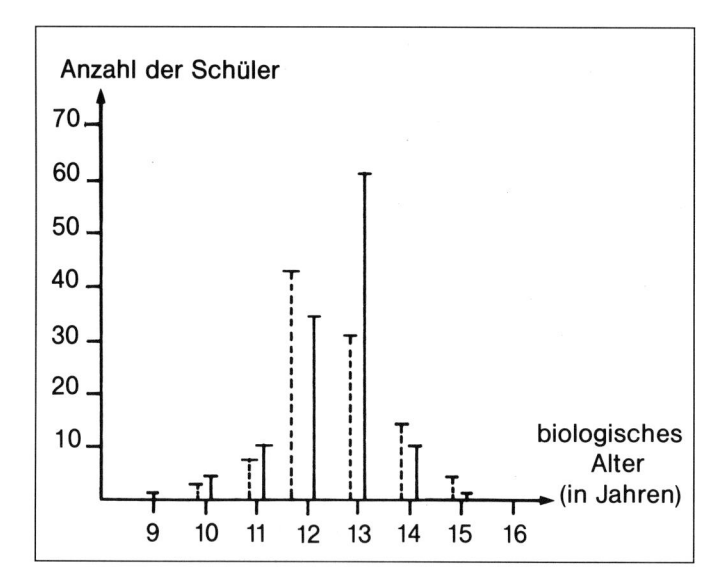

Abb. 49 Das biologische Alter von Schülern (gestrichelte Säule) und Schülerinnen (durchgezogene Säule) mit einem durchschnittlichen kalendarischen Alter von 12,9 Jahren. Die Objektivierung des Altersbefundes erfolgte über Röntgenaufnahmen der Handwurzelknochen (*Weineck* nach Daten von *Kemper/Verschuur* 1981, 97).

Durchschnittswerte	Geräteturnen	Volleyball	Kanurennsport
Größe (cm)	147	173	174
Gewicht (kg)	36,6	56,7	63,0

Tab. 9 Extremvarianten der Streuung (Größe und Gewicht) bei „selektierten" leistungstrainierten Kindern der Altersklasse der Zwölfjährigen anläßlich der Spartakiade von 1977 in Leipzig (*Winter* 1981, 284)

Der Beginn der Pubertät bildet einen tiefgreifenden Einschnitt in der psychophysischen Entwicklung des Kindes bzw. Jugendlichen, der mit seinen „revolutionären" Veränderungen kein Äquivalent im Erwachsenenleben hat. Dies wird besonders deutlich, wenn man z. B. das Änderungsprofil der Jahre 12–16 bzw. 32–36 oder 52–56 vergleicht.

Ein besonderes und zusätzliches Problem für das Training in der Gruppe oder im Klassenverband *kalendarisch* gleichaltriger Kinder stellt der Zeitpunkt des Eintrittes des *pubertären Wachstumsschubes* durch seine weite Streuung bzw. durch seinen unterschiedlichen Ausprägungsgrad dar.

Abb. 49 und Tab. 9 zeigen, in welch ausgeprägtem Maße das *kalendarische* Alter von dem *biologischen* differieren kann: Im allgemeinen Schulbereich läßt sich eine Streubreite vom biologisch jüngsten zum biologisch ältesten Schüler bis zu fünf Jahren, im sportlich-selektierten Bereich sogar bis zu sieben Jahren feststellen.

> Beim *Normalentwickler* stimmen *kalendarisches* und *biologisches Alter* überein. Beim *Frühentwickler – Akzelerierten* – liegt eine beschleunigte Aufeinanderfolge der körperlichen Entwicklungsphasen von einem oder mehr Jahren vor, beim *Spätentwickler – Retardierten* – eine verzögerte von einem oder mehr Jahren.

Wachstumsbedingte Besonderheiten 105

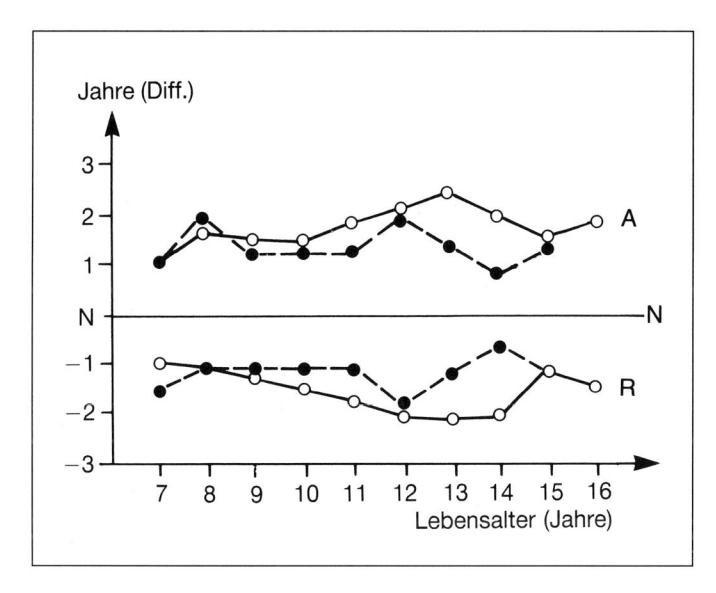

Abb. 50 Abweichungsdiagramm des Skelettalters von Früh- (A) und Spätentwicklern (R) gegenüber Normalentwicklern (N);
—— Jungen; – – – – Mädchen *(nach Wutscherk/Schmidt/Köthe 1985, 144)*

Es muß jedoch festgestellt werden, daß bei allen drei Entwicklungstypen ein *harmonisches Wachstum* hinsichtlich organischer Leistungsfähigkeit, Organmaßen und Skelettsystem vorliegt. Das vielzitierte disharmonische Wachstum insbesondere beim *Akzelerierten* in bezug auf eine beschleunigte Skelettentwicklung bei einer zeitweise zurückgebliebenen Organentwicklung ist aufgrund von zahlreichen Untersuchungen heute nicht mehr haltbar (vgl. *Hollmann/Hettinger* 1980, 607).

Wie Abb. 50 zum Ausdruck bringt, unterscheidet sich das *Skelettalter* der Akzelerierten bzw. der Retardierten gegenüber den Normalentwicklern erkennbar. Die Abweichungen vergrößern sich mit ansteigendem Lebensalter und erreichen bei den Jungen im 13., bei den Mädchen im 12. Lebensjahr ihr größtes Ausmaß (vgl. *Wutscherk/Schmidt/Köthe* 1985, 144).
Erst nach dem 16. Lebensjahr (Jungen) bzw. 15. Lebensjahr (Mädchen) werden die meisten Jugendlichen als Normalentwickler (N) eingestuft.
Das *Skelettalter* beeinflußt die *Körperhöhe* eindeutig (Abb. 51). Für beide Geschlechter gilt: Die Körperhöhe der Akzelerierten übertrifft die der Normalentwickler und die Körperhöhe der Normalentwickler übertrifft die der Retardierten.
Im Gegensatz zum Skelettalter sind die Körperhöhenwachstumsdifferenzen im 16. Lebensjahr noch nicht kompensiert. Da die *Körpermasse* die Funktion der Körperhöhe ist, gilt auch hier: Die Körpermasse der Akzelerierten ist größer als die der Normalentwickler und die der Normalentwickler größer als die der Retardierten. Im Mittel haben Jungen und Mädchen die in Tab. 10 wiedergegebenen Körpermassenprozentsätze im Vergleich zur mittleren Körpermasse ihrer Population.
Da bei den *Akzelerierten* aufgrund ihrer größeren Körperlänge und ihres erhöhten Gewichtes vor allem in allen konditionellen Bereichen (Kraft, Schnelligkeit, Ausdauer) eine erhöhte Leistungsfähigkeit und Belastbarkeit vorliegen – Ausdauer (vgl. Abb. 108) und Kraft sind hochsignifikant mit dem biologischen Alter, der Körpergröße und dem Körpergewicht korreliert (vgl. *Frey* 1978, 174) –, ist die Durchführung von Schülermeisterschaften bzw. die Führung von Schülerbestenlisten u. ä. kaum als

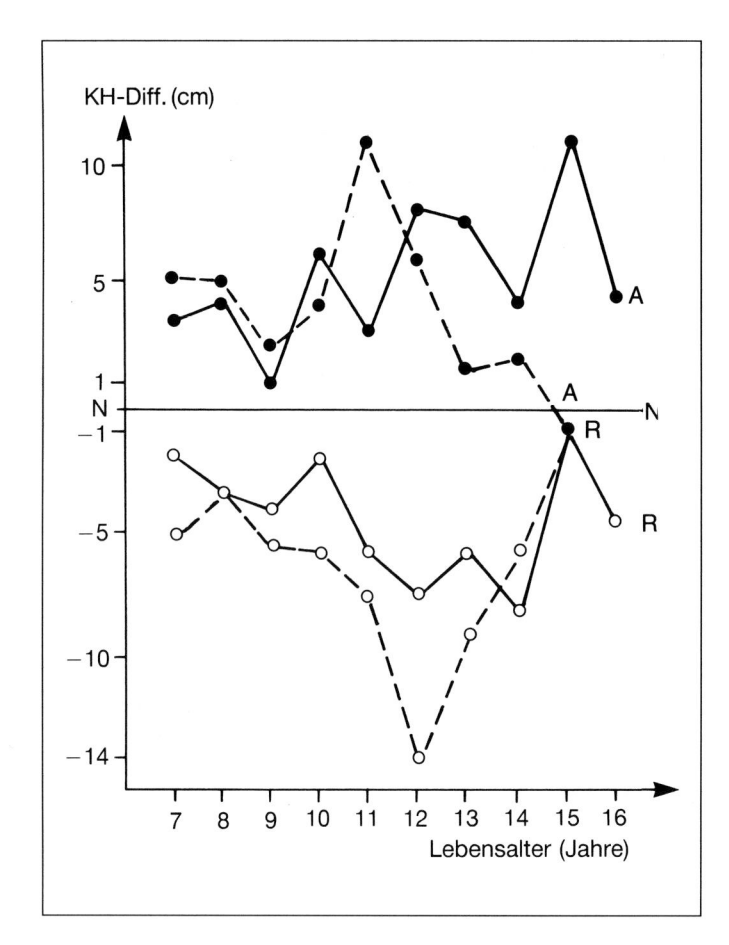

Abb. 51 Abweichungsdiagramm der Körperhöhe von Früh- (A) und Spätentwicklern (R) gegenüber Normalentwicklern (N). Zeichen wie Abb. 50 (nach *Wutscherk/Schmidt/Köthe* 1985, 144).

	Jungen	Mädchen
Retardierte	etwa 97%	etwa 96%
Normalentwickler	etwa 99%	etwa 100%
Akzelerierte	etwa 102%	etwa 103%

Tab. 10 Die Körpermasse von retardierten, normalentwickelten und akzelerierten Jungen und Mädchen im Vergleich zur mittleren Körpermasse ihrer Population (nach *Wutscherk/Schmidt/Köthe* 1985, 145)

sinnvoll zu bezeichnen, wenn sie, wie dies im allgemeinen der Fall ist, nach Jahrgangsstufen gestaffelt stattfinden. Gewinn- bzw. Plazierungschancen haben hier ausschließlich die biologischen Frühentwickler (*Akzelerierte*); Normalentwickler oder gar *Retardierte* schneiden bei diesem „Vergleich" mit den kalendarisch gleichaltrigen *Akzelerierten* aufgrund ihrer ungünstigeren anthropometrischen Voraussetzungen schlecht ab, insbesondere in Sportarten, in denen eben diese leistungsbestimmenden Parameter eine bedeutende Rolle spielen, wie z. B. in der Leichtathletik.

Das Kindes- bzw. Jugendalter als „Durchgangsstadium" zum Erwachsenenalter weist, in enger Verbindung mit dem Wachstum, eine

Reihe weiterer Besonderheiten auf, die für die Gestaltung des Trainings von Bedeutung sind.

Wachstum und Stoffwechsel

Beim wachsenden Kind bzw. Jugendlichen spielt der *Baustoffwechsel* eine ganz besondere Rolle. Aufgrund der intensiven Wachstums- und Differenzierungsprozesse, die eine Vielzahl von Ein-, Um- und Aufbauvorgängen erfordern, kommt es zu einer Erhöhung des *Grundumsatzes*: Bei Kindern ist der Grundumsatz im Vergleich zu Erwachsenen um etwa 20–30 % erhöht (vgl. *Demeter* 1981, 48). Des weiteren ist der Vitamin-, Mineral- und Nährstoffbedarf erhöht. Vor allem der Eiweißbedarf steigt stark an: Kinder benötigen bis zu 2,5 g pro kg Körpergewicht, was in etwa dem Bedarf eines erwachsenen „Kraft"-Sportlers entspricht. Zusätzliche Belastungen können diesen Bedarf noch steigern.

Bei einem hochgradig umfangreichen und intensiven Training – wie es z. B. in manchen Sportarten der Fall ist, in denen Spitzenleistungen bereits im Kindesalter erbracht werden (Eiskunstlauf, Geräteturnen etc.) – kann es daher prinzipiell zu einem Dominieren des *Betriebsstoffwechsels* zu Lasten des *Baustoffwechsels* kommen, was zu einer Beeinträchtigung der Wachstumsvorgänge des kindlichen Organismus bzw. zu einer Verminderung der Belastbarkeit insgesamt führen kann. Ausreichende Erholungs- und Wiederherstellungszeiträume sind daher gerade bei Kindern bzw. Jugendlichen von ganz besonderer Wichtigkeit.

Wachstum und passiver Bewegungsapparat

Das „Mark-Jansen-Gesetz" (vgl. *Berthold/ Thierbach* 1981, 165) besagt, daß die Empfindlichkeit des Gewebes sich proportional zur Wachstumsgeschwindigkeit verhält. Das Kind bzw. der Jugendliche ist demnach im Vergleich zum Erwachsenen in wesentlich ausgeprägterem Maße der Gefahr von Belastungsschäden durch *unphysiologische* Trainingsreize ausgesetzt. Dies gilt in besonderem Maße für den puberalen Wachstumsschub, der mit einer ganz besonders hohen orthopädischen Überlastungsgefahr verbunden ist. Dabei ist zu beachten, daß die Belastungsverträglichkeit bei kalendarisch und auch biologisch gleichaltrigen Kindern sehr unterschiedlich sein kann. Die Abb. 52 verdeutlicht, daß eine gegebene Belastung je nach orthopädischer Ausgangssituation „biopositiv" oder „bionegativ", das heißt als biologisch günstiger oder ungünstiger Trainingsreiz, wirken kann.

Die individuelle Belastbarkeit des Knochen-, Knorpel-, Sehnen- und Bänderapparates stellt für die Trainingsgestaltung vor allem im Kindes- und Jugendalter die limitierende Leistungsgröße dar, da die im Wachstum befindlichen Strukturen des passiven Bewegungsapparates noch nicht die Belastungsresistenz des Erwachsenen aufweisen.

Als Besonderheiten im Kindes- und Jugendalter gelten:
– Die Knochen sind wegen der relativen Mehreinlagerung von weicherem organischem Material zwar erhöht biegsam, aber vermindert zug- und druckfest, was zu einer insgesamt verminderten Belastbarkeit des gesamten Skelettsystems führt.
– Das Sehnen- und Bändergewebe ist aufgrund der schwächer ausgeprägten micellaren Ordnung – die Micellen bilden kristallgitterähnliche Strukturen – und des größeren Anteils an Zwischenzellsubstanz noch nicht ausreichend zugfest (vgl. *Tittel* 1979, 125).
– Das Knorpelgewebe bzw. die noch nicht verknöcherten Wachstumsfugen weisen aufgrund ihrer hohen, wachstumsbedingten Tei-

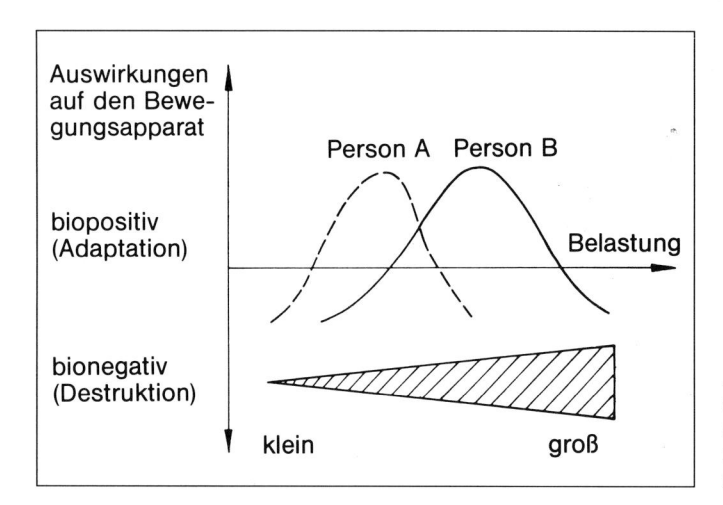

Abb. 52 Schematische Darstellung der Auswirkung von Belastungen auf den Bewegungsapparat (*Berthold/ Thierbach* 1981, 165, modifiziert nach *Nigg* et al.)

lungsrate eine hohe Gefährdung gegenüber allen starken Druck- und Scherkräften auf.

Insgesamt läßt sich feststellen, daß wachstumsadäquate, das heißt submaximale, Trainingsreize, die *vielfältig* und nicht einseitig den Gesamtkomplex des passiven Bewegungsapparates beanspruchen, einen geeigneten Reiz sowohl für das Wachstum als auch für die Strukturverbesserung bieten. Einseitige, maximale oder unvorbereitet an den wachsenden Organismus herangetragene Belastungen hingegen können unmittelbar oder langfristig (Spätschaden) zur Zerstörung der genannten Gewebe führen.

In diesem Zusammenhang muß noch auf die Tatsache hingewiesen werden, daß sich die Strukturen des *passiven Bewegungsapparates* des Kindes bzw. Jugendlichen adäquaten Belastungen vermehrt im biopositiven Sinne anpassen, daß aber die Geschwindigkeit dieser Adaptation nicht mit der des *aktiven Bewegungsapparates* vergleichbar ist: Während der Muskel schon eine Woche nach einem Trainingsreiz funktionelle und morphologische Veränderungen aufweisen kann, erfolgt dies bei Knochen, Knorpeln, Sehnen und Bändern erst im Verlauf von Wochen. Dieser langsame Adaptationsverlauf, verbunden mit der erhöhten, durch das Wachstum bedingten Anfälligkeit gegenüber Überlastungen, erfordert deshalb bei Kindern eine *strenge Progression* der Belastung, um den Strukturen des passiven Bewegungsträger eine ausreichende Anpassungszeit zu gewähren und um auf diese Weise Überschreitungen der Belastbarkeit mit entsprechenden Folgeschäden zu vermeiden (vgl. *Weineck* 1982, 35).

Die Abb. 53 zeigt, daß die *Wiederherstellungszeit* beim passiven Bewegungsapparat wesentlich langsamer verläuft und daß zu früh einsetzende Belastungsreize zu einer unvollständigen Erholung und damit zu einer vermehrten Gefährdung der betroffenen Strukturen führen können.

Aus orthopädischer Sicht lassen sich deshalb für das Krafttraining im Kindes- und Jugendalter folgende Forderungen erheben:

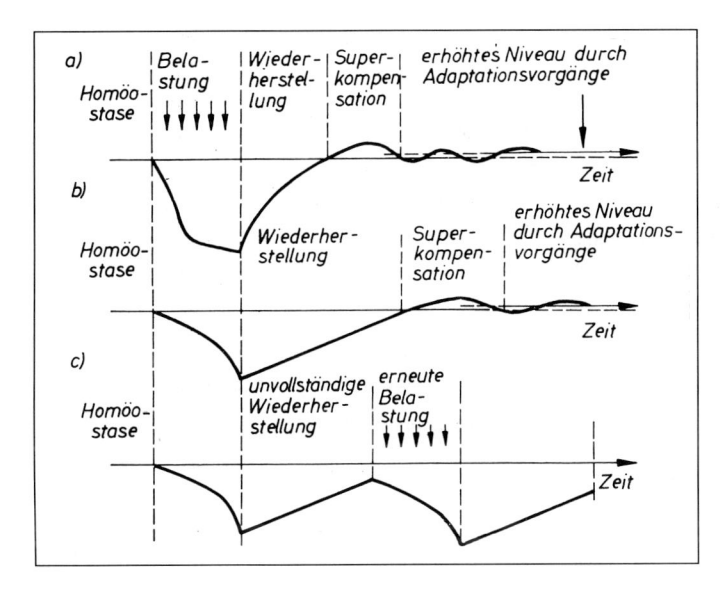

Abb. 53 Hypothetischer zeitlicher Verlauf der Wiederherstellungs- und Adaptationsvorgänge am Muskelsystem (a), am Binde- und Stützsystem (b) und nach unvollständiger Wiederherstellung (c) (*Dietrich* 1979, modifiziert nach *Maeer*, in *Berthold/Thierbach* 1981, 166)

1. Ausreichende Erholungszeiten nach einem kraftbetonten Training;
2. Keine abrupten Belastungswechsel, die auf einen unvorbereiteten Organismus treffen;
3. Kein Hanteltraining bzw. keine Überkopfarbeit vor bzw. während des pubertären Wachstumsschubes, da es hierbei insbesondere im Bereich der Wirbelsäule zu negativen Veränderungen kommen kann (vgl. Hollmann/Hettinger 1980, 601; Martin 1980, 289 u. a.); die Belastung mit dem eigenen Körpergewicht stellt einen ausreichenden Entwicklungsreiz in diesem Alter dar;
4. Keine einseitigen Belastungen: Die *Belastungssumme* bei einseitig ausgerichteten Belastungen kann bei gegebenen Umständen ein Teilsystem des Bewegungsapparates schädigen und damit die Funktionstüchtigkeit des Gesamtsystems in Frage stellen;
5. Keine längerdauernden statischen Belastungen: Die Wechseldruckbelastung ist sowohl für den *hyalinen Gelenkknorpel* als auch für den *Faserknorpel* der Bandscheiben günstig. *Statische* Belastungen verschlechtern die Durchblutungssituation der belasteten Strukturen, *aktive* verbessern sie; deshalb sollte dynamisch ausgeführten Kraftübungen uneingeschränkt der Vorzug gegeben werden.

Wachstum und aktiver Bewegungsapparat

Bis zum Beginn der Pubertät unterscheiden sich Jungen und Mädchen bezüglich ihrer Muskelkraft bzw. ihres eng damit korrelierten Hormonstatus – wenn man das für den Eiweißaufbau (anabole) so wichtige männliche Sexualhormon Testosteron vergleichend heranzieht – nicht wesentlich voneinander (s. Tab. 11).

Der Testosteronspiegel ist im Vergleich zum Erwachsenen sehr niedrig. Aus diesem Grund ist auch ein betontes Krafttraining vor der Pubertät nicht sonderlich lohnend. Kurz vor der ersten puberalen Phase steigt das Testosteron dann um etwa den zehnfachen Betrag bei den

Alter	weiblich	männlich
8- 9	20	21- 34
10-11	10-65	41- 60
12-13	30-80	131-349
14-15	30-85	328-643

Tab. 11 Die Veränderungen des Testosteronspiegels (ng/100 ml) im Kindes- und Jugendalter (*Reiter/Root* 1975, 128)

Jungen an (vgl. *Reiter/Root* 1975, 128; *de Marées* 1979, 346); bei den Mädchen ist der Anstieg bedeutend geringer. Aufgrund dieses gewaltigen Hormonschubes – er geht parallel mit anderen hormonellen Umbrüchen – kommt es zum *Geschlechtsdimorphismus*, das heißt zu einer Divergenz der physischen Leistungsfaktoren bzw. der anthropometrischen Größen bei Jungen und Mädchen.

Bei den männlichen Jugendlichen ist vor allem die damit verbundene ausgeprägte Zunahme an Muskelmasse bemerkenswert: Der Muskelanteil nimmt in der Pubertät von 27 auf 40 % zu (*Israel/Buhl* 1980, 33). Parallel dazu bewirkt der Testosteronanstieg eine Enzyminduktion, die unter anderem zu einer Verbesserung der *anaeroben* Arbeitsfähigkeit des Muskels führt.

Da die anaerobe Kapazität erst mit dem Eintritt in die Pubertät stärker zunimmt – beim Kleinkind ist die Milchsäurebildung noch sehr eingeschränkt, ihr Maximum wird zwischen dem 20. und 30. Lebensjahr erreicht (vgl. *Keul* 1982, 31) –, sollten Belastungen, die zu einem erhöhten Laktatanfall führen, im Kindesalter keine betonte Anwendung erfahren (spezielle Ausführungen zur *anaeroben Kapazität* im Kindesalter s. S. 217).

Der geringeren glykolytischen Kapazität steht beim Kind eine größere Fähigkeit für oxydative Stoffwechselvorgänge gegenüber: Der höhere Anteil an oxydativen Enzymen gegenüber den glykolytischen erlaubt es der Muskelzelle des Kindes, freie Fettsäuren schneller zu verwerten und damit die Glukosespeicher zu scho-

nen, als dies beim Erwachsenen der Fall ist (vgl. *Berg/Keul/Huber* 1980, 490 f.) Für diese Tatsache spricht auch die Feststellung, daß die Zahl der Mitochondrien – als Ort der aeroben Energiegewinnung – bei Kindern gegenüber Erwachsenen erhöht ist (vgl. *Bell/Mac Dougall/Billeter/Howald* 1980, 28).

Psychophysische Kurzcharakteristik der einzelnen Altersstufen – Konsequenzen für die Trainingsgestaltung

Zur Optimierung des Kinder- und Jugendtrainings bedarf es einiger Basiskenntnisse der psychophysischen Besonderheiten der einzelnen Altersstufen. Nur diese Kenntnisse ermöglichen die Durchführung eines alters- und entwicklungsgemäßen Trainings, das den Belangen und Bedürfnissen der Kinder und Jugendlichen entspricht.

In der folgenden Kurzcharaktersitik soll nicht auf die für die Entwicklung der motorischen Hauptbeanspruchungsformen wichtigen anatomisch-physiologischen Voraussetzungen eingegangen werden – ihre Ausführung erfolgt jeweils im Anschluß an die Einzeldarstellung der motorischen Hauptbeanspruchungsformen –, vielmehr sollen die für die Trainingsgestaltung wichtigen altersspezifischen psychophysischen Besonderheiten dargestellt werden.

Einen kurzen Überblick über die in der Folge verwendete Alterseinteilung gibt Tab. 12. Diese Einteilung ist dabei nicht als starres Raster zu betrachten – die Übergänge sind fließend und zum Teil erheblichen individuellen Schwankungen unterworfen –, sondern als allgemeine Orientierungshilfe.

Das Säuglings- und Kleinkindalter

Das Säuglings- und Kleinkindalter spielt für die Gesamtentwicklung des Kindes eine ent-

Altersstufe	kalendarisches Alter (Jahre)
Säuglingsalter	0–1
Kleinkindalter	1–3
Vorschulalter	3–6/7
frühes Schulkindalter	6/7–10
spätes Schulkindalter	10 – Eintritt der Pubertät (Mädchen 11/12; Jungen 12/13)
erste puberale Phase (Pubeszenz) } Pubertät	Mädchen 11/12–13/14 Jungen 12/13–14/15
zweite puberale Phase (Adoleszenz)	Mädchen 13/14–17/18 Jungen 14/15–18/19
Erwachsenenalter	jenseits 17/18 bzw. 18/19

Tab. 12 Einteilung der Altersstufen nach dem kalendarischen Alter

scheidende Rolle. Für die motorische Entwicklung nimmt dabei das Gehenlernen und die damit verbundene soziale Integration eine zentrale Stellung ein. Für die Eingliederung in einen gezielten Übungs- bzw. Prä-Trainingsprozeß ist diese Altersstufe jedoch irrelevant. Es obliegt den Eltern, ein für das Kind optimales psychosoziales und motorisch anregendes Umfeld zu schaffen, das den Bedürfnissen des Kindes entspricht und seiner Entwicklung förderlich ist.

Das Vorschulalter

Das Vorschulalter umfaßt den Zeitraum von etwa drei bis sechs oder sieben Jahren (Schuleintritt) und wird als „goldenes Alter der Kindheit" bezeichnet. Diese Altersstufe läßt sich durch einen hochgradigen Bewegungs- und Spieldrang, eine ausgeprägte „Neu-Gier" für alles Unbekannte – was besonders deutlich im „Fragealter" der Vier- bis Fünfjährigen zum Ausdruck kommt –, eine hohe Fabulierfreudigkeit und affektive Lernbereitschaft charakterisieren. Eine geringe Konzentrationsfähigkeit – bedingt durch ein starkes Überwiegen der zerebralen Antriebsprozesse gegenüber den Hemmungsprozessen – liegt dem ständigen Aktivitätswechsel dieser Altersstufe zugrunde. Das Kind beteiligt sich an einer Vielzahl von Spielen, die es in mannigfaltiger Weise variiert und neugestaltet.

Das Denken des Vorschulkindes ist intuitiv, konkret, praxisbezogen, eng an die persönliche Erfahrung gebunden und von einer hohen, unreflektierten Emotionalität begleitet. Es entwickelt sich unter dem Einfluß des Spiels und praktischer Bewegungshandlungen und Bewegungserfahrungen (vgl. *Demeter* 1981, 60). Dies macht verständlich, daß sich jede Spiel-Einschränkung ungünstig auf die geistige Leistungsfähigkeit auswirkt. Der Eintritt in den Kindergarten (oder vergleichbare Institutionen) leitet einen ersten Lösungsprozeß vom Elternhaus ein und führt zur Erweiterung des sozialen Lernfeldes. Das motorische Können spielt dabei für die sozialen Interaktionsprozesse eine bedeutende Rolle. Hohes Ansehen genießt, wer schnell laufen, einen Ball gut fangen oder gewandt klettern kann. Ein motorischer „Könner" ist ein begehrter Spielpartner. Motorisches Können leistet einen nicht unerheblichen Beitrag zur Steigerung der sozialen Handlungsfähigkeit und des Selbstwertgefühles.

Gegen Ende des Vorschulalters (zwischen dem fünften und dem siebten Lebensjahr) erfolgt der *erste Gestaltswandel*, der durch eine Längenzunahme und die Auflösung der Kleinkindproportionen gekennzeichnet ist.

Konsequenzen für die „Trainings"-Praxis:

> Die ausgeprägte Bewegungsfreude und Lernbereitschaft der Kinder sollte *lenkend* dahingehend ausgenützt werden, daß der Erwerb einer umfassenden Fertigkeitsbasis über eine Vielzahl von Elementarübungen durch das Bieten von *Lerngelegenheiten* erreicht wird. Die Kinder des Vorschulalters benötigen ausreichende Bewegungsmöglichkeiten, die phantasieanregend und variabel zum Laufen und Springen, Kriechen, Klettern, Steigen und Balancieren, zum Hängen, Schwingen und Schaukeln, zum Ziehen, Schieben und Tragen, zum Werfen und Fangen sowie zu anderen Bewegungsformen anregen (vgl. *Winter* 1981, 194). Die sportliche Betätigung sollte ausschließlich lust- und freudebetont und kurzweilig gestaltet werden. *Bewegungsgeschichten* – sie sollen der Begeisterung der Kinder für Erzählungen aller Art entgegenkommen – und eigenständiges Lösen von *Bewegungsaufgaben* sollen den *Bewegungsschatz* erweitern und die motorische *Kreativität* und physische *Selbsterfahrung* fördern.

Das frühe Schulkindalter

Das frühe Schulkindalter umfaßt den Zeitraum des Schulbeginns (sechstes bis siebtes Lebensjahr) bis etwa zum zehnten Lebensjahr (Ende der Grundschule).
Diese Altersstufe ist gekennzeichnet durch ein zu Beginn geradezu ungestümes Bewegungsverhalten, das erst gegen Ende dieser Phase auf ein Normalmaß reduziert wird. Ausdruck dieser überschäumenden Bewegungsfreude ist ein begeistertes *Sportinteresse*; die Beitrittsrate in Sportvereine ist deshalb zu diesem Zeitpunkt am höchsten (Abb. 54).
Weitere Charakteristika: gutes psychisches Gleichgewicht, optimistische Lebenseinstellung, Unbekümmertheit, begeisterte, aber kritiklose Kenntnis- und Fertigkeitsaneignung.

Aufgrund der guten körperlichen Voraussetzungen – die Kinder sind klein, leicht und grazil und besitzen günstige Kraft-Hebel-Verhältnisse – sowie der im Vergleich zur vorherigen Altersstufe verbesserten Konzentrationsfähigkeit, verfeinerten motorischen Differenzierungsfähigkeit und präzisierten Informationsaufnahme- und -verarbeitungsfähigkeit stellt das frühe Schulkindalter bereits ein ausgezeichnetes Lernalter dar (vgl. *Winter* 1981, 255). Die bereits in dieser Altersstufe hochgradig entwickelte Fähigkeit, neue Bewegungsfertigkeiten fast im Fluge zu erlernen, geht jedoch nicht mit einer entsprechend entwickelten Fähigkeit zur Fixierung der gerade erlernten Bewegungen einher. Das noch immer vorliegende Überwiegen der Erregungsprozesse, verbunden mit ausgeprägten Irradiationsvorgängen der zentralnervösen Steuerungsprozesse, führt leicht zu einer „Verwischung" der für die jeweilige Bewegung charakteristischen *Bewegungsschleifen* und erschwert das Behalten (vgl. *Hotz/Weineck* 1983; s. S. 555). Aus diesem Grunde muß neu Erlerntes in dieser Phase ausreichend oft wiederholt werden, um stabil in das Bewegungsrepertoire des Kindes integriert zu werden (vgl. *Demeter* 1981, 77/78).

Konsequenzen für die Trainingspraxis:

> Die in dieser Altersstufe äußerst günstigen psychophysischen Voraussetzungen für den Erwerb motorischer Fertigkeiten – die Erweiterung des Bewegungsschatzes und die Verbesserung der koordinativen Fähigkeiten stehen im gesamten frühen und späten Schulkindalter im Zentrum der sportlichen Ausbildung – sollten dazu ausgenützt werden, eine Vielzahl von *Basistechniken* in der Grobkoordination zu lernen und in der Folge zu verfeinern. Die *polysportive* Schulung sollte dabei im Vordergrund stehen. In Sportarten, die einer langjährigen und frühzeitig

Altersstufen und Trainingsgestaltung

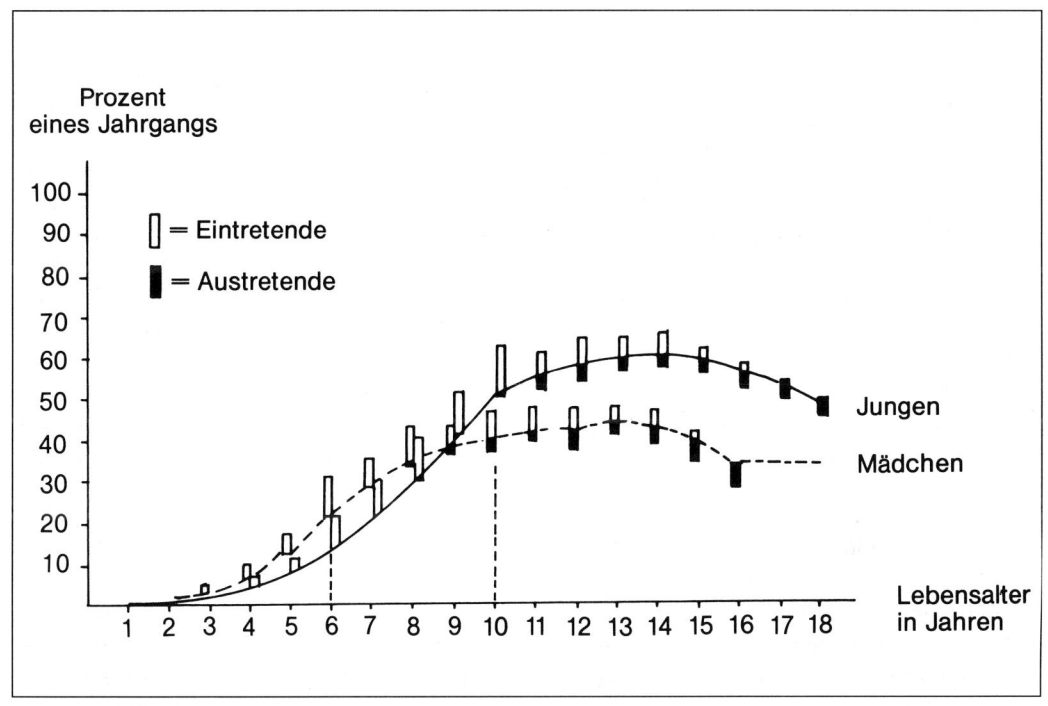

Abb. 54 Mitgliedschaft, Eintritt und Austritt im Sportverein als Funktion des Alters und des Geschlechts (nach *Sack* 1982, 40)

begonnenen technischen Ausbildung bedürfen (wie z. B. Eiskunstlaufen, Geräteturnen etc.), ist schon jetzt auf das Erlernen der technischen Feinform zu achten. Die Sportbegeisterung der Kinder sollte aber auch durch einen motivierenden und von vielen Erfolgserlebnissen begleiteten Übungsbetrieb dahingehend ausgenutzt werden, bei den Kindern Einstellungen und Gewohnheiten zu entwickeln, die ein späteres lebenslanges Sporttreiben sicherstellen.

Das späte Schulkindalter

Das späte Schulkindalter beginnt mit etwa zehn Jahren und dauert bis zum Eintritt der Pubertät.
Diese Altersstufe wird allgemein als das „beste Lernalter" (Lernen auf Anhieb) bezeichnet. Die Unterschiede zur vorhergehenden Stufe sind jedoch nur graduell, die Übergänge sind fließend.
Die weitere Verbesserung der Last-Kraft-Verhältnisse – vermehrtes Breitenwachstum, Optimierung der Proportionen und relativ ausgeprägter Kraftzuwachs bei geringer Größen- und Massenzunahme (vgl. Abb. 48) – ermöglicht den Kindern, vor allem bei entsprechender Förderung, eine bereits hochgradige Körperbeherrschung („katzenhafte Gewandtheit"). Diese Tatsache ist auch darauf zurückzuführen, daß im Alter von etwa zehn bis elf Jahren der *Vestibularapparat* (Gleichgewichtsorgan) und die übrigen *Analysatoren* (s. S. 546) eine rasche morphologische und funktionelle Ausreifung erfahren und fast Erwachsenenwerte erreichen (vgl. *Demeter* 1981, 84). Deshalb können auch bereits im späten Schulkindalter – bei entsprechender Vorarbeit – zum Teil schon hochgradig schwierige Bewegungen mit ausgeprägten räumlich-zeitlichen Orientierungsanforderungen gelernt und beherrscht werden. Da in dieser Altersstufe weiterhin ein ausge-

prägtes Bewegungsbedürfnis vorliegt und Einsatzbereitschaft, „Können wollen", Mut und Risikobereitschaft einen außergewöhnlich förderlichen Einfluß auf die motorische Entwicklungsfähigkeit ausüben, stellt dieser Altersabschnitt eine *Schlüsselphase* für das spätere Bewegungskönnen dar: In dieser Phase Versäumtes ist später nur schwer und mit einem unvergleichbar höheren Aufwand nachzuholen.

Konsequenzen für die Trainingspraxis:

> Das „beste Lernalter" sollte über ein variables und weiterhin kindgemäßes, aber *zielgerichtetes Üben* den Erwerb der grundlegenden sportlichen Techniken in der Grob- und wenn möglich sogar in der Feinform sichern. Die vielseitige Erweiterung des Bewegungsschatzes sollte jedoch nicht aus einem qualitativ minderwertigen „Vielerlei" halbwegs gelernter Bewegungen bestehen, sondern aus exakt gelernten Bewegungsfertigkeiten. Die ausgezeichnete Lernfähigkeit sollte also von Beginn an zu einem genauen Bewegungslernen ausgenutzt werden; es sollte mit Nachdruck darauf geachtet werden, daß keine falsch gelernten Bewegungen „automatisiert" werden, um späteres *Umlernen* zu vermeiden (s. S. 575).
> Die koordinative Grundlage zu späteren Höchstleistungen, wird im frühen und späten Schulkindalter gelegt. Es ist jedoch festzustellen, daß alle Altersstufen in einem engen gegenseitigen Abhängigkeitsverhältnis stehen: Die nachfolgenden Stufen bauen stets auf der Basis der vorhergehenden auf.

Erste puberale Phase (Pubeszenz)

Die erste puberale Phase – auch als zweiter Gestaltswandel bezeichnet – beginnt mit elf bis zwölf Jahren (Mädchen) bzw. zwölf bis dreizehn (Jungen) und dauert bis zum Alter von dreizehn bis vierzehn bzw. vierzehn bis fünfzehn Jahren.

Die sprunghaften Veränderungen in der physischen Existenz – Einbruch der Sexualität, Auflösung der kindlichen Strukturen, ausgeprägte Proportionsverschiebungen (jährliche Größenzunahme bis zu 10 cm; jährliche Gewichtszunahme bis zu 9,5 kg) – verursachen eine ausgeprägte psychische Labilität, die in starkem Maße durch die hormonelle Instabilität genährt wird. Die neue körperliche Existenz muß erst psychisch verarbeitet werden.

Mit dem Eintritt der Pubertät erhält der Prozeß der Ablösung vom Elternhaus einen neuen Schub. Charakteristisch sind kritisches Verhalten und die In-Frage-Stellung der bisherigen Autoritäten. Der Wunsch nach Selbständigkeit und Eigenverantwortung steht im Vordergrund. Die Diskrepanz zwischen Wollen und Können führt bisweilen zu verstärkten Konflikten mit der Erwachsenenwelt, zu einer Distanzierung von Eltern, Lehrern und Trainern einerseits und zu einer vermehrten Zuwendung zu Gleichaltrigen. Die Altersgruppe ist das Maß aller Dinge. Auf gemeinsame Aktivitäten im Gruppenverband wird großer Wert gelegt.

Von der sozialen Umgebung – dies gilt im sportlichen Bereich vor allem für Lehrer und Trainer – werden Expertentum und gegenseitige Respektierung verlangt. Demokratisches Mitspracherecht bei der Gestaltung des sportlichen Übungsbetriebes und aktive Mitgestaltung stellen Grundforderungen dieser Altersstufe dar.

Die völlige Veränderung der psychophysischen und sozialen Existenz führt zu tiefgreifenden Umschichtungen in der allgemeinen Interessenslage, was nicht ohne Auswirkungen auf das Sportinteresse bleibt (Abb. 55). Auch die Erwartungen, die an die sportliche Betätigung geknüpft werden, erfahren einen tiefgreifenden Wandel (Abb. 55).

Abb. 55 macht deutlich, daß das Sportinteresse mit dem Eintritt der Pubertät sprunghaft nachläßt. Die sportliche Betätigung, die im Schulkindalter „Lebenssinn" schlechthin war, gerät unter starken Konkurrenzdruck und verliert an Stellenwert.

Altersstufen und Trainingsgestaltung

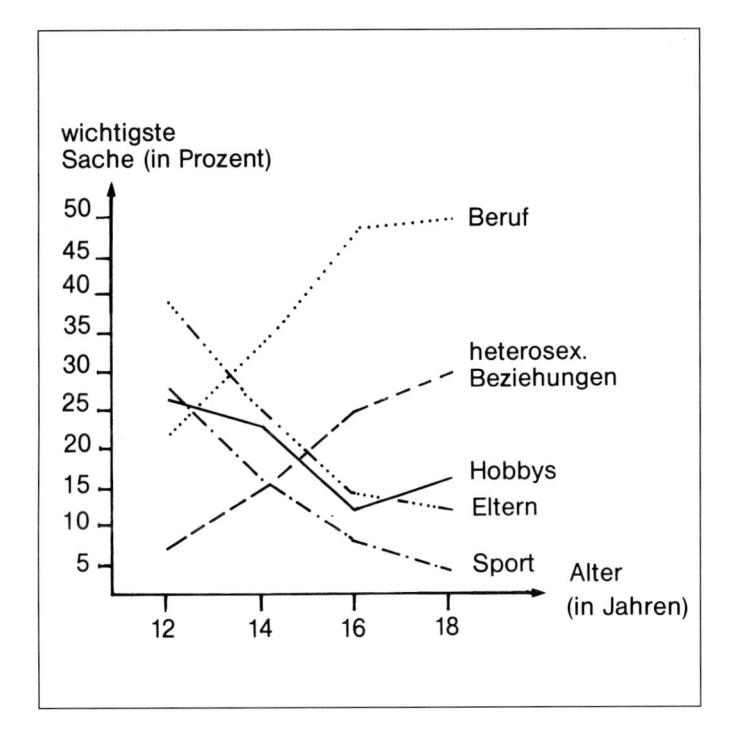

Abb. 55 Entwicklung der Lebensperspektive im Jugendalter (nach *Sack* 1982, 39)

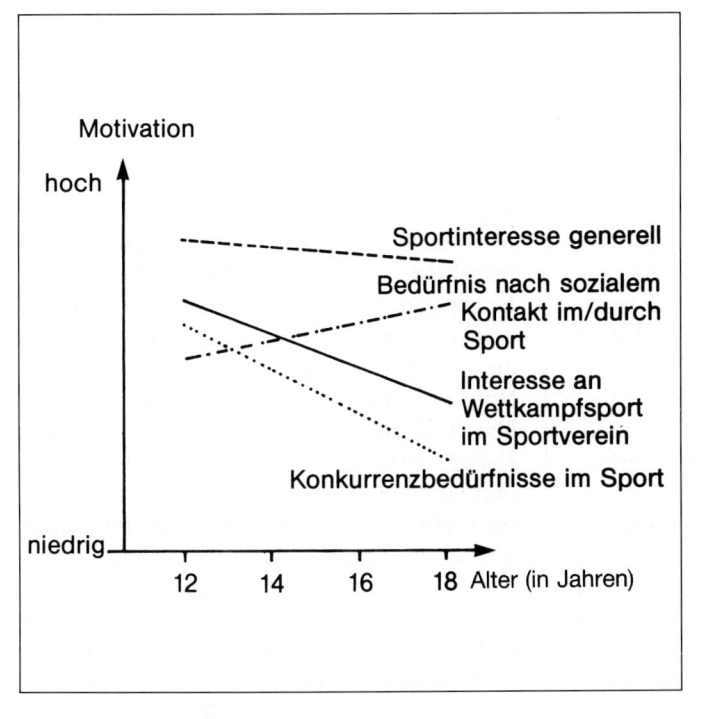

Abb. 56 Entwicklung der Sportmotivation im Jugendalter (nach *Sack* 1982, 44)

Abb. 56 läßt erkennen, daß die sportliche Betätigung vor allem auf dem Bedürfnis nach sozialem Kontakt zu Gleichaltrigen beruht. Vergleichendes Wetteifern und Konkurrenzbedürfnisse haben – im Gegensatz zu den vorhergehenden Altersstufen – an Boden eingebüßt.

Konsequenzen für die Trainingspraxis:

> Die starke Größen- und Gewichtszunahme, die bisweilen zu einer ausgeprägten Verschlechterung der Last-Kraft-Verhältnisse führen, bedingen zumeist eine Abnahme der koordinativen Leistungsfähigkeit. Die Präzision der Bewegungssteuerung läßt manche Wünsche offen: Überschießende Bewegungen sind typisch für dieses Alter. Andererseits stellt die Pubertät, und dies gilt in besonderem Maße für die erste puberale Phase, das Alter der *höchsten Trainierbarkeit* der konditionellen Eigenschaften dar. Diese neuen Gegebenheiten erfordern eine entsprechende Ausrichtung im Training. In der ersten puberalen Phase werden demnach schwerpunkthaft die *konditionellen Fähigkeiten* verbessert, die koordinativen hingegen nur stabilisiert und, nur wenn möglich, allmählich ausgebaut.
> Die in dieser Altersstufe vorliegende *erhöhte Intellektualität* ermöglicht neue Formen des Bewegungslernens und der allgemeinen Trainingsgestaltung. Es sollte im Sinne des veränderten Erwartungskataloges des Jugendlichen erhöhter Wert auf Planungsbeteiligung, Eigenrealisierung im Gruppenverband und ein weitgefächertes Trainingsangebot (Lernen, Üben, Spielen) mit einer starken Individualisierung der Führung gelegt werden. Schwelende Konflikte sollten offen und ohne den Versuch einer Bevormundung zu einer Klärung gebracht werden. Bei der Belastungsdosierung sollte der stark schwankenden Motivationslage der Jugendlichen Rechnung getragen werden.

> Die erste puberale Phase stellt eine Zeit des Umbruchs dar. Fehler in der Gestaltung des Trainings (zu hart, zu einseitig) und vor allem in der Führung des Jugendlichen stehen an der Spitze des Ursachenkataloges, warum ein nicht unbeträchtlicher Teil der Jugendlichen gerade in einer Zeit, in der sportliche Entwicklungsreize von besonderer Wichtigkeit wären, die sportliche Betätigung einstellt. Es ist die schwierige Aufgabe des Trainers – durch eine behutsame, die Eigenständigkeit des Jugendlichen und seine Wünsche respektierende partnerschaftliche Führung und durch ein individuell dosiertes Trainingsprogramm –, die Motivation seines Schützlings zu sportlicher Betätigung aufrechtzuerhalten und zu stabilisieren und Konfliktsituationen mit entsprechendem pädagogischem Einfühlungsvermögen zu lösen.

Die zweite puberale Phase (Adoleszenz)

Die Adoleszenz beginnt mit dreizehn bis vierzehn Jahren (Mädchen) bzw. vierzehn bis fünfzehn (Jungen) und dauert bis zum Alter von siebzehn bis achtzehn bzw. achtzehn bis neunzehn Jahren. Die Adoleszenz bildet den Abschluß der Entwicklung vom Kind zum Erwachsenen. Sie ist gekennzeichnet durch eine Abnahme aller Wachstums- und Entwicklungsparameter. Betrug die jährliche Größen- und Gewichtszunahme beim Jugendlichen von dreizehn bis vierzehn Jahren noch bis zu 10 cm bzw. 9,5 kg pro Jahr, so geht sie nun nicht mehr über 1–2 cm bzw. 5 kg hinaus (vgl. *Szögy* in *Demter* 1981, 154). Das rapide Längenwachstum wird abgelöst durch ein vermehrtes Breitenwachstum. Es kommt zur Harmonisierung der Proportionen, was sich günstig auf die weitere Verbesserung der koordinativen Fähigkeiten auswirkt. Die gesteigerte Kraftzunahme und die in diesem Alter feststellbare höchste Bewegungsengramm-Speicherfähigkeit schaffen optimale Bedingungen für Fortschritte in der sportlichen Leistungsfähigkeit. Da in der Adoleszenz in gleicher Weise konditionelle und koordinative Fähigkeiten mit höchster Intensität geschult werden können, stellt diese Altersstufe nach dem späten Schulkindalter nochmals eine Phase erhöhter motorischer Leistungsverbesserung dar. Schwierigste Bewegungen werden schnell gelernt und gut behalten.

Für den Trainingsprozeß günstig wirkt sich auch die nun feststellbare psychische Ausgeglichenheit aus. Sie ist im wesentlichen auf eine Stabilisierung der hormonellen Regulation zurückzuführen, die in der ersten puberalen Phase noch stürmische Veränderungen aufwies: Die hypothalamo-hypophysären neurohumoralen Steuermechanismen erfahren eine endgültige Einstellung; im Gegensatz zur vorherigen Phase sprechen nun erst relativ große Mengen an Steuerhormonen die Rezeptoren des übergeordneten Regulationszentrums des Hypothalamus an und setzen entsprechende rückgekoppelte Regulationen in Gang (vgl. *Demeter* 1981, 107). Die nach der ersten puberalen Phase feststellbare zunehmende Ausgeglichenheit ist außerdem durch den komplexen Einfluß von Schule, Familie und Gesellschaft bedingt, der zu einer akzentuierten Persönlichkeitsformung und vermehrten Sozialintegration führt.

Konsequenzen für die Trainingspraxis:

> Die ausgeglichenen Körperproportionen, die stabilisierte Psyche, die erhöhte Intellektualität und die verbesserte Beobachtungsfähigkeit lassen die Adoleszenz zum „zweiten goldenen Lernalter" werden. Die dem Erwachsenen ähnlich hohe psychophysische Belastbarkeit, gepaart mit der noch erhaltenen hohen Plastizität des Zentralnervensystems – sie ist typisch für das gesamte Wachstumsalter –, erlauben die Absolvierung eines umfangreichen und intensiven Trainings. In das Ende der Adoleszenz fällt bereits das Höchstleistungsalter einiger Sportarten und bedingt demnach bereits weitgehend die Übernahme aller Trainingsmethoden und -inhalte des Erwachsenentrainings. Die Adoleszenz sollte für die Perfektionierung der sportartspezifischen Techniken und den Erwerb der sportartspezifischen Konditon ausgenutzt werden.

Zusammenfassende Schlußbetrachtung zum Training im Kindes- und Jugendalter

– Kinder- und Jugendtraining ist kein reduziertes Erwachsenentraining.

> Jeder Altersabschnitt hat seine speziellen didaktischen Aufgaben und entwicklungsspezifischen Besonderheiten.

– Die Reiz- und Lernangebote haben sich nach den *sensitiven Phasen* zu richten.

> Die Phase der *Vorpubertät* gilt vor allem der Verbeserung der *koordinativen Fähigkeiten* und der Erweiterung des Bewegungsschatzes, die Zeit der *Pubertät* vor allem der Schulung der *konditionellen Fähigkeiten*. Es ist dabei jedoch zu beachten, daß Koordination (Technik) und Kondition stets parallel zu entwickeln sind, allerdings mit einer entsprechenden Akzentuierung!

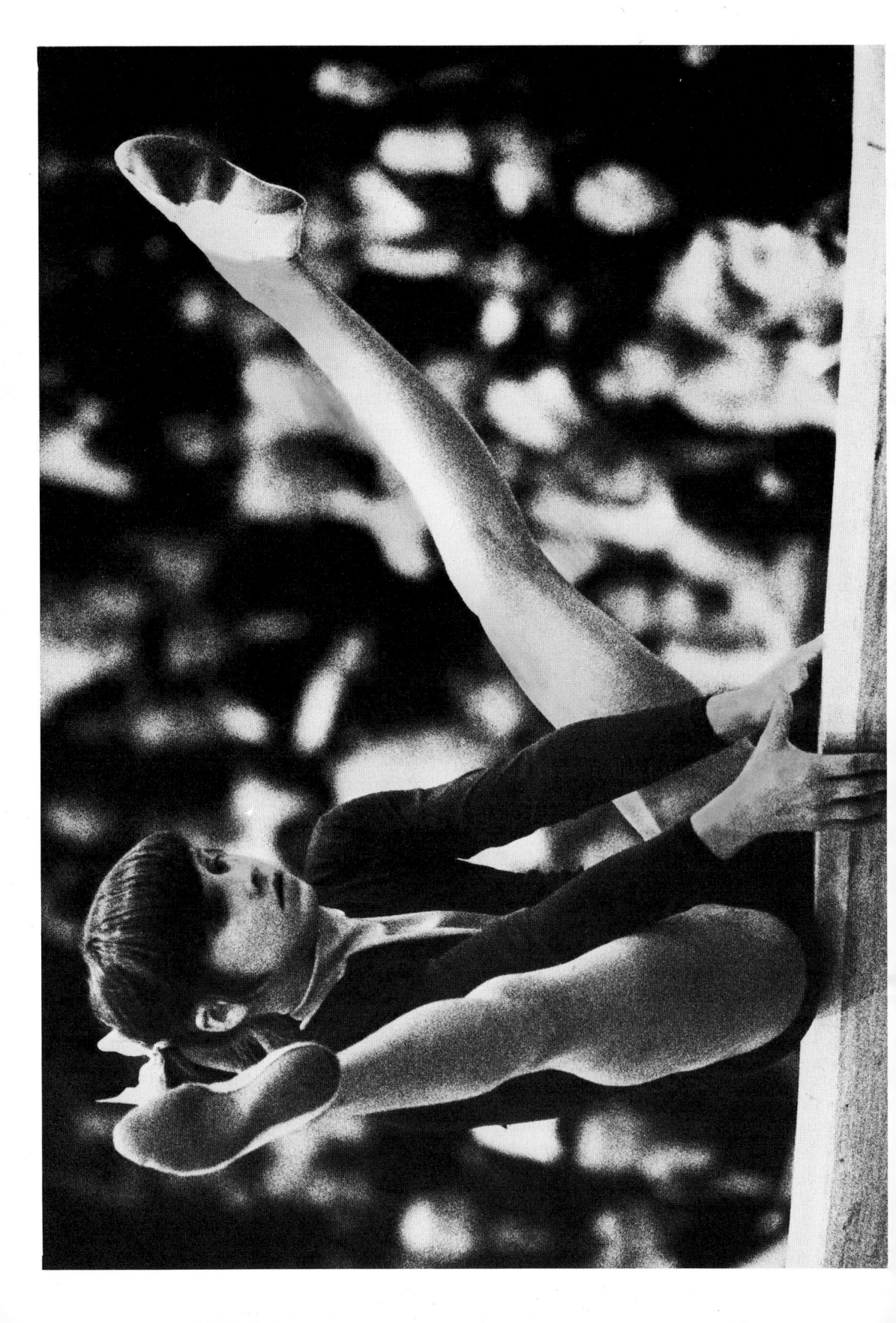

11 Talentsuche und Talentförderung im Kindes- und Jugendalter

Begriffsbestimmung

Bei den verschiedenen Definitionsversuchen des Talentbegriffes unterscheidet man einen *statischen* und *dynamischen* Klärungsansatz.

Der *statische* Talentbegriff beinhaltet dabei zur Charakterisierung eines Talents die folgenden vier Begriffe (*Joch* 1992, 83):
– Dispositionen, die das Können betonen,
– Bereitschaft, die das Wollen hervorheben,
– Soziales Umfeld, das die Möglichkeiten bestimmt, und
– Resultate, die das wirklich erreichte (Leistungs-)Ergebnis dokumentieren.

Beim *dynamischen* Talentverständnis „strukturiert" sich das Talent erst im Verlauf eines aktiven und zielgerichteten Prozesses („Spezifizierung"); und dieser Prozeß ist ein die ganze Persönlichkeit einbeziehender Veränderungsvorgang (vgl. *Mühle* 1971, 93; *Joch* 1992, 87).

Der *dynamische* Talentbegriff beinhaltet demnach vor allem drei zentrale Charakteristika, nämlich
– den aktiven Veränderungsprozeß,
– die Steuerung durch Training und Wettkampf und
– die pädagogische Begleitung.

Der *dynamische* Talentbegriff kann somit in seiner Präzisierung auf den Entwicklungsaspekt nach *Joch* (1992, 87) wie folgt beschrieben werden:

> „Talententwicklung ist ein aktiver, pädagogisch begleiteter Veränderungsprozeß, der intentional durch Training gesteuert wird und das Fundament für ein später zu erreichendes hohes (sportliches) Leistungsniveau bildet."

Auf der Grundlage dieser statischen und dynamischen Begriffsbestimmungsansätze definiert *Joch* (1992, 90) das Talent wie folgt:

> Talent besitzt oder: ein Talent ist, wer auf der Grundlage von Dispositionen, Leistungsbereitschaft und den Möglichkeiten der realen Lebensumwelt über dem Altersdurchschnitt liegende (möglichst im Wettkampf nachgewiesene) entwicklungsfähige Leistungsresultate erzielt, die das Ergebnis eines aktiven, pädagogisch begleiteten und intentional durch Training gesteuerten Veränderungsprozesses darstellen, der auf ein später zu erreichendes hohes (sportliches) Leistungsniveau zielstrebig ausgerichtet ist.

Dieser integrierenden Talentdefinition von *Joch* sollte heute der Vorzug gegenüber einzelnen statischen oder dynamischen Definitionsansätzen gegeben werden.

Unter *sportlichem Talent* bzw. sportlicher Eignung ist demnach die Gesamtheit der Voraussetzungen des Kindes oder Jugendlichen bzw. des Sportlers für sportliche Leistungen und Leistungsentwicklungen zu verstehen. Dabei werden das Niveau und die Entwicklungsmöglichkeiten der Leistungsvoraussetzungen von den Anlagen und dem Prozeß der Tätigkeit bestimmt. Eignung ist somit als Ergebnis der aktiven Auseinandersetzung der Persönlichkeit mit der Umwelt zu verstehen (vgl. *Thieß/Schnabel/Baumann* 1980, 63).

Nach *Ulbrich* (1974, 285) haben etwa 6 % aller Personen bei normaler Verteilung innerhalb der Bevölkerung einen überdurchschnittlichen, hohen Wert eines Merkmals.

Mehrfachtalente treten nach den Untersuchungen von Joch (1992, 206) nur zu 3 % innerhalb eines als Talentgruppe bezeichneten Kollektivs auf. Ein Sporttalent in einer Einzeldisziplin und in noch ausgeprägterem Maße ein Sporttalent mit mehreren herausragenden Eigenschaften stellt demnach eine Extremvariante in der sportrelevanten Merkmalsausprägung dar (vgl. *Ulbrich* 1973, 374).

Talentsuche

Talentsuche bezeichnet die durch verschiedene Institutionen auf verschiedenen Ebenen durchgeführte *Auswahl* sportlicher Talente zur Talentförderung (vgl. *Röthig* 1983, 314).

Talentauswahl

Unter *Auswahl* wird die Entscheidung über eine Ausbildung bzw. einen Wettkampfeinsatz eines Sportlers in einer bestimmten Sportart oder Disziplin zu einem bestimmten Zeitpunkt und für einen bestimmten Zeitraum verstanden (vgl. *Hofmann/Schneider* 1985, 45).

Eignungsbestimmung und Auswahlentscheidung bilden eine Einheit.

Talentförderung

Als *Talentförderung* werden gezielte Maßnahmen zur Entwicklung sportart-spezifischer Fähigkeiten und Fertigkeiten vor allem bei jungen und talentierten Sportlern bezeichnet (vgl. *Röthig* 1983, 313).

Methoden der Talentförderung

Nach *Joch* (1992, 64) gibt es sehr unterschiedliche Methoden zur Förderung von Talenten:

– „Wachsenlassen"
  Wenn z. B. im Fußball, Basketball oder Volleyball das Straßenspiel als das eigentliche Talentreservoire angesehen wird, oder im alpinen Skilauf, im Eisschnellauf und im Eishockey die natürliche tägliche Auseinandersetzung mit den *vor der Tür* befindlichen Schnee- und Eisbedingungen als das eigentliche Talentreservoire angesehen wird, dann verbirgt sich hinter dieser Konzeption die Grundidee des „Wachsenlassens" (vgl. *Joch* 1992, 65). Spielend perfektionieren die Kinder und Jugendlichen ihr sportartspezifisches Können in oft unglaublicher Weise, man denke z. B. an die jugendlichen Skateboard-Virtuosen u. ä.

– „Reduzierung der Freiheitsgrade"
  Als Beispiel wird hier das vielfach im Ostblock angewandte Prinzip des möglichst frühen Beginns und der höchst möglichen Belastung genannt.
  Mocker (1988, 79/80) begründet diese Reduktion der Feiheitsgrade wie folgt:
  „Ein möglichst früher Beginn soll dazu führen, daß die biologische Entwicklung und eine hohe Belastung gekoppelt werden (nicht nacheinanderfolgen) und hohe Belastbarkeit während des gesamten leistungssportlichen Lebens zur Selbstverständlichkeit, möglichst zum Bedürfnis wird (leistungssportliche „Prägung"); daß außerdem über längere Zeit nur der Trainingsumfang gesteigert werden kann und darauf aufbauend die (verlet-

zungsgefährdende und substanzverzehrende) Trainingsintensität erhöht wird; und das motorisch 'beste Lernalter' auch wirklich für die Aneignung anspruchsvoller disziplinspezifischer (!) Techniken (frühe Spezialisierung) und die kindliche Unbekümmertheit für das Erlernen hoher Schwierigkeiten (z. B. im Turnen, Wasserspringen usw.) genutzt werden".
– „Intentionale Vielseitigkeit"
Hiermit ist der Versuch gemeint, den Weg der sportlichen Leistungsentwicklung über die Vielseitigkeit (s. spezielle Ausführungen S. 579) zur Spezialisierung, von der breit angelegten allgemeinen Ausbildung zu den spezifischen Trainingsinhalten zu beschreiten (vgl. *Thieß* 1976, 135).

Der erfolgreichste Weg kann nur in einer optimalen Mischung dieser Talentförderungsansätze liegen.

Thesen zur Talentförderung

Joch (1992, 317-327) faßt die Problematik der Talentförderung aufgrund seiner Langzeituntersuchungen in 21 Thesen zusammen, die in ihrer wesentlichen Aussage – falls für das Verständnis notwendig – kurz dargestellt werden sollen:

1. Der zentrale Begriff der Talentthematik ist derjenige der Talentförderung.
   „Talentsuche, Talenterkennung, Talentauswahl und Talentbewahrung erhalten ihre besondere Qualität, ihre inhaltliche Bedeutung und ihre praktische Wirksamkeit erst im Zusammenhang mit dem Förderaspekt" (*Joch* 1992, 317).
2. Talenterkennung ist ein dynamischer Prozeß, der sich im Training aktualisiert.
   „Talente werden im systematischen Training erkannt und in der Regel weder durch einmalig angewandte Diagnoseverfahren – Tests oder Sichtungen – ermittelt, noch durch das verbandliche Wettkampfsystem rekrutiert, wenn es monopolitisch als Diagnoseinstrument eingesetzt wird" (*Joch* 1992, 318).
3. Der perspektivische Charakter der Talentthematik drückt sich in der Erkenntnis aus, daß die mögliche Endleistung, nicht die (juvenile) Anfangsleistung, vorrangige Bedeutung besitzt.
   „Der Beziehungszusammenhang zwischen beiden – der Anfangs- und der Endleistung – ist geringer als vielfach vermutet" (*Joch* 1992, 318).
   In diesem Zusammenhang muß auf die geringe Wertigkeit der Tests zur Erfassung von Sprinttalenten verwiesen werden (s. S. 460).
4. Training ist ein unverzichtbarer Bestandteil der Talentförderung.
5. Die Förderung von Sporttalenten erfolgt in einem langfristig-systematischen und differenzierten Trainingsaufbau.
6. Talentförderung basiert auf den Prinzipien und Gesetzmäßigkeiten von Entwicklung.
   „Die Veränderungen . . . beziehen sich nicht nur auf das motorische und das sportliche Leistungsniveau . . ., sondern schließen die einzelnen Persönlichkeitsbereiche – Intelligenz, Somatik, Motivation u. a. – und damit die Gesamtpersönlichkeit mit ein" (*Joch* 1992, 320).
7. Talententwicklung verläuft im Spannungsfeld zwischen Offenheit und Kanalisation.
   „Kanalisation grenzt einerseits die Vielfalt der möglichen Entfaltungsrichtungen ein . . . ". Andererseits ist sie „. . . eine wichtige Voraussetzung dafür, daß die Leistungsentwicklung die erforderliche Niveauhöhe überhaupt erreichen kann" (*Joch* 1992, 321).

8. Die vollständige Talentdefinition enthält eine statische und eine dynamische Komponente (vgl. S. 119).
9. Theoretischer Bezugsrahmen für die Talentthematik ist ein persönlichkeitsorientiertes Motorik-Modell.
10. Talentförderung ist auch ein Selektionsprozeß.
11. Die Entwicklung von Sporttalenten ist charakterisiert durch ein interdependentes Beziehungsgeflecht einer großen Anzahl von motorischen, physischen, psychischen und sozialen Merkmalen, die im Sinne der Zielperspektive der Talentförderung ganzheitlich wirksam werden.
12. Das (Sport-)Talent ist eine gesellschaftlich bedeutsame Ressource. Sozialisation und gesellschaftliche Normen determinieren den Prozeß der Talentförderung und die Talententwicklung.
13. Die Fluktuation bei der Talentförderung steht in einem sachlogischen Zusammenhang mit den Selektionsvorgängen einerseits und dem Ausmaß der Begrenzung von Freiheitsgraden im langfristigen Prozeß der Leistungsentwicklung andererseits.
14. Der Alterszeitpunkt für den Trainingsbeginn bei der Talentförderung richtet sich nach den objektiven Anforderungen der jeweiligen Sportart und den altersspezifischen Besonderheiten des Trainings.
„Früher Trainingsbeginn heißt aber nicht: Frühe Spezialisierung. Der frühen Spezialisierung fehlt der Fundamentalcharakter des Trainings, der für die Talentförderung unverzichtbar ist" (*Joch* 1992, 324).
15. Als Trainer für die Talentförderung sind vor allem solche Personen besonders geeignet, die über Enrichment-Fähigkeiten verfügen.
„Die Anreicherung sportmotorischer Leistungsanforderungen im Zuge des Lern- und Trainingsprozesses von Sporttalenten mit den Vermittlungszutaten vielseitig, allgemein, variantenreich, gründlich, attraktiv und abwechslungsreich charakterisiert das Talentfördertraining" (*Joch* 1992, 324).
16. Die Trainingsarbeit bei der Talentförderung wird durch den Grundsatz der Einheit von Allgemeinem und Speziellem bestimmt.
17. Bei der Talentförderung gilt das Prinzip der Einheit von Training und Wettkampf: Die Prinzipien des Trainings spiegeln sich im Wettkampf und die Anforderungen des Wettkampfs bestimmen Inhalt, Umfang und Intensität des Trainings.
18. Die Zusammenarbeit zwischen Schule und Sportverein auf dem Gebiet der Talentförderung kann sinnvoll und wünschenswert sein, wenn die leistungssportlichen Zielsetzungen nicht infrage gestellt werden und eine Beschränkung auf die Eingangsstufe der Talentfördermaßnahmen, das Motorische Basistraining, erfolgt.
19. Die Talentförderung ist keine primär pädagogische Veranstaltung. Aber sie sollte, weil die Adressatengruppen Kinder und Jugendliche sind, pädagogisch begleitet werden.
20. Es scheint kein einheitliches Persönlichkeitsprofil von Hochbegabten zu geben: Ein großer Variantenreichtum wird konstatiert, aber auch eine beträchtliche Dominanz von Leistungsmotivation, Anstrengungsbereitschaft und generell hohem Anspruchsniveau.
21. Die Entwicklung von Sporttalenten verläuft unter der Zielsetzung individuell möglicher Leistungsperspektiven im Spannungsfeld von langfristig-kontinuierlicher Vorbereitung durch planvolle Trainingssystematik einerseits und Spontaneität, Zufälligkeit und Unberechenbarkeit andererseits."

Sportart	Zone I		Zone II		Zone III	
	Erste Erfolge		Optimale Leistungen		Stabilisierung der Höchstleistungen	
Leichtathletik	Männer	Frauen	Männer	Frauen	Männer	Frauen
100 m	19–21	17–19	22–24	20–22	25–26	23–25
200 m	19–21	17–19	22–24	20–22	25–26	23–25
400 m	22–23	20–21	24–26	22–24	27–28	25–26
800 m	23–24	20–21	25–26	22–25	27–28	26–27
1 500 m	23–24		25–27		28–29	
5 000 m	24–25		26–28		29–30	
10 000 m	24–25		26–28		29–30	
Marathon	25–26		27–30		31–35	
110 m Hürden	22–23	18–20	24–26	21–24	27–28	25–27
400 m Hürden	22–23		24–26		27–28	
3 000 m Hindernis	24–25		26–28		29–30	
20 km Gehen	25–26		27–29		30–32	
50 km Gehen	26–27		28–30		31–35	
Hochsprung	20–21	17–18	22–24	19–22	25–26	23–24
Stabhochsprung	23–24		25–28		29–30	
Weitsprung	21–22	17–19	23–25	20–22	26–27	23–24
Dreisprung	22–23		24–27		28–29	
Kugelstoßen	22–23	18–20	24–25	21–23	26–27	24–25
Diskuswerfen	23–24	18–21	25–26	22–24	27–28	25–26
Speerwerfen	24–25	20–22	26–27	23–24	28–29	25–26
Hammerwerfen	24–25		26–30		31–32	
Zehnkampf	23–24		25–26		27–28	
Fünfkampf		21–22		23–25		26–28

Tab. 13 Die Alterszonen in verschiedenen leichtathletischen Sportarten und -disziplinen (*Lempart* in *Adolph* 1979, 17)

Die Bedeutung der Talentsuche bzw. Eignungsbestimmung

Die rechtzeitige und richtige Auswahl von Sporttalenten ist notwendig, da absolute sportliche Höchstleistungen nur noch durch eine langfristige und systematische Vorbereitung zu erreichen sind, die je nach Sportart sechs bis zehn Jahre umfaßt (vgl. DSB 1973, 7). Dies bedeutet, daß dem jeweiligen Höchstleistungsalter (Tab. 13) in den verschiedenen Sportdisziplinen ein entsprechender Trainingszeitraum vorgeschaltet werden muß, um zum richtigen Zeitpunkt die optimale Leistungsfähigkeit zu erreichen.

Faktoren der Talentsuche bzw. Eignungsbestimmung

Bei der Talentsuche müssen verschiedene Voraussetzungen bzw. leistungsbestimmende Fak-

torengruppen herangezogen werden, die Einfluß auf das sportliche Talent haben (vgl. *Hahn* 1982, 85):
– *Anthropometrische Voraussetzungen* wie Körpergröße, Körpergewicht, Körperzusammensetzung, Körperproportionen, Lage des Körperschwerpunktes;
– *Physische Merkmale* wie aerobe und anaerobe Ausdauer, statische und dynamische Kraft, Reaktions- und Aktionsschnelligkeit, Beweglichkeit u. a.;
– *Techno-motorische Voraussetzungen* bezüglich Gleichgewichtsfähigkeit, Raum-, Distanz- und Tempogefühl, Ball-, Wasser-, Schneegefühl, Ausdrucksfähigkeit, Musikalität und rhythmische Fähigkeiten;
– *Lernfähigkeit* wie Auffassungsgabe, Beobachtungs- und Analysevermögen;
– *Leistungsbereitschaft* wie Anstrengungsbereitschaft, Beharrlichkeit, Trainingsfleiß, Frustrationstoleranz;
– *Kognitive Fähigkeiten* wie Konzentration, motorische Intelligenz (z. B. Spielintelligenz), Kreativität, taktisches Vermögen;
– *Affektive Faktoren* wie psychische Stabilität, Wettkampfbereitschaft, Wettkampfhärte, Streßbewältigungsvermögen;
– *Soziale Faktoren* wie Rollenübernahme, Mannschaftsdienlichkeit etc.

Das Problem der prognostischen Aussagen über ein „Talent" liegt in der Merkmalsstabilität begründet. Die Frage nach der Stabilität menschlicher Merkmale im Verlauf der Entwicklung des Kindes und Jugendlichen steht deshalb im Vordergrund einer wissenschaftlich ausgerichteten Talentsuche (vgl. *Zaciorskij* et al. 1974, 240).

Darin liegt jedoch das bis heute ungelöste Problem. Wie *Hommel/Schwanbeck/Steinbach* (1977, 1831) bereits 1977 feststellen – und an dieser Einschätzung hat sich bis heute kaum etwas Wesentliches geändert – kann die Sportwissenschaft kaum Kriterien anbieten, „die eine Zusammenstellung von Testübungen unter dem Aspekt der positiven Leistungsentwicklung ermöglichen".

Der Prozeß der Auswahl und Ausbildung von Sporttalenten

Wie Abb. 57 verdeutlicht, ergeben sich je nach Ausgangsniveau und Trainingsetappe unterschiedliche Auswahlschwerpunkte.

Zur Auswahl von Kindern bzw. Jugendlichen aus dem Kreis der Nichttrainierenden

Ausgehend vom Hochleistungsalter in den einzelnen Sportarten (vgl. *Harre* 1979, 24; s. S. 123) ergeben sich unterschiedliche Altersbereiche zur Aufnahme des Trainings. Unabhängig davon konzentriert sich die erste Auswahlaktion in der Regel auf den Bereich der Nichttrainierenden. Aus diesem Grunde erfolgt die erste Selektion bereits im Verlauf des Schulsportunterrichts bzw. der außerschulischen Sportbetätigung. Für ein regelmäßiges Training sollten dabei vor allem solche Jungen und Mädchen gewonnen werden, die sich durch ein *überdurchschnittliches Niveau in den Leistungsvoraussetzungen bzw. Leistungen* auszeichnen, die für die jeweilige Sportart bzw. Sportartengruppe besonders bedeutsam sind (Anforderungsprofil der Sportart) oder durch eine *überdurchschnittliche Aktivität* im Sportunterricht und im außerunterrichtlichen Sport (Interessen und Bedürfnisse) auffallen (vgl. *Hofmann/Schneider* 1985, 45).

Bei der Auswahl von Kindern bzw. Jugendlichen aus dem Bereich der Nichttrainierenden können in der Regel keine sportartspezifischen Leistungen zur Beurteilung herangezogen werden, sondern nur Leistungen, die überwiegend den allgemeinen sportlichen Leistungsstand des Schülers und gleichzeitig bestimmte sportartspezifische Leistungsvoraussetzungen widerspiegeln. Die Sichtung und Auswahl erfolgt mittels mehrerer Überprüfungen, die als Einheit zu betrachten sind und zum Ziel haben, einen effektiven Sichtungsprozeß und eine begründete Auswahlentscheidung abzusichern (vgl. *Hofmann/Schneider* 1985, 47).

Auswahl und Ausbildung von Sporttalenten

```
                    Leistungssportbereich
                                                    Sportliche
                                                    Ausbildung
                                                    nach Jahren
                                                    10 bis 12
                                        Hochleistungs-
                                           bereich

  Freizeit- und      Auswahlschwerpunkte:
  Erholungssport-    – Wettkampfleistung
  gruppen            – Spezielle Leistungs-
                       fähigkeit                    5 bis 6

                                        Nachwuchs-
                                          bereich
  Betriebssport-
  gemeinschaften     Auswahlschwerpunkte:                      3
                     – Sportartgerichtete
                       Leistungsfähigkeit
                       (Tests, Wettkampf-
                       leistung)
                                        Anfängerbereich
  Schulsport-
  gemeinschaften     Auswahlschwerpunkte:
                     – Allgemeine sportliche
                       Leistungsfähigkeit
                     – Interessen

         Bereich der nichttrainierenden Kinder und Jugendlichen
```

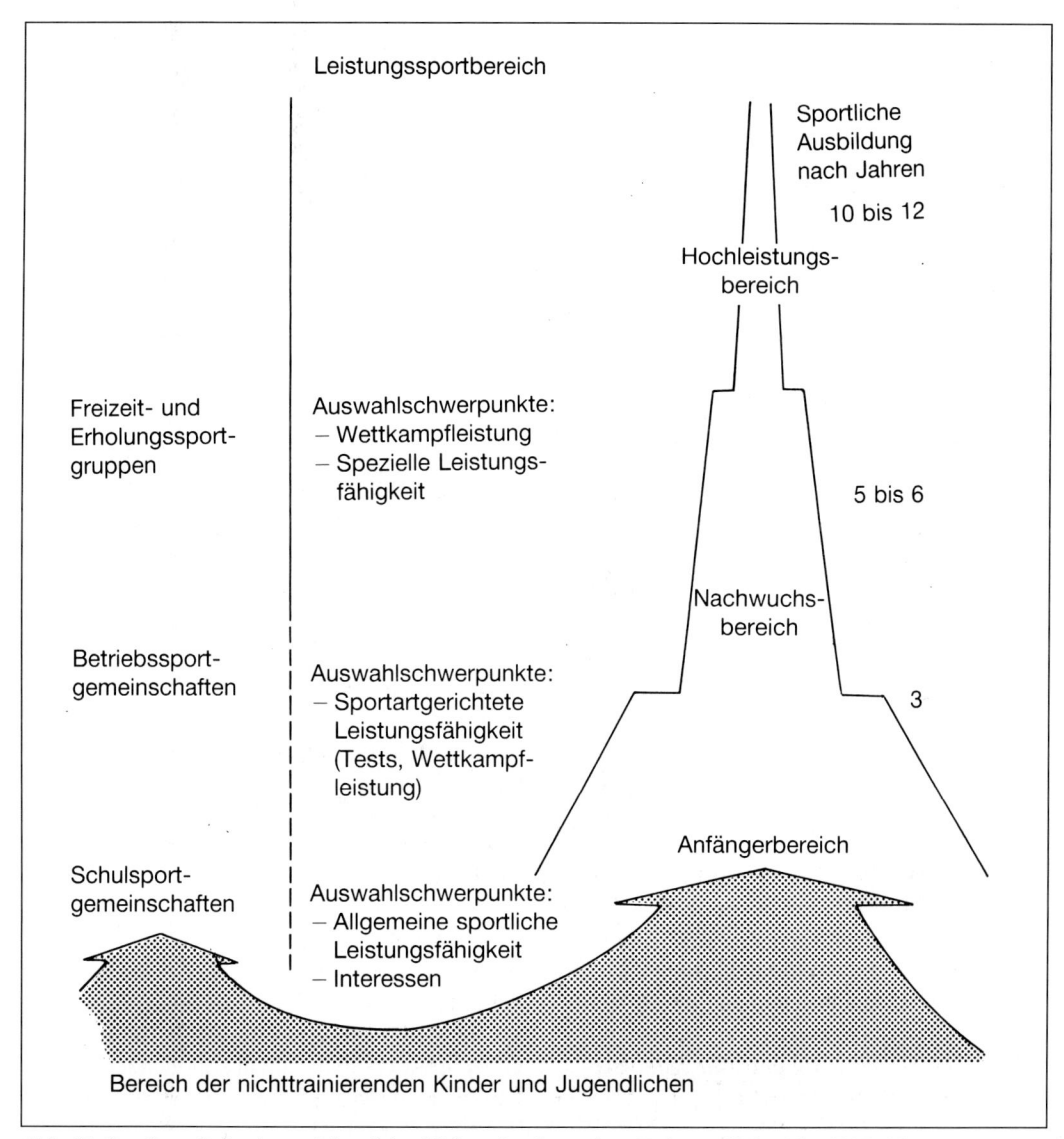

Abb. 57 Der Prozeß der Auswahl und Ausbildung im Sport (aus *Hofmann/Schneider* 1985, 46)

Der erstmaligen Überprüfung zur Eignung des Kindes schließen sich weitere Überprüfungen an, die zu Beginn der Trainingsaufnahme und im weiteren Verlauf des Trainingsprozesses durchgeführt werden.

Ein *effektiver Sichtungsprozeß* beinhaltet dabei, daß innerhalb eines ökonomisch vertretbaren Aufwandes möglichst viele Kinder bzw. Jugendliche in den Sichtungsprozeß einbezogen werden. *Begründete Auswahlentscheidung* bedeutet, mit immer sportartspezifischeren und damit aufwendigeren Mitteln und Methoden eine Eignungsbeurteilung und Selektion von

der Erstüberprüfung bis zur regelmäßigen Trainingsaufnahme vorzunehmen.
Eine Übersicht über die Inhalte der Vorauswahl, der Zwischenauswahl und der Endauswahl am Beispiel der Sportarten Geräteturnen, Leichtathletik, Schwimmen, der Sportspiele und der Zweikampfsportarten gibt Tab. 14. Dabei ist zu beachten, daß es im Anfängertraining um die Ausbildung und Überprüfung vielseitiger grundlegender Voraussetzungen für den langfristigen Leistungsaufbau in einer Sportart geht. Dies bedeutet, daß das allgemeine Anforderungsprofil der Sportart sowohl die Grundlage für die Eignungsbeurteilung als auch für die sportliche Ausbildung bildet.

Zur Auswahl nach einem sportartorientierten vielseitigen Training

In dieser Etappe laufen schulische Ausbildung und sportliches Training parallel. Interessenskollisionen sind bisweilen nicht vermeidbar, selbst wenn ein Teil der leistungssportlich geförderten Schüler in den sogenannten Sportinternaten untergebracht werden kann.

> Die Eignungsbeurteilung muß zum jetzigen Zeitpunkt darauf ausgerichtet sein, den Entwicklungsprozeß der jungen Sportler in den *leistungsbestimmenden Merkmalen*, auf deren Ausbildung sich das Training konzentriert, zu analysieren und daraus Folgerungen für den Eignungsgrad zu ziehen.

Die Fortsetzung der leistungssportlichen Laufbahn setzt ausreichende schulische Leistungen und entsprechende Persönlichkeitseigenschaften voraus.

Zur Auswahl für das Hochleistungstraining

> Zunehmend dominierendes Auswahlkriterium dieser Etappe wird die *Wettkampfleistung*, da sie die Leistungsfähigkeit der Gesamtpersönlichkeit wiedergibt und das individuelle Ergebnis im Rahmen eines speziellen Anforderungsprofils dokumentiert (vgl. *Hofmann/Schneider* 1985, 46).

Im Hochleistungsbereich selbst stellt die Wettkampfleistung zu jedem Zeitpunkt der leistungssportlichen Ausbildung die entscheidende Orientierungsgröße dar.

Grundsätze zur Talentsuche bzw. Eignungsbestimmung

> Die zu einem konkreten Zeitpunkt vorhandene Eignung eines Menschen ist nicht von Geburt an vorgegeben. Die Eignung entwickelt sich auf der Grundlage anlagebedingter anatomisch-physiologischer Voraussetzungen im Prozeß der Tätigkeit und kann erst durch die Tätigkeit erkannt werden (*Hofmann/Schneider* 1985, 49).

Eignungsurteile sind somit nichts Starres, Unveränderliches. Zu Beginn eines leistungssportlichen Trainings kann daher die Eignung eines Sportlers nicht mit ausreichender Sicherheit bis zum Hochleistungsalter bestimmt werden.

> Eignungsbeurteilungen beziehen sich auf spezifische Tätigkeiten und sind an die Einschätzung einer Vielzahl von Fähigkeiten, Fertigkeiten, Kenntnissen, Motiven und Interessen gebunden (*Hofmann/Schneider* 1985, 49).

Eignungsurteile beinhalten demnach eine zusammenfassende Wertung vieler Einzelurteile.

Vorauswahl	Zwischenauswahl	Endauswahl
Allgemeine Charakteristik Befragung, Beobachtung oder Auswertung von allgemeinen Daten der Kinder: – Allgemeiner Gesundheitszustand – Schulische Leistungen – Soziale Bedingungen und Interessen – Allgemeine körperbauliche Anforderungen der Sportart – Allgemeine motorische Leistungsfähigkeit (Leistungen des Schulsportunterrichts)	Einmalige sportliche Überprüfung: – Präzisierte körperbauliche Anforderungen der Sportart – Allgemeine sportartgerichtete motorische Leistungsfähigkeit (motorische Tests mit Vielseitigkeitsanforderungen)	Mehrmaliges Üben über einen kurzen Zeitraum (Probetraining) Leistungen und Verhaltensweisen in einem kurzzeitigen Übungsabschnitt: – Allgemeine und spezielle sportartgerichtete Leistungsfähigkeit – Beurteilung der Gesamtpersönlichkeit
Geräteturnen – Klein und relativ wenig Gewicht, schlank; Schulter breiter als Hüfte; keine starken O-X-Beine – Beurteilung der allgemeinen Bewegungskoordination und der Kraft	– Beurteilung des ästhetischen Gesamteindruckes – Bewegungskoordination (Leistungen in Hindernisläufen) – Kraftvoraussetzungen, z. B. Arm-, Rumpf-, Beinkraft (einfache Kraftübungen) – Gesamtmotorik (Leistungsverhalten in kleinen Spielen und Staffelwettkämpfen)	Kurzzeitige Programme zur Beurteilung: – Des motorischen Lernverhaltens (Bewegungskoordination) – Der Kraft und Bewegungsschnelligkeit – Der Beweglichkeit Beurteilung von Auffälligkeiten, z. B.: – Einstellung zum Üben – Konzentrationsfähigkeit – Geistige Regsamkeit
Leichtathletik – Gute Gesamtproportionen; überwiegend mittelgroß bis groß – Beurteilung der Laufschnelligkeit, Sprungkraft, Ausdauer und Armkraft durch die im Schulsportunterricht erhobenen leichtathletischen Leistungen (wie 60- und 800-m-Lauf, Weitsprung, Dreierhop, Ballwurf, Kugelwerfen)	– Beachtung einer ausreichenden Körperhöhe bei Sportlern, die für die Sprung-, Wurf/Stoß- bzw. Mehrkampfdisziplin vorausgewählt werden (im Anfängertraining erfolgt aber keine Einteilung der Sportler nach Disziplingruppen) – Laufschnelligkeit (60-m-Lauf) – Kraft (Kugelwerfen) – Bewegungskoordination/Schnellkraft (Schlagballwerfen) – Sprungkraft/Schnellkraft (Dreierhop) – Ausdauer (800-m-Lauf)	Vertiefte Prüfung individueller Voraussetzungen der vorausgewählten Kinder für die Vielfalt der leichtathletischen Disziplinen durch die Anwendung – Allgemeiner und spezieller Mittel und Methoden des leichtathletischen Trainings Beurteilung von Auffälligkeiten, z. B.: – Einstellung zum Üben – Belastungsverträglichkeit

Tab. 14 Fortsetzung nächste Seite

Vorauswahl	Zwischenauswahl	Endauswahl
Schwimmen		
– Große Kinder, relativ schlank, lange Extremitäten; breite Schultern, schmales Becken – Beurteilung des allgemeinen Kraft- und Ausdauervermögens	Einschätzung des Körperbautyps anhand von Merkmalen wie: – Große Körperhöhe – Broca-Index (Gewicht = Körperhöhe minus 100) – Breite Schultern, schmales Becken – Lange Arme und Beine, große Hände und Füße – Wenig Unterhautfettgewebe	Erlernen des Schwimmens als Hauptaufgabe Beurteilung: – Der Kraft- und Ausdauerfähigkeit – Der Beweglichkeit – Des motorischen Lernverhaltens – Der Gleit- und Schwimmlage im Wasser Beurteilung von Auffälligkeiten, z. B.: – Anstrengungsbereitschaft – Belastbarkeit – Einstellung zum Üben
Sportspiele		
– Große bis sehr große Kinder (Handball/Volleyball), Fußball keine Begrenzung – Beurteilung der allgemeinen Kraft, Schnelligkeit und Spielfähigkeit	– Beachtung einer ausreichenden Körperhöhe, auch in Relation zum Gewicht (z. B. Volleyball) – Laufschnelligkeit (30- bis 60-m-Lauf) – Schnellkraft (Schlagballwerfen) – Sprungkraft (Dreierhop) – Bewegungskoordination (Spielhandlungen)	Beurteilung der Spielfähigkeit in mehreren Spielen (Situation) Beurteilung von Auffälligkeiten, z. B.: – Einsatzbereitschaft – Lernfortschritt
Zweikampfsportarten		
– Beachtung der Gewichtsklassenzuordnung auf der Grundlage der Körperhöhen- und Körpermassenausprägungen (Absicherung aller Gewichtsklassen bzw. im Fechten Auswahl ab mittlerer Körperhöhe) – Beurteilung der allgemeinen Kraft	– Beachtung der körperbaulichen Voraussetzungen für die Gewichtsklassenzuordnung – Schnellkraft/Rumpfkraft – Beweglichkeit – Bewegungskoordination	Beurteilung des Leistungsverhaltens und des Lernfortschritts in zweikampftypischen Handlungen Beurteilung von Auffälligkeiten, z. B.: – Risikobereitschaft – Einsatzbereitschaft

Tab. 14 Kennzeichnung wesentlicher Inhalte des Auswahlprozesses zur Trainingsaufnahme am Beispiel von Sportarten bzw. Sportartengrupppen (aus *Hofmann/Schneider* 1985, 48)

Grundsätze zur Talentsuche

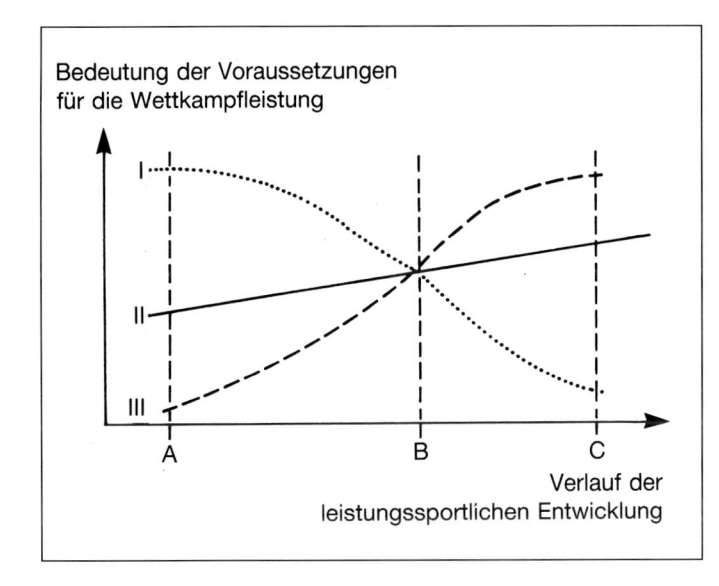

Abb. 58 Strukturelle Veränderungen der Leistungsfähigkeit im langfristigen Leistungsaufbau; I, II, III = Voraussetzungen für die sportliche Leistung (z. B. Kondition, Technik, Taktik); A, B, C = Zeitpunkte der Eignungsbeurteilung und Auswahlentscheidung (aus *Hofmann/Schneider* 1985, 50).

Die unterschiedliche Wertigkeit dieser Einzelurteile macht die Gesamtbeurteilung daher oftmals schwierig.

Zu Beginn der sportlichen Tätigkeit wird die Eignung noch von vielen Merkmalen bestimmt. Die Möglichkeit der Kompensation ist sehr hoch, d. h., gleichen Leistungen liegen z. T. unterschiedliche Merkmalskombinationen zugrunde. Mit fortschreitender Spezialisierung werden die Eignungsanforderungen spezifischer; sie sind auf die wesentlichsten sportartspezifischen Parameter der Leistung ausgerichtet.

> Die Kriterien der Eignung müssen von der Struktur der später zu erzielenden Höchstleistung abgeleitet werden (*Hofmann/Schneider* 1985, 49).

Kenntnisse über die Struktur sportlicher Leistungen und ihrer Entwicklung sind für die Erstellung von Eignungskriterien vonnöten, da Unterschiede zwischen der Leistungsstruktur im Nachwuchs- und Hochleistungsbereich bestehen. Abb. 58 zeigt die Bedeutung unterschiedlicher Voraussetzungen für das Zustandekommen von Leistungen im langfristigen Leistungsaufbau.

Sie läßt erkennen, daß die Eignungsbeurteilung zu verschiedenen Zeitpunkten zu einer unterschiedlichen Ein- bzw. Fehleinschätzung der einzelnen Leistungsvoraussetzungen führen kann. Nur aus der Kenntnis der Struktur der Höchstleistung lassen sich geeignete Anforderungsprofile und damit Zwischen- und Endziele ableiten. Dies hat zur Folge, daß zu jedem Zeitpunkt der Eignungsbeurteilung – auch beim Anfänger – Elemente der Eignung, die im Hochleistungsalter leistungsdeterminierend sind, mit in die Beurteilung einbezogen werden müssen (Tab. 15).

> Die Eignungsbeurteilung im Nachwuchsbereich schließt prognostische Aussagen über den wahrscheinlich zu erwartenden Erfolg im jeweiligen Trainingsbereich ein (vgl. *Hofmann/Schneider* 1985, 50).

Um eine derartige Prognostik erfolgreich zu betreiben, müssen sowohl der zum Zeitpunkt

Hochleistungsbereich	Nachwuchsbereich
Körperbautyp	– Meßdaten (wie Körperhöhe und -masse, Schulter- und Beckenbreite)
	– Indizes (wie Verhältnis zwischen Körperhöhe und -masse, Schulter- und Beckenbreite)
Ästhetischer Ausdruck (z. B. Geräteturnen)	– Gesamtausdruck von Haltung und Figur
Technische Höchstschwierigkeiten	– Motorische Lernfähigkeit
	– Motorisches Lernverhalten
	– Koordinative Fähigkeiten
	– Grundlegende technische Übungsanforderungen einfacher und schwieriger Art
Spezialtechniken Spezialdisziplin	– Grundlegende Voraussetzungen in Form von koordinativen und konditionellen Fähigkeiten und Leistungen
Sprungkraft	– Einfachste Formen (wie Schlußweitsprung, Dreierhop aus dem Stand)
	– Sprünge in der geforderten technischen Ausführung (Wettkampfausführung)
Taktik	– Geistige Regsamkeit
	– Wissen und Kenntnisse (Theorie der Sportart)
	– Situationsgerechtes Leistungsverhalten in vergleichbaren, aber relativ einfachen Situationen
Steigerungsfähigkeit Wettkampfaktivität	– Einstellung zum sportlichen Training
	– Leistungswille und Beharrlichkeit (psychische Eigenschaften grundlegender und sportartspezifischer Art)
	– Wettkampfverhalten

Tab. 15 Beispiele der Ableitung von Anforderungsprofilen für den Nachwuchsbereich aus den Anforderungen im Hochleistungsbereich (nach *Hofmann/Schneider* 1985, 50)

der Eignungsbestimmung vorhandene Entwicklungsstand (Leistungsstand) als auch die weiteren Entwicklungsmöglichkeiten des Sportlers berücksichtigt werden. Das kalendarische Alter, das biologische Alter (s. S. 104 u.), das Trainingsalter (s. S. 131) und der bisherige Trainingsumfang stellen hierbei wichtige Faktoren zu einer richtigen Beurteilung von Leistungen und ihrer Weiterentwicklungspotenz dar.

Die Eignung eines Sportlers kann in jeder Etappe des langfristigen Trainingsprozesses nur für die jeweils kommende Etappe mit ausreichender Sicherheit bestimmt werden, weil jede Trainingsetappe die Voraussetzungen für die nachfolgende schafft (vgl. *Hofmann/Schneider* 1985, 51).

Eignungsbestimmung und Auswahl sind ein durchgängiger Prozeß, der mit der Entwicklung der Sportler im und durch das Training und den Wettkampf eng verknüpft ist. Mit zunehmender Entwicklung ist dieser Prozeß immer mehr auf die Diagnose der für die jeweiligen Höchstleistungen erforderlichen spezifischen Anforderungen der Sportart auszurichten.

Das Training ist auch auf die Erkennung der Eignung auszurichten, was u. a. heißt, daß die Vielseitigkeit als bestimmendes Prinzip der Ausbildung im Nachwuchsbereich gleichzeitig Prinzip der Kontrollen und der Eignungsbestimmung sein muß (vgl. *Hofmann/Schneider* 1985, 51).

Eignungsaussagen sind Wahrscheinlichkeitsaussagen, deren Zuverlässigkeit mit fortschreitendem Ausbildungsprozeß und theoretisch-praktischem Erkenntnisgewinn zunimmt.

Eignungsaussagen müssen nach *Hofmann/ Schneider* (1985, 51) unter dem Wahrscheinlichkeitsaspekt gesehen werden, weil einerseits stets Faktoren (individuelle und soziale Verhältnisse) eine Rolle spielen, die nicht voll erfaßbar sind und oftmals nur über einen bestimmten Zeitraum wirken, und andererseits zur Bestätigung der Eignungsaussage erst die komplexen Entwicklungsreize des nachfolgenden Trainings wirken müssen.

Probleme der Talentsuche und Talentförderung

Das Erstellen eines sportartspezifischen Merkmalskataloges ist die Grundvoraussetzung für die Talentbestimmung. Er existiert für die wenigsten Sportarten.

Aber selbst die Existenz eines perfekten Merkmalskataloges löst nicht automatisch das Problem der objektiven Erfassung dieser Merkmale bzw. Merkmalskomplexe.

Die Merkmale konstitutioneller und sozialer Art lassen sich relativ einfach mit Messungen und Fragebögen erfassen, obwohl sich natürlich gute Schulleistungen oder andere Faktoren aus dem sozialen Bereich rasch ändern können (vgl. *Adolph* 1979, 11). Als wesentlich schwieriger erweist sich die Erfassung der physischen und psychischen Merkmale. Hoher apparativer Aufwand und z. T. umfangreiche und zeitaufwendige Tests bzw. Testbatterien und der damit verbundene Kostenaufwand erschweren bzw. machen die routinemäßige Durchführung entsprechender Auswahlverfahren unmöglich.

Selbst die objektive Erfassung leistungsbestimmender Faktoren mit Hilfe von sportmotorischen Tests ist noch keine Garantie für eine richtige Prognose: Da Tests weniger über potentielle Entwicklungsmöglichkeiten aussagen als vielmehr über den gegenwärtigen Ist-Zustand des Nachwuchssportlers, besteht die Gefahr, daß derartige Tests bei Kindern und Jugendlichen unweigerlich zur Aussiebung der Akzelerierten (s. S. 104 u. S. 106) führen, während die retardierten Kinder auf der Strecke bleiben (vgl. *Gimbel* 1976, 165).

Wie Abb. 59 deutlich macht, sind Sportler mit unterschiedlicher biologischer Entwicklung zu verschiedenen Zeitpunkten besonders leistungsfähig.

Abb. 59 zeigt, daß zum Auswahlzeitpunkt A die Frühentwickler (= Akzelerierte) aufgrund ihrer biologisch fortgeschrittenen Entwicklung höhere Leistungen vorweisen als Normal- und insbesondere Spätenwickler (= Retardierte). Der momentane Leistungsrückstand von Normal- und Spätentwicklern wird jedoch im weiteren Entwicklungsverlauf wieder ausgeglichen. Besondere Beachtung verdient auch die Tatsache, daß bei Laufausdauerleistungen und bei relativen Kraftleistungen (wie z. B. im Geräteturnen) die biologischen Spätentwickler teilweise bessere Ergebnisse als biologische Normal- und Frühentwickler erzielen (vgl. *Hofmann/Schneider* 1985, 51).

Auch eine mangelhafte Bestimmung des Trainingsalters kann zu einer Fehleinschätzung der Eignung führen.

Wie Abb. 60 erkennen läßt, ist der Zusammenhang zwischen Trainingsalter und sportlicher

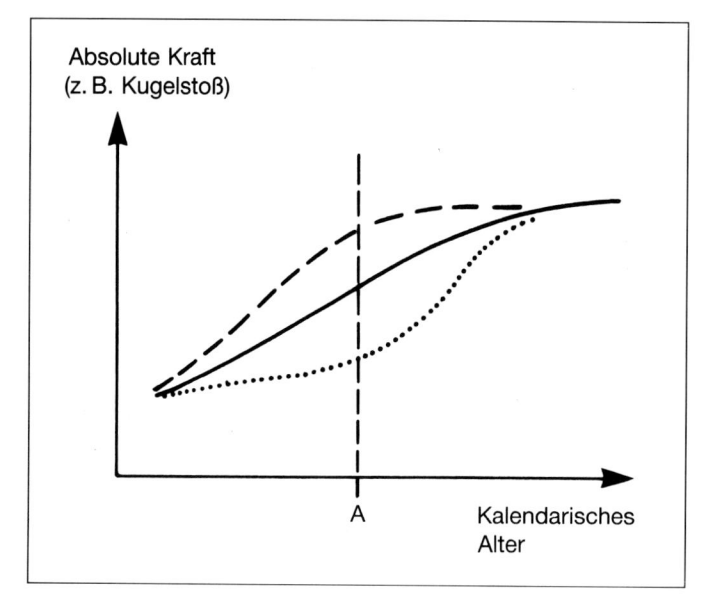

Abb. 59 Abhängigkeit der Leistungsfähigkeit vom biologischen Alter;
— biologische Normalentwickler;
– – – – biologische Frühentwickler;
⋯⋯⋯ biologische Spätentwickler;
A = Zeitpunkt einer Eignungsbeurteilung (aus *Hofmann/Schneider* 1985, 51)

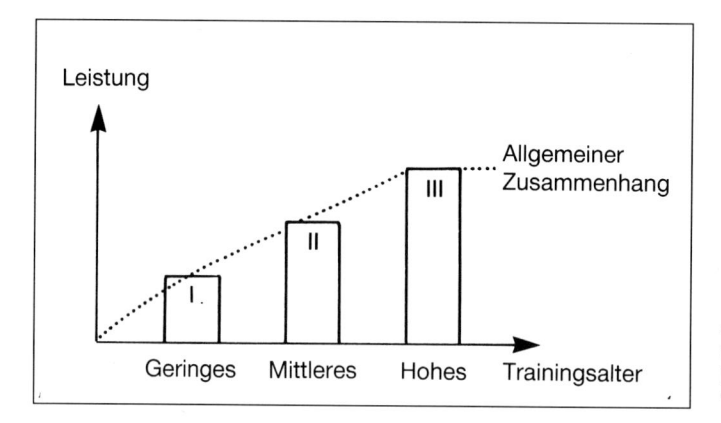

Abb. 60 Abhängigkeit der Leistungsfähigkeit vom Trainingsalter; I, II, III = Sportler unterschiedlichen Trainingsalters

Leistungsfähigkeit vor allem zu Beginn der leistungssportlichen Entwicklung sehr ausgeprägt.

Je mehr sich im weiteren Trainingsprozeß die Trainingsbedingungen angleichen – wie z. B. durch vergleichbare Trainingsumfänge und -häufigkeiten –, um so weniger wirken sich frühere Entwicklungsbedingungen aus.

Die Talentsuche bzw. Eignungsbestimmung wird schließlich noch dadurch problematisiert, daß Eignungsaussagen nur einen relativen, zeitbegrenzten Wahrheitsgehalt besitzen.

> Langfristige Aussagen werden um so unsicherer, je komplexer der Tätigkeitsbereich ist und je tiefgreifender spätere Änderungen in diesem Tätigkeitskomplex sind. Ihr Wahrheitsgehalt ist deshalb zeitbegrenzt, weil in jeder Trainingsetappe erst die Voraussetzungen für die nachfolgende geschaffen werden müssen und im Ausbildungsverlauf Änderungen in den Anforderungen auftreten (*Hofmann/Schneider* 1985, 49).

Ein Problem eigener Art stellt für die *Talentförderung* das Konzept des Höchstleistungsalters dar: Um zum richtigen Zeitpunkt die optimale sportliche Leistungsfähigkeit zu erreichen, macht es die Vorverlegung des Beginns eines Leistungstrainings auf immer jüngere Altersstufen erforderlich und tangiert damit das Problem einer frühen Spezialisierung.
Die *Frühspezialisierung* (vgl. Weineck 1986, 331) betrifft vor allem Sportarten, die schon sehr früh hohe und höchste Leistungen ermöglichen, wie z. B. im Geräteturnen, Eiskunstlauf und Schwimmen. In derartigen Sportarten besteht die Gefahr, daß der planmäßige Trainingsaufbau mit seiner Einengung auf eine Sportart und seinem frühen Beginn – er liegt z. T. bereits im Vorschul- bzw. frühen Schulkindalter – nicht ausreichend die Aspekte eines alters- und entwicklungsgemäßen Trainings berücksichtigt bzw. die psychophysische Belastbarkeit des Kindes überschätzt.

Aus sportbiologischer und trainingsmethodischer Sicht liegen die Gefahren einer *Frühspezialisierung* insbesondere in folgenden Punkten:
– Die oftmals einseitigen Belastungen und Trainingsinhalte mißachten die Notwendigkeit einer vielseitigen, polysportiven Grundausbildung als Basis für die umfangreichen und intensiven Folgebelastungen.
– Einseitige und zu schnell erhöhte physische Belastungen können zu Überlastungen der jeweils betroffenen Systeme führen. Besonders gefährdet ist dabei der Stütz- und Halteapparat. Werden Knorpel, Knochen, Sehnen und Bänder unphysiologisch über ihre Belastbarkeit hinaus beansprucht, dann kann es früh zu Verschleißerscheinungen in diesem Bereich kommen. Vor allem einseitige muskuläre Beanspruchungen können über sogenannte *arthromuskuläre Dysbalancen* in dieser Richtung wirksam sein: Durch die funktionsbedingte Überbeanspruchung bzw. Vernachlässigung spezieller Muskelgruppen kommt es zu einer Reduzierung der Gelenkamplitude mit einer punktuellen Überlastung entsprechender Gelenkabschnitte, was frühzeitigen arthrotischen Veränderungen Vorschub leisten und den weiteren Trainingsprozeß beeinträchtigen kann.
– Einseitige bzw. monotone und zu intensive Belastungen können rasch zu einer psychischen Übersättigung bzw. Überforderung führen. Insbesondere der akzentuierte Einsatz nicht altersgemäßer Trainingsinhalte – dies betrifft z. B. die Anwendung *anaerober laktazider Belastungen* in den leichtathletischen Laufdisziplinen (vor allem im Mittelstreckenlauf oder im langen Sprint) – kann mit der Grund erhöhter *drop-outs* (Aussteigen aus dem Leistungssport) sein.

Wie Tab. 16 erkennen läßt, sind es nicht die Kinder bzw. Jugendlichen mit dem frühesten sportartspezifischen Trainingsbeginn, die letztlich die höchsten Endleistungen erreichen.
Wird ein Jugendlicher in frühen Jahren zu Höchstleistungen in seinen Altersklassen gebracht, so ist es noch lange nicht sicher, daß er sich auch als Erwachsener weiterentwickelt und zur Spitze zählt (vgl. *Tschesnokow* 1974, 336).
Eine zu frühe Spezialisierung führt in den meisten Fällen (sowohl koordinativ-technisch als auch konditionell orientierte Sportarten sind davon betroffen) zu einer baldigen Leistungsstagnation, weil die für Höchstleistungen erforderliche breite Entwicklungsbasis – vielseitige körperliche Ausbildung, ausreichend entwickelter Bewegungsschatz – nicht gegeben ist.
Im Hochleistungssport ist demnach nicht eine zu frühe, sondern eine *rechtzeitige* Spezialisierung erforderlich, die die Grundprinzipien des Nachwuchstrainings berücksichtigt. Die Spezialisierung sollte so *spät wie notwendig* und auf der Basis eines entwicklungsgemäßen Leistungsaufbaus erfolgen, der die individuelle Entwicklung berücksichtigt, eine maßvolle Belastungssteigerung im Rahmen einer vielseitigen Grundausbildung beinhaltet und vor allem die optimale Entfaltung allgemeiner koordinativer Fähigkeiten bzw. den rechtzeitigen Erwerb sportmotorischer Spezialfertigkeiten garantiert.

Alter Jahre	54–57,5 Sekunden 170 Sportler		Unter 54 Sekunden 43 Sportler		Leistung von *M. Spitz*	
	Leistung	Verbesserung	Leistung	Verbesserung	Leistung	Verbesserung
10	1:11,6					
11	1:07,0	4,6				
12	1:04,3	2,7				
13	1:01,6	2,7				
14	59,6	2,7			1:05,5	
15	58,0	1,6	1:01,0		59,3	5,7
16	57,0	2,0	57,5	3,5	55,2	4,1
17	56,4	0,6	56,0	1,5	53,6	0,6
18	55,9	0,5	55,5	0,5	53,0	0,6
19	55,6	0,3	55,0	0,5	52,6	0,4
20	55,4	0,2	54,4	0,4	51,9	0,7
21	55,2	0,2	54,0	0,6	51,4	0,5
22	55,0	0,2	53,8	0,2	51,2	0,2
23	54,9	0,1				

Tab. 16 Die altersspezifische Dynamik in der Leistungsentwicklung von Männern über 100 m im Freistil (Mittelwerte) (nach *Tschiene* 1979, 160)

Teil II
Das Training der motorischen Hauptbeanspruchungsformen

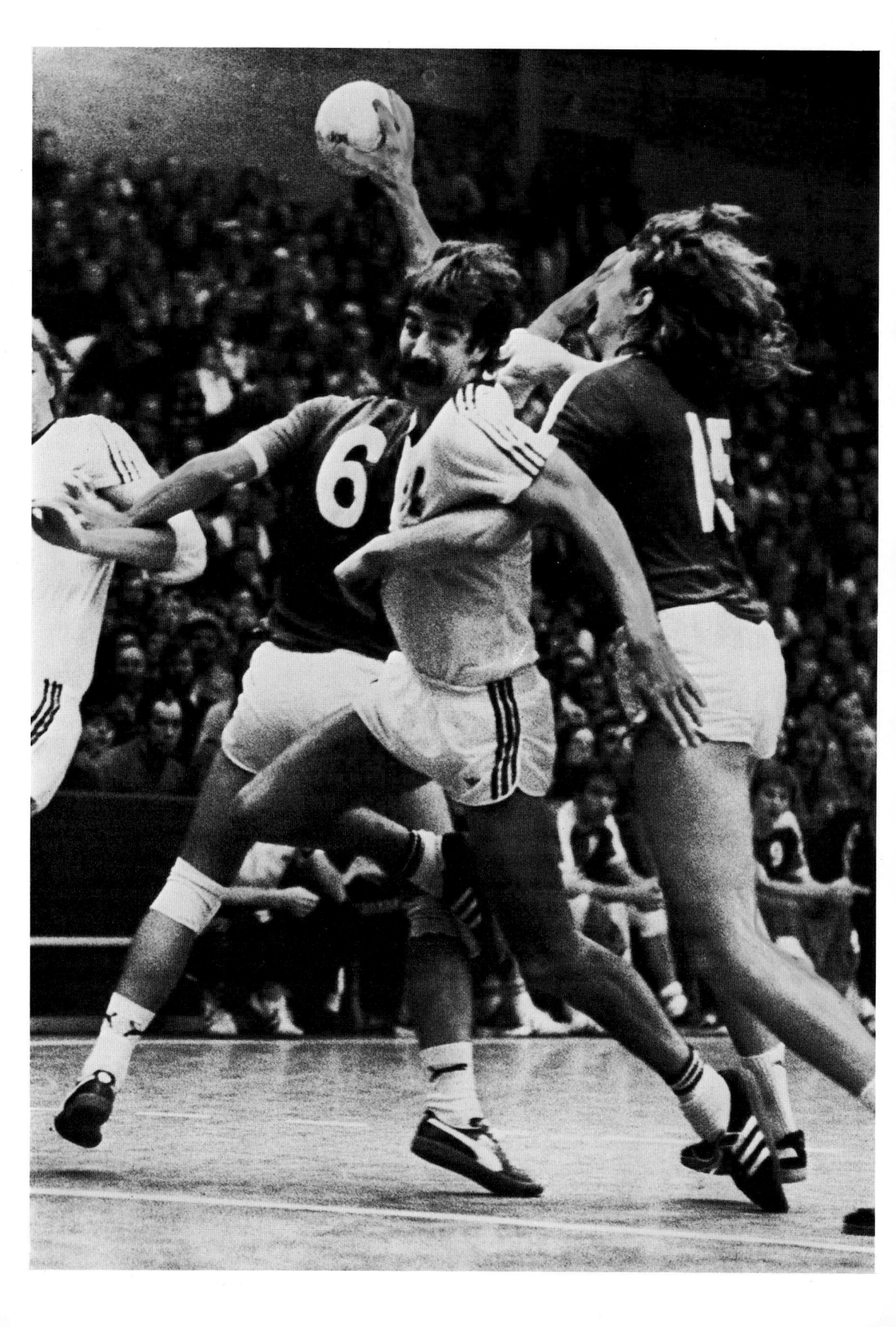

Motorische Hauptbeanspruchungsformen

Die motorischen Hauptbeanspruchungsformen Ausdauer, Kraft, Schnelligkeit, Beweglichkeit und koordinative Fähigkeiten stellen zentrale Leistungsvoraussetzungen für das Erlernen und Realisieren von körperlich-sportlichen Bewegungshandlungen dar.

Sie lassen sich in vereinfachter und schematisierter Form in konditionelle und koordinative Fähigkeiten unterteilen. Dabei beruhen die konditionellen Eigenschaften vor allem auf energetischen Prozessen, die koordinativen überwiegend auf zentralnervösen Steuer- und Regelungsprozessen.

Es muß jedoch von Anfang an darauf hingewiesen werden, daß eine derartige Einteilung nur aus Gründen der Vereinfachung erfolgt. Keine Fähigkeit besteht ausschließlich aus energetischen auf der einen bzw. zentralnervösen Steuer- und Regelungsprozessen auf der anderen Seite; es liegt bestenfalls ein Überwiegen vor.

Auch der Konditionsbegriff ist in seiner definitorischen Abgrenzung nicht ohne Probleme. In der Fachliteratur wird der Konditionsbegriff nach Betrachtungsweise verschieden definiert bzw. verstanden (vgl. *Martin* 1977, 34; *Letzelter* 1978, 121; *Brüggemann/Albrecht* 1982, 270; *Bisanz* 1983, 17; *Gerisch* 1983, 11; *Bauer/Ueberle* 1984, 49; *Dick* 1986, 36; *Binz/Wenzel* 1987, 4; *Schnabel* 1987, 154; *Bisanz/Gerisch* 1988, 46/73 und 1990, 9; *Stiehler/Konzag/Döbler* 1988, 108 und 311; *Bauer* 1990, 65; *Geese* 1990, 23; *Weineck* 1992, 15).

In einer *weiteren Begriffsfassung* wird Kondition als Sammelbegriff für alle psychischen, physischen, technisch-taktischen, kognitiven und sozialen Leistungsfaktoren im Sinne des lateinischen „conditio" (= Bedingung für etwas) verwendet (vgl. *Bauer* 1990, 65).

Ein weitgefaßtes Strukturmodell stellt Abb. 61 am Beispiel der Kondition des Fußballers dar.

Bei der in Abb. 61 gezeigten Leistungsstruktur besitzen die konditionellen Fähigkeiten in vielen Sportarten, vor allem aber in den großen Sportspielen, Voraussetzungscharakter. Sie stellen eine Vorbedingung für stabile technische, taktische und psychische Leistungen im Wettkampf dar (vgl. *Stiehler/Konzag/Döbler* 1988, 108).

In den „reinen Ausdauer- (z. B. leichtathletische Langstreckenläufe), Kraft- (z. B. Gewichtheben) oder Schnelligkeitssportarten (z. B. leichtathletischer Sprint) hingegen erhebt die jeweilige Fähigkeit den Ausschließlichkeitsanspruch.

In einer *engeren Begriffsbestimmung* – sie kommt meist in der Sportpraxis und im Training zur Anwendung – werden die konditionellen Eigenschaften, wie bereits erwähnt, auf die überwiegend „physischen" Faktoren Ausdauer, Kraft, Schnelligkeit und Beweglichkeit beschränkt. Abb. 62 gibt einen Überblick über die Komponenten der Kondition im eng gefaßten, „reduzierten" Konditionsverständnis.

In der Sportpraxis treten die konditionellen Eigenschaften in den seltensten Fällen als „Reinformen" auf, wie z. B. beim Gewichtheber als Vertreter der (Maximal-)Kraft oder beim Marathonläufer als Vertreter der (allgemeinen aeroben) Ausdauer. Wie die Abb. 62 und 63 verdeutlichen, liegen im allgemeinen *Mischformen* vor, die auf graduell unterschiedlichen anatomisch-physiologischen Voraussetzungen basieren.

Zusammenfassend läßt sich feststellen, daß die Trennung der motorischen Hauptbeanspruchungsformen in konditionelle und koordinative Komponenten der sportlichen Leistungsfähigkeit mehr oder weniger willkürlich erfolgt, aber aus praktischen und didaktischen Gründen durchaus sinnvoll ist. Desgleichen stellt sich die Übernahme eines „reduzierten" Konditionsbegriffes im Rahmen dieses Buches trotz der aufgezeigten Vereinfachungen als notwendig dar.

Aus Gründen der besseren Überschaubarkeit sollen in der Folge die verschiedenen motorischen Hauptbeanspruchungsformen mit ihren Subkategorien einzeln dargestellt werden. Wegen der vorliegenden Wechselbeziehungen lassen sich dabei gewisse Überschneidungen nicht vermeiden.

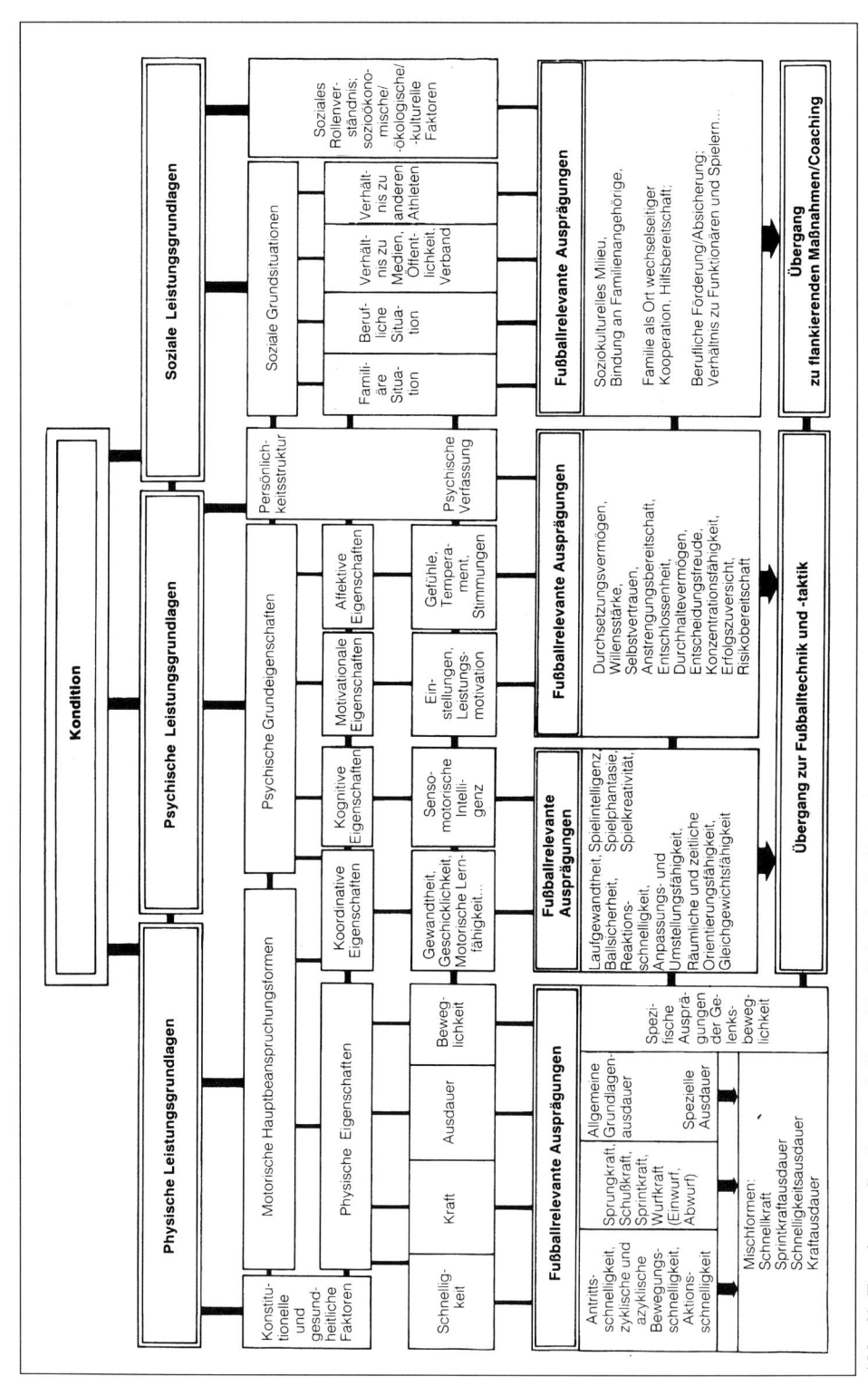

Abb. 61 Erweitertes Strukturmodell zur Kondition des Fußballspielers (*Weineck* nach *Gerisch* 1982, 31; *Dick* 1986, 37)

Motorische Hauptbeanspruchungsformen

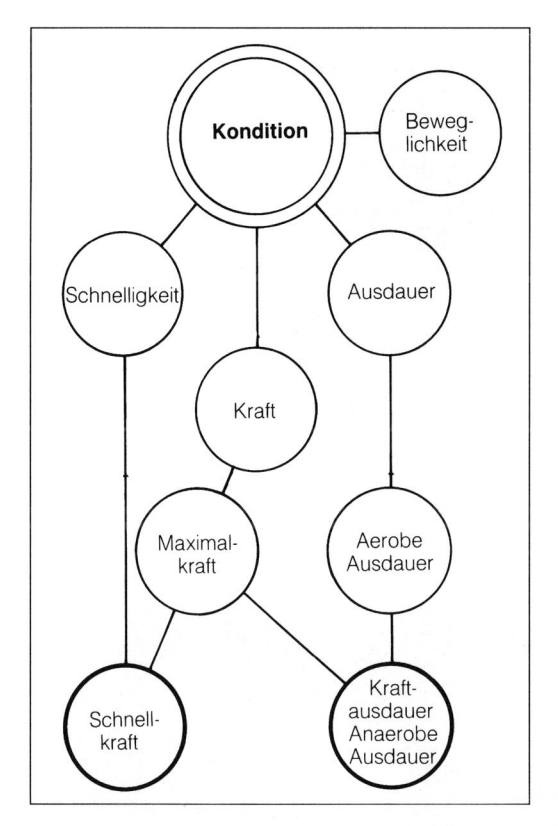

Abb. 62 Reduziertes Strukturmodell der Komponenten der Kondition des Sportlers (nach *Schmidtbleicher* et al. 1989, 7)

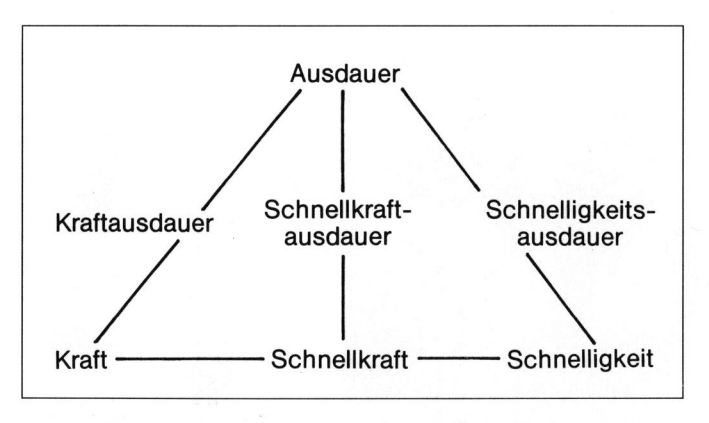

Abb. 63 Wechselbeziehungen der konditionellen physischen Leistungsfaktoren

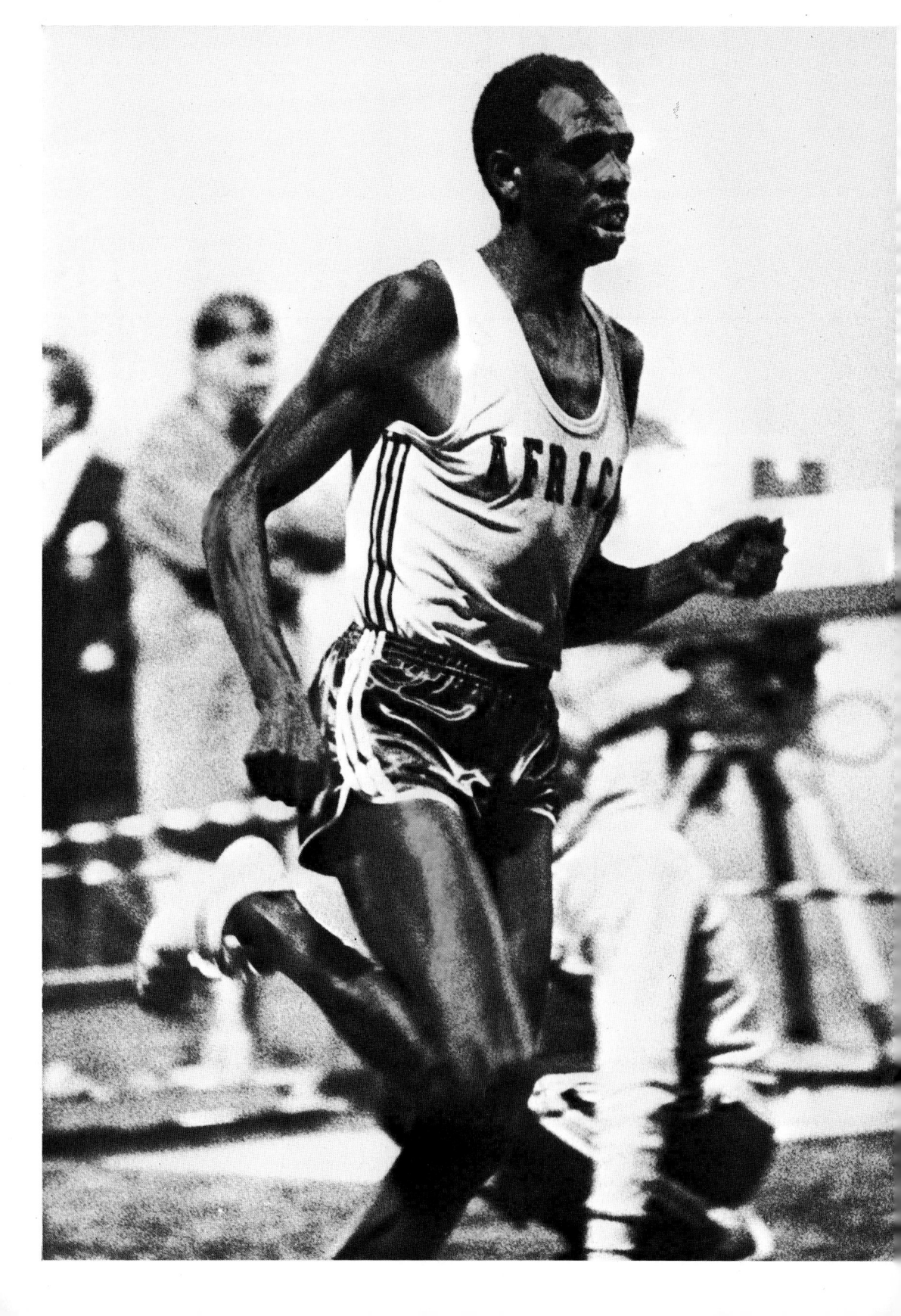

12 Ausdauertraining

Begriffsbestimmung

> Unter Ausdauer wird allgemein die psycho-physische Ermüdungswiderstandsfähigkeit des Sportlers verstanden.

Nach *Frey* (1977, 351) beinhaltet dabei die *psychische Ausdauer* die Fähigkeit des Sportlers, einem Reiz, der zum Abbruch einer Belastung auffordert, möglichst lange widerstehen zu können, die *physische Ausdauer* die Ermüdungswiderstandsfähigkeit des gesamten Organismus bzw. einzelner Teilsysteme.

Arten der Ausdauer

Die Ausdauer läßt sich in ihren Erscheinungsformen, je nach Betrachtungsweise, in verschiedene Arten unterteilen. Unter dem Aspekt des Anteils an beteiligter Muskulatur unterscheidet man *allgemeine* und *lokale* Ausdauer, unter dem Aspekt der Sportartspezifität *allgemeine* und *spezielle* Ausdauer, unter dem Aspekt der muskulären Energiebereitstellung die *aerobe* und *anaerobe* Ausdauer, unter dem Aspekt der Zeitdauer die *Kurz-, Mittel-* und *Langzeitausdauer* und unter dem Aspekt der beteiligten motorischen Hauptbeanspruchungsfromen die *Kraft-, Schnellkraft-* und *Schnelligkeitsausdauer*.

Die *allgemeine* (Muskel-)Ausdauer umfaßt mehr als ein Siebtel bis ein Sechstel der gesamten Skelettmuskulatur – die Muskulatur eines Beines stellt beispielsweise etwa ein Sechstel der Gesamtmuskelmasse dar – und wird vor allem durch das Herz-Kreislauf-Atmungssystem (ausgedrückt insbesondere von der maximalen Sauerstoffaufnahme, s. S. 157) und die periphere Sauerstoffausnutzung limitiert (vgl. *Gaisl* 1979, 240).

Die *lokale* (Muskel-)Ausdauer beinhaltet dementsprechend eine Beteiligung von weniger als ein Siebtel bis ein Sechstel der Gesamtmuskelmasse und wird neben der allgemeinen Ausdauer in besonderem Maße durch die spezielle Kraft, die anaerobe Kapazität und die durch diese limitierten Kraftformen, wie Schnelligkeits-, Kraft- und Schnellkraftausdauer (s. Abb. 65 und Begleittext), sowie durch die Qualität der disziplinspezifischen neuromuskulären Koordination (Technik) bestimmt (vgl. *Haber/Pont* 1977, 358). Während die *allgemeine* Ausdauer – charakterisiert durch die erhöhte Kapazität des Herz-Kreislauf-Systems – die *lokale* Ausdauer vielschichtig leistungslimitierend beeinflussen kann – dies gilt insbesondere für die schnellere Wiederherstellung nach Belastung –, hat diese im allgemeinen keinen Einfluß auf die allgemeine Ausdauerleistungsfähigkeit (z. B. hinsichtlich einer Herzvergrößerung etc.).

Neben einer allgemeinen und lokalen Ausdauer kommt in der Sportpraxis auch noch eine *allgemeine* und *spezielle* Ausdauer zur nominellen Anwendung. In dieser antithetischen Gegenüberstellung wird unter *allgemeiner* Ausdauer die sportartunabhängige Form – auch *Grundlagenausdauer* genannt –, unter *spezieller* Ausdauer hingegen die für eine Sportart spezifische Manifestationsform verstanden. Die *lokale* und die *spezielle* Ausdauer überschneiden sich in vielen Punkten bzw. sind z. T. synonym zu verwenden.

Unter dem Gesichtspunkt der muskulären Energiebereitstellung unterscheidet man wei-

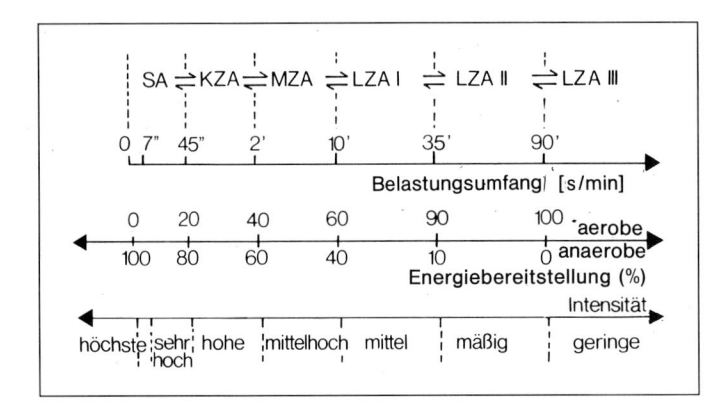

Abb. 64 Die verschiedenen Ausdauerfähigkeiten im Zusammenhang mit der Energiebereitstellung, dem Umfang und der Intensität der Belastung

ter in *aerobe* und *anaerobe* Ausdauer. Bei der *aeroben* Ausdauer (s. auch S. 167) steht ausreichend Sauerstoff zur oxydativen Verbrennung der Energieträger zur Verfügung, bei der *anaeroben* Ausdauer ist die Sauerstoffzufuhr aufgrund der hohen Belastungsintensität – sei es über eine hohe Bewegungsfrequenz oder über einen vermehrten Krafteinsatz – zur oxydativen Verbrennung unzureichend, die Energie wird anoxydativ bereitgestellt.

Da es in der Sportpraxis in den meisten Fällen nicht zu einer reinen oxydativen bzw. anoxydativen Energiebereitstellung, sondern zu einer belastungs- und intensitätsabhängigen Mischung beider Formen kommt (vgl. Abb. 64) hat sich im Bereich der *allgemeinen* Ausdauer eine Unterteilung in *Kurzzeit-, Mittelzeit-* und *Langzeitausdauer* als sinnvoll erwiesen.

Bei der *Kurzzeitausdauer* (KZA) sind maximale Ausdauerbelastungen von etwa 45 Sekunden bis zwei Minuten einzuordnen, die überwiegend durch die anaerobe Energiebereitstellung bestritten werden. Die *Mittelzeitausdauer* (MZA) stellt den Abschnitt einer zunehmenden aeroben Energiegewinnung dar – entsprechend Belastungen von etwa zwei bis acht Minuten –, und die *Langzeitausdauer* (LZA) beinhaltet alle Belastungen, die über acht Minuten hinausgehen und fast ausschließlich durch die aerobe Energiegewinnung unterhalten werden (vgl. *Keul* 1975, 632). Aufgrund der differenzierten Stoffwechselanforderungen ist die Langzeitausdauer noch in die LZA I, II, III aufteilbar (vgl. *Harre* 1976, 149). Die LZA I umfaßt dabei die Belastungszeiten bis 30 Minuten – sie ist durch überwiegenden Glukose-Metabolismus charakterisiert –, die LZA II die Zeit von etwa 30 bis etwa 90 Minuten – hier stehen sowohl der Glukose- als auch der Fettstoffwechsel in einem zeitabhängigen dynamischen Mischungsverhältnis im Vordergrund –, und die LZA III beinhaltet Belastungen über 90 Minuten, für die der Fettstoffwechsel der Hauptenergieträger ist.

Einen Überblick über die verschiedenen Ausdauerfähigkeiten aus *energetischer* Sicht gibt die Abb. 64.

Eine weitere Komplizierung erfährt der Ausdauerbegriff durch die Wechselbeziehungen der Ausdauer mit den beiden anderen physischen Leistungfaktoren, nämlich der Kraft und der Schnelligkeit (vgl. Abb. 63).

Da die Kraft-, Schnellkraft- und Schnelligkeitsausdauer in der Sportpraxis zumeist mehr von der Kraft-, Schnellkraft- bzw. Schnelligkeitskomponente her bestimmt werden, sollen sie in den entsprechenden Kapiteln näher besprochen werden.

Die Abb. 65 zeigt die Wechselbeziehungen zwischen den allgemeinen Ausdauerfähigkeiten (KZA, MZA, LZA) und den speziellen Ausdauerfähigkeiten.

Eine letzte Unterscheidungsmöglichkeit schließ-

Arten der Ausdauer 143

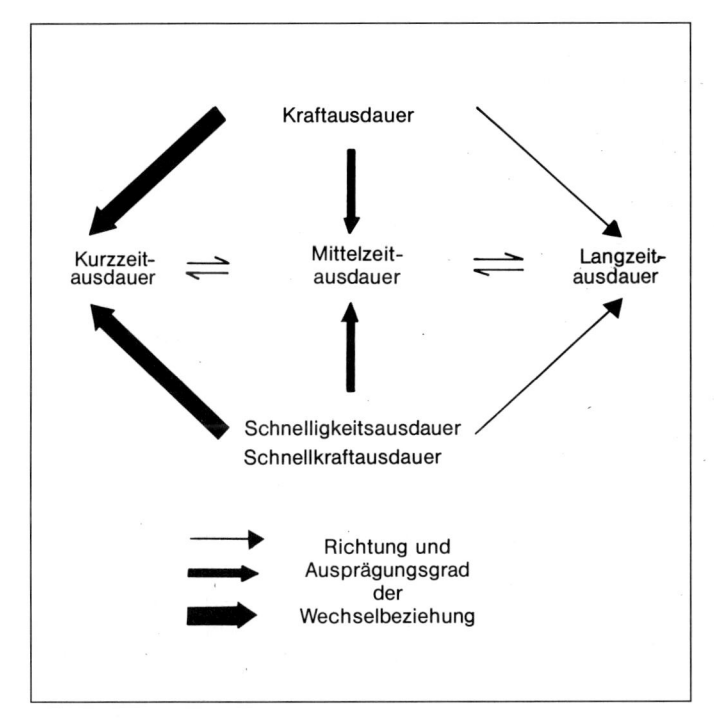

Abb. 65 Wechselbeziehungen zwischen den einzelnen Ausdauerfähigkeiten (in Anlehnung an *Harre* 1976, 148)

Diagramm: Kraftausdauer, Kurzzeitausdauer, Mittelzeitausdauer, Langzeitausdauer, Schnelligkeitsausdauer, Schnellkraftausdauer — Richtung und Ausprägungsgrad der Wechselbeziehung.

lich ergibt die Betrachtung der Ausdauer unter dem Aspekt ihrer dynamischen bzw. statischen Manifestation. Die *dynamische* Ausdauer bezieht sich auf Bewegungs-, die *statische* auf Haltearbeit. In Abhängigkeit von der bei der Haltearbeit aufzuwendenden Kraft ist diese Ausdauerkategorie mehr aerob, gemischt aerob-anaerob oder anaerob durchführbar: Liegt der Krafteinsatz unter 15 % der maximalen isometrischen Stärke (MIS), erfolgt die Energiebereitstellung auf *aerobem* Wege; liegt sie zwischen 15 und 50 % – in diesem Kraftbereich kommt es zu einer zunehmenden Einschränkung der Muskeldurchblutung durch den kontraktionsbedingten Gefäßverschluß –, wird sie in einem entsprechenden Mischungsverhältnis *aerob/anaerob* vollzogen; liegt die aufgebrachte Kraft über 50 %, erfolgt die energetische Abdeckung auf rein *anaerobem* Wege, da die Vasokonstriktion keinen weiteren Sauerstoffantransport über den Blutweg mehr ermöglicht (vgl. *Hollmann/Hettinger* 1980, 334).

Ähnliche Verhältnisse liegen bei den Interaktionen von Ausdauer und Schnelligkeit bzw. Schnellkraft vor. Bei geringer Bewegungsfrequenz wird nur eine geringe Anzahl an motorischen Einheiten in den beteiligten Muskeln gleichzeitig zur Kontraktion gebracht; die nicht beteiligten (gerade in Ruhe befindlichen) sind erholt oder können sich erholen, die Arbeit wird aerob geleistet. Erhöht sich die Bewegungsgeschwindigkeit, dann kommt es zu einer zunehmenden Rekrutierung motorischer Einheiten, die Möglichkeiten des abwechselnden Einsatzes verschiedener Einheiten werden damit immer geringer und somit auch die der ausreichenden Erholung; die Muskelarbeit wird mehr und mehr mit anaeroben Anteilen realisiert. Höchste Geschwindigkeiten schließlich erfordern aufgrund der nun notwendigen hohen und höchsten Kraftimpulse die gleichzeitige Innervation aller einsetzbaren motorischen Einheiten, was zu einer aussschließlich (im Extremfall) anaeroben Arbeit führt.

```
                              Ausdauer
                 ┌───────────────┼───────────────┐
       lokale Muskelausdauer            allgemeine Muskelausdauer
         ┌───────┴───────┐                 ┌───────┴───────┐
       aerob          anaerob            aerob          anaerob
       ┌─┴─┐          ┌─┴─┐              ┌─┴─┐          ┌─┴─┐
  dynamisch statisch dynamisch statisch dynamisch statisch dynamisch statisch
```

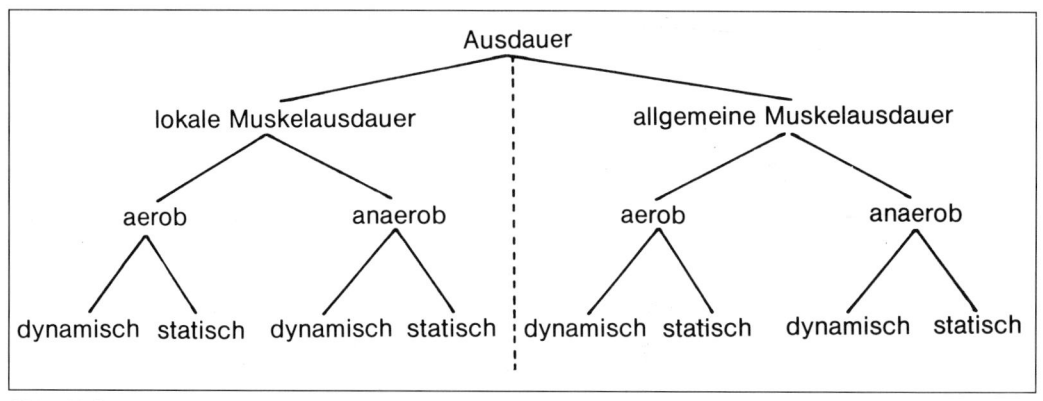

Abb. 66 Schematische Darstellung der verschiedenen Formen von Ausdauerleistungsfähigkeit (*Hollmann/Hettinger* 1980, 304)

Muskelarbeit, die mit einer hohen koordinativen Leistung verknüpft ist, führt auch über die sogenannte „zentrale Ermüdung", das heißt die Ermüdung des bewegungssteuernden Zentralnervensystems, zu einer beschleunigten Ermüdung und damit zum Belastungsabbruch bzw. zur Verminderung der Bewegungsintensität.

> Die dargestellten Formen der Ausdauer zeigen, daß es die Ausdauer schlechthin nicht gibt, sondern daß aus stoffwechselorientierter Sicht eine Vielzahl von graduell abgestuften sportartspezifischen Mischformen aerob-anaerober Natur vorliegt, die den Raum der sich polar gegenüberstehenden „reinen" aeroben bzw. anaeroben Energiebereitstellung ausfüllt.

Aus Gründen einer übersichtlichen und sinnvollen Darstellung der verschiedenen Faktoren der sportlichen Leistungsfähigkeit sollte jedoch darauf geachtet werden, daß der Ausdauerbegriff vor allem für die aerob betonten Manifestationsformen verwendet wird und daß Subkategorien der Ausdauer, die maßgeblich von anderen motorischen Hauptbeanspruchungsformen wie der Kraft oder der Schnelligkeit bestimmt werden, dort eingeordnet werden. So sollte z. B. die Schnelligkeitsausdauer – auch Stehvermögen genannt – nicht der Ausdauer, sondern der Schnelligkeit zugeordnet werden.

Eine zusammenfassende Darstellung der verschiedenen Formen der Ausdauerleistungsfähigkeit gibt Abb. 66.

Da die *Grundlagenausdauer* – sie wird aus systematischer Sicht auch als *allgemeine aerobe dynamische Muskelausdauer* bezeichnet – für die Sportpraxis von übergreifender Bedeutung ist, soll sie in der Folge im Zentrum der Ausführungen stehen. Dies soll jedoch nicht ohne einen Hinweis auf die immense Bedeutung der *lokalen aeroben dynamischen Muskelausdauer* geschehen, deren Verbesserung auf zellulärer Basis auf den gleichen Gesetzmäßigkeiten beruht wie die der allgemeinen Grundlagenausdauer.

> Die lokale *aerobe dynamische Muskelausdauer* stellt prozentual die am stärksten trainierbare motorische Beanspruchungsform dar; ihr Ausgangswert kann bei untrainierten Personen um mehrere hundert bis mehrere tausend Prozent verbessert werden (*Hollmann/Hettinger* 1980, 346).

Die Bedeutung der Grundlagenausdauer

Die Ausdauerleistungsfähigkeit spielt mit ihren verschiedenen Manifestationsformen eine wichtige Rolle in fast allen Sportarten.

> Wie die Untersuchungen von *Häkkinen/Kouhanen/Komi* (1987, 240) verdeutlichen, benötigen sogar Gewichtheber eine ausreichend entwickelte Grundlagenausdauer, um ein umfangreiches und intensives Training durchführen zu können.

Eine gut bzw. ausreichend entwickelte Grundlagenausdauer – sie ist für alle Sportarten eine der Basisvoraussetzungen zur Steigerung der sportlichen Leistungfähigkeit – bewirkt:

- *Erhöhung der physischen Leistungsfähigkeit:*
  Eine gut entwickelte Grundlagenausdauer wirkt sich sowohl günstig auf die Wettkampfleistung selbst – allgemeine und spezielle Ausdauer – als auch für die Belastbarkeit im Training – allgemeine Ausdauer – günstig aus: eine vorzeitige Ermüdung verkürzt die mögliche Übungszeit, macht die Realisierung eines intensiven Trainingsprogrammes unmöglich und begrenzt auch die Wahl gegebener Trainingsmethoden und -inhalte.
- *Optimierung der Erholungsfähigkeit:*
  Der Organismus des ausdauertrainierten Sportlers kann anfallende Ermüdungsstoffe schneller eliminieren und energetische Engpässe effektiver kompensieren, was eine intensivere Trainingsgestaltung und in den großen Sportspielen eine aktive Spielbeteiligung ermöglicht. Außerdem erholt sich der Sportler schneller nach Training und Wettkampf. Sein Vegetativum ist in der Lage, sich schneller von einer sympathikotonen (auf Leistung ausgerichteten) Situation auf eine vagotone, die Erholungsvorgänge positiv unterstützende Gesamtstoffwechsellage umzustellen und somit Umfang und Geschwindigkeit der Wiederherstellungsprozesse nach sportlichen Belastungen im Sinne einer Optimierung zu beeinflussen.
- *Minimierung von Verletzungen:*
  Besser trainierte Sportler verletzen sich seltener als frühzeitig ermüdende. Bei ihnen ist nicht das vom Reflexsystem organisierte Elastizitätsverhalten von Sehnen und Muskeln beeinträchtigt, was einen hocheffektiven Verletzungsschutz darstellt.
- *Steigerung der psychischen Belastbarkeit:*
  Der ausdauertrainierte Spieler besitzt eine erhöhte Streßresistenz und eine höhere psychische Stabilität. Er ist in der Lage, Mißerfolge besser zu verarbeiten, ohne die sonst häufig auftretenden Motivationsprobleme und negative Stimmungsänderungen (im Sinne einer depressiven, der Leistung abträglichen Grundeinstellung) in Kauf nehmen zu müssen.
- *Konstant hohe Reaktions- und Handlungsschnelligkeit:*
  Aufgrund der besseren Erholungsfähigkeit und der damit verbundenen niedrigeren Anschoppung von Ermüdungsstoffen wird das Zentralnervensystem in seiner Leistungsfähigkeit weniger beeinträchtigt. Wahrnehmungs-, Antizipations-, Entscheidungs- und Reaktionsschnelligkeit als wesentliche Voraussetzung für eine optimale Handlungsschnelligkeit bleiben während des gesamten Trainings/Wettkampfs ohne Leistungseinbuße. Der Sportler ist bis zur letzten Minute „hellwach", konzentriert und aufmerksam.
- *Verringerung technischer Fehlleistungen:*
  Der ausdauertrainierte Sportler ist bis

zum Schluß voll konzentriert, aufmerksam und schnell in seinen Entscheidungen und Handlungen, was seine technische Fehlerquote – und dies ist in besonderem Maße in den Spielsportarten wichtig – gering hält.
- *Vermeidung ermüdungsbedingter taktischer Fehlverhaltensweisen:*
Weil es beim ausdauertrainierten Sportler nicht zu einem übermäßigen Anstieg an Ermüdungsstoffen kommt und er nicht „sauer" wird, bleibt er taktisch diszipliniert. Als Spieler hält er die vorab besprochene „Marschroute" ein, begeht keine unnötigen, unmotivierten oder gar groben Fouls, hält sich bei zweifelhaften Schiedsrichterentscheidungen im Zaum und „meckert" nicht dauernd.
Wie die Untersuchungen von *Liesen* (1983, 23 und 1985, 16) zeigen, führen konditionsbedingte Mängel dazu, daß der Sportler frühzeitig übersäuert und bereits bei Laktatwerten von 6–8 mmol/l zu technisch-taktischem Fehlverhalten neigt.
- *Stabilere Gesundheit:*
Der ausdauertrainierte, „abgehärtete" Sportler verbessert seine immunologische Abwehrlage dahingehend, daß er weniger oft an banalen Infektionskrankheiten wie Schnupfen, Husten, Grippe u. ä. erkrankt. Damit vermeidet er unnötige Leistungseinbußen durch Trainings- und Wettkampfausfälle.
Die Gesundheit ist das höchste Gut des Sportlers, denn nur ein gesunder Sportler ist hart belastbar.
Schließlich – und dies ist von höchstem Allgemeininteresse – ist die Ausdauerschulung aufgrund ihrer präventiven Wirkung im Bereich der Herz-Kreislauf- bzw. Bewegungsmangelkrankheiten im Gesundheitssport von allergrößter Wertigkeit (vgl. S. 680).

Beachte aber: Trotz der soeben aufgezeigten vielfältigen Vorteile einer gut entwickelten Grundlagenausdauer gilt:

1. Für den Sportler kann es niemals das Ziel sein, seine Ausdauerleistungsfähigkeit maximal zu entwickeln; er muß sie für seine sportartspezifischen Ansprüche ausreichend, also optimal entwickeln! Ein Zuviel an Ausdauertraining führt zwangsläufig zu einer Vernachlässigung anderer leistungsbestimmender Faktoren.
2. Ein weiterer Grund, das Ausdauertraining nicht als Selbstzweck zu betreiben, liegt darin begründet, daß ein Zuviel an Ausdauer die Schnelligkeits- und Schnellkrafteigenschaften des Sportlers beeinträchtigt: Wer zuviel auf Ausdauer trainiert, wird langsamer, weil es zu biochemischen Veränderungen im Muskel kommt, die mehr der Ausdauer als dem Schnelligkeitsvermögen dienen (vgl. *Dickhuth* et al. 1981, 151). Im Extremfall kann es sogar dazu kommen, daß sich schnellzuckende Muskelfasern – Garant für explosive Starts, Sprünge und Schüsse – in langsam zuckende umwandeln und damit beeinträchtigt werden (vgl. *Howald* 1987, 23).
3. Schließlich kann ein Zuviel an Ausdauer – vor allem in ihrer speziellen Form der Schnelligkeitsausdauer (s. S. 426) – zu einer Abnahme der Grundlagenausdauer und parallel dazu zu einer verschlechterten Erholungsfähigkeit führen, was sich im Extremfall in einem Übertrainingszustand manifestiert, der nicht nur die allgemeine Leistungsfähigkeit, sondern auch die Leistungsbereitschaft und die Stimmung der Sportler entscheidend verschlechtern kann (s. S. 661).

Wie die Untersuchungen von *Urhausen/Kindermann* (1987, 39) zeigen, kommt es bei einem überhöhten Gesamttrainingsvolumen zu einer Abnahme des männlichen Sexualhormons Testosteron, das eine wichtige Rolle für die Erholung und den eiweißaufbauenden Stoffwechsel spielt.

Anatomisch-physiologische Grundlagen

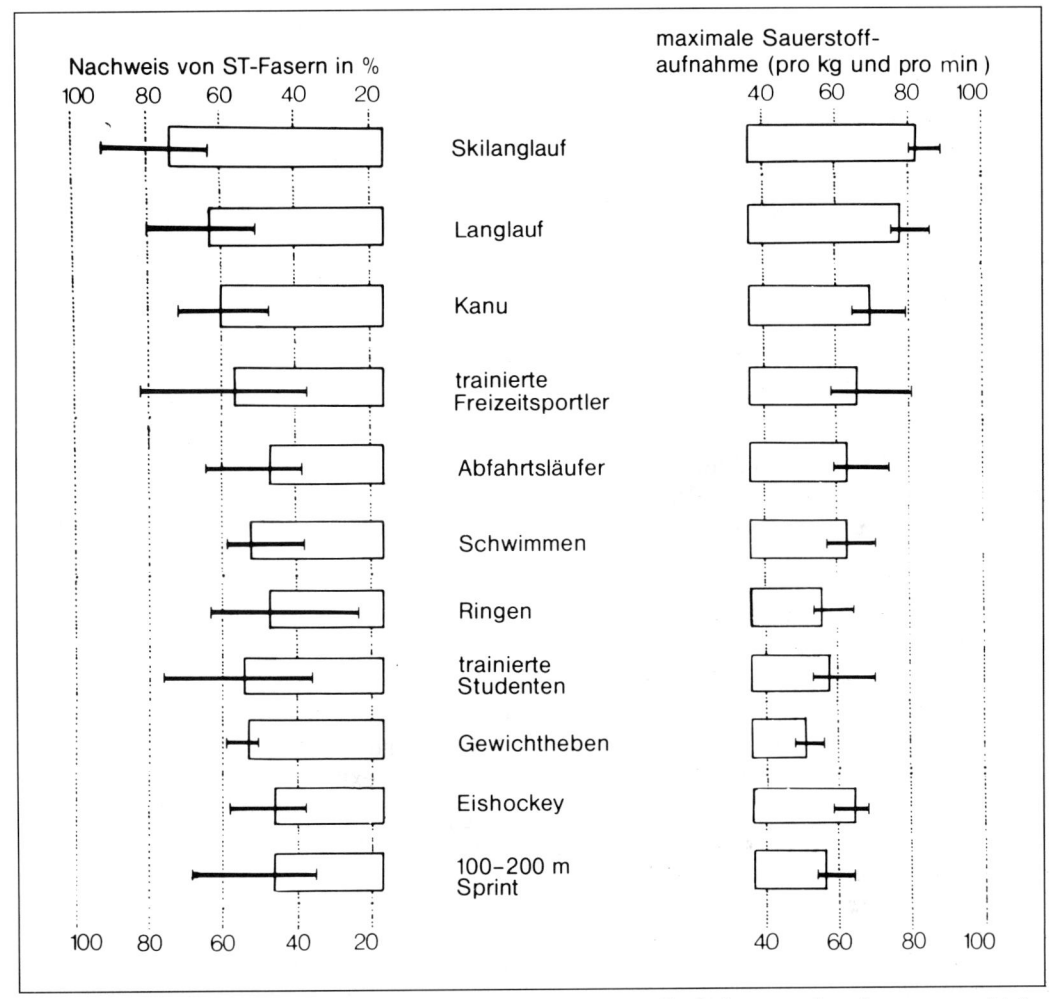

Abb. 67 Prozentualer Anteil an ST-Fasern sowie maximale Sauerstoffaufnahme von Sportlern aus verschiedenen Sportarten (*Karlsson* et al. 1975, 358)

Kurz: Die Ausdauer stellt zwar eine fundamentale Voraussetzung für die Leistungsfähigkeit des Sportlers dar, aber sie darf nicht ohne Bezug zu den Anforderungen der jeweiligen Sportart gesehen werden. Die Bedeutung eines Einzelfaktors ist demnach stets in Relation zum Ganzen zu sehen.

Anatomisch-physiologische Grundlagen des Ausdauertrainings

Um die Wirkung der verschiedenen Trainingsmethoden und -inhalte besser erfassen und somit zielgerichteter zur Verbesserung der einzelnen Ausdauerfähigkeiten einsetzen zu können, bedarf es einer ausreichenden Kenntnis der zugrundeliegenden sportbiologischen und leistungsphysiologischen Gesetzmäßigkeiten. Dabei soll von der Muskelzelle – dem Effektor sportlicher Aktivität – ausgegangen werden.

Die Ausdauerleistungsfähigkeit in Abhängigkeit von der Art der Muskelfaserzusammensetzung (ST- bzw. FT-Fasern)

Wie bereits erwähnt (s. S. 82) besitzt der Mensch zwei Haupttypen von Muskelfasern, nämlich die langsam zuckenden (ST- oder Typ-I-Fasern) und die schnellzuckenden (FT- oder Typ-II-Fasern). Die Verteilung liegt normalerweise bei 50 % FT-Fasern und ist genetisch festgelegt.

Wie Abb. 67 zeigt, besteht im allgemeinen ein enger Zusammenhang zwischen prozentualer Faserverteilung (hier ST-Fasern) und maximaler Sauerstoffaufnahme, dem Bruttokriterium der Ausdauerleistungsfähigkeit (Näheres s. S. 157, vgl. auch *Bergh* et al. 1978, 152; *Farrell* et al. 1979, 341; *Inbar/Kaiser/Tesch* 1981, 156).

> „Ausdauertalente" besitzen mehr ST-Fasern, „Schnelligkeits- und Schnellkraft-Talente" mehr FT-Fasern. Aus der Sicht der Muskelfaserzusammensetzung spricht man auch vom „Ausdauertyp" und vom „Sprintertyp" (s. S. 187, vgl. auch *Dörenberg* 1978, 64; *Tihanyi* 1989, 41; *Bode* 1991, 6; *Weineck* 1992, 31).

Da ST- und FT-Fasern verschiedenartige metabolische und mechanische Eigenschaften (s. S. 83) haben, muß angenommen werden, daß ihre Verwendung für verschiedene Aufgaben unterschiedlicher Intensität – man denke an den Einsatz von Dauerlauf bzw. Tempolauf, an extensives bzw. intensives Intervalltraining etc. – nach planmäßigen Gesetzmäßigkeiten erfolgt. Verschiedene Untersuchungen bestätigen diese Annahme, indem sie einen selektiven Glykogenabbau und damit ein selektives Aktivierungsmuster zeigen: Bei Muskelspannungen unterhalb 20–25 % der maximalen isometrischen Stärke (MIS) werden nur ST-Fasern, bei Spannungen oberhalb 20–25 % nur FT-Fasern verwendet (*Gollnick* et al. 1973, 615; *Saltin* 1973, 142; *Tidow/Wiemann* 1993, 92 f. und 136 f.). Spannungen oberhalb 25–30 % werden beim Laufen übrigens nur bei harter Tempoarbeit erzielt.

Bezogen auf die maximale Sauerstoffaufnahme fand *Piehl* (1975, 33) ein ähnliches Glykogenentleerungsmuster: Bei einer Intensität bis 90 % der maximalen Sauerstoffaufnahme depletieren zuerst die ST-Fasern, bei einer Intensität größer als 90 % zuerst die FT-Fasern. Erst wenn die jeweils zuerst beanspruchten Fasern zunehmend entleert sind, kommt es auch zu einer vermehrten Rekrutierung und damit Entspeicherung des anderen Fasertyps.

Die Ausdauerleistungsfähigkeit in Abhängigkeit von den zellulären Energiespeichern, Enzymaktivitäten und hormonellen Regulationsmechanismen

Der durch Training ausgelöste biochemische Adaptationsprozeß auf Zellniveau läuft in folgender Reihenfolge ab (*Jakowlew* 1976, 66):
– Konzentrationszunahme der Energiequellen,
– Verstärkung der Enzymaktivitäten,
– Vervollkommnung der Regulationsmechanismen.

Ausdauerleistungsfähigkeit und zelluläre Energiespeicher

Wie bereits erwähnt (s. S. 85), verbraucht der Muskel bei mechanischer Arbeit Energie, die er über die Verbrennung energiereicher Substrate gewinnt. Diese Substrate können unmittelbar in der Muskelzelle in Form von Glykogen bzw. Triglyceridtropfen gespeichert vorliegen, oder sie werden auf dem Blutwege aus dem Glykogendepot der Leber bzw. des subkutanen Fettgewebes an die arbeitende Muskelzelle herantransportiert.

Glykogen ist für den Organismus im doppelten Sinn von höchster Bedeutung. Zum einen benötigt das Gehirn ständig Glukose – ein Abfall der Blutglukose über entleerte Leberglykogenspiegel führt zu Konzentrations- und Koordinationsschwächen –, zum anderen kann in Sauerstoffmangelsituationen nur Glukose, nicht aber Fett verbrannt werden.

Durch Ausdauerbelastungen kommt es je nach Dauer und Intensität zu einer mehr oder weniger ausgeprägten Entleerung der Energiespeicher (s. Abb. 68). Dabei nehmen die intrazellulären Glykogenspeicher in den ersten 20 Minuten einer intensiven Belastung besonders schnell ab, während sie im Verlauf der nächsten 40–60 Minuten wegen der verstärkten Glukoseaufnahme aus dem Blut und der erhöhten Fettverbrennung geringfügiger abfallen – allerdings bei bereits erkennbarer Tendenz zur Intensitätsminderung. Anschließend findet der finale Glykogenabfall bis zur Erschöpfung statt (s. *Bergström/Hultman/Saltin* 1973, 74; *Taylor/Booth/Rao* 1972, 75).

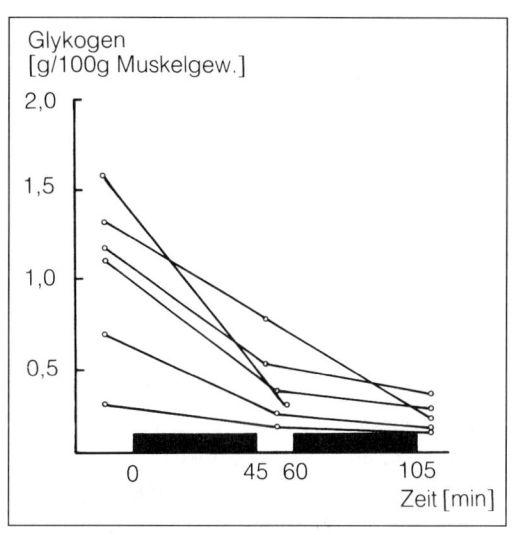

Abb. 68 Abnahme des Glykogengehalts im vierköpfigen Oberschenkelmuskel von Fußballspielern (M. quadriceps femoris) im Verlauf und nach Beendigung eines Meisterschaftsspiels der schwedischen A-Division (nach *Karlsson* 1969, in *Bosco* 1990, 30)

> Je höher die initialen Glykogenvorräte sind, desto größer ist die Fähigkeit, bei hoher Intensität Arbeit zu leisten.

Saltin (1973, 140) und *Karlsson* (in Bosco 1990, 30; s. Abb. 68) konnten diesen Befund anhand von bioptischen Untersuchungen an Fußballspielern eindrucksvoll demonstrieren: Der Umfang und die Intensität der Laufleistungen der einzelnen Spieler standen in enger Korrelation zur Höhe der bei Beginn angetroffenen Energiespeicher.

Bei regelmäßigem Ausdauertraining kommt es – eine richtige Ernährung vorausgesetzt (s. S. 667) – durch die ständige Entleerung und nachfolgende Wiederauffüllung über die sogenannte *Superkompensation* (s. S. 32) zu einer Vermehrung der Energiespeicher: Das Eingangsniveau kann letztlich zu einer mehr als 100prozentigen *Glykogenzunahme* im Muskel und in der Leber führen. Beim Untrainierten betragen die Glykogenbestände 200–300 g in der Gesamtmuskulatur und 60–100 g in der Leber, beim Trainierten hingegen sind sie bis auf das Doppelte erhöht (vgl. *Saltin* 1973, 127; *Israel/Weber* 1972, 55; *Currie* et al. 1981, 271; *Jacobs* et al. 1982, 297; *Israel* 1988, 86; *McKenna* et al. 1988, 91).

Dabei dauert es nach vollständiger Glykogenentleerung nahezu 46 Stunden, bis das Eingangsniveau wieder erreicht wird. Bemerkenswert ist dabei, daß die Resynthese der zellulären Energiespeicher in den ersten fünf bis zehn Stunden schneller abläuft als in der Folge und daß die Resynthese in den FT-Fasern gegenüber den ST-Fasern beschleunigt ist (*Piehl* 1975, 37).

Beim Ausdauertraining kommt es durch die sukzessive Entleerung und Wiederauffüllung im Laufe der Zeit zu einer Vermehrung der Energiespeicher. Das Eingangsniveau wird stets um einen geringen Betrag überschritten, und es kann letztlich zu einer mehr als 100prozentigen Glykogenzunahme im Muskel und in der Leber kommen.

Normalerweise beträgt der Glykogengehalt des Skelettmuskels zwischen 1–2 g% (g pro 100 g Muskel), der der Leber zwischen 1,5–6 g% (*Keul/Doll/Keppler* 1969, 30). Nach der letzten Nahrungsaufnahme kann der Glykogenbedarf aus dem Leberglykogen für etwa acht bis zwölf Stunden gedeckt werden (*Siegenthaler* 1973, 80). Der Vorrat an Glukose im Blut ist relativ gering und beträgt etwa sechs Gramm. Diese Menge reicht für eine Maximalarbeit von etwa zwei Minuten aus (*Nöcker* 1974, 26).

Wichtig ist noch die Tatsache, daß allein das Glykogen der Leber (und in begrenztem Umfang auch das der Niere) zur Blutzuckerregulierung herangezogen werden kann, da nur die Leber das erforderliche Enzym zur Glukosefreisetzung aus dem Glykogen, die Glukose-6-Phosphatase, besitzt und somit Glukose über den Blutweg an die Muskelzelle liefern kann. Der Muskel hingegen hat diese Fähigkeit nicht (vgl. *Gollnick/King* 1969, 27).

> Neben erhöhten Glykogenspeichern werden aber auch die intrazellulären – also unmittelbar verfügbaren – Fettspeicher vermehrt.

Schön (1978, 78) weist auf den dreifachen prozentualen Volumenanteil an Neutralfettpartikeln (v. a. in den ST-Fasern) bei ausdauertrainierten Sportlern im Vergleich zu Normalpersonen hin.

Die parallele Zunahme der intrazellulären Glukose- und Fettspeicher ist somit neben der Erhöhung des Leberglykogens eine wichtige Voraussetzung für eine erhöhte Ausdauerleistungsfähigkeit.

Glukose und Fettsäuren tragen in Abhängigkeit von der Intensität, vom Umfang und vom Grad der Trainiertheit in unterschiedlichem Maße zur Energiebereitstellung bei (s. S. 88). Bei submaximalen und maximalen Belastungen (größer als 95 % der maximalen Sauerstoffaufnahmefähigkeit) wird ausschließlich Glukose verbrannt (*Saltin* 1973, 141), bei niedrigen Belastungen (30–50 % der maximalen Sauerstoffaufnahme) beträgt der Glukoseanteil 40–50 %, und erst unter extremen Ausdauerbelastungen kommt es zu einem Anteil des Fettumsatzes von annähernd 90 % (*Senger/Donath* 1977, 395), wobei jedoch infolge entleerter Leber- und Muskelglykogendepots ein echter Kohlehydratmangel vorliegt.

Daraus geht hervor, daß die Mobilisierung und Verwertung der freien Fettsäuren (FFS) durch die Arbeitsintensität eingeschränkt wird.

> Je besser der Trainingszustand des Sportlers ist, desto mehr FFS können bei höherer Intensität noch freigesetzt, transportiert und vom Gewebe verbrannt werden (s. *Paul/Holmes* 1975, 182; *Senger/Donath* 1977, 395 u. a.).

Diese Tatsache ist insofern von Bedeutung, als durch die Verbrennung von FFS die Skelettmuskulatur in die Lage versetzt wird, die eigenen Glykogenvorräte und die zur Aufrechterhaltung eines normalen Blutzuckerspiegels (normal etwa 100 mg%) enorm wichtigen Glykogendepots in der Leber zu schonen.

Interessant ist in diesem Zusammenhang noch die Tatsache, daß es durch ein Höhentraining ebenfalls zu einer Verschiebung im Substratangebot und -umsatz im Sinne einer gesteigerten FFS-Mobilisation und -Oxydation kommt (*Howald/Maier* 1971, 56).

> Die Ausdauerleistungsfähigkeit im höheren Intensitätsbereich wird also nicht nur durch das Niveau der initialen Glykogenspeicher in Leber und Muskel sowie die intrazellulären Fettdepots, sondern auch durch die Fähigkeit bestimmt, bei gehobener Belastungsintensität FFS verstoffwechseln zu können.

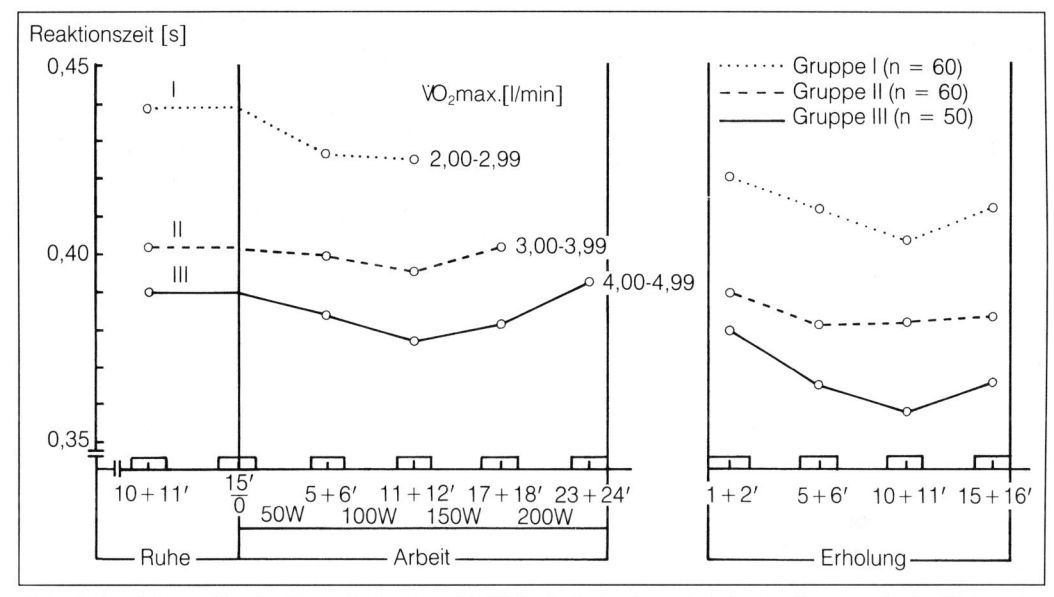

Abb. 69 Reaktionszeitverlauf von drei unterschiedlich stark ausdauertrainierten Gruppen in der Ruhe-, Arbeits- und Erholungsphase. Als Bruttokriterium der Ausdauerleistungsfähigkeit wurde die maximale Sauerstoffaufnahme (VO₂max)) herangezogen: Gruppe I (VO₂max von 2,00–2,99 l/min) ist dabei als wenig, Gruppe II (VO₂max von 3,00–3,99 l/min) als Mittel und Gruppe III (4,00–4,99 l/min) als hochgradig ausdauertrainiert einzustufen (nach *Bula/Chmura* 1984, 50).

Neben der Erhöhung der Energiespeicher und der Ökonomisierung des Glykogenverbrauchs durch eine verbesserte FFS-Oxydation wird im ausdauertrainierten Muskel auch der Myoglobingehalt angehoben. *Holloszy* (1975, 155 f.) konnte bei Ausdauertrainierten einen Myoglobinanstieg um 80 % feststellen. Myoglobin, das sich in höheren Konzentrationen in den ST-Fasern befindet (*Karlsson* et al. 1975, 362) – sie werden deshalb auch aufgrund der vermehrten Rotfärbung im Gegensatz zu den „weißen" FT-Fasern als „rote" Muskelfasern bezeichnet –, kann ebenfalls wie das Hämoglobin Sauerstoff reversibel anlagern und ist somit ein Sauerstoffspeicher verhältnismäßig kleiner Kapazität. Aus ihm steht in begrenztem Maße Sauerstoff für aerobe Prozesse zur Verfügung. Damit kann aber bei Arbeitsbeginn der noch mangelnde Sauerstofftransport über den Blutweg z. T. kompensiert und damit der Anteil der anaeroben Energiegewinnung verringert werden.

Folgen eines Kohlehydratmangels

Bei einem Mangel an Kohlehydraten bzw. einem Abfall des Blutzuckers kommt es nicht nur zur Abnahme der physischen Leistungsfähigkeit, sondern auch zu einer Beeinträchtigung der zentralnervösen Leistungsfähigkeit, was sich in einem verschlechterten Wahrnehmungs-, Antizipations- und Reaktionsvermögen, einer verringerten Handlungsschnelligkeit sowie einem Motivationsabfall und Störungen im Bereich der motorischen Steuerung bemerkbar macht (vgl. *Diebschlag* 1988, 7). Abb. 69 zeigt das unterschiedliche Reaktionsverhalten von besser und schlechter ausdauertrainierten Sportlern. Sie läßt erkennen, daß es bei steigender Ausbelastung und zunehmender Erschöpfung bei besser ausdauertrainierten Sportlern zu einer geringeren Verschlechterung der Reaktionszeit kommt.

Abb. 69 verdeutlicht, daß die Ausdauerlei-

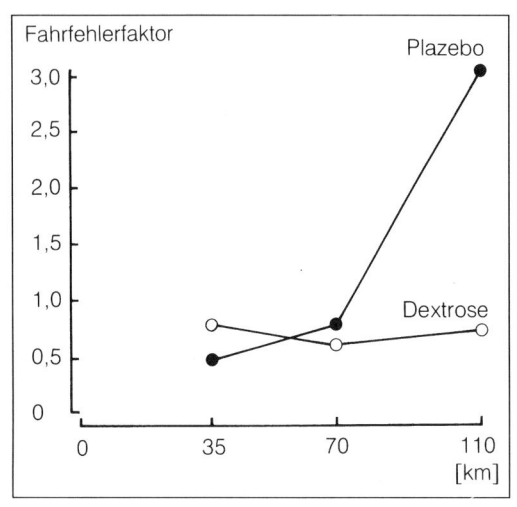

Abb. 70 Anstieg des Fahrfehlerfaktors bei längerer Fahrtkonzentration ohne (Plazebo) und mit Dextrose (nach *Keul* et al. 1988, 3)

stungfähigkeit sowohl in Ruhe als auch bei Belastung bzw. in der Nachbelastungszeit (Erholung) einen nachhaltigen Einfluß auf die Reaktionszeit hat. Je besser die Ausdauerleistungsfähigkeit bei dem einzelnen Sportler entwickelt ist, desto besser ist seine Reaktionsfähigkeit unter Belastungsbedingungen und desto schneller wird der optimale Reaktionszustand nach Belastung wieder erreicht.
Lindenmeyer (in *Bula/Chmura* 1984, 52) konnte zeigen, daß Ausdauertrainierte nach körperlichen Belastungen aufgrund ihrer verbesserten Erholungsfähigkeit kürzere Reaktionszeiten aufweisen als Schnelligkeitstrainierte.
Abb. 70 macht deutlich, daß bei einem Mangel an Zucker (durch erniedrigte Blutzuckerspiegel nach umfangreichen bzw. intensiven Belastungen) die kognitive Fehlerquote stark ansteigt.
Auf die Bedeutung einer kohlehydratreichen Ernährung für die Leistungsfähigkeit des Ausdauersportlers wird auf S. 668 verwiesen.

Ausdauerleistungsfähigkeit und zelluläre Enzymaktivitäten

Da die durch Training ausgelösten Adaptationsprozesse nicht losgelöst voneinander, sondern in enger Relation zueinander erfolgen, kommmt es stets zu einer parallelen Entwicklung *aller* an einem übergeordneten Funktionssystem beteiligten Teilstrukturen. Mit der Erhöhung der Energiespeicher ist demnach auch ein Aktivitätsanstieg der diese Energieträger umsetzenden Enzyme verbunden.
Wie zahlreiche Untersuchungen zeigen, erhöht sich je nach Trainingsmodalitäten die Enzymaktivität im Sarkoplasma – hier findet die anaerobe Energiegewinnung statt – oder in den Mitochondrien – sie sind der Ort der aeroben Energiegewinnung – oder in beiden Bereichen.

> Vorwiegend *aerobes* Training erhöht vor allem die *aerobe*, vorwiegend *anaerobes* Training die *anaerobe* Enzymkapazität!
> Bei jeder Trainingsadaptation ist nicht nur ein spezifischer, sondern auch ein lokaler Effekt bezüglich der Enzymaktivität festzustellen: Die höchsten Werte werden bei den besttrainierten Sportlern gefunden, und zwar in den Muskelgruppen, die am umfassendsten im Training und Wettkampf beansprucht werden (*Saltin* 1973, 139).

Aerobes Training sichert einen hohen Anteil an oxidativen (= aeroben) Enzymen und steigert deren Umsatzgeschwindigkeit durch eine beträchtliche Aktivitätszunahme. Dadurch wird die Energieversorgung verbessert und die Widerstandsfähigkeit gegen Ermüdung erhöht (vgl. *Schmidbleicher/Haralambie* 1981, 221; *Schwaberger* et al. 1982, 3; *Neumann* 1988, 407). Unter dem Einfluß eines aeroben Ausdauertrainings kommt es aber nicht nur zu einer Veränderung in der Zahl und der Aktivität der Enzyme, sondern auch – als Voraussetzung dafür – zu einer Zunahme und Vergrößerung der *Mitochondrien* selbst bzw. ihrer Oberfläche auf

Anatomisch-physiologische Grundlagen 153

```
Überschwellige ausdauerbetonte
Muskelbeanspruchung
          ▼
Stärkere ATP-Beanspruchung
als mitochondrial restituierbar
          ▼
Aktivierung des
genetischen Zellapparates
          ▼
DNS- und RNS-Vermehrung
mit nachfolgender Aktivierung
der ribosomalen Synthese
von mitochondrialen Proteinen
          ▼
Mitochondrienvergrößerung
und -vermehrung, verbesserte
Infrastruktur → erhöhte
aerobe Stoffwechselkapazität
→ relative Verminderung des
ATP-Abbaus bei gegebenem Reiz
          ▼
Ausdaueradaptierte
Muskelzelle
```

Abb. 71 Hypothetisches Modell zur Anpassung an ein aerobes Ausdauertraining (modifiziert nach *Meerson* 1973)

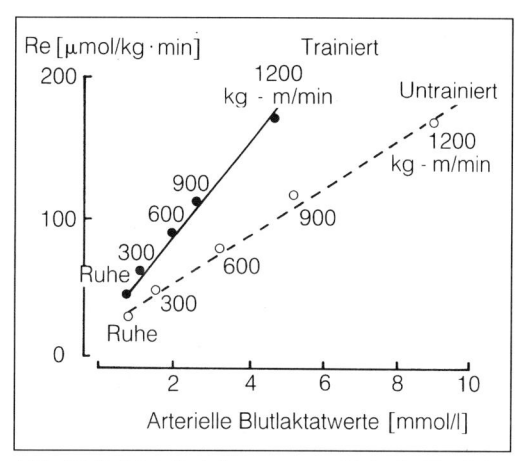

Abb. 72 Laktateliminierungsrate (Re) als Funktion der arteriellen Blutspiegel bei Trainierten und Untrainierten bei zunehmender Belastung (mod. nach *Stanley* et al. 1985)

das Zwei- bis Dreifache (vgl. *Saltin* 1973, 139; *Schön* 1978, 77). Die Mitochondrien befinden sich in der die Muskelfasern umgebenden Zellflüssigkeit. In ihnen entwickeln die aeroben Enzyme ihre Aktivität beim Umsatz energiereicher Nährstoffe. Die Mitochondrien werden deshalb auch als die „Kraftwerke der Zelle", in unserem Fall der Muskelzelle, bezeichnet. Eine Übersicht über die durch ein aerobes Ausdauertraining induzierten Veränderungen gibt Abb. 71.

Parallel zur Vergrößerung der Zahl und der Oberfläche der Mitochondrien kommt es zu einer Vermehrung und Aktivitätszunahme der aeroben Enzyme und damit zu einer erhöhten energetischen „Durchsatzkapazität". Dies wiederum ist die Voraussetzung für eine rasche Eliminierung von Ermüdungsstoffen (z. B. Laktat), das bei der anaeroben Zuckerverbrennung entsteht.

Abb. 72 macht deutlich, daß trainierte Sportler besser in der Lage sind, anfallendes Laktat aus dem Blut zu eliminieren als untrainierte: Bei ihnen kommt es während zunehmender Belastungssteigerung zu einem steileren Laktatanstieg im Blut als Zeichen einer verringerten Laktateliminierungskapazität!

Bereits ein sechswöchiges aerobes Training genügt, um die mitochondriale Kapazität entscheidend zu verbessern (vgl. *Howald* 1989, 23).

Wichtig ist in diesem Zusammenhang jedoch die Tatsache, daß bei zu häufigem intensivem anaerobem Training die Leistungskapazität der Mitochondrien beeinträchtigt wird. Es kommt zu allmählichen Strukturzerstörungen und schließlich zu einer Abnahme ihrer Zahl und Größe, was eine Verringerung der aeroben Arbeitskapazität und damit eine verschlechterte Erholungsfähigkeit bzw. Ermüdungsresistenz zur Folge hat. Die Ursache des Mitochondrienunterganges liegt darin begründet, daß es bei intensiven Belastungen zu Schwellungen und kleinsten Membranzerstörungen im Bereich der Mitochondrien kommt. Durch die intrazelluläre Übersäuerung ist die Regenerationsfähigkeit der mitochondrialen Strukturen verringert, und die notwendigen „Reparaturarbeiten" können nicht mehr im Sinne einer strukturellen Anpassung mit ausreichender Schnelligkeit ablaufen. Dadurch kommt es längerfristig zu ihrer Zerstörung und damit zum Untergang, mit den entsprechenden Leistungseinbußen im aeroben Bereich.

Abb. 73 zeigt, daß es mit zunehmender Ausdauerleistungsfähigkeit zu einer Rechtsverschiebung der Laktatkurve (s. auch Kapitel „Test", S. 199) kommt. Der Spieler wird erst bei einer höheren Laufgeschwindigkeit „sauer"; er kann damit länger bei hohen Intensitäten aerob arbeiten.

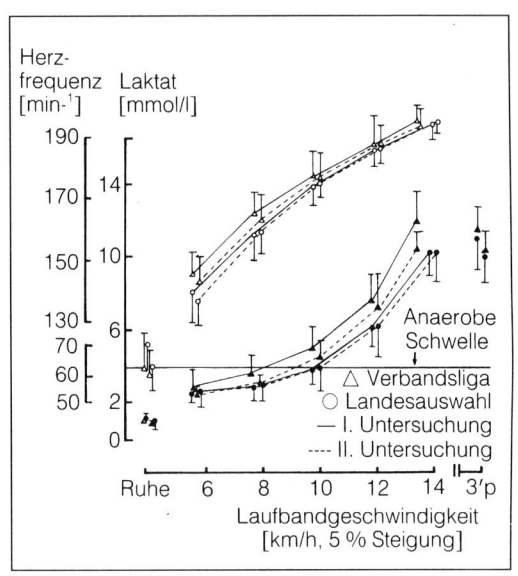

Abb. 73 Verhalten von Laktat und Herzfrequenz bei stufenweise ansteigender Laufbandbelastung bei zwei Handballkollektiven unterschiedlicher Spielstärke zu Beginn (I. Untersuchung) und am Ende (II. Untersuchung) der Spielsaison (aus *Flöthner/Hort* 1983, 25; verändert nach *Kindermann* 1983, 27)

> Je besser die Grundlagenausdauer des Sportlers, desto später wird die in der Leistungsdiagnostik so häufig zur Beurteilung der aeroben Leistungsfähigkeit herangezogene „anaerobe Schwelle" überschritten.

Bis zur anaeroben Schwelle reicht die aerobe Kapazität aus, um den die Leistung beeinträchtigenden Milchsäureanstieg zu verhindern. Jenseits dieser Schwelle kommt es dann zu einem raschen Laktatanstieg, da die Eliminierungskapazität des aeroben Systems aufgrund der zu hohen Belastungsintensität überschritten wird. Bei zu großer Übersäuerung muß dann entweder das Lauftempo reduziert werden, oder es kommt zum Belastungsabbruch. Insgesamt wirken sich die aufgezeigten Veränderungen auf die „Durchsatzkapazität" und die Regulation der Substratoxydation im Zitratzyklus und auf den Elektronentransport in der Atmungskette aus, d. h., es kommt zu einer Zunahme der oxydativen Kapazität und damit der aeroben Ausdauerleistungsfähigkeit.

Bei *anaeroben Trainingsbelastungen* erhöht sich die Kapazität der glykolytischen Enzyme und die Fähigkeit, trotz hoher Übersäuerung noch Arbeit leisten zu können.

Die Fähigkeit, maximale Azidose-(Säuerungs-)Grade einzugehen, hängt jedoch nicht nur vom Trainingszustand, sondern auch vom Alter ab: Kinder und Jugendliche haben eine geringere anaerobe Kapazität (s. S. 110 und 217).

Hormonelle Regulationsmechanismen und Ausdauerleistungsfähigkeit

Die Stoffwechselvorgänge im menschlichen Organismus laufen über feinabgestimmte hormonelle Steuerungsvorgänge ab, die durch Training eine weitere Verbesserung erfahren. Durch Ausdauertraining kommt es zu verschiedenen Veränderungen und Anpassungserscheinungen des hormonellen Systems, die zu einer Steigerung der Leistungsfähigkeit beitragen.

1. Organvergrößerung (Hypertrophie) der hormonproduzierenden Drüsen

Im Tierversuch konnte gezeigt werden, daß trainierte Tiere aufgrund des Trainings durch eine Vergrößerung (Hypertrophie) ihrer hormonproduzierenden Drüsen ihre hormonelle Leistungsfähigkeit steigern (vgl. *Östman/ Sjöstrand* 1971, 202; *Song* et al. 1973, 59; *Jobidon* et al. 1985, 532).
Eine Organvergrößerung ist stets mit einer Kapazitätsverbesserung verbunden. Abb. 74 zeigt, daß ausdauertrainierte Personen in gesteigertem Maße Leistungs- bzw. Streßhormone (Adrenalin und Noradrenalin) freisetzen und damit höhere Leistungen vollbringen können.

> Sportler mit einer erhöhten Leistungshormonkapazität besitzen eine höhere Leistungsmobilisierungsfähigkeit und können damit ihre Leistungsreserven optimal ausschöpfen.

2. Ökonomisierung

Intensives Ausdauertraining bedingt bereits in zwei bis vier Wochen eine deutliche Reduktion des Sympathikotonus und die Zunahme der vagalen Aktivität (vgl. *Ekblom* et al. 1973, 251; *Winder* et al. 1979, 766). Der Leistungsnerv Sympathikus – er ist der Gegenspieler des Erholungs- und Wiederherstellungsnervs Vagus – regelt die Anpassung des Organismus an Belastungen. Durch ihn werden die Herz-Kreislauf-Tätigkeit und der Energiestoffwechsel belastungsadäquat gesteigert. Die Verringerung des Sympathikotonus wird deutlich in der Senkung – dies entspricht einer Ökonomisierung – des Streßhormonspiegels (Adrenalin, Noradrenalin) auf gleicher Belastungsstufe und in einer Rechtsverschiebung des Steilanstiegs (erst bei höheren Belastungen).
Abb. 74 macht deutlich, daß es mit zunehmender Ausdauerleistungsfähigkeit bei gleicher Leistung nicht nur zu einer geringeren Laktatproduktion, sondern auch zu einer geringeren Streßhormonausschüttung kommt. Die Bestimmung der Hormone Adrenalin und Noradrenalin eignet sich daher auch zur *Leistungsdiagnostik* und zur *Trainingssteuerung*.
Die Analyse des Katecholaminverhaltens erlaubt nicht nur bei körperlichen oder überwiegend körperlichen Belastungen Rückschlüsse auf Trainings- und Leistungsverhalten, sondern ermöglicht auch eine Beurteilung des psychischen Verhaltens. Die Untersuchungen von *Lehmann* et al. (1989, 18) zeigen, daß Sportler mit besseren Wettkampfresultaten eine niedrigere Katecholaminausscheidung aufweisen als Sportler geringerer Leistungsfähigkeit. Interessant ist in diesem Zusammenhang, daß Sportler mit ungünstigem Leistungsergebnis (s. auch S. 156) bereits in der Nacht vor oder zwischen Training und Wettkampf durch eine höhere Katecholaminausscheidung auffallen (vgl. *Lehmann* et al. 1989, 18, s. Abb. 75).
Bei Sportlern, die vor Wettkampfbeginn von einer (zu) starken psychomotorischen Unruhe, verbunden mit vegetativen Störungen („Lampenfieber") befallen sind, und die Leistung nicht mit den Trainingsdaten korrespondiert, sollte danach gefahndet werden, ob eine ungenügende Kontrolle des Sympathikotonus beteiligt ist. Da mit zunehmender Belastung die Katecholaminspiegel exponentiell ansteigen (bis auf etwa das Zehnfache der Ausgangswerte), kann über die Bestimmung von Adrenalin und Noradrenalin gut die individuelle Belastungsbeanspruchung festgestellt bzw. eine sympathoadrenerge Fehlsteuerung in der Phase vor einem Wettkampf erfaßt werden (vgl. *Lehmann/ Keul* 1985, 312). Darüber hinaus ermöglicht sie die Aufdeckung eines „Übertrainings" (s. S. 661): Bei Sportlern, die im Training zu stark belastet wurden, fällt die basale Katecholaminausschüttung (Katecholamine = Adrenalin und

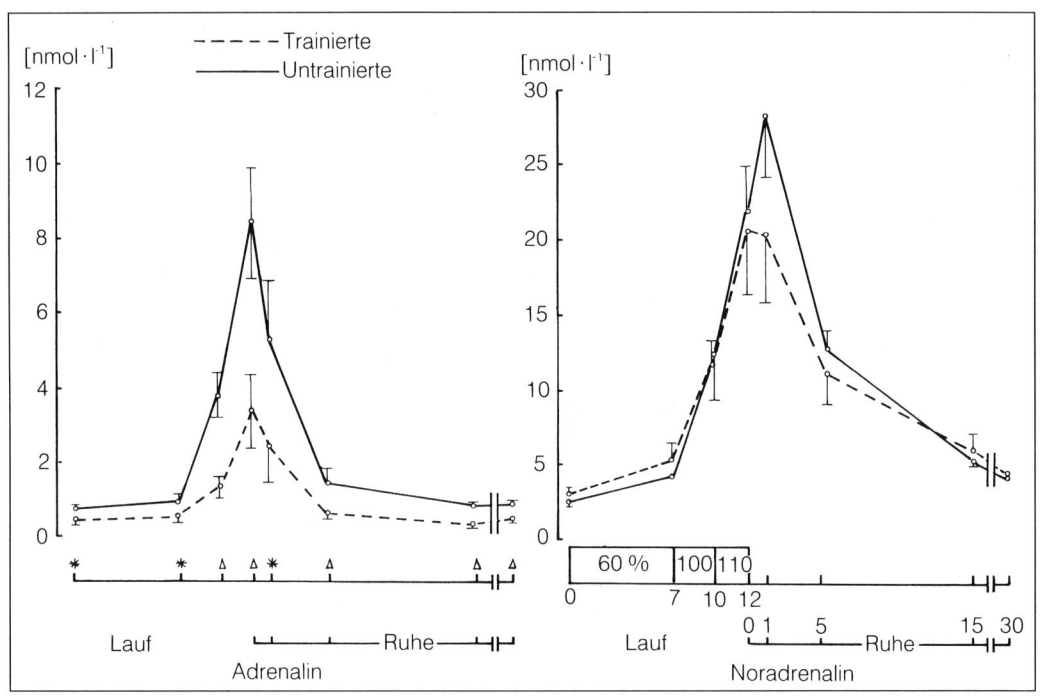

Abb. 74 Trainingseinfluß auf die Streßhormonausschüttung (Adrenalin, Noradrenalin) bei verschiedenen Belastungsintensitäten (7 min bei 60 %, 3 min bei 100 %, 2 min bei 110 % der maximalen Sauerstoffaufnahme) bei Trainierten bzw. Untrainierten (nach *Kjaer* 1989, 8)

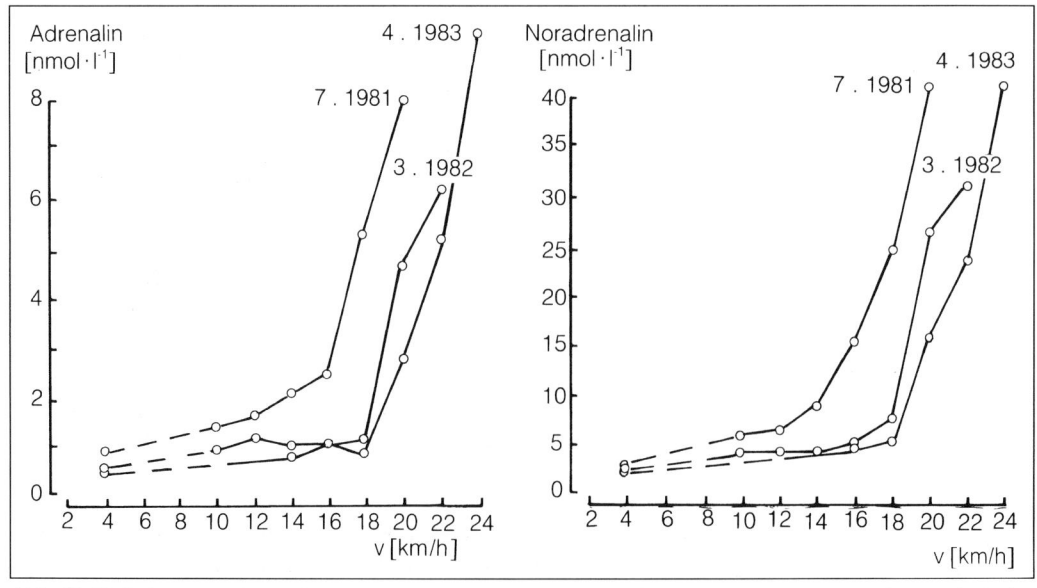

Abb. 75 Verhalten von Adrenalin und Noradrenalin bei stufenförmiger Belastungszunahme im Laufe dreier Trainingsjahre (nach *Lehmann* et al. 1989, 15)

Noradrenalin) deutlich unter normale Werte, und die maximalen Werte sind ebenso erniedrigt (vgl. *Lehmann* et al. 1989, 20).

Zusammenfassend kann festgestellt werden, daß durch die ausdauertrainingsbedingten Anpassungserscheinungen der Muskelzelle – Erhöhung der Energiespeicher, Steigerung der enzymatischen Umsatzkapazität, Optimierung der hormonellen Regulationsmechanismen – eine verbesserte Grundlage für ein allgemein gesteigertes Leistungsvermögen erzielt werden kann. Der Grad bzw. die Qualität dieser verbesserten Stoffwechselabläufe ist abhängig von den eingesetzten Trainingsmethoden und -inhalten. Fehler in ihrer Auswahl, zu intensives Training mit unzureichender Erholung und Ernährungsfehler (s. S. 151), führen zu fehlgeleiteten Anpassungserscheinungen, die das eigentlich anvisierte Ziel nicht erreichen lassen, sowie zu überlastungsbedingten Leistungseinbrüchen.

Die Ausdauerleistungsfähigkeit und Herz-Kreislauf-Parameter

Wie bereits erwähnt (s. S. 79), greift jeder Belastungsreiz primär an der Zelle an, und das Herz-Kreislauf-System stellt dabei nur einen Hilfsmechanismus dar, der die Bedürfnisse des Zellstoffwechsels zu erfüllen hat.

Die Aufrechterhaltung des Gleichgewichts zwischen Sauerstoffbedarf der Muskelzelle und Sauerstoffangebot ist dabei an folgendes System gebunden (vgl. *Hecht* 1972, 359; *Keul/Kindermann/Simon* 1978, 23):
– Gasaustausch in der Lunge (Diffusionskapazität);
– Herz als Förderpumpe;
– Sauerstofftransportfunktion des Blutes;
– Kapillarbett (Austauschkapazität).
Am Ende dieses Funktionssystems steht als Stimulus für die „Zubringersysteme" die Muskelzelle: Nach *Stegemann* (1963, 49) sind u. a. säureempfindliche Rezeptoren in der Muskulatur für eine Einregulierung der Förderleistung des Herz-Kreislauf-Systems an den erhöhten Blutbedarf des arbeitenden Muskels verantwortlich. In der Muskelzelle findet der Substrataustausch, die Energiespeicherung, -freisetzung und -verwendung statt (vgl. S. 148 und 152).

Die *maximale Sauerstoffaufnahme* (VO_2max.) als Bruttokriterium der Ausdauerleistungsfähigkeit beschreibt die Funktionstüchtigkeit dieses Gesamtsystems. Die maximale Sauerstoffaufnahme wird dabei meist körpergewichtsbezogen angegeben. Werte über 70 ml/kg/min gelten dabei als günstige Voraussetzung für Wettkämpfe im Ausdauerbereich, Werte unter 60 ml/kg/min weisen auf eine mangelnde internationale Konkurrenzfähigkeit hin. Bei untrainierten Normalpersonen zwischen 25 und 30 Jahren findet man Werte von 45 ml/kg/min (*di Prampero* 1973, 3). Daß die maximale Sauerstoffaufnahmefähigkeit jedoch nicht als einziger Indikator der Ausdauerleistungsfähigkeit ausreicht – das gilt auch für den hierbei v. a. wichtigen Parameter Herzgröße –, zeigt die sportliche Praxis: Obwohl vor zehn Jahren schon vergleichbar hohe Werte wie heute erreicht wurden, konnte dennoch inzwischen eine außerordentliche Verbesserung in allen Ausdauerdisziplinen festgestellt werden. Diese Tatsache ist ein wichtiger Hinweis dafür, daß neben der maximalen Sauerstoffaufnahmefähigkeit (bzw. der Herzgröße) auch Stoffwechselgrößen (s. S. 148 f.) u. a. eine entscheidende Rolle für die Ausdauerleistungsfähigkeit spielen.

Durch verschiedene Trainingsmethoden läßt sich dieses System mehr oder weniger stark beeinflussen. Es gibt Trainingsmethoden, die z. B. relativ rasch zu einer Herzvergrößerung, weniger hingegen zu einer Verbesserung der kapillären Austauschfläche führen (Kapillaren sind die feinsten Gefäße, über die der Stoffaustausch mit der Muskelzelle stattfindet). Andere Trainingsmethoden wiederum haben einen recht starken Einfluß auf die Kapillarisierung (Vermehrung der Kapillaren), weniger hingegen auf die Herzvergrößerung. Es zeigt sich demnach, daß die nachfolgenden Herz-Kreislauf-Größen durch verschiedene Trainingsmethoden und -inhalte in recht differenzierter Form zu beeinflussen sind und sich entsprechende Konsequenzen für die Trainingsmethodik ergeben.

Da mit der Ausdauerleistungsfähigkeit auf Zellniveau begonnen wurde, sollen rückläufig die einzelnen Komponenten, die die maximale Sauerstoffaufnahme bedingen, besprochen werden.

Training und Kapillarisierung bzw. periphere Regulation

Die Energiebereitstellung bzw. -umwandlung in der Muskelzelle ist abhängig vom Sauerstoff- und Substrattransport zum Muskel und vom Abtransport der Stoffwechselschlacken über die Kapillaren. Eine wesentliche Größe für die metabolische (den Stoffwechsel betreffende) Leistungsfähigkeit des Muskels ist demnach die vermehrte Durchblutung durch die Vergrößerung der kapillären Austauschfläche in der Peripherie (vgl. *Barclay* 1975, 119). In der arbeitenden Muskulatur kommt es durch selektive Gefäßerweiterung bzw. -engstellung der nicht belasteten Region zu einer Umverteilung des Blutstromes, so daß gegenüber etwa 20 % in Ruhe bei Belastung etwa 80 % der Gesamtdurchströmung der arbeitenden Muskulatur zugute kommen (s. *Strauzenberg/Schwidtmann* 1976, 400; vgl. *Treumann* 1969, 44; *Heyer/Köhler* 1975, 75 u. a.). Die lokale Durchblutung nimmt auf etwa das 15- bis 20fache zu. Durch Training kann die Durchblutungsregulierung weiterhin verbessert werden.

Während in Ruhe nur 3–5 % der vorhandenen Kapillaren eröffnet sind, werden bei Ausdauerbelastungen sämtliche Kapillaren eröffnet und zusätzlich erweitert. Die Zahl der offenen Kapillaren steigt von 50/mm³ Muskulatur auf das 30- bis 50fache, also auf etwa 2 400/mm³ an. Die gleichzeitige Kapillarerweiterung vergrößert die Gesamtoberfläche auf etwa das 100fache.

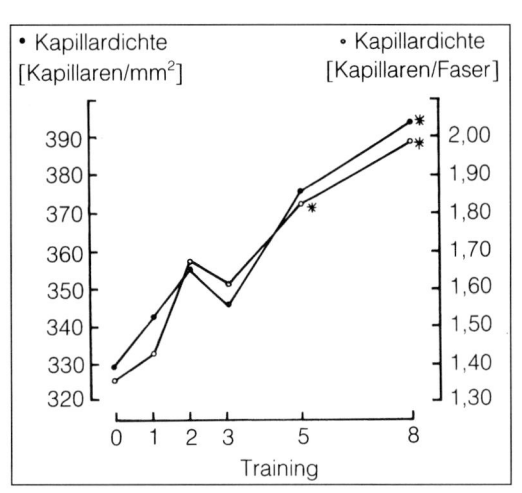

Abb. 76 Veränderung der Kapillardichte durch ein aerobes Ausdauertraining (nach *Noble* 1986, 64)

Dadurch ist gewährleistet, daß trotz der gewaltig angestiegenen Durchströmung und der auf das Doppelte beschleunigten Kreislaufzeit die Verweilzeit des Blutes in den Kapillaren normal bleibt und somit optimale Bedingungen für den Sauerstoff- und Substrataustausch vorherrschen (nach *Strauzenberg/Schwidtmann* 1976, 499).

Verschiedene Untersuchungen zeigen nun, daß bei Ausdauertrainierten die Kapillardichte noch zusätzlich erhöht ist. So fand *Schmidt* (1978, 14) eine Kapillarerhöhung pro zugeordneter Muskelfaser von 41,2 % beim Vergleich zwischen Normalpersonen und Ausdauertrainierten (vgl. auch *Senger*/Donath 1977, 392; *Mellerowicz/Meller* 1972, 4).

Abb. 76 zeigt, daß durch entsprechendes Training eine relativ rasche Erhöhung der Kapillardichte erfolgt.

Wichtig ist jedoch, daß eine vermehrte Gefäßneubildung vor allem dann eintritt, wenn über einen längeren Zeitraum – mindestens etwa 30 Minuten – mit konstant erhöhtem Blutdruck gelaufen wird. Beim Laufen kommt es bekanntlich zu einem sogenannten „Arbeitsbluthochdruck", wobei der systolische Druck bei etwa 160 mmHg liegt. Durch den Dauerdruck, so nimmt man an, wird die Aussprossung neuer Haargefäße – man spricht von „Kapillarisierung" – ausgelöst und damit der Stoffaustausch aufgrund der vergrößerten Austauschfläche optimiert.

> Je besser die Grundlagenausdauer, desto besser die Kapillardichte und damit die Versorgungslage des Muskels!

Training und Blut

Die *relativen* Konzentrationen an Erythrozyten (rote Blutkörperchen) und Hämoglobin (= Farbstoff der roten Blutkörperchen; der Hämanteil ist für die Sauerstoffbindung zuständig) sowie die Morphologie der roten Blutkörperchen erfahren im Laufe des sportlichen Trainings, im Gegensatz zum Höhentraining, keine signifikante Veränderung. Nach *Schüler* (1970, 103) – er spricht sogar vom sogenannten subnormalen Blutbild des Ausdauersportlers – würde besonders bei hochgradigen Ausdauerbelastungen durch eine erhöhte Blutviskosität (bedingt durch einen Erythrozytenanstieg) das Herzminutenvolumen entscheidend verringert und damit vorrangige Funktionen der Kreislaufflüssigkeit (Transport von Stoffwechselsubstanzen, Wärmeregulation) beeinträchtigt.

Unterschiede im körperlichen Leistungsvermögen, die man zwischen Sportlern und Nichtsportlern, zwischen Kindern und Erwachsenen oder auch zwischen männlichen und weiblichen Individuen findet, treten im *absoluten* Blutvolumen und totalen Hämoglobin(Hb)-Gehalt zutage (*Schüler* 1970, 105). Nach *Mellerowicz/Meller* (1972, 9) kann eine Zunahme des Blutvolumens um ein bis zwei Liter und entsprechend des Hämoglobins um etwa 200–300 g erfolgen. Die Blutmenge und das gesamte damit zur Verfügung stehende Hämoglobin korrelieren dabei eng mit der Kapazität der metabolischen Prozesse (ausgedrückt durch die maximale Sauerstoffaufnahme). Ein Leistungszuwachs im Verlauf eines Ausdauertrainings läßt sich somit auch am Anstieg des Blutvolumens verfolgen. Die Zunahme des Blutvolumens ist dabei vorrangig durch eine Erhöhung des Plasmavolumens bedingt (*Schüler* 1970, 106).

Durch die Vermehrung des Blutvolumens nimmt auch die Pufferkapazität des Blutes zu, da sich die Absolutmenge der im Blut befindlichen Puffersysteme erhöht.

Zu den Puffersystemen des Blutes zählen das Hämoglobin-Oxyhämoglobinsystem, die Plasmaproteine, die Bikarbonate und die Phosphate. Die Gesamtpufferkapazität dieser Systeme beträgt nach *Roth* (In: *Jakowlew* 1977, 48/49) durchschnittlich 28 mval $H^+/1$ 1 Blut. Zwischen den einzelnen Puffersystemen verteilt sich dabei die Pufferkapazität folgendermaßen: Hb-Hb O_2 8,0, Plasmaproteine 1,7, Phosphate 0,3 und Bikarbonate 18,0.

Die Zunahme der Puffersysteme bedeutet, daß eine wesentliche Voraussetzung für die geringere lokale und allgemeine körperliche Ermüdbarkeit der Ausdauertrainierten gegeben ist.

Training und Herz

Der Herzmuskel ist im Gegensatz zum Skelettmuskel ununterbrochen tätig. Zur Aufrechterhaltung der Kontraktionsarbeit ist er deshalb fast ausschließlich auf die ökonomische aerobe Energiegewinnung angewiesen. Sichtbarer Ausdruck der Spezialisierung der Herzmuskelzelle auf diese Art der Energieerzeugung ist ihr außerordentlicher Reichtum an Mitochondrien – beim Herzmuskel betragen die Mitochondrien bis zu 30 % des Gesamtzellvolumens, beim Skelettmuskel je nach Ausdauer-Trainingszustand vergleichsweise nur 5–10 % – sowie ihr für diesen Zweck spezifisch angelegtes Enzymmuster (*Kleitke* 1977, 149). In Ruhe liefert die Oxydation von Fettsäuren bis zu 80 % der Energie; Glukose und Laktat sind jeweils mit etwa 10 % am Energiestoffwechsel des Herzens beteiligt (*Bühlmann/Froesch* 1974, 47).

Bei körperlicher Arbeit erhöht sich der Laktatanteil bei der Energiebereitstellung. Diese Tatsache ist nicht unbedeutend für die Beseitigung einer belastungsbedingten metabolischen Azidose: Je größer ein Herz ist, desto mehr Milchsäure kann es verstoffwechseln und desto mehr kann es damit indirekt die allgemeine Ermüdungsgrenze hinausschieben helfen.

> Durch Ausdauertraining kommt es bei entsprechender Intensität und ausreichendem Umfang zur Ausbildung eines „Sportherzens" im Sinne einer Vergrößerung der Herzhöhlen (Dilatation) sowie zu einer Dickenzunahme (Hypertrophie) der Herzwände. Bei dieser Hypertrophie des Myokards – durch vermehrte Neusynthese funktionstragender Zellelemente wird die Arbeitsleistung je Gewichtseinheit Myokard wieder auf die Norm reduziert (*Kleitke* 1977, 251) – wird jedoch nie das „kritische Herzgewicht" von 500 g überschritten: Bei schwereren Herzen wäre die Blutversorgung des Myokards nicht mehr optimal.

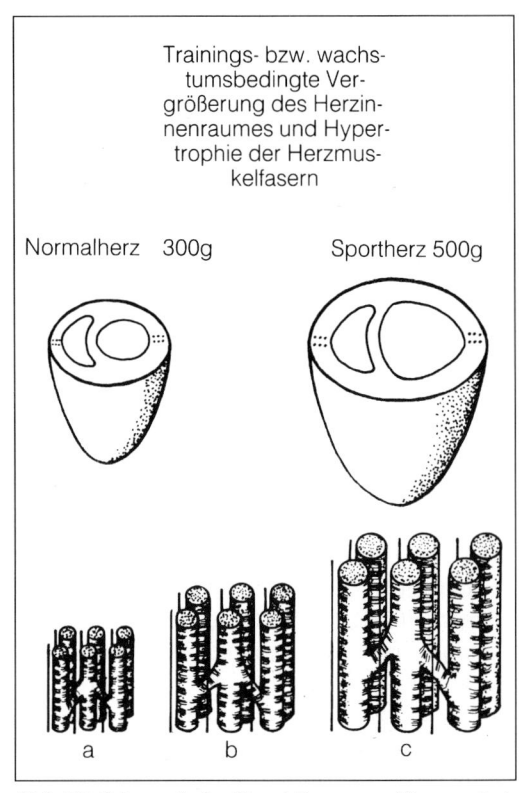

Abb. 77 Schematische Darstellung von Herzmuskelfasern mit zugehöriger Kapillare im Laufe der Entwicklung bzw. im Verlauf eines Ausdauertrainings: a) Säuglingsherz, b) Erwachsenenherz, c) Sportherz (in Anlehnung an *Gauer*, aus *Blasius*, in *Hollmann/Hettinger* 1976, 435)

Abb. 77 zeigt, wie sich durch Ausdauertraining ein leistungsstarkes Herz entwickeln kann.

Findet man bei Untrainierten Herzgewichte von 250 bis 300 g mit einem Volumen von etwa 600 bis 800 ml oder etwa 11–12 ml/kg Körpergewicht, so ergeben sich bei Ausdauertrainierten Werte von 350 bis 500 g bzw. 900–1300 ml oder etwa 14–17 ml/kg und mehr (vgl. *Mellerowicz/Meller* 1972, 16; *Israel/Weber* 1972, 55; *Strauzenberg/Schwidmann* 1976, 497; vgl. Abb. 78).

Wie aus Abb. 79 hervorgeht, läßt sich bereits in relativ kurzer Zeit das Herzvolumen – und damit eng verbunden die Ausdauerleistungsfähigkeit – vergrößern. Parallel dazu kommt es zu der bereits erwähnten Rechtsverschiebung der anaeroben Schwelle als Ausdruck einer erhöhten aeroben Kapazität und verbesserten Ermüdungswiderstandsfähigkeit.

Die Größenzunahme des Herzens ist eine wesentliche Vorbedingung für die Vergrößerung des Schlagvolumens (SV) und damit für die bei Ausdauerbelastungen erforderliche hohe Steigerung der Sauerstoffaufnahmefähigkeit. Nach *Israel* (in *Strauzenberg/Schwidtmann* 1976, 497) resultiert aus einer Volumenzunahme des Herzens um 100 ml eine Steigerung der maximalen Sauerstoffaufnahme von 200 ml und mehr.

Ein hohes Schlagvolumen ist die Grundlage für eine ökonomische Herzarbeit des Ausdauer-

Anatomisch-physiologische Grundlagen 161

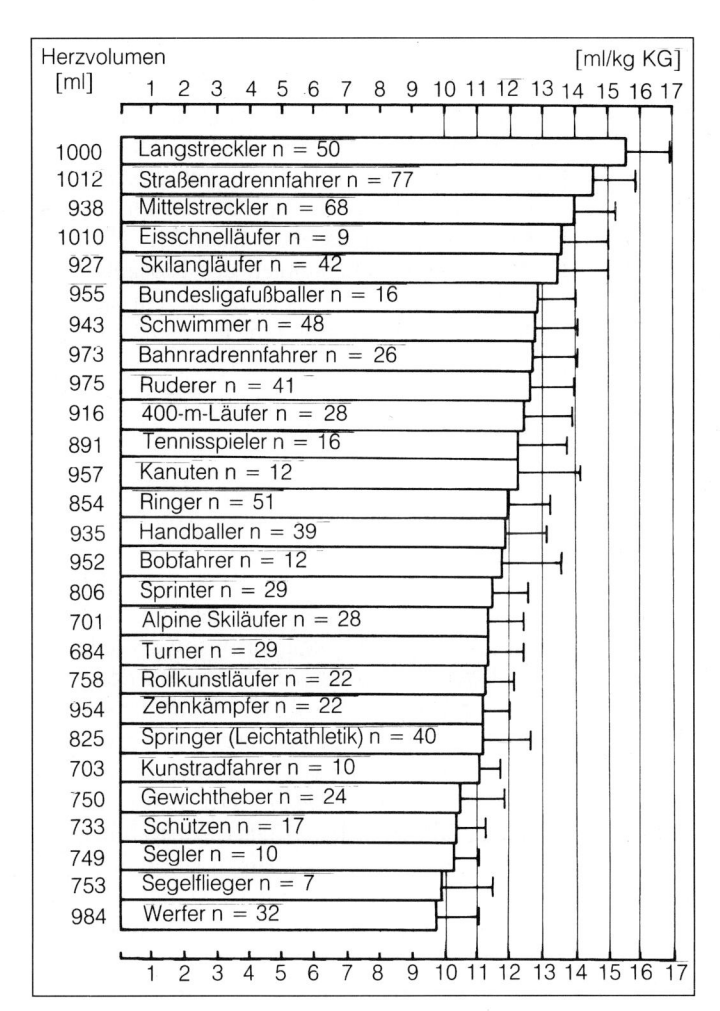

Herzvolumen [ml]	Sportart	[ml/kg KG]
1000	Langstreckler n = 50	
1012	Straßenradrennfahrer n = 77	
938	Mittelstreckler n = 68	
1010	Eisschnelläufer n = 9	
927	Skilangläufer n = 42	
955	Bundesligafußballer n = 16	
943	Schwimmer n = 48	
973	Bahnradrennfahrer n = 26	
975	Ruderer n = 41	
916	400-m-Läufer n = 28	
891	Tennisspieler n = 16	
957	Kanuten n = 12	
854	Ringer n = 51	
935	Handballer n = 39	
952	Bobfahrer n = 12	
806	Sprinter n = 29	
701	Alpine Skiläufer n = 28	
684	Turner n = 29	
758	Rollkunstläufer n = 22	
954	Zehnkämpfer n = 22	
825	Springer (Leichtathletik) n = 40	
703	Kunstradfahrer n = 10	
750	Gewichtheber n = 24	
733	Schützen n = 17	
749	Segler n = 10	
753	Segelflieger n = 7	
984	Werfer n = 32	

Abb. 78 Herzgröße (absolutes und relatives Herzvolumen) bei 805 Leistungssportlern nationaler und internationaler Spitzenklasse in verschiedenen Sportarten; Normalwert für das relative Herzvolumen: 11 (10–12) ml/kg Körpergewicht (vgl. *Kindermann* 1983, 23)

trainierten im submaximalen Bereich und eine Vorbedingung für ein hohes Maximum der Transportleistung bei Höchstbelastungen.
In Ruhe hat der Ausdauertrainierte eine Herzfrequenz (HF) von etwa 40 Schlägen/min (der Untrainierte um 70) und ein Schlagvolumen von etwa 105 ml (der Untrainierte von 60–70 ml). Bei Belastung vermag der Ausdauertrainierte die Herzfrequenz bis zum Fünffachen (der Untrainierte bis zum Dreifachen) zu steigern, wobei sich das Schlagvolumen auf mehr als das Doppelte erhöht und auch bei Frequenzen bis um 200 Schläge/min konstant bleibt (*Strauzenberg/Schwidtmann* 1976, 498). Als Folge der hohen Herzfrequenz und des erhöhten Schlagvolumens ergibt sich beim trainierten Sportler eine erhebliche Steigerung des Herzminutenvolumens (HMV) von etwa 4–5 l/min in Ruhe auf 30–40 l/min (beim Untrainierten um 20 l/min) bei Belastung und damit eine wesentliche Erhöhung der die Ausdauerleistung begrenzenden Sauerstoffaufnahmefähigkeit (s. *Mellerowicz/Meller* 1972, 16; *Strauzenberg/Schwidtmann* 1976, 498).
Interessant ist schließlich noch, daß die Herzgröße bzw. das Herzvolumen nicht nur auf das engste mit dem Schlagvolumen, dem Herzminutenvolumen, dem Sauerstoffpuls (er gibt die

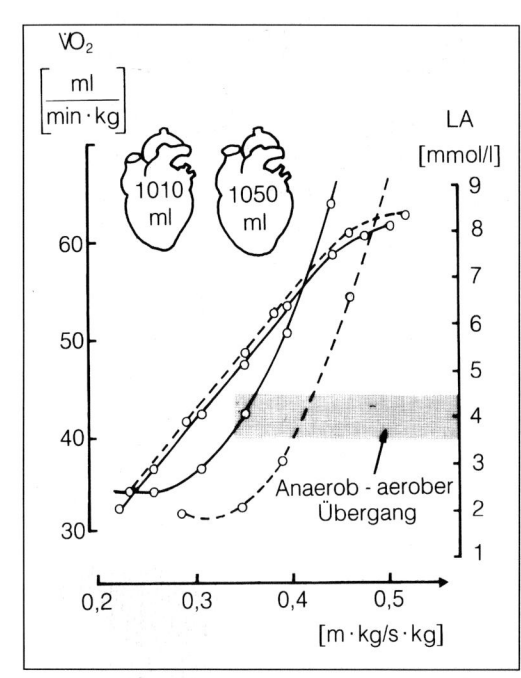

Abb. 79 Effekt eines etwa sechswöchigen Ausdauertrainings im Intensitätsbereich der aneroben Schwelle auf Herzgröße (ml), maximale Sauerstoffaufnahme (VO_2max) und anaerobe Schwelle (nach *Mader* et al. 1976, 109)

Menge Sauerstoff an, die pro Herzschlag aufgenommen wird), dem maximalen Sauerstoffaufnahmevermögen und damit der Ausdauerleistungsfähigkeit korreliert ist, sondern auch noch in enger Beziehung steht zum Gesamtblutvolumen und totalen Hämoglobin, zur Kapillarisierung der Arbeitsmuskulatur sowie zur Größe der Leber als zentralem Stoffwechselorgan (vgl. *Strauzenberg/Schwidtmann* 1976, 497; *Israel/Weber* 1972, 55; *Keul/Kindermann/ Simon* 1978, 25). Diese Zusammenhänge verdeutlichen einmal mehr, daß sich alle an der sportlichen Leistungsfähigkeit beteiligten Parameter harmonisch durch Training verbessern und sich gegenseitig bedingen.
Als Trainingsmethode für eine besonders schnelle Herzgrößenzunahme eignen sich die Intervallmethode (s. S. 172) und die intensive Dauermethode (s. S. 169). Sie haben allerdings den Nachteil, daß sie den Zuckerstoffwechsel stark belasten und bei zu häufiger Durchführung im Zusammenhang mit den anderen Trainings- und Wettspielbelastungen schnell zu einer „Auszehrung" der Sportler führen können. Eine zusammenfassende Übersicht über die Anpassungserscheinungen des Muskels bzw. des Herz-Kreislauf-Systems an ein aerobes Ausdauertraining gibt Tab. 17.

Training und Lunge

Unter normalen Umständen ist das Lungenvolumen bzw. die Diffusionskapazität bei Ausdauerbelastungen nicht leistungsbegrenzend (*Keul/Kindermann/Simon* 1978, 23). Dennoch lassen sich durch Ausdauerbelastungen auch in diesem Bereich Adaptationserscheinungen auslösen. Insbesondere bei Beginn des Trainings im Jugendalter kann sich in einem durch Ausdauerbelastungen verbreiterten Brustkorb eine Leistungslunge von größerem Volumen (vgl. *Mellerowicz/Meller* 1972, 17/18) und erhöhter Diffusionskapazität (*Chrustschow* et al. 1975, 365) entwickeln. Hinzu kommen eine Aktivitätshypertrophie der Atemmuskulatur und eine Ökonomisierung der Atemfunktion, gekennzeichnet durch erhöhte Atemtiefe und niedrigere Atemfrequenz in Ruhe und bei submaximaler Belastung.

Atemtechnik

In den Ausdauersportarten kann die Leistungsfähigkeit des Sportlers in gewissem Umfang durch eine mangelhafte Atemtechnik beeinträchtigt werden. Als Atemrhythmus sollte je nach Belastung ein unterschiedlicher Atem-Schritt-Rhythmus gewählt werden: Bei niederer Belastung ist ein Verhältnis von 4 : 4 (auf vier Schritte ein- und auf vier Schritte ausatmen), bei mittlerer Belastung von 2 : 2 und bei höchster Belastung von 1 : 1 zu wählen (*Ilg/ Köhler* 1977, 915). Die Atmung sollte mit betonter, aktiver Ausatmung erfolgen (verbesserte Abatmung des Kohlendioxyd).

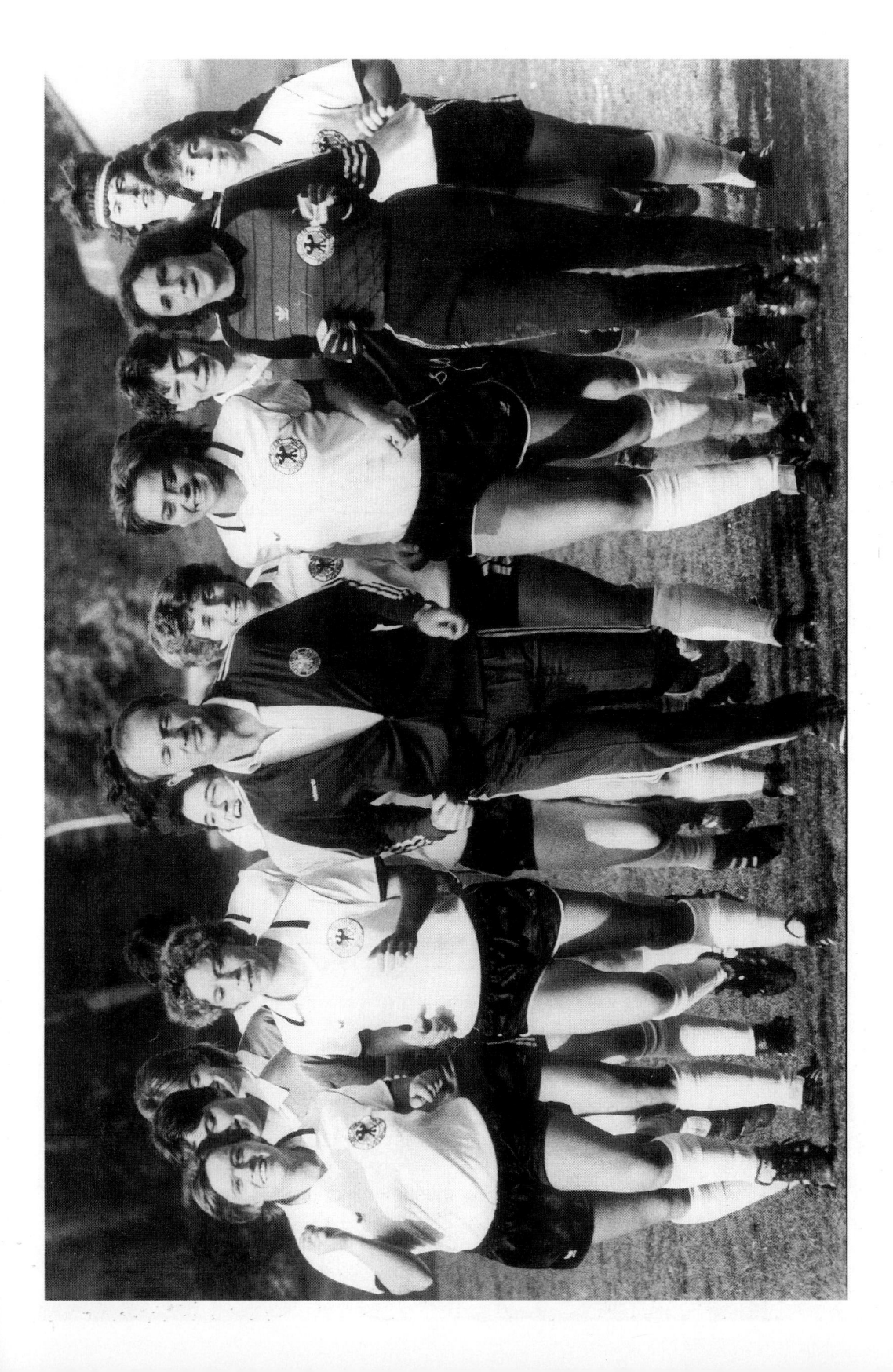

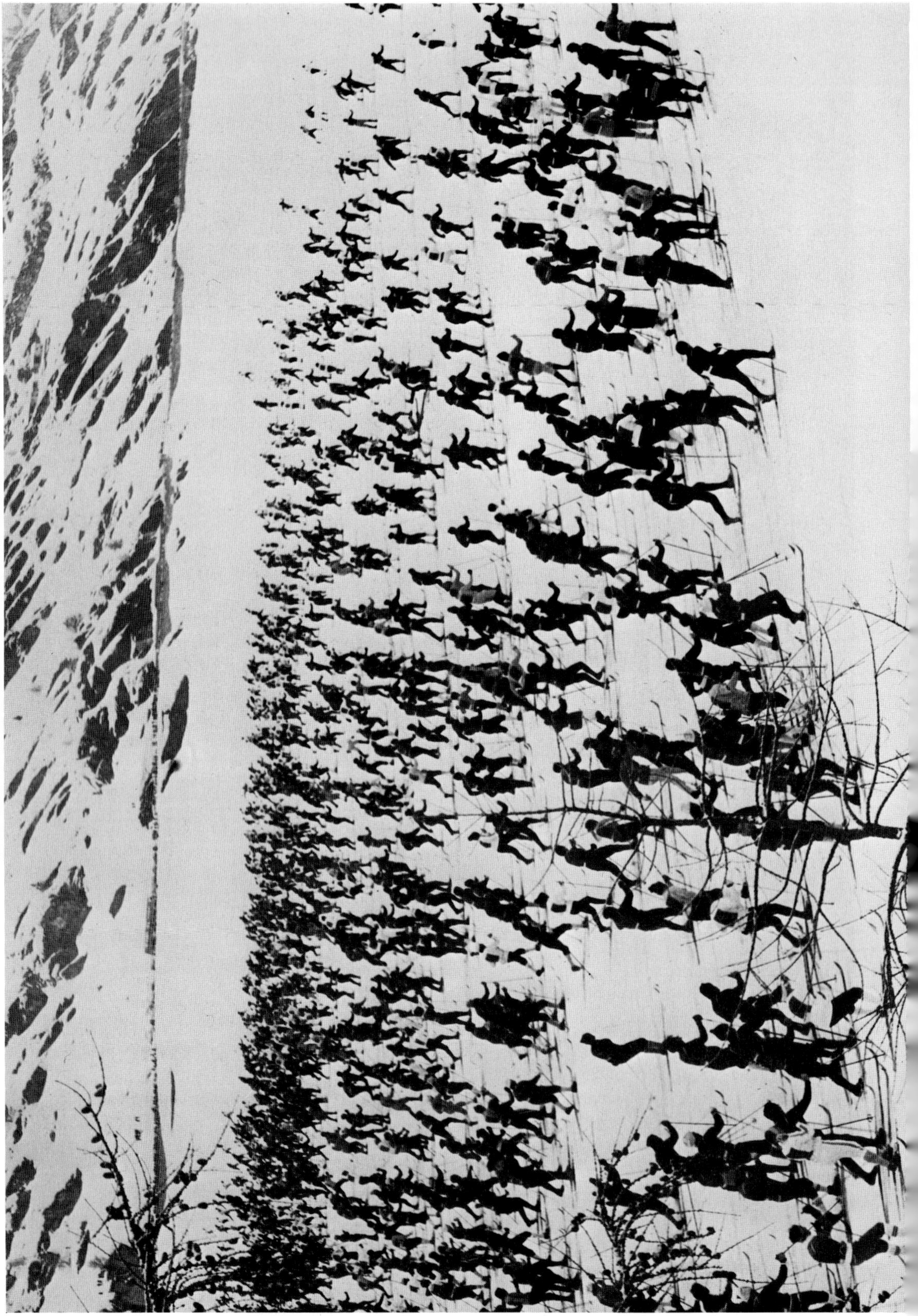

Anatomisch-physiologische Grundlagen

Muskelzelle als Effektor	Herz als Förderpumpe	Blut als Transportmittel	Gefäße als Transportwege bzw. Austauschort
Vergrößerung der Energiespeicher (Anstieg des Muskelglykogens von 200 auf 400 g, des Leberglykogens von 60 auf 120 g und der Muskeltriglyzeride von 800 auf 1200 g) Vergrößerung der Umsatzkapazität (Mitochondrienvergrößerung um 50 %, Steigerung der Enzymaktivität, Steigerung und Ökonomisierung der regulierenden Hormone) Verbesserung der Stoffwechselqualität (Zunahme des Fettanteils an der Energieumwandlung, erhöhte Nutzung zuckerneubildender Stoffwechselwege)	Herzbinnenraumvergrößerung (=Herzerweiterung) von 650 auf 900–1000 ml Herzmuskeldickenwachstum mit Herzgewichtzunahme von 250 auf 350–500 g Ökonomisierung der Herzarbeit (Abnahme der Herzfrequenz, Zunahme des Schlagvolumens) Erhöhung der Förderkapazität (das Herzminutenvolumen steigt von 20 auf 30-40 l/min)	Erhöhung der Blutmenge von 5 auf 6 l Erhöhung der absoluten Zahl der roten Blutkörperchen (als Sauerstofftransportträger) Optimierung der Sauerstofftransportkapazität u. a. Funktionen (z. B. Verbesserung der Wärmeregulation oder der Pufferkapazität = Voraussetzung für eine geringere lokale und allgemeine Ermüdbarkeit)	Vermehrung der Kapillaren Vergrößerung ihrer Austauschfläche Optimierung des Stoffaustausches Optimierung der Blutverteilung (Gefäßengstellung in der nicht arbeitenden Muskulatur) Mehrdurchblutung der Arbeitsmuskulatur mit verbesserter Sauerstoff- und Nährstoffversorgung bzw. verbesserter Entsorgung von Schlackenstoffen

Tab. 17 Schematischer Überblick über die funktionellen und strukurellen Anpassungserscheinungen eines Ausdauertrainings auf das Muskel- und Herz-Kreislauf-System und ihrer Vorteile für die Ausdauerleistungsfähigkeit

Training und Abwehrkraft

Nach der Darstellung spezifischer Auswirkungen eines Ausdauertrainings auf den Muskel bzw. das Herz-Kreislauf-System soll abschließend noch ein wichtiger „unspezifischer" Faktor, nämlich die Abwehrlage bzw. die Abwehrkraft des Organismus unter dem Einfluß eines Ausdauertrainings besprochen werden.
Die individuelle Abwehrlage bzw. der Immunstatus stellt die Basis für die körperliche Gesundheit dar. Die Bedeutung der „Gesundheit" wird im allgemeinen dann entsprechend gewürdigt, wenn der Krankheitsfall eingetreten ist; erst dann wird deutlich, um welch hohes Gut es sich handelt. Für jeden Sportler gilt Schopenhauers Maxime: „Gesundheit ist nicht alles, aber alles ist nichts ohne Gesundheit". Ohne die Grundvoraussetzung „Gesundheit" sind kein Training und keine Leistungssteigerung möglich.
Die besondere Bedeutung eines aeroben Ausdauertrainings für den Immunstatus liegt nun darin begründet, daß sich – bei richtiger Dosierung – die körpereigene Abwehrlage verbessert.

> Eine mit maßvollen Mitteln verbesserte Grundlagenausdauer bedingt eine hohe Resistenz gegenüber Infektionen und eine hohe Widerstandsfähigkeit gegenüber Wärme- und Kältereizen. Ein „abgehärteter" Sportler ist demnach weniger oft krank (erkältet o. ä.) und kann dadurch störungsfreier sein Training absolvieren und seine Leistungsfähigkeit steigern bzw. erhalten.

Allgemein gilt: Nach sportlichen Belastungen ist vorübergehend eine sogenannte Immunsuppression (Schwächung der Abwehrkraft durch den Abfall der Immunglobuline, z. B. der Gammaglobuline für zwei bis vier Tage) festzustellen (vgl. *Badtke* 1989, 199; *Kindermann/Urheusen/Ricken* 1989, 32). Dennoch kommt es trotz der Abnahme der verschiedenen Zellgruppen zu keiner Erkrankung, da ihre Effektivität in der Abwehr von Infekten erhöht ist, weil andere Mechanismen der unspezifischen Abwehr wie Phagozytose (Eliminierung von Bakterien und Fremdkörpern durch Freßzellen), Thermoregulation und Schleimhautbarriere stärker ausgebildet sind als bei Untrainierten (vgl. *Brahmi* et al. 1985, 31; *Pedersen* et al. 1988, 673 und 1989, 129; *Badtke* et al. 1989, 199; *Liesen* et al. 1989, 12; *Werle* et al. 1989, 19).

Wie verschiedene Untersuchungen zeigen, kann es durch zu hohe Trainingsbelastungen bzw. bei kräftezehrenden Turnierbelastungen (Weltmeisterschaften u. ä.) bei den Spielern zu einer Beeinträchtigung der Abwehrlage, verbunden mit einer Zunahme der Infektionsanfälligkeit, kommen (vgl. *Berg/Jakob/Keul* 1989, 1852; *Berg/Keul* 1985, 3074; *Liesen* et al. 1989, 42; *Peter* 1986, 348; *Ricken/Kindermann* 1986, 38; *Wulf* et al. 1985, 5). Insbesondere in der unmittelbaren Wettkampfvorbereitung tritt eine erhöhte Infektanfälligkeit gehäuft auf (vgl. *Fitzgerald* 1988, 337; *Jokl* 1973, 202; *Liesen/Dufaux/Hollmann* 1977, 243; *MacKinnon/Tomasi* 1986, 1; *Thompson/McMahon/Nugent* 1980, 506).

Bei maximaler Ausbelastung kommt es zu einem mehr als zehnfach erhöhten Anstieg der Streßhormone Adreanlin (psychischer Streß) und Noradrenalin (physischer Streß), der bisweilen noch Stunden nach der Belastung nicht wieder die Ruhewerte erreicht hat (vgl. *Werle* et al. 1989, 18). Da jedoch bekannt ist, daß Kortisol und Katecholamine (Adrenalin, Noradrenalin) nicht nur stoffwechselaktiv sind, sondern auch zu einer Umverteilung der weißen Blutkörperchen (Leukozyten) führen und damit immunsupressiv (die Abwehr herabsetzend) wirken, ist einer vermehrten Streßexposition erhöhte Aufmerksamkeit zu schenken, um gesundheitliche Störungen und damit unnötige Einbußen im Trainingsprozeß zu vermeiden (vgl. *Bieger* et al. 1980, 30; *Fitzgerald* 1988, 213; *Keast/Cameron/Morton* 1988, 248).

> Beachte: Kein hartes Training bei beginnenden Infekten. Aufgrund der trainingsbedingten weiteren Schwächung des Immunsystems kann es zu einem wesentlich schwereren Krankheitsverlauf kommen: Eine vorübergehende Unterdrückung der zellvermittelten Immunität könnte dazu beitragen, daß Mikroorganismen, insbesondere Viren, einer frühzeitigen immunologischen Erkennung und Eliminierung entgehen und auf diesem Wege fortschreitende Infektionen bei Athleten auslösen (vgl. *Order* et al. 1989, 28).

Da sich während der Regenerationsphasen die Werte wieder normalisieren, muß auf die Bedeutung ausreichender und rechtzeitiger Erholungsmaßnahmen hingewiesen werden. Regelmäßige und rechtzeitig durchgeführte Regenerationsmaßnahmen können eine trainingsbedingte Suppression des Immunsystems verhindern (vgl. *Kindermann/Urhausen/Ricken* 1989, 41; *Müns* et al. 1989, 65). Regenerative Maßnahmen (Entmüdungsbäder, Entspannungsmaßnahmen aller Art, mildes Lauftraining etc.) führen nicht nur zu einer schnelleren Wiederherstellung der sportlichen Leistungsfähigkeit, sondern auch zu einer rascheren Restabilisierung der nach intensiven Belastungen zwei bis drei Tage verminderten Immunabwehr des Körpers (vgl. *Müns* et al. 1989, 65; *Green/Green* 1987, 623) und verhindern damit infektbedingte Trainingsausfälle.

Interessant ist in diesem Zusammenhang auch der Einfluß von Sexualhormonen, insbesondere des Testosterons, auf das Immunsystem. Eine Reihe von Untersuchungen (vgl. *Adlercreutz* et al. 1986, 27; *Urhausen* et al. 1987, 528 und *Kindermann/Urhausen/Ricken* 1989, 32) konnte zeigen, daß es parallel zum Abfall charakteristischer Lymphozytensubpopulationen zu einem Abfall des Testosteronspiegels (Testosteron = männliches Sexualhormon) nach intensiven Belastungen kommt. Selbst nach zwei Tagen Regeneration erreichen die Testosteronwerte nicht ihr Ausgangsniveau. Die Höhe des Testosteronspiegels erlaubt demnach ebenso wie der Immunstatus Rückschlüsse auf die aktuelle Belastung bzw. eine drohende Überlastung.

Übersteigt jedoch das Trainingspensum die Belastbarkeit des Sportlers, dann ist eine beeinträchtigende Wirkung auf die Gesundheit festzustellen. Zu hartes Training, Trainingsfrust, psychischer Dauerstreß führen zu einem Abfall der Leistungshormone und damit der Leistungsfähigkeit. Darüber hinaus führt Überbeanspruchung zum Antikörperverlust (Verschlechterung der Abwehrkraft) mit erhöhter Infektanfälligkeit. Die Ursache liegt zum einen darin begründet, daß durch übermäßigen psychophysischen Streß vermehrt Hormone ausgeschüttet werden (z. B. Kortisol, Adrenalin, Prolaktin u. a.), die das Immunsystem in seiner Syntheseleistung hemmen. Zum anderen kann die durch hartes Training übermäßig stimulierte Eiweißsynthese im muskulären Bereich in Konkurrenz zur Immuneiweißsynthese treten und eine erhöhte Infektanfälligkeit nach sich ziehen oder bereits bestehende Infekte verschlimmern (vgl. *Stickl* 1991, 31).

Daß auch Sieg bzw. Niederlage den Gesundheitsstatus bzw. das Allgemeinbefinden der Sportler beeinflussen, geht aus Untersuchungen von *Stickl* (1991, 29) hervor: Sieg und Niederlage führen – in Abhängigkeit von der subjektiven Bewertung – zu einer mehr oder weniger ausgeprägten Beeinflussung der Leistungsbereitschaft. *Bei Erfolg* kommt es zu einer vermehrten Ausschüttung von stimmungsverbessernden Substanzen – und leistungsfördernden Hormonen.

Bei einer Niederlage hingegen („Frustrationsstreß") kommt es zu ihrem Abfall und zur Freisetzung anderer leistungsmindernder Streßhormone, was zu einer Depression des Immunsystems, gekoppelt mit einem Stimmungstief, führt bzw. führen kann. Dies ist vom Sportler bzw. Trainer zu berücksichtigen. Einmal mehr läßt sich daraus ersehen, daß Trainingsverschärfungen nach Mißerfolgen oftmals nicht das richtige Mittel dafür sind, aus einem – oft überlastungsbedingten – Leistungstief herauszukommen. Auch das in den Spielsportarten vielfach praktizierte sogenannte „Strafexerzieren" erhöht noch den „Frustrationsstreß" und senkt sowohl die Leistungsfähigkeit als auch die Leistungsbereitschaft weiter und bewirkt somit genau das Gegenteil von dem, was eigentlich erreicht werden soll. Dieser Tatbestand ist vom Trainer in seine Trainingsplanung bzw. in seinen Umgang mit den Spielern miteinzubeziehen.

Das psychische „Aufrichten" durch den Trainer als auch eine entsprechende physiotherapeutische Nachbehandlung stellen daher ein wichtiges Instrumentarium zum Wiederaufbau der psychophysischen Leistungsfähigkeit dar. Wie *Hollmann* (in *Stickl* 1991, 29) mitteilte, führt z. B. warmes Duschen nach dem Spiel zur Freisetzung von Endorphinen (= Stimmungsaufheller). Damit verbunden kommt es zu Wohligkeitsgefühl und verbesserter Erholungsfähigkeit sowie zur Steigerung der zellulären Immunabwehr.

Methoden und Inhalte des Ausdauertrainings

Die verschiedenen Ausdauerfähigkeiten – Kurz-, Mittel- und Langzeitausdauer – stellen aus leistungsphysiologischer Sicht verschiede-

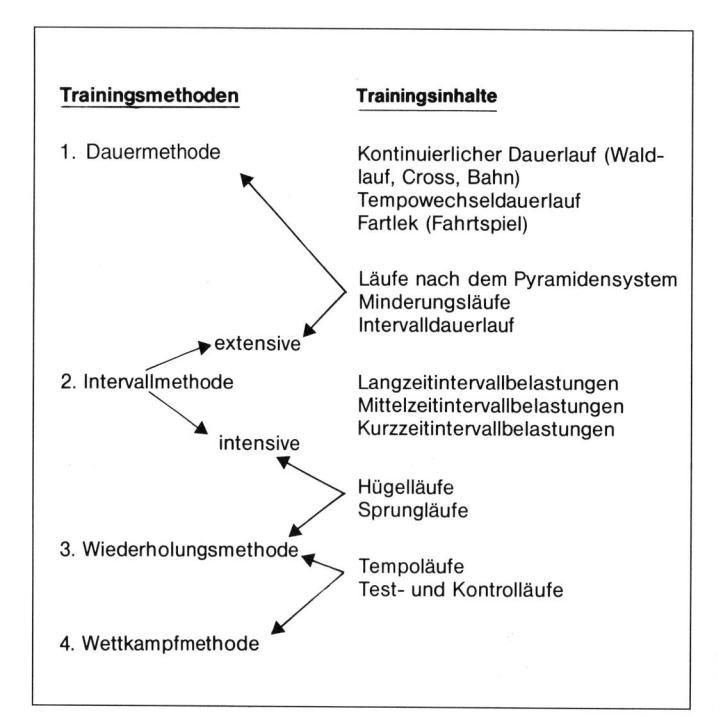

```
Trainingsmethoden          Trainingsinhalte

1. Dauermethode            Kontinuierlicher Dauerlauf (Wald-
                           lauf, Cross, Bahn)
                           Tempowechseldauerlauf
                           Fartlek (Fahrtspiel)

                           Läufe nach dem Pyramidensystem
                           Minderungsläufe
               extensive   Intervalldauerlauf

2. Intervallmethode        Langzeitintervallbelastungen
                           Mittelzeitintervallbelastungen
               intensive   Kurzzeitintervallbelastungen

                           Hügelläufe
                           Sprungläufe
3. Wiederholungsmethode
                           Tempoläufe
                           Test- und Kontrolläufe
4. Wettkampfmethode
```

Abb. 80 Einteilung der Ausdauertrainingsmethoden, dargestellt am Beispiel des leichtathletischen Laufes

ne Anforderungen an die sie limitierende aerobe bzw. anaerobe Kapazität. Um eine effektive Leistungssteigerung dieser Ausdauerfähigkeiten zu ermöglichen, müssen solche Trainingsmethoden und -inhalte eingesetzt werden, die den jeweiligen metabolischen Anforderungen der Wettkampfdisziplin nahekommen und sie dementsprechend gezielt verbessern können. Eine optimale Trainingsgestaltung erfordert demnach:

1. Die Kenntnis der Anforderungen der jeweiligen Ausdauerfähigkeit an die Stoffwechselvorgänge
2. Die Kenntnis der physiologischen Wirkung der jeweiligen Trainingsmethoden und -inhalte

Um nachfolgend eine Zuordnung der verschiedenen Trainingsmethoden und -inhalte zu den einzelnen Ausdauerfähigkeiten zu ermöglichen, soll die Einteilung der Trainingsmethoden und die Analyse ihres Wirkungsspektrums vorweggenommen werden.

Die Ausdauertrainingsmethoden lassen sich aus physiologischer Sicht in vier Hauptgruppen unterteilen: Die *Dauermethode*, die *Intervallmethode*, die *Wiederholungsmethode* und die *Wettkampfmethode*. Alle anderen Formen, Varianten und Kombinationen lassen sich in diesem Rahmen ansiedeln:

Das Einteilungsschema (Abb. 80), das von den Trainingsinhalten her beliebig ergänzt werden kann, macht deutlich, daß verschiedene Trainingsmethoden und -inhalte bisweilen Zwischenstellungen innerhalb der vier Haupttrainingsmethoden einnehmen und je nach Ausführungsmodalitäten eine unterschiedliche Zuteilung erfahren können.

Die Wirkung der Dauermethode

Einen zusammenfassenden Überblick über Durchführungsmodalitäten und Wirkung der Dauermethode gibt Abb. 81.

Methoden und Inhalte: Dauermethode

	Geschwindigkeit (Intensität)	Belastungs-dichte	Belastungs-umfang	Belastungs-dauer
Lauf	70 – 95% der Bestleistung über 3 bis 50 km	Üben ohne Pause	Sehr groß	Sehr lang

Physiologische Wirkung:
- Ökonomisierung des Stoffwechsels
- Herz-Kreislauf-Regulation
- Kapillarisierung
- Sauerstoffaufnahmevermögen

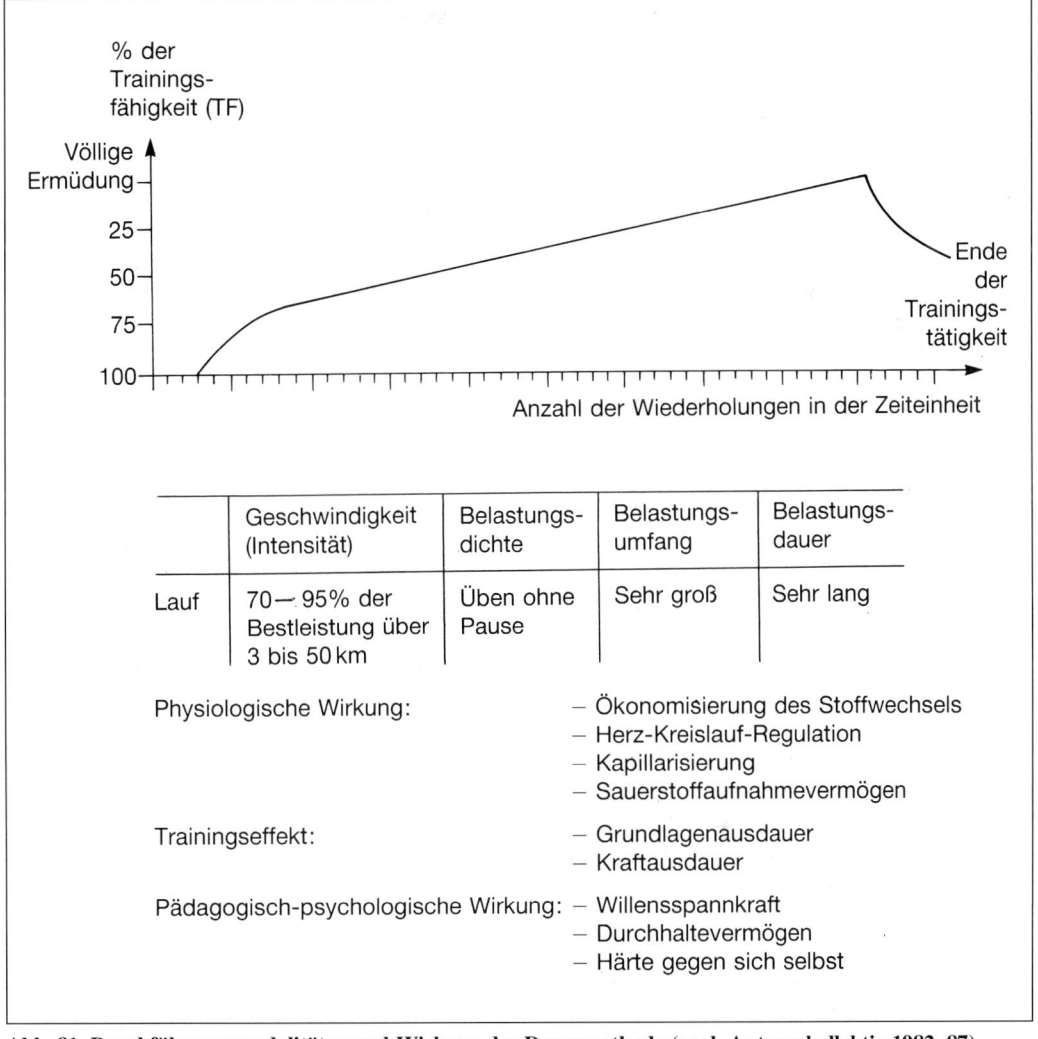

Trainingseffekt:
- Grundlagenausdauer
- Kraftausdauer

Pädagogisch-psychologische Wirkung:
- Willensspannkraft
- Durchhaltevermögen
- Härte gegen sich selbst

Abb. 81 Durchführungsmodalitäten und Wirkung der Dauermethode (nach Autorenkollektiv 1982, 87)

Bei der Dauermethode steht die *Verbesserung der aeroben Kapazität* im Vordergrund.

Leistungsbegrenzende Faktoren der aeroben Kapazität sind:
- ausreichende Glykogenspeicher: ihr Niveau ist mitentscheidend für die höchstmögliche Laufintensität über eine längere Belastungsdauer hinweg,
- ausreichendes Niveau der Aktivität der Enzyme des aeroben Stoffwechsels, vor allem des Kohlehydrat- und Fettsäureabbaus,
- ausreichende Voraussetzungen im Bereich des kardiovaskulären Systems: Wichtig sind hierbei vor allem die Herzvergrößerung und die Kapillarisierung der Arbeitsmuskulatur,
- ausreichende Blutmenge als Sauerstoff-

transportmedium und zur Erhöhung der Pufferkapazität.

Extensive Dauermethode

In Abhängigkeit von Umfang und Intensität der Ausdauerbelastungen sind durch die Dauermethode unterschiedliche Effekte zu erzielen. Sportler, die überwiegend mit hohen Trainingsumfängen und relativ niedrigen Intensitäten, also extensiv trainieren, vollziehen besondere Anpassungen im Bereich des Fettstoffwechsels, weniger hingegen in dem des Kohlehydratstoffwechsels (s. Folgeausführungen). Aufgrund der überwiegenden Fettsäureverbrennung und der damit verbundenen weitgehenden Schonung der Glykogenspeicher in den ST-Fasern kommt es nur zu einer mäßigen Superkompensation der Kohlehydratreserven, hingegen zu einer beachtlichen Aktivitätszunahme der Enzyme der Beta-Oxydation (aerober Fettsäureabbau). Ein derartiges Training ist demnach für lange und ultralange Wettkampfstrecken geeignet (Langzeitausdauer III, wie z. B. Marathon- bzw. 100-Kilometer- oder 24-Stunden-Lauf), da hierbei ein wesentlicher Teil der Energie über den Fettumsatz gewonnen werden muß (*Lorenz* et al. 1973, 165).

Liesen (1983, 13) faßt die Bedeutung einer verbesserten Fettverbrennungsfähigkeit als Ausdruck einer verbesserten Grundlagenausdauer wie folgt zusammen:
– Je besser die Fettverbrennung entwickelt ist, desto besser erfolgt der Prozeß der Wiederherstellung der für kurzfristige, explosive Aktionen notwendigen energiereichen Phosphate.
– Je besser die Regenerationsfähigkeit, desto schneller werden die im Muskel und im Zentralnervensystem anfallenden Ermüdungsstoffe wie Laktat bzw. Ammoniak wieder eliminiert.
– Je besser die aerobe Ausdauerleistungsfähigkeit ist, bei desto höheren Intensitäten kann die Fettverbrennung regenerativ eingesetzt werden.
– Je besser die aerobe Ausdauer ist, desto mehr können die Kohlehydrate, die für intensive Laufeinsätze verantwortlich sind, geschont werden.

Ein rein aerobes, fettstoffwechselorientiertes Ausdauertraining ist bei der heutigen Leistungsstärke und trotz der jüngsten Rekordwelle der chinesischen Läuferinnen – sie trainieren täglich bis zu 40 km und mehr – nicht ausschließlich durchführbar (vgl. *Lange* 1993, 13 und 22/23; *von der Laage* 1993, 3-5; 24/25 und 4-5).

Vor allem in den westlichen Ländern ist ein derartiger Trainingsaufwand nicht realisierbar. Hier wird es vor allem über qualitative Verbesserungen im Trainingsaufbau – sprich: Zunahme der Intensität u. a. – zu einer weiteren Leistungssteigerung kommen.

Der Nachteil eines überwiegend umfangreichen und weniger intensiven Trainings liegt insbesondere darin, daß ein derart trainierter Sportler oft nicht in der Lage ist, hohe Arbeitsintensitäten – sei es durch Tempowechsel (Zwischenspurts o. ä.) oder im Endspurt –, die einen erhöhten Glykogenabbau erfordern, über eine längere Dauer zu ertragen. Bei Läufen über 5 000 und 10 000 m wäre demnach ein solchermaßen umfangbetontes Training für den internationalen Leistungsvergleich zu einseitig (vgl. *Senger/Donath* 1977, 396).

Für diese Strecken (Langzeitausdauer I) hat sich allgemein ein Training – es wird auch als *intensive* Dauermethode bezeichnet – im Bereich der anaeroben Schwelle" – sie liegt bei einem Laktatspiegel von 4 mmol/l und ist durch eine zunehmende anaerobe Energieerzeugung, d. h. einen zunehmenden Laktatanstieg, gekennzeichnet – als am effektivsten erwiesen. Nach *Kindermann/Simon/Keul* (1978, 35) liegt die „anaerobe Schwelle" bei Ausdauersportlern bei etwa 80 % der maximalen Leistungsfähigkeit und einer mittleren Herzfrequenz von 174 Schlägen/min. Bei Normalpersonen liegt der Beginn des Laktatanstiegs bei etwa 40–60 % der maximalen Sauerstoffaufnahmefähigkeit, d. h., der Zeitpunkt des Laktatanstiegs ist abhängig vom Grad der Trainiertheit (vgl. *Hoffmann* et al. 1975, 314).

Die *anaerobe Schwelle* gibt Auskunft über die Auswirkungen des Trainings auf den *nutzbaren* Anteil der maximalen Sauerstoffaufnahme für Ausdauerbelastungen. Dies ist insofern für die Praxis wichtig, als die maximale Sauerstoffaufnahmefähigkeit durch Training nur bis zu 15–20 % gesteigert werden kann, die Fähigkeit zur Ausnutzung eines hohen Prozentsatzes dieser maximalen Sauerstoffaufnahme jedoch bis zu 45 % (*Gaisl* 1979, 235). Die Bedeutung der Ausnutzung eines höchstmöglichen Prozentsatzes der maximalen Sauerstoffaufnahme wird durch das Beispiel von *Shorter* (Marathonolympiasieger 1972, Bronzemedaillengewinner 1976) und *Clayton* (Weltbestzeit über die Marathonstrecke) offenkundig: Obwohl beide eine für Spitzenläufer relativ niedrige maximale Sauerstoffaufnahmefähigkeit besitzen (73,3 bzw. 69,7 ml/kg/min), sind sie in der Lage, während des Laufes 85 % ihrer maximalen Sauerstoffaufnahme auszunutzen, während die meisten anderen Marathonläufer meist nur zwischen 70 und 80 % erreichen (vgl. *Costill/Fink/Pollock* 1976, 92; *Costill/Branam/Eddy* 1971, 249). Die Ausdauerleistungsfähigkeit ist also nicht allein von der vor allem endogen festgelegten maximalen Sauerstoffaufnahmefähigkeit, sondern in ausgeprägtem Maße auch von der Fähigkeit ihrer möglichst hohen Ausschöpfung abhängig. Für die Trainingsgestaltung geben dabei die anaerobe Schwelle und ihr korrelativer Pulsfrequenzwert wichtige Hinweise für die optimale Belastungsintensität bzw. den Grad der Entwicklung des Trainingszustandes.

Intensive Dauermethode

Um über die Dauermethode den Zuckerstoffwechsel zu aktivieren und ein erhöhtes Maß an Ausschöpfung der Zuckerspeicher mit nachfolgend ausgeprägter Superkompensation zu erreichen, setzt man – allerdings mit großer Zurückhaltung und nicht zu häufig – die *intensive Dauermethode* ein.
Bei der *intensiven Dauermethode* wird im Bereich der „anaeroben Schwelle" (s. S. 199) – sie liegt bei einem Laktatspiegel von 4 mmol/l – gearbeitet.
Wie Abb. 82 zeigt, erfolgt bei intensiven Läufen das Überschreiten der „anaeroben Schwelle" in Abhängigkeit vom Trainingszustand (vgl. *Hoffmann* et al. 1975, 3/4):

> Je besser ein Sportler trainiert ist, desto später wird die anaerobe Schwelle überschritten.

Bei untrainierten Personen liegt der Beginn des Laktatanstiegs bei etwa 40–60 % der maximalen Sauerstoffaufnahmefähigkeit.
Die *anaerobe Schwelle* gibt Auskunft über die Auswirkungen des Trainings auf den *nutzbaren* Anteil der maximalen Sauerstoffaufnahme für Ausdauerbelastungen. Dies ist insofern für die Praxis wichtig, als die maximale Sauerstoffaufnahmefähigkeit durch Training nur bis zu 15–20 % gesteigert werden kann, die Fähigkeit zur Ausnutzung eines hohen Prozentsatzes dieser maximalen Sauerstoffaufnahme jedoch bis zu 45 % (*Gaisl* 1979, 235).
Einen Überblick über die Zusammenhänge zwischen Ausdauerleistungsfähigkeit (ausgedrückt durch die maximale Sauerstoffaufnahmefähigkeit) und ihrer Ausnutzbarkeit bei längeren Belastungen bei trainierten und untrainierten Personen geben Abb. 83 und 84. Es ist durchaus möglich, daß Sportler mit einer geringeren absoluten bzw. relativen maximalen Sauerstoffaufnahme im Wettkampf ein höheres Tempo gehen können als andere mit höheren Werten, da sie aufgrund einer spezieller entwickelten, angepaßten Ausdauerleistungsfähigkeit besser in der Lage sind, ihre vorhandenen Leistungskapazitäten auszunutzen.
Die Ausdauerleistungsfähigkeit ist also nicht allein von der endogen festgelegten maximalen Sauerstoffaufnahmefähigkeit, sondern in ausgeprägtem Maße auch von der Fähigkeit ihrer möglichst hohen Ausschöpfung abhängig. Für die Trainingsgestaltung geben dabei die anae-

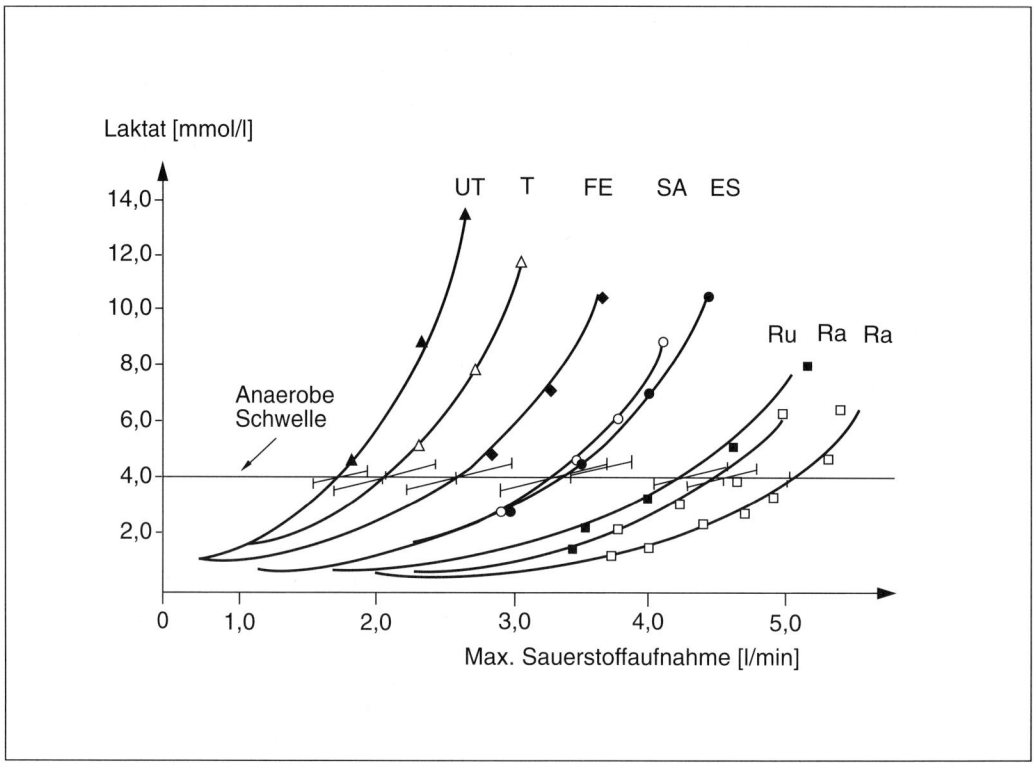

Abb. 82 Verhalten der Laktatkonzentration in Abhängigkeit von der maximalen Sauerstoffaufnahmefähigkeit bei Untrainierten (UT) und ausgewählten sportrepräsentativen Leistungsgruppen verschiedener Sportarten: (T) = Touristik; (Fe) = Fechten; (ES) = Eisschnellauf; (SA) = Spielsportarten; (Ru) = Rudern; (Ra) = Radsport (aus *Weineck* 1989, nach *Roth* et al. 1981, 329).

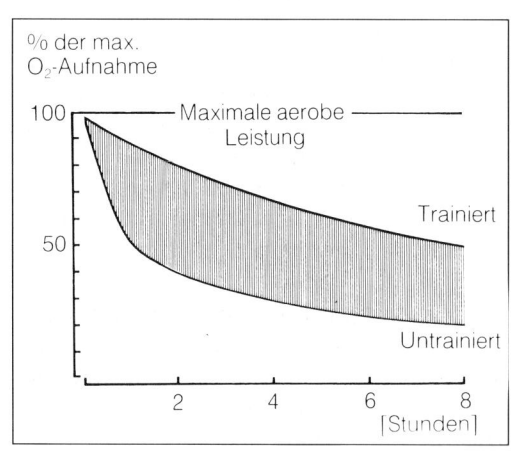

Abb. 83 Sauerstoffaufnahme – in Prozent der maximalen Sauerstoffaufnahme – in Abhängigkeit von Ausdauerleistungsvermögen und Belastungsdauer (aus *Weineck* 1988, nach *Astrand* in *de Marées* 1979, 531)

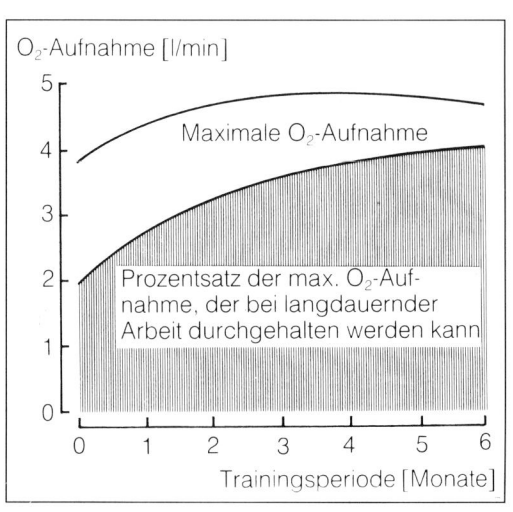

Abb. 84 Beziehung zwischen der maximalen Sauerstoffaufnahme und ihrer Ausnutzbarkeit im Laufe des Trainingsprozesses (aus *Weineck* 1988, nach *Astrand/Rodahl*, in *Hollmann/Hettinger* 1980, 425)

robe Schwelle und ihr korrelativer Pulsfrequenzwert wichtige Hinweise für die optimale Belastungsintensität bzw. den Grad der Entwicklung des Trainingszustandes.

Bei der Durchführung eines Ausdauertrainings nach der „intensiven" Dauermethode ist zu beachten:
- Ausdauerläufe im Bereich der anaeroben Schwelle können nur über einen begrenzten Zeitraum – maximal über 45 bis 60 Minuten bei Ausdauerspezialisten bzw. 15 bis 30 Minuten bei Spielsportlern – absolviert werden, da sie zu einer raschen Entleerung der Glykogenspeicher führen.
Ein derartig intensives Training sollte pro Woche nicht öfter als zwei- bis dreimal durchgeführt werden, da sonst die Zeit für die Wiederauffüllung der entleerten Glykogenspeicher zu kurz ist (s. S. 149).
Wird das Dauerlauftraining länger durchgeführt (ein bis zwei Stunden Dauer), dann sollte im Bereich der „aeroben Schwelle" – sie liegt bei einem Laktatwert von 2 mmol/l, entsprechend einer mittleren Herzfrequenz von 160 Schlägen pro Minute – trainiert werden. Diese Form des Ausdauertrainings – wie bereits erwähnt auch als *extensives* Dauerlauftraining zu bezeichnen – kann im Sinne einer *Verbesserung der Herz-Kreislauf-Parameter* (bei Herzfrequenzen von etwa 140/min wird bereits ein zur Herzvergrößerung notwendiges hohes Schlagvolumen erreicht) bzw. als „Fettstoffwechseltraining" sowie als Regenerationsmaßnahme durchgeführt werden.
- Intensive Ausdauerläufe sind psychisch äußerst belastend und werden in den Spielsportarten vor allem bei den „Sprintertypen" keine besondere Freude, sondern vor allem Ablehnung hervorrufen.

Zusammenfassend läßt sich sagen, daß je nach Belastungsintensität und Trainingsdauer unterschiedliche Wirkungen erzielt werden: Bei Herabsetzung der Belastungsintensität geht der Kohlehydratabbau immer mehr in einen Fettabbau über, und umgekehrt wird bei einer Anhebung der Intensität der Kohlehydratabbau verstärkt. Bis zum aeroben Schwellenwert bestehen niedrige energetische Flußraten, die fast ausschließlich über den Fettabbau abgedeckt werden können (vgl. *Keul/Kindermann/Simon* 1978, 26); im Bereich des anaeroben Schwellenwertes sind hohe energetische Flußraten erforderlich, die fast nur über den Kohlehydratstoffwechsel abgedeckt werden können. Zur Verbesserung der Herz-Kreislauf-Parameter ist sowohl das *extensive* als auch das *intensive* Dauerlauftraining geeignet. Allerdings ist der Einsatz der extensiven Methode aufgrund der geringeren psychophysischen Beanspruchung in dieser Hinsicht ökonomischer.

Konsequenzen für die Trainingspraxis

In Abhängigkeit vom Trainingsregime, d. h. der Trainingszusammensetzung bezüglich Intensität und Umfang, werden unterschiedliche Stoffwechselparameter beeinflußt. Je nach den Erfordernissen der Sportart muß das Ausdauertraining eine spezifische Ausrichtung erfahren. Da aber zum einen in den meisten Sportarten Mischformen in der Energiebereitstellung vorliegen und zum anderen aus den vorher genannten Gründen nicht täglich intensiv trainiert werden kann, ist der optimalen Kombination der intensiven und extensiven Ausdauermethode im Zusammenspiel mit anderen Trainingsmethoden im Sinne einer gegenseitigen Ergänzung der Vorzug zu geben. Desgleichen wird die Anwendung der verschiedenen Methoden im Zusammenhang mit Fragen der Periodisierung (Vorbereitungsperiode etc.) bzw. der langfristigen Trainingsplanung (Anfängertraining etc.) eine unterschiedliche Wertung erfahren.

```
                    % der
                    Trainings-
                    fähigkeit (TF)
         Völlige
         Ermüdung           1. S    1. SP    2. S    2. SP    3. S    3. SP    4. S
            25
            50                                                                          Ende
            75                                                                          der
                                                                                        Trainings-
           100                                                                          tätigkeit
                                             Anzahl der Wiederholungen in der Zeiteinheit
```

	Belastungs-intensität	Belastungs-dichte	Belastungs-umfang	Belastungs-dauer
Lauf	60 – 80%	„Lohnende Pause", Serienpause 3–10 min	Hoch (12–40 Wiederholungen)	Mittel

Physiologische Wirkung:
  – Verbesserte Kapillarisierung
  – Erhöhung des Sauerstoffaufnahmevermögens
  – Ökonomisierung des Muskelstoffwechsels

Trainingseffekt:
  – Grundlagenausdauer

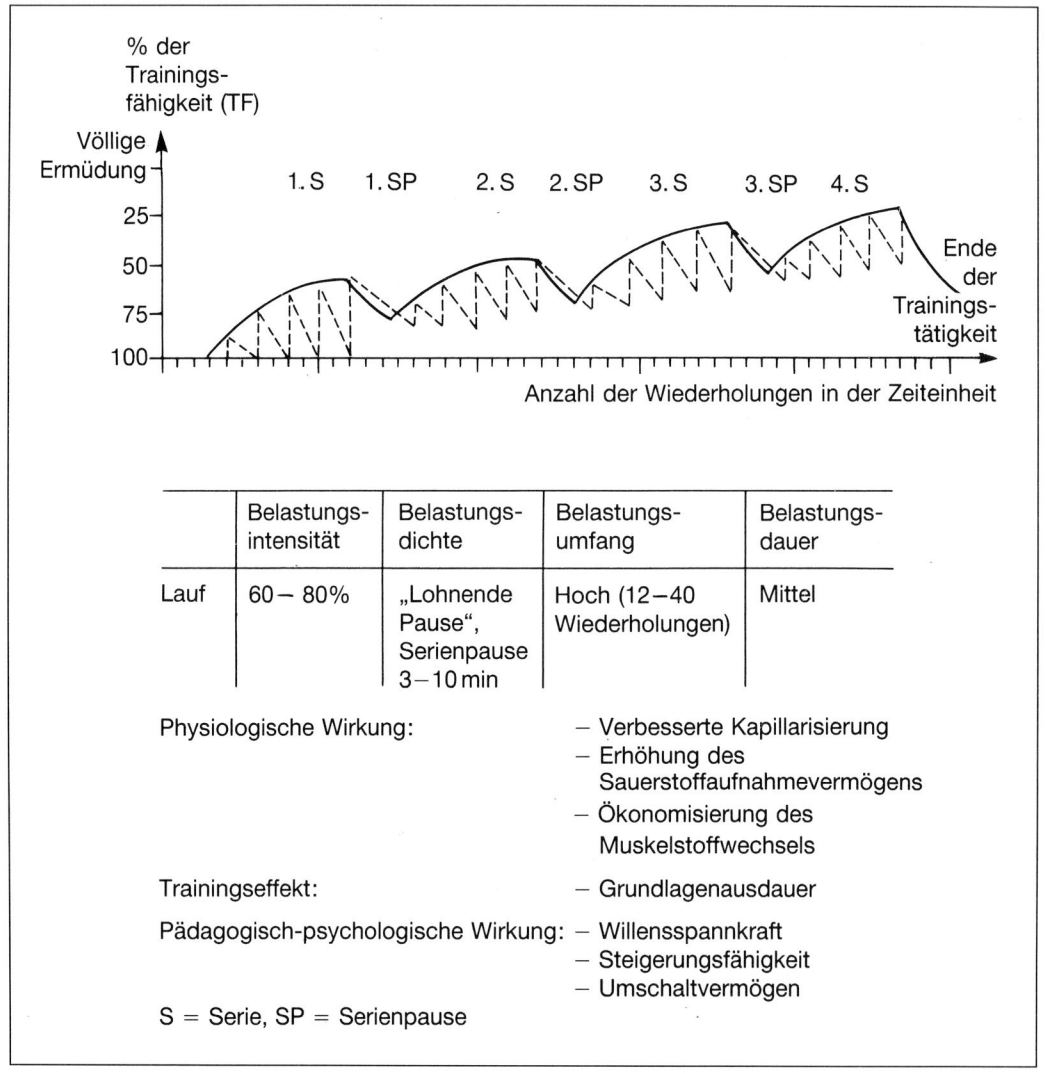

Pädagogisch-psychologische Wirkung:
  – Willensspannkraft
  – Steigerungsfähigkeit
  – Umschaltvermögen

S = Serie, SP = Serienpause

Abb. 85 Durchführungsmodalitäten und Wirkung der extensiven (mittlere Intensität) Intervallmethode im Ausdauertrainingsbereich (modifiziert nach Autorenkollektiv 1982, 88)

Die Wirkung der Intervallmethode

Einen zusammenfassenden Überblick über Durchführungsmodalitäten und Wirkung der verschiedenen Intervallmethoden geben die Abb. 85 und 86 sowie die Tab. 18 und 19. Wie aus Abb. 85 und 86 bzw. Tab. 18 und 19 hervorgeht, unterscheidet man ein extensives und intensives Intervalltraining. Des weiteren unterteilt man in Kurzzeit- (KZI), Mittelzeit- (MZI) und Langzeitintervallmethode (LZI).

Das *extensive* Intervalltraining ist gekennzeichnet durch einen hohen Umfang und relativ geringe Intensität, das *intensive* Intervalltraining durch relativ geringen Umfang und hohe Intensität.

Methoden und Inhalte: Intervallmethode

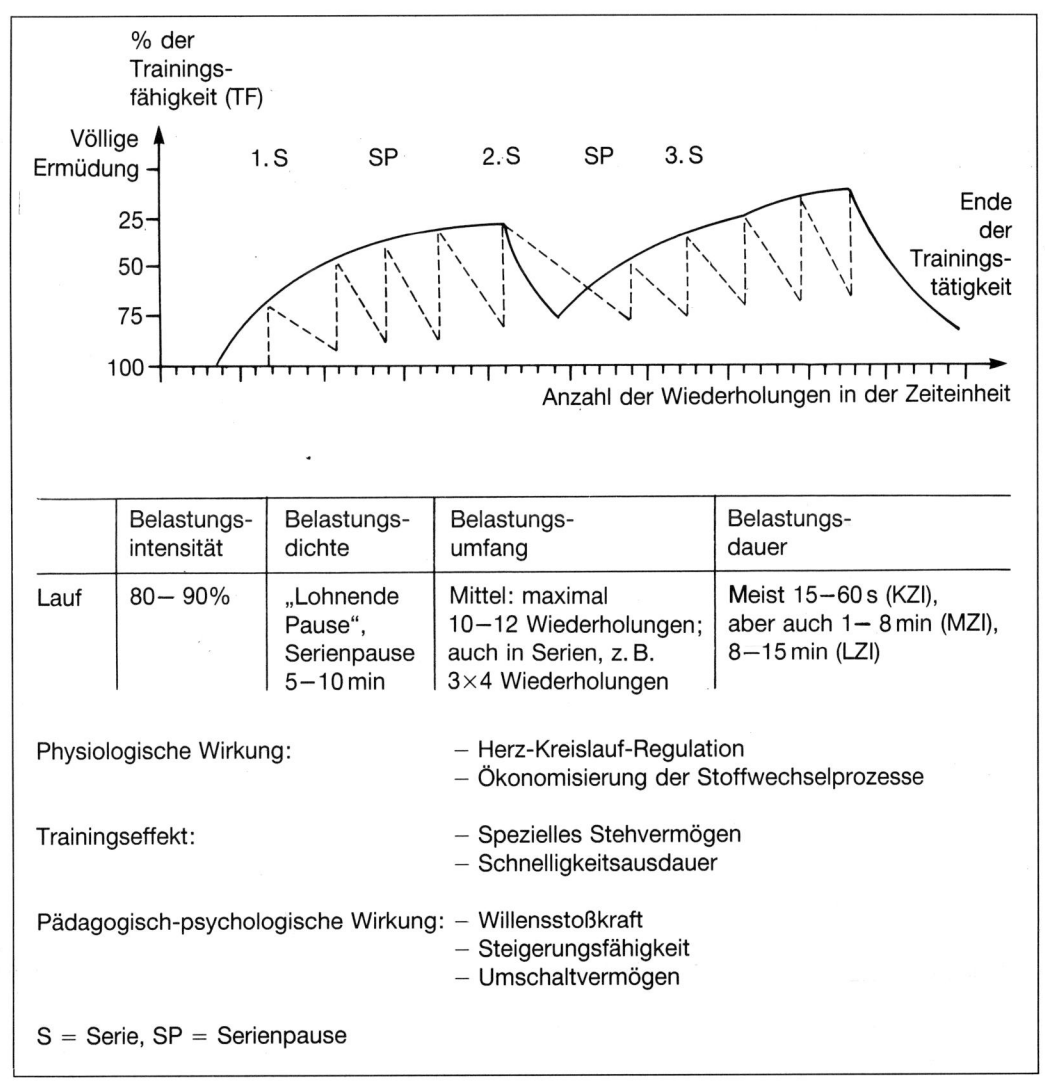

	Belastungs-intensität	Belastungs-dichte	Belastungs-umfang	Belastungs-dauer
Lauf	80–90%	„Lohnende Pause", Serienpause 5–10 min	Mittel: maximal 10–12 Wiederholungen; auch in Serien, z. B. 3×4 Wiederholungen	Meist 15–60 s (KZI), aber auch 1–8 min (MZI), 8–15 min (LZI)

Physiologische Wirkung:
– Herz-Kreislauf-Regulation
– Ökonomisierung der Stoffwechselprozesse

Trainingseffekt:
– Spezielles Stehvermögen
– Schnelligkeitsausdauer

Pädagogisch-psychologische Wirkung:
– Willensstoßkraft
– Steigerungsfähigkeit
– Umschaltvermögen

S = Serie, SP = Serienpause

Abb. 86 Durchführungsmodalitäten und Wirkung der intensiven (submaximale Intensität) Intervallmethode im Ausdauertrainingsbereich (modifiziert nach Autorenkollektiv 1982, 89)

Strecke	Anzahl der Läufe	Pause	Pausen-gestaltung
200 m	20–40	30–90 s	Traben
400 m	20–40	60–90 s	Traben
800 m	10–20	60–120 s	Traben
1000 m	8–12	120–300 s	Traben

Tab. 18 Die Entwicklung der Grundlagenausdauer nach der Methode der extensiven Intervallarbeit (Fortgeschrittene) (nach *Schmolinsky* 1980, 175)

Strecke	Anzahl der Läufe	Pause	Pausengestaltung
600 m	4–6	2–5 min	Gehen/Traben
	in Serien 2 × 2–3	Serienp. 5–10 min	Traben/Gehen
800 m	4–8	2–5 min	Gehen/Traben
	in Serien 2 × 2–4	Serienp. 5–10 min	Traben/Gehen
1 000 m	4–10	3–5 min	Gehen/Traben
	in Serien 2 × 2–5	Serienp. 5–10 min	Traben/Gehen
1 600 m	4–8	3–5 min	Gehen/Traben
	in Serien 2 × 2–4	Serienp. 5–10 min	Traben/Gehen
2 000 m	3–6	4–8 min	Traben/Gehen
	in Serien 2 × 3		
	oder 3 × 2	Serienp. 5–10 min	Traben/Gehen

Tab. 19 Die Entwicklung der Mittelzeitausdauer nach der Methode der intensiven Intervallarbeit (nach *Schmolinsky* 1980, 177)

Beachte: Bei der Einteilung der Intervallmethoden in eine KZIM, MZIM und LZIM sollte von der von *Harre* (1969, 161 und 1976, 156) vorgeschlagenen zeitlichen Zuordnung – hierbei umfaßt die KZIM 15–60 sec, die MZIM 1–8 min und die LZIM 8–15 min – abgerückt werden. Grund: Bei dieser Einteilung bleibt unberücksichtigt, daß ab etwa einer Reizdauer von 5–8 min der typische Effekt des Intervalltrainings – systematischer Wechsel von Arbeit und Pause – nur noch gering oder nicht mehr wirksam ist, weil durch die lange Dauer der Einzelbelastung (z. B. 10–15 min) ein solcher Wechsel in einer Trainingseinheit viel zu selten erfolgt (vgl. *Steinhöfer* 1993, 46).

Charakteristisch für die Intervalltrainingsmethode ist das Prinzip der *lohnenden Pause*:

Abb. 87 zeigt, daß nach Belastungsabbruch ein relativ schneller Abfall der Pulsfrequenz erfolgt, wobei das Ausmaß des Abfalls Rückschlüsse auf den Trainingszustand ermöglicht. Da der Abfall logarithmisch erfolgt, *ist nur ein Teil der Pause lohnend*. Bis zur vollständigen Erholung müßte unverhältnismäßig lange gewartet werden. Beim Erreichen einer Pulsfrequenz von etwa 120–140 wird deshalb schon wieder der nächste Belastungsreiz gesetzt.
Die Länge der „lohnenden Pause" schwankt je nach Länge der Strecke und dem Trainingszustand zwischen 30 Sekunden bis zu etwa fünf Minuten bei Trabpausen von 100 bis 1 000 m (vgl. *Schmolinsky* 1980, 175).

Beachte: Die Pause ist um so kürzer, je besser der Trainingszustand und je kürzer die Tempostrecke ist.

Faustregel: Am Anfang sollte die Strecke der Trabpause die gleiche Länge wie die Tempostrecke haben.
Später kann die Strecke für die Trabpause auf die Hälfte oder bei langen Tempoläufen sogar auf ein Zehntel verkürzt werden. Allerdings ist ein derartiges Vorgehen nicht für den Nachwuchsbereich geeignet, da Kinder und Jugendliche ausreichende Erholungszeiten benötigen (vgl. *Schmolinsky* 1980, 175).

Daß beim Intervalltraining keine vollständige Erholung abgewartet wird, hat noch einige andere Gründe:
– Die Pause sollte bei den meist üblichen kürzeren Strecken 1–1,5 Minuten nicht überschreiten, da vor allem bei einer Pausenge-

Methoden und Inhalte: Intervallmethode

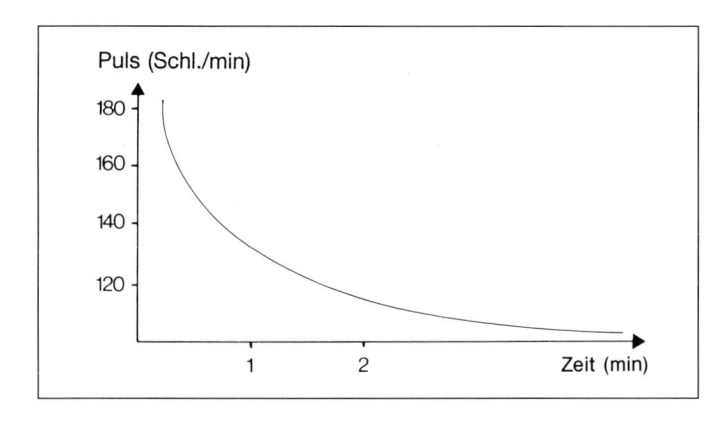

Abb. 87 Das Prinzip der „lohnenden Pause", dargestellt am Pulsverhalten nach Belastungsende

staltung durch „Gehen" eine Rückkehr der Herz-Kreislauf-Größen sowie der Stoffwechselvorgänge zur Ruhelage die Folge wäre. Beim erneuten Arbeitsbeginn müßten dann erneut die verschiedenen Regulationsmechanismen und Energiegewinnungsstadien durchlaufen werden, was aber bei dieser Trainingsmethode nicht beabsichtigt ist (im Gegensatz zur Wiederholungsmethode).
– Nach Belastungsende sinken der systolische und der diastolische Blutdruck rasch ab, und die Blutdruckamplitude ist dabei stark vergrößert, was auf ein großes Schlagvolumen schließen läßt. Durch den Abfall des mittleren Blutdruckes verlagert das Herz seine Arbeit von der Druckarbeit mehr zur Volumenarbeit, was als Ursache für die Vergrößerung der Herzhöhlen (Herzdilatation) angesehen wird. Das Schlagvolumen ist außerdem bei der im Bereich der „lohnenden Pause" vorliegenden Pulsfrequenz das größte (*Reindell/Rosskamm/Gerschler* 1962, 60). Dieses Schlagvolumenoptimum bildet demnach in der Erholungspause einen wirksamen formativen Reiz für die Vergrößerung des Herzens.

Beim Intervalltraining wird demnach in zweifacher Hinsicht stark auf Veränderungen der Herzgröße eingewirkt: In der Belastungsphase erfolgt über die überwiegende Herzdruckarbeit eine Hypertrophie der Herzmuskulatur, in der Erholungsphase über die vorherrschende Herzvolumenarbeit vor allem eine Dilatation der Herzhöhlen.

Aus diesem Grunde kommt es bei der Intervalltrainingsmethode in ganz besonderem Maße zu einer raschen Vergrößerung der Herzleistungsgrößen, die sich wiederum günstig auf die maximale Sauerstoffaufnahme und damit die Ausdauerleistungsfähigkeit auswirkt. *Reindell/Rosskamm/Gerschler* (1962, 45) fanden Herzvolumenvergrößerungen um 220 cm^3 innerhalb weniger Wochen.

Der hauptsächliche Unterschied zwischen der *extensiven* und der *intensiven* Intervallmethode ist im Stoffwechselbereich zu suchen. Bei einer Belastungsdauer von etwa ein bis vier Minuten und hoher Belastungsintensität kommt es zu einer verstärkten Energiebereitstellung über die Glykolyse und damit zu einer ausgeprägten Verbesserung der anaeroben Kapazität. Bei länger dauernden Läufen hingegen fällt die Intensität zwangsläufig etwas ab, und damit auch der Anteil der glykolytischen Energiegewinnung: Im Vordergrund steht somit zunehmend die Verbesserung der aeroben Kapazität (vgl. *Keul/Löhmann/Adolph* 1970, 62).

Außerdem führt das Intervalltraining intensiver Prägung – d. h. bei einer Belastungsintensität, die mehr als 90 % der maximalen Sauerstoffaufnahmefähigkeit bzw. mehr als 30 % der maximalen isometrischen Kontraktionsstärke ausmacht (s. S. 148) – mehr zu einer selektiven Beanspruchung und damit Speicherentleerung bzw. Hypertrophie der FT-Fasern, das extensive hingegen beansprucht mehr die ST-Fasern. Beiden Belastungsformen ist jedoch die starke Beanspruchung des Kohlehydratstoffwechsels gemeinsam, da ja auch die extensive Variante im Vergleich zum Dauerlauftraining noch ausreichend hohe Intensitäten erreicht, die stets jenseits der „anaeroben Schwelle" liegen.

Was die Verbesserung der maximalen Sauerstoffaufnahmefähigkeit betrifft, so haben die Untersuchungen von *Fox* et al. (1972, 19) gezeigt, daß die intensive Intervallmethode die höchsten Zunahmeraten und damit den höchsten Leistungszuwachs erbrachte.

Am Beginn der Vorbereitungsphase bzw. des langfristigen Trainingsprozesses der Ausdauerschulung sollte das extensive Intervalltraining stehen. Ansonsten empfiehlt sich die Anwendung beider Formen, da hierbei sowohl die aerobe als auch die anaerobe Kapazität verbessert werden können.

Zum Schluß noch ein Wort zur Pausengestaltung: Die Pause sollte „aktiv" gestaltet werden (Untrainierte: Gehen; Trainierte: Traben), um über die Muskelpumpe die für das große Schlagvolumen notwendige Blutmenge aus der Arbeitsmuskulatur zum Herzen zurückzupumpen; bei einer Pause, die stehend verbracht werden würde, käme es zu einem Versacken des Blutes in die peripher weitgestellten Gefäße der unteren Extremität.

> Zusammenfassend kann man sagen, daß durch die Intervallmethode ausgeprägte Trainingsreize im Hinblick auf die Herzvergrößerung sowie die Verbesserung des Kohlehydratstoffwechsels bzw. der anaeroben und aeroben Kapazität gesetzt werden, die in Abhängigkeit von der Intensität, dem Umfang und der gewählten Streckenlänge mehr oder weniger stark ausgeprägt sind. Im Gegensatz zur Dauermethode ist bei der Intervallmethode jedoch keine so ausgeprägte Kapillarisierung festzustellen, da hier der für die Aussprossung der Haargefäße notwendige hohe mittlere Blutdruck bei erhöhter Umlaufgeschwindigkeit nicht über den erforderlichen Zeitraum von mehr als 30 Minuten aufrechterhalten wird.

Die Wirkung der Wiederholungsmethode

– *Allgemeine Grundlagen*

Einen zusammenfassenden Überblick über Durchführungsmodalitäten und Wirkung der Wiederholungsmethode gibt Abb. 88.

Die Wiederholungsmethode beinhaltet – und dies gilt in gleicher Weise für die Schnelligkeits-, Kurzzeit-, Mittelzeit- und Langzeitausdauerschulung – das wiederholte Absolvieren einer gewählten Strecke, die nach einer jeweils *vollständigen Erholung* mit maximal möglicher Geschwindigkeit durchlaufen wird. Aufgrund der hohen Intensität ist nur eine geringe Wiederholungszahl möglich.

> Beachte: Welche Pausenlänge dem Anspruch einer „vollständigen Pause" genügt, läßt sich nicht konkret – etwa in Minuten – angeben, da das Pausenintervall extrem abhängig von der jeweiligen Belastung bzw. Vorbelastung ist. Bei hochintensiver Belastung von nur wenigen Sekunden ist auch die vollständige Pause nur kurz (z. B. ein bis zwei Minuten, s. S. 451 u. S. 485); nach einer maximalen Belastung von mehr als zwei bis drei Minuten ist die Pause deutlich länger (z. B. 15 bis 30 Minuten). Eine normative Pausenangabe für alle Sportarten ist nicht möglich, da je nach Sportdisziplin (z. B. Laufen, Skilanglaufen, Eisschnellaufen unterschiedliche Ermüdungszustände auftreten (vgl. Steinhöfer 1993, 46).

Methoden und Inhalte: Wiederholungsmethode

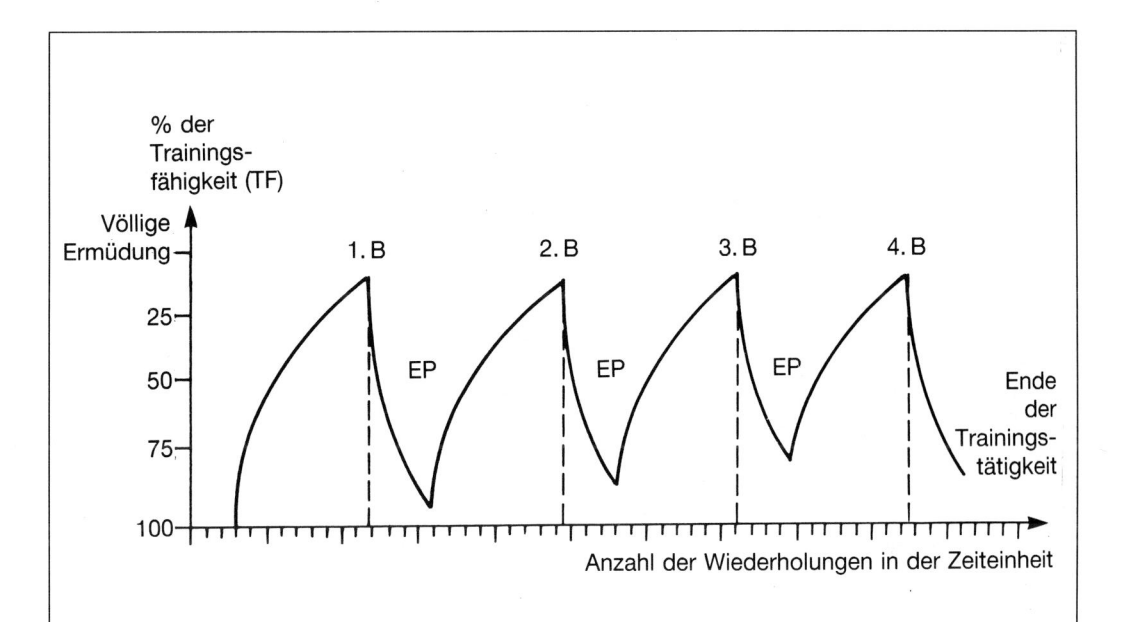

	Belastungs-intensität	Belastungs-dichte	Belastungs-umfang	Belastungs-dauer
Lauf	90– 100%	4– 30 min	1– 6 Läufe	Je nach Streckenlänge (s. Text)

Physiologische Wirkung:
- Muskelwachstum (bei kurzen Läufen mit max. Intensität)
- Ökonomisierung der Stoffwechselprozesse
- Vergrößerung der Energiereserven

Trainingseffekt:
1. Bei kurzen Läufen mit max. Intensität:
   - Maximalkraft
   - Schnellkraft
   - Maximale Schnelligkeit
   - Beschleunigungsfähigkeit
   - Schnelligkeitsausdauer

2. Bei längeren Läufen:
   - Steigerung der aeroben Kapazität
   - Verbesserung des spezifischen Stehvermögens

Pädagogisch-psychologische Wirkung:
- Willensstoßkraft
- Steigerungsfähigkeit zu höchster individueller Leistungsfähigkeit
- Wettkampfspezifische Belastungsverträglichkeit

B = Belastung, EP = Erholungspause

Abb. 88 Durchführungsmodalitäten und Wirkung der Wiederholungsmethode im Ausdauertrainingsbereich (modifiziert nach Autorenkollektiv 1982, 90)

```
┌─────────────────────────────────────────────────┐
│              Belastungsbeginn                    │
│         ↓                    ↓                   │
│  Aktivierung der         Herz-Kreislauf- und     │
│  muskulären              Atmungsregulations-     │
│  Energiegewinnungs-      mechanismen             │
│  prozesse                                        │
│                          1. Erhöhung der Herz-   │
│  1. Energiebereit-          und Atemfrequenz     │
│     stellung über die       unter gleichzeitiger │
│     energiereichen          Vergrößerung des     │
│     Phosphate               Schlagvolumens       │
│                             bzw. der Atemtiefe   │
│  2. Anaerobe Energie-                            │
│     bereitstellung über  2. Weitstellung der     │
│     die Glykolyse           Gefäße der Arbeits-  │
│                             muskulatur,          │
│  3. Aerobe Energie-         Optimierung der      │
│     bereitstellung          Blutverteilung       │
│                                                  │
│              ↓                                   │
│          Belastungspause                         │
│              ↓                                   │
│  Rückkehr aller Leistungsparameter               │
│  in die Ausgangslage                             │
│          Belastungsbeginn usw.                   │
└─────────────────────────────────────────────────┘
```

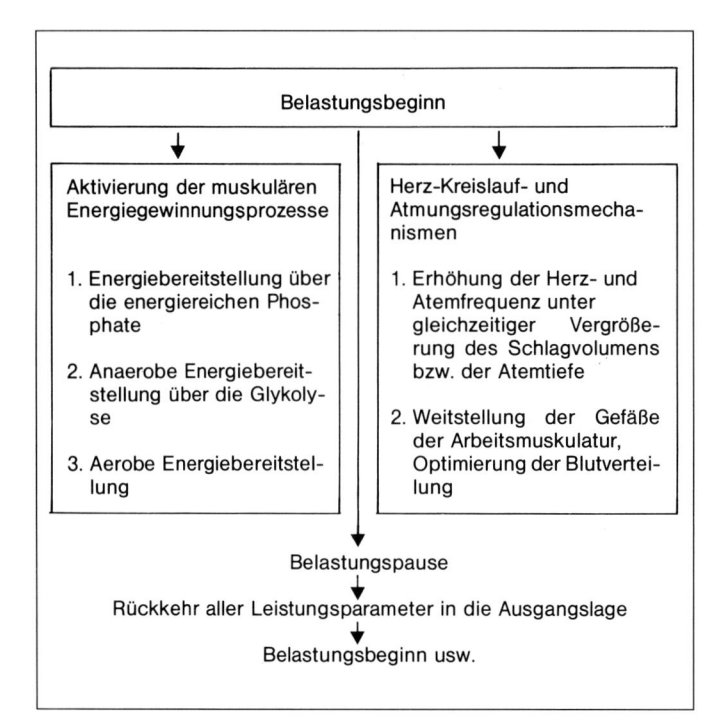

Abb. 89 Das Prinzip der Wiederholungsmethode

Auch die Angabe von Prozentangaben zur Intensitätsbeschreibung ist problematisch: Im Kraftbereich z. B. ist statt der in den Läufen geforderten hohen und höchsten Intensitäten – entsprechend 90–100 % – eine mittlere Intensität von nur 50–85 % durchaus geeignet, Reize zur Entwicklung einer Muskelhypertrophie zu setzen (fünf bis zwölf Wiederholungen pro Serie).

> Von Wiederholungsmethode sollte nur dann gesprochen werden, wenn das Prinzip der vollständigen Pause zur Vermeidung einer vorzeitigen Ermüdungsaufstockung im Vordergrund steht. Dies ist bei den Läufen der Fall, vielfach jedoch nicht im Kraft- oder Koordinationstraining, wo dieser Begriff unzutreffend verwendet wird (vgl. *Steinhofer* 1993, 46).

– *Physiologisches Wirkungsspektrum der Wiederholungsmethode*

Bei dieser Trainingsmethode kehren aufgrund der *vollständigen Erholung* zwischen den einzelnen Belastungen alle Leistungsparameter aus dem Bereich des Atmungs-, Herz-/Kreislauf- und Stoffwechselsystems in die Ausgangslage zurück. Bei jeder weiteren Belastung kommt es zu einem neuerlichen Durchlaufen sämtlicher regulativer Steuerungsprozesse. Aus diesem Grunde schult die Wiederholungsmethode in ausgeprägtem Maße das reibungslose Ineinandergreifen aller leistungsbestimmenden Regulationsmechanismen. Abb. 89 verdeutlicht dies.

Neben der Schulung der Regulationsmechanismen setzt das Wiederholungstraining mit seinen maximalen und submaximalen Belastungen – besonders im Bereich von Läufen bis zu 400 m bzw. etwa einer Minute Dauer – auch

Methoden und Inhalte: Wiederholungsmethode

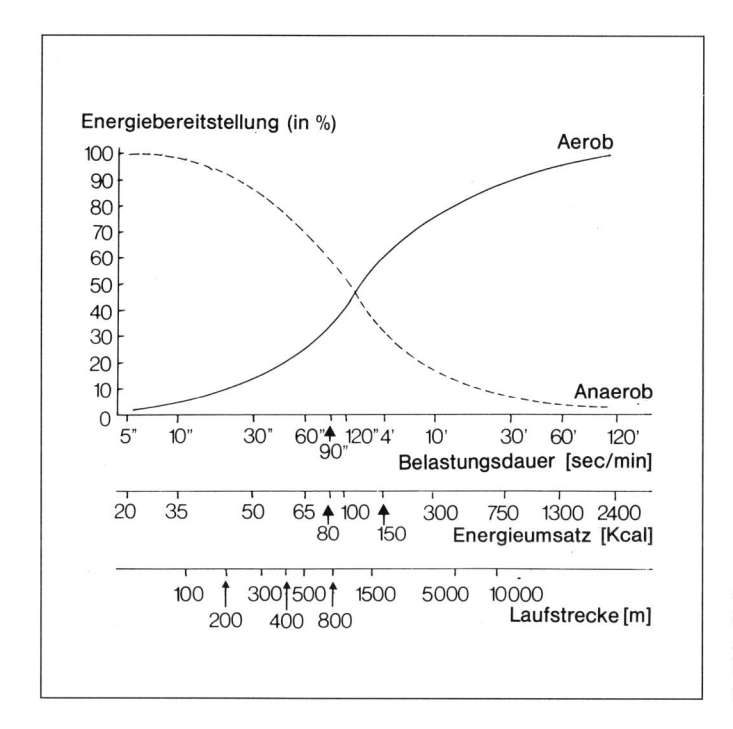

Abb. 90 Die Art der Energiebereitstellung bei maximaler Belastung in Abhängigkeit von der Arbeitszeit bzw. der Streckenlänge (in Anlehnung an *Keul* 1975, 596)

noch Reizintensitäten, die eine Hypertrophie der FT-Fasern der Arbeitsmuskulatur ermöglichen. Diese Methode ist deshalb vor allem für Sportdisziplinen geeignet, bei denen es neben einer hohen Ausdauerleistungsfähigkeit auch noch auf ein hohes Maß an Schnelligkeit ankommt (z. B. im leichtathletischen Mittelstreckenbereich).

Schließlich spielt die Wiederholungsmethode mit ihren maximalen Belastungsanforderungen noch eine wichtige Rolle für die gezielte Vermehrung der muskulären Energiespeicher. Wie die Abb. 90 deutlich macht, ist dabei die Wahl der Belastungsdauer bzw. der Streckenlänge von Bedeutung für die selektive bzw. gemischte Beanspruchung der anaeroben bzw. aeroben Energiebereitstellung.

Bei der Wahl einer kurzen Belastungsdauer bzw. Streckenlänge (bis etwa 10 s bzw. 75 m) werden im Bereich der anaeroben Energiebereitstellung vor allem die energiereichen Phosphatpools entleert und in der Wiederherstellungsphase vermehrt resynthetisiert. Das Wiederholungstraining dieser Prägung (vgl. auch Kurzzeitintervallmethode) dient insbesondere der Schnelligkeitsausdauer (s. S. 426).

Bei der Wahl einer Belastungsdauer von etwa 20–60 s wird vorzugsweise die anaerobe Energiebereitstellung, bei etwa 2 min zu etwa gleichen Teilen die aerobe und anaerobe Kapazität und bei längerwährender Belastung vor allem die aerobe Energiegewinnung beansprucht.

Da das Phänomen der Superkompensation dann besonders ausgeprägt ist, wenn die Energiespeicher – hierbei insbesondere die Glykogenspeicher – vollständig und rasch entleert werden (vgl. *Keul* 1975, 596; *Jakowlew* 1978, 513), bietet sich die Wiederholungsmethode in dieser Hinsicht als *die* optimale „Entleerungsmethode" an: *Saltin* (1973, 142) stellte bei fünf bis sechs Läufen über 50–60 s eine vollständige Entleerung der FT-Fasern fest; bei Ausdauerläufen von 60–70 % des maximalen Sauerstoffaufnahmevermögens kam es vergleichsweise erst nach zwei bis drei Stunden zu einer Entleerung der ST-Fasern. Das Beispiel macht weiterhin deutlich, daß je nach gewählter

Streckenlänge selektiv ein bestimmter Fasertyp in sehr kurzer und damit zeitsparender Weise entleert werden kann.

> Die Wiederholungsmethode stellt demnach eine sehr effiziente Methode zur Verbesserung der speziellen Ausdauer dar, die in außergewöhnlich komplexer, aber sehr differenziert steuerbarer Weise zur Verbesserung der Regulationsmechanismen und -kapazitäten des Herz-Kreislauf- und Atemsystems sowie des Stoffwechsels beiträgt.

Die Wirkung der Wettkampfmethode

Der Begriff *Wettkampfmethode* hat nur dann seine Berechtigung, wenn eine dichte Wettkampffolge – in der Art eines Wettkampfblockes – gezielt als methodisches Verfahren eingesetzt wird. Beispielsweise wird ein 800-m-Läufer in einer Woche mehrere Wettkämpfe bestreiten, die in der Streckenlänge zumeist mit seiner eigentlichen Spezialstrecke differieren, also darunter oder darüber liegen (over/under distance running). Bei dieser Methode – sie ist ausschließlich dem Leistungssport vorbehalten – werden Wettkämpfe als Trainingsinhalte verwendet; sie dienen einer vertieften Ausschöpfung der Funktionspotentiale und sollen über eine nachfolgende verlängerte Erholungsphase zu einer erhöhten Superkompensation führen. Die Wettkampfmethode wird demnach ausschließlich als Vorbereitung auf den saisonalen Höhepunkt verwendet.
Mit Hilfe der Wettkampfmethode werden ausschließlich die speziellen Ausdauerfähigkeiten der Wettkampfdisziplin geschult. Neben diesem Höchstmaß an Spezifität bietet diese Methode jedoch auch noch die Möglichkeit zum Erwerb von Wettkampferfahrung und Wettkampfhärte, zur Verbesserung des taktischen Verhaltens sowie des taktischen Studiums der Gegner.
Der besondere Vorzug der Wettkampfmethode liegt aber vor allem in der Tatsache begründet, daß im Wettkampf Funktionszustände einzelner Systeme erreicht werden, die weder im normalen Training noch bei Testwettkämpfen oder sonstigen Leistungskontrollen erreicht werden (vgl. *Michailov* 1973, 372). Eine häufige Wettkampfteilnahme trägt demnach aufgrund der vollständigen Beanspruchung aller psychophysischen Leistungsreserven in ausgeprägtem Maß zu einer Verbesserung des Trainingszustandes bei: Vor allem bei bereits auf hohem Niveau stehenden Athleten ermöglicht dieses „Mehr" an Belastung im Wettkampf weitere Störungen der Homöostase mit entsprechenden Adaptationsmechanismen.
Schließlich stellt der Wettkampf die spezifischste Form der Kontrolle aller leistungsbestimmenden psychophysischen Faktoren dar und gibt Aufschluß darüber, ob der Trainingsaufbau bzw. die eingesetzten Trainingsmethoden und -inhalte richtig gewählt wurden.

> Die Wettkampfmethode ist die komplexeste Trainingsmethode, da sie alle für die jeweilige Sportart speziellen Fähigkeiten zugleich schult.

Einschränkend muß allerdings erwähnt werden, daß die zu häufige Wettkampfteilnahme dazu führen kann, daß sich der Sportler an die Wettkampfsituation gewöhnt und dann nicht mehr ausreichend stimuliert werden kann, was die Wertigkeit dieser Methode beeinträchtigen würde.

Spezielle Trainingsformen

Zum Abschluß der Beschreibung der verschiedenen Trainingsmethoden sollten noch kurz vier Möglichkeiten des speziellen Ausdauertrainings – *Höhentraining, Tempowechselläufe, Hügelläufe* und *Sprunglauftraining* – ausgeführt werden, die sich zwar in dem eingangs gebrachten Übersichtsschema bei der Dauermethode bzw. der Intervallmethode einordnen lassen, aber aufgrund ihrer speziellen Wirkung einer besonderen Erwähnung bedürfen:

– **Höhentraining**

Ein Höhentraining erzwingt aufgrund des Sauerstoffmangels und der damit verbundenen geringeren Sauerstoffsättigung des Blutes einschneidende physiologische Anpassungsveränderungen (Akklimatisation) des gesamten Organismus, die nach der Rückkehr ins Flachland eine Steigerung der sportlichen Ausdauerleistungsfähigkeit bewirken können (vgl. *Howald* 1971, 273; *Jackson/Balke* 1971, 27; *Mellerowicz* et al. 1971, 9; *Liesen/Hollmann* 1972, 160; *Weidemann* 1972, 134; *Brotherhood* 1974, 8; *Nowacki* 1974, 97/173; *Feth* 1979, 404; *Hollmann/Hettinger* 1980, 567; *Müller/Nachbauer* 1989, 37; *Fischer* et al. 1992, 19; *Sutton* 1993, 4; *Überschär* 1993, 213; *Neumann* 1994, 5).

Als *leistungsfördernde* Veränderungen ergeben sich vor allem:
– Zunahme der roten Blutkörperchen und des Hämoglobins (vgl. *Weidemann* 1972, 119; *Brotherhood* 1974, 5; *Keul/Cerny* 1974, 18; *Hollmann/Hettinger* 1980, 564 u. a.). Der Anstieg an Erythrozyten erhöht die Sauerstofftransportkapazität und damit die Ausdauerleistungsfähigkeit.
Die Erhöhung der Zahl der roten Blutkörperchen wird durch den höhenbedingten Anstieg des Erythropoetins ausgelöst. Dieses Hormon regt die Blutbildung an und sorgt für eine Aktivitätserhöhung des intraerythrozytären 2,3-DPG, was die Sauerstoffabgabe in der Zelle steigert (vgl. *Neumann* 1994, 51).

> Höhentraining ist die einzige Trainingsart, bei der es zu einer *relativen* Zunahme der roten Blutkörperchen kommt; sonst ist durch die parallele Erhöhung des Blutplasmas eine *absolute* Vermehrung dieser sauerstofftransportierenden Blutfraktion gegeben.

– Verbesserte Kapillarisierung. *Hollmann/Hettinger* (1980, 565) sprechen von einer Steigerung der Kapillarzahl, *Appell* (1980, 56) weist darauf hin, daß es nur zu einer vermehrten Schlängelung und Erweiterung der vorhandenen Kapillaren kommt. Beide Mechanismen führen jedoch zum gleichen Ergebnis, nämlich zu einer verbesserten Blutversorgung bei verlängerter Kontaktzeit und kürzeren Diffusionsstrecken, die noch durch die Abnahme der Muskelfaserquerschnitte unterstützt wird.
– Vermehrung der Myoglobinspeicher (*Brotherhood* 1974, 8; *Keul/Cerny* 1974, 18; *Feth* 1979, 402). Durch diese Kapazitätssteigung wird der intrazelluläre Sauerstoffspeicher des Muskels erhöht (s. S. 151 u.).
– Steigerung der Mitochondrienzahl – Erhöhung der aeroben Enzymaktivität (*Brotherhood* 1974, 8; *Appell* 1980, 56). Das gesamte *oxydative* energieliefernde System – nach Meinung von *Nowacki* (1974, 93/169) und *Keul/Cerny* (1974, 18) auch das anoxydative glykolytische – erfährt eine Kapazitätserweiterung und damit eine erhöhte Leistungsfähigkeit.

Als *problematisch* bzw. *leistungsmindernd* gelten:
– Erhöhter Kohlehydratstoffwechsel
Die Hypoxie (Sauerstoffmangel) ruft eine Verlagerung der Energieumwandlung zugunsten des Kohlehydratstoffwechsels hervor, was bei unzureichender (kohlehydratdefizitärer) Ernährung zu einem chronischen Kohlehydratmangel und zu einem erhöhten Proteinkatabolismus(-abbau) führen kann (vgl. *Neumann* 1994, 51).
Praktisch äußert sich dieser Stoffwechselzustand eines erhöhten Kohlehydratumsatzes darin, daß es bei vergleichbaren Geschwindigkeiten zu einer erhöhten Laktatbildung im Vergleich zum Flachland kommt (s. Abb. 91).
– Erhöhter Wasserverlust
Aufgrund der höheren Belastungsintensität bei vergleichbaren Fortbewegungsgeschwindigkeiten sind die Schweißverluste in der Höhe gesteigert. Dies um so mehr, als durch die er-

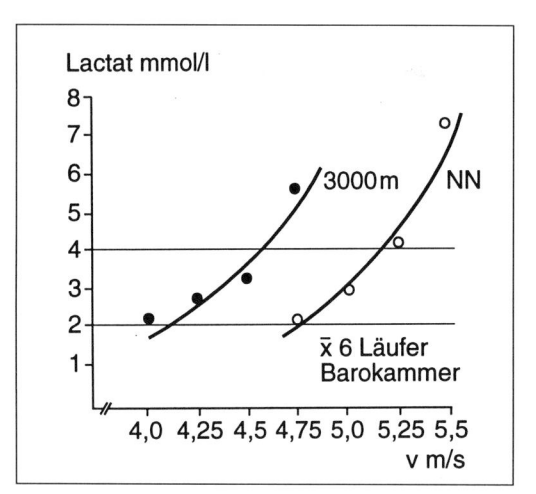

Abb. 91 Vergleich der Laktat-Leistungskurve bei Läufern, die ein Höhentraining in 3 000 m Höhe begannen. Der ungewohnte Hypoxiereiz führte zur starken Beanspruchung des anaeroben Stoffwechsels, was praktisch eine Reduzierung der Dauerlaufgeschwindigkeit um 0,5 m/s bedeutet (nach *Neumann* 1994, 51).

höhte Atmungsaktivität vermehrt Wasser und Elektrolyte verloren gehen. Eine mangelnde Restitution kann daher schnell zu entsprechenden Mangelzuständen und damit zu einer Abnahme der Belastungsfähigkeit führen.
– Sonnenbrandgefahr und weitere dermatologische Schädigungen infolge der erhöhten UV-Strahlung (vgl. *Hönigsmann* 1981, 61);
– Hypoxieinduzierte Depression des Immunsystems mit einem erhöhten Infektionsrisiko, z. B. Nasennebenhöhlenaffektionen (vgl. *Ueberschär* 1993, 215);
– Aufgrund des verminderten Luftdrucks sind gehäuft Meteorismus und Zahnschmerzen (bei vorhandenen Karieshöhlen) möglich (vgl. *Israel/Israel/Thierbach* 1969, 139);
– Möglichkeit einer psychischen Alteration, insbesondere bei Aufenthalt in künstlicher Höhe: „Höhentrainingslagerpsychose" (vgl. *Israel/Israel/Thierbach* 1969, 140; *Ueberschär* 1993, 215).

Als weitere *leistungsmindernde* Faktoren gelten schließlich noch die Hyperventilation, die damit verbundene Abnahme des Bikarbonatpuffers (s. S. 159) und der Anstieg des Energieaufwandes für die vermehrte Atemtätigkeit sowie die Zunahme der Herzarbeit aufgrund des Viskositätsanstieges des Blutes (vgl. *Feth* 1979, 401; *Hollmann/Hettinger* 1980, 563).

Insgesamt scheinen die leistungsfördernden Faktoren beim Höhentraining zu überwiegen; demnach ist im allgemeinen mit einer Steigerung der Ausdauerleistungsfähigkeit zu rechnen, die sich positiv auf die Wettkampfergebnisse im Flachland auswirkt.

Bei der Durchführung und Organisation eines Höhentrainings sollten jedoch einige Problempunkte berücksichtigt werden, die in den folgenden Fragestellungen kurz angesprochen werden sollen:
– Zielsetzung?
Das Höhentraining dient der Vorbereitung auf einen Wettkampf im Flachland oder in einem über 1 500 m Höhe gelegenen Wettkampfort (vgl. *Feth* 1979, 402), es sollte jedoch nicht als Aufbautraining eingesetzt werden, da seine sinnvolle Ausnutzung eine bereits hoch entwickelte Ausdauerleistungsfähigkeit voraussetzt (vgl. *Wedekind* 1979, 411).
– Dauer?
Da es bereits in den ersten beiden Wochen zu ausgeprägten Anpassungserscheinungen kommt, gelten – auch aus finanziellen Erwägungen – zwei, höchstens drei Wochen als Optimum (vgl. *Liesen/Hollmann* 1972, 157; *Hollmann/Hettinger* 1980, 567; *Ueberschär* 1993, 215).
– Häufigkeit?
Ein wiederholtes Höhentraining scheint günstige Auswirkungen auf die Ausdauerleistungsfähigkeit zu haben als ein einmaliges, da nach *Johnston/Turner* (1974, 55) die positiven Auswirkungen mit der Häufigkeit der Höhenaufenthalte aufgrund der immer besseren Anpassung zunehmen.
– Geeignete Höhe?
Als günstigste Höhe gelten Trainingsorte in einer Höhe von 1 800 bis 2 800 m. Unterhalb 1 800 m ist die „Reizwirkung" des Sauerstoff-

mangels zu gering, oberhalb 2 800 m behindert der zu starke Sauerstoffmangel bzw. die zu trockene und kalte Luft die Durchführung eines normalen Trainingsbetriebes (vgl. *Howald* 1971, 273; *Adam* et al. 1972, *Nowacki* 1974; *Feth* 1979, 404).
– Wie soll trainiert werden?
Nach einer einige Tage dauernden Eingewöhnungszeit soll die Trainingsleistung in der Höhe genau der des Flachlandes entsprechen. Da das Höhentraining aufgrund seiner Sauerstoffmangelsituation ganz grob vereinfacht nur ein unter erschwerten Bedingungen stattfindendes Flachlandtraining darstellt, kommt es bei gleichem Training wie auf Meereshöhe zu einem spürbar größeren Zuwachs der Dauerleistungsfähigkeit (vgl. *Mellerowicz* et al. 1970, 207 f.). Aufgrund der verschärften Belastungslage ist beim Training unbedingt auf eine Verlängerung der Pausen zwischen den Einsätzen zu achten (vgl. *Frolov* et al. 1974, 1109).
– Was ändert sich in der Ernährung?
In der Höhe kommt es zum einen zu erhöhten Wasser- und Elektrolytverlusten (vgl. *Hollmann/Hettinger* 1980, 556; *Berghold* 1982, 64), zum anderen zu einem verstärkten intramuskulären Glykogenabbau (*Hollmann/Hettinger* 1980, 563). Die vermehrten Flüssigkeitsverluste werden unter anderem durch die erhöhte Wasserabgabe der Schleimhaut des Respirationstraktes verursacht, die der Anfeuchtung und Aufwärmung der trockeneren und kälteren Höhenluft dient. Der gesteigerte muskuläre Glykogenabbau erfolgt insbesondere aufgrund der Intensitätssteigerung und der damit zunehmenden Belastung des Kohlehydratstoffwechsels. Als Konsequenz für ein richtiges Ernährungsverhalten ergeben sich eine angemessene Elektrolyt- und Flüssigkeitssubstitution und eine gesteigerte Gabe von Kohlehydraten. Eine regelmäßige Gewichtskontrolle vor und nach dem Training gilt als eine praktische Hilfe zur Konstanterhaltung des Körpergewichts und damit indirekt auch der körperlichen Leistungsfähigkeit. Ernährungsfehler können in der Höhe schnell zur Symptomatik des „Übertrainings" führen (s. S. 661).

– Wie verhält sich die Ausdauerleistungsfähigkeit nach der Rückkehr auf Meereshöhe?
Nach einer Reakklimatisationszeit von zwei bis fünf Tagen, die mit einem vorübergehenden Leistungstief verbunden sein kann (vgl. *Wedekind* 1979, 412), hält die erhöhte Leistungsfähigkeit im allgemeinen etwa zwei bis drei Wochen an (vgl. *Lakitsch* 1970, 5; *Howals* 1971, 276). In diese Zeit sollte auch der vorgesehene Wettkampf fallen.
– Welche Rolle spielt die individuelle Reaktionslage für die Wirksamkeit eines Höhentrainings?
Die z. T. unterschiedliche Beurteilung des Höhentrainings ist sicherlich nicht nur auf Fehler bei der Durchführung eines solchen Trainings zurückzuführen, sondern auch auf die Tatsache, daß die beteiligten Sportler in recht unterschiedlichem Maße auf die komplexe Wirkung des Höhentrainings reagieren. Für die Effektivität des Höhentrainings spielen dabei die individuellen Unterschiede in der Akklimatisationsdauer, der Belastungsverträglichkeit, der psychophysischen und gesundheitlichen Stabilität, eine maßgebliche Rolle für das Ausmaß der Steigerung der Leistungsfähigkeit bzw. den Zeitpunkt ihres Eintritts nach der Rückkehr ins Flachland. Da in all diesen Punkten eine hohe individuelle Streuung in der Reaktionslage vorliegen kann, ist es empfehlenswert, ein Höhentraining beim ersten Mal nicht gerade vor einem entscheidenden Wettkampf, sondern zur Probe bei einer sich anbietenden Gelegenheit durchzuführen: Nur ein derartiger Vortest kann mit ausreichender Wahrscheinlichkeit Auskünfte über die individuelle Reaktions- und Adaptationslage vermitteln, die bei späteren Höhenaufenthalten dann sinnvoll ausgenützt werden können. Ein solches Vorgehen scheint insbesondere in Sportarten angezeigt, die im Gruppen- oder Mannschaftsverband zur Ausführung kommen:
Zur Synchronisierung bzw. Homogenisierung des Gesamtverbandes müssen ausreichende Kenntnisse über die unterschiedlichen Akklimatisations- und Reakklimatisationszeiten der einzelnen Teilnehmer vorliegen; nur dann erscheint ein Höhentraining sinnvoll, wenn alle

Beteiligten ihr angestrebtes Leistungshoch im Flachland in etwa zum gleichen, auf den entscheidenden Wettkampf hin ausgerichteten Zeitpunkt erreichen würden. Zusammenfassend läßt sich feststellen, daß das Höhentraining bei richtiger Durchführung und unter Berücksichtigung individueller Spezifitäten sicherlich einen positiven Beitrag zur Steigerung der Ausdauerleistungsfähigkeit liefern kann. Zur weiteren Vertiefung der Thematik wird auf die bibliographischen Zusammenstellungen von *Feth* (1979, 405 f.) und *Hartmann/Hommel* 1981, 56 3 f.) verwiesen.

– **Tempowechselläufe**

Bei den Tempowechselläufen kommt es aufgrund der periodischen Beschleunigungen zu einer vorübergehenden vermehrten Inanspruchnahme der aneroben Kapazität. Der Organismus – im speziellen die Muskelzelle – ist daher ständig gezwungen, zwischen aerober, aerob-anaerober und anaerober Energiegewinnung zu wechseln und sich ständig auf die verschiedenen Stoffwechselanforderungen einzustellen. Dieses mehrfache Überschreiten der „anaeroben Schwelle" führt zu speziellen Veränderungen im Bereich der für die aerobe und anaerobe Energiegewinnung zuständigen Enzymsysteme und wirkt sich besonders günstig auf die Fähigkeit aus, vorübergehende Engpässe in der Sauerstoffbereitstellung zu ertragen bzw. auszugleichen (vgl. *Michailov* 1972, 1014).

Der Tempowechsellauf ist demnach eine wirksame Methode zur Verbesserung der aeroben und anaeroben Kapazität.

– **Hügelläufe**

Für das Training der speziellen Ausdauer haben sich Hügelläufe (Steigung etwa 10–15 Grad) als besonders effektiv erwiesen. Wie Untersuchungen von *Keul* (1975, 596) und *Nurmekiwi* (1975, 1385) zeigen, wird bei dieser Trainingsform der Kohlenhydratstoffwechsel in ganz besonders intensiver Weise beansprucht. Dabei werden bei einer Streckenlänge von 150 m (und höherer Arbeitsintensität) stärkere Milchsäureanstiege und damit Azidosegrade im Blut erreicht als bei einer von 400 m.

Die maximale Sauerstoffaufnahme wird hingegen über 400 m, nicht aber über 150 m erzielt. Für die Trainingspraxis eignet sich demnach ein Hügellauftraining nach der Intervallmethode mit einer Streckenlänge von 150 m mehr für die Entwicklung der anaeroben Kapazität, eines mit einer Länge von 400 m mehr für die Entwicklung und Stabilisierung der aeroben Kapazität (vgl. *Nurmekiwi* 1975, 1386).

– **Sprunglauftraining**

Das Sprunglauftraining – nicht ganz korrekt auch Elastizitätsausdauertraining genannt (vgl. *Tschiene* 1974, 1053) – wird meist in der Form des Intervalltrainings durchgeführt und hat eine gewisse Ähnlichkeit mit den Hügelläufen. Es unterscheidet sich allerdings von diesen, und dies ist wesentlich, in der Art der Ausführung: Zwar wird zumeist auch bergauf gelaufen, aber es wird auf eine gesprungene Laufausführung mit hoher Oberschenkelführung geachtet.

Das Sprunglauftraining basiert auf den physiologischen Grundlagen des plyometrischen Trainings (s. S. 285) und nützt das Moment der Muskelvordehnung für die Entwicklung der Abdruckkraft aus. Diese Trainingsform ist vor allem für das leichtathletische Mittelstreckentraining geeignet. Stoffwechselmäßig ist es wie das Hügeltraining einzustufen; durch die explosive Abdruckschulung wird jedoch noch ein kräftiger Reiz für die Hypertrophie der Laufmuskulatur gesetzt, was die Schnelligkeitskomponente positiv beeinflußt.

Insgesamt gesehen stellt das Sprunglauftraining ein hocheffektives Trainingsmittel zur Schulung der speziellen Ausdauer des Mittelstrecklers dar und sollte bei der Entwicklung dieser speziellen Ausdauerfähigkeit eine entsprechende Berücksichtigung finden.

– **Widerstandsläufe**

In der Form von Zug- oder Schlepplaufen –

sie werden im Kapitel Schnelligkeit, s. S. 446, näher beschrieben – oder durch das Laufen mit Zusatzlasten (Bleiweste u. ä.) können spezielle Aspekte der Ausdauer (Ausdauerkraft, Kraftausdauer) gezielt geschult werden.

Um eine höchstmögliche Effektivität im Ausdauertraining zu erreichen, ist es nicht nur notwendig, die Wirkung der einzelnen Trainingsmethoden und -inhalte detailliert zu kennen, es muß darüber hinaus auch ein ausreichendes Wissen über die physiologischen Anforderungen der einzelnen Ausdauerfähigkeiten vorliegen. Nur so kann nach dem „Schlüssel und Schloß"-Prinzip eine Optimierung des Trainingsprozesses ermöglicht werden.

Die Anforderungen der Kurz-, Mittel- und Langzeitausdauer

Die Anforderungen der Kurzzeitausdauer (Belastungen von 45 s bis 2 min)

Abb. 64 macht deutlich, daß die Kurzzeitausdauer in ausgeprägtem Maße auf die anaerobe Energiebereitstellung zurückgreifen muß. Gleichzeitig wird aber auch in diesem Bereich schon die Wichtigkeit der aeroben Kapazität (Grundlagenausdauer) für eine optimal entwickelte Kurzzeitausdauer ersichtlich.

Als entscheidende Faktoren für die anaerobe Energiebereitstellung gelten (s. S. 86):
– das Niveau der zellulären Glykogenvorräte,
– die Stoffwechselkapazität der Enzyme der anaeroben Glykolyse,
– die Fähigkeit dieser Enzyme, auch bei hoher Belastungsazidose noch arbeiten zu können.
Trainingsmethoden und -inhalte zu ihrer Entwicklung sind die
Wettkampfmethode,
Wiederholungsmethode (mit einer Belastungsdauer im Bereich des Maximums der anaeroben Glykolyse),

Kurzzeitintervallmethode intensiver Prägung, Tempowechselläufe, Hügelläufe.

Die Anforderungen der Mittelzeitausdauer (2–8 min)

Die Mittelzeitausdauer erfordert je nach Streckenlänge einen Anteil der anaeroben oder aeroben Energiebereitstellung von 20–80 %. Bei Laufstrecken zwischen 800 und 1 200 m ist der Anteil der aeroben und anaeroben Kapazität mit jeweils annähernd 50 % gleich (s. *Keul* 1975, 632).

Als entscheidende Faktoren für die Mittelzeitausdauer gelten das
– Niveau der anaeroben Kapazität (vgl. S. 86).
– Niveau der aeroben Kapazität: Die aerobe Kapazität ist vor allem durch Herz-Kreislauf- (inklusive Kapillarisierung und Blutvolumenvermehrung) und Stoffwechselparameter (Energiespeicher und mitochondriale Kapazität) begrenzt (vgl. S. 168). Trainingsmethoden und -inhalte zur Entwicklung der Mittelzeitausdauer umfassen sowohl Methoden und Inhalte zur Steigerung der anaeroben (s. dort) als auch verstärkt der aeroben Kapazität. Zu den bereits genannten anaeroben Methoden und Inhalten kommen demnach die Dauermethode und entsprechende Trainingsinhalte und die Mittel- und Langzeitintervallmethode hinzu.

Die Anforderungen an die Langzeitausdauer

Für die Langzeitausdauer spielt insbesondere die aerobe Kapazität die leistungsbegrenzende Rolle. Im Bereich der Langzeitausdauer II (30–90 min) und insbesondere II (mehr als 90 min) nimmt bei der aeroben Energieerzeugung neben der Kohlehydratverbrennung in zunehmendem Maße die Oxydation von freien Fettsäuren (FFS) eine bedeutende Stelle ein. Belastungen mittlerer Intensität können die Fette

bis zu 70 % der Arbeitsenergie bereitstellen (vgl. *Paul/Holmes* 1975, 176).
Fett wird der Arbeitsmuskulatur in vielen Formen angeboten: FFS, Triglyzeride, Ketonkörper. Dennoch liefern bei länger dauernden Belastungen die freien Fettsäuren das Hauptsubstrat zur Unterstützung eines vermehrten Energiebedarfs. Wichtig ist dabei die Tatsache, daß je nach Trainingszustand des Sportlers auch noch in hohen Intensitätsbereichen (bei gut trainierten Sportlern) FFS verbrannt werden können (vgl. *Sarviharju/Vihko* 1972, 255; *Paul/Holmes* 1975, 182; *Senger/Donath* 1977, 395 u. a.). Durch die oxydative Verbrennung der FFS ist die Skelettmuskulatur des trainierten Sportlers demnach in der Lage, die eigenen Glykogenvorräte und die zur Aufrechterhaltung des normalen Blutzuckerspiegels enorm wichtigen Glykogendepots in der Leber zu schonen. Damit aber kann nicht nur länger, sondern auch mit einer höheren Intensität gelaufen werden.

Für die Entwicklung der Langzeitausdauer bieten sich folgende Trainingsmethoden und -inhalte an:
– Dauertraining im Bereich der „anaeroben Schwelle" (Läufe bis zu 60 min) als Waldlauf, Gelände- bzw. Crosslauf,
– Dauerlauftraining im Bereich der „aeroben Schwelle" (Läufe bis zu 2 Std.),
– Tempowechselläufe,
– Intervalldauerläufe,
– Fahrtspiel etc.

Zusammenfassend kann man feststellen, daß sich ein gezieltes Ausdauertraining nur dann durchführen läßt, wenn die Zielgrößen in leistungsphysiologischer Hinsicht bekannt sind und mit den jeweils erforderlichen Trainingsmethoden und -inhalten für ihre Verbesserung gesorgt wird.

> Wichtig ist dabei, daß niemals nur *eine* Trainingsmaßnahme, sondern nur die *Vielzahl* aller zur Verfügung stehenden Methoden und Inhalte zu einer fortlaufenden Steigerung der Ausdauerleistungsfähigkeit beitragen kann. Nur durch den ständigen, aber zielgerichteten Wechsel der Methoden und Inhalte sind auf längere Sicht weitere Störungen der Homöostase und somit nachfolgende Anpassungserscheinungen zu erreichen, die die unumgängliche Voraussetzung zur weiteren Leistungssteigerung darstellen.

Ausdauertests und -kontrollformen zur Leistungsdiagnostik und Trainingssteuerung

Allgemeine Grundlagen

Kontroll- und Testverfahren

Um das Niveau der Ausdauerleistungsfähigkeit bzw. ihre Verbesserungsrate im Laufe des Trainingsprozesses beurteilen zu können, sind in regelmäßigen Abständen Tests bzw. Kontrollübungen durchzuführen.

> Über allgemeine bzw. spezielle Testverfahren lassen sich Fehler in der Trainingsplanung und -gestaltung sowie im Einsatz von Trainingsmethoden und -inhalten erkennen und korrigieren.

Nur über eine ständige Kontrolle der Trainingseffektivität bzw. den Vergleich von Ist- und Sollwert läßt sich der langfristige Trainingsprozeß ausreichend differenziert steuern und optimieren.
Man unterscheidet Kontroll- und Testverfahren zur Ermittlung der allgemeinen und speziellen Ausdauer, wobei der Ermittlung der speziellen Ausdauer die bedeutendere Rolle zukommt.

Tests zur Ermittlung der aeroben Ausdauerleistungsfähigkeit (Grundlagenausdauer)

1. „Einfache" Lauftests

Die am meisten genannten und praktizierten Tests zur Ermittlung der aeroben Ausdauerleistungsfähigkeit sind der Zwölf-Minuten-Lauf (Cooper-Test) sowie der 1 000 m-, 3 000 m- und 5 000 m-Lauf. Zusätzlich kommen noch Zeitläufe über 8 und 15 Minuten hinzu (vgl. *Cooper* 1970; *Kunze* 1977, 163; *Pahlke/Peters* 1979, 356; *Dordel/Bernoteit* 1981; *Bauer/Ueberle* 1984; *Binz* 1984, 34; *Gerisch/Tritschoks* 1985, 46; *Hagedorn* et al. 1985, 61; *Föhrenbach* et al. 1986, 113; *Grosser/Starischka* 1986, 97; *Apor* 1988, 99; *Geese* 1990, 27; *Gerisch* 1990, 62).

> In Sportarten, in denen eine andere Fortbewegungsart im Vordergrund steht, wie z. B. beim Radfahren, Skilanglaufen, Schwimmen etc., sollte die aerobe Ausdauer sportartspezifisch erfaßt werden, da die jeweilige Sportart andere Muskelgruppen als aerobe Leistungsträger beansprucht.

Beispiel: Die z. B. immer wieder für den Skilanglauf alternativ verwendeten Lauf-Tests favorisieren die „Straßenläufer", und benachteiligen die eigentlichen Skilangläufer.

Abgesehen vom anatomischen Substrat stellt sich bei den oben genannten Tests die Frage der Validität (Gültigkeit), d. h., ob der Test auch tatsächlich das mißt, was er zu messen vorgibt. Nachdem alle diese Läufe mit der Vorgabe absolviert werden, mit maximaler Geschwindigkeit eine bestimmte Zeit oder eine festgelegte Strecke zu durchlaufen, wird aufgrund der hohen Anstrengung vielfach nicht die aerobe Ausdauer abgetestet, sondern eine Mischung aus anaerob-aerober Ausdauer: Je kürzer die Laufstrecke – dies gilt insbesondere für den 1 000- m-Lauf, hat aber mit Abstrichen auch Gültigkeit für den 5 000-m-Lauf und den Cooper-Test –, desto höher ist der Anteil der anaeroben laktaziden Energiebereitstellungsprozesse. Derartige Tests sind demnach zur Feststellung der aeroben Leistungsfähigkeit nur bedingt valide, da sie eine andere Eigenschaft (die aerob-anaerobe Mischausdauer) messen als die beabsichtigte. Trotz dieser Einschränkungen stellen sie – bei richtiger Laufdurchführung mit gleichmäßigem Tempo und ohne Endspurt – dennoch ein brauchbares Instrumentarium zur Einschätzung der Ausdauerleistungsfähigkeit dar.

a) Cooper-Test (12-Minuten-Lauf)

Der Cooper-Test stellt den häufigsten Test zur Ermittlung der aeroben Ausdauerleistungsfähigkeit dar. Aus diesem Grunde soll er besonders ausführlich dargestellt werden. Der Cooper-Test wird meist auf einer 400-m-Bahn durchgeführt.

Anhand der in zwölf Minuten zurückgelegten Strecke lassen sich Rückschlüsse auf die Ausdauerleistungsfähigkeit der Sportler ziehen. Wertungstabellen für die verschiedenen Altersstufen und Leistungsklassen erleichtern die Einschätzung der Ausdauerleistungsfähigkeit im Vergleich mit anderen Probandengruppen. Es muß jedoch darauf hingewiesen werden, daß der interindividuelle Vergleich nur von bedingter Aussage ist, da allein schon die Läufertypologie (Ausdauertyp, Sprintertyp) bzw. in den großen Sportspielen die Spielerposition – im Fußball z. B. muß ein Mittelfeldspieler oder Spielmacher eine höhere Ausdauerleistungsfähigkeit als ein Mittelstürmer oder Abwehrspieler aufweisen (vgl. *Weineck* 1992, 115) – unterschiedliche Leistungen erwarten läßt.

Dennoch ist ein „In-etwa-Vergleich" mit Sportlern/Spielern des gleichen Leistungs- bzw. Spielniveaus sowie der gleichen Spielposition nicht ohne Interesse. Es muß ein zukünftiges Anliegen der sportwissenschaftlichen Forschung sein, entsprechende typen- bzw. positionsspezifischen Anforderungsprofile zu erstellen. Auch darf eine Zielorientierung im Sinne der Trainingssteuerung (s. S. 199) nicht fehlen. Für jeden Sportler/Spieler müssen „Sollwerte" ermittelt werden, die das wünschenswerte „Minimum" bzw. „Optimum" darstellen.

Wertungstabellen für den Cooper-Test

Entwicklung der aeroben Ausdauerleistungsfähigkeit anhand der Cooper-Testergebnisse im Altersgang

Die Entwicklung der Ausdauerleistungsfähigkeit von Leistungssport treibenden Kindern – festgestellt über den Cooper-Test – im Laufe des Kindes- und Jugendalters bis zum Erwachsenenalter verläuft nicht linear, sondern hat seinen steilsten Anstieg im Altersabschnitt von 11 bis 15 Jahren (Abb. 92).
Bei Kindern und Jugendlichen aus dem Bereich des Schulsportes wurden von *Grosser/ Starischka* (1986, 98) die in Tab. 20 genannten Mittelwerte festgestellt.
Eine Beurteilung der Ausdauerleistungsfähigkeit für männliche und weibliche Jugendliche ermöglicht Tab. 21.
Vergleicht man die Entwicklung der Laufleistungen im Cooper-Test mit der Entwicklung der maximalen Sauerstoffaufnahme bei Kindern bzw. Jugendlichen in der Zeitspanne von 11/12 bis 18 Jahre, dann läßt sich feststellen, daß beide Leistungsparameter – im Gegensatz zu anderen Untersuchungen (s. S. 185) – in keiner engen Korrelation miteinander stehen. *Apor* (1988, 97) konnte zeigen, daß sich die maximale Sauerstoffaufnahmewerte bei Kindern und Jugendlichen im Altersgang kaum veränderten, während sich die Cooper-Testwerte deutlich verbesserten (Tab. 22).
Zur Einschätzung der Entwicklung der Ausdauerleistungsfähigkeit im Altersgang stellt demnach die Ermittlung der Laufleistung im Coopertest ein adäquateres Mittel dar als die Feststellung der maximalen Sauerstoffaufnahme.

Cooper-Testwerte bzw. Wertungstabellen für Erwachsene

Für Erwachsene (Männer) gibt *Cooper* (1970)

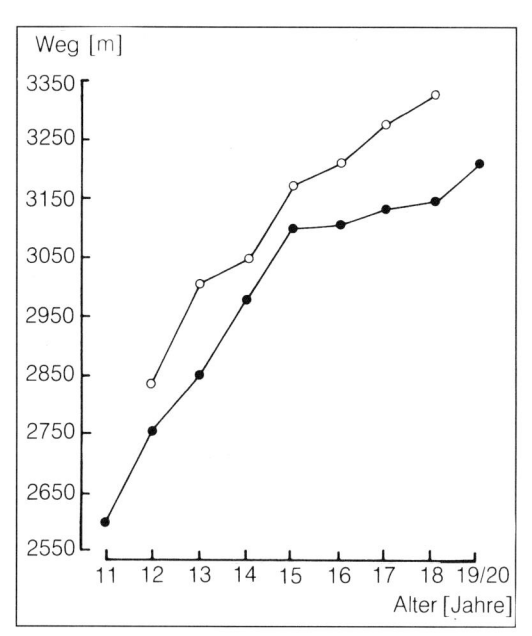

Abb. 92 Entwicklung der Ausdauerleistungsfähigkeit im Altersgang bei männlichen Kindern bzw. Jugendlichen (Angehörige des österreichischen Tenniskaders ●—●; Entwicklungswerte eines Spitzenspielers mit zusätzlichem Ausdauertraining ○—○) (nach *Müller* 1991)

die in Tab. 23 ersichtlichen Leistunsbewertungen.
Im Gegensatz zum Kindes- und Jugendalter korrelieren beim Erwachsenen die maximalen (körpergewichtsbezogenen) Sauerstoffaufnahme-Werte in einem gewissen Rahmen mit den Laufstreckenleistungen: Je höher die maximale Sauerstoffaufnahme, desto höher die aerobe Ausdauerleistungsfähigkeit bzw. die zurückgelegte Strecke im Cooper-Test.

Cooper-Test als Mittel zur Trainingssteuerung

Um eine Aussage über das Niveau bzw. die Steigerung oder den Rückgang der Ausdauer-

Kontroll- und Testverfahren: „Einfache" Lauftests

	9/10 Jahre	11/12 Jahre	13/14 Jahre	15 Jahre
Jungen	n = 77	n = 85	n = 68	n = 28
	2155 ± 357	2315 ± 307	2414 ± 426	2607 ± 438 m
Mädchen	n = 40	n = 49	n = 71	n = 23
	1904 ± 389	1918 ± 347	2083 ± 287	2105 ± 220 m

Tab. 20 Mittelwerte im Cooper-Test bei 9- bis 15jährigen Jungen und Mädchen im Schulsport (*Grosser/Starischka* 1986, 98)

Alter [Jahre]	11	12	13	14	15	16	17
Kondition (Strekkenlänge [m])							
Ausgezeichnet	2800	2850	2900	2950	3000	3050	3100
Sehr gut	2600	2650	2700	2750	2800	2850	2900
Gut	2200	2250	2300	2350	2400	2450	2500
Befriedigend	1800	1850	1900	1950	2000	2050	2100
Mangelhaft	1200	1250	1300	1350	1400	1450	1500
Ungenügend	Weniger Meter als bei mangelhaft						

Tab. 21 Wertungstabelle zur Einschätzung der Ausdauerleistungsfähigkeit von Jungen über die im Cooper-Test (12-Minuten-Lauf) erreichte Streckenlänge. Für Mädchen gelten 200 m weniger als bei den Jungen (nach *Grosser/Brüggemann/Zintl* 1986, 129).

Alter [Jahre]	Strecke im Cooper-Test (Mittelwerte [m])	Zahl der Probanden	Maximale Sauerstoffaufnahme Mittelwerte [ml/(kg/min)]	Zahl der Probanden
11–12	2585 ± 18	127	56,0 ± 1,97	16
13	2595 ± 21	113	57,8 ± 2,3	15
14	2793 ± 17	156	51,4 ± 1,8	21
15	2800 ± 24	78	56,0 ± 1,2	31
16	2938 ± 15	140	58,6 ± 1,2	37
17	3021 ± 18	141	56,9 ± 1,3	33
18	2924 ± 52	12	–	–

Tab. 22 Cooper-Testergebnisse und relative (körpergewichtsbezogene) maximale Sauerstoffaufnahme bei Kindern und Jugendlichen (männlich) im Alter von 11/12–18 Jahren (nach *Apor* 1988, 99)

leistungsfähigkeit zu erhalten, muß der Trainer im Verlauf des Trainingsprozesses – insbesondere zu Beginn der Vorbereitungsperiode, in ihrer Mitte und am Ende, aber durchaus auch einmal während der Wettkampfperiode (Ermittlung des Niveaus der aeroben Ausdauer) – regelmäßig durch Tests die Effektivität seines Trainings überprüfen.

Beachte: Als präzises Instrumentarium zur Trainingssteuerung im Bereich der Ausdauerleistungsfähigkeit eignet sich der Cooper-Test im Grunde nur dann, wenn neben der Ermitt-

Leistungsgruppe	Zurückgelegte Entfernung [km]	Sauerstoffverbrauch [ml/kg KG/min]
I = sehr schlecht	Weniger als 1,61	28 oder weniger
II = schlecht	1,61–2	28,1–34
III = mäßig	2–2,4	34,1–42
IV = gut	2,4–2,8	42,1–52
V = sehr gut	Mehr als 2,8	52,1 oder mehr

Tab. 23 Kategorisierung der Leistung bei einem 12-Minuten-Lauf für Männer (*Cooper* 1970)

Leistungs-beurteilung	Laufleistung [m]				Leistung [W/kg KG]	O_2-Aufnahme [ml/(min · kg KG)]
	Mädchen		Jungen			
	8 Jahre	9 Jahre	8 Jahre	9 Jahre		
Sehr gut	≥1750	≥1800	≥1800	≥1850	3,0	≥50,0
Gut	1550–1740	1600–1790	1600–1790	1650–1840	3,0	45,0–49,9
Befriedigend	1350–1540	1400–1590	1400–1590	1450–1640	2,5	40,0–44,9
Schwach	1150–1340	1200–1390	1200–1390	1250–1440	2,0	35,0–39,9
Extrem schwach	<1150	<1200	<1200	<1250	2,0	<35,0

Tab. 24 Richtwerte zur Beurteilung der Ausdauerleistungsfähigkeit anhand eines 8-Minuten-Laufes (nach *Dordel/Bernoteit* 1981)

lung der Laufstrecke auch noch begleitend eine Laktatbestimmung erfolgt. Ansonsten können die Ergebnisse des Cooper-Tests für eine „In-etwa-Einschätzung" herangezogen werden, müssen aber mit einer entsprechenden Zurückhaltung interpretiert werden.

Der Cooper-Test läßt nur dann eine brauchbare Einschätzung der aeroben Ausdauerleistungsfähigkeit zu, wenn der Sportler bei stets gleicher (höchster) Motivation und bei stets gleichen Rahmenbedingungen (Wetter, Ernährung, Vorbelastungszustand etc.) getestet wird.
Beachte bei der Durchführung: gleichmäßiges Tempo und kein Endspurt! Letzte Minute nicht anpfeifen!

b) Modifizierte Cooper-Tests

8-Minuten-Lauf für Kinder

Ähnlich wie beim Cooper-Test wird beim 8-Minuten-Lauf über die zurückgelegte Strecke die Ausdauerleistungsfähigkeit beurteilt. Da die Kinder schneller auf den aeroben Stoffwechsel umschalten als Erwachsene (s. S. 215) und die kürzere Laufzeit eine geringere Monotoniegefahr und damit geringere Einbußen in der Anstrengungsbereitschaft beinhaltet, haben *Dordel/Bernoteit* (1981) für Kinder den 8-Minuten-Lauf entwickelt. Tab. 22 gibt die entsprechenden Richtwerte zur Beurteilung der Ausdauerleistungsfähigkeit.
Im Gegensatz zu den Untersuchungen von *Apor* (1988, 99) scheinen bei den Kindern Wechselbeziehungen zwischen der Laufleí-

stung und der maximalen relativen (körpergewichtsbezogenen) Sauerstoffaufnahmefähigkeit als Bruttokriterium der Ausdauerleistungsfähigkeit zu bestehen.

15-Minuten-Lauf für Kinder

Der Vorteil einer längeren Laufbelastung liegt darin begründet, daß mit Zunahme der Strekkenlänge bzw. der Laufzeit die anaeroben Anteile an der Energiebereitstellung zwangsläufig in den Hintergrund treten und mit größerer Validität das Testziel „Ermittlung der aeroben Ausdauerleistungsfähigkeit" erfaßt wird. Tab. 25 gibt eine Beurteilungsgrundlage zur Einschätzung der Ausdauerleistungsfähigkeit bei einem 15-Minuten-Lauf 7- bis 13jähriger Jungen und Mädchen.

2. Lauftests mit begleitender Herzfrequenzmessung – Herzfrequenzmessungen zur Belastungsfeststellung und Trainingssteuerung

Der Nachteil aller bislang dargestellter Ausdauertests liegt u. a. darin begründet, daß stets eine volle Ausbelastung des Sportlers gefordert werden muß, um die erzielten Ergebnisse einigermaßen richtig einschätzen zu können. Das heißt, das Ergebnis bzw. die Ergebnisbeurteilung wird stark von der Motivation des Probanden beeinflußt. Um den Faktor „Motivation" bzw. „Anstrengungsbereitschaft" auszuschalten, werden von verschiedenen Autoren Läufe niedriger Intensität vorgeschlagen – sie gewährleisten, daß wirklich vollständig im aeroben Stoffwechselbereich gelaufen wird – unter Aufzeichnung der Herzfrequenz (vgl. *Minarovjech* et al. 1969, 232; *Binz* 1985, 35; *Probst* 1986, 97).

> Eine niedrigere Herzfrequenz bei gleicher Intensität würde auf einen verbesserten, eine erhöhte auf eine verschlechterten Ausdauerleistungszustand hinweisen. Im Vergleich mit vorhergehenden bzw. nachfolgenden Messungen kann dadurch ein verbesserter, unveränderter oder verschlechterter Trainingszustand ermittelt werden.

Wie die Untersuchungen von *Schwaberger* et al. (1984, 28) zeigen, ist die Herzfrequenzmessung jedoch nur dann aussagekräftig, wenn sie apparativ – z. B. über den Sport-Tester (vgl. *Hofer/Rösler* 1985, 67; *Jakob/Wolfahrt/Keul* 1986, 39) – ermittelt wird. Die palpatorische Feststellung (per Finger- bzw. Handmessung) der Pulsfrequenz zeigt zu große Ungenauigkeiten und läßt somit keine ausreichend differenzierte Aussage zu. Außerdem muß beachtet werden, daß die Herzfrequenz bei psychischem Streß und in dehydriertem (wasserverarmten) Zustand höher ist.

Zusammenfassend läßt sich feststellen, daß die Herzfrequenzbestimmung bei korrekter Durchführung – also möglichst mit objektiven Meßmethoden wie Herzfrequenzmeßgeräten (z. B. Sport-Tester) – und unter vergleichbaren Rahmenbedingungen ein äußerst günstiges Verfahren zur Ermittlung von Testwerten zur Bestimmung der Ausdauerleistungsfähigkeit darstellt und damit auch für die Trainingssteuerung geeignet ist. Aufgrund der großen *inter*individuellen Streubreite ist die Herzfrequenz vor allem für den *intra*individuellen, weniger hingegen für den *inter*individuellen Vergleich geeignet, obwohl auch hierbei wertvolle Informationen für die Belastungseinschätzung gewonnen werden können.

3. Conconi-Test

Obwohl der Conconi-Test zu den Verfahren gehört, die die Ausdauerleistungsfähigkeit mit Hilfe der Herzfrequenz ermitteln, soll er an dieser Stelle gesondert dargestellt werden, da er in den letzten Jahren mit im Zentrum leistungsdiagnostischer Untersuchungen stand (vgl. *Conconi* et al. 1982, 869; *Braumann/Busse/Maassen* 1987, 35; *Busse* et al. 1987, 33; *Gaisl*

Altersklasse [Jahre]	Ausdauerleistung (Laufmeter in 15 Minuten)		
	Gut	Ausreichend	Unzureichend
Jungen			
7	über 2600	2600–2200	unter 2200
8	über 2800	2800–2300	unter 2300
9	über 3000	3000–2400	unter 2400
10	über 3200	3200–2600	unter 2600
11	über 3300	3300–2700	unter 2700
12	über 3400	3400–2800	unter 2800
13	über 3500	3500–2900	unter 2900
Mädchen			
7	über 2300	2300–2000	unter 2000
8	über 2400	2400–2100	unter 2100
9	über 2600	2600–2300	unter 2300
10	über 2800	2800–2400	unter 2400
11	über 3000	3000–2500	unter 2500
12	über 3100	3100–2600	unter 2600
13	über 3200	3200–2700	unter 2700

Tab. 25 Beurteilung der Ausdauerleistung anhand der gelaufenen Strecke beim 15-Minuten-Lauf in Abhängigkeit vom Alter der trainierenden Jungen und Mädchen (nach *Pahlke/Peters* 1979, 359)

et al. 1987, 47; *Jakob* et al. 1988, 24; *Lehnertz/ Martin* 1988, 6; *Ballarin* et al. 1989, 334; *Heck* et al. 1989, 398; *Hofmann* et al. 1989, 27; *Tiberi* et al. 1989, 410; *Urhausen* et al. 1989, 408; *Weineck* 1992, 133).

In der Trainingspraxis werden gegenwärtig zwei Schwellenkonzepte systematisch zur Leistungsdiagnostik und Trainingssteuerung eingesetzt, nämlich die Laktatleistungskurve (s. S. 199) als Beschreibung der Laktatkinetik bei bestimmter ansteigender Belastung und die Herzfrequenzleistungskurve (Conconi-Test) als Beschreibung der Herzfrequenzkinetik bei bestimmter ansteigender Leistung. Sie sollen verschiedene Aussagen verschaffen (vgl. *Lehnertz/Martin* 1988, 5):
– Bei welcher Leistung wird die aerob-anaerobe bzw. anaerobe Schwelle erreicht?
– Wie ist die augenblickliche aerobe Leistungsfähigkeit einzuschätzen?
– Welche Veränderungen im Bereich der aeroben Leistungsfähigkeit haben innerhalb eines bestimmten Trainingszyklus stattgefunden?
– Wie ist – ausgehend von der Schwellenwertleistung – die Belastungsintensität im Ausdauertraining festzulegen?

Prinzip von Conconi – leistungsphysiologische Hintergründe

Wie Abb. 93 zeigt, besteht bei kontinuierlich gesteigerter Belastung ein linearer Bezug zwischen Belastungsintensität und Herzfrequenz. Ab einer bestimmten Laufintensität kommt es aber zu einem Knick – er wird als Herzfrequenzumschlagpunkt bezeichnet –, bei dem zwar die Arbeitsintensität weiter erhöht werden kann, die Herzfrequenz aber nicht mehr wie im vorherigen Maße ansteigt.
Aus den Untersuchungen von *Pendergast/Cerretelli/Rennie* (1979, 754) geht hervor, daß bei Belastungen oberhalb der anaeroben Schwelle die weitere Zunahme der Sauerstoffaufnahme geringer ausfällt, als es dem zunächst linearen Anstieg entsprechen würde. Nachdem die Sauerstoffaufnahme unter anderem auch von der Transportkapazität und damit von der Herzfrequenz abhängt, steigt bei Belastungen jen-

Kontroll- und Testverfahren: Conconi-Test

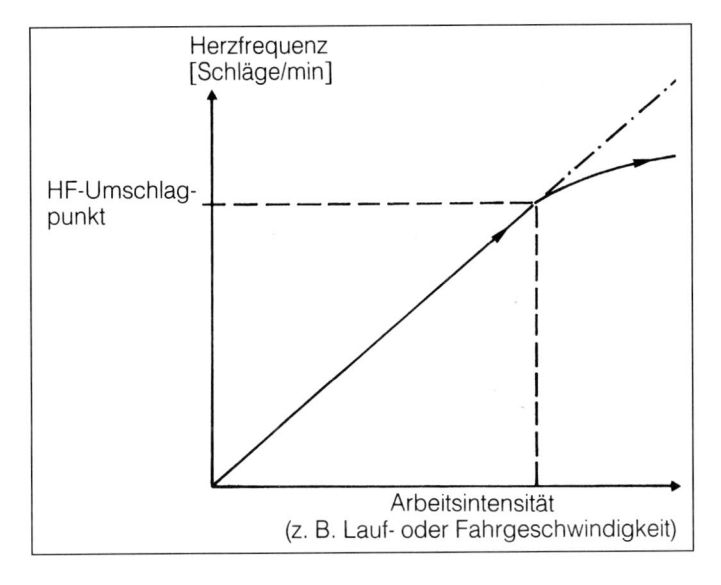

Abb. 93 Das Prinzip von *Conconi* (nach *Janssen* 1989, 19)

seits der anaeroben Schwelle auch die Herzfrequenz in einem geringeren Maß an, als es aufgrund der vorgegebenen Belastungsintensität zu erwarten ist. *Conconi* et al. (1982, 869) konnten diesen Sachverhalt mit dem sogenannten „Umkehrpunkt" in ihren Untersuchungen sowohl im Labor – als auch im Feldtest darstellen.

Nach *Conconi* zeigt dieser Umschlagpunkt die maximale Arbeitsintensität an, bei der die Energieversorgung gerade noch „völlig" aerob abgesichert werden kann. Auf diese Weise kann „unblutig", also ohne Laktatbestimmung, die „anaerobe Schwelle" ermittelt werden, die dann bei der Trainingssteuerung eine optimale Ausdauerschulung ermöglichen soll. Wird z. B. beim Umschlagpunkt eine Herzfrequenz von 170 Schlägen/min ermittelt, dann wird der Sportler in den nächsten Wochen häufig in diesem Herzfrequenzbereich trainieren, da diese Intensität den höchsten Zuwachs in der aeroben Ausdauerleistungsfähigkeit mit sich bringt.

Der besondere Vorzug des Conconi-Tests liegt v. a. darin begründet, daß es bei diesem Test nicht zu einer völligen Ausbelastung mit entsprechenden Erschöpfungszuständen und damit verbunden zu hohen Ansprüchen an die Willenskraft der Probanden kommt. Kann ein bestimmtes Tempo nicht mehr gelaufen werden, dann bricht der Läufer den Test ab. Aus diesem Grunde wird – im Gegensatz z. B. zum Cooper-Test – der Conconi-Test von allen Probanden – unabhängig von der individuellen Leistungsfähigkeit – stets gern absolviert.

Durchführungsmodalitäten

Nach einem entsprechenden Einlaufen/Warmmachen (15–20 Minuten) wird jedem Teilnehmer ein Herzfrequenzmeßgerät (z. B. Sport-Tester) angelegt, das in der Folge die Herzfrequenz aufzeichnet (und u. U. auch speichert). Der Conconi-Test wird nun mit einem sehr geringen Lauftempo begonnen – im allgemeinen fängt man mit 72 Sekunden pro 200 m an –, das dann alle 200 m erst um zwei, später (unter 40 Sekunden pro 200 m) um eine Sekunde gesteigert wird. Der Läufer nimmt so lange am Test teil, wie er das vorgegebene Tempo halten kann.

Rundenzahl	Zeit für 200 m [s]	Zeit für 50 m [s]	Pfiff bei Strecke [m]
½	72	18	50–100–150–200
1	70	17,5	250–300–350–400
1 ½	68	17	450–500–550–600
2	66	16,5	650–700–750–800
2 ½	64	16	850–900–950–1000
3	62	15,5	1050–1100–1150–1200
3 ½	60	15	1250–1300–1350–1400
4	58	14,5	1450–1500–1550–1600
4 ½	56	14	1650–1700–1750–1800
5	54	13,5	1850–1900–1950–2000
5 ½	52	13	2050–2100–2150–2200
6	50	12,5	2250–2300–2350–2400
6 ½	48	12	2450–2500–2550–2600
7	46	11,5	2650–2700–2750–2800
7 ½	44	11	2850–2900–2950–3000
8	42	10,5	3050–3100–3150–3200
8 ½	40	10	3250–3300–3350–3400
Unter 40 Sekunden wird das Tempo nur noch um je 1 Sekunde gesteigert!			
9	39	9,75	3450–3500–3550–3600
9 ½	38	9,5	3650–3700–3750–3800
10	37	9,25	3850–3900–3950–4000
10 ½	36	9	4050–4100–4150–4200
11	35	8,75	4250–4300–4350–4400
11 ½	34	8,5	4450–4500–4550–4600
12	33	8,25	4650–4700–4750–4800
12 ½	32	8	4850–4900–4950–5000
13	31	7,75	5050–5100–5150–5200
13 ½	30	7,5	5250–5300–5350–5400
14	29	7	5450–5500–5550–5600
14 ½	28	6,75	5650–5700–5750–5800
15	27	6,5	5850–5900–5950–6000
15 ½	26	6,25	6050–6100–6150–6200
16	25	6	6250–6300–6350–6400
17	24	5,75	6450–6500–6550–6600

Tab. 26 Tempotabelle für den Conconi-Test. Notwendiges Arbeitsinstrumentarium: Pfeife und Stoppuhr (mit 1/100 Zeitangabe)

Um beim Test stets ein gleichmäßiges, sich steigerndes Tempo laufen zu können, erfolgt alle 50 m ein Kontrollton (Pfiff oder auf Band überspielter Schrittmacherton), der dem Läufer eine stete Tempohilfe gibt (Tab. 26).

Vor der Durchführung des Conconi-Tests müssen demnach auf der 400-m-Bahn alle 50 m Markierungen angebracht werden. Die 200-m-Marken – bei ihnen erfolgt die jeweilige Temposteigerung – sollten durch besonders gekennzeichnete Sichtmarken (Fähnchen/Stangen o. ä.) hervorgehoben werden.

Falls kein Magnetband-Schrittmacher (pacemaker) zugänglich ist, der an einen Lautsprecher angeschlossen werden kann und das Tem-

Kontroll- und Testverfahren: Conconi-Test

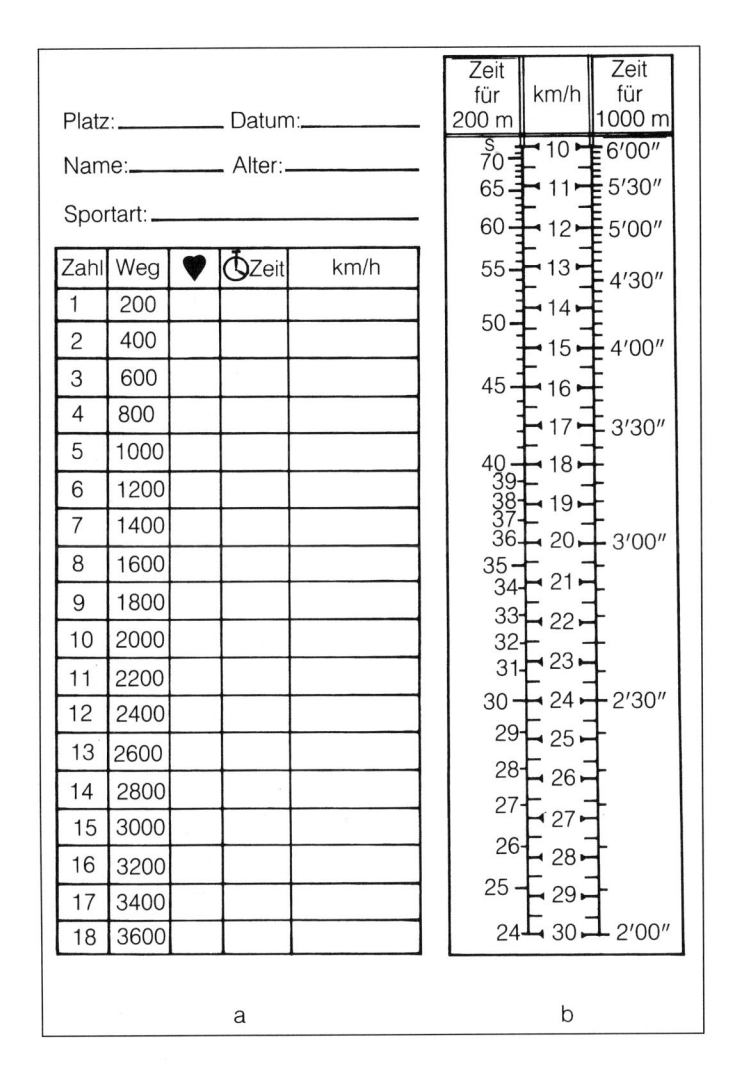

Zahl	Weg	♥	⏱ Zeit	km/h
1	200			
2	400			
3	600			
4	800			
5	1000			
6	1200			
7	1400			
8	1600			
9	1800			
10	2000			
11	2200			
12	2400			
13	2600			
14	2800			
15	3000			
16	3200			
17	3400			
18	3600			

Platz: _____ Datum: _____
Name: _____ Alter: _____
Sportart: _____

a   b

Abb. 94 Musterprotokoll für den Conconi-Test (a) mit zugehöriger Umrechnungstabelle (b). Mit Hilfe der Umrechnungstabelle kann aus der 200-m-Zeit die Laufgeschwindigkeit (km/h) abgelesen werden (nach *Janssen* 1989, 71).

po per Piepton angibt, muß auf eine Tempotabelle (s. Tab. 26) und eine Pfeife zurückgegriffen werden: Alle 50 m erfolgt ein Kontrollpfiff, bei dem der Spieler/Läufer an der entsprechenden Laufmarke sein muß; alle 200 m wird zusätzlich per Zuruf/speziellem Pfeifton/Streckenposten auf die anstehende Temposteigerung aufmerksam gemacht. Hat der Trainer kein Herzfrequenzmeßgerät zur Verfügung, das die Herzfrequenz speichern und nachfolgend über einen Drucker ausdrucken kann, dann muß ein Herzfrequenzprotokoll (Abb. 94) angelegt werden: Die Spieler/Läufer, die gerade nicht am Test teilnehmen, notieren die jeweiligen 200-m-Herzfrequenzen – der Läufer/Spieler ruft im Vorbeilaufen nach einem Blick auf sein Herzfrequenzmeßgerät den aktuellen Wert dem (an der 200-m-Marke postierten) Aufschreiber zu – und tragen sie später in entsprechende Auswertungsvorlagen ein (Abb. 94). Beim Umrechnen auf die jeweilige Laufgeschwindigkeit kann die Umrechnungstabelle von Abb. 94 verwendet werden. Sie zeigt an, in welchen Zeitabständen nach dem Start(schuß) bei den jeweiligen 50-m-Marken gepfiffen werden muß. Abb. 94 zeigt ein Musterprotokoll für den Conconi-Test mit zugehöriger Umrechnungstabelle.

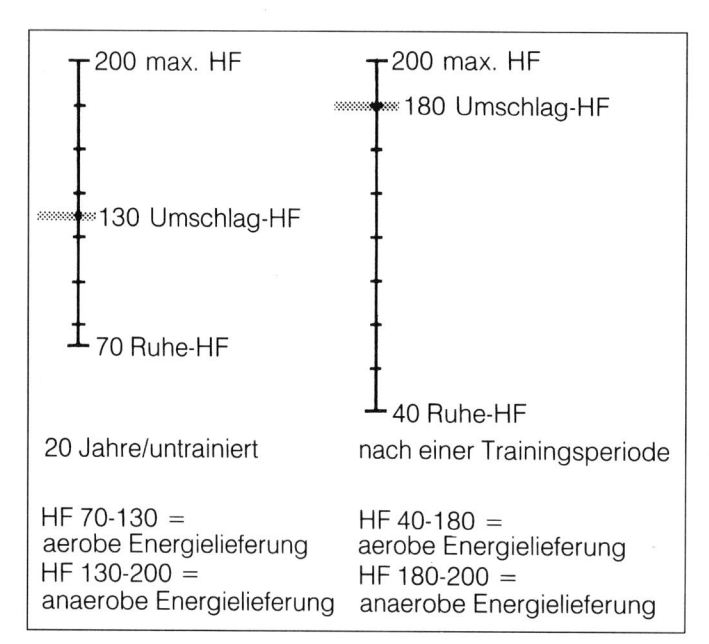

```
┌─────────────────────────────────────────────────────┐
│  ┬ 200 max. HF           ┬ 200 max. HF              │
│  ┤                       ┤▬▬ 180 Umschlag-HF        │
│  ┤                       ┤                          │
│  ┤                       ┤                          │
│▬▬┤ 130 Umschlag-HF       ┤                          │
│  ┤                       ┤                          │
│  ┤                       ┤                          │
│  ┴ 70 Ruhe-HF            ┤                          │
│                          ┴ 40 Ruhe-HF               │
│  20 Jahre/untrainiert    nach einer Trainingsperiode│
│                                                     │
│  HF 70-130 =             HF 40-180 =                │
│  aerobe Energielieferung aerobe Energielieferung    │
│  HF 130-200 =            HF 180-200 =               │
│  anaerobe Energielieferung anaerobe Energielieferung│
└─────────────────────────────────────────────────────┘
```

Abb. 95 Veränderung des Umschlagpunktes einer Person vor bzw. nach einem Ausdauertraining (nach *Janssen* 1989, 21)

Wertung des Conconi-Tests – Probleme

Der Conconi-Test eignet sich über die Feststellung der *maximalen* Laufgeschwindigkeit hervorragend für die Ermittlung der aktuellen aeroben Ausdauerleistungsfähigkeit. Darüber hinaus können die ermittelten Herzfrequenzkurven im intraindividuellen Vergleich – es werden die im Jahresablauf erhobenen Kurvenverläufe eines Sportlers miteinander verglichen – wertvolle Hinweise über die Entwicklungsdynamik der Ausdauerleistungsfähigkeit geben.

Wie die Abb. 95 und 96 zeigen, kommt es durch Ausdauertraining zu einer Verschiebung des Herzfrequenzumschlagpunktes: Je besser trainiert der Spieler/Läufer ist, bei desto höheren Herzfrequenzwerten wird er seinen Umschlagpunkt haben.

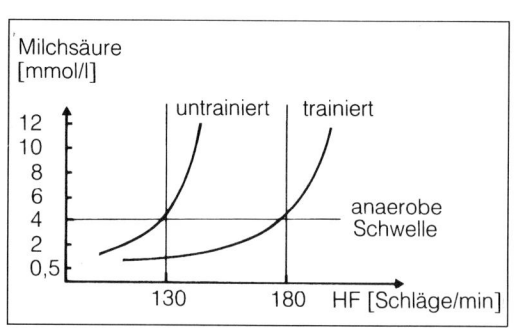

Abb. 96 Herzfrequenz-Milchsäure-Kurve im Verlauf des Trainingsprozesses (nach *Janssen* 1989, 23)

┌───┐
│ Für die Trainingssteuerung über die „unblutig" │
│ ermittelte „anaerobe Schwelle" ist der Conconi- │
│ Test jedoch weniger bzw. nur bedingt geeignet. │
└───┘

Wie verschiedene Untersuchungen zeigen, ermöglicht der Conconi-Test keine hinreichend genaue individuelle Trainingssteuerung, da der Deflektionspunkt (das „Abknicken" des vorher linear bei zunehmender Belastung ansteigenden Herzfrequenzverlaufs) nicht bei allen erkennbar ist und des öfteren nicht mit der anaeroben Schwelle übereinstimmt (vgl. *Braumann/Busse/Maassen* 1987, 25; *Busse* et al.

1987, 33; *Lehnertz/Martin* 1988, 6; *Heck* et al. 1989, 398; *Tiberi* et al. 1989, 410; *Urhausen* et al. 1989 408/409).
Nach *Jakob* et al. (1988, 24) resultiert ein Hauptfehler für eine falsche oder unmögliche Auswertung aus einer mangelnden oder fehlenden linearen Leistungssteigerung (Abb. 97). Wenn jedoch der Umschlagpunkt nicht eindeutig bestimmbar ist, kann es zur Ermittlung fehlerhafter Trainingsherzfrequenzen kommen, die in der Folge – dies trifft vor allem bei zu hohen Herzfrequenzwerten zu – längerfristig zu einer völligen Überforderung des Spielers/ Läufers führen können: Da ständig mit zu hohen Belastungsintensitäten trainiert wird, die jenseits der „anaeroben Schwelle" liegen, kann so ein ausgeprägter Übertrainingszustand mit Leistungsabfall und Abnahme der aeroben Kapazität provoziert werden, und dies trotz harter Trainingsarbeit! Darüber hinaus kann es zu Fehlinterpretationen kommen, wenn der Conconi-Test nicht unter stets gleichen Bedingungen durchgeführt wird.
Wie die Untersuchungen von *Braumann/Busse/Maassen* (1987, 35), *Busse* et al. (1987, 33) und *Lehnertz/Martin* (1989, 6) zeigen, können bei der Interpretation der Ergebnisse des Conconi-Tests in Abhängigkeit von einigen Durchführungsvariablen – z. B. Durchführung des Tests in erholtem, glykogenreichem bzw. in ermüdetem, glykogenarmem Zustand – unterschiedliche und zum Teil falsche Konsequenzen für die Trainingspraxis gezogen werden. Bei der Durchführung des Tests ist daher auf standardisierte, stets gleiche Testvorbedingungen zu achten. Diese Standardisierung der Vorbedingungen ist nach *Lehnertz/Martin* (1988, 6) deshalb von so großer Bedeutung für die Validität der Testergebnisse, weil die Schwellenwerte nicht nur – wie bisher fast ausschließlich angenommen – auf Veränderungen der Ausdauerleistungsfähigkeit reagieren, sondern gleichfalls, und zwar sehr empfindlich, auf aktuelle Ermüdungs- und Regenerationszustände (vgl. Abb. 97).
Bei *Ermüdung* kann es nach den Untersuchungsergebnissen von *Lehnertz/Martin* (1988, 9) zu Leistungsminderungen im Bereich von etwa 7–10 % kommen. Darüber hinaus können erhebliche Verschiebungen der Herzfrequenzleistungskurven nach rechts und links mit großen Unterschieden in den interindividuellen Schwellen- bzw. Umknickpunkten auftreten. Außerdem läßt sich eine erheblich verringerte Fähigkeit zur Laktatproduktion feststellen.

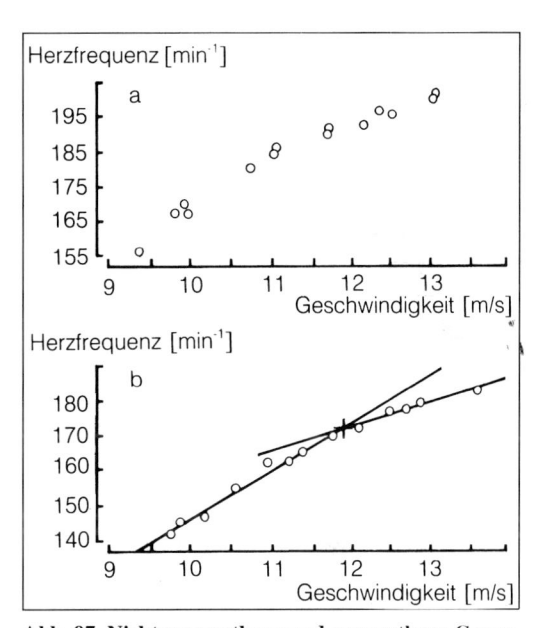

Abb. 97 Nicht verwertbare und verwertbare Conconi-Feldtestergebnisse. In a) ist ein Beispiel einer nicht auswertbaren Kurve dargestellt: es war dem Läufer nicht gelungen, die Geschwindigkeit nahezu linear zu steigern. b) zeigt das Beispiel einer noch gut auswertbaren Kurve; der Deflektionspunkt wurde als Schnittpunkt der Regressionsgeraden des steil bzw. flach ansteigenden Kurventeils bestimmt (nach *Jacob* et al. 1988, 25).

Die Conconi-Schwelle könnte bei sehr leistungsheterogenen Gruppen eher zu verwertbaren Aussagen führen (vgl. *Conconi* et al. 1982, 869) als bei homogenen Gruppen (vgl. *Tiberi* et al. 1989, 412; *Tokmakidis* et al. 1987, 17). Bei Kindern scheint der „Umschlagpunkt" der Herzfrequenzkurve als Indikator der „anaeroben Schwelle" mit größerer Genauigkeit feststellbar zu sein als bei Erwachsenen.
Ballarin et al. (1989, 334) fanden beim kinder- und jugendadaptierten Conconi-Test in der

Halle und im Freien (Temposteigerung alle 100 m) einen regelmäßig nachweisbaren und gut reproduzierbaren Knickpunkt. Der „Knickpunkt" stieg mit zunehmender Ausdauerleistungsfähigkeit bei den Kindern an bzw. fiel bei Inaktivität ab (s. Abb. 98).
Damit scheint dieser Test im Kinder- und Jugendbereich geeignet für die Steuerung bzw. Beurteilung der Ausdauerleistungsfähigkeit im Verlaufe des Trainingsprozesses (vgl. auch *Geisl* et al. 1987, 47).

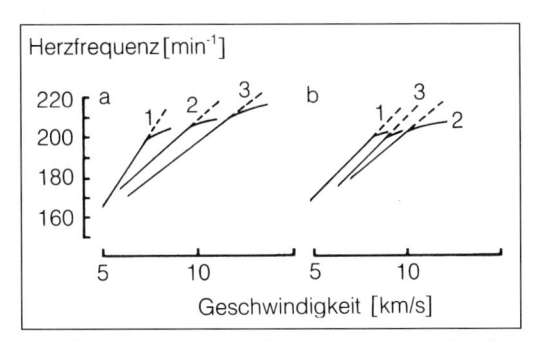

Abb. 98 Veränderung der Herzfrequenz-Laufgeschwindigkeits-Relation zu verschiedenen Zeitpunkten im Trainingsprozeß von zwei Kindern (1 = Oktober 1986; 2 = Februar 1987; 3 = Mai 1987). Der 3. Test von Kind B wurde nach 40 Tagen Inaktivität aufgrund eines Beinbruchs absolviert (nach *Ballarin* et al. 1989, 338).

Zusammenfassende Schlußbetrachtung zum Conconi-Test

Aus sportmedizinischer Sicht kann der Conconi-Test zwar für die Trainingssteuerung eine Vielzahl wertvoller Hinweise liefern, aber nicht die geltende Laktatdiagnostik zur Bestimmung der anaeroben Schwelle (s. S. 199 f.) ersetzen (vgl. *Heck* et al. 1989, 401; *Tiberi* et al. 1989, 410; *Urhausen* et al. 1989, 409).

Wenn dennoch Trainer glaubhaft berichten, daß nach einem über die Conconi-Schwelle gesteuerten Training einige Athleten ihre allgemeine aerobe Ausdauer deutlich verbessert haben, könnte dies folgende Ursachen haben:
– Der Athlet trainiert zufällig im metabolisch günstigen Belastungsbereich (statistisches Zufallsprinzip).
– Aufgrund der geringen Objektivität des Conconi-Tests besteht eine große Freiheit in der Festlegung des Abknickpunktes der Herzfrequenzkurve. Ein Trainer, der die Leistungsfähigkeit seines Athleten kennt, wird in der Regel den Abknickpunkt in dem Bereich suchen und finden, in dem er ihn erwartet. Dadurch wird die Wahrscheinlichkeit reduziert, daß deutlich zu niedrig oder deutlich zu intensiv belastet wird.
– Wird das Training über die Herzfrequenz gesteuert, muß die Belastung mit der Zeit reduziert werden, wenn die Herzschlagzahl konstant bleiben soll, denn im Bereich der Conconi-Schwelle liegt die Belastung oberhalb der Herzfrequenzdauerleistungsgrenze (vgl. *Heck* et al. 1989, 398).

Konsequenzen für die Trainingspraxis

Um die Conconi-Testaussagen nicht in falsche Trainingskonsequenzen umzusetzen, müssen die Schwellenwerte sehr genau erhoben werden. Dabei sind die Testvorbedingungen (Training und Ernährung) zu standardisieren, weil Schwellenwerte sensibel auf Ermüdung und Regeneration reagieren. Des weiteren sollte der Conconi-Test wenn möglich mit einem weiteren Verfahren, z. B. einer Laktatbestimmung, kombiniert werden.
Lediglich im Einzelfall scheint eine adäquate Steuerung des Ausdauertrainings über das Herzfrequenzverhalten möglich zu sein, wenn dieses aufgrund regelmäßiger Überprüfung zwischen Herzfrequenzverhalten und Belastungsintensitäten mittels Laktatkontrollen im Training bekannt ist.

Auch wenn der Conconi-Test hinsichtlich der Ermittlung der „anaeroben Schwelle" umstritten sein mag, so liefert die Aufzeichnung der Herzfrequenz im Sinne Conconis dennoch wertvolle Hinweise über den Trainingszustand bzw. die Verbesserung der Ausdauerleistungsfähigkeit, wenn man die Werte ein und desselben Sportlers im Lauf des Trainingsprozesses vergleicht: Je besser die Ausdauerleistungsfähigkeit, mit um so geringerer Herzfrequenz (als pauschaler Ausdruck der individuellen Belastung) kann eine gegebene Laufgeschwindigkeit absolviert werden (vgl. auch *Monkiewicz/ Kosendiak* 1989, 45).

4. Laktat-Tests zur Bestimmung der Ausdauerleistungsfähigkeit bzw. als Mittel zur Leistungsdiagnostik bzw. Trainingssteuerung

a) Begleitende Laktatbestimmung bei Laufbelastungen

Wie bereits beim Cooper-Test ausgeführt (s. S. 187) stellen begleitende Laktatmessungen ein ausgezeichnetes Mittel zur Ermittlung des Ausbelastungsgrades bzw. zur Bestimmung der Ausdauerleistungsfähigkeit im Quer- oder Längsschnittvergleich dar.

Um den Grad der Auslastung bei der Erhebung von Laktatwerten einschätzen zu können, gelten folgende Hinweise von *Mader* et al. (1976, 109):

Eine Laktatkonzentration von 6,0–8,0 mmol/l am Ende der Untersuchung weist darauf hin, daß der Athlet nicht ausbelastet war. Eine mittlere Ausbelastung liegt bei einem Laktatspiegel von 8,0–12,0 mmol/l, eine hohe bei 12,0–16,0 mmol/l, eine sehr hohe bei Werten über 16 mmol/l.

Bei vergleichbarer Leistung ermöglicht der Belastungslaktatspiegel eine recht gute Beurteilung des aktuellen Ausdauervermögens.

Zur Ermittlung der individuellen Laktatkinetik wurden von verschiedenen Arbeitsgruppen unterschiedliche Erfassungsmethoden entwickelt

(vgl. *Keul* et al. 1979; *Simon* et al. 1979; *Keul* et al. 1980; *Pessenhofer* et al. 1981; *Simon* et al. 1981; *Stegmann* et al. 1981; *Schmid* et al. 1983), die zwar zu ähnlichen, aber nicht identischen Ergebnissen führten. Allen gemeinsam sind jedoch folgende Aussagen (vgl. *Schmid* et al. 1983, 370):
– Mit zunehmender Ausdauerleistungsfähigkeit erfolgt der Laktatanstieg bei progressiver Belastung später.
– Bei verbesserter Ausdauerleistungsfähigkeit verringert sich die absolute Höhe des Laktatspiegels zum Zeitpunkt des Umschlagpunktes: Der erniedrigte Laktatspiegel geht dabei mit einem hohen Anteil aerober Energiebereitstellung einher und weist somit auf eine hohe Ausdauerleistungsfähigkeit hin.

Wie die Abb. 99 und 100 deutlich machen, sinkt bei zunehmend verbessertem Trainingszustand bei gleicher Belastung die Laktatproduktionsrate als Ausdruck muskulärer Ermüdung. Abb. 100 zeigt, daß besser ausdauertrainierte Sportler bei der Laufbandergometrie bei vergleichbaren Laktatspiegeln höhere Laufgeschwindigkeiten aufweisen als weniger gut trainierte.

b) Laktatmessungen zur Ermittlung der „anaeroben Schwelle"

Für die Ermittlung der Ausdauerleistungsfähigkeit der Sportler stellt die Ermittlung der anaeroben Schwelle bei 4 mmol Laktat/l bzw. die individuelle anaerobe Schwelle eine wichtige Größe dar.

Sowohl im Querschnitt als auch im Längsschnittvergleich stellt die anaerobe Schwelle ein objektives Kriterium zur Beurteilung der aeroben Ausdauer dar (vgl. *Kindermann* in *Flöthner/Hort* 1983, 28).

Je höher die anaerobe Schwelle und damit die

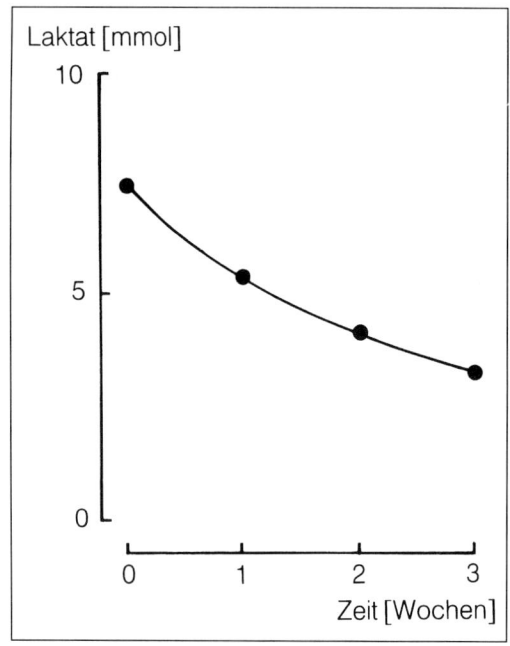

Abb. 99 Kontinuierlicher Laktatabfall bei zunehmend besserem Trainingszustand bei gleicher Belastung. Die Messungen erfolgten wöchentlich (nach *Gaesser/Poole* 1988, 285).

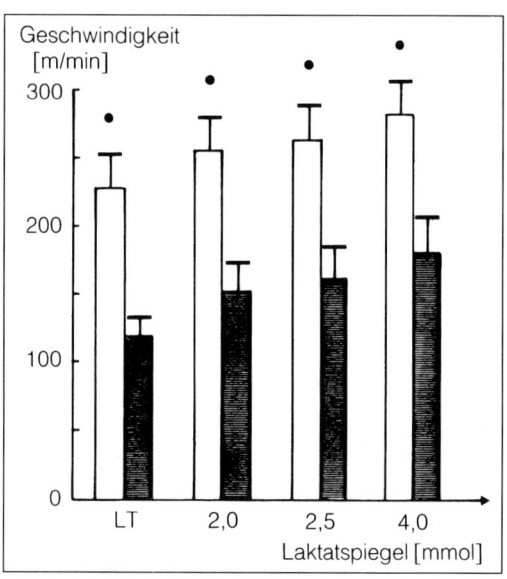

Abb. 100 Laufbandgeschwindigkeiten von ausdauertrainierten (weiß) und nicht ausdauertrainierten Personen (schraffiert) bei verschiedenen Belastungs-Laktatschwellenwerten (nach *Seip* et al. 1991, 83)

aerobe Ausdauer, desto höher ist das mittlere Tempo, das über einen längeren Zeitraum aufrechterhalten werden kann (vgl. *Schnabel/Kindermann/Schmitt* 1981, 11).

Die Bestimmung der anaeroben Schwelle hat nicht nur diagnostische Bedeutung (Ermittlung der aktuellen Ausdauerleistungsfähigkeit), sondern kann auch zur Trainingssteuerung (Wahl einer optimalen Trainingsintensität) dienen. Hierbei wird – je nach Zielstellung und Zeitpunkt im Trainingsprozeß – im Bereich der individuell optimalen Herzfrequenz trainiert. Die Herzfrequenz im Bereich der anaeroben Schwelle liegt bei einem 20- bis 30jährigen etwa bei 170, bei Kindern etwa bei 190 Schlägen/min: Sie gilt als besonders effektiv zur Verbesserung der Ausdauerleistungsfähigkeit.

Beachte jedoch: Wie die Untersuchungen von *Heck/Rosskopf* (1993, 344 f.) deutlich machen, ist die Einstellung der optimalen Trainingsintensität mittels Laktatbestimmung (und paralleler Herzfrequenzbestimmung) äußerst problematisch.

Der von *Mader* et al. (1976, 80 f. u. 109 f.) gegebene Hinweis, daß *extensives* Dauerlauftraining unterhalb der Schwelle, *intensives* Dauerlauftraining im Bereich der anaeroben Schwelle und intensive Laufbelastungen mit mittleren bis hohen metabolischen Azidosen oberhalb der Schwelle durchgeführt werden sollten, führte in der Folge zu teilweise beträchtlichen Problemen: Es fiel auf, daß diese Empfehlungen nur von Sportlern mit geringer bis mittlerer Ausdauerleistungsfähigkeit gut toleriert wurden. Athleten mit einer hohen Ausdauerleistungsfähigkeit, z. B. Marathonläufer, waren zu hoch belastet. *Heck/Rosskopf* (1993, 351) empfehlen deshalb, alle Schwellenkonzepte – auch die der „individuellen Schwelle" –,

Kontroll- und Testverfahren: Laktat-Tests

bezogen auf die Trainingssteuerung, aufzugeben. Allerdings halten sie die Laktatbestimmung zur Kontrolle der Effektivität des jeweils durchgeführten Ausdauertrainings weiterhin für ein ausgezeichnetes Instrumentarium. In diesem Sinne würde eine Rechtsverschiebung (s. Abb. 103) der Laktatkurve eine Verbesserung der Grundlagenausdauer bedeuten, eine Linksverschiebung (s. Abb. 105) eine Verschlechterung.

Beim Training des „Stehvermögens" (anaerobe Leistungsfähigkeit und/oder Kapazität) hingegen müßte der maximale Nachbelastungswert ansteigen, mit einer eventuellen Linksverschiebung (vgl. *Heck/Rosskopf* 1993, 351).

Zur Quantifizierung der Ausdauerleistungsfähigkeit im Längs- und Querschnittsvergleich können der maximal erreichte Laktatwert und die Leistungen bei definierten Laktatwerten, z. B. 2, 3, 5, 6 mmol/l herangezogen werden (vgl. *Heck/Rosskopf* 1993, 352).

Im Rahmen der Trainingssteuerung ließe sich anhand von Laktatmessungen unabhängig von Schwellenkonzepten die Belastung auf eine bestimmte metabolische (den Stoffwechsel betreffende) Situation einstellen. Der Trainingswissenschaft/Sportmedizin würde es dabei zukommen, festzustellen, welche Umfänge und laktatbezogenen Intensitäten ein Trainingsoptimum ergeben.

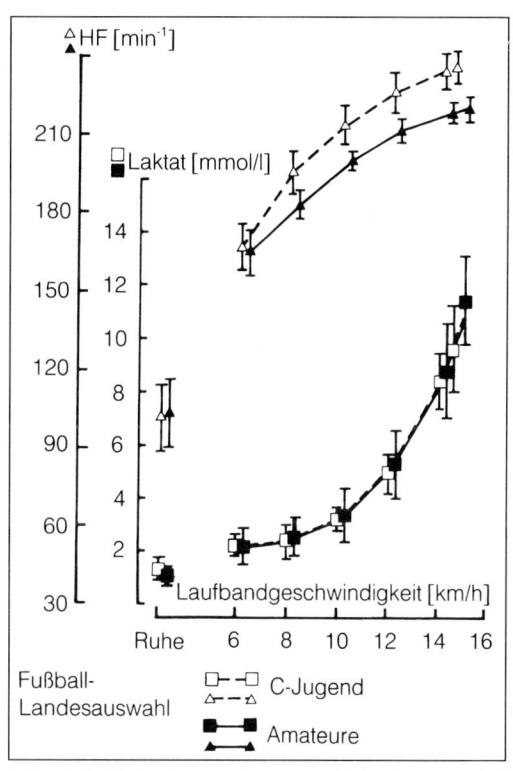

Abb. 101 Verhalten von Laktat und Herzfrequenz bei stufenweise ansteigender Laufbandbelastung bei jugendlichen und erwachsenen Fußballspielern (nach *Kindermann*, in *Hort/Flöthner* 1983, 28)

Der Vorteil der Bestimmung der anaeroben Schwelle liegt unter anderem darin begründet, daß im Gegensatz zu anderen Tests (z. B. Cooper-Test oder Tests zur Ermittlung der maximalen Sauerstoffaufnahme) die Motivation bzw. der Ausbelastungsgrad keine Rolle spielt (vgl. *Kindermann* in *Flöthner/Hort* 1983, 26; *Jakob* et al. 1988, 23).

Abb. 101 zeigt am Beispiel jugendlicher und erwachsener Fußballspieler das Laktat- und Herzfrequenzverhalten bei zunehmender Belastungsintensität.

Innerhalb einer Querschnittsuntersuchung – z. B. zum Vergleich einer bestimmten Läufergruppe oder Spielmannschaft – kann die aerobe Ausdauer der einzelnen Sportler über die Bestimmung der aeroben Schwelle relativ genau ermittelt werden, ohne daß eine maximale, psychisch belastende Ausbelastung notwendig ist. Im Längsschnitt kann die Effizienz der angewendeten Methoden und Inhalte zur Verbesserung der aeroben Ausdauer kontrolliert und im Bedarfsfall korrigiert werden. Da der Verlauf der Laktatkurve für Sportler/Spieler gleicher Ausdauerleistungsfähigkeit sehr verschieden ausfallen kann (Abb. 102), sollte sie zur Trainingssteuerung für jeden Sportler individuell ermittelt werden.

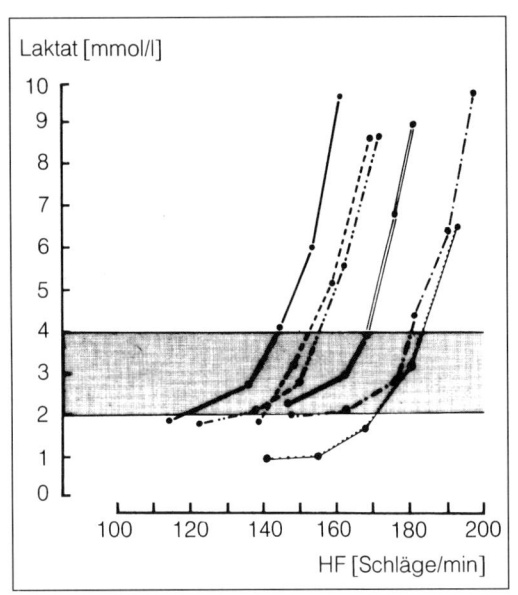

Abb. 102 Laktatkurven unterschiedlicher Sportler eines vergleichbaren Trainingszustandes (nach *Janssen* 1989, 49)

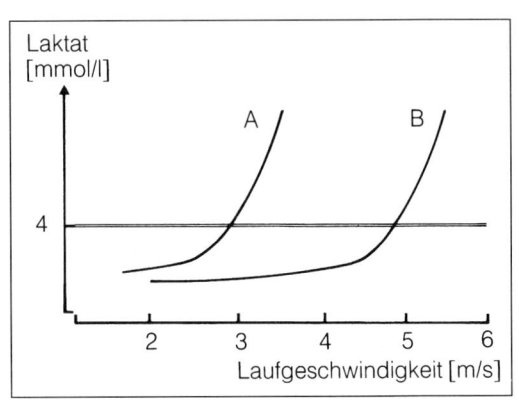

Abb. 103 Einfluß von Ausdauertraining auf die Laktatkurve: Kurve A und B sind vom gleichen Athleten; Kurve A am Anfang einer Trainingsperiode, Kurve B nach einer Trainingsperiode von drei Monaten. Schlußfolgerung: Die Laufgeschwindigkeit bei Laktat 4 mmol hat zugenommen. Kurve A: 3 m/s; Kurve B: 5 m/s. Die Kurve hat sich nach rechts verschoben. Das aerobe Leistungsvermögen hat deutlich zugenommen (nach *Janssen* 1989, 47).

c) Beurteilung der Laktatkurven

Mit verbesserter Ausdauerleistungsfähigkeit kommt es zu einer Rechtsverschiebung der Laktatkurve (Abb. 103). Dabei erfolgt der Knick in der Laktatkurve bei besser ausdauertrainierten Sportlern später und außerdem bei niedrigeren Laktatspiegeln als bei weniger trainierten (vgl. *Schmid* et al. 1984, 16; *Braumann/Busse/Maassen* 1987, 38; *Gerisch/Rutemöller/Weber* 1988, 65).

Beachte: Im Gegensatz zu den „reinen" Ausdauersportlern ist bei Spielsportlern keine übermäßige Entwicklung der Ausdauerleistungsfähigkeit erwünscht. Es genügt die Entwicklung einer ausreichenden Grundlagenausdauer. Für Spielsportler ist es demnach nicht sinnvoll, durch eine zu hohe Anzahl von Dauerlauftrainingseinheiten und durch zu große Laufumfänge – 30 bis maximal 45 Minuten sollten nicht überschritten werden – die aerobe Leistungsfähigkeit über ein mittleres Maß hinaus zu steigern und somit zu riskieren, daß sich Schnelligkeit und Kraft als wesentliche Komponenten im Spiel reduzieren (vgl. *Hollmann* et al. 1981, 113; *Kindermann* 1984, 69; *Roth* et al. 1981, 326; *Föhrenbach* 1991, 144).

Wie aus Tab. 27 zu ersehen ist, entspricht eine Laufgeschwindigkeit von 4 m/s (entsprechend ≥ 14,4 km/h) bei einem „Ausdauer-Nichtspezialisten" einem ausgezeichneten Trainingszustand, der für die Belange von Spielsportlern völlig ausreichend ist.

Tab. 28 zeigt, daß die Einschätzung der „optimalen Geschwindigkeit" im Bereich der anaeroben Schwelle beim Spielsportler nicht mit den Anforderungen an einen leichtathletischen Ausdauerspezialisten verglichen werden darf!

d) Faktoren, die die Laktatkinetik und damit ihre Aussagekraft beeinflussen

Die Aussagekraft der erhobenen Laktatwerte bzw. der „anaeroben Schwelle" und der damit korrelierten Laufgeschwindigkeit hängt, ähn-

Richtzahlen	Leistungszustand
3,0 ± 0,5 m/s =	Normalwert nicht ausdauertrainierter Männer
3,5–4,0 m/s =	Gering ausdauertrainiert
4,0–4,7 m/s =	Mittel ausdaurtrainiert : Optimalbereich für Spielsportler
4,8–5,2 m/s =	Hoch ausdauertrainiert
5,3–5,6 m/s =	Spitzensportler

Tab. 27 Trainingszustand (bezüglich der Ausdauerleistungsfähigkeit), ausgedrückt über die Laufgeschwindigkeit im Bereich der anaeroben Schwelle (km/h) (nach *Janssen* 1989, 72)

Trainingszustand	Laufgeschwindigkeit [km/h] im Bereich der anaeroben Schwelle (4 mmol/l Laktat)
Sehr schlecht	9,0
Schlecht	10,0
Ausreichend	12,0
Ausgezeichnet	14,0 : Optimalbereich für Spielsportler
Marathonmeister der Schweiz	19,0
Marathon-Weltrekordhalter	23,6

Tab. 28 Richtzahlen für Laufgeschwindigkeiten an der anaeroben Schwelle zur Einschätzung der Ausdauerleistungsfähigkeit (nach Angaben von *Rost/Hollmann* 1982, 124)

lich wie beim Conconi-Test, von einer Reihe von Faktoren ab.

Trainingsregime

Wie die Untersuchungen von *Lehnertz* (1985, 51) und *Dotan* et al. (1989, 346) deutlich machen, ist bei der Beurteilung der Leistungsfähigkeit im Bereich der anaeroben Schwelle eine genaue Information über das vorhergehende Trainingsregime nötig, da zunehmende Leistungsfähigkeit gleichermaßen zu einer Rechtsverschiebung der Schwellenwerte führt wie eine ausgeprägte Glykogenentleerung der Arbeitsmuskulatur. Unterschiedliche Trainingsmodalitäten (verschiedene Trainingsdauer, -intensität und Wiederholungszahlen) führen zu einer divergierenden Glykogenentleerung der Arbeitsmuskulatur (vgl. *Costill* et al. 1971, 834; *Costill* et al. 1971, 353; *Hermansen/Hultman/Saltin* 1967, 129). Eine muskuläre Glykogenentleerung führt zu einer Rechtsverschiebung der anaeroben Schwelle; dabei spielt es keine Rolle, ob die Verringerung der Glykogenspeicher infolge Training, Ernährung oder von beidem erfolgt.

Wiederholtes intensives Lauftraining (von 60–90 Minuten Dauer) führt nach unvollständiger Erholung (Ruhezeit von 12–24 Stunden) zur Erhöhung der anaeroben Schwelle (Abb. 104a).

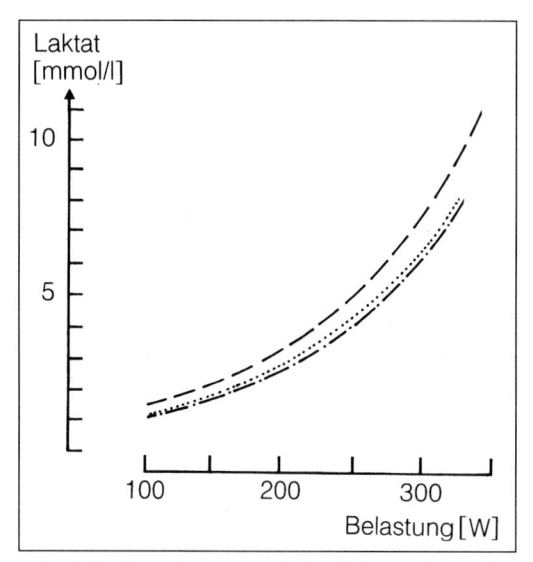

Abb. 104a Darstellung der Laktatleistungskurve bei Ausbelastung nach drei aufeinanderfolgenden Tagen (– – – = 1. Tag; · · · · = 2. Tag; – · – · – = 3. Tag) und unvollständiger Erholungszeit (nach *Fric* et al. 1989, 11)

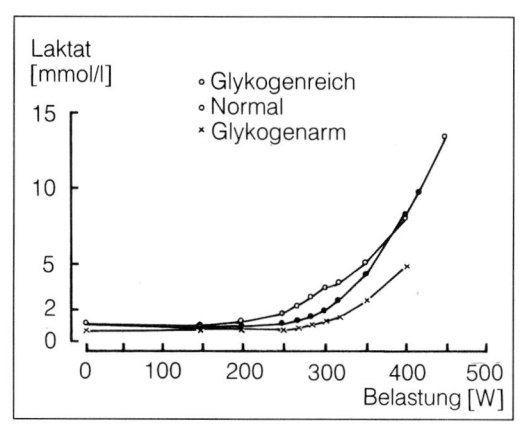

Abb. 104b Einfluß unterschiedlicher Glykogenspeicher auf Form und Lage der Laktatleistungskurve (nach *Braumann/Busse/Maassen* 1987, 37)

Zu der Anhebung der anaeroben Schwelle kommt es deshalb, weil durch das verringerte Glykogenreserveniveau auf Muskelniveau keine maximalen Laktatwerte mehr erreicht werden können. Dies führt kompensatorisch zu einer erhöhten Fettverstoffwechselung. Die Lipide spielen demnach in der Phase der abklingenden Ermüdung eine wichtige Rolle als Energiequelle (vgl. auch *Covle* et al. 1986, 165 und *Hughes/Turner/Brooks* 1982, 1598). Die Untersuchungen von *Costill* et al. (1971, 834) zeigen ebenfalls, daß es bei intensiven Ausdauerbelastungen an drei aufeinanderfolgenden Tagen zu einer etwa 80prozentigen Glykogenentleerung in der Muskulatur kommt, und damit verbunden zu einer zunehmenden allgemeinen Ermüdung (vgl. *Hermansen/Hultman/Saltin* 1967, 129; *Jacobs/Kaiser/Tesch* 1981, 47). Festzuhalten ist jedoch, daß besser ausdauertrainierte Sportler durch intensive Trainingsbelastungen weniger „ausgelaugt" werden als schlechter trainierte (vgl. *Dotan/Rotstein/Grodjinovsky* 1989, 346).

Eine bisher immer nur im Sinne einer Verbesserung des Trainingszustandes interpretierte Abflachung und Rechtsverschiebung der Laktatkurve bei der Bestimmung der anaeroben Schwelle (vgl. Abb. 104a) kann daher bei vorliegender Glykogenverarmung (Zustand analog nach einem intensiven Training oder Wettkampf; Übertrainingszustand) zu Fehldeutungen und falschen Trainingsmaßnahmen führen: Niedrigere Blutlaktatwerte und Herzfrequenzen können einen besseren Trainingszustand vortäuschen oder auf eine scheinbar niedrigere Leistungsbereitschaft als Ursache für geringere Abbruch- und Maximalwerte hinweisen (vgl. *Busse* et al. 1987, 35 und 36).

Höhe der intramuskulären Zucker-(Glykogen-) Speicher

Die Untersuchungen von *Ivy* et al. (1981, 139), *Yoshida* (1984, 200), *Gollnick* et al. (1986, 334), *Braumann* et al. (1987, 37), *Busse* et al. (1987, 36) zeigen, daß die Laktatbildung in erheblichem Maße von der Menge des im Muskel gespeicherten Glykogens abhängig ist: Große Glykogenreserven bedingen einen erhöhten Glykogenverbrauch; höherer Glykogenumsatz wiederum führt zu höheren Blutlaktatwerten (Abb. 104b).

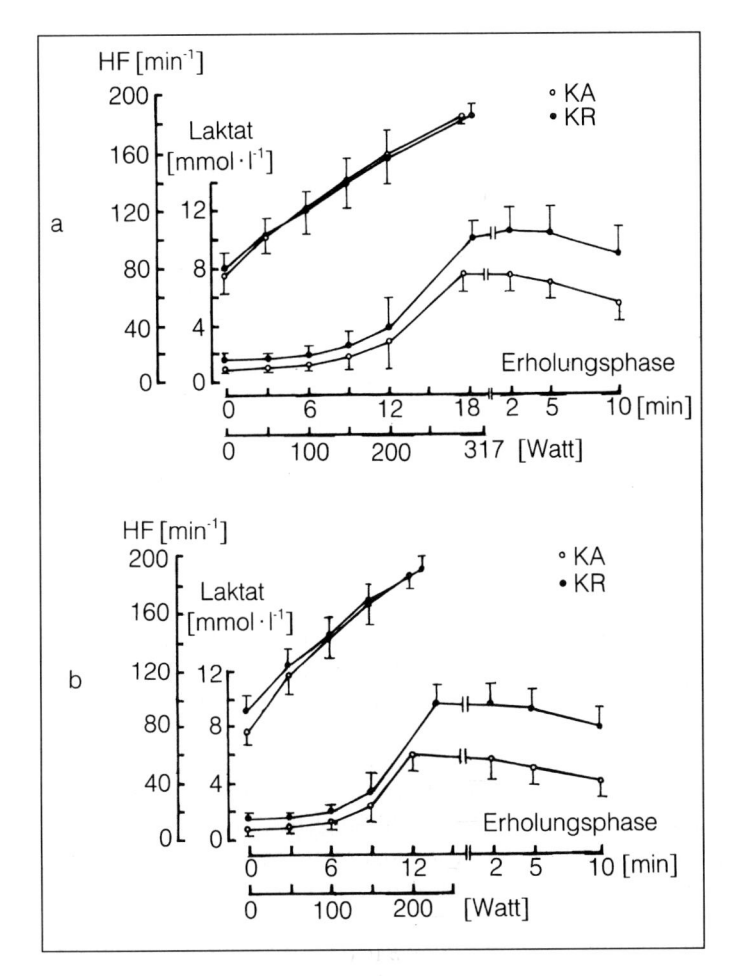

Abb. 105 Laktat und Herzfrequenz (HF) von männlichen (a) und weiblichen (b) Probanden in Ruhe, während und nach Belastung bei kohlehydratarmer (KA) und -reicher (KR) Ernährung (nach *Fröhlich/Urhausen/Kindermann* 1989, 19)

Bei der Beurteilung des Laktatverhaltens ist demnach nicht nur der Trainingszustand, sondern auch der momentane Bestand an Muskelglykogen zu berücksichtigen. Umgekehrt kann über die Aufzeichnung der Laktatkurve im sogenannten Glykogenschnelltest (GS-Test) nach *Busse* et al. (1987, 35) auf relativ einfache Art die Höhe der muskulären Glykogenspeicher bestimmt werden, was in der Wettkampfvorbereitung bzw. in der Trainingssteuerung – z. B. zur Erkennung bzw. zur Vermeidung eines Übertrainingszustandes – hilfreich sein kann.

Die Laktatkonzentration bei mittlerer und hoher Leistung kann als qualitatives Maß der Muskelglykogenkonzentration verstanden werden (*Busse* et al. 1987, 35).

Ernährung

Die Untersuchungen von *Fröhlich/Urhausen/Kindermann* (1989, 18), *Fröhlich* et al. (1989, 323) und *Busse* et al. (1989, 325) lassen erkennen, daß die anaerobe Schwelle durch kohlehydratreiche bzw. -arme Ernährung beeinflußt wird (Abb. 105).
Bei glykogenarmer Ernährung kommt es zu einer verminderten Leistungsfähigkeit. Sie beruht auf einer beeinträchtigten laktaziden Energiebereitstellung und einer vermehrten Ver-

brennung von freien Fettsäuren (FFS) in Ruhe und bei Belastung mit erniedrigten Laktatspiegeln und niedrigerem respiratorischen Quotienten (RQ). Der RQ beschreibt das Verhältnis von O_2 zu CO_2, welches bei reiner Zuckerverbrennung 1, bei reiner Fettverbrennung 0,7 beträgt. Als Folge der geringeren muskulären Laktatproduktion im glykogenarmen Zustand kommt es scheinbar zu einer Rechtsverschiebung der Laktatleistungskurve, was zu falschen Trainingsempfehlungen führen kann, da hierdurch die Ausdauerleistungsfähigkeit überschätzt wird.

Art der Durchführung

Bei der Bestimmung der anaeroben Schwelle hat auch die Art der Belastung Einfluß auf die Testergebnisse. Die Schwelle sinkt, wenn die Belastung auf einem Fahrradergometer statt auf dem Laufband durchgeführt wird (vgl. *Bueno* 1990, 14).

Verschiedene Ergebnisse werden auch dadurch erreicht, wenn man einen ansteigenden Belastungstest mit drei- bis vierminütigen Stufen verwendet; die Laktatleistungskurve variiert dabei als Funktion der Anfangsbelastung, der Dauer der Stufen (je länger die einzelnen Stufen, desto niedriger die Schwelle), der eingelegten Pausen, des Neigungswinkels etc. (vgl. *Heck/Hollmann* 1984, 78).

Zusammenfassende Schlußbetrachtung zu den Laktatbestimmungsmethoden

Trotz der vielfältigen Interpretationsschwierigkeiten, der möglichen Fehlerquellen und Unsicherheiten stellen die Verfahren der Laktatbestimmung bzw. der Ermittlung der „anaeroben Schwelle" ein in höchstem Maße wichtiges Instrumentarium zur Ermittlung der Ausdauerleistungsfähigkeit bzw. zur Trainingssteuerung dar (vgl. *Bueno* 1990, 16). Allerdings sollten die ermittelten Werte stets vorsichtig interpretiert und unter stets vergleichbaren bzw. standardisierten Rahmenbedingungen erfaßt werden.

5. Bestimmung der maximalen Sauerstoffaufnahmefähigkeit

Die maximale Sauerstoffaufnahme als globale kardiozirkulatorische und metabolische Kenngröße gilt als *Bruttokriterium der maximalen aeroben Leistungsfähigkeit*. Hochausdauertrainierte Athleten sind in der Lage, Leistungen im Bereich ihrer maximalen Sauerstoffaufnahme längstens 15–20 Minuten durchzuhalten (vgl. *Di Prampero* 1986).

Abb. 106 zeigt das Niveau der maximalen Sauerstoffaufnahme – sie wird in der Kurzform stets als VO_2max. bezeichnet – für Sportler unterschiedlicher Sportdisziplinen.

Bei der Ermittlung der maximalen Sauerstoffaufnahmefähigkeit ist zu beachten, daß die (früher meist verwendete) Fahrradergometrie ca. 5–10 % niedrigere Werte bringt als die (heute überwiegend verwendete) spezifischere Laufbandergometrie (vgl. *Hollmann* et al. 1980).

Spitzenausdauerathleten weisen eine maximale Sauerstoffaufnahme von 85 ml/kg, Untrainierte mit überwiegend sitzender Lebensweise von 44 ml, und Spielsportler bewegen sich im Bereich um 60 ml (vgl. *Paina* et al. 1988, 162; *Astrand/Rodahl* 1970).

Wie bereits erwähnt, ist es bei der Forderung nach einer gut entwickelten Grundlagenausdauer jedoch keineswegs wünschenswert, daß Spielsportler das aerobe Leistungsvermögen – ausgedrückt durch die maximale Sauerstoffaufnahme – z. B. eines Mittelstrecklers erreichen sollen, da eine extrem entwickelte Ausdauerleistungsfähigkeit die anaerobe Kapazität beeinträchtigt und damit die im Spiel erforderlichen explosiven Antritte reduzieren würde (vgl. auch *Dickhut* et al. 1981, 151; *Hollmann* et al. 1981, 118).

Zusammenfassend läßt sich feststellen, daß die Ermittlung der relativen maximalen Sauerstoffaufnahme eine aussagekräftige Beurteilung der individuellen Ausdauerleistungsfähigkeit ermöglicht. Allerdings gilt die rel. VO_2max nicht mehr wie früher als die entscheidende Größe für die Beurteilung der aeroben

Kontroll- und Testverfahren: Laktat-Tests

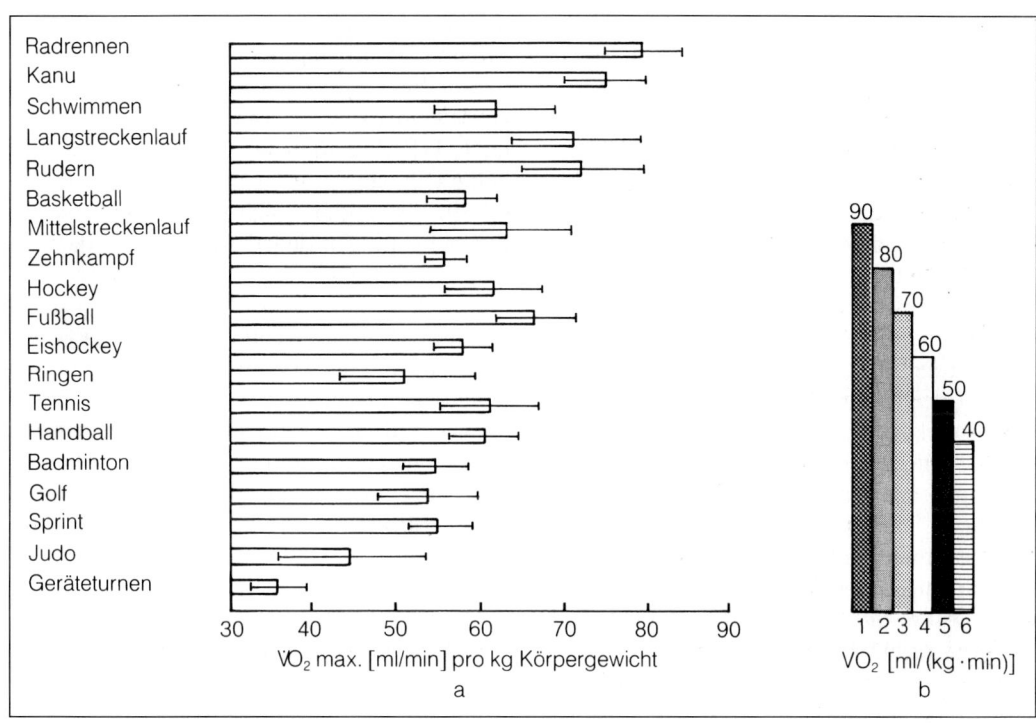

Abb. 106 a) Ausdauerleistungsfähigkeit von Sportlern verschiedener Sportdisziplinen (die jeweils fünf leistungsfähigsten), ausgedrückt durch die maximale Sauerstoffaufnahmefähigkeit (VO$_2$max) pro kg Körpergewicht (ml/min) (nach *Hollmann/Heck*, in *Hollmann/Hettinger* 1980, 374). **b)** VO$_2$max bei Sportlern unterschiedlicher Ausdauersportarten bzw. Trainiertheitsgrade: 1 = Skilangläufer, 2 = Langstreckenläufer, 3 = Eisschnelläufer, 4 = Fußballspieler, 5 = Sprinter, 6 = Untrainierte (nach *Bosco* 1990, 48).

Leistungsfähigkeit. Als verläßlicheres Kriterium wird heute die bereits dargestellte „anaerobe Schwelle" (s. S. 199) und die entsprechende Laufgeschwindigkeit angesehen. Dennoch sollten jedem Trainer mit gehobenem Theorieanspruch die Normwerte bzw. die Werte von Fußballern in etwa bekannt sein, da in der Literatur häufig darauf verwiesen wird.

Auf weitere in der Sportpraxis verwendete leistungsdiagnostische Kontrollverfahren soll im Rahmen dieses Buches verzichtet werden.

In der Folge sollen abschließend noch kurz die Anforderungen an die Kontroll- und Testverfahren der speziellen Ausdauer dargestellt werden.

Kontroll- und Testverfahren zur Ermittlung der speziellen Ausdauer

An die Tests für die spezielle Ausdauer sind folgende Forderungen zu stellen (vgl. *Nabatnikowa* 1974, 55):

– Die Belastungen der Testübungen sollen denen der Wettkampfübung im wesentlichen entsprechen.
– Die Testübungen müssen sich für eine Durchführung in den verschiedenen Trainingsetappen eignen.
– Die Veränderungen der Ergebnisse der Testübungen müssen der Dynamik der Wettkampfleistungen entsprechen.

Als Verfahren zur Bestimmung der speziellen Ausdauer eignen sich (vgl. *Nabatnikowa* 1974, 49; *Kosmin/Owtschinnikow* 1975, 881):
– Test- und Aufbauwettkämpfe.
– Tests über Belastungszeiträume, die *unter* der Wettkampfzeit liegen und mit höchstmöglicher Intensität absolviert werden.
– Tests über Belastungszeiträume, die *über* der Wettkampfzeit liegen und mit höchstmöglicher Intensität absolviert werden.
– Wiederholte Belastungen mit bestimmter Dauer und streng begrenzten Erholungspausen (gleichbleibend, länger werdend oder sich verkürzend).
– Kombinierte Umfangs- und Intensitätsbelastungen mit Tempowechselcharakter:

Eine bestimmte Streckenlänge muß mit hohem gleichmäßigem und vorgeschriebenem Tempo (z. B. 400 m in 70,3 s) zurückgelegt werden, wobei in regelmäßigen Abständen Abschnitte eingelegt werden, die mit maximaler Geschwindigkeit durchlaufen werden müssen (z. B. nach jeweils 400 m werden 100 m unter Zeitkontrolle gesprintet).
Für Spielsportarten vgl. *Weineck* (1992, 161 f.)

Periodisierung des Ausdauertrainings

Spitzenleistungen im Ausdauerbereich (wie anderswo) sind ohne Kenntnis und Beachtung der Anpassung nicht möglich.
Viele Sportler erreichen oftmals nicht ihre Bestleistungen zum vorgesehenen Saisonhöhepunkt, weil sie Fehler im Aufbau der sportlichen Form bzw. in der Periodisierung machen.
Im Ausdauertraining ist belegbar, daß vier bis sechs Wochen Training erforderlich sind, um strukturelle und dazugehörige funktionelle Leistungsgrundlagen auf erhöhtem Niveau auszubilden (vgl. *Neumann* 1994, 50). Danach wird eine weitere Belastungssteigerung nötig.

Bei der Periodisierung (s. S. 61) des Ausdauertrainings unterscheidet man eine Einfachperiodisierung (Vorbereitungsperiode [VP]: 7–8 Monate; Wettkampfperiode [WP]: 4–5 Monate; Übergangsperiode [ÜP]: 1 Monat) und eine Doppelperiodisierung (1. VP: 3–4 Monate; 1. WP: 1–2 Monate; meist nur kurze oder keine ÜP; dann 2. VP und 2. WP). Nach *Harre* (1979, 171) ergeben sich für die Doppelperiodisierung im Ausdauerbereich folgende Vorteile:
– Es erfolgt ein rascher Wechsel vom akzentuierten Grundlagentraining zum akzentuierten wettkampfspezifischen Training (Monotonievorschub).
– Die Anpassungsvorgänge werden dadurch beständiger und ausgeprägter stimuliert als bei einer sehr langen Vorbereitungsperiode, während der sich die Wirkung relativ gleichförmiger Belastungen allmählich abschwächt.
– Der Wechsel in der Belastungscharakteristik ist für den Ausdauersportler abwechslungsreicher und beeinflußt damit seine Einsatzbereitschaft im Training positiv.

Als Nachteile der Doppelperiodisierung gelten:
– Der beschleunigte Leistungsaufbau ist nicht immer mit einer ausreichenden Stabilisierung der Ausdauerleistungsfähigkeit und der ihr zugrundeliegenden Anpassungen verbunden.
– Nach Erreichen eines höheren Leistungsniveaus reichen kurze Vorbereitungsperioden auf die Dauer nicht aus, um die für die weitere Leistungssteigerung notwendigen Leistungsgrundlagen auszubauen.
– Insbesondere im Nachwuchsbereich gewährleistet nur eine Einfachperiodisierung einen sorgfältigen Aufbau der grundlegenden Leistungsvoraussetzungen, wobei die Trainingsmotivation durch ganzjährige, trainingsintegrierte Wettkämpfe laufend angeregt werden sollte.

Ein planmäßiger Wechsel im langfristigen Leistungsaufbau zwischen halbjährigen und ganzjährigen Periodenzyklen

> kann einer vorzeitigen Leistungsstagnation entgegenwirken (*Harre* 1979, 172).

Für einen kontinuierlichen Leistungsaufbau empfiehlt sich folgende Abfolge der Ausdauertrainingsmethoden: extensive Dauermethode (erst kontinuierlich, später mit Tempowechsel) → extensives Intervalltraining (zu Beginn mit Langzeitintervallen) → intensive Dauermethode parallel mit bzw. gefolgt von intensiver Intervallmethode und Wiederholungsmethode → Wettkampfmethode (Vorbereitungswettkämpfe, Wettkampfblöcke mit Laufstrecken unterschiedlicher Streckenlänge).

> Prinzipiell stehen am Anfang der Vorbereitungsperiode die allgemeinentwickelnden Methoden zur Steigerung der Grundlagenausdauer im Zentrum, später treten die spezifischeren Methoden zur Entwicklung spezieller Ausdauerfähigkeiten in den Vordergrund, wobei längere Dauerläufe als sogenanntes „Regenerationstraining" auch während der Wettkampfperiode in einem angemessenen Rahmen auf dem Trainingsprogramm zu finden sind.

Wie die Untersuchungen von *Nabatnikova* (1974, 207) zeigen, verbessert sich die spezielle Ausdauer in Abhängigkeit sowohl von der aeroben als auch von der anaeroben Kapazität. Beide Komponenten müssen im richtigen Verhältnis und in der richtigen Reihenfolge in das Training integriert werden.

Die unmittelbare Wettkampfvorbereitung

Die unmittelbare Wettkampfvorbereitung („Tapering") benötigt einen Zeitraum von vier bis sechs Wochen (s. auch S. 69). Dieser Zeitraum entspricht dem Zeitvolumen, der für das Auslösen eines neuen bzw. höheren Anpassungsniveaus mindestens erforderlich ist.

> Nach *Neumann* (1994, 50) soll – einen störungsfreien Trainingsaufbau vorausgesetzt – etwa drei Wochen vor dem Höhepunkt die höchste Belastung in qualitativer und quantitativer Hinsicht erreicht werden.

Die psychophysische Höchstbelastung kann sich zu Beginn der unmittelbaren Wettkampfvorbereitung über zwei bis drei Wochen erstrecken. In der folgenden Belastungsphase steht dann nach *Lehmann* (1994, 50) die Verarbeitung der hohen Trainingsreize – man spricht auch von Transformation – im Vordergrund.

> „Der Transformationszeitraum muß eine deutliche Reduzierung der Gesamtbelastung beinhalten und sich durch den Wechsel von kürzeren intensiven Belastungen und großzügig anberaumten Kompensationszeiträumen auszeichnen" (*Lehmann* 1994, 50).

Diese Feststellung schließt Vorbereitungs-Wettkämpfe mit ein, die anfangs aus dem vollen Training zu gestalten sind. Mit diesem Vorgehen wird nach *Lehmann* (1994, 50) eine frühzeitige Höchstform noch verhindert und die Möglichkeit der *Superkompensation* wesentlicher Leistungsgrundlagen in Reserve gehalten.

Beachte: In der unmittelbaren Wettkampfvorbereitung besteht die Notwendigkeit, die hohe Gesamtbelastung zusätzlich mit biologischen Meßgrößen zu kontrollieren und Überforderungen vorzubeugen. Bewährte Meßgrößen sind hierfür die Herzfrequenz (Hf), Laktat, Serumharnstoff und Kreatinkinase (vgl. *Neumann/Pfützner/Hottenrott* 1993; *Neumann* 1994, 50).

Anforderung	Belastung	Kontrollkriterium
Grundbereich (Grundlagenausdauer)	60 bis 70 Prozent der Streckenbestleistung	Laktat < 3 mmol/l Herzfrequenz 130 bis 150 Schl./min (60 bis 70 Prozent der max. O_2-Aufnahme)
Entwicklungsbereich 1	70 bis 85 Prozent der Streckenbestleistung	Laktat 3 bis 4 mmol/l Herzfrequenz 140 bis 160 Schl./min (70 bis 80 Prozent der max. O_2-Aufnahme)
Entwicklungsbereich 2	85 bis 95 Prozent der Streckenbestleistung	Laktat 5 bis 7 mmol/l Herzfrequenz 160 bis 180 Schl./min (80 bis 95 Prozent der max. O_2-Aufnahme)
Grenzbereich (Wettkampfbereich)	über 95 Prozent der Streckenbestleistung (auch Wettkampf)	Laktat über 7 mmol/l Herzfrequenz über 180 Schl./min (90 bis 95 Prozent der max. O_2-Aufnahme)

Tab. 29 Trainingsbereiche zur Ausdauerentwicklung, die in ihrer Gestaltung aus Feldtestresultaten abgeleitet werden (nach *Neumann* 1994, 51)

Das Messen der basalen Herzfrequenz (morgendlicher Ruhepuls) ist eine einfache und bewährte Methode zur Früherkennung von Überforderung oder gesundheitlichen Störungen. Handeln ist erforderlich, wenn sich die Herzfrequenz um über 8 Schläge/min erhöht (*Neumann* 1994, 50).

Tab. 29 gibt eine Übersicht der Trainingsbereiche in der längerfristigen und unmittelbaren Wettkampfvorbereitung.

Beachte: Bei der Belastungsgestaltung vor bedeutenden Wettkämpfen ist behutsam vorzugehen, vor allem wenn mit *Motoriktraining* – hierbei werden die neuromuskulären Steuerungs- und Regelprozesse beeinflußt – in Form des Intervalltrainings Geschwindigkeitsdefizite nachgeholt werden sollen.

Nicht gewohntes Kurzzeit-Intervalltraining stört das Motorikprogramm deutlich und sollte vor bedeutenden Wettkämpfen unterlassen werden (vgl. *Neumann* 1994, 50).

Schließlich kann die unmittelbare Wettkampfvorbereitung – wie heute vielfach üblich – auch mit Hilfe eines Höhentrainings (s. S. 181) optimiert werden. Günstigster Abstand zum Wettkampf ist eine Rückkehr aus der Höhe etwa 17 Tage vorher. Ebenfalls praktikabel, aber risikoreicher, ist ein nur drei- bis viertägiger Abstand zum Wettkampf.

Zusammenfassend läßt sich feststellen, daß die unmittelbare Wettkampfvorbereitung die Optimierung aerober und anaerober Leistungsgrundlagen zusammen mit motorischen Anforderungen beinhaltet. Die Bewältigung dieser komplizierten Zusammenhänge muß kreativ angegangen werden unter Berücksichtigung der individuellen Möglichkeiten und Besonderheiten.

Abtraining

Für den Ausdauerspitzensportler kann sich nach Beendigung seiner Laufbahn als Leistungssportler, aber auch schon vorher – durch plötzliche Erkrankungen, Verletzungen, Unfälle oder Examensvorbereitungen erzwungene Trainingspausen – die Notwendigkeit des „Abtrainierens" ergeben.

> Unter Abtrainieren ist die aktive, gezielte, allmähliche Reduktion eines Hochleistungs-Trainingszustandes auf ein normales (für die Gesundheitsprophylaxe relevantes) Niveau zu verstehen.

Die Notwendigkeit des Abtrainierens ist dadurch gegeben, daß es bei einem abrupten Aufhören mit einem Hochleistungs-Ausdauertraining zum Auftreten des sogenannten *akuten Entlastungssydroms* kommen kann (vgl. *Israel* 1967, 185, 1975, 326 und 1993, 17; *Urhausen* 1993, 31). Zeichen und Symptome der mehr oder weniger massiven psychosomatischen Reaktionen des akuten Entlastungssyndroms gibt Tab. 30 wieder.

> Beachte: Die beim akuten Entlastungssyndrom beschriebenen sogenannten funktionellen Beschwerden können zwar recht unangenehm sein, stellen aber keine Gefährdung dar, da kein organisch krankhafter Befund vorliegt (vgl. *Urhausen* 1993, 31).

Das akute Entlastungssyndrom beginnt meist zwei bis zehn Tage nach der Belastungskarenz (vgl. *Israel* 1993, 17) – *Urhausen* (1993, 31)

> ❏ Druck/Stiche in der Herzgegend
> ❏ Extrasystolen
> ❏ Schwindel/Kreislauflabilität
> ❏ Kopfschmerz
> ❏ Völleempfinden im Oberbauch
> ❏ Verdauungsstörungen
> ❏ Appetitstörungen
> ❏ Unruhezustände
> ❏ Schlafstörungen
> ❏ depressive Verstimmung
> ❏ emotionale Instabilität

Tab. 30 Zeichen und Symptome des akuten Entlastungssyndroms (nach *Israel* 1993, 18)

gibt den Zeitraum von einer bis vier Wochen nach Trainingsabbruch an – und dauert einen bis mehrere Monate an.

> Das akute Entlastungssyndrom findet sich häufiger bei Ausdauer- als bei (Schnell)kraft-Sportlern und ist Typ-abhängig: bei manchen Sportlern tritt es massiv in Erscheinung, bei anderen überhaupt nicht!

Die Ursache für die psychosomatischen Beschwerden scheint in der fehlenden Synchronisation der sich zurückbildenden Anpassungen des Herzkreislauf- und des unwillkürlichen Nervensystems zu liegen (vgl. *Urhausen* 1993, 31).

Die oftmals im Rahmen des akuten Entlastungssyndroms auftretenden depressiven Verstimmungen lassen sich durch das Ausbleiben der bewegungsinduzierten körpereigenen Opiate (wie z. B. der bei Belastung produzierten Endorphine) verstehen (vgl. *Hollmann/de Meirleir* 1988, 56; *Israel* 1993, 18).

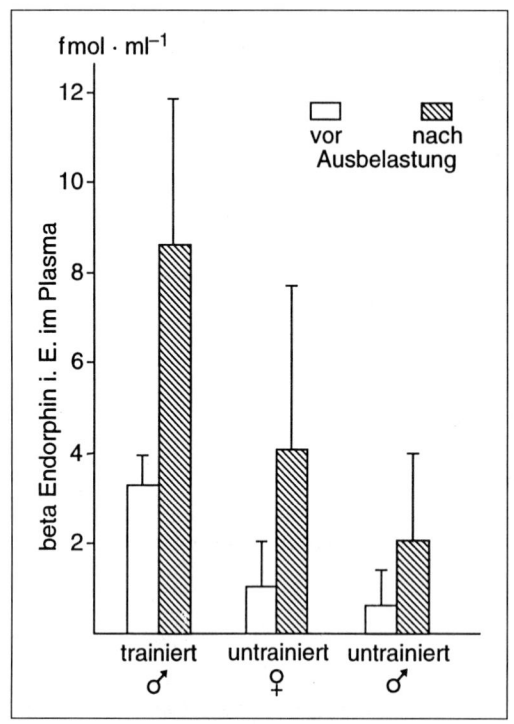

Abb. 107 Endorphinkonzentration im Blutplasma bei trainierten und untrainierten Personen vor und nach einer Ausdauerbelastung (nach *Tröger* et al. 1980, 80)

Geeignete Ausdauersportarten:
Jogging, Radfahren, Schwimmen, Rudern; u. U. im Winter Eisschnellauf und Skilanglauf; laufbetonte Spielsportarten.

> Im Mittel genügen etwa 30 % des gewohnten Belastungspensums, um die Zeichen und Symptome des akuten Entlastungssyndroms auszuschließen (*Israel* 1993, 19).

Das langfristige Abtrainieren nach Beendigung der sportlichen Karriere sollte nicht nur deshalb erfolgen, um das Auftreten eines akuten Entlastungssyndroms zu verhindern, sondern auch im Sinne eines nachfolgenden lebensbegleitenden „Gesundheitstrainings".

> Keine noch so erfolgreiche Ausdauerkarriere in der Jugendzeit bietet einen lebenslangen Schutz vor der Entstehung degenerativer Herz-Kreislauf-Erkrankungen, des Risikofaktors Nr. 1 für den Herzinfarkt oder Schlaganfall (s. S. 680).

Abb. 107 zeigt, daß ausdauertrainierte Sportler nach dem Training wesentlich höhere – stimmungsaufhellende – Endorphinkonzentrationen aufweisen als untrainierte Normalpersonen.

Zur Vermeidung des akuten Entlastungssyndroms sollte systematisch aktiv abtrainiert werden. Am besten eignet sich hierfür ein reduziertes regelmäßiges ausdauerorientiertes Training.

Beachte: Es besteht keine Notwendigkeit, in der zuvor leistungssportlich betriebenen Sportart abzutrainieren, vorausgesetzt, die jeweils ausgewählte Sportart kann in einer ausreichend hohen Intensität betrieben werden (vgl. *Urhausen* 1993, 31).

Methodische Grundsätze zum Ausdauertraining

> – Die Ausdauerleistungsfähigkeit beruht auf der allgemeinen (= Grundlagenausdauer) und speziellen Ausdauer. Die Grundlagenausdauer, die vor allem durch ein umfangbetontes und erst in zweiter Linie intensives Ausdauertraining erworben wird, bildet die Grundlage jeder speziellen Ausdauer, da sie in bezug auf die Stoffwechsel- und Herz-/Kreislaufparameter die Voraussetzungen für intensive Belastungen und eine schnelle Wiederherstellung nach Belastung schafft.

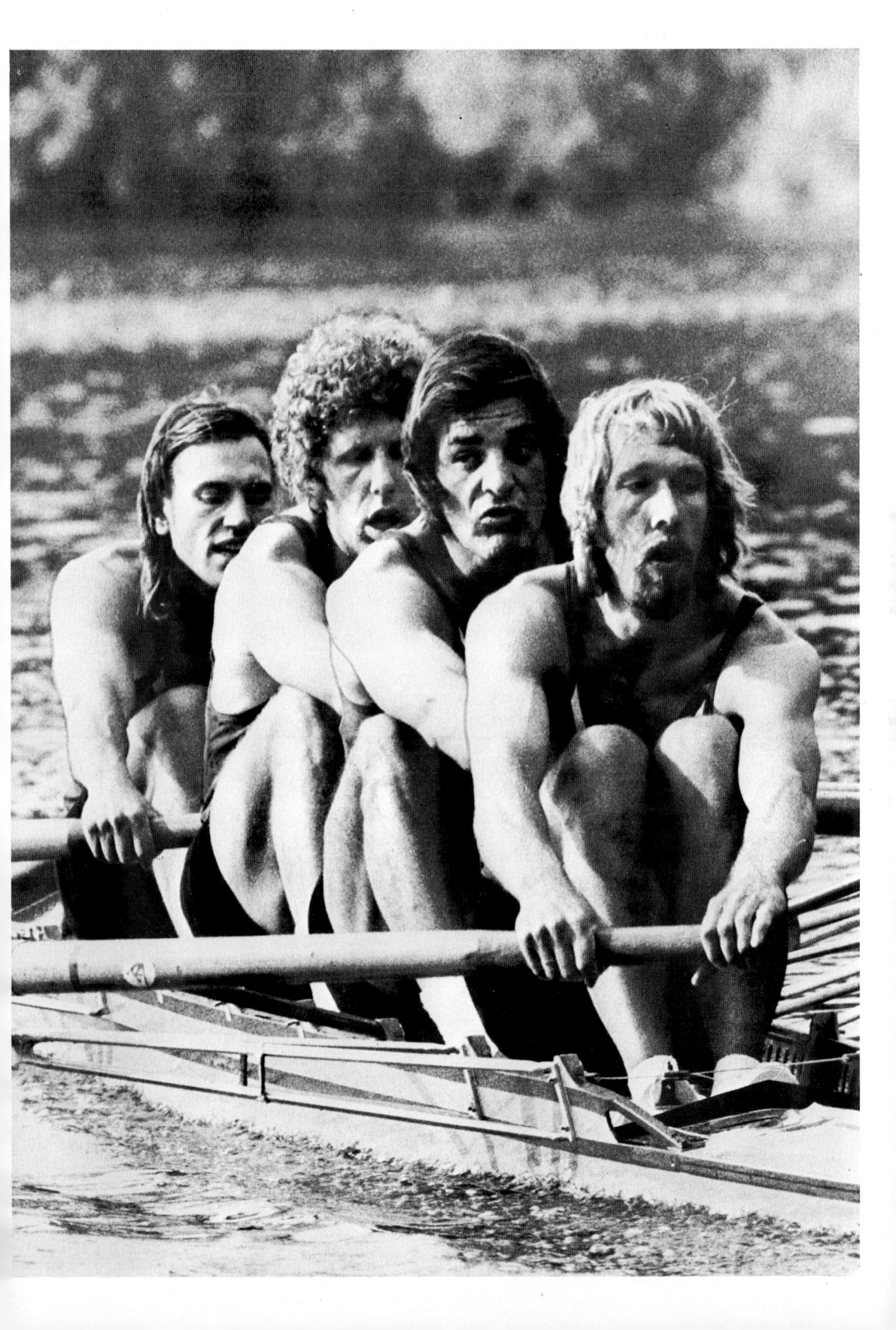

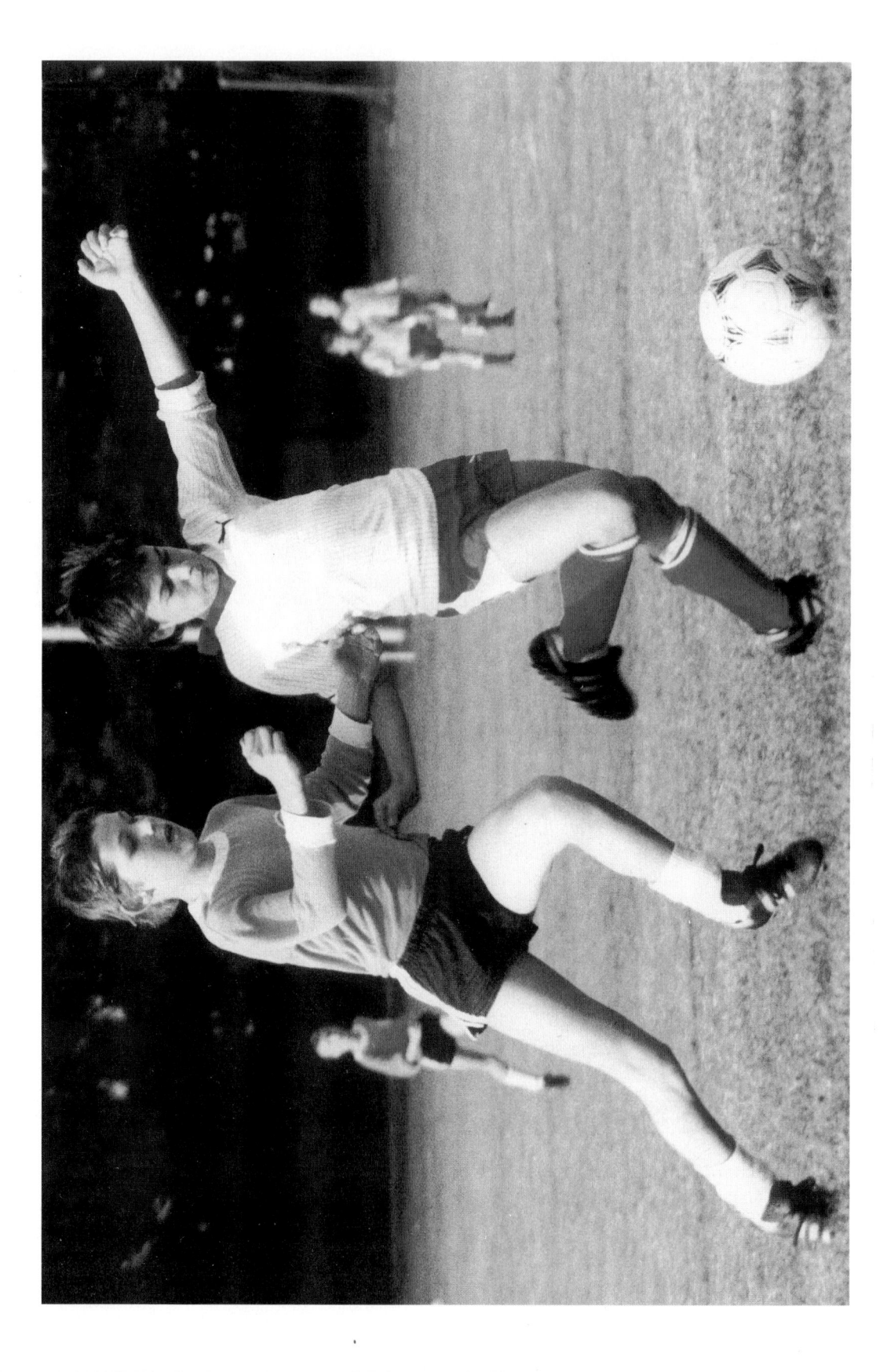

- Im Anfängertraining bzw. in der Vorbereitungsperiode I sind bevorzugt die Dauer- und extensive Intervallmethode und entsprechende Trainingsinhalte zu verwenden.
- Im Fortgeschrittenentraining bzw. in der Vorbereitungsperiode II nimmt die Zahl der intensiven Trainingsmethoden und -inhalte zu. Das Training ist jedoch im langfristigen Trainingsprozeß weiterhin auf die Verbesserung der Grundlagenausdauer ausgerichtet und dementsprechend umfangbetont.
- Im Höchstleistungstraining bzw. in der Wettkampfperiode ist nach entsprechender Vorbereitung insbesondere dem intensitätsbetonten Ausdauertraining der Vorzug zu geben.
- Je höher das Niveau der Ausdauerleistungsfähigkeit, um so wichtiger ist eine intensive und variable Belastung: Nur so können weitere Adaptationserscheinungen und damit Leistungssteigerungen erzielt werden.
- Eine spezielle Ausdauer erfordert spezielle Trainingsmethoden und -inhalte.
- Kein Training ohne Planung und Kontrolle: Eine differenzierte Steuerung des langfristigen Trainingsprozesses ist nur über ständige Rückinformationen und Korrekturen möglich.
- Ein langfristiger Trainingsprozeß erfordert Zwischen- bzw. Sollziele.
- Training ist nicht Selbstzweck: Eine qualitativ und quantitativ richtige Auswahl von Wettkämpfen soll Aufschluß geben über die jeweilige Leistungsfähigkeit sowie über die Effektivität der eingesetzten Trainingsmethoden und -inhalte.
- Die Wirksamkeit des Ausdauertrainings ist nicht nur von optimalen Trainingsbelastungen, sondern auch von optimalen Wiederherstellungsmaßnahmen (ausreichende Erholungszeiten, richtige Ernährung etc.) abhängig.
- Einem intensiven Ausdauertraining begrenzter Dauer (hierbei erfolgt eine selektive Entleerung der FT-Fasern) kann eine umfangsbetonte Belastung folgen (Entleerung der ST-Fasern). Diese Reihenfolge kann nicht umgekehrt werden, da bei einer langdauernden Belastung sukzessive die ST-Fasern und bei ihrer Erschöpfung die FT-Fasern, also beide Fasertypen, depletiert werden!

Hinweis:
Ausdauertraining als Gesundheitstraining.
Da Ausdauertraining eine außergewöhnlich wichtige Rolle im Bereich der Prävention von Herz-/Kreislauf- bzw. Bewegungsmangelkrankheiten spielt, wird diese Thematik ausführlich in Teil VI dargestellt.

Ausdauertraining im Kindes- und Jugendalter

Sportbiologische Grundlagen

Trotz vereinzelter altersbedingter Besonderheiten (s. S. 110) zeigen Kinder und Jugendliche beim Ausdauertraining prinzipiell die gleichen Adaptationserscheinungen wie Erwachsene, wobei sich nicht nur die morphologischen, kardiopulmonalen Leistungsgrößen steigern, sondern auch physiologische Parameter, wie z. B. die „anaerobe Schwelle", entsprechend verändern (vgl. *Ilg/Köhler* 1977, 915; *Lennartz/Pohl* 1977, 242; *Köhler* 1977, 606; *Keul* et al. 1981, 389; *Gaisl/Buchberger* 1982, 62 und 1986, 36).
Im Kindesalter kommt es also zu strukturellen und funktionellen Anpassungserscheinungen jener Organe und Organsysteme, die an der Aufrechterhaltung der Leistung maßgeblich beteiligt sind oder diese Leistungen begrenzen.

Entsprechend dem biologischen Alter ist die Ausdauerleistungsfähigkeit unterschiedlich ausgeprägt. Wie Abb. 108 verdeutlicht, sind die Akzelerierten am leistungsfähigsten, die Retardierten am leistungsschwächsten. In keinem Fall konnte eine disharmonische Entwicklung zwischen der kardiopulmonalen Leistungsfähigkeit und den kardiopulmonalen Dimensionen festgestellt werden.

Das relative Herzvolumen (auf das Körpergewicht bezogene) bleibt bei Jungen und Mädchen vom frühen Kindes- bis zum Erwachsenenalter konstant in einer Größenrodnung zwischen 10 und 10,5 ml/kg (vgl. *Hollmann* et al. 1983, 12).

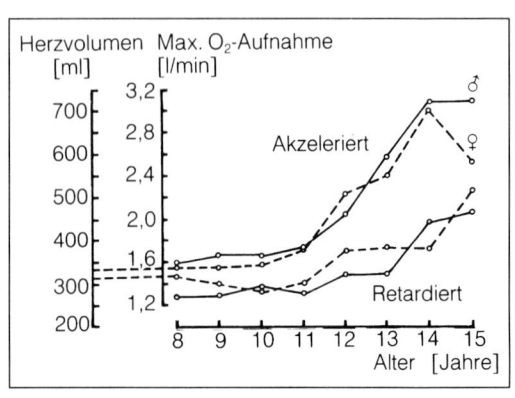

Abb. 108 **Herzvolumen und maximale Sauerstoffaufnahme (als Bruttokriterium der Ausdauerleistungsfähigkeit) bei akzelerierten und retardierten Jungen der Altersstufe 8–15 Jahre** (nach *Hollmann* et al. 1983, 12)

Die These von der Nichtvollwertigkeit des Kinderherzens und der funktionellen Begrenztheit des kindlichen Organismus ist demnach heute unhaltbar geworden: In keiner Entwicklungsphase läßt sich bei Kindern Vergleichbares feststellen (s. *Kindermann* 1974, 1768; *Ilg/Köhler* 1977, 917). Wie die Untersuchungen von *Gauer* (in *Weineck* 1990a, 279) zeigen, erfährt das kindliche Herz bzw. die Herzmuskelfaser im Laufe des Wachstums bzw. des Trainings eine harmonische Entwicklung. Im Laufe der Entwicklung bleibt die Zahl der Herzmuskelfasern gleich, die einzelne Faser wird nur länger und dicker. Mit steigender Herzmuskelfaserlänge nimmt die Herzfrequenz ab. In Verbindung mit der wachstums- bzw. trainingsbedingten Hypertrophie wächst auch der Herzinnenraum, und es vergrößert sich das Schlagvolumen. Auf diese Weise erfährt die Herzarbeit eine zunehmende Effektivierung und Ökonomisierung.

Da das Herz-Kreislauf-System von Kindern und Jugendlichen auf Trainingsreize nicht anders reagiert als das von Erwachsenen, ist bei der Durchführung eines Ausdauertrainings mit keiner Schädigung, sondern vielmehr mit positiven adaptativen Veränderungen zu rechnen. *Mauersberger* (1973, 52) stellte schon bei Zehnjährigen Einflüsse eines Trainings auf die Herzfrequenz und die Erholungsfähigkeit fest. Auch die Untersuchungen von *Lussier/Buskirk* (1977, 734) und *Mahon/Vaccaro* (1989, 431) zeigen, daß Kinder bei einem regelmäßigen Ausdauertraining, sei es durch Läufe über längere Strecken bzw. Zeiträume oder durch Laufspiele wie Fußball, eine beträchtliche Verbesserung ihrer Ausdauerleistungsfähigkeit aufweisen.

Die Untersuchungen von *Bringmann* (1989, 105) zeigen deutlich, daß bereits der wöchentliche Schulsport – vor allem aber zusätzliche außerschulische Aktivitäten – zu einer erhöhten Ausdauerleistungsfähigkeit bei den Kindern beiträgt und damit die psychophysische Leistungsfähigkeit erhöht (Abb. 109).

Die Bedeutung der Ausdauerschulung in kind- und altersgemäßer Form ergibt sich aus der Tatsache, daß sich gerade im Kindes- und Jugendalter – aufgrund des zumeist sehr niedrigen Ausgangsniveaus im Anfängertraining – Fortschritte in der Ausdauerleistungsfähigkeit auch auf andere physische Leistungsfaktoren wie Schnelligkeit, Schnellkraft, Schnelligkeitsausdauer, Kraft, Kraftausdauer und Gewandtheit auswirken (vgl. *Frolov/Jurko/Kabackova* 1976, 771); *Wurster* 1976, 61; *Pahlke/Peters* 1977, 697; *Gärtner/Crasselt* 1976, 120 u. a.).

Die Widerstandsfähigkeit gegen Ermüdung stellt allgemein eine wesentliche Voraussetzung für den effektiven Einsatz aller gebotenen

VO₂ max. [l·min⁻¹]

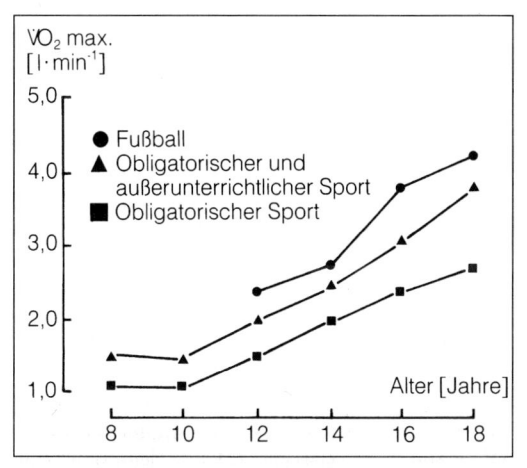

● Fußball
▲ Obligatorischer und außerunterrichtlicher Sport
■ Obligatorischer Sport

Alter [Jahre]

Abb. 109 Ausdauerleistungsfähigkeit (ermittelt über die maximale Sauerstoffaufnahme) von Jungen mit unterschiedlichen sportlichen Belastungen (verändert nach *Bringmann* 1989, 105)

Trainingsmethoden und -formen dar: Eine Intensivierung der Trainingsbelastungen über eine entsprechende Variation der Belastungsnormative (s. S. 23) ist nur bei gegebener Grundlagenausdauer in optimaler Weise möglich (vgl. Autorenkollektiv 1974, 612; *Rogo* 1979, 67; *Tschiene* 1980, 423).

Aerobe Kapazität

Der kindliche bzw. jugendliche Organismus hat, wie bereits erwähnt, eine hohe komplexe Anpassungsfähigkeit; dies gilt insbesondere im Bereich der aeroben Leistungsfähigkeit. Untersuchungen von *Robinson* (in *Klimt* et al. 1975, 168) lassen erkennen, daß Kinder im Alter von fünf bis zwölf Jahren bei Beginn einer Maximalbelastung schon in der ersten halben Minute 41–55 % der maximalen Sauerstoffaufnahme erreichen, während beim Erwachsenen die Werte bei 29–35 % liegen.
Bei aeroben Ausdauerbelastungen sind Kinder in besonders günstigem Maße zur Fettsäurenverstoffwechslung befähigt: Bei ihnen ist die Fettoxidationsrate im Vergleich zum Erwach-

senen erhöht (vgl. *Berg/Keul/Huber* 1980, 490; *Koinzer* 1987, 210). Aber auch bezüglich des Zuckerstoffwechsels – er wird vor allem bei intensiven Belastungen beansprucht – haben Kinder bei längerdauernden Belastungen keine Probleme. Verschiedene Untersuchungen konnten zeigen, daß die für den kindlichen Organismus erforderliche Zuckerverbrennung während Ausdauerbelastungen zumindest bis zu einer Stunde voll gesichert ist (vgl. *Oseid/Hermansen* 1971, 147; *Kindermann* et al. 1979, 659; *Lehmann* et al. 1980, 230 und 287; *Keul* et al. 1984, 5). Dies ist deshalb von besonderer Bedeutung, weil der kindliche Stoffwechsel gegenüber Hypoglykämie (Unterzuckerung) besonders empfindlich ist (vgl. *Amendt* 1986, 485; *Koinzer* 1987, 209).

> Kinder und Jugendliche sind demnach sowohl aus kardiopulmonaler als auch aus metabolischer (den Stoffwechsel betreffender) Sicht hervorragend für Ausdauerbelastungen im aeroben Bereich geeignet.

Mit zunehmendem Alter steigert sich die Körpergröße und damit – eng korreliert – auch die absolute maximale Sauerstoffaufnahme bei Kindern und Jugendlichen (Abb. 110).

> Pro Kilogramm Körpergewicht erhöht sich die absolute maximale Sauerstoffaufnahmefähigkeit im Mittel um 55,2 ml/min pro Jahr (vgl. *Daniels* et al. 1978, 201).

Abb. 111 zeigt jedoch, daß bei jungen ausdauertrainierten Sportlern in der relativen, auf das Körpergewicht bezogenen, maximalen Sauerstoffaufnahme im Altersgang keine Änderung eintritt. Die relative maximale Sauerstoffaufnahme liegt vom frühen Kindesalter an bis in das Reifestadium des Erwachsenen bei untrainierten männlichen Personen zwischen 45 und

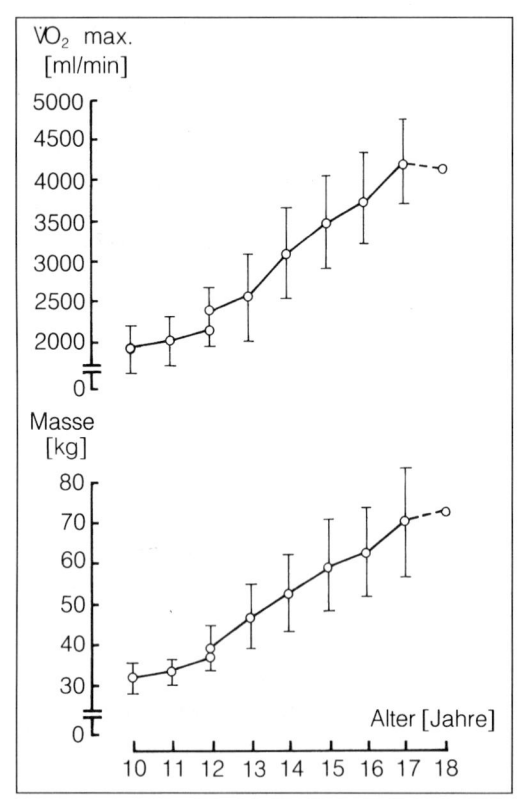

Abb. 110 Absolute maximale Sauerstoffaufnahme (VO₂max) als Bruttokriterium der Ausdauerleistungsfähigkeit im Altersgang (10–18 Jahre) nach *Daniels* et al. 1978, 201)

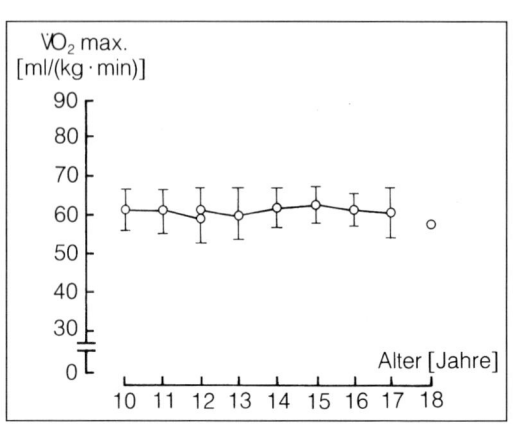

Abb. 111 Relative maximale Sauerstoffaufnahme im Altersgang bei ausdauertrainierten Kindern (nach *Daniels* et al. 1978, 202)

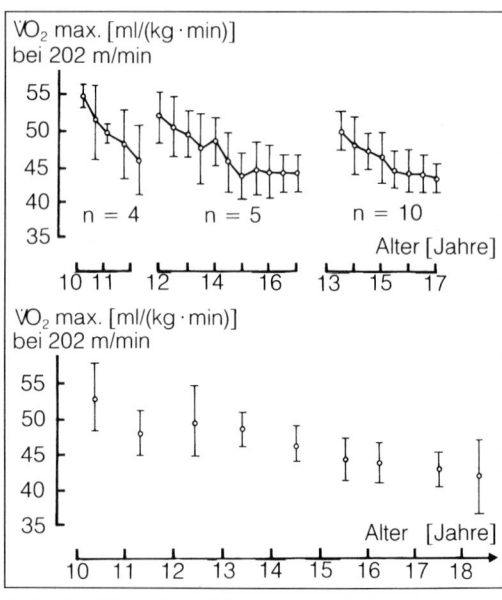

Abb. 112 Einfluß von Wachstum und Training auf die submaximale Sauerstoffaufnahme (ml/kg/min) bei einer Laufgeschwindigkeit von 202 m/min: oben Längsschnittstudie, unten Querschnittstudie (nach *Daniels* et al. 1978, 202)

55 ml/min, bei weiblichen zwischen 38 und 45 ml/min.
Interessant ist dabei die Tatsache, daß trotz gleichbleibender relativer maximaler Sauerstoffaufnahme dennoch eine beträchtliche Verbesserung in den Ausdauerleistungen eintritt.

Mit zunehmendem Alter kommt es zu einer Ökonomisierung der Laufarbeit – sie kommt in einer verringerten relativen maximalen Sauerstoffaufnahme bei gegebener Geschwindigkeit zum Ausdruck – und damit zu einer verbesserten Ausdauerleistungsfähigkeit (Abb. 112). Dies bedeutet, daß größere Kinder unter vergleichbaren Bedingungen eine höhere Ausdauerleistungsfähigkeit aufweisen als kleinere.

> Das Ausmaß der Zunahme der maximalen Sauerstoffaufnahmefähigkeit und damit der aeroben Ausdauerleistungsfähigkeit ist gleichermaßen eng an das Wachstum wie an das Training gebunden (vgl. *Daniels* et al. 1978, 201).

Die Feststellung der Eignung für ein Ausdauertraining ist im Kindes- und Jugendalter nicht ausreichend. Wer Kinder und Jugendliche für ein Ausdauertraining gewinnen bzw. sie an ein Ausdauertraining heranführen will, muß von Beginn an charakteristische Ausdauerprobleme für diese Altersstufe vermeiden bzw. minimieren, nämlich das Moment der Monotonie und Langeweile, das stets mit längeren Belastungen verbunden ist, sowie das Moment des Schmerzhaften, Quälerischen, das sich ebenfalls meist mit Ausdaueranforderungen in Verbindung bringen läßt (vgl. *Medler* 1989, 56).

Anaerobe Kapazität

Im Gegensatz zur aeroben Leistungsfähigkeit ist die *anaerobe Kapazität* im Vergleich zum Jugendlichen und Erwachsenen eindeutig eingeschränkt. Mit zunehmendem Lebensalter verbessert sich die anaerobe Kapazität der Kinder wachstumsbedingt. Nach Untersuchungen von *Bar-Or* (1991, 111) liegt die absolute anaerobe Leistungsfähigkeit eines achtjährigen Jungen bei 45–50 % des Wertes eines 14jährigen Jugendlichen, die relative (auf das Körpergewicht bezogene) bei etwa 65–70 %.

Auch wenn diese laktazide Kapazität durch Training zu steigern ist (vgl. *Gürtler/Buhl/Israel* 1979, 70) – langjährig trainierte Kinder und Jugendliche können, entgegen der bisherigen Lehrmeinung, nach erschöpfenden Wettkampfbelastungen sehr hohe, den Erwachsenen vergleichbare Blutlaktatwerte aufweisen –, so stellt sie dennoch keine physiologische Belastung dar, da die Laktateliminierung (s. S. 224) und damit auch die Erholungsfähigkeit beim Kind gegenüber Erwachsenen verringert ist (vgl. *Bormann/Pahlke/Peters* 1981, 199). Der Hinweis von *Scharschmidt/Pieper* (1982, 39), daß bereits mittelgradige Blutlaktatwerte von 10 mmol/l bei Bezug auf die Körper- bzw. Muskelmasse für den kindlichen Organismus *lokal* eine ebenso hohe Belastung darstellen wie beim Erwachsenen Werte von 20 mmol/l, sollte nicht zu der Annahme führen, daß Kinder in besonderem Maße für anaerobe Belastungen geeignet sind. Im Gegenteil: Untersuchungen von *Lehmann* et al. (1980, 230 f.) zeigen, daß anaerobe Belastungen bei Kindern (in linearer Abhängigkeit zum Laktatspiegel) zu mehr als zehnfach erhöhten Katecholaminspiegeln (Adrenalin, Noradrenalin) führen. Bemerkenswert ist dabei jedoch die Tatsache, daß die Laktatspiegel bei Kindern aufgrund ihrer geringeren laktaziden Kapazität um etwa 45 % niedriger liegen als bei 17- bis 18jährigen, die Adrenalinspiegel aber etwa 25 % höher sind! Dieser für das Kind ungünstige, hohe Anstieg an Streß- bzw. Leistungshormonen muß aus zwei Gründen als unphysiologisch und nicht altersadäquat eingeschätzt werden. Zum ersten scheint es nicht sinnvoll, Kinder und Jugendliche bereits in diesem Alter an die Grenzen ihrer psychophysischen Belastbarkeit heranzuführen und später nötige Leistungsreserven vorzeitig zu mobilisieren: Die hohe „Dropout"-Quote (Aussteiger) von Jugendlichen weist eindeutig darauf hin, daß ein zu hartes, sprich anaerobes, Training nicht den altersspezifischen Gegebenheiten entspricht (vgl. *Andresen/Krüger* 1981, 178 f.; *Bernhard* 1981, 169; *Feige* 1981, 106/125; *Polovzev/Cishik* 1981, 288 u. a.). Zum zweiten sollten nicht natürliche Schmutzmechanismen zugunsten einer verfrühten und unzweckmäßigen Leistungssteigerung ignoriert werden: Die normalerweise geringere glykolytische Kapazität und die niedrigeren Katecholaminspiegel sollen den kindlichen Organismus vor einer zu starken Übersäuerung und katabolen Stoffwechsellage (Glykogenabbau) bewahren und so die begrenzten Kohlenhydratdepots für die glukoseabhängigen Organe (z. B. das Gehirn) schonen (vgl. *Keul* 1982, 32).

Belastungen anaerober laktazider Natur, also mit einem erhöhten Anstieg von Laktat, sind für Kinder nicht nur aufgrund ihrer geringeren anaeroben Kapazität und der damit verbundenen schlechteren Erholungsfähigkeit ungeeignet, sondern auch deshalb, weil sie für Kinder einen schwer zu ertragenden Streßfaktor darstellen: Laktatanstieg und Streßhormonanstieg sind eng miteinander gekoppelt, und dies unabhängig von Alter und Trainingszustand (vgl. *Kunski/Sztobryn/Rynkiewicz* 1973, 267; *Lehmann* et al. 1980, 230).

Bei Belastungsintensitäten bis in den Bereich der anaeroben Schwelle, bei denen etwa 80 % der maximalen Sauerstoffaufnahme und 160–180 Herzschläge/min erreicht werden, kommt es nur zu einem zweifach erhöhten Anstieg von Streßhormonen (Adrenalin und Noradrenalin), was von den Kindern sehr gut toleriert wird. Bei Belastungsintensitäten bis hin zur völligen Ausbelastung erfolgt jedoch ein sprunghafter Streßhormonanstieg auf das Zehnfache des Ausgangswertes, was bei der geringeren Streßtoleranz von Kindern im Vergleich zu Erwachsenen schnell zu einer psychophysischen Überforderung führen kann (vgl. *Lehmann* et al. 1980, 230 u. 287). Die anaerobe enzymatische Kapazität scheint aufgrund von hormonellen Gegebenheiten – insbesondere eines noch niedrigen Testosteronspiegels (männliches Sexualhormon) – geringere Zuwachsraten zu ermöglichen als beim Erwachsenen. *Eriksson/Gollnick/Saltin* (1973, 485) konnten feststellen, daß die Aktivitäten von glykolytischen Enzymen – vor allem des „Schrittmacherenzyms", der Phosphofruktokinase – bei Kindern geringer sind als beim Erwachsenen und erst im Laufe der körperlichen Entwicklung zunehmen. Die Steigerung der anaeroben Kapazität erfährt vor allem mit Beginn der Pubertät und ihrem hochgradigen Testosteronanstieg eine akzentuierte Beschleunigung (vgl. *Labitzke/Vogt* 1976, 153; *Wasmund/Nowacki* 1978, 68; *Kindermann/Huber/Keul* 1975, 114; *Tanaka/Shindo* 1985, 93).

> Das Vorliegen einer geringeren anaeroben Kapazität muß bei der Durchführung eines Ausdauertrainings im Kindes- und Jugendalter berücksichtigt werden: Die Wahl der Trainingsmethoden und -inhalte sowie die Dosierung der Intensität und Dauer der Trainingsbelastungen haben sich den altersphysiologischen Gegebenheiten anzupassen.

Beobachtet man das Spielverhalten der Kinder, so kann man feststellen, daß Kinder tendenziell stets kurz und intensiv ihren jeweiligen Aktivitäten folgen. Bei hochintensiven Fangspielen werden eigene Regeln in Gang gesetzt, die anaerobe laktazide Belastungen verhindern helfen: „Freimale" (= hier darf nicht mehr gefangen werden) ermöglichen nach Beedarf die Einnahme einer Erholungsposition. Kinder verhalten sich demnach „automatisch" richtig entsprechend ihren physiologischen Gegebenheiten.

Konsequenzen für die Trainingspraxis

Bei der Ausdauerschulung mit Kindern sollten aerobe Belastungen geringer bis mittlerer Intensität (Jogging-Tempo) bzw. intensive Kurzzeitbelastungen alaktazider Natur (bis zu 3–5 s Dauer bzw. etwa 20–30 m) gewählt werden. Das Training des „Stehvermögens" – wie es bei manchen Autoren gefordert wird (vgl. *Schierling* 1978, 60) – hat im Kindes- und Jugendalter ebensowenig verloren wie Tempo- oder Tempowechselläufe über 600–1000 m, weil sie nicht den psychophysischen Voraussetzungen dieser Altersstufe entsprechen. Als Trainingsmethoden bieten sich die Dauermethode und die intensive Kurzzeitintervallmethode an.

Herzfrequenzverhalten

Die Herzfrequenz zeigt in Abhängigkeit vom Ausdauertrainingszustand vor, während und

Kinder- und Jugendtraining

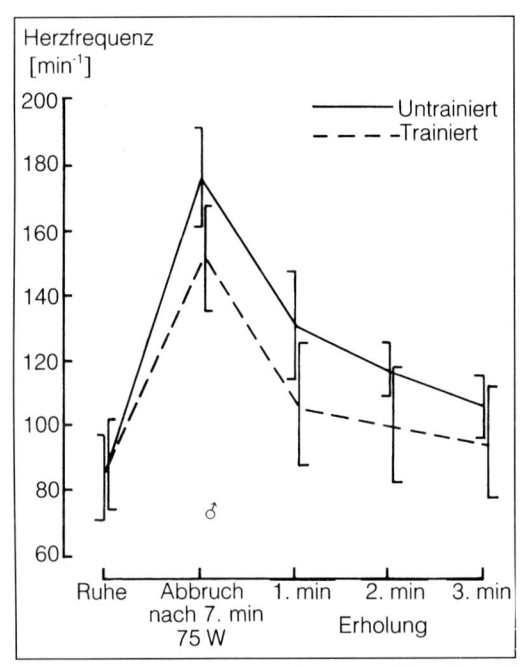

Abb. 113 Herzfrequenzverlauf vor, während und nach einer definierten submaximalen Belastung für trainierte und untrainierte Jungen (nach *Bringmann* 1980, 517)

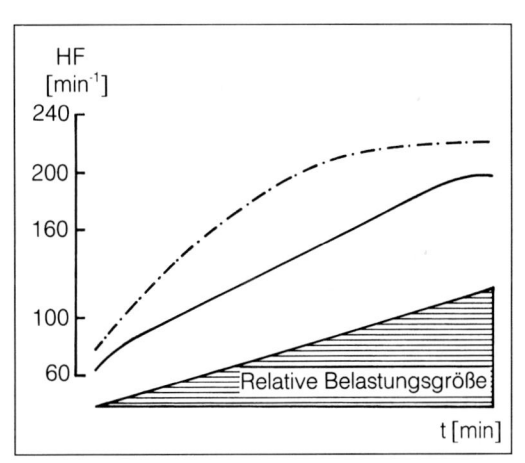

Abb. 114 Herzfrequenzanstieg bei relativ gleicher Belastungssteigerung beim Erwachsenen und beim Kind. Kind = – · –, Erwachsener = — (nach *Pahlke* et al. 1979, 206)

nach Belastung ein charakteristisches Verhalten bei trainierten und untrainierten Jungen und Mädchen (Abb. 113).

> Trainierte Kinder reagieren auf Belastung aufgrund vielfältiger Ökonomisierungseffekte mit einer geringeren Herzfrequenz; der schnellere Herzfrequenzabfall in der Nachbelastungsphase ist auf eine schnellere Kreislaufregulierung zurückzuführen.

Im Kindesalter – es erstreckt sich bis zum Beginn der Pubertät – müssen bezüglich des Herzfrequenzverhaltens während und nach Belastung einige Besonderheiten beachtet werden: Die Herzfrequenz des Kindes steigt bei zunehmender körperlicher Belastung steiler an als die des Erwachsenen (vgl. *Pahlke* et al. 1979, 206) (Abb. 114).

Im Gegensatz zum Erwachsenen werden hohe und höchste Belastungen aber mit wenig unterschiedlich hohen Herzfrequenzen absolviert.

Die maximalen Herzfrequenzen liegen für den Erwachsenen zwischen 20 und 30 Jahren bei etwa 200 in der Minute, beim Kind deutlich über 200. Herzfrequenzwerte von 220/min sind beim Kind des frühen und mittleren Schulalters keineswegs ein Zeichen pathologischer Reaktion (vgl. *Pahlke* et al. 1979, 206) (Tab. 31).

Im Gegensatz zum Erwachsenen führen in Herzfrequenzbereichen zwischen 110 und 180 Schlägen/min schon geringe Belastungssteigerungen zu erheblichen Frequenzzunahmen; bei bereits hohen Frequenzen hingegen kommt es selbst bei beträchtlichen Belastungszunahmen zu weit weniger deutlichen Herzfrequenzsteigerungen. Im Kindesalter werden bei verschieden höheren und hohen Intensitäten mitunter nahezu gleiche Herzfrequenzen gemessen. Dies muß bei der Belastungsdosierung bzw. bei der Einschätzung der vorliegenden Belastung beachtet werden, wenn die Herzfrequenz als Belastungsparameter herangezogen wird!

220   Ausdauertraining

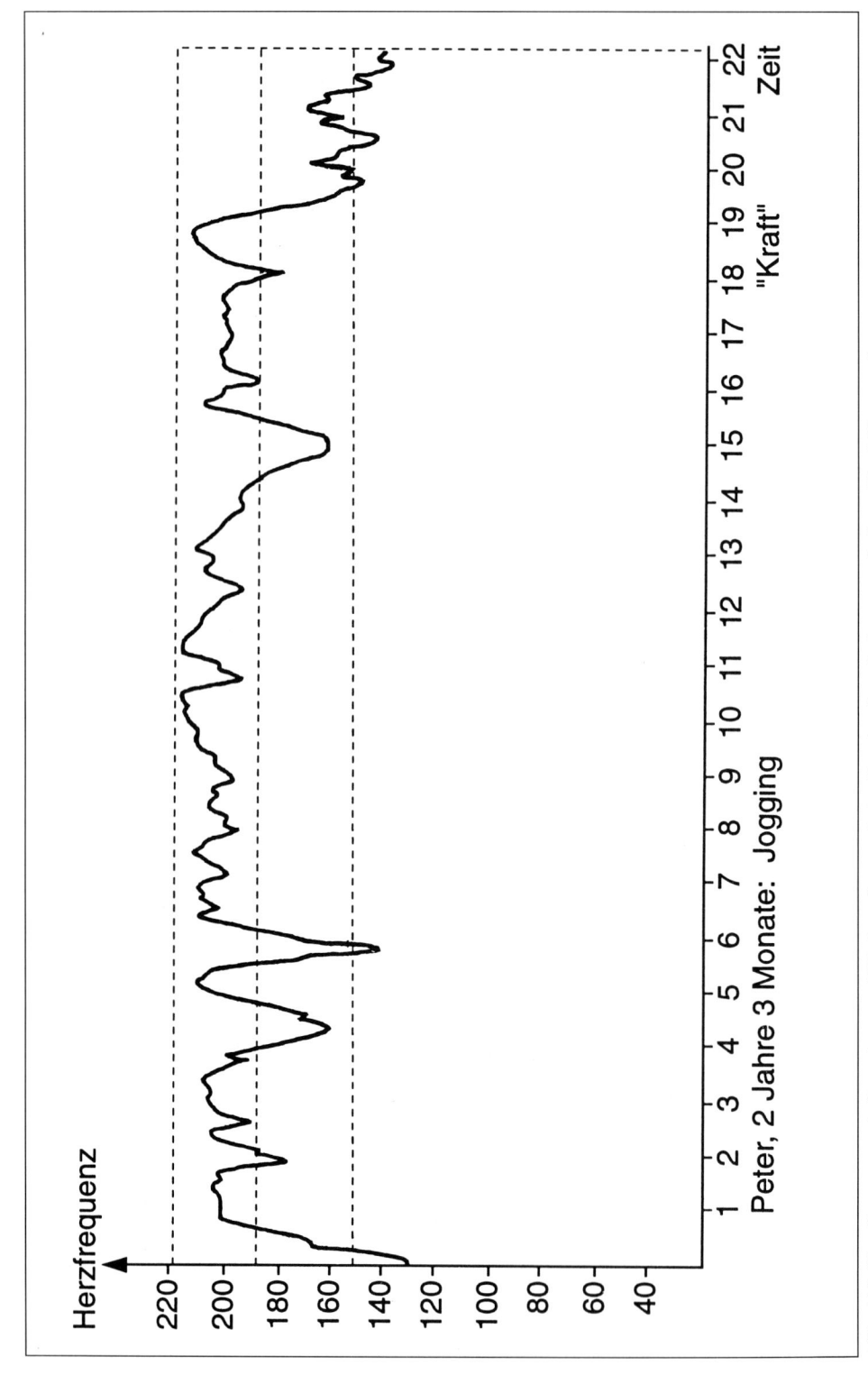

Abb. 115 Herzfrequenzverhalten eines zweijährigen Jungen beim Jogging bzw. bei gymnastischen „Kraftübungen" „Kraftübungen"

Gelaufene Strecken (m) bei Jungen (Ju) und Mädchen (Mä) im Vergleich von Trainings- und Kontrollgruppe:		
bei Trainingsbeginn	nach 1 Jahr Training	nach 2 Jahren Training
3 J. Ju 258/254	740/476	1196/583
Mä 246/235	620/389	1121/572
4 J. Ju 466/460	1502/622	1776/716
Mä 370/384	1146/480	1479/711
5 J. Ju 608/594	1765/690	2656/787
Mä 458/452	1249/676	1865/786

Tab. 31 Die Verbesserung des Ausdauervermögens bei drei- bis fünfjährigen Kindern durch Training (festgestellt über die gelaufene Streckenlänge; nach *Frolov/Kurko/Kabackova* 1976, 771)

Ausdauertraining im Vorschulalter

Die Untersuchungsergebnisse eines zweijährigen Ausdauertrainings mit drei- bis fünfjährigen Kindern (*Frolov/Kurko/Kabackova* 1976, 771) zeigen, daß bereits im Vorschulalter Kinder auf Ausdauer trainiert werden können, ohne daß negative Folgen bzw. Überforderungen zu befürchten sind, wenn das Training kindgemäß und ohne äußere Zwänge erfolgt.

Wie Abb. 115 zeigt, sind bereits zweijährige Kinder mühelos in der Lage, 20 Minuten zu „joggen", wenn ihnen das Spaß macht. Spontane Unterbrechungen erfolgen nur bei besonderen Ereignissen (z. B. sitzt eine Katze am Wegrand und „muß" gestreichelt werden).

Abb. 115 macht aber auch deutlich, daß kleine Kinder noch mit sehr hohen Herzfrequenzen arbeiten (in unserem Beispiel werden beim Joggen Herzfrequenzen von knapp unter 220 erreicht), ohne daß dies in irgendeiner Weise besorgniserregend sein müßte: das kleine Herz des Kindes ist überwiegend frequenzorientiert (s. S. 222, vgl. Abb. 77).

Wie sich aus Tab. 31 ersehen läßt, vergrößert sich mit zunehmendem Alter zuverlässig die im Ausdauertraining zurückgelegte Strecke, wobei die größte Zuwachsrate zwischen dem dritten und vierten Lebensjahr auftritt (die Jungen verbessern sich um 80 %, die Mädchen um 56 %).

Bemerkenswert ist noch die Tatsache, daß Jungen und Mädchen bereits ab dem vierten Lebensjahr Unterschiede in der Laufausdauer zeigen. Ob die Unterschiede allerdings auf die Geschlechtsdifferenz oder das unterschiedliche Spielverhalten zurückzuführen sind, bleibt dabei offen.

Als Trainingsformen eignen sich im Vorschulalter insbesondere die *Dauermethode* und *intervallartige Belastungen* mit alaktazider anaerober Energiebeanspruchung (vgl. *Klimt/Pannier/Paufler* 1974, 14). Belastungen, die über die laktazide anaerobe Kapazität (Glykolyse) ermöglicht werden, sollten vermieden werden. Die Trainingsinhalte (s. S. 227) sollten abwechslungsreich sein und einen ausgeprägten Spielcharakter tragen.

Es ist jedoch darauf hinzuweisen, daß der Ausdauerschulung in diesem Alter zwar eine *gebührende Beachtung* im Sinne der eingangs erwähnten allgemeinen Konditionierung zuteil wird, daß sie aber im komplexen Gesamtspektrum der verschiedenen Leistungsfaktoren *nicht überbetont* werden sollte, da ein einseitiges Ausdauertraining Gefahr läuft, die hormonellen Antriebe für Wachstum, Entwicklung und Differenzierung zu bremsen und das dem

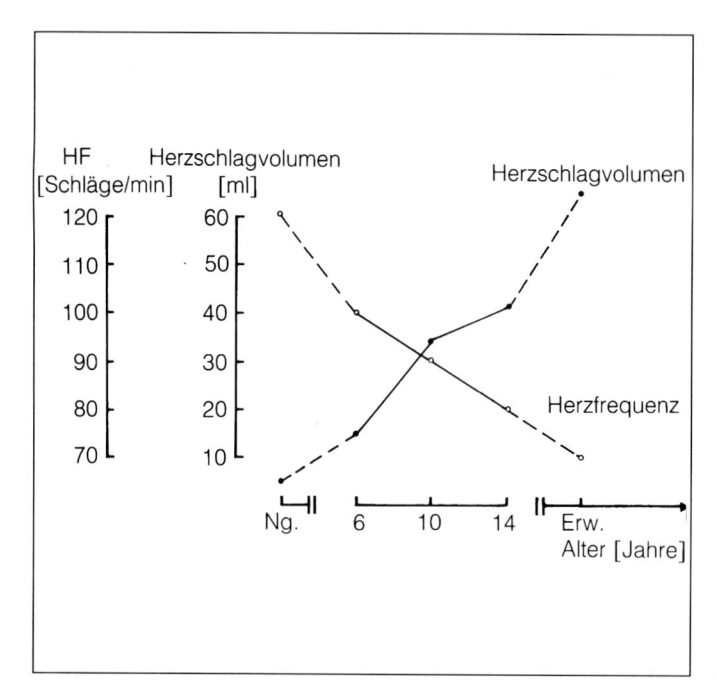

Abb. 116 Entwicklung des Herzschlagvolumens und der Herzfrequenz im Altersgang (nach *Oelschlägel* et al., in *Bringmann* 1980, 517)

Kind eigene motorische Aktivitätsmuster, das durch hochfrequente Bewegungen kurzer Dauer, Abwechslung, Vielseitigkeit und Vielfältigkeit der Bewegungen bzw. eine hohe Lernfreude für motorische Fertigkeiten unter starker emotionaler Beteiligung gekennzeichnet ist, einseitig zu beeinflussen (vgl. *Scharschmidt/Pieper* 1981, 291; *Peters/Pahlke/Wurster* 1981, 681).

Ausdauertraining im frühen und späten Schulkindalter

Im frühen Schulkindalter kommt es zu einer ausgeprägten Zunahme der Herzschlagvolumina sowie zu einer kontinuierlichen Abnahme der Ruheherzfrequenz (Abb. 116). Diese funktionellen Veränderungen werden einerseits durch die Zunahme des absoluten Herzgewichts bzw. die Vergrößerung der Herzhöhlen, andererseits durch die Abnahme des peripheren Widerstandes (durch die Erweiterung des Gesamtquerschnitts der peripheren Strombahn) bedingt.

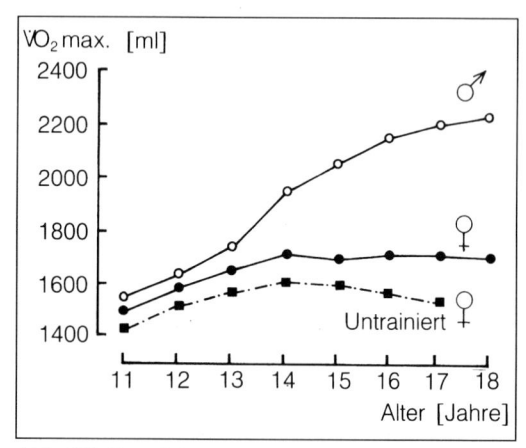

Abb. 117 Entwicklung der maximalen Sauerstoffaufnahme (VO$_2$max) bei trainierten und untrainierten Mädchen und Jungen (nach *Dietrich* et al. 1974, 142)

Bei ausdauertrainierten Kindern und Jugendlichen kommt es im Vergleich zu untrainierten zu einer akzentuierten Weiterentwicklung. Wie

Kinder- und Jugendtraining

Abb. 117 zeigt, nimmt die maximale Sauerstoffaufnahme als Bruttokriterium der Ausdauerleistungsfähigkeit bei trainierten Mädchen und Jungen bis zum zwölften Lebensjahr etwa gleichermaßen zu. Danach kommt es zu einer geschlechtsspezifischen Weiterentwicklung, indem sie bei Jungen weiter kontinuierlich ansteigt, bei Mädchen aber ab 14 Jahren fast konstant bleibt.

Die Entwicklung der Ausdauerleistungsfähigkeit – dies gilt sowohl für die aerobe als auch die anaerobe – ist nicht nur vom Grad der Trainiertheit, sondern auch – wie bereits erwähnt – von der biologischen Reife der Kinder abhängig (vgl. Abb. 108 und 119). Frühentwickler sind leistungsfähiger als Spätentwickler. Obwohl also trainierte und biologisch reifere Kinder eine erhöhte Fähigkeit zur anaeroben Energiegewinnung vorweisen, ist ihre Fähigkeit, das anfallende Laktat wieder zu eliminieren, im Vergleich zu den Untrainierten nicht erhöht.

Um Über- bzw. Unterforderungen zu vermeiden, ist in der Ausdauerschulung das Prinzip der individuell differenzierten Belastung anzuwenden. Auch in dieser Altersstufe gilt, daß Ausdauerübungen, die mit mittlerer Intensität und unter aeroben Bedingungen ausgeführt werden, für den Organismus des Kindes nützlicher sind als Übungen mit anaerobem Charakter.

Wie ungeeignet aus diesem Grunde z. B. Läufe über 800 m oder vergleichbare Strecken für Kinder dieses Alters sind, geht aus Untersuchungen von *Klimt* et al. (1973, 57 f.) hervor, die zeigen, daß bei acht- bis neunjährigen Kindern nach einem 800-m-Lauf nach 30 Minuten die Laktatwerte immer noch erhöht waren und erst nach einer Stunde (!) wieder auf das Ausgangsniveau gelangten.

> Ein wettkampfmäßiger bzw. zur Leistungsermittlung herangezogener 800-m-Lauf stellt bei Kindern eine stärkere Belastung dar als ein 3000-m-Lauf mit Endspurt (*Wasmund/Nowacki* 1978, 68).

Aber auch schon bei 200-m-Läufen (*Klimt* et al. 1971, 31 f.) – durch die geringeren zelleigenen Vorräte an energiereichen Phosphaten (*ATP, KP*) bei Kindern kommt es zu einer früheren laktaziden Energiebereitstellung – und in ganz extremem Maße bei 350-m-Läufen (*Klimt/Felkel* 1970, 14 f.) treten außergewöhnlich hohe Laktatanstiege als Ausdruck der anaeroben Energiebereitstellung auf (vgl. *Scheele* 1973, 384).

> Diese Ergebnisse verdeutlichen eindringlich, daß die im Schulsport zur Überprüfung der Ausdauerleistungsfähigkeit zumeist gelaufenen Strecken (in der Mehrzahl der Lehrpläne zwischen 600 und 800 m liegend) nicht den physiologischen Altersgegebenheiten entsprechen, da diese Leistungen vor allem durch die Kapazität der anaeroben Glykolyse bestimmt werden (vgl. auch *Donath/Rosel* 1974, 326).

Eine derartige Feststellung hat auch dann ihre weitere Gültigkeit – insbesondere gilt dies für den Schulbereich –, wenn in einer Reihe von Arbeiten auf die Trainierbarkeit der anaeroben Kapazität bereits im frühen Schulkindalter hingewiesen wird (*Bormann/Pahlke/Peters* 1981, 199; *Gürtler/Buhl/Israel* 1979, 70). Die Abbildung 118 zeigt z. B., daß die größte Laktatauslenkung zum einen bei den Trainierten, zum anderen in der Spezialsportart – ein Hinweis auf die spezielle Trainierbarkeit – am ausgeprägtesten ist.

Die erhöhten Laktatkonzentrationen bei trainierten Kindern werden von *Bormann/Pahlke/Peters* (1981, 199) dadurch erklärt, daß durch zielgerichtetes Training gute Ausdauer-, Kraft- und Schnelligkeitsvoraussetzungen sowie koordinative Fähigkeiten erworben werden, die auch den anaeroben Stoffwechsel fordern und deshalb günstig beeinflussen können.

Die in Abb. 120 dargestellte geringe Laktateliminierungsfähigkeit macht deutlich, daß anaerobe Trainingsanforderungen in diesem

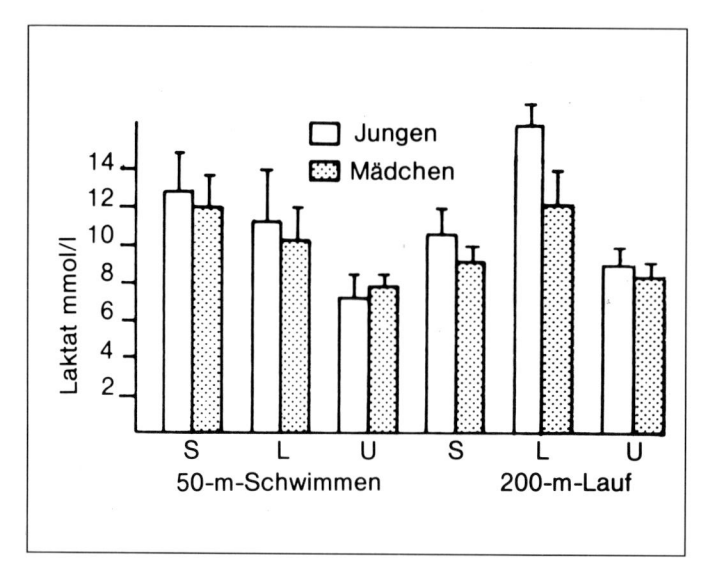

Abb. 118 Die Laktatanhäufung bei neunjährigen Mädchen und Jungen nach einer Kurzzeitausdauerbelastung im Schwimmen und Laufen (S = trainierte Schwimmer; L = trainierte Leichtathleten; U = Untrainierte) (aus *Bormann/Pahlke/Peters* 1981, 199)

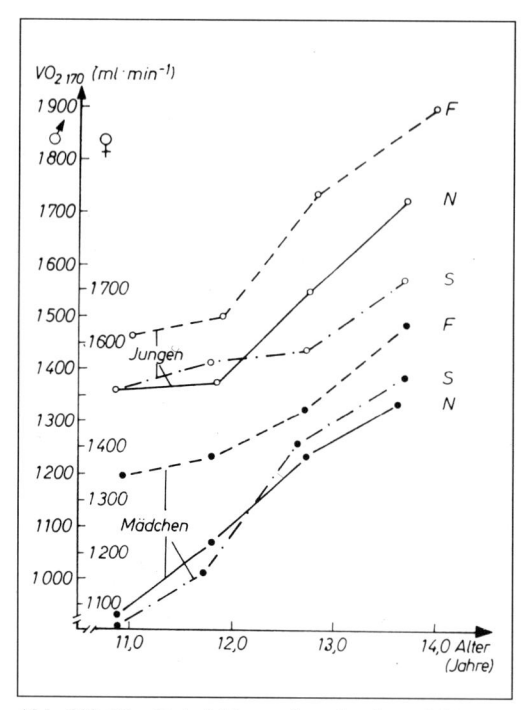

Abb. 119 Die Entwicklung der Ausdauerleistungsfähigkeit (Grundlagenausdauer) im Altersgang in Abhängigkeit von Früh- (F), Normal- (N) und Spätentwicklung (S) am Beispiel des herzfrequenzbezogenen Sauerstoffaufnahmevermögens (VO$_2$170) (nach *Koinzer* 1980, 204)

Alter aufgrund der lang anhaltenden Ermüdungsfolgezustände nicht effektiv eingesetzt werden können und für die weitere Abwicklung des Trainings eher eine Negativkomponente darstellen.

Da sich über die Wechselbeziehungen der einzelnen Ausdauerfähigkeiten aerobe und anaerobe Kapazität auch noch gegenseitig günstig aufeinander auswirken – ein Ausdauertraining mit mittlerer Intensität führt nicht nur zu einer Kapazitätserweiterung des aeroben, sondern auch des anaeroben Stoffwechsels (vgl. *Gürtler/Buhl/Israel* 1979, 70) –, sollte es naheliegen, die anaerobe Komponente der Ausdauerleistungsfähigkeit von der aeroben Seite her zu verbessern. Der gemäßigte Einsatz von Trainingsformen der Kurzzeit- und Mittelzeitausdauer soll damit in keiner Weise ausgeschlossen werden.

Die Ausdauerschulung und dementsprechend die Kontrollstrecken zur Ermittlung der Ausdauerleistungsfähigkeit sollten in jedem Falle umfangs- und nicht intensitätsbetont sein. Erst wenn ein bestimmter Umfang bzw. eine bestimmte Belastungszeit bewältigt wird – *Kusnezowa/Mjakisev* (1976, 830) schlagen eine zehnprozentige Streckenverlängerung in jeder zweiten

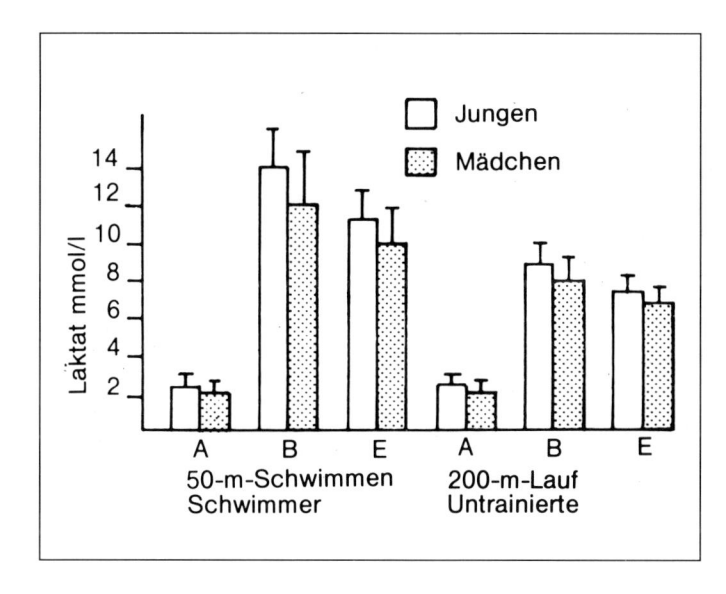

Abb. 120 Ausgangs- (A), Maximal- (B) und Nachbelastungslaktatwerte (E = nach 20minütiger passiver Erholung) bei neunjährigen Mädchen und Jungen ausgewählter Gruppen bei Kurzzeitausdauerbelastung (nach *Bormann/Pahlke/Peters* 1981, 199)

Übungsstunde und eine allmähliche Steigerung der Laufzeit von 5 auf 20 min vor -, kann an die Erhöhung der Intensität gedacht werden (vgl. *Zwinger/Gürtler/Kibittel* 1973, 56 f.)

Aufgabe des Schulsportes bzw. des vereinsgebundenen Kindertrainings sollte die Schaffung der Grundlagenausdauer, nicht aber die Herausbildung spezieller Ausdauerfähigkeiten sein.

Die Grundlagenausdauer ist in dieser Altersstufe weiterhin bevorzugt über die Dauerlaufmethode mit möglichst gleichmäßiger Laufgeschwindigkeit zu erreichen, da hierbei die vorhandene Leistungskapazität insbesondere von untrainierten Kindern am ökonomischsten genutzt wird. Submaximale und maximale Intensitäten sowie Tempowechsel (Beanspruchung der anaeroben Kapazität), Zwischen- und Endspurts sollten vermieden werden, da sich bei den Kindern hierbei – wie schon erwähnt – zu lange Erholungszeiten ergeben (vgl. *Wasmund/Nowacki* 1978, 68).

Für das Ausdauertraining im Kindesalter (dies gilt ebenso für den Jugend- und Erwachsenenbereich) gilt in ganz besonderem Maße der Ausspruch: „Nicht die Strecke tötet, sondern das Tempo". Nicht die Belastungsdauer – *Haralambie* (1976, 454 f.) konnte bei der Untersuchung von 13jährigen Jungen nach einem 10-km-Lauf keinerlei pathologische Erscheinungen feststellen –, sondern die Belastungsintensität stellt demnach das entscheidende Problem dar.

Ausdauertraining in der ersten bzw. zweiten puberalen Phase (Pubeszenz bzw. Adoleszenz)

Die höchste Trainierbarkeit liegt bei Kindern vor allem in den Perioden des beschleunigten

Wachstums vor (vgl. *Dobrzynski* 1976, 456; *Koinzer* 1978, 145). Da der kindliche Organismus in der Pubertät die umfassendsten Veränderungen erfährt, ist die Anpassungsfähigkeit und damit die Trainierbarkeit zu diesem Zeitpunkt am größten. Insbesondere die konditionellen Eigenschaften Ausdauer und Kraft entwickeln sich vorrangig aufgrund der wachstumsbedingten Zunahme von Körpergewicht und Körperhöhe (s. *Bringmann* 1973, 845; *Dietrich* et al. 1974, 142 f.; *Israel/Buhl* 1980, 33). Dabei hat die Entwicklung der Ausdauer vor allem zum Zeitpunkt des puberalen Längenwachstumsschubes und der damit verbundenen günstigen Herz-Körpergewichts-Relation, die Entwicklung des Breitenwachstums (zweite puberale Phase) und der damit parallel gehenden starken Zunahme der Muskulatur ihren optimalen Trainierbarkeitszeitraum (vgl. *Komadel* 1975, 80).

Die volle Entwicklung der Ausdauerleistungsfähigkeit wird nicht erreicht, wenn in der Zeit der Pubeszenz die funktionelle Anpassungsfähigkeit nur mangelhaft beansprucht wird (s. S. 116). Damit entscheidet das Training in dieser Altersstufe über die spätere Leistungsfähigkeit (vgl. *Kindermann* 1974, 1767; *Dietrich* et al. 1974, 142 f.; *Sperling* 1975, 71) insbesondere auch deshalb, weil zu diesem Zeitpunkt eine höhere Belastungsfähigkeit bzw. -verträglichkeit vorliegt (*Köhler* 1977, 608).

Da in der Pubeszenz und insbesondere in der Adoleszenz die anaerobe Kapazität bedeutend zunimmt (vgl. *Labitzke/Vogt* 1976, 153; *Wasmund/Nowacki* 1978, 68), ist jetzt auch der Einsatz von Trainingsmethoden und -inhalten möglich, die der gezielten Verbesserung der anaeroben Ausdauerfähigkeit dienen. Allerdings sollten diese Methoden und Inhalte weiterhin in begrenztem Umfang und in stark differenzierter Form angewendet werden. Gegen Ende der Adoleszenz sind dann Belastungsvoraussetzungen gegeben, die eine weitere Steigerung der Intensität bzw. des Umfanges ermöglichen und somit eine zunehmende Annäherung an das Erwachsenentraining bringen.

Trainingsmethoden und -inhalte für das Kinder- und Jugendtraining

Haupttrainingsmethoden des Kindes- und Jugendalters sind die Dauer- und die Kurzzeitintervallmethode bzw. intervallartige Belastungen. Nicht geeignet hingegen sind die Wiederholungsmethode, vor allem mit Streckenlängen, die eine starke Beanspruchung der anaeroben Glykolyse erfordern, und die Wettkampfmethode, insbesondere im Mittelstreckenbereich.

Da das Dauerlauftraining starken Monotoniecharakter entwickeln kann, ist durch eine außergewöhnlich umfassende und variable Auswahl von Trainingsinhalten und -methoden für die notwendige Abwechslung zu sorgen.

Es sollte dabei auch nicht vergessen werden, daß sich das Laufen auch über die Verwendung von Fortbewegungsinstrumenten (Rollschuhen, Schlittschuhen, Skiern etc.) attraktiver gestalten läßt.

> Die Freude am Ausdauertraining steht und fällt mit der Art der Durchführung.

Trainingsmethoden für das Vorschul- sowie frühe und späte Schulkindalter (bis etwa 12/13 Jahre)

Haupttrainingsmethoden zur Entwicklung der Grundlagenausdauer sind die „Intervallmethode" bzw. intervallartige Belastungen und die Dauermethode in kindgemäßen Modifikationen. Das Ausdauertraining muß sich in seinen Methoden und Inhalten an den „natürlichen" Bewegungsgewohnheiten der Kinder orientieren. Nicht alles, was demnach an „klassischen" Trainingsformen bekannt ist, ist auch beim Ausdauertraining mit Kindern geeignet. So stellen z. B. „Klassiker" der Ausdauerschulung wie Dauerlauf und Fahrtspiel nur „bald mögliche", nicht aber die Trainingsinhalte „der ersten Stunde" im Ausdauertraining mit Kindern und Jugendlichen dar (vgl. *Medler* 1989, 58).

Oberstes Ziel muß es sein, langfristig die Freude am „lang und langsam Laufen" zu entwickeln und dann zu bewahren. Dies ist jedoch nur möglich über ein sogenanntes Intervalltraben, bei dem je nach Leistungsvermögen eine bestimmte Strecke bzw. Zeit getrabt wird und dann zur Erholung wieder gegangen wird. Kontinuierliche Belastungen im Sinne von Ausdauerreizen werden nur dann akzeptiert, wenn andere Dinge – z. B. die Betätigung mit einem Ball etc. – im Vordergrund stehen.

Beachte: Die Regenerationspausen sollten vom Trainer bzw. Übungsleiter bereits dann eingelegt werden, wenn die Kinder bzw. Jugendlichen überhaupt noch nicht meinen, eine Pause nötig zu haben. Auf diese Weise gelingt es, ein Gefühl der „Leichtigkeit" zu vermitteln (vgl. *Diem* 1984, 108; *Medler* 1989, 58).

Zu Beginn sollten 1-, 2- oder 3-Minuten-Läufe stehen, die von einminütigen Gehpausen unterbrochen werden. Sowohl während des Laufes sollte auf Ablenkung von der Belastung (Geländewahl, kleine Zusatzaufgaben, Ball mit der Hand bzw. dem Fuß treiben etc.) geachtet, als auch in den Gehpausen für Abwechslung (gymnastische Einlagen, Atemgymnastik mit kindgemäßen Übungen, wie z. B. „Holzhacken") gesorgt werden. Das Intervalltraben sollte – entsprechend dem Fernziel „Dauerlauf von 30–40 Minuten" – über etwa den gleichen Zeitraum erfolgen. Daraus ergibt sich dann eine aufsummierte Gesamttrabzeit von 20–25 Minuten. Da Kinder am liebsten „spielend" lernen, sollte auch die Ausdauerschulung kindgemäß sein. Mit einer Vielzahl abwechslungsreicher Spiele sollte die Ausdauer nach dem oben dargestellten Prinzip – von der intermittierenden zur zunehmend längeren Dauerbelastung – entwickelt werden.
Mit der Durchführung eines kombinierten Trainings – Intervalltraben und Ausdauerspiele – ist ein schrittweises Vorgehen zur Steigerung der psychophysischen Ermüdungsresistenz gewährleistet. Dabei wird die physische Belastungssteigerung durch die zunehmende Dauerbelastung (von kurzen Belastungsphasen hin zu längeren Dauerläufen), die psychische Belastung durch inhaltliche Umgestaltung (von kind- und jugendgemäßen Spielformen hin zu gewöhnlichen Dauerläufen) vollzogen.

Trainingsinhalte für das Vorschul- sowie frühe und späte Schulkindalter (bis etwa 12/13 Jahre)

In dieser Altersstufe sollte sich das Ausdauertraining insbesondere auf das Bewegungsspiel – hier steht der zwanglose Wechsel von Erholung und Belastung in Intervallform im Vordergrund – und abwechslungsreich gestaltete Dauerläufe beschränken.
Die nachfolgende Auswahl von verschiedenen Trainingsinhalten ist nur formal nach verschiedenen Altersstufen getrennt. Diese Einteilung bedeutet nur, daß bestimmte Trainingsinhalte für einen bestimmten Entwicklungsabschnitt besonders gut geeignet, ansonsten aber auch in den anderen Altersstufen anwendbar sind.

Intervallähnliche Belastungen

– Kleine Spiele (vgl. *Döbler* 1976): z. B. alle Arten von Haschespielen, Staffeln, Nummernwettläufen, Platzwechselspielen, Schwarzer Mann, Der Bär ist los, Räuber und Gendarm, Stadt-Land, Jägerball etc.
– Kleine Mannschaftsspiele: Parteiball, Turmball, Rollball, Mini-Basketball etc.
– Figurenlaufen: Der Lehrer fährt mit der Linienmaschine große und kleine Figuren (Umrisse von Tieren etc.), die dann im Wechsel (oder auch über einen längeren Zeitraum) durchlaufen werden müssen.

Variationen:
– Die Laufgruppen „zeichnen" Figuren auf das Spielfeld.
– Je zwei Gruppen laufen im Wechsel selbst erdachte Figuren auf das Spielfeld. Die zurückbleibende Gruppe muß die Figur jeweils erraten.

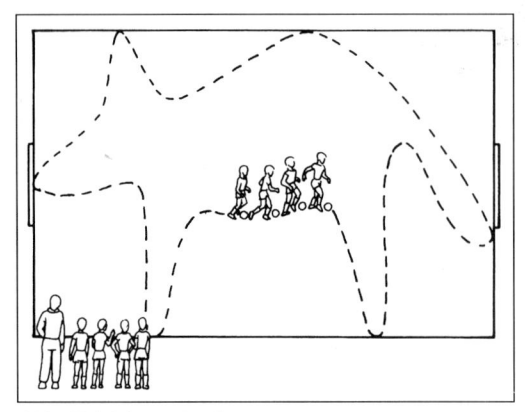

Abb. 121 Figurenlauf

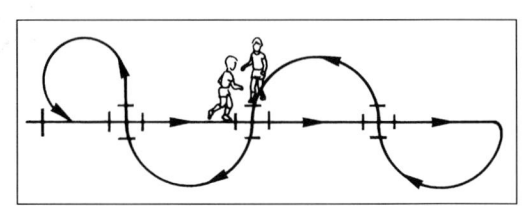

Abb. 122 Verkehrsspiel: Wer von rechts kommt, hat Vorfahrt (aus *Weineck* 1990, 137)

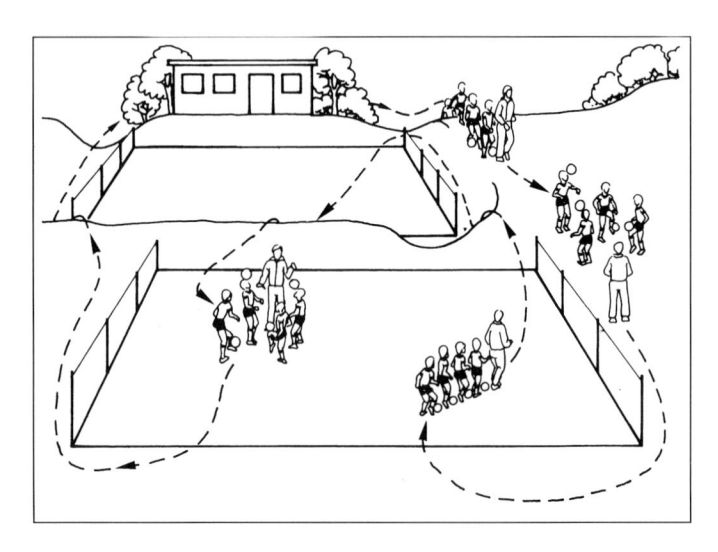

Abb. 123 Intervalltraben mit Pausenwettspielen

– Der jeweils erste Läufer jeder Gruppe trabt (dribbelt) eine Figur auf das Spielfeld. Die mitlaufende Gruppe muß die Figur erraten.
– Die Laufgruppen „schreiben" das jeweilige Datum auf das Spielfeld.
– Verkehrsspiel (s. Abb. 122);
– Orientierungslauf in der Schule (vgl. *Müller* 1980, 22; *Weichert* 1980, 30).
– Intervalltraben mit Pausenwettspielen (nach *Meder* 1989, 63):
 Der Trainer trabt mit seinen Spielern jeweils dem Leistungsstand entsprechende Trabintervalle. In den Pausen werden Jonglierwettbewerbe durchgeführt. Wer schafft es, nach der Ausdauerbelastung den Ball am meisten auf dem Spann, Oberschenkel oder Kopf zu jonglieren (Abb. 123)?

Variationen:
– Ball wird beim Intervalltraben mitgeführt: Je zwei Läufer bestreiten in der Pause einen Jonglierwettbewerb. Der Ball wird von einem der beiden Spieler im Wechsel mitgeführt, oder aber die Bälle werden an einer

Kinder- und Jugendtraining

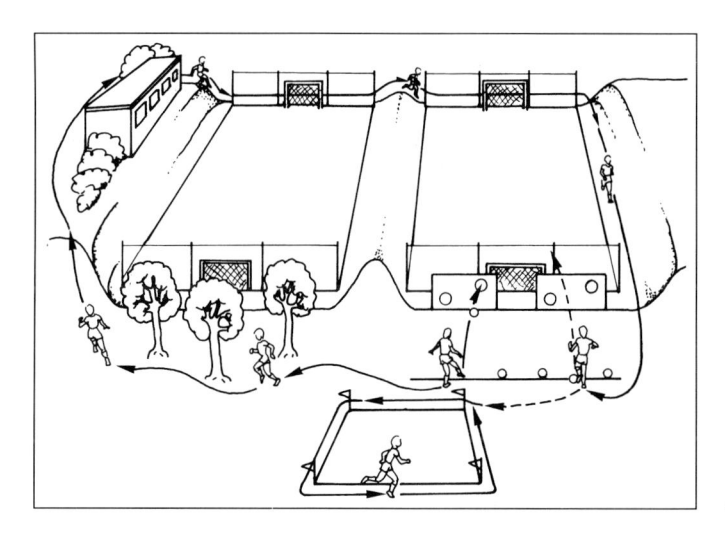

Abb. 124 Biathlon

Stelle, die nach jeder Trabphase angelaufen wird, zurückgelassen.
- Intervalltraben mit Kurzpässen:
Je zwei Läufer spielen sich den Ball während des Intervalltrabens über kurze Entfernungen zu. In den Pausen werden jeweils Jonglierwettbewerbe absolviert.
- Biathlon (nach *Medler* 1989, 64):
Beim Biathlon werden Dauerlauf und Geschicklichkeitsübungen miteinander kombiniert. Nach einer Dauerlaufleistung (einmal, zweimal usw. um den Sportplatz, auf einem festgelegten Weg durch das Sportgelände, auf einem Rundkurs im Gelände oder im Wald) muß an einer festen Station eine Zusatzaufgabe erfüllt werden (z. B. Kegel umschießen, Torwandschießen). Das Zielschießen kann mit der Hand oder mit dem Fuß (schwieriger!) erfolgen. Für jeden Fehlversuch muß zunächst eine Strafrunde gelaufen werden, bevor es wieder auf die Laufstrecke geht. Je länger die Laufstrecke gewählt wird, desto eher werden bei diesem anstrengenden Laufspiel die aeroben Energiebereitstellungsmechanismen und nicht die anaeroben angesprochen (Abb. 124).

Variationen:
- Biathlon ohne Strafrunde:
Bei dieser Variante müssen die Einzelläufer oder Mannschaften (Gruppen) die Aufgabe vollständig erfüllen (z. B. muß jedes Gruppenmitglied einen Kegel umgeschossen oder einen Treffer an der Torwand erzielt haben), bevor die nächste Laufrunde absolviert werden darf.
- Biathlon mit Ballführen:
Der für die Zusatzaufgabe erforderliche Ball wird von den Spielern auf der Laufstrecke am Fuß mitgeführt.
- Zeitschätz-Biathlon:
Die Laufzeit für eine festgelegte Rundenzahl wird von den Einzelläufern/den Laufgruppen vorher geschätzt – Strafrunden eingerechnet. Sieger ist derjenige/die Gruppe, der/die der Schätzzeit am nächsten kommt.
- „Alterslauf":
Wer kann sein Alter in Minuten laufen?
- Wald- und Geländeläufe aller Art.
- Minutenläufe (Wer schafft 1, 2, 3 etc. min?).
- Minutenläufe nach dem Pyramidensystem (1-2-3-2-1 min-Lauf mit jeweils einer Minute Gehpause).

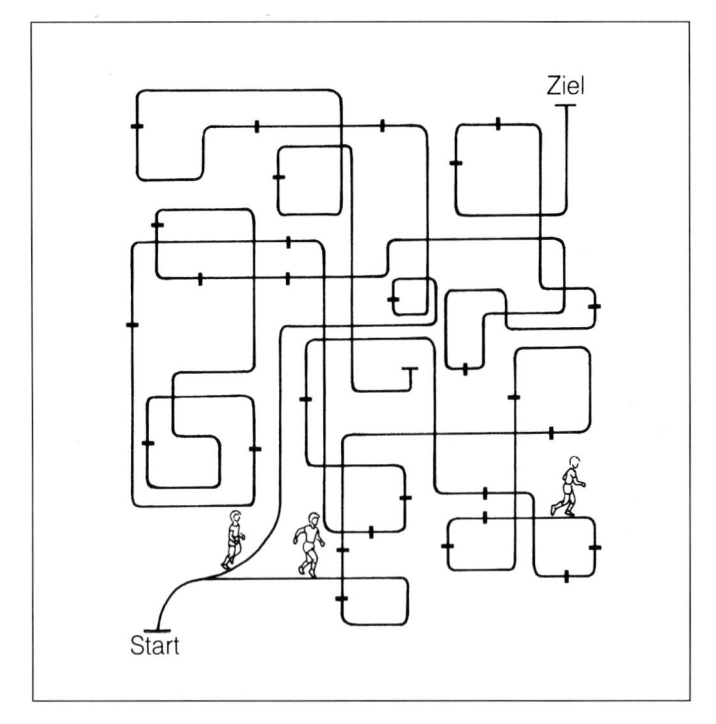

Abb. 125 Laufen im Irrgarten

- Wer schafft den Ausdauerschein I, II, III (5, 10, 15 min laufen, ohne Gehpause)?
- Minderungslauf (5, 4, 3, 2, 1 min bzw. bestimmte Strecken abnehmender Länge).
- Laufen im Irrgarten (Abb. 125).
  Bei dieser Spielform soll eine relativ große Strecke zurückgelegt werden – wenn möglich in einem nicht allzu übersichtlichen Gelände – wobei die Aufmerksamkeit durch die Wegsuche in Anspruch genommen wird und der Schüler die Anstrengung vergißt.
- Traben gegen Ballführen:
  Je zwei Kinder bilden ein Paar, wobei ein Kind beim Laufen den Ball am Fuß dribbelt, während das andere ohne Ball unterwegs ist. Wer hat das bessere Zeitgefühl? Beim nächsten Durchgang werden die Rollen getauscht.
- Zeitschätzlauf auf einem Rundkurs:
  Den Kindern wird die Strecke und die Länge der Strecke vorher bekanntgegeben (oder die Strecke wird ohne Vorinformationen vorher einmal abgelaufen). Wer trifft seine vorweg genannte Zeit am besten?
- Dreiecks(Vierecks)läufe (s. Abb. 126).
  Abb. 126 zeigt das methodische Schema eines Dreieckslaufes: Zur Schulung eines gleichmäßigen mittleren Lauftempos müssen bestimmte Zielpunkte (Eckfahnen beim Dreieck etc.) zu einer vorgegebenen Zeit erreicht werden. Wer zu schnell läuft, muß trabend auf den Pfiff zum Weiterlaufen warten. Für die Leistungsdifferenzierung können verschiedene Seitenlängen bzw. Radien gewählt werden.

Die Trainingsform kann thematisch verpackt werden in
- Schnitzeljagd,
- Laufen im 1., 2. und 3. Gang,
- Laufen in „Straßen" mit verschiedenen Tempostufen.

Kinder- und Jugendtraining

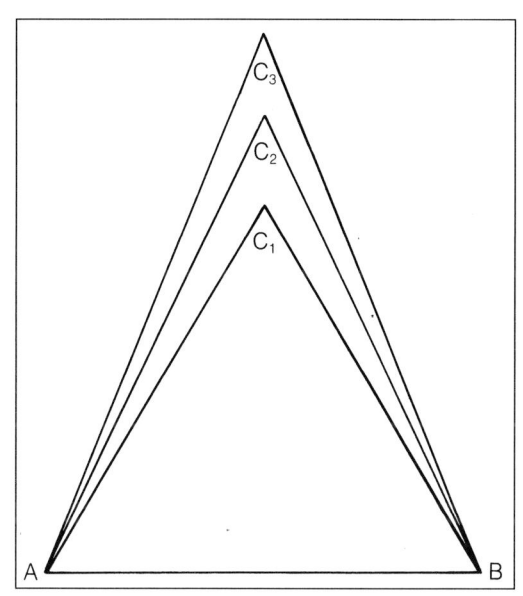

Abb. 126 Dreieckslauf mit veränderlicher Seitenlänge zur Leistungsdifferenzierung

Trainingsmethoden und -inhalte für die erste und zweite puberale Phase

Als Methoden kommen auch hier vor allem die Dauer- und Intervallmethode (extensiv und intensiv) in Frage. Allerdings wird der Dauerlauf jetzt nicht nur kontinuierlich, sondern auch schon mit Tempowechsel durchgeführt.

Belastungen nach der Intervallmethode

– Intervalltraining, insbesondere nach der extensiven Methode und mit längeren Streckenabschnitten, die in einer Richtzeit – also nicht zu schnell – durchlaufen werden sollen.
– Américaine (Endlosstaffel: drei Läufer auf 400 m verteilt);
– Hügelläufe (mäßige Steigungen);
– Tempowechselläufe (nach dem Intervall- bzw. Dauerprinzip, Abb. 127).

Als Spielform „Der letzte Mann sprintet nach vorne": Diese Form ist besonders für das Bahntraining geeignet; bei Waldläufen sollte sie nur bei guten Wegverhältnissen angewendet werden (Unfallprophylaxe).

Belastungen nach der Dauermethode

Es sollte auf eine kontinuierliche Geschwindigkeit geachtet werden: Der Lehrer läuft u. U. in einem Tempo voraus, das auch vom Schwächsten gelaufen werden kann, und niemand darf ihn überholen; später treten Schüler (die schwächeren) an seine Stelle.
Alle Ausdauerformen können durch zusätzliches Ballführen (per Hand, Fuß; im Zweierlauf etc.) interessanter gestaltet werden!

In der Folge sollen einige Ausdauerspielformen dargestellt werden, die im Training der Kinder und Jugendlichen verwendet werden können (vgl. *Buschmann* 1986, 92 f.; *Medler* 1989, 59 f.; *Weineck* 1990, 136 f.). Durch die Aufgabenstellung sollte ein kontinuierliches Lauftempo sichergestellt werden.

- Zeitgefühlläufe:
Die Kinder laufen eine, zwei, drei etc. Minuten – wenn möglich mit Ball – auf freien Laufwegen über das Spielfeld. Wer meint, daß die vorher festgelegte Laufzeit um ist, bleibt stehen. Wer hat das beste Zeitgefühl?

Variationen:
– Minutenlauf mit Sonderaufgaben:
Die Kinder dribbeln mit dem Ball eine, zwei, drei usw. Minuten zu verschiedenen Zielen (Fahnenstangen, Reifen etc.) und kehren dann „rechtzeitig" zum Trainer zurück.
– Tandemlauf:
Zu zweit dribbeln die Kinder zwei Minuten entlang von Spielfeldmarkierungen und kehren dann zum Sammelpunkt zurück. Welches Paar hat das beste Zeitgefühl?
– Lauf zu dritt:
In der Dreiergruppe wird drei Minuten eine Laufläche (mit Fahnenstangen als Markie-

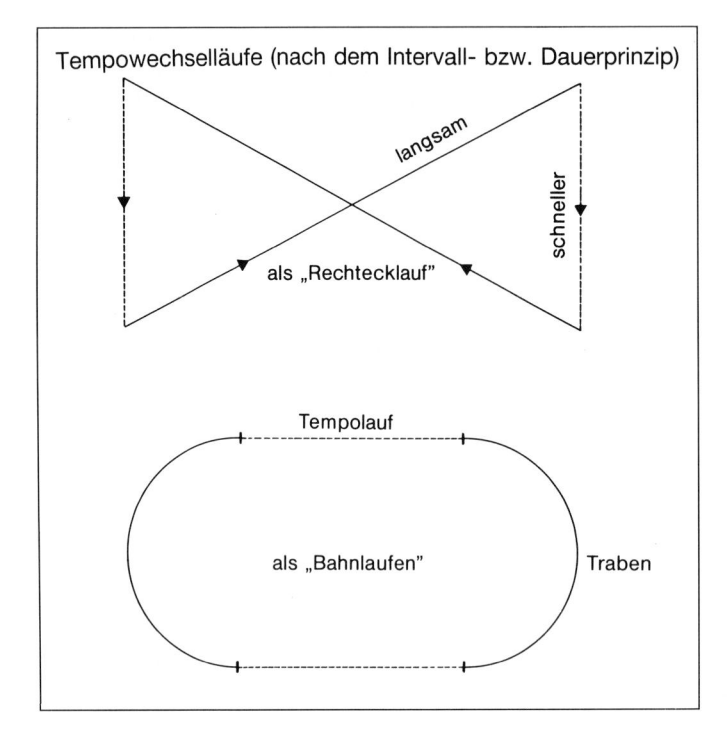

Abb. 127 Tempowechsellauf auf der Bahn bzw. im Rechtecklauf

rungen) in freier Weise dribbelnd absolviert. Welche Dreiergruppe hat das beste Zeitgefühl?

- Umkehrläufe:
  Die Umkehrläufe können ohne und mit Ball, in der Einzelgruppe oder als Gruppenwettkampf, auf dem Platz oder im freien Gelände durchgeführt werden. Die Grundidee ist bei allen Varianten die gleiche: Die Spieler traben zusammen mit dem Trainer in festgelegtem Umlaufsinn um ein mit regelmäßigen Markierungen abgestecktes Viereck. Der Trainer bestimmt das Lauftempo. Nach einer bestimmten Zeit (eine, zwei, drei usw. Minuten) scheidet der Trainer als „Tempomacher" aus, und die Gruppe macht sich allein auf den Rückweg.
  Die Spielidee besteht darin, auf dem Rückweg das gleiche Trabtempo einzuhalten, so daß die Läufer nach Ablauf der doppelten Zeit wieder am Ausgangspunkt sind. Wer hat das beste Tempogefühl?

- Zeitschätzläufe:
  Für eine vorher festgelegte Laufstrecke wird die Laufzeit (Trabzeit) vor dem Lauf geschätzt (und notiert) und dann mit der tatsächlich gelaufenen Zeit verglichen, z. B. vom Ausgangspunkt diagonal über das Spielfeld, um das Fußballtor und wieder zurück. Wer hat das beste Zeitgefühl?

Variationen:
– Zeitschätzlauf mit Ballführen:
  Der Ball wird auf der festgelegten Strecke am Fuß mitgeführt.
– Wald- und Geländeläufe;
– Partnerläufe mit Fahrrad über 5, 10, 15 km:
  Partner 1 fährt neben dem laufenden Part-

ner 2 her und wechselt mit diesem bei Ermüdungseintritt das Rad.
Beachte: Die Verkehrssicherheit (abgelegene Straßen bzw. Radwege aussuchen) muß gewährleistet sein. Außerdem sollten die Partner so ausgesucht werden, daß ein besserer und ein schlechterer Läufer zusammengenommen werden.
Diese Trainingsform kann auch in der Gruppe (drei bis fünf Partner haben ein Fahrrad) durchgeführt werden.
- Alle Großen Spiele (Regeln so gestalten, daß es möglichst zu einem ununterbrochenen Spielfluß kommt!)
- Ausdauerdrei-, vier-, fünfkampf: Je nach Möglichkeiten sollte in verschiedenen Sportarten eine längere Strecke ausgewählt werden, die in zeitlicher Relation zu verschiedenen Sportarten steht. Sieger ist, wer die geringste Gesamtzeit hat.
Als Sportarten bieten sich an: Laufen, Schwimmen, Radfahren, u. U. Rudern bzw. im Winter Skilanglauf oder Eisschnellauf über größere Distanzen.
- Im Sportunterricht sollte dem Ausdauer-Dreikampf *Laufen – Schwimmen – Radfahren* ein besonderer Stellenwert eingeräumt werden, um der meistverbreiteten Monotonie des schulischen Ausdauertrainings eine den Schüler animierende und die Ausdauerleistungsfähigkeit steigernde Alternative zu bieten.
- Ausdauerläufe mit Tempokomponente: z. B. 14 Minuten kontinuierlicher Lauf + eine Minute Tempo (oder 13 : 2 etc.).
- Tempoläufe, u. U. als Handicapläufe (Vorgabe für schwächere Läufer). Beachte: Diese Art des Trainings ist nur nach guter Vorbereitung und relativ selten einzusetzen!
- Orientierungsläufe;
- *Cooper*-Test: Welche Strecke kann in zwölf Minuten durchlaufen werden? (s. S. 187).
- *Conconi*-Test (s. S. 191).
Dieser Test ist günstiger als der Cooper-Test (Dauerstreß durch stets höchstmögliches Tempo!), da er eine geringere psychische Belastung darstellt und sich bei den Schülern einer großen Akzeptanz erfreut!

Diese Aufzählung von Trainingsinhalten erhebt keinen Anspruch auf Vollständigkeit; sie kann beliebig ergänzt und vervollständigt werden. Auch der Einsatz der verschiedenen Trainingsinhalte und -methoden in den einzelnen Altersstufen kann je nach Gegebenheiten (Übungsmöglichkeiten, bereits erreichtes Niveau der Ausdauerleistungsfähigkeit) eine Zuteilungsänderung erfahren. Wichtig ist allein, und dies gilt vor allem für den Schulsport, durch eine abwechslungsreiche, spielbetonte und vielseitige Ausdauerschulung die Kinder und Jugendlichen frühzeitig und langfristig mit den Ausdauersportarten in Verbindung zu bringen, um deren gesundheitliche Wertigkeiten für später voll ausnutzen zu können.

Methodische Grundsätze für das Ausdauertraining im Kindes- und Jugendalter

- Das Ausdauertraining im Kindes- und Jugendalter dient vor allem der Ausbildung einer guten Grundlagenausdauer und damit der Verbesserung der aeroben Kapazität.
- Als Teststrecken sollten *nicht* die bislang zumeist geforderten Läufe über 600–1200 m gelaufen werden, da sie zu starke anaerobe Anteile beinhalten, sondern es sollten 5-, 10- oder 15-Minutenläufe mit zuerst beliebiger Laufgeschwindigkeit gewählt werden. Erst nach Erreichen eines bestimmten Mindestumfanges (15–20-Minutenläufe) sollten Mindestanforderungen in der Form von Soll- (aber nicht Muß-)Zielen eingeführt werden.
- Die Ausdauerschulung sollte in irgendeiner Form, insbesondere unter Ausnutzung der Kleinen und Großen Spiele, in jeder Sportstunde in ausreichendem Maße durchgeführt werden.
- Für eine aerobe Ausdauerschulung gibt es höchstens einen zu späten, aber keinen zu frühen Beginn!

- Die aerobe Ausdauerleistungsfähigkeit ist bei den Mädchen im 12./13., bei den Jungen im 13./14. Lebensjahr am besten trainierbar (vgl. *Koinzer/Enderlein/Herforth* 1981, 201).
- Das Ausdauertraining sollte vor allem umfang- und nicht intensitätsbetont sein.
- Das Ausdauertraining sollte in differenzierter Form den jeweiligen individuellen Gegebenheiten entsprechend und ohne äußere Zwänge durchgeführt werden.
- Das Ausdauertraining sollte abwechslungsreich, kurzweilig und kindgemäß sein. Es sollte Spaß machen und der Phantasie der Kinder entgegenkommen.
- Die Auswahl der Trainingsmethoden und -inhalte sollte den psychophysischen Voraussetzungen der Kinder und Jugendlichen entsprechen.
- Auf die günstigen gesundheitsfördernden Wirkungen eines Ausdauertrainings ist frühzeitig hinzuweisen.

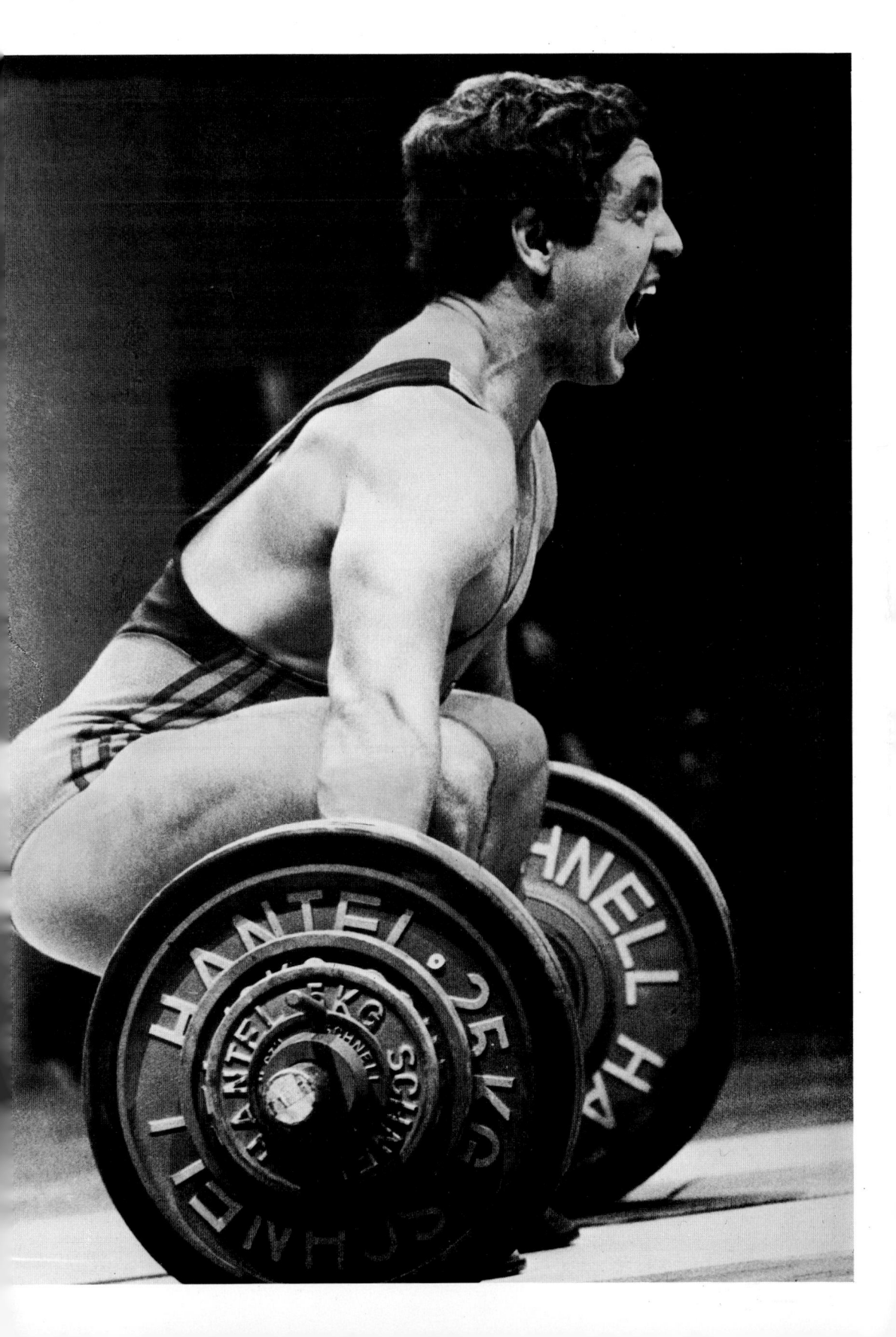

13 Krafttraining

Begriffsbestimmung

Die Formulierung einer präzisen Definition von „Kraft", die sowohl ihre physischen als auch psychischen Aspekte erfaßt, bereitet im Gegensatz zur physikalischen Bestimmung erhebliche Schwierigkeiten, da die Arten der Kraft, der Muskelarbeit, der Muskelanspannung bzw. der differenzierte Charakter der Muskelanspannung, außerordentlich vielfältig sind und von einer Vielzahl von Faktoren beeinflußt werden.

Eine definitorische Klärung des Kraftbegriffs wird deshalb jeweils nur im Zusammenhang mit den nachfolgenden Arten der Kraftmanifestation möglich sein.

Arten der Kraft

Bevor auf eine spezielle Unterteilung der *Arten der Kraft* eingegangen wird, muß prinzipiell festgestellt werden, daß sich die Kraft bzw. ihre verschiedenen Manifestationsformen stets unter dem Aspekt der *allgemeinen* und *speziellen* Kraft betrachten lassen.

Unter der *allgemeinen* Kraft wird dabei die sportartunabhängige Kraft aller Muskelgruppen verstanden, unter *spezieller* die für eine bestimmte Sportart typische Manifestationsform sowie ihr spezifisches Muskelkorrelat (d. h. die an einer bestimmten sportlichen Bewegung beteiligten Muskelgruppen).

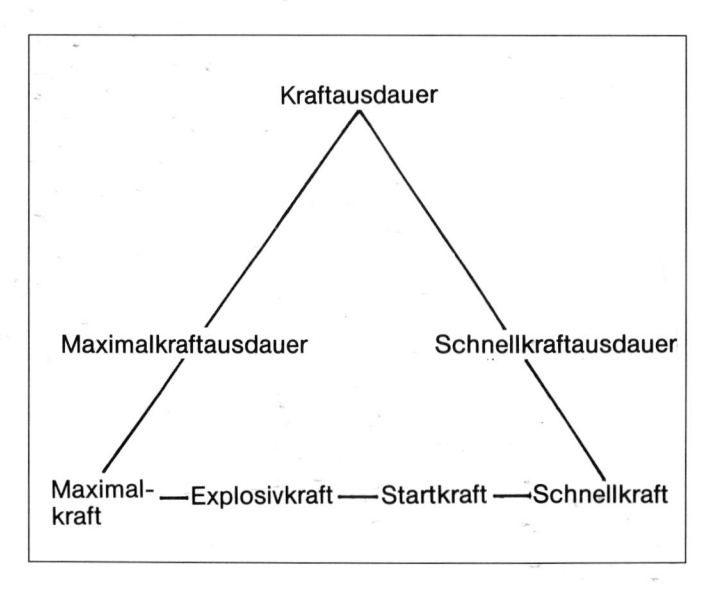

Abb. 128 Die Wechselbeziehungen der drei Hauptformen der Kraft

Arten der Kraft

```
                                    Kraft
                ┌───────────────────┼───────────────────┐
          Maximalkraft          Schnellkraft         Kraftausdauer
            ↙      ↘                │                     │
      dynamisch  statisch            │                     │
          │        │                 │                     │
      Stoßkraft  Haltekraft      Sprintkraft          Sprintkraftausdauer
      Zugkraft   Zugkraft        Sprungkraft          Sprungkraftausdauer
      Schubkraft Druckkraft      Schußkraft           Schußkraftausdauer
                                 Wurfkraft            Wurfkraftausdauer
                                 Zugkraft             Zugkraftausdauer
                                 Schlagkraft          Schlagkraftausdauer
                                 Stoßkraft            Stoßkraftausdauer
```

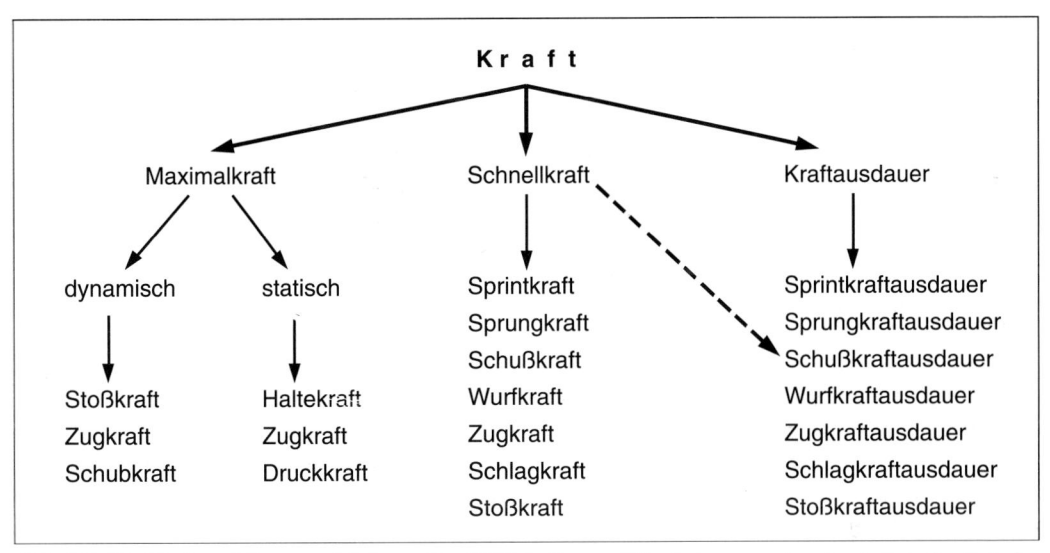

Abb. 129 Die Kraft und ihre verschiedenen Kraftfähigkeiten und Erscheinungsweisen (nach *Letzelter/Letzelter* 1986, 66)

Die Kraft tritt in den verschiedenen Sportarten niemals in einer abstrakten „Reinform", sondern stets in einer Kombination bzw. mehr oder weniger nuancierten Mischform der konditionellen physischen Leistungsfaktoren auf.

Aus Abb. 128 lassen sich drei Hauptformen ableiten: die *Maximalkraft*, die *Schnellkraft* und die *Kraftausdauer* (vgl. Letzelter 1972, 1821; Harre 1976, 124; Martin 1977, 65; Frey 1977, 340 f.).
Abb. 129 zeigt die verschiedenen Subkategorien und Erscheinungsweisen der Maximalkraft, der Schnellkraft und der Kraftausdauer.

Maximalkraft

Die Maximalkraft stellt die höchstmögliche Kraft dar, die das Nerv-Muskel-System bei maximaler *willkürlicher* Kontraktion auszuüben vermag.
Höher noch als die Maximalkraft ist die Absolutkraft – sie stellt die Summe aus Maximalkraft und Kraftreserven dar, die nur unter besonderen Bedingungen (Todesangst, Hypnose etc.) mobilisiert werden kann (s. S. 243).
Die Differenz zwischen Absolutkraft und Maximalkraft nennt man „Kraftdefizit", das je nach Trainingszustand zwischen 30 % (Untrainierte) und 10 % (Trainierte) betragen kann. In der Trainingspraxis läßt es sich über die Differenz der Kraftleistungen bei maximaler isometrischer und exzentrischer Muskelkontrak-

tion (vgl. *Letzelter* 1986, 67) bzw. über den Vergleich der Kraft bei maximaler isometrischer Kraft und maximaler Elektrostimulation (vgl. *Duchateau* 1993, 52) bestimmen: Je mehr die exzentrische bzw. durch Elektrostimulation ausgelöste Kraft die isometrische übersteigt, desto größer ist das Kraftdefizit bzw. desto geringer ist der „Austrainiertheitsgrad" des Sportlers.

Bei der Maximalkraft unterscheidet man eine *statische* und *dynamische* Maximalkraft. Die *statische* Maximalkraft ist dabei nach *Frey* (1977, 341) die höchste Kraft, die das Nerv-Muskel-System bei willkürlicher Kontraktion gegen einen unüberwindlichen Widerstand auszuüben vermag; die *dynamische* Maximalkraft hingegen ist die höchste Kraft, die das Nerv-Muskel-System bei willkürlicher Kontraktion innerhalb eines Bewegungsablaufes zu realisieren vermag. Die *statische* Maximalkraft ist stets größer als die *dynamische*, denn eine maximale Kraft kann nur dann auftreten, wenn sich die Belastung (Grenzlast) und die Kontraktionskraft des Muskels das Gleichgewicht halten (*Ungerer* 1970, 113).

> Die *Maximalkraft* ist von folgenden Komponenten abhängig:
> – vom physiologischen Muskelquerschnitt,
> – von der *intermuskulären* Koordination (Koordination zwischen den Muskeln, die bei einer gegebenen Bewegung zusammenarbeiten),
> – von der *intramuskulären* Koordination (Koordination innerhalb des Muskels).

Über jede dieser drei Komponenten kann eine Verbesserung der Maximalkraft erreicht werden.

Kurzfristige maximale konzentrische und exzentrische Krafteinsätze (s. S. 259) bewirken vor allem einen Kraftzuwachs durch Verbesserung der *intramuskulären* Koordination. Die Kontraktionskraft der einzelnen motorischen Einheit wird hingegen nur geringfügig verbessert (*Bührle/Schmidtbleicher* 1981, 266).

> Mit Hilfe der *intramuskulären* Koordinationsverbesserung wird damit eine Kraftzunahme ohne wesentliche Querschnitts- und Gewichtszunahme möglich, was vor allem in den Sportarten von Bedeutung ist, in denen das eigene Körpergewicht beschleunigt werden muß, wie z. B. beim Hochspringen.

Energetisch spielen bei der Entwicklung der Maximalkraft die *energiereichen Phosphate* (ATP, KP) die entscheidende Rolle, da der Zeitraum der maximalen Kraftentwicklung nur im Bereich von Sekundenbruchteilen bzw. von wenigen Sekunden liegt: Eine bis zur Erschöpfung durchgeführte Maximalbelastung führt schnell zu einer intrazellulären Übersäuerung (Laktatanstieg) und damit zum Leistungsabfall in submaximale Bereiche (Abb. 130).

Schnellkraft

> Die Schnellkraft beinhaltet die Fähigkeit des Nerv-Muskelsystems, den Körper, Teile des Körpers (z. B. Arme, Beine) oder Gegenstände (z. B. Bälle, Kugeln, Speere, Disken etc.) mit maximaler Geschwindigkeit zu bewegen (s. auch S. 359).

Bei ein und derselben Person kann dabei die Schnellkraft in unterschiedlichen Extremitäten (Arme, Beine) verschieden ausgeprägt sein. Ein Sportler kann über schnelle Arm- (z. B. ein Boxer), aber langsame Beinbewegungen verfügen (vgl. *Smith* in *Hollmann/Hettinger* 1980, 275).

Schnellkräftige Bewegungen sind programmgesteuert, das heißt, sie laufen nach einem im Zentralnervensystem gespeicherten Programm ab. Für schnellkräftige Bewegungen weisen talentierte Sportler ein sogenanntes „kurzes", weniger begabte ein „langes" Bewegungs-

Arten der Kraft

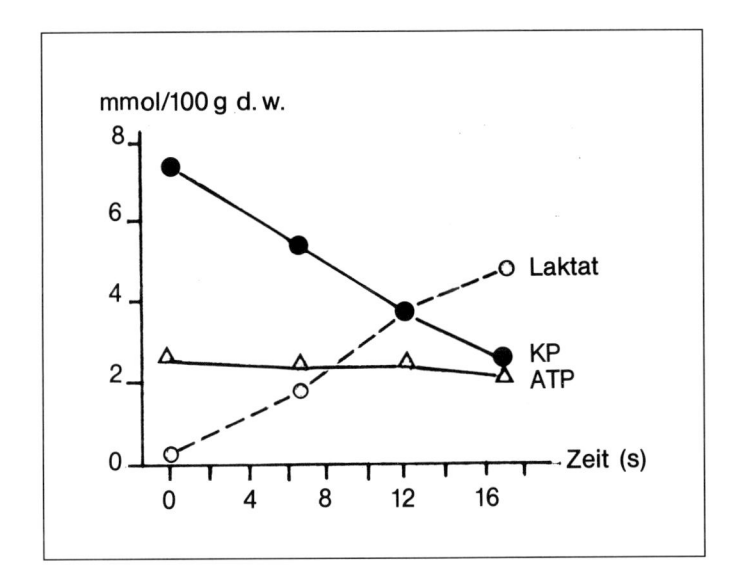

Abb. 130 Konzentrationsänderungen von ATP, KP und Laktat im M. vastus lateralis nach maximalen Kontraktionen (nach *Bergström* et al. 1971 in *Asmussen* 1979, 316)

bzw. Zeitprogramm auf (vgl. *Bauersfeld/Voss* 1992, 18; s. Abb. 131). Durch Training sind diese Zeitprogramme in einem gewissen Rahmen beeinflußbar.

> Zeitprogramme sind bewegungsspezifisch. Strukturähnliche Bewegungen werden auf der Grundlage gleicher Zeitprogramme gesteuert (*Bauersfeld/Voss* 1992, 18).

„Kurze Zeitprogramme zeichnen sich dadurch aus, daß ein direkter schneller Impuls an die Hauptmuskeln erfolgt. Das Innervationsmuster ist gekennzeichnet durch ausgeprägte Vorinnervationsphasen, durch einen steilen Anstieg der Hauptaktivität und eine Aktivitätskonzentration in der ersten Hälfte der Arbeitsphase sowie durch eine gute „Koaktivierung" (Zusammenwirken) zwischen den Hauptmuskeln. Infolge der Vorinnervation kommt es zur Verbesserung der Ansprechbarkeit der Muskelspindeln bzw. zu einer erhöhten Stiffness und Elastizität des Muskels. Der steile Aktivitätsanstieg (Aktivitätskonzentration in der ersten Hälfte der Arbeitsphase) schafft die Voraussetzungen für eine schnelle und kräftige Kontraktion.

Das Innervationsmuster des langen Zeitprogramms zeigt keine schnelle Ansteuerung der Hauptmuskeln. Die Vorinnervationsphasen sind deutlich geringer ausgeprägt bzw. fehlen völlig, und der weitere Verlauf der Aktivität wird von Phasen verringerter Aktivität, langen Plateauphasen bzw. Einsattelungen unterbrochen" (vgl. Abb. 131, *Bauersfeld/Voss* 1992, 18).

Wurde früher ein enger Zusammenhang zwischen isometrischer Maximalkraft und Bewegungsgeschwindigkeit postuliert (vgl. *Bührle/Schmidtbleicher* 1981, 262) – ein Zuwachs an isometrischer Kraft wurde stets mit einer Verbesserung der Bewegungsgeschwindigkeit verbunden –, so wird heute der Einfluß der Maximalkraft auf die Schnellkraft und ihre Subkategorien wesentlich differenzierter und kritischer gesehen. Die Maximalkraft als relativ unspezifische Grundkraft wird zurückgedrängt zugunsten einer sehr speziellen Schnellkraft, die nicht nur die Muskelstruktur, sondern auch die intra- und intermuskuläre Koordination und die entsprechenden Innervationsmuster sowie

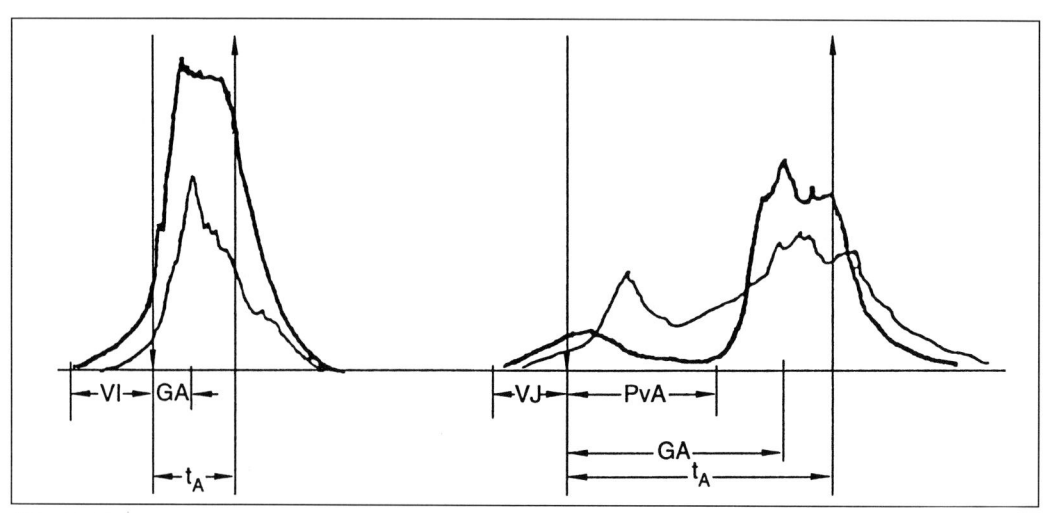

Abb. 131 Exemplarische Darstellung des Innervationsmusters eines kurzen (links) und eines langen Zeitprogramms (nach *Bauersfeld/Voss* 1992, 19)

VI (ms) = Dauer der Vorinnervation
PvA (ms) = Phase verringerter Aktivität
GA (ms) = Aktivitätszeit bis zum 1. Gipfel

t_A (ms) = Hauptaktivitätsphase
——— = M. gastrocnemius
——— = M. rectus femoris

die Bewegungsgeschwindigkeit, den Arbeitswinkel und die Art der muskulären Beanspruchung berücksichtigt (vgl. *Reiss/Pfeiffer* 1991, 186 f. und *Duchateau* 1993, 25 f.).

Nimmt die zu überwindende Last zu, dann nimmt die Bedeutung der Maximalkraft für die Schnellkraft zu. Während zum Beispiel beim Beugen des Ellbogens mit einem Gewicht von 13 % des Maximums die Hebegeschwindigkeit einer Last um 39 % von der Maximalkraft abhängt, erhöht sich dieser Prozentsatz beim Heben einer Last von 51 % des Maximums bereits auf 71 % (vgl. *Werchoshanskij* 1978, 60).

> Der Korrelationsgrad zwischen Maximalkraft und Bewegungsgeschwindigkeit erhöht sich mit der Vergrößerung der Last.

Die Abb. 132 verdeutlicht, daß die Kraft-Zeit-Kurven bei verschiedenen dynamischen Belastungen bzw. bei isometrischer Kraftentwicklung den gleichen Anstieg aufweisen, was bedeutet, daß sich das Schnellkraftvermögen in gleicher Weise bei der dynamischen wie auch bei der isometrischen Kontraktion realisiert.

Die Steilheit der Kraftanstiegskurve als Parameter für das *Schnellkraftvermögen* – sie läßt sich auch als azyklische Schnelligkeit bezeichnen (s. S. 414) – hängt hauptsächlich von drei Faktoren ab:

1. Vom vorliegenden Zeitprogramm

Die Zeitprogramme – sie stellen, wie bereits erwähnt, zeitlich abgestimmte (elektrische) Impulsfolgen des Muskeleinsatzes der für die entsprechende Bewegung notwendigen Muskeln dar – sind „kraftunabhängige" elementare Bewegungsmuster, die vor allem bei ballisti-

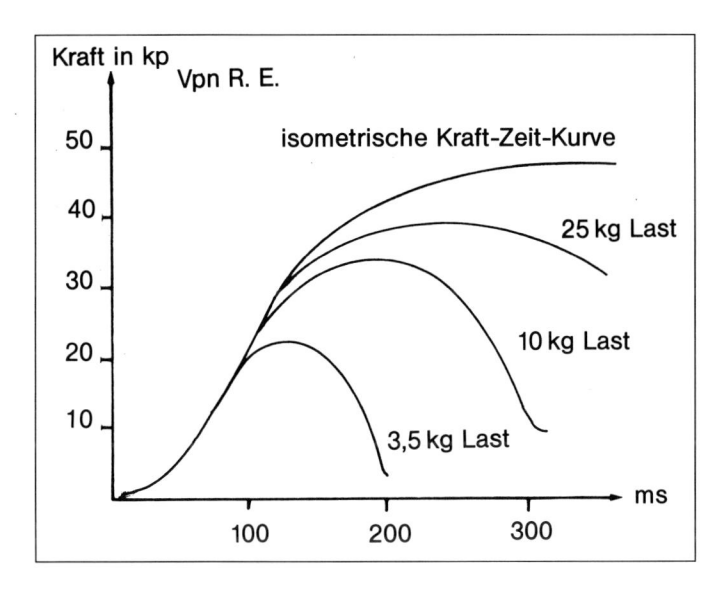

Abb. 132 Kraft-Zeit-Kurven bei verschiedenen dynamischen Belastungsstufen sowie bei isometrischer Anspannung (*Bührle/Schmidtbleicher* 1981, 267)

schen Bewegungen von Bedeutung sind. Ballistische Bewegungen beinhalten explosive Krafteinsätze, die dadurch gekennzeichnet sind, daß sie eine kurze Startzeit, ein maximales Tempo sowie die Unmöglichkeit der Korrektur während der Ausführung aufweisen. Es handelt sich demnach um schnellstmögliche Kontraktionen, die vorprogrammiert ablaufen (vgl. auch *Tidow/Wiemann* 1993, 93).

> Bei Absprüngen – wie z. B. beim Nieder-Hoch-Sprung – spiegeln sich die Qualitätsunterschiede darin wider, daß das kurze Zeitprogramm Bodenkontaktzeiten unter 170 ms, das lange hingegen Werte darüber aufweist (*Bauersfeld/Voss* 1992, 18).

2. Vom Typ der aktivierten Muskelfasern

Wie biochemische Untersuchungen zeigen, ist der Ausprägungsgrad des anfänglichen Kraftimpulses direkt mit dem prozentualen Anteil an FT-Fasern korreliert – im Gegensatz zur Entwicklung des Kraftmaximums, bei dem sowohl FT- als auch ST-Fasern beteiligt sind (vgl. *Bosco/Komi* 1979, 275).

Wie Abb. 32 zeigt, weisen innerhalb der schnellzuckenden Muskelfasern (Typ-II-Fasern) – sie lassen sich unterteilen in II c-, II a- und II b-Fasern – die II b-Fasern die schnellste Kontraktionszeit und damit auch die höchste Kontraktionsgeschwindigkeit auf. Durch ein entsprechendes Training können die II b-Fasern selektiv trainiert (s. S. 282) und damit spezifisch für bestimmte schnellkräftige Bewegungen nutzbar gemacht werden.

3. Von der Kontraktionskraft der eingesetzten Muskelfasern, d. h. vom Querschnitt der für maximal schnelle Bewegungen erforderlichen schnellzuckenden Muskelfasern, insbesondere der II b-Fasern.

Trainingsmethodisch lassen sich im Schnellkraftbereich die Startkraft und die Explosivkraft unterscheiden.

Unter *Startkraft* – einer Subkategorie der Explosivkraft – versteht man die Fähigkeit, einen möglichst hohen Kraftanstiegsverlauf zu Beginn der muskulären Anspannung realisieren zu können. Die *Startkraft* ist bei Bewegungen leistungsbestimmend, die eine hohe Anfangsgeschwindigkeit erfordern (Beispiel: Boxer und Fechter); sie basiert auf der Fähigkeit, zum Kontraktionsbeginn möglichst viele motorische Einheiten und damit eine hohe Anfangskraft einsetzen zu können.

Die Startkraft basiert vor allem auf einem schnellen Bewegungsprogramm (s. Pkt. 1) und weist eine gewisse Kraftunabhängigkeit auf.

Unter *Explosivkraft* wird die Fähigkeit verstanden, einen möglichst steilen Kraftanstiegsverlauf realisieren zu können: Der Kraftzuwachs pro Zeiteinheit steht im Vordergrund. Die *Explosivkraft* ist abhängig von der Kontraktionsgeschwindigkeit der motorischen Einheiten der FT-Fasern, der Zahl der kontrahierten motorischen Einheiten und der Kontraktionskraft der rekrutierten Fasern.

Die Explosivkraft profitiert zwar ebenso von einem schnellen Zeitprogramm, ist aufgrund der zu beschleunigenden hohen Zusatzlast jedoch in starkem Maße abhängig vom Niveau der Maximalkraft.

Demnach gilt:

> Bei niedrigen Widerständen dominiert die Startkraft, bei zunehmender Last und damit verlängertem Krafteinsatz die Explosivkraft, bei sehr hohen Lasten schließlich die Maximalkraft (vgl. *Letzelter* 1978, 136).

Die Schnellkraft ist in hohem Maße von sportart- bzw. trainingsspezifischen Faktoren abhängig (vgl. *Duchateau* 1992, 45 f., s. S. 254).

Kraftausdauer

Die Kraftausdauer ist nach *Harre* (1976, 125) die Ermüdungswiderstandsfähigkeit des Organismus bei lang andauernden Kraftleistungen. Kriterien für die Kraftausdauer sind Reizstärke (in Prozent der maximalen Kontraktionskraft) und Reizumfang (Summe der Wiederholungen). Die Art der Energiebereitstellung ergibt sich dabei aus der Kraftintensität, dem Reizumfang bzw. der Reizdauer (s. *Frey* 1977, 345/346).

Die Kraftausdauerfähigkeiten sollten nach *Neumann* (1989, 138 f.) vor allem auf eine Anpassung im Kraftpotential der oxydativ funktionierenden langsamen und schnellen Muskelfasern abzielen. Darin sind nach seiner Meinung sowohl Umbildungen in den neuromuskulären Steuerprogrammen als auch den kontraktilen Strukturen im Muskel eingeschlossen.

Wie in Abb. 133 verdeutlicht, nimmt mit der Erhöhung der zu überwindenden Last die Zahl der möglichen Wiederholungen ab.

> Da bereits ab 20 % der maximalen isometrischen Kontraktionskraft eine Behinderung der arteriellen Blutversorgung im Muskel beginnt – ab 50 % kommt es zu einem völligen Verschluß der Gefäße –, wird die *Kraftausdauer* je nach Intensität der entwickelten Kontraktionskraft mehr aerobe oder anaerobe bzw. gemischte Stoffwechselanteile aufweisen (vgl. *Hollmann/Hettinger* 1980, 335). In der Trainingspraxis ist demnach der jeweiligen sportartspezifischen Belastungssituation durch ein entsprechendes Training Rechnung zu tragen.

Bei der Entwicklung der Kraftausdauerfähigkeiten ist auf nachfolgende Grundforderungen zu achten (*Reiß* 1992, 18):

– Kraftausdauerfähigkeiten sind ein leistungsbestimmender Faktor in allen Ausdauersportarten mit klarer disziplinspezifischer Abgrenzung und wachsendem Stellenwert.
– Effektives Kraftausdauertraining muß vor allem eine differenzierte Entwicklung der disziplinspezifischen Kraftfähigkeiten für hohe (Vortriebs-)Leistungen im Start-, Strecken- und Endspurtabschnitt gewährleisten.
– Hauptkriterien für ein wirkungsvolles Kraftausdauertraining sind:

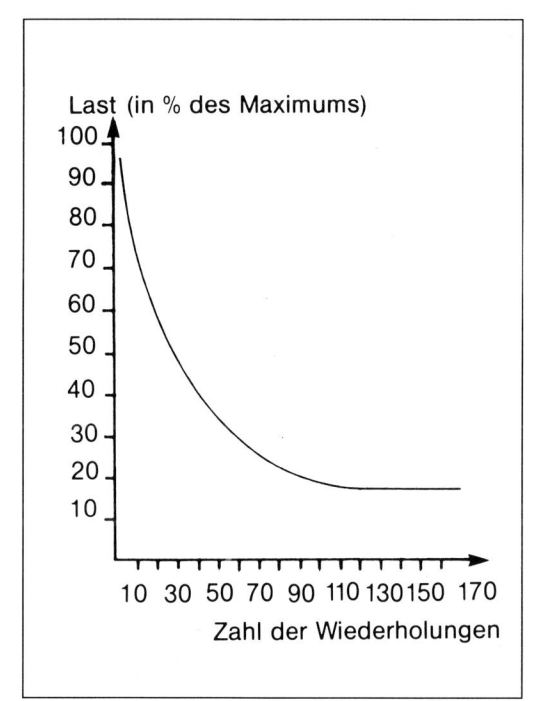

Abb. 133 Graphische Darstellung der Abhängigkeit zwischen Lastgröße und Wiederholungszahl (nach *Zaziorski/Wolkow/Kulik* in *Matwejew* 1981, 52)

- höhere Widerstände als im Wettkampf,
- die vielfache Wiederholung der Trainingsreize,
- die Annäherung/Übereinstimmung der Trainingsformen mit den Kraft-Zeit-Verläufen der Bewegungsstruktur des Wettkampfs,
- die Gerichtetheit auf Hauptmuskelgruppen (Agonisten und Antagonisten),
- eine gesteuerte physiologische Wirkung,
- eine Blockbildung im Mikrozyklus.
- Die disziplinspezifischen Kraftfähigkeiten bedürfen der ganzjährigen Entwicklung/ Stabilisierung bis relativ nahe an die entscheidenden Wettkämpfe. Das erfordert die Steigerung der Krafttrainingsreize im Verlauf der Mesozyklen und Makrozyklen des Jahres.
- Wirkungsvolles Kraftausdauertraining verlangt die Einhaltung einer Entwicklungssystematik im Einsatz der Trainingsmittel im Jahresverlauf.
- Der Hauptinhalt des Krafttrainings muß übereinstimmen (abgestimmt sein) mit der Hauptaufgabenstellung des Trainings im jeweiligen Mikrozyklus und Mesozyklus.
- Der Entwicklungsstand der disziplinspezifischen Kraftfähigkeiten (die Trainingswirkung) muß regelmäßig kontrolliert und die Reproduzierbarkeit des realisierten Krafttrainings durch eine entsprechende Trainingsdokumentation gewährleistet sein.

Eine Sonderform der *Kraftausdauer* stellt die *Schnellkraftausdauer* dar. Sie ist in all den Sportarten von außergewöhnlicher Bedeutung, in denen über einen längeren Zeitraum schnellkräftige Extremitäten- oder Rumpfbewegungen leistungs(mit)-bestimmend sind, wie z. B. beim Boxer, Fechter, Eiskunstläufer sowie bei allen Spielern (Fußballer, Volleyballer u. a.).
Die *Schnellkraftausdauer* ist maßgeblich von einer schnellen Erholungsfähigkeit der beteiligten Muskulatur und somit von einer gut entwickelten allgemeinen und lokalen aeroben und anaeroben Ausdauerleistungsfähigkeit abhängig.
Man unterscheidet zwischen *allgemeiner* und *lokaler* sowie zwischen *dynamischer* und *statischer* Kraftausdauer. Dabei versteht man unter *allgemeiner* Kraftausdauer die Ermüdungswiderstandsfähigkeit der Körperperipherie unter Einsatz von mehr als einem Siebtel bis einem Sechstel der gesamten Skelettmuskulatur, unter *lokaler* Kraftausdauer die Ermüdungswiderstandsfähigkeit der Körperperipherie unter Einsatz von weniger als einem Siebtel bis einem Sechstel der gesamten Skelettmuskulatur (*Frey* 1977, 346).

Sonderformen

Der Maximalkraft, der Schnellkraft und der Kraftausdauer stellt *Frey* (1977, 347) noch die nachfolgenden Spezialformen der Kraft an die Seite:

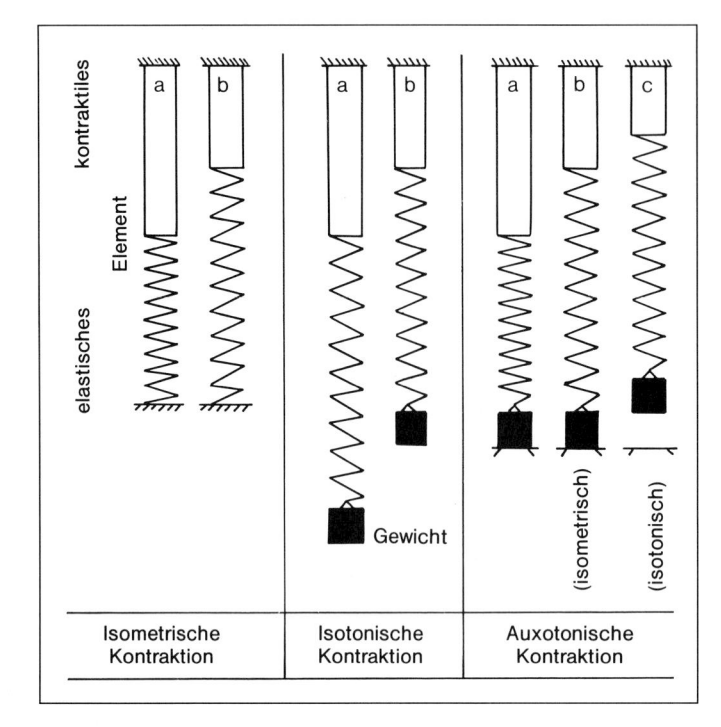

Abb. 134 Verhalten der kontraktilen und elastischen Elemente in Abhängigkeit von der Art der Muskelanspannung
(a = Ruhezustand, b + c = Zustand nach bzw. während der Kontraktion)

- Absolutkraft: Darunter ist die willkürlich-maximale Kraft *plus* durch (Pharmaka und) psychische Komponenten freisetzbare Leistungsreserve zu verstehen.
- Absolute Kraft: Sie stellt die vom Körpergewicht unabhängige Kraftentwicklung dar.
- Relative Kraft: Sie stellt die auf das Körpergewicht bezogene Kraftenwicklung dar.

Arten der Muskelarbeit

Man unterscheidet *überwindende, nachgebende, verharrende* und *kombinierte* Arten der Muskelarbeit (vgl. *Harre* 1976, 12 f.; *Martin* 1977, 65).

a) Die *überwindende* Muskelarbeit – sie überwiegt bei der Mehrzahl der sportlichen Bewegungsabläufe – ermöglicht durch Muskelverkürzung, das eigene Körpergewicht bzw. Fremdgewichte zu bewegen oder Widerstände zu überwinden.
b) Die *nachgebende* Muskelarbeit – sie dient dem Abfangen von Sprüngen bzw. der Ausführung von Auftaktbewegungen – ist gekennzeichnet durch die Längenzunahme des Muskels, bei aktiver Gegenwirkung.
c) Die *verharrende* Muskelarbeit dient der Fixierung bestimmter Körper- bzw. Extremitätenhaltungen. Sie ist gekennzeichnet durch die Kontraktion, nicht aber durch die Verkürzung des Muskels.
d) Die *kombinierte* Muskelarbeit schließlich ist gekennzeichnet durch Elemente überwindender, nachgebender oder verharrender Art.

Arten der Muskelanspannung

Man unterteilt in *isotonische, isometrische* und *auxotonische* Arten der Muskelanspannung.
Wie Abb. 134 erkennen läßt, setzt sich der Muskel aus *elastischen* und *kontraktilen* Elementen zusammen. Je nach Art der Muskelanspannung kommt es zu einem unterschied-

lichen Kontraktions- bzw. Dehnungsverhalten der beteiligten Elemente.

Bei der *isotonischen* Muskelanspannung werden die kontraktilen Elemente des Muskels kontrahiert, die elastischen verändern ihre Länge nicht. Somit kommt es zu einer Verkürzung des Muskels.

Bei der *isometrischen* Muskelanspannung kommt es ebenfalls zu einer Kontraktion der kontraktilen Elemente, die elastischen werden dabei jedoch gedehnt, so daß äußerlich keine sichtbare Muskelverkürzung zu erkennen ist.

Die *auxotonische* Muskelanspannung stellt eine Kombination von isometrischer und isotonischer Beanspruchung dar. Das Nerv-Muskel-System gleicht sich dabei durch ein sehr differenziertes Zu- und Abschalten neuromuskulärer Einheiten an wechselnde Lastkraftmomente und bewegungsspezifische Geschwindigkeitsveränderungen an.

Die auxotonische Muskelanspannung ist die im Sportbereich häufigste Form.

Die Bedeutung der Kraft

1. Zur Steigerung der sportartspezifischen Leistungsfähigkeit
(vgl. auch *Weineck* 1992, 202 f.):

Da die Kraft in ihren verschiedenen Manifestationsarten – Maximalkraft, Schnellkraft und Kraftausdauer – in irgendeiner Form fast in jeder Sportart einen mehr oder weniger ausgeprägten leistungsbestimmenden Faktor darstellt, ist ihrer sportartspezifischen Entwicklung eine bedeutende Rolle beizumessen.

Neben seiner Bedeutung für die unmittelbare sportartspezifische Leistungsfähigkeit hat ein gezieltes Krafttraining auch noch für andere Bereiche eine wichtige Funktion:
– Zur Effektivierung bzw. Perfektionierung technisch-konditioneller Fähigkeiten. Vor allem in den Spielsportarten spielt dies eine besondere Rolle, wie z. B. beim Rempeln, Tackeln, Dribbeln u. ä. im Fußball;
– Zur allgemeinen athletischen Durchbildung im Sinne eines verbesserten Durchsetzungsvermögens bzw. erfolgreicheren Zweikampfverhaltens;
– Als Voraussetzung für eine bessere Belastungsverträglichkeit bzw. als Basis für die Durchführung effektiver Trainingsmethoden (wie z. B. des plyometrischen Trainings (s. S. 285) zur Schnellkraftverbesserung;
– Als Zusatztraining: zur Kräftigung kleinerer Muskelpartien, die als Synergisten (sie arbeiten im gleichen Sinne wie die Hauptmuskeln) beim Vollzug der Wettkampfbewegung (z. B. Sprung, Schuß) bedeutsam sind, aber durch die üblichen Belastungsformen oder durch das Spiel nicht entwicklungswirksam gefordert und gefördert werden (vgl. *Harre/ Hauptmann* 1983, 209);
– Als Kompensationstraining zur Kräftigung von Muskeln, die zur Abschwächung neigen (wie z. B. die Bauchmuskeln oder der große Gesäßmuskel (s. S. 339);
– Als Ausgleichs- bzw. Ergänzungstraining zur Kräftigung der Antagonisten (Gegenspieler der eigentlichen Leistungsmuskeln) bzw. zur Schulung ansonsten vernachlässigter Muskelgruppen.

Die meisten Sportarten haben trotz ihrer scheinbaren Vielfältigkeit an verschiedenen Anforderungen eine sehr begrenzte bzw. einseitige Belastungsstruktur. Für die Sportspiele z. B. gelten folgende typische Beanspruchungsformen (vgl. *Medler* 1990, 27):
• Belastungen der bremsenden Muskulatur im Fuß-, Bein- und Hüftbereich, wie sie jede andere Spiel-Sportart auch auszeichnen („Fußgängersport")
• Scher- und Drehbewegungen bei Richtungswechseln und schnellen Reaktionen
• Belastungen der Streckmuskulatur bei Lauf-, Sprint- und Sprungbewegungen
• Schnellkräftige Belastungen der Hüftbeugermuskulatur bei allen Antritten und Sprüngen.

Diese einseitigen muskulären Beanspruchungen führen zu einer einseitigen muskulären Kraftentwicklung und damit zu einem Mißverhältnis zwischen der immer stärker werdenden Antriebs- bzw. Leistungsmuskulatur und der vernachlässigten Muskulatur der Antagonisten bzw. der nur wenig beachteten Haltemuskulatur, was langfristig zu mannigfaltigen Leistungseinbußen, Verletzungen und Beschwerdebildern führen kann (vgl. *Spring* et al. 1986, 114; *Knebel/Herbeck/Hamsen* 1988, 29; *Medler* 1990, 28).

2. *Als Verletzungsprophylaxe:*

Eine gut bzw. ausreichend entwickelte Muskulatur bildet den effizientesten Schutz des Bewegungsapparates. Kapseln und Bänder sind ohne die Unterstützung der Muskulatur niemals in der Lage, die enormen Kräfte, die im Wettkampf auf den Bewegungsapparat einwirken, aufzufangen (vgl. *Jenoure/Segesser* 1987; *Denner* 1987, 12; *Bisanz/Gerisch* 1988, 88). *Benedict/Walker* (1968) fanden bei kräftigeren Muskeln – dokumentiert am Beispiel der Beinstrecker im Vergleich zu den Beugern – eine um 20 % höhere Rißfestigkeit. Mißverhältnisse in der Kraft antagonistisch (gegeneinander) arbeitender Muskelgruppen – hier sind insbesondere auch die Bauch- und Rückenmuskeln anzusprechen – sind oftmals Ursachen für Verletzungen, die einen langfristigen Leistungs- und Belastungsaufbau gefährden können (vgl. *Lehmann* 1991, 16).

3. *Krafttraining im Sinne einer Haltungsprophylaxe:*

Nachdem in unserer bewegungsarmen Zeit und aufgrund der langen Sitzzeiten (in Schule und Beruf) ein Großteil der Schüler mangels ausreichend entwickelter Rumpfmuskulatur an Haltungsschwäche leidet (vgl. *Wasmund-Bodenstedt/Braun* 1983, 17/18), ist im Training der Kinder und Jugendlichen nicht nur auf eine Optimierung der Leistungs- bzw. Funktionsmuskulatur, sondern in ganz besonderem Maße auch der Haltemuskulatur zu achten. Damit läßt sich frühzeitig und effektiv dem für viele Sportler (u. a. Spielsportler) typischen „Kreuzschmerz" – er hat seine Ursache u. a. in einer unzureichend ausgebildeten Bauch- und Rückenmuskulatur – Vorschub leisten.

Zusammenfassend läßt sich feststellen, daß es eine Vielzahl von Gründen für die Durchführung eines Krafttrainings gibt. Ohne ein Mindestmaß an Kraft (abhängig vom Alter des Sportlers, seinem Leistungsvermögen und seinem Anspruchsniveau) ist eine optimale individuelle Leistungsfähigkeit nicht realisierbar. Das vorhandene bzw. erworbene Kraftniveau wirkt unmittelbar auf die Effektivität des Trainings im langfristigen Trainingsprozeß ein und unterstützt bzw. hemmt die Entwicklung der sportlichen Leistungsfähigkeit.

Die Wechselbeziehungen der Kraft zu den anderen motorischen Hauptbeanspruchungsformen

Kraft und Schnelligkeit

Wie bereits im Kapitel Schnellkraft (s. S. 238) ausgeführt wurde, steht Schnelligkeit (azyklische und zyklische) in enger Korrelation zu einem kurzen Zeitprogramm sowie einem entsprechenden Muskelfaserspektrum (Anteil und Kraft der schnellzuckenden Muskelfasern, vor allem der II b-Fasern). Schnellkraft und Schnelligkeit sind also in hohem Maße von den gegebenen Kraftverhältnissen abhängig (vgl. *Röcker* et al. 1971, 281; *Stoboy* 1973, 157; *Zanon* 1973, 269; *Adam/Werchoshanskij* 1974, 147; *Bührle/Schmidtbleicher* 1981, 11 f.).
Die Erhöhung der Kontraktionsgeschwindigkeit bei erhöhter Kraft ergibt sich aus folgendem muskelphysiologischem Zuammenhang: Beim Kontraktionsvorgang gehen die kontraktilen Elemente (s. S. 80) vorübergehend Brückenbindungen miteinander ein, die es ihnen ermöglichen, teleskopartig ineinander-

zugleiten und den Muskel zu verkürzen. Je größer nun zum einen die Zahl der Brückenbindungen pro Zeiteinheit ist, um so größer ist – als *eine* der Basisvoraussetzungen für eine schnelle Kontraktion – die entwickelte Muskelkraft. Zum anderen ist die Kontraktionsgeschwindigkeit nach *Karl* (1972, 275) auch noch vom schnell wechselnden Anheften und Ablösen der Brückenbindungen, also von der Asynchronität der Brückenbindungen, abhängig. Durch eine trainingsbedingte, spezifische, vor allem auf die II b-Fasern bezogene Querschnittszunahme des Muskels (durch Einlagerung kontraktiler Proteine) kann aber durch die erhöhte Zahl der potentiell möglichen Brückenbindungen auch die Anzahl der asynchronen Brückenbindungen und damit die Kontraktionsgeschwindigkeit gesteigert werden.

Kraft und Beweglichkeit

Die Beweglichkeizt erfährt durch eine Zu- bzw. Abnahme der Kraft keine signifikante Veränderung (*Kos* 1970, 121 f.). Eine Zunahme der Beweglichkeit bei gleichzeitiger starker Entwicklung der die Gelenke umgebenden Muskeln (wie z. B. beim Geräteturner) verlangt jedoch ein gesteigertes Maß an Dehnungs- und Lockerungsübungen. Nur bei einer außergewöhnlichen Muskelmassenzunahme (wie z. B. beim Gewichtheber) und unter Vernachlässigung von entsprechenden Ausgleichsübungen kann es zu einer teilweise mechanisch bedingten Bewegungseinschränkung kommen.

Kraft und koordinative Fähigkeiten

Die koordinativen Fähigkeiten werden durch Kraftzunahme nicht negativ beeinflußt. Allerdings muß unmittelbar nach einem Krafttraining mit einer Beeinträchtigung der muskulären Feinsteuerung durch den erhöhten Muskeltonus gerechnet werden. Darüber hinaus ist vor einem ausschließlichen Krafttraining ohne begleitende disziplinspezifische Koordinationsschulung zu warnen.

Kraft und Ausdauer (Langzeit)

Bei vergrößertem Muskelquerschnitt ist aufgrund der ungünstigen Diffusionsverhältnisse für den Substrate-, Sauerstoff- und Stoffwechselschlackenaustausch bzw. -abtransport die Ausdauerleistung herabgesetzt.
Die der Kraft bzw. der Ausdauer zugrundeliegenden organismischen Korrelate lassen sich simultan nicht maximal entwickeln. Die Redensart „er kann vor lauter Kraft nicht mehr laufen" weist darauf hin, daß es für das Ziel einer hochgradigen konditionellen Fähigkeitsausprägung nur eine Alternative gibt (vgl. *Israel* 1991, 338).
Nicht herabgesetzt jedoch ist die Fähigkeit, gegen hohe Widerstände (50 % und mehr der Maximalkraft) Wiederholungsarbeit leisten zu können: Da hierbei mehr die *Kraftausdauer* im Vordergrund steht, realisiert derjenige Sportler eine höhere Zahl an Wiederholungen, der im Besitz der größeren Maximalkraft ist (vgl. *Shaver* 1970, 170, s. S. 243).

Anatomisch-physiologische Grundlagen des Krafttrainings

Die Trainierbarkeit der Gliedmaßenmuskulatur

Im Kindesalter läßt die Trainierbarkeit bei Mädchen und Jungen nur geringe Unterschiede erkennen. Mit zunehmendem Alter nimmt sie jedoch bei männlichen Jugendlichen und Männern rapide zu und erreicht zwischen dem 20. und 30. Lebensjahr ihr Maximum, um dann anschließend wieder rasch abzufallen. Bei den weiblichen Personen sind die Veränderungen der Trainierbarkeit im Laufe des Lebens relativ gering (vgl. Abb. 135). Der steilste Anstieg in der Trainierbarkeit der Kraft läßt sich im Bereich der Pubeszenz bzw. Adoleszenz feststellen (s. S. 388).
Eine Besonderheit stellt der Abschnitt von etwa 12–14 Jahren dar, da zu diesem Zeitpunkt nach

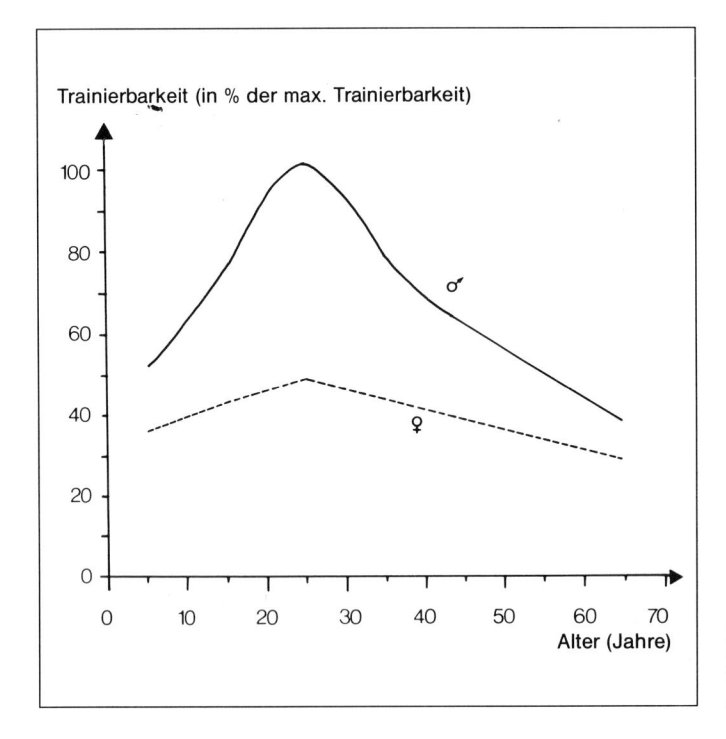

Abb. 135 Die Trainierbarkeit der Muskulatur in Abhängigkeit von Alter und Geschlecht (in Anlehnung an *Hettinger* 1966, 102)

amerikanischen Untersuchungen der Anteil der sogenannten Intermediärfasern – sie lassen sich weder eindeutig den langsam zuckenden ST (= I)-Fasern, noch den schnellzuckenden FT (= II)-Fasern zuordnen – bei Jungen bis zu 14 %, bei Mädchen um 10 % beträgt. Durch ein entsprechendes Training kann er in ST- oder FT-Fasern umgewandelt werden. Diese Tatsache sollte im Sinne eines akzentuierten Schnellkrafttrainings genutzt werden, da später eine Umwandlung von ST- in FT-Fasern nicht mehr möglich ist (hingegen eine der FT- in ST-Fasern). Ein derartiges Training sollte auch deshalb durchgeführt werden, da zu diesem Zeitpunkt die Schnelligkeit (zyklische wie azyklische) besonders gut trainierbar ist (vgl. *Bauersfeld/Voss* 1992, 45 und 84).

Unmittelbar nach einem Krafttraining kommt es zu einem kurzfristigen Anstieg des Testosterons, insbesondere nach einem Krafttraining mit hohen Intensitäten (vgl. *Kraemer* 1988, 153). Dieser Anstieg wird im Zusammenhang mit der für die Muskelhypertrophie notwendigen anabolen Stoffwechsellage diskutiert.

Die Kraft sowie die Sexualhormonausscheidung im Laufe des Lebens in Abhängigkeit von Alter und Geschlecht

Aus Abb. 136 geht hervor, daß im Kindesalter – etwa bis zum zwölften Lebensjahr – die Kraft der Mädchen und Jungen praktisch gleich ist (vgl. *Fukunaga* 1976, 261; *Frey* 1978, 174). Mit zunehmendem Alter steigt dann die Kraft der Knaben rapide an – bei den Mädchen ist dieser Anstieg nur mäßig –, um zwischen 20 und 30 Jahren das Maximum zu erreichen. Im weiteren Verlauf nimmt dann die Kraft allmählich wieder ab.

Als Ursache der Kraftunterschiede zwischen Mann und Frau ist das vermehrte Vorkommen des männlichen Sexualhormons (Testosteron)

Anatomisch-physiologische Grundlagen

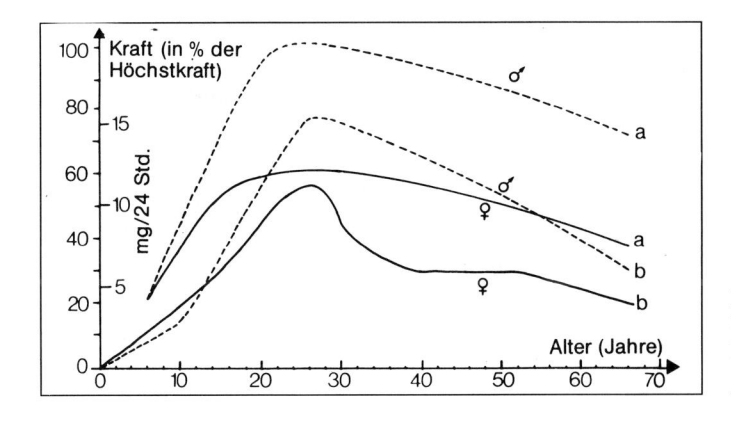

Abb. 136 Kraft (a) und Sexualhormonausscheidung (b) im Laufe des Lebens in Abhängigkeit von Alter und Geschlecht (in Anlehnung an *Hettinger* 1966, 28 und 103)

beim Mann anzusehen, das erhöhte eiweißanabole (eiweißaufbauende) Wirkung hat: Die Muskelquerschnitte der Frau betragen dadurch nur etwa 75 % derjenigen des Mannes; aber auch bei gleichen Muskelquerschnitten ist die Kraft der Frau geringer, da aufgrund der hormonell bedingten Unterschiede verschiedene prozentuale Gewebeanteile vorliegen: Der Fettgewebsanteil der Frau ist etwa doppelt so hoch wie der des Mannes (*Fukunaga* 1976, 259).

Nach *Hettinger* (in *Frey* 1978, 174) beträgt die Kraft der erwachsenen Frau bis zu zwei Drittel der Kraft des Mannes. Dies betrifft jedoch nur die Skelettmuskulatur der Extremitäten – vor allem FT-Fasern –, nicht dagegen die Rumpfmuskulatur – vor allem ST-Fasern –, die keine geschlechtsspezifischen Differenzen erkennen läßt.

Die Wirkung des Krafttrainings auf das neuromuskuläre System

Vermehrung der Energiedepots bzw. der Fermente des anaeroben Stoffwechsels

Ein betontes Krafttraining führt nicht nur zu Veränderungen der Kraft des Muskels über verschiedene morphologische und koordinative Mechanismen (s. Folgeausführungen), sondern auch zu einer Erhöhung seiner Glykogen- und Kreatinphosphatspeicher (*Saltin* 1973, 137 f.; *Jakowlew* 1975, 133). Je nach Krafttraining kommt es zu einem Kreatinphosphat-Anstieg um 20–75 % (vgl. *Hollmann/Hettinger* 1980, 222).

Optimierung der intra- und intermuskulären Koordination

Wie die Sportpraxis zeigt, kommt es nach Beginn eines Krafttrainings bereits innerhalb kürzester Zeit zu einer Kraftzunahme. Da jedoch eine Muskelmassenzunahme nicht in so kurzer Zeit erfolgen kann – sie bedarf einer Trainingsdauer von mehreren Wochen –, ist sie ausschließlich auf koordinative Leistungsverbesserungen zurückzuführen. Erst im weiteren Verlauf eines entsprechenden Trainings (s. S. 251) erfolgt der Anstieg der Kraft durch die Vergrößerung des Muskelfaser- und damit auch des Gesamtmuskelquerschnitts (*Friedebold/Nüssgen/Stoboy* 1957, 401; s. Abb. 137).

Bei gleicher Muskelmasse bzw. gleichem Muskelquerschnitt wird der Sportler mit der besseren intra- und intermuskulären Koordination die größere Kraft entwickeln können.

Verbesserung der intramuskulären Innervation

Die Steigerung der intramuskulären Koordinationsleistung ist auf eine verbesserte Innervation zurückzuführen, d. h., es können bei einer

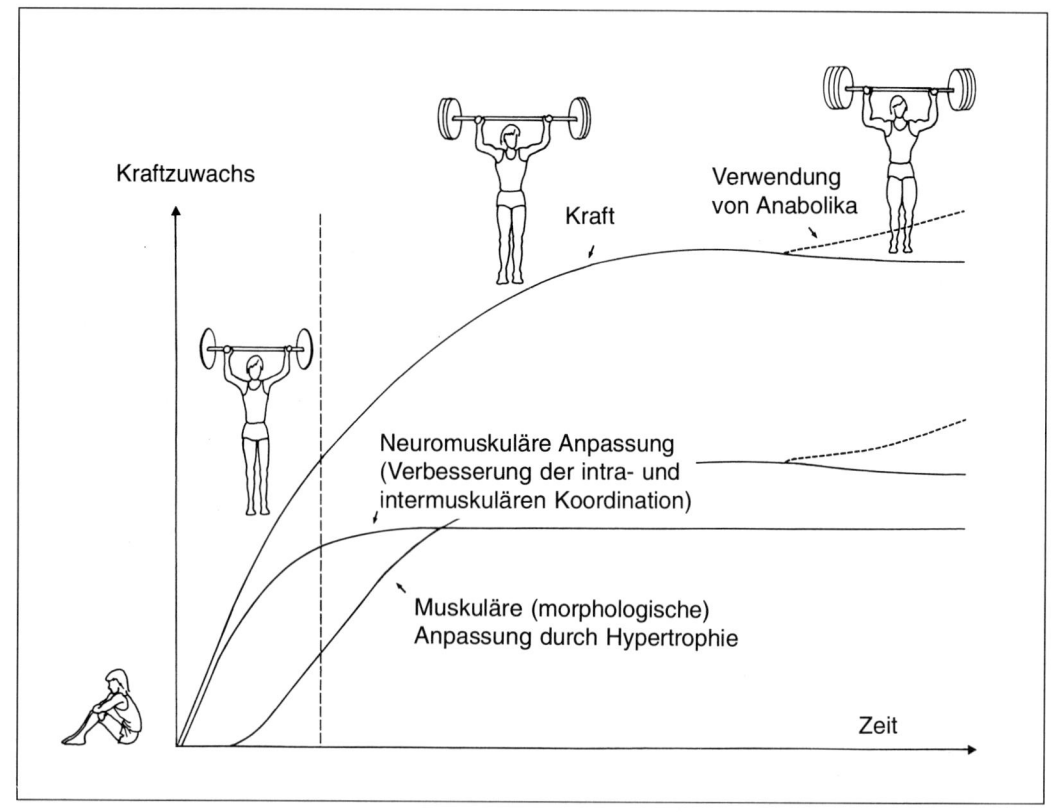

Abb. 137 Muskuläre Anpassung an Krafttraining (verändert nach *Sale* 1988, 142)

willkürlichen Kontraktion mehr Muskelfasern gleichzeitig (synchron) zur Kontraktion gebracht werden (vgl. Abb. 138).
Bei einer *allmählichen Kraftsteigerung* kommt es zu einer zunehmenden Rekrutierung (Einbeziehung) von immer mehr und immer stärkeren motorischen Einheiten (vgl. Abb. 139); am Ende stehen die stärksten motorischen Einheiten der II b-Fasern.

Wie Abb. 140 zeigt, kommt es mit trainingsbedingt ansteigender Kraft zu einer parallelen Zunahme der EMG-Aktivität, ein Hinweis darauf, daß sich entweder die Zahl der aktivierten motorischen Einheiten und/oder deren Innervationsfrequenz erhöhte (vgl. *Komi* 1986, 10).

Durch ein spezielles Schnellkrafttraining kann es sowohl zu einer Veränderung der Schnellkraftkurven (s. auch S. 327) als auch des EMGs im Sinne einer Linksverschiebung und eines steileren Anstieges kommen.
Die in Abb. 141 aufgezeigten (erwarteten) Änderungen durch ein entsprechendes Krafttraining lassen sich auch real nachweisen (vgl. *Häkkinen/Komi/Alén* 1985, 587 f.). Aus Abb. 141 geht auch hervor, daß stärkere motorische Einheiten auch eine höhere Aktivierungsfrequenz aufweisen.
Die stärkere Aktivierbarkeit einer trainierten Muskulatur ist auch im Elektromyogramm (EMG, s. auch S. 252, vgl. Abb. 142) erkennbar. Wie die Untersuchungen von *Moritani/*

Anatomisch-physiologische Grundlagen

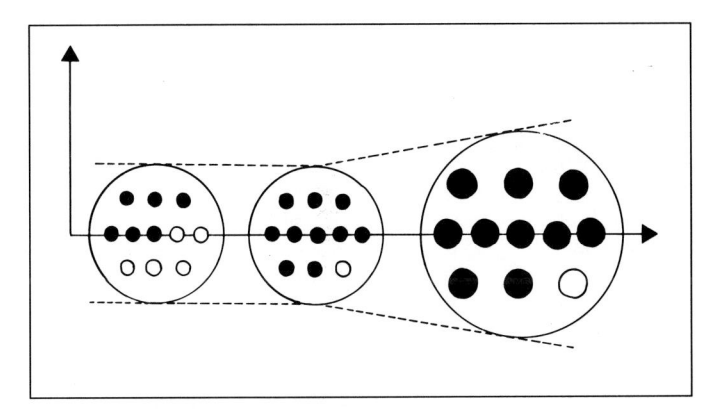

Abb. 138 Mechanismus des Krafttrainings: Zuerst kommt es zu einer verbesserten intramuskulären Innervation, dann erst folgt die Muskelfaserhypertrophie. ● kontrahierte, ○ nicht kontrahierte Muskelfaser (verändert nach *Fukunaga* 1976, 265)

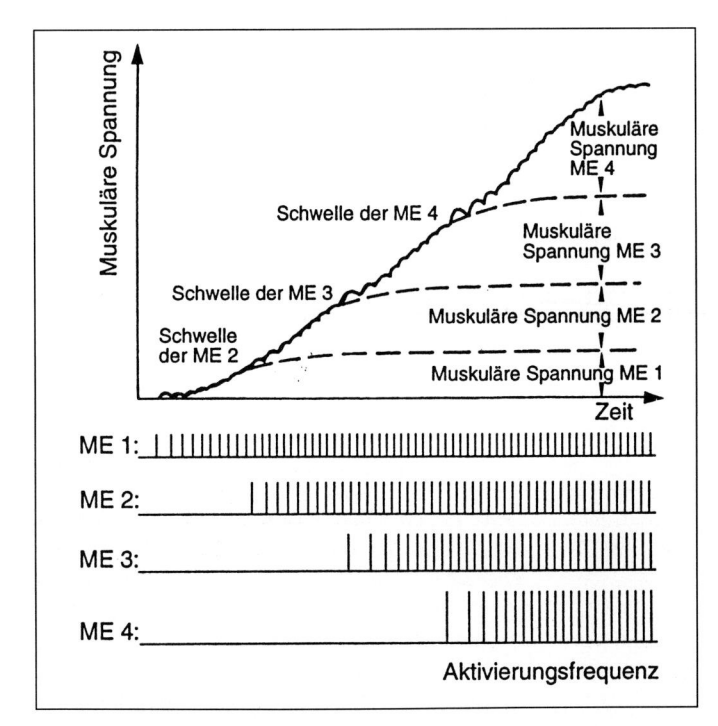

Abb. 139 Schematische Darstellung der Rekrutierung der verschiedenen motorischen Einheiten (ME) bei progressiver Kraftentwicklung (verändert nach *Winter* 1979)

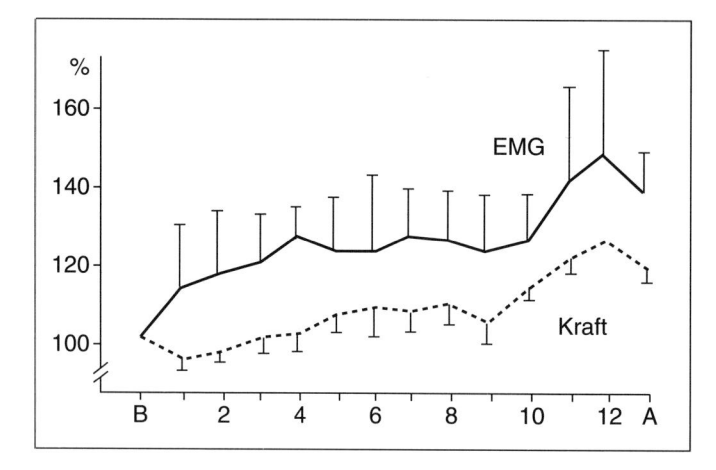

Abb. 140 Die parallele Zunahme von Kraft und EMG-Aktivität (als Ausdruck einer intramuskulären Innervationsverbesserung) im Laufe eines zwölfwöchigen, viermal pro Woche durchgeführten isometrischen Maximalkrafttrainings von 13 bis 15 Jahre alten Jungen. B = vorher; A = nachher (verändert nach *Komi* 1986, 11)

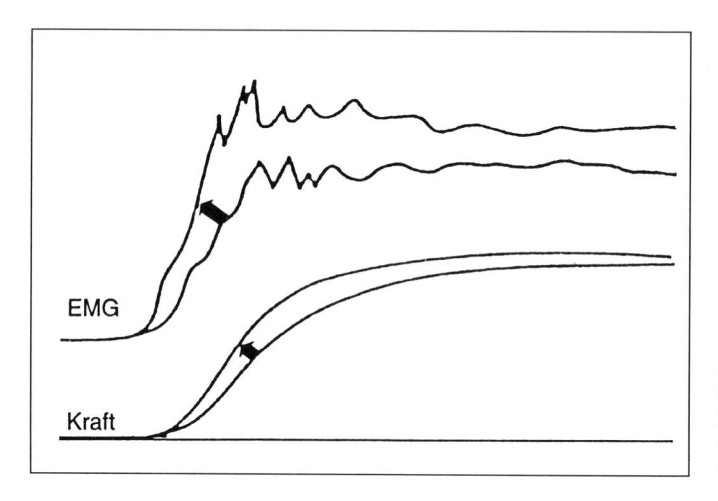

Abb. 141 Schematische Darstellung der erwarteten Änderungen von Kraftkurven und EMG im Verlauf eines Schnellkrafttrainings (verändert nach *Komi* 1986, 11)

DeVries (1979, 115 f.) zeigen, kommt es nach einem Krafttraining zu einer erhöhten EMG-Aktivität sowie zu einem gesteigerten Muskelquerschnitt im trainierten Arm. Über den bekannten Transfer-Effekt (s. S. 593) ist auch beim untrainierten Arm eine Kraft- und EMG-Aktivitäts-Zunahme festzustellen, nicht jedoch eine Muskelquerschnittszunahme, ein Hinweis dafür, daß der Transfer-Effekt auf einer neuronalen Anpassung (Verbesserung der koordinativen Leistungsfähigkeit) beruht (vgl. auch *Sale* 1988, 135).

Durch die trainingsbedingte Hypertrophie des Muskels kommt es beim trainierten Arm zu einer Abnahme des Verhältnisses EMG-Aktivierung : gegebene Kraft. Der Grund liegt darin, daß nach einem entsprechenden Krafttraining mehr kontraktile Elemente zur Verfügung ste-

Anatomisch-physiologische Grundlagen 253

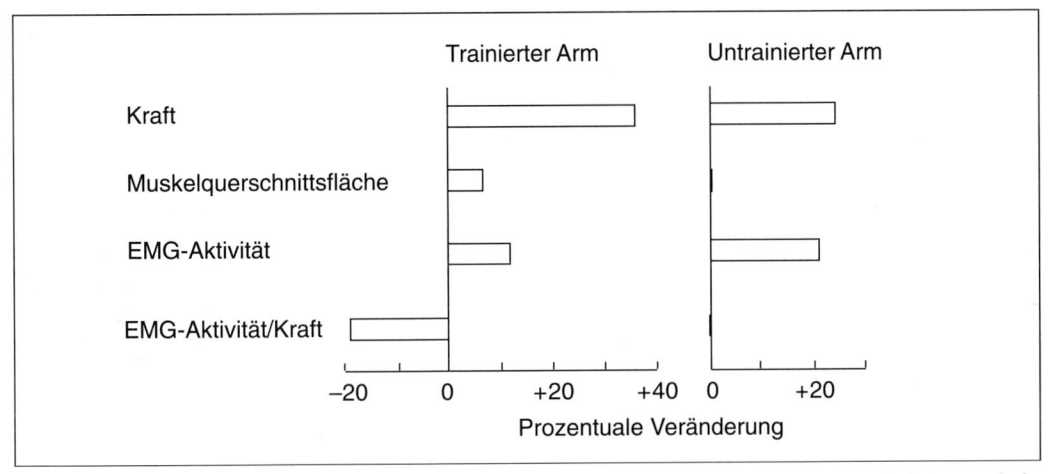

Abb. 142 Die Auswirkungen eines Krafttrainings (auf die Armbeuger) auf die Kraft, den Muskelquerschnitt und die Aktivierung der motorischen Einheiten (ausgedrückt durch das EMG): links beim trainierten, rechts beim untrainierten Arm (nach *Moritani/DeVries* 1979, 116)

hen als vorher, die einzelnen motorischen Einheiten durchschnittlich also weniger aktiviert werden müssen, um eine bestimmte Arbeit zu leisten (vgl. Abb. 142). Beim untrainierten Arm ist dies nicht feststellbar (hier fand keine Muskelhypertrophie statt!).

Bei einer *explosiven, schnellkräftigen Spannungsentwicklung* erfolgt eine völlige Änderung des vorherigen Innervationsmusters. Wie die Untersuchungen von *Desmedt/Godaux* (1977, 673 f.) deutlich machen, wird bei schnellkräftigen Bewegungen – sie werden auch als ballistische Bewegungen bezeichnet – die Rekrutierungsschwelle für alle Fasertypen auf Null herabgesetzt: Dadurch kontrahieren die Fasern mit der kürzesten Kontraktionszeit zuerst, die mit einer langsameren folgen sukzessive. Für die verschiedenen Muskeltypen gelten bei isometrisch-ballistischen Kontraktionen folgende Kontraktionszeiten (vgl. *Demedt* 1981, 97 f.):
1. Schnelle Typ-II-Fasern: 60 ms
2. Intermediäre Fasern: 100 ms
3. Langsame Fasern: 140 ms

Merke: Bei schnellen ballistischen Bewegungen beginnen alle beteiligten Muskelfasertypen zum gleichen Zeitpunkt mit der Kontraktion, aber sie erreichen zu unterschiedlichen Zeitpunkten ihr Kontraktionsmaximum, da sie unterschiedliche Bedarfszeiten zur Entwicklung ihres Kraftmaximums haben.

Zu Beginn einer Kontraktion müssen erst die serienelastischen Widerstände (s. S. 244) gespannt werden. Dann ergibt sich – wie Abb. 143 zeigt – folgender charakteristischer Kraftanstiegsverlauf: Einem zu Beginn steilen, mehr oder weniger geradlinigen Anstieg folgt ein „Knick", dem sich ein weiterer geradliniger, aber weniger steiler Anstieg anschließt, um nach einem weiteren „Knick" und noch flacheren Anstieg dem Maximum zuzustreben (vgl. *Tidow/Wiemann* 1993, 140). Jedem „Knick" ist die Zuschaltung einer später ihr Kraftmaximum erreichenden Muskelfasergruppe zuzuordnen. Durch Training wird aufgrund einer

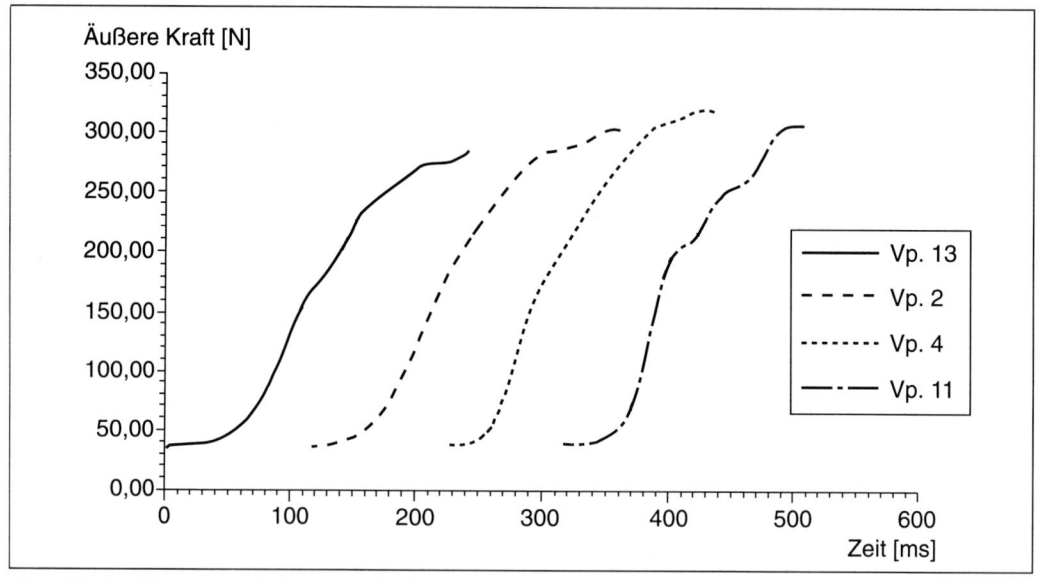

Abb. 143 Der Explosivkraft-Kurvenverlauf der ischiokruralen Muskeln bei vier Versuchspersonen (nach *Tidow/ Wiemann* 1993, 140)

verbesserten intramuskulären Koordination eine zunehmende Glättung der Kraftanstiegskurve erreicht!
Bei einem Training mit leichten Gewichten ist ein Anstieg in der EMG- bzw. Kraftkurve ganz zu Beginn der Muskelkontraktion zu erwarten (Linksverschiebung) (vgl. auch Abb. 141, S. 252), bei einem Training mit schweren Zusatzlasten ist mit einer Verschiebung des Kurvenanstiegs nach hinten zu rechnen (Rechtsverschiebung).

> Beachte also: Je nach Art des Trainings bzw. je nach Höhe der Trainingsbelastung kommt es zu einer spezifischen Anpassung des Kraftanstiegsverlaufs (vgl. *Häkkinen/Komi* 1985, 65, s. auch S. 309.

Verbesserung der intermuskulären Innervation

Die Steigerung der intermuskulären Koordinationsleistung läßt sich durch ein verbessertes Zusammenspiel der an einer sportlichen Bewegung beteiligten Muskelgruppen erklären. Dabei spielen sowohl die Agonisten als auch die Antagonisten (Gegenspieler) eine wichtige Rolle.
Durch eine verbesserte intermuskuläre Koordination arbeiten die Muskeln effektiver und ökonomischer. Wie Abb. 144 zeigt, setzt ein gut trainierter Sportler nicht nur die für eine Sportart relevanten Muskeln ein, sondern er innerviert sie auch belastungsadäquater im Vergleich mit einem untrainierten Sportler.

Anatomisch-physiologische Grundlagen

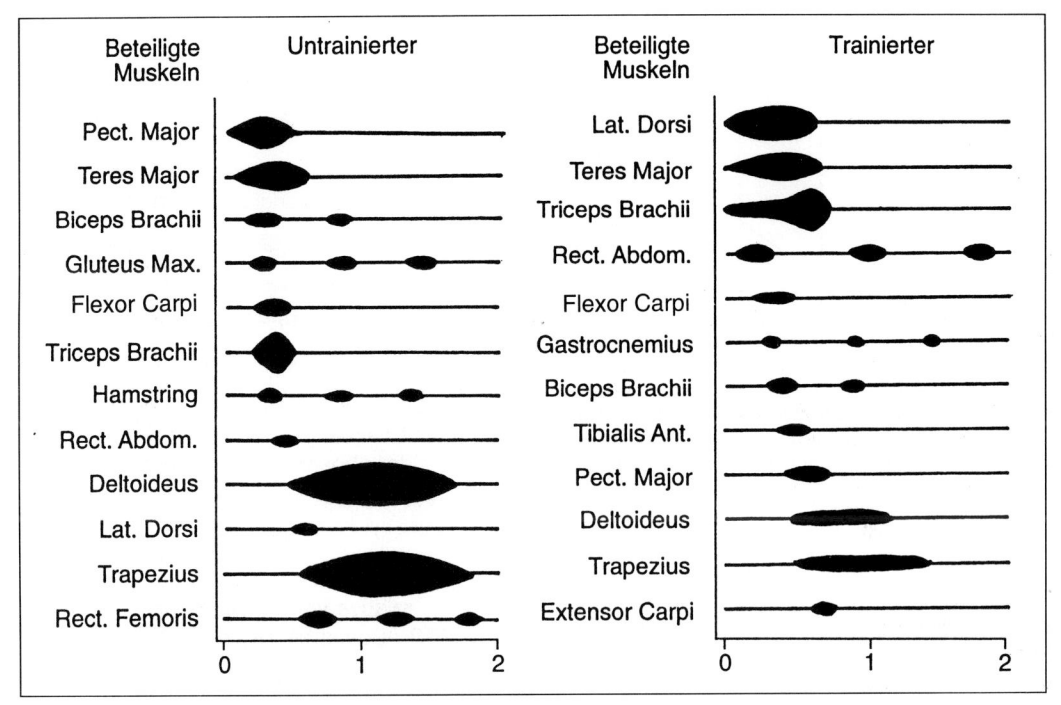

Abb. 144 Die Muskelaktivierung (EMG) bei einem untrainierten (links) bzw. trainierten (rechts) Kraulschwimmer (verändert nach *Ikai* 1964 und *Astrand* 1970)

Dickenwachstum (Hypertrophie)

Ganz allgemein läßt sich sagen, daß die Kraft des Muskels vor allem von seinem Querschnitt abhängt – pro cm² kann ein Muskel etwa 6 kg heben (*Hettinger* 1966, 29) –; wird demnach der Muskelquerschnitt erhöht, so erhöht sich auch seine Kraft.

Das Dickenwachstum kommt durch Verdikkung jeder einzelnen Muskelfaser bzw. durch Myofibrillenvermehrung und -durchmesserzunahme zustande. Allerdings ist zu beachten, daß die verschiedenen Muskelfasern – Typ I (= ST-Fasern) und Typ II mit ihren Subkategorien II c, II a, II b (= FT-Fasern) (s. S. 82) – je nach Trainingsintensität (Höhe der Gewichtsbelastung) in unterschiedlicher Weise angesprochen werden. Wie Abb. 145 erkennen läßt, werden bei geringen Belastungen ausschließlich die Typ-I-Fasern beansprucht. Bei mittlerer Belastung kommen allmählich die Typ-II-Fasern hinzu (zuerst die II c, dann die II a und schließlich die stärksten und schnellkräftigsten Fasern des Menschen, die II b-Fasern).

Bei Belastungen, die über 80 % der individuellen Maximalkraft liegen, werden gleichermaßen alle Muskelfasertypen (Typ I und Typ II) einem Muskelquerschnittstraining unterzogen (vgl. *Sale* 1988, 135; *Duchateau* 1993, 49).

Als Ursache der Hypertrophie werden – abgesehen von einem adäquaten Trainingsreiz – eine kritische Spannungsschwelle bzw. ein erhöhter ATP-Umsatz pro Zeiteinheit angesehen.

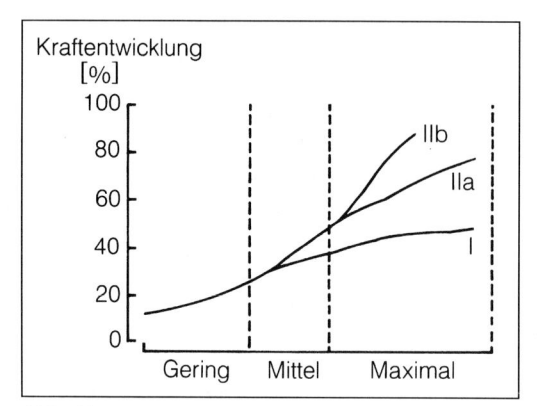

Abb. 145 Die Muskelfaserbeanspruchung in Abhängigkeit von der Trainingsintensität. I = ST-Faser = langsam zuckend; II = FT-Faser = schnellzuckend (nach *Costill*, in *Cometti* 1988c, 18)

Eine zusammenfassende Übersicht über den Ablauf der durch Krafttraining ausgelösten Hypertrophiemechanismen gibt Abb. 146.

Muskelfaservermehrung (Hyperplasie)

Die Frage der Zellvermehrung (Hyperplasie), die bisher stark umstritten war, läßt sich heute mit großer Wahrscheinlichkeit bejahen: Sowohl in einer Vielzahl von Tierversuchen als auch in Untersuchungen an Bodybuildern und Gewichthebern konnte direkt bzw. indirekt nachgewiesen werden, daß durch Hypertrophie allein die feststellbare Muskelquerschnittszunahme nach einem entsprechenden Krafttraining nicht erklärt werden kann (vgl. *MacDougall* et al. 1982, 117; *Tesch/Larsson* 1982, 301; *MacDougall* et al. 1984, 1399; *Giddings* 1985, 133; *Larsson/Tesch* 1986, 130; *Sale* et al. 1987, 1786; *Alway* et al. 1989, 24; *White/Esser* 1989, 161; *Bischoff* 1990, 201; *Mikesky* et al. 1991, 1047).

Man nimmt heute an, daß es durch eine hohe mechanische Beanspruchung – verbunden mit einem starken Dehnungsreiz – nach einer initialen Muskelfaserhypertrophie auch zu einer Neubildung von Muskelfasern kommt. Als Entstehungsmechanismus wird eine Mikrotraumatisierung der Muskelfaser angenommen

Abb. 146 Hypothetisches Modell zur Hypertrophiesteuerung durch Krafttraining (modifiziert nach *Meerson* 1973)

– man denke an den möglichen Zusammenhang mit dem Muskelkaterphänomen –, die zur Freisetzung von myogenen Wachstumsfaktoren und nachfolgender Aktivierung von sogenannten Satellitenzellen zur Zell-Neubildung führt (vgl. *Kennedy* et al. 1988, 203; *Bischoff* 1989, 171; *Schultz* 1989, 185; *Yamada* et al. 1989, 173; *Mikesky* et al. 1991, 1047).

Muskelbioptische Untersuchungen (hierbei wird mit Hilfe einer Saugnadel Muskelmaterial aus einem bestimmten Muskel entnommen) konnten zeigen, daß hochgradig hypertrophierte Bodybuilder nicht wesentlich größere Einzelmuskelfaserquerschnitte hatten als andere Normalpersonen: demnach mußte neben einer Hypertrophie auch eine Hyperplasie stattgefunden haben. Auch bei der Auszählung von

Anatomisch-physiologische Grundlagen

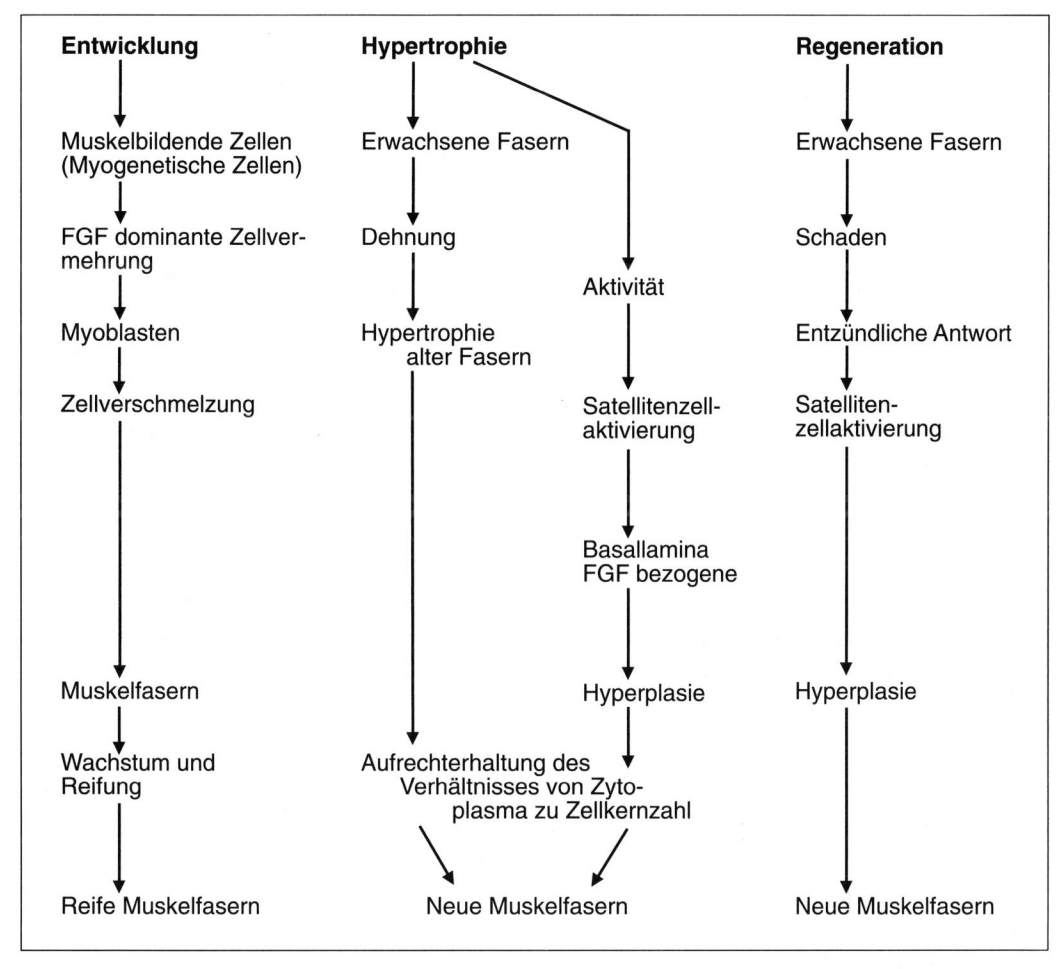

Entwicklung	Hypertrophie	Regeneration
↓	↓	↓
Muskelbildende Zellen (Myogenetische Zellen)	Erwachsene Fasern	Erwachsene Fasern
↓	↓	↓
FGF dominante Zellvermehrung	Dehnung	Schaden
	Aktivität	
↓	↓	↓
Myoblasten	Hypertrophie alter Fasern	Entzündliche Antwort
↓	↓	↓
Zellverschmelzung	Satellitenzellaktivierung	Satellitenzellaktivierung
	↓	
	Basallamina FGF bezogene	
	↓	↓
Muskelfasern	Hyperplasie	Hyperplasie
↓	↓	
Wachstum und Reifung	Aufrechterhaltung des Verhältnisses von Zytoplasma zu Zellkernzahl	
↓	↓	↓
Reife Muskelfasern	Neue Muskelfasern	Neue Muskelfasern

Abb. 147 Schematische Darstellung von Hypertrophie und Hyperplasie bei wachsenden und ausgewachsenen Muskelfasern. FGF = Fibroblasten-Growth-Faktor = Fibroblasten-Wachstums-Faktor (verändert nach *Yamada* et al. 1989, 179)

Muskelfasern des *M. peronaeus brevis* am Leichenpräparat konnte auf der mehrbelasteten Seite eine höhere Muskelfaserzahl festgestellt werden als auf der weniger belasteten (vgl. *Antonio/Gonyea* 1993, 1333 f.).
Die Muskelhyperplasie wurde nicht nur bei extremem Krafttraining, sondern auch innerhalb des muskulären Wachstums sowie bei einer verletzungsbedingten muskulären Regeneration beobachtet. Abb. 147 gibt eine zusammenfassende Darstellung des Phänomens der Hyperplasie.

Muskelhypertrophie und -hyperplasie stellen demnach einen Vorsorgemechanismus dar, durch den ungewohnt intensive Spannungsreize auf eine größere Zellmasse verteilt werden und so einen relativen Schutz vor Überlastung bieten, da die Belastung der einzelnen Muskelfaser geringer wird.

Interessant ist in diesem Zusammenhang auch

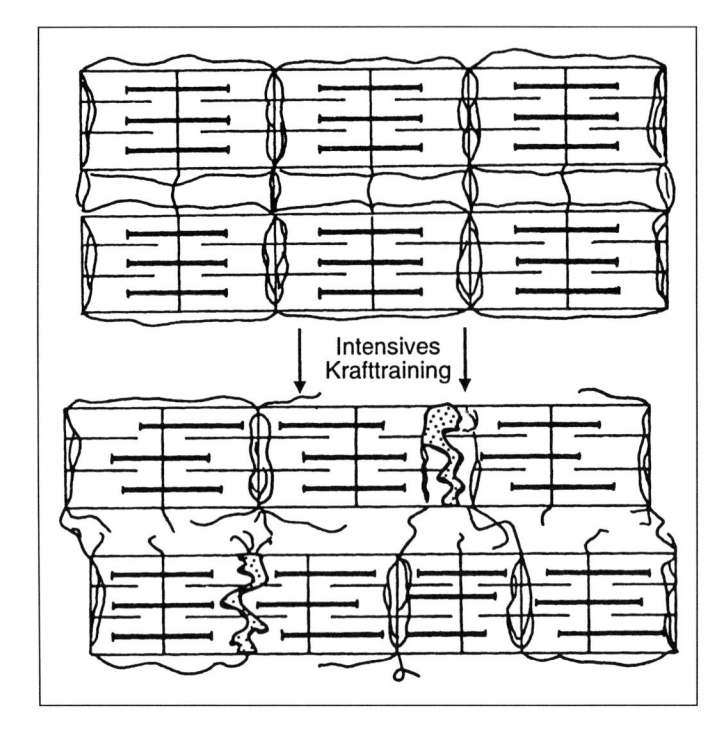

Abb. 148 Schematische Darstellung der Auswirkungen eines intensiven Krafttrainings oder starker exzentrischer Belastungen auf das exosarkomere (außerhalb des Sarkomers [= kleinste Funktionseinheit der Muskelfaser]) bindegewebige Zwischen-Filament-System. Durch ungewohnt starke Belastungen kommt es zu Mikroläsionen dieser Strukturen, die anschließend wieder repariert und in ihrer Festigkeit auf ein erhöhtes, auf die Belastung hin adaptiertes Niveau gebracht werden (verändert nach *Waterman-Storer* 1991, 1244).

die Feststellung, daß durch ein intensives Krafttraining nicht nur eine Muskelquerschnittsvergrößerung (über die soeben angesprochenen Mechanismen der Hypertrophie und der Hyperplasie) herbeigeführt wird, sondern daß es parallel dazu auch zu einer Zunahme bzw. Hypertrophie der bindegewebigen Begleitstrukturen – sie dienen der mechanischen Sicherung der einzelnen Muskelfasern bzw. des Gesamtmuskels – kommt (vgl. Abb. 148). Abb. 148 macht einmal mehr die engen Zusammenhänge zwischen starker Trainingsbelastung und Mikrotraumen (kleinste Verletzungen innerhalb muskulärer Substrukturen), wie wir sie auch beim Muskelkater finden, deutlich.

Diese parallele, verletzungsprophylaktisch wichtige Vermehrung der bindegewebigen Begleitstrukturen findet nicht statt, wenn der Sportler mit anabolen Steroiden gedopt ist (vgl. *Mikesky* et al. 1991, 1047).

Hypertrophie bzw. Verbesserung der intramuskulären Koordination in Abhängigkeit vom durchgeführten Training

Ob es zu einer Kraftzunahme via Muskelhypertrophie kommt, hängt von der Art des Kraft-

Anatomisch-physiologische Grundlagen

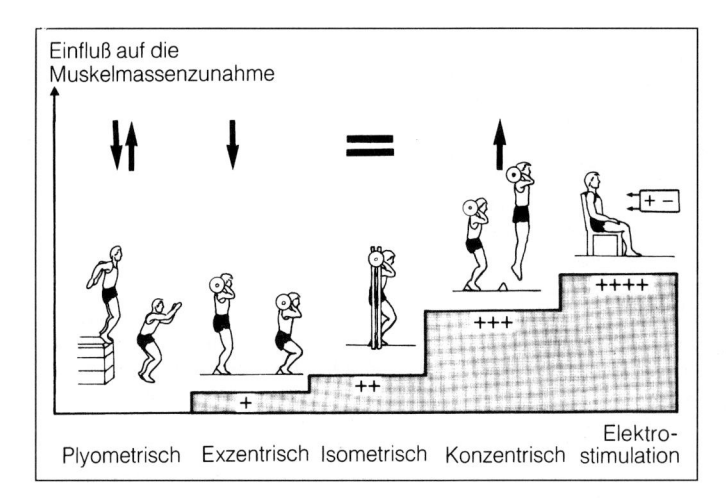

Abb. 149 Effektivität der verschiedenen Krafttrainingsmethoden bei alleiniger Anwendung auf die Muskelmassenzunahme (Muskelhypertrophie), verändert nach *Cometti* 1988 b, 21)

trainings ab: Nur bei ausreichend langer Reizeinwirkung (z. B. acht bis zwölf Wiederholungen bei einem dynamischen Krafttraining, s. S. 305) bei mittlerer Intensität (etwa 40–60 % der Maximalkraft bei Untrainierten bzw. 60–80 % bei Trainierten) wird eine Muskelquerschnittszunahme bewirkt. Maximale Reize mit geringer Wiederholungszahl (z. B. ein bis drei Wiederholungen bei einem dynamischen Krafttraining) oder kurzzeitig einwirkende, schnellkräftige Kraftreize führen nur zu einer Kraftzunahme über eine Verbesserung der intramuskulären Koordination, lösen jedoch keine Muskelhypertrophie aus.

Die Muskelhypertrophie ist bei den Krafttrainingsmethoden am größten, bei denen bei ausreichender Einwirkungsdauer am intensivsten der ATP-Abbau gefördert wird, wie z. B. bei der Elektrostimulation, der Bodybuildingmethode (s. S. 270 u. 298) und dem desmodromischen Training (s. S. 283).

Abb. 149 zeigt verschiedene Trainingsmethoden in ihrer Wirkung auf die Muskelhypertrophie.

Für eine Muskelmassenzunahme haben sich Belastungen als optimal erwiesen, die maximal zehn Wiederholungen erlauben (s. Abb. 150). Ob es zu einer Kraftzunahme durch eine Verbesserung der intra- und/oder intermuskulären Koordination oder eine Muskelquerschnittszu-

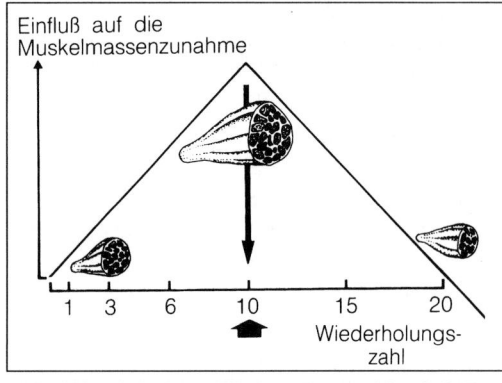

Abb. 150 Einfluß der Wiederholungszahl auf die Entwicklung der Muskelmasse (verändert nach *Cometti* 1988 a, 3)

nahme kommt, hängt demnach von der Art des Trainings ab. Desgleichen bestimmt die Spezifität des Trainings (s. S. 308), welche Muskelfasertypen in welcher Weise beansprucht werden.

Krafttraining sollte demnach je nach Zielstellung allgemein oder speziell, mit großer oder mittlerer Intensität sowie mit explosiver oder langsamer Bewegungsgeschwindigkeit durchgeführt werden. Das Krafttraining für jede Zielrichtung gibt es nicht. Jede Sportart hat ihr entsprechendes Kraft-Anforderungsprofil; dementsprechend muß die Kraft trainiert werden.

```
Leistungsbereiche (in % der absoluten Leistungsfähigkeit)
       ▲
100 ─┤    Absolute Leistungsfähigkeit ↓
     │    Autonom geschützte Reserven
 80 ─┤
     │    Mobilisationsschwelle
 60 ─┤
     │    Gewöhnliche Einsatzreserven
 40 ─┤
     │    Physiologische Leistungsbereitschaft
 20 ─┤
     │    Automatisierte Leistungen
  0 ─┤
```

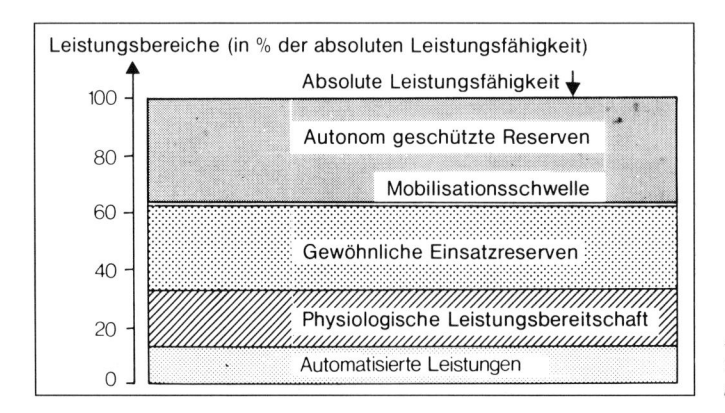

Abb. 151 Schema der Leistungsbereiche (in Anlehnung an *Graf* in *Hettinger* 1966, 31)

Faktoren, die die Momentankraft beeinflussen

Motivation – emotionaler Streß – Hypnose

Wie Abb. 151 verdeutlicht, läßt sich die Leistungskapazität des Menschen in verschiedene Bereiche einstufen, deren Mobilisierung unterschiedliche Willensleistungen verlangt:
Nach *Hettinger* (1966, 32) erfordert der Bereich der automatisierten Leistungen (bis 15 %) und der physiologischen Leistungsbereitschaft (15–35 %) nur geringe bis mittlere Willensanstrengungen. Die Mobilisierung der gewöhnlichen Einsatzreserven (35–65 %) macht ausgeprägte Willenskräfte notwendig und geht mit einer relativ starken Ermüdung einher. Die autonom geschützten Reserven (65–100 %) schließlich sind im allgemeinen nur zugänglich über eine Enthemmung durch Affekte, Hypnose oder Pharmaka (z. B. Dopingmittel). Hier handelt es sich um Leistungen, die u. U. zur völligen Erschöpfung führen können. Die Grenze zwischen dem Bereich der gewöhnlichen Einsatzbereitschaft und den autonom geschützten Reserven bezeichnet *Hettinger* als Mobilisationsschwelle.

Die *Mobilisationsschwelle* läßt sich unter Motivationsbedingungen (*Stoboy* 1973, 151) und durch entsprechendes Training verschieben, so daß ein hochtrainierter bzw. hochmotivierter Sportler im Vergleich zu einem untrainierten kräftigen Mann mit gleichem Muskelquerschnitt größere Kräfte entwickeln kann.

Als Ursache hierfür kann u. a. die bereits erwähnte erhöhte Zahl an gleichzeitig innervierten motorischen Einheiten beim Trainierten (s. S. 250) angeführt werden. Damit wird auch verständlich, daß unter Hypnosebedingungen der Anstieg an Maximalkraft beim Untrainierten bei etwa 30 % der beim Trainierten jedoch nur noch bei etwa 10 % liegt (*Hettinger* 1966, 29): Der Trainierte hat die Mobilisationsschwelle bereits in ausgeprägterem Maße in den Bereich der autonom geschützten Zone hineinverschoben.

Tagesperiodik

Abb. 152 zeigt die tageszeitlichen Veränderungen der Leistungsfähigkeit des Menschen:
Der Verlauf dieser Tagesrhythmuskurve ist die Resultante des Verhaltens sämtlicher Körperfunktionen. In gewissen Grenzen gilt das auch für die Muskelkraft. *Huesch* (in *Hettinger* 1966, 87) fand Tagesschwankungen der Kraft um 5 %. Das Maximum der Kraft lag am Vormittag, das Minimum in der Nacht. Hierbei ist allerdings zu berücksichtigen, daß durch Trai-

Anatomisch-physiologische Grundlagen

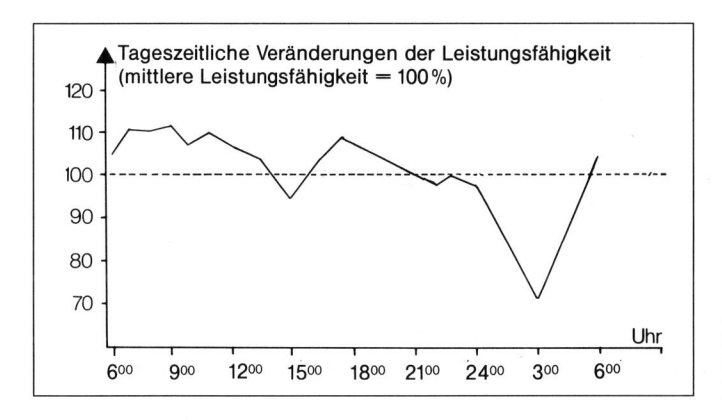

Abb. 152 Die tageszeitlichen Veränderungen der Leistungsfähigkeit des Menschen (nach *Graf* in *Hettinger* 1966, 86)

ningsgewohnheiten (z. B. Training am Abend) die Zeitpunkte hoher Leistungsfähigkeit auf Dauer gesteuert werden können.

Faktoren, die den Kraftzuwachs durch Training beeinflussen

Kraftgewinn – Kraftverlust in Abhängigkeit vom Erwerbszeitraum

> Ganz allgemein läßt sich sagen, daß ein schnell erworbener Kraftzuwachs bei Einstellung des Trainings schnell wieder zurückgeht; ein über Jahre erworbenes hohes Kraftniveau hingegen nur ganz allmählich.

Bei vollständiger Ruhe kann der Muskel schon im Verlauf von einer Woche bis zu 30 % seiner Kraft verlieren.

Weiterhin wurde festgestellt, daß die erworbene Kraft dann länger erhalten bleibt, wenn der Kraftanstieg nicht nur auf die bereits erwähnte verbesserte Mehrinnervation motorischer Einheiten, sondern auf eine Zunahme an Muskelmasse zurückzuführen ist (vgl. *Adam/Werchoshanskij* 1974, 90).

Kraftgewinn in Abhängigkeit vom Ausgangsniveau

Wie Abb. 153 zeigt, ist die Trainingswirkung in Abhängigkeit vom Ausgangsniveau zu sehen:
Der Kurvenverlauf läßt erkennen, daß zu Beginn eines Trainings die größten Zuwachsraten auftreten. Bei fortgeschrittener Annäherung an die individuelle maximale Endkraft nimmt die Zuwachsrate dann allerdings rapide ab.
Eine Einteilung in Anfangs-, Relativ- und Grenz- bzw. Endkraft (*Müller* 1965, 352; *Groh* 1972, 113) ist zur Beurteilung der Kraftentwicklung im Trainingsprozeß sinnvoll:
Anfangskraft = Maximalkraft zu Beginn des Trainings
Relativkraft = Maximalkraft während des Trainingsprozesses
Grenzkraft = individuell erreichbare Maximalkraft nach Abschluß des Trainingsprozesses.

Die Existenz der Relativkraft macht auch die unterschiedliche Trainierbarkeit verschiedener Muskelgruppen (Abb. 154) verständlich.

> Häufig gebrauchte Muskeln, wie z. B. die Fingerbeuger, haben schon ein relativ hohes Kraftniveau erreicht und sind damit

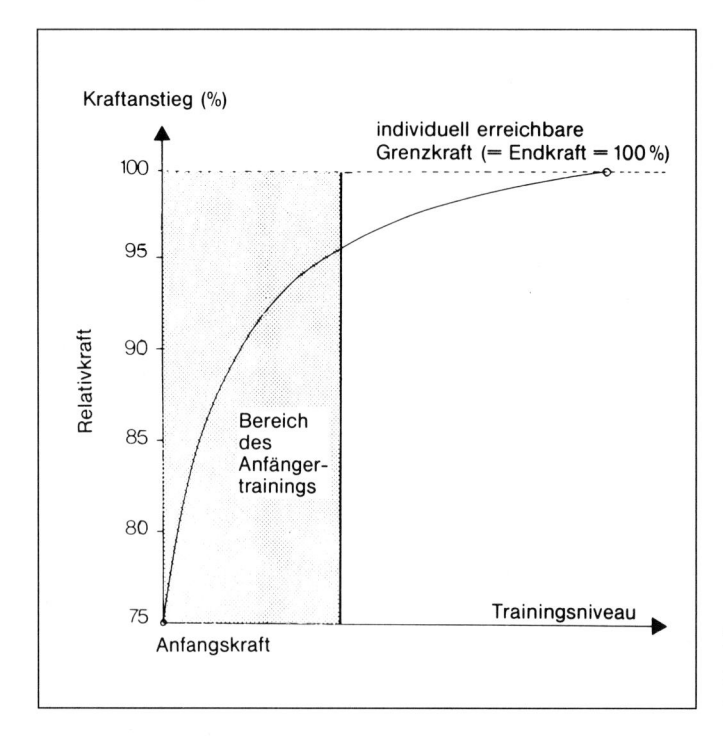

Abb. 153 Zunahme der Relativkraft bis zur Grenzkraft unter besonderer Hervorhebung des Anfängerbereiches

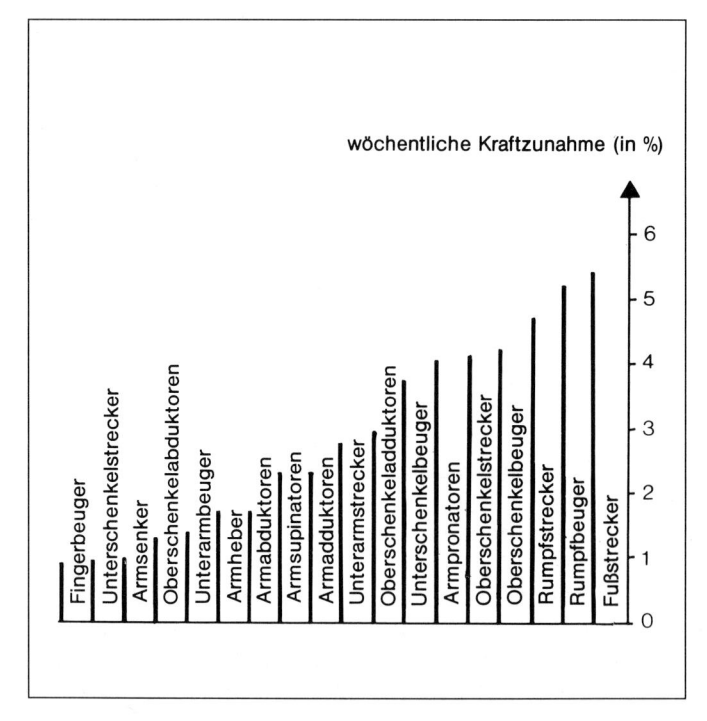

Abb. 154 Trainierbarkeit verschiedener Muskelgruppen (nach *Hettinger* 1966, 78)

Anatomisch-physiologische Grundlagen

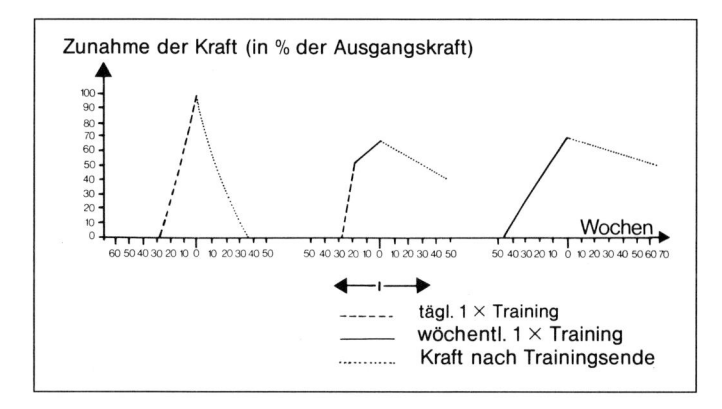

Abb. 155 Die Schnelligkeit des Kraftanstiegs in Abhängigkeit von der Trainingshäufigkeit bzw. das Verhalten der Kraft nach Trainingsende (*Weineck*, nach *Hettinger* 1972, 163)

im weiteren Verlauf schlechter trainierbar als weniger beanspruchte Muskeln oder Muskeln, die im täglichen Leben relativ niedrig zu ihrer Kapazität beansprucht werden, wie z. B. die Fußstrecker.

Bei gleicher Relativkraft entspricht demnach der mittlere Kraftanstieg aller Muskeln dem in Abb. 153 gezeigten Kurvenverlauf!

Kraftgewinn in Abhängigkeit von der Größe der Muskelkontraktion

Kontraktionen mit maximaler Kraft führen zu einem schnelleren und höheren Kraftanstieg als Kontraktionen mit submaximaler Kraft (*Groh* 1992, 114; *Karl* 1972, 275; *Röcker* et al. 1971, 281 f.).

Kraftgewinn in Abhängigkeit von der Durchführung unilateraler oder bilateraler Kontraktionen

Wie die Untersuchungen von *Kibele/Müller* (1989, 82) erkennen lassen, kommt es bei unilateraler (einseitiger = z. B. einbeinig) Muskelkontraktion zu einem signifikanten Aktivitätsanstieg, bei bilateraler hingegen zu einem Abfall. Es wird vermutet, daß sich unilaterale und bilaterale (isometrische) Maximalkontraktionen auf neuromuskulärer Ebene durch unterschiedliche Rekrutierungs- und/oder Frequenzierungsschemata auszeichnen. Des weiteren scheint ein anderer intermuskulärer Koordinationsablauf vorzuliegen (vgl. *Kibele/Müller* 1989, 80).

Konsequenz für die Trainingspraxis: Um maximale muskuläre Aktivitätsmuster in Gang zu setzen, ist dem unilateralen Krafteinsatz der Vorzug zu geben.

Kraftgewinn in Abhängigkeit vom Umfang bzw. der Dauer der Muskelkontraktionen

Der Leistungszuwachs nimmt zwar nicht linear mit der Trainingsquantität zu, aber mit erhöhtem Umfang ist ein schnellerer Anstieg zu erreichen (bei sonst gleichen Bedingungen) als mit geringerem (vgl. *Mellerowicz* 1972, 124; *Marhold* 1964, 617). Muskelkontraktionen bis zu 30 s führen in kürzerer Zeit zur Grenzkraft als Kontraktionen von 1 s Dauer (*Groh* 1972, 114).

Kraftgewinn in Abhängigkeit von der Trainingsqualität

Die Trainingsqualität beinhaltet u. a. das Verhältnis von Intensität und Umfang. Im Krafttraining hat für das schnellstmögliche Erreichen der Grenzkraft die Intensität (Stärke der Muskelkontraktion) Vorrang vor dem Umfang (Quantität). Wie *Mellerowicz* (1972, 126) im

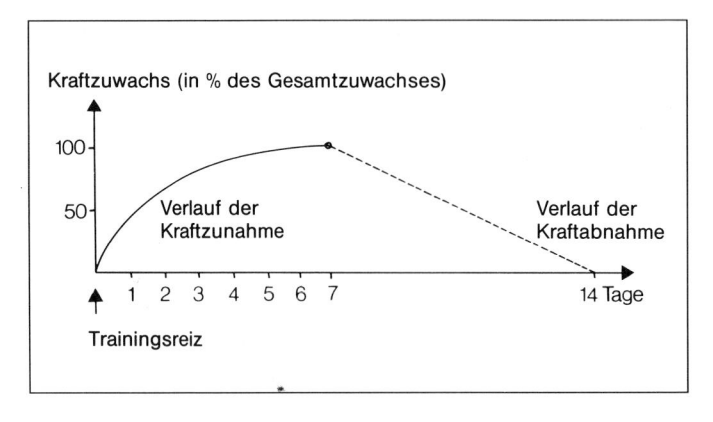

Abb. 156 Die Kraftzu- und -abnahme nach einem einmaligen Training (der durch den Trainingsreiz erreichte Kraftzuwachs wird als 100 % angesetzt)

Zwillingsversuch zeigen konnte, ist der Leistungszuwachs bei physikalisch gleicher Trainingsarbeit bei Training mit höherer Intensität und geringerem Umfang größer als bei einem Training mit geringerer Intensität und höherem Umfang.

Kraftgewinn in Abhängigkeit von der Trainingshäufigkeit

Von großer Bedeutung für die Schnelligkeit des Kraftanstieges ist die Trainingshäufigkeit (Abb. 155).
Hettinger (1966, 46/62) konnte beim isometrischen Training feststellen, daß ein einmaliger Trainingsreiz die Ausgangskraft zwischen 1–4 % (je nach Muskelgruppe) erhöht: Dabei würde am Trainingstag selbst die Kraftzunahme 56 % des Gesamtzuwachses, am zweiten 39 %, am siebten Tag aber nur noch 0,6 % betragen.
Daraus geht hervor, daß der Kraftgewinn eines Trainings etwa zur Hälfte schon am Trainingstag selbst erzielt wird. Um diesen günstigen Effekt auszunützen, ist für den effektivsten Kraftgewinn das tägliche (u. U. zweimalige Training anzustreben. Da darüber hinaus nach 14tägigen Trainingsintervallen keine Wirkung des vorausgegangenen Trainingsreizes nachzuweisen ist, kann man annehmen, daß nach einem einmaligen Trainingsreiz die Kraft parabolisch ansteigt, um dann allmählich wieder abzufallen (Abb. 156).

Für den Schulsport bedeutet diese Tatsache, daß die 14tägige Turnstunde für eine Leistungsverbesserung ungeeignet ist, da die Trainingshäufigkeit nicht ausreichend ist.

Kraftgewinn in Abhängigkeit von der Trainingsmethode bzw. Durchführungsmodalität

Nicht alle Trainingsmethoden führen gleichermaßen schnell zu einem Anstieg der Kraft. Allgemein gilt: Trainingsmethoden können je nach Durchführungsmodalität (s. S. 363 f.) zu einem kurz-, mittel- und langfristigen Effekt führen.
Zu einem raschen Kraftanstieg führen vor allem Methoden, die ohne Hypertrophie eine schnell erreichbare Verbesserung der neuromuskulären Leistungsfähigkeit bedingen. Hierbei handelt es sich insbesondere um Methoden, denen eine explosive, plyometrische (s. S. 285) oder exzentrische (s. S. 279) Beanspruchung mit hohen Belastungsspitzen zugrunde liegt. Sie können bereits nach einer Trainingseinheit eine Kraftsteigerung bewirken. In diesem Zusammenhang ist auf das „Spritzigmachen" vor einem Wettkampf hinzuweisen.

Anatomisch-physiologische Grundlagen 265

Werden die gleichen Trainingsmethoden jedoch in Trainingsblöcken, z. B. innerhalb eines dreiwöchigen Zyklus, eingesetzt, dann kann es vorübergehend zu einem Leistungsabfall kommen, dem zehn bis zwölf Wochen später ein ausgeprägtes Kraft-„Hoch" folgt. Hierzu gehören vor allem Trainings-Zyklen unter Verwendung der Exzentrischen Methode „120–80" (s. S. 280) oder der Exzentrischen Methode, intensiviert durch die Kontrastmethode (s. S. 272).

Das verzögerte Eintreten eines Trainingseffekts wird auf neuronale und morphologische Umwandlungsprozesse zurückgeführt, die zu einer beanspruchungsinduzierten prozentualen Umverteilung unterschiedlich schneller Myosinuntereinheiten (innerhalb desselben Muskelfasertyps) führen (vgl. *Rapp/Weicker* 1982, 58): Es kommt zu einer trainingsbedingten Veränderung der „leichten Ketten" innerhalb bestimmter Muskelfasern (z. B. der II b-Fasern) und damit zu einer spezifischen Änderung der Krafteigenschaften (vgl. auch *Tidow/Wiemann* 1993, 94).

Eine Darstellung des kurz-, mittel- und langfristigen Effektes erfolgt im Kapitel „Periodisierung" (s. S. 363).

Kraftgewinn in Abhängigkeit vom Einsatz und der Reihenfolge von Trainingsinhalten

Nach *Adam/Werchoshanskij* (1974, 144/145) verändert das Verhältnis von Trainingsinhalten im Sinne einer geordneten Reihenfolge ebenfalls den Trainingseffekt der eingesetzten Übungen und die Qualität der erworbenen Kraft. Eine kurzzeitige intensive Übung mit einer Hantel und anschließende Sprungübungen haben z. B. in dieser Reihenfolge eine größere Wirkung auf die Schnellkraft als in umgekehrter Reihenfolge.

Kraftgewinn in Abhängigkeit von kontralateralen Trainingseffekten sowie Zusatzspannungen

Beim Training z. B. des linken Armes wird über den Kontralateraleffekt (*Shaver* 1970, 170) auch die Kraft des rechten Armes erhöht. Man nimmt an, daß die im verlängerten Rückenmark nicht zur Gegenseite kreuzenden Fasern – etwa 10 % – die gleichseitigen Muskeln direkt beeinflussen.

Es muß jedoch festgestellt werden, daß sich signifikante Kraftzuwächse auf der kontralateralen Seite nur dann zeigen, wenn auf der Trainingsseite mit maximaler Kraft gearbeitet wird (vgl. *Thépaut-Mathieu* 1993, 20).

Weiterhin läßt sich feststellen, daß beim Training der Armbeuger die Spannung der Armflexion z. B. des linken Armes – und damit auch der Trainingsreiz – noch zusätzlich erhöht wird, wenn gleichzeitig die Armstreckmuskeln (Extensoren) des anderen Armes angespannt werden (*Adam/Werchoshanskij* 1974, 74).

Kraftgewinn in Abhängigkeit von endogenen Faktoren

Trainingswirkung und Leistungszuwachs werden bestimmt von Alter (s. S. 248), Geschlecht (s. S. 249) und Konstitution. Ein athletisch veranlagter Typ wird aufgrund des anlagebedingten Mehrbestandes an Muskelfasern – ausgedrückt in einem größeren Gesamtquerschnitt – sowie des erhöhten Bestandes an schnellzuckenden Muskelfasern – sie sprechen besonders gut auf Krafttraining an – stets leichter und schneller zu einem Kraftzuwachs kommen als ein asthenischer oder pyknischer Typ.

Kraftgewinn in Abhängigkeit von exogenen Faktoren

Vgl. hierzu auch die vorstehenden Ausführungen.

1. Ernährung

Für den optimierten Kraftgewinn spielt die Ernährung (s. auch S. 667) eine wichtige Rolle. Dabei ist vor allem ein erhöhter Eiweißzusatz in der täglichen Ernährung bedeutungsvoll (bis etwa 3–3,5 g pro kg Körpergewicht). Eiweißkonzentrate begünstigen durch die Reduktion des Speisevolumens und die Anreicherung an

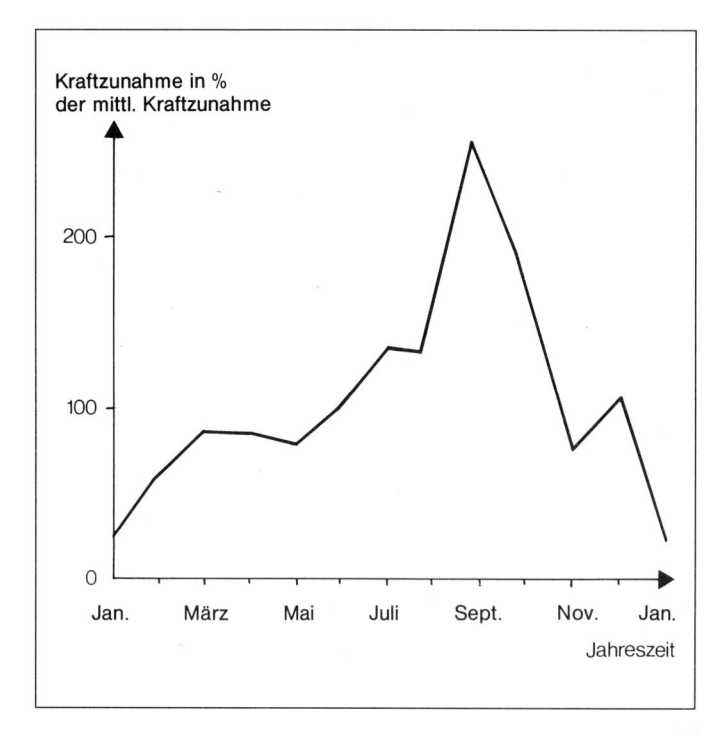

Abb. 157 Durchschnittliche wöchentliche Kraftzunahme in Abhängigkeit von der Jahreszeit (in Anlehnung an *Hettinger* 1972, 132)

essentiellen (vom Körper nicht selbst herstellbaren) Aminosäuren den Aufbau an kontraktilen Eiweißstrukturen.

2. Jahreszeit

Wie aus Abb. 157 zu ersehen ist, zeigt der Trainingseffekt im Verlauf des Jahres recht erhebliche Unterschiede.

> Zwischen den Winter- und Sommermonaten verhält sich der Trainingszuwachs bei gleicher Trainingsmethode wie 1:2 (*Hettinger* 1965, 69).

Als Ursache für die unterschiedliche Trainingswirkung nennt *Hettinger* (1986, 89) die UV-Strahlung, deren Maximum in den Monaten Juli bis August liegt. Daß der Kraftzuwachsgipfel jedoch im September liegt, erklärt er damit, daß die UV-Strahlung einen nachhinkenden Effekt zeigt.

Der Wirkungsmechanismus der UV-Strahlung läuft möglicherweise über die Nebenniere: Man nimmt an, daß es dort zu einer Mobilisierung der männlichen Sexualhormone kommt, die dann ihrerseits auf die Trainierbarkeit einwirken (*Hettinger* 1966, 94).

Die geringeren Trainingseffekte in den Wintermonaten lassen sich kompensieren, indem man eine künstliche UV-Bestrahlung durchführt. Wesentlich erscheint dabei, daß die UV-Strahlung nur dann die leistungssteigernde Wirkung hat, wenn sie bis zur Erythembildung (Hautrötung) gegeben wird (*Hettinger* 1965, 69; *Kusnecova* 1979, 26).

Interessant dürfte in diesem Zusammenhang auch sein, daß bei erythemwirksamer UV-Dosis auch *psychologische Faktoren* wie optimistische Selbsteinschätzung, Mobilität und Aufmerksamkeit eine Verbesserung erfahren, Faktoren also, die nicht unwesentlich die sportliche

Leistungsfähigkeit beeinflussen können (vgl. *Greiter* et al. 1980, 336).

Methoden und Inhalte des Krafttrainings

Für die sportliche Trainingspraxis ergeben sich je nach Sportart bezüglich der Art des Krafttrainings, der Methoden und Inhalte unterschiedliche Fragestellungen (vgl. *Ehlenz/Grosser/Zimmermann* 1983, 95):
– Ist ein allgemeines oder spezielles Krafttraining erforderlich?
– Wird Maximalkraft, Schnellkraft oder Kraftausdauer benötigt?
– Ist im Training vor allem auf die Verbesserung der intramuskulären Koordination oder die Hypertrophie bzw. auf beides hinzuarbeiten?
– Ist das Krafttraining im Zusammenhang mit disziplinspezifischen Bewegungsabläufen durchzuführen?
– Wird der Muskel nur in bestimmten Teilbereichen beansprucht?

Aus der Fragestellung ergibt sich dann eine entsprechende inhaltliche und methodische Orientierung des Krafttrainings.
Eine Aufgliederung der verschiedenen Trainingsmethoden scheint unter dem Aspekt der Anspannungsarten sinnvoll zu sein.

Man unterscheidet dabei:

Dynamisches oder auxotonisches Krafttraining

Das *dynamische Krafttraining* wird in der Fachliteratur oftmals auch *isotonisches Krafttraining* genannt. Auf eine derartige Bezeichnung sollte jedoch verzichtet werden, da es in der Praxis ein rein isotonisches Training nicht gibt. Im sportlichen Krafttraining handelt es sich zumeist um Mischformen der Muskelanspannung, die isotonische *und* isometrische Anteile beinhalten und demnach *auxotonisch* sind.

Das *dynamische* Krafttraining wird in ein positiv dynamisches und ein negativ dynamisches Krafttraining unterteilt:
– *Positiv dynamisches* Krafttraining = überwindendes = konzentrisches = verkürzendes = beschleunigendes Krafttraining.
– *Negativ dynamisches* Krafttraining = nachgebendes = exzentrisches = bremsendes = verzögerndes Krafttraining.

Die Verbindung von negativ dynamischer und positiv dynamischer Arbeitsweise findet sich bei *allmählichem* Übergang im *isokinetischen* Training (mit einigen zusätzlichen Besonderheiten im Kraftverlauf, s. S. 282), bei *abruptem* Übergang unter Ausnutzung des Dehnungsreflexes beim *plyometrischen* Training (s. S. 285).

Positiv dynamisches Training (konzentrisches Training)

Bei dieser in der Sportpraxis häufigsten Trainingsform kommt es nach der Formel: Arbeit = Kraft (kp) × Weg (m) zu einer Kraftentwicklung, die mit einer Muskelverkürzung einhergeht.

Vorteile des positiv dynamischen Trainings

– Es können die an der Bewegungskette beteiligten Muskeln sowie die jeweilige Anspannungsart der Wettkampfübung durch Imitationsübungen spezifisch geübt werden.
– Sowohl die wettkampfspezifische Bewegungsgeschwindigkeit als auch die für sie charakteristische Bewegungsdynamik können mit dieser Methode sehr genau berücksichtigt werden.
– Neben der Kraftzunahme kommt es auch zu einer Verbesserung des neuromuskulären Zusammenspiels.
– Je nach Ausführungsart und Wiederholungszahl können durch dynamisches Training

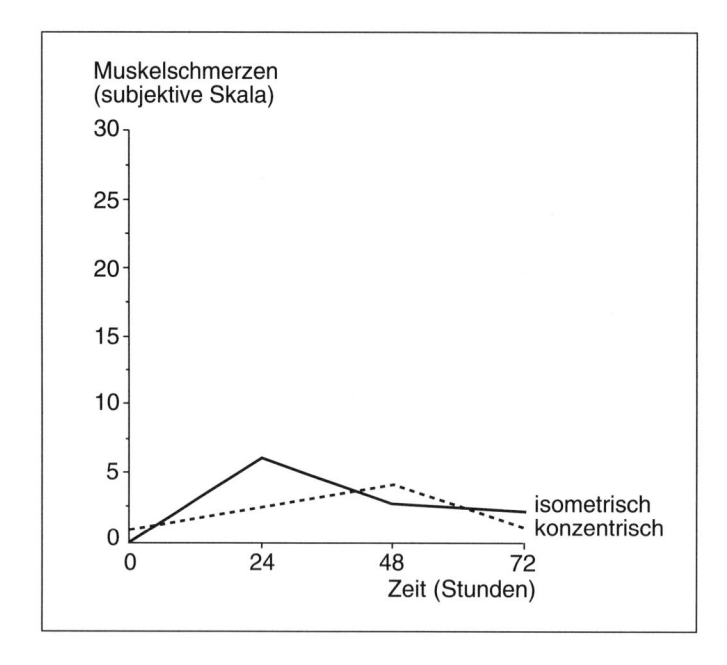

Abb. 158 Der Verlauf der Muskelkatersymptomatik (als Ausdruck der muskulären Beanspruchung) beim isometrischen und konzentrischen Training (nach *Talag* 1973, 458)

mehr die Maximalkraft, die Schnellkraft oder die Kraftausdauer trainiert werden.

Das positiv dynamische Krafttraining wird deshalb besonders für die Sportarten von Bedeutung sein, in denen ein hohes Maß an Kraftausdauer bzw. an Kraft und Bewegungsschnelligkeit in Verbindung mit erhöhten technischen Anforderungen im Vordergrund stehen (wie z. B. in den leichtathletischen Sprüngen und Würfen).

– Es ist besonders für ein Muskelaufbautraining (s. S. 305) geeignet, da es mit geringen bis mittleren Widerstandsgrößen, mäßigem Ausführungstempo und hoher Wiederholungszahl weder eine allzu hohe physische noch psychische Belastung darstellt.

– Nach konzentrischen Belastungen erholt sich die Muskulatur schneller von der Belastung als bei anderen Trainingsmethoden. Abb. 158 macht deutlich, daß ein durch konzentrisches Training hervorgerufener Muskelkater bereits nach drei Tagen wieder abgeklungen ist.

Nachteile des positiv dynamischen Trainings

– Die Trainingsreize sind oft unterschwellig, da sich die bei der Bewegung aufwendbare Kraft nach der im Verlauf der Bewegung vorhandenen Kraft richten muß und die notwendige Anspannung der Muskulatur nicht lange genug aufrechterhalten wird, um die zum Aufbau der Muskulatur notwendigen chemischen Reaktionen in Gang zu bringen (s. *Hettinger* 1965, 66).

Mit Belastungen, die unterhalb von 66 % der individuellen Maximalkraft liegen, lassen sich bei trainierten Personen nach *MacDonagh/Davies* (1984, 139) keine Steigerungen der isometrischen Maximalkraft (als übliche

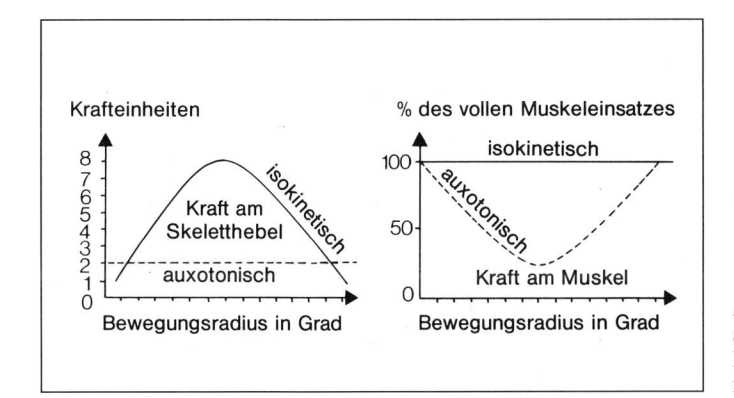

Abb. 159 Veränderungen der Kraft am Skeletthebel und der Kraft am Muskel beim isokinetischen bzw. auxotonischen Krafttraining

Meßgröße zur Bestimmung des individuellen Maximalkraftniveaus) erzielen, nicht einmal mit 150 Wiederholungen pro Tag. Die höchsten Kraftgewinne (zwischen 1,1 und 3 % pro Tag) konnten nur mit schweren Lasten erreicht werden. Dies bedeutet, daß für Anfänger mit dieser Krafttrainingsmethode allein nur mit hohen Belastungen (und deren Risiken für den passiven Bewegungsapparat) Fortschritte zu erzielen sind, eine Tatsache, die vor allem im Jugendbereich problematisch ist.
– Bei einer bestimmten sportlichen Bewegung werden nicht alle, sondern nur ein bestimmter Teil der Muskelfasern eines Muskels innerviert. Dies führt zu einer geringeren Maximalkraftentwicklung.
– Im Bereich der ungünstigsten Arbeitswinkel – z. B. beim Drücken in der Rückenlage beim Abheben des Gewichtes von der Brust – werden enorm hohe Spannungen entwickelt, die dann mit zunehmendem Bewegungsvollzug und ansteigender Gewichtsbeschleunigung sehr stark abnehmen (Abb. 159). Auf diese Weise werden die Muskelanteile bzw. die Muskelgruppen, die am Beginn der Bewegung eingesetzt werden, sehr hoch (oft verbunden mit Muskelkaterbildung) und die an der Endstreckung beteiligten meist ungenügend belastet.
– Durch diese Methode gelingt es nicht, die elastische Komponente des Muskels und damit auch die „stiffness" des Muskels (s. S. 286) zu erhöhen; im Gegenteil, es kommt sogar zu ihrer Abnahme (vgl. *Poulain/Pertuzon* 1988, 167; *Duchateau* 1993, 51). Dies bedeutet, daß ein rein positiv dynamisches Training für Sprung- und Spielsportarten für eine optimale Vorbereitung nicht ausreichend wäre, da hier starke exzentrische Kräfte wirksam werden, die höchste Anforderungen an die elastische Komponente der Muskulatur stellen.

Methoden des positiv dynamischen Trainings

Um Mißverständnissen vorzubeugen, muß eingangs darauf hingewiesen werden, daß unter „positiv dynamischem Training" verstanden wird, daß der überwindende Anteil einer Bewegung im Vordergrund steht: Bei Liegestützen z. B. stellt die „kritische Bewegung" die Armstreckung mit Abheben des Rumpfes vom Boden dar; das nachfolgende Wiederabsenken dient nur der Einnahme für weitere positiv dynamische Aktionen. Weiteres Beispiel: Beidbeinige Kniebeuge (= negativ dynamischer Anteil) als Vorbereitung für eine nachfolgende einbeinige Kniestreckung (= positiv dynamischer Anteil). Es wird deutlich, daß bei diesen Bewegungen jeweils der „überwindende" Anteil leistungsbegrenzend ist, da die negativ dy-

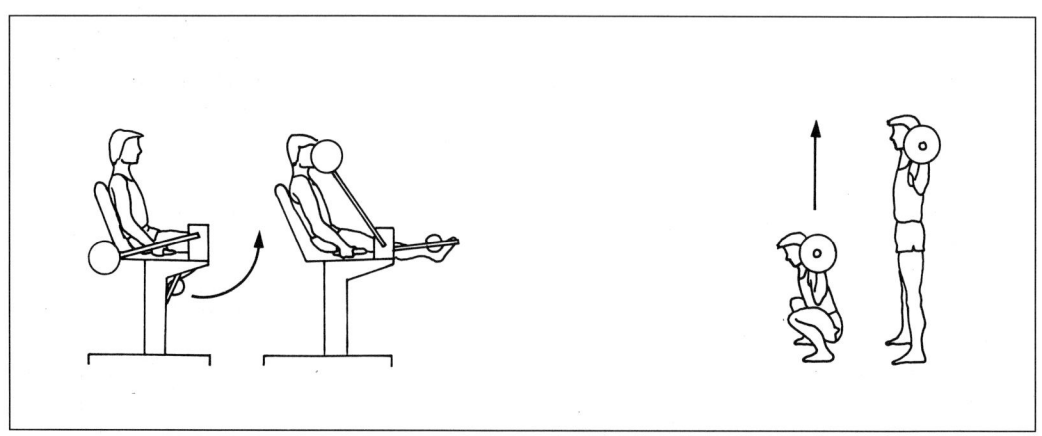

Abb. 160 „Agonisten"-Super-Serie mit zweimaliger gleichgerichteter Belastung desselben Muskels durch zwei verschiedene Übungen: a) Beinstrecken b) Kniestrecken aus der Kniebeuge

namische Kraft (s. S. 282) stets größer als die positiv dynamische ist und nur durch supramaximale Belastungen „typisch" „exzentrisch" trainiert werden kann.
Ist konzentrisches Training in seiner „Reinform" gemeint (also ohne negativ dynamische Vorbereitungsbewegung), dann wird gesondert darauf hingewiesen (s. z. B. S. 277).

Unter der Vielzahl der in der Trainingspraxis verwendeten Methoden sollen hier nur die wichtigsten kurz dargestellt werden (vgl. *Cometti* 1988, 204–210):

Beachte: MW = Maximale Wiederholungen. Eine (Gewichts)-Belastung wird so gewählt, daß maximal eine bestimmte Zahl an Wiederholungen (z. B. sechs) möglich ist.

Allgemein gilt: Im heutigen Spitzensport, aber auch unter „veränderten Vorzeichen" im Breitensport, ist ein ganzjähriges Krafttraining unabdingbar.

1. Die klassischen amerikanischen Methoden

a) Die „Super-Serien"

– Die „Antagonisten"-Super-Serie

Bei dieser Methode wird zuerst der Agonist trainiert; unmittelbar darauf der Antagonist (Gegenspieler).
Beispiel: Einer Übungsserie, die den M. triceps brachii (Armstrecker) z. B. durch Liegestützen schult, folgt eine Übungsserie, die seine Antagonisten, den biceps brachii (Armbeuger) z. B. durch Klimmzüge trainiert.

– Die „Agonisten"-Super-Serie

Bei dieser Methode wird die gleiche Muskelgruppe durch zwei verschiedene Übungsserien zweimal hintereinander belastet.
Beispiel: Nach einer Serie (acht bis zwölf Wiederholungen) an der Beinstreckmaschine – hierbei wird der *M. quadriceps femoris* (vierköpfiger Schenkelstrecker) gekräftigt – folgt eine Serie Kniebeugen mit Scheibenhantel (s. Abb. 160).
In den Superserien können im Bedarfsfall auch

drei Übungsserien hintereinander geschaltet werden!
Das Ziel dieser Superserien liegt in einer völligen Ausschöpfung der jeweiligen Muskelgruppe und einem damit verbundenen ausgeprägten Hypertrophie-Reiz begründet.

b) Die „brennenden" Serien

Diese Methode besteht darin, zehn Wiederholungen (das Gewicht muß so gewählt werden, daß maximal zehn Wiederholungen möglich sind) mit einer bestimmten Übung bis zur Erschöpfung zu absolvieren, um anschließend nach fünf bis sechs Wiederholungen mit Teilbewegungen (Teilabschnitte des vorhergehenden Bewegungsablaufes) folgen zu lassen. Nach dieser Belastungsfolge stellt sich im Muskel das subjektive Gefühl eines „Brennens" ein (nach *Richford* 1966).
Beispiel: zehn maximale Armbeugen mit Hantelstange (aus der Armstreckung in die Armbeugung) – fünf bis sechs weitere Armbeugen, jedoch aus einer rechtwinkligen Armbeugung heraus (die Bewegung ist damit in ihrer Amplitude „verkürzt" und umgeht die ungünstigen Anfangswinkel). Auch diese Übung dient im besonderen Maße dem Muskelquerschnittstraining und ist besonders wirksam im Armbereich.

c) Die „erzwungenen" Serien

Bei dieser Methode handelt es sich um die Durchführung einer maximalen Zehner-Serie, die von weiteren drei bis vier Wiederholungen gefolgt wird. Dabei unterstützt ein Partner die Bewegung gerade so weit, daß diese zusätzlichen Wiederholungen möglich sind.
Beispiel: Kniestrecken aus der Kniebeuge mit finaler Hubhilfe des Partners.
Diese Methode dient, ähnlich wie die vorhergehende, zum einen einer ausgeprägten Willensschulung, zum anderen ermöglicht sie es dem Sportler, biochemisch eine große Kraftanstrengung über einen längeren Zeitraum zu ertragen: der Muskel erwirbt die Fähigkeit, auch noch unter höchster Übersäuerung Arbeit zu verrichten (über enzymatische Anpassungsmechanismen).
Auch diese Übung dient im besonderen Maße einer Muskelhypertrophie und ist besonders wirksam im Armbreich.

d) „Super-Pumpen"-Serien

Diese Methode kommt vor allem bei Bodybuildern zu Anwendung. Sie besteht darin, 15 bis 18 Serien mit der gleichen Bewegung auszuführen. Dabei werden nur zwei bis drei maximale Wiederholungen pro Serie durchgeführt mit einer Serienpause von nur 15 Sekunden. Diese Methode ist nur für die oberen Extremitäten geeignet; für die groß-muskel-massigen Muskeln der Beine oder des Rückens kommt sie nicht in Frage. Sie dient als Muskelhypertrophietraining bei fortgeschrittenen Kraftsportlern.

e) „Schummel"-Serien

Bei dieser Methode wird der Bewegungsbeginn durch Zusatzbewegungen erleichtert. Dadurch bewältigt der Sportler Lasten, die er ansonsten nicht schaffen kann. Zusätzlich wirken erhöhte Spannungen über einen längeren Zeitraum auf den Muskel ein, was einer Muskelmassenzunahme förderlich ist.
Beispiel: Biceps-Training mit Hantel im Stehen mit Eingangs-"Schubhilfe" des Rumpfes (durch ein schwunghaftes Rücknehmen des Oberkörpers).
Beachte jedoch: Vor allem bei Anfängern ist darauf zu achten, daß die Rumpf-Zusatzbewegungen nicht in eine Hyperlordosierung (Hohlkreuzstellung) der Wirbelsäule mit ihren negativen Auswirkungen auf Bandscheiben und kleine Wirbelgelenke führen.

f) Die „Bulk"-Methode

Bei dieser Methode werden drei Serien mit fünf bis sechs maximalen Wiederholungen durchgeführt. Sie eignet sich in besonderem Maße zur Entwicklung der Rücken- und Beinmuskulatur.

Serie	Wiederholungen	Last (kg)
1	4	60
2	6	60
3	8	60
4	10	60
5	12	60
6	10	70
7	8	80
8	6	90
9	4	95

Tab. 32 Die Methode der doppelten Progression

Test	Absteigende Pyramide	Super-Serien	Schummel-Serien	Bulk	Doppelte Progression
Armbeugekraft	11*	12*	23*	8	7
Armstreckkraft	9**	9	66**	9	25*
Rücken- und Beinkraft	24**	21*	27*	← 24**	13

Tab. 33 Vergleich verschiedener Trainingsmethoden bezüglich ihrer Effektivität auf die Kraftentwicklung der Arme, der Beine bzw. des Rückens. Je 20–29 Studenten trainierten zweimal pro Woche über acht Wochen. Anschließend wurde die prozentuale Kraftzunahme ermittelt (verändert nach Leighton et al. 1967, 79). *signifikant, **hochsignifikant

g) Methode der „doppelten" Progression

Diese Methode läuft in zwei Abschnitten ab: Im ersten Teilabschnitt bleibt die Belastung (z. B. Gewicht der Hantel) gleich, es wird jedoch die Zahl der Wiederholungen gesteigert; im zweiten Teilabschnitt verringert man die Zahl der Wiederholungen, um die Belastung (das Gewicht) zu steigern (s. Tab. 32).
Diese Methode ist für die Kräftigung der Rücken- und Beinmuskulatur geeignet, weniger für die Entwicklung der Armstrecker und -beuger.
Eine zusammenfassende Effektivitäts-Übersicht über einige der soeben aufgezeigten klassischen amerikanischen Methoden zeigt Tab. 33.

2. Kontrastmethode

Die Kontrastmethode – sie wird auch als „bulgarische Methode" bezeichnet, da sie in Bulgarien als erstes zur Anwendung gelangte – versucht, wie der Name dies bereits andeutet, über völlig gegensätzliche Krafteinsätze dem Nerv-Muskel-System neue, ungewohnte und damit in höchstem Maße wirksame Trainingsreize zu vermitteln. Der Kontrast kann dabei in der Abfolge gegensätzlicher Trainingsübungen innerhalb einer Trainingseinheit bzw. innerhalb einer einzelnen Serie liegen. Man unterscheidet demnach prinzipiell zwei Hauptvarianten, nämlich die Kontrastmethode innerhalb einer Trainingseinheit bzw. die Kontrastmethode innerhalb einer Serie. Beide weisen eine Reihe von Subvarianten auf.

Ziel der verschiedenen Kontrastmethoden ist es, der Monotonie einzelner gängiger Methoden und damit der Gefahr einer Plateaubildung bzw. Stagnation in der Kraftentwicklung vorzubeugen (vgl. Abb. 161 S. 274).

Methoden und Inhalte 273

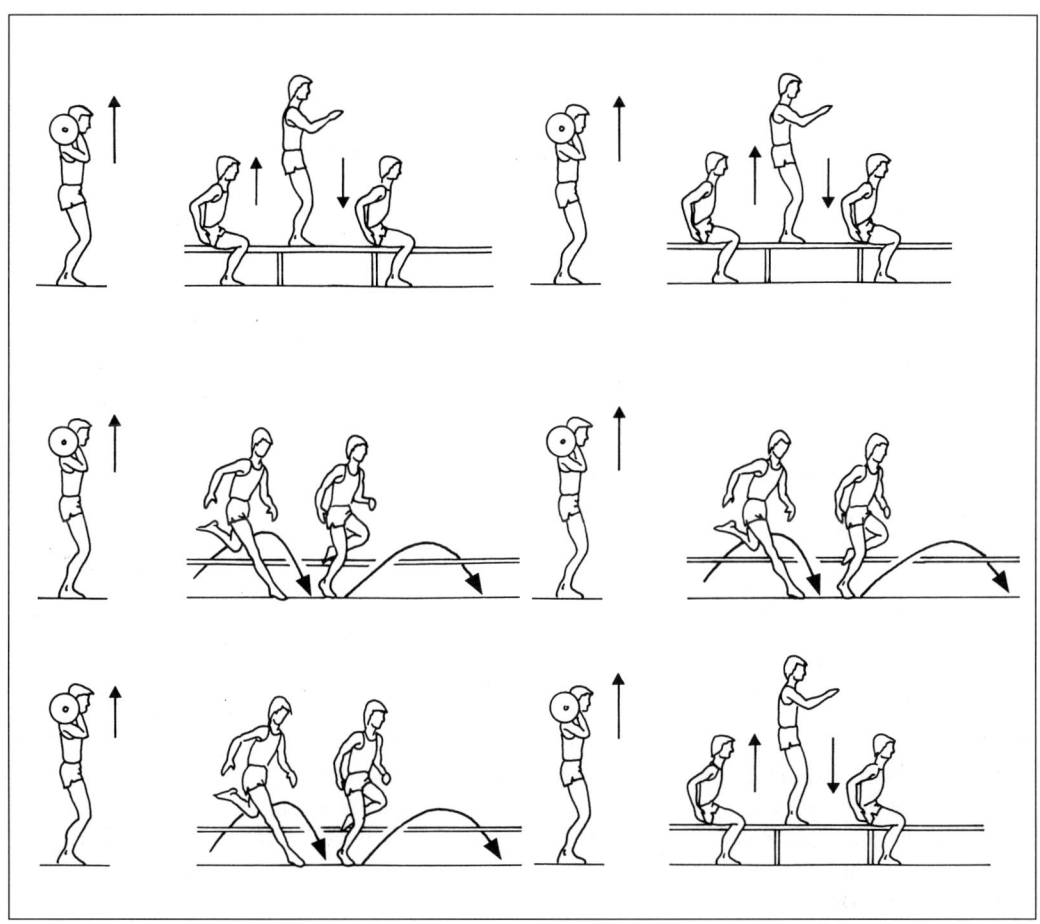

Abb. 161 Varianten der konzentrisch orientierten Kontrastmethode „mit Zusatzbelastung – ohne Zusatzbelastung". Zwischen den einzelnen Serien (1, 2, 3, 4) liegt eine Pause von jeweils drei Minuten. (verändert nach *Cometti* 1988, Bd. 2, 40).

a) Kontrastmethode innerhalb einer Trainingseinheit

– Die klassische Kontrastmethode
Bei dieser Methode erfolgt der Wechsel durch die alternierende Verwendung von schweren und leichten Gewichten bei jeweils explosiver Bewegungsausführung.
Beispiel: Einer Serie von sechs maximalen Wiederholungen mit einer Belastung von 60 bis 80 % – hier ist das Bewegungstempo aufgrund des hohen Gewichtes trotz maximalem Krafteinsatz langsam – folgt eine Serie mit einer Belastung von 30 bis 50 % mit sehr hohem Bewegungstempo. Insgesamt sollten bei dieser Methode pro Trainingseinheit acht Serien (davon fünf mit schwerem und drei mit leichtem Gewicht) absolviert werden.

– Varianten
Der Kontrast kann nicht nur über „schwer – leicht", sondern auch über die Kombination von maximalen, kraftausdauerorientierten wiederholten und schnellkraftorientierten explosiven Krafteinsätzen erreicht werden. Für Anfänger und Jugendliche besonders günstig ist auch

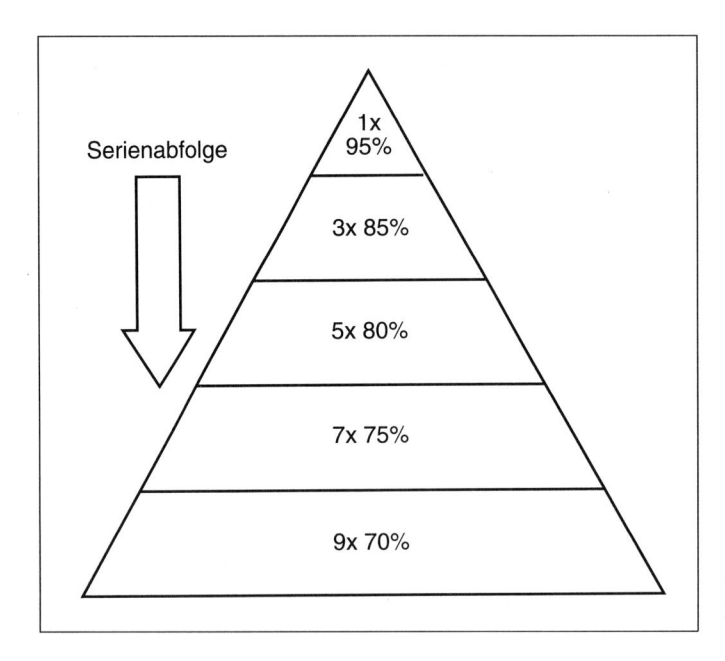

Abb. 162 Methode der „abnehmenden Belastung" mit sich ändernder Wiederholungszahl

die Kombination „Belastung mit Hantelübung – Übung ohne Zusatzgewicht".
Bei den Übungen ohne Zusatzgewicht bieten sich konzentrische Banksprünge (z. B. beidbeiniger Sprung aus dem Sitz auf der Bank in den Stand auf der Bank; einbeiniger Sprung über die Bank nach Aufsetzen des Sprungbeines auf der Bank) (vgl. Abb. 161).

3. Die Methode der „abnehmenden Belastung"

Die Methode der „abnehmenden Belastung" hat gegenüber dem „Pyramidentraining" (s. S. 297) den Vorteil, daß die höchsten Belastungen in erholtem Zustand, die submaximalen hingegen – und darin liegt ihr besonderer Effekt – in bereits vorermüdetem Zustand bis zur völligen Auslastung des Muskels, realisiert werden. Dies führt zu einer akzentuierten Verbesserung der intramuskulären Koordination und vermittelt zusätzlich einen ausgeprägten Hypertrophiereiz.

Die Methode der „abnehmenden Belastung" kommt in zwei Hauptvarianten zur Anwendung (vgl. *Cometti* 1988, Bd. 2, 51–52):

a) mit abnehmender Belastung und sich ändernder Wiederholungszahl

Bei dieser Methode wird mit einer Serie mit einer Wiederholung (= 95 %) begonnen. Es folgen dann weitere Serien, die bei abnehmendem Gewicht zu einer Zunahme der Wiederholungen führen (s. Abb. 162).

b) Mit abnehmender Belastung, aber gleichbleibender Wiederholungszahl

Diese außergewöhnlich effektive und den Muskel auslastende Variante der „abnehmenden Belastung" besteht darin, daß die Zahl der Wiederholungen konstant bleibt und sich die Belastung innerhalb ein und derselben Serie progressiv senkt (s. Abb. 163).
Aufgrund der hohen muskulären Auslastung sollte diese Methode nicht ohne entsprechende

1 x 95 %
1 x 90 %
1 x 85 %
1 x 80 %
1 x 75 %
1 x 70 %

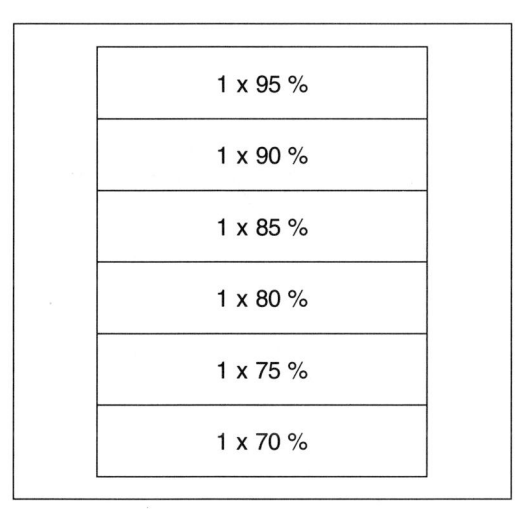

Abb. 163 Methode der „abnehmenden Belastung" mit konstanter Wiederholungszahl

Vorbereitung (nach etwa zwei bis drei Aufbauzyklen) und in genügendem Abstand zu Wettkämpfen erfolgen.
Serienzahl: Je nach Leistungsfähigkeit vier bis acht;

Pausendauer zwischen den Serien: sieben bis zehn Minuten;

Anwendungshäufigkeit: Einmal pro Woche;

Belastungssteigerung: Wird der Sportler über die jeweils eine Wiederholung nicht mehr voll ausgelastet, dann kann die Wiederholungszahl erhöht (zwei statt einer) oder das Gewicht gesteigert werden.

4. Die Methode der „Pyramide innerhalb der Serie"

Wie die vorhergehende Methode beinhaltet sie einen Belastungswechsel durch die Änderung der Wiederholungszahl.
Beispiel: Drei Wiederholungen à 50 %, zwei à 60 %, eine à 70 %, zwei à 60 %, drei à 50 % in unmittelbarer Folge (innerhalb einer Serie). Diese Methode eignet sich für die Muskelmassenzunahme und die Verbesserung der intramuskulären Koordination.

5. Die Methoden der „Vor- und Nachermüdung"

a) Methode der Vorermüdung

Die Vorermüdung erfolgt durch eine spezielle, selektiv einen bestimmten Muskel beanspruchende Übung. Anschließend schließt sich eine Übung an, die den Muskel in einem komplexeren Zusammenhang trainiert. Dadurch läßt sich die Wirkung der komplexeren Übung auf den Muskel präzise erfahren, was besonders im Anfängertraining von Interesse ist.
Beispiel: Training des *M. quadriceps femoris* (vierköpfiger Schenkelstrecker) mit Hilfe der Quadricepsmaschine. Anschließend Durchführung der Übung „Kniebeugen" (s. Abb. 167).
Eine andere Variante der Vorermüdung besteht darin, daß sogenannte „Hilfsmuskeln" – sie sind an einer bestimmten Bewegung mitbeteiligt – durch spezifisch sie belastende Übungen ermüdet werden und damit den eigentlichen Zielmuskel in seiner Arbeit nicht bzw. kaum mehr unterstützen können.
Beispiel: Beim Drücken in der Rückenlage hilft der *M. pectoralis major* (großer Brustmuskel) zu Beginn der Armstreckbewegung entscheidend mit, das Gewicht für den weiteren Armstreckvorgang zu beschleunigen; damit erfährt der *M. triceps brachii* (dreiköpfiger Armstrecker), der durch diese Übung hauptsächlich gekräftigt werden soll, eine nicht unerhebliche Hilfe. Um diese Mithilfe weitgehendst auszuschalten, wird der M. pectoralis major durch sogenannte „Butterflies" (s. Abb. 164) vorermüdet. In der Folge muß er die Armstreckbewegung alleine leisten. Auf diese Art und Weise wird er vermehrt belastet, was eine erhöhte Auslastung bzw. gesteigerte Kraftzunahme ermöglicht.

b) Methode der Nachermüdung

Bei dieser Methode – sie kehrt die Übungsfolge der vorhergehenden Methode um – wird ein bestimmter Muskel zuerst durch eine komplexere Übung – sie beinhaltet die Mitwirkung

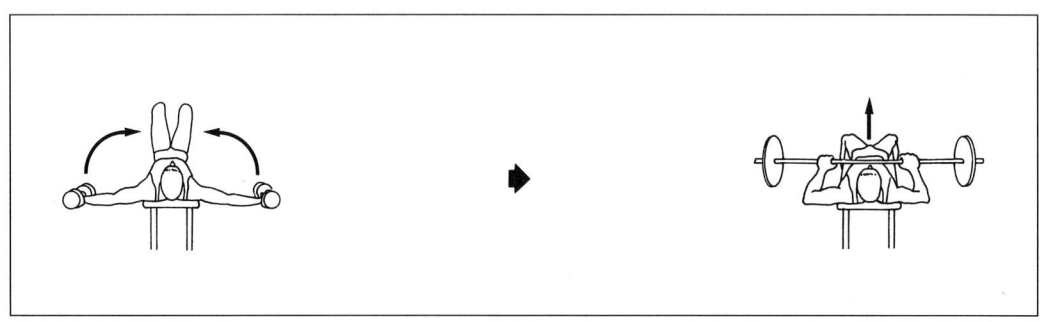

Abb. 164 „Butterflies" als Vorermüdungsübung für den beim Drücken in der Rückenlage in der Anfangsphase mitbeteiligten *M. pectoralis major* (großer Brustmuskel)

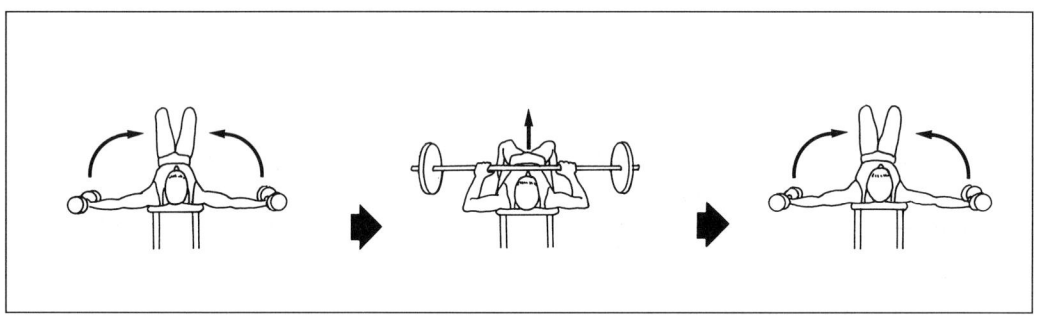

Abb. 165 Die Methode der Vor- und Nachermüdung (verändert nach *Cometti* 1988, Bd. 2, 12)

verschiedener anderer Muskeln – trainiert, anschließend erfolgt seine völlige Auslastung mit Hilfe einer ganz speziell nur ihn belastenden Übung.

Die Methode der Nachermüdung dient durch ihre völlige Auslastung des Muskels in besonderem Maße dem Muskelquerschnittstraining bzw. der Verbesserung der intramuskulären Koordination.

c) Methode der Kombination von Vor- und Nachermüdung

Bei dieser Methode werden die in a) und b) beschriebenen Varianten vereint. Am Beispiel des „Drückens in der Rückenlage" als komplexer Hauptübung zur Entwicklung der Brustmuskulatur und der Armstreckkraft soll dies kurz erläutert werden:

Zuerst erfolgt die selektive Vorermüdung des *M. pectoralis major*, dann wird die eigentliche Hauptübung durchgeführt und schließlich wird nochmals „nachermüdet" mit Hilfe der selektiven Übung (s. Abb. 165). Es kommt zur völligen Auslastung des Muskels.

Die Vor- und Nachermüdung ist auch über unterschiedliche Übungen erreichbar:

Statt zwei können auch drei verschiedene Übungen herangezogen werden, wie z. B. Pectoralismaschine – Drücken in der Rückenlage – „Butterflies" (s. Abb. 166).

Methoden und Inhalte

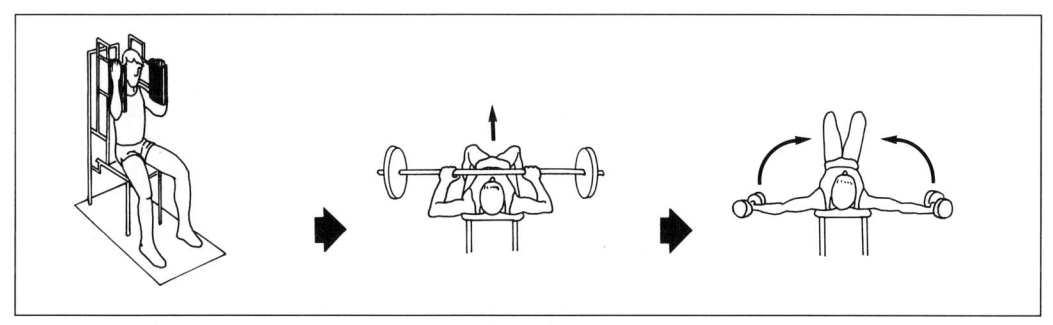

Abb. 166 Vor- und Nachermüdung des großen Brustmuskels mit Hilfe zweier unterschiedlicher, die Hauptübung (Drücken in der Rückenlage) flankierender Spezialübungen (nach *Cometti* 1988, Bd. 2, 13)

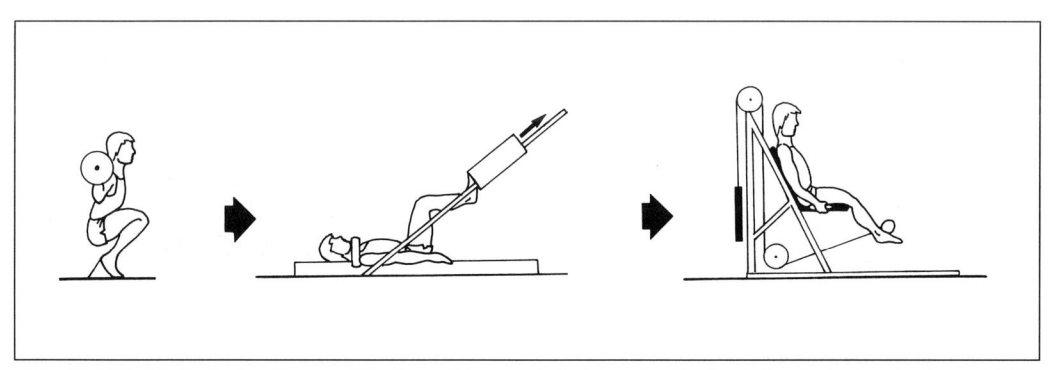

Abb. 167 Die Methode der Vor- und Nachermüdung mit absteigender Variante (verändert nach *Cometti* 1988, Bd. 2, 13)

Eine weitere Variationsmöglichkeit besteht darin, daß die Übungen nach Schwierigkeitsgrad gestaffelt „abwärts" oder „aufwärts" durchgeführt werden. Für die Übung „Drücken in der Rückenlage" ergäbe sich bei der „Abwärts-Variante" folgende Reihenfolge: Drücken in der Rückenlage – Pectoralismaschine – „Butterflies" mit jeweils acht maximalen Wiederholungen.

Beim Beinstreckertraining (m. quadriceps femoris) entspräche dies der Reihenfolge: Kniebeugen – Beinpresse – Quadricepsmaschine (s. Abb. 167).

6. Die konzentrische Methode in ihrer „Reinform"

Die rein konzentrische Methode (s. Abb. 168) trainiert beim Sportler die Fähigkeit der maxi-

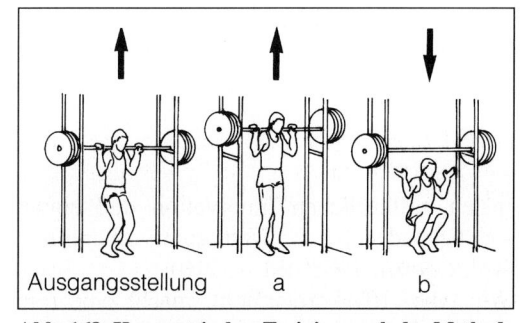

Abb. 168 Konzentrisches Training nach der Methode der hohen und höchsten Intensitäten. Die Hantel wird explosiv nach oben gehoben (a). Anschließend läßt der Sportler die Hantel in die Ausgangsstellung (Blockierungsvorrichtung in den Führungsstangen) zurückfallen (und umgeht damit den exzentrischen Übungsteil) (b) (verändert nach *Cometti* 1988 b, 55).

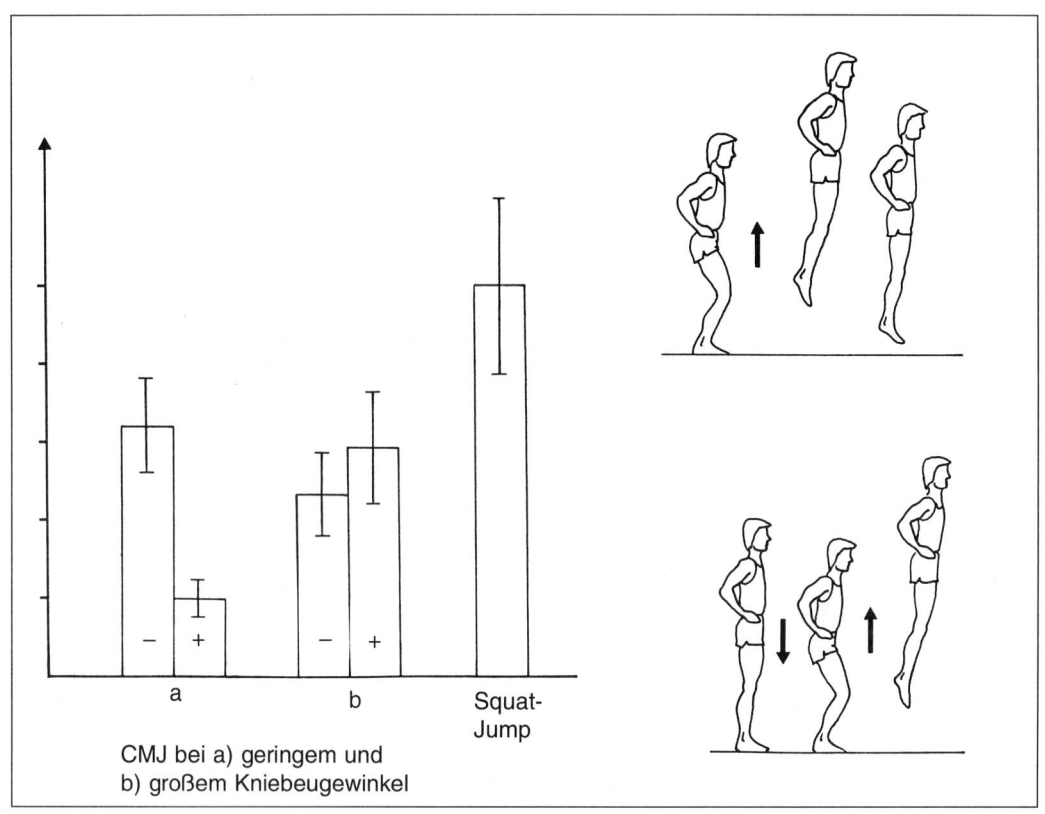

Abb. 169 Die elektrische Aktivität des **M. quadriceps femoris** (vierköpfiger Schenkelstrecker) während der positiven (= überwindenden) (+) und negativen (= nachgebenden) (−) Phase bei der Ausführung des „Countermovement-Jumps" (Strecksprung mit einleitender Gegenbewegung mit geringer bzw. ausgeprägter Kniebeugung und des „Squat-Jumps" (Strecksprung aus einer Kniebeugung von 90° *ohne* vorherige Auftakt- bzw. Schwungbewegung = reine konzentrische Kontraktion) (verändert nach *Bosco* 1985)

malen willkürlichen Innervation und eignet sich besonders für die Wettkampfvorbereitung (vgl. *Cometti* 1988, Bd. 1, 210).
Wie Abb. 169 verdeutlicht, macht eine rein konzentrische Kontraktion für vergleichbare Leistungen eine höhere elektrische Aktivität erforderlich als exzentrisch-konzentrische Mischformen.
Abb. 169 läßt auch erkennen, daß beim CMJ mit großem Kniebeugewinkel die konzentrische EMG-Aktivität höher ist als bei einem geringeren Kniebeugewinkel, ein Hinweis darauf, daß die Effektivität dieser Übung höher ist.
Als überwiegend „natürliche" konzentrische Übungen können Laufsprünge bergauf bzw. treppauf betrachtet werden. Auch die Übung „Kniebeugen beidbeinig mit anschließendem einbeinigen Strecken (langsam oder explosiv)" ist dieser Kategorie zuzuordnen (s. Abb. 170). Als typisch konzentrisch können auch Sportarten wie Radfahren und Rudern bezeichnet werden.

Eignung der konzentrischen Methode für die verschiedenen Leistungsniveaus

Für den Anfänger eignet sich die konzentrische Methode vor allem in der „reinen" Form zur

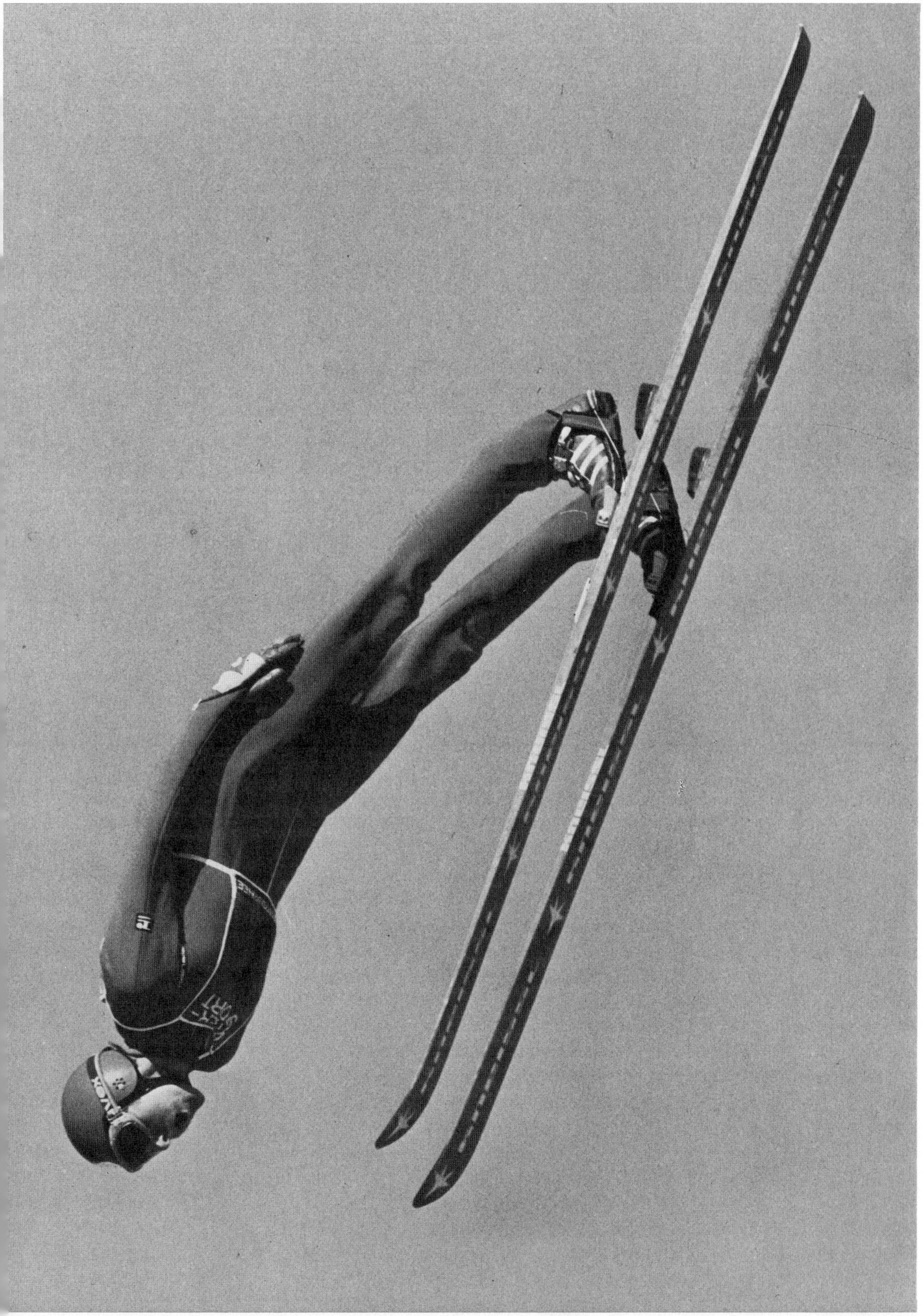

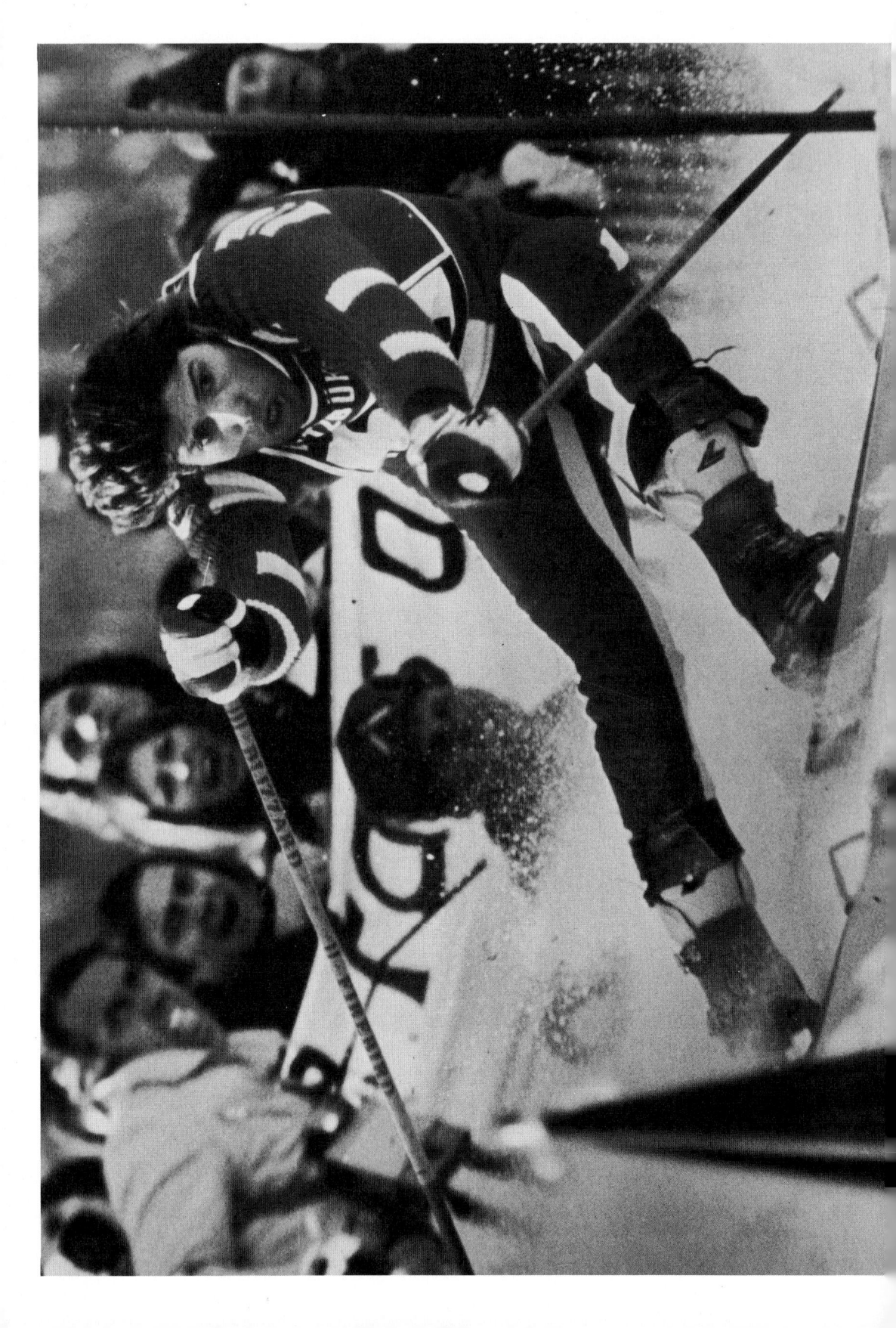

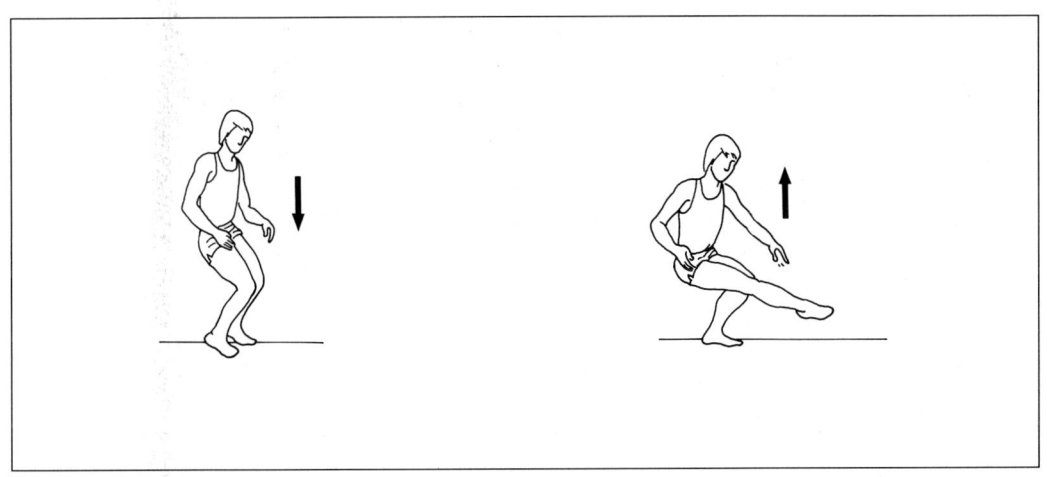

Abb. 170 Kniebeugeübung mit konzentrischem Schwerpunkt

Schnellkraftentwicklung sowie als Methode der Vorermüdung. Bei Fortgeschrittenen und Hochleistungssportlern ist sie in ihren Varianten generell einsetzbar.

Negativ dynamisches Training (exzentrisches Training)

Beim exzentrischen Training steht das Abfangen des eigenen Körpergewichts oder supramaximaler Lasten (bis etwa 120 % der individuellen Maximalkraft) im Vordergrund.

> Beachte: Um ein exzentrisches Training mit schweren Gewichten vorzubereiten, sollte der Sportler erst einmal durch negativ dynamische Übungen mit dem eigenen Körpergewicht das Abbremsen üben. Erst dann sollte mit progressiv ansteigenden Zusatzlasten gearbeitet werden. Eine derartige Belastungssteigerung dient der Verletzungsprophylaxe!

Das Abfangen des eigenen Körpergewichts durch Niedersprünge aus unterschiedlichen, der jeweiligen Leistungsfähigkeit angepaßten Höhen – von der kubanischen Volleyballnationalmannschaft werden Niedersprunghöhen von 2 m und mehr berichtet –, dient vor allem der Verbesserung der intramuskulären Koordination und dem Training der „elastischen Komponente" des Muskels.

Mit der „klassischen exzentrischen Methode" – sie beinhaltet ein bewußt langsames Nachgeben gegenüber starken bzw. supramaximalen Belastungen – wird durch die relativ lange Einwirkungsdauer des Kraftreizes vor allem ein ausgeprägter Hypertrophiereiz gesetzt.

Abb. 171 zeigt, daß bei exzentrischen Belastungen die Muskelaktivitäten im Vergleich zu einer willkürlichen maximalen isometrischen Kontraktion um das Zwei- bis Dreifache erhöht werden können.

Für die Trainingspraxis bedeutet dies, daß eine volle muskuläre Aktivierung nur durch exzentrische und nicht durch konzentrische Kraftübungen zu erreichen ist. Dies wird auch durch eine Reihe von Untersuchugen (vgl. *Komi/Buskirk* 1972; *Atha* 1981; *Clarke* 1973; *Fleck/Schutt* 1985) bestätigt, die zeigen, daß bereits ein kurzes exzentrisches Training zu einer si-

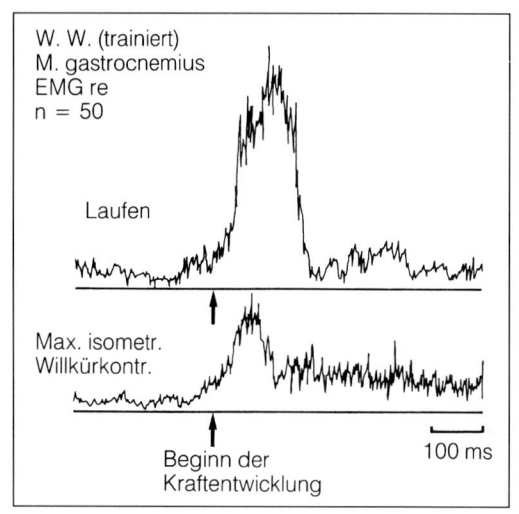

Abb. 171 EMG-Aktivität des Wadenmuskels (M. gastrocnemius) bei exzentrischer (Abfangphase beim Laufen) und maximaler isometrischer Arbeit (nach *Dietz* 1985, 31)

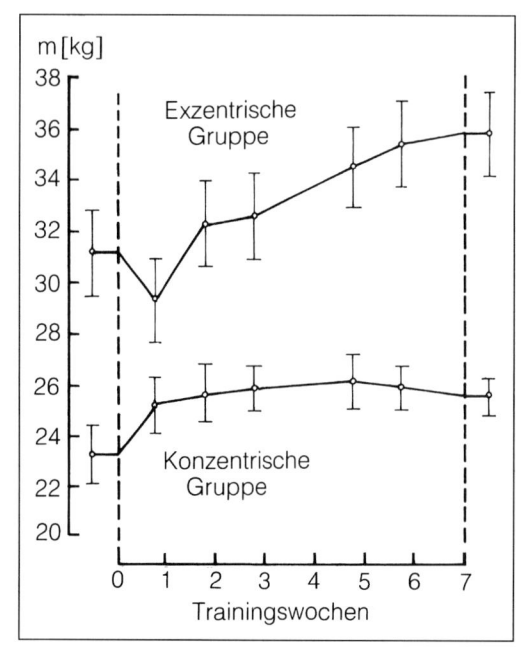

Abb. 172 Kraftzunahme bei einem exzentrischen und konzentrischen Training (sechs Kontraktionen, viermal pro Woche über sieben Wochen) im Vergleich (verändert nach *Komi/Buskirk* 1972)

gnifikanten Zunahme aller maximalen Kraftparameter führt, und zwar in wesentlich ausgeprägterem Maße, als dies bei einem konzentrischen Training der Fall ist (Abb. 172).

Einen zusammenfassenden Überblick über verschiedene exzentrische Arbeitsmöglichkeiten am Beispiel der Beinkraftschulung gibt Abb. 173. Man erkennt, daß exzentrische Übungen allein (Abb. 173a) mit Hilfsgerät (b), mit Partner (f), mit Geländehilfen (c, d) oder speziellen Kraftmaschinen (Beinpresse, hydraulische Geräte mit luftdruckgesteuerter Variation des Widerstandes) durchgeführt werden können.

> Beachte: Exzentrisches Training sollte niemals für sich allein, sondern immer in Kombination mit konzentrischen Methoden – auch andere Kombinationen sind möglich – durchgeführt werden.

Wie die konzentrische Methode, beinhaltet auch die exzentrische Methode eine Vielfalt von Methodenvarianten, die je nach Durchführungsmodalität ein unterschiedliches Wirkungsspektrum aufweisen.

Um Wiederholungen zu vermeiden, sollen von den Methoden- bzw. Kontrastmethoden-Kombinationen – sie wurden ausführlich für die konzentrischen Methoden dargestellt – nur die wichtigsten genannt und dargestellt werden.

1. Exzentrisch-konzentrische Kombination

– Methode „120–80"

Unter dieser hocheffizienten Methode zur Verbesserung der Maximalkraft ist zu verstehen, daß eine supramaximale Last (20 %, maximal 30 % über dem individuellen Maximum) langsam gesenkt wird. Nach Abnahme einiger Hantelscheiben durch einen Partner (Reduzierung der Last auf 80 % der individuellen Maximalleistung), erfolgt ein konzentrisches Anheben der Hantel usw. Diese Methode ist auch über

Methoden und Inhalte 281

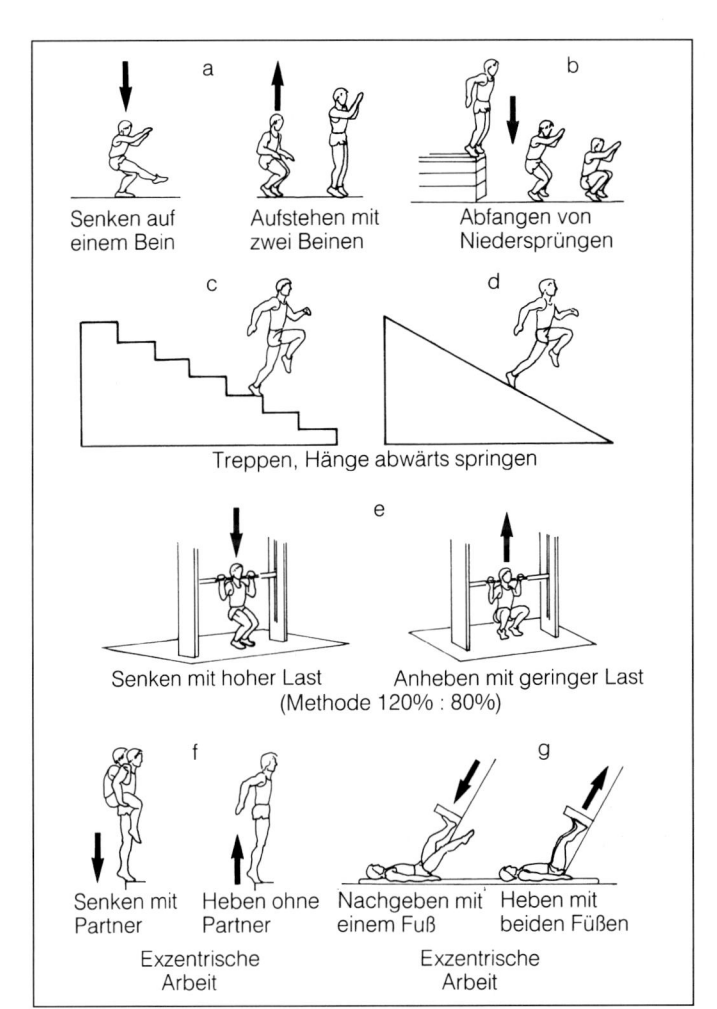

Abb. 173 Exzentrische Trainingsformen zur Verbesserung der Kniestrecker (M. quadriceps femoris = vierköpfiger Schenkelmuskel) (Übungen a, b, c, d, e) und der Fußstrecker (vor allem des M. triceps surae = dreiköpfiger Wadenmuskel) (Übungen d, f, g) (verändert nach *Cometti* 1988 b, 104/105 und 108/109)

entsprechende hydraulische Maschinen mit automatischer Belastungsregulierung durchführbar (vgl. *Cometti* 1988, Bd. 2, 122; *Egger* 1992, 39).

Pro Serie sollten wegen der außergewöhnlich hohen psychophysischen Belastung nur etwa fünf Wiederholungen durchgeführt werden. Serienzahl: drei bis vier.

Aufgrund der unmittelbaren Kraftsteigerung ist diese Methode als Vorbereitung auf einen Wettkampf besonders gut geeignet.

Beachte: Diese Methode kommt nur für Hochleistungssportler in Frage, die exzentrische Belastungen gewöhnt und entsprechend vorbereitet sind.

2. Exzentrisch-isometrisch

– Statisch-exzentrische Methode
Bei dieser Methode senkt der Sportler exzentrisch eine bestimmte Last und legt während

des Bewegungsablaufes eine oder mehrere isometrische „Haltepausen" (von drei bis sechs Sekunden Dauer) ein.
Eine Serie beinhaltet sechs Wiederholungen mit einer Gewichtsbelastung von 50 bis 70 % des individuellen Maximums. Serienzahl: sechs.
Es empfiehlt sich ein Alternieren dieser Übung mit konzentrisch explosiven Krafteinsätzen (ebenfalls sechs Serien à sechs Wiederholungen, jedoch nur mit 40 % Belastung und explosiver Ausführung).

– Methode der „totalen Isometrie" kombiniert mit exzentrischem Krafteinsatz
Hierbei wird ein Gewicht (etwa 80 % des individuellen Maximums) bis zur Ermüdung in einer für die Leistung wichtigen Ausgangsstellung – z. B. 90-Kniebeugung wie bei der „Fertigstellung" beim Start – gehalten und dann langsam abgesenkt.
Zur Periodisierung und Planung exzentrischer Methoden s. S. 365.

Zusammenfassende Bewertung des negativ dynamischen (exzentrischen) Trainings

Vorteile des negativ dynamischen Krafttrainings

Das *exzentrische* Training ermöglicht muskuläre Spannungsspitzen, die weit über den positiv dynamischen und statistischen Maximalkraftwerten liegen:
Das *exzentrische* Kraftmaximum liegt 30–40 % über dem *isometrischen*, das *isometrische* wiederum 10–15 % über dem *dynamisch-konzentrischen* (vgl. *Bührle/Schmidtbleicher* 1981, 14 und 258). Aus diesem Grunde fördert es auch bei schon hochgradig trainierten Sportlern noch deutlich den Muskelzuwachs.
– Durch den lange auf die Muskulatur einwirkenden Kraftreiz kommt es zu einer ausgeprägten Muskelhypertrophie.
– Durch die hohen Belastungsspitzen – vor allem bei den Niedersprüngen – kommt es zu einer selektiven Rekrutierung der II b-Fasern und zu einer Querschnittszunahme der Sehnen und Bänder. Ihre Fähigkeit zur Speicherung mechanischer Energie nimmt damit zu (vgl. auch *Stone* 1988, 164).
– Da die nachgebende Muskelarbeit weniger Energie erfordert als die überwindende – bei gleicher Leistung ist der Sauerstoffverbrauch wesentlich kleiner (vgl. *Hollmann/ Hettinger* 1980, 177) –, ist exzentrische Muskelarbeit – entsprechend dosiert, wie z. B. beim bergab Gehen – gut in der Rehabilitation zu verwenden.

Nachteile des negativ dynamischen Krafttrainings

– Abhängigkeit von Hilfestellern;
– Erhebliches Verletzungsrisiko bei unkontrollierter Ausführung;
– In starkem Maße Muskelkater provozierend. Durch die dabei auftretenden Mikroläsionen (s. Abb. 212) wird Folgeverletzungen u. U. der Boden bereitet;
– Zeitlich beschränkter Anwendungsbereich: Da sich ein Training mit maximalen Widerständen negativ auf die Kontraktionsgeschwindigkeit auswirkt, ist es in seiner Reinform nur in der Vorbereitungsperiode anwendbar.

Positiv und negativ dynamische Mischformen

– Isokinetisches Krafttraining

Charakteristisch für das isokinetische Krafttraining ist der gleichmäßige Bewegungsablauf (iso = gleich; kinetisch = bewegend).
Isokinetische Trainingsgeräte gewährleisten in jeder Bewegungsphase einen konstanten Widerstand (s. Abb. 159) und eine gleichbleibende Geschwindigkeit, unabhängig von der Größe des jeweiligen Drehmomentes bzw. der Hebellänge des Lastarmes.
Beim isokinetischen Training wird sowohl positiv als auch negativ dynamisch Arbeit geleistet.

Durchführungsmodalitäten beim isokinetischen Training
(vgl. *Ehlenz/Grosser/Zimmermann* 1983, 113)

- Intensität: Je nach Zielsetzung 100 % – 70 % – 50 %
- Wiederholungen: 5 x – 50 x – 100 x
- Sätze: 5–6
- Trainingshäufigkeit: 2 x pro Woche, sportartabhängig auch häufiger

Vorteile des isokinetischen Trainings

- Im Gegensatz zum positiv dynamischen Krafttraining wird beim isokinetischen während des gesamten Bewegungsvollzuges mit vollem Krafteinsatz gearbeitet.
- Die den unterschiedlichen Hebelverhältnissen angepaßte Belastung kräftigt die Muskulatur in allen Bewegungsabschnitten gleichmäßig.
- Da durch den gleichmäßigen Kraftverlauf keine Belastungsspitzen auftreten, werden die Aufwärmzeit verkürzt und Muskelkatersymptome vermieden.
- Das isokinetische Training bietet die Möglichkeit, schwache Muskelgruppen speziell zu kräftigen; dies erweist sich insbesondere in der Rehabilitation (z. B. nach Beinbrüchen) als günstig.
- Beim Schwimmen, Rudern oder Kanusport entspricht der gleichförmige Kraftverlauf des isokinetischen Trainings der Bewegungsstruktur dieser Sportarten und ist deshalb besonders spezifisch auf diese „isokinetischen" Sportarten zugeschnitten.

Nachteile des isokinetischen Trainings

- Für alle Sportarten, für die eine Bewegungsbeschleunigung mit veränderlichen Kraftverlaufsmerkmalen charakteristisch ist, wie z. B. in den leichtathletischen Läufen, Sprüngen und Würfen, ist das isokinetische Training weniger geeignet (vgl. *Krüger* 1972, 55). Hier geht die sportartspezifische Bewegungsdynamik zugunsten eines größeren Muskelwachstums verloren. Das isokinetische Training kann in diesen Sportarten also nur zur Entwicklung der allgemeinen Kraft bzw. der Kraftausdauer (z. B. in der Vorbereitungsetappe oder im Anfängertraining), nicht aber zur Verbesserung von Schnellkraft und wettkampfspezifischer Kraft Verwendung finden.

Die nervöse Aktivierung, dargestellt in der Form des integrierten Elektromyogramms (iEMG), zeigt bei ballistischen Bewegungen erhebliche zeitliche und quantitative Veränderungen gegenüber den Werten bei isokinetischen Bewegungen: Ballistische Bewegungen sind zu Beginn durch eine sehr hohe myoelektrische Aktivität gekennzeichnet – sie ist höher als bei isokinetischen Bewegungen –, anschließend weist sie einen deutlichen Abfall auf (vgl. *Bosco* 1992, 22).

- Ballistische Bewegungen sind im Sport die am häufigsten vorkommenden Bewegungen. *Isokinetische* Trainingsmethoden schulen nicht die dabei erforderlichen biomechanischen Anforderungen und Eigenschaften, wie z. B. die Vorinnervation, die Vordehnung oder den Dehnungs-Verkürzungs-Zyklus (vgl. *Bosco* 1992, 22).

– Desmodromisches Training*)

Das von *Schnell* (vgl. *Spitz/Schnell* 1983) entwickelte desmodromische Krafttraining ist mit dem isokinetischen Krafttraining verwandt und beinhaltet ebenfalls einen stetigen Wechsel von positiv und negativ dynamischer Kraftarbeit. Der wesentliche Unterschied besteht jedoch in zwei Punkten:

1. Die Bewegungsgeschwindigkeit ist apparativ-maschinell vorgegeben (desmodromisch = motor- bzw. zwangsgesteuert) und kann je nach sportartspezifischem Bedarf verändert werden.
2. Die jeweils belastete Muskulatur hat durch den fortlaufend ausgeübten Druck gegen die

---
* Vgl. *Weineck* 1986, 209 f.

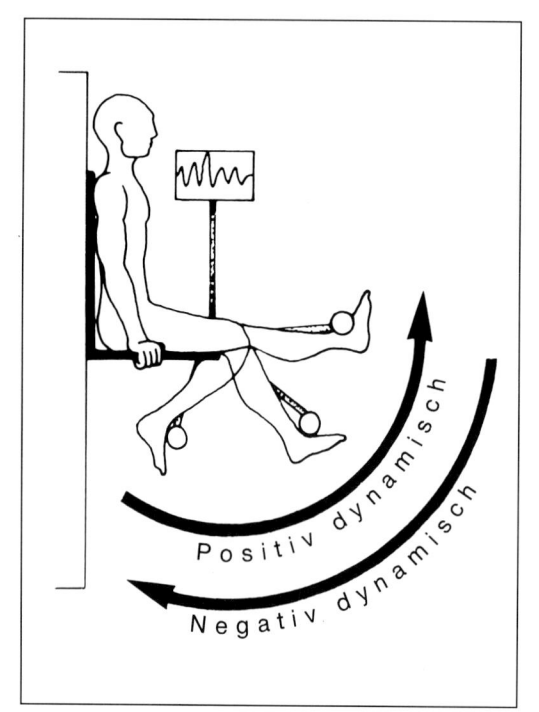

Abb. 174 Das Prinzip des desmodromischen Trainings: Gegen eine mit gegebener Geschwindigkeit hin und her wandernde Widerstandsleiste wird ständig Druck ausgeübt. Dadurch kommt es zu einer vollständigen energetischen Auslastung der jeweils belasteten Muskelgruppen und damit zu einem maximalen Spannungsreiz der einzelnen Muskelfasern (→ ausgeprägte Muskelhypertrophie).

Widerstandsleiste (Abb. 174) zu keinem Zeitpunkt die Möglichkeit, sich zu entspannen, wie dies beim traditionellen Training an den Umkehrpunkten (Endstreckung bzw. -beugung) der Fall ist. Dadurch wird verhindert, daß der Muskel sein energetisches Potential (Resynthese von ATP aus KP) zu erneuern vermag: Es kommt zur vollständigen Ausschöpfung der muskulären ATP-Vorräte und damit zur völligen Auslastung der an der Bewegung beteiligten Muskelfasern. Der hohe ATP-Umsatz bzw. die damit verbundene hohe Spannungsbelastung jeder einzelnen Muskelfaser – auch die „letzte" Muskelfaser wird hierbei in ihrem Leistungspotential ausbelastet – stellen die Ursache für das beim desmodromischen Training besonders ausgeprägte Muskelwachstum (Hypertrophie) dar.

Vorteile des desmodromischen Trainings

– Da diese Art des Krafttrainings sowohl in bezug auf die Geschwindigkeit als auch auf die eingesetzte Kraft übergangslos allen spezifischen Erfordernissen sportlicher Kraftmanifestationen angepaßt werden kann, eignet es sich im besonderen Maße zur Entwicklung spezifischer dynamischer (und auch statischer) Kraftgrößen (Abb. 175).
– Beim desmodromischen Training lassen sich auch im Bereich einer erhöhten Bewegungsgeschwindigkeit effektive Belastungsreize setzen, was sich u. a. günstig auf Schnelligkeits- und Schnellkraftleistungen auswirkt.
– Es eignet sich in ganz besonderem Maße für die Rehabilitation im Rahmen eines muskulären Wiederaufbaus nach Band-, Sehnen-, Muskel- oder Knochenverletzungen: Über die graphische Aufzeichnung der jeweils entwickelten Kraft ist ein hochgradig kontrolliertes, streng progressives Training begrenzt belastbarer Strukturen und damit die Vermeidung von Überlastungsschäden möglich.
– Es ermöglicht auch bei hochgradig austrainierten Athleten noch bemerkenswerte Kraftzuwächse.
– Es führt im Vergleich zu den anderen Krafttrainingsmethoden am schnellsten zu einer ausgeprägten Muskelhypertrophie.

Nachteile des desmodromischen Trainings

– Abhängigkeit von kostspieligen Trainingsgeräten.
– Das desmodromische Trainingsgerät eignet sich nur für die Schulung eingelenkiger Bewegungen (z. B. Kniebeugung/-streckung).
– Die Bewegungsamplitude ist nicht variierbar (wichtig für die Rehabilitation z. B. bei Kreuzbandschäden, die nur eine begrenzte Bewegungsexkursion zulassen).

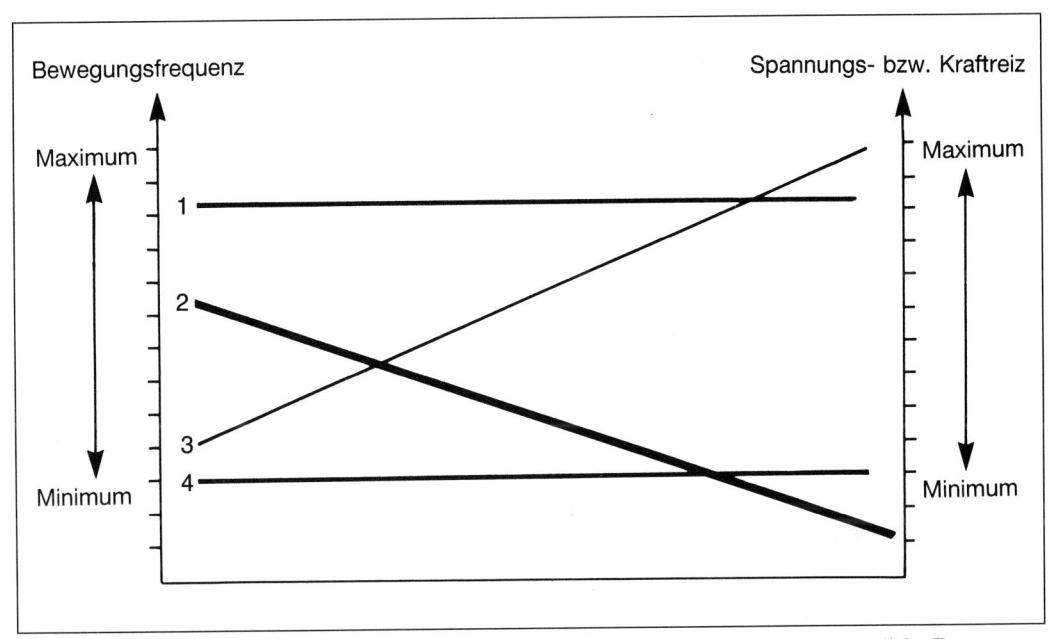

Abb. 175 Die unbegrenzte Variierbarkeit des *desmodromischen* Krafttrainings bezüglich Bewegungsschnelligkeit und eingesetzter Kraft: Linie 1 = hohe Bewegungsfrequenz und hohe Kraft, Linie 2 = mittlere Bewegungsfrequenz und niedrige Kraft, Linie 3 = niedrige Bewegungsfrequenz und hohe Kraft, Linie 4 = niedrige Bewegungsfrequenz und niedrige Kraft.

– Die Bewegungsschnelligkeit explosiver (azyklischer) bzw. maximal schneller (zyklischer) Bewegungen, wie sie u. a. für die leichtathletischen Wurf- und Stoß- bzw. Sprintdisziplinen charakteristisch sind, kann nicht in ausreichendem Maße nachvollzogen werden. Z. B. übertrifft die höchste Winkelgeschwindigkeit bei den handelsüblichen Geräten im allgemeinen nicht 6 rad/sec. Beim Test der Beinstrecker sind diese Winkelgeschwindigkeiten viel niedriger als die maximalen Werte, die von einem Sportler während der Ausführung von schnellkräftigen, ballistischen Bewegungen festgestellt worden sind (vgl. *Bosco* et al. 1982, 557; *Bosco* 1983, 23; *Bosco* 1992, 21). Damit ist auch eine spezifische Kräftigung der hierbei wirksamen II b-Fasern mit einem entsprechenden Innervationsmuster nicht möglich. Diese Trainingsmethode eignet sich demnach vor allem für den Muskelaufbau (insbesondere in der Vorbereitungsperiode) oder für kraftausdauerorientierte Sportarten, nicht jedoch für Schnellkraftsportarten in der unmittelbaren Wettkampfvorbereitung.

– **Plyometrisches Training**

Das plyometrische Training wird oftmals auch als „Elastizitätstraining" (*Zanon* 1975, 352 f.), als „reaktives Training" (*Schröder* 1975, 929), als „exzentrisches Training" (*Schmidtbleicher* et al. 1978, 488) sowie in seiner Subkategorie als „Niedersprungtraining" bzw. als „Schlagmethode" (*Tschiene* 1976, 14) bezeichnet.

Bei dieser Trainingsmethode kommt es zu einer komplexen Koppelung des Effekts des negativ dynamischen Trainings mit dem des positiv dynamischen. Auf muskelphysiologischer Ebene (s. S. 286) werden daher Momente der Vorinnervation, des Dehnungsreflexes („Deh-

nungs-Verkürzungs-Zyklus") und der elastischen Komponente des Muskels ausgenutzt.
Die *Vorinnervation* scheint Bestandteil eines festen Bewegungsprogramms zu sein, das von supraspinalen Zentren ausgelöst wird und deren funktionelle Bedeutung einerseits in einer optimalen Sensibilisierung der Muskelspindeln, andererseits in der Veränderung der Elastizität der betroffenen Muskulatur im Sinne einer erhöhten „stiffness" liegt. Gleichzeitig wird durch die Voraktivierung eine Innervationsbasis geschaffen, die bei einer nachfolgenden „Reflexaufschaltung" zu einer höheren und schnelleren Kraftentwicklung führt (vgl. *Schmidtbleicher/Gollhofer* 1982, 303; *Duchateau* 1993, 36).
Der sogenannte „Dehnungs-Verkürzungs-Zyklus" (vgl. Bosco 1982; *Schmidtbleicher/Gollhofer* 1982, 303; *Komi* 1986, 15; *Cometti* 1988, 14; *Duchateau* 1993, 37), führt über eine „Reflexaufschaltung" (vgl. *Schmidtbleicher/Gollhofer* 1982, 303) zu einer schnelleren und höheren Kraftentwicklung.
Die charakteristischen Besonderheiten des *plyometrischen Trainings* seien kurz am Beispiel des *Niedersprungtrainings* aufgezeigt:
Durch den Niedersprung werden die späteren Agonisten gedehnt. Der über die Muskelspindeln ausgelöste Dehnungsreflex führt zu einer vermehrten Innervation von ansonsten nicht aktivierten Muskelfasern und damit zu einer höheren und schnelleren Kraftentwicklung bei der anschließenden Kontraktion.
In diesem Zusammenhang spielt die Vorinnervation des Muskels unmittelbar vor dem Aufsprung eine wichtige Rolle: Sie schafft zum einen eine optimale Innervationsbasis für die nachfolgende Muskelaktivität, zum anderen verändert sie den Spannungs- und dadurch auch den Elastizitätszustand des Muskels, der nach dem Niedersprung für die Größe und Geschwindigkeit der Muskelvordehnung verantwortlich ist (vgl. *Schmidtbleicher* et al. 1978, 488; *Carpentier/Duchateau* 1990, 22; *Duchateau* 1993, 35).
Schließlich wird noch die elastische Komponente des Muskels – in Anlehnung an das Modell der Hintereinanderschaltung von elastischen und kontraktilen Elementen (s. S. 244) – als Energiespeicher (über den Elastizitätsmodul, der durch Training zunimmt und damit eine größere Energiespeicherung erlaubt, s. *Goldberg* et al. 1975, 195) ausgenutzt: Es kommt dabei über die Dehnung der elastischen Komponente zu einer Speicherung von kinetischer Energie, die dann der durch Muskelkontraktion erzeugten Energie hinzugefügt wird (vgl. *Duchateau* 1993, 57).
Wie Abb. 176 erkennen läßt, führen Niedersprünge je nach vorhergehender Fallhöhe zu einer unterschiedlich hohen Muskelaktivität. Je höher die Fallhöhe, desto höher ist die EMG-Auslenkung.
Auch die Höhe der Vorinnervation ist sprunghöhenabhängig und erreicht bei Sprüngen aus 1,10 m Höhe 89,5 % MVC, bei 0,50 m 57,3 % MVC und beim Hüpfen 36,9 % MVC (vgl. *Schmidtbleicher/Gollhofer* 1982, 302; s. Abb. 176).
Bei untrainierten Sportlern erscheinen die reflexbedingten Aktivitätsspitzen meist in reduzierter Größe im Gegensatz zu trainierten Athleten, bei denen die Reflexaktivitäten in die Basisinnervation für das konzentrische Bewegungsverhalten (hier der nachfolgende Absprung) integriert sind (vgl. Abb. 177).

> Beachte: Aus anatomischer Sicht – und dies betrifft die Trainingsspezifität der beim Niedersprung beteiligten Muskeln – ist festzuhalten, daß je nach Landung und Niedersprunghöhe unterschiedliche Muskelgruppen mehr oder weniger in den Trainingsprozeß einbezogen werden.

Bei einer Landung, die nur aus geringer Höhe und vorzugsweise auf dem Fußballen erfolgt – wie dies z. B. bei allen Prellsprüngen (s. Abb. 178) der Fall ist –, ist schwerpunktmäßig der *M. gastrocnemius* (zweiköpfiger Wadenmuskel) an der Amortisation der Bewegungsenergie beteiligt. Beim *M. rectus femoris* (gerader Schenkelstrecker) ist hierbei aufgrund der geringen Sprunghöhe und des damit ver-

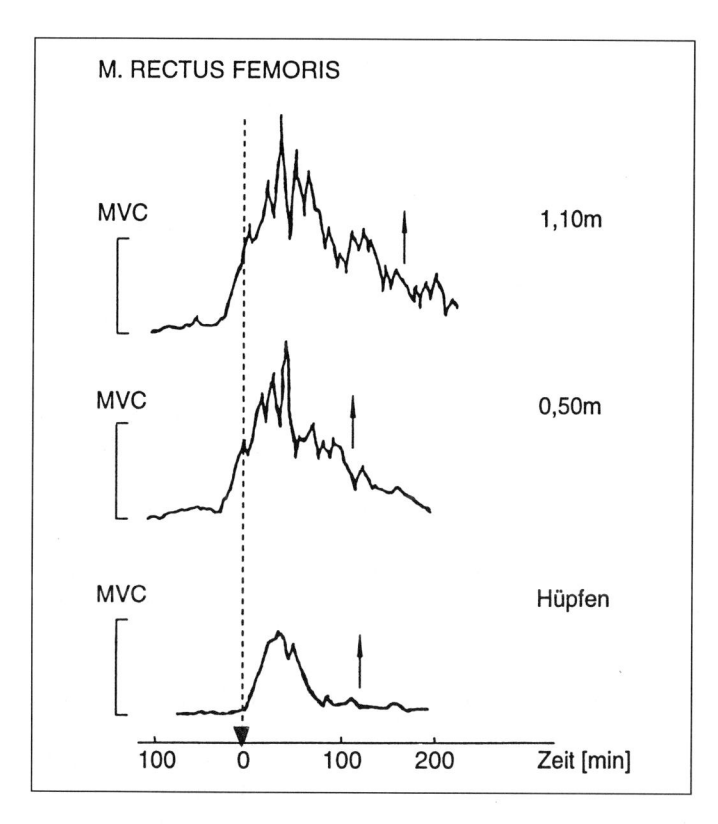

Abb. 176 Das (gemittelte) EMG des M. rectus femoris (des geraden Schenkelstreckers, eines Teiles des M. quadriceps femoris) bei Tiefsprüngen unterschiedlicher Höhe (1,10 m und 0,50 m) bzw. beim einfachen Hüpfen im Vergleich zur maximalen willkürlichen isometrischen Kontraktion (MVC). Die Pfeile bezeichnen den Zeitpunkt des Auftreffens bzw. des Absprunges (nach *Schmidtbleicher/Gollhofer* 1982, 301).

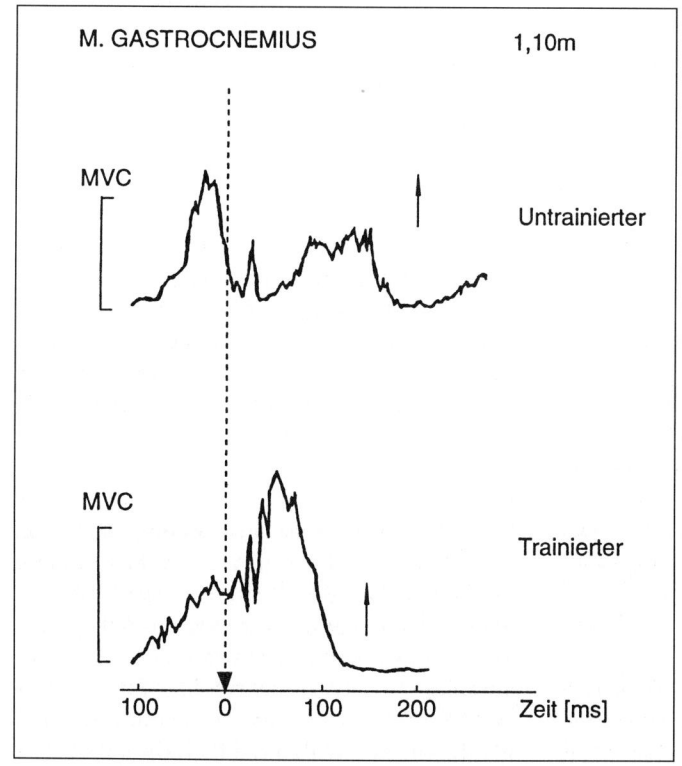

Abb. 177 Das (gemittelte) EMG des M. gastrocnemius (zweiköpfigen Wadenmuskels) bei einer untrainierten und trainierten Person. Die Pfeile bezeichnen den ersten und letzten Bodenkontakt (MVC = Maximale willkürliche isometrische Stärke) (verändert nach *Schmidtbleicher/Gollhofer* 1982, 302).

bundenen geringeren Kniebeugewinkels eine niedrigere Aktivität – und damit ein geringerer Trainingseffekt – zu erzielen (vgl. *Schmidtbleicher/Golhofer* 1982, 305/306).

Bei einer Landung aus größeren Sprunghöhen (bei trainierten Sportlern sind dies Höhen über 1 m) und ausgeprägterem Kniebeugewinkel wird hingegen mehr der *M. rectus femoris* und weniger der *M. gastrocnemius* beansprucht, was vor allem für Basketballer und Volleyballspieler von Bedeutung ist, die überwiegend mit „Fersenaufsatz" operieren. Allerdings ist auch hier prellenden Absprüngen ausreichende Aufmerksamkeit zu widmen, da es in verschiedenen Spielsituationen – mehrfaches, rasches „Nachspringen" bei Reboundaktionen bzw. Blockaktivitäten – durchaus zu diesbezüglichen Anforderungen kommen kann.

Allgemeine Hinweise zur Durchführung des plyometrischen Trainings (vgl. *Bisanz* 1983, 32; *Ehlenz/Grosser/Zimmermann* 1983, 101):

- Explosive Bewegungsausführung
- 6–10 Wiederholungen
- Anfänger 2–3 Sätze, Fortgeschrittene 3–5 Sätze, Hochleistungssportler 6–10 Sätze
- Pausen zwischen den Sätzen (Serien): 2 Minuten
- Nur in frischem und gut aufgewärmten Zustand!

Im Zentrum des plyometrischen Trainings stehen Sprünge bzw. Sprungfolgen und Sprungkombinationen aller Art. Von „kleiner", „einfacher" oder „natürlicher" Plyometrie spricht man, wenn nur Sprünge ohne Zusatzlasten oder Zusatzgeräte (Kästen, Hürden etc.) zur Anwendung kommen oder nur Hindernisse geringer Höhe übersprungen werden. Bei Sprüngen über Kästen und Hürden spricht man von „mittlerer" Plyometrie, bei Sprüngen von hohen bzw. über hohe Geräte (z. B. Hochkästen) von „großer" oder „intensiver" Plyometrie. Als geeignete Inhalte gelten Einbeinsprünge, beidbeinige Sprünge, Hochweitsprünge, Laufsprünge, Vor-, Seit- und Rückwärtssprünge, Sprünge über Hindernisse etc. (vgl. auch *Bisanz* 1983, 31; *Cometti* 1988 b, 136). Abb. 178 gibt eine Übersicht über verschiedene einfache plyometrische Trainingsformen zur Verbesserung der Sprungkraft.

Für Kinder und Anfänger (s. a. S. 385) eignen sich zur Verbesserung der Sprungkraft der Beine vor allem Reifensprünge, für Fortgeschrittene und Jugendliche die Kasten- (ein Kastenteil) und Langbank-(quer)Sprünge, für Sportler des höheren und höchsten Niveaus zusätzlich noch die Hürden- und Hochkastensprünge. Da bei allen Sprüngen neben der Kniestreck- auch die Wadenmuskulatur mittrainiert wird, sollte bei Kindern wegen der starken Stauchwirkung (vor allem auf die Wirbelsäule) auf eine selektive Schulung der Fußstreckmuskeln (s. Abb. 178b) verzichtet werden.

Die plyometrischen Übungen können mit unterschiedlichen Kniebeugewinkeln – 30, 90, 150 Grad u. ä. – durchgeführt und dadurch in ihrer Effektivität gesteigert werden, da hierbei jeweils unterschiedliche Muskelbereiche beansprucht werden. Abb. 179 verdeutlicht, daß je nach Kniebeugewinkel unterschiedliche Überlappungsbereiche der kontraktilen Elemente (Aktin- und Myosinfilamente) vorliegen und damit ein unterschiedlicher Reiz zur Optimierung der Brückenbindungen gegeben ist. Dies sollte im Training ausgenutzt werden. Allerdings sollte den Kniebeugewinkeln, die beim Sprint und Sprung überwiegend vorherrschen, Priorität eingeräumt werden!

Sprünge mit starken Beugewinkeln führen bei Sportlern, die derartige Übungen nicht gewöhnt sind, zu einem ausgeprägten Muskelkater (s. S. 334) und sollten daher bei diesen nicht unmittelbar vor Wettkämpfen durchgeführt werden.

Auch im plyometrischen Training kann die „Kontrastmethode" einen wertvollen Beitrag zur Steigerung der Trainingseffektivität und damit zur Steigerung der Schnellkraft leisten. Der Kontrast kann einmal in der Belastungsvariation – mit Zusatzlast/ohne Zusatzlast – oder im Methodenwechsel – konzentrisch/plyometrisch – liegen (Abb. 180).

Methoden und Inhalte

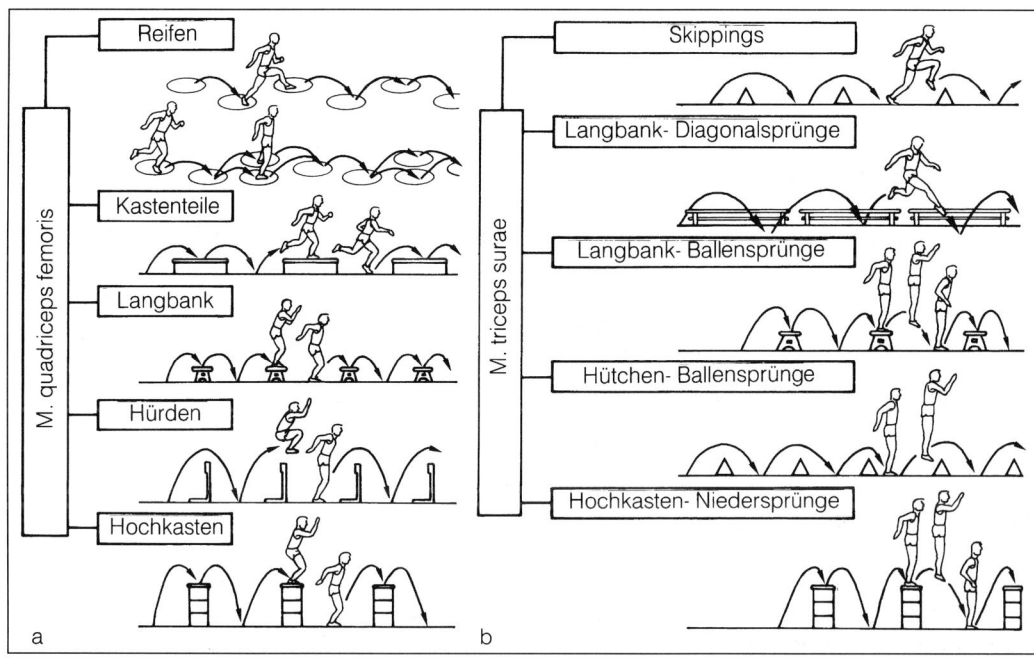

Abb. 178 Plyometrische Übungen mit steigendem Schwierigkeitsgrad zur Verbesserung der Kraft der Kniestrecker (M. quadriceps femoris) (a) bzw. der Fußstrecker (M. triceps surae) (b) (verändert nach *Cometti* 1988 b, 136/137)

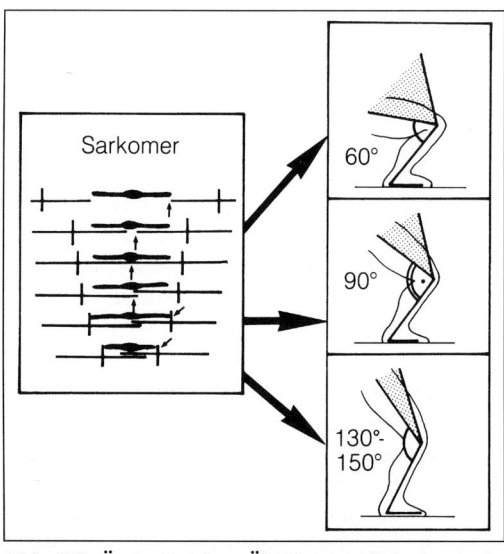

Abb. 179 Änderung der „Überlappung" der kontraktilen Filamente in Abhängigkeit vom Kniebeugewinkel (verändert nach *Cometti* 1988 c, 52)

Eine weitere Intensivierung des plyometrischen Trainings ist durch das Tragen von Bleiwesten während der Übungsausführung möglich. Wie die Untersuchungen von *Bosco* (1985, 21) zeigen, führt das Tragen von Bleiwesten – das Gewicht sollte etwa 13 % des Körpergewichts des Sportlers betragen – bei Schnelligkeits- und Schnellkraftbelastungen zu einem vermehrten Einsatz von schnellzuckenden Muskelfasern, was der Schnelligkeitsentwicklung im besonderen Maße dienlich ist. *Bosco* spricht in diesem Zusammenhang von einem sogenannten Hyperschwerkrafttraining. Ein derartiges Krafttraining führt zu einer erhöhten Bewegungsgeschwindigkeit (Abb. 141). Aufgrund der in der Abbildung gezeigten Schnelligkeits- bzw. Schnellkraftverbesserungen glaubt man, daß die Mobilisierungsfrequenz und/oder die Zahl der aktivierten schnellen (FT) motorischen Einheiten unter

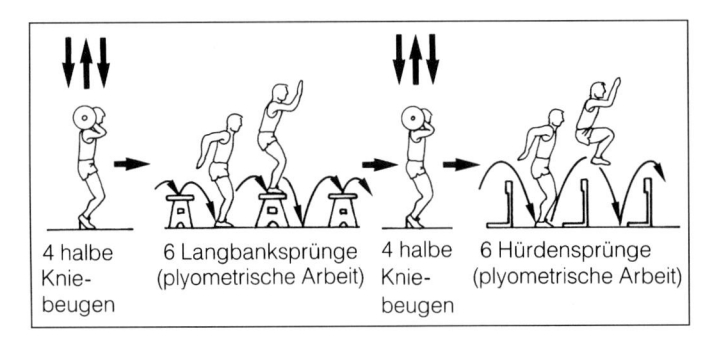

Abb. 180 „Kontrastmethode" in der Plyometrie: a) mit/ohne Zusatzlast, b) konzentrisch/exzentrisch (verändert nach *Cometti* 1988 b, 147/148)

4 halbe Kniebeugen | 6 Langbanksprünge (plyometrische Arbeit) | 4 halbe Kniebeugen | 6 Hürdensprünge (plyometrische Arbeit)

Hyperschwerkraftbedingungen sichtlich verbessert werden.

Beachte aber: Die Vergrößerung des äußeren Widerstandes (Gewicht der Bleiweste) ist aufgrund der hohen Bedeutung der intermuskulären Koordination nur in einem relativ engen Toleranzbereich möglich. Die oben angegebenen 13 % sollten die obere Grenze darstellen. Wird dieser Bereich überschritten, kommt es zu erheblichen Veränderungen in der Struktur der sportartspezifischen Bewegung und damit u. U. zur Ausbildung von verschlechterten Bewegungsabläufen (vgl. *Harre/Hauptmann/Minow* 1989, 201).

Allgemeine Durchführungsmodalitäten des plyometrischen Trainings am Beispiel des Tiefsprungtrainings
(vgl. *Ehlenz/Grosser/Zimmermann* 1983, 101)

– Intensität: 100 % und mehr
– Wiederholungen: 6–10
– Sätze: 6–10
– Bewegungstempo: explosiv
– Pausenlänge: 2 min

Zusammenfassende Bewertung des plyometrischen Trainings:

Vorteile des plyometrischen Krafttrainings

– Aufgrund der hohen Belastungsintensität kommt es über die Verbesserung der intramuskulären Koordination zu einem raschen und ausgeprägten Kraftgewinn ohne Muskelmassen- bzw. Körpergewichtszunahme. Dies ist in all den Sportarten von Bedeutung, in denen die Explosivkraft (z. B. bei Hoch- und Weitspringern) eine wichtige Rolle spielt.
– Das plyometrische Krafttraining stellt eine Trainingsmethode dar, die auch bei hochgradig austrainierten Schnellkraftsportlern noch zu einer beachtlichen Kraftzunahme führt (vgl. Abb. 176).
– Bei dieser Trainingsmethode kann der in vielen Sportarten leistungsbestimmende „Dehnungs-Verkürzungs-Zyklus" durch eine entsprechende Übungsauswahl sportartspezifisch optimiert werden.
– Durch die graduelle Abstufbarkeit bezüglich des Schwierigkeitsgrades – kleine, mittlere, große Plyometrie (vgl. auch Abb. 178) – läßt sich diese Methode für jedes Leistungsniveau bzw. jede Altersstufe sportartadäquat einsetzen.

Nachteile des plyometrischen Krafttrainings

– Hohe psychophysische Belastung. Das plyometrische Training ist in seiner intensiven Form eine Trainingsmethode des Leistungssportes. Es setzt eine gut entwickelte Kraft und einen entsprechend vorbereiteten aktiven und passiven Bewegungsapparat voraus.

Es ist in der intensiven Form nicht für das Kinder- und Jugendtraining bzw. das Anfängertraining geeignet.
– Eine unsachgemäße Durchführung (z. B. ohne ausreichendes vorheriges Aufwärmen) ist mit erheblichen Verletzungsrisiken verbunden.
– Hat der Sportler bereits ein hohes Niveau an intramuskulärer Koordinationsfähigkeit erreicht, dann beinhaltet diese Methode nur noch geringe Möglichkeiten einer Kraftsteigerung. Hier müßte ein Muskelaufbautraining einem nachfolgenden reaktiven Training vorgeschaltet werden.
– Das reaktive Training ist nur bei richtiger Durchführung erfolgreich. So ist z. B. beim Niedersprungtraining sehr genau auf das richtige Verhältnis von bremsender und beschleunigender Kraft zu achten. Die optimale Fallhöhe ist dann gegeben, wenn die maximale Sprunghöhe erreicht wird. Zu hohe oder zu geringe Höhen beeinträchtigen die Wirksamkeit des Trainings.

Zur Periodisierung und Planung des plyometrischen Trainings s. S. 366.

Statisches oder isometrisches Krafttraining

Beim *statischen* oder *isometrischen* Krafttraining ist die physikalische Arbeit gleich Null, da das Produkt Kraft x Weg = Null ist. Es kommt bei dieser Trainingsmethode also nicht zu einer sichtbaren Kontraktion oder Dehnung wie beim positiv oder negativ dynamischen Training, sondern nur zu einer hohen Spannungsentwicklung.

Das isometrische Training in seinen verschiedenen Formen sollte niemals isoliert zur Verbesserung der Maximal- oder Schnellkraft bzw. der Kraftausdauer angewendet werden. In Verbindung mit einem nachfolgenden plyometrischen, konzentrischen oder exzentrischen Training ist diese Methode jedoch hochgradig effektiv, da mit einem voll aktivierten Muskel gearbeitet wird und damit die nervale Kapazität voll ausgeschöpft werden kann. Sie eignet sich auch im Zuammenhang mit der „Vorermüdung" (vgl. *Bührle/Werner* 1984, 8).

Die isometrische Methode läßt sich in verschiedene Subkategorien unterteilen.

Prinzipiell unterscheidet man Methoden ohne und mit Zusatzlasten.

– Isometrisches Training ohne Zusatzlasten
Hierbei wird der Körper in einer bestimmten Position gehalten und eine ausgewählte Muskelgruppe über einen bestimmten Zeitraum isometrisch angespannt.
Einige Beispiele:
- Halten der Liegestützposition (Ellbogen 90° gebeugt): Kräftigung der Armstrecker;
- Halten der Klimmzugposition (Armbeugewinkel 90°): Kräftigung der Armbeuger;
- Halten der einbeinigen Kniebeuge (Kniebeugewinkel 90°): Kräftigung der Beinstrecker;
- Halten des Hochzehenstandes: Kräftigung der Wadenmuskulatur.

– Isometrisches Training mit Zusatzlasten
Es können die gleichen Übungen wie oben erwähnt durchgeführt werden. Allerdings erhöht sich die Belastungsintensität durch die Zusatzlasten (Bleiweste, Sandsack, Partner, Hantelscheiben etc.).
Von der Belastungsmodalität her lassen sich beim isometrischen Training zusätzlich noch die Methoden „Maximale Isometrie", „Totale Isometrie" und „Statisch-dynamische Methode" unterscheiden (vgl. *Cometti* j1988, 69 f.):

– Maximale Isometrie
Gegen einen festen Widerstand (z. B. Reckstange) wird über einen Zeitraum von vier bis sechs Sekunden ein maximaler Gegendruck erzeugt. Diese Methode ist nur dann sinnvoll, wenn sie mit höchstem Willenseinsatz durchgeführt wird. Ziel: Maximalkraftentwicklung.

– Totale Isometrie
Bei dieser Methode werden geringe bis hohe Lasten (s. Abb. 181) in einer bestimmten Win-

kelstellung – z. B. in der halben Kniebeuge – bis zum Ermüdungsabbruch gehalten. Die hierbei auftretende starke Muskelaktivierung stellt einen starken Hypertrophiereiz dar.

Abb. 181 zeigt, daß der Muskel bei einer isometrischen Anspannung mit zunehmender Ermüdung seine elektrische Aktivität erhöht (was eine vermehrte Muskelfaserrekrutierung und eine Impulsfrequenzzunahme bedeutet). Diese Krafttrainingsmethode ist demnach geeignet, mittels des Ermüdungseffektes eine maximale Muskelaktivität zu provozieren, ohne daß dabei zu hohe Zusatzlasten in Kauf genommen werden müssen. Der Nachteil dieser Methode liegt in ihrer meist sportartfernen Ausführung (keinerlei intermuskuläre Koordinationsschulung über sportartspezifische Bewegungsabläufe).

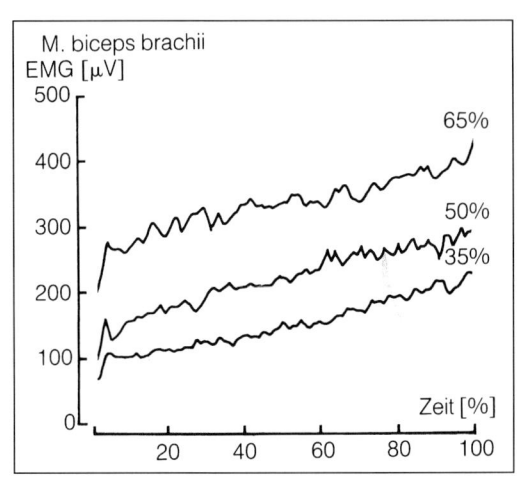

Abb. 181 Elektrische Aktivität der Muskeln bei einer isometrischen Anspannung mit unterschiedlicher Intensität bis zur Erschöpfung (nach *Enoka* 1988, in *Cometti* 1988, 218)

– Statisch-dynamische Methode
Es handelt sich hier um eine Methode, die sowohl mit dem exzentrischen (s. S. 279) als auch – und dies ist zumeist der Fall – mit dem konzentrischen (s. S. 277) Krafttraining kombiniert werden kann.

Dabei wird innerhalb eines Bewegungsablaufes in einer bestimmten Winkelstellung – sie entspricht zumeist einer für die sportliche Leistungsfähigkeit wichtigen Position – ein isometrischer Stop von zwei bis drei Sekunden eingelegt, gefolgt von einer dynamischen Weiterführung der Bewegung.

Beispiel einer Verbindung der statodynamischen Methode mit dem konzentrischen Training: Heben aus der Kniebeuge (mit einer Zusatzlast von 60–70 % der individuellen Maximalleistung) – Stop von zwei bis drei Sekunden – explosive Weiterführung der Beinstreckbewegung mit finalem Absprung. Sechs Serien à sechs Wiederholungen. Beachte: Bei Bedarf können auch mehrere Stops eingelegt werden. Durch diese Trainingsmethode – sie wird auch als „intermediäres" Krafttraining bezeichnet – wird versucht, die Anspannungszeit des Muskels in den verschiedenen Abschnitten einer sportlichen Bewegung durch isometrische Einschübe zu verlängern und damit erhöhte Wachstumsreize zu setzen. Der Nachteil dieser Methode liegt darin begründet, daß die Feinsteuerung der Bewegung u. U. koordinativ verschlechtert wird.

Eine Variante dieser Methode, die auch „konträres Krafttraining" oder „Explosivkraftmethode" genannt wird (vgl. *Dobrowolskij/Golowin* 1974, 1409), besteht darin, daß vor Beginn der dynamischen Bewegung eine isometrische Anspannungsphase vorgeschaltet wird. Durch diese Vorspannung gelingt es, eine vergleichsweise größere Anzahl neuromotorischer Funktionseinheiten zu innervieren: Entfällt dann die initiale Bewegungsblockade (statischer Anteil), dann gewährleisten die vermehrt innervierten Muskelfasern eine erhöhte Kontraktionskraft und -geschwindigkeit (dynamischer Anteil). Diese Trainingsmethode ist somit vor allem für das Training der Schnellkraft vorteilhaft.

Wie Abb. 182 und Tab. 34 zeigen, ist die isometrische Kraft in den verschiedenen Winkelstellungen unterschiedlich. Im Bereich der Kniestreckung liegt das Maximum zwischen 90 und 100 Grad.

Methoden und Inhalte

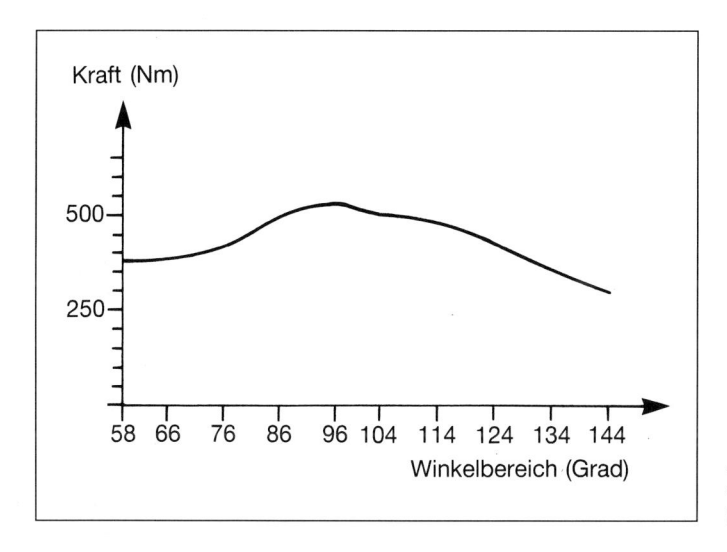

Abb. 182 Die isometrische Kraft in den verschiedenen Winkelstellungen (*Weineck/Jacob/Grützner* **1986**)

Meßpunkt	Winkel (Grad)	Kraft (Nm)
1	58	380
2	66	380
3	76	420
4	86	500
5	96	530
6	104	500
7	114	480
8	124	430
9	134	360
10	144	300

Tab. 34 Die Meßwerte der isometrischen Kraftkurve in den verschiedenen Winkelstellungen zu Abb. 182 (*Weineck/Jacob/Grützner* **1986**)

Zusammenfassende Bewertung des isometrischen Trainings:

Vorteile des statischen Trainings

– Einfache Durchführung – kein apparativer Aufbau notwendig;
– Hohe Kraftzuwachsraten – die Spannungssteigerung erhöht sich parallel zum Kraftgewinn;
– Zeitsparendes Training, d. h. hohe Trainingseffektivität;

– Möglichkeit einer lokalen, zielgerichteten Einflußnahme auf eine beliebige Muskelgruppe bei gefordertem Gelenkwinkel;
– Es kann auch die Fähigkeit zur schnellen bis explosiven Kraftausübung verbessert werden, wenn in der Anfangsstellung der jeweils notwendigen Arbeitsamplitude (z. B. „Fertigstellung" beim Sprintstart) belastet wird;
– Das isometrische Training ist hervorragend in der Rehabilitation geeignet. Wie die Untersuchungen von *Scharf* et al. (1992, 67) zeigen, kommt es nach Verletzungen mit nachfolgender Immobilisation zu einer drastischen Muskelatrophie, die je nach Gelenkwinkel 68,6 bis 73,6 % betragen kann. Dabei liegt diesem Kraftverlust ultrastrukturell die bekannte Schädigung der Typ-I-Fasern zugrunde. Ein sowohl isometrisches (vor allem FT-Fasern) als auch dynamisches (vor allem ST-Fasern) Training leistet der Muskelatrophie effektiv Vorschub.

Allerdings sollte es nicht ausschließlich verwendet werden, da es nur die FT-Fasern anspricht (vgl. *Eriksson* 1981, 1; *Häggmark* et al. 1981, 12 f. u. 50) und nach der Immobilisierung (Ruhigstellung) – sie bedingt eine Längenabnahme des betreffenden Muskels durch die Abnahme der Zahl der Sarkomere (vgl. S. 375) – nicht zur Wiedererlangung der ursprünglichen Muskellänge beiträgt (vgl. *Fischbach/Robbins* 1969, 305 f.; *Williams/Goldspink* 1971, 761). Hierzu bedarf es dynamischer Bewegungsreize.

Nachteile des statischen Trainings

– Es tritt die Funktion der wichtigen Regelkreise und Koordinierungssysteme in den Hintergrund. Beim Training für dynamische Sportarten ist das isometrische Trainig vor allem als Ergänzungstraining zu anderen Methoden der Kraftentwicklung zu sehen.
– Negativer Einfluß auf die Muskelelastizität bzw. Lockerheit und Dehnungsfähigkeit als Folge der maximalen Muskelanspannung (*Marhold* 1964, 617).
– Bei einförmiger statischer Trainingsweise stagniert die Kraftzunahme sehr bald, da sich das erreichte Kraftniveau stabilisiert und eine sogenannte *Maximalkraftbarriere* eintritt.
– Monotonie des Trainings;
– Das isometrische Training sorgt aufgrund der maximalen Spannungsentwicklung zwar für eine schnelle Querschnittszunahme, aber nicht für eine Kapillarisierung des Muskels. Diese Trainingsmethode ist daher nicht herz-kreislauf-wirksam.
– Die isometrische Anspannung großer Muskelgruppen führt zu einer forcierten Preßatmung; dies ist insbesondere im Kinder- und Alten-Training zu vermeiden.

– **Elektrostimulation**

Eine Sonderform des *isometrischen Trainings* stellt das Muskeltraining durch *Elektrostimulation* dar: Ebenso wie beim isometrischen Training wird bei fixiertem Widerstand gearbeitet. Man nennt diese Trainingsmethode auch „Elektromuskulation" (*Commandre* 1977, 4) oder „*isotronisches*" bzw. „*elektrisches*" Training (*Nett* 1972, 462).
Bei der *Elektrostimulation* erfolgt die Muskelkontraktion nicht über einen zentralnervös gesteuerten Willkürimpuls, sondern über einen elektrischen Reiz. Der Muskel kann dabei direkt (die Reizelektrode wird direkt auf den zu trainierenden Muskel gelegt) oder indirekt (hier wird der den Muskel versorgende Nerv gereizt) zur Kontraktion gebracht werden.
Wie beim isometrischen Krafttraining sollte auch das Elektrostimulationstraining niemals für sich allein, sondern immer in Kombination mit anderen Methoden oder als Ergänzungstraining bzw. Rehabilitationstraining durchgeführt werden.

Meist wird die Elektrostimulation mit der konzentrischen Methode kombiniert. Die Kombination mit dem exzentrischen Training ist mit höchster Behutsamkeit zu realisieren, da beide Methoden einen hochgradig belastenden Einfluß auf die Muskulatur haben (u. U. verbunden mit starker Muskelkaterbildung) und leicht zu einer Überlastung des Bewegungsapparates führen können.

Allgemeine Durchführungsmodalitäten
(vgl. *Cometti* 1988, Bd. 2, 174/175)

– Zahl der trainierten Muskelgruppen: Maximal 3
– Geeignete Impulsfrequenzen: Zwischen 50 und 100 Hertz. Je höher die Impulsfrequenz desto mehr verschiebt sich das Trainingsspektrum in Richtung Explosivkraft.
– Stimulationsdauer: 3–10 Sekunden (je nach Zielsetzung)

Wie Abb. 183 zeigt, kommt es je nach Kontraktionsdauer zu einer unterschiedlichen Trainingswirkung: Kurze Kontraktionszeiten fördern vor allem die Schnellkraftentwicklung, lange die der Muskelmassenzunahme.

– Serienpause: Bei hochintensiven, qualitativ orientierten Stimulationsserien (zur Entwicklung der Maximalkraft bzw. der Explosivkraft) sollten Serienpausen von drei bis fünf Minuten eingeplant werden. Ansonsten genügen Pausenzeiten von 50 Sekunden (bei Belastungszeiten von zehn Sekunden).

Methoden und Inhalte 295

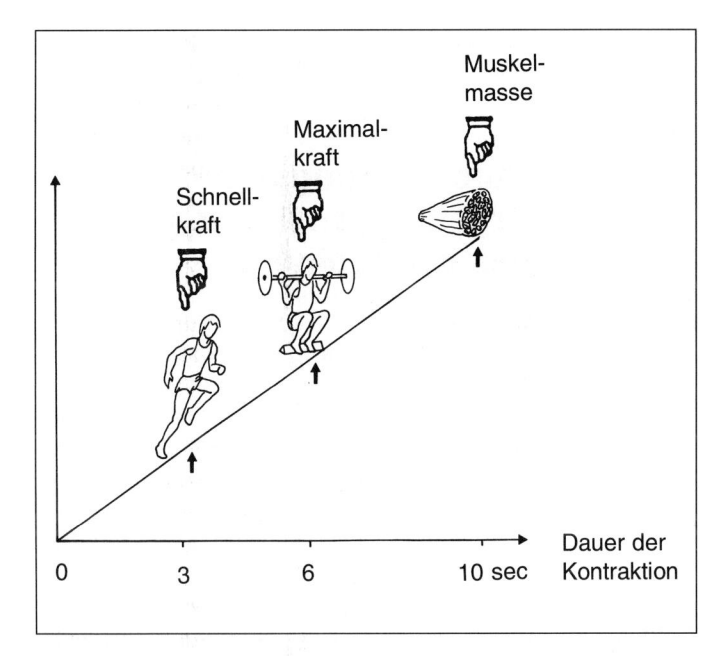

Abb. 183 Der Einfluß der Kontraktionsdauer auf die Muskelmassenzunahme bzw. andere Kraftqualitäten (verändert nach *Cometti* 1988, Bd. 2, 168)

Insgesamt ergibt sich aus normaler Stimulations- und Pausendauer eine Gesamt-Belastungsdauer von zehn Minuten pro Muskelgruppe. Beim *M. triceps surae* (dreiköpfiger Wadenmuskel) sollten jedoch fünf Minuten nicht überschritten werden, bei den *Bauchmuskeln* hingegen kann bis zu 20 Minuten pro Trainingseinheit stimuliert werden.

Auch das Elektrostimulationstraining läßt sich im Rahmen der *Kontrastmethode* und anderen bereits genannten Trainingsvariationen einsetzen.

Zusammenfassende Bewertung des Elektrostimulationstrainings

Vorteile der Elektrostimulation

– Durch die maximale Aktivierung des kontraktilen Apparates bei indirekter Stimulation kommt es zu einer höheren Muskelspannung und damit zu einem ausgeprägten Muskelwachstum.
– Die elektrisch hervorgerufene Muskelanspannung wird länger gehalten und bewirkt dadurch ebenfalls einen intensiven Muskelwachstumsreiz.
– Da bei der Elektrostimulation die Ermüdungshemmung des ZNS (s. unten) umgangen wird, ist eine höhere Wiederholungszahl und damit ein höherer Belastungsumfang möglich; im Zusammenhang mit der hohen Belastungsintensität führt auch diese zu vermehrter Muskelmasse.
– Es ist ein isoliertes und damit gezieltes Training wichtiger Muskelgruppen möglich; daraus läßt sich auch seine vorzügliche Eignung für Rehabilitationszwecke ableiten (vgl. *Duchateau* 1993, 43).
– Bei einem 30minütigen Training werden die gleichen Resultate erzielt wie bei einem ein- bis zweistündigen Training herkömmlicher Art (*Viani* et al. 1975, 38).

> Hauptvorteil des Elektrostimulationstrainings ist demnach – neben seinen Anwendungsmöglichkeiten in der Rehabilitation – die schnelle und in höchstem Maße ausgeprägte Muskelhypertrophie.

Dieser positiven Wirkung steht aber eine Reihe negativer Auswirkungen gegenüber.

Nachteile der Elektrostimulation

– Es tritt die Funktion der wichtigen Regelkreise und Koordinierungssysteme völlig in den Hintergrund (*Commandre* 1977, 8; *Beulke* 1978, 226/229).
– Es kommt im Vergleich zu einer willkürlichen Kontraktion zu einer Umkehr im Rekrutierungsverhalten: Zuerst werden die großen, schnellen motorischen Einheiten, dann erst die kleinen, langsamen zur Innervation gebracht (vgl. *Duchateau* 1993, 20). Damit wird das Hennemannsche Innervationsprinzip (vgl. Abb. 139, S. 251) „auf den Kopf gestellt" und ein Kontraktionsmuster verwendet, das nicht der normalen Innervationsfolge entspricht und damit auch keinen Beitrag zur neuromuskulären Koordinationsverbesserung leistet (vgl. *Duchateau* 1993, 42).
– Die Elektrostimulation macht die Steuer- und Protektionsfunktion der Propriorezeptoren unwirksam (s. Abb. 341 und Begleittext).
– Bei der direkten Elektrostimulation werden im wesentlichen die außen liegenden Muskelfasern supramaximal innerviert, während für einen großen Teil der innen liegenden Muskelfasern – vor allem bei sehr kräftigen Muskeln – die Innervationsschwelle nicht erreicht wird und sie damit am Kontraktionsvorgang des Muskels nicht teilnehmen (*Beulke* 1978, 228).
– Die physiologischen und psychologischen Schutzmechanismen der Ermüdung sind durch die von außen herangetragenen Stimulationssignale außer Kraft gesetzt: Daraus ergeben sich verschiedene Möglichkeiten der muskulären Schädigung.

Durchführungs- und Organisationsformen für das Krafttraining

Die vorhergehenden Trainingsmethoden werden in verschiedenen Durchführungs- und Organisationsformen zur Anwendung gebracht. In der Praxis werden diese Durchführungs- und Organisationsformen aber oftmals selbst als „Trainingsmethoden" deklariert, was terminologisch nicht selten zu erheblichen Schwierigkeiten und Unsicherheiten führt. Aus Gründen einer verbesserten Systematisierung ist aber eine Trennung in Krafttrainingsmethoden (nach den möglichen Anspannungsarten, nämlich *dynamisch, statisch* und *kombiniert*) und Durchführungs- oder Organisationsformen wünschenswert, auch wenn es bisweilen zu Überschneidungen kommt.

In der Sportpraxis übliche Durchführungs- und Organisationsformen sind:

Stationstraining

Man unterscheidet ein Stationstraining
a) mit gleichbleibender Belastungs- und Wiederholungszahl:

$$\frac{70\%}{10\,X} + \frac{70\%}{10\,X} + \frac{70\%}{10\,X} \text{ etc.}$$

b) mit veränderlicher Belastungshöhe und gleichbleibender Wiederholungszahl:

$$\frac{50\%}{10\,X} + \frac{60\%}{10\,X} + \frac{70\%}{10\,X} \text{ etc.}$$

c) mit gleichbleibender Belastungs- und veränderlicher Wiederholungszahl:

$$\frac{80\%}{10\,X} + \frac{80\%}{7\,X} + \frac{80\%}{4\,X} \text{ etc.}$$

Durchführungs- und Organisationsformen 297

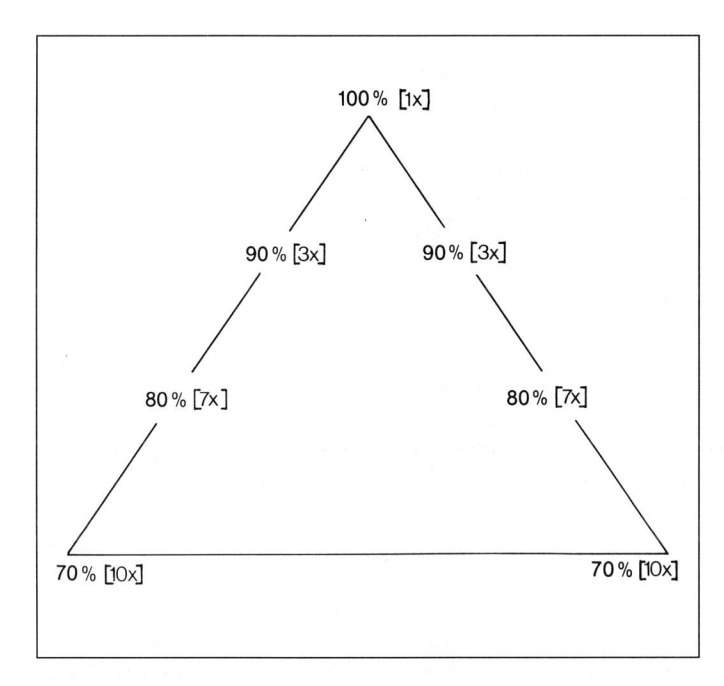

```
              100 % [1x]

      90 % [3x]      90 % [3x]

  80 % [7x]              80 % [7x]

70 % [10x]                    70 % [10x]
```

Abb. 184 Veränderung der Belastungshöhe und der Wiederholungszahl beim Pyramidentraining

Durch die *Variation* der Belastungshöhe, der Wiederholungs- bzw. Serienzahl sowie der Ausführungsform (explosiv oder gleichmäßig) lassen sich die *Maximalkraft*, die *Schnellkraft* oder die *Kraftausdauer* schulen.

Pyramidentraining

Diese Trainingsform verdankt ihren Namen der pyramidenähnlichen Zu- bzw. Abnahme der Belastungshöhe (Abb. 185).

Durchführungsmodalitäten des Pyramidentrainings

- Intensität: 60–100 %
- Wiederholungen: 1–8
- Sätze: 5–10 pro Übung
- Zahl der Übungen: 4–5
- Satzpausen: 1–2 min

Hohe Intensität
Niedrige Wiederholungszahl

Niedrige Intensität
Hohe Wiederholungszahl

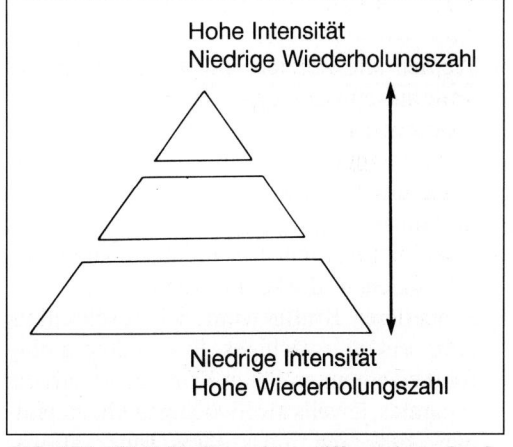

Abb. 185 Möglichkeiten eines differenziert durchgeführten Pyramidentrainings mit spitze-, mitte- bzw. basisbetonter Durchführung

Das Pyramidentraining kann je nach Durchführung und Ausführungsart verschiedene Akzente setzen (Abb. 185):

Wird mehr die Spitze mit geringen Wiederholungszahlen (etwa einer bis fünf) und hoher Intensität (etwa 75–100 %) betont, dann dominiert die Entwicklung der Maximalkraft mittels Verbesserung der intramuskulären Koordination (vgl. Abb. 138). Liegt der Akzent auf einer mittleren Wiederholungszahl (etwa acht bis zwölf) und mittlerer Intensität (etwa 40–60 %), dann kommt es zu einer Kraftsteigerung mittels Muskelmassenzunahme (= Muskelaufbautraining).

Bei Betonung der Pyramidenbasis mit sehr hohen Wiederholungszahlen (15 und wesentlich mehr) und geringer Intensität (unter 40–20 %), dominiert die Entwicklung der Kraftausdauer.

Eine *explosive Ausführung* – bei entsprechend geringerer Hublast – fördert vor allem die Schnellkraft.

Beim *statischen Krafttraining* kommt die Pyramidenform durch die Änderung der Anspannungszeit zustande.

Vorteile des Pyramidentrainings

– Werden alle Bereiche der Pyramide in das Training einbezogen – darunter ist das eigentliche Pyramidentraining zu verstehen –, dann kommt es zu einer kombinierten Verbesserung der Kraft über Hypertrophie und intramuskuläre Koordination und damit zu einer optimierten Gesamtausnutzung des vorhandenen Muskelpotentials.
– Schnellerer Kraftgewinn bei beschränkter Zeit: ein vierwöchiges Pyramidentraining führt zu einem größeren Kraftgewinn als ein separates, jeweils zweiwöchiges Muskelaufbau- bzw. intramuskuläres Innervationstraining (vgl. *Ehlenz/Grosser/Zimmermann* 1983, 104).

Nachteile des Pyramidentrainings

Bei ausreichender Trainingszeit führt ein separates Hypertrophie- bzw. intramuskuläres Innervationstraining zu einer ausgeprägteren Kraftzunahme als ein ausschließliches Pyramidentraining.

Übungsausführung mit maximaler Wiederholungszahl

In Abhängigkeit von der gewählten Belastungshöhe wird die Kraftausdauer bzw. die Maximalkraft verbessert. Bei einer geringen Belastungshöhe (etwa bis zu 50 % der individuellen Maximalkraft) stehen Veränderungen im Bereich des Muskelstoffwechsels im Vordergrund – Entleerung der Glykogenspeicher mit anschließender Superkompensation und damit verbesserter Kraftausdauer –, bei einer größeren Belastung (75–85 %) mehr die Neusynthese kontraktiler Muskeleiweiße und damit die Muskelquerschnittszunahme mit erhöhter Maximalkraft (s. Bodybuilding) sowie die Vermehrung des Kreatinphosphates im Muskel. Bei der Übungsausführung mit maximaler Wiederholungszahl hat sich für die Kraftzunahme die Wahl einer Last, die maximal acht Wiederholungen zuläßt, als optimal erwiesen (vgl. *Hettinger* 1966, 63; *Tschiene* 1975, 19).

Training nach dem Prinzip des Bodybuildings
(s. auch S. 270 f.)

Beim Bodybuilding steht beim Anfänger nicht die Maximalspannung bei geringer Wiederholungszahl, sondern eine maximale Wiederholungszahl bei einer für den Kraftzuwachs ausreichend hohen Muskelspannung im Vordergrund: Bei dieser Form des Trainings kommt es durch die ansteigende Ermüdung des Muskels zu einer zunehmenden Rekrutierung von motorischen Einheiten und damit Zuschaltung von „pausierenden" Muskelfasern (in Anlehnung an die Theorie der umlaufenden Rekrutierung, s. *Commandre* 1977, 5). Beim Übungsabbruch ist annähernd auch die „letzte" Muskelfaser mit zur Kontraktion herangezogen worden: Die dadurch erreichte Zunahme des Querschnitts aller im Muskel vorhandenen Einzelfasern führt zu einer außergewöhnlichen Muskelmassen- und damit Maximalkraftzunahme. Typische Trainingsmethoden s. S. 270 f.

Mit zunehmendem Leistungsniveau erhöht sich die Intensität der Belastung und verringert sich die Zahl der Wiederholungen auf etwa fünf.

Circuit- oder Kreistraining

Da das Zirkeltraining mit seinen verschiedenen Varianten für fast alle Sportarten und Leistungsniveaus zur allgemeinen und speziellen Konditionierung von Bedeutung ist, soll es hier etwas ausführlicher dargestellt werden (vgl. auch *Weineck* 1992, 237 f.).
Das Zirkeltraining ist eine sehr vielseitig und variabel einsetzbare Organisationsform (vgl. *Scholich* 1965, 497 und 1984, 87; *Gerisch* 1977, 63 f.; *Bisanz/Gerisch* 1980, 96; *Wittmann/Maier/Pfeifer* 1982, 98; *Savard/Kiens/ Saltin* 1987, 167; *Stiehler/Konzag/Döbler* 1988, 112/113). Je nach Zielsetzung, Alter und Leistungsvermögen werden sechs bis zwölf Stationen im Zirkel durchlaufen, in denen die jeweils wichtigsten Muskelgruppen in wechselnder Folge trainiert werden. In Abhängigkeit von der Art der Kraft, die geschult werden soll, beträgt die Arbeitszeit im allgemeinen zwischen 15–40 Sekunden (bei Ausdauerzirkeln sogar wesentlich länger). Die Pause zwischen den einzelnen Stationen verhält sich im Vergleich zur Arbeitszeit bei leistungsstarken Gruppen wie 1 : 1, bei leistungsschwachen wie 1 : 2.

Die besonderen Vorteile des Zirkeltrainings liegen darin begründet, daß
– viele Sportler gleichzeitig auf verhältnismäßig engem Raum (also auch in der Halle) optimal belastet werden können;
– je nach Belastungsmodalität die Entwicklung der motorischen Hauptbeanspruchungsformen Kraft, Schnelligkeit und Ausdauer und ihrer Subkategorien Kraftausdauer, Schnellkraft, Schnellkraftausdauer, Schnelligkeitsausdauer differenziert erreicht werden kann;
– auch balltechnische und balltechnisch-konditionelle Varianten möglich sind;
– eine vielseitige Belastung erreichbar ist;
– Übungsintensität und Gesamtbelastung sich in Abhängigkeit von der Belastbarkeit der Trainingsgruppe und je nach Zielsetzung variabel gestalten lassen;
– eine progressive Belastungssteigerung durch Variation der Belastungskomponenten Reizumfang, Reizintensität, Reizdauer, Reizdichte und Trainingshäufigkeit generell und individuell möglich ist;
– eine progressive Belastungssteigerung durch Veränderung der Stationen, der Übungsfolge, kontinuierlich, aber auch sprunghaft durchführbar ist;
– das Zirkeltraining Abwechslung in den normalen Trainingsbetrieb bringen und die Sportler damit zu vermehrtem Einsatz motivieren kann;
– es nicht an eine bestimmte Trainingsphase gebunden ist im Verlaufe des Jahreszyklus. Zwar eignet sich das Zirkeltraining zur allgemeinen Konditionierung insbesondere für die Vorbereitungszeit, aber es ist auch als Test zur Leistungskontrolle während der Wettkampfperiode einsetzbar;
– bei der Absolvierung Flexibilität hinsichtlich der Zahl der Durchgänge besteht. Bei nachlassender Leistungsbereitschaft oder geringer Belastungsfähigkeit kann sie gesenkt werden;
– die Spieler durch diese Organisationsform zur Selbständigkeit, zur richtigen Selbsteinschätzung und zur Steigerung ihrer volitiven Eigenschaften (z. B. Willenskraft) angehalten werden;
– Trainer und Spieler Informationen über das Niveau spezieller leistungsbestimmender Faktoren ihrer Sportart bekommen;
– die Trainingswirkung des Parcours gezielt und in Abhängigkeit von der momentanen Bedarfslage verändert werden kann;
– das Kreistraining in Einzelarbeit, Einzelarbeit mit Partnerhilfe, Partnerarbeit (im Wechsel oder gleichzeitig) durchgeführt werden kann etc.

Für eine optimale Durchführung sind folgende Hinweise zu beachten (vgl. *Bisanz/Gerisch* 1980, 97/98):

- Anlegen einer Leistungskarte für jeden Spieler mit Namen, Geburtsdatum, Körpergewicht, Ruhepulswert (gemessen morgens nach dem Erwachen)
- Information über die Anordnung bzw. Reihenfolge der Stationen
- Einteilung in etwa gleichstarke Leistungsgruppen (Ansporn!)
- Intensives Warmmachen mit gezielter Vorbereitungsgymnastik (Stretchen und Lockerungsübungen)
- aktive Pause während der Übungen! Beim Herumstehen oder Hinsetzen kann, insbesondere nach Sprungübungen, das Blut in der weitgestellten Leistungsmuskulatur versacken und der Spieler aufgrund eines vorübergehenden Sauerstoffmangels im Gehirn kurzfristig das Bewußtsein verlieren und umfallen (Verletzungsrisiko!)
- Verteilung auf die Stationen unter Bekanntgabe der Belastungszeit bzw. der Wiederholungen sowie der Pausenzeit
- Ermittlung der Vorbelastungsherzfrequenz (Eigenpulsfrequenzkontrolle per Hand oder über objektiven Herzfrequenzmesser wie dem Sporttester), der Belastungsherzfrequenz (unmittelbar nach der Belastung über 10 Sekunden x 6) bzw. der Nachbelastungsherzfrequenz eine Minute nach Belastungsende zur Feststellung der Erholungsfähigkeit bzw. des Trainingszustandes
- Besprechung und Beurteilung der Ergebnisse durch den Trainer, Hervorhebung besonderer Leistungen bzw. Defizite allgemeiner oder individueller Natur (allgemeines, persönliches Gespräch)
- Der Zirkel sollte vor Beginn bereits optimal vorbereitet und mit den erforderlichen Geräten bestückt sein

Bei der Durchführung eines Zirkels ist je nach Zielsetzung auf die richtige Bewegungsausführung (Bewegungsschnelligkeit), die optimale Belastungsintensität bzw. Wiederholungszahl zu achten (vgl. *Bisanz/Gerisch* 1980, 96/97; *Scholich* 1984, 87):

Beachte: Bei den Maximalkraft- und Schnellkraftzirkeln wird nach der Methode der hohen bzw. höchsten Intensität, bei den Kraftausdauerzirkeln nach der Methode der maximalen Wiederholungen gearbeitet.

Bei einem Zirkel zur Verbesserung der *Maximalkraft* (s. Abb. 186) gelten hohe Belastungsintensitäten (80–95 %) mit geringen Wiederholungszahlen (zwei bis vier) zur Steigerung der intramuskulären Koordination (s. S. 249) als geeignet; in der Vorbereitungsperiode zum Zwecke eines Muskelaufbautrainings (s. S. 305) empfiehlt sich eine Belastungsintensität von 60–70 % bzw. einer dabei möglichen Wiederholungszahl von zehn als optimalem Reiz für die Muskelmassenzunahme. Die Pause zwischen den Stationen sollte beim Maximalkraftzirkel bei etwa zwei Minuten liegen. Die Pause zwischen zwei Durchgängen bei drei bis fünf Minuten.

Bei einem Maximalkraftzirkel stehen energetisch die energiereichen Phosphate (ATP, KP) im Vordergrund (s. S. 239). Es überwiegt demnach die alaktazide (ohne Entstehung von Milchsäure = Laktat) anaerobe Energiebereitstellung.

Bei einem Zirkel zur Verbesserung der *Schnellkraft* (s. Abb. 187) sollte die Belastung so gewählt werden, daß vier bis zehn explosive Wiederholungen möglich sind. Für eine maximal schnelle bzw. schnellkräftige Ausführung hat sich nach den Untersuchungen von *Ballor* et al. (1989, 94) ein optimales Belastungspausenverhältnis von 1 : 1 mit jeweils 15 Sekunden Belastungs-und Pausenzeit als am effektivsten erwiesen. Der Vorteil dieser Belastungsgestaltung liegt darin, daß es zu keinem Intensitätsabfall kommt, der dabei höchste Anstieg der maximalen Sauerstoffaufnahme (als Kriterium für die Belastungshöhe) erreicht wird und eine Arbeitsverlängerung keinen wesentlichen Beitrag mehr zur Erhöhung der geleisteten Gesamtarbeit beisteuern könnte. Pause nach einem Durchgang zwei bis vier Minuten.

Wie beim Maximalkraftzirkel steht die alaktazide anaerobe Energiebereitstellung beim Schnellkraftzirkel im Vordergrund.

Abb. 187 gibt ein mögliches Beispiel für einen (fußballspezifischen) Schnellkraftzirkel mit Partner.

Durchführungs- und Organisationsformen

Maximalkraftzirkel

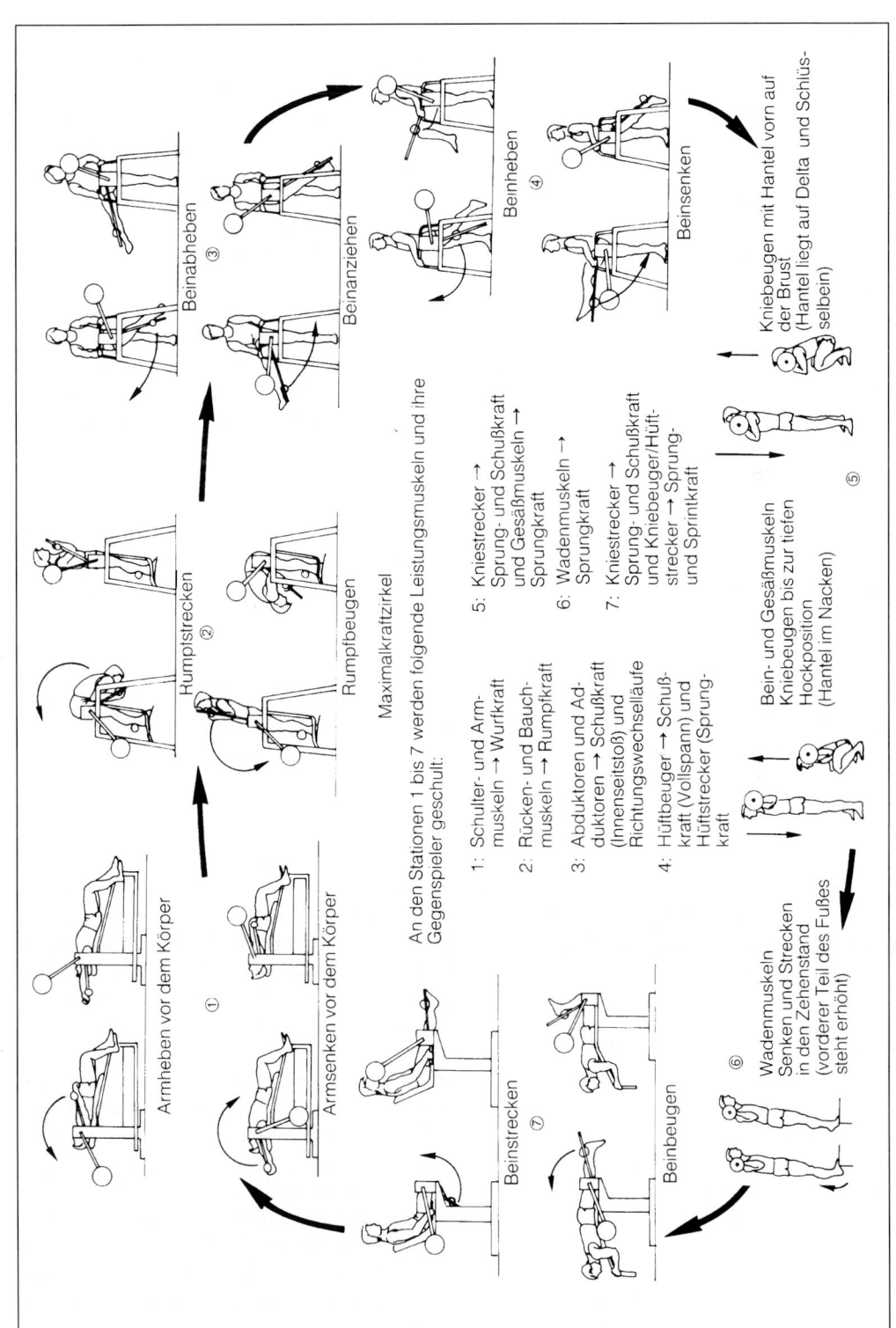

An den Stationen 1 bis 7 werden folgende Leistungsmuskeln und ihre Gegenspieler geschult:

1: Schulter- und Armmuskeln → Wurfkraft
2: Rücken- und Bauchmuskeln → Rumpfkraft
3: Abduktoren und Adduktoren → Schußkraft (Innenseitstoß) und Richtungswechselläufe
4: Hüftbeuger → Schußkraft (Vollspann) und Hüftstrecker (Sprungkraft)
5: Kniestrecker → Sprung- und Schußkraft und Gesäßmuskeln → Sprungkraft
6: Wadenmuskeln → Sprungkraft
7: Kniestrecker → Sprung- und Schußkraft und Kniebeuger/Hüftstrecker → Sprung- und Sprintkraft

Stationen:
① Armheben vor dem Körper / Armsenken vor dem Körper
② Rumpfstrecken / Rumpfbeugen
③ Beinabheben / Beinanziehen
④ Beinheben / Beinsenken
⑤ Kniebeugen mit Hantel vorn auf der Brust (Hantel liegt auf Delta und Schlüsselbein) / Bein- und Gesäßmuskeln Kniebeugen bis zur tiefen Hockposition (Hantel im Nacken)
⑥ Wadenmuskeln Senken und Strecken in den Zehenstand (vorderer Teil des Fußes steht erhöht)
⑦ Beinstrecken / Beinbeugen

Abb. 186 Maximalkraftzirkel im Sinne eines Muskelaufbautrainings. Einsatzpunkt: Vorbereitungsperiode (verändert nach *Egger* 1988)

- Station 1: Niedersprünge (60–80 cm) und sofortiger Kopfstoß (Bewegungsimitation);
- Station 2: Einwurfübung zum Partner, der den Ball zurückrollt;
- Station 3: Slalomdribbling – Sprint ohne Ball zur Ausgangsposition zurück. Der Partner paßt den Ball zum Ausgangspunkt zurück;
- Station 4: Beidbeiniges Zurückstoßen des vom Partner zugeworfenen Balles;
- Station 5: Kopfstoß im Sprung nach Partnerzuwurf;
- Station 6: Hürden im Hocksprung ohne Zwischensprung überspringen;
- Station 7: Torschußfolge nach Start vom Fähnchen. Nach jedem Schuß Rückkehr zum Fähnchen (Umlaufen) und Neubeginn. Der Partner paßt kurz zu.

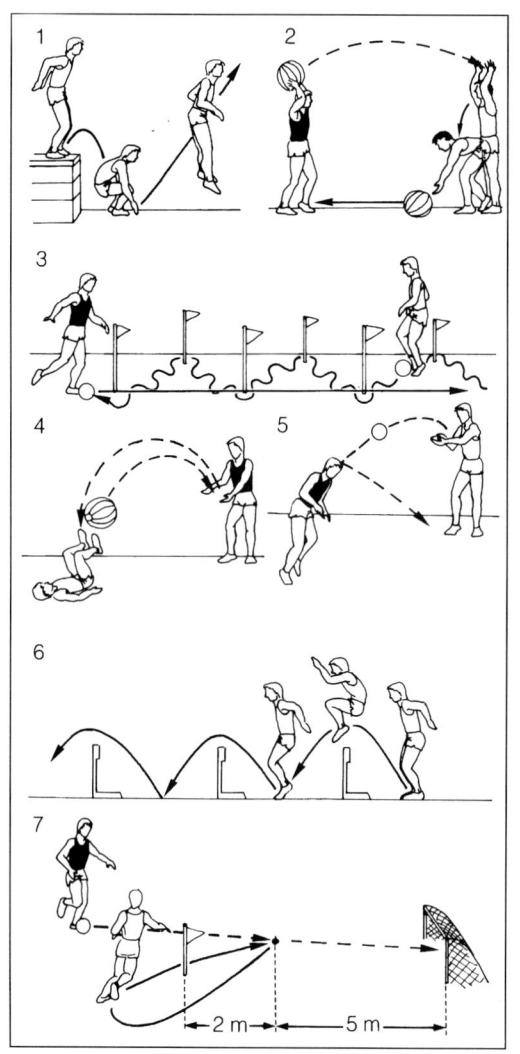

Abb. 187 Schnellkraftzirkel mit Partnerhilfe

Bei einem Zirkel zur Verbesserung der *Schnellkraftausdauer* muß die Belastung so weit gesenkt werden, daß 10–15 explosive Wiederholungen möglich sind. Pause zwischen den Stationen eine Minute. Serienpause zwei bis vier Minuten.

Bei einem Schnellkraftausdauerzirkel stehen energetisch die energiereichen Phosphate und bereits teilweise die anaerobe Glykolyse (Zuckerverbrennung ohne Sauerstoff, wobei Milchsäure entsteht) im Vordergrund.

Bei einem Zirkel zur Verbesserung der *allgemeinen Kraftausdauer* (s. Abb. 188) – die Belastungszeiten liegen hier bei 30–60 Sekunden bzw. einer Wiederholungszahl von 15–30 bei mittlerer Bewegungsgeschwindigkeit – überwiegt die anaerobe laktazide Energiebereitstellung. Diese Art des Zirkeltrainings dient der allgemeinen Konditionierung, der lokalen Ermüdungsresistenz bzw. der Verbesserung des Stehvermögens (= allgemeine anaerobe Kapazität) bei der Durchführung von Ganzkörperübungen. Oft sind Schnellkraftausdauer- und Kraftausdauerzirkel kombiniert, so daß unterschiedliche Ausführungsgeschwindigkeiten vorliegen.

Methoden zur Schulung der Kraftarten

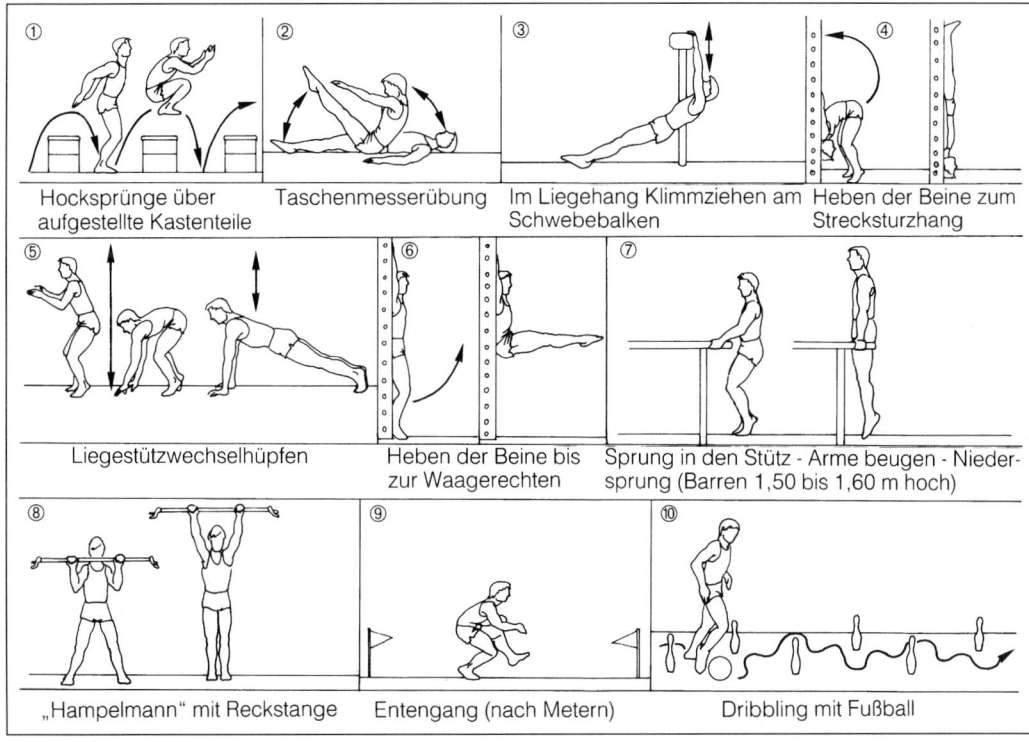

Abb. 188 Kraftausdauerzirkel (verändert nach *Scholich* 1965, 586)

Bei der Durchführung von Maximalkraft-, Schnellkraft- und Schnellkraftausdauerzirkeln ist darauf zu achten, daß die Muskelgruppen abwechselnd belastet werden, also Übungen zur Kräftigung der Beine, des Rumpfes (Bauch- und Rückenmuskulatur), der Schulter und der Arme alternieren.

Der Schwierigkeitsgrad der verschiedenen Übungen kann durch gezielte Ausführungsänderungen progressiv erhöht werden (Abb. 189).

Ob ein Zirkeltraining neben einer lokalen Muskelausdauer- oder -kraftschulung auch noch eine allgemeine Herz-Kreislauf-Wirksamkeit und damit ausdauerschulend wirkt, hängt vom Übungsgut, also den ausgewählten Übungen und den daran beteiligten Muskelgruppen sowie der Belastungsdauer ab.

Methoden und Verfahrensweisen zur Schulung von Maximalkraft, Schnellkraft und Kraftausdauer

Methoden für das Maximalkrafttraining

Für die Verbesserung der Maximalkraft kommen alle Trainingsmethoden in Frage, die durch hohe Belastungsintensität und ausreichend lange Anspannungszeit gekennzeichnet sind. Wie bereits erwähnt, ist ein Höchstmaß an Kraft nicht durch eine Trainingsmethode allein – hier führt der Gewöhnungseffekt in re-

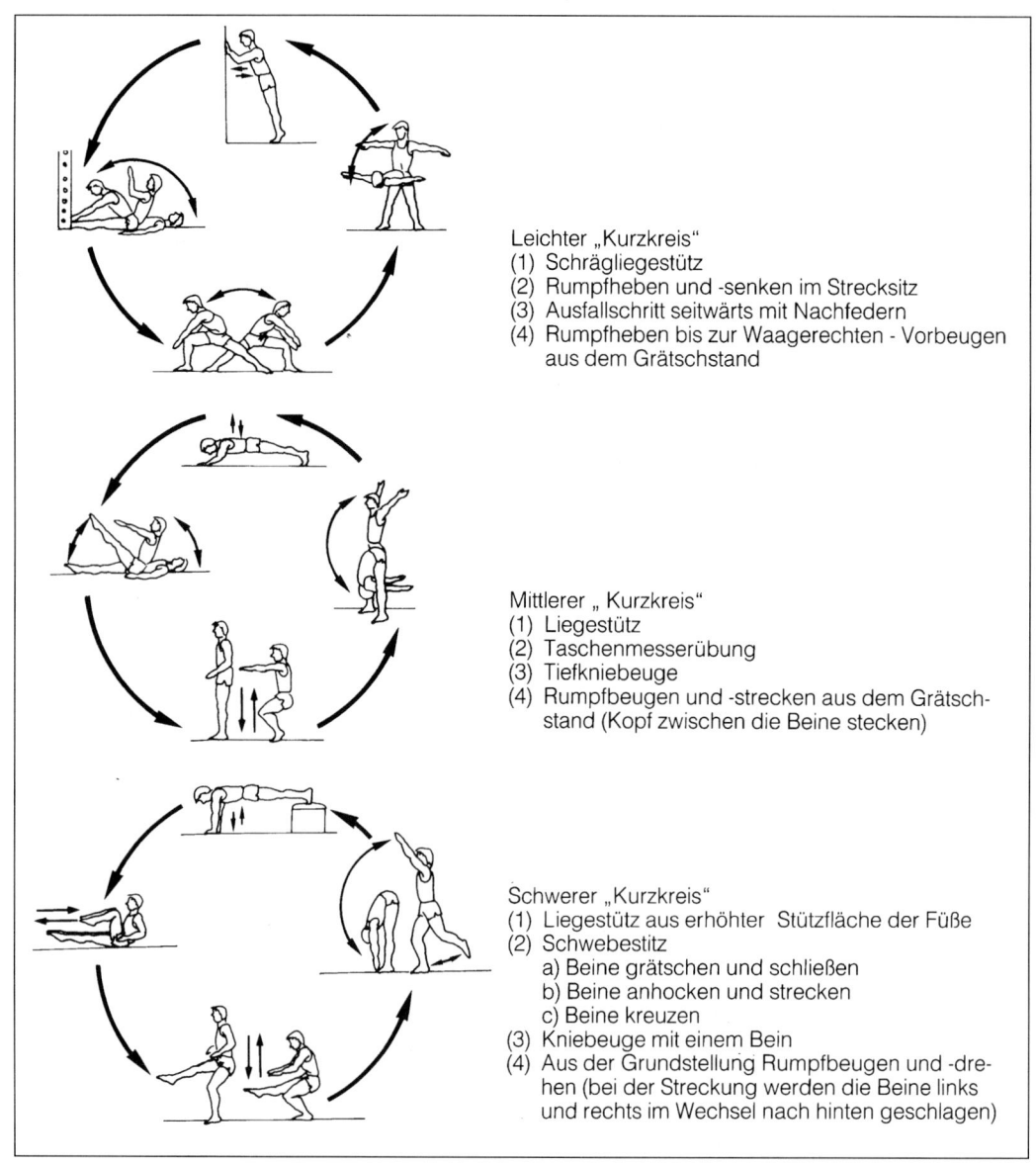

Leichter „Kurzkreis"
(1) Schrägliegestütz
(2) Rumpfheben und -senken im Strecksitz
(3) Ausfallschritt seitwärts mit Nachfedern
(4) Rumpfheben bis zur Waagerechten - Vorbeugen aus dem Grätschstand

Mittlerer „Kurzkreis"
(1) Liegestütz
(2) Taschenmesserübung
(3) Tiefkniebeuge
(4) Rumpfbeugen und -strecken aus dem Grätschstand (Kopf zwischen die Beine stecken)

Schwerer „Kurzkreis"
(1) Liegestütz aus erhöhter Stützfläche der Füße
(2) Schwebestitz
 a) Beine grätschen und schließen
 b) Beine anhocken und strecken
 c) Beine kreuzen
(3) Kniebeuge mit einem Bein
(4) Aus der Grundstellung Rumpfbeugen und -drehen (bei der Streckung werden die Beine links und rechts im Wechsel nach hinten geschlagen)

Abb. 189 Beispiele für eine stufenweise Erhöhung des Ausführungsschwierigkeitsgrades charakteristischer Übungen (verändert nach *Scholich* 1965, 585)

lativ kurzer Zeit zur Leistungsstagnation –, sondern nur durch die optimale Kombination mehrerer Methoden zu erreichen.

Wie bereits dargestellt (s. S. 259), kann die Maximalkraft entweder separat über eine Muskelmassenzunahme – mittels Muskelaufbautraining – oder über ein intramuskuläres Koordinationstraining oder über ein kombiniertes Training erhöht werden.

Eine Übersicht über Möglichkeiten und Durchführungsmodalitäten im Maximalkrafttrainingsbereich gibt Abb. 190.

Methoden zur Schulung der Kraftarten

	Maximalkrafttraining		
Trainigsart	Muskelaufbau-training	Kombiniertes Training	Intramuskuläres Koordinationstraining
Charakterisierung	Muskelfaserverdickung (= Hypertrophie)	Hypertrophie und synchrone Aktivierungs-erhöhung motorischer Einheiten	Synchrone Aktivierungs-erhöhung motorischer Einheiten
Anwendungsbereiche	Für alle Sportarten und Anwendungsbereiche als Krafttrainingsgrundart	Vorwiegend für Leistungs- und Hochleistungssport	Leistungs- und Hochleistungssport
Trainingsmethoden und Belastung	Methode hoher Wiederholungszahlen (10 – 15) und geringer Intensitäten (40 – 60%) Desmodromisches Training Isometrisches Training	Stato-dynamische Methode Methode „120 – 80" Elektrostimulation	1. Methode hoher und höchster Intensitäten (75 – 100%) und geringer Wiederholungs-zahlen (1 – 5) 2. Methoden reaktiver Belastung (100% und >100% 3. Exzentrisches Training 4. Elektrostimulation

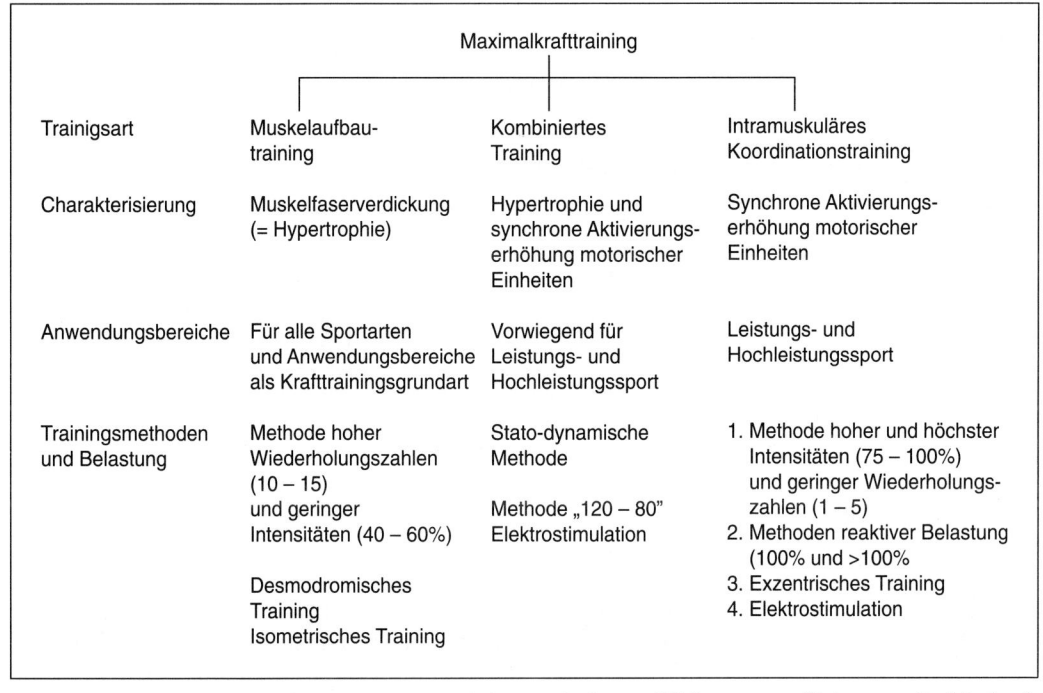

Abb. 190 Trainingsart, Anwendungsbereich, Trainingsmethoden und Belastung zur Steigerung der Maximalkraft (verändert nach *Ehlenz/Grosser/Zimmermann* 1983, 99)

Muskelaufbautraining

Ein *Muskelaufbautraining* bietet sich unter verschiedenen Zielstellungen für den Bereich des Fitness-Sports, des Bodybuildings sowie des Leistungs- und Hochleistungssports an. Im Fitness-Sport wird mit einer Muskelhypertrophie das Ziel Gewichts- und Kraftzunahme erreicht. Im Bodybuilding dient sie der sichtbaren Muskelzunahme und Proportionierung der verschiedenen Muskelgruppen. Im Leistungs- und Hochleistungsbereich schließlich kommt das *Muskelaufbautraining* im Grundlagen- und Aufbautraining zur Anwendung. Aber auch in Sportarten oder Disziplinen mit Gewichtsklasseneinteilung – sie erfordern zum Erreichen der maximalen Leistungsfähigkeit meist die volle Ausschöpfung des Gewichtslimits – ist ein entsprechendes Muskelaufbautraining im allgemeinen unumgänglich (vgl. *Ehlenz/Grosser/Zimmermann* 1983, 99). Die folgenden Angaben über die Durchführungsmodalitäten für ein *Muskelaufbautraining* basieren überwiegend auf der traditionellen dynamischen Trainingsmethode.

Durchführungsmodalitäten eines Muskelaufbautrainings (nach *Ehlenz/Grosser/Zimmermann* 1983, 100)

– Intensität: 40–60 %
– Wiederholungszahl: 8–12
– Bewegungstempo: Langsam und ohne Unterbrechung für extremen Muskelzuwachs; ansonsten mittleres Tempo
– Sätze (= Serien): 3–5 für Anfänger; 5–8 für Leistungssportler
– Satzpausen: 1–2 min

Der *Vorteil* eines *Muskelaufbautrainings* liegt darin begründet, daß die mittlere Belastungsintensität zu keinen physischen (vor allem den

```
┌─────────────────────────────────────────────┐
│           Spezieller Kraftreiz              │
│                    ↓                        │
│ Kraftzunahme durch Verbesserung der intramuskulären │
│                Koordination                 │
│                    ↓                        │
│ Weitere Kraftzunahme durch Muskelhypertrophie (Muskel- │
│              aufbautraining)                │
│                    ↓                        │
│ Weitere Kraftzunahme durch erneute Verbesserung der │
│       intramuskulären Koordination (I.K.T.) │
│                    ↓                        │
│                   etc.                      │
│                    ↓                        │
│ Erreichen der genetisch möglichen individuellen Grenzkraft │
└─────────────────────────────────────────────┘
```

Tab. 35 Die Steigerung der Muskelkraft durch den Wechsel von Muskelmassenzunahme und nachfolgender intramuskulärer Koordinationsschulung bis zur genetisch vorgegebenen Grenzkraft

aktiven und passiven Bewegungsapparat betreffenden) und psychischen (zentralnervöse Überforderungen, Streß) Überbelastungen führt und daher insbesondere für den Jugend- und Anfängerbereich geeignet ist. Der *Nachteil* besteht darin, daß die Kraftzunahme im Vergleich zum intramuskulären Krafttraining langsamer erfolgt (s. S. 249).

Intramuskuläres Koordinationstraining

Ein *intramuskuläres Koordinationstraining* (I.K.T.) wird meist einem Muskelaufbautraining angeschlossen. Es soll dem „Ausreizen" des vorhandenen Muskelpotentials dienen. Unter „Ausreizen" ist dabei die Fähigkeit zu verstehen, bis zu 80 % der motorischen Einheiten synchron (gleichzeitig) zu aktivieren und damit bis an die Grenze der willkürlich mobilisierbaren Muskelkraft zu gehen, die beim Ungeübten nur etw 60 % beträgt (vgl. S. 249 u. S. 260).
Ist es über ein entsprechendes Muskelaufbautraining zu einer Muskelhypertrophie gekommen, dann werden zukünftige Spannungen auf eine größere Zellmasse verteilt, was zur Folge hat, daß die Belastungen wieder einem neu zu entwickelnden intramuskulären Innervationsmuster unterworfen werden müssen.
Wie Tab. 35 verdeutlicht, kann es nur dann zur Ausbildung einer maximalen Kraft kommen, wenn einer Muskelquerschnittszunahme eine entsprechende „Ausreizung" des intramuskulären Koordinationsoptimums folgt: Ein großer Muskelquerschnitt bzw. eine optimale intramuskuläre Koordination allein führen nicht zum möglichen Kraftmaximum.

Ein I.K.T. kann jedoch auch *separat* erfolgen. Dies ist vor allem in den *Spielsportarten der Fall* – hier genügen meist Übungen mit dem eigenen Körpergewicht (z. B. Sprünge), um vorhandene bzw. notwendige allgemeine, aber auch spezielle Kraftfähigkeiten zu erhalten oder auszubilden – und in *Sportarten, in denen das relative Körpergewicht* eine leistungsdeterminierende Rolle spielt (z. B. beim Hochspringer) und daher eine Muskelmassen- bzw. Körpergewichtszunahme nicht erwünscht ist.
Beim Übergang vom Muskelaufbautraining zum I.K.T. bzw. bei Beginn eines I.K.T. ist auf die Gefahr eines allzu abrupten Belastungswechsels – dies betrifft insbesondere die reaktive Methode (s. S. 285) – hinzuweisen: Verletzungen bzw. Schädigungen des Bewegungsapparates lassen sich durch einen allmählichen Wechsel bzw. durch eine entsprechende Vorbereitung (s. Übergangsmethode, S. 352) vermeiden.

> *Methoden* zur Verbesserung der intramuskulären Koordination sind die exzentrische Methode, die reaktive Methode und die Methode der hohen und höchsten Intensitäten (vgl. S. 277).

Kombiniertes Krafttraining

Beim kombinierten Krafttraining wird die Maximalkraft parallel durch Hypertrophie und intramuskuläre Koordinationsverbesserung gesteigert. Haupttrainingsmethode dieser Art ist das Pyramidentraining (s. S. 297) und das stato-dynamische Training.
Für die Zunahme der Maximalkraft weiterhin besonders geeignete Trainingsmethoden sind das desmodromische Training, das isometrische Training und die Elektrostimulation.

Methoden für das Schnellkrafttraining

Wie bereits erwähnt (s. S. 241), stellt für die Entwicklung der Schnellkraft die spezifische Entwicklung der II b-Fasern – sie erreichen am schnellsten ihr Kontraktionsmaximum und erzielen die größte Kraft aller Fasertypen – die entscheidende Größe dar.
Die *Schnellkraft* ist neben der *intermuskulären* insbesondere von der *intramuskulären Koordination*, der *Kontraktionsgeschwindigkeit* und der *Kontraktionskraft* der aktivierten Muskelfasern (s. S. 240 f.) abhängig. Die *intermuskuläre* Koordination wird durch ein entsprechendes sportspezifisches Techniktraining verbessert, die *intramuskuläre* Koordination und die Kontraktionsgeschwindigkeit erfahren eine Optimierung durch das Training mit explosiven dynamischen maximalen Krafteinsätzen, wobei sich als Trainingsmethoden *exzentrische, plyometrische* und *konträre* Trainingsformen eignen (s. S. 292). Die Kontraktionskraft der beteiligten Muskelfasern und damit der Querschnitt insbesondere der II b-Fasern wird vor allem über die Methode der maximalen Krafteinsätze gesteigert.
In der jahreszeitlichen Periodik wird in der *Vorbereitungsperiode* mit dem Aufbau des Maximalkraftniveaus (als Voraussetzung) begonnen; beim Übergang zur *Wettkampfperiode* wird dann dieses Rohkraftpotential im Sinne der intra- und intermuskulären Koordination optimiert.

Methoden für das Kraftausdauertraining

Auch beim Training der Kraftausdauer spielt das Maximalkrafttraining eine Sonderrolle: Sind die Belastungswiderstände hoch (größer als 50 % der individuellen Maximalkraft), dann ist das Maximalkraftniveau miteintscheidend für die Zahl der möglichen Wiederholungen; da nämlich bei jeder Muskelarbeit mit hoher Intensität ausschließlich die anaerobe Energiegewinnung herangezogen wird (schon im Bereich von 50 % der maximalen Anspannung kommt es zum völligen Verschluß der arteriellen Blutgefäße und damit zur Einstellung der Sauerstoff- und Substratzufuhr), erfordert die Kontraktionskraft eines größeren Muskelquerschnittes eine geringere Belastung der einzelnen Muskelfaser – ihre anaerobe Kapazität wird damit nicht so rasch ausgeschöpft – und ermöglicht so eine längere Kontraktionsdauer des Gesamtmuskels.
Bei Widerständen unter 25 % der maximalen Kraft hingegen spielen die aerobe Energieversorgung und damit Momente einer verbesserten Kapillarsisierung u. ä. eine entscheidende Rolle.
Methoden der Wahl sind das dynamische Krafttraining mit maximaler Wiederholungszahl und das statische mit maximalen Haltezeiten. Als Organisationsform eignet sich das Zirkeltraining in besonderem Maße.

Grundsätze bei der Verwendung der verschiedenen Trainingsmethoden und -inhalte

Effektivität

Nach *Zaciorskij/Raizin* (1975, 17) ist die Effektivität einer Übung nach dem schnellen Leistungszuwachs und dem Transfer auf die Wettkampfübungen zu beurteilen. Dabei ist festzustellen, daß es einerseits Übungen gibt, die die Kraftwerte schnell steigern, aber relativ wirkungslos bleiben, weil eine Transformation von der jeweiligen Übung auf die Wettkampfübung nur in geringem Umfang eintritt (z. B. Stützbeugen am Barren als Trizepsübung für das Kugelstoßen); andererseits erlauben andere Übungen (z. B. Drücken in der Rückenlage auf der Schrägbank, ebenfalls als Trizepsübung für das Kugelstoßen) nur schwer veränderbare Kraftwerte, die aber – können sie schließlich verbessert werden – umfassend auf die Leistung in der Wettkampfübung (in diesem Fall das Kugelstoßen) einwirken (*Zaciorskij/Raizin* 1975, 20).

Spezifität

Eine hohe Effektivität und ein möglichst positiver Transfer ist nur durch ein spezielles Krafttraining – dem ein allgemeines, aufbauendes Training vorausgegangen sein muß – zu erreichen.

Die Spezifität des Krafttrainings hängt dabei von einer Reihe recht unterschiedlicher Faktoren ab.

– Belastungsintensität

Wie bereits erwähnt (s. Abb. 32, s. S. 83), gibt es verschiedene Muskelfasertypen mit unterschiedlichen morphologischen und funktionellen Eigenschaften. Sie lassen sich in vier Subkategorien mit ansteigender Kontraktions- und Entspannungsschnelligkeit bzw. abnehmendem Ausdauervermögen einteilen: Typ I, II c, II a, II b.

Je nachdem, wie nun ein Kraft-Trainingsreiz gesetzt wird, kommt es zu einer trainingsinduzierten Umwandlung zum Nachbartyp, verbunden mit einer höheren bzw. niedrigeren ATPase Aktivität, was in seiner Auswirkung auf die spezifische Krafteigenschaft nicht ohne Folgen bleibt (vgl. *Tidow/Wiemann* 1993, 94). Beispiel: Wird mit mittleren Gewichten und langsamer Bewegungsgeschwindigkeit trainiert, dann werden die Muskelfasern vom höchsten Schnellkraftniveau, nämlich die II b-Fasern, nicht erfaßt, die Fähigkeit zur schnellen Kraftentwicklung nimmt ab. Wird hingegen mit Methoden trainiert, die durch eine explosive Kraftentfaltung gekennzeichnet sind, dann werden ausschließlich die II b-Fasern angesprochen, die Fasern vom Typ I hingegen erfahren hierbei keine Leistungssteigerung.

Wie spezifisch die verschiedenen Muskelfasern auf gegebene Kraftreize – gleiches gilt für Schnelligkeits- oder Ausdauerreize – reagieren, ist am Beispiel der II b-Fasern in Abb. 33 zu ersehen. Entsprechend dem Trainingsreiz kommt es zu einer charakteristischen Umwandlung der leichten Ketten (vgl. auch *Rapp/ Weicker* 1982, 58).

Wie Abb. 191 zeigt, führt ein Training mit schweren (nahe dem Maximum) und leichten Gewichten (um 30–40 % der individuellen Maximalkraft) zu unterschiedlichen Anpassungserscheinungen: Beim Training mit schweren Gewichten zeigt sich eine gesteigerte Leistungsfähigkeit vor allem im Bereich hoher Belastungen, weniger hingegen im Bereich der Bewegungsschnelligkeit. Beim Training mit leichten Gewichten und schneller Bewegungsausführung hingegen wird vor allem dieser Bereich, nicht hingegen die Leistung mit schweren Gewichten verbessert.

– Bewegungsschnelligkeit

Bewegt der Sportler die für die Faserzusammensetzung optimalen Lasten langsamer als maximal möglich, dann werden vor allem die langsamen motorischen Einheiten aktiviert und hypertrophiert. Damit nimmt nach *Tihanyi* (1987, 43) der innere Widerstand der schnellen Fasern während der schnellen Kontraktionen zu, ein Effekt, der vermieden werden sollte.

Darüber hinaus führen explosive Krafteinsätze (wie eben dargestellt und bereits erwähnt, s. S. 250) zu einer anderen Innervationsfolge als eine allmählich ansteigende Kraftentwicklung. Je nach dem Anforderungsprofil einer Sportart muß demnach *bewegungsadäquat* trainiert

Methoden zur Schulung der Kraftarten 309

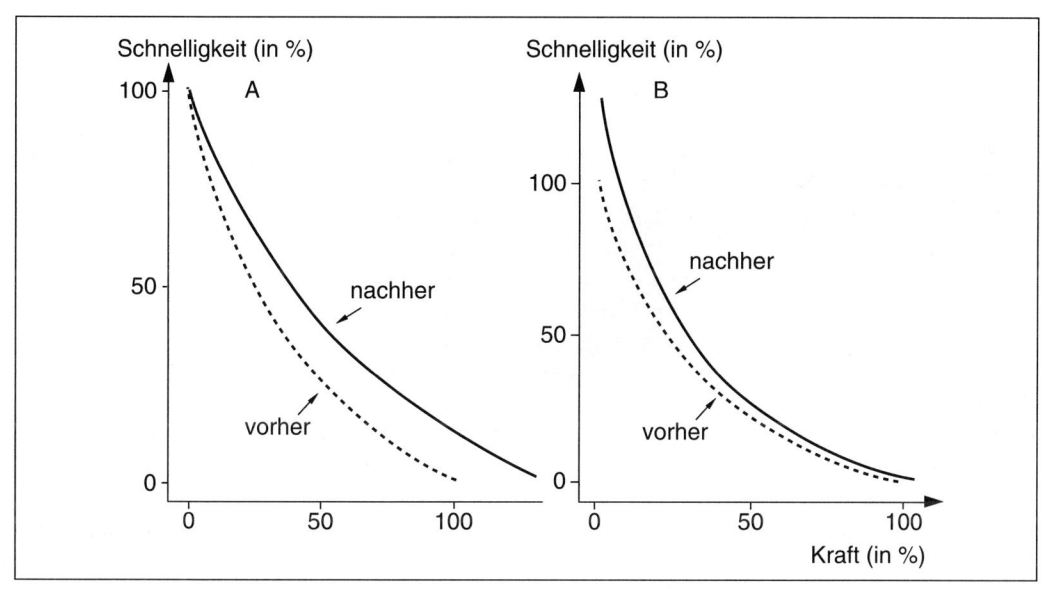

Abb. 191 Schematische Darstellung der spezifischen Anpassungsvorgänge in der Beziehung Kraft zu Schnelligkeit nach einem Training mit schweren Gewichten (A) und leichten Gewichten (30–40 % des Maximums), die mit maximaler Geschwindigkeit bewegt wurden (B) (verändert nach *Duchateau* 1993, 28)

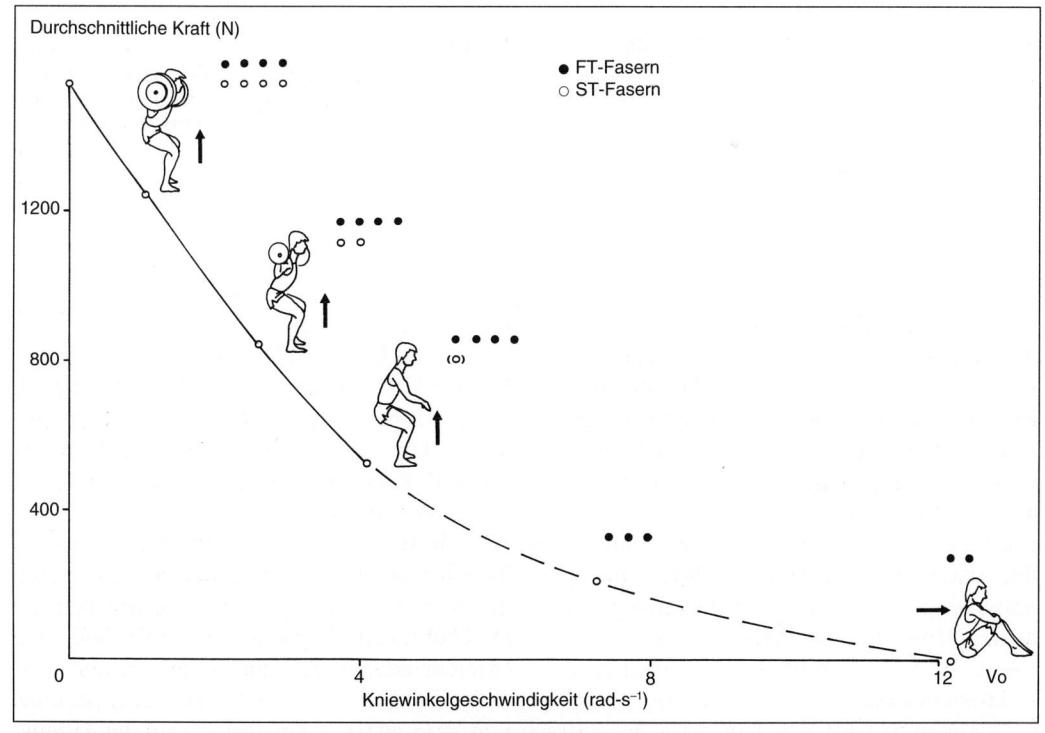

Abb. 192 Die Beanspruchung der verschiedenen Muskelfasertypen (ST- = langsam zuckende = Typ-I-Fasern und FT- = schnell zuckende = Typ-II-Fasern) in Abhängigkeit von der Bewegungsgeschwindigkeit (nach *Bosco* 1985, 20)

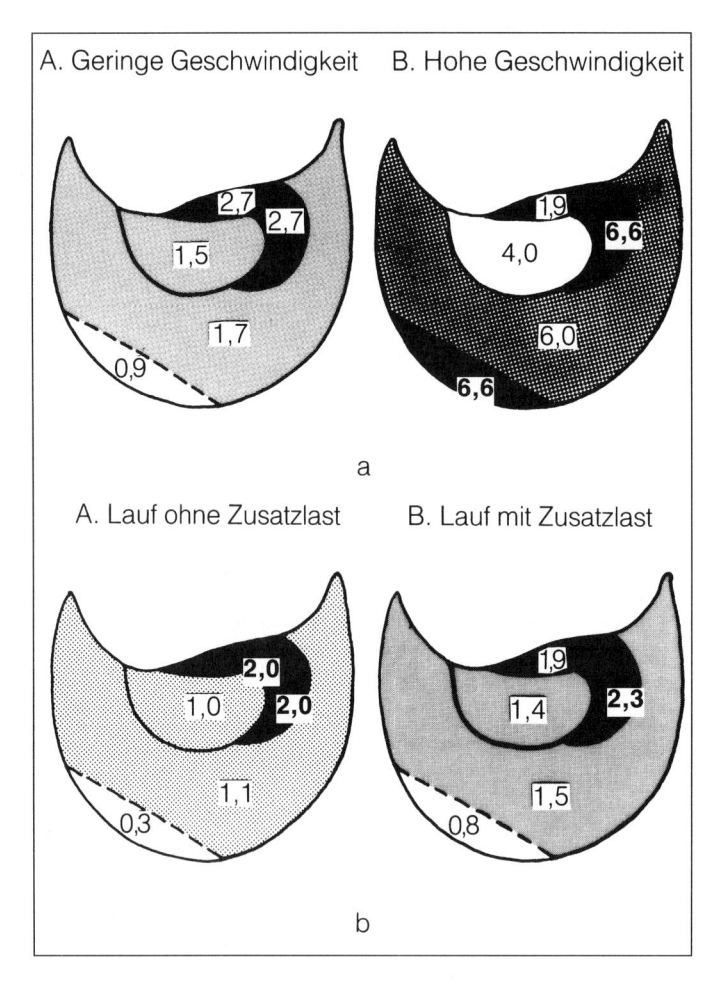

Abb. 193 Unterschiedlicher Abbau von Glykogen (in mmoles Glukoseeinheiten/kg/min) im dreiköpfigen Wadenmuskel (M. triceps surae) bei verschiedenen Laufgeschwindigkeiten (A) bzw. bei Laufen mit Zusatzbelastung (24 % des Körpergewichts) bzw. ohne Zusatzbelastung (B). Muskelbiopsiebestimmung des Glykogengehalts (nach *Armstrong* et al. 1983, 778/779)

werden. Wie Abb. 192 und Abb. 193 deutlich machen, kommt es je nach Bewegungsgeschwindigkeit bzw. je nach Höhe der Zusatzlasten zu einer anderen intra- und interkoordinativen Innervation bzw. zu einer anderen biochemisch-anatomischen Beanspruchung. Darüber hinaus wird u. U. ein falsches Zeitprogramm (s. S. 239) eingeschliffen, wenn nicht mit der schnellstmöglichen Bewegungsgeschwindigkeit gearbeitet wird (vgl. auch *Kanehisa/Miyashita* 1983, 104).

– Arbeitswinkel

Wie *Hettinger* (1966, 20) anhand der Winkelstellung zwischen Ober- und Unterarm feststellen konnte, liegt das Kraftmaximum bei etwa 80 bis 100 Grad (Abb. 194).

Wie die Untersuchungen von *Thépaut-Mathieu/ Van Hoecke/Maton* (1988, 1500 f.) verdeutlichen, kommt es stets in den Winkeln zu den größten Kraftzuwächsen, in denen trainiert wurde (s. Abb. 195).

Es läßt sich jedoch auch erkennen, daß das Training in bestimmten Winkeln gleichzeitig die Kraft in den benachbarten Bereichen gut mitentwickelt. *Zaciorskij/Raizin* (1975, 19) konnten zeigen, daß die Wirkung von Trainingsübungen bei einem Kniegelenkswinkel von 70 Grad (tiefe Kniebeuge) auf die Arbeitswinkel von 50, 70, 90 und 110 Grad höher als bei 130 Grad ist; umgekehrt ist die Wirkung

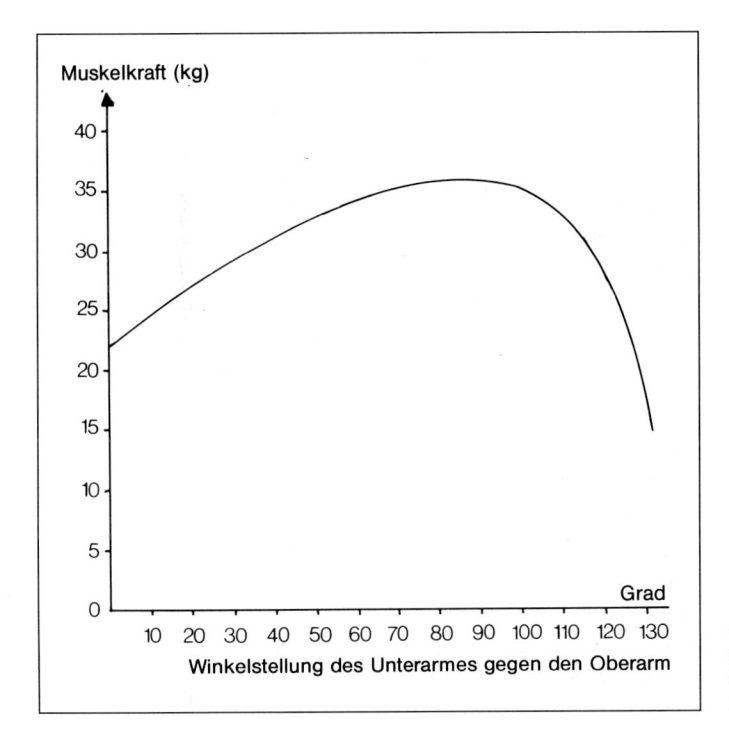

Abb. 194 Kraft der Unterarmbeuger in Abhängigkeit von der Winkelstellung des Armes (nach *Hettinger* 1972, 51)

letzterer auf die Leistung bei Arbeitswinkeln von 130 und 150 Grad größer.

> Bei der Auswahl der Trainingswinkel sollte diejenige Winkelstellung gewählt werden, die die Ausgangsstellung einer sportlichen Bewegung darstellt (z. B. Startstellung beim Sprint im Moment der „Fertig"-Stellung) oder den größten Transfer auf die anderen Winkelstellungen aufweist.

Daß die Kraft und damit auch der Kraftzuwachs in Abhängigkeit von der Winkelstellung der Gliedmaßen zueinander nicht absolut linear verläuft, kommt insbesondere durch die sich verändernden Hebelverhältnisse und durch die Tatsache zustande, daß in den verschiedenen Winkelstellungen verschiedene Muskelpartien oder sogar verschiedene Muskeln zum Einsatz kommen (s. auch *Weineck* 1986, 61).

– Anspannungsweise
 (Trainingsmethode)

Wird nach einer gegebenen Trainingsmethode trainiert, dann ergeben anschließende Testmessungen stets das gleiche Bild: Der höchste Kraftzuwachs wird mit der Test-Methode festgestellt, die der vorgehenden Trainingsmethode am ähnlichsten ist (vgl. *Marini/Van Hoecke/Mathieu* 1984, 55; *Lindh* in *Duchateau* 1993, 25). Die spezifischen Belastungen der jeweiligen Krafttrainingsmethoden adaptieren das neuromuskuläre System demnach stets in charakteristischer Art und Weise.

– Anatomisches Substrat
 (beanspruchte Muskulatur)

Selbst in Sportarten, in denen scheinbar vergleichbare Bewegungen trainiert werden, wie z. B. beim Laufen, beim Eisschnellauf oder beim Skilanglauf, werden bei genauerer anatomischer Analyse die einzelnen Muskelgruppen

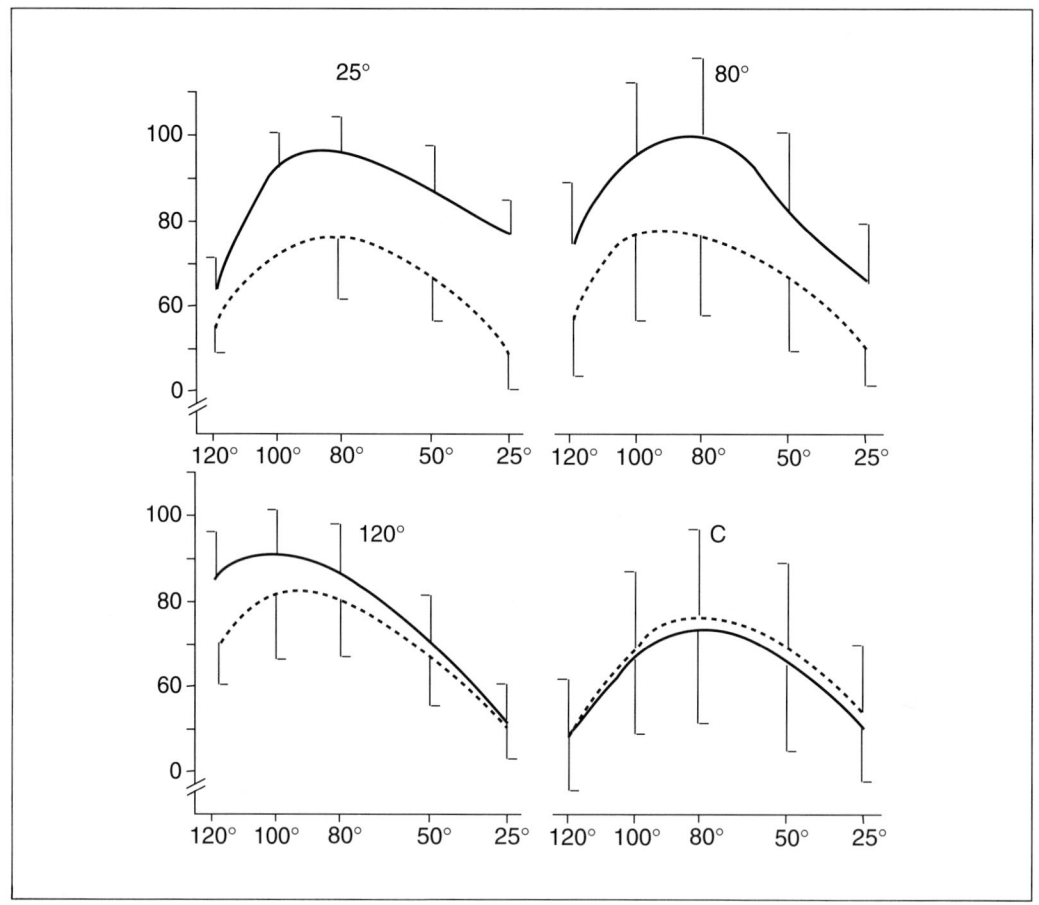

Abb. 195 Die Entwicklung der Armbeugerkraft nach einem Training mit unterschiedlichen Arbeitswinkeln: 25°, 80° und 120°; C = Kontrollgruppe. Gepunktete Linie = Kraft vor dem Training; gestrichelte Linie = Kraft nach einem fünfwöchigen isometrischen Training (verändert nach *Thépaut-Mathieu/Van Hoecke/Maton* 1988, 1504)

oftmals in recht unterschiedlichem Maße beansprucht. Bei Untersuchungen der Muskelaktivität im Eishockey z. B. fand man heraus, daß die im Krafttraining – in Anlehnung an das leichtathletische Training – meist betont trainierte Muskelgruppe des *M. gastrocnemius* (zweiköpfiger Wadenmuskel, zuständig für die explosive Fußstreckung) für die eishockeyspezifische Leistungsfähigkeit in nur untergeordnetem Maße bedeutsungsvoll ist. Wichtiger ist beim Training der Unterschenkelmuskulatur die akzentuierte Beanspruchung des *M. soleus* und des *M. tibialis* bei einem Kniewinkel von etwa 115–140°. Auch sollte der Schulung der im Training meist vernachlässigten Ab- und Adduktoren – sie weisen im Eishockey eine sehr hohe Aktivität auf – eine erhöhte Aufmerksamkeit geschenkt werden (vgl. *Glutz/Bechler* 1992, 17).

> Um die Muskelgruppen bezüglich ihres anatomischen Substrats so wettkampfspezifisch wie möglich zu trainieren, sollte bei der Auswahl von Übungen auf eine möglichst große räumlich-zeitliche Bewegungsnähe mit der Wettkampfübung geachtet werden.

Ein Beispiel soll dies verdeutlichen: Die für das Kugelstoßen vielfach verwendete Übung „Drücken in der Rückenlage" belastet durch seine Armstellung (im rechten Winkel zum Rumpf) und seine nach oben gerichtete Fingerstellung die beim Kugelstoßen eingesetzte Muskulatur nicht genügend wettkampfspezifisch. Besser wäre zum einen, das „Drücken in der Schrägrückenlage" durchzuführen – Annäherung der Armhaltung an den Ausstoßwinkel –, zum anderen eine Hantel zu verwenden, die eine Handstellung erlaubt, bei der die Finger zueinander zeigen (wie dies bei der Stoßhand im Moment des Ausstoßes der Fall ist). Schließlich sollte durch eine entsprechende Hantelführung auch noch eine explosive finale Finger-Handgelenksabdruck-Bewegung ermöglicht werden.

– Disziplinspezifik

Das disziplinspezifische Arbeitsvermögen der Gelenkantriebe sollte in allen Sportarten so zielgerichtet und so effektiv wie möglich entwickelt werden. Nur so können nach *Bartonietz* (1992, 9) unerwünschte Anpassungen im Bewegungsapparat, die bei Abweichungen von der eigentlichen Wettkampfübung unvermeidlich sind, in den Grenzen gehalten werden, die ihren Abbau in den folgenden Trainingsabschnitten ermöglichen.

Zusammenfassend läßt sich gemäß dem trainingsmethodischen Grundprinzip der „Ableitung der Trainingsstruktur von der Struktur der Wettkampfleistung" festhalten:

> Die Trainingseffektivität eines speziellen Krafttrainings beruht auf:
> – dem Prinzip der vorrangigen Entwicklung der sportartspezifischen Muskelgruppen unter Berücksichtigung der für die Sportart typischen Arbeitswinkelstellungen,
> – dem Prinzip der dynamischen Übereinstimmung zwischen Trainings- und Wettkampfübung,
> – dem Prinzip der Übereinstimmung der neuromuskulären Anspannungsweise zwischen Trainings- und Wettkampfübung,
> – dem Prinzip der Nutzung der bewegungsstrukturell (biomechanisch) bedingten Wirkungsrichtung der Krafttrainingsübungen (vgl. auch *Bartonietz* 1992, 13),
> – dem Prinzip der Beachtung des individuellen Niveaus der physischen Fähigkeiten und sporttechnischen Fertigkeiten,
> – dem Prinzip der simultanen Entwicklung *aller* leistungsrelevanten Bewegungseigenschaften.

Variabilität

Die Differenzierung und Spezialisierung birgt die Gefahr der Vereinseitigung und damit der Monotonie in sich; dies macht eine abwechslungsreiche Gestaltung des Trainings notwendig. Variationen in der Belastungsgestaltung sind auch deshalb unumgänglich, um Effektivitätseinbußen durch Anpassung des neuromuskulären Systems an langjährig konstante Belastungsgrößen, -formen und -methoden zu vermeiden (vgl. *Harnes* 1974, 1056; *Bondartschuk* 1975, 1316; *Tschiene* 1975, 12; *Worobjewa/Worobjew* 1978, 148 u. a.).

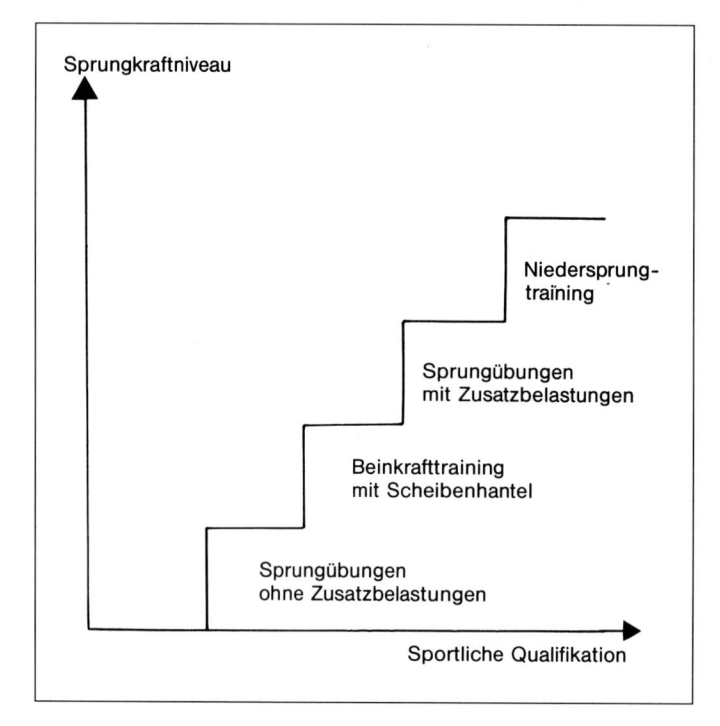

Abb. 196 Schema zur Veranschaulichung des Prinzips der verknüpften Reihenfolge der Mittel zur Entwicklung des Sprungvermögens im mehrjährigen Trainingsprozeß

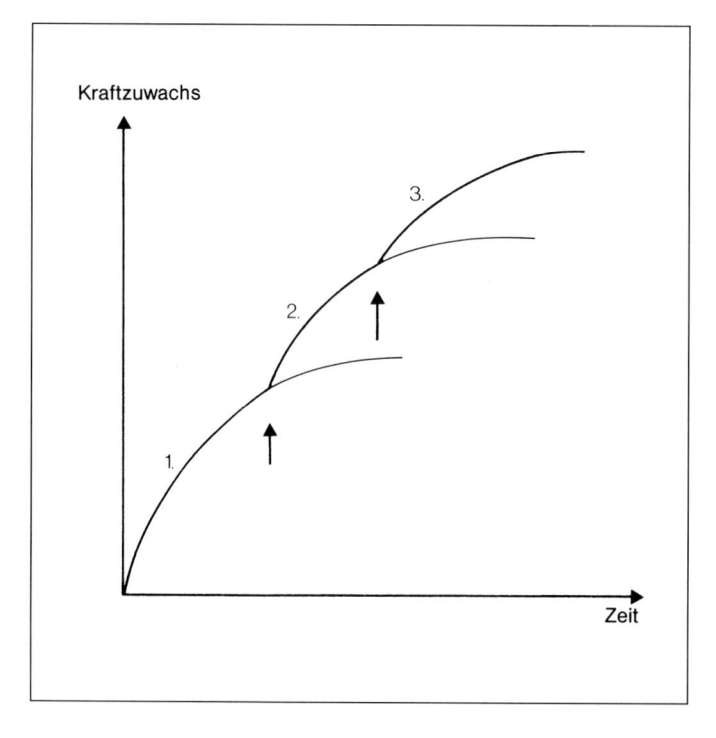

Abb. 197 Kraftzuwachs durch Änderung der Trainingsmethode (1. = dynamisches, 2. = isometrisches, 3. = elektrisches Training)

Man unterscheidet zwischen langfristiger und kurzfristiger Variation (s. *Tschiene* 1975, 12 f.):
Unter *langfristiger* Variation versteht man den Wechsel der vorherrschenden Belastungsweise und -methode im mehrjährigen Trainingsprozeß bzw. in den Makrozyklen (s. S. 352) der Vorbereitung des Sportlers auf die Höchstleistung (Abb. 196).
Unter *kurzfristiger* Variation versteht man den Belastungswechsel innerhalb einer Trainingseinheit, eines Trainingszyklus.

Bei der *kurzfristigen Variation* ergeben sich verschiedene Variationsmöglichkeiten:
– Variation der Belastungsgrößen.
– Ein sprunghafter Belastungswechsel mit submaximalen, extensiven, intensiven und maximalen Belastungen soll die Reaktionsbereitschaft des Muskels anregen (*Tschiene* 1975, 15). Ein variabler Belastungsaufbau schließt jedoch das Prinzip der Allmählichkeit nicht völlig aus; seine Realisierung erfolgt vielmehr über adäquate Belastungen, die mit den Möglichkeiten des Sportlers übereinstimmen (*Wobrobjewa/Worobjew* 1978, 149/150).
– Variation der Trainingsmethoden (vgl. dazu auch S. 280 f.).

Einen Einblick in die Dynamik des Kraftzuwachses durch *Veränderung der Trainingsmethode* gibt Abb. 197.
Auch *Slobodjan* (in *Worobjewa/Worobjew* 1978, 148) und *Pletnjow* (1977, 12) konnten in ihren Experimenten nachweisen, daß bei der Anwendung verschiedener muskulärer Arbeitsweisen (dynamisch, statisch, plyometrisch bzw. überwindend, haltend und nachgebend) im Training die muskuläre Kraftzunahme höher war als bei der Anwendung von nur einer Arbeitsweise.
– Variation der Ausführungstempi
Bei einer kombinierten Übungsausführung in verschiedenen Belastungstempi (mittel, langsam, schnell) wird ein höherer Muskelkraftzuwachs erreicht als bei der Ausführung mit nur einem Belastungstempo (*Lelikow*, in *Worobjewa/Worobjew* 1978, 148).

Diese Tatsache ist darauf zurückzuführen, daß die Bewegungsgeschwindigkeit wesentlich die Art der Muskelfasern bestimmt, die überwiegend trainiert wird: Langsame Bewegungen (und statische Arbeit) beanspruchen vor allem die ST-Fasern, explosive vor allem die FT-Fasern (vgl. *Hollmann/Hettinger* 1980, 236; *Bührle/Schmidtbleicher* 1981, 24; *Costill*, in *Cometti* 1988 c, 18; *Tidow/Wiemann* 1993, 94). Durch ein Training, das durch verschiedene Tempi und Belastungsmodalitäten alle Muskelfasern beansprucht, kann somit die Gesamtkraft erhöht werden.
– Kontinuität
Wie das Training der heutigen Spitzensportler in den kraftabhängigen Sportarten (z. B. leichtathletische Sprünge und Würfe) zeigt, ist das Krafttraining im gesamten Jahresverlauf – mit unterschiedlichem Umfang bzw. Intensität – auf dem Trainingsplan zu finden. Auch aus der Wettkampfperiode ist das Krafttraining als sogenanntes *Erhaltungstraining* des erworbenen Kraftniveaus nicht mehr wegzudenken.

Ermüdung und Erholung beim dynamischen und statischen Krafttraining

Um ein optimales Krafttraining zu gewährleisten, ist die Kenntnis entsprechender Belastungs- und Erholungsparameter notwendig. Zu kurze oder zu lange Pausen führen u. U. zu nicht beabsichtigten Trainingseffekten hinsichtlich der Schnellkraft, der Kraftausdauer bzw. der Maximalkraft.
Wie Abb. 198 zeigt, tritt bei dynamischer (auxotonischer) und statischer (isometrischer) Muskelarbeit unterschiedlich schnell eine Ermüdung mit entsprechendem Kraftabfall ein.
Die Graphik verdeutlicht, daß der Kraftabfall bei isometrischer Muskelarbeit nicht nur schneller, sondern auch wesentlich ausgeprägter als bei auxotonischer ist.
In der Erholungsphase ergeben sich ebenfalls unterschiedliche Kurvenverläufe für isomet-

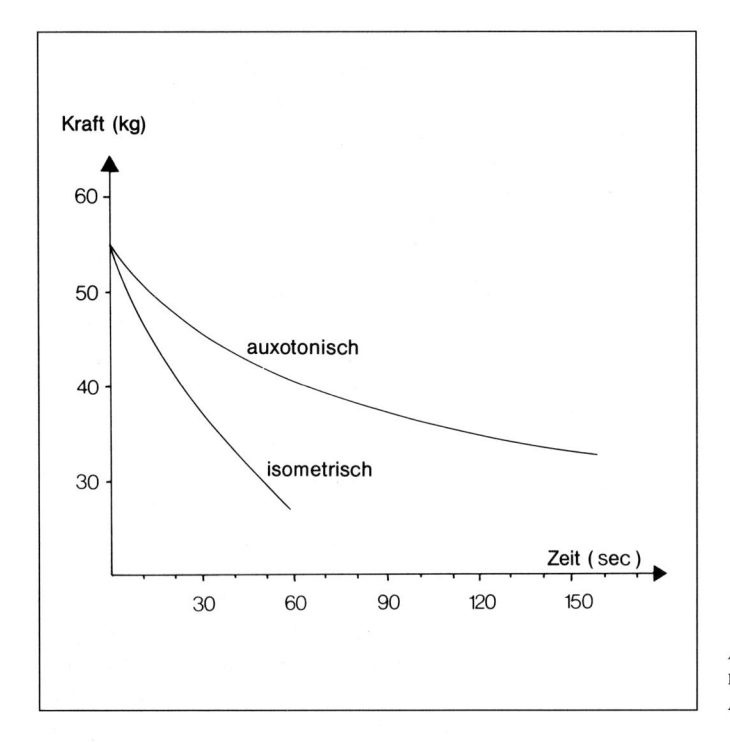

Abb. 198 Ermüdungskurven bei dynamischer und statischer Arbeit (in Anlehnung an *Stull/Clarke* 1971, 136)

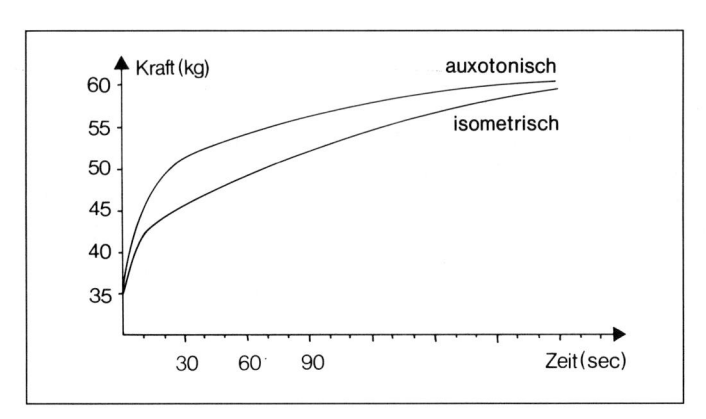

Abb. 199 Erholungskurven bei dynamischer und statischer Arbeit (in Anlehnung an *Stull/Clarke* 1971, 137)

Leistungsstufe	Regenerationszeit zwischen den Sätzen	Regenerationszeit zwischen den Trainingseinheiten
Anfänger	2–5 min	12–18 Std.
Leistungs- bzw. Hochleistungssportler	1–2 min	3–6 Std.

Tab. 36 Die Regenerationszeiten beim Krafttraining in verschiedenen Leistungsstufen (nach *Ehlenz/Grosser/Zimmermann* 1983, 44)

rische und auxotonische Muskelarbeit (Abb. 199). Hier zeigen die Erholungskurven eine Phase der sehr schnellen und eine Phase der langsamen Rückkehr der Kraft zu einem Wert unterhalb der Eingangskraft; dabei laufen die Erholungsvorgänge bei dynamischer Arbeit erheblich schneller ab als bei statischer.
Bei kurzen, schnellkräftigen bzw. maximalen Belastungen kommt es zum Abfall des als unmittelbare Energiequelle dienenden ATP. Sein Wiederaufbau erfolgt vorrangig über die Kreatinphosphatspeicher. Die Regenerationszeit beträgt nur etwa eine bis drei Minuten (vgl. *Mader* et al. 1983, 14 f.)
Als Orientierung für die Wiederherstellung können die Richtzeiten in Tab. 36 gelten.

Krafttests und Kontrollübungen zur Leistungsdiagnostik und Trainingssteuerung

Allgemeine Grundlagen

Auch für die Durchführung von Krafttests gilt, was *Saß* (1985, 737) ganz allgemein zur Problematik von Tests feststellt: Da Tests im allgemeinen unter laborähnlichen Bedingungen, losgelöst vom eigentlichen Sportgeschehen durchgeführt werden, muß bei ihrer Anwendung immer die erhebliche Einschränkung gemacht werden, daß eine Aufgliederung der eigentlichen Sporttätigkeit in Teilkomponenten – getrennt vom eigentlichen Sportgeschehen – erfolgt. Dies ist zwar notwendig, aber der Beurteiler muß sich über die Grenzen der Testaussagen für die Sportleistung im klaren sein, um voreilige oder gar falsche Aussagen zu vermeiden. Um jedoch im Trainingsprozeß Leistungsfortschritte ermitteln zu können, ist es dennoch sinnvoll, auch Tests über Teilkomponenten der sportlichen Leistungsfähigkeit durchzuführen. Es muß nur vor einer Überbewertung der Testleistungen gewarnt werden (s. auch S. 54).

Testarten – Durchführungsmodalitäten – Bewertungstabellen

Bei den Tests unterscheidet man zwischen Labor- und Feldtests, zwischen allgemeinen und sportartspezifischen Tests. Als Beispiel für einen fußballspezifischen Test käme z. B. der Schußkrafttest in Frage. Des weiteren – und dies spielt vor allem im Kraftbereich eine wichtige Rolle – unterscheidet man *statische* und *dynamische* Tests. Dabei ist zu beachten:
– *Statische Krafttests* reduzieren den intermuskulären Einfluß, so daß die meßbare Maximalkraft primär von Anzahl, Dicke und Vordehnung der kontraktilen Einheiten und ihrer Aktivierbarkeit abhängt (vgl. *Beneke* et al. 1990, 165).
– Bei *dynamischen Tests* nimmt der Einfluß der intermuskulären Koordination – es beinhaltet das Zusammenspiel der an einer Bewegung beteiligten Muskeln (Agonisten und Antagonisten) – in Abhängigkeit von Komplexität und Ausführungsgeschwindigkeit der Testübung zu (vgl. *Bührle/Schmidtbleicher* 1981, 11; *Hollmann* 1987, 405).

Je nachdem, ob es sich um die Maximalkraft, die Schnellkraft oder die Kraftausdauer bzw. verschiedene sportartspezifische Kraftfähigkeiten wie die Schußkraft oder Wurfkraft handelt, haben sich unterschiedliche Test- bzw. Kontrollverfahren als geeignet erwiesen.

Maximalkrafttests

Dynamische Testverfahren

Dynamische Maximalkrafttests mit Hantelbelastungen sind im normalen Sportbetrieb unüblich. Einzige Ausnahme stellt die Kniebeugung mit maximaler Hantellast zur Ermittlung der Beinstreckkraft dar. Der Grund für die begrenzte Durchführung liegt in der relativ hohen Verletzungsgefährdung (vor allem bei unsachgemäßer, technisch unsauberer Ausführung s. S. 332).

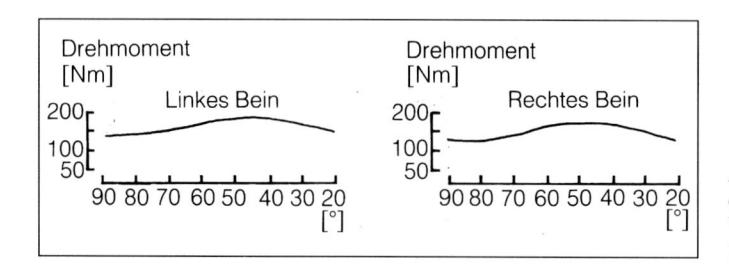

Abb. 200 Verlauf der Kraftkurve des Kniestreckers in verschiedenen Winkelstellungen (vgl. *Baron* et al. 1989, 208)

Bei Kindern und weitestgehend auch bei Jugendlichen *entfällt* eine derartige, vor allem wirbelsäulenbelastende Übung, da der kindliche bzw. jugendliche Bewegungsapparat aufgrund der noch offenen knorpeligen Wachstumsfugen nicht die mechanische Belastbarkeit hat wie der des Erwachsenen und damit vor Überlastungsschäden bewahrt werden muß. Im Jugend-Hochleistungssport kann die Maximalkraft über die Wiederholungszahl abgeschätzt werden. Beispiel: Ist bei einer Übung eine zehnfache Wiederholung möglich, dann sind 70 % der maximalen Leistung erreicht (vgl. S. 297). Von dieser Angabe kann dann auf die 100-Prozent-Leistung hochgerechnet werden. Im höheren Leistungsbereich bzw. im professionellen Sport stehen heute elektronisch gesteuerte isokinetische Trainingsgeräte (z. B. Schnelltrainer, Cybex-Geräte) zur Verfügung, die sich sowohl als Krafttrainingsgeräte als auch als Testgeräte eignen.
Sie gestatten die Bestimmung statischer und dynamischer Kraftwerte (Maximalkraft, Kraftimpuls, Schnellkraftkurve) in verschiedenen Winkelstellungen, errechnen das Verhältnis von Körpergewicht/Maximalkraft, geben Auskunft über das Verhältnis der Kraft von Beuge- und Streckmuskulatur (s. S. 319) und informieren über Kraftunterschiede zwischen linker und rechter Seite (vgl. auch *Krüger* 1986, 41/42; s. S. 319). Mit Hilfe dieser Geräte läßt sich demnach mit großer Genauigkeit und guter Reproduzierbarkeit die Maximalkraft in verschiedenen Geschwindigkeitsbereichen und in bestimmten Winkelstellungen ermittteln (Abb. 200).

Bei Bedarf kann auch separat die positiv dynamische (überwindende) oder negativ dynamische (nachgebende, abbremsende) Kraft ermittelt und zur Beurteilung herangezogen werden (vgl. Abb. 206). Dabei kann es durchaus vorkommen, daß ein Sportler separat ein hohes negatives oder positiv dynamisches Leistungsvermögen hat, ohne daß beide Werte gleichermaßen hoch sein müssen. Ein spezielles Training kann dann derartige Befunde im Sinne einer harmonischen Gesamtentwicklung korrigieren.

Statische Testverfahren

1. Beinkraft

Die häufigste und genaueste Messung der Maximalkraft stellt die Ermittlung der isometrischen Maximalkraft in einer (oder mehreren) Winkelstellung(en) dar. Der Nachteil besteht jedoch darin, daß die Kraft nur bei eingelenkigen Bewegungen (z. B. Kniestreckung oder Kniebeugung etc.) und nicht in der für die Sportart charakteristischen Bewegungskette ermittelt werden kann. Dennoch stellt dieses Verfahren ein approbates Mittel zur Einschätzung des allgemeinen Beinkraftniveaus dar.

Beachte: Meßwerte und Zahlenangaben von unterschiedlichen Geräten divergieren z. T. erheblich. Interindividuelle Vergleiche sind demnach nur über Meßwerte des gleichen Fabrikats sinnvoll.

Bei einem guten Trainingszustand der Oberschenkelmuskulatur soll nach *Baron* et al. (1989, 210) die Kraftkurve hohe Werte über den gesamten Bewegungsbereich (90–20 Grad) und keine Kraftspitzen aufweisen. Hohe Kraftspitzen, eine steiler Anstieg und ein steiler Abfall sprechen für spezifisches Training in einem umschriebenen Winkelbereich.

Ein weiterer wichtiger Informationsfaktor dieser computergesteuerten Krafttrainings- bzw. -meßmaschinen besteht darin, daß bei einem Vergleich der Meßwerte von Kniestreckern und Kniebeugern sogenannte „muskuläre Dysbalancen" (muskuläre Ungleichgewichte) festgestellt und damit im Sinne einer frühzeitigen Verletzungsprophylaxe beseitigt werden können (s. S. 336). Vergleichbare Messungen sind auch über Dynamometer – wie sie in der Sportmedizin seit langem zur isometrischen Maximalkraftbestimmung verwendet werden – möglich (vgl. *Brenke/Dietrich*, in *Lehmann* 1991, 18) (Abb. 201).

Obwohl eine Vielzahl von Untersuchungen erkennen läßt, daß mit steigender sportlicher Leistungsfähigkeit auch die Kraftwerte ansteigen, zeigen eigene Untersuchungen (vgl. *Grützner/Weineck* 1988, 115), daß im Einzelfall die Maximalkraftwerte von Sportlern niedrigerer Qualifikation gleich oder gar höher liegen können.

Tab. 37 zeigt die Maximalkraftwerte der Beinstrecker von Spielern eines Amateur- und eines Bundesligavereins im Vergleich zu anderen Mannschafts- und Einzelsportarten unterschiedlichen Niveaus.

2. Rumpfkraft

Ebenso wie die Maximalkraft der Beine kann auch die der Rumpfmuskeln über entsprechende isometrische Meßverfahren ermittelt werden (vgl. *Tauchel/Bär* 1989, 203) (Abb. 202). Wie Abb. 203 erkennen läßt, sind die Absolutwerte der Rumpfkraft von der Körpergröße bzw. vom Körpergewicht abhängig.

Die Feststellung des allgemeinen Rumpfkraftniveaus bzw. des Verhältnisses von Bauch- zu Rückenmuskelkraft – als günstig wird ein Ver-

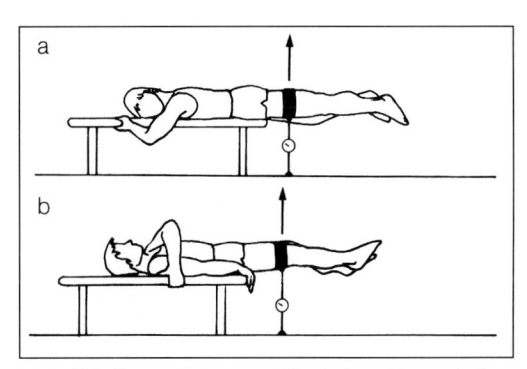

Abb. 201 Testverfahren zur Ermittlung der statischen Kraft der Hüftstreck- (a) und Hüftbeugemuskulatur (b)

hältnis von 1 : 1 angesehen (vgl. *Tauchel/Bär* 1989, 203) – gibt Trainer und Sportler Aufschluß über die Trainingseffektivität und offenbart eventuelle Defizite.

Computertomographische Testverfahren (indirekte Methode)

Wie die Untersuchungen von *Schmidt* et al. (1990, 70) und *Beneke* et al. (1990, 166) deutlich machen, ermöglicht die Computertomographie eine exakte Messung der Muskelquerschnittsflächen und eröffnet hiermit die Möglichkeit einer präzisen indirekten Kraftbestimmung. Durch die Computertomographie kann man genau den Trainingseffekt von Methoden bestimmen, die gezielt auf die Vermehrung der Muskelmasse und der Maximalkraft gerichtet sind.

Innerhalb eines Zeitraumes von zwei Monaten Krafttraining konnten z. B. Zuwachsraten der Quadrizepsfläche (vierköpfiger Oberschenkelmuskel) bis zu 1 044 mm^2 erreicht werden (die Quadrizepsfläche schwankt bei den einzelnen Sportlern zwischen 6 409 und 9 787 mm^2) (vgl. *Schmidt* et al. 1990, 71).

Interessant ist die Computertomographie auch im Verletzungsfall mit nachfolgender Muskelatrophie (bewegungs- bzw. trainingsmangelbedingter Muskelschwund): Sie erlaubt eine ge-

Sportart (-verein)	Maximalkraft		Oberschenkelumfang [cm]
	Absolut Drehmoment [Nm]	Relativ Drehmoment Körpergewicht [Nm/kg]	
Am. Football (1. Bundesliga)	517	5,96	57,5
Leichtathletik (reg. und dt. Spitzenklasse im Sprung/Sprint)	495	6,48	57,9
Handball (2. Bundesliga)	492	5,84	56,4
Eishockey (Oberliga)	482	5,74	58
Handball (Regionalliga)	480	5,96	55,1
Basketball (Regionalliga)	452	5,39	55,6
Fußball (Bayernliga)	452	5,93	55,3
Fußball (1. Bundesliga)	427	5,69	54,6
Volleyball (Regionalliga)	431	5,34	55,9
Tennis (Bundes- u. Oberliga)	404	5,57	54,0
Hockey (Oberliga)	372	5,41	52,6

Tab. 37 Isometrische Maximalkraft der Beinstrecker (absolut und relativ) von Spielern einer Amateur- und Profifußballmannschaft im Vergleich zu anderen Mannschafts- und Einzelsportarten (*Grützner/Weineck* 1988, 115)

naue Differenzierung des Atrophiegrades einzelner Muskeln und ermöglicht dadurch eine hochgradig gezielte Rehabilitation (vgl. *Schmidt* et al. 1990, 72).
Der Leistungssportler sollte demnach – wenn immer möglich – sowohl zur Trainingskontrolle bzw. -steuerung als auch Rehabilitation auf diese hochpräzise Meßmethode zurückgreifen, da sie im Gegensatz zu den Muskelumfangsmessungen muskuläre Detailaussagen ermöglicht. Dem Vorteil einer optimalen, differenzierten Kraftermittlung durch die bislang erwähnten Geräte steht der Nachteil der begrenzten bzw. fehlenden Verfügbarkeit gegenüber.

Es muß jedoch darauf hingewiesen werden, daß es in nahezu allen Großstädten Sportstudios bzw. Kliniken gibt, die derartige Meß- und

Krafttests und Kontrollübungen

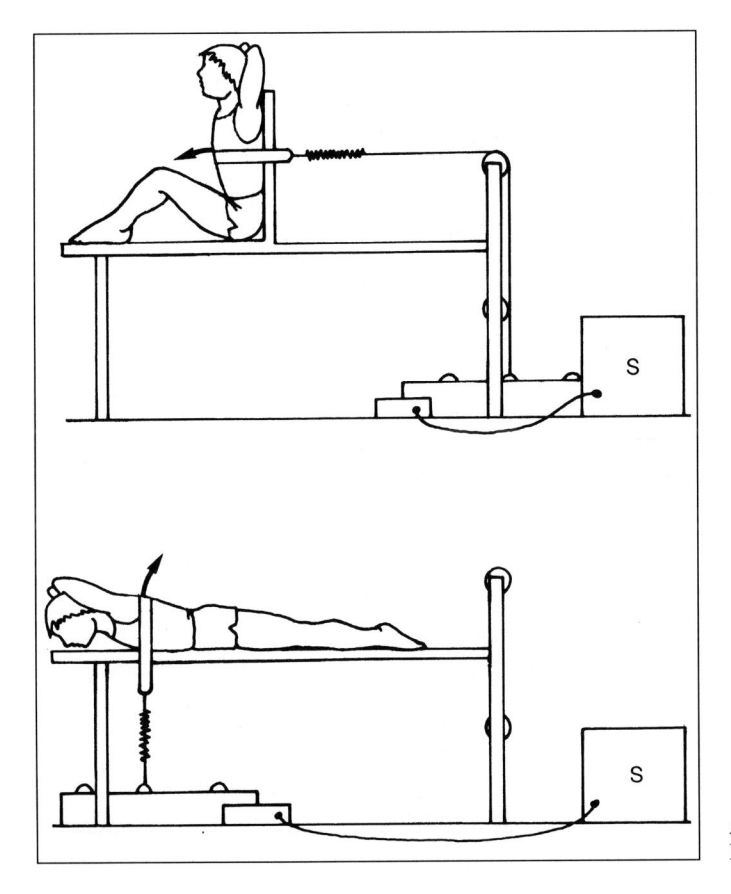

Abb. 202 Messung der Kraft der Bauch- bzw. Rückenmuskulatur

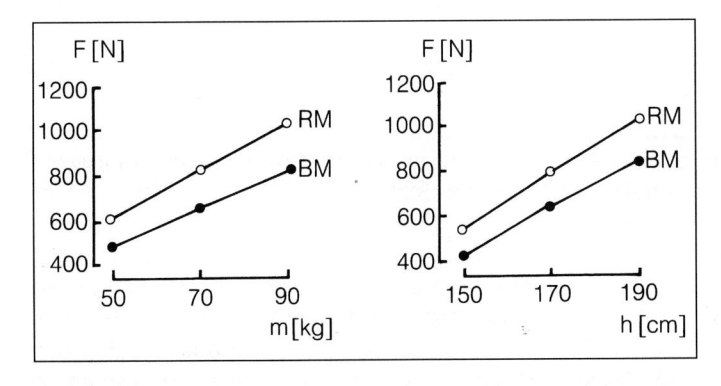

Abb. 203 Abhängigkeit der Kraftwerte (F) der Rücken- (RM) und Bauchmuskulatur (BM) von der Körperhöhe (h) bzw. der Körpermasse (M) (nach *Tauchel/Bär* 1989, 204)

Trainingsgeräte zu einem relativ erschwinglichen Preis zur Verfügung stellen. Im Sinne der Trainingsoptimierung ist demnach durchaus zu erwägen, ob ein Spitzensportler nicht einmalig die Kosten für einen Eingangs-, Zwischen- und Endtest auf sich nehmen sollte, um für die folgenden Jahre in etwa Sinn und Nutzen seines Krafttrainings abschätzen zu können.

Schnellkrafttests

Aufgrund der hohen Bedeutung der Schnellkraft für viele Sportarten stellt ihre Kontrolle über entsprechende Tests ein zentrales Anliegen für die Trainingssteuerung dar. Die Kontrolle der Schnellkraft kann indirekt und auf einfache Weise über verschiedene Sprung-, Schuß-, Wurf- und Sprintkrafttests (s. auch S. 324) ermittelt werden.

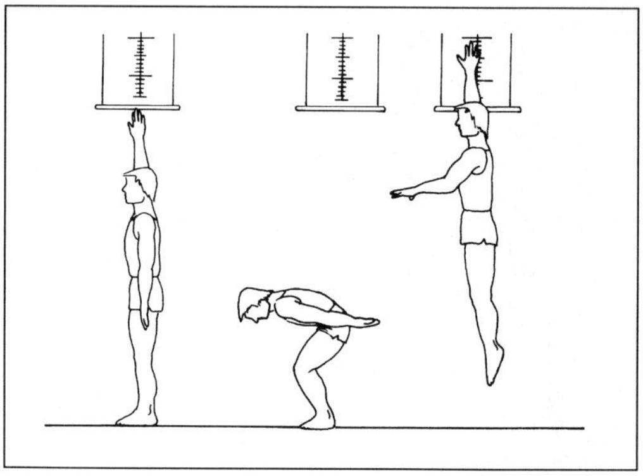

Abb. 204 Durchführung des „Jump-and-reach"-Tests

1. Einfache Methoden zur Ermittlung der Schnellkraft

a) Zeitmessungen

Bei dieser Methode wird mit Hilfe einer Stoppuhr die Zeit gemessen, die für eine bestimmte, geringe Anzahl von Wiederholungen mit einer gleichbleibend geringen bis mittleren Last bei maximaler Frequenz benötigt wird. Als optimale Zeitspanne gilt eine Belastungszeit von 10–15 Sekunden (vgl. *Berger* 1965, 1090). Bei Sprungbelastungen (ein-, beidbeinig) kann auch die Zeit für eine bestimmte Strecke herangezogen werden.

b) Weiten- bzw. Höhenmessungen

Bei diesen Messungen wird die Schnellkraft indirekt über entsprechende Weiten bzw. Höhen ermittelt. Vergleichstabellen ermöglichen die Einschätzung der jeweiligen Leistungen in den verschiedenen Altersstufen. Die Ermittlung der Schnellkraft mit Hilfe dieser Verfahren soll hier kurz am Beispiel der Sprungkraftbestimmung verdeutlicht werden.

– *Messen der Sprungkraft:*
Über die Messung von Einfach- bzw. Mehrfachsprüngen kann ohne sonderlichen Aufwand und schnell die *vertikale* oder *horizontale* Schnellkraft ermittelt werden (vgl. *Binz* 1985, 37 *Grosser/Starischka* 1986, 64; *Binz/Wenzel* 1987, 4; *Faina* et al. 1988, 160; *Geese* 1990, 24).

– *Ermittlung der vertikalen Sprungkraft über den Standhochsprung:*
Die Feststellung der vertikalen Sprungkraft ist in vielen Sportarten – vor allem aber in den Spielsportarten wie Basket- und Volleyball, aber auch Hand- und Fußball von nicht zu unterschätzender Bedeutung für die individuelle Leistungsfähigkeit. Defizite in diesem Bereich müssen vom Trainer durch ein entsprechendes Krafttraining ausgeglichen werden.

Der Standhochsprung kann auf einfache Weise über den sogenannten „Jump-and-reach"-Test (Differenzsprung) abgetestet werden (Abb. 204).

Vergleichswerte aus verschiedenen Sportarten gibt Tab. 38.

Für Kinder und Jugendliche geben *Crasselt/Forchel/Stemmler* (1985, 266) die in Tab. 39 genannten Mittelwerte an.

Beachte: Durch das Phänomen der säkulären Akzeleration nehmen nicht nur die Größen- und Gewichtswerte der Kinder- und Jugendlichen zu, sondern auch deren Sprungleistungen. Überalterte Tabellen vermitteln bisweilen über zu niedrige Werte den Eindruck einer hohen Leistungsfähigkeit.

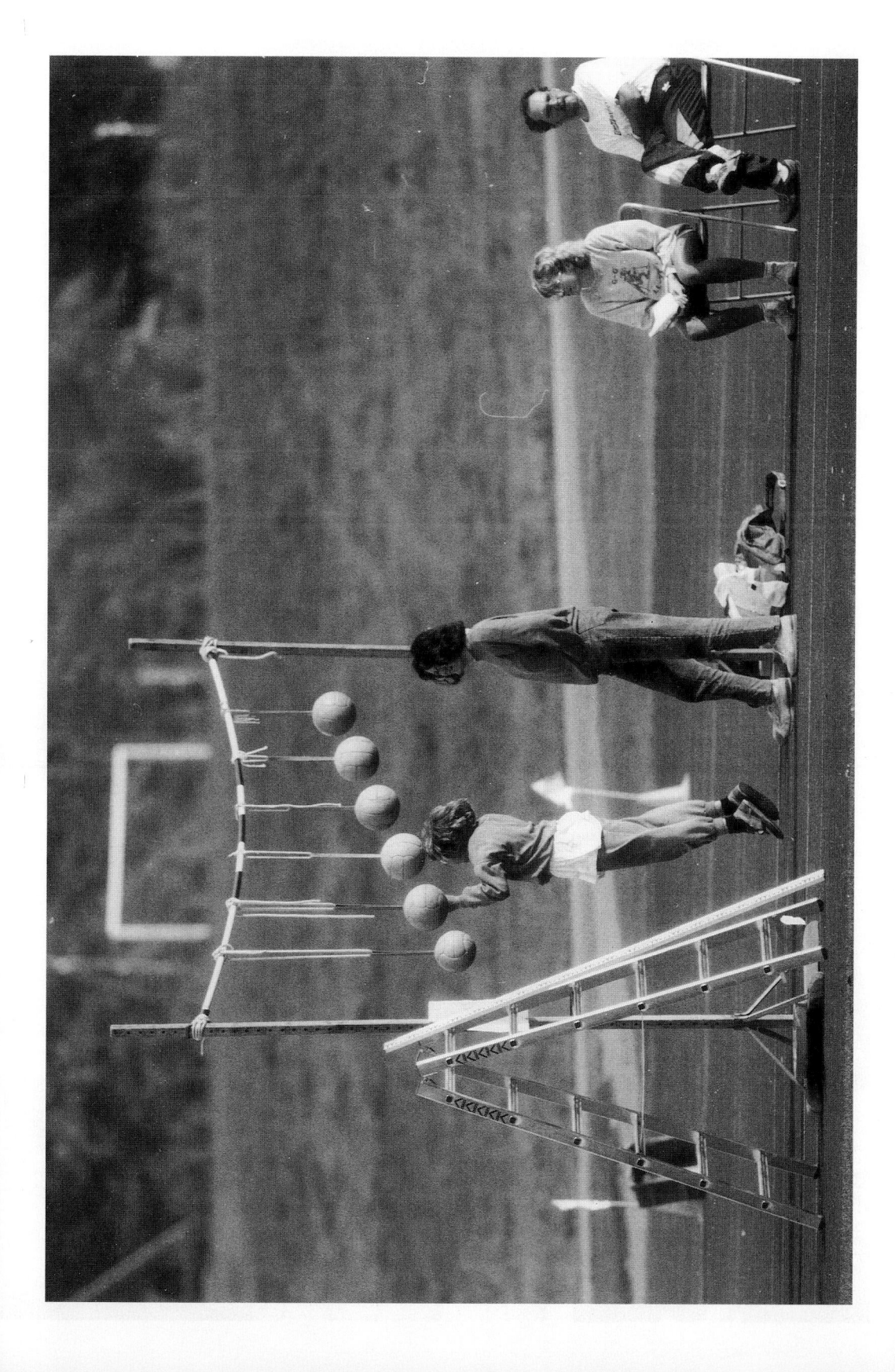

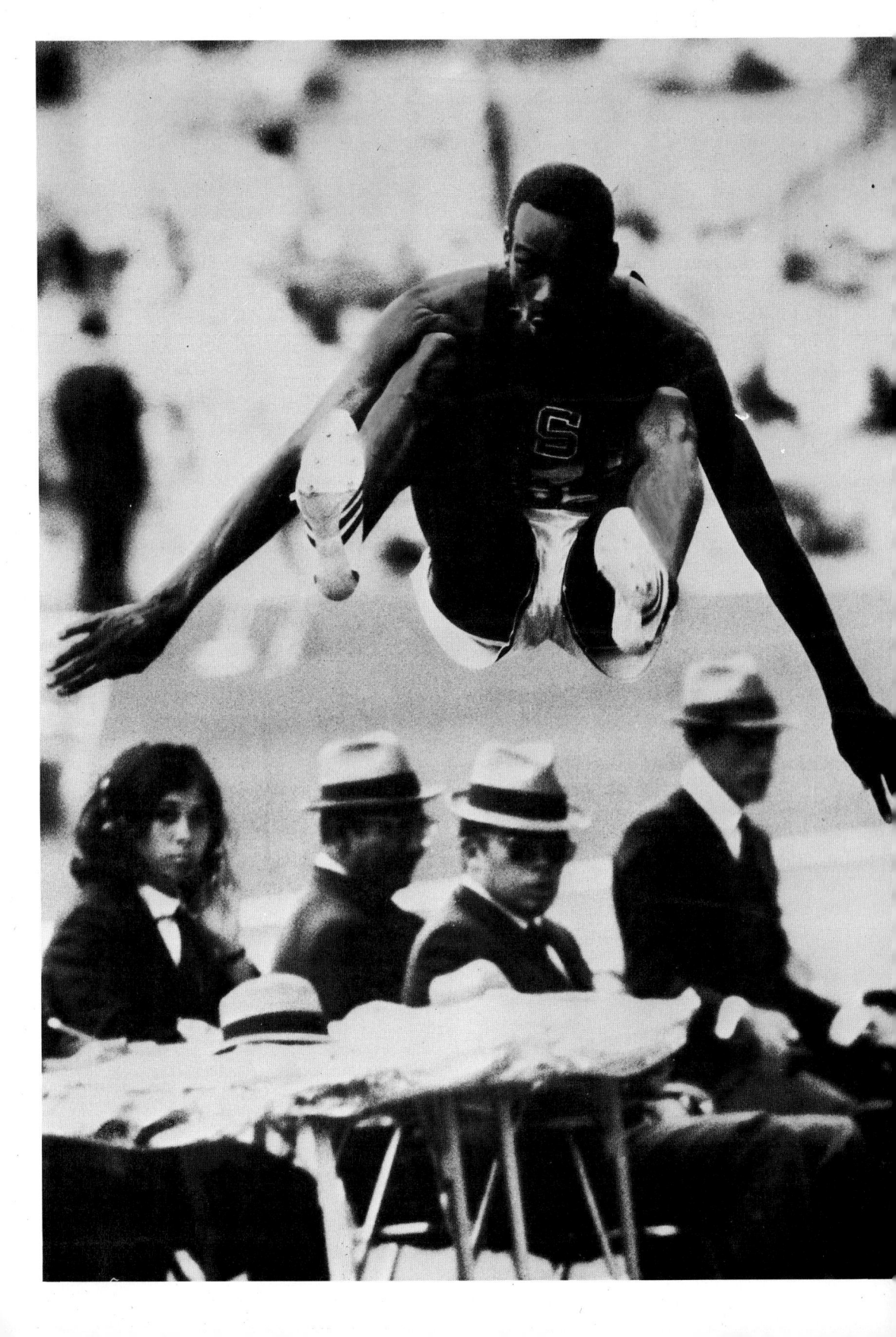

Sportart (-verein)	Differenzsprung [cm]	Standweitsprung [cm]
Leichtathletik (bayer. u. dt. Bestenliste Sprung/Sprint)	67,8	288
Volleyball (Regionalliga)	61,4	273
Handball (2. Bundesliga)	61	262
Handball (Regionalliga)	59	267
Fußball (Bayernliga)	57,5	250
Fußball (1. Bundesliga)	57	248
Basketball (Regionalliga)	55,9	252
Eishockey (Oberliga)	54,3	237
Am. Football (1. Bundesliga)	53	250
Hockey (Oberliga)	52,3	247
Tennis (Bundes-, Oberliga)	50,6	232

Tab. 38 Sportmotorische Sprungkrafttests von Sportlern unterschiedlicher Disziplinen bzw. unterschiedlicher Leistungsklassen (*Grützner/Weineck* 1988, 106)

Mädchen										
Alter [Jahre]	7	8	9	10	11	12	13	14	15	17	18
Höhe [cm]	18,7±4,8	21,0±4,6	23,6±5,0	25,9±5,3	27,8±5,7	30,4±5,9	32,6±6,4	32,6±6,4	34,4±6,2	35,0±6,4	35,9±5,7
Jungen										
Alter [Jahre]	7	8	9	10	11	12	13	14	15	17	18
Höhe [cm]	19,7±4,8	22,3±5,0	24,9±5,0	27,6±5,8	29,4±5,7	32,0±6,6	35,9±7,4	39,3±8,1	43,3±7,7	48,2±7,0	50,4±6,9

Tab. 39 Mittelwerte von Kindern und Jugendlichen im Differenzsprung (nach *Crasselt/Forchel/Stemmler* 1985. 266)

Durch ein gezieltes, kindgemäßes Krafttraining ist eine beachtliche Steigerung sowohl der vertikalen als auch der horizontalen Sprungkraft möglich; parallel dazu kommt es zu einer Verbesserung der Sprintkraft (vgl. *Diekmann/Letzelter* 1987, 284; *Steinmann* 1990, 337).

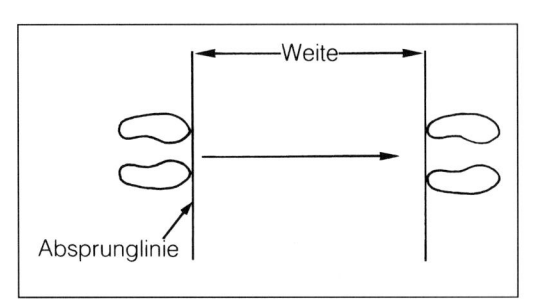

Abb. 205 Standweitsprungtest

– *Ermittlung der horizontalen Sprungkraft über den Standweitsprung oder über Mehrfachsprünge:*
Als geeignetes Mittel zur Feststellung der horizontalen (in die Weite gehenden) Sprungkraft eignet sich insbesondere der *Standweitsprung*, da er koordinativ nicht allzu anspruchsvoll ist. *Mehrfachsprünge* verlangen hingegen ein erhöhtes Maß an Gleichgewichts- und Anpassungsfähigkeit und sind daher eher für ein fortgeschrittenes Leistungsvermögen geeignet.

Beachte: Eine separate Ermittlung der vertikalen und horizontalen Sprungkraft ist deshalb von Bedeutung, weil beide Schnellkraftvarianten von z. T. unterschiedlichen Muskelgruppen bewerkstelligt werden und damit unterschiedlich trainiert werden müssen.

• Standweitsprungtest (Abb. 205):

Beachte: Der Sportler sollte auf die beidarmige Armschwungmöglichkeit hingewiesen werden und – sollte der Test zum ersten Mal erfolgen – einige Probeversuche erhalten. Vergleichswerte aus verschiedenen Sportarten und Altersstufen sind aus Tab. 40 und Tab. 41 zu ersehen.

Interessant ist die Tatsache, daß Kinder, die über den Schulsport hinaus noch ein zusätzliches Leichtathletiktraining betreiben, bedeutend bessere Leistungen erzielen (Tab. 41), was einmal mehr Anlaß für eine umfassende, polysportive Ausbildung sein sollte.

• Dreierhop

Durchführungsmodalitäten (nach *Fetz/Kornexl* 1978, 27 f.):
Aufgabenstellung: Der Sportler steht mit den Fußspitzen des Sprungbeins an der Absprunglinie, das Schwungbein steht in normaler Schrittstellung belastet dahinter. Aus dieser Stellung führt der Sportler hintereinander 3 möglichst weite Sprünge auf dem selben Bein aus (Sprungbein). Vor dem ersten Sprung darf Schwung geholt werden, ohne jedoch einen Fuß vom Boden abzuheben. Gelandet wird wahlweise ein- oder beidbeinig auf einem präparierten Untergrund (z. B. mit Magnesia bestreute Matte), so daß der letzte Fußabdruck deutlich erkennbar wird. Dem Sportler stehen drei Versuche pro Bein zur Verfügung.

Vergleichswerte:
Für Spitzenleichtathleten werden für den Dreierhop Weiten um 10 m (vgl. *Tschiene* 1980), für Zehnkämpfer höchsten und mittleren Niveaus zwischen 9,01 und 7,73 m (vgl. *Filin* et al. 1979) und für Sportstudenten – sie sind in etwa mit Spielsportlern vergleichbar – Weiten von 7,81 ± 0,52 m angegeben (vgl. *Schmidt/Schulz* 1983, 215). Für Kinder und Jugendliche geben *Crasselt/Forchel/Stemmler* (1985, 262 f.) die in Tabelle 42 aufgeführten Mittelwerte an. Für acht- bis zehnjährige Fußballanfänger ermittelten *Filin/Ismailow* (1978) Mittelwerte von 4,98 ± 0,25 cm.

Alter [Jahre]	4	5	6	7	8	9	10	11	12	13	14	15	16	17/18
m	84,5	101,4	113,6	134,5	147,4	156,5	166,9	171,7	177,0	182,8	197,2	205,9	229,8	234,7
w	–	–	103,2	123,8	134,1	143,4	163,1	165,9	174,0	180,1	180,6	171,9	182,3	181,7

Tab. 40 Standweitsprung-Mittelwerte (in cm) bei 4- bis 18jährigen Kindern und Jugendlichen (nach *Fetz/Kornexl* 1978, 26)

	Alter	10–11	11–12	12–13	13–14
Jungen	SpLA Sp	172 ± 16 151 ± 22	178 ± 14 157 ± 21	186 ± 16 168 ± 20	197 ± 22 178 ± 23
Mädchen	SpLA Sp	167 ± 13 151 ± 13	179 ± 16 157 ± 18	188 ± 15 162 ± 18	206 ± 17 168 ± 20

Tab. 41 Kinder und Jugendliche und ihre Standweitsprungleistungen (in cm): (Sp) Schulsport; (SpLA) Schulsport und zusätzliches Leichtathletiktraining von zweimal 90 Minuten/Woche über sechs Monate (nach *Stork*, in *Grosser/Starischka* 1986, 67)

	Alter [Jahre]	7	8	9	10	11	12	13	14	15	16	17	18
Mädchen	Anzahl	2788	2935	3261	3291	3213	3213	3128	3070	2775	2746	517	207
	Weite [m]	2,68±0,61	3,26±0,57	3,66±0,57	4,04±0,59	4,37±0,60	4,66±0,61	4,91±0,61	5,07±0,61	5,16±0,63	5,21±0,63	5,10±0,59	5,13±0,54
Jungen	Anzahl	2752	2977	3250	3322	3189	3093	3030	2940	2651	2562	600	366
	Weite [m]	2,71±0,66	3,30±0,62	3,80±0,64	4,18±0,65	4,52±0,62	4,80±0,64	5,15±0,69	5,53±0,72	6,01±0,76	6,38±0,74	6,52±0,71	6,63±0,76

Tab. 42 Mittelwerte von Kindern und Jugendlichen von sieben bis acht Jahren im einbeinigen Dreier-Hop (nach *Crasselt/Forchel/Stemmler* 1985, 262 f.)

Normalerweise genügen für den allgemeinen Sportbetrieb die soeben dargestellten indirekten und direkten Verfahren zur Ermittlung der Sprungkraft. Entsprechende Verfahren liegen auch für die Wurf-, Stoß- oder Schußkraft vor (vgl. *Feustel* 1974, 33; *Langhoff* 1974, 33; *Letzelter* 1986, 115; *Faina* et al. 1988, 160; *Geese* 1990, 26; *Weineck* 1992, 336 f.). Für den Hochleistungssport empfehlen sich jedoch zusätzliche Verfahren, die eine präzise und spezifische Aussage über verschiedene Parameter der Schnellkraft bzw. ihrer Subkategorien ermöglicht.

2. Apparateabhängige Methoden zur Ermittlung der Schnellkraft

- Ermittlung der Schnellkraft, der Schnellkraftkurve bzw. des Kraftimpulses mit Hilfe des Schnelltrainers

Durch die Aufzeichnung bzw. Ermittlung der Schnellkraft, der Schnellkraftkurve bzw. des Kraftimpulses mit Hilfe des Schnelltrainers können detaillierte Informationen über verschiedene Aspekte des Schnellkraftvermögens

Sportart (-verein)	Schnellkraft	
	Absolut Drehmoment [Nm]	Relativ Drehmoment Körpergewicht [Nm/kg]
Leichtathletik (bayer. u. dt. Bestenliste Sprung/Sprint)	547	7,09
Am. Football (1. Bundesliga)	503	5,77
Handball (Regionalliga)	501	6,22
Eishockey (Oberliga)	493	5,69
Handball (2. Bundesliga)	489	5,88
Fußball (1. Bundesliga)	463	6,17
Fußball (Bayernliga)	433	5,68
Volleyball (Regionalliga)	463	5,69
Basketball (Regionalliga)	462	5,47
Tennis (Bundes-, Oberliga)	412	5,71
Hockey (Oberliga)	359	5,22

Tab. 43 Absolute und relative Schnellkraftwerte (der Beinstrecker) in verschiedenen Mannschafts- und Einzelsportarten (*Grützner/Weineck 1988, 122*)

der Beinstrecker (und anderer Muskelgruppen) gewonnen werden, die für die Trainingssteuerung von beträchtlichem Nutzen sein können.

a) Messung der Schnellkraft

Die Messung der Schnellkraft kann absolut – also ohne Berücksichtigung des Körpergewichts – oder relativ (körpergewichtsbezogen) erfolgen. Bei allen Sportarten, bei denen das eigene Körpergewicht mit leistungsbegrenzend ist – wie z. B. beim Hochspringer, beim Turner, beim Sportkletterer, beim Eiskunstläufer oder bei allen Spielsportlern mit ihren großen Anforderungen an die Wendigkeit –, spielt die relative Kraft eine entscheidende leistungsdeterminierende Rolle. Beim Gewichtheber, Kugelstoßer oder Diskuswerfer hingegen ist

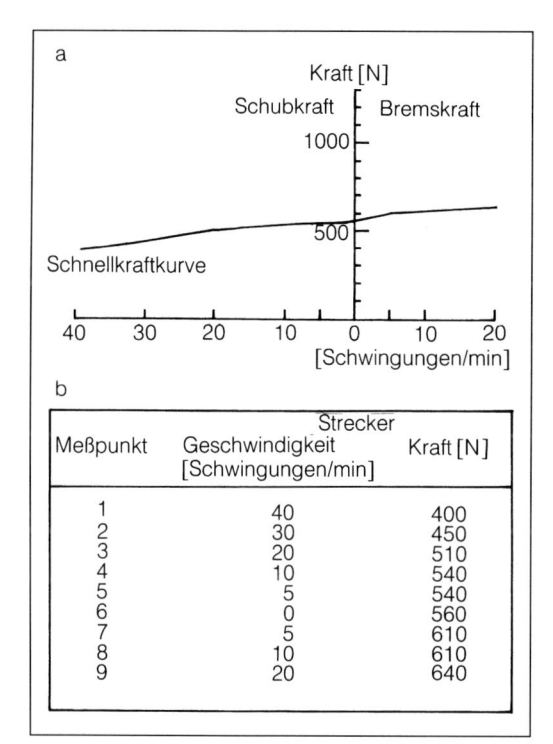

Abb. 206 Schnellkraftkurve (a) bzw. die einzelnen Meßwerte (b) der Beinstrecker eines Spitzensprinters (10,2 s über 100 m), gemessen bei einem Arbeitswinkel von 100 Grad (nach *Weineck* 1990, 195)

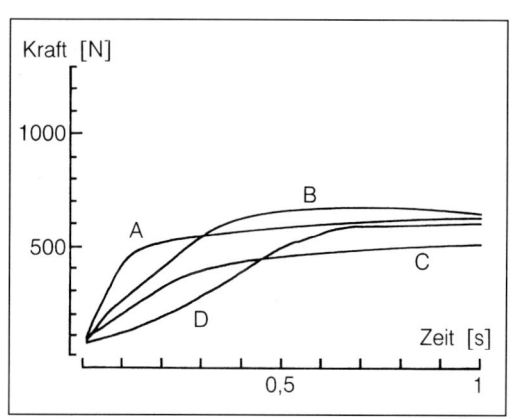

Meßpunkt	Strecker Geschwindigkeit [Schwingungen/min]	Kraft [N]
1	40	400
2	30	450
3	20	510
4	10	540
5	5	540
6	0	560
7	5	610
8	10	610
9	20	640

Abb. 207 Isometrische Beinstreck-Kraftimpulskurven von vier Bundesligaspielern (A–D) unterschiedlichen Schnellkraft- und Maximalkraftniveaus (bei einem Meßwinkel von 100 Grad) (*Grützner/Weineck* 1988, 128)

die absolute Kraft entscheidend, da hier eine hohe Körpermasse als Beschleunigungsbasis von Vorteil ist.
Wie eigene Untersuchungen (vgl. *Grützner/Weineck* 1988, 122) deutlich machen, divergieren die absoluten und relativen Schnellkraftwerte in den verschiedenen Sportarten z. T. in nicht unerheblichen Maß, was auf sportartspezifische, selektions- und trainingsbedingte Ursachen zurückzuführen ist.
Tab. 43 gibt am Beispiel der Beinstrecker einen Überblick über die unterschiedlichen Schnellkraftwerte in ausgewählten Sportarten.

b) Ermittlung der Schnellkraftkurve

Wie Abb. 206 erkennen läßt, zeichnet sich der Verlauf der Schnellkraftkurve eines Spitzenathleten durch seinen fast waagrechten Verlauf aus, ein Hinweis auf das hohe Kraftniveau in den verschiedenen positiv und negativ dynamischen Geschwindigkeitsbereichen. Ebenso sieht man, wie eng isokinetische dynamische und statische Kraftmaxima – ein Rückschluß von isokinetischen auf ballistische Leistungsgrößen ist nur bedingt oder kaum möglich – miteinander korreliert sind: Der Schnittpunkt der Schnellkraftkurve mit der Senkrechten über dem 0-Punkt stellt das isometrische Kraftmaximum dar.

c) Kraftimpulsmessung

Durch Kraftimpulsmessungen läßt sich über die Beurteilung der entsprechenden Kurvenverläufe gut das unterschiedliche Start- und Explosivkraftniveau der einzelnen Sportler ermitteln.
Am Beispiel einer Mannschaftssportart – hier Fußball – wird deutlich, daß selbst bei Spielern ein und desselben Leistungsniveaus erhebliche Unterschiede im Kraftanstiegsverlauf und damit stark streuende Start- und Explosivkraftwerte vorliegen können (vgl. Abb. 207).
Spieler A (Nationalspieler) besitzt mit Abstand die beste Start- und Explosivkraft, erkennbar

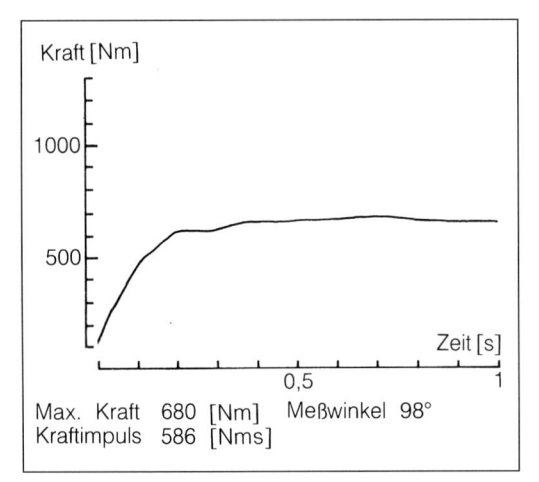

Abb. 208 Kraftimpulsverlauf eines Zehnkämpfers der deutschen Bestenliste (*Grützner/Weineck* 1988, 127)

an dem steilen und raschen Kraftanstieg. Spieler D benötigt eine wesentlich längere Zeit, um das nahezu gleiche Maximalkraftniveau zu erreichen; seine Start- bzw. Explosivkraft ist demnach wesentlich geringer, was bei Antritten und Sprüngen sicherlich von Nachteil sein wird. Vergleicht man die Kraftimpulskurve des Spielers A (Nationalspieler *Stefan Reuter*) mit der eines Zehnkämpfers der deutschen Bestenliste, dann läßt sich erkennen, daß hier ein nahezu identischer Kurvenverlauf vorliegt, die Schnellkrafteigenschaften demnach gleichermaßen hervorragend entwickelt sind (Abb. 208).

Aufgrund der außergewöhnlichen Bedeutung der Sprungkraft (als eine der wichtigsten Subkategorien der Schnellkraft) soll hier noch ausführlich auf diesen Teilfaktor der sportlichen Leistungsfähigkeit eingegangen werden.

- Verfahren zur Ermittlung der Sprungkraft

Bei der Sprungkraftmessung – insbesondere der vertikalen – hat sich heute die Verwendung sogenannter „Kontaktmatten" durchgesetzt. Sie ermöglicht über die Aufzeichnung von Kontaktzeiten zum einen die Ermittlung des individuellen reaktiven Kraftniveaus, zum anderen erlaubt es über die Flugzeitbestimmung die indirekte Feststellung der Sprunghöhe.

a) Ermittlung des reaktiven Kraftniveaus

Die Ermittlung des reaktiven Kraftniveaus ist vor allem für „Sprungsportler" Turner, Sprungakrobaten, Hochspringer, Eiskunstläufer, Volleyballspieler etc.) und Sportler mit vielen Richtungswechseln (wie z. B. die Basketball, aber auch Handball- und Fußballspieler) von Interesse.

Wie nachfolgend gezeigt wird, läßt sich die Reaktivkraft relativ einfach mit Hilfe des Vergleichs der Sprunghöhen des „Squat-Jumps" (SJ = Strecksprung aus der Kniebeuge ohne vorherige Schwung- bzw. Ausholbewegung) und des „Counter-Movement-Jumps" (CMJ = Strecksprung mit Ausholbewegung) bzw. mittels des „Drop-Jumps" (DJ = Niederhochsprung) erfassen (vgl. *Asmussen* 1974; *Bosco/Pittera* 1982, 37; *Bosco* 1985; *Bosco* et al. 1989, 46; *Bosco* 1992, 30; *Egger* 1992, 65; *Bauersfeld/Voß* 1992, 30; *Lehmann* 1993, 13; *Théraulaz* 1993, 7 f.).

Der Squat-Jump (SJ)

Der Squat-Jump stellt einen stato-dynamischen Sprung mit positiv dynamischer Komponente dar. Er beansprucht aufgrund seiner Ausführungsform ausschließlich die Fraktion des schnellzuckenden Muskelfaseranteils. Er ist eng korreliert mit dem „Jump-and-reach"-Test, der Sprintzeit über 20 und 60 m sowie der Maximalkraft am isokinetischen Trainingsgerät bei einer Geschwindigkeit von 4,2 rad/sec (vgl. *Bosco* 1992, 31).

Wird die Kraftentwicklung pro Zeiteinheit beim Squat-Jump ermittelt, dann läßt sich nach Meinung von *Bosco* (1992, 32) relativ genau die Muskelfaserzusammensetzung der Testperson abschätzen (s. Abb. 208a): Je höher der prozentuale Anteil der schnellzuckenden Muskelfasern, desto schneller und höher der Kraftanstieg.

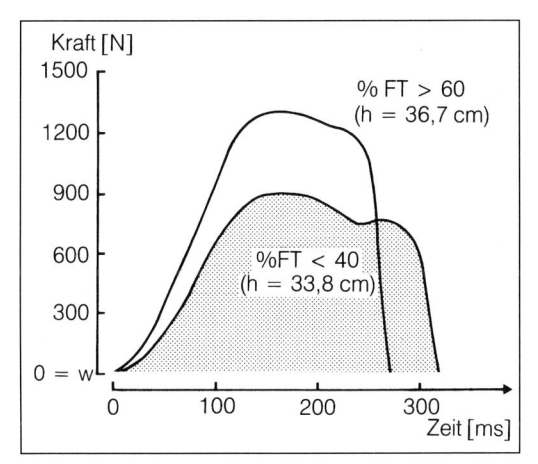

Abb. 208a Kraftanstieg pro Zeiteinheit bei Personen mit überwiegend FT- bzw. ST-Fasern (nach *Bosco/Komi* 1979, 275)

Der Counter-Movement-Jump (CMJ)

Der Counter-Movement-Jump unterscheidet sich vom vorhergehenden SJ nur durch die Hinzunahme einer Auftaktbewegung (Einbeziehung des Dehnungs-Verkürzungs-Zyklus), was ihm die Speicherung von kinetischer Energie über die elastische Muskelkomponente (s. S. 244) und damit eine größere Sprunghöhe ermöglicht (vgl. *Bosco/Pittera* 1982, 37). Im Vergleich zum SJ stellt der SMJ höhere technische Anforderungen an den Ablauf der Sprungausführung, was zu Verzerrungen in der Aufzeichnung der Sprunghöhe führen kann (vgl. *Le Boulch* 1989, 160-174; *Théraulaz* 1993, 18).

Der Drop-Jump (DJ)

Beim Drop-Jump wird die Höhe ermittelt, die nach einem Niedersprung aus verschiedenen Höhen (20, 40, 60, 80 cm) erzielt wird. Dabei ist zu beachten, daß bei niedrigem Leistungsniveau bzw. im Kindes- und beginnenden Jugendalter Niedersprunghöhen von 40 cm nicht überschritten werden sollten.
Kontaktzeiten unter 170 ms weisen auf ein hohes reaktives Kraftniveau bzw. ein „kurzes Zeitprogramm" hin (s. S. 241). Beim Hochleistungsturnen (Saltoabsprünge vorwärts und rückwärts mit Mehrfachdrehungen) wurden Kontaktzeiten von 60 bis 120 ms (bei Absprüngen vorwärts) bzw. 80 bis 140 ms (Absprünge rückwärts) gefunden (vgl. *Bauersfeld/Voß* 1992, 30). Wie bereits erwähnt (s. S. 238), lassen sich bei trainierten bzw. untrainierten Personen beim DJ Unterschiede in der Vorinnervation, der Hemmungsphase und der muskulären Reflexaktivität feststellen.

Um das jeweilige „Zeitprogramm" in der „Reinform" zu erhalten bzw. um die reaktive Kraft in Abhängigkeit vom Zustand der muskulären Komponenten präzise einschätzen zu können, wird beim Drop-Jump (Nieder-Hochsprung) auch eine Körpergewichtsentlastung von 30 bis 50 % des Körpergewichts mit Hilfe einer „Sprungspinne" herbeigeführt (vgl. *Dehmel/Müller* 1984; *Voss* 1985; *Gundlach* 1987; *Behrend* 1988; *Fischer* 1989; *Bauersfeld/Voss* 1992). Dies ist nicht nur aus trainingsmethodischer (Aufbau eines schnelleren, neuen Zeitprogramms), sondern auch aus biomechanischer Sicht (Verhalten der elastischen Komponente u. a. im Laufe eines spezifischen Sprungkrafttrainings) von Interesse.

b) Ermittlung der vertikalen Sprungkraft

Über die eben aufgezeigten Formen des Squat-Jump – er würde sich vor allem für Sportarten anbieten, die keine Auftaktbewegung vor dem Sprung haben, wie z. B. beim Schwimmen mit dem Grab-Start – und des Counter-Movement-Jumps (CMJ) lassen sich einfach und präzise die augenblicklichen Sprungkraftverhältnisse erfassen und auswerten. Die Werte des CMJ entsprechen in etwa den Werten des Jump-and-reach-Tests (s. S. 323).

Tab. 44 zeigt am Beispiel von Volleyballspielern, wie durch ein spezifisches Sprungkrafttraining die Leistungen in den verschiedenen Testformen verbessert und damit als Indikatoren für die Leistungsentwicklung bzw. im Sinne einer Trainingssteuerung herangezogen werden können.

Gr	Tests	SJ (cm)	CMJ (cm)	Δh (cm) (CMJ-SJ)	lasti it (%)	BDJ (cm)
Volleyball-spieler	vorher	37.5	42.3	4.8	11.4	39.3
	nachher	39.9	47.1**	7.2	15.3	45.1**
	Δ	+2.4	+4.8	+2.4	+3.9 %	+.5.8
	Δ%	+6.4 %	+11.4 %	+50.0 %		+14.8 %
Volleyball-spielerinnen	vorher	23.9	27.8	3.9	14.0	30.7
	nachher	23.5	28.3	4.8	17.0	31.2
	Δ	−0.4	+0.5	+0.9	+3.0 %	0.5
	Δ%	−1.7 %	+1.8 %	+23.0 %		+1.6 %

Tab. 44 Veränderungen von Sprungkraft-Testwerten am Beispiel von Volleyballspielern BDJ = Best Drop Jump = bester Wert beim DJ. ** = signifikant (Théraulaz 1993, 31, verändert nach Bosco 1979 und 1992, 84)

Kraftausdauertests

Die Kontrolle der Kraftausdauer kann auf verschiedene Arten durchgeführt werden:
– Messen der maximal möglichen Wiederholungszahl bei dynamischer Muskelarbeit (z. B. innerhalb eines Kraftausdauerzirkels, s. S. 31) bzw. der maximalen Haltezeit bei statischer Muskelarbeit;
– Messen der Distanz, die im Sprunglauf oder bei ein- bzw. beidbeinigen Sprungfolgen (je nach Leistungsfähigkeit 10–20 Sprünge) zurückgelegt wird. Dieser Test gestattet eine gute Beurteilung der Schnellkraftausdauer (Sprungkraftausdauer);
– Messen der Arbeitszeit bei gegebener Belastung mittels des desmodromischen Trainingsgerätes (s. o.) bzw. anderer isokinetischer Geräte.

Neben der Ermittlung der Kraftausdauer ist in vielen Sportarten die Ermittlung der Sprungkraftausdauer von nicht unerheblicher Bedeutung – man denke an Sportarten wie Basket- oder Volleyball, die pro Spiel je nach Leistungsniveau 50 bis 80 Sprunghandlungen realisieren (vgl. *Hagedorn/Niedlich* 1985, 40; *Westphal* 1989, 117).

Sprungkraftausdauertests

Zur Bestimmung der Sprungkraftausdauer bzw. der alaktaziden und laktaziden Kapazität haben sich die verschiedenen Ergo-Jump-Tests, nämlich der 15-, 30- und 60-Sekunden-Sprung nach *Bosco*, international durchgesetzt.

– 15-Sekunden-Sprung (J 15)
Der J 15 dient der Abschätzung der alaktaziden anaeroben Kapazität. Er beinhaltet die größtmögliche Zahl an Sprüngen in einem Zeitraum von 15 Sekunden (Hände im Seitstütz wie bei SJ) und ermittelt die Differenz zwischen der maximalen Höhe beim CMJ und dem Mittelwert der Sprünge innerhalb des 15-Sekunden-Zeitraumes.
Die Zeit von 15 Sekunden ist nur für trainierte Erwachsene, nicht jedoch für Untrainierte oder Kinder und Jugendliche zur Ermittlung der alaktaziden Kapazität geeignet, da deren alaktazide Kapazität im Bereich von fünf bis sieben Sekunden (Kinder) und progressiv ansteigen-

Krafttests und Kontrollübungen 331

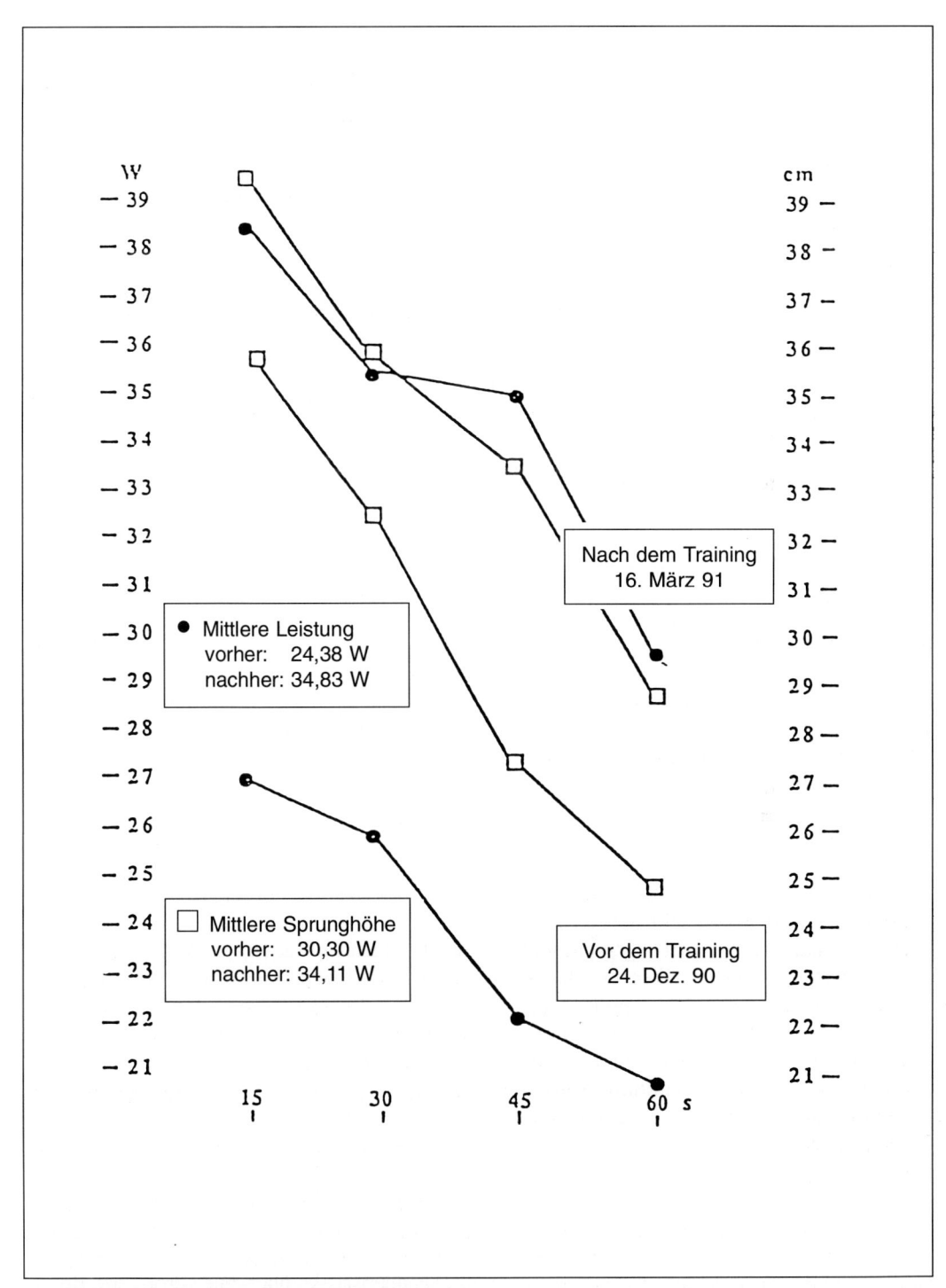

Abb. 209 Entwicklung der Leistung (in Watt bzw. Zentimeter) eines Schweizer 800-m-Spitzenathleten im J 60 im Verlauf eines längerfristigen etwa dreimonatigen sprungkraftspezifischen Trainings (verändert nach *Egger* 1992, 68)

den Werten bei Jugendlichen und untrainerten Erwachsenen, anzusiedeln ist.

– 30-Sekunden-Sprung (J 30)
Er gestattet die Einschätzung der Größe der anaeroben laktaziden Sprungkraftausdauer.

– 60-Sekunden-Sprung (J 60)
Der J 60 erfaßt die maximale anaerobe laktazide Kapazität und ermittelt alle 15 Sekunden die geleistete Arbeit (in Watt/kg Körpergewicht), um Aussagen über das individuelle Stehvermögen des jeweiligen Sportlers zu ermöglichen.
Sowohl der J 30 als auch der J 60 ist nicht für Kinder und Jugendliche geeignet. Wie die Abb. 209 verdeutlicht, lassen sich die Werte des J 60 – Vergleichbares gilt für die anderen Testformen – durch ein entsprechendes Training verbessern.

Abb. 209 läßt erkennen, daß der Athlet vor dem Training zwischen der 30. und 45. Sekunde eine starken Leistungsabfall aufwies – Hinweis auf ein unzureichend entwickeltes Stehvermögen bzw. eine mangelhafte Schnellkraftausdauer –, der durch das nachfolgende Training behoben werden konnte.

> Zusammenfassend kann festgehalten werden, daß der Vorteil einer derartig exakten Erfassung der verschiedenen Kraftparameter darin begründet liegt, daß nicht nur genaue Aussagen über eventuelle Detailschwächen gemacht werden können, sondern auch die präzise Erfassung der Kraftentwicklung im Laufe des Trainingsprozesses dokumentiert werden kann. Trainingsmethodische Fehler lassen sich damit frühzeitig erkennen und korrigieren.

Gefahren und Probleme beim Krafttraining – Vorbeugungsmaßnahmen

Verletzungsgefahren und Vorbeugungsmaßnahmen

Mechanische Überlastung

Da viele Sportler im Gegensatz zu Gewichthebern meist nur geringe Informationen über richtige Hebetechniken besitzen – dies trifft insbesondere bei den wirbelsäulenbelastenden Übungen wie Kniebeugen mit Hanteln etc. zu –, wird oftmals die Gefahr eines forcierten, zu einseitigen, zu frühen, zu plötzlichen oder mit einer falschen Technik durchgeführten Krafttrainings unterschätzt bzw. bagatellisiert. Erst eine Vielzahl von Untersuchungen machte auf das gehäufte Auftreten von Wirbelsäulenschäden durch Überlastung (d. h. Lasten, die nicht dem tatsächlichen Leistungsvermögen des Sportlers entsprechen) aufmerksam. Häufig lag die Ursache einer derartigen Überlastung in der Anwendung einer mangelhaften Technik begründet.
Abb. 210 zeigt, daß bereits ein Abknicken des Rumpfes von 5 cm nach vorne eine Mehrbelastung der Rückenmuskulatur um 100 kg ergibt.
Die hohen Belastungen der Wirbelsäule bei drehpunktfernen Belastungen sollen schließlich noch durch folgendes Beispiel verdeutlicht werden:
Ein 10 kg schweres Gewicht am ausgestreckten Arm (in aufrechter Körperhaltung) gehalten, erzeugt aufgrund des langen Lastarmes im Lendenwirbelsäulenbereich eine Bandscheibenbelastung von 298 kg (s. *Berger* 1965, 1086)!

> Auf eine richtige Technik bzw. eine Entlastung der Wirbelsäule ist vor allem bei den jugendlichen Sportlern zu achten, da in der Wachstumsphase ein erhöhtes Schadensrisiko über eine verringerte Belastungsfähigkeit vorliegt (s. S. 107).

Gefahren, Vorbeugungsmaßnahmen

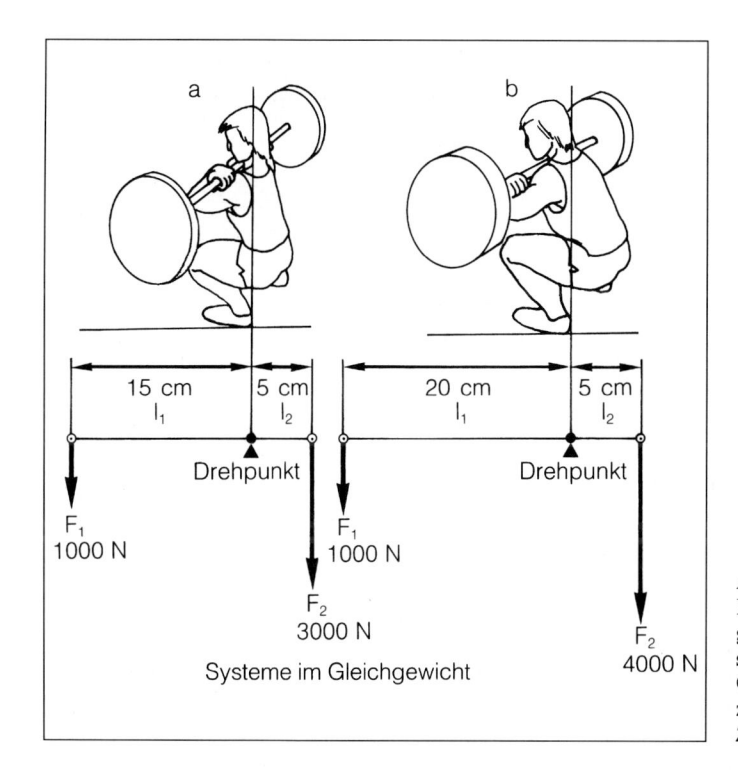

Abb. 210 Verhältnis von Last- und Kraftarm bei vertikaler (a) bzw. abgeknickter Rumpfhaltung (b) am Beispiel Kniebeugen vorne bzw. bei der Gewichtheberdisziplin Hockumsetzen (verändert nach *Ehlenz/Grosser/Zimmermann* 1983, 46)

Beachte: Bei den in vielen Sportarten häufig durchgeführten Kniebeugen mit Hanteln ist auf eine korrekte Rumpfhaltung (gestreckter Rücken) (vgl. auch *Luthmann/Antretter* 1982, 21) und auf das Anlegen eines Gewichthebergürtels zu achten, da hiermit durch den erhöhten Innenbauchdruck die Wirbelsäule besser stabilisiert und damit besser gegen mechanische Überlastungen geschützt ist (vgl. *Lander* et al. 1992, 603). In Frage kommen auch sog. Wirbelsäulenentlastungsübungen.

Abb. 211 zeigt Möglichkeiten der Abwandlung der klassischen Beinkraftübung, der Kniebeuge. Es muß jedoch darauf hingewiesen werden, daß diese „Ersatzübungen" nicht die gleiche Effektivität aufweisen wie die „Originalübung" bei explosiver Ausführung.

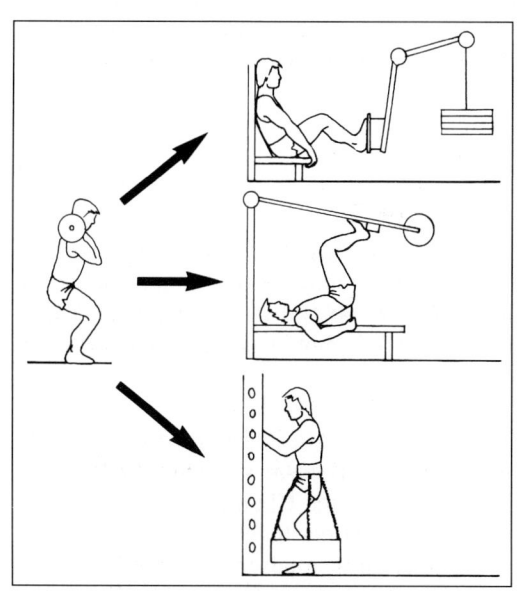

Abb. 211 Möglichkeiten der Abwandlung einer wirbelsäulenbelastenden Beinkraftübung

Konsequenzen für die Trainingspraxis:
Im absoluten Hochleistungsbereich ist bei gut auftrainierten Spielern kaum auf die Kniebeugeübung zu verzichten. Im unteren Leistungsbereich, während der

muskulären Aufbauphase (Vorbereitungsperiode) oder im Jugendbereich hingegen ist diesen wirbelsäulenentlastenden Übungen der Vorzug zu geben, um Überlastungsfolgeschäden zu vermeiden.

Muskelkater

Eine weitere, häufig unterschätzte, Gefahrenquelle für Verletzungen kann ein zu hartes, mit ungewohnten Methoden oder Übungen durchgeführtes Training darstellen, das zu einem ausgeprägten *Muskelkater* führt. Die Muskelkatersymptomatik tritt meist erst ein oder zwei Tage nach der Belastung auf, ist während der nächsten ein bis zwei Tage am stärksten und klingt dann allmählich wieder ab.

Beschwerdebild: Die betroffenen Muskeln sind hart, geschwollen und steif, empfindlich gegen Berührung, schmerzhaft bei jedem Bewegungsversuch und unfähig zu großer Anstrengung (vgl. *Wietoska/Böning* 1979, 398).

Wie verschiedene Untersuchungen zeigen, ist das Phänomen Muskelkater auf eine muskuläre Überforderung zurückzuführen. Als auslösende Ursache ist das Auftreten hoher Kräfte in einzelnen Muskelfasern anzusehen, wie dies besonders bei nachgebenden Kontraktionen (exzentrisches oder plyometrisches Training mit schnellen Läufen, Sprüngen, Richtungswechselbeschleunigungen etc,) der Fall ist. Wenn bei Beginn der Abbremsbewegung zunächst aus „Unerfahrenheit" des motorischen Systems – der Muskel ist bei ungewohnten Übungen oder nach einer längeren Trainingspause nicht optimal auf die Belastung eingestellt – nur vereinzelte motorische Einheiten innerviert werden oder eine schlechte inter- bzw. intramuskuläre Koordination vorliegt, dann haben wenige Muskelfasern die ganze Last zu tragen und werden schneller überfordert und dabei mikrotraumatisiert. Abb. 212 zeigt, daß es beim Muskelkater zu kleinsten Verletzungen (Mikrotraumen) muskulärer Substrukturen kommt, insbesondere im Bereich der bindegewebigen Begleitstrukturen (exosarkomere

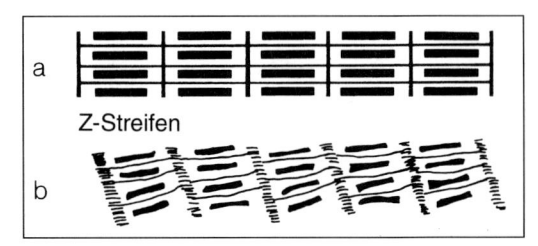

Abb. 212 Normale (a) und vom Muskelkater betroffene Muskelfaser (b) (*Weineck*, verändert nach *Friden/Sjöström/Ekblom* 1981, 506)

Filamentsysteme vgl. Abb. 148, S. 258) und der Z-Scheiben, die die einzelnen in Serie hintereinander geschalteten Sarkomere der Muskelfasern verbinden. Aber auch bei den kontraktilen Filamenten treten Strukturzerstörungen auf.

Beachte: Ein ausgeprägter Muskelkater ist keine „Banalität", da er die Vorstufe einer Muskelzerrung oder im schlimmsten Falle sogar eines Muskelrisses sein kann. Aus diesem Grunde sollte bei Vorliegen eines starken Muskelkaters nicht hart weitertrainiert und womöglich noch ein Maximalkraft-, Schnellkraft- oder Schnelligkeitstraining durchgeführt werden. Richtig ist ein regeneratives Training – geruhsames Laufen – in Verbindung mit durchblutungsfördernden Maßnahmen (Wärmeapplikation, z. B. über Sauna oder Wannenbad) (vgl. *Weineck* 1990, 482). Eine Übersicht über Entstehung und Symptomatik des Muskelkaters gibt Abb. 213.

Maßnahmen zur Muskelkaterprophylaxe:
– Allmähliche Belastungssteigerung bei neuen, ungewohnten Übungen
– Allmähliche Belastungssteigerung nach längeren Trainingspausen: Da durch längere Trainingspausen nicht nur konditionelle, sondern auch koordinative Leistungseinbußen in Kauf genommen werden müssen, ist es ratsam, bei Wiederaufnahme der Trainingstätigkeit mit reduzierter, allmählich steigernder Belastung zu beginnen.

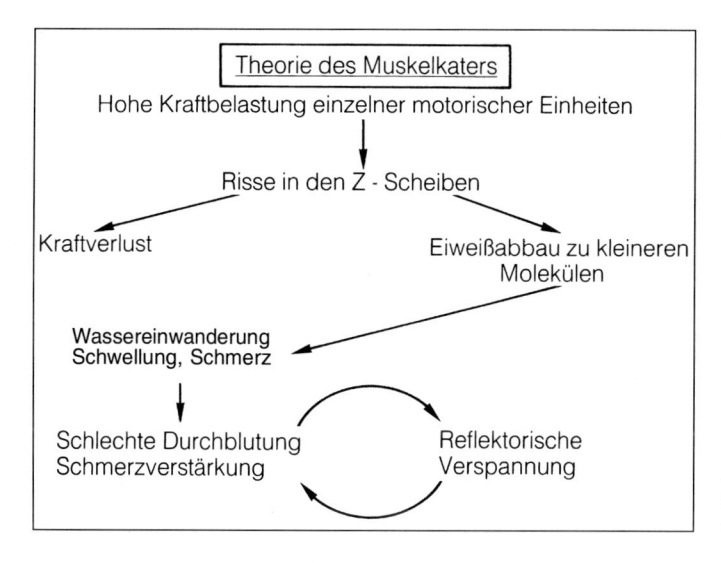

```
┌─────────────────────────────────────────────────┐
│          ┌─────────────────────────┐            │
│          │ Theorie des Muskelkaters│            │
│          └─────────────────────────┘            │
│      Hohe Kraftbelastung einzelner motorischer Einheiten │
│                         ↓                       │
│           Risse in den Z - Scheiben             │
│         ↙                    ↘                  │
│  Kraftverlust          Eiweißabbau zu kleineren │
│                              Molekülen          │
│                                                 │
│     Wassereinwanderung                          │
│     Schwellung, Schmerz                         │
│             ↓                                   │
│     Schlechte Durchblutung      Reflektorische  │
│     Schmerzverstärkung  ⟲       Verspannung     │
└─────────────────────────────────────────────────┘
```

Abb. 213 **Schematische Darstellung der Muskelkaterentstehung** (nach *Böning* 1988, 6)

– Keine intensiven Übungen – insbesondere nicht aus dem Schnellkraftbereich – in ermüdetem Zustand, da hier über die verschlechterten koordinativen Voraussetzungen eine besondere Muskelkaterdisposition gegeben ist. Jedem Sportler ist das Auftreten von Muskelkater nach ungewohnt harten Wettkämpfen bekannt, wie z. B. nach entscheidenden Spielen (z. B. Pokalspiele u. ä.) mit Verlängerung. Bei dieser Gelegenheit wird der Muskel besonders stark ausbelastet und letztendlich überfordert (vgl. *Böning* 1988, 6).
– Stretchen bzw. Auslaufen nach intensiven Belastungen.

Die Atmung beim Krafttraining

Bei Kraftübungen, die eine vielfache Wiederholung erlauben, sollte der Atem nicht angehalten werden. Beim dynamischen Training – dies sei am Beispiel des Drückens in der Rückenlage erläutert – ist im Moment der Gewichtsablage auf der Brust einzuatmen, beim Heben zur Hochstrecke auszuatmen. Beim isometrischen Training ist eine hechelnde Atmung empfehlenswert.

Beim Training mit hohen Belastungen läßt sich oft ein kurzzeitiges Pressen nicht vermeiden, da hierdurch die für das Zur-Hochstrecke-Bringen notwendige Brustkorbfixierung erreicht wird. Außerdem erlaubt die Preßatmung bei maximalen Krafteinsätzen eine etwa zehnprozentig höhere Kraftentwicklung.

Für gesunde Sportler des Jugend- und jüngeren Erwachsenenalters stellt die Preßatmung im allgemeinen kein sonderliches Risiko dar. Dies kann sich jedoch mit zunehmendem Lebensalter ändern. Da die Arteriosklerose in unserer heutigen, vom Bewegungsmangel geprägten Zeit als Volksseuche Nr. 1 sehr weit verbreitet ist – jeder zweite 50jährige weist einen Gefäßbefund auf, der bei maximalen Herz-Kreislauf-Belastungen zu einer vitalen Gefährdung führen kann –, ist bei jeder krafttrainingsungewohnten Person bei der Durchführung eines Krafttrainings erhöhte Vorsicht geboten (s. auch S. 691). Vor allem ältere Neu-/Wiedereinsteiger sollten darauf verzichten, ein Maximalkrafttraining bzw. ein Training mit hohen Belastungen durchzuführen. Durch die damit verbundene forcierte Preßatmung können Herzrhythmusstörungen und Gefäßschädigungen

M. rectus femoris (gerader Oberschenkelmuskel)	70 %
M. triceps surae (dreiköpfiger Wadenmuskel)	37 %
M. erector trunci (Rückenstreckmuskel, LWS-Anteil)	32 %
Mm. ischiocrurales (hintere Oberschenkel-Muskulatur)	22 %
M. iliopsoas (Hüftlendenmuskel)	16 %
M. tensor fasciae latae (Spanner der Oberschenkelbinde)	15 %
M. pectoralis major (großer Brustmuskel)	10 %

Tab. 45 Prozentsatz verkürzter Muskeln bei (195) Sportlern verschiedener Sportarten (nach *Weber* et al. 1985, 149)

mit nicht vorhersehbaren Folgen provoziert werden.
Sollte dennoch der Wunsch nach einem intensiven Krafttraining bestehen, dann sollte vorher unbedingt eine sportmedizinische Belastungsuntersuchung durchgeführt werden.

Krafttraining und muskuläre Dysbalancen

Keine Sportart entwickelt alle Muskelgruppen gleichermaßen harmonisch. Durch das sportartspezifische Training kommt es zu charakteristischen Anpassungserscheinungen, die vor allem der Entwicklung der für die jeweilige Leistung relevanten Muskelgruppen dienen. Andere Muskelgruppen hingegen, die dem Sportler weniger leistungsdeterminierend erscheinen, werden vielfach vernachlässigt. Dadurch kommt es zum Auftreten von sogenannten *muskulären Dysbalancen*.
Wie die Untersuchungen von *Janda* (1976), *Weber* (1981, 175), *Berthold/Jelinek/Albrecht* (1981, 173), *Schmidt* et al. (1983, 271), *Weber* et al. (1985, 149), *Fass/Freiwald/Jäger* (1994, 21) zeigen, treten sie bei einem großen Teil der Sportler auf.
Muskuläre Dysbalancen stellen muskuläre Ungleichgewichte dar, die einerseits durch eine unproportionale Kraftentwicklung und Verkürzung der „Leistungsmuskulatur", andererseits durch eine Abschwächung nicht ausreichend mittrainierter Muskeln (vgl. Abb. 218, S. 341) beschrieben werden können.

Die muskulären Dysbalancen können aber auch dadurch entstehen, daß gewisse Muskelgruppen von Haus aus zur Abschwächung neigen (wie z. B. die Bauchmuskeln oder die Gesäßmuskulatur), andere Muskeln hingegen eine Tendenz zur Verkürzung haben (s. Tab. 45). Daß diese Muskelverkürzungen – sie treten bevorzugt bei „Sprint- und Sprungsportlern" wie den Spielern und Leichtathleten auf –, sowie Abschwächungen nicht nur auf Leistungssportler beschränkt sind, zeigen Untersuchungen, die in verschiedenen Schulen durchgeführt wurden (*Weineck* 1994, unveröffentlichtes Manuskript): Bereits im Grundschulbereich lassen sich sowohl Muskelverkürzungen als auch -abschwächungen feststellen: Bei den verkürzten Muskeln dominieren die *Mm. ischiocrurales* (Hüftstrecker und Kniebeuger der Oberschenkelrückseite, vgl. S. 338 f.) und der *M. rectus femoris* (gerader Anteil des vierköpfigen Oberschenkelmuskels = *M. quadriceps femoris*), bei den geschwächten Muskeln die Bauchmuskeln (sie sind fast bei der Hälfte der Schulkinder betroffen).
Wie bereits erwähnt, entstehen muskuläre Dysbalancen vor allem durch einseitige Bewegungsabläufe bzw. einseitiges Krafttraining. In der Folge kann es zu einer gestörten Gelenkfunktion und zu gestörten Stereotypen des Bewegungsablaufs kommen. Dadurch können sowohl das optimale Zusammenspiel einzelner Muskelgruppen an einer Bewegung als auch die zeitliche Abfolge der Kontraktion der einzelnen Muskelgruppen betroffen sein (vgl. *Weber* et al. 1985, 149).

Krafttraining und muskuläre Dysbalancen

Zwischen der Muskulatur und den einzelnen Gelenkstrukturen bestehen enge reflektorische Wechselbeziehungen. Störungen in der Muskulatur bedingen Störungen im Gelenk und umgekehrt. Zum Beispiel tritt bei Kniegelenksbinnenschäden (z. B. Meniskusverletzung) sehr rasch eine Tonus (= Spannungs)minderung des Kniegelenksstreckers (M. quadriceps femoris) ein, und es kommt in der Folge zu einer relativ rasch verlaufenden Atrophie (Muskelschwund) und damit Kraftabnahme dieses Muskels, was die Funktionstüchtigkeit des gesamten Systems weiter verschlechtert und sich negativ auf die sportliche Leistungsfähigkeit auswirkt. Abb. 214 macht deutlich, daß Störungen im Bereich der Gelenke stets auch negative Auswirkungen auf andere Strukturbereiche des Organismus des Sportlers haben.

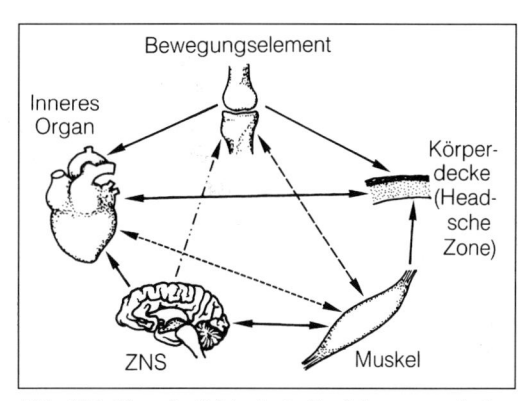

Abb. 214 Nervalreflektorische Beziehungen zwischen verschiedenen Strukturen des Organismus (verändert nach *Hamann*, in *Badtke* 1988, 33)

> Funktionsänderungen im Gelenks- bzw. Muskelbereich wirken sich demnach immer auch negativ auf Herz-Kreislauf-Parameter – z. B. abnehmende Ausdauerleistungsfähigkeit – oder das Zentralnervensystem aus: Veränderungen des Zusammenspiels im Bewegungsvollzug über sogenannte Stereotypieveränderungen (vgl. *Badtke* 1988, 34).

Sollwertverstellungen des Muskeltonus im Sinne von Abschwächungen oder Verkürzungen führen zu Veränderungen des Bewegungsstereotyps – die Muskeln arbeiten nicht mehr wie gewohnt zusammen bzw. kontrahieren nicht mehr mit ihrem automatisierten Folgemuster – und beeinflussen damit negativ die Anpassungsfähigkeit und Belastbarkeit der direkt oder indirekt betroffenen Strukturen (vgl. *Badtke* 1988, 34). Tonuserhöhungen und Muskelverkürzungen gelten als Ursachen für Insertionstendopathien (Sehnenansatzschmerzen) und Beschwerden im Bereich der Wirbelsäule (insbesondere im Lendenwirbelsäulenbereich), die oftmals mit Bewegungsstereotypieveränderungen einhergehen und Verletzungen Vorschub leisten. Da die verschiedenen Muskelgruppen in funktionellen Ketten (vgl. Abb. 217) arbeiten, wirkt sich ein verkürzter Muskel auf die gesamte Muskelkette aus und beeinträchtigt das Bewegungsmuster (vgl. *Weber/Baumann* 1988, 219).

> Bei Störungen des Bewegungsstereotyps kann es zu Veränderungen im Zusammenspiel der Muskeln bzw. zu einem zeitlich veränderten Kontraktionsmuster kommen, beides Faktoren, die die sportliche Leistungsfähigkeit beeinträchtigen.

Als Beispiel für eine veränderte Kontraktionsfolge infolge verkürzter bzw. abgeschwächter Mukulatur mag der folgende Muskelbefund dienen: Ist die Dehnungsfähigkeit des Hüftlendenmuskels (M. iliopsoas) – er ist ein Hüftbeuger – eingeschränkt, kann eine Überstreckung (Hyperextension) im Hüftgelenk, wie sie z. B. beim Sprung erforderlich ist, nur durch extreme Hyperlordosierung in der Lendenwirbelsäulenregion erfolgen. Dabei kommt es nach *Weber* et al. (1985, 150) zu der Erscheinung, daß die Kontraktionsfolge im Hüftgelenk, nämlich M. glutaeus maximus – ischiokrurale Muskeln – lumbaler M. erector spinae, gestört ist, d. h., die Lendenmuskulatur zu stark und zu früh aktiviert wird und der M. glutaeus maximus in seiner Aktivität eingeschränkt ist bzw. gar nicht aktiviert wird.

Zum Problem der muskulären Dysbalancen lassen sich nach den Langzeituntersuchungen zahlreicher Sportler verschiedener Altersstufen und Leistungsniveaus folgende Erkenntnisse zusammenfassen (Nach *Schmidt* 1988, 269):

- Bereits zu Beginn des Grundlagentrainings sind Muskelverkürzungen und -abschwächungen vorhanden. Der gerade Schenkelmuskel, die Bauchmuskulatur und die tiefen Halsbeuger zeigen am häufigsten Befundabweichungen.
- Mit Beginn des leistungssportlichen Trainings nehmen Muskelverkürzungen und -abschwächungen zu. Betroffen sind meist mehrere Muskeln. Bei den Männern sind im Vergleich zu den Frauen stärkere muskuläre Dysbalancen nachweisbar. Abschwächungen der Gesäßmuskulatur sind sehr ausgeprägt.
- Im Hochleistungsbereich mit einem hohen Anteil an speziellem Training besteht die größte Diskrepanz zwischen Verkürzungen und Abschwächungen aller Muskeln. Zu diesem Zeitpunkt erreicht auch die Verletzungsanfälligkeit ein Maximum. Bei höherem Anteil an allgemeinem Training zeigt sich eine Rückbildungstendenz der muskulären Dysbalancen.

Somit ist es notwendig, bereits vom Beginn des Trainingsprozesses an durch gezieltes Üben muskuläre Dysbalancen zu vermeiden und vor allem auch das Ergänzungs- bzw. Kompensationstraining für die Dehnung bzw. Kräftigung verkürzter bzw. abgeschwächter Muskeln zu nutzen. Dadurch wird es möglich, die im Hochleistungsbereich durch einen hohen Anteil an erforderlichem sportartspezifischem Training bedingten muskulären Dysbalancen auf einem Minimum zu halten und somit zur Verletzungsprophylaxe und zur Erschließung von Leistungsreserven beizutragen.

Auch die Untersuchungen von *Tauchel* und *Müller* (1986, 123) sowie *Lehmann* (1991, 16) weisen aus, daß bereits bei Kindern frühzeitig muskuläre Dysbalancen auftreten, die sich dann mit zunehmendem Alter verschlechtern und das Gelenk-Muskel-Gleichgewicht stören. *Spring* (1985, 21) nennt als Gründe sportartspezifische Über- und Fehlbelastungen sowie mangelndes oder falsches Training bestimmter Muskelgruppen. *Tauchel* und *Müller* (1986, 123) verweisen auf folgendes Kausalgefüge:

1. Mit Verlagerung des Beginns eines systematischen Trainings für einige Sportarten in das frühe Kindesalter wird unzureichend auf eine vielseitige und gleichmäßige Entwicklung von Muskelgruppen, besonders mit Haltefunktion, eingegangen. Häufig erfolgt eine zu frühzeitige einseitige Ausrichtung auf die Anforderungen in der Spezialsportart, wodurch die Entwicklung optimaler arthromuskulärer Beziehungen gestört wird.
2. In der sportlichen Belastungsgestaltung von Kindern wird oft ungenügend berücksichtigt, daß der kindliche Organismus im Interesse einer positiven Entwicklung und Anpassung des Halte- und Bewegungsapparats kürzere Belastungs- und längere Erholungszeiten als der Erwachsene benötigt. Somit können Ermüdung durch zu kurze Erholungsintervalle und sogar Schmerz Fehlsteuerungen im muskulären Gleichgewicht auslösen.
3. Komponenten eines einseitig durchgeführten Trainings bgünstigen ebenfalls die disproportionale muskuläre Entwicklung. Daraus kann der Schluß gezogen werden, daß durch ein zu spezielles Lauf- und Sprungtraining der Verkürzungsneigung des M. iliopsoas als typischer Laufmuskel Vorschub geleistet wird.

Konsequenzen für die Trainingspraxis

Zur Vermeidung muskulärer Dysbalancen fordern *Tauchel/Müller* (1986, 124), daß:
- besonders im Kindes- und Jugendalter auf ein *vielseitiges Training* unter dem Gesichtspunkt der Entwicklung optimaler arthromuskulärer Beziehungen geachtet und die gleichmäßige Ausbildung von Stabilität (Muskelkräftigung) und Mobilität (Muskeldehnung) gefordert werden muß, wobei in den ersten Trainingsjahren eine *allseitige Kräftigung der Muskulatur* besonders mit Haltefunktion anzustreben ist (s. S. 342 f.). In den Fällen, in denen aufgrund der Sportartspezifik das Prinzip der Allseitigkeit im Training nicht immer durchgängig realisiert werden kann, sind Kompensationstraining und gezielte Übungsbehandlung durchzuführen.
- für die optimale Entwicklung der Binde- und Stützgewebsstrukturen im Kindes- und Jugendalter betont auf ein schonendes Üben zu achten ist, d. h., daß die Schulung der Muskeldehnung über eine Kräftigung der Antagonisten zu erfolgen hat, da auf diese Weise eine Dehnung mit geringer Gelenkbelastung durchgeführt werden kann.
- in Abhängigkeit von der Spezifik der Sportart – in unserem Falle dem Fußballspiel – die Notwendigkeit besteht, die relativ unterentwickelte Muskulatur zu bestimmen (s. S. 341) – in der Regel sind das die Gegenspieler (Antagonisten) der Hauptarbeitsmuskulatur – und gezielt zu kräftigen. Darüber hinaus sind die zur Verkürzung neigenden Hauptmuskelgruppen zu diagnostizieren (s. S. 336) und mit einem entsprechenden Dehnungsprogramm zu beeinflussen. Dies macht Testuntersuchungen (s. S. 514 f.) in regelmäßigen Abständen notwendig, um den jeweils aktuellen Befund zu ermitteln.
- zur Umgehung der unter der sportartspezifischen Beanspruchung sich ausbildenden typischen Verkürzungs- und Abschwächungsmuster gezielte prophylaktische, physiotherapeutische und trainingsmethodische Maßnahmen durchgeführt werden.

Summarisch läßt sich festhalten, daß jedes Training in einer Spezialsportart von Jugend an durch ein entsprechendes *Ergänzungstraining* begleitet werden sollte.

Inhalt eines *Ergänzungstrainings* muß es dabei sein, zum einen die verkürzten Muskeln zu dehnen – in diesem Zusammenhang ist auch die Forderung von *Egger* (Trainer des mehrfachen Kugelstoßweltmeisters *Günthör*) „kein Krafttraining ohne paralleles Dehnungstraining" zu sehen (s. auch S. 372) –, zum anderen sollte dafür gesorgt werden, daß eine ausreichende Kräftigung der Rumpfmuskulatur erfolgt, da sie für alle Sportarten von grundlegender Bedeutung ist. Dies gilt vor allem für die Spielsportarten, in denen viele Richtungswechsel, Finten und Sprunghandlungen vollzogen werden.

Exkurs:
Praktische, anatomisch begründete Hinweise zur Durchführung eines Ergänzungstrainings am Beispiel des Trainings der Rumpfmuskulatur

In vielen Sportarten sind, wie gerade erwähnt, schnelle Rumpfbewegungen von besonderer Bedeutung für die sportliche Leistung. Zur Ausbalancierung des Rumpfes bzw. zur Aufrechterhaltung des Gleichgewichtes spielen dabei die verschiedenen Bauch- und Rückenmuskeln eine entscheidende Rolle. Im vorderen und seitlichen Rumpfbereich sind dies die geraden, schrägen und queren Bauchmuskeln (s. Abb. 215 und Abb. 216), im Rückenbereich vor allem die Rückenstrecker (s. Abb. 217). Abb. 216 verdeutlicht die funktionelle Einheit

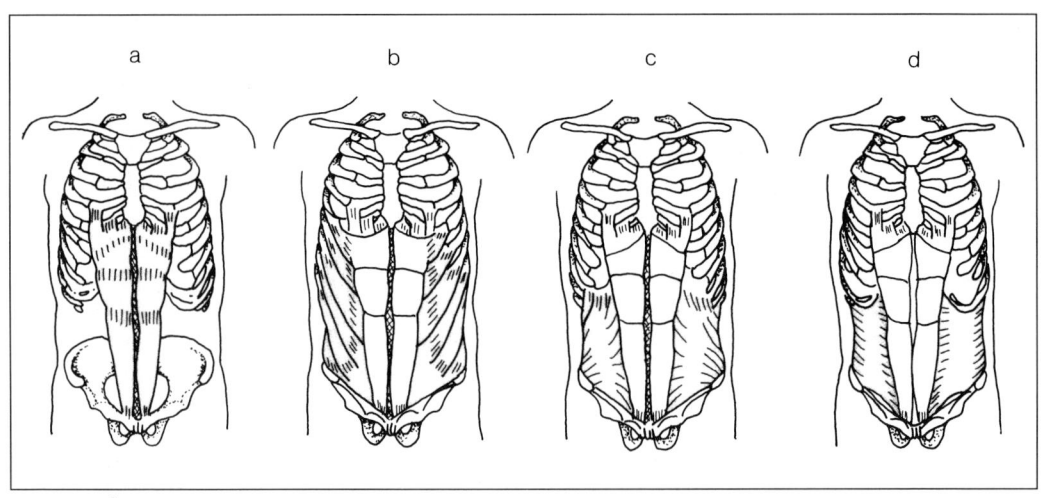

Abb. 215 Übersicht über die wichtigsten Bauchmuskeln: a) gerader (M. rectus abdominis), b) schräger äußerer (M. obliquus abdominis externus), c) schräger innerer (M. obliquus abdominis internus) und d) querer Bauchmuskel (M. transversus abdominis) (nach *Weineck* 1994, 92 ff.)

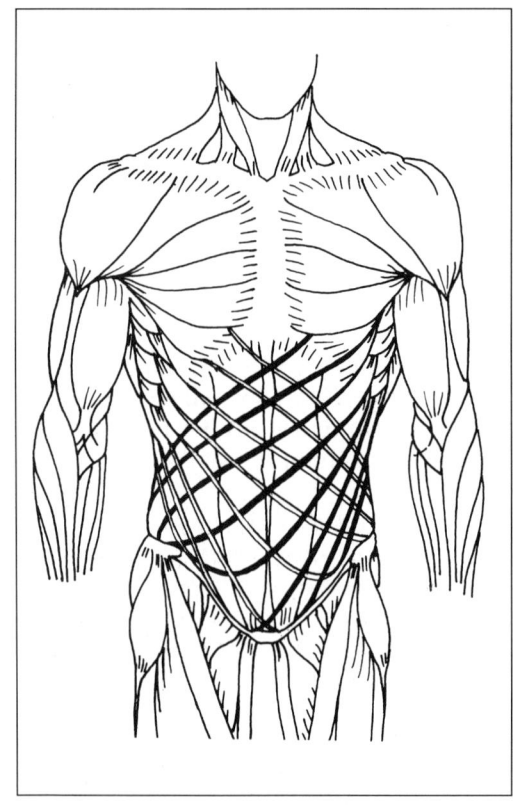

Abb. 216 Schematische Darstellung der Quer- und Schräggurtung der Bauchwandung bzw. ihrer funktionellen Einheit

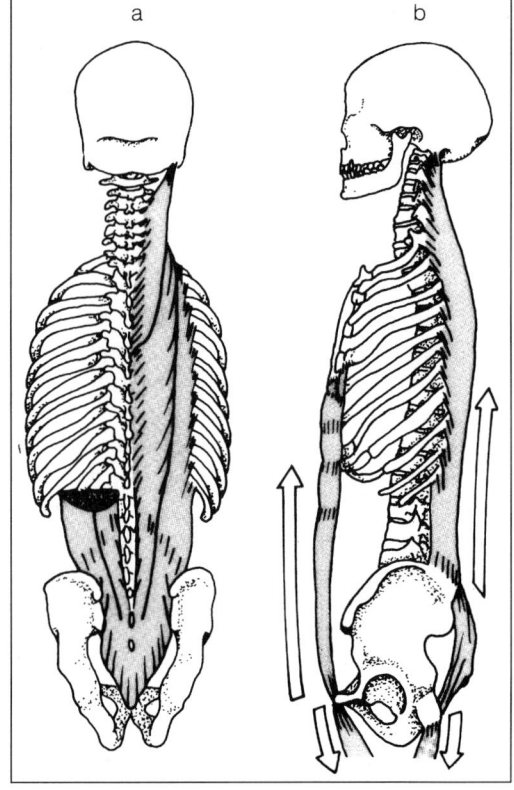

Abb. 217 Rückenstrecker (M. erector spinae) (a) und sein funktionelles Zusammenspiel mit der Bauchmuskulatur (b)

Krafttraining und muskuläre Dysbalancen

der verschiedenen Bauchmuskeln, Abb. 217 läßt das Zusammenspiel von Bauch- und Rückenmuskulatur erkennen.

Während Bauch- und Hüftstreckmuskulatur das Becken aufrichten, kippen lumbale Rücken- und Hüftbeugemuskulatur das Becken nach vorne. Nur bei einem ausgeglichenen Kräfteverhältnis der am Becken angreifenden Muskeln kann eine für die sportliche Funktion optimale Becken- und damit Wirbelsäulenstellung aufrechterhalten werden.

Wie Abb. 218 am Beispiel eines Fußballers erkennen läßt, ist dies jedoch vielfach nicht der Fall. Durch das lauf-, sprung- und schußorientierte Training werden vor allem die Hüftbeugemuskeln gekräftigt. Parallel dazu kommt es zu einer Verkürzung der unteren Rückenstreckmuskulatur, mit dem Ergebnis, daß es zu einer Beckenkippung nach vorne und damit zu einer zunehmenden Hohlkreuzbildung kommt.

Wie in Abb. 289 dargestellt (s. S. 409) wird beim Laufen und Sprinten die Bauchmuskulatur im Gegensatz zur Rückenmuskulatur fast überhaupt nicht aktiviert. Ein Aufrichten des Beckens und ein Ausgleich der verstärkten Lendenwirbelsäulenlordose (Hohlkreuz) ist daher aufgrund einer unterentwickelten Bauchmuskulatur nicht möglich; dies um so weniger, als auch die für die Beckenaufrichtung zuständigen Gesäßmuskeln Tendenz zur Abschwächung aufweisen.

> Zur Hohlkreuz- und damit verbunden zur Rückenschmerzprophylaxe sowie zur Vermeidung von Muskelverletzungen (über verkürzte und hypertone Muskeln) ist daher auf eine ausreichende Schulung der Bauchmuskulatur zu achten.

Vor der Kräftigung der Bauchmuskeln sollten dabei stets die Dehnung und Lockerung der verkürzten Rücken- bzw. Hüftbeugemuskeln stehen.

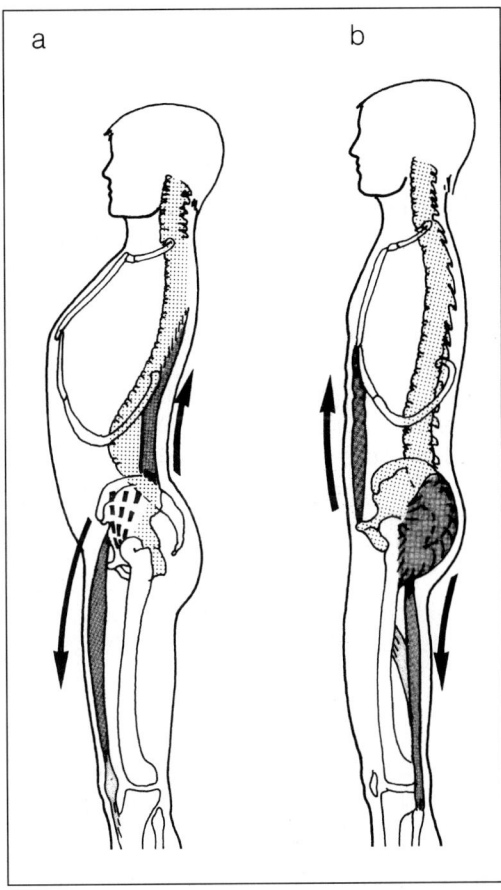

Abb. 218 Veränderung der Wirbelsäulen-Becken-Statik durch muskuläre Dysbalancen am Beispiel eines Fußballspielers (nach *Knebel/Herbeck/Hamsen* 1988, 15). a) Kräftige Hüftbeuger (innerhalb des Beckens verlaufend; Faserverlaufsstruktur schematisch, gestrichelt dargestellt) in Verbindung mit den Kniegelenkstreckern kippen das Becken nach vorn. Kompensatorisch stellt sich die Rückenmuskulatur auf eine andere Länge ein. Sie verkürzt allmählich und unterstützt die Beckenkippung. b) zweckmäßige gymnastische Übungen können die Dysbalance verhindern bzw. ausgleichen:
1. Dehnungsübungen für die Hüftbeuger (M. iliopsoas)
2. Dehnungsübungen für die Rückenstrecker (M. erector trunci, LWS-Anteil)
3. Kräftigungsübungen für die geraden Bauchmuskeln (M. rectus abdominis)
4. Kräftigungsübungen für die Kniegelenkbeuger (Mm. ischiocrurales)
5. Kräftigungsübungen für die Gesäßmuskulatur (M. glutaeus maximus) (Pfeilrichtung = Zugrichtung der Muskeln).

Übungen zur Kräftigung der Bauchmuskulatur

> Das besondere Problem bei der Schulung der Rumpfmuskulatur – insbesondere der Bauchmuskeln – besteht darin, daß bei vielen sogenannten „Bauchmuskelübungen" andere Muskelgruppen – vor allem die bereits erwähnten Hüftbeugemuskeln mit starker Verkürzungstendenz – oft mehr belastet und gekräftigt werden als die eigentliche Zielgruppe. Dadurch kommt es unbeabsichtigt zu einer fortschreitenden muskulären Dysbalance bzw. zu einer Verschlechterung des Becken-Wirbelsäulen-Status. Bei der Auswahl von Bauchmuskelübungen ist demnach das Augenmerk darauf zu richten, daß wirklich die Zielgruppe und nicht die „falschen" Muskeln gekräftigt werden.

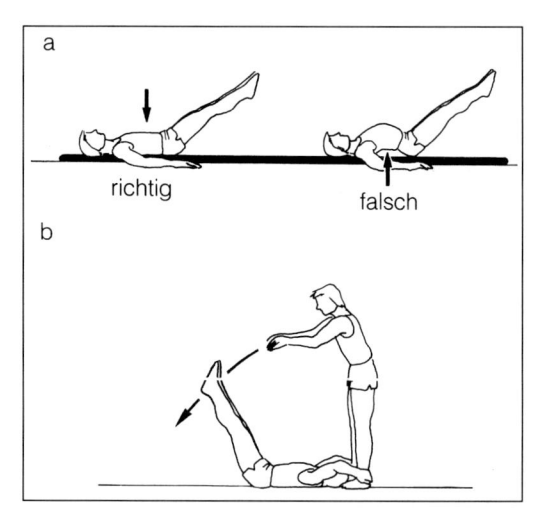

Abb. 219 Training der Hüftbeuger (und der Bauchmuskulatur) in richtiger und falscher Ausführung (a) bzw. als Partnerübung (b) (vgl. *Schmidt* 1988, 103)

Die Aufzeichnung der muskulären Aktivitätsmuster über ein Elektromyogramm (EMG) kann bei der Zusammenstellung geeigneter Übungen wertvolle Dienste leisten.

> Ein weiteres Problem bei der Schulung der Bauchmuskeln liegt darin begründet, daß es sich hier um Muskeln handelt, die überwiegend aus langsam zuckenden Muskelfasern zusammengesetzt sind. Alle explosiv ausgeführten Übungen (s. S. 343) bedeuten daher – dies gilt insbesondere für Jugendliche und Sportler mit schwach entwickelter Bauchmuskulatur – eine „unfunktionelle" Belastung, die nicht dem eigentlichen Aktivitätsmuster entspricht.
> Daher gilt: Im Anfängertraining sind die Bauchmuskeln ohne Zusatzlasten und mit langsamem Bewegungstempo zu trainieren. Auf das Vermeiden eines Mittrainings bereits verkürzter Muskeln ist zu achten.

Bei gut trainierten Sportlern können und müssen auch explosivere Trainingsformen zur Anwendung kommen, da schnellkräftige Rumpfbewegungen vielfach im Wettkampf leistungsbestimmend sind.

Bei Sportlern mit Hohlkreuzstellung (trainingsbedingt oder angeboren) sollte nicht nur eine sorgfältige Übungsauswahl erfolgen (s. S. 344 f.), sondern auch auf zu umfangreiche dynamische „Mischübungen", wie z. B. „Klappmesser", verzichtet werden, da hierbei mehr die schnellzuckenden Hüftbeuger, weniger aber die langsamzuckenden Bauchmuskeln auftrainiert werden, und somit einer weiteren Hyperlordosierung Vorschub geleistet wird.

Vor der Darstellung verschiedener Bauchmuskelübungen muß auch noch darauf hingewiesen werden, daß es beim Vorliegen muskulärer Ungleichgewichte (Dysbalancen) über die Störung automatisierter Bewegungsstereotype auch dazu kommen kann, daß sogenannte Standardübungen zur Kräftigung bestimmter Muskelgruppen einen völlig veränderten Trainingseffekt aufweisen, also nicht die Muskeln trainieren, die sie normalerweise trainieren, sondern andere, die gar nicht gekräftigt werden sollen, wie z. B. bereits verkürzte und kräftig

Krafttraining und muskuläre Dysbalancen

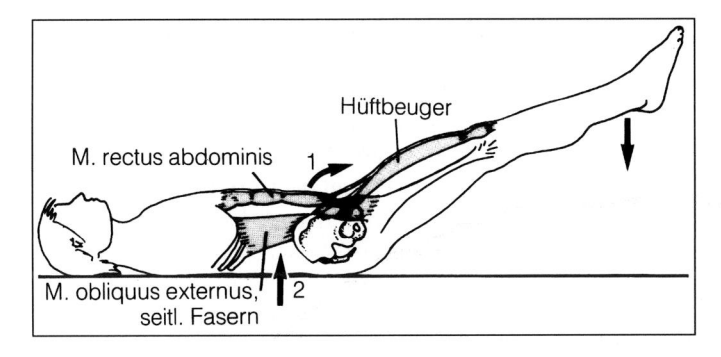

Abb. 220 Durch die Überforderung der geraden und schrägen Bauchmuskulatur (M. rectus et obliquus abdominis) beim Senken der Beine kommt es zu einer zunehmenden Beckenkippung nach vorne (Pfeil 1) und in der Folge zu einer ausgeprägten Hohlkreuzbildung (Pfeil 2)

entwickelte Muskelgruppen. Als Beispiel soll die vielfach beim Bauchmuskeltraining verwendete Übung „Senken der Beine in der Rückenlage aus der Senkrechten" dienen (vgl. Abb. 219).

Werden die Beine vom Partner schwunghaft in Richtung Boden geschleudert, kommt es bei bauchmuskelschwachen Sportlern – insbesondere im Jugendbereich – zu einer zunehmenden Hohlkreuzbildung, je näher sich die Beine dem Boden nähern: Die Bauchmuskeln sind nicht in der Lage, das Becken gerade zu halten; das Becken kippt durch die exzentrische Kraft der Hüftbeuger nach vorne und bewirkt die ungünstige Hyperlordosierung im Lendenwirbelsäulenbereich (Abb. 220).

Zusätzlich wird die ohnehin schon schwache und überdehnte Bauchmuskulatur durch diese Übung ungewollt weiter überdehnt. Demnach ist diese Übung zur Kräftigung der Hüftbeuger zwar für einen gut „bauchmuskeltrainierten", nicht aber für einen „Bauchmuskelanfänger" geeignet, da nicht das doppelte Ziel „Hüftbeugertraining und Bauchmuskelkräftigung" erreicht werden kann, und die Übung obendrein noch zu „Kreuzbeschwerden" (durch die Verkürzung der Rückenstreckmuskulatur im Lendenwirbelsäulenbereich) führen kann.

Wie Abb. 219 zeigt, wird diese Übung bisweilen auch noch mit Partner"hilfe" durchgeführt, indem der Partner die Beine mit Wucht nach unten schleudert, eine Übungsausführung, die für die langsam zuckenden Bauchmuskeln, ins- besondere beim Anfänger, völlig „unfunktionell" zu bezeichnen ist.

Besteht während der Übungsausführung aufgrund einer zu schwachen Bauchmuskulatur – sie kann die Beckenstellung nicht fixieren – eine Lendenlordose (Hohlkreuz im Lendenwirbelsäulenbereich), dann sind vor allem Muskelaktivitäten in der tiefen Rückenstreckmuskulatur im Lumbal-(Lenden)Bereich nachweisbar. Die Muskelaktivität (Aktionspotentiale) in der Bauchmuskulatur sind dagegen gering, so daß statt der Kräftigung der Bauchmuskulatur eine zunehmende Verkürzung der Rückenstreckmuskulatur eintritt. Beim Bauchmuskeltraining mit gestreckten Beinen ist daher zu beachten, daß die Beine bei einem bauchmuskelschwachen Sportler nur so weit gesenkt werden dürfen, als die Lendenwirbelsäule noch vollständig auf dem Boden aufliegt (vgl. Abb. 219).

Beim Training der Bauchmuskeln ist auch darauf zu achten, daß bei den „typischen" Bauchmuskelübungen die Bauchmuskeln nur in bestimmten Winkelbereichen optimal trainiert werden. Vielfach steht das Training der Hüftbeuger (*M. iliopsoas, M. rectus femoris, M. tensor fasciae latae*) im Vordergrund, obwohl eigentlich die Bauchmuskeln die Zielgruppe sein sollten (Abb. 221).

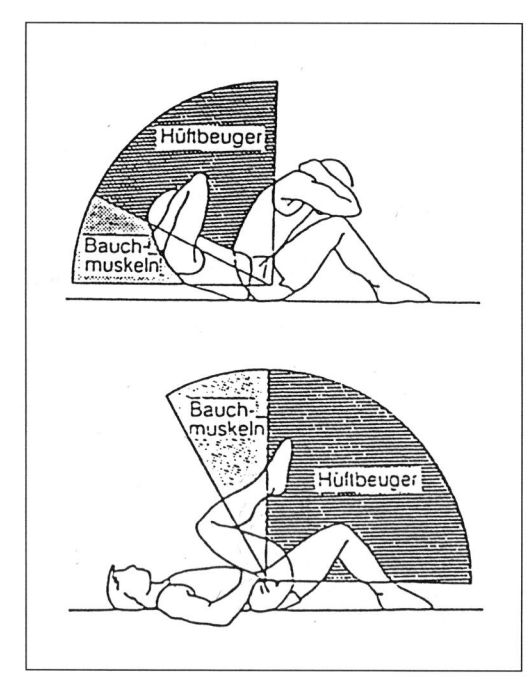

Abb. 221 Hüftbeugewinkel, bei denen die Bauchmuskeln die entscheidende Arbeit leisten

1. Training der geraden Bauchmuskulatur

Als Topübungen zur isolierten Kräftigung der geraden Bauchmuskulatur (M. rectus abdominis) gelten nachfolgende Übungen:

- *Oberkörperheben* (Abb. 222):

Charakterisierung der Übung: Diese isolierte Bauchmuskelübung gilt als eine der wichtigsten Übungen im ergänzenden Krafttraining für die meisten Sportarten.
Zum einen kräftigt sie die beim Laufen unterforderte Bauchmuskulatur, zum anderen vermeidet sie das Mittraining der bei vielen Sportlern bereits verkürzten Hüftbeuger (s. Abb. 223).
Abb. 223 zeigt deutlich, daß es bei gestreckten Beinen nicht nur zu einer starken Aktivierung der geraden Bauchmuskeln kommt – ein erwünschtes Ziel –, sondern auch zu einem vielfach nicht erwünschten Mittraining der beiden wichtigsten Hüftbeuger (gerader Oberschenkelmuskel und Hüftlendenmuskel). Durch die Beugung im Hüftgelenk wird die Einsatzmöglichkeit der Hüftbeuger verringert (verkürzte, nicht vorgedehnte Muskeln entwickeln eine geringere Kraft) bzw. ausgeschaltet (durch Druck der Ferse auf die Unterlage wird der Gesäßmuskel aktiviert und die Hüftbeuger, insbesondere der Hüftlendenmuskel [M. iliopsoas], reflektorisch entspannt). Diese Übung eignet sich auch für Sportler mit bestehender Hohlkreuzstellung!
Die Übung wird durch Auflegen der Beine auf einen Kasten noch optimiert, da hierbei die Hüftbeuger fast völlig aus der Rumpfbeugebewegung herausgenommen werden (Abb. 224).

- *Rumpfbeugen vorwärts an der Kraftmaschine* (Abb. 225):

Die in den vorhergehenden Übungen gezeigte isolierte Kräftigung der Bauchmuskeln kann auch an der Kraftmaschine durchgeführt werden. Auch hier können die Hüftbeuger aus der Bewegung herausgenommen werden (Abb. 224).

- *Rumpfbeugen durch Anhocken der Beine (Becken heben) ohne oder mit Partnerhilfe:*

a) Beckenheben aus der Rückenlage durch Anhocken der Beine:
Wichtig ist bei dieser Übungsausführung, daß das Becken vom Boden abgehoben und „eingerollt" wird (vgl. Abb. 221), da nur dann die Bauchmuskeln gut trainiert werden, wenn sich die Schambeinfuge (Ansatz) ausreichend dem Rippenbogen (Ursprung des geraden Bauchmuskels, vgl. Abb. 217) nähert. Auch diese Übung eignet sich ausgezeichnet für Sportler mit Rückenproblemen bzw. muskulären Dysbalancen. Ihr Nachteil liegt in dem geringen Bewegungsumfang.

b) Beckenheben aus der Rückenlage durch Anhocken der Beine mit Partnerhilfe (Abb. 226):
Eine noch intensivere Ausführung mit zusätzlich erweiterter Bewegungsamplitude stellt die vorhergehende Übung mit Partnerhilfe dar.

Krafttraining und muskuläre Dysbalancen 345

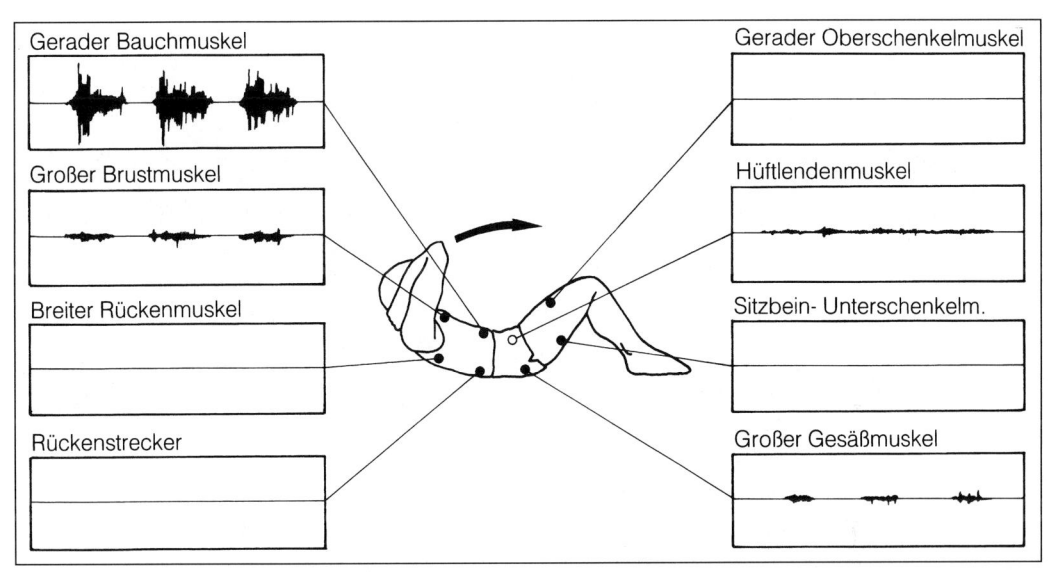

Abb. 222 Oberkörperheben (Rumpfbeugen vorwärts). EMG-Aktivität der hauptsächlich beteiligten Muskelgruppen bei gebeugter Hüfte und gebeugten Knien (verändert nach *Kunz/Unold* 1988, 53)

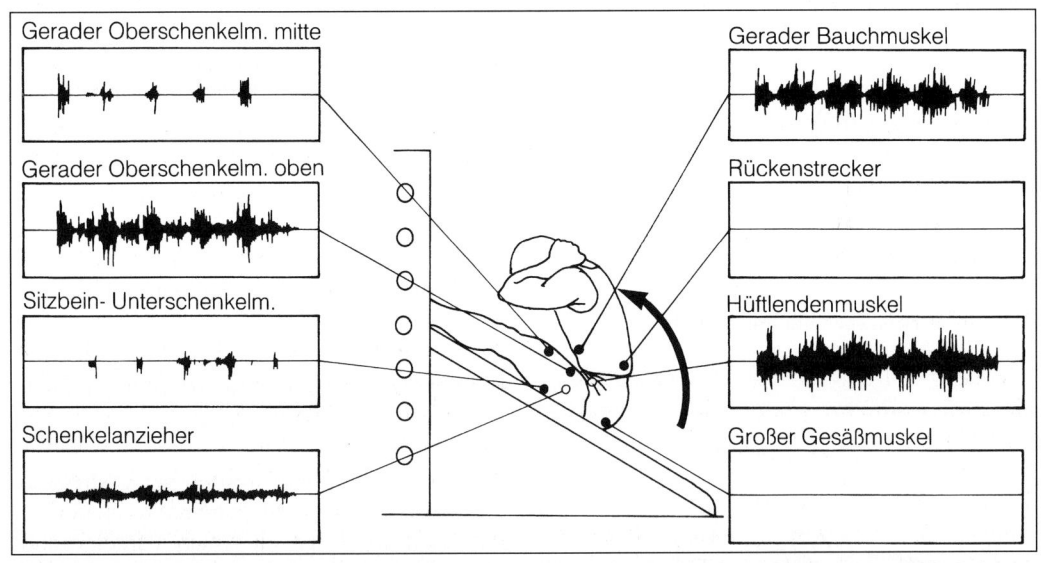

Abb. 223 Rumpfbeugen vorwärts am Schrägbrett. EMG-Aktivität der hauptsächlich beteiligten Muskeln: gerader Bauchmuskel (M. rectus abdominis); gerader Oberschenkelmuster, oben (M. rectus femoris); Hüftlendenmuskel (M. ilipsoas) bei gestreckten Knien (verändert nach *Kunz/Unold* 1988, 43)

Die bislang aufgezeigten Bauchmuskelübungen sollten in Abhängigkeit vom Leistungsstand in ein bis drei Serien à 6–15 Wiederholungen durchgeführt werden. Wird der Rumpf bzw. das Becken noch zusätzlich gedreht, kommt es zu einer parallelen Schulung der geraden sowie der schrägen (inneren und äußeren) Bauchmuskeln. Durch die Hinzunahme

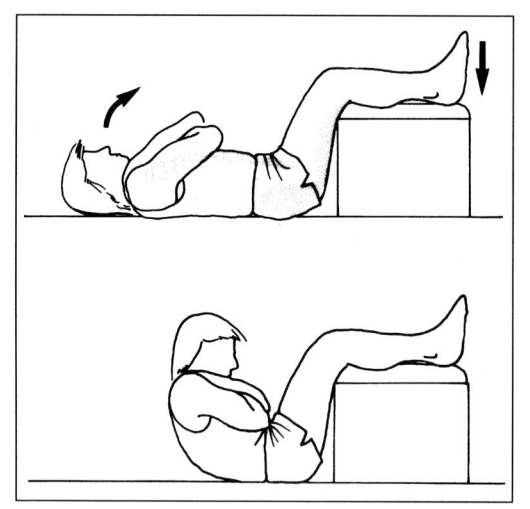

Abb. 224 Oberkörperheben mit gleichzeitigem Fersendruck auf dem Kasten als isolierte Bauchmuskelübung ohne Mitarbeit der Hüftbeuger

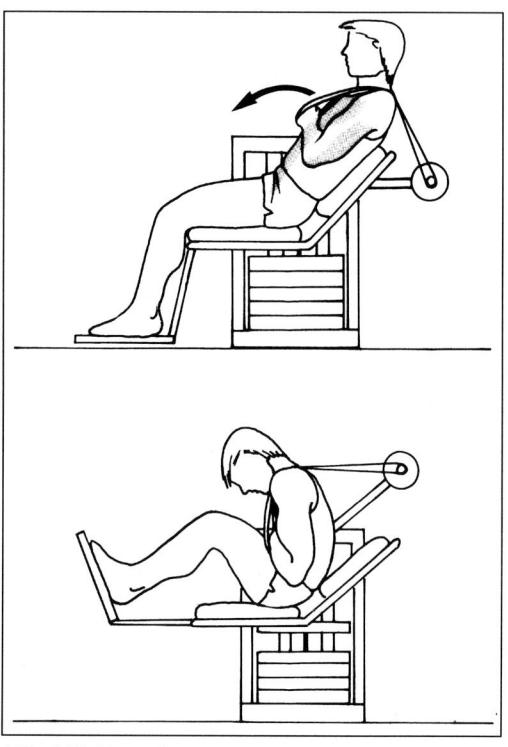

Abb. 225 Rumpfbeugen vorwärts an der Kraftmaschine

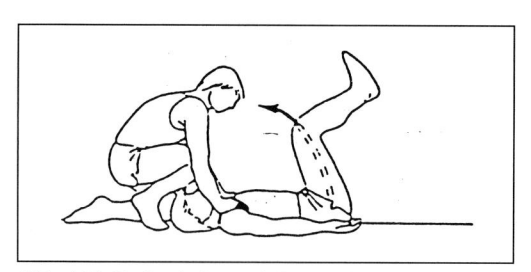

Abb. 226 Beckenheben mit Partnerhilfe

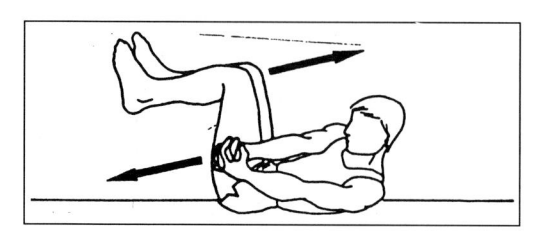

Abb. 227 Rumpfdrehbeugen vorwärts

von Zusatzlasten (z. B. Sandsack, Hantelscheibe etc.) können alle Übungen für bereits gut trainierte Spieler nochmals intensiviert werden!

2. Training der schrägen Bauchmuskulatur

Als Topübungen für die Schulung der schrägen Bauchmuskulatur (Mm. obliquus abdominis externus et internus):

- *Rumpfdrehbeugen vorwärts (bei angewinkelten Beinen)* (Abb. 227):

Die gefalteten Hände werden bei gestreckten Armen im Wechsel links und rechts an den gegengleich angezogenen Knien vorbeigeschoben, wobei der Oberkörper angehoben und gedreht wird. Das Bewegungstempo ist langsam, die Wiederholungszahl pro Serie liegt zwischen 6 und 15.

- *„Scheibenwischer"* (Abb. 228):

Die Übung kann allein (seitliche Ausbreitung der Hände bzw. Fixierung an der Sprossen-

Krafttraining und muskuläre Dysbalancen

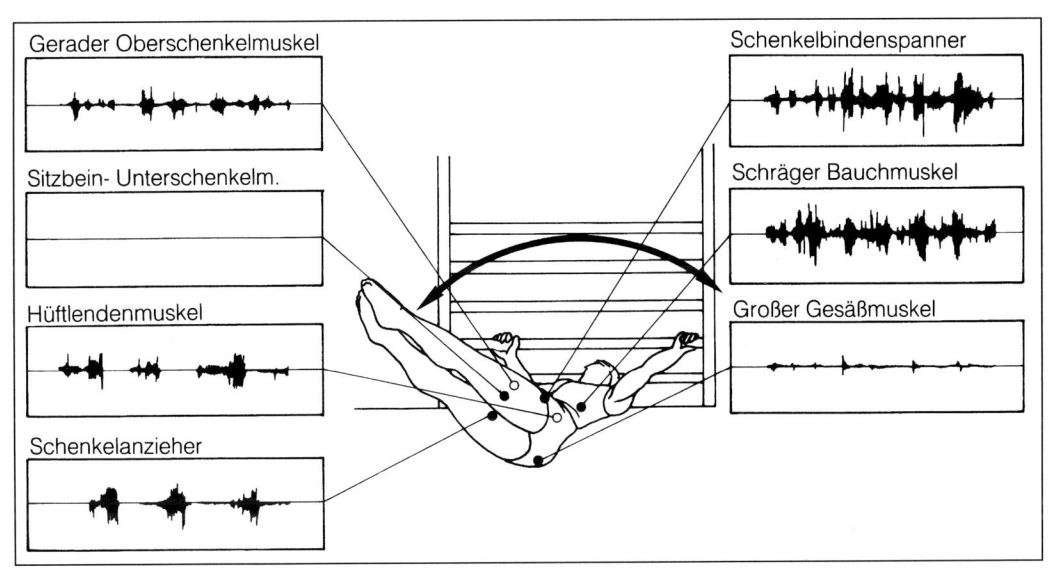

Abb. 228 „Scheibenwischer". EMG-Aktivitäten der hauptsächlich beteiligten Muskelgruppen (verändert nach *Kunz/Unold* 1988, 54)

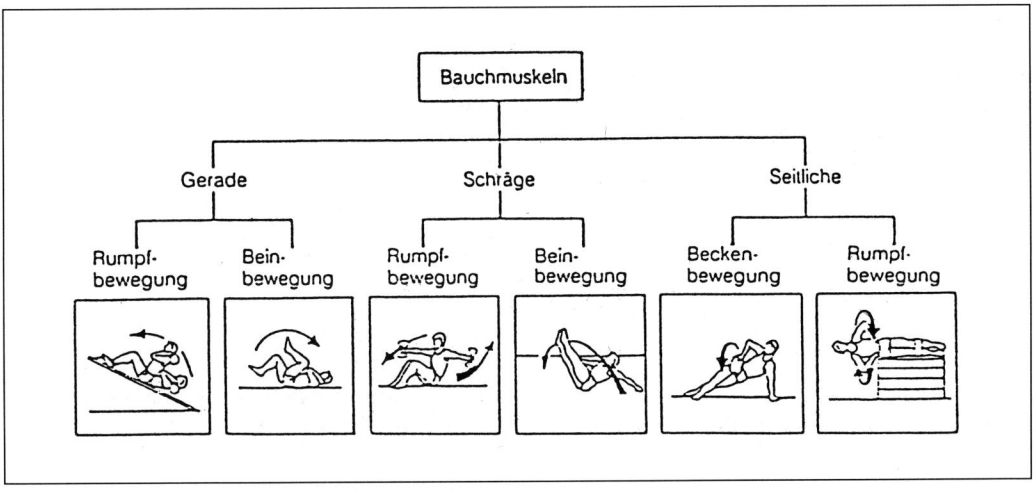

Abb. 229 Übersicht über die veschiedenen Möglichkeiten einer umfassenden Bauchmuskulaturkräftigung

wand) oder mit Partnerhilfe durchgeführt werden. Wie Abb. 228 verdeutlicht, stellt diese Trainingsform eine sehr vielseitige Kraftübung dar, die alle Muskeln aktiviert, die an der Rumpfdrehung beteiligt sind. Im Vordergrund steht jedoch die Kräftigung der schrägen Bauchmuskeln. Durch Zusatzgewichte (Bälle unterschiedlichen Gewichts zwischen den Füßen, Anlegen von Gewichtsmanschetten) kann die Übung noch intensiviert werden. Die größte Beanspruchung der beteiligten Muskeln liegt bei einer Hüftbeugung von 90° vor.

Eine zusammenfassende Übersicht über die verschiedenen Möglichkeiten der Bauchmuskelschulung gibt Abb. 229. Es zeigt sich, daß die verschiedenen Bauchmuskelgruppen mit

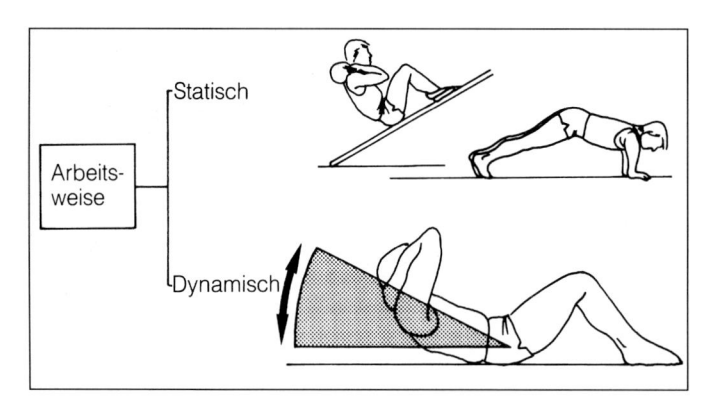

Abb. 230 Dynamische und statische Arbeitsweise zur Verbesserung der Kraft der Bauchmuskeln

drei zentralen Übungsformen optimal entwickelt werden können, nämlich durch Hüftbeugeübungen, durch Übungen mit Rumpfdrehung und durch Übungen mit seitlicher Belastungskomponente.

Da sich der Sportler in allen Ebenen mit Hilfe der Bauchmuskeln (im Zusammenspiel mit der Rückenmuskulatur u. a.) bewegt, ist auf eine vollständige Kräftigung dieser oft stark vernachlässigten oder falsch trainierten Muskelgruppe zu achten. Abb. 230 zeigt, daß die Bauchmuskeln in dynamischer und/oder statischer Form trainiert werden können. Optimal ist ein Wechsel beider Methoden (vgl. *Cometti* 1988 b, 242).

Übungen zur Kräftigung der Rückenstreckmuskulatur

Schnelle Rumpfbewegungen bzw. das ständige Ausbalancieren des Rumpfes sind nur durch das komplexe Zusammenspiel aller Rumpf- und Beckenmuskeln möglich. Eine gut entwickelte Bauchmuskulatur bei schlecht trainierter Hüftstreck- bzw. Rückenmuskulatur ist dabei ebenso unzureichend wie eine kräftige Hüftbeuge- bzw. Rückenstreckmuskulatur bei schwach entwickelter Bauchmuskulatur. Alle Muskelgruppen sind gleichermaßen über ein optimales Zusammenspiel an den Rumpfbewegungen bzw. an der Aufrechterhaltung einer entsprechenden Wirbelsäulenstellung mitbeteiligt.

- *Oberkörper- und Schulterheben rückwärts* (Abb. 231):

Durch die Auflage des Rumpfes auf dem Kasten kommt es zu einer Entlastung des lumbalen Rückenstreckers, also dem Teil der Rückenmuskulatur, der bei Sportlern häufig zur Verkürzung und damit zur Hohlkreuzbildung tendiert. Neben der tiefen Rückenstreckmuskulatur werden auch noch der oberflächliche Kapuzenmuskel (M. trapezius) und die verschiedenen dorsalen Schulterblattmuskeln mittrainiert.

Eine einfache, aber sehr effektive Übung zur Kräftigung der Rückenstreckmuskulatur stellt auch die Trainingsform „Rumpfstrecken im Kniestand" dar (Abb. 232). Bei dieser Übung werden auch noch der Kapuzenmuskel (M. trapezius) und der große Gesäßmuskel (M. glutaeus maximus) mittrainiert.

Beachte: Die Rumpfstreckung soll nicht zu einer Überstreckung der Hüfte mit Hohlkreuz-

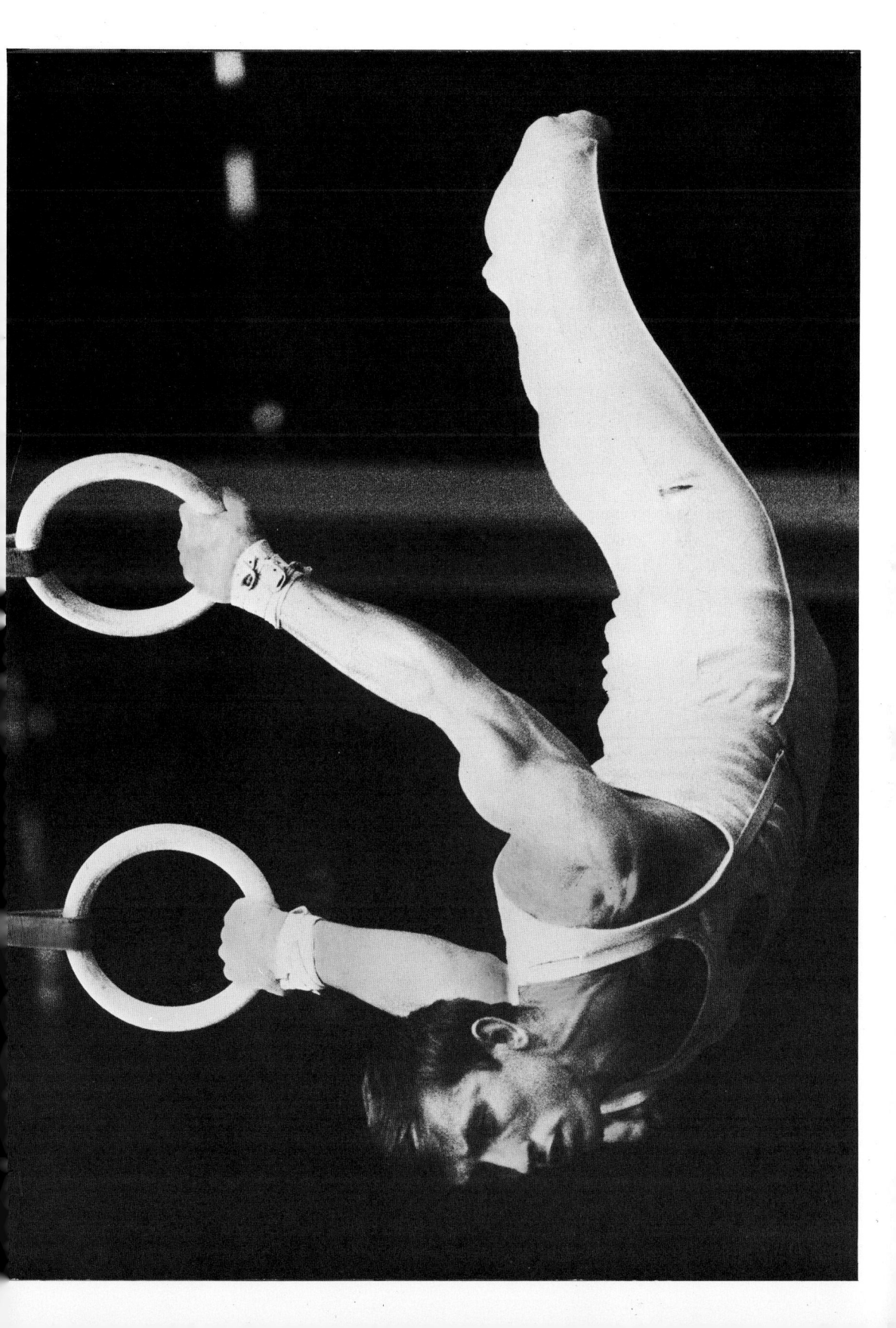

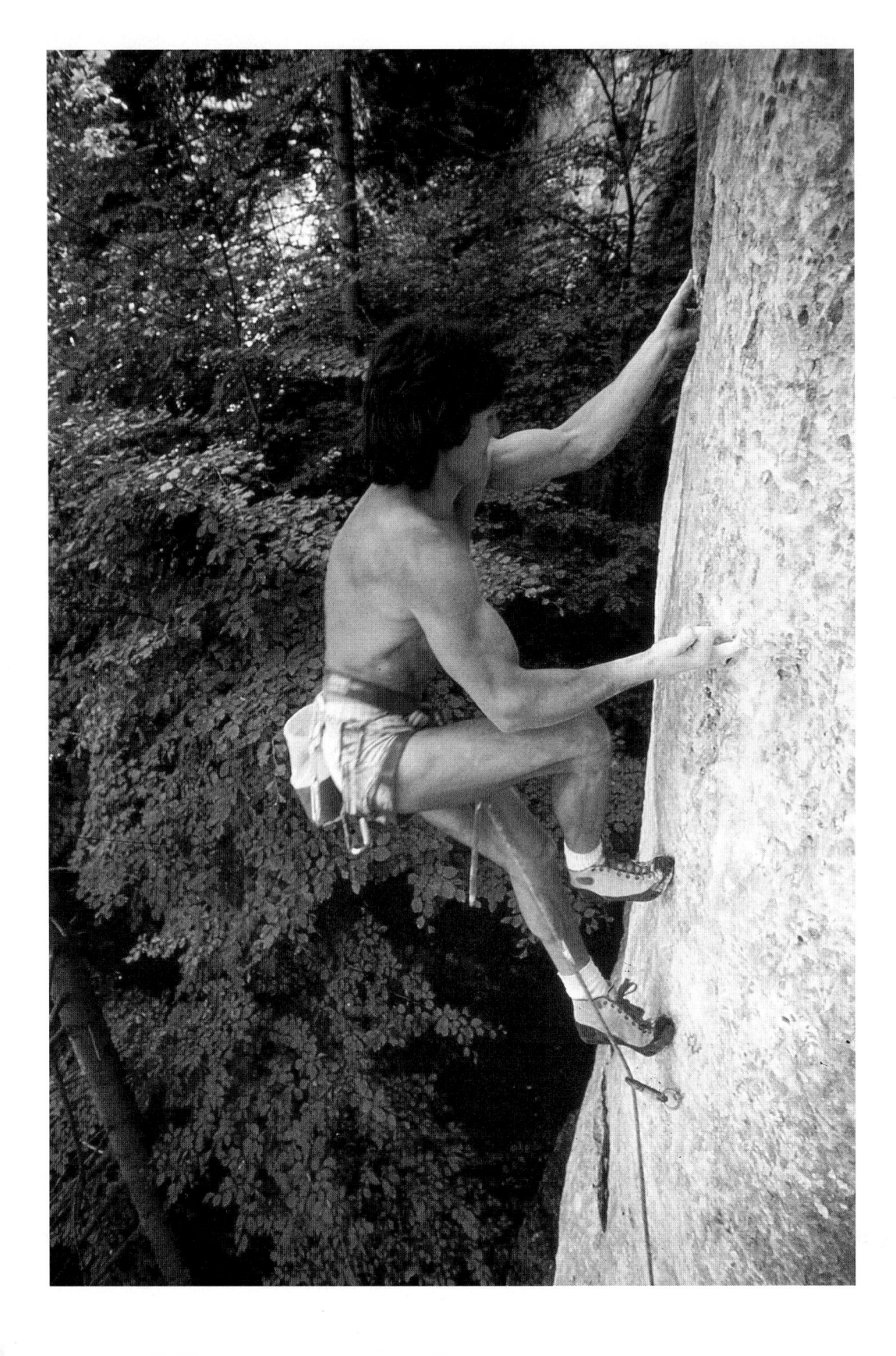

Krafttraining und muskuläre Dysbalancen

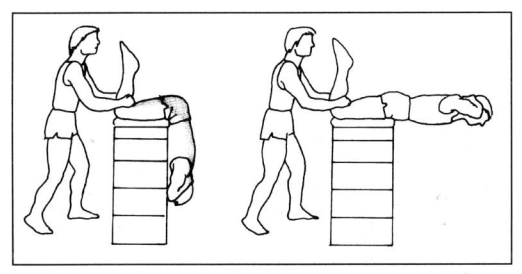

Abb. 231 Oberkörper- und Schulterheben rückwärts am Kasten

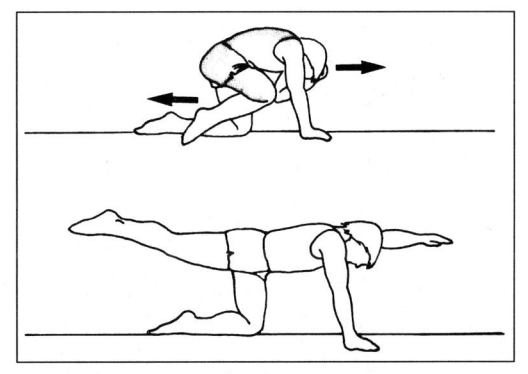

Abb. 232 Rumpfstrecken im Kniestand

bildung führen. Die Übung dient der Schulung der Kraftausdauer; das Ausführungstempo sollte langsam erfolgen und die Wiederholungszahl bei 16–25 liegen.

Das Training der Rückenmuskulatur stellt sich stets dann als problematisch dar, wenn die Rückenmuskulatur verkürzt oder abgeschwächt ist oder andere, auf die Hüftstreckung einwirkende Muskelgruppen in ihrer Funktion beeinträchtigt sind. Je nach Funktionszustand der Gesäßmuskulatur, insbesondere des Großen Gesäßmuskels (M. glutaeus maximus), wird dann vielfach bei einer ganz „normalen" Übung zur Kräftigung der Rückenmuskulatur – hier dargestellt am Beispiel „Aufbiegen rückwärts aus der Bauchlage" – der Übungseffekt aufgehoben bzw. völlig in seiner Zielgebung verfehlt. Abb. 233 zeigt die muskuläre Aktivität der beteiligten Muskelgruppen bei verschiedenen Funktionszuständen.
Nach *Schmidt* (1988, 270) steht bei einer optimalen Funktion der Gesäßmuskulatur (Stufe 5) die Funktion des großen Gesäßmuskels im Vordergrund. Die tiefen Rückenmuskeln sowie die Muskeln der Oberschenkelrückseite zeigen nur kleine Aktionspotentiale. Bei leichter Abschwächung der Gesäßmuskulatur (Stufe 4) sind die Aktionspotentiale aller genannten Muskeln gleich groß. Bei starker Abschwächung der Gesäßmuskulatur (Stufe 3) ist die größte Muskelaktivität im tiefen Rückenmuskel nachweisbar. Die Gesäßmuskulatur sowie

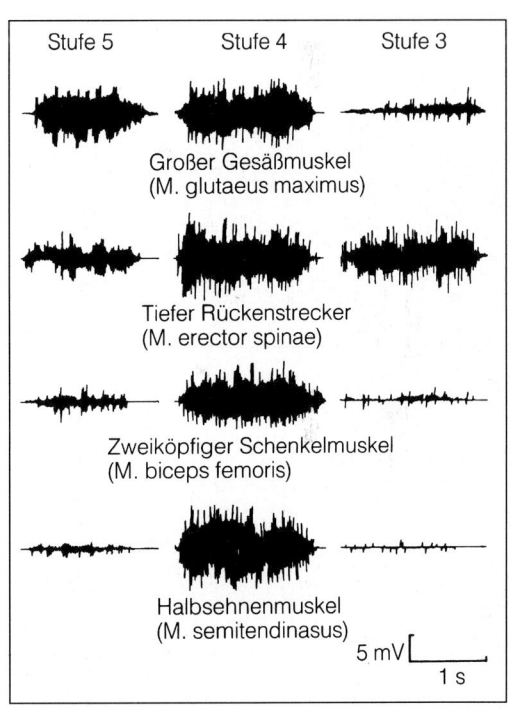

Abb. 233 Muskuläre Aktionspotentiale der Gesäßmuskulatur (und anderer Muskelgruppen) bei verschiedenen Funktionszuständen. Stufe 5 = optimale Funktion; Stufe 4 = leicht abgeschwächte Funktion; Stufe 3 = stark abgeschwächte Funktion (nach *Wittekopf/Wulf* in *Schmidt* 1988, 270).

die Muskeln der Oberschenkelrückseite zeigen geringe Muskelaktivität.

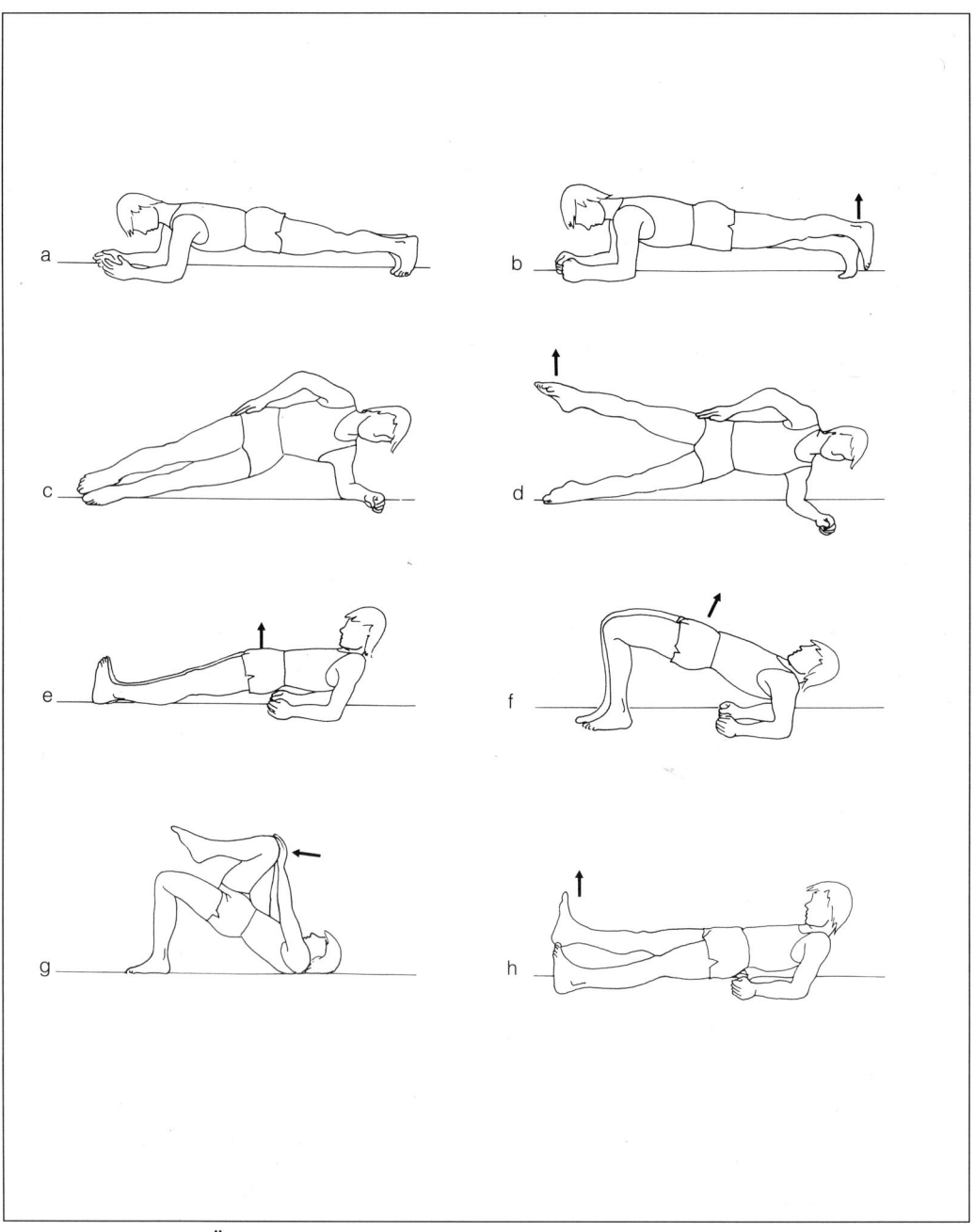

Abb. 234 Isometrische Übungen zur Ganzkörperstabilisierung. a) Stütz auf den Unterarmen und den Füßen (oder Knien) b) desgleichen, aber erschwert (für Fortgeschrittene) mit wechselweisem Anheben des linken bzw. rechten Beines c) Seitliegestütz mit Stütz auf dem Unterarm (oder der Hand) d) desgleichen, aber erschwert (für Fortgeschrittene) mit Abheben des oberen Beines (beachte: Seitenwechsel!) e) Unterarmliegestütz rücklings mit Stütz auf Unterarmen und Fersen f) desgleichen, aber erleichtert (für Anfänger) mit angebeugten Beinen g) desgleichen, aber bei nur einem angebeugten Bein, wobei beide Hände gegen das Knie des gebeugten Beines drücken h) desgleichen, aber erschwert (für Fortgeschrittene) mit wechselseitigem Abheben des gestreckten Beines

Bei vorliegender starker Lendenlordose wird demnach statt einer beabsichtigten Kräftigung der Gesäßmuskulatur eine weitere Verkürzung der tiefen Rückenstreckmuskulatur (M. erector spinae) mit dadurch bedingter Zunahme der Lendenlordose bewirkt, ein Effekt der unbedingt hätte vermieden werden müssen.

Als komplexe Ganzkörperübungen – sie involvieren die gesamte Rumpfmuskulatur, also sowohl die Bauch- als die Rückenmuskulatur – haben sich einige einfache statische Übungen als besonders effektiv erwiesen, da sie im Rahmen eines jeden sportartspezifischen Trainings problemlos nebenbei in den Übungsablauf eingebaut werden können (vgl. Abb. 234).

Bei der Ausführung der Übungen ist Wert auf die Vermeidung typischer „Anfängerfehler" zu legen:
Bei den Übungen von Abb. a und b sollte auf gestreckten Nacken (also keine Halslordose, sondern Kopf in Verlängerung der Wirbelsäule!), auf maximale Spannung im Bereich der Bauch-, Rücken- und Gesäßmuskulatur (also kein Hohlkreuz) geachtet werden.
Bei den Übungen von Abb. c und d ist wiederum auf einen geraden Rücken (also keine Beugespannung) zu achten. Die Ferse sollte mit der gesamten Fußaußenseite ausgestemmt werden.
Bei den Übungen von Abb. e, f, g, h – sie dient über die allgemeine Rumpfstabilisierung hinaus auch der Kräftigung der meist verkürzten und geschwächten Sitzbeinunterschenkelmuskeln (*Mm. ischiocrurales*) – ist ebenfalls wieder auf eine gute Körperspannung ohne „Duchhänger" zu achten (vgl. *Kremer* 1992, 91/92).

Ein derartiges Ganzkörperstabilisierungsprogramm hat sich vor allem im Zusammenhang mit einem sportartspezifischen Sprungkrafttraining als effektiv erwiesen. Wie die Untersuchungen von *Kremer* (1992, 79) aus dem Bereich des Volleyballspiels zeigen, verbessern diese Ganzkörperspannungsübungen in nicht unerheblichem Maße das Sprungverhalten und leisten einen entscheidenden Beitrag zur Prophylaxe des in dieser Sportart – ähnliches gilt auch für alle anderen Spiel-Sprungsportarten (wie z. B. Basketball, Handball, aber auch Fußball) – weit verbreiteten Rückenbeschwerdesyndroms.

Vor der Durchführung eines sportartspezifischen Sprungkrafttrainings hat sich die Ausführung eines Ganzkörperstabilisierungsprogramms (s. S. 350) zur Erhöhung des Tonus der bei den Sprüngen stark beanspruchten Haltemuskulatur (wichtig für den Schutz der Wirbelsäule und eine korrekte Beckenstellung) als sehr nützlich erwiesen.

Planung und Periodisierung des Krafttrainings

1. Allgemeine Grundlagen zur Planung und Periodisierung des Krafttrainings

Entsprechend der Gliederung der allgemeinen Trainingsperiodisierung ergibt sich auch für das Krafttraining eine inhaltliche und auf unterschiedliche Ziele ausgerichtete Unterteilung in Vorbereitungsperiode, Wettkampfperiode und Übergangsperiode.

Jeder dieser Trainingsperioden weist die Trainingsplanung definierte Ziele, Methoden und Inhalte zu, die – aufeinander aufbauend – letzendlich zur individuellen Höchstleistung, zum Erhalt bzw. zum kontrollierten Abbau der sportlichen Form im Sinne einer regenerativen Phase führen sollen.

Um in den verschiedenen Krafttrainingsarten zu optimalen Ergebnissen zu kommen, haben sich in der Trainingspraxis folgende Anwendungszeiträume als notwendig erwiesen (vgl. *Ehlenz/Grosser/Zimmermann* 1983, 128; s. Tab. 46):

Maximalkrafttraining: 7–13 Wochen, davon:
1. Muskelaufbautraining: 4–8 Wochen;
2. Intramuskuläres Training: 3–5 Wochen;
Schnellkrafttraining (= vor allem *inter*muskuläres, technisches Training): ca. 3 Wochen.

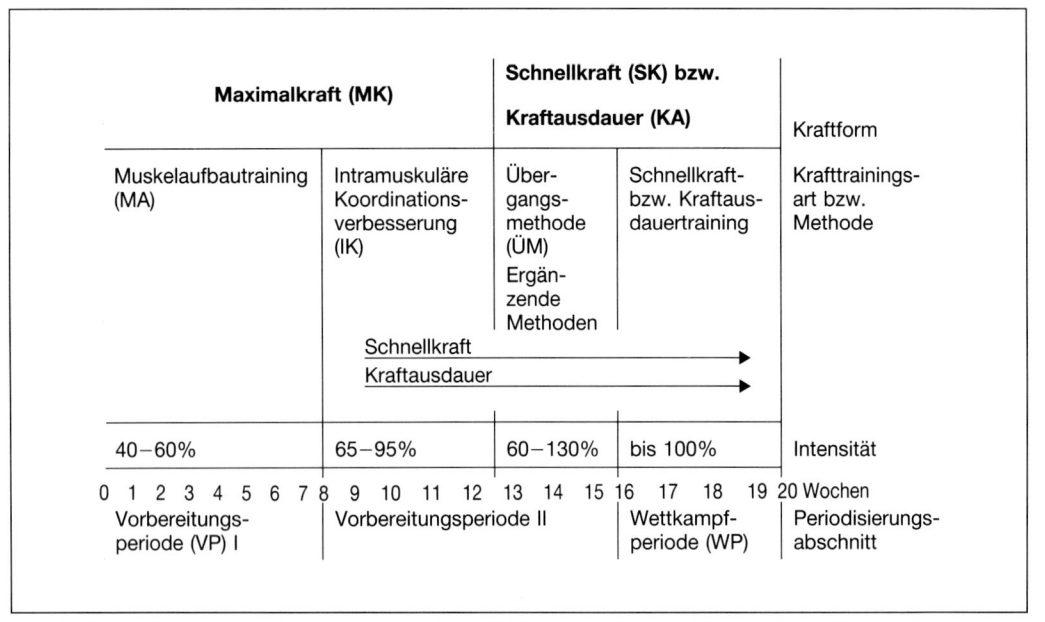

Maximalkraft (MK)		Schnellkraft (SK) bzw. Kraftausdauer (KA)		Kraftform
Muskelaufbautraining (MA)	Intramuskuläre Koordinationsverbesserung (IK)	Übergangsmethode (ÜM) / Ergänzende Methoden	Schnellkraft- bzw. Kraftausdauertraining	Krafttrainingsart bzw. Methode
		Schnellkraft ────────────────►		
		Kraftausdauer ────────────────►		
40–60%	65–95%	60–130%	bis 100%	Intensität
0 1 2 3 4 5 6 7	8 9 10 11 12	13 14 15	16 17 18 19 20 Wochen	
Vorbereitungsperiode (VP) I	Vorbereitungsperiode II		Wettkampfperiode (WP)	Periodisierungsabschnitt

Tab. 46 Periodisierungsabschnitte im Krafttraining (Zeitraum: 20 Wochen) (nach *Ehlenz/Grosser/Zimmermann* 1983, 128)

Kürzere Anwendungszeiträume führen beim Muskelaufbautraining nicht zu den erwünschten Anpassungseffekten, beim intramuskulären Koordinationstraining reichen sie nicht aus, um das durch Muskelaufbautraining vergrößerte Muskelpotential auszuschöpfen.
Bei *längeren Zeiten* steht der Trainingsaufwand in keinem Verhältnis zum zusätzlich erzielten Anpassungsergebnis.

In Abhängigkeit von der Sportart kann dieser 20wöchige Periodisierungszyklus (Tab. 46) einmal (z. B. in der Leichtathletik) – man spricht von eingipfligen Sportarten – oder zweimal (z. B. im Gewichtheben) – man spricht von zweigipfligen Sportarten (vgl. auch S. 62) – durchlaufen werden.
Im *Mehrjahrestraining* bildet der 20-Wochen-Zyklus die Grundlage der einzelnen Jahresprogramme (Tab. 46).
Durch eine entsprechende Zeitumstellung kann der in der Tabelle gezeigte Jahreszyklus auf nahezu alle Sportdisziplinen angewendet werden. Bezüglich der Belastungssteigerungswerte sind jeweils die von Abschnitt zu Abschnitt neu erreichten Maximalleistungen zugrunde zu legen.

Bei der Gestaltung des *Mikrozyklus* (eine Woche) im Krafttraining ist zu beachten (vgl. *Ehlenz/Grosser/Zimmermann* 1983, 129):
1. Bei zweimaligem wöchentlichen Training kann mit gleichen Umfängen und Intensitäten trainiert werden, da ausreichende Erholungszeiten zwischen den Trainingseinheiten (zwei bis drei Tage) vorliegen.
2. Bei dreimaligem wöchentlichen Training sollte montags, mittwochs und freitags trainiert werden, wobei am Montag und Freitag mit gleichen, am Mittwoch mit 10–15 % geringeren Belastungen trainiert werden soll.
3. Bei zwei- bis viermaligem wöchentlichen Training ist eine Änderung der Belastungen durch Intensitätserhöhung bzw. -erniedrigung bei gleicher Satzzahl anzustreben: Zu-

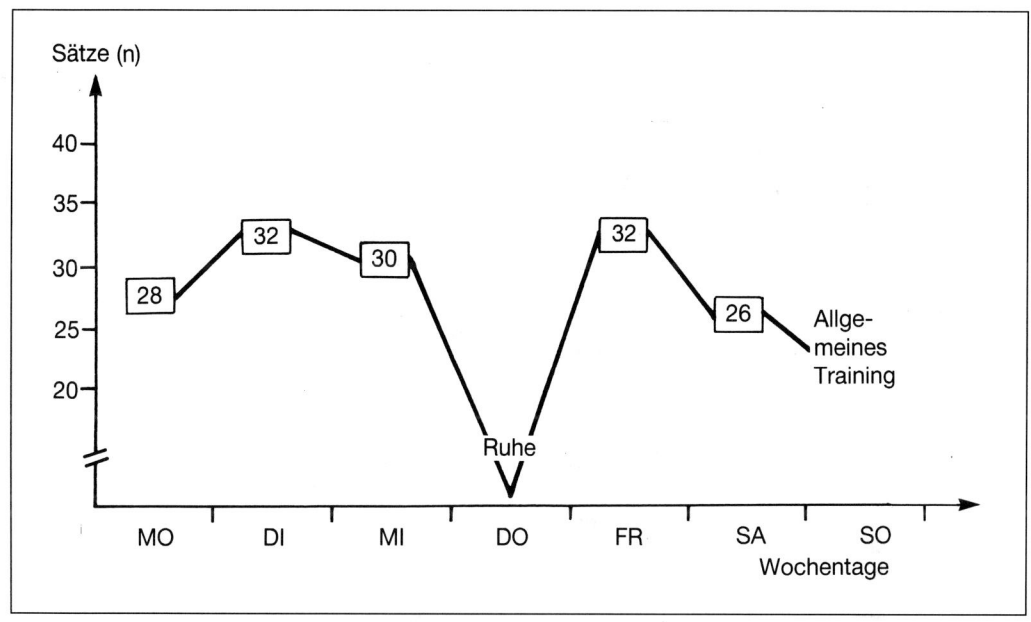

Abb. 235 Belastungsverteilung in einem Mikrozyklus bei fünf- bis sechsmaligem Training durch die Variation der Satzzahlen (nach *Ehlenz/Grosser/Zimmermann* 1983, 42)

nächst wird nach dem Prinzip der progressiven Belastungssteigerung die Intensität an drei aufeinanderfolgenden Tagen erhöht, am vierten Tag aber reduziert, um in den nachfolgenden Tagen wieder gesteigert werden zu können.
4. Bei fünf- bis sechsmaligem wöchentlichen Training kann die Variation der Belastung durch die Anzahl der Sätze (bei jeweils fünf Übungen) erfolgen (Abb. 235).

Fast in allen Sportarten hat sich heute ein ganzjähriges Krafttraining durchgesetzt, sei es im Sinne der Leistungsoptimierung oder als Ausgleichs- bzw. Ergänzungstraining.
Allerdings ergibt sich, wie bereits vorher dargestellt, zu den einzelnen Jahreszeiten ein unterschiedliches Programm mit unterschiedlichen Schwerpunkten und Methoden.

Krafttraining in der Vorbereitungsperiode

Die Vorbereitungsperiode (VP) läßt sich je nach Sportart und zur Verfügung stehender Zeit in unterschiedlich viele Teiletappen unterteilen. Ihre Zahl schwankt im allgemeinen zwischen einer und drei. Man spricht von VP 1, VP 2 oder VP 3.
Trotz unterschiedlicher Etappenzahlen ist allen Einteilungsvorschlägen eine progressive Belastungszunahme gemeinsam. Sie läßt sich an den verschiedenen Zielsetzungen und der Auswahl charakteristischer Methoden und Inhalte erkennen.
Am Beispiel einer leichtathletischen Schnellkraftsportart, dem Kugelstoßen, soll der Aufbau einer optimal geplanten Vorbereitungsperiode exemplarisch und konkret dargestellt werden. In der Folge sollen hier vor allem die differenzierten und detaillierten Ausführungen von *Egger* (1992) vorgestellt und diskutiert werden.

Egger (1992, 31) unterscheidet für den Zeitraum der Entwicklung der sportlichen Form drei der Wettkampfperiode vorausgehende Phasen – sie entsprechen den verschiedenen Etappen der Vorbereitungsperiode –, nämlich die „extensive Phase" (Vorbereitungsperio-

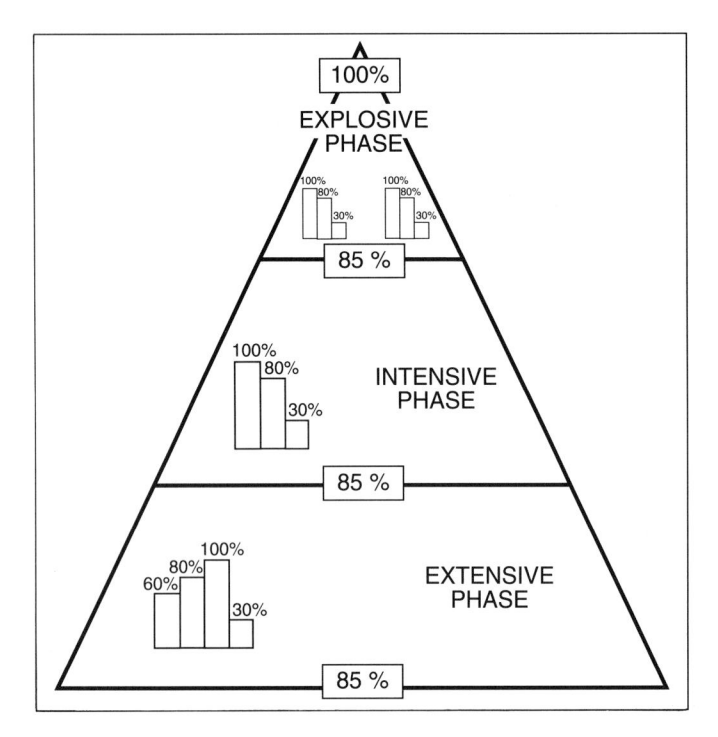

Abb. 236 Die drei Phasen der Kraftentwicklung am Beispiel der leichtathletischen Schnellkraftentwicklung (verändert nach *Egger* 1992, 32)

de 1), die „intensive Phase" (Vorbereitungsperiode 2) und die „explosive Phase" (Vorbereitungsperiode 3).

Dabei dienen die extensive und die intensive Phase vornehmlich der Entwicklung der grundlegenden Voraussetzungen, die explosive Phase hingegen dem Aufbau der spezifischen Anforderungen der jeweiligen Sportart.

Für die volumenorientierte Muskelaufbauphase – sie entspricht der extensiven Phase – empfiehlt er einen Makrozyklus von vier Wochen, der in vier einwöchige Mikrozyklen unterteilt ist. Für die nachfolgenden „qualitativen" Etappen, die der Verbesserung der intra- und intermuskulären Koordination – intensive Phase – bzw. der Entwicklung der Explosivität – explosive Phase – dienen sollen, schlägt er Makrozyklen von drei Wochen vor, mit je drei Mikrozyklen à einer Woche.

Zum besseren Verständnis der Abb. 236 sei darauf hingewiesen, daß in der „extensiven Phase" eine progressive Volumensteigerung erfolgt: In der ersten Woche drei Serien mit einer gegebenen Wiederholungszahl, in der zweiten vier und in der dritten fünf. Die vierte Woche dient der Erholung und beinhaltet nur zwei Serien mit geringer Intensität (30 % der individuellen Maximalkraft).

Während es in der „extensiven Phase" zu einer Progression in der Serienzahl kommt, weisen die nachfolgenden zwei Phasen in ihren einwöchigen Mikrozyklen eine Belastungsabnahme auf, die auf die maximale Auslastung der ersten Woche (vollständige Ausschöpfung der momentanen Möglichkeiten des jeweiligen Sportlers) zurückzuführen ist und eine weitere Steigerung bzw. die Wiederholung der gleichen Belastung unmöglich macht.

In der intensiven bzw. explosiven Phase dominiert die Qualität (Innervation und Explosivität). Deshalb beinhalten die jeweiligen Makro-

Periodisierung

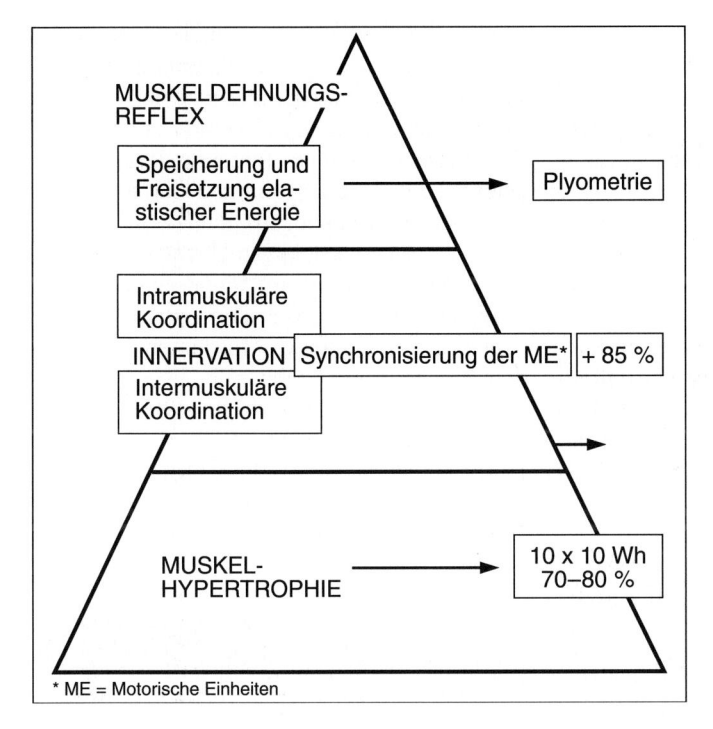

Abb. 237 Die Mechanismen der Kraftentwicklung (nach *Egger* 1992, 35)

zyklen Mikrozyklen mit degressivem Charakter, da sonst die Belastbarkeit des Sportlers überfordert und der Zustand eines Übertrainings provoziert werden könnte (vgl. *Egger* 1992, 33/34).

Eine derartige Belastungspyramide umfaßt demnach insgesamt 12 bis maximal 16 Wochen zur Vorbereitung auf eine nachfolgende Wettkampfperiode von vier bis sechs Wochen. Um eine neuerliche Wettkampfperiode vorzubereiten müßte der vorgestellte Zyklus von neuem durchlaufen werden.

Egger (1992, 35) überträgt dieses Pyramidenmodell, das allgemein auf einer progressiven dreiphasigen Belastungssteigerung beruht, konsequent auf alle zielorientierten, methodischen und inhaltlichen Fragestellungen.

Zur übersichtlicheren Darstellung werden die einzelnen Progressionsebenen zuerst getrennt und erst in Abb. 242 in einer integrierten Gesamtübersicht dargestellt.

- Belastungsprogression aus anatomisch-leistungsphysiologischer Sicht

Wie Abb. 237 zeigt, liegen der progressiven Belastungssteigerung aus anatomisch-leistungsphysiologischer Sicht unterschiedliche Mechanismen zugrunde.

Die extensive Phase ist durch Muskelaufbautraining (Muskelhypertrophie), die intensive Phase durch die intra- und intermuskuläre Koordinationsschulung und die explosive Phase durch die Optimierung der muskelreflektorischen Mechanismen gekennzeichnet.

Jedem dieser Mechanismen können charakteristische Trainingsmethoden und Inhalte zugrunde gelegt werden (vgl. auch S. 305 f.). Für die Muskelquerschnittszunahme ist dies vor allem die Bodybuildingmethode mit Serien von zehn Wiederholungen und einer Intensität von 70–80 % der individuellen Maximalkraft (Leistungssportler). Für die Verbesserung der intramuskulären Koordination die Methode der hohen und höchsten Belastungen (über 85 %). Für die Optimierung der Mechanismen des Muskeldehnungsreflexes bzw. des Trainings der elastischen Eigenschaften des Muskels schließlich ist es das plyometrische Training (und verwandte Formen).

- Belastungsprogression aus zielorientierter Sicht

Aus zielorientierter Sicht wird auf die seit *Kusnetzow* (1970) gültige Reihenfolge von „allgemeinem Muskeltraining" – „vielseitig zielgerichtetem Muskeltraining" und „speziellem Muskeltraining" (vgl. S. 357, s. Abb. 238) Wert gelegt.

Egger verdeutlicht diese Zielsetzungen am Beispiel der Verbesserung der Kraft für die Schlagwurfbewegung, wie sie beim Speerwurf, beim Volleyball-Schmetterball oder Tennisaufschlag vorkommt:
– Beim allgemeinen Krafttraining dominieren ein- und zweigelenkige Übungen, die selektiv bzw. in Verbindung miteinander die Arm- und Schultermuskulatur schulen.
– Im vielseitig zielgerichteten Krafttraining dominieren Medizinballwürfe aus verschiedenen Körperpositionen, die bereits wesentliche Aspekte der Zielübung beinhalten.
– Im speziellen Muskeltraining schließlich stehen wettkampfspezifische Übungen im Vordergrund.

- Belastungsprogression aus methodischer Sicht

Unter dem Aspekt der progressiven Methodenreihung ist auf eine sinnvolle Methodenfolge zu achten (s. Abb. 239).
Dabei wird über Methoden, die ein ausreichendes Maß an „Rohkraft" vermitteln, die Grundlage für die nachfolgenden Methoden gelegt. Exzentrische bzw. plyometrische Methoden müssen vorbereitet werden, wenn unnötige Verletzungen bzw. Überlastungen vermieden werden sollen. Abb. 239 zeigt die progressive Steigerung der Methoden zur Entwicklung der Maximalkraft, die als Grundlage für die nachfolgende Entwicklung der Schnellkraft dient.

Für die Anwendung der Methode der Vor- bzw. Nachermüdung (s. S. 275) empfiehlt *Egger* in der *extensiven Phase* folgende Reihenfolge: Zuerst zehn Wiederholungen der Komplexübung (z. B. Kniebeugen), dann zehn Wiederholungen mit der selektiven Übung (z. B. reines Kniestreckertraining) im Sinne einer Nachermüdung mit exzentrisch-konzentrischem Akzent (mittels spezieller Maschinen, wie z. B. dem Schnelltrainer oder mit Hilfe von Partnern, die in der exzentrischen Phase zusätzlichen Druck erzeugen).

Durch eine derartige Methodenfolge kommt es nicht nur zu einer Querschnittsverbesserung, sondern auch zu einer Optimierung der Innervationsarbeit.

Für die *intensive Phase* eignet sich in besonderem Maße die Anwendung der Kontrastmethode mit komplexen sportartspezifischen Übungen (Schnellkraft-Parcours). Für den Arm-Schulter-Bereich eines Kugelstoßers sei dies am Beispiel des „Bankdrückens" verdeutlicht (vgl. *Egger* 1992, 44):
– 5 bis 6 exzentrische Wiederholungen (90 % MW = maximal mögliche Wiederholungen)
– 5 bis 6 plyometrische Wiederholungen (60 % MW)
– Totale Isometrie mit 70 %
– 2 x 6 konzentrische Wiederholungen (50 % MW) – explosive Ausführung

Beachte: Zwischen den einzelnen Serien wird je eine Pause von fünf Minuten eingelegt.

In der *explosiven Phase* schließlich werden Übungen bevorzugt, die mit hoher Belastung (90 %) und explosivem Krafteinsatz ausgeführt werden. Auch hier kommt die Kontrastmethode zur Anwendung. Einer Serie Kniebeugen mit 90 % folgt z. B. eine Sprungserie o. ä.

Dieser Wechsel von schweren mit leichten Gewichten (bzw. eigenem Körpergewicht) soll wettkampfspezifisch die Kraft- und Koordinationsschulung miteinander verbinden.

Periodisierung

```
              SPEZIELLES
              KRAFT-
              TRAINING
                 ↓
            Kraftschulung
         mit Hilfe des sportart-
         spezifischen Bewegungs-
                ablaufs
         VIELSEITIG ZIELGE-
         RICHTETES KRAFTTRAINING
                 ↓
    - zielorientierte Koordinationsschulung
    - Erweiterung der Bewegungsamplitude
    - schnellkräftige Ausführung mit Hilfe von
      Sprung- und Wurfschulung

         ALLGEMEINES KRAFTTRAINING
                 ↓

         Basistraining (volumenorientiert)
      mit Hilfe von Hanteln und Kraftmaschinen
```

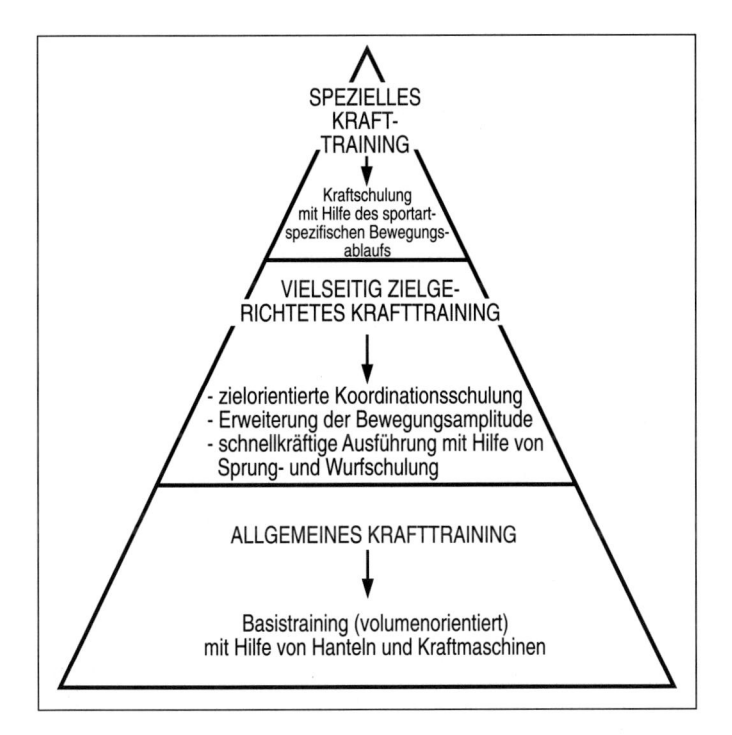

Abb. 238 Zielsetzungen des Muskeltrainings (verändert nach *Egger* 1992, 36)

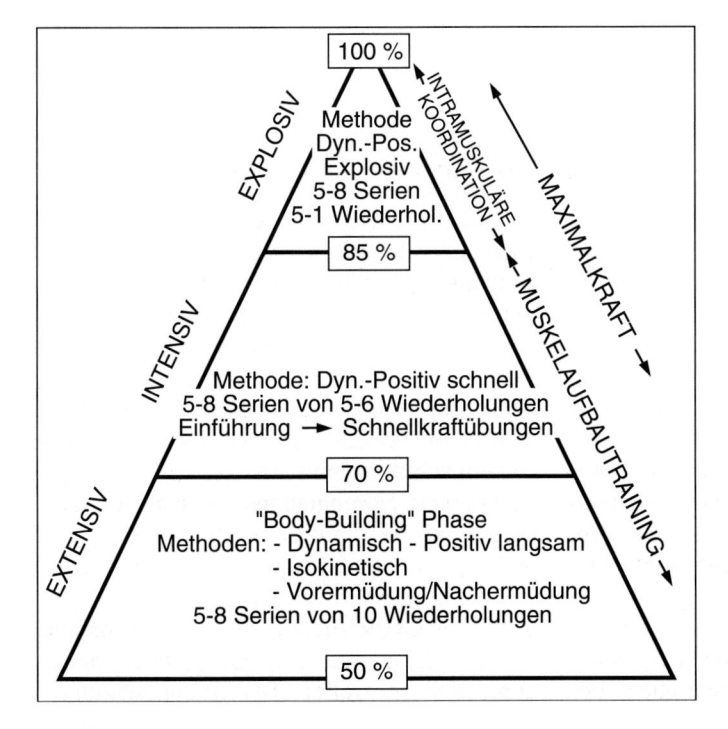

```
                     100 %
                   Methode
                   Dyn.-Pos.
           EXPLOSIV Explosiv
                   5-8 Serien
                   5-1 Wiederhol.
                     85 %
           INTENSIV
             Methode: Dyn.-Positiv schnell
             5-8 Serien von 5-6 Wiederholungen
             Einführung → Schnellkraftübungen
                     70 %
           EXTENSIV
             "Body-Building" Phase
           Methoden: - Dynamisch - Positiv langsam
                     - Isokinetisch
                     - Vorermüdung/Nachermüdung
             5-8 Serien von 10 Wiederholungen
                     50 %
```
(INTRAMUSKULÄRE KOORDINATION, MAXIMALKRAFT, MUSKELAUFBAUTRAINING)

Abb. 239 Methoden zur Steigerung der Maximalkraft in den verschiedenen Etappen der Kraftentwicklung am Beispiel schnellkraftorientierter Sportarten (verändert nach *Egger* 1992, 42)

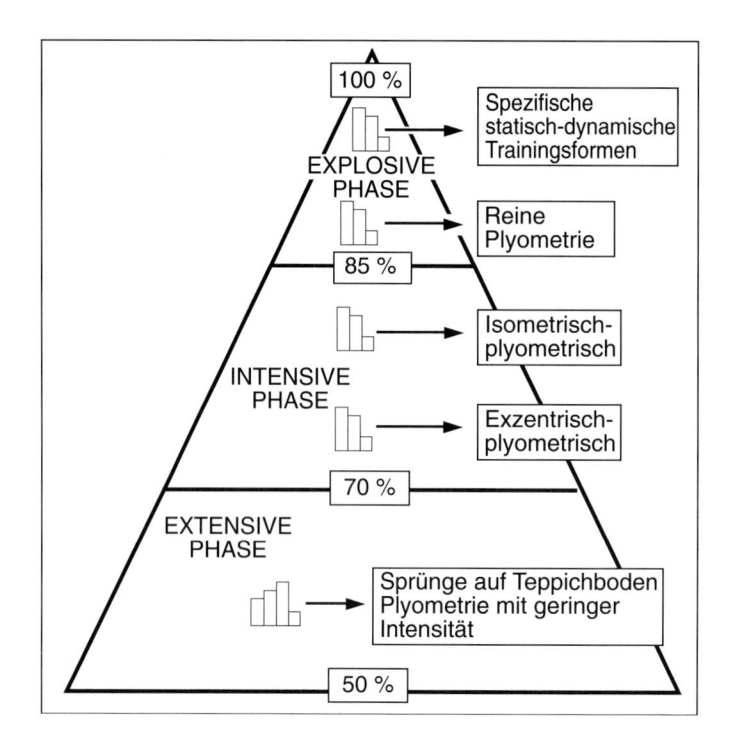

Abb. 240: Methoden zur Entwicklung der Schnellkraft in der extensiven, intensiven und explosiven Phase (verändert nach *Egger* 1992, 46)

- Belastungsprogression am Beispiel der Sprungkraftentwicklung

Auch unter dem *Aspekt der spezifischen Entwicklung der Sprungkraft* kommt die schon mehrfach dargestellte progressive Steigerung der verschiedenen Methoden in der extensiven, intensiven und explosiven Phase zum Ausdruck (vgl. Abb. 240).

Die *extensive* Phase der Sprungkraftentwicklung bezeichnet *Egger* (1992, 45) auch als präventive, verletzungsprophylaktische Phase. Inhalte dieser Phase bilden vor allem Sprungfolgen, die barfuß auf relativ weichen Teppichbelägen ausgeführt werden. Durch die weiche Auflage soll einerseits die Gleichgewichtsfähigkeit, anderseits die dafür wichtige Fußmuskulatur geschult werden.
Zentrales Übungsgut dieser Phase stellen Sprungfolgen aller Art dar (einbeinig, beidbeinig, vorwärts, rückwärts, seitwärts, vertikal, horizontal etc.), die pro Serie jeweils zehn Sprünge umfassen.
In der *intensiven Phase* dominiert der Wechsel verschiedener Kontraktionsweisen. Insbesondere der Wechsel von exzentrischen und isometrischen Übungen stellt eine gute Vorbereitung auf das nachfolgende plyometrische und statisch-dynamische Training dar, das der unmittelbaren Wettkampfvorbereitung vorhergeht.
Die abschließende *explosive Phase* beinhaltet rein plyometrische Übungen, die mit statisch-dynamischen kombiniert werden. Abb. 180 zeigt einige Kombinationsmöglichkeiten.

- Disziplinintegrierte Belastungsprogression

Aus *sportartspezifischer Sicht* erfolgt parallel zu dem soeben skizzierten Training zur Schaffung der speziellen Kraftvoraussetzungen

Periodisierung

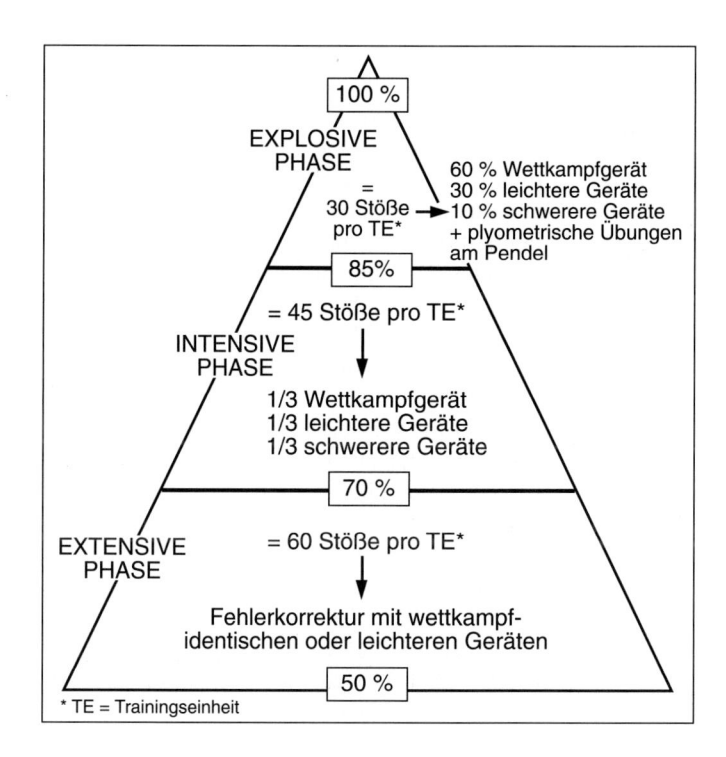

Abb. 241 Die Etappen der Entwicklung der sportartspezifischen Kraft, dargestellt am Beispiel der Schnellkraftsportart Kugelstoßen (verändert nach *Egger* 1992, 49)

Pyramide (von oben nach unten):
- 100 % – EXPLOSIVE PHASE = 30 Stöße pro TE* → 60 % Wettkampfgerät, 30 % leichtere Geräte, 10 % schwerere Geräte + plyometrische Übungen am Pendel
- 85 % = 45 Stöße pro TE*
- INTENSIVE PHASE → 1/3 Wettkampfgerät, 1/3 leichtere Geräte, 1/3 schwerere Geräte
- 70 % = 60 Stöße pro TE*
- EXTENSIVE PHASE → Fehlerkorrektur mit wettkampfidentischen oder leichteren Geräten
- 50 %

* TE = Trainingseinheit

(Maximal- und Schnellkraft, mit seiner charakteristischen Methodenabfolge), der Aufbau der Form des Sportlers in seiner Spezialdisziplin, hier dargestellt am Beispiel eines Kugelstoßers.

Abb. 241 zeigt auch hier den dreiphasigen Leistungsaufbau.

In der *extensiven* Phase erfolgt parallel zum Muskelaufbau die Durchführung eines vielseitigen technischen Trainings unter Verwendung von Geräten, die der Wettkampfdisziplin entsprechen oder die schwerer bzw. leichter sind als diese. *Bartonietz* (1992, 7) betont die große Wirksamkeit schwererer Geräte, da sie erhöhte Beschleunigungsleistungen erfordern. Er postuliert:
In den entscheidenden leistungsbestimmenden biomechanischen Parametern (z. B. den Werten der Winkelbeschleunigungen in den verschiedenen Gelenkbereichen) sind zur Entwicklung der Wettkampfleistung bei den Krafttrainingsübungen höhere Werte als bei der Wettkampfübung selbst zu erbringen.

Gleichzeitig macht er aber auf die Problematik des Einsatzes leichterer Geräte aufmerksam, da hier niedrigere Beschleunigungsleistungen als mit dem Wettkampfgerät vorliegen. Er betrachtet dies als eine Ursache dafür, daß sich der Einsatz sehr leichter Geräte zur frühzeitigen Ausprägung der zentralnervalen und neuromuskulären Steuer- und Regelprozesse im Schnelligkeitstraining, die für perspektivische Spitzenleistungen erforderlich sein sollen (vgl. *Fröhlich/Lenz/Hauk* 1990; *Bauersfeld/Voss* 1992, 49), in der Praxis nicht im erwarteten Maße bewährt hat.

Egger (1992, 48) weist darauf hin, daß es wichtig ist, das Gerätegewicht so auszuwählen, daß es den momentanen Kraftverhältnissen des Sportlers und den Ansprüchen der Wettkampfdisziplin in etwa entspricht.

> Beachte: Wird über einen längeren Zeitraum mit einem „falschen Gewicht (zu schwer, zu leicht) gearbeitet, dann kommt es zur Ausbildung bzw. Fixierung eines falschen – zu langsamen bzw. zu schnellen – Bewegungsprogramms, bei dem u. U. andere Muskelgruppen bzw. andere Muskelfasertypen aktiviert werden, als dies in der eigentlichen Wettkampfübung der Fall ist. Um die Ausbildung eines fehlerhaften Bewegungsstereotyps zu vermeiden, sollten nie Gerätegewichte gewählt werden, die mehr als 10–15 % vom Wettkampfgewicht entfernt sind. Die spätere Korrektur einer eingeschliffenen „Falschprogrammierung" eines Bewegungsablaufes ist schwierig und zeitaufwendig und sollte grundsätzlich vermieden werden.

In der *intensiven Phase* steht zu gleichen Teilen ein Training mit höheren, wettkampfidentischen bzw. etwas leichteren Gerätegewichten im Vordergrund. Dabei wird der Kontrasteffekt der unterschiedlichen Gerätegewichte zur Optimierung der koordinativen Leistungsfähigkeit ausgenutzt.

Um einen schnellkräftigen Bewegungsablauf zu gewährleisten, sollte die Zahl der Wiederholungen gegenüber der vorhergehenden Phase gesenkt werden. Ist eine schnellkräftige Ausführung der Übung nicht mehr möglich, dann sollte das Training inhaltlich in einen anderen Bereich verlagert werden.

In der *explosiven Phase* dominiert die Arbeit mit dem Wettkampfgerät, aber auch leichtere Geräte kommen zur Verbesserung der Schnelligkeitseigenschaften zum Einsatz. Darüber hinaus wird akzentuiert plyometrisch gearbeitet (Abfangen eines Gewichtes mit sofortigem Ausstoß unter Ausnutzung des Dehnungs-Verkürzungs-Zyklus).

Eine zusammenfassende Übersicht mit Integration der bislang dargestellten allgemeinen und speziellen Dreiphasenmodelle am Beispiel des Kugelstoßens gibt Abb. 242.

In den Spielsportarten, die eine komplexere Leistungsstruktur aufweisen als nur „einseitig", z. B. schnellkraftorientierte Sportdisziplinen aus der Leichtathletik, ist ein ausschließlich auf eine konditionelle Eigenschaft ausgerichtetes Training nicht möglich. Trotz eines „konditonellen" Schwerpunktes in der Vorbereitungsperiode 1 müssen hier stets auch andere spielrelevante Faktoren parallel mitentwickelt werden. Die konditionelle Schulung hat im Vergleich zur sportartspezifischen Spielschulung nur Hilfsfunktion zur Optimierung der komplexen sportlichen Leistungsfähigkeit. Denn in den Sportspielen gilt: Nicht der stärkste, schnellste, ausdauerndste oder beweglichste Sportler ist der beste Spieler, sondern derjenige, der die sportartspezifische Technik und Taktik perfekt beherrscht und in ausreichendem Maße die spielrelevanten konditionellen Eigenschaften mitentwickelt hat, sei es durch ein spielintegriertes Training (untere Spielklassen mit geringer Zahl an verfügbaren Trainingseinheiten) oder durch ein spezielles Sonder- oder Ergänzungstraining (höheres Leistungsniveau mit mehr verfügbaren Trainingseinheiten).

Krafttraining in der Wettkampfperiode

Während der Wettkampfperiode sollte das erworbene Kraftniveau über ein sogenanntes „Erhaltungstraining" durch ein mindestens einmaliges wöchentliches Krafttraining erhalten werden. Damit werden Einbußen des Maximal- und Schnellkraftniveaus verhindert und wesentliche Faktoren der sportlichen Leistungsfähigkeit auf dem erforderlich hohen Niveau gehalten.

Von besonderem Interesse sind hierbei kurzfristig wirksame Methoden, die auch in der unmittelbaren Wettkampfvorbereitung eine wichtige Rolle spielen (s. S. 369).

Wie Abb. 243 zeigt, spielt ein Erhaltungstraining auch in den Mannschaftssportarten eine wichtige Rolle. Alle Spieler mit einem saison-

Periodisierung

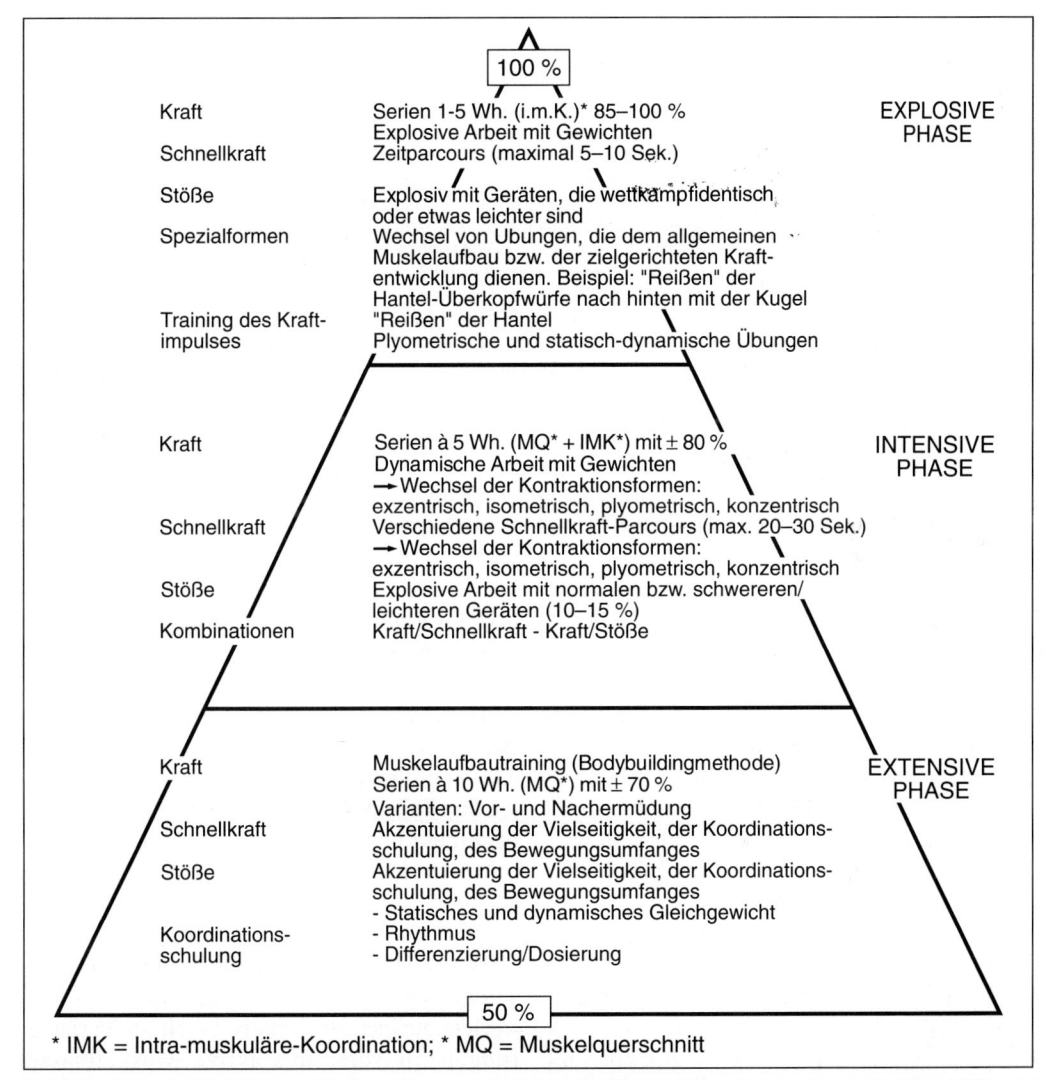

```
                           ▲
                        ┌──────┐
                        │ 100% │
                        └──────┘
   Kraft         Serien 1-5 Wh. (i.m.K.)* 85–100 %         EXPLOSIVE
                 Explosive Arbeit mit Gewichten            PHASE
   Schnellkraft  Zeitparcours (maximal 5–10 Sek.)

   Stöße         Explosiv mit Geräten, die wettkampfidentisch
                 oder etwas leichter sind
   Spezialformen Wechsel von Übungen, die dem allgemeinen
                 Muskelaufbau bzw. der zielgerichteten Kraft-
                 entwicklung dienen. Beispiel: "Reißen" der
                 Hantel-Überkopfwürfe nach hinten mit der Kugel
   Training des Kraft-  "Reißen" der Hantel
   impulses      Plyometrische und statisch-dynamische Übungen


   Kraft         Serien à 5 Wh. (MQ* + IMK*) mit ± 80 %      INTENSIVE
                 Dynamische Arbeit mit Gewichten             PHASE
                 → Wechsel der Kontraktionsformen:
                 exzentrisch, isometrisch, plyometrisch, konzentrisch
   Schnellkraft  Verschiedene Schnellkraft-Parcours (max. 20–30 Sek.)
                 → Wechsel der Kontraktionsformen:
                 exzentrisch, isometrisch, plyometrisch, konzentrisch
   Stöße         Explosive Arbeit mit normalen bzw. schwereren/
                 leichteren Geräten (10–15 %)
   Kombinationen Kraft/Schnellkraft - Kraft/Stöße


   Kraft         Muskelaufbautraining (Bodybuildingmethode)   EXTENSIVE
                 Serien à 10 Wh. (MQ*) mit ± 70 %             PHASE
                 Varianten: Vor- und Nachermüdung
   Schnellkraft  Akzentuierung der Vielseitigkeit, der Koordinations-
                 schulung, des Bewegungsumfanges
   Stöße         Akzentuierung der Vielseitigkeit, der Koordinations-
                 schulung, des Bewegungsumfanges
                 - Statisches und dynamisches Gleichgewicht
   Koordinations- - Rhythmus
   schulung      - Differenzierung/Dosierung
                        ┌──────┐
                        │ 50 % │
                        └──────┘
* IMK = Intra-muskuläre-Koordination;  * MQ = Muskelquerschnitt
```

Abb. 242 Phasen-Modell eines Krafttrainings am Beispiel des Kugelstoßens (verändert nach *Egger* 1992, 54)

begleitenden Krafttraining – ähnliches gilt auch für andere konditionelle Eigenschaften – weisen am Ende der Saison ein höheres Kraftniveau auf als Spieler, die kein derartiges Krafttraining absolvierten.

Ein fehlendes Erhaltungstraining kann auch zu einem „Krafteinbruch" führen, was besonders für Spielsportler mit ihren langen Wettkampfzeiten von Bedeutung ist: Trotz verbesserter technisch-taktischer Leistungsfähigkeit kommt es zu einem Leistungsabfall in der speziellen Sportart.

Krafttraining in der Übergangsperiode

Welche Bedeutung ein kontinuierliches, also auch über Urlaubspausen hinweg durchgeführ-

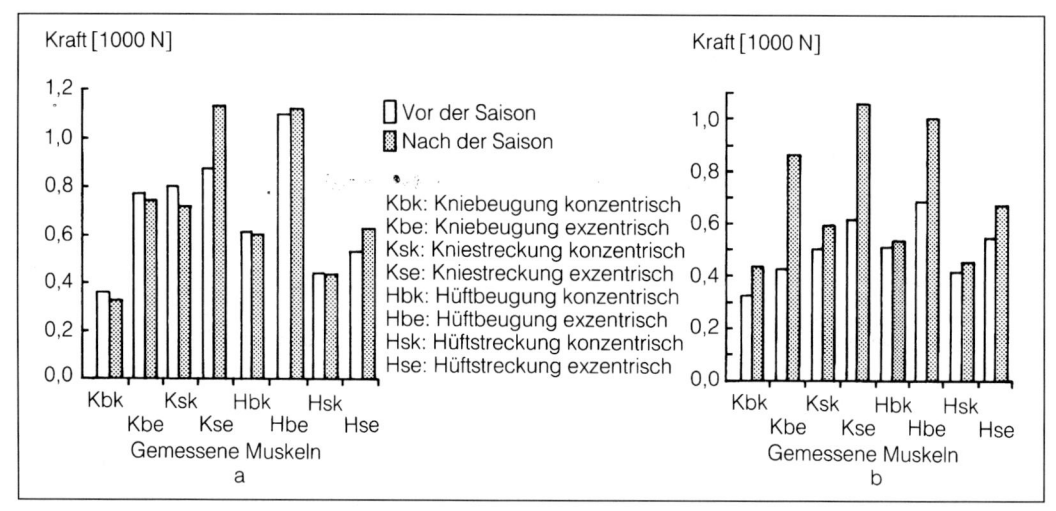

Abb. 243 Isokinetische Kraft bei Fußballspielern ohne (a) und mit einem saisonbegleitenden Krafttraining (b) (nach *de Proft* et al. 1988, 110/111)

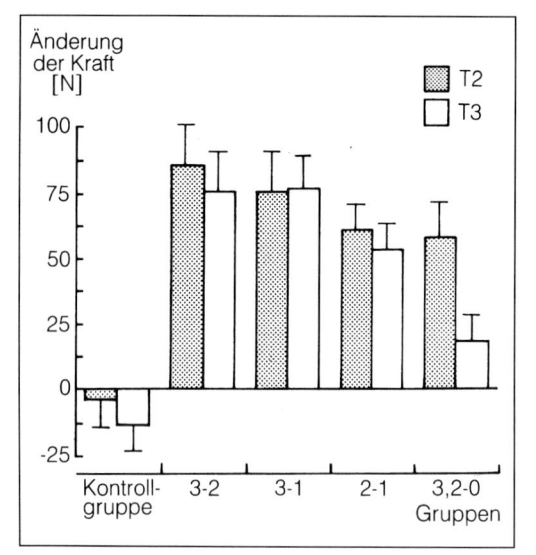

Abb. 244 Änderung der Maximalkraft (isometrisch ermittelt) der Kniestrecker bei verschiedenen Trainingsgruppen nach einer längeren Trainingsperiode (10–18 Wochen) (T2) und 12 Wochen reduziertem Training (T3). 3-2 = dreimal wöchentliches Training auf zweimal reduziert; 3-1 = dreimal wöchentlich auf einmal reduziert; 2-1 = zweimal wöchentliches Training auf einmal reduziert; 3,2-0 = 3,2mal wöchentliches Training auf 0 reduziert (kein weiteres Training) (nach *Graves* et al. 1988, 318)

tes „Erhaltungstraining" im Kraftbereich hat, zeigen die Untersuchungen von *Graves* et al. (1989, 318). Die Ergebnisse lassen erkennen, daß ein durch Training erworbenes Kraftniveau bei reduziertem, aber ausreichend intensivem Training über einen Zeitraum von drei Monaten fast vollständig „konserviert" werden kann, bei einem völlig eingestellten Training jedoch mit einer drastischen Krafteinbuße zu rechnen ist (Abb. 244).

Auch die Untersuchungen von *Kiessling/Viol* (1990, 123) machen deutlich, daß es durch Trainingspausen (inklusive Erkrankungs- und Verletzungspausen) relativ rasch zu Veränderungen im Verhältnis aktive Muskelmasse/Depotfett und damit zu einer Verschlechterung aller Sprungkraft- und Startkraftleistungen kommt.

Konsequenzen für die Trainingspraxis

Die bisherigen Feststellungen sollten folgende Konsequenzen haben:

– Für den oberen Leistungsbereich ist ein ganzjähriges Krafttraining zu fordern (vgl. auch *Bisanz* 1989, 26).

- In der Vorbereitungsperiode sollte in den unterschiedlichen Etappen auf allen Ebenen (Zielorientierung, Methoden, Inhalte, Sportartspezifität etc.) eine progressive Belastungssteigerung vollzogen werden, die „nahtlos" an die Belastungen der jeweiligen Wettkampfdisziplin heranführt und die erforderlichen Grundlagen schafft.
- Auch in der Urlaubszeit ist über ein entsprechendes Erhaltungs- bzw. Wiederaufbautraining für ein angemessenes Kraftniveau zu sorgen.
- Während der Wettkampfperiode muß das in der Vorbereitungsperiode erarbeitete Kraftniveau durch ein mindestens einmaliges wöchentliches Krafttraining erhalten werden, um keine Einbußen der Maximal- und Schnellkraft sowie der Schnelligkeitsleistungen hinnehmen zu müssen.

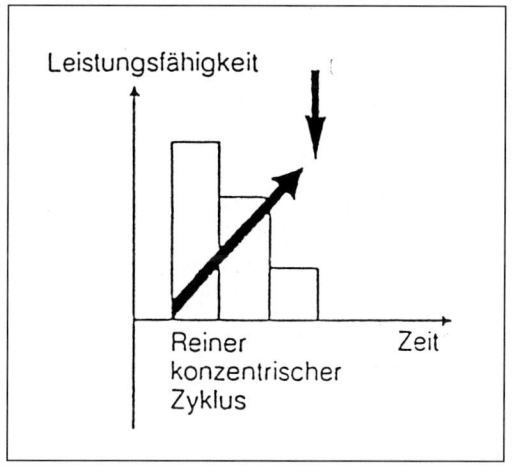

Abb. 245 Unmittelbarer Effekt eines „reinen" konzentrischen Krafttrainingszyklus (nach *Cometti* 1988 b, 62)

Ist das erforderliche ganzjährige Erhaltungstraining nicht im Rahmen des normalen Trainings aus zeitlichen oder organisatorischen Gründen unterzubringen, dann sollte versucht werden, die Sportler über ein entsprechendes Heimtraining („Hausaufgaben") in Form zu halten (vgl. *Rogalski* 1968, 335; *Bisanz* 1985, 6; *Benedek* 1987, 210; *Jerat* 1991, 12). Training in „Eigenregie" erfordert einen aufgeklärten, einsichtigen, „mündigen" und kooperationswilligen Sportler!

2. Spezielle Aspekte der Planung und Periodisierung des Krafttrainings

Bei der Anwendung der verschiedenen Krafttrainingsmethoden ist darauf zu achten, daß sie einen unmittelbaren, verzögerten und kumulativen Effekt haben können.

Die Kenntnis dieser zeitlich gestaffelten Effekte ist wichtig für die kurz-, mittel- und langfristige Trainingsplanung!

Konzentrisches Training

Durch ein konzentrisches Training (s. S. 267) ergeben sich nachfolgende Effekte (vgl. *Cometti* 1988 b, 59 f.).

Unmittelbarer Effekt

Bei Krafttrainingseinheiten bzw. -zyklen mit konzentrischer Arbeit – z. B. durch explosive Kniestreckbewegungen mit Hanteln (s. S. 270) – kommt es zu einer unmittelbaren Verbesserung der Schnellkraft (Abb. 245).

Die reine konzentrische Methode eignet sich demnach ebenso wie einige andere Methoden (s. S. 369) zu unmittelbaren Wettkampfvorbereitung zum „Spritzigmachen"!

Nach einer einzelnen Krafttrainingseinheit im Sinne eines Muskelaufbautrainings (s. S. 305) (40–60 %, etwa zehn Wiederholungen pro

Serie mit mittlerem Tempo) braucht der Sportler etwa drei Tage, um sich nach einem zwischenzeitlichen Tief (Abnahme der Leistungsfähigkeit, insbesondere im Schnellkraftbereich) wieder zu erholen.

Nach einer einzelnen Krafttrainingseinheit im Sinne der *Methode hoher und höchster Intensität* (s. S. 297) innerhalb eines Pyramidentrainings (mit abnehmenden Lasten) braucht der Sportler etwa sieben Tage bis zur Wiederherstellung.

Da ein einmaliges Krafttraining eher ein isoliertes Phänomen darstellt, interessiert vor allem die unmittelbare Wirkung eines ein- bzw. mehrwöchigen Trainingszyklus.

> Beachte: Die *Methode der hohen und höchsten Intensitäten* sollte nicht öfter als einmal pro Woche zum Einsatz kommen!

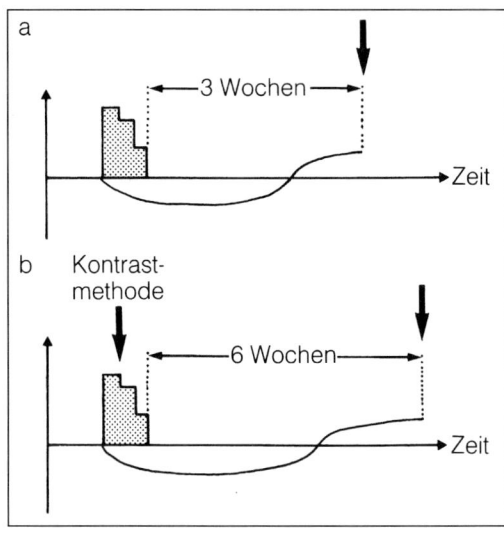

Abb. 247 Verzögerter Trainingseffekt nach zwei unterschiedlichen dreiwöchigen Kraftzyklen: a) Konzentrische Trainingsarbeit, b) intensivierte konzentrische Trainingsarbeit mittels Kontrastmethode (verändert nach *Cometti* 1988 b, 61)

Verzögerter Effekt

Nach einem dreiwöchigen Zyklus reiner konzentrischer Arbeit – z. B. durch explosive Kniestreckbewegungen mit Hanteln (s. S. 270) – werden etwa drei Wochen benötigt, bis es zur Superkompensation kommt (Abb. 247). Wird der Trainingszyklus durch die Kontrastmethode (s. S. 248) noch verschärft (mit hohen Serienzahlen), dann kann es bis zu sechs Wochen dauern, bis sich eine erhöhte Leistungsfähigkeit einstellt (Abb. 247).

Kumulativer Trainingseffekt

Unter kumulativem Trainingseffekt ist zu verstehen, daß bei einer sinnvollen Kombination von langsam(er) bzw. schnell(er) wirkenden Trainingsmethoden eine summativ erhöhte Trainingswirkung erzielt werden kann. Wie Abb. 248 zeigt, führt z. B. die Kombination eines dreiwöchigen intensivierten Trainings (über die Kontrastmethode) mit zwei reinen konzentrischen Zyklen von je drei Wochen Dauer zu einem verstärkten Kraftanstieg. Bei der Trainingsplanung der Schnellkraftentwick-

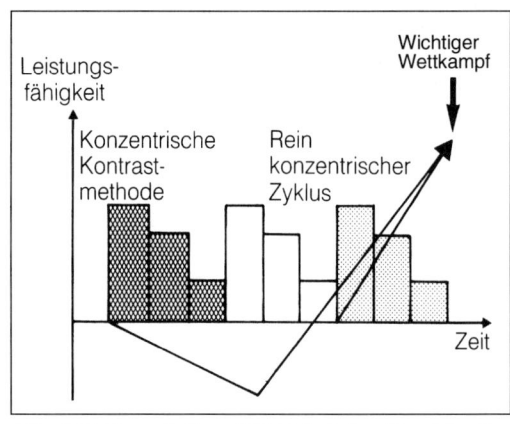

Abb. 248 Kumulativer Effekt bei der Kombination verschiedener konzentrischer Krafttrainingszyklen mit unterschiedlicher Verzögerungswirkung (nach *Cometti* 1988 b, 62)

lung ist auf diesen sogenannten langzeitig verzögerten Trainingseffekt (vgl. auch Abb. 249) besonderes Augenmerk zu legen. Hierbei kommt es nach einer Etappe umfangreicher Kraftbelastungen zu einem vorübergehenden Abfall der Schnellkraftleistungsfähigkeit, der

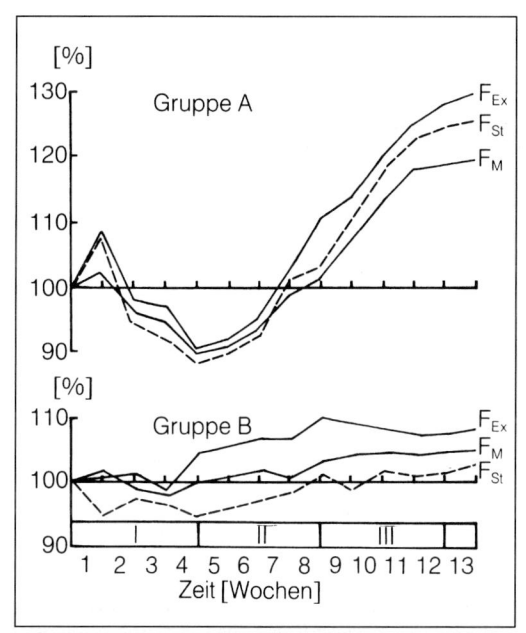

Abb. 249 Dynamik der Entwicklung der Schnellkraftkennwerte nach einer Etappe intensiver Kraftbelastungen im Sinne eines langzeitig verzögerten Trainingseffektes. Gruppe A = Spieler mit Kraftschwerpunkt; Gruppe B = Spieler mit traditionellem Begleittraining. I = Kraftbelastung, II = unmittelbare Wettkampfvorbereitung, III = Beginn der Wettspiele (nach *Naralie*, in *Werchoshanskij* 1988, 112). F_{St} = Starkraft; F_{ex} = Explosivkraft; F_M = Maximalkraft

sich dann in einen nachhaltigen Anstieg der Schnellkraftkennwerte umkehrt und deutlich das Ausgangsniveau überschreitet.

> Durch den gezielten Einsatz langfristig verzögerter Trainingseffekte ist es dem Trainer möglich, das Kraftniveau seiner Athleten über einen längeren Zeitraum hinweg auf einem hohen Niveau zu halten, was vor allem für Spielsportler von Bedeutung ist. Auf diese Weise kann das Vorliegen einer „Frühform" vermieden und eine konditionelle Stabilisierung über einen längeren Zeitraum ohne spätere „Einbrüche" erreicht werden!

Exzentrisches Training

Ein exzentrisches Training (s. S. 279) hat die folgenden Wirkungen (vgl. *Cometti* 1988 b, 126 f.).

Unmittelbarer Effekt

Wird nach der Methode „120–80" trainiert (s. S. 280), dann kommt es bei einem Sportler, der diese Art des Trainings gewöhnt ist, sowohl nach einer einzelnen Trainingseinheit als auch nach einem dreiwöchigen Zyklus zu einem sofortigen Leistungsanstieg. Diese Methode eignet sich demnach, wie bereits erwähnt, in besonderem Maße für die unmittelbare Wettkampfvorbereitung zum „spritzig" machen.

Wird das exzentrische Training jedoch durch die Kontrastmethode intensiviert, dann benötigt der Spieler etwa acht bis zehn Tage bis zur Superkompensationsphase.

Verzögerter Effekt

Neben dem unmittelbaren Effekt, der bei der intensivierten exzentrischen Kontrastmethode nach acht bis zehn Tagen eintritt, kommt es bei einer einzigen Trainingseinheit zusätzlich zu einem verzögerten Effekt, der sich etwa sechs Wochen später einstellt. Ein dreiwöchiger intensivierter exzentrischer Trainingszyklus führt zu einem Trainingseffekt, der bis zu zehn bis zwölf Wochen nach seiner Durchführung liegt!

> Exzentrisches Krafttraining, das durch die Kontrastmethode intensiviert wird, eignet sich demnach hervorragend dafür, die Leistungsfähigkeit zu einem stark nach hinten versetzten Zeitpunkt anzuheben.

Die Planung eines exzentrischen Zyklus nach der Kontrastmethode verhindert – wie wir das bereits bei der Kombination konzentrischer Methoden gesehen haben (s. S. 364) –, daß Athleten/Spieler früh in Form sind und später nicht mehr „zusetzen" können.

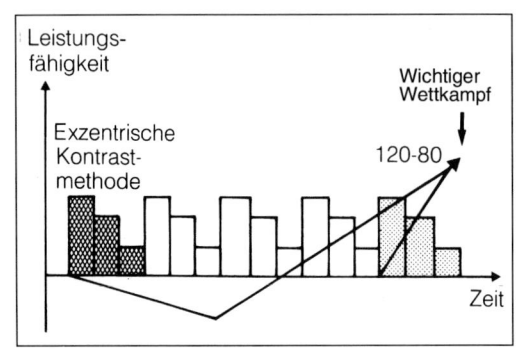

Abb. 250 Kumulativer Trainingseffekt verschiedener exzentrischer Krafttrainingszyklen (nach *Cometti* 1988 b, 128)

Abb. 251 Verzögerter Effekt plyometrischer Trainingsformen: a) „intensive Plyometrie", b) Plyometrie als „Kontrastmethode" (verändert nach *Cometti* 1988 b, 156)

Kumulativer Trainingseffekt

Kombiniert man langfristig und kurzfristig wirksame exzentrische Trainingsmethoden, kann man die Sportler für wichtige Wettkämpfe gezielt vorbereiten (s. Abb. 250).

Plyometrisches Training

Für das plyometrische Training (s. S. 297) gelten nachfolgende Effekte (vgl. *Cometti* 1988 b, 154):

Unmittelbarer Effekt

Der unmittelbare Effekt plyometrischer Trainingsformen hängt in starkem Maße von den eingesetzten Formen ab. Die „kleine" Plyometrie (einfache, variierte Sprungfolgen, Sprungläufe etc.) eignet sich zum „Spritzigmachen" in der unmittelbaren Wettkampfvorbereitung. Die „mittlere Plyometrie" (beidbeinige Bank- oder Hürdensprünge) benötigt drei Tage Erholungszeit und die „intensive Plyometrie" (Hochkastensprünge) zehn Tage, in der intensivsten Form (Kontrastmethode) sogar 15 Tage (Abb. 251).

> Die intensiven plyometrischen Formen stellen für den Sportler eine extrem hohe Belastung dar. Ihre Anwendung sollte demnach nicht zu häufig und in genügendem Abstand zu wichtigen Wettkämpfen plaziert sein.

Verzögerter Effekt

Ein dreiwöchiger Zyklus „intensiver Plyometrie" benötigt drei Wochen bis zur Superkompensation, die intensivste Form (Kontrastmethode) mindestens sechs Wochen (Abb. 251).

Kumulativer Trainingseffekt

Abb. 252 zeigt den summativen Effekt zweier langfristig geplanter plyometrischer Zyklen (in Verbindung mit anderen Zyklen).

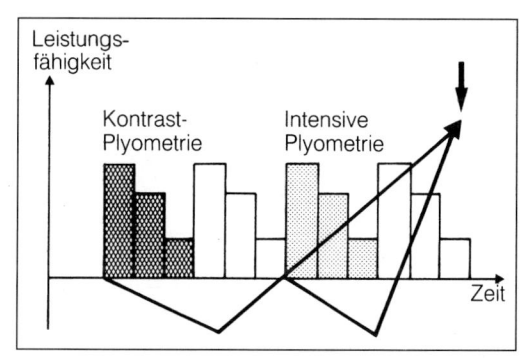

Abb. 252 Kumulativer Effekt zweier plyometrischer Zyklen unterschiedlicher Belastungsintensität (nach *Cometti* 1988 b, 157)

fünf Tage und bei der „maximalen Isometrie" (s. S. 291) sieben bis zehn Tage veranschlagt (Abb. 253).

> Beachte: Aufgrund der Sofortwirkung der „konträren Methode" eignet sich diese Trainingsmethode für die unmittelbare Wettkampfvorbereitung!

Verzögerter Effekt

Vergleichbares wie bei der Wirkung einer Trainingseinheit gilt für die Durchführung isometrischer Zyklen: ein Zyklus nach der „konträren Methode" hat keinen verzögerten, sondern nur einen unmittelbaren Soforteffekt, ein Zyklus nach der „totalen Isometrie" erfordert eine Zeit von etwa sechs Wochen bis zum Eintritt des Verzögerungseffektes, ein Zyklus nach der „maximalen Isometrie" etwa neun Wochen.

Kumulativer Trainingseffekt

Wie Abb. 254 deutlich macht, kann durch eine geschickte Anordnung isometrischer Methoden ein günstiger summativer Langzeiteffekt erzielt werden.

Zusammenfassend läßt sich für die isometrischen Methoden sagen, daß sie in der Jahresplanung nur relativ weit entfernt vom Saisonbeginn und aufgrund der fehlenden intermuskulären Koordinationsschulung nur ergänzend zum sonstigen Krafttraining eingeplant werden sollten. Einzige kurzfristig wirksame Methode mit isometrischem Anteil ist das sogenannte „konträre Training".

> Beachte: Um die Athleten nicht zu überlasten – Gefahr des „Ausbrennens" – und um die hohe Effektivität dieser Trainingsmethode nicht durch den Gewöhnungseffekt zu mindern, sollten intensive plyometrische Zyklen nur selten im Jahr (gezielt in den jeweiligen Vorbereitungsperioden und zeitlich richtig abgestimmt) eingesetzt werden. Die „kleine Plyometrie" mit Sprüngen aller Art ist hingegen ganzjährlich und häufig möglich!

Isometrisches Training

Bei einem isometrischen Training (s. S. 291) hat man mit nachfolgenden Wirkungen zu rechnen (vgl. *Cometti* 1988 b, 92):

Unmittelbarer Effekt

Ebenso wie bei den plyometrischen Formen hängt die unmittelbare Wirkung der isometrischen Arbeitsweise von der jeweils gewählten Methode ab. Bei einer Trainingseinheit nach der „konträren Methode" (s. S. 292) wird nur maximal ein Tag Erholung benötigt, bei der „totalen Isometrie" (s. S. 282) werden drei bis

Methodenkombinationen

Veränderung der Zeiträume bis zum Eintritt des unmittelbaren bzw. verzögerten Wirkungseintrittes durch *Methodenkombinationen*:
Abb. 255 zeigt, daß sich sowohl der *unmittelbare* als auch der *verzögerte Wirkungseintritt*

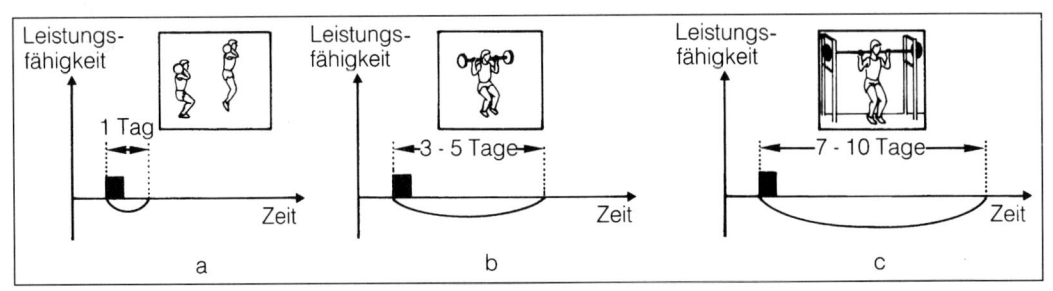

Abb. 253 Unmittelbarer Effekt unterschiedlicher isometrischer Methoden: a) konträre Methode, b) totale Isometrie, c) maximale Isometrie (verändert nach *Cometti* 1988 b, 92/93)

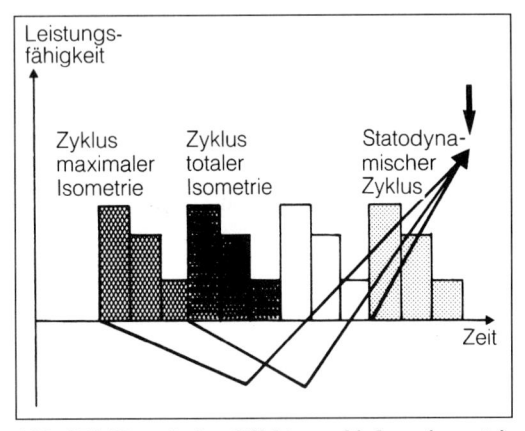

Abb. 254 Kumulativer Effekt verschiedener isometrischer Methoden (nach *Cometti* 1988 b, 95)

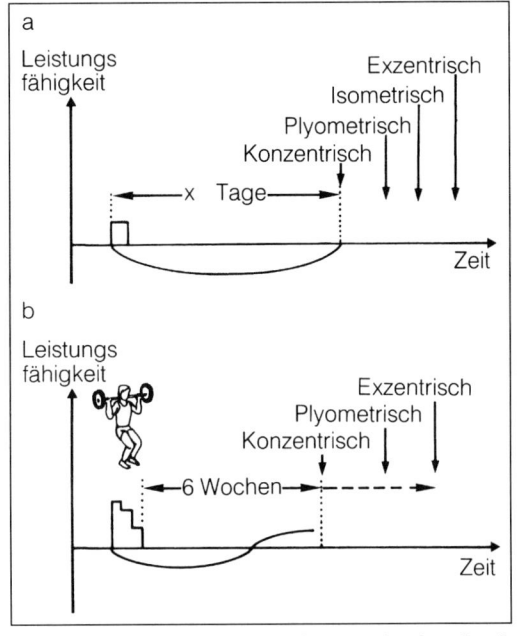

Abb. 255 Veränderung des Wirkungseintritts durch die Kombination verschiedener Trainingsmethoden: a) Verzögerung des „unmittelbaren Wirkungseintrittes" am Beispiel eines „konzentrischen Trainings", b) Verzögerung des „verzögerten Wirkungseintrittes" am Beispiel der „totalen Isometrie" (verändert nach *Cometti* 1988 b, 198)

eines einzelnen Trainingsregimes durch die Hinzunahme einer zweiten Trainingsmethode nach hinten verschiebt. Für den Trainer gilt es, diese Zusammenhänge zu erkennen und bei der Trainingsplanung zu berücksichtigen.

Konsequenzen für die Trainingspraxis

Wie die vorhergehenden Ausführungen zeigen, kommt es nicht nur darauf an, die richtigen Methoden und die richtigen Übungen im Krafttraining des Sportlers einzusetzen, sondern sie auch zum richtigen Zeitpunkt in der optimalen Kombination zur Durchführung zu bringen.

Methode bzw. Methodenvariation bzw. -kombination	Soforteffekt: Zeit bis zum Eintritt der Superkompensation [Tage]	Verzögerter Wirkungseintritt [Tage/Wochen]
Muskelaufbautraining (40–60 %): – Trainingseinheit – dreiwöchiger Zyklus	3 Tage	4–6 Wochen
Methode der hohen und höchsten Intensität, am Beispiel eines Pyramidentrainings: – Trainingseinheit	7 Tage	
„Reines" konzentrisches Training: – Trainingseinheit – dreiwöchiger Zyklus	1 Tag	3 Wochen
Konzentrisches Training, intensiviert durch die Kontrastmethode: – dreiwöchiger Zyklus		6 Wochen
Exzentrische Methode (120–80): – Trainingseinheit – dreiwöchiger Zyklus	1 Tag	10–12 Wochen
Exzentrische Methode, intensiviert durch die Kontrastmethode: – Trainingseinheit – dreiwöchiger Zyklus	8–10 Tage	10–12 Wochen
Einfache Plyometrie: – Trainingseinheit – dreiwöchiger Zyklus	1 Tag	2–3 Tage
Mittlere Plyometrie: – Trainingseinheit – dreiwöchiger Zyklus	3 Tage	1 Woche
Intensive Plyometrie: – Trainingseinheit – dreiwöchiger Zyklus	10 Tage	2–3 Tage

Tab. 47 Fortsetzung nächste Seite

Methode bzw. Methodenvariation bzw. -kombination	Soforteffekt: Zeit bis zum Eintritt der Superkompensation [Tage]	Verzögerter Wirkungseintritt [Tage/Wochen]
Intensive Plyometrie, verstärkt durch die Kontrastmethode – Trainingseinheit – dreiwöchiger Zyklus	15 Tage	6 Wochen
Konträre Methode: – Trainingseinheit	1 Tag	
Totale Isometrie: – Trainingseinheit – dreiwöchiger Zyklus	3–5 Tage	6 Wochen
Maximale Isometrie: – Trainingseinheit – dreiwöchiger Zyklus	7–10 Tage	9 Wochen

Tab. 47 Unmittelbarer bzw. verzögerter Effekt verschiedener Trainingsmethoden

Für das kurzfristige „Spritzigmachen" vor Wettspielen eignen sich die unmittelbar wirksamen Methoden wie die konzentrische Methode, exzentrische Methode (120–80), plyometrische Methode (einfache Plyometrie = Sprünge aller Art) und die konträre Methode.

Für einen Langzeiteffekt im Sinne der Vermeidung einer „Frühform" mit nachfolgendem Leistungsabfall eignen sich insbesondere die konzentrische und plyometrische Methode, wenn sie in der Form der Kontrastmethode verwendet werden.

Durch die richtige Staffelung der unmittelbar bzw. verzögert wirkenden Trainingsmethoden kann es der Trainer schaffen, ein stets hohes Kraftniveau seiner Athleten/Spieler zu erreichen und damit konditionelle „Einbrüche" zu vermeiden.

Eine zusammenfassende Übersicht zur zeitlichen Wirksamkeit gibt Tab. 47.

Methodische Grundsätze zum Krafttraining

Das Krafttraining unterliegt verschiedenen Gesetzmäßigkeiten, deren Kenntnis die Effektivität des Trainings maßgeblich beeinflußt.

Grundsätzlich gilt:

Untrainierter Sportler
– Je untrainierter ein Sportler ist, um so allgemeiner und umfangbetonter sollte sein Training sein. Das allgemeine Training bildet die Grundlage für die Belastungen eines u. U. später durchzuführenden speziellen Trainings.

- Bereits relativ geringe Belastungen genügen, um einen ausgeprägten Kraftzuwachs zu erzielen (eigenes Körpergewicht, geringe Zusatzlasten wie Sandsack etc.).
- Für den Anfänger genügen „sanfte" Trainingsmethoden, die ein geringes Verletzungsrisiko beinhalten, wie z. B. die positiv-dynamische und die statische Methode.
- Da der muskuläre Kraftzuwachs relativ rasch erfolgt, die Anpassungsvorgänge beim passiven Bewegungsapparat (vgl. S. 107) aber relativ langsam vonstatten gehen, ist auf eine ausreichende Adaptationszeit der „nachhinkenden" Strukturen und eine strenge Progressivität der Belastungen zu achten!

Trainierter Sportler
- Je trainierter ein Sportler ist, desto differenzierter und spezifischer sollte sein Training sein. Das spezielle Training erfordert den Einsatz spezieller Trainingsinhalte und konzentriert sich vor allem auf die am sportlichen Bewegungsablauf beteiligten Muskeln. Dies erfordert ein fundiertes Verständnis funktionell-anatomischer Zusammenhänge und leistungsrelevanter sportartspezifischer Faktoren für eine optimale Trainingsgestaltung.
- Der Spitzensportler benötigt zum weiteren Aufbau seines Kraftniveaus „harte" Methoden, wie z. B. das plyometrische oder exzentrische Training.

Darüber hinaus gilt:

- Kein Krafttraining ohne paralleles Dehnungstraining
- Ein durch chronisches Krafttraining ständig erhöhter Muskeltonus verschlechtert die Erholungsfähigkeit des Muskels nach Belastung. Wird der Muskel nach dem Krafttraining jedoch gedehnt, dann kann der Muskeltonus gesenkt und die Erholungszeit nach der Belastung verkürzt werden. Dies ist besonders bei den Sportlern von Bedeutung, die am Tag mehrere Trainingseinheiten absolvieren, wie dies im Hochleistungssport der Fall ist.
- Verkürzte Muskeln sind verletzungsanfälliger. Dehnung ist in diesem Sinne verletzungsprophylaktisch wirksam.
- Harmonische Entwicklung von Agonist und Antagonist (Gegenspieler).

Um eine einseitige Muskelentwicklung zu vermeiden, sollte der Sportler nicht nur die unmittelbar für die sportliche Leistung wichtigen Muskeln trainieren (Agonisten), sondern auch deren Gegenspieler. Überwiegt nämlich eine Muskelgruppe aufgrund eines forcierten einseitigen Trainings, dann kommt es zu einer Reihe von negativen Veränderungen, die sowohl die Leistungsfähigkeit des Muskels als auch dessen Erholungsfähigkeit und Verletzungsanfälligkeit negativ beeinflussen:

- Ein einseitiges Training führt zu einer chronischen Verkürzung des hochtrainierten Muskels. Dies ist mit einer Abnahme seiner Kraftentfaltung verbunden.
- Ein einseitiges Training führt zu einer Änderung im Kräftegleichgewicht der auf ein Gelenk einwirkenden Muskeln. Dadurch verändert sich die physiologische Mittelstellung im jeweils betroffenen Gelenk. Die damit einhergehende Mehrbelastung kann die Ursache für frühzeitige degenerative Verschleißerscheinungen sein.
- Ein einseitiges Training – typische Beispiele dafür sind die bevorzugte Ausbildung der Streckmuskulatur in den leichtathletischen Wurf- und Stoßdisziplinen oder die einseitige Kräftigung der Rückenmuskulatur bei Vernachlässigung der Bauchmuskulatur – kann zu Haltungsfehlern beitragen, die eine

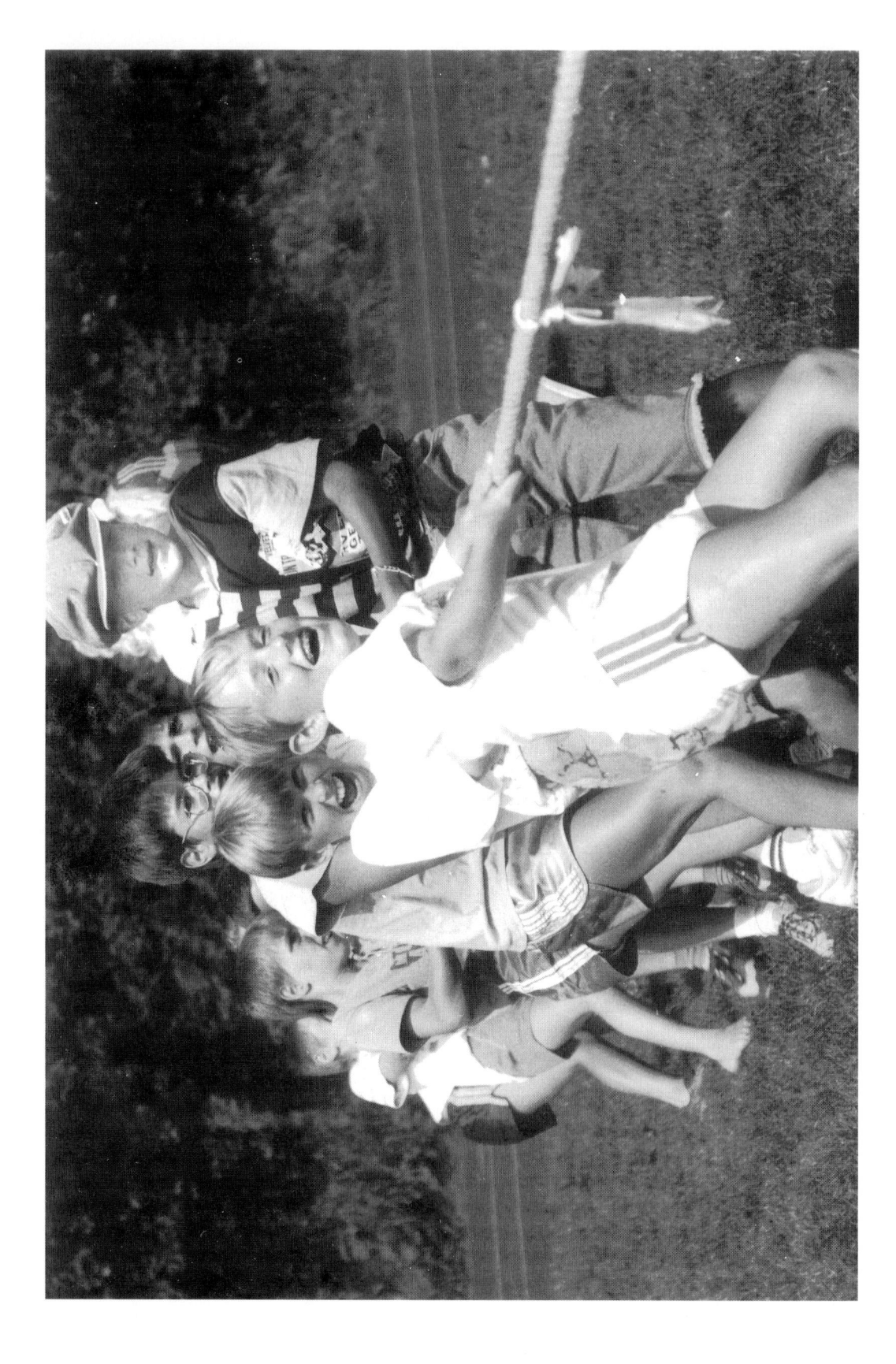

entsprechende Schmerzsymptomatik (vor allem den bei Sportlern häufig anzutreffenden Rückenschmerz) nach sich ziehen.
- Die vorherige Dehnung des Antagonisten optimiert die Kräftigung des Agonisten.
Wird der Antagonist des im Zentrum eines Krafttrainings stehenden Agonisten vor Beginn eines Krafttrainings gedehnt, dann kommt es über die sogenannte reziproke Hemmung zu einer ausgeprägten Entspannung des Agonisten. Der Agonist wird dadurch für ein Krafttraining in besonderer Weise sensibilisiert und spricht in erhöhtem Maße auf ein Krafttraining an.
- Kein spezielles Krafttraining ohne vorhergehendes allgemeines Krafttraining;
- Kein einseitiges, nur sportartspezifisches Training. Jedes sportartspezifische Training muß von einem Ergänzungstraining begleitet werden, das die Gefahr der Entstehung muskulärer Ungleichgewichte und deren ungünstige Folgen verhindert und im Training vernachlässigte Muskelgruppen kräftigt.
- Adäquate Anwendung des Übungsgutes.

Man unterscheidet *allgemein* und *speziell* entwickelnde Übungen sowie *Wettkampfübungen* (vgl. auch S. 22).

Die *allgemein entwickelnden Übungen* überwiegen im Anfänger- und Aufbautraining und haben allgemeinen Charakter, sowohl, was die Trainingsinhalte, die Trainingsmethoden als auch die trainierten Muskelgruppen betrifft. Das allgemeine Training hat nicht nur die Aufgabe, allgemeine Voraussetzungen für die spätere Leistungsentwicklung zu schaffen. Es verhindert auch, insbesondere in Sportarten, die ein forciertes Krafttraining erfordern, die Ausbildung einer „Kraftbarriere", die sich durch einseitiges Verwenden von Spezialübungen bzw. der Wettkampfübung vor allem im Nachwuchstraining entwickeln könnte.

Wie die Untersuchungen von *Kawakami/ Hirano* (1993, 23) zeigen, bringt ein allgemeines Grundlagen-Krafttraining beim relativen Anfänger auch spezifische Leistungsfortschritte.

Die *Spezialübungen* bzw. *speziell entwickelnde Übungen* müssen in der Teilstruktur und im Kraft-Zeitverlauf im wesentlichen mit der Wettkampfübung übereinstimmen (vgl. *Harre* 1976, 130). Sie sind vor allem für das Fortgeschrittenen- und Hochleistungstraining charakteristisch.

Die *Wettkampfübungen* schließlich dürfen keine wesentlichen Abweichungen in der Struktur und im Kraft-Zeit-Verlauf erfahren, so daß die entsprechenden Muskeln bzw. Muskelgruppen in der für sie typischen Teil- und Gesamtkoordination trainiert werden (*Harre* 1976, 130).

Krafttraining im Kindes- und Jugendalter

Bei der allgemeinen und vielseitigen körperlichen Ausbildung spielt ein kind- bzw. jugendgemäßes Krafttraining eine wichtige Rolle.

Bedeutung eines Krafttrainings im Kindes- und Jugendalter

Die allgemeine Wertigkeit eines im Kindes- und Jugendalter durchgeführten, trainingsintegrierten bzw. zusätzlichen („Hausaufgaben") Krafttrainings ergibt sich aus recht unterschiedlichen Notwendigkeiten:
1. Je nach Statistik sind heutzutage 50 bis 65 % unserer Schüler haltungsschwach (vgl. *Dordel* 1975, 40). Da die Schule es offensichtlich nicht vermag, die auf dem chronischen Bewegungsmangel unserer Zeit beruhenden Kraftdefizite – sie beziehen sich nicht nur auf die Rumpf-, sondern auch auf die gesamte Extremitätenmuskulatur – im Sport-

unterricht zu kompensieren, muß der Verein – z. B. der Fußballverein – diese Aufgabe mitübernehmen. Dies sollte, wenn immer möglich, in Zusammenarbeit mit der Schule geschehen. Diese Kooperation sollte vor allem auch deshalb erfolgen, weil ja gerade beim Sportverein der Zulauf an sechs- bis achtjährigen Kindern am größten ist (vgl. *Gerisch/Beyer* 1990, 22) und diese Altersstufe am meisten unter dem schulischen Sitzzwang (schulischer Unterricht, Erledigung der Hausaufgaben) zu leiden hat: Innerhalb der ersten zwei Schuljahre kommt es zu einem Anstieg der Haltungsschwächen auf etwa 70 %; im gleichen Zeitraum nimmt der Anteil der adipösen (übergewichtigen) Kinder von 3 % auf über 20 % zu. Umgekehrt sinkt mit ansteigendem Fettanteil die sportmotorische Leistungsfähigkeit, insbesondere in den Bereichen, die überwiegend die Muskelkraft, die Schnelligkeit und die allgemeine Ausdauer beanspruchen (vgl. *Wasmund-Bodenstedt* 1985, 108). Ein gezieltes und altersgemäßes Krafttraining im Sinne der Haltungsprophylaxe bzw. zur Steigerung der sportlichen Leistungsfähigkeit ist demnach unbedingt erforderlich.

Da die Schule – in unserem Falle vor allem die Grundschule – aufgrund der geringen Sportstundenzahl, der meist großen Kinderzahl und der vielfach noch mangelhaften Sportausbildung der Grundschullehrer (bis vor kurzem erhielten fast 90 % keine entsprechende Ausbildung, obwohl sie fast ausnahmslos dieses Fach unterrichten müssen) nicht in der Lage ist, diesen allgemeinen Kraftdefiziten entgegenzusteuern, ja sie sogar noch verschärft, muß es eine Mitaufgabe der Vereine sein, diese Schwächen durch eine entsprechende Trainingsgestaltung zu beseitigen.

Wichtig ist dabei noch, daß sich durch ein dosiertes Krafttraining vor allem untrainierte, schwache Schüler besonders verbessern. Mit relativ geringem Aufwand – *Breuning* (1985, 18) erreichte in einem achtwöchigen Training (dreimal wöchentlich 20 Minuten) einen Abbau des Kraftdefizits* von 15,4 bis 74,3 % (!) – kann demnach eine enorme Leistungsverbesserung erzielt werden.

2. Zur Zeit der kindlichen Wachstumsschübe ist der Bewegungsapparat besonders sensibel für Trainingsreize. Vor allem reagiert der kindliche Bewegungsapparat in diesen sogenannten „sensitiven Phasen" günstig auf Krafttrainingsreize. Dies sollte vom Trainer nicht nur aus Gründen der momentanen Leistungsoptimierung, sondern auch wegen der Verbesserung der allgemeinen Grundlagen für die spätere Weiterentwicklung ausgenutzt werden.

Eine Vielzahl von Untersuchungen macht deutlich, daß Kinder, die regelmäßig oder vorübergehend akzentuiert („en bloc") z. B. die Schnellkraft trainieren, beachtliche Fortschritte gegenüber nichttrainierenden Kontrollgruppen machen (vgl. *Gapon/Gomberadze* 1973, 233; *Letzelter* 1981, 1; *Breuning* 1985, 16; *Diekmann/Letzelter* 1987, 284; *Ramsay* et al. 1990, 610; *Steinmann* 1990, 334; *Umbach/Fach* 1990, 361). Hinzu kommt, daß sich parallel zum gesteigerten Kraftniveau in allen Sportarten ein sprunghaft verbessertes Bewegungsverhalten bei den Kindern feststellen läßt: Durch die hinzugewonnene Kraft werden die Bewegungen dynamischer, fließender und präziser. Somit werden mit einem regelmäßigen kindgemäßen Krafttraining Eigenschaften entwickelt, die sich in vielschichtiger Weise auf eine Steigerung der allgemeinen sportlichen Leistungsfähigkeit auswirken.

3. Bei einem ausschließlichen sportartspezifischen Training mit nur sportarttypischen Belastungsformen kommt es zu einer einseitigen Muskelbelastung. Manche Muskelgruppen werden sehr stark trainiert (z. B. die Lauf- und Sprungmuskulatur der Beine), andere Muskelbereiche werden hingegen

---

* Kraftdefizit = Differenz zwischen willkürlicher Maximalkraft und potentieller maximaler Individualkraft.

Kinder- und Jugendtraining

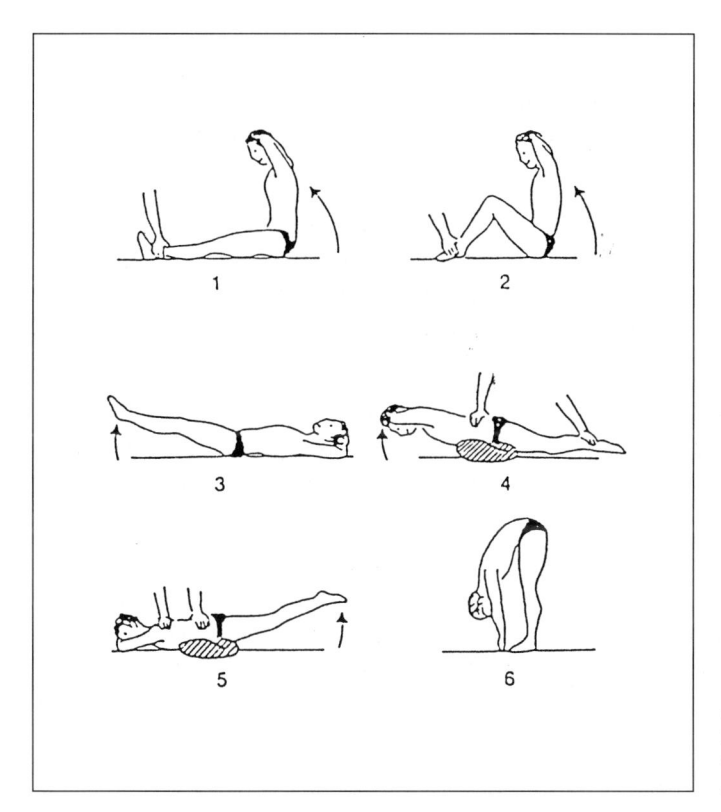

Abb. 256 Kraus-Weber-Test. Bewegungstest zur Prüfung der Funktion der Rumpfmuskulatur (aus *Kraus/Raab* 1964, 24)

sträflich vernachlässigt (z. B. die Schulter- oder Rumpfmuskulatur). Damit kann es bereits im Kindesalter – und dies ist sehr häufig zu beobachten – zur Ausbildung von muskulären Dysbalancen kommen, die später eine weitere Leistungsentwicklung behindern und muskulären Verletzungen Vorschub leisten (s. a. S. 336) (vgl. *Eigenmann* 1986, 32; *Medler* 1990, 9). Der Kinder- und Jugendtrainer muß demnach ein gezieltes Ergänzungstraining durchführen (s. S. 339).

Viele Kinder und Jugendliche erreichen ihre potentielle Leistungsfähigkeit im Sport oftmals nur deshalb nicht, weil die während der Wachstumsvorgänge für den Haltungs- und Bewegungsapparat gesetzten Entwicklungsreize unzureichend bzw. zu einseitig waren.

Um in der Trainings- und Schulpraxis mit einfachen Mitteln eine sich entwickelnde Haltungsschwäche rechtzeitig zu erkennen und die Weiterentwicklung in Richtung Haltungsschäden (irreversible Veränderungen am passiven Haltungsapparat) zu verhindern, hat sich die Durchführung eines sogenannten „Minimaltests" (Abb. 256) als hilfreich erwiesen. Kinder bzw. Jugendliche, die diese minimalen Muskelleistungen nicht erbringen können, sollten in besonderer Weise durch ein entsprechendes Krafttraining (Muskelaufbautraining) gefördert werden.

Kraus-Weber-Test zur Prüfung der geringsten Muskelleistung (vgl. Abb. 256):
1. Rückenlage, Hände im Nacken. Der Untersucher fixiert die Füße des Untersuchten.
   Ausführung: Langsames Aufrichten

mit den Händen im Nacken bis zur sitzenden Stellung.
2. Rückenlage, Hände im Nacken, Knie gebeugt. Untersucher fixiert die Füße des Untersuchten.
   Ausführung: Wie bei 1.
3. Rückenlage, Hände im Nacken, Beine gestreckt.
   Ausführung: Mit gestreckten Knien die Füße 10 s 30 cm über den Erdboden hoch halten.
4. Bauchlage mit Kissen unter dem Bauch. Hände im Nacken. Der Untersucher fixiert Füße und Hüften.
   Ausführung: Oberkörper heben und 10 s halten.
5. Bauchlage mit Kissen unter dem Bauch. Hände im Nacken. Der Untersucher fixiert Rücken und Hüften.
   Ausführung: Die gestreckten Beine heben und 10 s hoch halten.
6. Ohne Schuhe stehen, die Hände an den Seiten, Füße geschlossen.
   Ausführung: Mit gestreckten Knien langsam bücken und mit den Fingerspitzen den Boden zu berühren versuchen.

Wie man sieht, werden mit diesen Bewegungen die Fähigkeiten der großen Rumpf- und Hüftmuskeln geprüft, das Eigengewicht des Körpers zu bewegen.

> Für den *wachsenden Organismus* von besonderer Bedeutung ist die Durchführung eines *dynamischen Trainings*, das verkürzende und dehnende Reize auf die Muskulatur ausübt.

Wie die Arbeiten von *Williams/Goldspink* (1971, 759) und *Fischbach/Robbins* (1969, 305 f.) zeigen, kommt es beim wachsenden Muskel zu einer Zunahme der in Serie geschalteten Sarkomere (vgl. S. 375) und damit zu einer Längenanpassung. Bei ausschließlich isometrischem Training oder geringer bzw. ausbleibender Muskelbeanspruchung (Extremfall Immobilisation nach Verletzung) ist dies nur geringfügig oder nicht der Fall.

> Ein dynamisches Trainig mit adäquaten Dehnungsreizen führt zu einer Muskellängenzunahme, durch die das Kraftpotential des Muskels erhöht wird, ohne daß eine Muskelquerschnittszunahme zu beobachten ist. Dies ist vor allem für die gelenknahe Haltemuskulatur des Rückens von Bedeutung, da sie in der Wachstumsphase im allgemeinen nur wenig Anreize zur Längenanpassung erhält.

Um Schäden am Bewegungsapparat zu verhindern – dies gilt in besonderem Maße für jugendliche Leistungssportler –, ist vor allem eine frühe Spezialisierung mit einem damit verbundenen einseitigen Training der Muskulatur zu vermeiden, da es dadurch zu einer Überbeanspruchung des Skelettsystems kommen kann, die u. U. die harmonischen Wachstums- und Reifungsvorgänge beeinträchtigt (vgl. *Morscher* 1975, 9).

Zusammenfassend läßt sich feststellen, daß ein Krafttraining im Kindes- und Jugendalter sowohl der Leistungsoptimierung als auch der Haltungs- und Verletzungsprophylaxe dient. Aufgrund der engen Beziehungen zwischen körperlichen Fähigkeiten – in diesem Falle der Kraft – und sportlichen Fertigkeiten, ist die rechtzeitige und altersgemäße Ausbildung dieses physischen Leistungsfaktors für die spätere Leistungsentwicklung mit von entscheidender Bedeutung (vgl. *Gropler/Thieß* 1973, 499 f.).

Gefahren beim Krafttraining im Kindes- und Jugendalter

Bei der Entwicklung der Kraft ist auf die Besonderheiten des wachsenden Organismus zu achten: Der kindliche und jugendliche Knochenbau ist zwar aufgrund der geringeren Kalkeinlagerungen elastischer, dafür aber weniger druck- und biegefest. Das hat zur Folge, daß der passive Bewegungsapparat – die Verknöcherung des Skelettsystems ist erst zwischen dem 17. und 20. Lebensjahr abgeschlossen – im Vergleich zum Erwachsenen eine reduzierte Belastbarkeit aufweist (vgl. *Bringmann* 1973, 845).

Allerdings lassen sich auch am passiven Bewegungsapparat über Zug- und Druckbeanspruchungen des Knochens durch muskuläre Betätigung formative Reize und damit Adaptationserscheinungen auslösen, die u. a. in der Knochenstruktur (dickere Kortikalis, breitere Knochen, Ausrichtung der Spongiosabälkchen nach den Zug- und Drucklinien) und in der höheren Zugfestigkeit des Bindegewebes deutlich werden.

Da die Muskulatur dank der Steuermechanismen der Ermüdung durch Krafttraining kaum übertrainierbar ist, sind Schädigungen der Muskulatur durch forciertes Training im allgemeinen nicht zu befürchten. Der Sportschaden am Bewegungsapparat beschränkt sich deshalb auch fast ausschließlich auf den passiven Teil (s. *Morscher* 1975, 8).

Um Schäden am passiven Bewegungsapparat zu vermeiden, sind folgende Hinweise für das Krafttraining von Kindern und Jugendlichen zu beachten (vgl. *Badtke* 1987, 261; *Freedson/ Ward/Rippe* 1990, 57 u. a.):

- Bei Auswahl, Dosierung und Anwendung von Hilfsmitteln ist stets die andere Belastbarkeit des Knochen- und Knorpelgewebes zu berücksichtigen.
- In der Ausführung von Kraftübungen sind Fehlbeanspruchungen des Bewegungsapparats, insbesondere der Wirbelsäule, zu vermeiden.
- Hinter scheinbar harmlosen, kindgemäßen Übungen verbergen sich immer dann Gefahren, wenn sie als Trainingsübungen mit steter Regelmäßigkeit angewandt werden.
- Partnerübungen sind attraktiv; doch das Körpergewicht des Partners als Zusatzlast ist im Training mit Heranwachsenden oft eine nicht angemessene Belastung.
- Die Anforderungen im leistungsorientierten Training und Spiel hinsichtlich der Kraftfähigkeiten sind auch bei Kindern beträchtlich. Der noch nicht verfestigte Bewegungsapparat „verdaut" sie besser, wenn günstige Kraftvoraussetzungen geschaffen wurden.
- Das Training muß exakt kontrolliert werden, um das Verletzungsrisiko zu minimieren.
- Wenn die Belastung gesteigert werden kann, soll zuerst die Anzahl der Wiederholungen und erst dann die Belastungshöhe gesteigert werden.
- Bei jugendlichen Talenten, die vielleicht einmal eine Profikarriere anstreben, sollten frühzeitig die kraftmäßigen Voraussetzungen zum Schutz des Bewegungsapparats geschaffen werden. Ein rundum gesunder Körper ist das beste Kapital des Berufsspielers (*Knebel/ Herbeck/Hamsen* 1988, 104).
- Die häufig geäußerte Ansicht, mit zunehmendem Krafttraining steige der Verschleiß von Knochen, Bändern und Gelenken, ist falsch: Die Funktion erhält die Form und nicht umgekehrt (*Klümper* in *Umbach/Fach* 1990, 354).
- Das Prinzip der progressiven Belastung setzt eine entsprechende Belastbarkeit voraus. Diese muß ihrerseits herausgebildet werden, damit die von Stufe zu Stufe zu steigernde Trainingsbelastung positiv verarbeitet werden kann und nicht zu Überlastungen des Bewegungsapparates führt (vgl. *Berger/Hauptmann* 1989, 422).
- Die Muskelmasse und damit die Kraft steigern sich mit zunehmendem Lebensalter (s. S. 249). Bei der Höhe der ins Auge gefaßten eventuellen Zusatzlasten ist dies zu berücksichtigen.

> Beachte: Die Tatsache, daß die Leistungsdisposition des kindlichen bzw. jugendlichen Organismus im Bereich des Haltungs- und Bewegungsapparates gemindert ist, spricht jedoch nicht gegen, sondern für die Notwendigkeit einer Kräftigung der Muskulatur. Die Problematik liegt in der richtigen Dosierung der Reize (*Jonath* 1974, 136).

> Ausschließliche *Trainingsmethode* ist das dynamische Training, da der kindliche Organismus aufgrund der geringen anaeroben Kapazität ungünstige Voraussetzungen für statische Muskelarbeit besitzt. In erster Linie soll die *Schnellkraft* geschult werden.

Methoden und Inhalte des Krafttrainings im Kindesalter in den verschiedenen Altersstufen

Krafttraining im Vorschulalter, frühen und späten Schulkindalter

– Vorschulalter

Im *Vorschulalter* ist ein Krafttraining im eigentlichen Sinne nicht angebracht. In dieser Altersstufe gilt es nur, den normalen Bewegungsdrang der Kinder bezüglich einer vielseitigen und umfassenden allgemeinen Entwicklung des aktiven und passiven Bewegungsapparats lenkend auszunutzen, um ausreichende Reize für Knochenwachstum und Muskelentwicklung zu setzen.
Geeignet ist in diesem Alter vor allem das *Hindernisturnen* in Klettergärten mit Seilpyramiden, Stütz-, Hang- und Zuggeräten u. ä., die für jedes Kraftniveau geeignet sind und in vielfältiger Weise die verschiedenen Muskelgruppen ansprechen.

– Frühes Schulkindalter
(Alter von sechs bis zehn Jahre)

Im frühen Schulkindalter steht die spielerische, vielseitige, abwechslungsreiche und harmonische (beidseitige) Kräftigung des Halte- und Bewegungsapparates im Vordergrund.
Allerdings kann nun schon in gezielter Form der weiterhin ausgeprägte Bewegungsdrang der Kinder für ein kindgemäßes Krafttraining herangezogen werden.

Die Untersuchungen von *Crasselt/Israel/Richter* (1984, 425) verdeutlichen, daß die Sprungkraftentwicklung im Kindes- und Jugendalter ihre steilsten Zuwachsraten aufweist (Abb. 257). Durch ein entsprechendes Schnellkrafttraining (vgl. S. 380) kann die wachstumsbedingte Steigerung nochmals beträchtlich verbessert werden. Auch die Untersuchungen von *Diekmann/Letzelter* (1987, 284) zeigen, daß das Training von Schnellkrafteigenschaften in ganz besonderem Maße bereits im Grundschulalter lohnend ist. Bei einem über zwölf Wochen durchgeführten, wöchentlich zweimaligen Training (30–35 Minuten) ergaben sich in allen Schnellkraftleistungen (Sprungkraft, Stoßkraft, Sprintkraft) bei der Trainingsgruppe signifikant höhere Leistungszuwächse gegenüber der Kontrollgruppe (hier sind die Zuwachsraten ausschließlich wachstumsbedingt).
Abb. 258 zeigt die unterschiedliche Leistungsentwicklung am Beispiel der vertikalen Sprungkraft (s. a. S. 381).
Zu ähnlichen Ergebnissen kam *Steinmann* auch bei 11- und 14jährigen Schülern. Bereits bei einem einmal pro Woche durchgeführten Zirkeltraining über acht Wochen werden beachtliche Leistungsverbesserungen in allen Kraftbereichen erzielt. Sowohl die Maximalkraft als auch die Schnellkraft lassen einen signifikanten Leistungsanstieg erkennen. Bemerkenswert ist jedoch, daß es bei zwei Trainingseinheiten pro Woche nahezu zu einer Verdoppelung der Zuwachsraten kommt (Tab. 48).
Die Leistungsverbesserung in der horizontalen und vertikalen Sprungkraft lassen sich aus den Abb. 259 und 260 ablesen.
Da sich jüngere Kinder meist nur für kurze Zeit

Kinder- und Jugendtraining 379

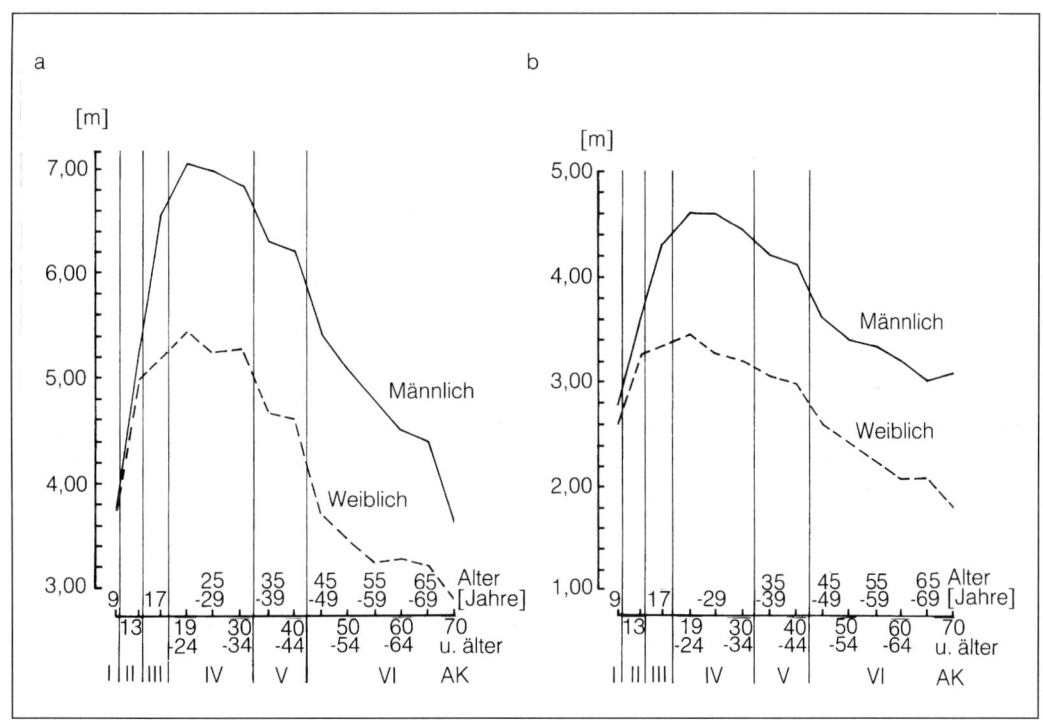

Abb. 257 Dreierhop- (a) und Weitsprungleistungen (b) im Altersgang (nach *Crasselt/Israel/Richter* 1984, 426/427)

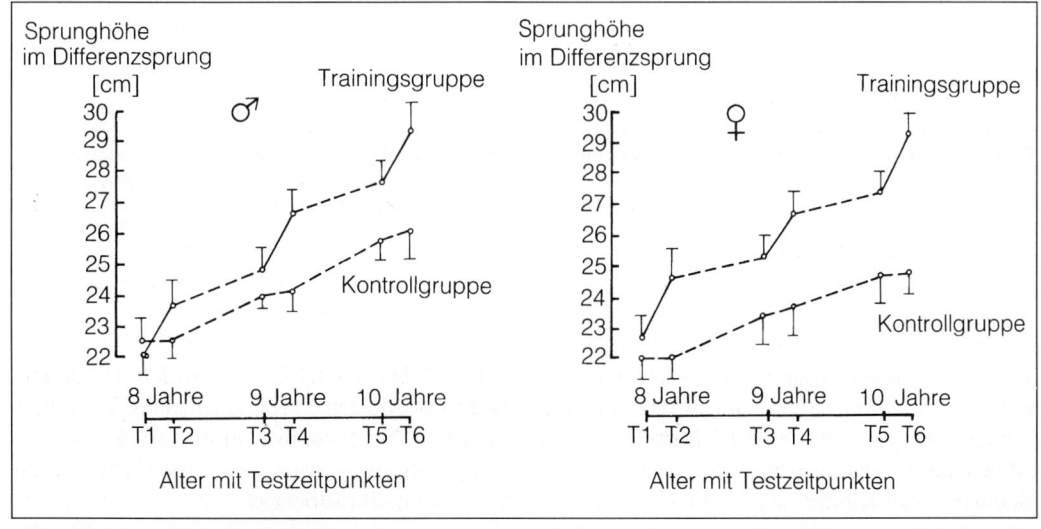

Abb. 258 Entwicklung der vertikalen Sprungkraft während eines zweijährigen Trainingsexperiments (nach *Diekmann/Letzelter* 1987, 285)

Alter	Fähigkeit	Trainings-einheiten	Trainingsgewinn absolut [kg]	prozent. [%]
11	Dyn. Maximalkraft der Arme	1	3,1	11,5
11	Dyn. Maximalkraft der Arme	2	5,4	20,4
14	Dyn. Maximalkraft der Arme	1	4,2	9,7
14	Dyn. Maximalkraft der Arme	2	7,7	19,8
11	Dyn. Maximalkraft der Beine	1	5,8	17,0
11	Dyn. Maximalkraft der Beine	2	10,9	32,9
14	Dyn. Maximalkraft der Beine	1	7,1	12,7
14	Dyn. Maximalkraft der Beine	2	13,7	26,8

Tab. 48 Trainingsgewinne in der dynamischen Maximalkraft der Arme und Beinstrecker im Laufe eines achtwöchigen ein- bzw. zweimaligen Kreistrainings (nach *Steinmann* 1990, 334)

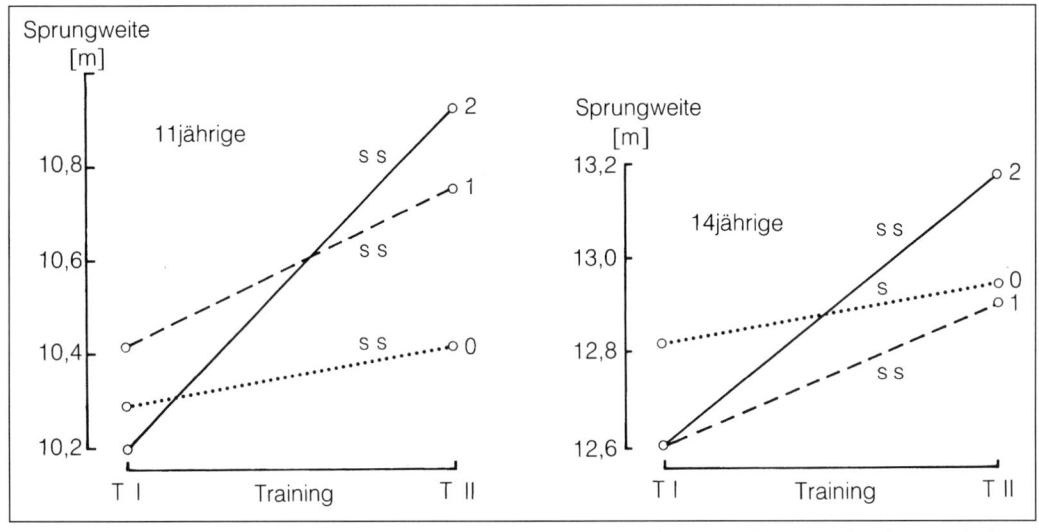

Abb. 259 Leistungsveränderungen in der horizontalen Sprungkraft bei 11- und 14jährigen Schülern nach einem achtwöchigen Kreistraining (einmal pro Woche). Zeichenerklärung: 0 = Kontrollgruppe; 1 = Gruppe mit einer Trainingseinheit/Woche; 2 = Gruppe mit zwei Trainingseinheiten/Woche; T = Test (nach *Steinmann* 1990, 337)

auf eine Aufgabe konzentrieren können, hat sich für diese Altersstufe das *Zirkeltraining* (s. S. 299) mit kindgemäßer Übungsauswahl als besonders günstig erwiesen: Es kommt dem Bedürfnis der Kinder nach kurzfristigen Einzelleistungen entgegen und garantiert eine gute Allgemeinbildung des Muskelapparates (vgl. *Koske/Klimt* 1978, 226; *Scholich* 1979, 85). Die Methode des Kreistrainings eignet sich im gesamten Nachwuchstraining sowohl zur Leistungssteigerung im Kraft-, Kraftausdauer- als auch Schnellkraftbereich.

Der Vorteil dieser Methode liegt darin begründet, daß sie in Abhängigkeit von der individu-

Kinder- und Jugendtraining 381

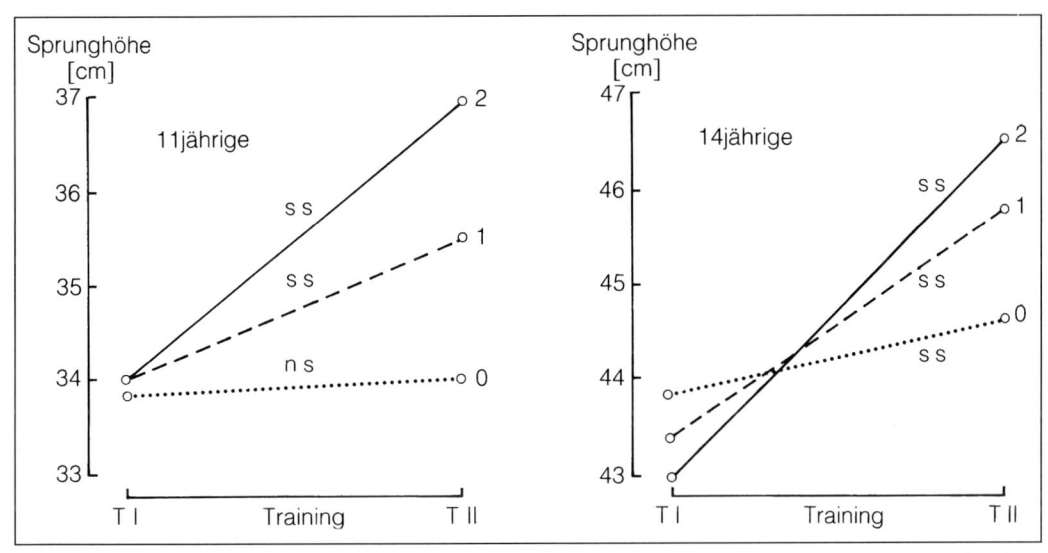

Abb. 260 Leistungsveränderungen in der vertikalen Sprungkraft (Sprunggürteltest) bei 11- und 14jährigen Schülern nach einem achtwöchigen Kreistraining (nach *Steinmann* 1990, 337). Zeichenerklärung s. o.

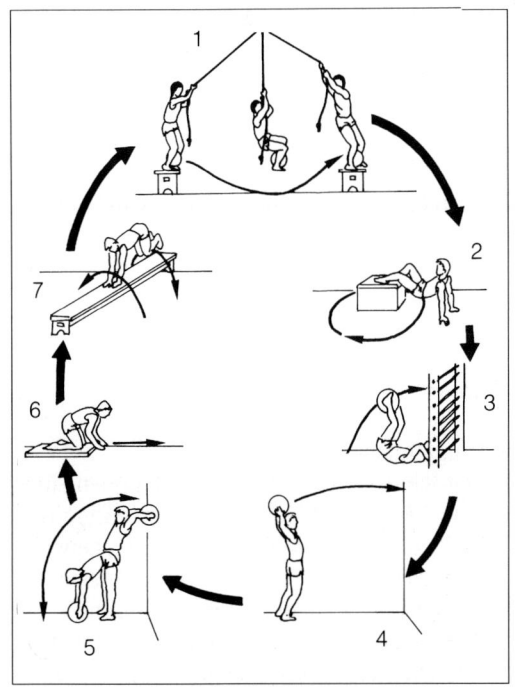

Abb. 261 Allgemeinkräftigender Zirkel mit Geräten für Kinder des frühen Schulkindalters

ellen Leistungsfähigkeit abwechslungsreich und variationsreich zusammengestellt werden kann. Außerdem ist eine gute Kontrolle der Leistungsfortschritte möglich, was sich gün-stig auf die Motivation der Kinder auswirkt (vgl. *Benedek* 1987, 242).

Die Belastungszeit sollte in dieser Altersstufe kaum 20 Sekunden überschreiten, bei einer Pausenlänge von 40 Sekunden (das Belastungspausenverhältnis sollte etwa 1 : 2 betragen). Es sollten etwa fünf bis sieben Stationen durchlaufen werden. Schnellstmögliche Ausführungsgeschwindigkeit.

Ein Beispiel für einen allgemeinbildenden kindgemäßen Zirkel mit Geräten gibt die nachfolgende Stationenfolge (Abb. 261):

Station 1: Schwingen am Tau von Langbank zu Langbank. Ziel: Arm-, Schulter- und Rumpfkraft.

Station 2: Kasten umstützeln im Liegestütz. Ziel: Armstreckkraft.

Station 3: Einrollen mit Ball an der Sprossenwand (mit gebeugten Knien). Füße bis zur Sprossenwand. Ziel: Bauchmuskeln.

Station 4: Einwurfübung gegen die Wand mit Medizinball. Ziel: Kräftigung der Wurfmuskulatur (Arme, Schulter, Rumpf).

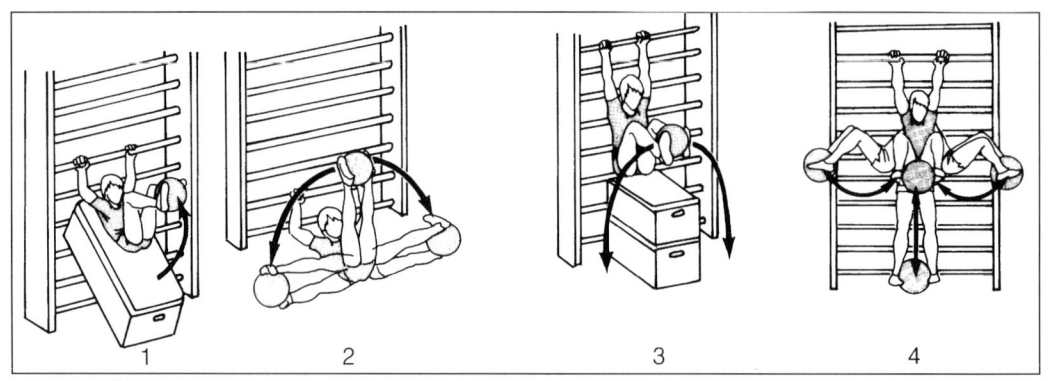

Abb. 262 Übungen an der Sprossenwand. 1 = Aufrollen am schräg eingestellten Kastendeckel. 2 = „Scheibenwischer". 3 = Hin- und Herheben der Beine über kleine Kästen, jeweils mit kurzfristigem „Entspannungs-Bodenkontakt". 4 = Aufrollen – Drehen nach einer Seite – Abrollen (Bodenkontakt zur Entspannung) – Aufrollen – Drehen zur anderen Seite

---

Station 5: „Holzhacker" mit Medizinball aus dem Stand rücklings zur Wand. Im Wechsel wird der Ball zum Boden bzw. über die Rumpfstreckung zur Wand geführt. Ziel: Rücken- und Schultermuskulatur.

Station 6: „Kajak" auf Teppichfliese. Der Schüler kniet auf einer Teppichfliese und zieht sich beidarmig vorwärts. Ziel: Armstreckkraft.

Station 7: Stützwechselhüpfen über die Langbank nach links und rechts im Wechsel. Ziel: Sprungkraft.

Beachte: In der *Halle* ermöglicht die Präsenz einer Vielzahl von Klein- und Großgeräten den Aufbau eines besonders „abenteuerlichen" Zirkels mit guter allgemeinbildender Konditionierung.

Gute allgemeinbildende Trainingsmittel sind weiterhin Hindernisturnen, Übungen an der Sprossenwand (s. Abb. 262), mit dem Tau (s. Abb. 263), Übungen am kleinen Kasten (s. Abb. 264), Stangenklettern und Tauziehen in verschiedenen Variationen (s. Abb. 265), Kampfspiele wie Zieh- und Schiebekämpfe, Raufballspiele (s. Abb. 265), Hangelspiele am Reck oder Barren, Liegestützenspiele (s. Abb. 268), Klimmzugübungen in unterschiedlichen Variationen (vgl. auch *Döbler/Döbler* 1980, 297 f.; *Bauer/Ueberle* 1984, 170; *Benedek* 1987, 210; *Texier* 1988, 22 f.; *Medler* 1990, 10 f.; *Brake* 1990, 31 f.).

Für eine ganzkörperliche Kräftigung eignen sich die Zieh- und Schiebekämpfe sowie die Raufspiele in ganz besonderem Maße, da sie eine Vielzahl an wichtigen Muskelgruppen ansprechen (Abb. 265).

Weitere Spiele:

- Ringender Kreis:
  Die Kinder bilden durch Händefassen einen Kreis. In der Mitte befinden sich einige Bälle, Keulen o. ä. Wer von seinen Gegenspielern dazu gebracht wird, die aufgestellten Gegenstände zu berühren, bekommt einen Minuspunkt. Wer hat nach einer bestimmten Zeit (mehrere Durchgänge à 20, 30, 40 Sekunden) die wenigsten Minuspunkte?

- Verdrängen (Abb. 266):
  Es werden, je nach der Anzahl der Spieler, Doppelfelder von gleicher Größe aufgezeichnet, bei 20 Spielern etwa vier. In den Feldern 1–4 stehen je fünf Spieler, die sich

Kinder- und Jugendtraining

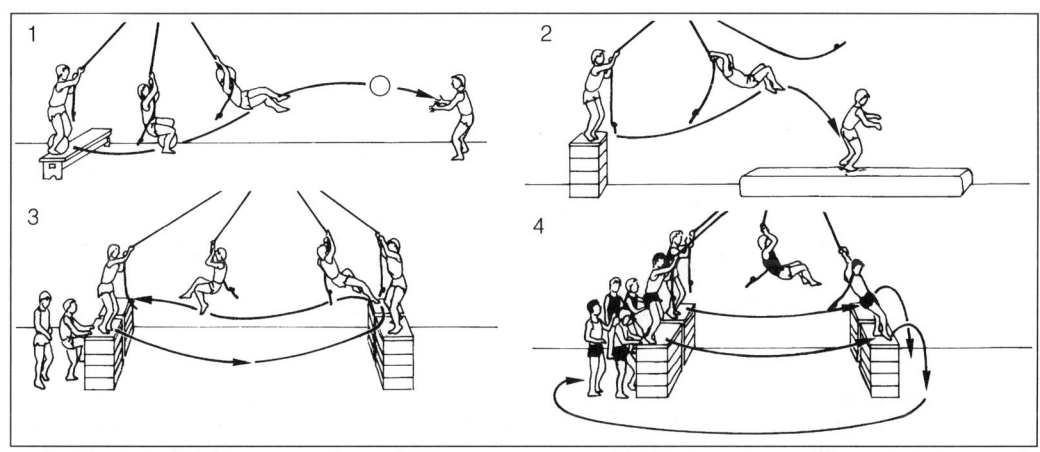

Abb. 263 Übungen mit dem Tau. 1 = Vorhochschwingen des Balles zum Partner, 2 = Abschwingen vom hohen Kasten auf Weichboden (Tarzan). 3 = Umkehrstaffel mit Tau; die Kinder schwingen hin und her und übergeben das Tau an das jeweils nachfolgende. 4 = Umkehrstaffel mit Tau; nach dem Schwingen zur anderen Seite, zurücklaufen und das nächste Gruppenmitglied „abschlagen" zum Start (verändert nach *Medler* 1990, 10)

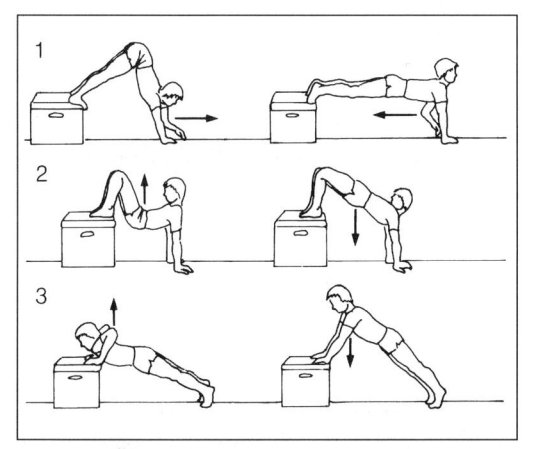

Abb. 264 Übungen am kleinen Kasten zur Verbesserung der Stützkraft und der Rumpfkraft. 1 = Liegestützlaufen vor und zurück. 2 = Hüfte heben und senken im Liegestütz rücklings. 3 = Schrägliegestütz

im Kampf jeder gegen jeden in das benachbarte leere Feld zu drängen versuchen. Wer den Boden des anderen Feldes berührt, hat verloren. Welcher von den fünf Spielern behauptet sich im Ausgangsfeld?

Variation: Die gesamte Gruppe beginnt in einem Feld. Die Kinder versuchen nun, sich gegenseitig in das zweite Feld zu schieben. Die dort hineingedrängten Spieler nehmen sofort wieder den Kampf auf, um sich gegenseitig in das nächste Feld zu befördern etc.
Beachte: Diese Variante erfordert ein hohes Maß an Kraftausdauer!

Die Rumpfmuskeln können spielerisch, aber gezielt durch eine Vielzahl an Übungen geschult werden. Für die Kräftigung der Bauchmuskulatur eignen sich, auch aus „funktionsgymnastischer Sicht" die in den Abb. 263 und 265,3 dargestellten Übungen.

> Der Kräftigung der Bauch- und Rückenmuskeln ist in dieser Altersstufe aufgrund ihrer hervorragenden Trainierbarkeit besondere Beachtung zu schenken:
> Bei gleichem Training erzielten Kinder im Vergleich zu Jugendlichen hoch signifikant höhere Leistungszuwächse (vgl. *Gleeson* 1986, 23).

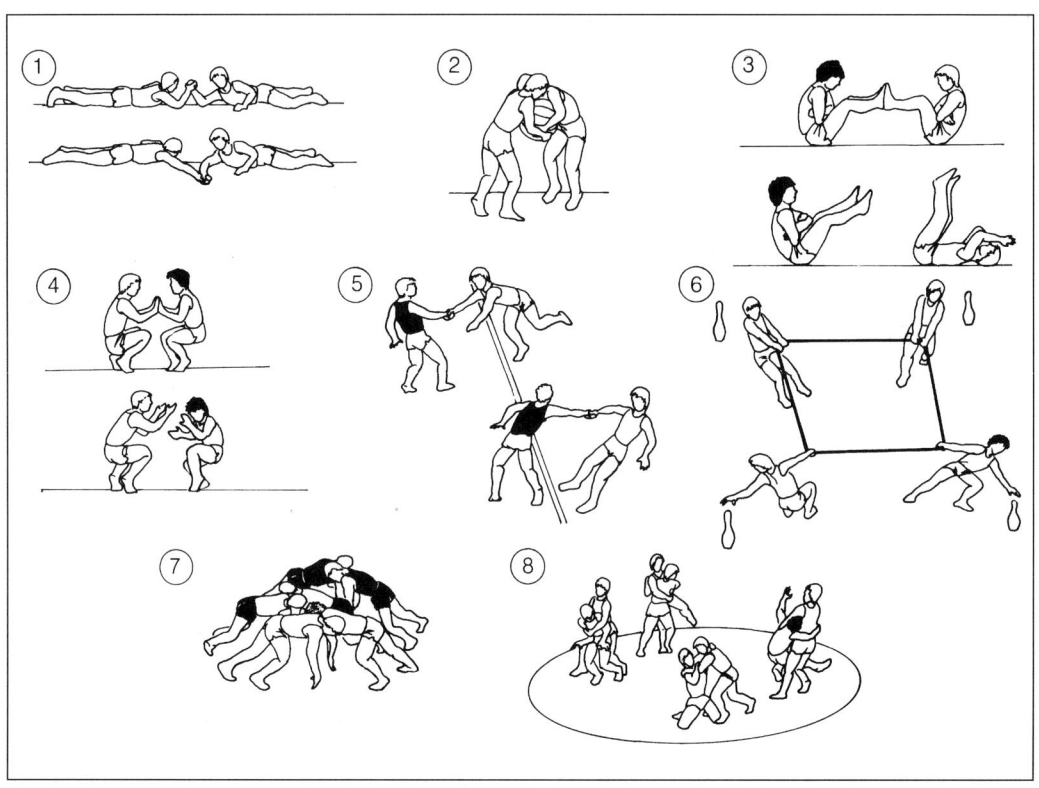

Abb. 265 Spielformen zur allgemeinen Konditionierung mit Hilfe von Schiebe- und Ziehkämpfen sowie verschiedenen Raufspielen: 1 = „Armdrücken"; 2 = Kampf um den Medizinball; 3 = Fußschiebekampf; 4 = Umstoßen; 5 = Ziehen über den Strich; 6 = Tauziehen im Viereck; 7 = Schiebekampf nach Rugbyart; 8 = „Hinaus aus dem Kreis"

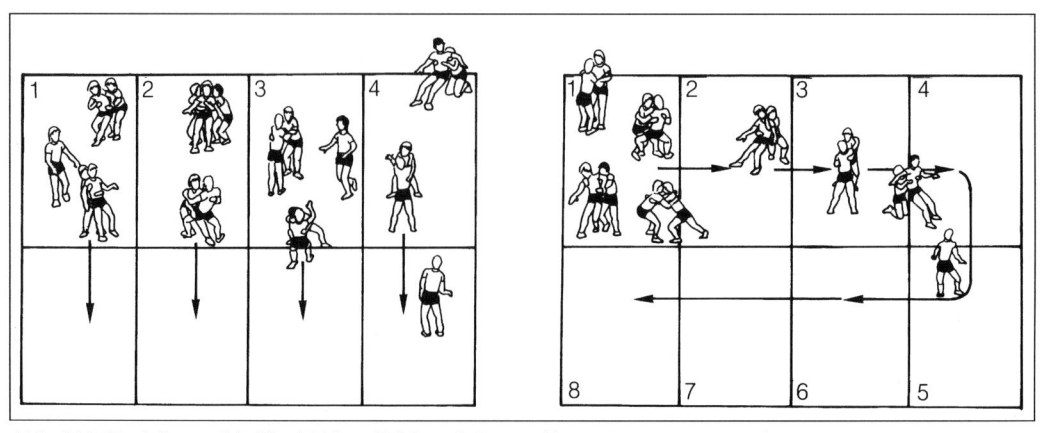

Abb. 266 Verdrängen (a). Von Feld zu Feld verdrängen (b)

Kinder- und Jugendtraining

Bei den in Abb. 263 gezeigten Schwungübungen kommt es nicht nur zu einer exzellenten Kräftigung der Rumpf-, sondern auch der Schulter- und Armmuskeln. Die Stützkraft kann spielintegriert, im sogenannten „Krebsfußball" (Abb. 267), aber auch gezielt durch spezielle freudebetonte Übungen an verschiedenen Geräten verbessert werden (Abb. 262 und 263). Abb. 268 zeigt eine Reihe von Übungen an der Langbank, die hervorragend zur Verbesserung der Stützkraft geeignet sind. Sie können als Einzel- oder Mannschaftsübungen, ohne und mit Wettbewerbscharakter zur Anwendung gebracht werden.

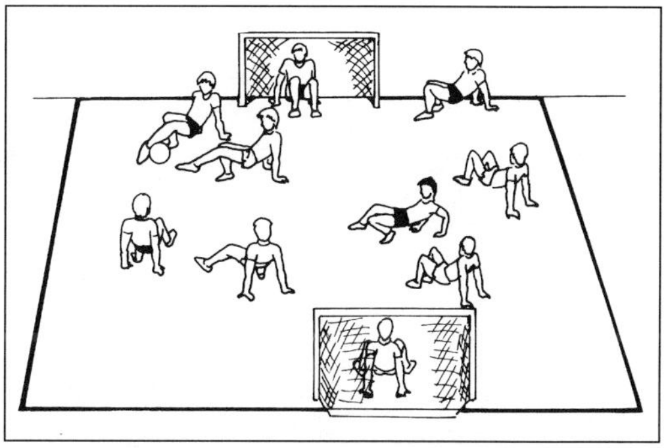

Abb. 267 Krebsfußball. Es darf nur im „Vierfüßlergang" rücklings gelaufen werden. Das Tor kann die gesamte Stirnwand, aber auch eine Weichbodenmatte sein.

Weitere Übungen zur Verbesserung der Stützkraft könnten sein:
– Wechselwalze (Abb. 269 a)
– Schiebe- und Ziehkämpfe im Liegestütz
– Luftballon hochhalten im Liegestütz; Luftballon im Liegestütz vorwärtstreiben
– Stangenschieben
– „Mühle" (Abb. 269 b). Wer schafft bei der Mühle am schnellsten eine „Radumdrehung"? Die „Mühle" kann als Verfolgungsrennen im Einzel- oder Mannschaftskampf durchgeführt werden.

Zur Verbesserung der Sprungkraft gibt es vielfältige Spielformen mit hoher „Zieleffektivität". Bei den Kindern dieser Altersstufe sollte darauf geachtet werden, daß viel beidbeinig gesprungen wird. Zu viele – vor allem unmittelbar aneinandergereihte Sprünge – können die Kinder aufgrund ihrer noch nicht perfektionierten Sprungtechnik überlasten. In besonderem Maße eignen sich:
– Gummihüpfen,
– Sackhüpfen,
– Reifenspringen: Eine bestimmte Zahl an Reifen wird als Sprungfolge ausgelegt, wobei nicht nur geradeaus, sondern auch mit Richtungswechseln gesprungen wird.
– Seilspringen,
– Kopfstöße nach dem Luftballon („Versuche, den Luftballon im höchstmöglichen Punkt zu treffen"),
– Hahnenkampf,

– Hockkampf: Die Kinder versuchen, sich in der Hocke mit nach vorne gehaltenen Handflächen gegenseitig aus dem Gleichgewicht zu bringen (vgl. Abb. 265).
– Hüpfender Kreis: Im Mittelpunkt schwingt der Trainer ein Seil flach über den Boden. Auf der Kreislinie stehen die Kinder und überspringen das Seil. Die Variation der Höhe ermöglicht die Verbindung mit Reaktionsspielen: Bei hohem Seil muß sich der Spieler ducken, bei tiefem über das Seil springen.

– **Spätes Schulkindalter**
(Alter: zehn bis zwölf Jahre)

Im späten Schulkindalter – es endet mit dem Eintritt der Pubertät, also bei den Mädchen etwa mit 11/12, bei Jungen etwa mit 12/13 Jahren – erfährt die allgemeine und vielseitige Kräftigung der wichtigen Muskelgruppen durch Übungen, die das Überwinden des eigenen Körpergewichts beinhalten, bzw. durch die Hinzunahme geringer Zusatzlasten (Medizinbälle, Eisenringe, Sandsäcke etc.) eine weitere Steigerung. Als Trainingsinhalte kommen zu den bereits genannten hinzu:
– Übungen zur gezielten Kräftigung der Bauch- und Rückenmuskulatur sowie der Armstreckmuskulatur (z. B. als Partnerübungen);

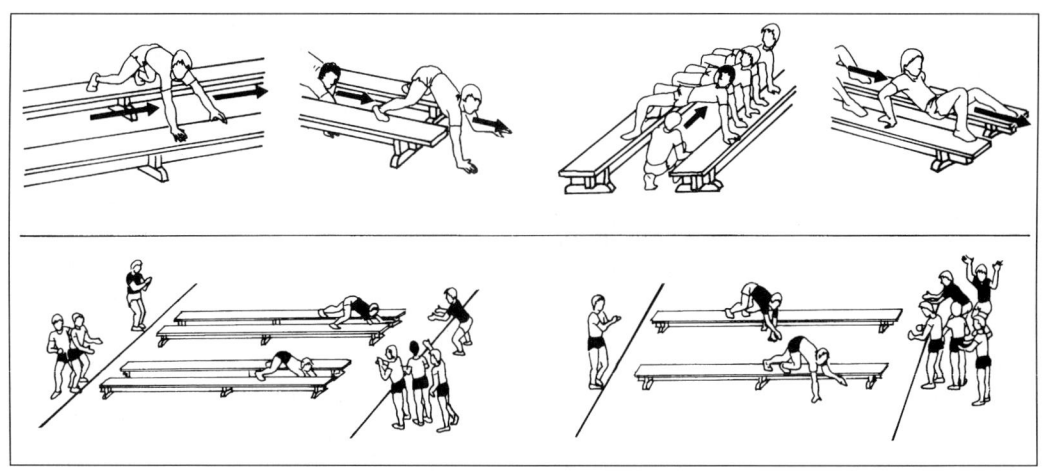

Abb. 268 Übungs- und Spielformen zur Verbesserung der Armstreck-, Schulter und Rumpfkraft (verändert nach *Medler* 1990, 48/49)

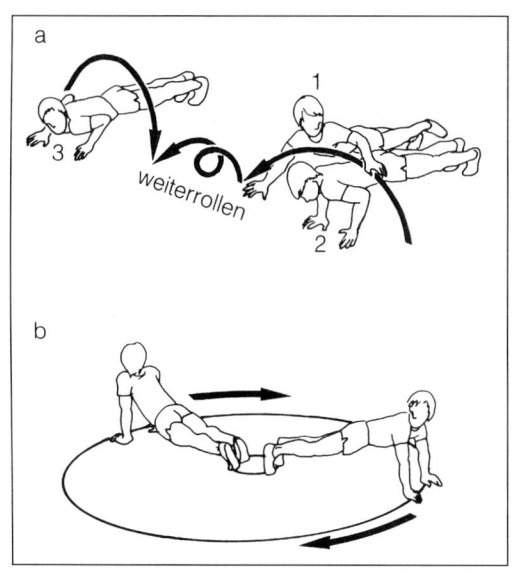

Abb. 269 „Wechselwalze" (a) und „Mühle" (b)

– Übungen zur Verbesserung der Armstützkraft wie Schubkarrenfahren, Zappelhandstand, im Liegestütz abwechselnd mit der Hand einen Ball dribbeln, einen Luftballon hochhalten etc.

Bei der Verbesserung der Sprungkraft können nun auch schon aufgrund der „katzenhaften" Gewandtheit und der guten koordinativen Voraussetzungen anspruchsvollere Sprungübungen eingesetzt werden.

Die Übungen sollten zwar weiterhin überwiegend spielerisch eingekleidet werden, aber es können zunehmend „gezielte" Übungen in das Spielgut eingestreut werden:
– *Stehaufmännchen:* Rückenlage, Ball vor der Brust; beidarmiges Hochstoßen des Balles, aufstehen und fangen bzw. mit dem Kopf/der Brust/dem Oberschenkel/dem Spann/der Sohle „abtöten".
– *„Känguruh"* (Abb. 270): Stand, Ball zwischen den Knien eingeklemmt: Auf Zuruf: West! – Ost! – Süd!– Nord! – Schnelles Hüpfen mit Drehbewegung in die befohlene Richtung.
Ziel: Reaktion und Aufmerksamkeit, Stärkung der Sprunggelenke und Anziehermuskeln.
– *Hürdenspringen/Reifenspringen* in der Kombination;
– *Sackhüpfen kombiniert mit Ballführen* (als Staffel, Nummernwettlauf): A hüpft im Sack bis zur Wendemarke, verläßt den Sack und

Kinder- und Jugendtraining

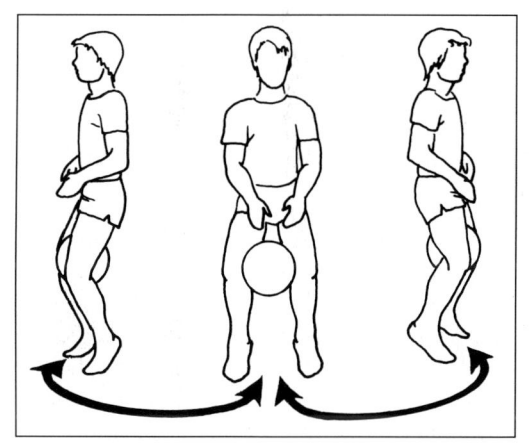

Abb. 270 „Känguruh"

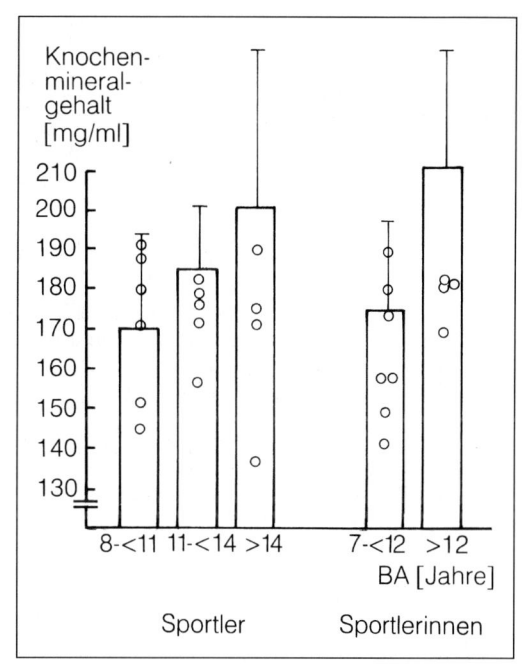

Abb. 271 Knochenmineralgehalt (mg/ml) bei Sportlerinnen und Sportlern unterschiedlichen biologischen Alters (BA) (nach *Fröhner/Neumann/Keller* 1990, 42)

führt den Ball zum Startreifen; B startet mit dem Ball, schlüpft in den Sack und hüpft zurück. Als Nummernwettlauf: 1 startet das erste Mal mit Sack und kommt mit Ball zurück; das zweite Mal startet er mit Ball und kommt mit Sack zurück etc.
– *Sackhüpfverfolgung/-fangen;*
– *Bergauf-/Treppauf-Sprünge;*
– *Mit Ball/Medizinball hüpfen:* Ball zwischen Füßen, Schlußhüpfen im Wendemarke (als Staffel/Nummernwettlauf).

Krafttraining im Jugendalter

Der Eintritt in die Pubertät bedeutet das Ende des Kindesalters und den Beginn des Jugendalters.
Die Pubertät läßt sich in Pubeszenz (= erste puberale Phase) und Adoleszenz (= zweite puberale Phase) unterteilen. Die Übergänge sind fließend. Bei den Mädchen tritt die Pubeszenz etwa ein Jahr früher als bei den Jungen ein.

– Pubeszenz

In der ersten puberalen Phase (Pubeszenz) kommt es durch den ausgeprägten Längenwachstumsschub zu einer vorübergehenden und individuell mehr oder weniger ausgeprägten Disharmonie der Körperproportionen. Dabei werden die Hebelverhältnisse in ihrer Relation zum Leistungspotential der Muskulatur immer ungünstiger. Da weiterhin der Wachstumsknorpel unter dem Einfluß von Hormonen, vor allem dem Wachstums- und Sexualhormon, eine Reihe morphologischer und funktioneller Veränderungen erfährt, die seine mechanische Belastbarkeit herabsetzen, ist diese Altersstufe in bezug auf Fehlbelastungen bzw. einseitige Dauerbelastungen, insbesondere im Bereich der Wirbelsäule, vermehrt anfällig.
Wie die Untersuchungen von *Fröhner/Neumann/Keller* (1990, 42) erkennen lassen, erhöht sich mit zunehmendem biologischen Alter der Mineralgehalt und damit die Belastbarkeit des Knochens (Abb. 271).

Bei biologisch stark retardierten Kindern und Jugendlichen ist ein vergleichsweise zu niedriger Mineralgehalt – bei relativ hoher interindividueller Streuung – festzustellen. Dies bedeutet eine geringere mechanische Beanspruchbarkeit, was im Training zu berücksichtigen ist.

> Biologisch jüngere (retardierte) Kinder sind im Training, insbesondere aber im Krafttraining, behutsam zu belasten. Eine strenge Belastungsprogression und ausreichende Erholungszeiten müssen gewährleistet sein. Schlecht steuerbare Partnerübungen oder hohe Axialbelastungen ohne (z. B umfangreiche Sprungserien, Niedersprünge) oder mit Zusatzlasten sind strikt zu vermeiden.

Aufgrund des vor allem bei den Jungen sprunghaft ansteigenden anabolen (eiweißaufbauenden) Sexualhormons Testosteron – es erhöht sich von einem kindlichen Ausgangswert von etwa 10 (Mädchen) bzw. 15 (Jungen) in dieser Altersphase auf 50 bzw. 300 ng/100 ml (!) (vgl. *Reiter/Root* 1975, 128; *Keul* 1991) – verbessert sich die Trainierbarkeit für Kraft entscheidend. Da im Jugendalter im Vergleich zum Kindesalter vor allem die Trainierbarkeit der Extremitäten besonders hoch ist, sollte ihrer Schulung, vor allem in der Form eines akzentuierten Sprung- und Schußkrafttrainings besondere Beachtung geschenkt werden (vgl. *Gleeson* 1986, 23).

Problematisch ist jedoch die Tatsache, daß die erhöhte Trainierbarkeit mit einer verringerten mechanischen Belastbarkeit einhergeht. Diese Sondersituation erfordert zum einen die Ausnutzung dieser für die Kraftentwicklung so sensitiven Phasen, zum anderen die Durchführung eines Krafttrainings, das den passiven Bewegungsapparat nicht über einseitige oder zu hohe Trainingsreize in ein Mißverhältnis zwischen Belastung und Belastbarkeit bringt und so die Entstehung von Schäden am Skelettsystem hervorruft. Aus diesem Grunde sollte in dieser Altersstufe die Entwicklung einer kräftigen Muskulatur bei weitgehender Entlastung der Wirbelsäule erfolgen (Vorsicht bei Partnerübungen wie Reiterfußball o. ä.!).

> *Neben der allgemeinen Kraftschulung –* sie beinhaltet vor allem das Zirkeltraining (jetzt altersadaptiert, bereits erwachsenenorientiert, s. S. 299), verschiedene Sprungübungen, Zieh- und Schiebekämpfe (s. S. 384) (die Jugendlichen wollen zeigen „wie stark sie sind") sowie gymnastische Übungen ohne und mit Gerät (Bälle, Medizinbälle, Seile etc.) (vgl. *Bisanz* 1983, 57) – sollte in dieser Altersstufe auch zur *Entwicklung der speziellen Kraft* mit sportartspezifischen technisch-konditionellen Übungsverbindungen übergegangen werden (vgl. *Benedek* 1987, 211).

Wurf-, Schuß- und Sprungkraft sowie Zweikampfstärke lassen sich durch entsprechende Spielformen altersgemäß schulen. Dies sei exemplarisch an einigen Beispielen dargestellt:

Wurfkraftübungen

Als Wurfkraftübungen eignen sich alle Ziel-, Weit- und Mannschaftswurfspiele. Aus der Vielzahl der hier möglichen Spiele seien hier nur einige Grundformen genannt:
- Kegelabwurf
  Wer wirft als erster die im Kreismittelpunkt stehenden Kegel um. Beachte: Altersgemäßer Wurfabstand.
- Zielwürfe an die Wand
  An die Hallenwand sind verschieden große Ziele gemalt (geklebt), die in freier (oder festgelegter) Reihenfolge abgeworfen werden müssen.
- Medizinballtreiben
  Zwei Mannschaften versuchen einen Medizinball (oder mehrere) durch gezielte Würfe mit Handbällen/Fußbällen/o. ä. in das gegnerische Feld zu treiben. Wird eine bestimm-

te Ziellinie erreicht, dann hat die entsprechende Mannschaft gewonnen.
- Treibball (s. o.)
Dieses Spiel ist mit einem Handball/Fußball nur auf einem großen Spielfeld geeignet; in der Halle könnte es mit einem Medizinball – er darf nur gestoßen oder mit beiden Händen über den Kopf geworfen werden – durchgeführt werden.
Spielidee: Zwei Mannschaften stehen sich gegenüber. Mannschaft 1 beginnt das Spiel mit einem Wurf aus seiner Hälfte. Gelingt es der Gegenmannschaft, den Ball zu fangen, dann darf mit drei Schritten Anlauf zurückgeworfen werden; wird der Ball erst nach dem Aufspringen unter Kontrolle gebracht, dann muß aus dem Stand geworfen werden. Beachte: Es darf nur derjenige werfen, der den Ball gefangen hat. Sieger ist die Mannschaft, die als erste die Grundlinie der gegnerischen Mannschaft erreicht.
Das Spiel schult nicht nur die Wurfkraft, sondern auch das taktische Handlungsvermögen (es muß dorthin geworfen werden, wo kein Gegenspieler ist!).

Schußkraftübungen

Als Schußkraftübungen eignen sich:
- Treibball:
Jeder versucht, durch möglichst weite und in schlecht abgedeckte Spielfeldbereiche (taktische Schulung → Erkennen des freien Raumes) abgegebene Schüsse hinter die Torauslinie der gegnerischen Mannschaft zu gelangen. Der Ball muß von der Stelle geschlagen werden, wo er „zur Ruhe" gebracht wurde. Nur der Spieler darf schlagen, der den Ball gestoppt hat. Start: 16 m hinter der Mittellinie im eigenen Feld für die beginnende Mannschaft.
- Ermittlung des „Weitschußweltmeisters":
Wer schafft die höchste Einzelweite. Wer schafft mit zehn Schuß die größte Gesamtweite (es wird partnerweise auf einem markierten Spielfeld kooperiert und kontrolliert). Das Spiel kann auch als Mannschaftswettbewerb durchgeführt werden: Jeweils die ersten einer Gruppe schießen gleichzeitig in die Weite. Der weiteste bekommt die höchste Punktzahl, der zweitweiteste die zweithöchste etc. Gewonnen hat die Mannschaft, die am Ende die höchste Gesamtpunktzahl erreicht hat. Variation: Weit-Zielschießen.
- „Zehnerschuß" auf Zeit gegen die Ballwand: Gewonnen hat derjenige, der in 10 (15, 20) Sekunden die meisten Schüsse von einer vorgegebenen Entfernung (10, 15, 20 m) auf die Ballwand absolvieren konnte (neben der Schußkraft wird dabei auch die Schußgenauigkeit und die Beidfüßigkeit entwickelt, da ein „Umlegen" des Balles auf das „Schußbein" zu Zeitverlusten führt).

Sprungkraftübungen

Als Sprungkraftübungen eignen sich:
- Fangen auf einem Bein:
Beachte: begrenzter Raum, damit die Sprungzahl bis zum „Erfolg" kurz ist! Variation: Hüpfhaschen im Schlußsprung (diese Art eignet sich bei sprungkraftschwächeren Kindern!).
- Kreishüpfen:
Linke Hand hält das rechte Bein des Partners, rechte Hand liegt auf der Schulter des Partners: Hüpfen im Kreis (Abb. 272).

Als bereits sehr zielgerichtete „Zweckformen" eignen sich:
- Mehrfachsprünge (einbeinig) mit verschiedenen Sprungfolgen (re-li-re etc. oder re-re-li-li oder re-re-li u. a.). Die Sprünge können in die Weite, über Hindernisse oder als Zielsprünge in spielerischen Wettbewerbsformen (Einzel- und Mannschaftswettkämpfe) durchgeführt werden.
- Sprünge mit Richtungswechsel: „Zickzacksprünge über eine Linie (beidbeinig, einbeinig; ohne oder mit Beinwechsel).
Diese Art von Sprüngen eignet sich in besonderem Maße für die großen Ballspiele, für die häufige Richtungswechsel charakteristisch sind.
- Sprünge mit Drehungen;

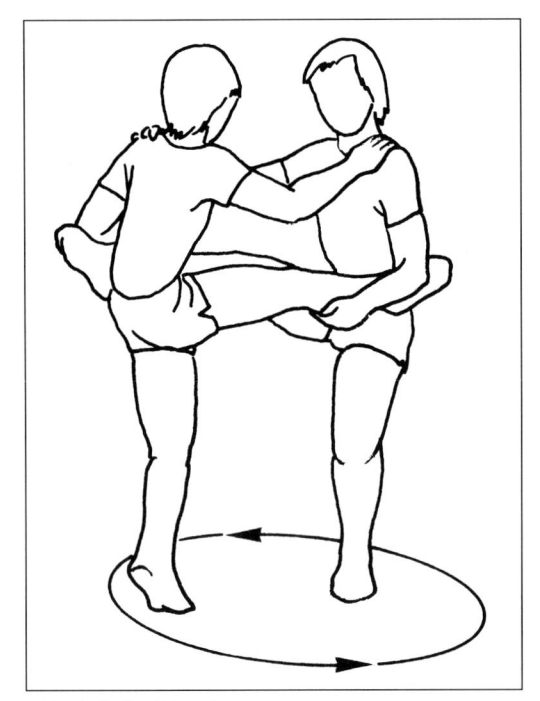

Abb. 272 Kreishüpfen

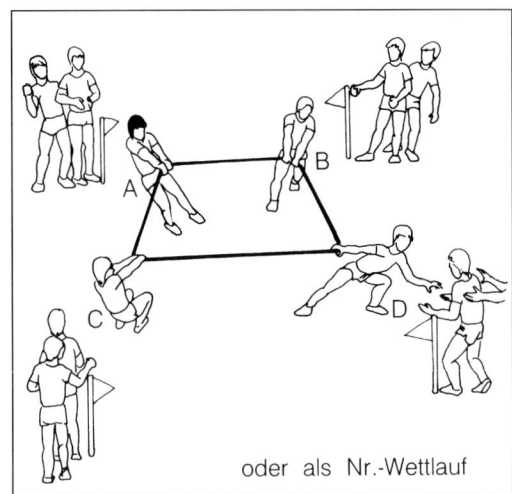

Abb. 273 Nummerntauziehen mit Seil

oder als Nr.-Wettlauf

- Sprünge mit variierter Beinarbeit (Grätschen/Schließen; Schrittwechsel; Überkreuzen/Unterkreuzen; *Hampelmann* etc.) (vgl. auch *Bisanz* 1988, 14).

Zweikampfschulende Übungen

Als zweikampfschulende Übungen eignen sich folgende Spielformen:
- Kampf um den Ball: zwei Spieler versuchen, sich gegenseitig einen Medizinball zu entwinden (vgl. Abb. 265, 2);
- Ziehkampf: Ziehen über eine zwischen beiden Partnern verlaufende Trennlinie. Im Stehen (vgl. Abb. 265, 5), im Liegestütz;
- Tauziehen;
- Tauziehen ohne Tau (vgl. Abb. 265, 5);
- Tauziehen als Mannschaftskampf: Start aus verschiedenen Ausgangsstellungen; Variation: Geschlossenes Seil im Viereck. Jede Mannschaft versucht, das Seil zu ihrem Fähnchen zu ziehen (Abb. 273).
- Schiebekämpfe: Im Stehen, im Liegestütz, Rücken an Rücken im Sitzen am Boden oder auf der Langbank;
- „Hinaus aus dem Kreis"? Jeder versucht, jeden aus dem Kreis zu werfen (s. Abb. 280, 8). Die Hinausgeworfenen beginnen in einem neuen Kreis etc. In der Halle kann dies auch über Mattenkämpfe erfolgen: Je ein Schüler steht auf einer Matte, einer außerhalb; die Inselbewohner versuchen, ihr Territorium gegen die Angreifer zu verteidigen. Jeder darf bei ein und demselben Inselbewohner nur einen Versuch unternehmen und muß dann sein „Glück" bei einem anderen Gegner versuchen;
- Ringender Kreis (s. S. 382);
- Verdrängen (s. S. 382).

– **Adoleszenz**
(Alter von 13/14 (Mädchen) bzw.
14/15 (Jungen) bis 16/17 bzw. 18 Jahre)

In der Adoleszenz findet das sogenannte Breitenwachstum statt. Es kommt zur Reharmonisierung der Körperproportionen und zu einem weiteren Anstieg des männlichen Sexualhormons Testosteron (bei den Mädchen auf Werte

Kinder- und Jugendtraining

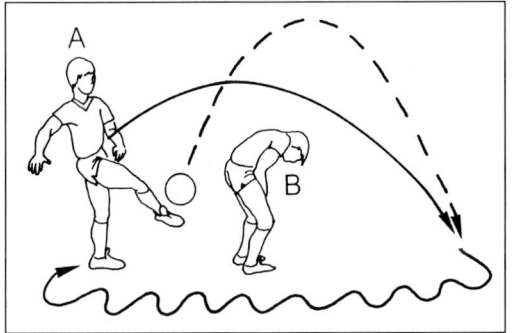

Abb. 274 Bockspringen mit dem Ball

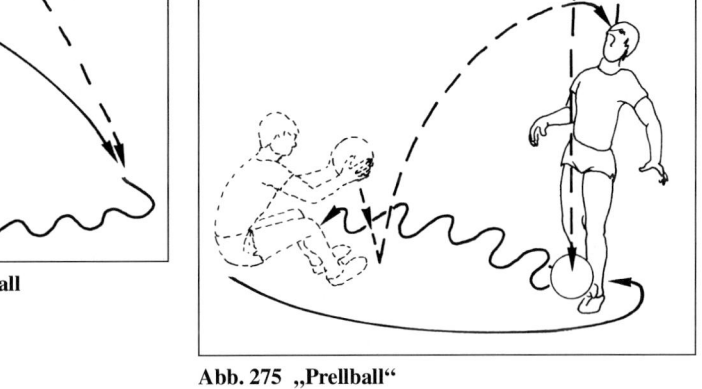

Abb. 275 „Prellball"

um 60, bei den Jungen um 600 ng/100 ml) (vgl. *Reiter/Roof* 1975, 128; *Keul* 1991).

> Die Adoleszenz stellt für das Krafttraining das Alter der höchsten Trainierbarkeit dar. In dieser Altersstufe lassen sich die höchsten Kraftzuwachsraten überhaupt feststellen (vgl. *Komadel* 1975, 80; *Zurbrügg* 1982, 55).

Aufgrund der zunehmenden Stabilisierung des Skelettsystems können in der Adoleszenz die Belastungen bzw. Trainingsmethoden aus dem Erwachsenentraining weitgehend übernommen werden. Allerdings dominiert auch in dieser Altersstufe noch die Umfangsarbeit gegenüber Belastungen mit hoher Intensität; außerdem stellt die kontinuierliche Steigerung der Belastung weiterhin ein wesentliches Grundprinzip des Krafttrainings dar.

Da jetzt auch die anaerobe Kapazität gut entwickelt ist, können – zwar immer noch mit entsprechender Zurückhaltung – nun auch Übungen Verwendung finden, die eine starke lokale Ermüdung hervorrufen, also anstrengend sind, und der speziellen Kraftschulung dienen.

Mögliche Formen zur Schnellkraft- bzw. Kraftausdauerverbesserung:
- Reiterfußball:
  Spielen und Laufen nur mit Reiter erlaubt. Wechsel darf beliebig oft erfolgen („Huckepack"). Beachte: Gleich schwere Spieler zusammen!
- „Bockspringen"
  Das Bockspringen kann normal in Reihe oder Kreisformation, aber auch spielintegriert erfolgen.
  Abb. 274 macht deutlich, wie eine derartige Variante im Fußball aussehen könnte: A hebt den Ball mit dem Fuß vom Boden und spielt ihn über Partner B, überpringt diesen mit Grätschsprung, stoppt den Ball und führt ihn zum Standort zurück (= eine Runde). B dasselbe. Anlernstufe zweimal drei Runden pro Partner.

- Prellball
  Übungsablauf: Aus dem Sitz den Ball auf den Boden prellen, aufstehen und im Sprung im höchsten Punkt fangen (mehrfach wiederholen). Desgleichen in Verbindung mit einem Kopfball (s. Abb. 275) und nachfolgender Ballannahme und Rückführung an den Startort.

> Wie aus den vorherigen Ausführungen zu entnehmen ist, kommt es beim Krafttraining im Kindes- und Jugendalter zu einem allmählichen Wandel der Inhalte. Obwohl spielerische Kraftübungen in al-

len Altersstufen zu finden sind, nehmen die im Kindertraining fast ausschließlich verwendeten Spielformen nach und nach ab und werden durch gezieltere, effektivere und technisch-taktisch eingebundene Übungen ersetzt.

Methodische Grundsätze – Konsequenzen für die Trainingspraxis

1. Oberster Grundsatz beim Krafttraining mit Kindern und Jugendlichen ist die risikolose, aber *umfassende Ausbildung* der körperlichen Leistungsfähigkeit.
2. Die Kraftschulung im Kindes- und Jugendalter sollte der *harmonischen Allgemeinausbildung* dienen. Sie sollte der jeweiligen Altersstufe entsprechen und vielseitig, abwechslungsreich und freudebetont gestaltet werden.
3. Aufgrund der engen Wechselbeziehungen zwischen der Kraft einerseits und den Bewegungsfertigkeiten und -techniken andererseits, und um die individuelle sportliche Höchstleistung in späteren Jahren erreichen zu können, ist es unumgänglich, die Muskelkraft bereits frühzeitig zu entwickeln. Der Einsatz verschiedener Trainingsmethoden und -inhalte zur Leistungssteigerung ist nur auf dieser Basis möglich.
4. Das Krafttraining im Kindesalter erfolgt fast ausschließlich über Spielformen oder spielimmanente Übungsformen und stets im Zusammenhang mit der koordinativen Schulung. Nur im Sinne der Vermeidung sportartspezifischer muskulärer Ungleichgewichte wird ein gezieltes Ergänzungs- bzw. Ausgleichstraining durchgeführt (s. u.). Insbesondere für das Kindes- und Jugendalter gilt: Nur soviel Krafttraining als unbedingt nötig (vgl. *Berger/Hauptmann* 1989, 424). Die Krafteigenschaften sind demnach nicht maximal, sondern nur optimal zu entwickeln, entsprechend den Anforderungen der Sportart.
5. Im Kindes- und weitestgehend auch im Jugendalter ist die Schulung der Maximalkraft trotz ihrer großen Bedeutung für die Schnellkraft nur über Spielformen, wie z. B. Zieh- und Schiebekämpfe oder Raufspiele, zu entwickeln.
Aus sportmedizinischer Sicht ist ein Maximalkrafttraining aufgrund der geringen Testosteronspiegel uneffektiv bzw. wegen des ungefestigten Binde- und Stützsystems unangebracht.
6. Obwohl die kindgemäße und altersadäquate Schulung der Schnellkraft (Sprungkraft, Schußkraft, Sprintkraft) im Zentrum des sportlichen Krafttrainings steht, darf die Kräftigung der Stütz- und Haltemuskulatur unter keinen Umständen vernachlässigt werden. Sie stellt die unabdingbare Voraussetzung für eine spätere hohe allgemeine Belastbarkeit des gesamten Bewegungsapparates dar.
7. Neben der gezielten Kräftigung der Haltemuskulatur ist frühzeitig über ein entsprechendes Ergänzungstraining – es kräftigt die in der jeweiligen Sportart vernachlässigten Muskelgruppen und dehnt die vielfach verkürzte Leistungsmuskulatur – der Entstehung muskulärer Dysbalancen Vorschub zu leisten.
8. Die Steigerung der Anforderungen sollte stets umfangbetont und nicht intensitätsorientiert sein. Beim kindlichen Organismus genügen bereits relativ geringe Belastungsreize, um zu einer beachtlichen Leistungsverbesserung zu kommen.
9. Die Krafttrainingsreize sollten vielseitig sein. Bei Kindern und Jugendlichen erstreckt sich das Wirkungsspektrum aller Übungen bei dem noch ge-

ringen Trainiertheitsgrad auf alle Kraftfähigkeiten; allgemeinbildende Übungen haben dadurch einen umfassenden Ausbildungscharakter; darüber hinaus erweitern sie das Übungsgut und gewährleisten eine abwechslungsreiche Trainingsgestaltung, was gerade für Kinder von größter Bedeutung ist (vgl. *Berger/Hauptmann* 1989, 424).
10. Beim Krafttraining im Kindes- und Jugendalter ist auf eine ausreichende Pausenlänge zu achten. Aufgrund des wachstumsbedingten erhöhten Baustoffwechsels besteht ein erhöhter Energieverbrauch, und somit ist eine längere Wiederherstellungszeit im Vergleich zum Erwachsenen vonnöten.

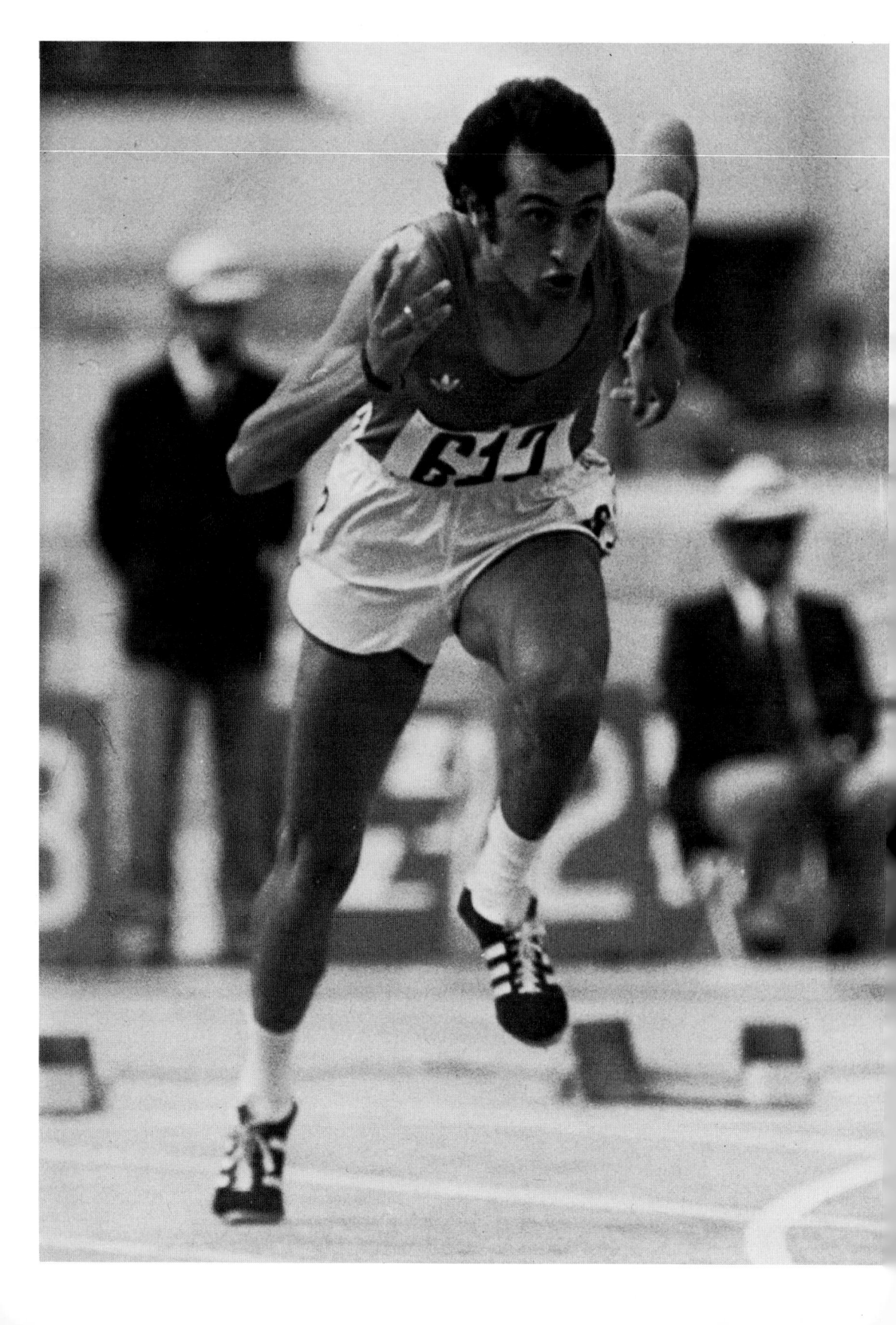

14 Schnelligkeitstraining

Begriffsbestimmung

Bei der Schnelligkeit handelt es sich um einen außergewöhnlich vielfältigen und komplexen Fähigkeitskomplex, der sich in den verschiedenen Sportarten in recht unterschiedlicher Weise darstellt. Ringer, Boxer, Karatekas, Spielsportler und Leichtathleten zeichnen sich zwar alle durch eine hohe Schnelligkeitsausprägung aus, unterscheiden sich jedoch in vielfacher Hinsicht in ihrer sportartspezifischen Schnelligkeit voneinander.
Schnelligkeit ist nicht nur die Fähigkeit, schnell zu laufen, sondern sie spielt auch bei azyklischen Bewegungen (Sprung, Wurf) und weiteren zyklischen Bewegungen (Eisschnellauf, Radsprint) eine wichtige Rolle (vgl. *Voß* 1993, 5).

> Die Schnelligkeit ist eine motorische Hauptbeanspruchungsform, die wie die Beweglichkeit sowohl eine Zuteilung zu den konditonellen Fähigkeiten – Ausdauer und Kraft –, als auch zu den koordinativen Fähigkeiten zuläßt (vgl. *Grosser* 1991, 13; *Martin/Carl/Lehnerts* 1991, 147; *Weineck* 1992, 377; *Schnabel/Thieß* 1993, 696).

Schnabel/Thieß (1993, 696) sehen in der Schnelligkeit eine konditionelle Fähigkeit, die eine Leistungsvoraussetzung darstellt, um motorische Aktionen unter den gegebenen Bedingungen mit hoher und höchster Intensität in kürzester Zeit zu realisieren.
Martin/Carl/Lehnertz (1991, 147) ordnen die Schnelligkeit hingegen den konditionellen Fähigkeiten nur bedingt zu, da sie nur teilweise auf energetischen Mechanismen, aber in hohem Maße auf zentralnervösen Steuerungsprozessen beruhe.
Die konditionell-koordinative Komplexität der Schnelligkeit geht auch aus der Definition von *Frey* hervor:

> Schnelligkeit ist die Fähigkeit, aufgrund der Beweglichkeit der Prozesse des Nerv-Muskel-Systems und des Kraftentwicklungsvermögens der Muskulatur, motorische Aktionen in einem unter den gegebenen Bedingungen minimalen Zeitabschnitt zu vollziehen (vgl. *Frey* 1977, 349).

Die umfassendste Definition der Schnelligkeit gibt *Grosser* (1991, 13), da er über die konditionell-koordinativen Aspekte auch noch die psychische Komponente mit einbringt. Er definiert Schnelligkeit wie folgt:

> „. . . Schnelligkeit im Sport [ist] die Fähigkeit, aufgrund kognitiver Prozesse, maximaler Willenskraft und der Funktionalität des Nerv-Muskel-Systems höchstmögliche Reaktions- und Bewegungsgeschwindigkeiten unter bestimmten gegebenen Bedingungen zu erzielen."

Auf die Spielsportarten bezogen, läßt sich die Komplexität des Erscheinungsspektrums und des Faktorengefüges der Schnelligkeit besonders gut aus der für den Fußball gegebenen

Schnelligkeitsbeschreibung von *Benedek/Palfai* (1980, 10) ersehen:

> „Die Schnelligkeit des Fußballspielers ist eine recht vielseitige Fähigkeit. Dazu gehören nicht nur das schnelle Reagieren und Handeln, der schnelle Start und Lauf, die Schnelligkeit der Ballbehandlung, das Sprinten und Abstoppen, sondern auch das schnelle Erkennen und Ausnutzen der jeweils gegebenen Situation."

Aus dieser Kurzcharakteristik der Schnelligkeitsanforderungen im Fußballspiel lassen sich die entscheidenden Teileigenschaften wie Wahrnehmungsschnelligkeit, Antizipationsschnelligkeit, Entscheidungsschnelligkeit, Reaktionsschnelligkeit, Bewegungsschnelligkeit ohne Ball und Aktionsschnelligkeit mit Ball sowie Handlungsschnelligkeit herauslesen.

Für die Spielsportler kann die Schnelligkeit in Erweiterung der Definiton von *Bauer* (1990, 7) wie folgt definiert werden (vgl. *Weineck* 1992, 377:

> Die Schnelligkeit des Spielers stellt eine komplexe Eigenschaft dar, die sich aus unterschiedlichen psychophysischen Teilfähigkeiten zusammensetzt, nämlich:
> – Fähigkeit zur Wahrnehmung von Spielsituationen und ihrer Veränderungen in möglichst kurzer Zeit = Wahrnehmungsschnelligkeit
> – Fähigkeit zur geistigen Vorwegnahme der Spielentwicklung und insbesondere des Verhaltens des direkten Gegenspielers in möglichst kurzer Zeit = Antizipationsschnelligkeit
> – Fähigkeit, sich in kürzester Zeit für eine der potentiell möglichen Handlungen zu entscheiden = Entscheidungsschnelligkeit
> – Fähigkeit zur schnellen Reaktion auf nicht vorhersehbare Entwicklungen des Spiels = Entwicklungen des Spiels = Reaktionsschnelligkeit
> – Fähigkeit zur Ausführung von zyklischen und azyklischen Bewegungen ohne Ball in hohem Tempo = zyklische und azyklische Bewegungsschnelligkeit
> – Fähigkeit zur schnellen Ausführung spielspezifischer Handlungen mit Ball unter Gegner- und Zeitdruck = Aktionsschnelligkeit
> – Fähigkeit, schnellstmöglich und effektiv im Spiel zu handeln unter komplexer Einbeziehung seiner kognitiven, technisch-taktischen und konditionellen Möglichkeiten = Handlungsschnelligkeit

Arten der Schnelligkeit

Wie bereits aus den vorhergegangenen Ausführungen ersichtlich wurde, manifestiert sich die Schnelligkeit im Sport in unterschiedlichen Erscheinungsformen.

Auf die *motorische Schnelligkeit* bezogen, unterscheidet *Schiffer* die in Abb. 276 gezeigten „reinen" und „komplexen" Schnelligkeitsformen.

Schiffer (1993, 6) definiert die verschiedenen Erscheinungsformen und Subkategorien der *motorischen Schnelligkeit* wie folgt:

> Als *reine* Schnelligkeitsformen werden identifiziert:
> – Reaktionsschnelligkeit = Fähigkeit, auf einen Reiz in kürzester Zeit zu reagieren;
> – Aktionsschnelligkeit = Fähigkeit, azyklische, d. h. einmalige Bewegungen mit höchster Geschwindigkeit gegen geringe Widerstände auszuführen;
> – Frequenzschnelligkeit = Fähigkeit, zyklische, d. h. sich wiederholende gleiche Bewegungen mit höchster Geschwin-

Arten der Schnelligkeit 397

```
                        Motorische Schnelligkeit
                               │
        ┌──────────────┬───────┴──────────┬──────────────┐
                                   bei azyklischen    bei zyklischen
                                    Bewegungen         Bewegungen
„Reine"           Reaktions-       Aktions-           Frequenz-
Erscheinungs-     schnelligkeit    schnelligkeit¹     schnelligkeit²
formen
(mit geringem    ┌──────┴──────┐
Kraftanteil)     Einfach-  Auswahl-    ── gegen erhöhten ──
                  reaktionen              Widerstand

                               Kraftschnelligkeit/Schnellkraft³

„Komplexe"                        öfters            kontinuierlich
Erscheinungs-                     wieder-           länger
formen                            holend            anhaltend
mit erhöhtem
Kraftanteil bzw.
längerer Aus-                    Schnellkraft-      maximale
führungsdauer)                   ausdauer⁴          Schnelligkeits-
                                                    ausdauer⁵
```

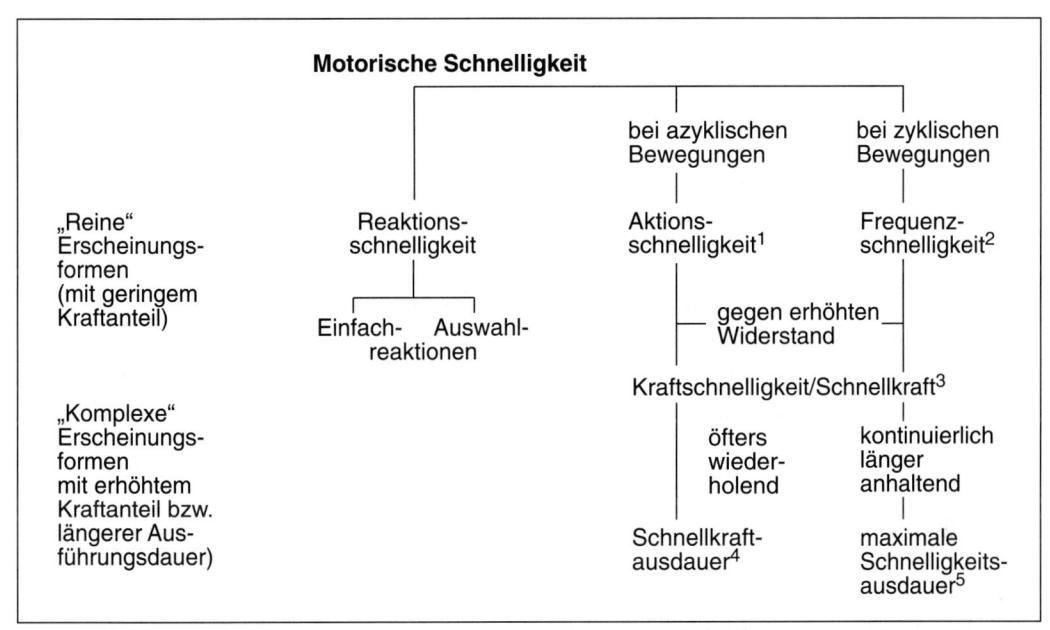

Abb. 276 Die motorische Schnelligkeit und ihre Unterteilungen (Erscheinungsformen, Subkategorien). Synonyma: 1 Bewegungsschnelligkeit; 2 Bewegungsfrequenz, Schnellkoordination, Grundschnelligkeit; 3 Beschleunigungsfähigkeit, Antrittsschnelligkeit; 4 Beschleunigungsausdauer; 5 Sprintausdauer, Frequenzschnelligkeitsausdauer, allgem. anaerobe Kurzzeitausdauer, Sprintschnelligkeit- und Geschwindigkeitsausdauer (nach *Schiffer* 1993, 6)

digkeit gegen geringe Widerstände auszuführen;
- Diese reinen Schnelligkeitsformen sind ausschließlich abhängig vom zentralen Nervensystem und von genetischen Faktoren.

Zu den *komplexen* Schnelligkeitsformen gehören:
- Kraftschnelligkeit = Fähigkeit, Widerständen in einer festgelegten Zeit einen möglichst hohen Kraftstoß zu erteilen*;
- Schnellkraftausdauer = Widerstandsfähigkeit gegen ermüdungsbedingten Geschwindigkeitsabfall bei maximalen Kontraktionsgeschwindigkeiten bei azyklischen Bewegungen mit erhöhten Widerständen;
- maximale Schnelligkeitsausdauer = Widerstandsfähigkeit gegen ermüdungs-
- bedingten Geschwindigkeitsabfall bei maximalen Kontraktionsgeschwindigkeiten bei zyklischen Bewegungen.

Die motorische Schnelligkeit stellt sich somit als eine psychisch-kognitiv-koordinativ-konditionelle Fähigkeit dar, die genetischen, lern- und entwicklungsbedingten, sensorisch-kognitiv-psychischen, neuronalen sowie tendo-muskulären und energetischen Einflußgrößen ausgesetzt ist (vgl. auch Abb. 277).

---

* Kraftschnelligkeit wird bisweilen auch als Schnellkraft bezeichnet, was in der trainingswissenschaftlichen Literatur z. T. auf Ablehnung stößt (vgl. *Jonath* 1986, 158 und *Schnabel/ Thieß* 1993, 492).

	Handlungs-schnelligkeit	Schnellstmöglich und effektiv im Spiel zu handeln unter Einbeziehung seiner technisch-taktischen und konditionellen Möglichkeiten
	Aktionsschnellig-keit mit Ball	In Höchstgeschwindigkeit Aktionen mit dem Ball ausführen
	Bewegungs-schnelligkeit ohne Ball	In Höchstgeschwindigkeit Bewegungen zyklischer oder azyklischer Natur ausführen
Schnelligkeit des Spielsportlers	**Reaktions-schnelligkeit**	Schnell reagieren auf überraschende Aktionen von Ball, Gegener, Mitspieler
	Entscheidungs-schnelligkeit	Sich in kürzester Zeit für eine effektive Handlung aus der Vielzahl der Möglichen entscheiden
	Antizipations-schnelligkeit	Auf der Grundlage von Erfahrungs-wissen und aktueller Erkenntnis die Aktionen des Gegners/Mitspielers und die Spielentwicklung vorausahnen
	Wahrnehmungs-schnelligkeit	Durch die Sinne (v. a. Seh- und Hörsinn) wesentliche Informationen zum Spielgeschehen schnell aufnehmen, verarbeiten und bewerten

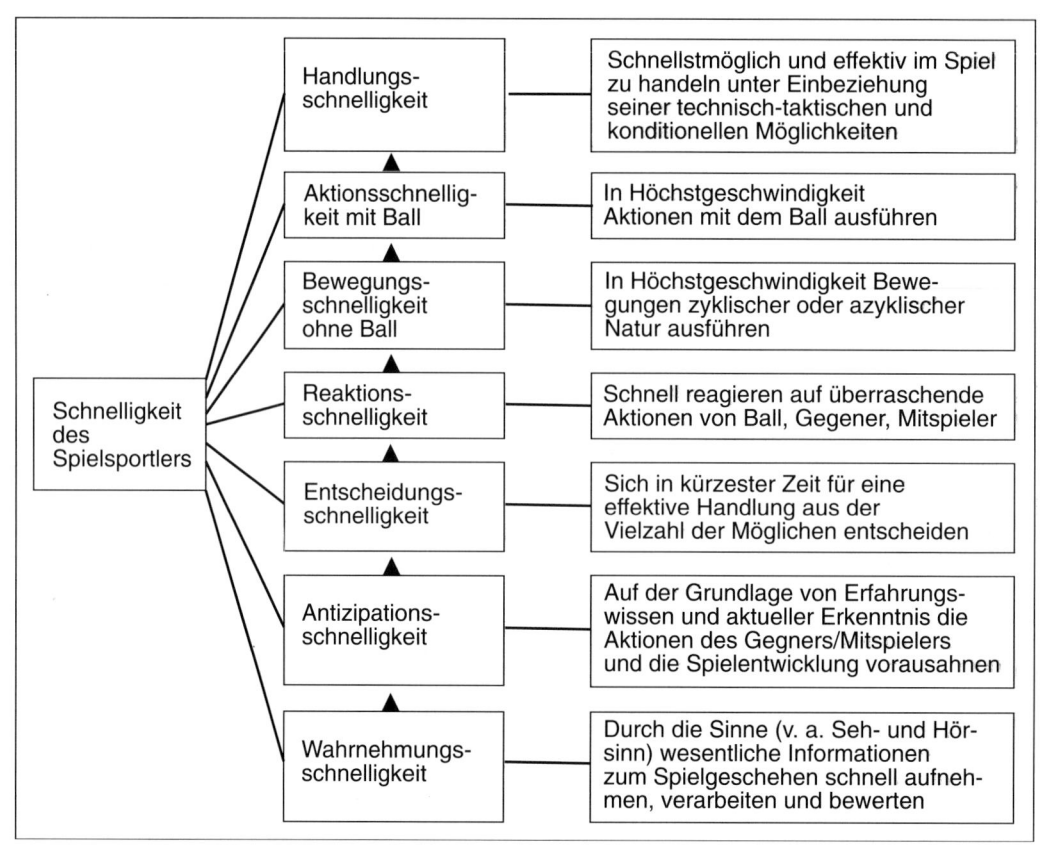

Abb. 277 Teileigenschaften der Schnelligkeit und ihre Bedeutung für die Leistungsfähigkeit des Spielsportlers (verändert nach *Weineck* **1992, 378**)

Diese „psychisch-kognitiv-koordinativ-konditionelle" Fähigkeit stellt sich in ihren Teileigenschaften in den Spielsportarten wie folgt in Abb. 277 dar.
Nur bei optimaler Ausprägung aller Teilfähigkeiten ist die Schnelligkeit als komplexe Eigenschaft umfassend entwickelt.
Die psychisch-kognitive Schnelligkeit des Spielsportlers zeigt sich im raschen Erfassen – *Wahrnehmungs-* und *Antizipationsfähigkeit* – einer Spielsituation, in der Fähigkeit, schnell „zu schalten" bzw. sich schnell für eine effektive Spielhandlung zu entscheiden – *Entscheidungsschnelligkeit*.

Das instinktiv schnelle Reagieren auf „unvermutet" sich ergebende Spielsituationen zeichnet vor allem den Torjäger aus: Sein „Torriecher" läßt ihn handeln bzw. Wege gehen, die nur über ein gedankenschnelles, vorwegnehmendes Ahnen – *Antizipationsschnelligkeit* – möglicher Folgesituationen denkbar ist.
Das kraftabhängige *Antrittsvermögen* – auch als Beschleunigungsvermögen (s. S. 425) als Subkategorie der Bewegungsschnelligkeit des Spielers bezeichnet – ermöglicht es, Erkanntes oder Erahntes in die Tat umzusetzen, sich vom Gegenspieler zu lösen, überraschend in spielentscheidenden Positionen „aufzutauchen"

und „torgefährlich" zu werden. Der perfekte Umgang mit dem Ball unter Zeit-, Gegner- und Raumdruck schließlich erfordert ein Höchstmaß an *Aktionsschnelligkeit.*
Die optimale Entwicklung all dieser Teilkomponenten mündet schließlich in der für alle Spielsportler entscheidenden Handlungsschnelligkeit (vgl. *Weineck* 1992, 423).

> In ihrer komplexesten Form tritt die Schnelligkeit in der sogenannten Handlungsschnelligkeit bzw. -geschwindigkeit in Erscheinung (vgl. *Konzag* 1983, 592; *Demuth* 1984, 519; *Schellenberger* 1986, 428; *Schlimper/Brauske/Kirchgässner* 1989, 44). Sie wird von Prozessen der Informationsaufnahme und -verarbeitung sowie dem situationsadäquaten motorischen Handlungsvollzug bestimmt.

Bei der Informationsaufnahme und -verarbeitung spielen die bereits beschriebenen Teilfähigkeiten der Schnelligkeit, nämlich die Wahrnehmungs-, Antizipations- und Entscheidungsschnelligkeit eine wichtige Rolle. Für den situationsadäquaten motorischen Handlungsvollzug sind die Reaktionsfähigkeit (als Resultat der Situationserkennungs-, -analyse- und -entscheidungsprozesse) und die Bewegungs-/Aktionsschnelligkeit (als motorische Schnelligkeitsäußerung) von Bedeutung (vgl. *Schlimper/Brauske/Kirchgässner* 1989, 44).

Definitorisch läßt sich die *Handlungsschnelligkeit* demnach wie folgt umreißen:

> Unter *Handlungsschnelligkeit* ist eine komplexe sportartspezifische Schnelligkeitsform zu verstehen. Sie stellt ein psychophysisches Vollzugsmerkmal dar, das die Schnelligkeit der ablaufenden kognitiven und motorischen Prozesse technisch-taktischer Spielhandlungen – sie werden emotional und motivational interindividuell unterschiedlich gesteuert – in gegebenen Spielsituationen widerspiegelt (vgl. *Schlimper/Brauske/Kirchgässner* 1989, 44).

Da eine weitere vertiefte Auseinandersetzung mit den anderen bereits genannten psychisch-kognitiven Arten der Schnelligkeit den Rahmen dieses Buches sprengen würden, sei auf die diesbezüglichen Ausführungen von *Weineck* (1992, 379 f.) u. a. verwiesen.

Trainierbarkeit der Schnelligkeit

Der *konditionell-koordinative* Leistungsfaktor Schnelligkeit – er soll im Rahmen dieser Ausführungen im Vordergrund stehen – ist nach allgemeiner Auffassung anlagebedingter und in geringerem Umfang trainierbar als z. B. die Kraft oder die Ausdauer. Ein untrainierter Erwachsener kann seine 100-m-Bestzeit bei entsprechendem Training um 15–20 % verbessern, nur in Ausnahmefällen darüber hinaus (vgl. *Hollmann/Hettinger* 1980, 288). Dies hängt mit der schon erwähnten Tatsache zusammen, daß die Unterschiede in dem Muskelfaserverteilungs- und damit Innervationsmuster genetisch festgelegt sind und durch Training nur noch bedingt in Bezug auf das Volumen (Querschnittszunahme) bzw. die Koordinationsfähigkeit, nicht aber mehr bezüglich der prozentualen Verteilung verändert werden können.
Wie die neuesten Untersuchungen zeigen, lassen sich die „reinen" bzw. „elementaren" Schnelligkeitseigenschaften (s. S. 410) besonders gut im frühen Schulkindalter und in der ersten puberalen Phase (s. S. 414) verbessern (vgl. *Bauersfeld/Voß* 1992, 84; *Tabachnik* 1992, 23; *Lehmann* 1993, 13 und 1993, 4; *Voß* 1991, 47 und 1993, 5).
Die kraftabhängigen Parameter lassen sich hingegen zu einem späteren Zeitpunkt optimal entwickeln.
Die Schnelligkeit ist derjenige physische Leistungsfaktor, der mit zunehmendem Alter am

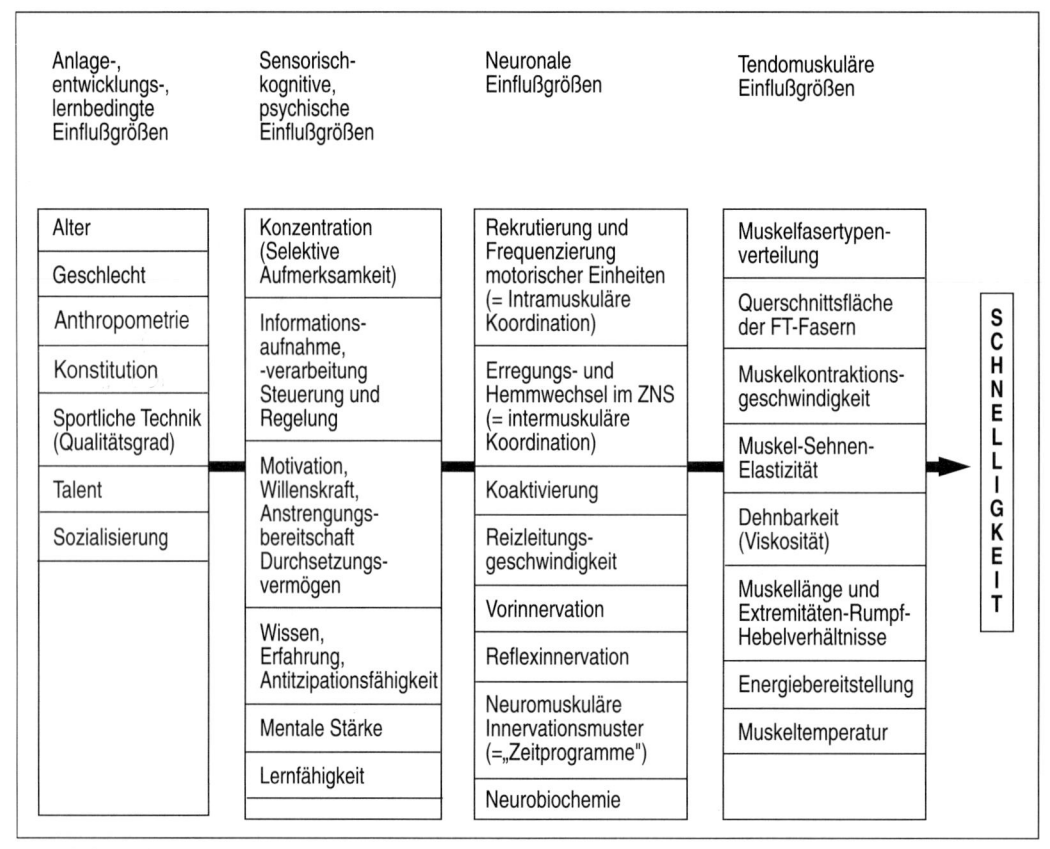

Anlage-, entwicklungs-, lernbedingte Einflußgrößen	Sensorisch-kognitive, psychische Einflußgrößen	Neuronale Einflußgrößen	Tendomuskuläre Einflußgrößen	
Alter	Konzentration (Selektive Aufmerksamkeit)	Rekrutierung und Frequenzierung motorischer Einheiten (= Intramuskuläre Koordination)	Muskelfasertypen-verteilung	S C H N E L L I G K E I T
Geschlecht				
Anthropometrie	Informations-aufnahme, -verarbeitung Steuerung und Regelung		Querschnittsfläche der FT-Fasern	
Konstitution		Erregungs- und Hemmwechsel im ZNS (= intermuskuläre Koordination)	Muskelkontraktions-geschwindigkeit	
Sportliche Technik (Qualitätsgrad)			Muskel-Sehnen-Elastizität	
Talent	Motivation, Willenskraft, Anstrengungs-bereitschaft Durchsetzungs-vermögen	Koaktivierung	Dehnbarkeit (Viskosität)	
Sozialisierung		Reizleitungs-geschwindigkeit		
		Vorinnervation	Muskellänge und Extremitäten-Rumpf-Hebelverhältnisse	
	Wissen, Erfahrung, Antitzipationsfähigkeit	Reflexinnervation	Energiebereitstellung	
		Neuromuskuläre Innervationsmuster (="Zeitprogramme")	Muskeltemperatur	
	Mentale Stärke			
	Lernfähigkeit	Neurobiochemie		

Abb. 278 Einflußgrößen der motorischen Schnelligkeit (verändert nach *Grosser* 1991, 21)

frühesten und ausgeprägtesten eine Abnahme erfährt.

Anatomisch-physiologische Grundlagen des Schnelligkeitstrainings

Die Schnelligkeit ist als komplexer psychophysischer Leistungsfaktor – es spielen vor allem koordinative und konditionelle Komponenten eine leistungsbestimmende Rolle – von verschiedenen anatomisch-physiologischen Voraussetzungen abhängig.

Eine zusammenfassende Übersicht der Einflußgrößen der motorischen Schnelligkeit gibt Abb. 278.

Die wichtigsten dieser Faktoren sollen in der Folge dargestellt werden.

Art der Muskulatur

Die Kontraktionsgeschwindigkeit eines Muskels ist in hohem Maße davon abhängig, welchen Anteil an schnellzuckenden Muskelfasern – FT- oder Typ-II-Fasern genannt – sie aufweisen. Bioptische Untersuchungen (hierbei wird mit einer speziellen Nadel eine Muskelprobe entnommen) zeigen, daß der Anteil an schnellzuckender Muskulatur positiv mit der Schnelligkeit der Bewegungen korreliert (vgl. *Karlsson* et al. 1975, 358; *Coyle* et al. 1979, 12; *Inbar/Kaiser/Tesch* 1981, 156; *Brzang/Pieper* 1990, 97). Abb. 279 macht deutlich, daß ein

Anatomisch-physiologische Grundlagen

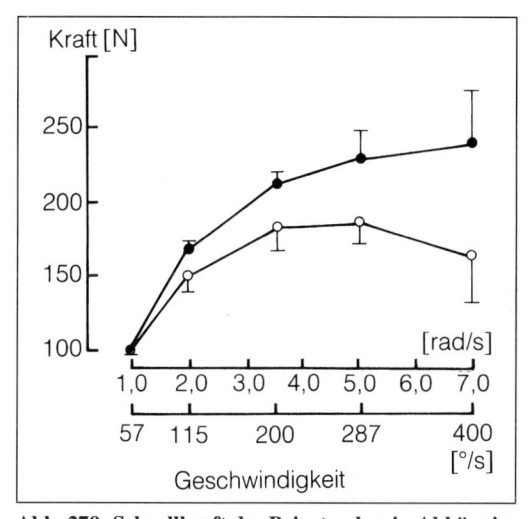

Abb. 279 Schnellkraft der Beinstrecker in Abhängigkeit von ihrer Muskelfaserzusammensetzung.
● = Sportler mit einem FT-Faser-Anteil über 50 %,
○ = Sportler mit einem FT-Faseranteil unter 50 %
(nach *Coyle* et al. 1979, 12)

Sportler mit einem Muskelfaseranteil von mehr als 50 % in allen Geschwindigkeitsbereichen eine höhere Beschleunigungskraft aufweist als solche mit einem niedrigeren Anteil.

„Geborene Sprinter" weisen einen höheren Prozentsatz an FT-Fasern auf als zum Beispiel Langstreckenläufer (s. Abb. 280).

Desgleichen zeigen die Untersuchungen von *Tihanyi/Apor/Fekete* (1983, 52), daß ein enger Zusammenhang zwischen Muskelfaserzusammensetzung und azyklischer Schnelligkeit (dokumentiert am Beispiel Absprung) besteht: je weniger FT-Fasern ein Sportler hat, desto länger dauert sein Absprung.

Wichtig ist in diesem Zusammenhang die Tatsache, daß Kinder im Vergleich zum Erwachsenen einen höheren Anteil an sogenannten *Intermediärfasern* aufweisen. Während er bei Jungen bei 13 %, bei Mädchen bei 7,6 % liegt, weist der Erwachsene nur einen Anteil von 2–3 % auf (vgl. *Blinkhorst/Kemper/Saris* 1985, 327). Werden Kinder frühzeitig schnelligkeitsorientiert trainiert, wie dies z. B. bei den Sportspielern der Fall ist, vergrößern sie durch die Umwandlung von Intermediärfasern in FT-Fasern ihren Anteil an schnellzuckenden Muskelfasern und optimieren damit ihre genetisch vorgegebene Muskelfaserzusammensetzung im Hinblick auf ein höheres Schnelligkeitspotential.

Konsequenzen für das Schnelligkeitstraining: Frühzeitig gesetzte Schnelligkeitsreize – also ein schnelligkeitsbetontes, spielerisches und kindgemäßes Training bereits im Kindesalter (s. S. 378) – haben einen beträchtlichen Einfluß auf das später erreichbare Niveau der Schnelligkeits- und Schnellkrafteigenschaften.

Durch ein spezielles Schnelligkeits- oder Krafttraining (s. S. 308) kann der Querschnitt der für die Schnelligkeit entscheidenden FT- bzw. II b-Fasern zunehmen:

Oberhalb 25 % der isometrischen Maximalkraft (*Karlsson* et al. 1975, 357) oder 90 % des maximalen Sauerstoffaufnahmevermögens (*Piehl* 1975, 33) – dies entspräche etwa der Kraftentwicklung bei einem scharfen Tempolauf – kommt es zu einer selektiven Beanspruchung der FT-Fasern und damit zu einer übungsbedingten Dickenzunahme (vgl. auch *Schlicht* et al. 1990, 87).

Kraft der Muskulatur

Die unterschiedliche Leistungsfähigkeit im Schnelligkeitsbereich – dies gilt besonders für ihre Teilkomponente, die Beschleunigungsphase – basiert auf einem verschiedenen Ausgangsniveau an Koordinations- und Kraftvermögen. Eine Verbesserung der speziellen Kraft geht stets auch mit einer Erhöhung der Bewegungsschnelligkeit einher.

Wie die Untersuchungen von *Kuhn/Droste/Steinhöfer* (1985, 48) zeigen, läßt sich die Sprintleistung beim 60-m-Lauf zu 88 % durch das Beschleunigungsvermögen (= Sprintkraft), die horizontale und vertikale Sprungkraft erklären (s. Abb. 281).

Karl (1972, 275) erklärt diese Tatsache dahingehend, daß durch die Zunahme des Muskelquerschnitts mehr Brückenbindungen pro Zeiteinheit für das Ineinandergleiten von Aktin und Myosin zur Verfügung stehen und somit die Kontraktionsgeschwindigkeit angehoben

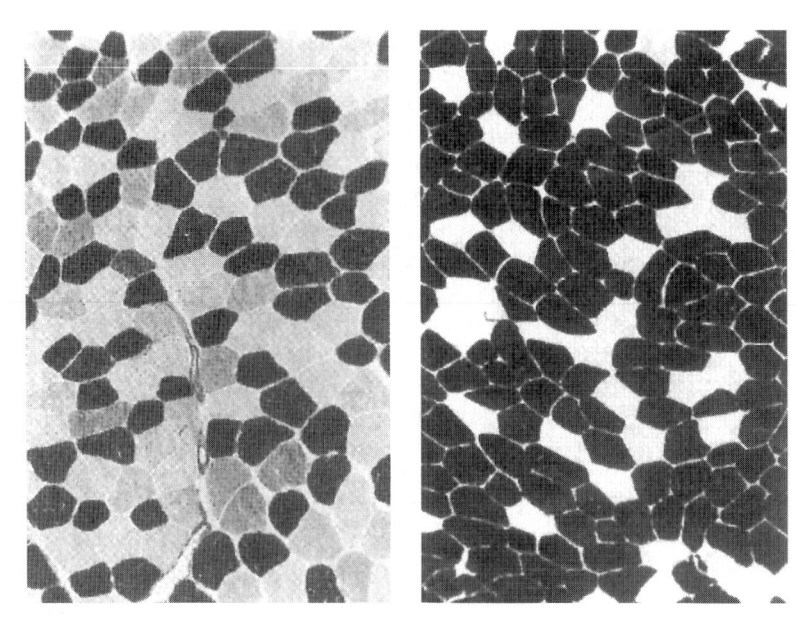

Abb. 280 Muskelfaserverteilung bei einem Sprinter (helle Fasern vom Typ FT- bzw. II b) und einem Radrennfahrer (dunkle Fasern vom Typ ST- bzw. I (nach *Howald* **1984**, 6)

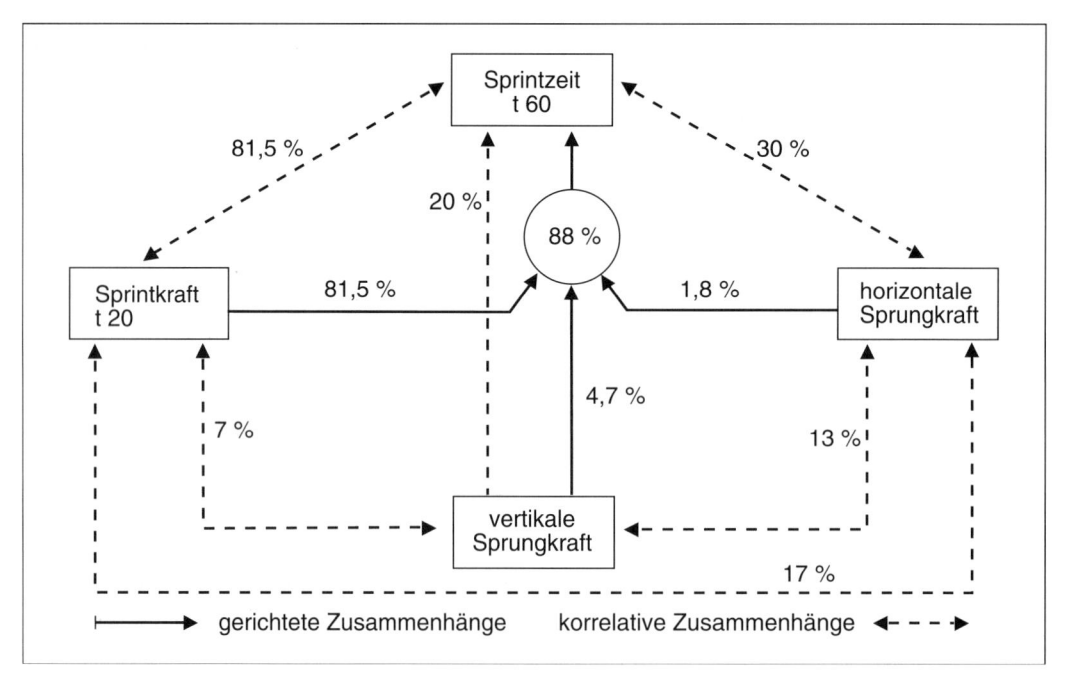

Abb. 281 Einfluß der Schnellkrafteigenschaften auf die 60-m-Sprintzeit (nach *Kuhn/Droste/Steinhöfer* **1985**, 48)

wird. Durch den erhöhten Muskelfaserquerschnitt der synchron aktivierten motorischen Einheiten kommt es außerdem zu einer Verringerung der Last pro Einheit und damit zu einer schnelleren Kontraktion (vgl. *Paerisch* 1974, 128).

Die Größe der Kraftimpulse ist von ausgeprägtem Einfluß auf die Schrittlänge bzw. die

Schrittfrequenz: Ist der Kraftimpuls in der Stützphase größer, vergrößert sich die Schrittlänge und verkürzt sich die Stützzeit, dann erhöht sich die Schrittfrequenz. Für die Vergrößerung der Laufgeschwindigkeit ist demnach der Kraftimpuls in Verbindung mit koordinativen Qualitäten leistungsbestimmend.
Groh (in *Knebel* 1972, 27) verdeutlicht dies folgendermaßen: Ein Läufer von 70 kg hat einen mittleren Kraftimpuls von 45,5 kg/s. Daraus errechnet sich – bei einer mittleren Stützzeit von 0,1 s – die mittlere Stützkraft des Fußballens von 455 kg. Um nun eine Verkürzung der Laufzeit von rund einer Sekunde zu erreichen, müßte ein Läufer von 70 kg mit jedem Laufschritt einen zusätzlichen Kraftimpuls von 7 kg/s aufbringen. Das entspricht – bei 0,1 s Stützzeit – einer zusätzlichen Abstoßkraft des Fußballens von 70 kg bei jedem Laufschritt.

Also:

> Eine trainingsbedingte Verbesserung der schnelligkeitsspezifischen Kraft geht stets auch mit einer Erhöhung der Sprintkraft bzw. Antrittsschnelligkeit einher.

Aber:

> Während sich bei koordinativ sehr einfachen Bewegungen ein Maximalkrafttraining unmittelbar in einer höheren Bewegungsschnelligkeit auswirken kann, ist dies bei anspruchsvollen und komplexen Bewegungen – wie z. B. in den Spielsportarten – weniger der Fall (vgl. *Kunz/Unold* 1990, 28).

Die Kraft muß daher stets sportartspezifisch entwickelt werden (s. S. 308).

Zusammenfassend läßt sich feststellen:
Durch Training ist zwar die ererbte Verteilung an FT- bzw. ST-Fasern im allgemeinen nur in ihren Subkategorien (s. S. 84) zu verändern – Ausnahmen sind hier nur das bereits angesprochene frühzeitige Schnelligkeitstraining im Kindesalter bzw. ein intensives und häufiges Ausdauertraining, das zu einer Umwandlung von FT- in ST-Fasern führen kann (vgl. *Howald* 1985, 48) –, wohl aber ihr Entwicklungsgrad und damit ihr Volumen (vgl. *Saltin* 1973, 139; *Karlsson* et al. 1975, 358).

Biochemie der Muskulatur

Die Maximalgeschwindigkeit des Sportlers ist in hohem Maße von der Höhe und der Art der Energievorräte in der Arbeitsmuskulatur (Beine) sowie ihrer möglichen Mobilisationsgeschwindigkeit abhängig. Wie Abb. 282 zeigt, nimmt die Maximalgeschwindigkeit mit zunehmender Laufdauer ab, da die verschiedenen Brennstoffe eine unterschiedliche energetische Flußrate (= Energiefreisetzung pro Zeiteinheit) ermöglichen.
Der ATP-Vorrat in der Muskelzelle beträgt etwa 6 mmol/kg Muskel und reicht bei maximalen Kontraktionen für etwa zwei bis drei Sekunden. Der KP-Vorrat beträgt etwa 21 mmol/kg Muskel und reicht bei maximaler Kontraktionsarbeit für etwa sechs bis zehn Sekunden (vgl. *Keul/Doll/Keppler* 1969, 20/22; *Mader* et al. 1983, 18/19).
Bei maximalen Läufen kommt es zu einem raschen Abbau der energiereichen Phosphate und damit zu einer Abnahme der Laufgeschwindigkeit (s. Abb. 283).
Bei kurzen, maximalen Schnelligkeits- bzw. Schnellkraftbelastungen (Antritte, Sprünge) kommt es zu einer 500- bis 600fachen Erhöhung des ATP-Umsatzes im Vergleich zu Ruhebedingungen (vgl. *Hultman/Spriet/Södelund* 1988, 63). Dies erfordert eine maximale Umsatzkapazität und Mobilisationsfähigkeit im Bereich der Enzyme. Dies wird dadurch erreicht, daß es mit Beginn der Sprintbelastung zu einem 400%igen Anstieg der Leistungs- und Streßhormone Adrenalin und Noradrenalin (auch Katecholamine genannt) und des Beta-

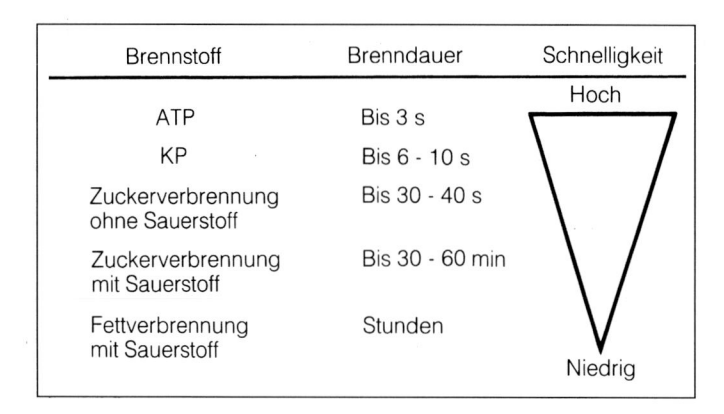

Brennstoff	Brenndauer	Schnelligkeit
ATP	Bis 3 s	Hoch
KP	Bis 6 - 10 s	
Zuckerverbrennung ohne Sauerstoff	Bis 30 - 40 s	
Zuckerverbrennung mit Sauerstoff	Bis 30 - 60 min	
Fettverbrennung mit Sauerstoff	Stunden	Niedrig

Abb. 282 **Schnelligkeit in Abhängigkeit von der Energiebereitstellung. Die Brenndauer der einzelnen Energieträger ist aufgrund der unterschiedlichen Bevorratung verschieden.**

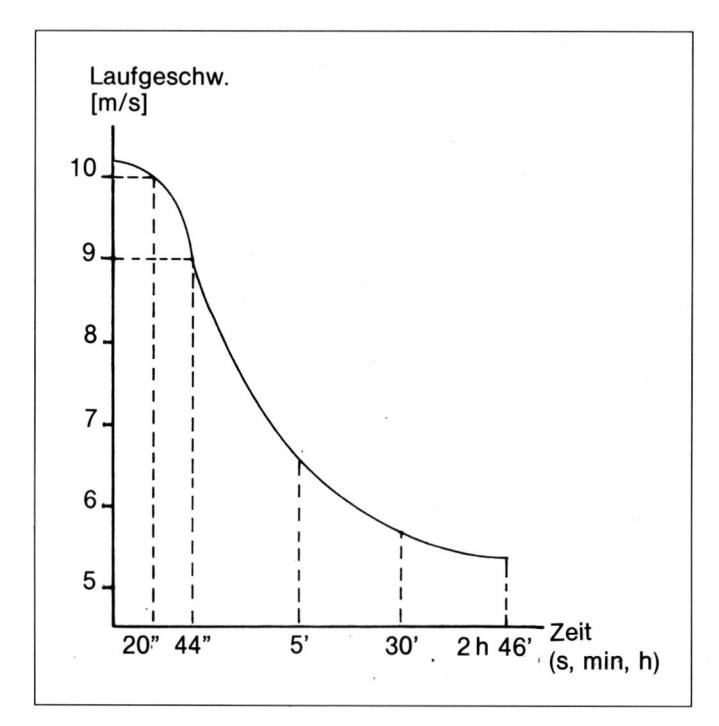

Abb. 283 **Die maximale Geschwindigkeit in Abhängigkeit von der Zeitdauer** (verändert nach *Farfel* et al., in *Matwejew* 1981, 52)

Endorphins (ein vom Körper produziertes Morphium-Derivat) kommt (vgl. *Boobis* 1988, 116).

Der Grund für diesen gewaltigen Katecholaminanstieg liegt darin, daß dadurch das für den Zuckerabbau entscheidende Enzym Phosphorylase von der inaktiven Form a in die aktive Form b umgewandelt wird und damit eine rasche Zuckerumsetzung ermöglicht (vgl. *Cha-*

siotis et al. 1983). Der vergleichbar hohe Anstieg der Beta-Endorphine wird im Zusammenhang mit einer bei Kampfhandlungen notwendigen besseren Schmerztoleranz und einer verzögerten zentralen Ermüdung gesehen (vgl. *Haynes* et al. 1983, 415).

Daß Sportler – dies gilt insbesondere für die Spieler – selbst am Ende eines anstrengenden Meisterschaftsspiels noch außergewöhnliche

Schnelligkeits-, Schnellkraft- und Antrittsleistungen erbringen können, hängt damit zusammen, daß das für diese Leistungen notwendige ATP in kürzester Zeit über die Kreatinphosphatspeicher wieder resynthetisiert wird: Durch das KP wird das beim ATP-Verbrauch entstandene ADP auf kurzem Weg, also ohne die zehn Zwischenschritte wie bei der Glykolyse, in ATP zurückverwandelt. Die Resynthese des ATP durch KP erfolgt immer dann vermehrt, wenn die aerobe Energiebereitstellung bzw. die anaerobe Energiebereitstellung aufgrund höchster Intensitäten unzureichend sind.

> Aufgrund seiner Bedeutung für die rasche Resynthese des unmittelbaren Brennstoffs ATP wird das KP besonders schnell ergänzt. Nach kurzzeitigen maximalen Krafteinsätzen (Sprünge oder Antritte) ist der KP-Speicher in weniger als drei Sekunden wieder vollständig aufgefüllt (vgl. *Küchler* 1983, 143; *Lehnertz* 1985, 32; *Martin* 1987, 385).

Beachte: Die Sofort-Resynthese von Kreatinphosphat wird durch die Verfügbarkeit von Sauerstoff limitiert. Eine gute *Grundlagenausdauer* (s. S. 141), die eine optimale Energienachlieferung und Sauerstoffversorgung gewährleistet, sowie *aktive* Pausen nach Belastung – sie ermöglichen ein verbessertes Sauerstoffangebot – können daher optimierend auf eine schnelle Wiederherstellung dieses wichtigen Energiespeichers einwirken.

Bei längeren Laufstrecken oder schnell aufeinanderfolgenden Läufen mit unvollständiger Resynthese der energiereichen Phosphate, vor allem des KP-Speichers, spielt die Glykolyse (Zuckerverbrennung ohne Sauerstoff) eine wichtige Rolle. Sie wird auch als *anaerobe laktazide* (mit Milchsäureentstehung) *Energiebereitstellung* bezeichnet.
Wird das KP auf weniger als 3 mmol/kg Muskel abgebaut (dephosphoryliert), dann kommt es zu einer maximalen Aktivierung der Glykolyse. Abb. 284 zeigt das Verhalten der energiereichen Phosphate (ATP, KP) und der glykolytischen Prozesse am Beispiel eines 100-m-Sprints.
Wie die Untersuchungen von *Hellwig* et al. (1988, 393) zeigen, kommt es bereits nach maximalen Sprints über 30 m zu einer beachtlichen Beteiligung glykolytischer Prozesse an der Gesamtenergiebereitstellung. Mit zunehmender Laufstrecke erhöhen sich die Laktatkonzentrationen progressiv (s. Abb. 285).
Die Beteiligung glykolytischer Prozesse an der Energiebereitstellung bei kurzen Sprints und Antritten zeigt die Bedeutung muskulärer Glykogenspeicher (s. S. 88).

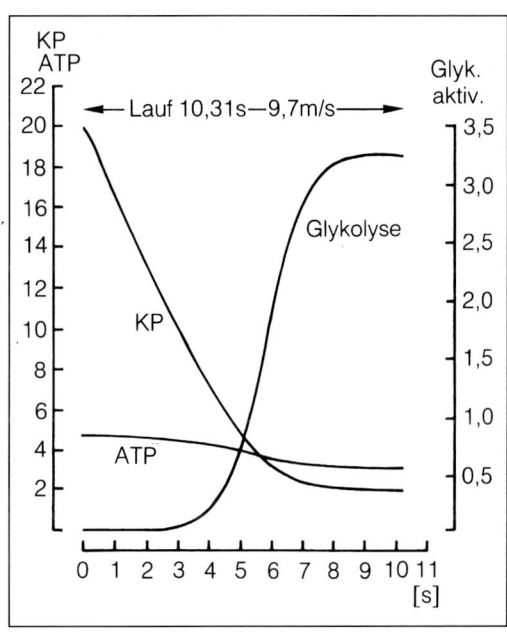

Abb. 284 Verhalten der energiereichen Phosphate (ATP, KP) und der glykolytischen Aktivität bei einem 100-m-Lauf (verändert nach *Gavagna* et al., in *Mader* et al. 1983, 19)

> Ein verbesserter Trainingszustand – v. a. ausgedrückt durch eine Anhebung der muskulären Energiespeicher – erhöht die

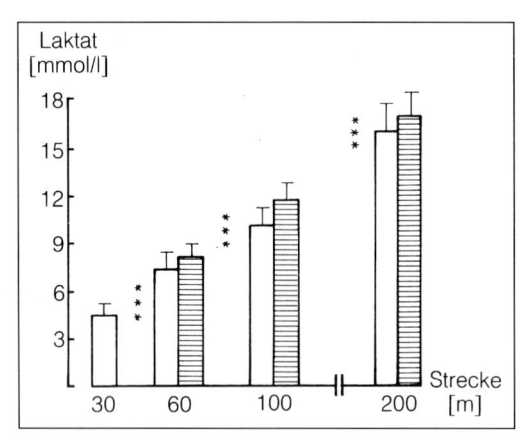

Abb. 285 Blutlaktatspiegel nach Sprintbelastungen über unterschiedliche Streckenlängen. ☐ = Test, ▤ = Wettkampf (nach *Hellwig* et al. 1988, 393), * = hochsignifkanter Unterschied

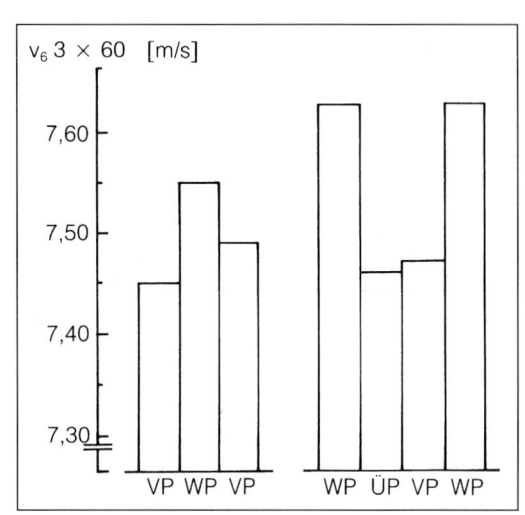

Abb. 286 Niveau der „alaktaziden Leistungsfähigkeit" (dargestellt durch den aus dem 3 x 60-m-Stufentest ermittelten Parameter v_6) in verschiedenen Trainingsperioden. VP = Vorbereitungsperiode; WP = Wettkampfperiode; ÜP = Übergangsperiode (nach *Hellwig* et al. 1988, 400)

psychophysischen Möglichkeiten zu intensiven bzw. schnelligkeitsbetonten Einsätzen.

Durch spezielles Training können die energiereichen Phosphate – hier insbesondere die KP-Speicher (*Pansold* 1973, 110) – und die für die anaerobe Glykolyse wichtigen Glykogenspeicher im Muskel vermehrt werden: KP und ATP steigen um etwa 20 %, der Glykogengehalt um etwa 60 % (vgl. *Keul/Berg* 1985, 72; *Medbö/Burgers* 1990, 505). Parallel dazu steigt die Aktivität der am Umsatz dieser energiereichen Phosphate beteiligten Enzyme (vgl. *Costill* et al. 1979, 96; *Howald* 1982, 1; *Berg/Keul* 1985, 76).

Thorstensson et al. (1975, 313 f.) fanden nach einem zweimonatigen drei- bis viermal wöchentlichen Sprinttraining Anstiege der ATPase um 30 % (dieses Enzym katalysiert die Reaktion: ATP $\rightleftharpoons$ ADP + P + Energie), der Myokinase um 20 % (dieses Enzym katalysiert die Reaktion: ADP + ADP $\rightleftharpoons$ ATP + AMP) und der Kreatinphosphokinase (CPK) um 36 % (dieses Enzym katalysiert die Reaktion CP + ADP $\rightleftharpoons$ ATP + C) (vgl. auch *Badtke* 1989, 372 u. 374).

Durch die Vermehrung der Energiespeicher bzw. die Zunahme der Enzymaktivitäten steigt die Kontraktionsgeschwindigkeit des Muskels an (vgl. *Barany* zitiert nach *Piehl* 1975, 34, 38).

Wie Abb. 286 zeigt, ändert sich die alaktazide anaerobe Kapazität – vergleichbares gilt für die laktazide anaerobe Kapazität – im Laufe der verschiedenen Trainingsperioden relativ rasch in Abhängigkeit von Trainingspausen (passiver Urlaub, ohne Erhaltungstraining) bzw. von Unterschieden in der Trainingsgestaltung (z. B. bei umfang- und nicht intensitätsbetontem Training). Für ein optimales Schnelligkeitstraining bezüglich der Steigerung der muskulären Energiespeicher bzw. zur Erhöhung der Aktivität der sie umsetzenden Enzyme muß stets

Anatomisch-physiologische Grundlagen

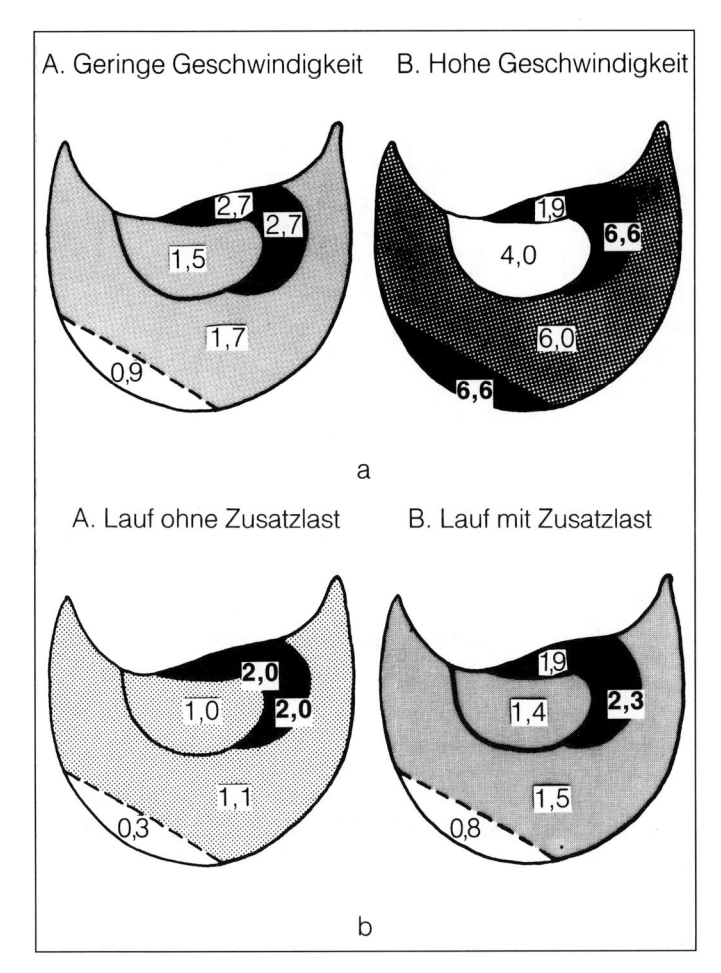

A. Geringe Geschwindigkeit   **B. Hohe Geschwindigkeit**

(2,7) (2,7) (1,5) (1,7) (0,9)   (1,9) (6,6) (4,0) (6,0) (6,6)

a

A. Lauf ohne Zusatzlast   **B. Lauf mit Zusatzlast**

(2,0) (1,0) (2,0) (1,1) (0,3)   (1,9) (2,3) (1,4) (1,5) (0,8)

b

Abb. 287 Unterschiedlicher Abbau von Glykogen (in mmoles Glukoseeinheiten/kg/min) im dreiköpfigen Wadenmuskel (M. triceps surae) bei verschiedenen Laufgeschwindigkeiten (A) bzw. bei Laufen mit Zusatzbelastung (24 % des Körpergewichts) bzw. ohne Zusatzbelastung (B). Muskelbiopsiebestimmung des Glykogengehalts (nach *Armstrong* et al. 1983, 778/779).

mit maximaler Antrittsstärke trainiert werden. Allerdings müssen dabei die für die Vermeidung einer Geschwindigkeitsbarriere (s. S. 455) gültigen Gesetzmäßigkeiten berücksichtigt werden.

Abb. 287 zeigt, daß es bei verschiedenen Trainingsintensitäten zu einer unterschiedlichen Muskel- und Stoffwechselbeanspruchung kommt. Bei geringerer Belastung werden sowohl andere Muskelgruppen (s. auch S. 409, Abb. 289) als auch andere motorische Einheiten (z. B. mit sehr langsam zuckenden Muskelfasern) sowie andere Stoffwechselwege beansprucht als bei Belastungen mit hoher bzw. höchster Intensität. Der unterschiedliche Glykogenabbau im Muskel bei verschiedenen Belastungen macht deutlich, in welch spezieller Art und Weise der Muskel auf unterschiedliche Belastungen reagiert.

Um die differenzierten Auswirkungen eines Trainings auf die verschiedenen Muskelfasern ermitteln zu können, bedient man sich in der Sportmedizin der Ammoniakbestimmung (im Handel ist ein entsprechender Ammoniak-Checker erwerbbar, s. *Lehnertz* 1986, 53). Nur bei höchsten Intensitäten kommt es zu einem maximalen Ammoniakanstieg, ein Hinweis darauf, daß die schnellzuckenden Typ-II b-Fasern stoffwechselmäßig beansprucht werden (vgl. Abb. 319, s. *Banister* et al. 1985, 34; *Schwarke* et al. 1987, 447; *Weikker* 1988, 172; *Schlicht* et al. 1990, 87).

> Schnelligkeitstraining mit submaximalen Geschwindigkeiten – wie z. B. beim intensiven Intervalltraining – führt nicht zu einer optimalen Verbesserung schnelligkeitsspezifischer biochemischer Parameter, da es nicht zu einem maximalen Umsatz und Abbau des energetischen Potentials und optimaler koordinativer Belastung kommt (vgl. *Meder* et al. 1983, 21). Nur ein Sprinttraining mit maximaler Geschwindigkeit, also vollstem Einsatz, bringt über die Aktivierung der „richtigen" Muskelfasern und der „richtigen" Stoffwechselwege ein optimales Trainingsergebnis!
> Ein Training in ermüdetem Zustand bringt ebensowenig wie ein lustlos „heruntergespultes" Schnelligkeitstraining ohne letzten Einsatz.

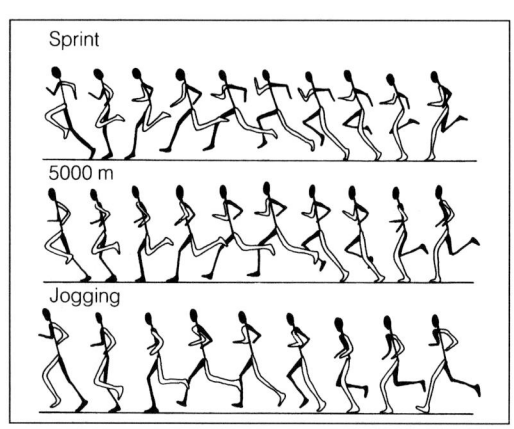

Abb. 288 Lauftechnik bei unterschiedlichen Geschwindigkeiten (verändert nach *Kunz/Unold* **1988, 19**)

Neuromuskuläre Steuerungsprozesse und Innervationsmuster („Zeitprogramme") als Grundlagen der koordinativen Leistungskomponente

Ein kräftiger Antritt mit hoher Bewegungsfrequenz kann nur bei schnellstem Wechsel zwischen Erregung und Hemmung und entsprechenden Regulationen des Nerv-Muskel-Systems in Verbindung mit einem optimalen Krafteinsatz erreicht werden (vgl. *Harre* 1976, 163). Erst eine optimale intermuskuläre (zwischen den verschiedenen Muskeln) und intramuskuläre (innerhalb des einzelnen Muskels) Bewegungskoordination ermöglicht es, das Zusammenspiel von Agonisten (= Muskeln, die sich bei einer Bewegung kontrahieren) und Antagonisten (= Gegenspieler = Muskeln, die bei einer Bewegung gedehnt werden) zu verbessern sowie die Zahl der gleichzeitig aktivierten Einheiten zu erhöhen und somit die Beschleunigungskraft der Arbeitsmuskulatur anzuheben. Sowohl die inter- als auch die intramuskuläre Koordination können zur Optimierung der Antrittsschnelligkeit nur dann in höchstem Maße entwickelt werden, wenn sie unter sportartspezifischen Bedingungen und mit höchster Intensität geschult werden.

Bei Bewegungen mit submaximaler Geschwindigkeit ergibt sich, wie bereits erwähnt, ein anderes intramuskuläres Innervationsmuster als bei maximaler Geschwindigkeit (vgl. *Rühl/Wittekopf* 1984, 234).

Beim Laufen mit unterschiedlichen Geschwindigkeiten verändert sich nicht nur die Lauftechnik, sondern auch die Aktivität der beteiligten Muskeln (Abb. 288, 289). Da die Muskelaktivität (feststellbar über entsprechende EMG-Messungen) und damit auch die intra- und intermuskuläre Koordination von der Belastung, der Bewegungsgeschwindigkeit, der Winkelstellung und der Bewegungsausführung abhängig sind, muß dieses muskuläre Zusammenspiel vornehmlich wettkampfähnlich trainiert werden.

Zum besseren Verständnis der Folgeausführungen muß an dieser Stelle darauf hingewiesen werden, daß sich im Schnelligkeitsbereich die Unterscheidung in *elementare* Schnelligkeitsvoraussetzungen – sie bilden das koordinative Korrelat der Schnelligkeit – und *komplexe* Schnelligkeitsvoraussetzungen – sie be-

Anatomisch-physiologische Grundlagen 409

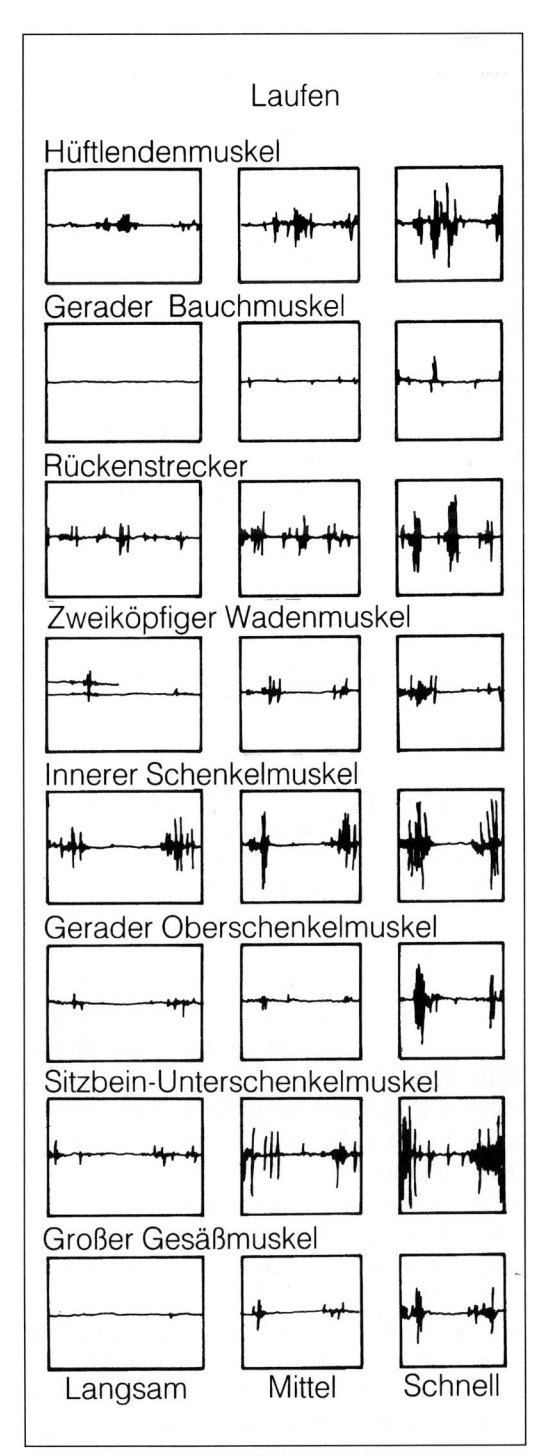

Abb. 289 Einsatz der Muskulatur bei unterschiedlichen Geschwindigkeiten (nach *Kunz/Unold* 1988, 21)

inhalten die Beschleunigungsfähigkeit, die maximale Laufschnelligkeit und die Schnelligkeitsausdauer (s. Abb. 297) – durchgesetzt hat. Wie Abb. 297, S. 419 deutlich macht, kann die Laufschnelligkeit nicht mit der komplexen Kurzsprintleistung (75 m, 100 m) gleichgesetzt werden. Es besteht jedoch ein hoher Zusammenhang. Eine Verbesserung der Laufschnelligkeit führt in jedem Fall zur Verbesserung der Kurzsprintleistung (vgl. *Lehmann* 1993, 11).

Die Laufschnelligkeit in Form der maximalen Laufgeschwindigkeit ist durch einen hohen Anteil nervaler Komponenten gekennzeichnet. Sie ist jedoch wesentlich komplexer und wird darüber hinaus durch körperbauliche, kraft- und beweglichkeitsabhängige u. a. Faktoren bestimmt (vgl. *Lehmann* 1993, 11).

Beachte: „Im modernen Trainingssystem wird berücksichtigt, daß Spitzenleistungen in einer Disziplin auf ausgesprochen hoch ausgebildeten, grundlegenden Voraussetzungen auf der Ebene der einzelnen Funktionssysteme des menschlichen Organismus beruhen" (*Voß* 1993, 5).

In diesem Zusammenhang werden die Leistungsvoraussetzungen, die direkt an ein einzelnes Funktionssystem gebunden sind, als elementare Leistungsvoraussetzungen bezeichnet (vgl. *Bauersfeld/Voß* 1992, 16 und 47; *Voß* 1993, 5; *Lehmann* 1993, 15).

Wie Abb. 290 deutlich macht, kommen komplexe Leistungsvoraussetzungen durch das Zusammenwirken mehrerer elementarer Leistungsvoraussetzungen zustande. Erst mehrere komplexe Leistungsvoraussetzungen ergeben in ihrem Zusammenwirken die sportliche Wettkampfleistung in einer Disziplin.

Eine grundlegende, für alle sportlichen Leistungen geltende Darstellung des Zusammenhangs von elementaren und komplexen Leistungsvoraussetzungen gibt *Voß* (1993, 5) in Abb. 290.

Eine optimale koordinative Leistung im Schnelligkeitsbereich zeichnet sich nach neuesten Untersuchungen – in diesem Zusammen-

```
                    komplexe
                    sportliche
                    Leistung
          ┌────────────┴────────────┐
    komplexe                    komplexe
    Leistungsvor-               Leistungsvor-
    aussetzungen                aussetzungen
    ┌─────┴─────┐                    │
elementare   elementare          elementare
Leistungsvor- Leistungsvor-      Leistungsvor-
aussetzungen  aussetzungen       aussetzungen
```

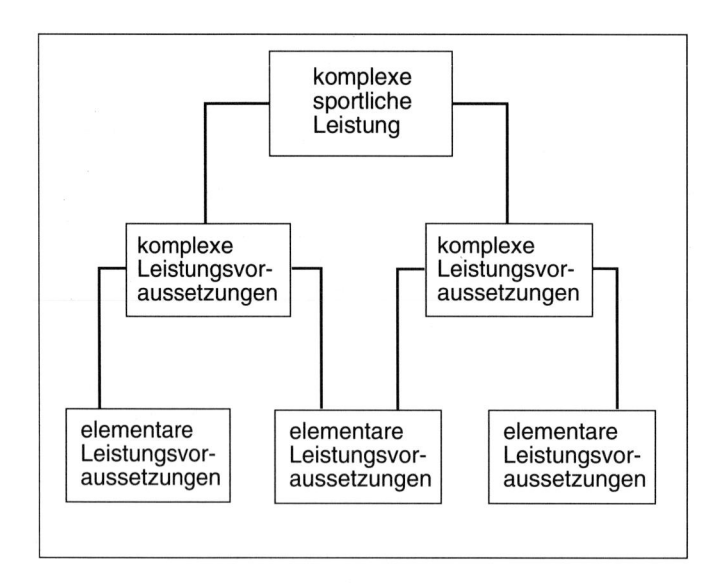

Abb. 290 Vereinfachte Darstellung der Beziehung zwischen elementaren und komplexen Leistungsvoraussetzungen sowie der sportlichen Leistungsfähigkeit (nach *Voß* 1993, 5)

hang sei vor allem auf die Arbeiten von *Bauersfeld/Voß* (1992) und *Lehmann* (1993) verwiesen – durch die Qualität neuromuskulärer Steuer- und Regelprozesse aus, die sich in einem bestimmten Innervationsmuster widerspiegeln und mit dem Begriff „Zeitprogramm" belegt werden.

Wie bereits im Kapitel „Krafttraining" erwähnt (s. S. 239) wurde, unterscheidet man ein „kurzes", schnelles – es ist typisch für den talentierten Läufer – von einem „langen" langsamen Zeitprogramm, das für Personen mit gering ausgeprägten Schnelligkeitseigenschaften charakteristisch ist. Diese Zeitprogramme gelten sowohl für die elementare azyklische als auch die zyklische Schnelligkeit; sie sind hochgradig nerval bzw. neuromuskulär determiniert, kraftunabhängig und geschlechtsunspezifisch (vgl. *Bauersfeld/Voß* 1992; *Lehmann* 1992, 12/15 und 1993,).

Wie verschiedene Untersuchungen zeigen, gibt es sowohl Sportler mit hoher zyklischer, aber schlechter azyklischer Schnelligkeit als auch umgekehrt; ebenso läßt sich bei manchen Sportlern ein gleichermaßen hohes (Sprinttalent) wie niedriges Niveau feststellen (vgl. *Fischer* 1990, 21; *Bauersfeld/Voß* 1992, ; *Lehmann* 1993, 15).

Für die elementare azyklische Schnelligkeit – sie läßt sich über den Nieder-Hochsprung (s. S. 461) relativ einfach ermitteln – gelten Kontaktzeiten unter 170 ms als Ausdruck eines kurzen Zeitprogramms.

Für die elementare zyklische Schnelligkeit – sie wird über das sogenannte „Fußtapping" (s. S. 461) ermittelt – stehen Werte über 12 Hz (= hier Bodenkontakte pro Sekunde) für ein schnelles Zeitprogramm, bei einer Bandbreite von 6,80 bis 16,56 Hz (vgl. *Fischer* 1989; *Lehmann* 1992, 15; *Bauersfeld/Voß* 1992, 26).

> Elementare azyklische Schnelligkeit (s. auch S. 396) und zyklische Schnelligkeit sind voneinander unabhängige Schnelligkeitsvoraussetzungen.

> Die Qualität des elementaren azyklischen und zyklischen Zeitprogramms wird nicht primär durch den Ausprägungsgrad der Kraftvoraussetzungen bestimmt und zeigt keine eindeutigen geschlechtsspezi-

Anatomisch-physiologische Grundlagen 411

Proband	Zeitprogramm	Fallhöhe				
		23 cm	48 cm	68 cm	88 cm	108 cm
A	kurz	113 ms	127 ms	125 ms	124 ms	127 ms
B	lang	188 ms	204 ms	207 ms	194 ms	200 ms
C	kurz/lang	114 ms	129 ms	165 ms	175 ms	187 ms

Tab. 49 Zeitprogramm und mittlere Stützzeit bei unterschiedlichen Fallhöhen ausgewählter Probanden (nach *Bauersfeld/Voß* 1992, 34)

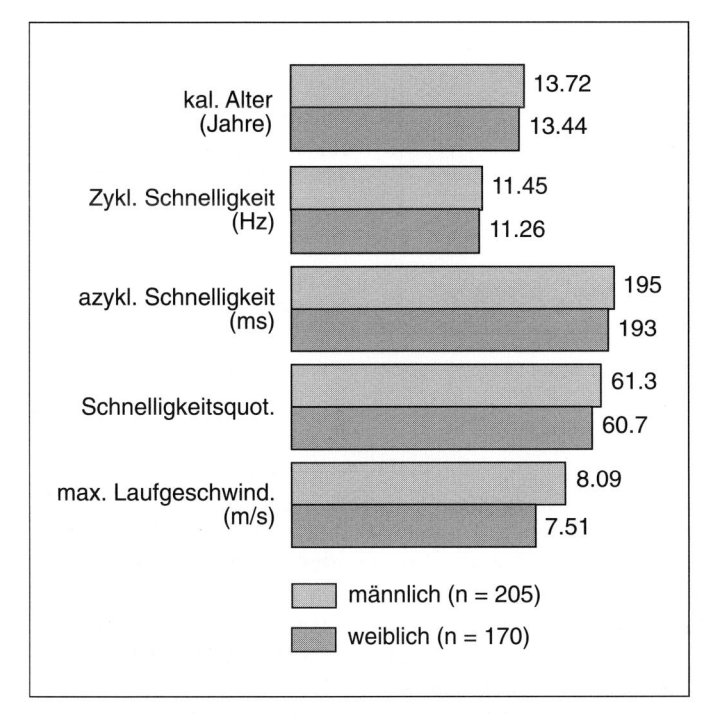

Abb. 291 Durchschnittswerte der maximalen Laufgeschwindigkeit und der Schnelligkeitsvoraussetzungen bei männlichen und weiblichen Versuchspersonen (nach *Lehmann* 1992, 16)

fischen Unterschiede (*Bauersfeld/Voß* 1992, 34; *Lehmann* 1992, 16; s. Abb. 291).

Die Kraftunabhängigkeit wird auch durch die Tatsache verdeutlicht, daß sich die Zeitprogramme bei Zunahme der Fallhöhe – sie bedeutet eine Belastungssteigerung auf ein Mehrfaches des Körpergewichts – kaum bzw. nicht verändert (vgl. Tab. 49).

Abb. 291 macht einerseits die fehlenden geschlechtsspezifischen Unterschiede in den elementaren Schnelligkeitsvoraussetzungen (azyklische und zyklische Schnelligkeit, Schnelligkeitsquotient) deutlich, andererseits zeigt sie die bestehenden Unterschiede zwischen den Geschlechtern in Bezug auf komplexe Schnelligkeitsvoraussetzungen, die in starkem Maße kraftabhängig sind.

Die geschlechtsspezifischen Unterschiede in der maximalen Laufgeschwindigkeit sind überwiegend auf unterschiedliche Kraftvoraussetzungen zurückzuführen.

Auffällig ist, daß sich die Durchschnittswerte der zyklischen Schnelligkeitsvoraussetzungen im Altersgang trotz progressiver Steigerung

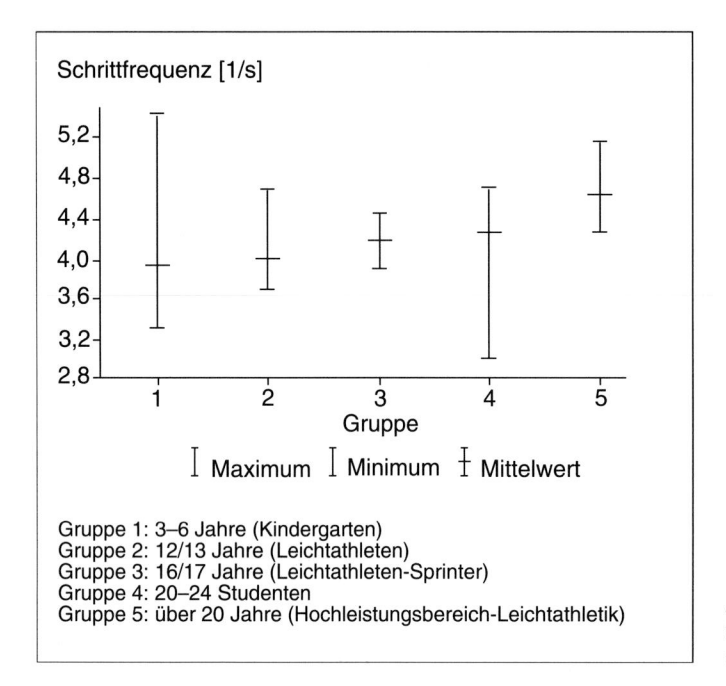

Abb. 292 Schrittfrequenz (Kontakte pro Sek.) und Alter (in Jahren) (nach *Bauersfeld/Voß* 1992, 25)

Gruppe 1: 3–6 Jahre (Kindergarten)
Gruppe 2: 12/13 Jahre (Leichtathleten)
Gruppe 3: 16/17 Jahre (Leichtathleten-Sprinter)
Gruppe 4: 20–24 Studenten
Gruppe 5: über 20 Jahre (Hochleistungsbereich-Leichtathletik)

der maximalen Laufgeschwindigkeit kaum unterscheiden (s. Abb. 292), ein weiterer Hinweis auf die Unabhängigkeit und genetische Determiniertheit der zyklischen Schnelligkeitskomponente (vgl. *Lehmann* 1992, 16).

Lehmann (1993, 14) weist darauf hin, daß sowohl im Bereich der azyklischen – über die Stützzeit beim Nieder-Hochsprung – als auch zyklischen Schnelligkeit – über das „Fußtapping" – von Kindern bereits Zeitprogrammleistungen (s. S. 469) erbracht werden können, die denen von Top-Sprintern nahekommen.

Training kann in einem bestimmten Rahmen zu einer Änderung des elementaren Zeitprogramms führen (s. Abb. 293, vgl. S. 240).

Die separate Erfassung der eingangs bereits erwähnten „reinen" Schnelligkeit in der Form der elemenaren Schnelligkeitsvoraussetzungen (azyklische und zyklische Schnelligkeit) ist aus heutiger Sicht sowohl unter leistungsdiagnostischem als auch trainingsmethodischem Aspekt unabdingbar.

Die Trennung nervaler und kraftdeterminierter Anteile der maximalen Laufgeschwindigkeit ist vor allem deshalb sinnvoll, weil dadurch ihre Entwicklung entsprechend den altersspezifischen ontogenetischen (die individuelle Entwicklung betreffenden) Bedingungen im langfristigen Leistungsaufbau effektiviert werden kann (vgl. *Lehmann* 1992, 13).

Aus diesem Grunde wurde von *Lehmann* (1991) der sogenannte „Schnelligkeitsquotient" entwickelt, der in stärkerem Maße die nervalen Leistungsvoraussetzungen berücksichtigt (vgl. Abb. 294, s. auch *Bauersfeld/Voß* 1992, 96).

Wie Abb. 294 zeigt, ergibt sich der Schnelligkeitsquotient aus dem Verhältnis von zyklischer zu azyklischer Schnelligkeit. Zur Erfassung der zyklischen Schnelligkeit wird dabei das wechselseitige Fußtapping, zur Registrierung der azyklischen Schnelligkeit die Stützzeit beim Nieder-Hochsprung, benutzt (s. Leistungsdiagnostik S. 461).

Anatomisch-physiologische Grundlagen

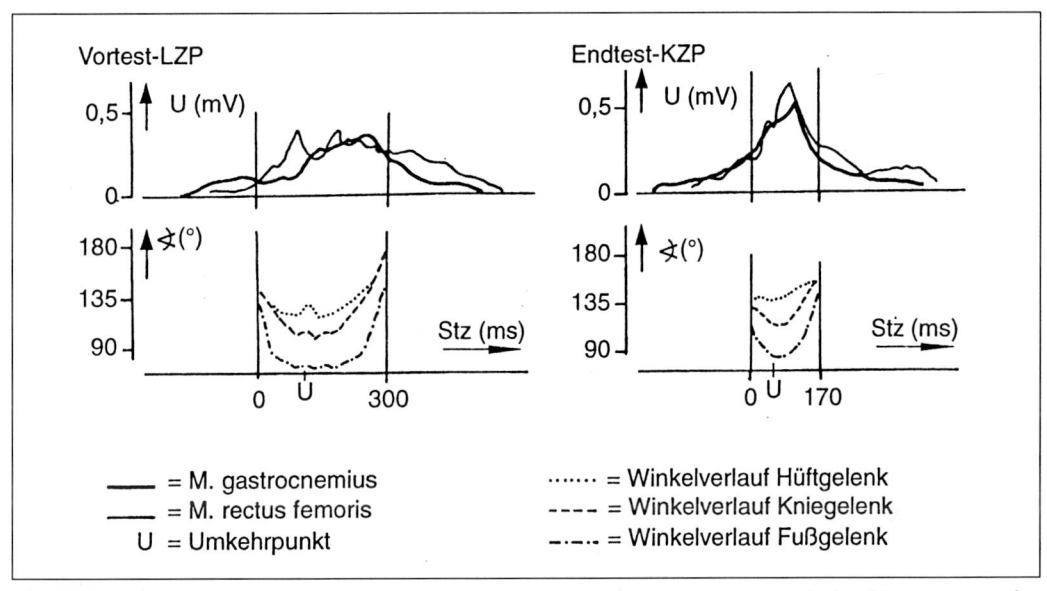

Abb. 293 Veränderung der Aktivitätscharakteristik (Nieder-Hochsprung vorwärts) des M. gastrocnemius (Zwillingswadenmuskel) und des M. rectus femoris (vierköpfiger Schenkelstrecker) durch Training einer Turnerin, die vom langen zum kurzen Zeitprogramm wechselte (nach *Gundlach* in *Bauersfeld/Voß* 1992/51).

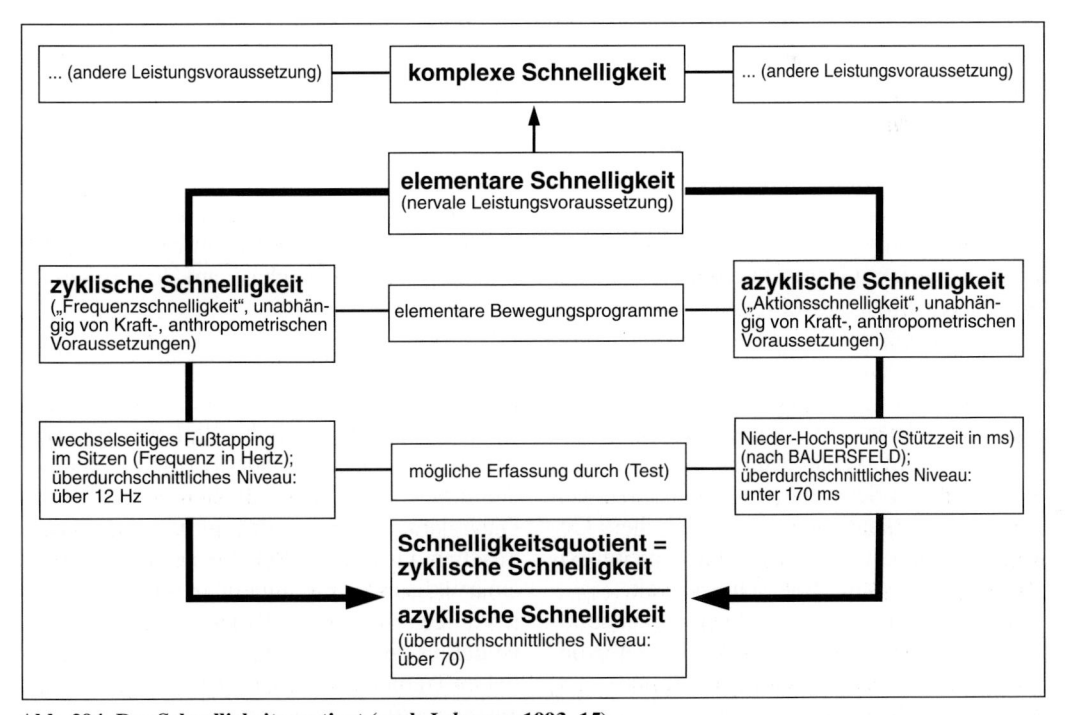

Abb. 294 Der Schnelligkeitsquotient (nach *Lehmann* 1993, 15)

> Beispiel: Bei einer Tapping-Frequenz von 12 Hz (12 Kontakten pro Sekunde) und einer Kontaktzeit von 170 ms beim Niederhochsprung ergibt sich ein Schnelligkeitsquotient von
> $$\left(\frac{12 \cdot 1000}{170}\right) = 70{,}58$$
> der auf ein überdurchschnittliches Niveau hinweist.

Der Vorteil dieses von *Lehmann* 1991 entwickelten Schnelligkeitsquotienten liegt darin begründet, daß damit eine Aussage über die „reine" nervale Basis der Schnelligkeit getroffen werden kann, da beide Faktoren ausschließlich nerval bedingt und von Kraftvoraussetzungen und körperbaulichen Voraussetzungen unabhängig sind und in ersten Ansätzen die im Zentralnervensystem gespeicherten Bewegungsprogramme widerspiegeln (s. auch S. 239).
Die Ermittlung des Schnelligkeitsquotienten scheint daher für die Effektivierung der Eignungsdiagnostik und der Trainingssteuerung im Sprint-Nachwuchstraining von hervorragender Bedeutung zu sein.

Zieht man bei trainingsmethodischen Fragestellungen (Eignungsdiagnostik, Trainingsanalyse) neben der zentralen Größe „Laufschnelligkeit" – als komplexe Schnelligkeit – den gerade dargestellten Schnelligkeitsquotienten als Ausdruck der elementaren Schnelligkeit heran, dann ergibt sich nach *Lehmann* (1993, 13) im Vergleich zu bisherigen Auffassungen ein leicht verändertes, differenzierteres Bild:
„– Es bestehen keine Unterschiede in den elementaren Schnelligkeitsvoraussetzungen zwischen männlichem und weiblichem Geschlecht: recht deutliche Unterschiede existieren aber in der Laufschnelligkeit.
– Eine Entwicklung der Schnelligkeitsquotienten konnte im wesentlichen im Altersbereich 7 bis 9 und 12 bis 14 (weiblich) bzw. 13 bis 15 (männlich) festgestellt werden.
– Im Altersbereich 9 bis 12/13 konnte kaum eine Entwicklung der elementaren Schnelligkeitsvoraussetzungen beobachtet werden. Die (geringe) Verbesserung der Laufschnelligkeit konnte nachweislich auf höhere Kraftvoraussetzungen (dabei Ausprägung muskulärer Dysbalancen) zurückgeführt werden.
– Zyklische und azyklische Schnelligkeitsvoraussetzungen stellen sich fast unabhängig voneinander dar. Gleichermaßen überdurchschnittliche zyklische und azyklische Schnelligkeitsvoraussetzungen wurden bei ca. 8 % der untersuchten Personen ermittelt (Eignungsaspekt?)."

Zusammenfassend läßt sich feststellen:
„Die Schnelligkeit ist eine elementare Leistungsvorausssetzung. Sie wird dominant durch die Qualität neuromuskulärer Steuer- und Regelprozesse bestimmt, die in sogenannten bewegungsspezifischen Zeitprogrammen bei azyklischen und zyklischen Bewegungen reflektiert werden. Qualitätsunterschiede spiegeln sich im Zeitprogramm wider. Nervenleitgeschwindigkeit, Reflexzeit und Muskelfaserstruktur erfordern ein bestimmtes Ausprägungsniveau" (*Bauersfeld/Voß* 1992, 27).

> Die elementare zyklische und azyklische Schnelligkeit spiegeln sich im Sprintlauf in Form einer hohen Schrittfrequenz und einer kurzen Stützphase auf dem Boden wider.

Des weiteren gilt:
Beide elementaren Schnelligkeitsvoraussetzungen benötigen gesonderte Trainingsmethoden und -inhalte (s. S. 436).
Dabei ist zu beachten, daß aufgrund des „azyklischen Grundcharakters" der Schnelligkeit ein azyklisches Training immer am Anfang des jeweiligen Trainingsaufbaus stehen sollte, ohne daß es zum zyklischen Training einer zeitlichen Trennung bedarf (vgl. *Fischer* 1990, 21; *Bauersfeld/Voß* 1992, 60).

Anatomisch-physiologische Grundlagen 415

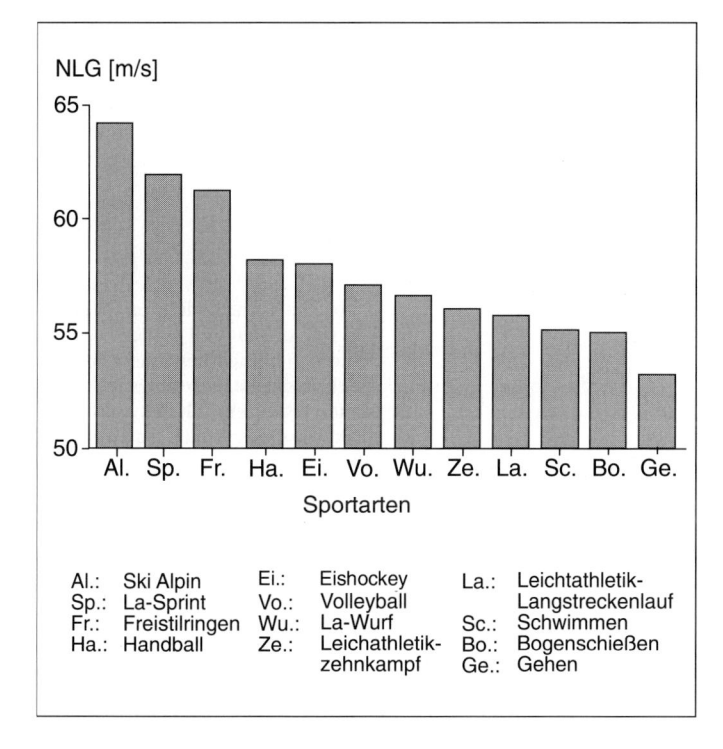

Abb. 295 Die mittlere Nervenleitungsgeschwindigkeit (des N. ulnaris) in unterschiedlichen Sportarten

Al.: Ski Alpin
Sp.: La-Sprint
Fr.: Freistilringen
Ha.: Handball
Ei.: Eishockey
Vo.: Volleyball
Wu.: La-Wurf
Ze.: Leichtathletik-zehnkampf
La.: Leichtathletik-Langstreckenlauf
Sc.: Schwimmen
Bo.: Bogenschießen
Ge.: Gehen

Außerdem ist zu fordern:
„Das Zusammenwirken von Zeitprogramm und anderen Leistungsvoraussetzungen in den Wettkampfübungen kann nur durch die Wettkampfübung selbst in maximaler Intensität und Prognosegeschwindigkeiten gesichert werden. Im Nachwuchstraining fordert dies häufig eine Veränderung der Rahmenbedingungen" (Bauersfeld/Voß 1992, 72).

Es sollte stets in Erinnerung bleiben, daß kein Komplex spezieller Übungen und Hilfsübungen den Sportler auf die Bedingungen der Wettkampftätigkeit derart effektiv vorbereiten kann wie die eigentliche Übung (vgl. *Werchoshanskij* 1988, 19). Auch ein der Wettkampftätigkeit angepaßtes Training – man spricht von sogenanntem modelliertem Training – sollte in seiner Bedeutung nicht überschätzt werden: Es kann nur annähernd die psychophysische Belastung der eigentlichen Wettkampftätigkeit simulieren, sie aber niemals gleichwertig ersetzen.

Nervenleitungsgeschwindigkeit

Wie die Untersuchungen von *Lehnert/Weber* (1975, 10) zeigen, liegen zwischen Schnelligkeits- und Schnellkraftsportlern und Sportlern aus anderen Sportarten statistisch gesicherte Unterschiede vor (vgl. Abb. 295).
Es kann festgehalten werden, daß in keinem Beispiel eine Verbindung von guter Schnelligkeits-/Schnellkraftleistung und sehr niedriger Nervenleitgeschwindigkeit feststellbar ist. Abb. 296 macht deutlich, daß die Nervenleitungsgeschwindigkeit eng mit der Größe der zugehörigen Neuronen und der Dicke der Myelinscheiden (sie isolieren die Nervenleitungsbahnen) korreliert.

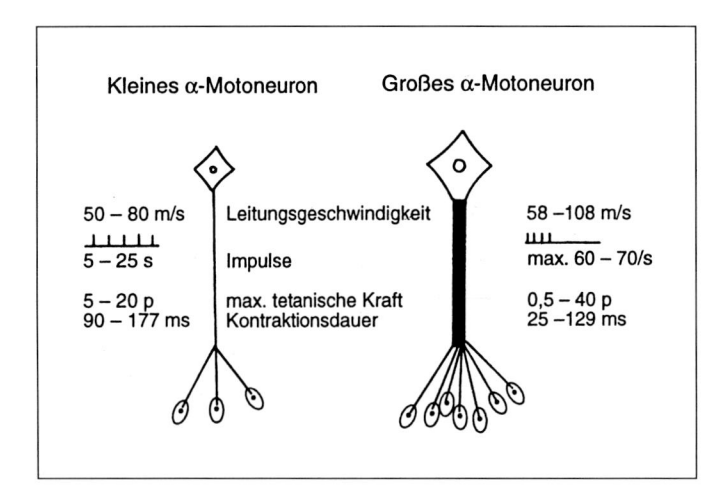

Abb. 296 Unterschiede im Verhalten von kleinen und großen α-Motoneuronen hinsichtlich ihrer Leitungsgeschwindigkeit, Erregungsrate, maximaler tetanischer Kraft und Kontraktionsdauer (nach *Stoboy* 1986, 28)

Elastizität und Entspannungsfähigkeit der Muskulatur

Wenn die Elastizität, die Dehnbarkeit und die Entspannungsfähigkeit der Muskeln unzureichend sind, kommt es zu einer Verringerung der Bewegungsamplitude sowie zu einer Verschlechterung des koordinativen Zusammenspiels, da die sich kontrahierende Muskulatur (Agonisten) während der Bewegung einen höheren Widerstand der Gegenspieler (Antagonisten) überwinden muß. Diese durch innere Reibung und erhöhten Muskeltonus gehemmten Bewegungsabläufe erfordern nicht nur einen erhöhten, wenig effektiven Energiebedarf, sondern führen auch in kürzerer Zeit zu einer Verringerung der Bewegungsschnelligkeit. Die Bedeutung einer entsprechenden, den sportartspezifischen Anforderungen adäquaten Dehnungs- und Lockerungsgymnastik (s. S. 646) wird bereits an dieser Stelle deutlich.

Erwärmungszustand der Muskulatur

Eine hohe Bewegungsfrequenz und Kraftentwicklung setzt einen optimalen Erwärmungszustand voraus. Da durch das Aufwärmen die innere Reibung (Viskosität) herabgesetzt, die Dehnungsfähigkeit und Elastizität erhöht wird, andererseits aber auch die Leitungsgeschwindigkeit des Nervensystems zunimmt und damit die Reaktionsfähigkeit sowie die Steuerungsprozesse verbessert werden – alle biochemischen Reaktionen laufen nach der RGT-Regel (Reaktions-Geschwindigkeits-Temperatur-Regel) bei einem Temperaturoptimum um bis zu 20 % schneller ab –, ist zum Erreichen der individuellen Maximalgeschwindigkeit ein ausreichendes Aufwärmen notwendig (s. S. 645) (vgl. auch *Badtke* 1989, 373).

Ermüdung

Bei muskulärer Ermüdung kommt es zu einer mehr oder weniger ausgeprägten Abnahme der Energiespeicher bzw. zu einer zunehmenden Übersäuerung der Muskulatur, die über sensible Leitungsbahnen zentralwärts zur Hirnrinde gemeldet werden. Diese hirnwärts ziehenden Impulse lösen in den für die motorische Steuerung verantwortlichen Zentren eine Hemmung aus, die eine Abnahme der Zahl und der Frequenz der Entladungen der motorischen Nervenzellen bewirkt (vgl. *Reindell* et al. in *Koitzsch* 1972, 629).

> Eine maximale Geschwindigkeit ist im ermüdeten Zustand nicht zu erreichen, da die Steuerungsprozesse des Zentralnervensystems (ZNS) beeinträchtigt sind und die für die Schnelligkeitsentwicklung erforderliche hohe Koordinationsfähigkeit in ihrer Leistung herabgesetzt ist.

Für das Training der *maximalen* Schnelligkeit bedeutet dies, daß in der Trainingseinheit Schnelligkeitsübungen nach einer entsprechenden Aufwärm- und Dehnungsarbeit am Anfang stehen sollten.

Aber:
Die den elementaren Schnelligkeitsvoraussetzungen zugrundeliegenden Zeitprogramme weisen nach den Untersuchungen von *Bauersfeld/Voß* (1992, 35) aufgrund ihrer überwiegend nervalen Abhängigkeit eine geringe Ermüdbarkeit auf. Selbst bei 300 Nieder-Hochsprüngen wird von keinem Sportler das individuelle Zeitprogramm verlassen (vgl. *Bauersfeld/Voß* 1992, 35).

Anthropometrische Einflußgrößen

Die Variation der Schrittlänge bzw. der Schrittfrequenz ist so groß, daß der Einfluß der *Körpergröße* bzw. der *Hebelverhältnisse* auf diese Parameter nicht als entscheidend gewertet werden kann. Zusammenfassend kommen *Letzelter* et al. (1979, 299 f.) zu folgenden Ergebnissen:
– Absolut gesehen sind Männer den Frauen aufgrund ihrer größeren Körpergröße in der Schrittlänge signifikant überlegen.
– Im Verhältnis zur Körperhöhe laufen Männer und Frauen mit annähernd gleich langen Schritten; dies gilt sowohl für schnellere als auch langsamere Läufer und Läuferinnen.

– Frauen erreichen im Durchschnitt ähnlich hohe Schrittfrequenzen wie Männer.
– Aus dem Vergleich der weltbesten Sprinter und Sprinterinnen läßt sich feststellen, daß eher die relative Schrittfrequenz leistungsdifferenzierend ist als die relative Schrittlänge. Demnach stellt die Schritttfrequenz das primäre Trainingsziel dar; allerdings ist dies nur bei den Männern statistisch gesichert.

Geschlecht und Alter

> Die Grundschnelligkeit untrainierter weiblicher Personen liegt durchschnittlich um 10–15 % niedriger als die männlicher (*Hollmann/Hettinger* 1980, 284).

Die geringere Grundschnelligkeit der Frau ist vor allem auf die geringere Kraft, nicht aber auf koordinative Parameter zurückzuführen: Die Bewegungsfrequenz der Frau unterscheidet sich z. B. im leichtathletischen Sprint nicht von der des Mannes (*Letzelter* et al. 1979, 299, s. S. 411).

> Die Grundschnelligkeit ist derjenige physische Leistungsfaktor, der mit zunehmendem Alter am frühesten und ausgeprägtesten eine Abnahme erfährt. Dies hängt vor allem mit der altersbedingten Abnahme der Kraft sowie der koordinativen Leistungsfähigkeit zusammen, welche die Grundschnelligkeit im wesentlichen limitieren.

Psychische Einflüsse

Die Sprintfähigkeit wird, wie bereits erwähnt, in hohem Maße von der Koordinationsfähigkeit, d. h. von den neuromuskulären Regelungsprozessen, beeinflußt. Ist diese Koordinationsfähigkeit ungenügend entwickelt, kann es unter bestimmten Bedingungen zu einer Störung der zentralnervösen Regelung kommen. In diesem Zusammenhang wird verständlich, daß ein schwächerer Sprinter im Augenblick des Überholtwerdens nicht nur zurückbleibt, sondern auch noch an Geschwindigkeit verliert. Seine Koordinationsfähigkeit bricht im Moment der Überforderung zusammen. Es setzt eine Dissoziation der Sprintbewegungen ein (vgl. *Koitzsch* 1972, 628). *Ter-Owanesjan* (1971, 5, Folge 2) erklärt dieses aus der Praxis allgemein bekannte Phänomen dahingehend, daß der Versuch einer willentlichen Beeinflussung, einer Kontrolle über Bewegungen, die automatisch ausgeführt werden, eine Verschlechterung der Koordination mit sich bringt. Es tritt eine *Entautomatisierung* ein, und dies um so schneller, je schlechter eine Bewegung gefestigt (erlernt) ist.

Andererseits ist eine maximale Willensanspannung – *Grosser* (1976, 28) spricht auch von Willensstoßkraft – entscheidend für das Erreichen der höchstmöglichen Schnelligkeit (vgl. *Harre* 1976, 164). Allerdings betrifft diese Willensanspannung nicht den Bewegungsablauf, sondern die innere Mobilisationsfähigkeit.

Schnelligkeitsbestimmende Faktoren

> Für eine hohe Laufschnelligkeit genügen nicht allein gute Schnelligkeitsvoraussetzungen, es werden darüber hinaus auch noch besondere Kraftvoraussetzungen, psychische, technische, koordinative u. a. Voraussetzungen benötigt (vgl. *Voß* 1993, 5).

Sprinttraining hat demnach nicht nur Trainingsinhalte mit schnelligkeitssteigerndem Inhalt, sondern auch Inhalte, die der Verbesserung der Kraft und Lauftechnik/Laufökonomie (z. B. Zugwiderstandsläufe, submaximale Sprints, Steigerungsläufe, kurze Beschleunigungsläufe u. a.) sowie der Willenskraft dienen (vgl. *Voß* 1993, 5).

Wie Abb. 297 deutlich macht, beruht eine gegebene Sprintleistung auf der Grundlage von komplexen und elementaren Leistungsvoraussetzungen. Die komplexen Leistungsvoraussetzungen beinhalten vor allem die Beschleunigungsfähigkeit, die Aktionsschnelligkeit (maximale Laufschnelligkeit) und die Schnelligkeitsausdauer. Die Reaktionsschnelligkeit ist nur in den Spielsportarten als komplex zu bezeichnen; beim leichtathletischen Sprint liegt sie als „einfache" Reaktion vor und ist deshalb nur mit Vorbehalt in das in Abb. 297 gezeigte Schema einzufügen.

Allgemein unterscheidet man – vor allem in Bezugnahme auf den 100-m-Sprint – vier Hauptfaktoren der Schnelligkeit, nämlich die Reaktionsschnelligkeit, die Beschleunigungsfähigkeit, die Aktionsschnelligkeit und die Schnelligkeitsausdauer. Für die Spielsportarten stellt sich der Sachverhalt wesentlich komplexer dar, da hier auch noch psychisch-kognitive Komponenten wie die Wahrnehmungs-, Antizipations-, Entscheidungs- und Handlungsschnelligkeit (s. Abb. 277, S. 398) hinzukommen.

In den Folgeausführungen soll vor allem die motorische Schnelligkeit im Vordergrund stehen.

Reaktionsgeschwindigkeit

Unter Reaktionsgeschwindigkeit soll hier nur die Fähigkeit verstanden werden, in möglichst kurzer Zeit auf ein Signal hin zu reagieren. Nicht gemeint ist die von *Dick* (1988, 4) geforderte Reaktionsschnelligkeit, die die Reaktionszeit und die Zeit über 10 m beinhaltet, da sie weder aus systematischer noch physiologischer Sicht zu rechtfertigen ist (vgl. auch *Letzelter* 1989, 333).

Die Aufzeichnung des Verlaufs der Kräfte, die vom Startschuß bis zum Verlassen des Startblocks auftreten (*Schauber/Singer* 1975, 433) läßt erkennen, daß zum Aufbau der Muskelkräfte nach erfolgtem Startschuß eine gewisse

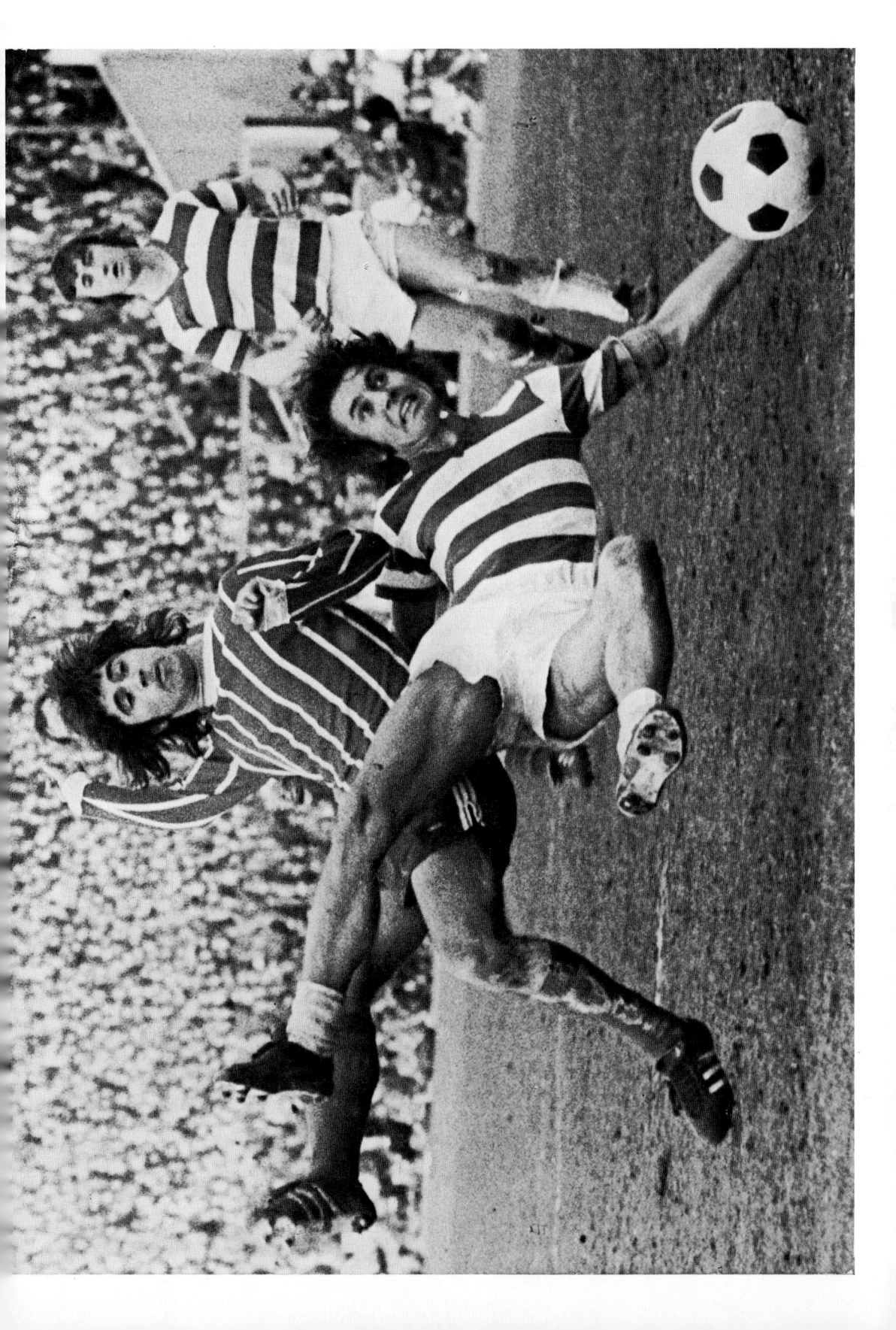

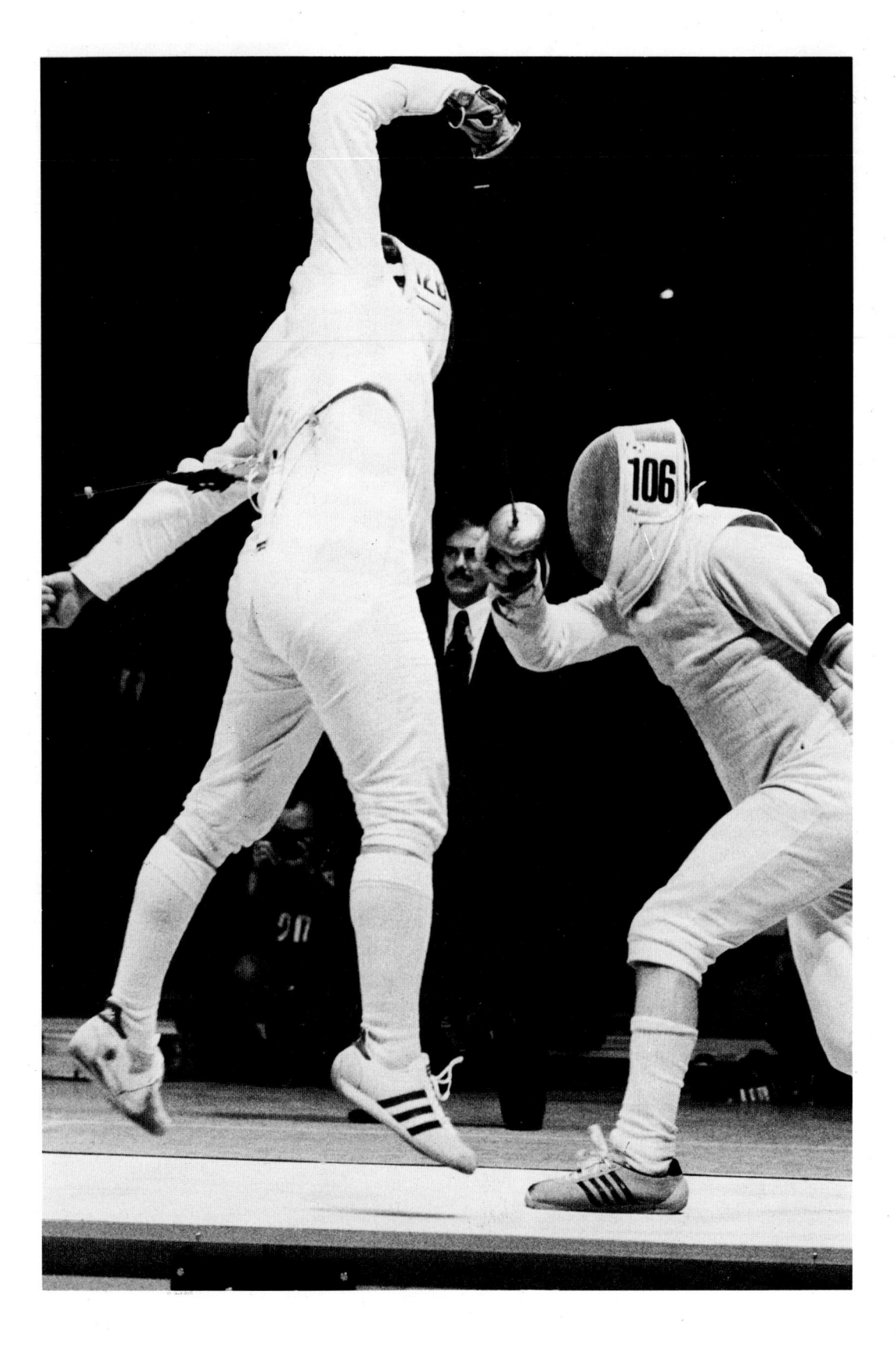

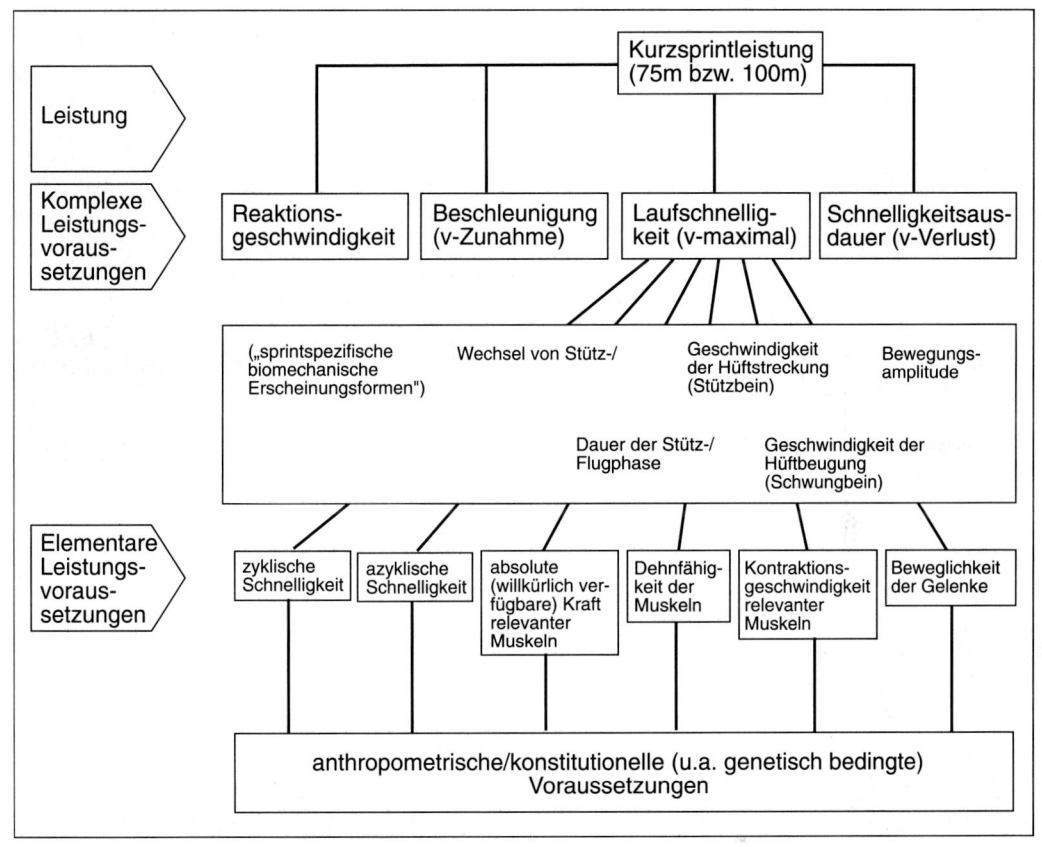

Abb. 297 Struktur und Einordnung der Laufschnelligkeit im Kurzsprint (verändert nach *Lehmann* 1993, 12)

Zeit benötigt wird. Diese *Reaktionszeit* hängt von sinnesphysiologischen Gesetzmäßigkeiten ab, die aller Wahrscheinlichkeit nach ein Unterschreiten eines bestimmten Grenzwertes nicht erlauben (etwa 0,10 s).

Die Reaktionszeit und die ihr innewohnende Latenzzeit setzt sich nach *Zaciorskij* (1992, 52) aus fünf Komponenten zusammen:
– Auftreten einer Erregung im Rezeptor (Signal)
– Überführung der Erregung auf das ZNS
– Übergang des Reizes in die Nervennetze und Bildung des effektorischen Signals (hierbei wird, vor allem bei komplexen Reaktionen, die meiste Zeit benötigt)
– Eintritt des Signals vom ZNS in den Muskel
– Reizung des Muskels mit Auslösung einer mechanischen Aktivität.

Eine Übersicht der Phasenstruktur der motorischen Reaktion gibt Abb. 298.
Die bislang schnellste Reaktionszeit wies *Ben Johnson* bei seinem inzwischen annulierten Weltrekordlauf von 1987 in Rom (9,83 s) mit 0,109 s auf (vgl. IAF 1987, 9).
Wie die Abb. 299 zeigt, verändert sich die *Reaktionszeit* im Laufe des Lebens.
Die Reaktionszeit ist bei optischen (den Sehsinn betreffenden), akustischen (den Hörsinn betreffenden), taktilen (den Tastsinn betreffenden) Reizen verschieden. So dauert die Reak-

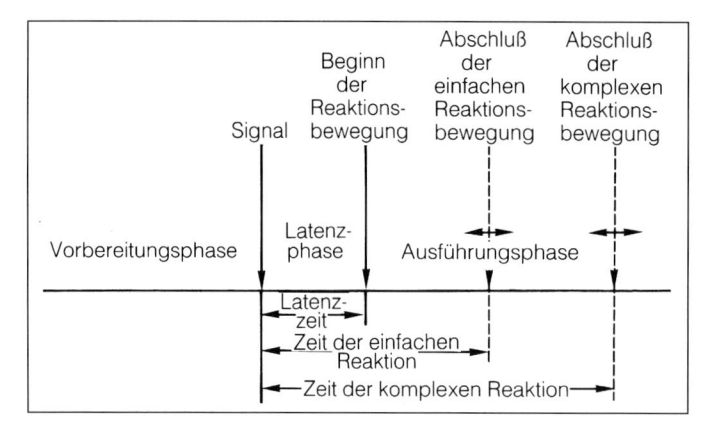

Abb. 298 Phasenstruktur der motorischen Reaktion (nach *Vilkner* 1982, 198)

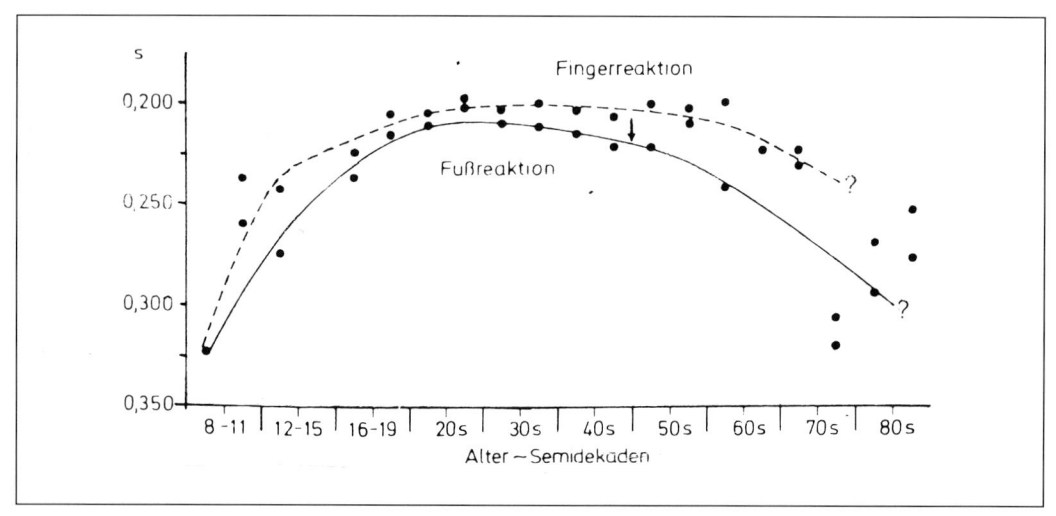

Abb. 299 Das Verhalten der Reaktionszeit im Laufe des Lebens am Beispiel der optischen Reaktionszeit (nach *Miles/Cowdry* in *Hollmann/Hettinger* 1980, 275)

tion auf ein optisches Signal länger als auf ein akustisches. Sie beträgt für optische Reize bei Untrainierten im Durchschnitt 0,25 s, bei Sportlern 0,15–0,20 s, im Einzelfall sogar nur 0,10–0,12 s (vgl. *Zaciorskij* 1977, 55).
Die Reaktionswerte auf akustische Reize liegen im Mittel zwischen 0,13 und 0,16 s bei Männern bzw. 0,14 und 0,17 s bei Frauen (vgl. *Oberste/Bradtke* 1974, 424).
Akustische und optische (visuelle) Reaktionen unterscheiden sich deshalb voneineinander, weil die Umwandlung von Lichtenergie in neuronale Impulse, die dann von der Netzhaut des Auges ins Gehirn weitergeleitet werden können, mindestens 30 ms länger dauert als die Umwandlung von Schallenergie in neuronale Impulse, die dem auditiven System (Gehörsinn) bereitgestellt werden (vgl. *Pöppel/Pöppel* 1985, 51).
Abb. 300 zeigt die Entwicklung der einfachen Reaktionen auf unterschiedliche Signale bei Kindern und Jugendlichen.

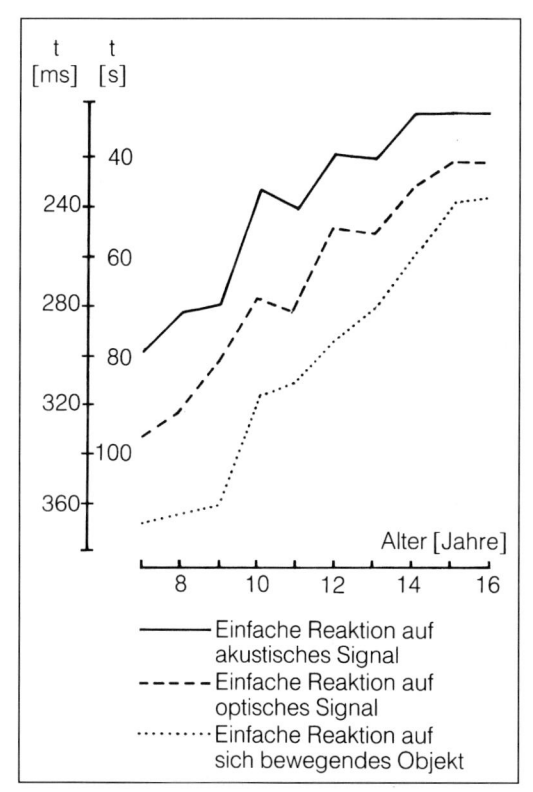

Abb. 300 Entwicklung der einfachen Reaktionen auf akustische, optische Signale bei 7- bis 16jährigen Mädchen (nach *Vilkner* 1987, 38)

Legende:
— Einfache Reaktion auf akustisches Signal
---- Einfache Reaktion auf optisches Signal
······ Einfache Reaktion auf sich bewegendes Objekt

Einfache Reaktionen werden überwiegend durch erbdominante Prozesse, *komplexe* Reaktionen und Wahlreaktionen vorrangig durch soziale Einflußfaktoren, wie z. B. Training, beeinflußt.

Komplexe Reaktionen – sie sind typisch für den Spielsportler – sind sowohl durch die Schnelligkeit der Signalaufnahme sowie der Reizleitungsgeschwindigkeit als auch durch die höheren Anforderungen an die Programmierung und die beteiligten Muskelsysteme gekennzeichnet. Die Reaktionszeit ist bei Wahlreaktionen stärker zu verbessern als bei Einfachreaktionen. Dies ist auf die Tatsache zurückzuführen, daß auf einfache Reize vorprogrammiert reagiert werden kann, während bei Wahlreaktionen die Antwort erst programmierbar ist, nachdem das Reaktionsintervall begonnen hat (vgl. *Oehsen* 1987, 72).
Wie Abb. 301 erkennen läßt, benötigen Anfänger im Vergleich zu Sportlern höherer Qualifikation auf jedem Komplexitätsniveau längere Reaktionszeiten. Der Grund liegt in der größeren Erfahrung und der damit verbundenen besser entwickelten Antizipationsfähigkeit.
Bei Wahlreaktionen werden zusätzlich noch der Prozeß des Erkennens der Signalspezifik und der Entscheidungsprozeß bezüglich der Richtigkeit der Reaktion bedeutsam (vgl. *Vilkner* 1987, 43).
Die Beziehungen zwischen einfachen und komplexen Reaktionen sind relativ gering; bei zunehmender Komplexität kommt es zu einer weiteren Verringerung.
Abb. 302 verdeutlicht die unterschiedliche Entwicklung der einfachen und komplexen Reaktion bei Kindern und Jugendlichen. Während sich die einfache Reaktion bei Mädchen und Jungen vom 7. bis zum 15. Lebensjahr relativ kontinuierlich verbessert, entwickelt sich die komplexe Reaktion in charakteristischen Phasen: Einer sehr stürmischen Entwicklung vom 7.–10. Lebensjahr folgt bei den Jungen eine Phase geringer Leistungsverbesserung und nach dem 14. Lebensjahr eine Stagnation: Bei

Man unterscheidet einfache, komplexe und Wahlreaktionen.

Unter *einfachen* Reaktionsbewegungen versteht man Bewegungen, die durch sehr kleine Bewegungen eines Körperteils – z. B. Tastendruck des Fingers oder des Fußes – charakterisiert werden.
Unter *komplexen* Reaktionsbewegungen fallen Teil- oder Ganzkörperbewegungen, hierbei werden z. B. Sprintläufe bis 5 m, kurze Startbewegungen aus verschiedenen Ausgangsstellungen und kurze Antrittsbewegungen verwendet, die mit sehr schnell auszuführenden Koordinationsanforderungen kombiniert sind (vgl. *Vilkner* 1982, 198/199).

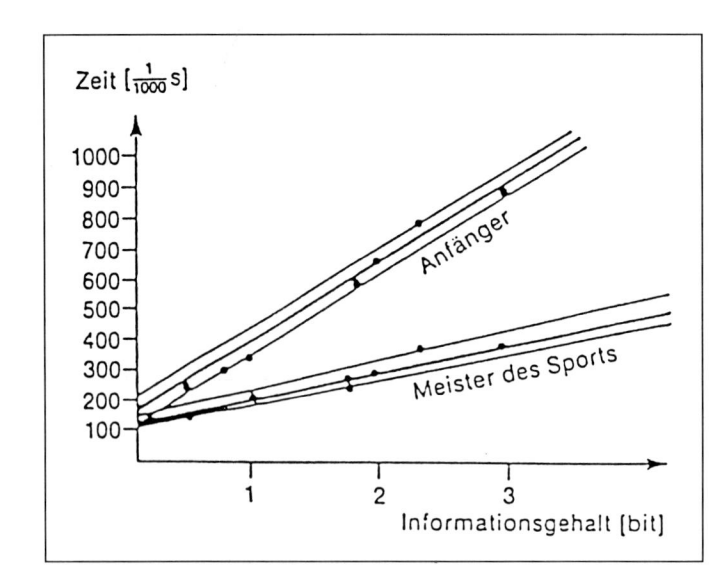

Abb. 301 Die Verarbeitungszeit bei unterschiedlich komplexen Informationen bei Sportlern verschiedener Qualifikation (nach *Zaciorskij* 1977, 57)

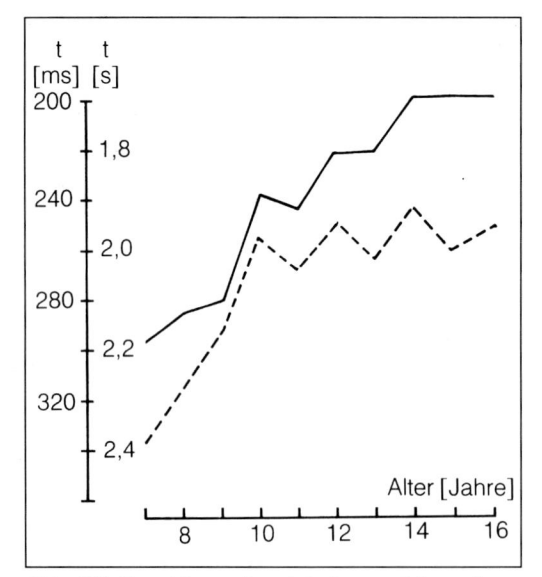

Abb. 302 Entwickung der einfachen und komplexen Reaktion bei 7- bis 16jährigen. —— = einfache Reaktion auf akustisches Signal; – – – – = komplexe Reaktion auf akustisches Signal (nach *Vilkner* 1987, 40)

Beachte:

Ein Sportler, der auf ein akustisches Signal schnell reagiert, kann bei optischer Reizsetzung unverhältnismäßig schlechter abschneiden und umgekehrt (vgl. *Freitag/Steinbach/Tholl* 1969, 164).

Reaktionen der unteren Extremitäten sind deutlich langsamer als Handreaktionen (vgl. *Kornexl* 1970, 224).

Zwischen Reaktionsschnelligkeit und Sprintleistung besteht kein Zusammenhang. Ein schneller Sportler kann demnach eine lange Reaktionszeit haben, ein langsamer eine schnelle (vgl. *Joch/Hasnberg* 1990, 39).

Weiterhin ist bemerkenswert, daß die *Reaktionszeit* bei körperlichen Belastungen mit zunehmender Belastungsstufe eine Verlängerung erfährt und daß mit einem verbesserten Ausdauertrainingszustand eine Tendenz zu einer

den Mädchen setzt die Stagnation bereits ab dem 11. Lebensjahr ein (vgl. *Vilkner* 1987, 40).

verkürzten *Reaktionszeit* auf gegebener Belastungsstufe besteht (vgl. *Szmodis* 1977, 39, s. Abb. 303).
Das gehäufte Auftreten von *Sportverletzungen* in der Schlußphase der großen Sportspiele ist unter diesem Aspekt unter anderem auf die abnehmende Reaktionsfähigkeit bei zunehmender Ermüdung zurückzuführen.

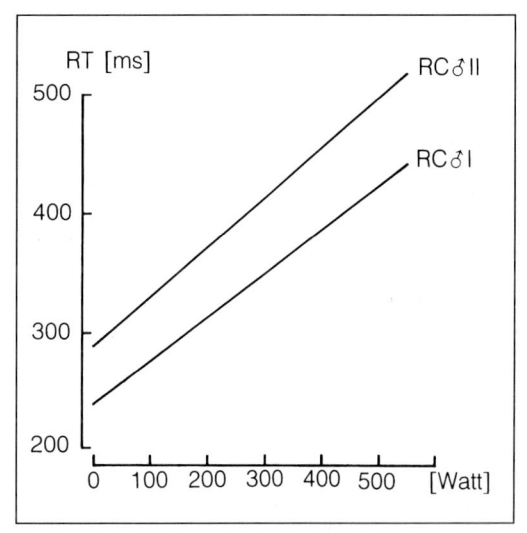

Abb. 303 Verhalten der Reaktionszeit (RT) während einer progressiv gesteigerten Dauerbelastung.
RC♂ I = Straßenradrennfahrer, Nationalmannschaft;
RC♂ II = Straßenradrennfahrer, Juniorenmannschaft
(verändert nach *Szmodis* 1977)

> Wie die Untersuchungen von *Bula/Chmura* (1984, 52) zeigen, ist die Reaktionszeit etwa elf bis zwölf Minuten nach einer Belastungsphase verbessert. Dies sollte bei einem dem Wettkampf/Wettspiel vorausgehenden Warmmachen berücksichtigt werden. Die Spieler sollten „hellwach" auf das Spielfeld kommen und nicht die besten Torgelegenheiten in den Anfangsminuten „verschlafen" bzw. Tore hinnehmen, nur weil die Reaktionsfähigkeit noch nicht auf das erforderliche Niveau gehoben wurde.

Die Reaktionsfähigkeit ist in hohem Maße von der Motivation bzw. dem Wachheitszustand und der damit verbundenen Konzentration abhängig (vgl. *Vilkner* 1982, 197). Welche Bedeutung die Konzentrationsfähigkeit auf die Reaktionsfähigkeit hat, geht deutlich aus den Untersuchungen von *Müller/Hoffmann* hervor (1987, 34/35): Beim Vergleich verschiedener Trainingswerte – Vergleich der ersten zehn Werte mit den letzten zehn Werten einer Trainingseinheit – konnte eine signifikante Verlängerung der Reaktionszeit bei nachlassender Konzentration festgestellt werden. Auch *Pöppel/Pöppel* (1985, 54) konnten zeigen, daß Konzentrationseinbußen sofort zu längeren Reaktionszeiten führen.
Durch ein entsprechendes Training – hierbei ist ein intensives Training von besonderer Bedeutung, das bis zum letzten Augenblick die höchste Konzentration erfordert, – läßt sich sowohl die Reaktionszeit als auch die Konzentrationsfähigkeit bereits nach vier Wochen meßbar verbessern (vgl. *Pöppel/Pöppel* 1985,

54). Dies zeigt, daß auch hier eher die Trainingsqualität (höchste Intensität) als die -quantität zu spielrelevanten Verbesserungen führt.

Beachte: Ein intensives Training führt zwar kurzfristig aufgrund der hohen Konzentration und der damit verbundenen hohen zerebralen Belastung zu einer Leistungsabnahme, ermöglicht aber langfristig eine Verbesserung von Reaktionszeit und Konzentration.

Bei der Schulung der Reaktion ist es wichtig, so zu trainieren, wie es die verschiedenen Sportarten verlangen. Die Auswahl der reaktionsauslösenden Signale hat sich demnach nach den sportarttypischen, im Wettspiel angewandten Informationsformen zu richten (vgl. *Bauer* 1990, 70). In den Spielsportarten spielt dabei die optische Reaktion die wichtigste Rolle: Häufig werden Reaktionen durch optische Reize ausgelöst, die von dem Verhalten der Mit- und Gegenspieler ausgehen (z. B. Abspiel und Antritt des Mitspielers als Afforde-

Reaktions-form		Test Nr. I	II	III	Verbesserung [%]
Kleinmot. akustische (A)	Gesamt	158,40	149,53	141,41	10,61
	Senioren	153,64	146,16	137,79	10,19
	Jugend	167,49	155,95	148,32	11,41
	Starke	150,83	142,39	136,58	9,24
	Schwächere	163,56	154,41	144,71	11,54
Kleinmot. optische (O)	Gesamt	189,51	179,87	171,31	9,56
	Senioren	185,55	175,52	167,25	9,82
	Jugend	197,07	188,18	179,15	9,06
	Starke	184,50	175,78	168,75	8,55
	Schwächere	192,94	182,68	173,12	10,26
Großmot. einfach (E)	Gesamt	346,21	335,97	314,64	8,77
	Senioren	338,08	331,09	308,85	8,56
	Jugend	362,03	345,27	325,72	9,16
	Starke	340,80	328,54	310,85	8,64
	Schwächere	350,09	341,05	317,24	8,66
Großmot. Wahlreaktion (W)	Gesamt	418,76	402,79	381,82	9,65
	Senioren	407,20	388,80	369,96	8,96
	Jugend	451,65	429,52	404,51	10,97
	Starke	411,59	369,67	370,93	9,52
	Schwächere	429,93	413,14	389,29	9,75

Tab. 50a

Reaktionsform	Test Nr. I	II	III	Verbesserung [%]
O	190,91	180,31	177,39	6,72
A	151,06	146,51	142,31	5,76
E	355,72	328,59	303,59	14,56
W	414,29	387,24	359,48	13,03

Tab. 50b

Tab. 50a u. b Reaktionszeiten und ihre Beeinflussung im Laufe eines kleinmotorischen (a) und großmotorischen (b) Trainings (I = Eingangstest, II = Zwischentest, III = Endtest nach jeweils drei Trainingseinheiten) (nach *Müller/Hoffmann* 1987, 32 u. 34)

rung zum Doppelpaß, Finten des Gegners im Dribbling etc.) (vgl. *Gerisch/Strauss* 1977, 54). In zweiter Linie sind die akustische Reaktion und die taktile von Bedeutung. In der Leichtathletik dominiert die akustische Reaktion (Startschuß).

Im Sprint ist die Reaktionszeit bei der heutigen Zeitmessung auf 1/100 s oft entscheidend für Sieg oder Niederlage. Zwar kann durch Starttraining die Reaktionszeit nicht unter den individuell angeborenen Minimalwert reduziert werden, aber die Zuverlässigkeit im Erreichen

Schnelligkeitsbestimmende Faktoren

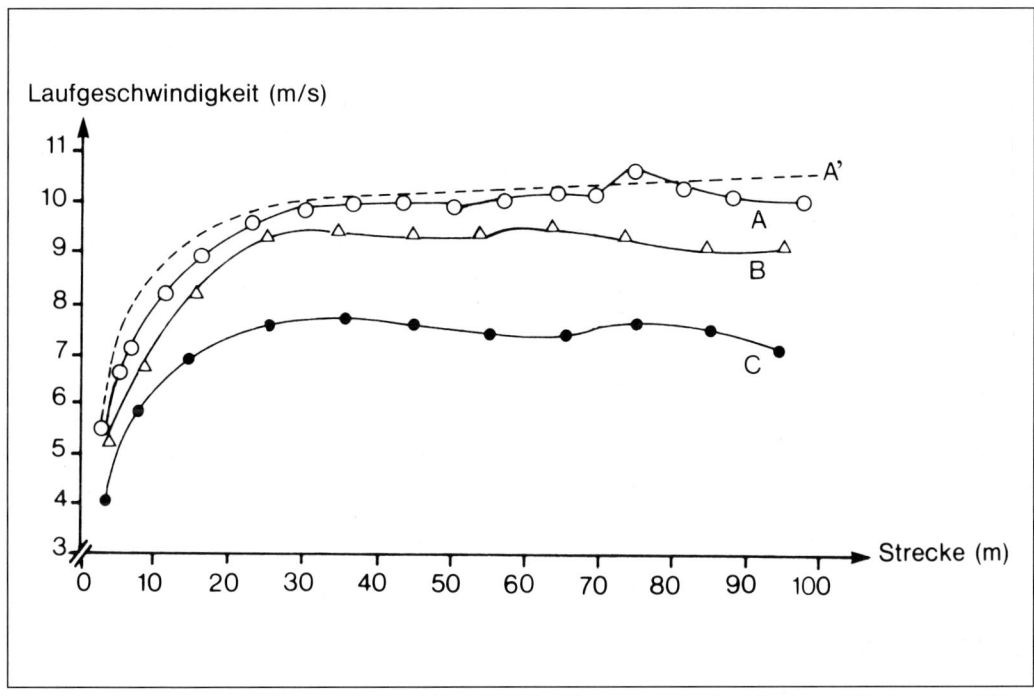

Abb. 304 Die Geschwindigkeitskurve beim 100-m-Lauf bei einem erstklassigen Sprinter (A), einem zweitklassigen (B) und einem Sportstudenten (C) in Verbindung mit einer idealisierten Kurve (A') (nach *Ikai* 1967, 232)

des optimalen Wertes ist zu verbessern (*Oberste/Bradtke* 1974, 430). Wie Untersuchungen der Reaktionszeiten bei internationalen Wettkämpfen zeigen, ist bei den besten Läufern eine höhere *Stabilität* der Reaktionszeit festzustellen als bei den weniger guten (vgl. *Dostál* 1981, 329).

Wie Abb. 300 und Tab. 50 zeigen, sind alle Komponenten der Reaktionsschnelligkeit in jedem Alter trainierbar. Mit zunehmendem Alter (bis zum Höchstleistungsalter zwischen 20 und 30 Jahren) und verbessertem reaktivem Verhalten verkürzt sich die Reaktionszeit.

Beschleunigungsvermögen

Synonyme: Antrittsschnelligkeit, Sprintkraft, Sprintbeschleunigung (vgl. *Kuhn/Droste/Steinhöfer* 1985, 4).

Bessere 100-m-Leistungen sind an ein deutlich höheres Niveau der Beschleunigungsfähigkeit gebunden (vgl. *Hess* 1991, 15; *Joch* 1989, 338).

> Das *Beschleunigungsvermögen* stellt die wichtigste Fähigkeit des Sprinters dar: Schnellere Sprinter haben auch eine bessere Startzeit.

Nach *Ballreich* (1969, 145) sind Unterschiede in der Sprintschnelligkeit zu 85 % auf unterschiedliche Beschleunigungsniveaus zurückzuführen (Abb. 304).

Dabei ist zu beachten, daß die Beschleunigungsfähigkeit in starkem Maße vom azyklischen Zeitprogramm (s. S. 410) und vom Kraftniveau des Sportlers abhängt. Sie ist relativ unabhängig und deutlich von der Schnelligkeit im Sinne der Schnellkoordination – sie stellt vor allem eine koordinative Leistung dar – zu unterscheiden ist.

Wie stark *Beschleunigungsvermögen* und *Beinkraft* zusammenhängen, läßt sich aus den hohen Korrelationskoeffizienten für horizontale und vertikale Sprünge (0,64 bzw. 0,50) ersehen: Gruppen mit signifikant besserer Sprintleistung verfügen über eine bessere horizontale und vertikale Sprungkraft (s. auch S. 329).

Biochemisch handelt es sich hier um alaktazide anaerobe Stoffwechselleistungen, die von den energiereichen Phosphaten (ATP, KP) bewerkstelligt werden.

Zur Optimierung der Beschleunigungsfähigkeit bedarf es einer sauberen Start- und Beschleunigungstechnik. Ihre Grundlagen müssen bereits im Grundlagen- und Aufbautraining gelegt werden. Allerdings ist dabei zu beachten, daß keine negativen Bewegungsprogramme automatisiert werden, da es später im Hochleistungsbereich fast unmöglich ist, diese zu korrigieren (vgl. *Stein* 1993, 33).

Als Indikator der Beschleunigungsphase dient die Zunahme der Schrittlänge. Mit Erreichen der maximalen Laufgeschwindigkeit bleibt sie konstant (vgl. Tab. 51). Je nach Qualifikation wird die Maximalgeschwindigkeit beim 100-m-Lauf nach einer Beschleunigungsphase von 30–60 m erreicht und dann bis ins Ziel fast konstant gehalten (vgl. International Athletic Foundation 1990, 15).

Aktionsschnelligkeit

Synonyme: Sprintschnelligkeit, Schnellkoordination, maximale Laufgeschwindigkeit.

Die im Sprint verbreitete synonyme Verwendung von Schnelligkeit und maximaler Laufschnelligkeit sollte aus bereits genannten Gründen vermieden werden (vgl. *Lehmann* 1992, 13).

Wie schon mehrfach erwähnt, sind die Fähigkeiten zu einer schnellen Temposteigerung (Beschleunigungsvermögen) bzw. die, sich mit hoher Geschwindigkeit vorwärts zu bewegen, relativ unabhängig voneinander. In einigen Sportarten ist nur die Startbeschleunigung wichtig (wie z. B in den Sportspielen), in anderen nur die Höchstgeschwindigkeit auf der Strecke (wie z. B. beim Weit- und Dreisprung). Die Fähigkeit eines Sportlers, Bewegungen schneller auszuführen, ist ziemlich spezifisch Nach *Zaciorskij* (1972, 51) zeigt sich dies besonders darin, daß zwischen Geschwindigkeiten in unterschiedlich koordinierten Bewegungen bei ein und derselben Person keine Korrelation besteht (Laufen/Schwimmen). Die direkte Übertragung der Schnelligkeit erfolgt demnach nur bei Bewegungen, die eine ähnliche Koordination aufweisen: Eine Verbesserung der Leistung im Sprung (s. S. 402) aus dem Stand wirkt sich damit sofort auf die Kennziffern im Sprint, im Kugelstoßen und in anderen Übungen aus, bei denen das Tempo der Beinstreckung von Bedeutung ist; hingegen spiegelt sich dies in der Geschwindigkeit beim Schwimmen oder Boxen u. ä. nicht wider. Die Aktionsschnelligkeit – von *Grosser* (1976, 38) auch als Schnellkoordination bezeichnet – hängt vorwiegend von den elementaren und komplexen Schnelligkeitsvoraussetzungen ab, wobei ein „kurzes" Zeitprogramm in der zyklischen und azyklischen Schnelligkeit von besonderer Bedeutung ist.

Schnelligkeitsausdauer

> Unter Schnelligkeitsausdauer – sie wird auch als *Stehvermögen* bezeichnet – versteht man die Fähigkeit, die maximale Laufschnelligkeit möglichst lange aufrecht erhalten zu können.

Die Schnelligkeitsausdauer ist vor allem im 200–400-m-Lauf, aber auch schon im Kurzsprint von entscheidender Bedeutung.

Die Schnelligkeitsausdauer darf nicht mit der in den Spielsportarten so wichtigen *Sprintausdauer* verwechselt werden (s. Weineck 1992, 415).

> Unter Sprintausdauer ist die Fähigkeit zu verstehen, während des gesamten Spiels eine Vielzahl an maximalen Sprints absolvieren zu können, ohne daß es zu einer nennenswerten Abnahme der Antrittsschnelligkeit kommt.

Kräftige und schnelle Muskeln können nach *Gundlach* (1969, 225) gleichzeitig ein gutes oder ein schlechtes Ausdauervermögen besitzen. Diese Fähigkeit ist in ausgedehnterem Maße trainierbar als z. B. das elementare azyklische und zyklische Zeitprogramm.
Biochemisch liegt ihr erhöhter Speicher an energiereichen Phosphaten (vor allem an Kreatinphosphat) und intramuskulärem Glykogenzugrunde sowie einer trainingsbedingten Aktivitätszunahme der sie umsetzenden Enzyme zugrunde (s. auch S. 406).
Die Erhöhung der Schnelligkeitsausdauer befähigt den Sportler, die Phase der Schnellkoordination bzw. der höchsten Geschwindigkeit über einen längeren Zeitraum aufrechtzuerhalten.
Wie die Analyse der Geschwindigkeitsverläufe zeigt (vgl. Tab. 51), sind die besten Sprinter in der Lage, ihre maximale Geschwindigkeit teilweise oder mit nur geringen Einbußen bis ins 100-m-Ziel zu halten.

Methoden und Inhalte zur Verbesserung der schnelligkeitsbestimmenden Merkmale

Für die Auswahl der im Training angewandten konditionellen und technomotorischen Übungen ist es wichtig, daß die Einflußhöhe leistungsbestimmender und voneinander unabhängiger Komponenten auf die komplexe sportmotorische Leistung nach ihrer Bedeutung hin analysiert und abgeschätzt wird (*Kuhlow* 1977, 405). Die Faktorenanalyse der leistungsbestimmenden Schnelligkeitskomponenten des 100-m-Sprints ergab nach *Ballreich* (1969, 145), daß die Reaktionsgeschwindigkeit und die Schnelligkeitsausdauer leistungsindifferent, das Beschleunigungsvermögen und die Höchstgeschwindigkeit (Aktionsschnelligkeit/Schnellkoordination) aber in hohem Maße leistungsrelevant sind.

Ballreich (1969, 146) setzt bei einer Variationsbreite von z. B. 3 s folgende Gewichtung:
– Sprintbeschleunigung $\Big\}>2{,}6$
– Sprintschnelligkeit
– Sprintausdauer 0,3
– Reaktionsgeschwindigkeit 0,1

Auf den längeren Sprintstrecken – 200 m – 400 m – nimmt die Bedeutung der Schnelligkeitsausdauer dann entscheidend zu. Für die Spielsportarten ist sie unbedeutend (vgl. *Weineck* 1992, 4).
Da sich nach *Ballreich* (1969, 145) die Reaktionsgeschwindigkeit, die Sprintbeschleunigung und die Sprintausdauer – besser Schnelligkeitsausdauer – nicht gegenseitig beeinflussen, erfordert jede Komponente spezielle Trainingsinhalte (vgl. *Zaciorskij* 1972, 74).

Training der Reaktionsgeschwindigkeit

Obwohl der Reaktionsgeschwindigkeit in der allgemeinen Gewichtung der schnelligkeitsbestimmenden Merkmale ein relativ unbedeutender Anteil zukommt und sich ihre Trainierbarkeit in sehr engen Grenzen bewegt, sollte sie dennoch im Zusammenhang mit der Beschleunigungsarbeit ausreichend trainiert werden.
Als *Trainingsinhalte* dienen Start- und Reaktionsübungen aus den verschiedenen Ausgangspositionen, Kleine Spiele, Staffeln mit schneller Reaktion sowie wettkampfspezifische Starts.
Wie die Untersuchungen von *Tabatschnik* (1976, 188) zeigen, ist es dabei günstig, nicht nur die starken Standard-Tonreize (Startschuß, Zuruf, Handklatsch) – sie führen schnell zu einer Gewöhnung und damit Stagnation in der

Parameter	Name	0–10	10–20	20–30	30–40	40–50	50–60	60–70	70–80	80–90	90–100
Zwischenzeiten	Johnson	1,73	2,86	3,80	4,67	5,53	6,38	7,23	8,10	8,96	9,83
	Lewis	1,74	2,96	3,91	4,78	5,64	6,50	7,36	8,22	9,07	9,93
Zeiten für die 10 m (s)	Johnson	1,73	1,02	0,94	0,87	0,86	0,85	0,85	0,87	0,86	0,87
	Lewis	1,74	1,02	0,95	0,87	0,86	0,86	0,86	0,86	0,85	0,86
Abschnitte Mittlere	Johnson	5,78	9,80	10,64	11,49	11,63	11,76	11,76	11,49	11,63	11,49
Geschwindigkeit (m/s)	Lewis	5,75	9,80	10,53	11,49	11,63	11,63	11,63	11,63	11,76	11,63
Schrittzahl (n)	Johnson	7,30	5,30	4,50	4,40	4,30	4,10	4,10	4,05	4,05	4,10
	Lewis	6,95	4,80	4,35	4,20	4,10	3,90	3,90	3,90	3,95	3,65
Schrittlänge (m)	Johnson	1,37	1,89	2,10	2,27	2,32	2,44	2,44	2,47	2,47	2,44
	Lewis	1,44	2,08	2,30	2,38	2,44	2,56	2,56	2,56	2,53	2,74
Schrittfrequenz (m/s)	Johnson	4,22	5,19	4,77	5,05	5,00	4,82	4,82	4,65	4,70	4,71
	Lewis	3,99	4,70	4,58	4,82	4,77	4,53	4,53	4,53	4,65	4,24
Dauer der	Johnson	115	91	85	87	80	80	85	85	83	88
Stützphasen (ms)	Lewis	134	100	87	85	83	82	85	82	83	88
Dauer der	Johnson	86	99	111	113	122	127	122	122	128	138
Flugphasen (ms)	Lewis	90	113	121	124	124	133	134	138	135	162
Aktivitätsindex	Johnson	1,34	0,92	0,76	0,77	0,65	0,63	0,70	0,70	0,65	0,64
(Stütz-/Flugphase)	Lewis	1,49	0,88	0,72	0,68	0,67	0,62	0,63	0,59	0,61	0,54

Tab. 51 Vergleich ausgewählter Parameter in 10-m-Abschnitten von *Johnson* und *Lewis* beim inzwischen wegen Doping annullierten Weltrekordlauf von 9,83 s über 100 m (nach International Athletic Foundation 1990, 22)

Reaktionsverbesserung –, sondern auch unterschiedliche Reize (Signale von 70 bis 50 dB) zur Anwendung zu bringen: Auf diese Art und Weise kann die Reaktionsschnelligkeit weiterhin gesteigert werden.

Da die Reaktionsgeschwindigkeit kaum alleine, sondern meist in Verbindung mit der Beschleunigungsfähigkeit in einfachen (Leichtathletik) und komplexen Zusammenhängen (Spielsportarten) trainiert wird, soll hier nicht näher auf entsprechende Methoden und Inhalte eingegangen werden (s. Folgepunkt).

Training der Startbeschleunigung

> Die spezielle Kraft bzw. deren Subkategorie, die spezielle, für die Laufbewegung entscheidende Schnellkraft, prägt neben der Start- und Lauftechnik die Höhe des Beschleunigungsgrades bzw. die Länge des Beschleunigungsweges. Ihrer Schulung ist daher höchste Bedeutung beizumessen.

Methoden und Inhalte zur Verbesserung der Beschleunigungsfähigkeit

Allgemeine Forderungen an die Belastungsgestaltung = Anpassung der Streckenlänge an saisonale und leistungsabhängige Gegebenheiten

Zur Steigerung der Beschleunigungsanforderungen ist im Jahresverlauf eine allmähliche Streckenverlängerung anzustreben. Die Streckenlängen sollten je nach Leistungsniveau zwischen 10 und 60 m betragen. Ein Sprinter mit einem hohen Leistungsniveau hat einen entsprechend längeren Beschleunigungsabschnitt. Selbst bei Spitzensprintern divergieren diese in nicht unerheblichen Maße – so erreicht z. B. der derzeit beste deutsche Sprinter *Blume* seine Maximalgeschwindigkeit bei etwa 50 m, Mitchell bei 70 m und *Lewis* bei 80 m –, was natürlich Einfluß auf die Gestaltung des Beschleunigungstrainings hat (vgl. *Stein* 1993, 36).

Blume realisiert zu Beginn eines Wettkampfjahres Strecken von 20–30 m, im Hinblick auf die Wettkampfperiode hingegen Strecken von 50–60 m.

– Pausengestaltung

Wichtig ist die Einhaltung der für die Restitution der energiereichen Phosphate notwendigen Pausenzeiten.

Um laktazide Belastungen zu vermeiden – dies wäre ein unerwünschtes Trainingsziel im Beschleunigungstraining – sollte die Pausenlänge so gestaltet werden, daß pro 10 m gelaufener Beschleunigungsstrecke mindestens eine Minute Pause eingehalten wird. Bei maximalen Beschleunigungsleistungen sollte die Pause noch etwas länger sein (vgl. *Stein* 1993, 36).

Das Training der Reaktions- und Beschleunigungsfähigkeit erfordert aus psychischer Sicht ein Höchstmaß an Aufmerksamkeit, Konzentration, Motivation und Willensstoßkraft. Darüber hinaus ist ihr Training nur in erholtem Zustand sinnvoll, da maximale Beschleunigungsleistungen höchste Anforderungen an das neuromuskuläre System stellen und ein Training in ermüdetem Zustand die Gefahr der Ausbildung eines qualitativ minderwertigen Bewegungsstereotyps beinhaltet.

Methode der Wahl ist daher die *Wiederholungsmethode*, die auf dem Prinzip der vollständigen Erholung beruht

Wie bereits beim Krafttraining (s. S. 356) beschrieben, läßt sich jedes Training, also auch das Schnelligkeitstraining in drei wesentliche Etappen untergliedern, nämlich in das allgemeine Grundlagentraining, das vielseitig zielgerichtete und das spezielle Training. Dementsprechend unterscheiden sich auch die Inhalte und Methoden des Beschleunigungstrainings in den verschiedenen Trainingsetappen (s. Periodisierung S. 462).

Entsprechend ihrer abnehmenden Spezifik sollen zuerst die speziellen und vielseitig zielgerichteten Inhalte und dann die allgemeineren Inhalte und Methoden des die Beschleuni-

gungsfähigkeit unterstützenden speziellen Krafttrainings dargestellt werden.
Als spezielle und vielseitig zielgerichtete Trainingsinhalte zur Verbesserung der Beschleunigungsfähigkeit bieten sich an (vgl. auch Tab. 54 und Tab. 55):

– Alle Formen von Startübungen
  (spezielle Kraft-, Technik- und
  Koordinationsschulung)

> Beachte: Der stereotype Einsatz stets gleicher Beschleunigungsübungen kann zu einer frühzeitigen Ausbildung stabiler Bewegungsmuster bzw. perspektivisch unzureichender Zeitprogramme führen (s. auch S. 239), die später keine weitere Steigerung der Beschleunigungsfähigkeit aus neuromuskulärer Sicht mehr ermöglichen. Auf ein variables Übungsprogramm unter stets variierten Rahmenbedingungen ist allerhöchster Wert zu legen (vgl. auch *Lehmann* 1993, 4).

- Starts aus unterschiedlichen Lagen und Stellungen (Stand zur bzw. gegen die Laufrichtung, Hockstand, Bauch-, Rücken- oder Seitlage etc.)
- Starts unter normalen, erleichterten (z. B. bergab; mit Zugleine etc.) oder erschwerten Bedingungen (mit Zugschlitten, Schnelligkeitsschirm [s. S. 447] oder gegen Partnerwiderstand)
- Starts in Verbindung mit veränderten Ausgangsbedingungen, wie z. B. nach Niedersprüngen (Bocksprung über den Partner, Niedersprung vom Kasten etc.), Rückwärts- oder Seitwärtsläufen, nach vorhergehendem Purzelbaum etc.
- Starts auf verschiedenen Böden (Rasen, Sand, knöcheltiefes Wasser, Tartan- oder Holzbahn)
- Starts in Verbindung mit unterschiedlichen Signalen (akustisch, visuell, taktil)
- Starts mit verschiedenen Lauftechniken (normal, Seitgalopp, Rückwärtslaufen, Lauf auf einer engen Kurvenbahn links wie rechts herum etc.)
- Starts bei Partneraufforderung (aus dem Traben mit dem antretenden Partner mitgehen; Antreten, wenn mich der Partner von hinten überholt etc.)

> Alle Antritte können frei oder in Verbindung mit unterschiedlichen Signalen als komplexe Reaktions-/Beschleunigungsübungen verwendet werden.
> Verschiedene Startarten können im Sinne der „Kontrastmethode" (s. S. 272) variabel kombiniert und dadurch in ihrer Wirkung verstärkt werden, wie z. B. durch den Wechsel von Starts und Antritten unter erschwerten, erleichterten oder normalen Bedingungen.

Da das Beschleunigungsvermögen, wie bereits erwähnt, in hohem Maße von speziellen Schnellkrafteigenschaften – wie z. B. der vertikalen und horizontalen Sprungkraft – abhängt, spielen Sprünge und Sprungkombinationen sowie ein gezieltes Schnellkrafttraining (s. S. 238) eine bedeutende Rolle bei der Verbesserung der Beschleunigungsfähigkeit.

– Sprünge

- Kurze Sprünge (beidbeinige, einbeinige Einfach-, Dreifach- und Fünffachsprünge)
  Nach *Werchoshanskij/Tschjornoussow* (1974, 1662) tragen sie in besonderem Maße zur Verbesserung der Startbeschleunigung bei. Mit Hilfe der Korrelationsanalyse wurde festgestellt, daß die Länge der Laufschritte am engsten verbunden ist mit den Leistungen im Drei- und Zehnfachsprung aus dem Stand. Die kurzen Sprünge sollten dem eigentlichen Sprinttraining vorausgehen.
- Lange Sprünge (Sprunglauf, 30 m, 60 m, 100 m und mehr)
  Bei der gleichzeitigen Anwendung von kurzen und langen Sprüngen ergab sich ein fast gleicher Zuwachs in Startbeschleunigung,

maximaler Laufgeschwindigkeit und Schnelligkeitsausdauer. Diese Kombination erbringt demnach durch ihren Summationseffekt den größten Fortschritt im 100-m-Lauf. (vgl. auch Tab. 55 und Tab. 56).

– Spezielles Krafttraining

Sowohl im leichtathletischen Sprint als auch in den Spielsportarten hat sich heute ein entsprechendes Krafttraining zur Steigerung der Beschleunigungsfähigkeit und anderer Schnelligkeitseigenschaften durchgesetzt (vgl. *Allmann* 1983, 282 f.; *Hawkins* 1984, 55; *Levchenko* 1985, 124; *König* 1987, 80; *Joch* 1989, 338; *Lopez* 1991, 3668).

Allmann faßt das Verhältnis von Maximalkraft und Sprintschnelligkeit in seinen wichtigsten Thesen wie folgt zusammen:
– Maximalkrafttraining mit hohen Lasten verbessert die Bewegungsschnelligkeit.
– Der positive Transfer eines indirekten, azyklischen Trainings mit dynamischen Maximalkrafteinsätzen ist umso größer, je konsequenter ein sprintorientiertes Schnellkraft- und Schnelligkeitstraining krafttrainingsbegleitend durchgeführt wird.
– Bei hohem Koordinationsgrad der Sprintbewegung kann eine Schnelligkeitsverbesserung vermutlich nur noch über eine Erhöhung des Maximalkraft-Potentials und somit über ein Training nach der Maximalkraft-Methode erreicht werden.
– Maximalkrafttraining ist eine hervorragende Möglichkeit, Leistungsbarrieren im Sprintbereich aufzubrechen (s. S. 599).
– Ein Maximalkraft-erhaltendes Training mit hohen Lasten muß auch und gerade in der Wettkampfperiode konsequent durchgeführt werden (s. S. 360).
– Hohe muskuläre Vorbelastungen schaffen für nachfolgende Schnellkraft- und Schnelligkeitsleistungen eine vorübergehend gesteigerte neuromuskuläre Leistungsbereitschaft, die im Training und Wettkampf leistungsfördernd genutzt werden sollte.
– Die sog. Schnellkraftmethode allein kann die Schnellkraft und Schnelligkeit nur begrenzt und einseitig verbessern (nach *Allmann* 1983, 282).

Nach *Zaciorskij* (1972, 63; vgl. auch *Haskisson* 1993, 60) stehen beim Krafttraining zur Verbesserung der Bewegungsgeschwindigkeit zwei Aufgaben im Vordergrund: erstens die Erhöhung des Niveaus der Maximalkraft (der an der Bewegung beteiligten Muskelgruppen), zweitens die Herausbildung der Fähigkeit, große Kraft bei schnellen Bewegungen zu entwickeln. Die Fähigkeit zur schnellen Kraftentwicklung erfordert vor allem Methoden des dynamischen Krafteinsatzes. Dabei sollten Schnellkraftübungen mit voller Bewegungsamplitude verwendet werden, da sich bei begrenzter Bewegungsamplitude unerwünschte Koordinationsverhältnisse festigen können. Von der alleinigen Methode des dynamischen Krafttrainings muß jedoch abgeraten werden, da bei schnellen Bewegungen die Einwirkung auf das Nerv-Muskel-System sehr kurzfristig ist und es somit nicht gelingt, das maximale Kraftniveau zu verbessern (*Zaciorskij* 1972, 64). Es müssen demnach auch die Trainingsformen der wiederholten und maximalen Krafteinsätze angewendet werden. Ähnlich äußern sich *Bührle/Schmidtbleicher* (1981, 250 ff.), wenn sie dem Maximalkrafttraining eine Sonderstellung unter den Trainingsmethoden im Hinblick auf das Schnellkraftvermögen einräumen: Ein Training mit submaximalen und maximalen Krafteinsätzen bewirkt, daß die verfügbare Maximalkraft auch maximal schnell eingesetzt werden kann. In der Trainingspraxis muß deshalb ein akzentuiertes Krafttraining gefordert werden (vgl. auch *Groh* in *Knebel* 1972, 29). Es sollte nicht nur ein betontes, sondern auch ein ausreichend spezifisches Krafttraining gefordert werden, das sich an den funktionell-anatomischen Notwendigkeiten des Bewegungsverlaufs orientiert (s. *Weineck* 1981, 160). So sollte z. B. die Ausgangsstellung im Krafttraining so sein, daß das Kraftmaximum bei Gelenkwinkeln hervorgebracht wird, die der tatsächlichen Sprintbewegung entsprechen.

Dies sei am Beispiel des Sprunglaufes auf der Ebene bzw. bei Berganläufen verdeutlicht (vgl. *Herter* 1973, 557): In der Beschleunigungsphase findet man im oberen Sprunggelenk einen Arbeitswinkel von 60° (Fußrücken-Schienbeinwinkel), in der Phase der Höchstgeschwindigkeit von 70–75°; diesem Winkel entspricht auch die Arbeitsstellung im Moment des Kraftmaximums beim Sprunglauf; zur Spezifizierung der Übung in bezug auf die Beschleunigungsphase empfiehlt es sich nun, durch Berganläufe (Hangneigung 10–15°) den Sprungwinkel von 70–75° auf den in der Antrittsphase vorliegenden von 60° zu reduzieren und damit eine möglichst übungsnahe Ausführung zu erreichen, bei der die Vordehnungsverhältnisse der Fußgelenksflexoren (sie „strecken" das obere Fußgelenk) denen der Wettkampfübung entsprechen.

> Das spezielle sprintverwandte Schnellkrafttraining setzt sich aus Laufübungen unter erschwerten Bedingungen mit und ohne Zusatzbelastungen sowie aus Sprungübungen zyklischer und azyklischer Art mit und ohne Belastung zusammen (vgl. *White* 1982, 8; *Kuhn/Droste/ Steinhöfer* 1985, 45).

Hawkins (1984, 55) fordert nicht nur ein Krafttraining für den unteren Extremitäten-, sondern im Sinne eines Ergänzungstrainings auch für den Schulter- und Armbereich, da hierdurch die Gesamtkörperkoordination und das Gleichgewicht positiv beeinflußt würden. Dies habe vor allem im absoluten Spitzenbereich Bedeutung. *Joch* (1989, 340) weist zwar auf die hohe Bedeutung des Kraftfaktors für die Beschleunigungsfähigkeit hin, ist jedoch der Ansicht, daß die Trainingsbelastungen quantitativ nicht mehr weiter gesteigert werden können und daß eine Kraft-Akzentuierung im Training wohl zu Lasten der Schnelligkeitsausdauer gehen würde.

Beachte jedoch:
Durch die einseitige Überbetonung der sogenannten „Leistungsmuskulatur" kann es auch im Sprint zur Ausbildung von muskulären Dysbalancen und damit zu einer Mehrbelastung des aktiven und passiven Bewegungsapparates kommen (vgl. auch *Lehmann* 1991, 16, s. S. 336).

Einen Überblick über den Einfluß verschiedener Krafttrainingsmethoden auf die vertikale Sprungkraft – in der Form des Counter-Movement-Jumps (s. S. 329) und des Squat Jumps – sowie die Sprintschnelligkeit geben Abb. 305 und Abb. 306 sowie Tab. 52 (s. auch S. 241).

Wie spezifisch schnellkraft-/schnelligkeitsorientiert trainiert wurde zeigt Abb. 307.
Abb. 307 macht deutlich, daß die isometrische Maximalkraft nur dann ansteigt, wenn mit schweren Gewichten gearbeitet wird.
Bei diesem Trainingsexperiment trainierte die „traditionelle" Krafttrainingsgruppe mit Belastungssteigerung im Verlauf des zehnwöchigen Trainings.
Die „plyometrische" Gruppe trainierte mit Niedersprüngen, beginnend mit 20 cm und progressiver Steigerung auf 80 cm.
Die „maximale Schnellkraft"-Gruppe führte Niedersprünge mit Gewichtsbelastungen aus, die die mechanische Impulskraft maximierte. Die Belastung wurde in jeder Serie bis zum Erreichen von etwa 30 % des isometrischen Maximums zur maximalen Auslastung progressiv angepaßt. Dieses Training erfolgte nach dem Plyometrischen Power System, das sich einer speziellen Maschine bediente, die nur senkrechte Sprünge ermöglichte und mit Hilfe einer auf dem Rücken fixierbaren Gewichtsstange arbeitete.

Nach den Untersuchungen von *Wilson* et al. (1993, 1205) scheint die dynamische Kraft am besten durch ein plyometrisches Krafttraining mit Zusatzbelastungen zur Maximierung des mechanischen Kraftimpulses beeinflußbar zu sein. Die Steilheit und Höhe der Kraftkurve von Abb. 308 unterstreicht dies eindrucksvoll.

Weitere Ausführungen zur Entwicklung der Beschleunigungskraft s. S. 476.

Methoden und Inhalte

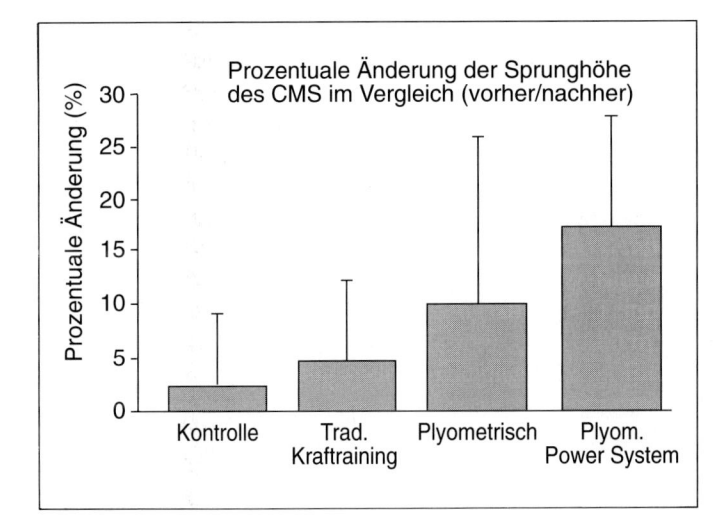

Abb. 305 Die prozentuale Veränderung des Counter-Movement-Jumps (CMJ) nach einem zehnwöchigen, zweimal wöchentlichen Krafttraining mit verschiedenen Methoden. Jede Gruppe absolvierte drei bis sechs Serien à sechs bis zehn maximaler Wiederholungen (MW) mit dreiminütiger Serienpause (nach *Wilson* et al. 1993, 1282).

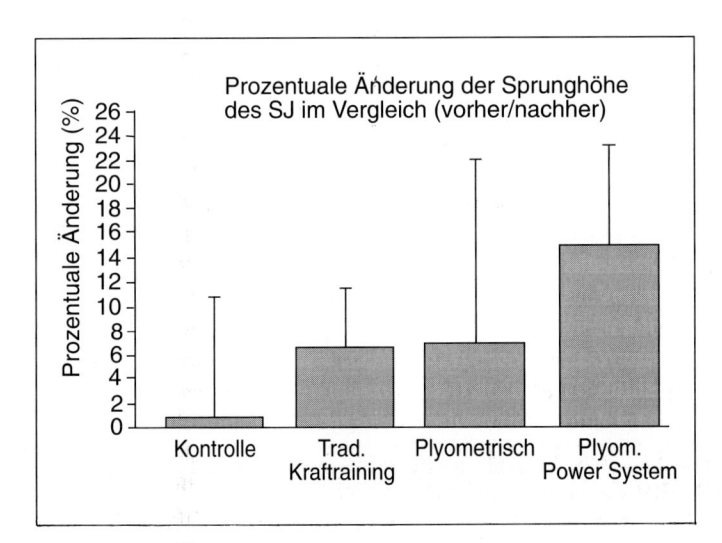

Abb. 306 Die prozentuale Veränderung des Squat-Jumps (SJ) nach zehnwöchigem Training. Durchführungsmodalitäten wie bei Abb. 305 (nach *Wilson* et al. 1993, 1282).

Gruppen	Testzeitpunkte		
	vorher	mitte	nachher
30-m-Sprint Zeit (s)			
Kontrolle	4.73 ± 0.58	4.71 ± 0.51	4.77 ± 0.58
Trad. Krafttraining	4.43 ± 0.24	4.48 ± 0.24	4.42 ± 0.24
Plyometrisch	4.61 ± 0.40	4.63 ± 0.33	4.60 ± 0.38
Plyom. Power-System	4.54 ± 0.30**	4.49 ± 0.30	4.49 ± 0.28**

Tab. 52 Die Auswirkungen unterschiedlicher Trainingsmethoden auf die 30-m-Sprintzeiten (nach *Wilson* et al. 1993, 1283)

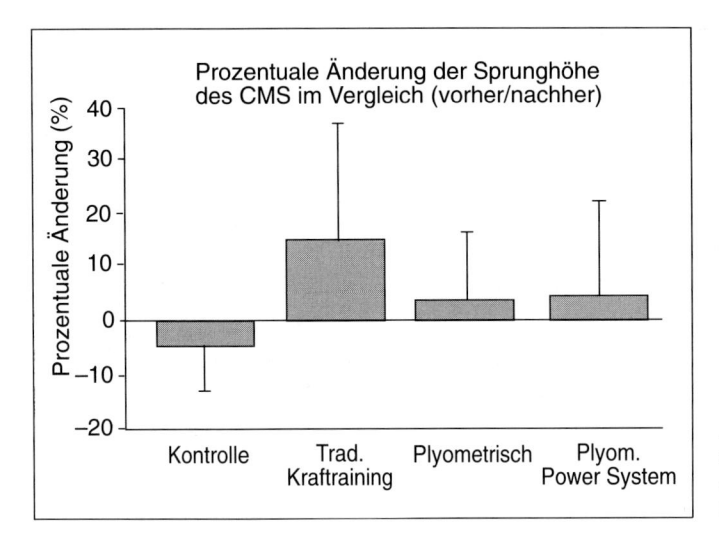

Abb. 307 Die Auswirkungen unterschiedlicher Trainingsmethoden auf die maximale isometrische Kraft (nach *Wilson* et al. 1993, 1283)

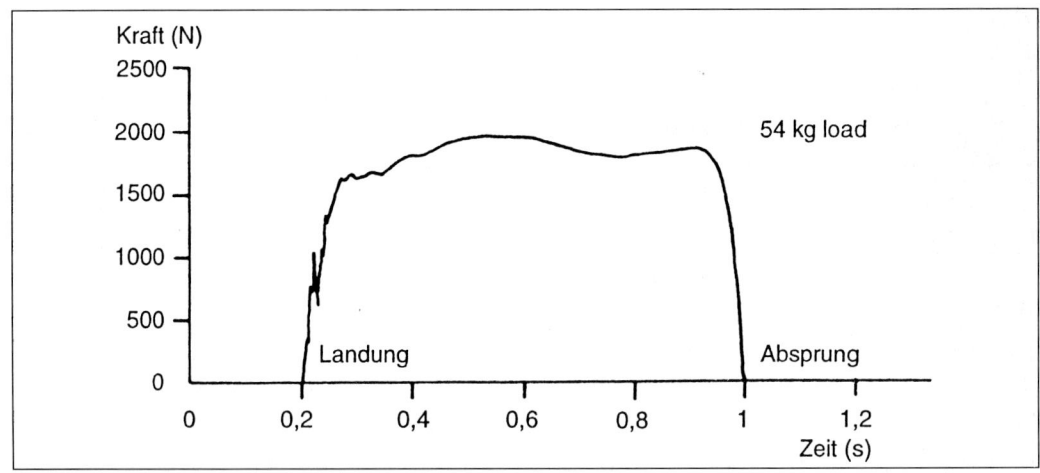

Abb. 308 Die Kraftkurve einer repräsentativen Testperson bei der Durchführung eines Squat-Jumps mit einer Zusatzbelastung, die die Impulskraft maximierte (nach *Wilson* et al. 1993, 1285)

Training der Aktionsschnelligkeit

Beim Training der Aktionsschnelligkeit handelt es sich vorrangig um ein Koordinationstraining. Wie bereits erwähnt, spielt dabei die Entwicklung der elementaren Schnelligkeitsvoraussetzungen (s. Abb. 294, S. 413), vor allem aber die Verbesserung der individuellen zyklischen und azyklischen Zeitprogramme die entscheidende Rolle.

Da sich diese Zeitprogramme bereits frühzeitig verfestigen – jenseits der Pubeszenz lassen sie sich kaum noch bzw. sehr schwer beeinflussen (vgl. *Bauersfeld/Voß* 1992, 84; *Lehmann* 1993, 4) – ist auf einen ausreichend frühen Beginn und auf ein inhaltlich und methodisch richtiges Vorgehen zu achten.

Die Entwicklung elementarer Bewegungsprogramme, die das Erreichen von Weltspitzenleistungen im Hochleistungsalter ermöglichen, ist eine wesentliche Aufgabe des Nachwuchstrainings (12. bis 15. Lebensjahr), da sich in dieser Altersspanne neuromuskuläre Mechanismen besonders gut trainieren lassen und die später

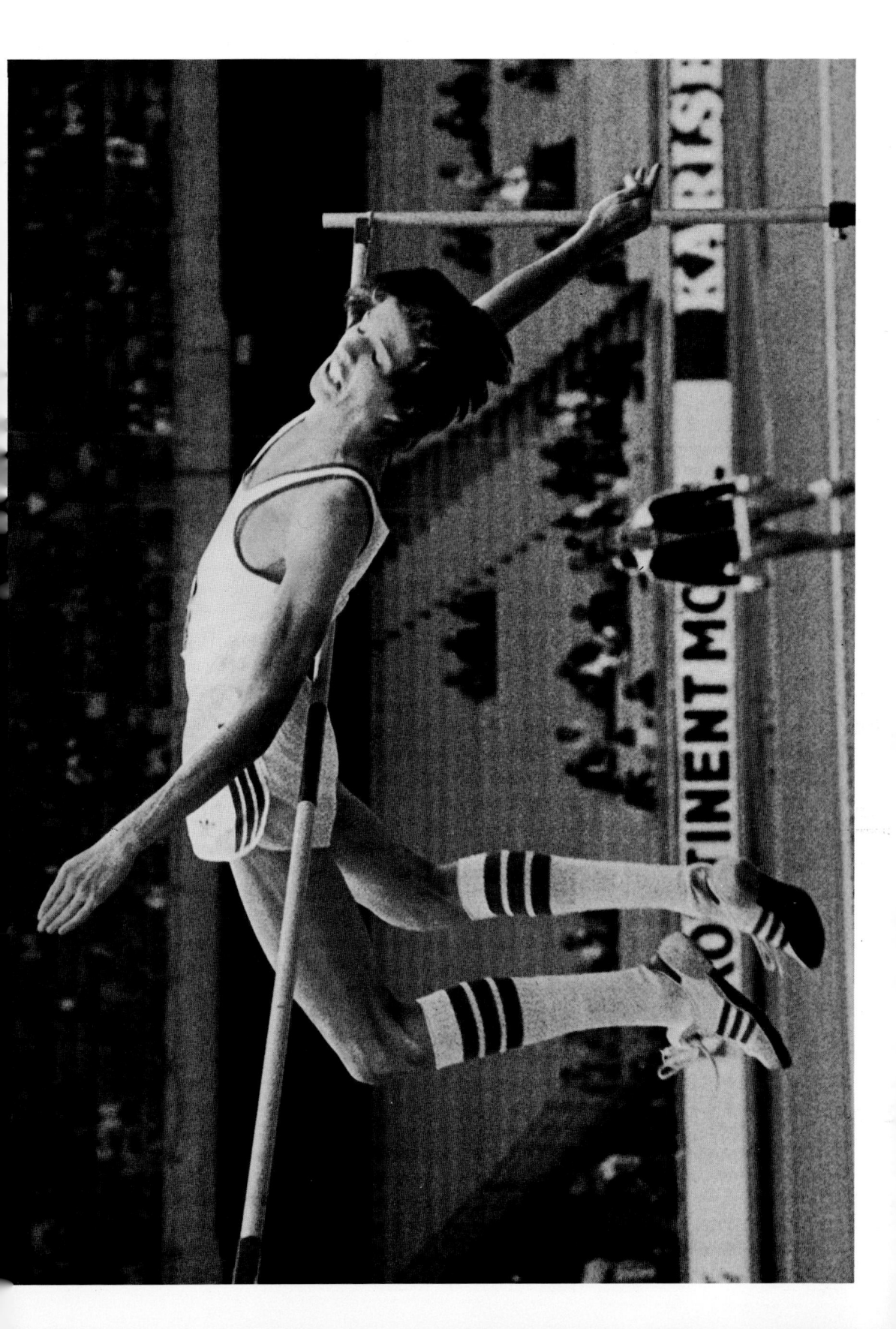

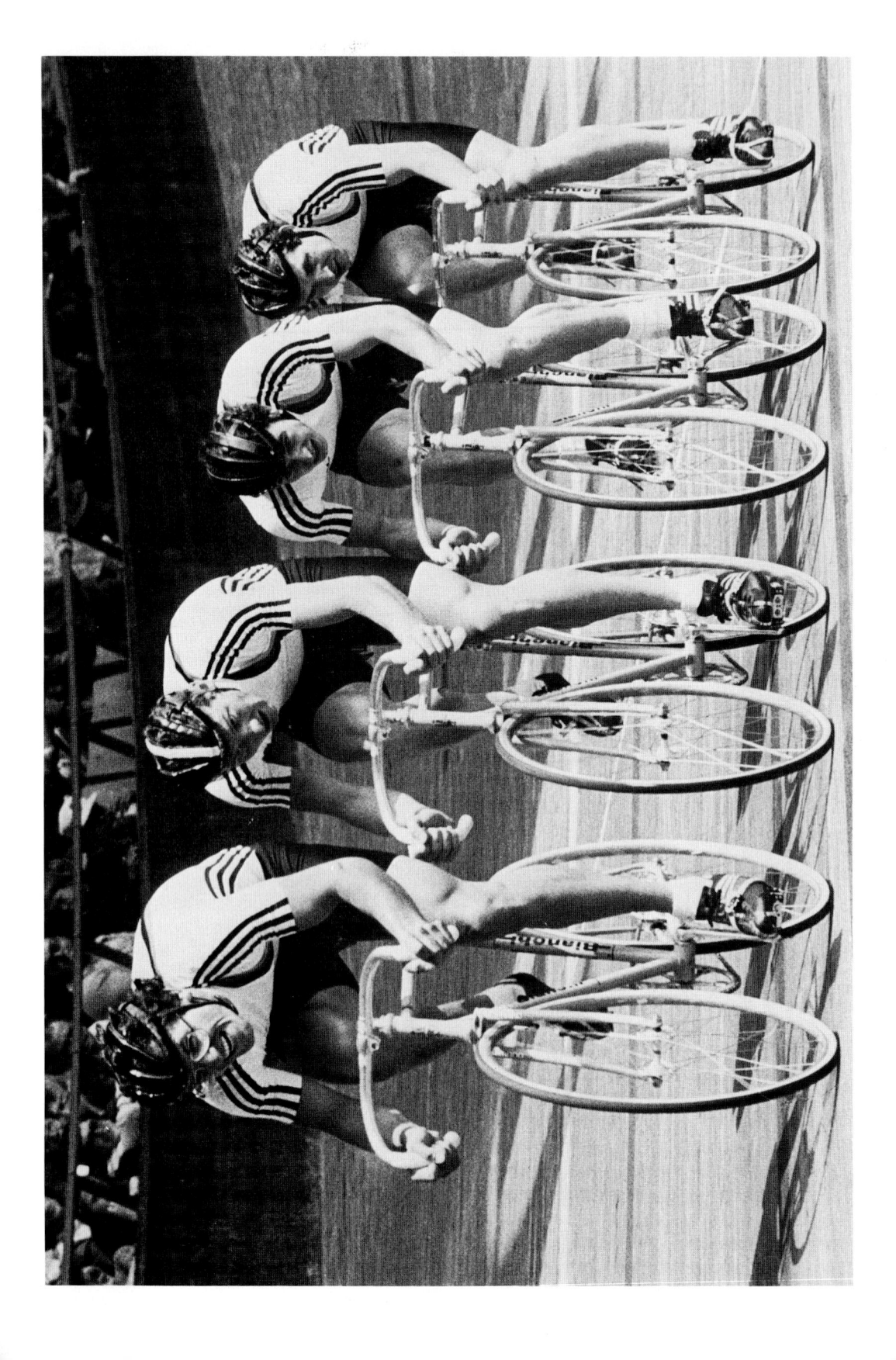

benötigten Zielprogramme bereits erreichbar sind (vgl. *Voß* 1991, 47).

Die besondere Gefahr bei der Entwicklung der Aktionsschnelligkeit – Synonym Sprintschnelligkeit, Schnellkoordination, Laufschnelligkeit – ist die Entwicklung einer „Geschwindigkeitsbarriere" (s. S. 455) durch einseitige bzw. monotone und stereotype Trainingsinhalte. Bereits sehr früh wird das individuelle Zeitprogramm durch ständiges Wiederholen von Bewegungen mit sehr ähnlichen räumlich-zeitlichen Merkmalen – z. B. Läufen in allen Varianten – insbesondere in den sogenannten sensiblen bzw. sensitiven Phasen (s. auch S. 466) gefestigt und stabilisiert (vgl. *Lehmann* 1993, 4). Geschieht diese Stabilisierung auf einem für spätere Perspektiven unzureichenden Niveau, dann läßt sich die Aktionsschnelligkeit später kaum noch steigern, weil das bioenergetische Potential des Muskels nur innerhalb dieses Programms wirkt (vgl. *Bauersfeld/Voß* 1992, 41).

Deshalb gilt:

> Die individuellen elementaren Schnelligkeitsvoraussetzungen im Sinne eines möglichst kurzen Zeitprogramms der zyklischen und azyklischen Schnelligkeit sind frühzeitig und optimal zu entwickeln.

Dabei spielt eine vielseitige, aber zielgerichtete Schulung der elementaren Schnelligkeitsvoraussetzungen eine entscheidende Rolle.

Dabei ist zu beachten:

> Sowohl im langfristigen Leistungsaufbau als auch im jährlichen Trainingszyklus muß die Entwicklung der elementaren Voraussetzungen vor den komplexen erfolgen. Außerdem geht das Training der azyklischen Schnelligkeit dem Training der zyklischen Schnelligkeit voraus.

Grundsätzlich wird beim Training der elementaren azyklischen Schnelligkeit versucht, Bedingungen zu schaffen, die schnellere, für die Zukunft relevante (perspektivische) Bewegungsgeschwindigkeiten ermöglichen. Typisch dafür sind demnach Übungen unter erleichterten Arbeitsbedingungen.

> Trainingsmethode für den Sprint im allgemeinen und im speziellen für die Schulung der Aktionsschnelligkeit ist die *Wiederholungsmethode*.

Bei dieser Methode erfolgt der nächste Lauf bzw. Start o. ä. erst dann, wenn eine optimale Wiederherstellung gewährleistet ist. Dazu sind – in Abhängigkeit von der Streckenlänge bzw. den individuellen Gegebenheiten (unterschiedliche Erholungsfähigkeit) – verschiedene Erholungszeiten notwendig.

Dabei gilt: Pro zehn gelaufene Meter ist eine Erholungspause von einer Minute bis zum nächsten Lauf einzulegen. Ein 30-m-Lauf würde demnach eine Pause von drei Minuten erfordern.
Dabei ist sicherzustellen, daß einerseits eine vollständige Erholung eintritt, andererseits aber die Erregbarkeit des ZNS nicht durch eine zu lange Pause beeinträchtigt wird; es empfiehlt sich daher die Durchführung einer „aktiven Pause" (Gehen, Lockerungsübungen etc.).

Außerdem gilt:
Werden nur sehr kurze Strecken (20–30 m) gelaufen, d. h. biochemisch nur der ATP- und der KP-Speicher beansprucht, dann genügen drei Minuten Pause zur vollen Restitution (*Pansold* 1973, 110). Sind die Strecken jedoch länger, dann sind Pausen von vier bis sechs Minuten erforderlich. Der Milchsäuregehalt in den Muskeln, der etwa zwei bis drei Minuten nach der Belastung den höchsten Wert erreicht (s. *Harre* 1976, 165 u. a.), muß ausreichend gesenkt werden, um die feinkoordinativen Bewegungsabläufe nicht zu stören und damit un-

ter Umständen einen Bewegungsstereotyp zu festigen, der nicht den gegebenen Möglichkeiten entspricht.

– Training der elementaren azyklischen Schnelligkeit

Bei der Schulung der elementaren azyklischen Schnelligkeit ergeben sich in dieser Hinsicht verschiedene Möglichkeiten unter Verwendung von:
– leichteren und/oder kleineren Geräten (z. B. Wurfgeräte, Bälle etc.)
– altersgemäßen Geräten (z. B. kleinere und leichtere Schläger mit großer Trefffläche bei allen Rückschlagspielen, kleinere Turngeräte etc.)
– Körpergewichtsentlastung bei Sprüngen (z. B. „Sprungspinne" für Vertikalsprünge, Gummizugseil (Zauberschnur) bei Horizontalsprüngen)
– Sprunghilfen (Böden, Sprungbretter mit Schleudereffekt etc.)
– Veränderungen von Wettkampfbedingungen (z. B. Üben von Würfen mit Partnern aus tieferen Gewichtsklassen im Ringen; Boxen mit leichteren Handschuhen etc.) (vgl. *Bauersfeld/Voß* 1992, 49).

Trainingsinhalte für eine Verbesserung des Zeitprogramms der Beinstrecker könnten sein:

– Prellende Sprünge (Fußgelenksprünge) am Ort, in der Vor-, Rück- oder Seitwärtsbewegung; beidbeinig (Anfänger), einbeinig (Fortgeschrittene) im Wechsel oder als Schrittwechselsprünge; in verschiedenen Rhythmen (vorgegeben oder selbstgewählt) und Höhen (kleinamplitudige, schnelle Sprünge sind zu bevorzugen!); ohne oder mit Entlastung (in uniformer Folge oder in Kontrastsprungfolge: entlastet – normal – entlastet)
– Sprungfolgen (z. B. 3er-, 5er-, 10er-Hop mit Beinwechsel; geradeaus oder im Zickzack als Richtungswechselsprünge; horizontale Sprünge kombiniert mit vertikalen Mehrfachsprüngen etc.)
– Temposprünge einbeinig oder beidbeinig

(Sackhüpfen) über 10, 15 oder 20 m; vor-, rück- oder seitwärts.

Trainingsinhalte zur Verbesserung des Zeitprogramms der Armstrecker bzw. Hand- und Fingerbeuger (wie z. B. beim Kugelstoßen oder Abdruck beim Bodenturnen oder Pferdlangsprung):
– Aus dem Stand vorlings Anfallen an die Wand – die Fallstrecke wird je nach Trainingszustand variiert mit unmittelbar nachfolgender explosiver Streckbewegung aus dem Hand- und Fingergelenk.
– Vertikalsprünge aus dem Handabdruck. Der Sportler ist mit einer „Sprungspinne" entlastet und hängt mit dem Kopf nach unten an einer Reckstange oder sonstigen Aufhängungsmöglichkeiten; auf ebenem Niveau, „treppauf-treppab"
– Stöße, Würfe mit leichteren Geräten (s. o.).

Azyklisches Schnelligkeitstraining hat nicht nur die Ausprägung elementarer neuromuskulärer Bewegungsprogramme zum Ziel – dies sollte in der ersten Phase (Grundlagentraining) des Schnellligkeitstrainings im Vordergrund stehen –, sondern auch deren Transformation in spezielle Trainingsübungen sowie die Wettkampfübung – dies sollte in der zweiten Phase (Aufbautraining) errreicht werden. In der dritten Phase (Hochleistungstraining) schließlich sollte es die speziellen Leistungsvoraussetzungen (z. B. die spezielle Kraft) unter Beachtung der elementaren Bewegungsprogramme schaffen (vgl. *Voß* 1991, 50).

– Training der elementaren zyklischen Schnelligkeit

Die elementare Frequenzschnelligkeit und die Fähigkeit, bei azyklischen reaktiven Bewegungen äußerst schnell arbeiten zu können, sind vor allem durch Frequenzübungen mit kleinen Amplituden trainierbar.

Bei der Schulung der elementaren zyklischen Schnelligkeit bieten sich folgende Möglichkeiten an (s. auch Kindertraining S. 467):

Methoden und Inhalte 437

Erzielen prognostischer Geschwindigkeiten bzw. Zeitprogramme
- durch erleichterte Bedingungen, wie z. B. durch Bergabläufe, Schlepp- bzw. Zugläufe (s. S. 458),
- durch „erzwungene" supramaximale Frequenzvorgaben (Motorergometer, Laufband).

Trainingsinhalte für die Bewegungsfrequenz der unteren Extremitäten könnten sein:
– alle Übungen des Lauf-ABCs in entsprechend adaptierter und variierter Form (vgl. *Lehmann* 1993, 4 f.; *Scholich* 1993, 17 f.);
- Fußtapping im Sitzen (s. S. 461);
- Dribbling (Fußgelenkslauf) am Ort oder in der Fortbewegung (vor-, rück- oder seitwärts; auf ebenem oder abschüssigem oder ansteigendem Gelände). Beim Dribbling werden die Füße nicht oder kaum vom Boden abgehoben, was aufgrund der geringeren Bewegungsamplitude eine hohe Bewegungsfrequenz erlaubt.
- Skipping (Kniehebelauf). Diese Laufform ist für Anfänger aufgrund der bereits erhöhten Kraftabhängigkeit (erweiterte Bewegungsamplitude) nicht unproblematisch, da aufgrund der erhöhten Bewegungsamplitude mit einer geringeren Bewegungsfrequenz zu rechnen ist.
Die Durchführung dieser Übung in Form von flachen Skippings auf der Stelle oder in der Fortbewegung über flache Hindernisse (Stäbe, Seile) birgt nach den Untersuchungen von *Lehmann* (1993, 6) bei zu häufiger Anwendung aufgrund der nicht effektiven Gestaltung der Stützphasen die Gefahr der Verschlechterung der azyklischen Schnelligkeitsvoraussetzungen der unteren Extremitäten. Besser ist daher ein Skipping über 10–15 cm hohe Hindernisse oder flache Hürden, die im Abstand von 40 bis 70 cm auseinanderstehen. Auf eine stete Veränderung der Hindernisabstände trotz stets maximaler Bewegungsfrequenz ist zu achten, um die Ausbildung eines einseitigen Bewegungsstereotyps zu verhindern. Auch Skippings auf unterschiedlichen Böden (s. auch S. 436) sind zu empfehlen.

- Fahrradergometerfahren ohne Widerstand mit maximaler Tretfrequenz in Serien von jeweils sechs Sekunden Dauer;
- Läufe mit Anfersen in verschiedenen Variationen (asymmetrische Ausführung, unterschiedliche Bewegungsamplitude).

Des weiteren eignen sich nach *Lehmann* (1993, 7):
- Entwicklung der neuromuskulären Differenzierungsfähigkeit mit Geschwindigkeitsschätzläufen, asymmetrischen Frequenzsteigerungen (z. B. links höher als rechts etc.) und Amplituden (z. B. rechts ausgeprägter als links);
- Lokomotionsübungen in verschiedenen Bewegungsrichtungen.
Mit diesen Übungen sollen die Bewegungsmuster bzw. Aktivierungsschemata der Laufbewegungen bereichert und ergänzt werden.
Mit Orientierung auf hohe Bewegungsfrequenz und -amplitude sowie hohe Fortbewegungsgeschwindigkeit kommen alle Läufe, Sprünge, Skippings, Hopserläufe, Wechselsprünge und Anfersübungen vor-, rück- und seitwärts in Frage.
- Schnelle zyklische und azyklische Bewegungen unter erleichterten Zwangsbedingungen wie z. B. Treppabläufe, Sprünge über ein rotierendes Seil, Läufe auf der Kreisbahn bei ein, zwei oder mehr schwingenden Seilen, einzeln, in der Gruppe oder als Verfolgungsrennen (s. Abb. 309).

Methodische Grundsätze zur Durchführung eines Trainings der elementaren Schnelligkeitsvoraussetzungen

– Die Belastungsumfänge liegen im Training neuromuskulärer Bewegungsprogramme deutlich unter denen des Trainings der Kraft- und Ausdauervoraussetzungen (vgl. *Schäbitz/Jödicke* 1987, 47; *Voß* 1991, 49). Die Ursache dafür liegt in der Tatsache begründet, daß nicht in die Ermüdung hineintrainiert

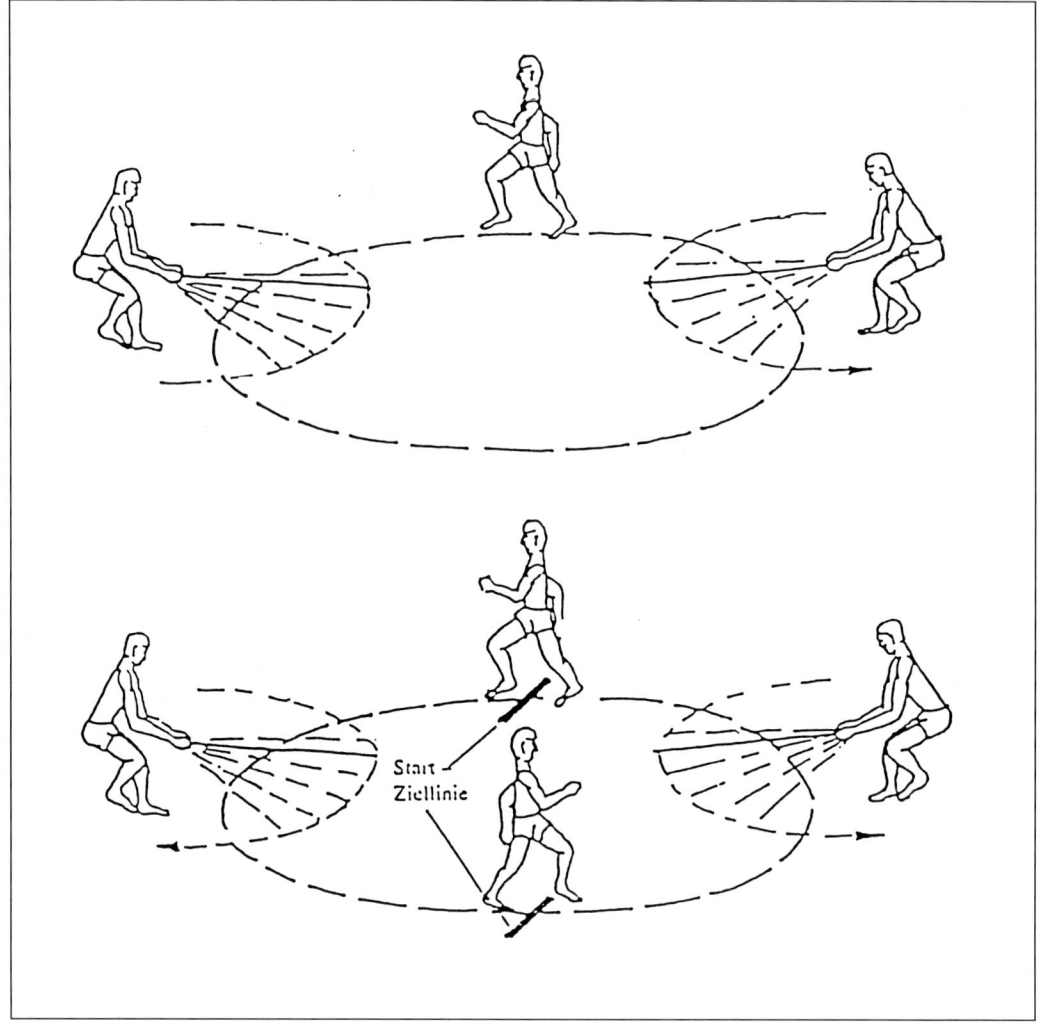

Abb. 309 Laufen auf der Kreisbahn bei ein, zwei oder drei schwingenden Seilen einzeln oder im Verfolgungsrennen (verändert nach *Lehmann* 1993, 8)

werden muß, sondern daß der qualitative Anspruch im Vordergrund steht, nämlich das Erreichen eines kurzen Zeitprogramms.
- Da die elementaren neuromuskulären Bewegungsprogramme nur schwer ermüden – *Bauersfeld/Voß* (1992,) und *Meyer/Narveleit* (1986, 46) konnten selbst bei 300 bzw. 100 hintereinander ausgeführten Sprüngen keine Veränderung der Stützzeiten feststellen – muß sich die Pausengestaltung demnach nicht an den Bewegungsprogrammen, sondern vielmehr an den anderen beteiligten Leistungsvoraussetzungen orientieren (vgl. *Voß* 1991, 49).
- Pausenzeiten von fünf bis zehn Minuten zwischen den einzelnen Serien reichen aus. Während des Trettrainings mit Motor-Ergometer durchgeführte Laktatmessungen zeigten eindeutig, daß alaktazid trainiert wurde (vgl. *Schäbitz/Jödicke* 1987, 47).
- Die Zahl der Serien sollte etwa vier bis sechs betragen.

- Es sollten pro Woche nur zwei Trainingseinheiten mit elementarem Schnelligkeitsakzent stattfinden, da es sonst zu einer „Ermüdungsaufstockung" kommt (vgl. *Voß* 1991, 49).
- Nach vier Trainingseinheiten sollte ein deutlicher Erholungsakzent gesetzt werden.
- Die eingesetzten Trainingsinhalte müssen die Ausführung des Zielprogrammes sichern, was eine hohe Bewegungsintensität und eine hohe Ausführungsqualität sowie z. T. veränderte äußere Bedingungen erfordert (vgl. *Voß* 1991, 49).
- Mindestens 60 % der Wiederholungen sollten im Zielniveau liegen (vgl. *Stark* (1986, 29; *Voß* 1991, 49).
- Die neu ausgebildeten schnelleren Bewegungsprogramme zeichnen sich durch eine hohe Stabilität aus. Nachuntersuchungen von *Gundlach* (1987, 68) und *Behrend* (1988, 54), die 30 bzw. 35 Wochen nach einem Nieder-Hochsprungtraining unter erleichterten Bedingungen stattfanden, konnten dies eindrucksvoll belegen.
- Bewegungsprogramm-instabile Sportler können bei einem Nachfolgetraining mit anderen Trainingsinhalten einen „Rückfall" in alte Programme erleben. Deshalb sollte nach *Voß* (1991, 49) in neu beginnenden Trainingsabschnitten mit körpergewichtsentlastenden Übungen „Erinnerungsreize" zur Stabilisierung der kurzen Zeitprogramme durchgeführt werden.

Die langfristige Entwicklung sportlicher Höchstleistungen im Schnelligkeitsbereich erfordert bei der Entwicklung der elementaren Schnelligkeitsvoraussetzungen ein schrittweises Vorgehen, das nach *Bauersfeld/Voß* (1992, 79) in drei deutlich voneinander abzugrenzenden Stufen zu erfolgen hat (s. Tab. 53).

Beachte:

> „Elementares und komplexes Schnelligkeitstraining sind stets als Einheit zu betrachten und bedingen einander. In keiner Ausbildungsetappe des langfristigen Leistungsaufbaus kann elementares oder komplexes Schnelligkeitstraining allein die spezifischen Schnelligkeitsanforderungen einer Sportart bzw. Disziplin erfüllen." (*Bauersfeld/Voß* 1992, 79)

Komplexes Aktionsschnelligkeitstraining

Sind die elementaren azyklischen und zyklischen Schnelligkeitsvoraussetzungen auf ein perspektivisches Zeitprogramm-Niveau gehoben worden, dann muß dieses Programm in die Wettkampfbewegung eingebracht und mit den anderen an der Bewegung beteiligten Leistungsvoraussetzungen kombiniert trainiert werden.

Beachte dabei:

> Neue Bewegungen (z. B. noch nicht beherrschte Technik-Teilbewegungen) müssen zuerst im submaximalen Intensitätsbereich erlernt und im Übergang zu maximalen und supramaximalen Intensitäten ausgeformt werden (alle Laufbewegungen und Sprünge) (vgl. *Zintl* 1989, 621).
> Die Übertragung der elementaren Schnelligkeitsvoraussetzungen in den Sprint geht nicht immer automatisch vor sich, sondern muß durch geeignete Trainingsmethoden (z. B. Techniktraining) und Inhalte unterstützt werden (vgl. *Voß* 1991, 54).
> Für die Steigerung der Sprintschnelligkeit ist der Einsatz verschiedenartiger spezifischer Übungen nahe der Wettkampfgeschwindigkeit erforderlich (vgl. *Tabachnik* 1991, 51).
> Eine Intensivierung des Trainingsprozesses hat demnach sowohl in physischer, psychischer, metabolischer, neuromuskulärer und methodisch-inhaltlicher Form zu erfolgen.

Ausbildungsstufe	Allgemeine Hinweise	Beispiele für azyklische Schnellkraftsportart (Leichtathletik Sprung)
Stufe 1: Entwicklung des kurzen Zeitprogramms	Entwicklung des Zielprogramms in einer relativ einfachen, aber verwandten Bewegung Organisierung des Bewegens im Zielprogramm durch gezielten Einsatz von Trainingsübungen	Organisierung der Ausführung der relativ einfachen Trainingsübung Nieder-Hoch-Sprung im Zielzeitprogramm (Stützzeit unter 170 ms) durch – Körpergewichtsentlastung – Zwangsbedingungen oder andere Mittel zum stärkeren Richten des Reizes
	Entwicklung der Zeitprogramme in relativ kurzen, akzentuiert gestalteten Abschnitten	Trainingsabschnitt von sechs bis acht Wochen Dauer zur Entwicklung des kurzen Zeitprogramms (später kürzere Abschnitte als Erinnerungsreiz möglich)
	Realisierung von mindestens 50 % der Wiederholungen im Zielprogramm	
	Maximale Bewegungsintensität und hohe Ausführungsqualität	Körpergewichtsentlastung bei den Nieder-Hoch-Sprüngen 30 bis 50 % des Körpergewichts
	Relativ niedriger Belastungsumfang (verglichen mit anderen Trainingsbereichen)	Belastungsumfang: 140 bis 300 Sprünge in sechs bis acht Wochen Maximal zwei Trainingseinheiten pro Woche Zwei bis drei Serien pro Trainingseinheit Fünf bis acht Sprünge pro Serie
	Derzeitiges Pausenregime beibehalten	Serienpause fünf bis zehn Minuten In einem Acht-Wochen-Abschnitt eine einwöchige Erholungsphase (für dieses Trainingsmittel) einschieben
Stufe 2: Ausprägung des Zielzeitprogramms in den speziellen Techniken	Ausprägung des Zielzeitprogramms in der speziellen Technik erst nach der Entwicklung des Programms in der einfacheren Bewegung Bereits teilweise „automatische" Übertragung des Programms auf die spezielle Bewegung	Ausprägung des kurzen Zeitprogramms in der speziellen Sprungübung erst beginnen, wenn es im Nieder-Hoch-Sprung erreicht wird bzw. wenn das Training unter Entlastung beendet ist

Tab. 53, Teil 1 Methodische Hinweise zur Ausbildung elementarer neuromuskulärer Zeitprogramme (nach *Bauersfeld/Voß* 1992, 80/81)

Methoden und Inhalte 441

	Das Zeitprogramm bzw. die zeitlich-rhythmische Struktur der Hauptphase steht im Mittelpunkt Bedingungen sind: – Maximale bzw. wettkampfspezifische Geschwindigkeitsanforderungen – Realisierung von mindestens 50 % der Wiederholungen der zu erlernenden Bewegung im Zielprogramm (dazu können nach Möglichkeit auch erleichterte Bedingungen eingesetzt werden) – Räumliche Bewegungsmerkmale, die die Ausprägung des Zielprogramms unmittelbar unterstützen, mit speziellen Technikübungen gezielt entwickeln Ausprägung der Gesamttechnik nach den Prinzipien des Techniktrainings Wettkampf- bzw. Trainingsübungen, die geringere Geschwindigkeitsanforderungen an das kurze Zeitprogramm stellen, vor denen mit höheren Geschwindigkeitsanforderungen ausbilden	Entwicklung des Anlauf-Absprung-Komplexes im Mittelpunkt des Trainings, Flugbewegungen sind vorerst sekundär – Im Techniktraining mindestens 50 % der Sprünge aus hohen Anlaufgeschwindigkeiten, also aus langen Anläufen, absolvieren – Absprungzeiten im kurzen Zeitprogramm – Die räumlichen und räumlich-zeitlichen Technikmerkmale Greifbewegung, Stemmbewegung und Fußaufsatz bei Sprungbewegungen so entwickeln, daß das Erreichen des kurzen Zeitprogramms begünstigt wird Zur Entwicklung der Bewegungen in den Flugphasen auch Absprünge aus niedrigen Geschwindigkeiten oder mit Absprungunterstützung u.a.m. einsetzen Kurzes Zeitprogramm erst im Hoch-, dann im Weitsprung ausbilden
Stufe 3: Beachtung des Zielzeitprogramms im speziellen Konditionstraining	Nur die Trainingsübungen zur Entwicklung konditioneller Leistungsvoraussetzungen einsetzen, in denen das kurze Zeitprogramm erreicht wird Realisierung von mindestens 50 % der Wiederholungen einer Trainingsübung im bewegungsspezifischen Zeitprogramm	Technik des Sprunglaufs erst zum kurzen Zeitprogramm entwickeln, den Sprunglauf dann erst zur Sprungkraftentwicklung einsetzen Steuerung des Sprungkrafttrainings nach dem prozentualen Anteil der Sprünge im Zielprogramm (Messung der Absprungszeiten bzw. Anlaufgeschwindigkeiten im Training notwendig)

Tab. 53, Teil 2 **Methodische Hinweise zur Ausbildung elementarer neuromuskulärer Zeitprogramme** (nach *Bauersfeld/Voß* 1992, 80/81)

Bei der Frequenzschulung ist darauf zu achten, daß bei fliegenden Läufen etwa die Hälfte der Sportler unterhalb der individuell möglichen maximalen Laufgeschwindigkeit ihre höchste Schrittfrequenz erreicht. Ähnlich sieht es bei der Stützzeit aus (vgl. *Fischer* 1990, 19). Bei einer Geschwindigkeitsreduzierung von etwa 5 % zeigt sich vielfach die beste Frequenz- und Stützzeitauslastung, was im Training berücksichtigt werden sollte.

Erste Bedingung für das Wirksamwerden eines elementaren Zeitprogramms in die spezielle komplexe Schnelligkeitsleistung ist dabei das Einbringen dieses Programms in Spezialübungen und in die Wettkampfübung, wobei der Übertragungscharakter elementarer Zeitprogramme zielgerichtet auszunutzen ist (vgl. *Bauersfeld/Voß* 1992, 66).

Eine Übersicht der Trainingsinhalte für ein differenziertes sprintunspezifisches, aber zielgerichtetes Schnelligkeitstraining gibt Tab. 54. Eine Übersicht eines sprintspezifischen Trainings gibt Tab. 55.

Weitere Trainingsformen könnten sein:
– „Tempowechselläufe":
• 30 m maximales Tempo, 50 m Freilauf (etwa 200–300 m)
• Sprintfahrtspiel
• „Der letzte Mann sprintet nach vorne"

Für die Verbesserung der Laufgeschwindigkeit hat sich die *Wiederholungsmethode* mit *variabler Belastung* – auch als *variable Methode* bezeichnet – als besonders wirkungsvoll erwiesen.

Nach *Kusnezow* (zitiert nach *Tschiene* 1973, 197) hat die *variable Belastung* eindeutige Vorteile gegenüber der *synthetischen* Einwirkung, d. h. der ausschließlichen Anwendung der Standardbelastung mit maximaler Intensität. Bei der *variablen Methode* wird die sogenannte Nachwirkung im Nerv-Muskel-System, die dem Mechanismus des Kurzzeitgedächtnisses zugrundeliegt, ausgenutzt.

Trainingsinhalte zur variablen Methode

– Läufe mit erhöhtem Widerstand im Wechsel mit normalen Läufen im Verhältnis 1:1.
Der erhöhte Widerstand kann durch eine auf Rollschuhen laufende Person über eine Zugleine erreicht werden: Diese Widerstandsübung ermöglicht einerseits einen besseren dynamischen Verlauf (im Gegensatz zu den bisherigen Widerstandsübungen mit Hand- bzw. Leinenbremsung), ist auch bei Starts und Kurvenläufen möglich und erzeugt kein fehlerhaftes Laufverhalten wie z. B. beim Gegenstemmen (*Ebert/Hackmann/Hommel* 1975, 271). Des weiteren kann man durch das Loslassen des Zugseiles während des Sprintlaufes einen zusätzlichen Effekt für die Ausbildung der Explosivkraft erzielen.
– Bergan-bergab-normal (in verschiedenen Kombinationsformen).
Als optimale Reihenfolge erwiesen sich:
30 m bergab, dann 30 m normal; oder:
30 m bergauf, dann 60 m normal; oder:
30 m bergauf, 60 m normal, 30 m bergab und 30 m normal (*Tschiene* 1973, 199).

Ganz allgemein läßt sich bei der *variablen Methode* sagen, daß eine Verbesserung nur dann möglich ist, wenn das neue Zeitschema vom vorhergehenden durch „Schwellenwerte", d. h. minimale, doch vollständig wahrnehmbare (bewußt werdende) und damit kontrollierbare Größen, unterschieden ist.

Methoden und Inhalte

	Übungs-bezeichnung	Bewegungs-beschreibung	Wiederh./ Serie	Bewegungsgeschwindigkeit	Reizdauer/ Serien	Reizdichte (Pause)
1	Seilsprünge (azyklisch)					
	a)	beidbeinig	2x20	schnell		5'
	b)	einbeinig	2x15	schnell		5'
	c)	beidbeinig		maximal	2x6"	5'
	d)	einbeinig		maximal	2x6"	5'
2	Nieder-Hoch-Sprünge (azyklisch)	beidbeinig von Turnbank/Hocker				
	a)	ohne Höhenorientierung mit Entlastung (Abb. 1)	4–6x	schnell		5'
	b)	mit Höhenorientierung mit Entlastung	4–6x	schnell		5'
	c)	mit Höhenorientierung partnerweise auf Kommando (mit oder ohne Entlastung)	4–6x	maximal, teilweise in Wettbewerbsform		5'
3	Einbein-Sprünge (azyklisch)					
	a)	mit Entlastung als Steigesprung von leicht erhöhter Absprungstelle (Abb. 2)	4/4	schnell		5'
	b)	mit Entlastung als Nieder-Hochsprung	4/4	schnell		5'
4	Nieder-Auf-Spr. (azykl./ zyklisch)	zwischen zwei Kastenteilen oder Hockern, Beine gespreizt, Landung nach Niedersprung mit geschlossenen Beinen, Aufsprung wieder zur gespreizten Beinstellung (Abb. 3)				
	a)	ohne Beinwechsel mit Entlastung	10x	zunächst nach schnellem Aufsprung kurze Pause, dann maximal schnell hintereinander		5'
	b)	mit Beinwechsel sonst wie a) (Abb. 2)	10x	wie a)		5–7'
	c)	ohne bzw. mit Beinwechsel und Entlastung		maximal schnell	4–6"	5–7'
	d)	wie c) ohne Entlastung		maximal schnell	4–6"	5–7'
5	Skipping (zyklisch)					
	a)	am Ort, im Wechsel mit langsamer Fußgelenkarbeit	20/20	langsam/schnell		5'
	b)	über Skippingstrecke	10–15 Schritte	ansteigende Frequenzvorgabe (wird über die Zeit gesteuert)	wie b)	5'

Tab. 54 Fortsetzung nächste Seite

Übungs-bezeichnung	Bewegungs-beschreibung	Wiederh./Serie	Bewegungs geschwindigkeit	Reizdauer/Serien	Reizdichte (Pause)
Schrittlängen-normierung c)	(etwa 70 cm) Hubhöhen-orientierung (Abb. 4) über Skippingstrecke nur mit Schrittlängen-orientierung	10–15	ansteigende Frequenzvorgabe	wie b)	5'
6 Ergometer-training	nach 5' Einfahrzeit ohne Widerstand	6"	ansteigende Frequenzvorgabe (mittel, hoch, maximal)		5'
7 Treppab-läufe	relativ flache Stufen, die einzeln zu nehmen sind	20 Stufen	die Trittfrequenz ist zwischen den einzel-nen Läufen bewußt zu differenzieren		5'
8 Treppan-läufe	aus einer kurzen Be-schleunigung (flacher Abschnitt) wird jede Stufe im „Sprint" genommen	15 Stufen	maximal		5'

Tab. 54 Übersicht der Trainingsinhalte für ein differenziertes sprintunspezifisches Schnelligkeitstraining (nach *Fischer* 1990, 20)

Übungs-bezeichnung	Bewegungs-beschreibung	Streckenlänge	Bewegungs geschwindigkeit	Reizdichte (Pause)
9 Abläufe a)	"Hineinfallen" aus dem Ballendruck mit gestreckten Beinen	20 m	maximal (frequent)	3–5'
b)	Aus dem „Anschwingen" und versetzter Fußstellung	20 m	maximal (frequent)	3–5'
c)	Mit Auftakt (1–3 „Hopser") mit Landung zur Druck-beugestellung, ablaufen	30 m/60 m	maximaler Antritt evtl. nach leichtem Auslaufen sofort wiederholen	3–6'
d)	Druckbeugestellung (mind. eine Hand mit Bodenkontakt)	20 m	submaximal bis maximal	3–5'
e)	Druckbeugestellung	20 m	Frequenzbetonung zwischen 10 und 20 m	3–5'
f)	wie e)	Streckenlänge ausdehnen bis 40 m	Frequenzbetonung zwischen 20 und 30, 30 und 40 m	6'
10 Tiefstarts	mit und ohne Kommando mit und ohne Partner	10–60 m	submaximal bis maximal	bis 15'
11 Steigerungs-läufe	Geschwindigkeit allmählich steigern	60–100 m	relativ hohe Schrittfrequen-zen bei submaximaler Geschwindigkeit (85–90 %, im Einzelfall darüber)	6–8'
12 Fliegende Läufe	zügig beschleunigen bis zur Zielgeschwindigkeit	20–30 m (reiner Geschwindig-keitsabschnitt)	maximal als Kontrollauf oder 85–95 % (Licht-schrankenkontrolle)	6–10'

Tab. 55 Übersicht der Trainingsformen für ein sprintspezifisches Training (nach *Fischer* 1990, 21)

Methoden und Inhalte

Training der Schnelligkeitsausdauer

Begriffsbestimmung

> Unter Schnelligkeitsausdauer wird in der Trainingslehre die Fähigkeit verstanden, die Phase der höchsten Geschwindigkeit über einen längeren Zeitraum aufrechterhalten zu können.

Kräftige und schnelle Muskeln können nach *Gundlach* (1969, 225) gleichzeitig ein gutes oder ein schlechtes Ausdauervermögen besitzen. Diese Fähigkeit ist in ausgedehnterem Maße trainierbar als z. B. die Innervationsgeschwindigkeit oder Kontraktilität des Muskels. Die Erhöhung der Schnelligkeitsausdauer befähigt den Sportler, die Phase der Schnellkoordination bzw. der höchsten Geschwindigkeit über einen längeren Zeitraum aufrechtzuerhalten.

Die Schnelligkeitsausdauer ist koordinativ von der Aktionsschnelligkeit (im Sinne der Schnellkoordination), energetisch neben den energiereichen Phosphaten von der anaeroben laktaziden Energiebereitstellung abhängig. In diesem Sinne ist die Schnelligkeitsausdauer – auch als Stehvermögen bezeichnet – von großer Bedeutung für den leichtathletischen Sprinter (100–400 m). Für den Spielsportler hingegen spielt eine derartig definierte Schnelligkeitsausdauer nur eine untergeordnete Rolle, da die Länge seiner Antritte selten 30 oder 40 m überschreitet und damit im Bereich der Beschleunigungsphase bzw. überwiegend im alaktaziden Bereich bleibt (vgl. *Weineck* 1992, 418).

Trotz der außergewöhnlich kurzen Belastungszeit gelingt es dem Sprinter nicht, die Phase der höchsten Geschwindigkeit bis in das Ziel des 100-m-Laufes auszudehnen. Die hohe Belastungsintensität stellt für das Nerv-Muskel-System eine derart hohe Beanspruchung dar, daß frühzeitig zentralnervöse, energetisch bedingte Hemmungszustände die für die Schnellkoordination notwendigen höchsten Innervations-

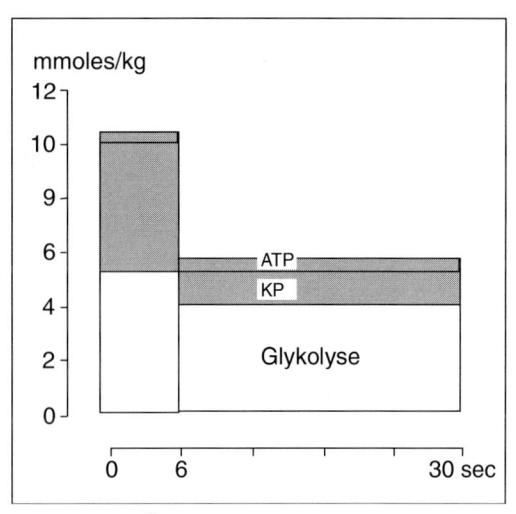

Abb. 310 Die Änderung der Energiespeicher nach einer maximalen Laufbelastung von 30 Sekunden (nach *Boobis* 1988, 128)

tionsraten herabsetzen. Bereits nach etwa fünf bis sieben Sekunden maximaler Laufbelastung nimmt die anaerobe laktazide (unter Entstehung von Milchsäure) Energiebereitstellung eine zunehmend dominierende Rolle ein.

Wie Abb. 310 zeigt, ist es vor allem der Kreatinphosphatspeicher, der eine drastische Leerung erfährt. Aber auch die muskulären Glykogenspeicher sind davon betroffen (vgl. auch Abb. 310).

Wie Abb. 316 erkennen läßt, kommt es beim Absolvieren eines bzw. mehrerer 100-m-Läufe zu einem bemerkenswerten Anstieg an Milchsäure als Ausdruck *laktazider* anaerober energetischer Prozesse.

Durch entsprechende Trainingsformen ist der Zeitpunkt dieser Ermüdung im Sinne eines späteren Eintretens zu beeinflussen. Durch die Vermehrung vor allem der KP-Speicher (s. S. 406) wird der Zeitraum der maximalen energetischen Flußrate und damit die Phase der höchsten Geschwindigkeit verlängert.

Methode der Wahl ist zum einen das „Overdistance-running" (Durchlaufen einer Streckenlänge, die etwa 10–20 % über der Wett-

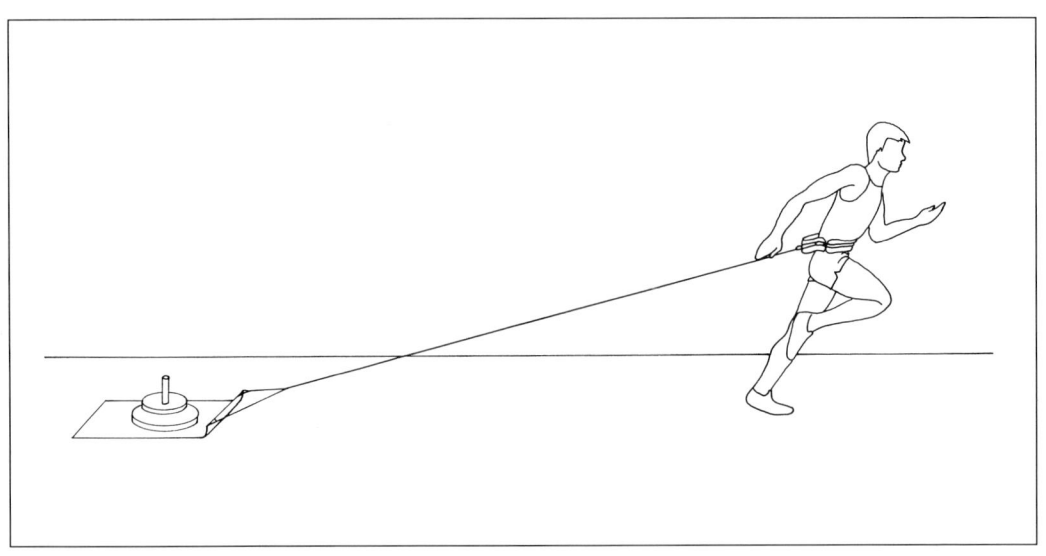

Abb. 311 Zugschlitten (verändert nach *Bolm* 1993, 16)

kampfstrecke liegt), zum anderen die intensive Intervallmethode (unvollständige Pause).

Trainingsinhalte

Als Trainingsinhalte können sowohl überlange Strecken dienen als auch Belastungen unter erschwerten Bedinungen, wie
– Berganläufe
– Tragen von Gewichtswesten/-gürteln/-manschetten
– Laufen im Sand oder auf Schnee
– Schlepp- und Zugläufe
• Laufen gegen Zugwiderstand des Partners
• Laufen mit Zugschlitten

Wie Abb. 311 zeigt, kann dabei ein (aus Stahlblech gefertigter) Schlitten mit individuell adaptierter Gewichtsbelastung (Hantelscheiben) verwendet werden. Denkbar sind auch Autoreifen verschiedener Größen und Gewichte.

> Bei Zugwiderstandsläufen sollte das Gewicht, gegen das der Sprinter anläuft, etwa 5 bis 8 % des Körpergewichts des Sportlers betragen (vgl. *Lavrienko* et al. 1990, 3).

Eine ausführliche Darstellung und Systematisierung der Zugwiderstandsläufe mit Hilfe von Zugschlitten findet sich bei *Bolm* (1993, 17).

Des weiteren kann ein sogenannter „Schnelligkeitsschirm" (speed chute) verwendet werden (vgl. *Tabachnik* 1991, 51 und 1992, 25; vgl. Abb. 312).
Durch die Verwendung eines Schnelligkeitsschirmes konnte in den Untersuchungen von *Tabachnik* (1991, 51) sowohl die Maximalgeschwindigkeit, die Startbeschleunigung und die Schnelligkeitsausdauer bei bereits fortgeschrittenen Sprintern – dies unterstreicht seine Bedeutung für die Trainingsmethodik – gesteigert werden.

Seine besonderen Vorteile liegen darin begründet, daß er
– sprint-techniknahe Bewegungen gestattet,
– in Abhängigkeit von der Laufgeschwindigkeit unterschiedliche Widerstände aufbaut (je schneller gelaufen wird, desto größer ist er).

Methoden und Inhalte

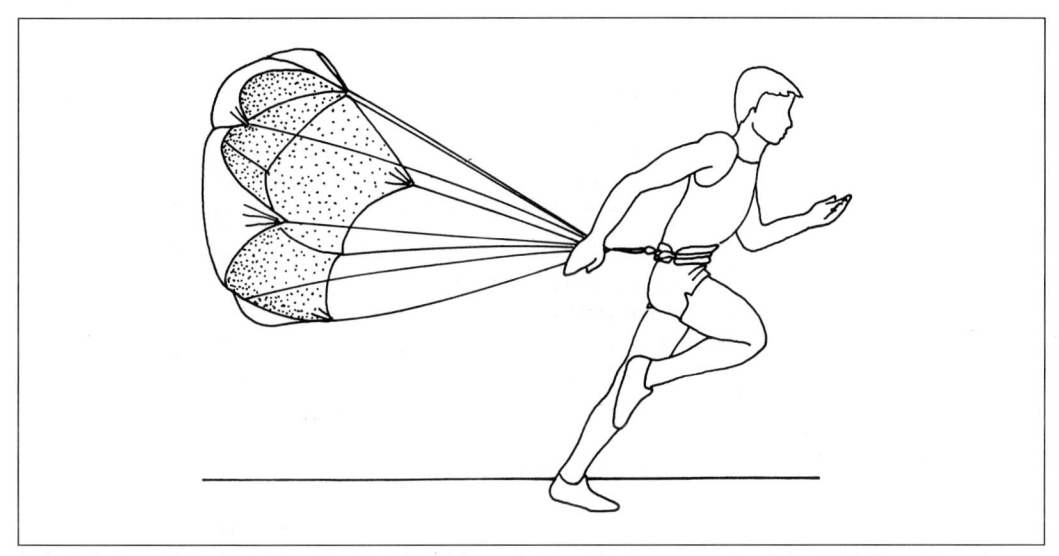

Abb. 312 Der „Schnelligkeitsschirm" als Trainingsmittel zur Verbesserung der Schnelligkeitsausdauer

- in unterschiedlichen Widerstandsgrößen angeboten wird (4 kg, 5,9 kg und 10 kg) und damit unterschiedliche Trainingsaufgaben wie Schnelligkeitsausdauer oder Maximalgeschwindigkeit differenziert angegangen werden können,
- durch die Benutzung von einem oder mehreren Schirmen der Widerstand beliebig je nach Zielsetzung verändert werden kann,
- in der Kombination der verschiedenen Widerstände einen Maximaleffekt in der Entwicklung der Schnellkraft, Maximalgeschwindigkeit und Schnelligkeitsausdauer ermöglicht (vgl. Tab. 56), *Tabachnik* (1991, 52) verweist auf sechs Hauptmöglichkeiten (s. Tab. 56),
- das Laufen mit dem Schirm einen positiven Einfluß auf die Lauftechnik hat, da der Widerstand horizontal und (fast) genau auf den Körperschwerpunkt gerichtet ist.
- der Laufschirm die Schrittfrequenz verbessert, ohne die Schrittlänge zu verkürzen und
- Spielsportler durch Spezialübungen wie Rückwärtslaufen, Richtungswechselläufe eine zusätzliche Erschwerung erzielen.

Wie Tab. 56 zeigt, ist der Schnelligkeitsschirm nicht nur zur Verbesserung der Schnelligkeitsausdauer geeignet (vgl. auch *Pauletto* 1991, 47).

Es gelten folgende Empfehlungen (fortgeschrittene Athleten):

Entwicklung der maximalen Geschwindigkeit
- vier bis sechs Läufe über 60–80 m (aus dem Hochstart)
- Pause zwischen den Läufen sechs bis acht Minuten
- Variation der Lauffolge: dreimal mit, zwei- bis dreimal ohne Schirm; abwechselndes Sprinten mit und ohne Schirm; bei der Hälfte der Strecke den Schirm lösen und unter Normalbedingungen weiterlaufen.

Startbeschleunigung
- Starts mit Läufen über 30–50 m
- vier bis fünf Minuten Pause zwischen den Läufen
- sechs bis acht Minuten Pause zwischen den einzelnen Serien
- Gesamtstrecken von 350–450 m pro Trainingseinheit
- Verwendung aller Schirmtypen

Möglichkeit	SC-Typen	Widerstand	Trainingsziele
1	2 Mittel-SC	26 lbs (11.8 kg)	Schnellkraft/Beschleunigungsfähigkeit
2	1 Groß-SC	22 lbs (10 kg)	Schnellkraft/Beschleunigungsfähigkeit
3	2 Klein-SC	18 lbs (8 kg)	Schnellkraft/Beschleunigungsfähigkeit
4	1 Mittel-SC	13 lbs (5.9 kg)	Beschleunigung/Schnelligkeitsausdauer
5	1 Klein-SC	9 lbs (4 kg)	max. Schnelligkeit/Technik
6	1 Mittel- oder 1 Klein-SC mit Lösen		max. Schnelligkeit/Technik

Tab. 56 Die Typen des Schnelligkeitsschirmes (SC) und seine Einsatzmöglichkeiten bei unterschiedlichen Trainingszielen (nach *Tabachnik* 1991, 52)

Schnelligkeitsausdauer
- Maximale Sprints über 80–100 m, am günstigsten aber 150 m, da hier mit einer Geschwindigkeit von mindestens 90 % des Maximums gelaufen werden kann.
- Nur unvollständige Pause von drei Minuten zwischen den Läufen.

Es muß darauf hingewiesen werden, daß der Schnelligkeitsschirm mit seinen erhöhten Kraftanforderungen noch nichts im Grundlagentraining zu suchen hat, wie dies von *Tabachnik* (1992, 25) vorgeschlagen wird.

Weitere Trainingsinhalte können sein:
- Treppaufsprints
- Tempowechselläufe („ins and outs"). Sie beeinflussen, wie schon erwähnt, alle Sprintkomponenten positiv.
- Läufe gegen den Wind
- Schieben von Wägen, Schlitten, Bobs etc.
- Beinarbeit gegen Wasserwiderstand
- Läufe gegen den Widerstand einer Zauberschnur (beachte die progressive Belastungsstruktur!)

Ziel der soeben dargestellten Übungen ist es, die spezielle Kraft durch Erhöhung des Krafteinsatzes und der Muskelaktivität spezifisch zu schulen, was durch eine vermehrte Einbeziehung von Muskelfasern und eine Steigerung der Innervationsmuster realisiert wird.

Beachte jedoch:
Ein Problem dieser Übungen besteht unter anderem darin, daß durch falsch gewählte Belastungen die sportartspezifische Technik bzw. die sportartspezifischen Bewegungsprogramme negativ beeinflußt werden können (vgl. *Tabachnik* 1991, 51).

Probleme bzw. Gefahren beim Training der Schnelligkeitsausdauer

Wie Abb. 313 aus dem Sportspielbereich (Fußball) deutlich macht, führt zu intensives und zu häufiges Schnelligkeitsausdauertraining (während der Wettkampfperiode) nicht zu einer Verbesserung, sondern zu einem Abfall der Antrittsschnelligkeit.
Es kommt bei einem Schnelligkeitsausdauertraining zu stark erhöhten Laktatwerten, die im normalen Wettspiel nicht annähernd erreicht werden (Abb. 314).

Für die Spielsportarten ist vor allem folgende Feststellung von Bedeutung:
Während es beim Schnelligkeitsausdauertraining zu Laktatanstiegen zwischen 15 und 20 mmol/l kommt, sind selbst in Meisterschaftsspielen der Verbandsliga kaum Anstiege über 4–6 mmol/l festzustellen (Abb. 325) (vgl. auch *Krümmelbein* et al. 1989, 445).

Methoden und Inhalte

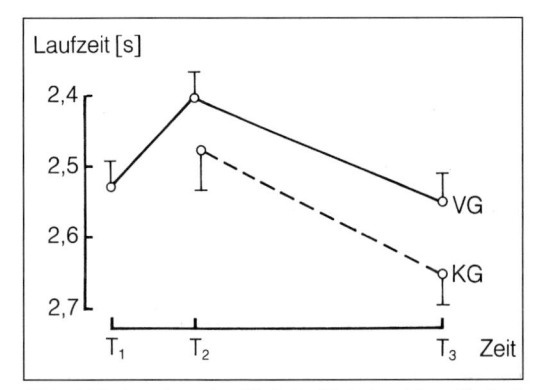

Abb. 313 Antrittsschnelligkeit (Zeit im 16-m-Sprint) zu Beginn (T_1) bzw. nach Beendigung der Vorbereitungsperiode (T_2) sowie nach Abschluß der Vorrunde (T_3) (nach *Binz/Wenzel* 1987, 8)

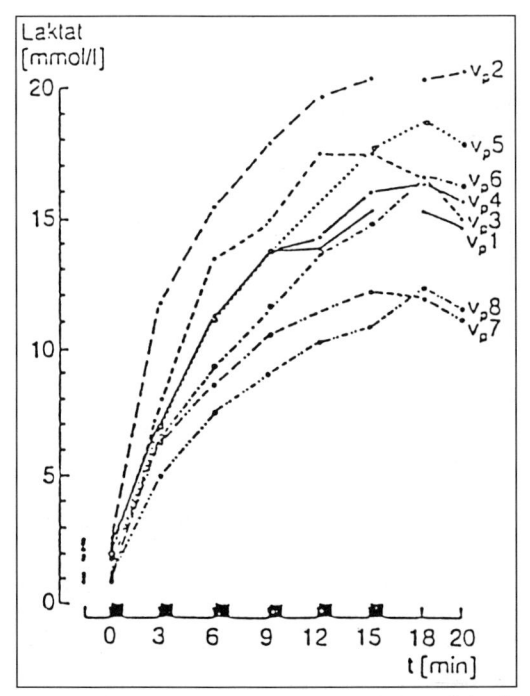

Abb. 314 Verhalten des Blutlaktats bei einem Schnelligkeitsausdauertraining von Fußballspielern. Es wurden sechs Hügelläufe (ca. 15–20 % Steigung, Laufstrecke etwa 130 m) mit lohnender Pause (kleine Säulen) absolviert. Der nächste Belastungsreiz wurde bei einer Herzfrequenz von 120 Schlägen/min gesetzt (mittlere Pausendauer 2–2½ min). Die Spieler 7 und 8 trainierten mit „angezogener Handbremse", da ihre Erfahrung ihnen gezeigt hatte, daß derartige Belastungen nicht konditionsfördernd, sondern -beeinträchtigend wirkten (nach *Liesen* 1983, 25).

Das in der Leichtathletik unumgängliche Schnelligkeitsausdauertraining ist, wie bereits eingangs erwähnt, für die Spielsportarten nicht nur unnütz, sondern sogar schädlich für die sportliche Leistungsfähigkeit.

In den Laufdisziplinen sollte das Schnelligkeitsausdauertraining nie mehr als einmal pro Woche durchgeführt werden!

Neben der Tatsache, daß das Schnelligkeitsausdauertraining spielsportartenunspezifische Stoffwechselleistungen trainiert und zu Lasten der Antrittsschnelligkeit geht (Abb. 315), lassen sich noch weitere Negativwirkungen eines derartigen Trainings festhalten (vgl. *Liesen* 1983, 28 f.; *Hellwig* et al. 1988, 404):

a) Abfall der Leistungsfähigkeit des Zentralnervensystems mit Abnahme der Konzentrationsfähigkeit, des technisch-taktischen Leistungsvermögens. Die Durchführung eines sportartspezifischen Techniktrainings ist am gleichen Tag nicht mehr sinnvoll, da die Erholung des Zentralnervensystems nach einem derartigen Training zwischen 10 und 16 Stunden dauert.

b) Überlastung des Organismus und Beeinträchtigung der Regenerationsfähigkeit:
Die Wiederherstellungszeit ist nach hohen Übersäuerungen, wie sie durch ein Schnelligkeitsausdauertraining provoziert werden, derart verlängert, daß der durchschnittliche Leistungssportler schon bei zwei Trainingseinheiten Schnelligkeitsausdauer in der Woche und Beibehalten des sonstigen Trainings in eine insgesamt katabole (abbauende) Stoffwechsellage gerät: Dadurch kommt er nicht, wie angestrebt, in die sogenannte Superkompensationsphase mit erhöhter Leistungsfähigkeit, sondern er benötigt seine gesamte anabole (aufbauende) Kraft, um die Stoffwechselschädigungen durch die hohen Übersäuerungen zu kompensieren: das Erhalten eines bereits entwickelten Leistungsniveaus (z. B. der Ausdauer und der Schnelligkeit), das eine ständige anabole Leistung verlangt, kann somit vom Körper nicht mehr in hinreichendem Maße erbracht werden. Unter anderem führt die Lysozymaktivie-

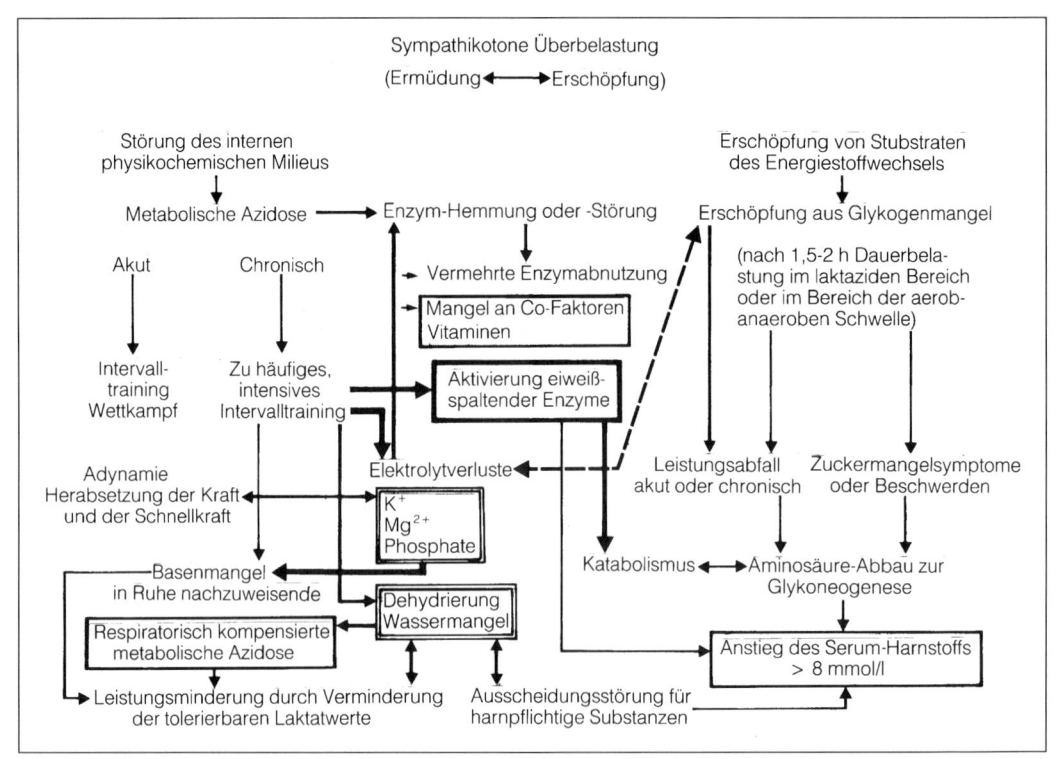

Abb. 315 Übersicht über einige Reaktionen im Stoffwechsel bei Überbelastungen in Training und Wettkampf (Zusammenstellung nach *Mader* in *Liesen* 1983, 23). Auf der linken Seite sind die Folgen akuter bzw. chronischer (z. B. zweimal wöchentliches Schnelligkeitsausdauertraining) dargestellt, auf der rechten Seite die Stoffwechselreaktionen. Eingerahmt sind die Faktoren, die routinemäßig meßbar und beurteilbar sind.

rung zu einem Abbau von Enzymen, kontraktilen Eiweißen etc., was in der Umgangssprache treffend mit der Formulierung „es geht an die Substanz" beschrieben wird (vgl. *Liesen* 1983, 23).

Abb. 315 gibt einen Überblick über die Folgen einer chronischen Übersäuerung (Azidose) des Organismus sowie der damit meist verbundenen sympathikotonen Überlastung.

Schnelligkeitstraining und Belastungskomponenten

Die richtige Dosierung der Belastungskomponenten spielt für die Wirksamkeit eines Schnelligkeitstrainings nach der Wiederholungsmethode die entscheidende Rolle.

Reizintensität

– Die Übungs*intensität* ist so zu wählen, daß sie die für die Entwicklung der Schnelligkeit erforderlichen hohen und höchsten Intensitätsgrade erreicht. Allerdings sind die mit dem Einsatz höchster Geschwindigkeiten verbundenen Gefahren – Ausbildung einer Geschwindigkeitsbarriere (s. S. 455) zu beachten!

Reizdichte

Die Reizdichte – sie gibt das zeitliche Verhältnis von Belastungs- und Erholungsphasen wieder – sollte individuell optimal gestaltet werden. Da eine effektive Schnelligkeitsschulung nur im erholten Zustand gewährleistet ist, muß

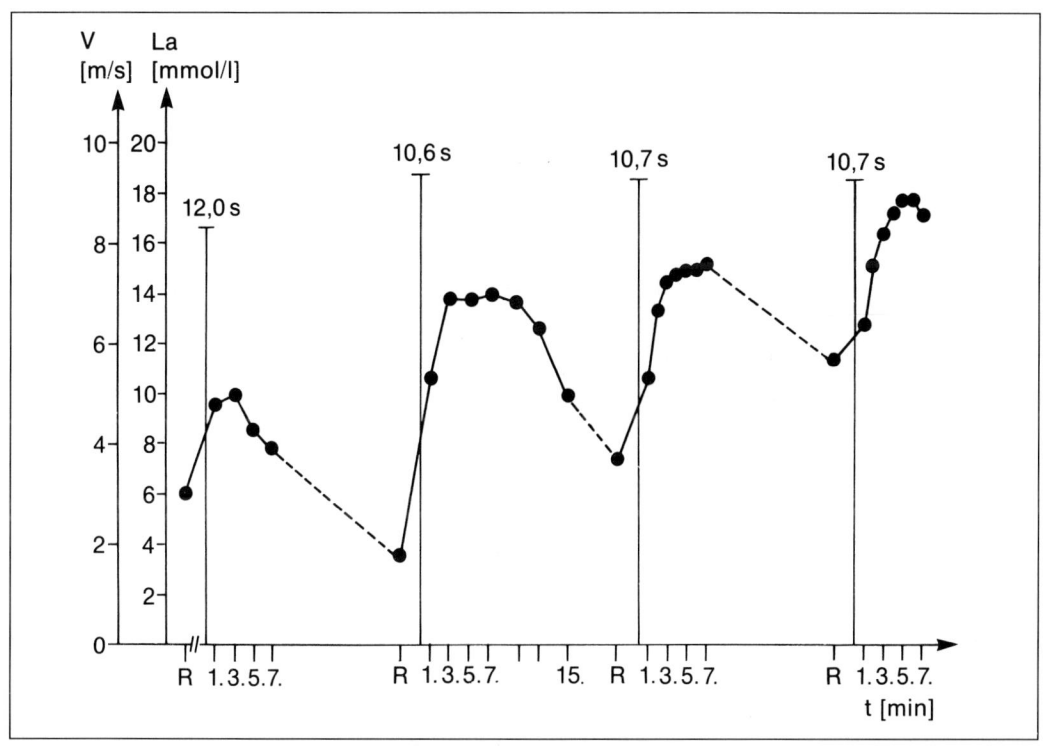

Abb. 316 Das Verhalten der arteriellen Laktatwerte nach einem bzw. mehreren 100-m-Läufen (1. Lauf mit submaximaler Geschwindigkeit). Erholungspause zwischen den Läufen 20 min (nach *Mader* et al. in *Hollmann/ Hettinger* 1980, 287). V = Geschwindigkeit; La = Laktat; R = Ruhe

in ganz besonderem Maß Wert auf ausreichend lange Erholungspausen gelegt werden. Sie sollten aktiv durch Gehen oder leichtes Traben ausgefüllt werden, um das Nerv-Muskel-System auf einem ausreichend hohen Erregungsniveau zu halten. Die Erholungsdauer ist den jeweiligen individuellen Bedürfnissen anzupassen. Es ist nicht sinnvoll, unterschiedlich erholungsfähigen Sportlern – die Erholungsfähigkeit hängt neben individuellen Faktoren vor allem von der Muskelfaserzusammensetzung und der Qualität der Grundlagenausdauer (s. S. 145) ab – die gleichen Erholungszeiten zu gewähren: Besser trainierte oder disponierte Sportler benötigen geringere, weniger gut trainierte längere Erholungspausen. In den Spielsportarten ist eine Einteilung nach Leistungsgruppen beim Schnelligkeitstraining in besonderem Maße wünschenswert.

Allgemein gilt: Werden nur sehr kurze Strecken (20–30 m) gelaufen, d. h., biochemisch nur die energiereichen Phosphate (ATP und KP) beansprucht, dann genügen im allgemeinen eine bis drei Minuten Pause zur vollen Erholung bzw. Wiederherstellung (vgl. *Pensold* et al. 1973, 110; *Wienecke* 1990, 52).
Faustregel: Pro zehn gelaufene Meter eine Minute Pause.

Wie Abb. 316 zeigt, kommt es bei mehrfachen maximalen Sprintbelastungen zu einer kumulativen Übersäuerung – trotz Verwendung der Wiederholungsmethode und „vollständiger" Pause.
Auch Abb. 317 macht deutlich, daß es selbst

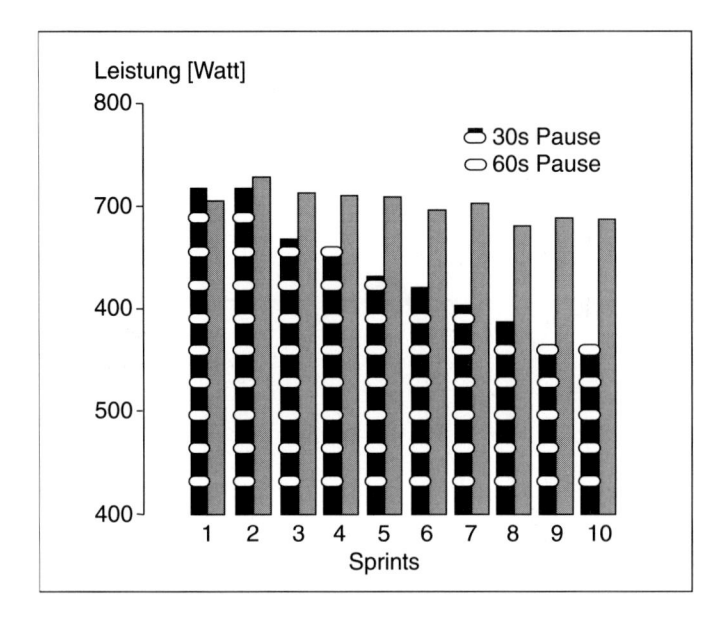

Abb. 317 Die Veränderung der Sprintleistung bei unterschiedlicher Pausendauer (nach *Holmyard* et al. 1988, 136)

bei ultrakurzen Sprints über 20 m bei ungenügender Pause zu einem progressiven Leistungsabfall kommt.

Abb. 318 schließlich läßt erkennen, daß bei längeren und unterschiedlich schweren Belastungen die Pausenzeiten z. T. beträchtlich über die in der Faustregel geforderten Zeiträume hinausgehen können.

Abb. 318 zeigt den Laktatabfall im arteriellen Blut – er entspricht in etwa dem im venösen Blut (vgl. *Oyono-Enguelle* 1989, 17) nach verschieden schweren Belastungen. Es zeigt sich, daß Laktatwerte von etwa 6–12 mmol/l, wie sie schnell bei zu kurz aufeinanderfolgenden (und zu langen) Sprints zustandekommen (Abb. 317), etwa 20 bis über 60 Minuten benötigen, um wieder auf das Ausgangsniveau abzufallen. Für ein Schnelligkeitstraining bedeutet dies, daß der Sportler darauf achten sollte, zwischen den einzelnen Schnelligkeitsbelastungen ausreichende Erholungsphasen einzuschieben, um eine kumulative Laktatanhäufung zu vermeiden. Selbst nach sehr kurzen Antrittsübungen von 15–30 m ist eine aktive Trabpause von 150–300 m einzulegen (vgl. *Liesen* 1987).

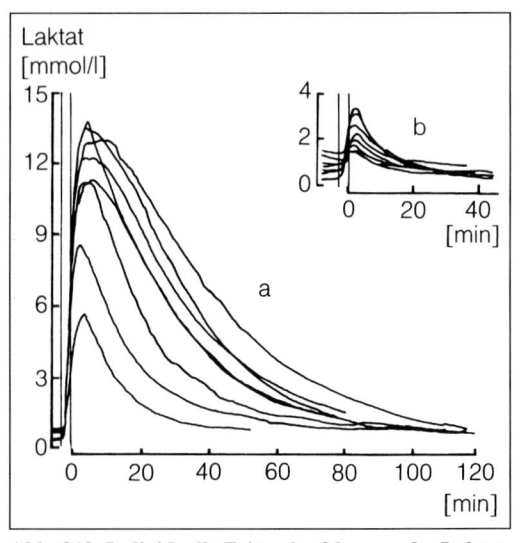

Abb. 318 Individuelle Zeitverlaufskurven des Laktatabfalls (im arteriellen Blut) nach Belastung in der Erholungsphase. Erholungskurve nach (a) mittleren bis schweren, (b) leichten Belastungen (nach *Cyono-Enguelle* 1989, 17)

> Die Pausen zwischen wiederholten Belastungen (z. B. bei der Wiederholungsmethode) müssen eine optimale Wiederherstellung der Leistungsfähigkeit gewährleisten.

Reizdauer

Die Reizdauer – sie betrifft die Einwirkungsdauer eines einzelnen Reizes bzw. einer Reizserie – sollte optimal, d. h. der individuellen Leistungsfähigkeit entsprechend, gewählt werden.
Die Übungs*dauer* bzw. Streckenlänge ist so zu wählen, daß gegen Ende der Übung die Geschwindigkeit infolge eintretender Ermüdung nicht absinkt.

> Es gilt: Kein Schnelligkeitstraining in ermüdetem Zustand! Abbruch der Schnelligkeitsarbeit bei Tempoabfall!

Beachte:
Die wiederholte Absolvierung von maximalen Läufen in ermüdetem bzw. übersäuertem Zustand birgt die Gefahr einer Fehlprogrammierung im Sinne der Ausbildung einer Geschwindigkeitsbarriere in sich (s. Folgeabschnitt).

Die optimale Übungsdauer bzw. Streckenlänge richtet sich nach dem Trainingsziel: Soll das Beschleunigungsvermögen geschult werden, so ist eine Streckenlänge auszuwählen, die dem diesbezüglichen individuellen Leistungsstand des Sprinters entspricht (etwa 25–35 m); soll hingegen der Abschnitt der maximalen Geschwindigkeit geschult werden – er beträgt nach *Gundlach* (1969, 351) etwa 20–45 m –, so muß nach *fliegendem Start* in etwa diese Strecke, bei Läufen aus dem Tiefstart die Strecke der Beschleunigung plus der maximalen Geschwindigkeit (= 25–35 m + 20–45 m) gelaufen werden. Ist schließlich die Schulung der Schnelligkeitsausdauer Ziel des Trainings, dann werden entsprechend längere Strecken ausgewählt (s. S. 445).
Jedes Schnelligkeitstraining hat in einem optimal erwärmten Zustand zu erfolgen.

Reizumfang

Der Reizumfang – er beschreibt die Dauer und Zahl der Reize pro Trainingseinheit – richtet sich ebenso wie die vorangegangenen Parameter nach der Leistungsstärke der Sportler: Im allgemeinen sollten beim Sprinter fünf bis zehn Wiederholungen und bei den Spielsportlern drei bis fünf Serien à drei Wiederholungen (à 20–30 m) pro Trainingseinheit nicht überschritten werden. Während zwischen den einzelnen Läufen eine Erholungspause von einer bis drei Minuten genügt (s. o.), sollte nach einer Serie eine längere Pause (aktiv) von etwa zehn Minuten eingelegt werden, da es sonst aufgrund des bereits erwähnten akkumulativen Effektes zu einer zu starken Ermüdung des Sportlers kommen kann.

Trainingshäufigkeit

Die Trainingshäufigkeit – sie beinhaltet die Zahl der Trainingseinheiten pro Tag bzw. pro Woche – spielt für die Schnelligkeitsentwicklung ebenfalls eine wichtige Rolle.
Beim Sprinter sollte, wie schon erwähnt, nur einmal pro Woche ein komplexes Schnelligkeitstraining mit maximaler Belastung durchgeführt werden. Gleiches gilt für ein Schnelligkeitsausdauertraining. Detaillierte Trainingspläne s. S. 443.
Teilaspekte des Schnelligkeitstrainings hingegen sollten in irgendeiner Form täglich auf dem Trainingsplan stehen!

Steuerung der Belastungskomponenten
(mit Hilfe von Laktat- und Ammoniakmessungen)

Wie bereits dargestellt, nimmt die Trainingssteuerung Einfluß auf die Regelung der Trainingszielsetzung, der Trainingsplanung, des Trainingsvollzuges, des Trainingsumstandes und die Wettkampfleistung (vgl. *Carl* 1983). Aus den vielfältigen Steuerungsmöglichkeiten sollen an dieser Stelle nur zwei Beispiele zur Regelung der Belastungskomponenten Reizumfang/-dichte und Reizintensität kurz dargestellt werden.

Innerhalb der einzelnen Trainingseinheiten sind für den Sprintbereich vor allem biochemische Verfahren von Bedeutung, die die Auswirkungen des Trainings auf den Organismus objektivieren und eine optimale Belastungsintensität bzw. Pausengestaltung garantieren. Hierbei sind vor allem die Verfahren der Laktat- und Ammoniakbestimmung von besonderer Nützlichkeit für die Trainingsgestaltung.

– Laktatbestimmung

Wie bereits dargestellt (s. S. 451, vgl. Abb. 318), kann es beim Sprinttraining aufgrund zu hoher Wiederholungs- oder Serienzahlen (s. Abb. 314), zu langer Strecken und unzureichender Pausen zu einer kumulativen Ermüdung (s. Tab. 57) kommen, die die Effektivität des Trainings beeinträchtigt.

Laktatspiegel [mmol]		
nach Serie 1	5,0	± 1,4
nach Serie 2	6,8	± 1,8
nach Serie 3	7,8	± 2,1
nach Serie 4	8,4	± 1,9
nach Serie 5	8,9	± 1,5
nach Serie 6	9,7	± 2,3

Tab. 57 Mittlere Laktatwerte bei sechs Serien à dreimal 20-m-Sprints (nach *Tumilty* et al. 1988, 83)

Bereits bei einer Sprintbelastung von fünf Wiederholungen über eine Distanz von lediglich 30 m – sie wird häufig in den Spielsportarten gewählt – bei relativ langer, normalerweise ausreichender Pause von drei Minuten werden bei Sportlern mit einer geringen „alaktaziden Leistungsfähigkeit" Nachbelastungslaktatwerte von 12 mmol/l gemessen (vgl. Abb. 318). Bedenkt man, daß bereits bei Laktatwerten von 6–8 mmol/l Einschränkungen in der koordinativen Leistungsfähigkeit festzustellen sind, dann ist die Effektivität eines derartigen Schnelligkeitstrainings aus dieser Sicht zumindest kritisch zu beurteilen.

Die Messung des Laktats ermöglicht eine ausreichend präzise Erfassung des „Belastungs- bzw. Ermüdungsstatus" des Sportlers und gibt Hinweise auf u. U. notwendige Änderungen im Trainingsregime (längere Pausen, weniger Wiederholungen u. ä.).

Herzfrequenzmessungen sind im Sprint zur Belastungsabschätzung ungeeignet, denn trotz kumulativer Ermüdung und steigendem Latkat fällt die Herzfrequenz nach den für den Sprint typischen kurzzeitigen Belastungen schnell wieder auf Vorbelastungswerte ab.

Wie Abb. 319 deutlich macht, muß bei der Interpretation erhobener Blutlaktatwerte auf die unterschiedliche Kinetik des Muskel- und Blutlaktats hingewiesen werden. Des weiteren kann der Zeitpunkt der Blutabnahme das Ergebnis bzw. seine Einschätzung maßgeblich beeinflussen, da das Laktat sein Maximum im Blut erst etwa drei Minuten nach der Belastung erreicht.

– Ammoniakmessungen

Wie Abb. 320 zeigt, gibt die Ammoniakbestimmung wichtige Hinweise zur Einschätzung der richtigen Laufintensität über die indirekte Auskunft des Umsatzes an energiereichen Phosphaten.

Die Untersuchungen von *Schlicht* et al. (1990, 85) machen deutlich, daß die Einschätzung der individuellen Belastung bei Sprintläufen bis 400 m durch Laktatmessungen nicht ausreichend differenziert wiederzugeben ist. Nur die

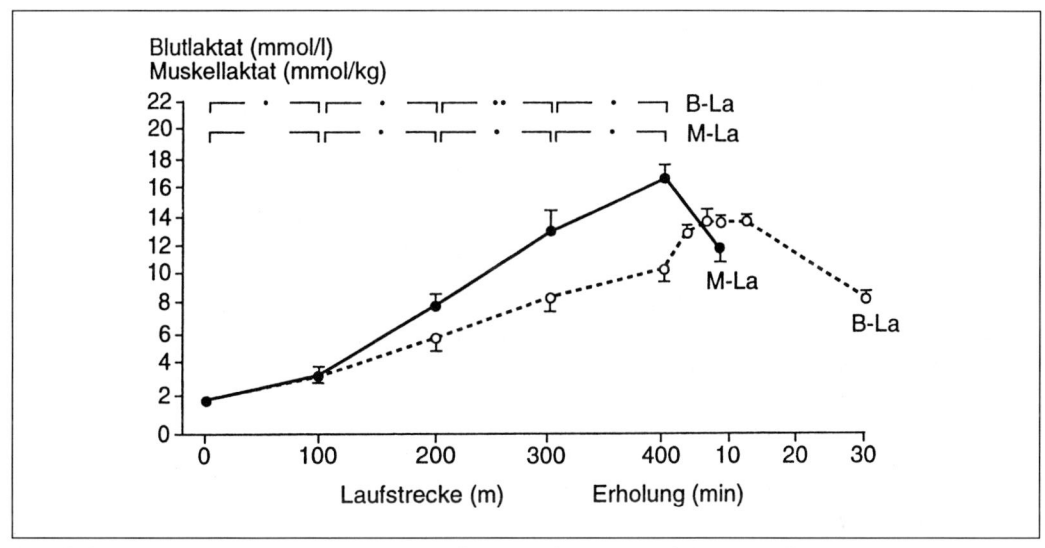

Abb. 319 Veränderungen des Blut- und Muskellaktats bei den verschiedenen Laufstrecken und nach der Erholung nach dem 400-m-Sprint (Mittelwerte und Standardabweichungen) (verändert nach *Hirvonen* et al. 1992, 142)

Messung des Ammoniaks im Blut zeigt auf, in welchem Maße die für den Sprint entscheidenden schnellzuckenden II b-Fasern im Training belastet werden.

Ammoniak als Abbauprodukt des Purin-Nukleotid-Zyklus (PNZ) entsteht bei submaximalen bis maximalen Belastungen und ist ein zuverlässiger Intensitätsindikator. Während Laktat bereits bei mittleren Intensitäten ansteigt (s. Abb. 320), kommt es beim Ammoniak – es entsteht bei maximaler Beanpruchung des PNZ aus dem beim ATP-Abbau gebildeten AMP, das zu IMP hydrolysiert wird und schließlich durch Desaminierung zu Ammoniak umgewandelt wird – erst bei Intensitäten ab etwa 87,5 % der individuellen Maximalgeschwindigkeit zu einem signifkanten Anstieg.

Es zeigt sich, daß Ammoniak – im Gegensatz zum Laktat – differenziert darüber Auskunft gibt, ob die für das Schnelligkeitstraining entscheidenden II b-Fasern ausreichend beansprucht wurden.

Beide Verfahren ergänzen sich und leisten damit wertvolle Dienste im Sinne einer Trainingsoptimierung.

Das Problem der Geschwindigkeitsbarriere

Das Problem der *Geschwindigkeitsbarriere* (= Stabilisierung der Bewegungsschnelligkeit) wurde von *Osolin* (1970, 979) ursächlich dahingehend gedeutet, daß im Trainingsprozeß keine neuen, höheren Anforderungen an den Organismus des Sportlers, an seine physischen Eigenschaften und Willensqualitäten gestellt werden. Seiner Ansicht nach führt die längere Anwendung ein und derselben Inhalte, Methoden und Belastungen über die Gewöhnung zu einem *Bewegungsstereotyp*, der die Weiterentwicklung der Schnelligkeit erschwert oder sogar unmöglich macht (vgl. *Zischke* 1976, 249). In etwas differenzierter Form kommt *Grosser* (1976, 53) zu einem vergleichbaren Ergebnis, wenn er meint, daß durch jede Wiederholung eines Laufes eine geringfügige Veränderung der Reizleitungswege in den zentralnervösen Strukturen bewirkt wird, die letztlich zu einer selektiven Bahnung derjenigen Innervationsmuster führt, die für die Laufbewegung unmittelbar wichtig sind. Somit kommt es schließlich

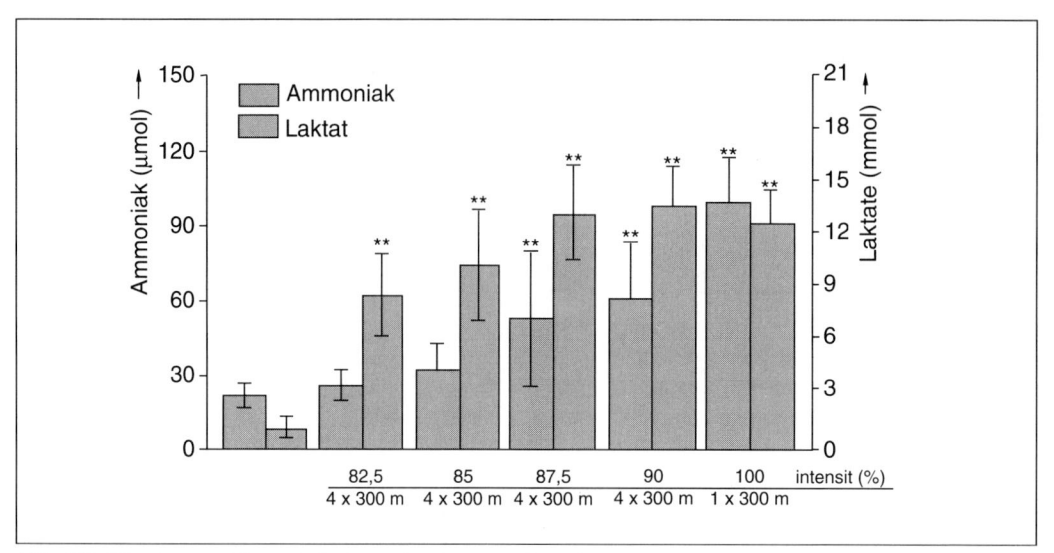

Abb. 320 Die Ammoniak- und Laktatspiegel vor und nach unterschiedlichen Trainingsbelastungen (nach *Schlicht* et al. 1990, 87)

zur Automation der Bewegung, dem sogenannten dynamischen Stereotyp.
Dieses einerseits erwünschte Ziel – die Bewegung ist optimal gesteuert – bedeutet aber für die Praxis andererseits, daß sich durch das ständige Wiederholen einer Bewegung im gleichen Tempo die räumlichen und zeitlichen Merkmale so verfestigen, daß anstelle der Fortschritte eine *Stagnation* in der Schnelligkeitsentwicklung und damit eine *Geschwindigkeitsbarriere* eintritt.
Der extrem geringe Umfang, der zu Veränderungen der Qualität neuromuskulärer Steuer- und Regelprozesse bzw. zur Herausbildung der bereits mehrfach erwähnten elementaren Zeitprogramme führt (s. S. 410) und die gleichfalls festgestellte hohe Stabilität einer einmal ausgebildeten Qualität – nach der Pubertät scheint eine Veränderung kaum mehr möglich (s. S. 471) – unterstreichen die Notwendigkeit einer erhöhten Beachtung dieser Prozesse bei der Entwicklung der Schnelligkeit vor allem unter dem Aspekt einer vielseitigen, perspektivisch-zielgerichteten Arbeit im Nachwuchsbereich (vgl. *Bauersfeld/Voß* 1992, 57).
Vielfach ist das Eintreten einer Geschwindigkeitsbarriere auf eine Frühspezialisierung bzw. den akzentuierten Einsatz einseitiger Schnelligkeitsübungen zurückzuführen (vgl. *Tschiene* 1976, 495; *Tabachnik* 1991, 51; *Lehmann* 1993, 4).
Verhindert kann eine derartige Geschwindigkeitsbarriere nur werden – dies ist insbesondere für das Nachwuchstraining von Bedeutung –, wenn über stets neue Trainingsreize eine zu starke und zu frühe Verfestigung des dynamischen Stereotyps verhindert wird. Jede mehrmalige Wiederholung maximaler Einsätze birgt demnach die Gefahr der Ausbildung eines solchen Bewegungsstereotyps in sich.

> Je mehr der Athlet im Training Läufe mit maximaler Geschwindigkeit absolviert, desto früher wird er auf das Phänomen der „Geschwindigkeitsbarriere" treffen (vgl. *Tachnik* 1993, 24).

Zaciorskij (1972, 61) wies bereits frühzeitig darauf hin, daß weltbeste Sprinter sehr wenig (etwa einmal wöchentlich) mit Maximalbelastung laufen und der Hauptteil auf die Schnellkraftvorbereitung entfällt: Spezialübungen,

Training mit Zusatzlasten, Mehrfachsprünge, Läufe mit relativ geringem Tempo.
Martin (1977, 114) hält es für zweckmäßig, die „Zielübung" in zeitlichen Abständen abzusetzen und dafür andere Spezialübungen anzuwenden.
Ist jedoch eine *Geschwindigkeitsbarriere* eingetreten, dann müssen zu ihrer Überwindung solche Methoden und Inhalte genutzt werden, die es dem Sportler ermöglichen, nicht nur die Maximalgeschwindigkeit zu überbieten, sondern sie auch bei zahlreichen Wiederholungen auf dem neuen Niveau zu halten. Prinzipiell kommen dafür alle Übungen in Frage, die die Bewegungsgeschwindigkeit erhöhen können. Im Mittelpunkt eines derartigen Trainings steht demnach das Üben unter erleichterten und variierten Bedingungen.

– Methode der erleichterten Bedingungen

Beim Lauftraining unter erleichterten Bedingungen – sie erlauben höhere Geschwindigkeiten als die maximale willkürliche Laufgeschwindigkeit – wird auch von „sprintunterstützendem" (vgl. *Leierer* 1979, 105) bzw. „supra- bzw. übermaximalem" Training (vgl. *Viitasalo/Hirvonen/Mero* 1982, 185) gesprochen.

> Beachte: Die Bedingungen der Erleichterung dürfen nur so weit erhöht werden, wie sie perspektivisch unter normalen Bedingungen realisierbar sind (vgl. *Voß* 1985, 78 und 1991, 47; *Gundlach* 1987, 62; *Behrend* 1988, 55).

Fischer (1990, 21) konnte zeigen, daß es nur über ein entsprechendes „zyklisches Training" (mit kleinräumigen, über eine geringe Bewegungsamplitude gehenden Übungen, wie dies z. B. beim Fußtapping der Fall ist) möglich ist, eine peripher-motorische Grenzfrequenz zu durchbrechen; unterschiedliche Kraftvoraussetzungen allein sind dazu nicht in der Lage. Allerdings wurde von *Fischer* (1990, 22) festgestellt, daß die nach vier bis sechs Wochen über differenziertes, dominant sprintunspezifisches Training erreichten Verbesserungen der azyklischen und zyklischen Zeitstrukturen zunächst keiner weiteren Veränderung mehr zugeführt werden konnten. Er weist darauf hin, daß die zielgerichtete Ausprägung kurzer Zeitstrukturen über Sprintläufe schwerer nachzuvollziehen sei bzw. fortzusetzen sei und daß nur der massive Einsatz sehr kurzer Beschleunigungsläufe zur Widerspiegelung von azyklischen Schnelligkeitsvoraussetzungen (Stützzeit, Schrittfrequenz) führt. Die Erhöhung des Umfanges an längeren Beschleunigungsläufen oder der Einsatz „fliegender" Läufe bringt hingegen keine Verkürzung der Schrittstrukturmerkmale trotz Erhöhung der Laufgeschwindigkeit.
Die Ursachen für die Verbesserungen in der Laufschnelligkeit durch ein supramaximales Training können in einer Funktionssteigerung des neuromuskulären Systems, im Sinne der Ausbildung eines schnelleren Zeitprogramms, einer verbesserten Ausnutzung der Muskelvordehnung bzw. in einer Verbesserung der Lauftechnik liegen (vgl. *Viitasalo/Hirvonen/Mero* 1982, 188).

> Beachte: Die übermaximalen Geschwindigkeiten stellen erhöhte Anforderungen an die Muskulatur der unteren Extremitäten und bergen somit ein höheres Verletzungsrisiko als Läufe mit willkürlichen Geschwindigkeiten. Ein intensives Aufwärmen ist demnach vor Beginn eines derartigen Trainings unabdingbar (vgl. auch *Bosen* 1979, 2383; *Viitasalo/Hirvonen/Mero* 1982, 188).

Dem Einsatz von Trainingsformen mit erhöhten Aktionsgeschwindigkeiten sollte daher nach *Osolin* (1970, 980) eine spezielle körperliche Vorbereitung vorausgehen, die auf die Kräftigung der Muskulatur und die Verbesserung der Gelenke und die Erhöhung der sportartspezifischen Ausdauer gerichtet ist.
Als *Trainingsinhalte* zur Verbesserung der *zyklischen Schnelligkeit* werden Abwärtsläufe,

Läufe mit Rückenwind, Laufband und Schleppvorrichtungen verwendet (vgl. *Bosen* 1978, 2382; *Dintiman* 1978, 23; *Leierer* 1979, 105; *Tansley* 1980, 2473; *Viitasalo/Hirvonen/Mero* 1982, 185).

- Abwärtsläufe

Für die Erhöhung der Aktionsgeschwindigkeit hat sich der Lauf auf der schiefen Ebene mit einer Neigung von maximal 3° als günstig erwiesen.

Eine stärkere Neigung wäre nicht von Vorteil, da hierbei Bewegungsprogramme geschult werden, die unter Normalbedingungen nicht mehr einsetzbar sind (vgl. *Romanova* 1990, 100).

- Schleppläufe

Durchführung: Zwei Läufer werden mit einem langen Gummiseil miteinander verbunden. Der vordere Läufer (Schlepper) entfernt sich vom hinteren, „geschleppten" Läufer so weit, daß eine optimale Zugspannung zwischen beiden durch die Dehnung des Gummiseils entsteht. Dann sprinten beide Sportler bei nahezu gleichem Abstand eine für hochfrequente Bewegungen geeignete Strecke: Durch den Gummizug wird der hintere Läufer zu einer supramaximalen Frequenzarbeit befähigt.
Alternative: Schleppen mit Fahrrad o. ä.
Die Anwendung eines dreiwöchigen supramaximalen Sprinttrainings mit Hilfe des „Schleppens" erbrachte in der Untersuchung von *Viitasalo/Hirvonen/Mero* (1982, 188) signifikante Verbesserungen im Vergleich zu einem traditionellen Sprinttraining. Zu ähnlichen Ergebnissen kamen *Philipps* et al. (1987, 3218) bei einem fünfwöchigen Schlepptraining von Footballspielern (vgl. auch *Lapinski* 1982, 29).
Bei dem soeben dargestellten „Schlepptraining" wurde bei dreimal wöchentlichem Training mit je vier bis neun supramaximal schnellen Läufen – mit durchschnittlich 110 % der maximalen willkürlichen Laufgeschwindigkeit – nicht nur eine Erhöhung der Aktionsschnelligkeit erreicht, sondern auch eine signifikante Steigerung in der Explosiv- und Maximalkraft im Vergleich zu einer traditionell trainierenden Kontrollgruppe (vgl. *Viitasalo/Hirvonen/Mero* 1982, 186).

Supramaximale Sprints in der Form der Schleppläufe sollten in der Wettkampfperiode eingesetzt werden, wobei die Schleppgeschwindigkeit die Maximalgeschwindigkeit des Läufers um 0,5 bis 1,0 m/Sek. übersteigen sollte (vgl. *Lavrienko* et al. 1990, 5).

Im Radsportbereich werden supramaximale Trittgeschwindigkeiten u. a. auch mit dem Motor-Ergometer erreicht.

Zur Verbesserung der *azyklischen Schnelligkeit* empfiehlt sich ebenfalls die Verwendung von sprungerleichternden Gummi- bzw. Expanderseilen, wie dies z. B. bei der „Sprungspinne" der Fall ist.

Die „Sprungspinne" besteht aus einem leichten Gurtsystem von Expanderfedern, das der Sportler anlegt. Befestigt werden die Gummiseile an einem Basketballkorb (Halle) oder einem Baumast (Training im Freien).

Ziel eines derartigen Aufbaus ist die Gewichtsentlastung des Sportlers, der auf diese Weise seine Kraftvoraussetzungen effektiver für einen schnelleren Absprung (kurzes Bewegungsprogramm) einsetzen kann (vgl. *Voß* 1991, 47). Sprünge unter Entlastungsbedingungen gestatten im allgemeinen kürzere Stützzeiten als unter Normalbedingungen: bei einem zwölfjährigen Schüler wurde eine Stützzeit im Nieder-Hochsprung von 123 ms registriert, ein Ergebnis, das selbst in höheren Altersklassen nur selten registriert wird (vgl. *Fischer* 1990, 21).

Wie die Untersuchungen von *Voß* (1991, 47) zeigen, gelingt es jedoch unter den gegebenen Bedingungen nicht allen Sportlern Stützzeiten im kurzen Zeitprogramm zu erreichen. Nur etwa 30 % schafften den Wechsel vom langen auf das kurze Zeitprogramm (vgl. *Voß* 1991, 47).

Die Ursache dafür scheint darin zu liegen, daß die Erleichterungen nur einen geringen Grad an Zielgerichtetheit (Disziplinspezifik) haben und somit stärker auf die Zielprogramme ausgerichtet werden müßten (mit Hilfe von sogenannten „Zwangsmethoden", wie z. B. die erwähnte Motorunterstützung im Radsport (vgl. *Schäbitz/Jödicke* 1987; *Voß* 1991, 48).

Zur Entwicklung kurzer Zeitprogramme beim Nieder-Hochsprung unter gewichtsentlastenden Bedingungen (unter Verwendung einer Sprungspinne) für Sportler mit langem Zeitprogramm (über 170 ms) gibt *Voß* folgendes exemplarische Programm:
- Training unter Körpergewichtsentlastung akzentuiert im Jahr einsetzen, z. B.
  einmal im Herbst oder nach dem Winterurlaub (sechs Wochen)
  einmal im Mai (zwei bis drei Wochen)
- 150 bis 300 Sprünge in sechs Wochen
- Entlastung 150 bis 200 N (in der tiefsten Beugestellung beim Nieder-Hochsprung)
- Fallhöhe 35 bis 40 Zentimeter
- körpergewichtsentlastendes Sprungtraining (azyklisches Schnelligkeitstraining) als eigenständigen Bestandteil der Trainingseinheit planen, um die maximal mögliche Konzentration der Sportler auf diesen Schwerpunkt zu sichern
- zwei Trainingseinheiten pro Woche mit zwei bis drei Serien pro Trainingseinheit
- nach drei bis vier Wochen Training eine Erholungsphase sichern
- 12 bis 24 Sprünge pro Trainingseinheit
- Zielprogramm (Stützzeit kürzer als 170 ms) soll in mindestens der Hälfte der Versuche realisiert werden
- Serienpause fünf bis zehn Minuten

– Methode der Variierten Bedingungen

Um die Ausbildung einer Geschwindigkeitsbarriere zu vermeiden, muß nicht nur mit supramaximalen Geschwindigkeiten unter erleichterten Bedingungen, sondern auch mit vielfältig variierten Belastungsreizen trainiert werden.
Die variable Methode (s. auch S. 313) empfiehlt die alternierende Verwendung von erleichterten, erschwerten bzw. normalen Bedingungen. Durch diese Kontraste wird das neuromuskuläre System „labilisiert" und daran gehindert, stark fixierte Bewegungsprogramme auszubilden (vgl. *Zacorskij* 1972, 61; *Lehmann* 1993, 4).
Der wechselnde Einsatz von Sprints unter erschwerten (Zugwiderstandsläufe) oder erleichterten Bedingungen (Schlepptraining) erlaubt nach *Lavrienko* et al. (1990, 3) die Steigerung der Intensität des Schnelligkeitstrainings und die Verbesserung der speziellen Kraft.

Beachte: Auch unter variierten Bedingungen sollten die jeweils ausgeführten Übungen mit höchster Intensität ausgeführt werden (vgl. *Tabachnik* 1992, 24; *Lehmann* 1993, 51).
Inhalte s. S. 443.

Zusammenfassend läßt sich zum Problem der *Geschwindigkeitsbarriere* sagen, daß die Ausbildung eines dynamischen Bewegungsstereotyps durch vielseitige und spezielle Trainingsinhalte, durch ihre variable Verbindung, durch erleichterte (Möglichkeit der Erhöhung der Bewegungsgeschwindigkeit) und erschwerte Bedingungen (Auflockern bzw. Labilisieren des Stereotyps) verhindert werden kann. Dabei ist folgende Reihenfolge zu beachten:
1. Initiale Kräftigung der betroffenen Muskelgruppen;
2. Einsatz erleichterter Bedingungen, die eine erhöhte Bewegungsschnelligkeit ermöglichen;
3. Stabilisierung der schnelleren Bewegungen (Dauer etwa drei bis vier Monate) durch Anwendung in jeder Trainingseinheit.

Schnelligkeitstests und -kontrollformen als Mittel zur Talentbestimmung sowie zur Leistungsdiagnostik und Trainingssteuerung

Allgemeine Grundlagen

Wie jede andere Leistungskomponente der sportlichen Gesamtleistungsfähigkeit auch, so

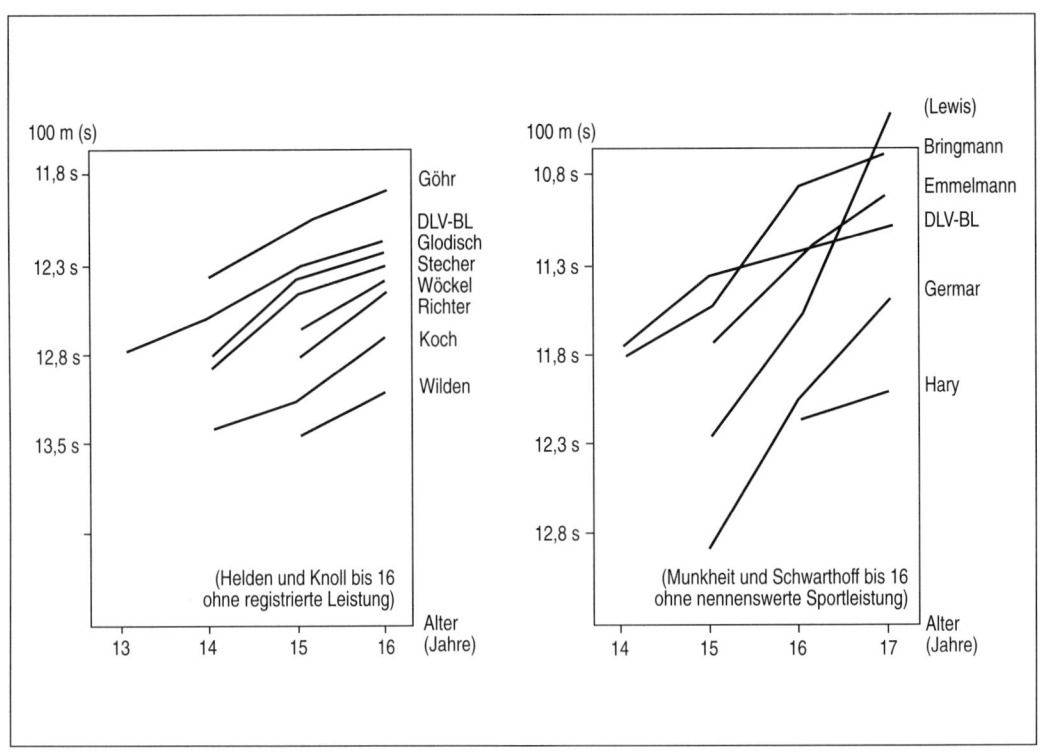

Abb. 321 Vergleich der Durchschnittsleistungen a) der zehn besten 13- bis 16jährigen Athletinnen b) der zehn besten 14- bis 17jährigen Sprintern des DLV (1989–92) mit der individuellen Entwicklung späterer Top-Athleten (75/100 m; die 75-m-Zeiten wurden auf der Basis altersspezifischer Geschwindigkeitsverläufe in 100-m-Zeiten umgerechnet) (verändert nach *Lehmann* 1993, 10)

bedarf die Schnelligkeit ebenfalls einer periodischen Überprüfung, die in der Form von allgemeinen bzw. spezifischen Tests zu gegebenen Zeitpunkten realisiert wird. Zur Kontrolle sollte alle vier bis sechs Wochen ein Schnelligkeitstest eingeschoben werden. Diese Tests sollen dem Sportler gestatten, seine momentane Leistungsstärke zu erkennen. Individuelle Schwächen können dann gezielt über ein Sondertraining eliminiert werden.

Problematik von frühzeitigen Eignungsaussagen

Lehmann (1993, 9/10) weist mit Recht darauf hin, daß mit Eignungsaussagen – „das ist ein Sprinttalent" – behutsam umgegangen werden sollte: Vor allem bei der Orientierung an dem im Jugendalter vielfach verwendeten 30-m-fliegend-Test läßt sich feststellen, daß der überwiegende Teil der aktuellen und ehemaligen Topsprinter im Altersbereich von 13 bis 15 Jahren nur ein durchschnittliches bis gutes, jedoch nur in Ausnahmefällen ein überragendes Leistungsniveau aufweisen konnte. *C. Lewis* hätte z. B. als 15jähriger keine Chance gehabt, sich unter den besten Sprintern der aktuellen deutschen Bestenliste dieser Altersstufe zu plazieren.

Es gibt sehr viele Spitzenläufer, die ihre Laufschnelligkeit erst im späteren Alter deutlich steigern konnten (vgl. Abb. 321).

Nach *Lehmann* (1993, 11) besteht ein gegenwärtiges Hauptproblem darin, daß die Laufschnelligkeit in Form von maximalen Beschleunigungs- bzw. fliegenden Läufen nahezu im gesamten langfristigen Aufbau von Sprint-Spitzenleistungen als Zielgröße, Haupttrai-

ningsinhalt, Wettkampfleistung und Eignungskriterium im Mittelpunkt steht.
Wie die Untersuchungen von *Lehmann* (1993, 4) jedoch zeigen, ist die Schnelligkeitsleistung im Alter von 13 bis 15 Jahren eher auf höhere Kraftvoraussetzungen und eine akzelerierte biologische Entwicklung zurückzuführen als auf ein hohes Niveau an elementaren Schnelligkeitseigenschaften (zyklisch wie azyklisch), obwohl diese Altersstufe in dieser Hinsicht besonders günstig zu beeinflussen wäre!
„Talent" bzw. Sprinteignung sollte demnach nicht nur durch komplexe Laufleistungen, sondern differenziert und ergänzend auch durch einfache Tests zur Ermittlung elementarer Schnelligkeitsvoraussetzungen erfaßt werden.

Tests zur Ermittlung der elementaren zyklischen und azyklischen Schnelligkeitsvoraussetzungen

Lehmann (1993, 13) beschreibt das „Fußtapping" bzw. die Ermittlung der Kontaktzeit beim Nieder-Hochsprung wie folgt:

Fußtapping

Zur Registrierung der zyklischen Schnelligkeit als nervale Voraussetzung für hohe Fortbewegungsgeschwindigkeiten, ist es erforderlich, den Einfluß der Bewegungsamplitude zu minimieren. Das kann mit dem maximal schnellen Tapping erfolgen. Dabei kommt es darauf an, mit dem Fuß oder der Hand ohne große Bewegungsamplitude so schnell wie möglich auf eine Unterlage zu tippen. Entscheidende Größe ist die Anzahl der maximal möglichen Tapp („Tipp")bewegungen pro Zeiteinheit. Im Ergebnis von Untersuchungen konnte festgestellt werden, daß unter laufspezifischer Sicht das Fußtapping eine größere Bedeutung hat als das Handtapping, das wechselseitige Tapping aussagefähiger ist als das einseitige.

Beim „Fußtapping" gelten Frequenzen, die über 12 Hz (Kontakte pro Sekunde) liegen als perspektivisch günstig!

Nieder-Hochsprung

Um die Qualität der diesen schnellen Bewegungen zugrundeliegenden Bewegungsprogramme zu kennzeichnen, wurde (für azyklische Bewegungen der unteren Extremitäten) die Stützzeit bei einem einfachen Nieder-/Hoch-Sprung als Ausdruck der azyklischen Schnelligkeit nachgewiesen. Dabei erfolgt aus ca. 20 cm Höhe ein Niedersprung auf eine Kontaktmatte mit einer sofortigen sauberen Absprungbewegung.

Beim „Nieder-Hochsprung" gelten Kontaktzeiten, die unter 170 ms liegen als perspektivisch günstig!
Wie bereits dargestellt (s. S. 412), erlauben diese Tests eine recht gute Einschätzung wesentlicher grundlegender Schnelligkeitsparameter!

Tests zur Ermittlung der komplexen Schnelligkeitsvoraussetzungen

– Tests zur Ermittlung der Schnellkraft/Maximalkraft (s. S. 317 f.)
- vertikale und horizontale Einfach- und Mehrfachsprünge beidbeinig auf Weite
- desgleichen auf Zeit (z. B. über 30 m)
- Antritte aller Art
- Kraftmessungen an entsprechenden Testgeräten (s. S. 319)

Ein hochgradig spezifisches Testgerät zur Bestimmung des Niveaus der für die Schnelligkeit so wichtigen Teilkomponenten Schnellkraft und Maximalkraft stellt das *desmodromische Trainingsgerät* dar. Über die Ermittlung der *Schnellkraftkurve* lassen sich detaillierte Aussagen hinsichtlich dieser leistungsdeterminierenden Schnelligkeitsfähigkeiten machen.

– Tests zur Ermittlung der Antrittsschnelligkeit, der Aktionsschnelligkeit und der Schnelligkeitsausdauer

Um Aussagen über den Geschwindigkeitsverlauf auf der Strecke zu gewinnen, hat sich der Einsatz von Lichtschranken bzw. von Kontaktmatten bewährt. Die Bestimmung der Laufzeit auf den verschiedenen Streckenabschnitten im Verlauf des ganzjährigen Trainingsprozesses ermöglicht es u. U., Teilschwächen (mangelhaftes Beschleunigungsvermögen, ungenügende Schnelligkeitsausdauer etc.) frühzeitig zu erkennen und durch entsprechende Trainingskorrekturen zu beheben.

- Starts über 10 – 20 – 30 – 40 m (Antrittsschnelligkeit)
- Fliegende Läufe über 10–30 m (Aktionsschnelligkeit)
- Überdistanzläufe auf Zeit

Der langfristig gegliederte Trainingsprozeß im Schnelligkeitstraining

Der langfristige Trainingsprozeß beinhaltet für das Schnelligkeitstraining das Grundlagen-, Aufbau- und Hochleistungstraining.
Dabei umfaßt das *Grundlagentraining* den Altersbereich von 7/8 bis 14/15 Jahre.
Es läßt sich in eine Phase der allgemeinen Grundausbildung – etwa 7./8. bis 11./12. Lebensjahr – sowie des zielorientierten Übens – etwa 11./12. bis 14./15. Lebensjahr – unterteilen (s. S. 58).
Im Grundlagentraining sollten die elementaren neuromuskulären Bewegungsprogramme im Mittelpunkt stehen (vgl. *Voß* 1991, ; *Bauersfeld/Voß* 1992, ; *Lehmann* 1993,).
Während es im Hochleistungssport im langfristigen Trainingsprozeß und jahreszeitlichen Zyklus vor allem auf die Sicherung eines ansteigenden Belastungsumfanges und auf eine systematische Steigerung der Intensitäts- und Distanzentwicklung ankommt, ist die Hauptaufgabe des Grundlagentrainings in der Sicherung eines allgemein-vielseitigen Trainings zu Beginn des Trainingsaufbaus und in der Erhaltung eines breiten blockspezifischen Trainings zu sehen (vgl. *Fischer* 1990, 20).

Das *Aufbautraining* folgt dem *Grundlagentraining*, baut auf ihm auf und umfaßt eine erste Phase von 14/15 bis 16/17 Jahren und eine zweite Phase von 16/17 bis 18 Jahren (vgl. *Lehmann* 1993, ; *Weineck* 1993, 31) (s. S. 58).
In dieser zweiten Etappe – also mit Beginn des Aufbautrainings – schließt sich die Transformation der elementaren Bewegungsprogramme in spezielle Trainingsübungen sowie die Wettkampfübung an.

Das *Hochleistungstraining* schließlich folgt dem Aufbautraining und entwickelt mit allen verfügbaren Methoden, Inhalten und Mitteln und entsprechenden Umfangs- und Intensitätssteigerungen die individuelle Höchstleistung. Hauptziel dieses letzten Abschnittes ist die zielgerichtete Entwicklung der speziellen Leistungsvoraussetzungen, wie z. B. der speziellen Kraft, unter weiterer Beachtung der elementaren Bewegungsprogramme, bis zum individuellen Optimum (vgl. *Voß* 1990, 22).

> Beachte dabei: Eine vorzeitige schwerpunktmäßige Absolvierung von Inhalten einer höheren Stufe führt zu negativen Auswirkungen auf den langfristigen Leistungsaufbau (*Bauersfeld/Voß* 1992, 79).

Periodisierung des Schnelligkeitstrainings

In den Schnelligkeits- und Schnellkraftdisziplinen hat sich im Bereich des Spitzensports allgemein die Doppelperiodisierung in der Form der Hallen- und Freiluftsaison durchgesetzt. Sie ermöglicht eine Intensivierung des Trainings und führt zu einem schnelleren Lei-

stungszuwachs (vgl. *Jonath* 1974, 909 f.; *Tschiene* 1974, 1017 f.; *Stein* 1993, 9).
Im Rahmen einer Doppelperiodisierung teilt *Stein* (1993, 9) für Spitzensprinter das Jahr in acht Makrozyklen zu je vier bis acht Wochen mit spezifischen Aufgabenstellungen ein.

Die 1. Vorbereitungsperiode umfaßt drei Makrozyklen (Aufbauabschnitte) à sechs Wochen:
– Allgemeiner grundlegender Trainingsaufbau
– Disziplinspezifischer allgemeiner Trainingsaufbau
– Spezieller Trainingsaufbau

Inhalte des „allgemein grundlegenden Trainings" sollten nach *Stein* (1993, 34) sein:
☐ Am Anfang des Abschnittes einmal wöchentlich Schnelligkeitstraining;
☐ Die Intensitäten bewegen sich ausschließlich im submaximalen Intensitätsbereich (90 % und leicht darunter).
☐ Submaximale Schnelligkeitsläufe wirken hier als Trainingsmittel zur Vorbereitung von maximalen Schnelligkeitsintensitäten.
☐ In diesem Abschnitt dienen die Trainingsmittel zur Schulung der Sprinttechnik und der Entspannungstechnik.
☐ Bei submaximalen Intensitäten wird die Funktionsfähigkeit des Zentralnervensystems im Vergleich zu maximalen Läufen weniger von der Frequenzhöhe als von der Koordinationsleistung gefördert.

Hauptsächliche Trainingsmittel:
– Steigerungsläufe,
– Tempowechselläufe bis 80 m,
– drei bis fünf Wiederholungen.

Inhalte des „disziplinspezifisch grundlegenden Trainings" sollten nach *Stein* (1993, 34) sein:
☐ Übergang zu zweimal wöchentlichem Schnelligkeitstraining;
☐ Optimale Integration der zwei Schnelligkeitseinheiten in der Wochenplanung;
☐ Erhöhter Umfang von submaximalen Läufen und geringer Anteil von maximalen Schnelligkeitsläufen;

☐ Die Zielsetzung von maximalen Schnelligkeitsläufen liegt in einer Erhöhung der Schrittlänge und Schrittfrequenz bei guter Lauftechnik.

Hauptsächliche Trainingsmittel:
– Steigerungsläufe 80–100 m
– Tempowettläufe 80–100 m
– fliegende Läufe 20–30 m
– Tempoläufe aus der Hochstartposition bis 80 m

Belastungswirksam für die Verbesserung der Laufschnelligkeit im Höchstgeschwindigkeitsabschnitt wird dabei nur der maximale Streckenabschnitt.

Beispielhafte Trainingseinheit
☐ 2 Steigerungsläufe submaximal
☐ 1 Steigerungslauf maximal
☐ 3 x 30 m Hochstart submaximal
☐ 2 x 60 m Hochstart submaximal
☐ 2 x 3 x 30 m „fliegend" submaximal (davon 2 maximal)

Inhalte des „speziellen Trainingsaufbaus" sollten nach *Stein* (1993, 34) sein:
☐ Verstärkte Entwicklung der maximalen Schnelligkeit.
☐ Weitere Erhöhung der Intensitäten.
☐ Zahlenmäßiger Rückgang der submaximalen Läufe.
☐ Submaximale Läufe dienen nur noch der Vorbereitung von maximalen Intensitäten im Training.

Trainingsmittel
– maximale Steigerungsläufe
– Tempoläufe aus dem Hoch- bzw. Tiefstart
– fliegende Läufe
– maximale Staffelläufe

Beispielhafte Trainingseinheit
☐ 1 Steigerungslauf submaximal
☐ 2 Steigerungsläufe maximal
☐ 1 x 30 m Hochstart submaximal
☐ 1 x 30 m Hochstart maximal
☐ 1 x 60 m Hochstart submaximal

☐ 1 x 60 m Hochstart maximal
☐ 4 x 30 m „fliegend" maximal
☐ 1 x 80 m Hochstart J1 (über 95 % der Vorjahresbestleistung)

Wie im Krafttrainingsbereich (s. S. 354) läßt sich auch im Schnelligkeitsbereich eine 3-Phasigkeit mit progressiver Belastung erkennen!

Für die nachfolgende 1. Wettkampfperiode (Hallensaison) – sie umfaßt etwa drei bis vier Wochen – empfiehlt *Stein* (1993, 34):
☐ Darstellung des erreichten Leistungsniveaus in Wettkämpfen;
☐ Optimale Gestaltung von Wettkampfbelastung und leistungserhaltendem Training;
☐ Schnelligkeitstraining einmal wöchentlich, gekoppelt mit Beschleunigung und Schnelligkeitsausdauer;
☐ Trainingsintensitäten im Bereich von 95–98 % Prozent, keine Wettkampfintensitäten abfordern.

Beachte: Maximale Sprintleistungen sollen nicht im Training, sondern im Wettkampf erzielt werden. Dadurch soll der Entwicklung von „Trainingsweltmeistern" entgegengesteuert werden!

Trainingsmittel
– Tempoläufe aus dem Hoch- und Tiefstart
– „fliegende" Läufe
– Staffelläufe

Beispielhafte Trainingseinheit
☐ 1 Steigerungslauf submaximal
☐ 2 Steigerungsläufe maximal
☐ 1 x 30 m Hochstart submaximal
☐ 2 x 30 m Hochstart maximal
☐ 2 x 60 m Hochstart submaximal
☐ 2 x 80 m Hochstart J1 (98 %)
☐ 2 x 120 m Hochstart J2 (90–95 %)

Es folgt die 2. Vorbereitungsperiode und die 2. Wettkampfperiode (etwa sechs Wochen), die im Prinzip dem Aufbau der ersten entsprechen.

Beachte: Die Zeitdauer der Vorbereitungs- und Wettkampfperioden sollte so abgestimmt sein, daß die nötigen disziplinspezifischen Eigenschaften sowie die physischen, sporttechnischen und psychischen Grundlagen mit allgemeinen und speziellen Mitteln ausreichend entwickelt werden können.

Dabei gilt: Zu viele Wettkämpfe auf verschiedenen Ebenen führen zur Verkürzung von Trainingsphasen, zu einem Mißverhältnis von Trainings- und Wettkampfbelastung, zu Überforderung und zur ungezielten Entwicklung sportlicher Leistung (*Stein* 1993, 10).

Methodische Hinweise zum Schnelligkeitstraining

Zur Optimierung des Schnelligkeitstrainings sind folgende trainingsmethodische Hinweise zu beachten (vgl. *Harre/Hartmann* 1987, 201; *Schnabel* 1987, 155; *Weineck* 1990, 222 und 1992, 438 f.; *Bauersfeld/Voß* 1992, 15 und 84 f.):

– Mit dem Schnelligkeitstraining ist frühzeitig zu beginnen (ab frühem Schulkindalter), weil die neuromuskulären Regelungsprozesse und Bewegungsprogramme sowie die Muskelfaserstruktur zu diesem Zeitpunkt noch relativ gut beeinflußbar sind.
– Im Jahres- und Mehrjahresaufbau sportlicher Leistungen ist elementares prinzipiell vor dem komplexen Schnelligkeitstraining durchzuführen. Das komplexe Schnelligkeitstraining erreicht seine Wirkung nur dann, wenn das elementare Schnelligkeitsniveau in perspektivischer Qualität ausgebildet wurde.

- Schnelligkeitstraining hat prinzipiell unter optimalen Motivations- und Leistungsbedingungen stattzufinden. Schnelligkeitstraining steht demnach am Anfang der Trainingseinheit und ist in erholtem Zustand durchzuführen.
- Ermüdungserscheinungen sind das Signal zur Beedigung des Schnelligkeitstrainings. Wird die Schnelligkeit gehäuft in ermüdetem Zustand trainiert, kann es zur Ausbildung eines Bewegungsstereotyps auf erniedrigtem Niveau kommen, da sich die solchermaßen beanspruchten Koordinationsmuster zunehmend verfestigen. Resultat: Eine schlechtere Antrittsschnelligkeit trotz hartem Training!
- Beim Schnelligkeits- bzw. Schnellkrafttraining ist auf das richtige Verhältnis von Belastung zu Erholung zu achten. Für je zehn Meter gelaufene Strecke ist eine Pause von etwa einer Minute zu veranschlagen.
- Schnelligkeitstraining ist nur mit maximalem bzw. supramaximalem Tempo effektiv, es ist also intensitäts-, nicht umfangsbetont. Im Vergleich zum Training anderer motorischer Hauptbeanspruchungsformen ist der Belastungsumfang beim Schnelligkeitstraining nicht sonderlich hoch, weil der Trainingserfolg primär von der Intensität der Belastung in Verbindung mit einer höchstmöglichen Handlungsgenauigkeit und Bewegungspräzision abhängt.
- Aufgrund der hohen Verletzungsgefährdung ist einem Schnelligkeits- bzw. Schnellkrafttraining stets ein intensives und umfassendes Aufwärmen vorzuschalten. Je früher am morgen, je kälter die Umgebungstemperatur, desto gründlicher und intensiver ist dieses Programm durchzuführen. Bei älteren Sportlern benötigt der Aufwärmprozeß einen längeren Zeitraum als bei jungen. Die strikte Einhaltung von Aufwärmen – Dehnen – Vorbelasten – Belasten gilt im allgemeinen als Garant für eine effektive Verletzungsprophylaxe.
- Um eine frühzeitige Leistungsbarriere zu vermeiden – die Gefahr der Stagnation ist gerade im Schnelligkeitsbereich bei der stereotypen Anwendung gleichartiger Maximalbelastungen vermehrt gegeben –, ist das Schnelligkeitstraining vielseitig und abwechslungsreich zu betreiben (Variation der Trainingsmethoden, -inhalte und -mittel).
- Innerhalb einer Trainingseinheit ist ein *oftmaliger Wechsel* zwischen maximalen, übermaximalen und submaximalen Intensitäten zu sichern. Neben der *Wiederholungsmethode* ist besonders der Einsatz der *Kontrastmethode* zu empfehlen.
- Im Schnelligkeitstraining sollte die *Belastungsdauer* bei zyklischen Übungen acht bis zehn Sekunden nicht überschreiten. Zyklische Schnelligkeitshandlungen bei Nachwuchssportlern liegen zweckmäßig nur bei sechs Sekunden. Dementsprechend sind im Schnelligkeitstraining nur solche Streckenlängen zu nutzen, die diesem Zeitbereich entsprechen (der Zeitbereich bestimmt die Länge der Laufstrecke!).
- Aufgrund der maximalen Übungsintensität können im Schnelligkeits- bzw. Schnellkrafttraining nur Übungen verwendet werden, die vom Sportler exakt beherrscht werden.
- Beim Schnelligkeitstraining ist darauf zu achten, daß die Belastungsanforderungen mit den zu entwickelnden Fähigkeitsstrukturen der jeweiligen Sportart weitestgehend übereinstimmen.
- Im Schnelligkeitstraining ist zu berücksichtigen, daß auch andere Faktoren, die die Schnelligkeit bzw. die Fähigkeit zu wiederholten schnellen Einsätzen beeinflussen, wie die Kraft, die Koordination und die Ausdauer (als Basis für eine gute Erholungsfähigkeit)

und die Beweglichkeit, ausreichend und parallel mittrainiert werden.
- Schnelligkeitstraining ist in Einheit von selektiver und komplexer Ausbildung durchzuführen. Das selektive Schnelligkeitstraining mit seinen allgemeinen und semispezifischen Trainingsinhalten (spezielles Krafttraining) schafft dabei die elementaren Grundvoraussetzungen für die Ausbildung der komplexen, sportartspezifischen Leistungsfähigkeit.
- In den *Spielsportarten* muß das Schnelligkeitstraining immer die Integration der verbesserten Sprintleistung in den Komplex der spieltypischen technisch-taktisch-kognitiven Leistungskomponenten im Auge behalten, d. h., sie muß mit dem Können am Ball in Einklang gebracht werden. Das konditionelle, d. h. das energetische Potential eines Sportlers kann nur leistungswirksam werden, wenn es in Abstimmung auf die jeweilige Situation und die angewandte sportliche Technik zeitlich richtig und genauso dosiert eingesetzt wird.
- Bei der Optimierung der Handlungsschnelligkeit ist auf eine progressive Schwierigkeitssteigerung zu achten, beginnend mit einfachen, vereinbarten Handlungen bzw. Handlungsprogrammen ohne gegnerische Bedrängnis bis zu komplexen, wettspieltypischen Situationen, die vom Spieler selbständige Entscheidungen hinsichtlich Handlungsziel und -programm erfordern (spieladäquates Situationstraining). Auf jedem Schwierigkeitsniveau sind dabei die Handlungsgeschwindigkeit und der Grad der gegnerischen Bedrängnis systematisch zu erhöhen, wobei die Bewegungsgenauigkeit zumindest zu erhalten und möglichst weiter zu vervollkommnen ist.
- Das Schnelligkeitstraining hat ganzjährlich zu erfolgen. Längere Pausen beeinträchtigen alle Schnelligkeits-

komponenten sowohl in neuromuskulärer als auch biochemischer Hinsicht negativ.

Schnelligkeitstraining im Kindes- und Jugendalter

Allgemeine Grundlagen

Die Maximalgeschwindigkeit scheint genetisch in einem relativ engen Rahmen festgelegt zu sein. *Israel* (1977, 992) hält es nicht für ausgeschlossen, daß die endgültige Ausprägung der biologischen Grundlagen der Schnelligkeit sehr frühzeitig erfolgt. Was demnach nicht rechtzeitig entwickelt wurde, ist später nicht mehr zu erreichen (vgl. auch *Blaser* 1978, 445). Diese Feststellungen heben die Bedeutung einer möglichst frühzeitigen Schulung dieses physischen Leistungsfaktors hervor (s. auch S. 467).

Wie die nachfolgenden Ausführungen deutlich machen werden, müssen im Kindes- und Jugendalter vor allem die elementaren Schnelligkeitsvoraussetzungen – hier insbesondere die Qualität neuromuskulärer Steuer- und Regelprozesse – frühzeitig und abwechslungsreich auf ein perspektivisches Niveau gebracht werden.

Im Kinder- und Jugendbereich – insbesondere im Altersbereich zwischen 8 und 16 Jahren – ermöglichen die hohe Plastizität der Großhirnrinde und die morphologisch begründete Instabilität des Nervensystems am besten die Grundlagenausbildung im Bereich der Schnelligkeitsfähigkeiten (vgl. auch *Stiehler/Konzag/Döbler* 1988, 111; *Voß* 1990, 21; *Bauersfeld/Voß* 1992, 84; *Lehmann* 1993, 4).

Vor allem im Kindes- und Jugendalter erfolgt bei entsprechenden Übungsmöglichkeiten die

Ausbildung und Ausdifferenzierung elementarer und komplexer Bewegungsprogramme. *Lehmann* (1993, 13) beschreibt diese Vorgänge wie folgt:
„Die Bewegungsprogramme entstehen im Ergebnis des motorischen Lernprozesses in allen möglichen Formen. Vereinfacht dargestellt, erfolgt die Erarbeitung eines Programmes für eine neue Bewegung auf der obersten Ebene des zentralen Nervensystems (Großhirnrinde, Bewußtsein). Die „neue" Bewegung wird zunächst in Teilphasen langsam durchgeführt. Dabei kann deren Ausführung ständig kontrolliert (u. a. verbal durch Übungsleiter, optisch durch Sportler selbst) und korrigiert (u. a. durch Verbindung Ohr, Auge – Großhirnrinde; Großhirnrinde – Muskel), das Programm gewissermaßen vervollkommnet werden. Mit steigender Qualität kann die Bewegung schneller ausgeführt werden. Gleichzeitig wird eine Kopie dieses Programms in tieferen Abschnitten des zentralnervalen Systems abgelegt (Kleinhirn und tiefer). Wird die Bewegung mit hoher Geschwindigkeit ausgeführt, so muß man aufgrund des Zeitmangels auf diese Kopien in den tiefer gelegenen Abschnitten zurückgreifen. In diesen Programmen ist u. a. festgelegt, welche Muskeln in welcher zeitlichen Folge an der Bewegung beteiligt sind – diese werden dann auf dieser Basis aktiviert (Kontraktion) und gehemmt (Erschlaffung). Die Programme werden durch ständiges Üben gefestigt und vervollkommnet – ein Effekt, der im motorischen Lernprozeß angestrebt wird – und bilden so die Grundlage für alle schnellkoordinierten Bewegungen.
Beim motorischen Lernprozeß im Gehen – Laufen – Schnellaufen kommt u. a. die Besonderheit hinzu, daß bei der Programmerarbeitung Teile bereits vorliegen, gewissermaßen angeboren sind (Schrittreflex, Kreuzkoordinationsreflex) und nur noch ergänzt werden müssen. Außerdem erfolgt dieser Lernprozeß bei allen, bevor die Großhirnrinde funktionell und anatomisch ausgereift ist" (vgl. Tab. 58).
Wesentliche, aus der Sicht der Laufschnelligkeit relevante, nervale altersspezifische Aspekte sind in Tab. 58 dargestellt.

Schnelligkeitstraining im Vorschulalter

Nach *Levi-Gorinewskaja* (zitiert nach *Meinel* 1976, 324/325) ist im vierten Lebensjahr in der Entwicklung des Laufens erst bei 30 % der Kinder eine gute Koordination der Arm- und Beinbewegungen festzustellen, die sich im fünften Lebensjahr auf 70–75 % und im sechsten auf mehr als 90 % erhöht. Es kann sich demnach nur darum handeln, durch ein entsprechend vielseitiges Übungsangebot auch den Schnelligkeitsaspekt ausreichend zu berücksichtigen und die koordinativen Grundlagen für später zu legen.

Da zwischen dem fünften und siebten Lebensjahr eine erhebliche Vervollkommnung der Laufbewegungen eintritt, die sich auch in einer außerordentlich schnellen Verbesserung in der Laufgeschwindigkeit offenbart (*Meinel* 1976, 325) ist in diesem Zeitraum ein vermehrtes Angebot an Schnelligkeitsübungen empfehlenswert.

Wie bereits erwähnt, können Kinder im Vorschulalter im Bereich elementarer Schnelligkeitsleistungen (azyklische und zyklische Schnelligkeit) bereits Kontaktzeiten bzw. Frequenzen erreichen, die denen von Spitzensportlern nahekommen und sie im Einzelfall übertreffen. Dies sollte Anlaß dafür sein, diese elementaren Schnelligkeitsvoraussetzungen bereits in dieser Altersstufe in altersgemäßer und spielerischer Form zu schulen. Statt „still sitzen" lieber „Fußtapping" sollte das Motto sein!

Schnelligkeitstraining im frühen Schulkindalter

Die Frequenz und die Geschwindigkeit der Bewegungen erfahren im frühen Schulalter ihren höchsten Entwicklungsschub überhaupt (Abb. 322 und 324) (vgl. *Köhler* 1977, 607; *Stemmler* 1977, 278; *Koinzer* 1978, 146; *Crasselt/Israel/Richter* 1984, 424; *Diekmann/Letzelter* 1987, 28; *Lehmann* 1993, 18;).

Wie aus Tab. 58 zu ersehen ist, erfolgt in dieser

Alter	morphologische Bedingungen/ Veränderungen	Erscheinungsformen in Zusammenhang mit der Schnelligkeit
6 bis 8	endgültige anatomische und funktionelle Reifung der Großhirnrinde	deutliche Zunahme der Fähigkeit für hochfrequente Bewegungen – Schrittfrequenzen beim Laufen können denen von Top-Sprintern entsprechen
9/10 bis 12/13	Übergewicht an Erregungs- im Vergleich zu Hemmungsprozessen (vgl. Anmerkung)	günstiges motorisches Lernalter; neuartige Bewegungen werden relativ schnell erlernt, sind jedoch instabil gegenüber äußeren Einflüssen; für Schnelligkeit vergleichbar neutrale Bedingungen („entspanntes Schnellaufen" ist z. B. kaum möglich) die schnellsten sind in der Regel die „Talentiertesten"
ca. 12 bis 14 (weiblich) ca. 13 bis 15 (männlich)	Kompensation des Erregungsübergewichtes durch Verstärkung der Hemmungsprozesse (Schaffen eines Gleichgewichtes zwischen Erregung und Hemmung)	günstigere Bedingungen für die Entwicklung der Schnelligkeit; elementare Bewegungsprogramme können beeinflußt werden ↕
	Intensives Längenwachstum (Kraft- und Hebelverhältnisse verändern sich nicht proportional)	Verschlechterung von wichtigen komplexen Leistungsvoraussetzungen beim Sprintlauf sehr wahrscheinlich (z. B. Stützzeit, Schrittfrequenz); bei häufiger, monotoner Wiederholung werden elementare Bewegungsprogramme negativ beeinflußt (gefestigt)
ab 15/16	„nervale Stabilität"	Stagnationen in der Sprintleistung können bei nicht ausreichenden Schnelligkeitsvoraussetzungen durch Sprintkraft- bzw. Schnelligkeitsausdauertraining bis zu einem gewissen Grad verzögert, jedoch nicht verhindert werden

Tab. 58 Altersspezifische Aspekte der Schnelligkeit im ontogenetischen Entwicklungsverlauf (nach *Lehmann* 1993, 14)

Altersstufe die endgültige anatomische und funktionelle Ausreifung der Großhirnrinde. Dies führt auch dazu, daß im Bereich der Reaktionsschnelligkeit eine erhebliche Verbesserung eintritt bzw. es zu einer beträchtlichen Verkürzung der ihr zugrundeliegenden Latenzzeit (s. S. 419) kommt (nach *Markosjan/ Wasjutina* [1976, 330] vermindert sie sich von 0,50–0,60 s bei den Sechs- und Siebenjährigen auf 0,25–0,40 s bei den Zehnjährigen).
Lehmann (1993, 18) konnte in seiner Querschnittsuntersuchung mit 375 Kindern bei einem Mädchen einen zyklischen Schnelligkeitswert im Fußtapping (s. S. 461) von 16,56 Hz feststellen (der vergleichbare Spitzenwert bei den Knaben lag bei 12,97). Bezüglich der azyk-

Kinder- und Jugendtraining

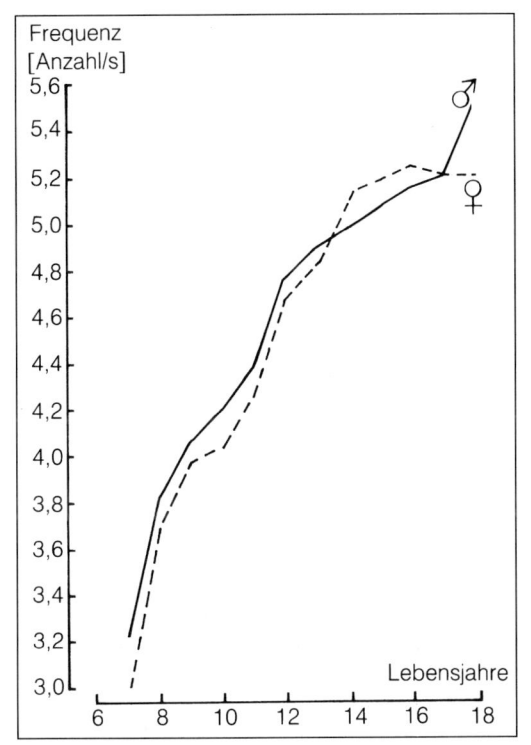

Abb. 322 Maximalfrequenzen verschiedener Bewegungen mit kleiner Amplitude (nach *Farfel* in *Weineck* 1992, 470)

lischen Schnelligkeit – dargestellt an der Kontaktzeit beim Nieder-Hochsprung (s. S. 461) – erreichten zwei Jungen im Alter von zehn Jahren Spitzenwerte von 147 bzw. 167 ms, ein Hinweis darauf, daß bereits in diesem Alter im elementaren Schnelligkeitsbereich herausragende Leistungen erzielt werden können.

> Diesem Zeitraum höchster Zuwachsraten der Schnelligkeitsfähigkeiten – nach *Koinzer* (1978, 146) spielen dafür neben günstigen Voraussetzungen der Beweglichkeit nervaler Prozesse die recht günstigen Hebelverhältnisse eine wichtige Rolle – ist in der allseitigen Entwicklung der physischen Leistungsfaktoren durch ein akzentuiertes Heranziehen schnelligkeitsbetonter Übungen Rechnung zu tragen.

Dies ist um so mehr von Bedeutung, als aufgrund des ausgeprägten Bewegungsdranges und der schier nicht beherrschbaren Neugier jeder „Bewegungsanlaß" als Auslöser für Aktivitäten aller Art – also auch schnelligkeitsschulender Laufgelegenheiten – wahrgenommen wird und deshalb einer gezielten Schulung zugeführt werden sollte.

Darüber hinaus können in dieser Altersstufe mit einfachen, allgemeinbildenden Mitteln – z. B. durch ein Zirkeltraining oder kindgemäße Laufspiele – alle Schnelligkeits- und Schnellkraftparameter entscheidend verbessert werden (s. auch S. 430). Die Untersuchungen von *Diekmann/Letzelter* (1987, 286) und *Steinmann* (1990, 336) zeigen dies eindrucksvoll (vgl. Abb. 324).

> Bereits im Grundschulalter ist eine lohnende Trainierbarkeit für den Bereich der Sprintkraft gegeben. Wie die Untersuchungen von *Knappe* (1966, 645) zeigen, werden bereits allein schon durch „Leistungskontrollen", im Sinne regelmäßig wiederholter Leistungsläufe über 60 m, beachtliche Verbesserungen erzielt.

Bei der frühzeitigen Schulung der elementaren Schnelligkeitsvoraussetzungen ist allerdings auf ein adäquates Übungsgut (s. S. 436) zu achten. Die Schulungsprogramme sollten sich nicht nur – wie dies in der Schul- und Vereinspraxis zumeist geschieht –, auf Reaktions- und Beschleunigungsübungen beschränken, sondern vor allem nerval-neuromuskulär vielseitige Anforderungen an die Kinder stellen (s. S. 436).

Schnelligkeitstraining im späten Schulkindalter

Für diese Altersstufe liegen nur zum Teil gleichgerichtete Aussagen vor. Einigkeit herrscht bezüglich der Reaktions- und Laufschnelligkeit.

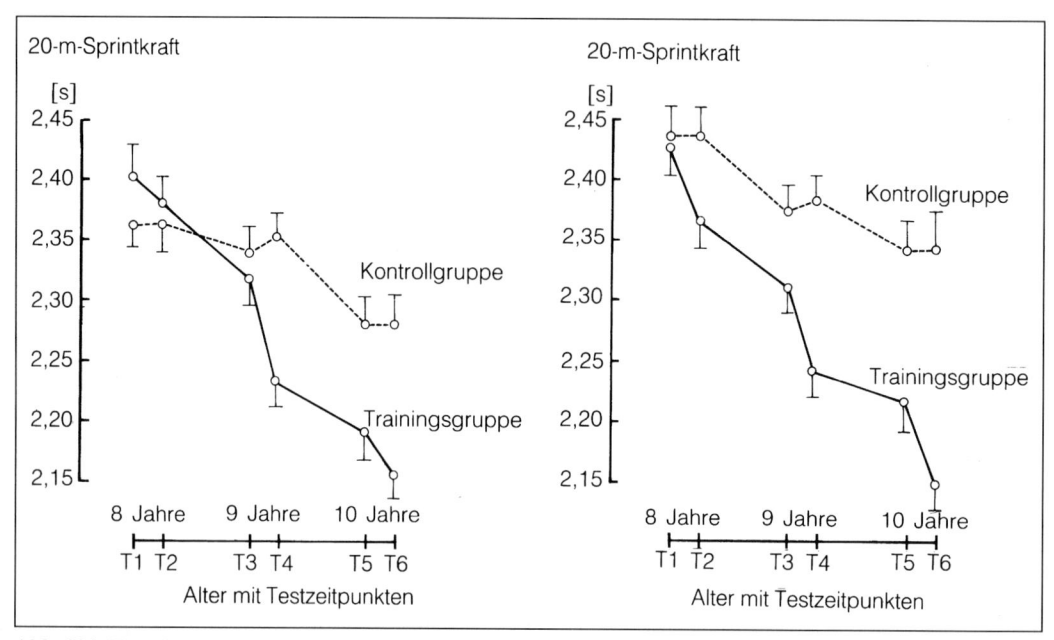

Abb. 323 Entwicklung der Sprintkraft während eines zweijährigen Trainingsexperiments (bei einem über zwölf Wochen durchgeführten zweimaligen, 30minütigen kindgemäßen Schnelligkeits- bzw. Schnellkrafttraining) (nach *Diekmann/Letzelter* 1987, 286)

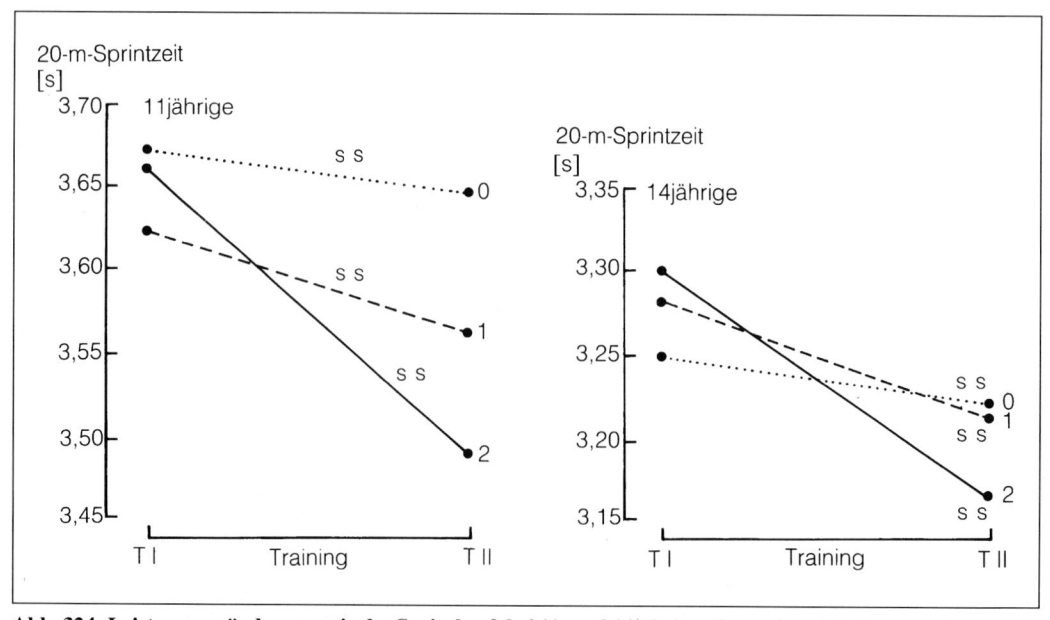

Abb. 324 Leistungsveränderungen in der Sprintkraft bei 11- und 14jährigen Schülern nach einem achtwöchigen Kreistraining (nach *Steinmann* 1990, 336). 0 = Kontrollgruppe, 1 = Gruppe mit einer Trainingseinheit, 2 = Gruppe mit zwei Trainingseinheiten pro Woche.

Kinder- und Jugendtraining

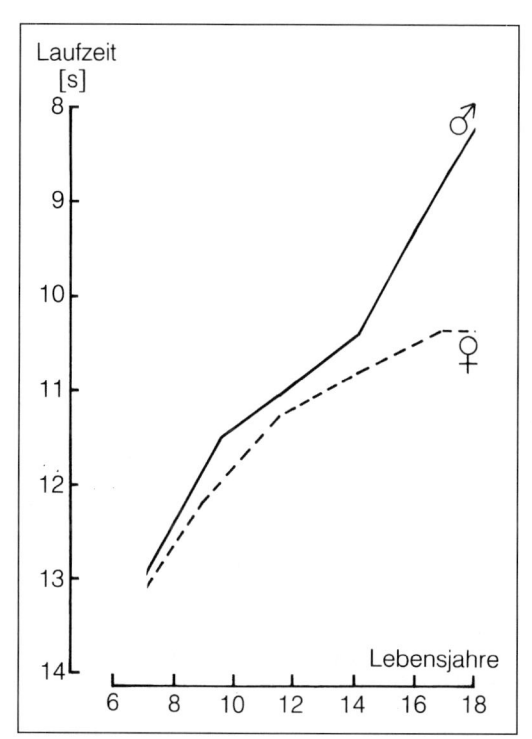

Abb. 325a 60-m-Laufzeiten in den verschiedenen Altersstufen (aus *Weineck* 1990, nach *Crasselt* 1972, 543)

Nach *Markosjan/Wasjutina* (1965, 330) verkürzen sich die Latenz- und Reaktionszeit weiterhin schnell und nähern sich bis zum Ende dieser Altersstufe beinahe den Erwachsenenwerten. Auch die Laufgeschwindigkeit (vgl. Abb. 325a) nimmt weiterhin stark zu (vgl. *Kusnezowa* 1974, 19; *Farfel* in *Koinzer* 1978, 146).

Andererseits: Unterschiedliche Auffassungen liegen jedoch hinsichtlich der Entwicklung der Bewegungsfrequenz vor, die nach Ansicht der oben genannten Autoren ebenfalls weiter ansteigt.

Wie die umfangreichen Querschnittsuntersuchungen von *Lehmann* (1993, 18) zeigen, kommt es nach dem deutlichen Entwicklungsschub im Alter von sechs bis neun Jahren zwischen dem zehnten und zwölften Lebensjahr zu keiner weiteren Verbesserung der elementaren zyklischen und azyklischen Schnelligkeit, obwohl die Laufgeschwindigkeit als komplexe Leistung weiterhin ansteigt. Dies deutet darauf hin, daß in diesem Altersbereich nur eine geringe Beeinflussung der elementaren Schnelligkeitsvoraussetzungen möglich ist, die Entwicklung der maximalen Laufgeschwindigkeit aber verstärkt erfolgt.

Die Verbesserung der komplexen Laufgeschwindigkeit scheint in dieser Altersstufe demnach eher auf anderen Faktoren, wie z. B. der Kraft, zu beruhen. Wie die bereits dargestellten Untersuchungen von *Diekmann/Letzelter* (1987, 286; vgl. Abb. 323) und *Steinmann* (1990, 336; vgl. Abb. 324) erkennen lassen, führt auch in dieser Altersstufe ein zusätzliches kindgemäßes Schnelligkeits- bzw. Schnellkrafttraining zu bemerkenswerten Leistungszuwächsen in der komplexen Laufschnelligkeit.

Schnelligkeitstraining in der Pubeszenz

Mit Beginn der Pubertät kommt es zu tiefgreifenden psychophysischen Veränderungen, die auch die elementaren und komplexen Schnelligkeitsvoraussetzungen bzw. -leistungen beeinflussen. *Lehmann* (1993, 14) faßt dies wie folgt zusammen:

„Während der Pubeszenz wird das vorherrschende Übergewicht an Erregungsprozessen (Grundlage für die überdurchschnittlich gute Fähigkeit, neue Bewegungen zu erlernen) durch eine Zunahme der Hemmungsfunktionen kompensiert (vgl. Tab. 58). Damit sind grundlegende, zentralnervale Mechanismen relativ „plastisch", d. h. durch äußere Einflüsse, z. B. Training bedingt beeinflußbar. Leider wird sehr häufig ignoriert, daß dies auch zu qualitativen Verschlechterungen führen kann, wie umfangreiche Untersuchungsergebnisse andeuten. In dieser „plastischen" Phase erfolgen sehr oft intensive körperbauliche Verände-

rungen (verstärktes Längenwachstum). Da sich dabei die Kraft/Last- bzw. Hebelverhältnisse nicht proportional entwickeln, kommt es z. B. unumgänglich zur Verlängerung der Stützzeiten, die vorher möglicherweise bereits ein perspektivisch ausreichendes Niveau hatten.
Werden nun maximale Läufe zur Entwicklung der Laufschnelligkeit relativ häufig und koordinativ monoton, d. h. mit gleichem Bewegungsablauf in der Hauptphase, unabhängig von der Art des Ablaufes und der Reaktion etc. wiederholt, so kann das für diese Detailbewegung entscheidende Bewegungsprogramm negativ beeinflußt werden. Diese Verschlechterungen werden bei den genannten diagnostischen Formen deutlich und sind aufgrund der zentralnervalen Stabilisierungerscheinungen nach Erreichen der Pubertät kaum zu kompensieren."

In der Folge fordert er vor allem in der Pubeszenz ein koordinativ vielseitiges Training, damit sich verändernde körperliche Proportionen und konditionelle Bedingungen nicht zur Verschlechterung der elementaren Schnelligkeitsvoraussetzungen (Bewegungsprogramme als Grundlage schnellkoordinierter Bewegungen) führen, welche dann mit Erreichen der Pubertät kaum noch zu korrigieren sind. Allerdings weist er darauf hin, daß diese Vielseitigkeit jedoch als zielgerichtete Vielseitigkeit zu verstehen ist, d. h. es geht um die für Sprint-/Schnelligkeitsleistungen relevanten Bewegungsprogramme.
Die Latenz- und Reaktionszeiten erreichen zum Ende der Pubeszenz die Erwachsenenwerte (*Markosjan/Wasjutina* 1965, 330), und die Bewegungsfrequenz, die sich später kaum noch ändert, hat ihr Maximum zwischen 13 und 15 Jahren (*Farfel* 1959, 17 f., zitiert nach *Meinel* 1976, 371).
Aufgrund der hormonell (Testosteronanstieg bei den Jungen) bedingten großen Zuwachsraten in der Maximal- und Schnellkraft (vgl. *Koinzer* 1978, 146) sowie der Zunahme der anaeroben Kapazität (sichtbar in der Zunahme der Schnelligkeits- und Kraftausdauer) ergeben sich in dieser Phase hohe Gewinne an Schnelligkeit. Außerdem können, im Gegensatz zu den vorherigen Altersstufen, vermehrt anaerobe Trainingsinhalte zur weiteren Verbesserung herangezogen werden. Diese Tatsache ist durch ein verstärktes Training der konditionellen Komponente der Schnelligkeit, nämlich der Schnellkraft, auszunützen (vgl. *Frey* 1978, 185).

Schnelligkeitstraining in der Adoleszenz

Eine uneingeschränkte Schulung konditioneller und koordinativer Aspekte des Schnellgkeitstrainings ist möglich. Die Trainingsmethoden und -inhalte entsprechen in etwa denen der Erwachsenen und unterscheiden sich nur in quantitativer Hinsicht von diesen.
Allerdings ist *Stein* (1993, 34) der Ansicht, daß in dieser Altersstufe noch nicht die Trainingsmittel des Hochleistungssportes (Zugunterstützungsläufe bzw. Zugwiderstandsläufe etc., s. S. 446) zur Anwendung kommen sollten, da hier noch relativ einfache Trainingsübungen beträchtliche Zuwächse ermöglichen und die genannten hochspezifischen Übungen für den Hochleistungsbereich reserviert werden sollten (vgl. auch Abb. 311, S. 446).

Kindgemäße Trainingsmethoden und -inhalte

Bei der nachfolgenden Darstellung der Methoden und Inhalte zur Entwicklung der verschiedenen leistungsbestimmenden Faktoren wird – und dies stellt ein zentrales Anliegen dar – wiederholt auf die besondere Bedeutung einer variablen, kindgemäßen, vielseitigen, vielschichtigen, aber dennoch gezielten Ausbildung hingewiesen. Im Sinne von *Voß* (1993, 6) und vielen anderen soll eindringlich vor einer einseitigen Anforderungspalette gewarnt werden:

Wenn im Training fast nur auf Beschleunigungsläufe, fliegende Sprints und An-

> läufe zurückgegriffen wird, werden die Möglichkeiten, die in diesem Altersbereich (Aufbautraining) bestehen, nicht optimal genutzt.

Aufgrund des ausgeprägten Bewegungsdranges, des Bedürfnisses nach einem häufigen Wechsel der Spieltätigkeit etc. sowie physiologischer Gegebenheiten (geringere alaktazide und laktazide Kapazität) im Kindesalter haben sich die Trainingsinhalte in Qualität und Quantität den jeweiligen Altersstufen anzupassen. Oberster Grundsatz ist die *Kindgemäßheit* der Trainingsmethoden und Schulungsinhalte.

> Im Kindesalter sollten die Schnelligkeits- und Schnellkrafteigenschaften fast ausschließlich über Spielformen verbessert werden.

Anforderungen an die Schnelligkeitsausdauer sollten völlig vermieden werden. Im Vordergrund steht die Verbesserung der elementaren Schnelligkeitsvoraussetzungen und der Beschleunigungsfähigkeit, die in allen kindlichen Fange- und Haschespielen ihren Platz hat.

Wiederholungs- und intensive Intervallmethode

Methode der Wahl ist wie beim Erwachsenen die *Wiederholungsmethode*.
Beim Vergleich von Wiederholungs- und intensiver Intervallmethode wird deutlich, daß die Kinder nach Sprintbelastungen mit aktiver Trabpause (nach Erwachsenenvorbild) überfordert sind, da ihre Laufökonomie noch nicht so weit entwickelt ist, daß das „Traben" als Erholungsmaßnahme wirksam werden könnte.
Die Herzfrequenz, als Grobindikator für die allgemeine Belastung, bleibt bei einer Intervallbelastung von 8 x 20 m relativ konstant, wenn das Kind in der Pause über ein Zurückgehen sich vollständig erholen kann (Abb.

325b). Wird zurückgetrabt, dann kommt es zu einer summativen Überforderung: Das Kind wird „sauer" und hat keine Lust mehr!
Trainingsbeobachtungen zeigen, daß immer wieder Spielformen verwendet werden, die zwar kindgemäßen Charakter haben, aber zu unphysiologischen Belastungen führen: Bei Hasche- und Fangspielen sollte es stets vermieden werden, daß einer zum „Dauerfänger" wird; es ist darauf zu achten, daß die Spielvorgaben einen schnellen Wechsel sicherstellen und daß *alle* Kinder intermittierend belastet werden.
Bei den Lauf- und Sprungspielen (s. Kapitel Kraft, S. 387) ist aufgrund der geringen Azidoseresistenz (Übersäuerungswiderstandsfähigkeit) auf die richtige Streckenlänge bzw. Belastungszeit zu achten.
Bei Staffelläufen, Nummernwettläufen u. ä. sollten die Gruppenstärken so gewählt werden, daß die Pausen zwischen den Kurzeinsätzen um 60 Sekunden liegen. Spieler, die besonders belastbar bzw. leistungsstark sind, sollten ihrer Leistungsfähigkeit entsprechend mehr belastet werden. Beispiel: Bei Nummernwettläufen (s. S. 481) ruft der Trainer scheinbar rein „zufällig" diese Kinder öfters oder in kürzeren Abständen auf, die schwächeren werden hingegen entsprechend „geschont".
Bei allen Parteiballspielen 1 : 1, 2 : 2 oder 3 : 3 etc.) muß stets auf eine begrenzte Spielzeit geachtet werden. So sollte z. B. beim Spiel 1 : 1 jeweils nach ein bis zwei Minuten Spielzeit eine ausreichend lange aktive Erholungspause eingelegt werden.
Es sollte allerdings darauf geachtet werden, daß Kinder nicht nur eine längere Erholungszeit benötigen als Erwachsene, sondern daß ihre aktive Pausengestaltung auch anders aussehen muß als die von Erwachsenen (s. S. 474). In der Folge soll eine Reihe von Kleinen Spielen bzw. Spielformen vorgestellt werden, die die verschiedenen Teilfähigkeiten der Schnelligkeit separat, in Teilkomplexen bzw. gesamthaft schulen. Als besonders günstig sind Laufspiele zu beurteilen, die einen kurzen maximalen Antritt in Verbindung mit reaktionsschulenden Zusatzaufgaben beinhalten. Durch die Ein-

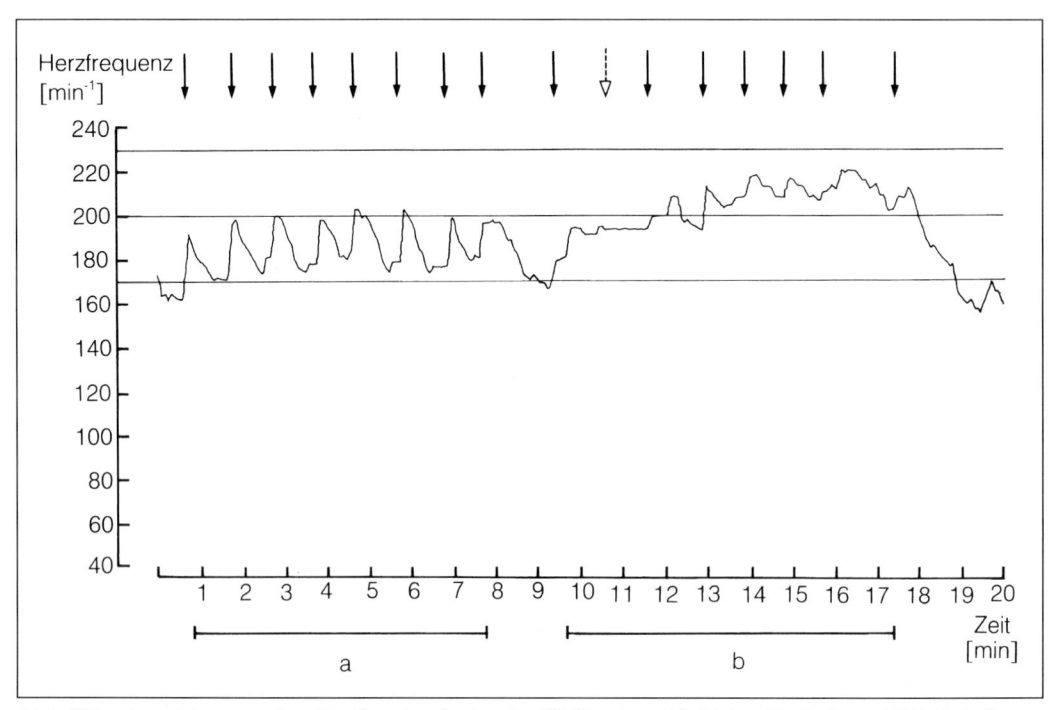

Abb. 325b Auswirkungen eines 8 x 20-m-Laufes bei der Wahl unterschiedlicher Methoden: a) Wiederholungsmethode mit vollständiger Erholung durch Gehpausen, b) Intensive Intervallmethode mit unvollständiger Erholung durch aktive Trabpausen. (Bei ↓ liegt wegen einer kurzfristigen Lockerung der Elektrode ein Artefakt vor)

beziehung von Reaktionsübungen werden auch die Wahrnehmungs-, Antizipations- und Entscheidungsschnelligkeit sowie die Aktions- und Handlungsschnelligkeit mitgeschult.

Kinder und Jugendliche müssen allmählich von einfacheren Reaktions- und Spielformen zu zunehmend komplexeren Formen geführt werden.

Inhalte zum Training der elementaren Schnelligkeitsvoraussetzungen
(vgl. auch S. 437)

> Vielfältiges Schnelligkeitstraining im Grundlagen- und zu Beginn des Aufbautrainings muß vor allem nerval/neuromuskulär vielfältig sein (*Lehmann* 1993, 4).

Lehmann (1993, 4 f.) fordert daher in besonderem Maße den vermehrten Einsatz von Trainingsinhalten, die eine variablere Schulung der elementaren Schnelligkeitsvoraussetzungen ermöglichen und belegt dies mit Beispielen aus der Schulung der zyklischen Bewegungsschnelligkeit. Hierbei verweist er auf die nachfolgende Übungspalette mit unterschiedlichen Zielsetzungen:

– Verbesserung der Differenzierungsfähigkeit
   Er versteht darunter die Fähigkeit des Sportlers, Krafteinsätze bei Schnellkraftbewegungen auf feinmotorischem Niveau differenzieren zu können. Als methodische Reihe zu ihrer Entwicklung schlägt er dabei folgendes Vorgehen vor (s. Kasten):

1. Schritt
☐ Es werden Läufe mit unterschiedlicher (nicht maximaler) Intensität durchgeführt.
☐ Nach jedem Lauf wird dem Sportler die Laufzeit mitgeteilt.

2. Schritt
☐ Es werden Läufe in unterschiedlicher (nicht maximaler) Intensität durchgeführt.
☐ Nach jedem Lauf vom Sportler die Zeit schätzen lassen und mit der tatsächlich gelaufenen vergleichen.
Sind die Abweichungen stabil gering, kann zum dritten Schritt übergegangen werden.

3. Schritt
☐ Laufzeiten für Läufe vorgeben.
☐ Vergleich mit der tatsächlich gelaufenen Zeit.
Diese Vorgehensweise ist im Prinzip mit allen genannten Trainingsmitteln nach den entsprechenden Kriterien möglich.

4. Einsatz in Spiel- bzw. Wettbewerbsform
Präzisierung des Trainingsziels:
„Heute geht es nicht darum, schlechthin den schnellsten Läufer zu ermitteln, sondern es geht um denjenigen, der beim Laufen seine koordinativen/nervalen Fähigkeiten am besten einbringt.
Beispiele:
☐ Maximaler Lauf; Laufzeit ermitteln; 90 % errechnen = Vorgabe für den zweiten Lauf; es gewinnt derjenige, der dieser Vorgabe am nächsten kommt.
☐ 3 bis 4 Läufe im Bereich der submaximalen Intensität absolvieren; es gewinnt derjenige, der bei der Schätzung der Laufzeiten in der Summe der Läufe die geringsten Abweichungen hat.
☐ 3 bis 4 Läufe im Bereich der submaximalen Intensität mit konkreter Vorgabe realisieren; es gewinnt derjenige, der in der Summe der tatsächlich gelaufenen Zeiten die geringsten Abweichungen hat.
☐ Qualitative Vorgaben realisieren; Lauf in submaximaler Intensität absolvieren; der zweite Lauf soll geringfügig schneller sein; weicht die qualitative Vorgabe ab (Lauf ist schneller), wird die Abweichung mit 5 multipliziert; der dritte Lauf soll geringfügig langsamer sein als der zweite (bei qualitativer Abweichung analoge Vorgehensweise); es gewinnt derjenige, der in der Summe der Läufe die geringsten Abweichungen von den Vorgaben hat.
(*Lehmann* 1993, 5)

– Asymmetrische Ausführung laufähnlicher Bewegungen
Ziel dieser Übungen soll es sein, gefestigte Bewegungsmuster bei zyklischen bewußt zu stören. Als geeignet empfiehlt er alle Übungen des Sprint-ABC (Kniehub, Skippings, Dribblings [Fußgelenksarbeit], Hopserlauf, Anfersen u. ä.). Dabei fordert er:
• einen deutlichen Unterschied in der Geschwindigkeit der Bewegungsausführung zwischen rechtem und linkem Bein bei annähernd gleicher Amplitude
• einen deutlichen Unterschied in der Bewegungsamplitude zwischen rechtem und linkem Bein bei annähernd gleicher Bewegungsgeschwindigkeit.
Parallel dazu soll es über die Hinzunahme koordinativer Zusatzaufgaben (z. B. Änderung der Armarbeit, Hände vor/neben/über dem Körper halten) zu einer Erhöhung der koordinativen Anforderungen kommen.

– Maximale Frequenzentwicklung bei lauf- bzw. sprintähnlichen Bewegungen
Hierbei fordert er eine höhere Variabilität bei der Durchführung typischer Frequenzübungen wie Dribbling oder Skipping: Die stets maximal durchgeführte Übung führe – und

dies belegt er am Beispiel selbst durchgeführter Untersuchungen – zur Fixierung eines Bewegungsstereotyps, der später kaum mehr perspektivisch zu beeinflussen sei. Er fordert deshalb Skippings mit unterschiedlicher Aufgabenstellung:
- mit Abstandsvorgabe (gleichmäßig, ungleichmäßig)
- unter Verwendung kleiner Hindernisse oder
- Skippings auf wechselndem Untergrund (Rasen, Sand, Turnmatte, flaches Wasser, leicht ansteigendes/abfallendes Gelände etc.)

> Bei allen Übungen ist stets auf eine maximale und qualitativ gute Bewegungsausführung zu achten.

– Lokomotionsübungen in verschiedenen Bewegungsrichtungen
Ziel dieser Übungen ist die Bereicherung und Ergänzung der vorliegenden Bewegungsmuster. Inhalte können sein:
- Läufe, Sprünge, Anfersen, Skippings, Hopserlauf, Wechselsprünge etc.
- in Verbindung mit verschiedenen Bewegungsrichtungen (vorwärts, seitwärts, rückwärts, diagonal) – mit Orientierung auf hohe Bewegungsfrequenzen oder -amplituden oder Fortbewegungsgeschwindigkeiten
- in verschiedener Kombination
- in Verbindung mit verschiedenen Spiel- und Wettbewerbsformen

– Schnelle zyklische und azyklische Bewegungen unter leichten Zwangsbedingungen
Als Beispiele nennt er:
- Treppabläufe nach individueller Vorgabe (jede Stufe; jede zweite Stufe; ein bzw. zwei Stufen im Wechsel)
- Treppabläufe mit Wechsel der Stufenanzahl nach akustischem Signal des Übungsleiters
- Sprünge vorwärts/rückwärts durch ein rotierendes Seil; einbeinig, beidbeinig, im Wechsel
- Läufe auf einer Kreisbahn bei ein, zwei oder drei schwingenden Seilen; vorwärts oder rückwärts
- Läufe auf einer Kreisbahn bei ein, zwei oder drei sich schwingenden Seilen; Änderung der Bewegungsrichtung auf Kommando des Übungsleiters
- Desgleichen in kleinen Spiel- und Wettkampfformen

Beachte: Die genannten Übungsbeispiele sind für viele Kinder ungewohnt und machen schnell deutlich, wie festgefahren viele Bewegungsmuster schon in jungen Jahren sind. Sie zeigen aber auch, daß eine gezielte Erweiterung des Übungsspektrums sich langfristig nur positiv auf die sportliche Leistungsfähigkeit auswirken kann im Sinne einer optimalen Koordinationsschulung nach dem Motto von *Hirtz* (1985) „vielseitig – variantenreich – ungewohnt". Dadurch wird auch verhindert, daß es frühzeitig zu Stabilisierungs- und Verfestigungserscheinungen von Bewegungsprogrammen kommt und das nervale System länger plastisch und damit formbar und beeinflußbar bleibt (vgl. *Lehmann* 1993, 7).

Inhalte zum Training der Reaktions- und Beschleunigungsfähigkeit

Während es für die Entwicklung der elementaren Schnelligkeitsvoraussetzungen in der Literatur bislang nicht allzu viele Übungs- und Spielform-Vorschläge gibt, stehen für diesen komplexen Faktor der Schnelligkeit unzählige Angebote zur Verfügung (vgl. DFB 1985, 39 f.; *Döbler/Döbler* 1980, 175 f.; *te Poel/Eisfeld* 1987, 31 f.; *Benedek* 1987, 211 f.; *Bisanz* 1988, 12 u. 1988, 25 u. 27; *Katzenbogner* 1988, 3-5; *Weineck* 1990, 3 f.; *Erkenbrecher* 1990, 59; *Gabriel* 1991, 28; *Katzenbogner* 1993, 29-31; *Medler* 1993, 48-50.

Im Gegensatz zum Erwachsenentraining sollten im Kindesalter keine ausschließlichen Antrittsübungen gemacht werden, weil ihr Aufforderungscharakter aufgrund der nüchternen Aufgabenstellung gering ist. Es ist daher sofort

Kinder- und Jugendtraining

die Kombination von Antritts- und Reaktionsspielformen anzustreben.

Außerdem sollte mit Kindern fast ausschließlich mit Ball gearbeitet werden, da der Ball allein schon durch die Tatsache, daß er „unberechenbar ist", eine immense Herausforderung an den kindlichen Unternehmungsgeist darstellt.

Die Reaktions- und Antrittsspiele mit vielfältigen Richtungswechseln sind für die Kinder und Jugendlichen von außergewöhnlicher Wichtigkeit, da sie die Laufgewandtheit und Wendigkeit – Eigenschaften, die für alle Sportarten von höchster Bedeutung sind – schulen und eine unabdingbare Voraussetzung für die optimale Entwicklung der verschiedenen Schnelligkeitskomponenten darstellen.

Trainingsbeobachtungen zeigen, daß u. a. die Fange- und Haschespiele, die hier eine besondere Rolle spielen, noch viel zu wenig variabel und systematisch – also mit steigendem Anforderungsprofil – eingesetzt werden.

Beachte: Antrittsübungen lassen sich durch die Veränderungen der Rahmenbedingungen in vielfacher Weise gestalten (vgl. auch *Gabriel* 1991, 27):

● *Variation der Bewegungsausführung:*
Aus dem Stand, Gehen, Traben; aus einem Steigerungslauf heraus; in begrenzten Zonen; im Zusammenhang mit Tempowechselläufen; aus dem vorwärts, seitwärts oder rückwärts Laufen; aus der Bauch-, Rücken- oder Seitlage; aus dem Liegestütz vorlings oder rücklings; aus dem Knie- oder Hockstand; aus Drehungen heraus oder im Anschluß an Sprünge.
Die Antritte können geradeaus, mit Richtungswechsel zur Seite bzw. nach vorwärts, ohne und mit Zusatzaufgaben erfolgen.

● *Variation der Startsignale:*
Unterschiedliche Signale:
– Rufen (Name, Nummer, Begriffe)
– Klatschen (einmal oder mehrmals)
– Pfeifen (einmal oder mehrmals)
– Bewegte Objekte (Ball, Mitspieler)
– Abschlagen

● *Variation der Teilnehmer*
– Einzelläufe/-spiele
– Partnerläufe/-spiele
– Gruppenläufe/-spiele
– Massenläufe/-spiele

Als exemplarische Inhalte zur Verbesserung der Reaktions- und Antrittsschnelligkeit kommen in Frage (vgl. auch *Weineck* 1992, 476):

1. Antrittsübungen allein, partnerweise, in der Gruppe

Auf verschiedene Signale starten die Kinder aus unterschiedlichen Ausgangsstellungen (Stehen, Sitzen, Liegen in der Bauch- oder Rückenlage, Hockstand etc.)

– Hütchenlauf (Abb. 326)
– Slalomsprint (Abb. 327)

● *Tag und Nacht* (Schwarz-weiß, Eins-zwei) (Abb. 328):
Durchführung: Zwei in etwa gleichstarke Gruppen liegen sich in Linie (nebeneinander) in Bauch- oder Rückenlage gegenüber (Abstand etwa 3–4 m). Beim Ruf des Trainers „Tag" (Farbe, Zahl) verfolgt die Gruppe „Tag" die Gruppe „Nacht" und umgekehrt. Die weglaufende Gruppe muß vor Erreichen einer Markierungslinie (u. U. Mittellinie und 16-m-Linie) abgeschlagen werden.

Variation: Der Trainer erzählt. Wenn in der Geschichte „Tag" oder „Nacht" (bzw. Farbe oder Nummer) vorkommt, müssen die Kinder starten!

● *Zauberer:*
Der „Zauberer" steht, sitzt oder liegt der restlichen Gruppe in einem Abstand von 3–4 m gegenüber und macht bestimmte Bewegungen vor, die von der Gruppe nachgemacht werden müssen. Während seiner Vorführung startet der „Zauberer" plötzlich in Richtung Gruppe und versucht irgendeinen Spieler abzuschlagen. Die „Zuschauer" müssen bei den Übungen

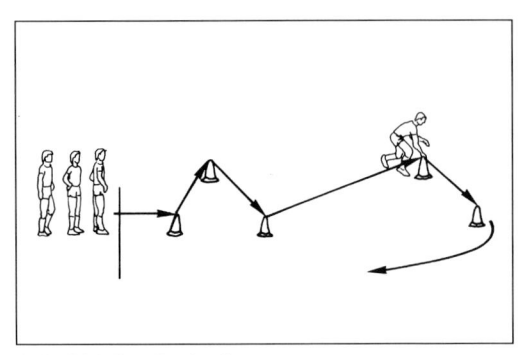

Abb. 326 Hütchenlauf

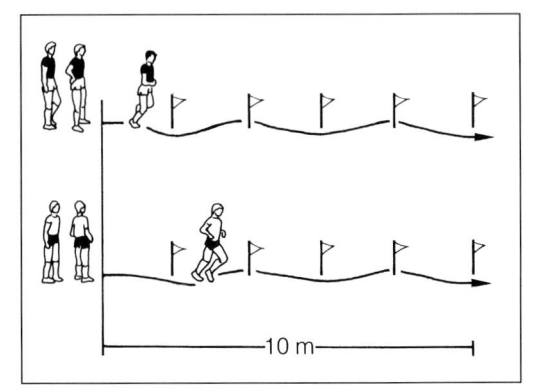

Abb. 327 Slalomsprint

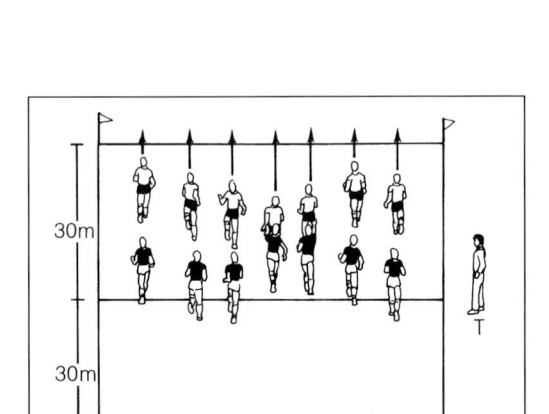

Abb. 328 Tag und Nacht

demnach stets darauf bedacht sein, trotz Bewegungsimitation noch entfliehen zu können. Beachte: Der Zauberer eignet sich bei guter Auswahl hervorragend für die Durchführung gymnastischer Übungen die dadurch erheblich „spannender" werden.

● *Knobelhasche:*
Zwei Kinder stehen sich im Abstand von 1–2 m gegenüber und „knobeln" mit drei Zeichen (Faust = Stein; flache Hand = Papier; Daumen, Zeige- und Mittelfinger abgespreizt = Schere) im Rhythmus. Stein „zerschlägt die Schere" bedeutet, daß das Kind, das den Stein gemacht hat, gewinnt und sofort sein Gegenüber verfolgt. Papier „wickelt Stein ein" bedeutet, daß das Kind, das das Zeichen für Papier gemacht hat, gewinnt und Verfolger ist. Schere „zerschneidet Papier" bedeutet, daß das Kind, das die Schere gezeigt hat, der Verfolger ist. Der Flüchtende versucht, sich hinter eine Sicherheitslinie zu retten.

Variation: Nicht der Gewinner verfolgt, sondern der Verlierer. Das Spiel ist äußerst schwierig, da die „Standardsituation", daß der Gewinner verfolgt, aufgegeben wird.

● *Staffelhasche* (Abb. 329):
Durchführung: Eine Gruppe steht in einem begrenzten Feld (z. B. dem 16-m-Raum) und versucht den Fängern der zweiten Gruppe – sie stehen in Reihe außerhalb der Begrenzungslinien – im vorgegebenen Rahmen zu entkommen. Hat der erste Fänger einen Läufer der Gegenpartei erwischt, so startet sofort der zweite Läufer der Fängerpartei und nimmt die Verfolgungsjagd auf. Wie lange braucht die Fängergruppe insgesamt, bis sie jeweils einen Läufer der Gegenpartei abgeschlagen hat? Nach einem Spieldurchgang werden Fänger- und Läufergruppe ausgetauscht!
Da sich bei diesem Fangspiel die Fangsituation laufend ändert – sowohl Verfolger als auch Verfolgungsrichtung ändern sich in schneller Folge – wird von den weglaufenden Spielern nicht nur ein gutes Antrittsvermögen, sondern auch

Kinder- und Jugendtraining

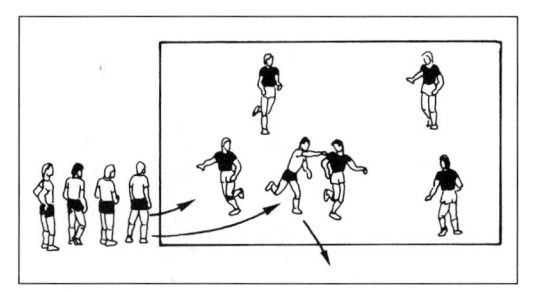

Abb. 329 Staffelhasche

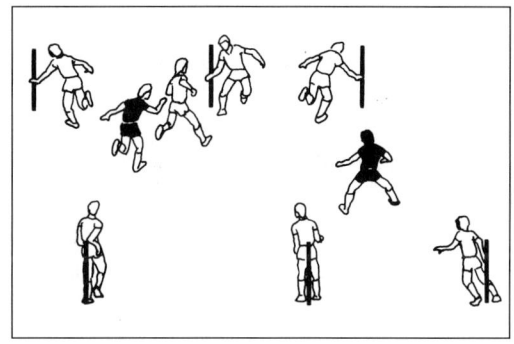

Abb. 330 Fangen vor Markierungen (nach DFB 1985, 40)

eine gute Beobachtungsgabe und ein schnelles „Umschalten" verlangt.

• *Fangen vor Markierungen* (Abb. 330):
Durchführung: Im Feld stehen mehrere Markierungen (Fahnenstangen, Hütchen). Spieler, die sich dort befinden, dürfen nicht gefangen werden. An jeder Markierung darf nur ein Spieler stehen. Kommt ein zweiter Spieler an die Markierung, muß der erste weg!

Variation: Das Spiel kann auch als Platzwechselspiel durchgeführt werden. Alle Fähnchen sind besetzt, einige Spieler (Fänger) sind ohne „Platz". Auf Kommando des Trainers (Handzeichen, Ruf) müssen die Kinder die Fähnchen wechseln. Bei dieser Gelegenheit können sie von den Fängern abgeschlagen werden (mit Aufgabenwechsel).

• „*Geier und Henne*" (Abb. 331):
Durchführung: Ein Kind ist der „Geier", der versucht eines der von der „Henne" gedeckten Küken (sie stehen in Reihe hinter der Henne und halten sich jeweils mit den Händen an der Hüfte des Vordermannes fest) durch ständige Richtungswechsel und nachfolgende Antritte abzuschlagen.
Dieses kleine Spiel beinhaltet die Schulung von Lauffinten (vorbereitende Übung zum „Freilaufen"), schnellem situationsadäquatem Reagieren (Gegnerbeobachtung) und Antritts-

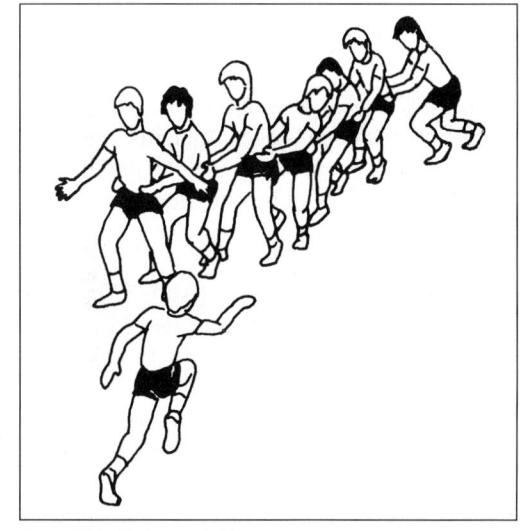

Abb. 331 Geier und Henne

vermögen und eignet sich vor allem für Sportspiele.
Beachte: Das Spiel sollte mit einem gewandten und antrittsschnellen „Geier" begonnen werden. Da das Spiel durch die ständige Bewegung für den „Geier" und die „Henne" sehr anstrengend ist, müssen diese Kinder bei erfolglosem „Geier" bald ausgewechselt werden.

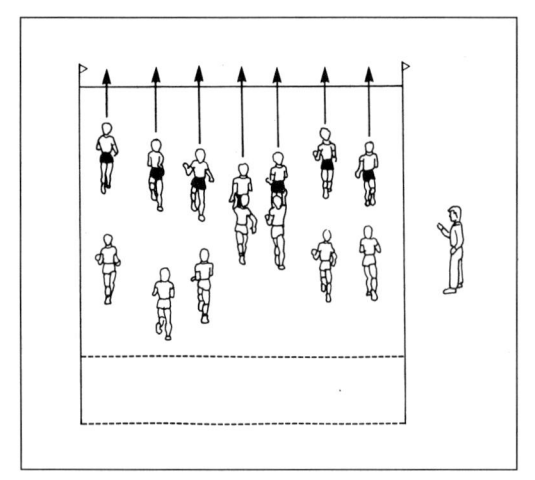

Abb. 332 Partnerfangen

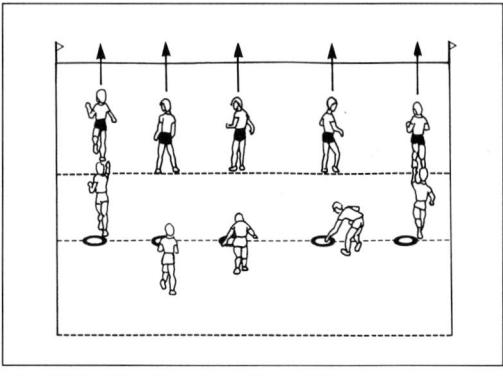

Abb. 333 „Start" gegen „fliegend"

- *Partnerfangen* (Abb. 332):
Zwei Linien stehen (liegen, kauern) hintereinander. Auf Kommando versucht der hintere Partner, den vorderen bis zu einer bestimmten Marke zu fangen.

- *„Start" gegen „fliegend"* (Abb. 333):
„Die Starter" (P 2) stehen an der Mittellinie eines etwa 40 m langen Feldes. In etwa fünf Metern Entfernung liegt ein Fahrradreifen. Der „fliegende" Partner (P 1) nähert sich diesem trabend. Sobald er ihn betritt/berührt, darf der Starter weglaufen. Der Partner muß nun versuchen, ihn bis zu einer bestimmten Linie zu fangen.

- *„Komm mit – lauf weg"* (Abb. 334):
Durchführung: Mehrere Reihen stehen sternfömig (Gesicht zur Mitte) im Kreis. Ein Spieler läuft außen um die Gruppen herum. Durch Zuruf „Komm mit" oder „Lauf weg" nimmt er eine Gruppe mit oder läßt sie in die andere Richtung laufen. Wer zuletzt die Ausgangsplätze erreicht, läuft weiter.

- *Alle durch den Reifen* (Abb. 335):
Bei diesem Spiel werden Schnelligkeit und Geschicklichkeit miteinander kombiniert. In einiger Entfernung von den Mannschaften wird für

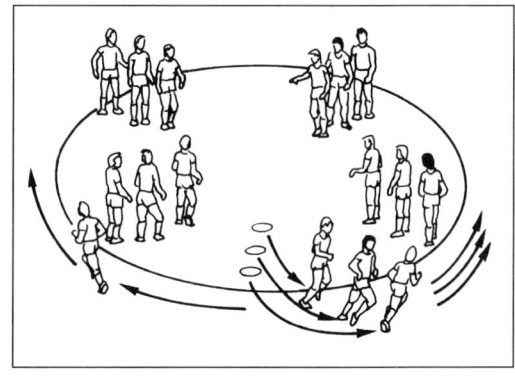

Abb. 334 „Komm mit – lauf weg"

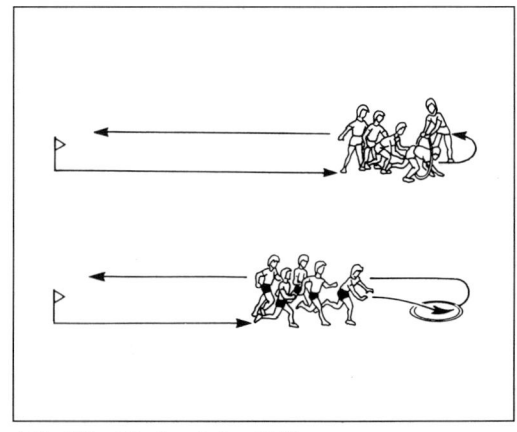

Abb. 335 Alle durch den Reifen

Kinder- und Jugendtraining

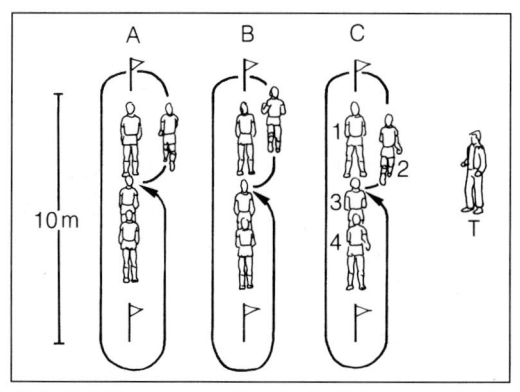

Abb. 336 Nummernwettlauf in Reihe

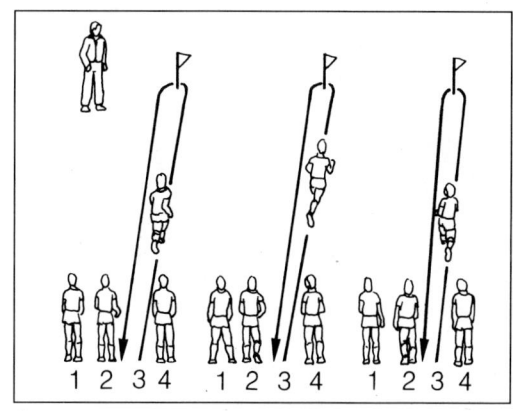

Abb. 337 Nummernwettlauf in Linie

jeden ein Reifen auf den Boden gelegt. Die Mannschaften sprinten geschlossen zu ihrem Reifen, schlüpfen alle durch ihn hindurch und kehren wieder zur Ausgangsposition zurück.

2. Nummernwettläufe:

- **In Reihe** (Abb. 336):
Der Trainer ruft abwechselnd Nummern auf. Die Aufgerufenen laufen in höchstem Tempo an ihrer Gruppe vorbei, um die vordere Fahnenstange (Hütchen) herum, zurück an der Gruppe vorbei, um die hintere Fahnenstange (Hütchen) herum und auf ihre Plätze zurück. Der Erste erhält drei Punkte, der Zweite zwei, der Letzte einen Punkt. Die ersten Spieler der Gruppe A, B und C zählen die Punkte ihrer Reihe zusammen. Welche Gruppe erzielt die meisten Punkte?

- **In Linie** (Abb. 337):
Wie oben wird nach Nummernaufruf durch den Trainer gestartet.

- **Im Kreis** (Abb. 338):
Drei bis vier Mannschaften von vier bis sechs Läufern stehen/gehen gruppenweise dicht hintereinander und mit gleichem Abstand zu den anderen Teams auf der Linie des Mittelkreises. Die Läufer der Gruppen werden jeweils durch-

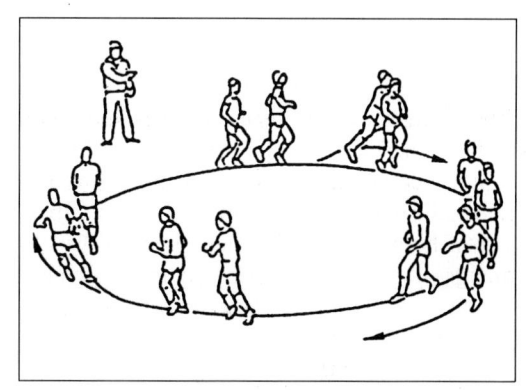

Abb. 338 Nummernwettlauf im Kreis

numeriert. Der Läufer mit der vom Trainer aufgerufenen Positionsnummer schert jeweils aus, umrundet außen den Kreis und versucht, als erster wieder in der Lücke seiner Gruppe zu sein.

- **Im Oval** (Abb. 339):
Jede Mannschaft legt ihre Reifen in Reihe hintereinander aus, und jeder Sprinter besetzt einen Reifen. Die Positionen sind durchnumeriert, so daß jeder eine Nummer hat. Die aufgerufene Nummer sprintet in festgelegtem Umlaufsinn um die eigene Reifenreihe herum, bis die Ausgangsposition wieder erreicht ist. Wer ist schneller?

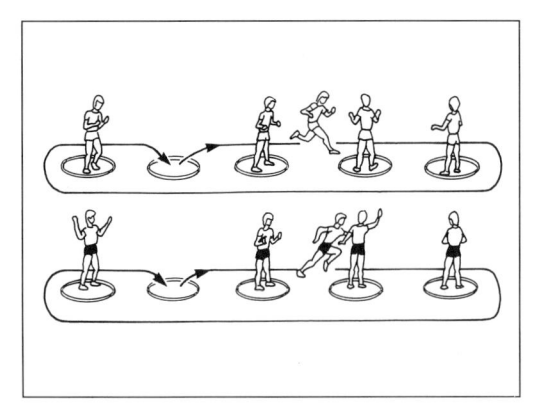

Abb. 339 Nummernwettlauf im Oval

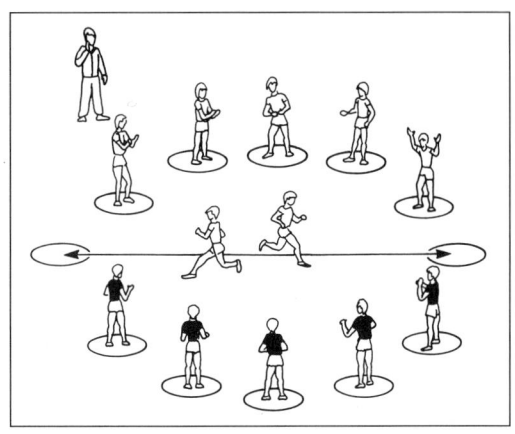

Abb. 340 Nummernwettlauf im Kreis mit Seitenwechsel

3. Platzwechsel- und Platzsuchspiele

Diese Spiele erfordern ein schnelles Reagieren und Antreten. Zusätzlich sind sie zur Verbesserung der für die Spiele so wichtigen räumlichen Orientierungsfähigkeit (= Spielübersicht) hochgradig geeignet. Die Wahrnehmungs-, Antizipations-, Entscheidungsschnelligkeit werden hierbei besonders gefordert und gefördert!

● *Linienwechsel:*
Durchführung: Aus der Bauchlage hinter der Torauslinie und der 16-m-Linie auf Pfiff Seitenwechsel. Beachte: Bei ungeschulten Kindern (v. a. Schülerbereich) kann es zu folgenschweren Zusammenstößen kommen, wenn die aufeinander zulaufenden Gruppen zu dicht nebeneinander laufen. Abstand dem Leistungsvermögen anpassen.

● *Stabwechsel:*
Durchführung: Je zwei Kinder stehen sich in einem bestimmten Abstand gegenüber (anfangs etwa ein Meter, später drei Meter und mehr) und halten einen Gymnastikstab (o. ä.) senkrecht auf dem Boden. Welches Paar schafft es, mit dem größtmöglichen Abstand den Platz zu wechseln, ohne daß er umfällt (er muß mit der Hand aufgefangen werden!). Die besondere Schwierigkeit dieser Übungsform besteht darin, daß der Antritt mit einer Zusatzaufgabe verbunden wird, die das periphere Sehen mitschult.

● *Platzwechsel im Kreis*
Die Reifen werden im Kreis ausgelegt und von zwei Mannschaften so besetzt, daß gegenüberliegende Reifen gleiche Nummern tragen. Die mit ihrer Nummer aufgerufenen Sprinter wechseln möglichst schnell die Seite und versuchen, den gegenüberliegenden Reifen als erste zu erreichen (s. Abb. 340).

Variation: Aufstellung wie vorher, jedoch mit einem Umlaufmal in der Kreismitte. Die mit ihrer Nummer aufgerufenen Sprinter umlaufen die markierte Kreismitte und versuchen, ihre Ausgangsposition wieder vor dem anderen zu erreichen.

Diese kurze Auflistung erhebt keinen Anspruch auf Vollständigkeit; sie kann beliebig ergänzt und modifiziert werden. Anliegen dieser Aufzählung sollte es vielmehr sein, Möglichkeiten einer variablen Schnelligkeits-, Schnellkraft- und Reaktionsschulung aufzuzeigen.
Mit zunehmendem Alter treten an die Stelle der reinen Spielformen vermehrt die Trainingsinhalte aus dem Erwachsenentraining (nach der Pubertät und mit beginnender Adoleszenz).

Zusammenfassend läßt sich feststellen:

> Alle Kleinen Spiele sollten der Leistungsfähigkeit der Teilnehmer angepaßt und verändert werden. Entsprechend der jeweiligen Zielsetzung sollten die Spiele verändert und aufgabenorientiert adaptiert werden. Die Kinder sollten nicht mit Formen überfordert werden, die ihre Auffassungsgabe überschreiten. Dies erfordert vom Trainer eine variable Handhabung der Spiele.

Aufgrund des ausgeprägten Bewegungsdranges, des Bedürfnisses nach einem häufigen Wechsel der Spieltätigkeit etc. sowie physiologischer Gegebenheiten (geringere alaktazide und laktazide Kapazität) im Kindesalter haben sich die Trainingsinhalte in Qualität und Quantität den jeweiligen Altersstufen anzupassen. Oberster Grundsatz ist die *Kindgemäßheit* der Schulungsinhalte.

Zu beachten ist vor allem die richtige Auswahl der Streckenlänge und die Zahl der Wiederholungen: Es sollten kurze Strecken unter sich ständig wechselnden Aufgabenstellungen gelaufen werden.

Methodische Grundsätze für das Schnelligkeitstraining im Kindes- und Jugendalter
(vgl. *Weineck* 1993, 31–32)

– Die Schnelligkeit sollte schon frühzeitig geschult werden, damit der genetisch begrenzte Raum vor Abschluß der vollständigen Entwicklung des ZNS u. U. erweitert werden kann.
– Die Schnelligkeit bzw. die sie bedingenden Fähigkeiten sind differenziert zu entwickeln. Erst erfolgt die Ausbildung der elementaren Schnelligkeitsvoraussetzungen, dann die der komplexen mit adäquaten Methoden und Inhalten. Im Grundlagentraining sollte noch kein Wert auf die Entwicklung der komplexen Schnelligkeitskomponente „Schnelligkeitsausdauer" gelegt werden.

Erst zu Beginn des Aufbautrainings tritt das komplexe, disziplinspezifische Beschleunigungs- und Schnelligkeitstraining in den Vordergrund. Eine weitere Schulung der elementaren Leistungsvoraussetzaungen darf jedoch auch hier nicht vernachlässigt werden.

– Die Entwicklung der elementaren Schnelligkeitsvoraussetzungen ist im Kindes- und Jugendalter nicht nur bedeutsam für schnelligkeitsdeterminierte Sportarten und Disziplinen, sondern auch für Sportarten/Disziplinen mit hohen Ausdauer-, Kraft- bzw. technischen Anforderungen.

Das Kinder- und Jugendtraining ist in allen Trainingsbereichen schnelligkeitsorientiert zu gestalten.

– Die Kompliziertheit vieler Wettkampfbewegungen sowie der noch geringe Entwicklungsstand energetischer und körperbaulicher Voraussetzungen gestatten im Kinder- und Jugendtraining oftmals noch nicht ein den perspektivischen Anforderungen der Wettkampfbewegung entsprechendes Schnelligkeitstraining. Schnelligkeitsübungen zeichnen sich in diesem Altersbereich dadurch aus, daß die Kraftanforderungen gegenüber der Wettkampfbewegung minimiert werden, bzw. Übungsbedingungen geschaffen werden, die besonders hohe Bewegungs- und Handlungsgeschwindigkeiten sowie eine schnelle Situationserkennung und -verarbeitung gestatten (*Bauersfeld/Voß* 1992, 85).
– Es ist auf die Ausnutzung der sensitiven Entwicklungsabschnitte (Zeit der höchsten Zuwachsraten) zu achten.
– Da die Entwicklung der elementaren Schnelligkeitsvoraussetzungen, ausgedrückt durch den Schnelligkeitsquotienten, im wesentlichen im Alter von 7 bis 9 Jahren sowie von 12 bis 14 (Mädchen) bzw. 13 bis 15 (Jungen) Jahren erfolgt, muß vor allem in diesen sensitiven Phasen eine vielseitige koordinative Laufschulung stattfinden.
– Die Entwicklung elementarer neuromuskulärer Bewegungsprogramme, die das Errei-

chen von Spitzenleistungen im Hochleistungsalter ermöglichen, ist eine wesentliche Aufgabe des Grundlagen- und Aufbautrainings.
- Das frühe und späte Schulkindalter stellt das „beste Lernalter" dar. Die guten physischen – günstige Last/Kraft- bzw. Hebelverhältnisse – wie psychischen Voraussetzungen – Bewegungsdrang, Neugier, Risikofreudigkeit, positive Grundstimmung, hohe Sportbegeisterung – machen eine vielseitige und bereits auf einem hohen Ausführungsniveau stehende Schulung aller grundlegenden Techniken möglich.
- Schon bei Kindern sollte auf eine optimale Bewegungsökonomie (Lockerheit, Entspannungsfähigkeit) geachtet werden. Trainingsinhalte, die dieser Zielsetzung folgen, sollten im jeweiligen Lauf-ABC enthalten sein.
- Das Interesse von Kindern ist auf Kurzweil, Abwechslung, Spaß und spielerisches Wetteifern ausgerichtet. Aus diesem Grunde sollte über viele Kleine Spiele, variantenreich und vielfältig das Thema „Schnelligkeit" angegangen werden. Unter „Vielseitigkeit" sollte jedoch kein „buntes Allerlei" verstanden werden, sondern eine zielgerichtete Vielseitigkeit, die die sprintrelevanten Schnelligkeitsprogramme optimiert.
Die Forderung nach einer vielseitigen Ausbildung sollte sich unter anderem in einer polysportiven Schulung niederschlagen. Schnelles Laufen wird z. B. in den verschiedenen Ballspielen oftmals wesentlich vielfältiger, freudevoller und abwechslungsreicher geübt als in der traditionellen Leichtathletik.
- Schnelligkeit entwickelt sich in Abhängigkeit vom biologischen Alter oft recht unterschiedlich: Akzelerierte Kinder- und Jugendliche erreichen aufgrund höherer Kraftvoraussetzungen vielfach bereits sehr früh herausragende Laufleistungen. Retardierte hingegen weisen erst später und oftmals sprunghaft eine Verbesserung ihrer Laufleistungen auf.
- Die Übungsintensität ist so zu wählen, daß die für die Entwicklung der Schnelligkeit erforderlichen hohen und höchsten Intensitätsgrade erreicht werden.
Um jedoch die frühzeitige Ausbildung eines später schwer beeinflußbaren motorischen Stereotyps (fixiertes zentralnervöses Bewegungsprogramm) zu vermeiden, muß dieses Intensitätsmaximum in äußerst vielfältiger Weise in den Trainingsprozeß integriert werden.
- Die Übungsdauer ist so zu gestalten, daß gegen Ende der Übung die Geschwindigkeit infolge eintretender Ermüdung nicht absinkt. Für Kinder bedeutet dies, daß Streckenlängen und Zeiträume vermieden werden sollten, die zu einer ausgeprägten Übersäuerung und damit verbundenen Verschlechterung der koordinativen Leistungsfähigkeit führen. Im zyklischen Bereich sollten Belastungszeiten – je nach Alter und Trainingszustand – von maximal drei bis fünf Sekunden entsprechend der bei Kindern vorliegenden geringen alaktaziden Kapazität nicht überschritten werden.
- Die optimale Streckenlänge richtet sich nach dem Trainingsziel: Soll das Beschleunigungsvermögen geschult werden, ist eine Streckenlänge auszuwählen, die dem diesbezüglichen, individuellen Leistungsstand entspricht (15 bis 30 m); soll hingegen der Abschnitt der maximalen Geschwindigkeit geschult werden – er liegt im Kinderbereich etwa bei 20 bis 30 m –, so muß nach fliegendem Start in etwa diese Strecke gelaufen werden.
Ist schließlich die Schulung der Schnelligkeitsausdauer Ziel des Trainings – dies sollte sicherlich erst im Aufbautraining bei allmählicher Progression ins Auge gefaßt werden – werden altersentsprechende Strecken ausgewählt, die etwas über die Wettkampfstrecke hinausgehen.
- Die Pausen zwischen wiederholten Belastungen müssen eine optimale Wiederherstellung der Leistungsfähigkeit gewährleisten. Empfohlene Pausenlängen bei Laufserien: vier bis sechs Minuten.
Bei der Durchführung von kindgemäßen Staffeln mit ultrakurzen Distanzen (15 bis

Kinder- und Jugendtraining

Trainingsinhalte	Grundlagentraining		Aufbautraining
	(Grundschulung) 8 bis 11 Jahre	(zielorientiertes Üben) 12 bis 15 Jahre	(1. Phase) 12 bis 15 Jahre
Spiel- und Wettbewerbsformen	– Sportspiele – kleine Spiele mit ausgewählten Schwerpunkten – Begeisterung für gemeinsames Üben	– koordinativ und/oder konditionell zielgerichtet (Springen, Werfen, Stoßen, Laufen) – Sportspiele (Technik)	– vorwiegend Sportspiele (evtl. zielgerichtet modifiziert, z. B. Grundlagenausdauer)
Sprint-ABC/Technik	– technisch saubere Fußgelenksarbeit – Lauf als Ballenlauf	– technisch saubere Ausführung aller Sprint-ABC-Übungen – grundlegende koordinative Voraussetzungen (vgl. Text)	– Tiefstart – Sprintlauf (entspanntes Laufen in unterschiedlichen Intensitäten) – Hürdenlauf
koordinativ vielfältiges Lokomotionstraining	Spiel- und Wettspielformen mit Variation der – Bewegungsrichtung – Bewegungsart – Bewegungsfrequenz – Bewegungsamplitude Spiel- und Wettspielformen mit Kopplung der genannten Aspekte	– unterschiedliche Bewegungsrichtungen, -arten – maximale Frequenzen – Differenzierung linkes/rechtes Bein – asymmetrisches Training	– in Vorbereitung und als Bestandteil von Trainingseinheiten des Beschleunigungs- und Schnelligkeitstrainings
Staffeltraining	Spiel- und Staffelformen mit Stabübergabe	– Staffelformen (Stabübergabe entscheidend, z. T. im Wechselraum)	– wettkampfgemäßer Stabwechsel, wobei Stabzeit entscheidend
Beschleunigungs-/Schnelligkeitstraining (Sprintläufe)	kein Schwerpunkt (in mäßigen Abständen als Kontrolle)	– vorwiegend zur Realisierung der technisch-koordinativen Schwerpunkte (vgl. Text) – in mäßigen Abständen als Test bzw. Kontrolle	– systematische Entwicklung der 30-m-Tiefstart- und 30-m-fliegend-Zeit
Schnelligkeitsdauertraining		(einzelne Spielformen in Teilphasen laktazid belastend)	beginnendes Schnelligkeitsausdauertraining (vorwiegend extensiv, mit kurzen Läufen)

Tab. 59 Akzentuierung der Ausbildungsinhalte zur Schnelligkeitsentwicklung in den einzelnen Etappen (nach *Lehmann* 1993, 16)

20 m) genügen bereits Pausen von etwa einer Minute zur vollständigen Regeneration.
– Der langfristige Trainingsprozeß ist so zu strukturieren, daß vom Leichten zum Schwierigen voranschreitend die Grundlagen für möglicherweise höchste Leistungsentfaltung rechtzeitig und umfassend vermittelt werden.

– In der ersten puberalen Phase kommt es über das akzentuierte Längenwachstum oft zu nicht proportional verlaufenden Veränderungen bezüglich der Kraft/Last- bzw. Hebelverhältnisse: Dies kann zu einer Verschlechterung des Schnelligkeitsquotienten führen. Werden monoton und überwiegend maximale Läufe (mit Start oder „fliegend")

über einen längeren Zeitraum absolviert, kann es dazu kommen, daß sich der verschlechterte Bewegungsstereotyp fixiert und zur Ausbildung einer Geschwindigkeitsbarriere führt.
- Nur bei optimaler Entwicklung aller leistungsbestimmenden Faktoren der Schnelligkeit – sie betreffen nicht nur die beiden Hauptkomponenten Koordination und Kraft, sondern auch Beweglichkeit und eine ausreichend entwickelte Grundlagenausdauer sowie psychische Faktoren – kann im Hochleistungsalter das individuelle Maximum erzielt werden. Dies aber ist nur bei entsprechenden „Vorarbeiten", im Grundlagen- und Aufbautraining zu erreichen.

Eine zusammenfassende Übersicht über die Schwerpunkte der Ausbildungsinhalte für den leichtathletischen Sprint im Grundlagen- und Aufbautraining gibt Tabelle 59.

Beachte:

> Im Grundlagentraining stehen mehr die elementaren, im Aufbautraining mehr die komplexen Leistungsvoraussetzungen im Vordergrund (vgl. *Voß* 1993, 6; *Lehmann* 1993, 16).

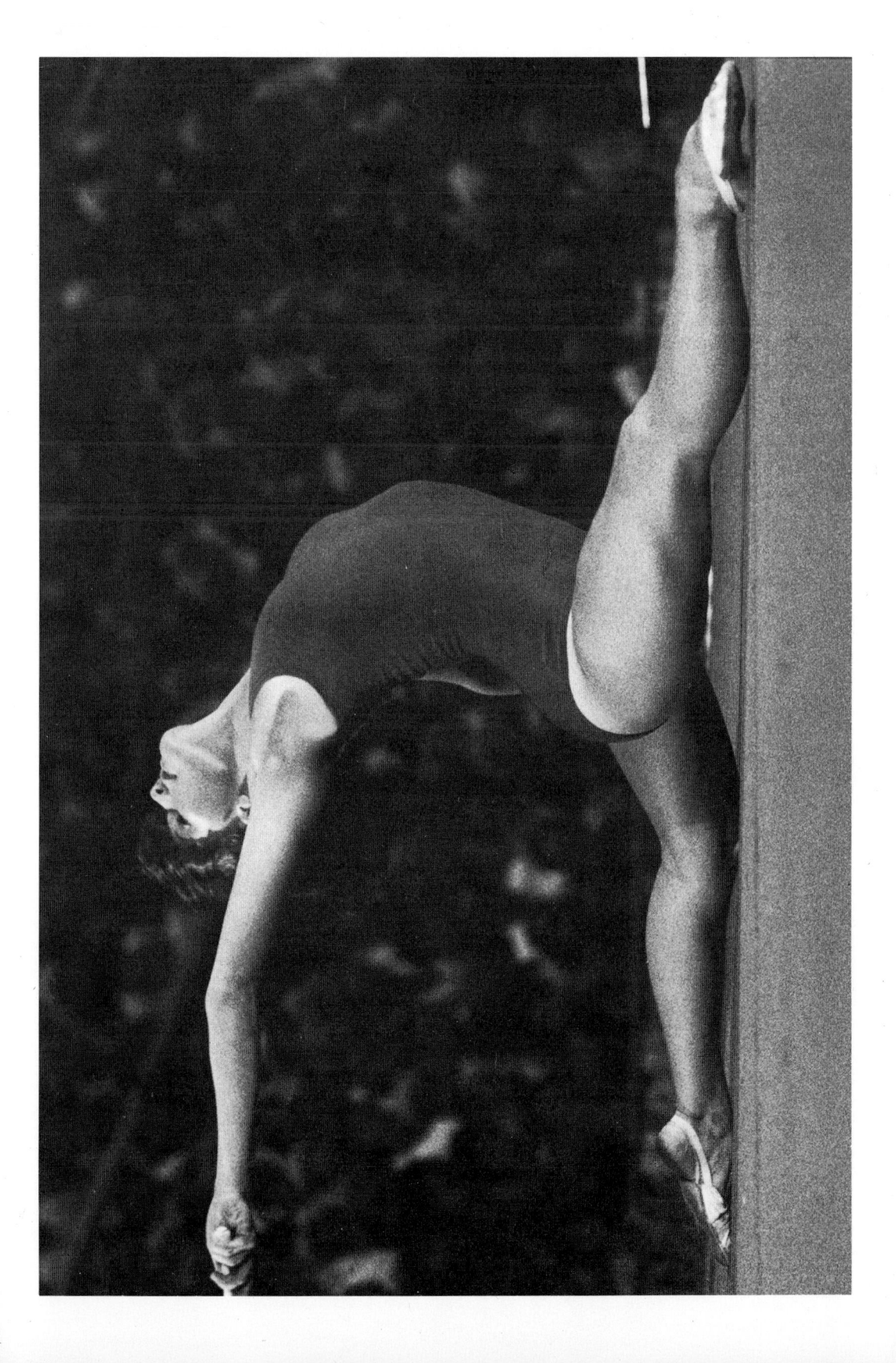

15 Beweglichkeitstraining

Die Beweglichkeit stellt ein relativ eigenständiges Merkmal der sportlichen Leistungsfähigkeit dar (s. Abb. 2) und nimmt innerhalb der motorischen Hauptbeanspruchungsformen eine Mittelstellung zwischen konditioneller und koordinativer Fähigkeit ein.

Begriffsbestimmung

> Die Beweglichkeit ist die Fähigkeit und Eigenschaft des Sportlers, Bewegungen mit großer Schwingungsweite selbst oder unter dem unterstützenden Einfluß äußerer Kräfte in einem oder in mehreren Gelenken ausführen zu können.

Als gleichsinnige Begriffe für Beweglichkeit gelten allgemein *Flexibilität* bzw. *Biegsamkeit*. *Gelenkigkeit* (die Struktur des Gelenkes betreffend) und *Dehnungsfähigkeit* (die Muskeln, Sehnen, Bänder und Kapselapparate betreffend) hingegen sollten als Komponenten und damit als Unterbegriffe der Beweglichkeit verstanden werden (*Frey* 1977, 351).

Arten der Beweglichkeit

Man unterscheidet zwischen *allgemeiner* und *spezieller*, *aktiver* und *passiver* sowie *statischer* Beweglichkeit:
Von *allgemeiner Beweglichkeit* wird gesprochen, wenn sich die Beweglichkeit in den wichtigsten Gelenksystemen (Schulter- und Hüftgelenk, Wirbelsäule) auf einem ausreichend entwickelten Niveau befindet. Es handelt sich hierbei also um einen relativen Maßstab, da die allgemeine Beweglichkeit je nach Anspruchsniveau (Freizeit-, Hochleistungssportler) verschieden stark ausgeprägt sein wird (vgl. *Martin* 1977, 158).

Von *spezieller Beweglichkeit* wird gesprochen, wenn sich die Beweglichkeit auf ein bestimmtes Gelenk bezieht. So benötigt z. B. der Hürdenläufer eine akzentuierte Beweglichkeit im Hüftgelenk.

Als *aktive Beweglichkeit* bezeichnet man die größtmögliche Bewegungsamplitude in einem Gelenk, die der Sportler aufgrund der Kontraktion der Agonisten – und der dazu parallel verlaufenden Dehnung der Antagonisten – realisieren kann.

Als *passive Beweglichkeit* bezeichnet man die größtmögliche Bewegungsamplitude in einem Gelenk, die der Sportler durch Einwirkung äußerer Kräfte (Partner, Zusatzgeräte) allein durch die Dehnung bzw. Entspannungsfähigkeit der Antagonisten erreichen kann (vgl. *Harre* 1976, 172).

> Die *passive* Beweglichkeit ist stets größer als die *aktive* Beweglichkeit.

Die Differenz zwischen passiver und aktiver Beweglichkeit bezeichnet man als *Bewegungsreserve* (*Frey* 1977, 352). Sie gibt u. a. Aufschluß über die Verbesserungsmöglichkeiten der aktiven Beweglichkeit durch eine gezielte

Kräftigung der Agonisten bzw. vermehrte Dehnfähigkeit der Antagonisten.

Als *statische* Beweglichkeit wird das Halten einer Dehnungsstellung über einen bestimmten Zeitraum bezeichnet. Sie spielt beim sogenannten *Stretching* (s. S. 497) eine entscheidende Rolle.

Bedeutung der Beweglichkeit

Die Beweglichkeit ist eine elementare Voraussetzung für eine qualitativ und quantitativ gute Bewegungsausführung (*Harre* 1976, 170). Ihre optimale, d. h. den Erfordernissen der jeweiligen Sportart angepaßte, Ausbildung wirkt in komplexer Weise positiv auf die Entwicklung physischer Leistungsfaktoren (z. B. Kraft, Schnelligkeit u. a.) bzw. sportlicher Fertigkeiten (z. B. Techniken).
Bei erhöhter Beweglichkeit können Übungen mit großer Bewegungsamplitude kräftiger, schneller, leichter, fließender und ausdrucksvoller ausgeführt werden (vgl. *Bull/Bull* 1980, 678).
Die Beweglichkeitsschulung ist damit ein nicht austauschbarer Bestandteil des Trainingsprozesses.
Im einzelnen stellen sich die Vorteile einer optimal (nicht maximal!) entwickelten Beweglichkeit wie folgt dar:

– Optimierung der qualitativen und
  quantitativen Bewegungsausführung

Ohne eine ausreichend dehnungs- und damit entspannungsfähige Muskulatur ist eine koordinativ bzw. technisch vollendete Bewegung kaum möglich, da die Bewegung keine optimale räumlich-zeitliche dynamische Ausführung erfahren kann.
Die spielerische Leichtigkeit und Anmut einer Ballettänzerin, einer Tänzerin, einer Turnerin oder einer Eiskunstläuferin ist in einem nicht unerheblichen Maße auf eine hochgradig entwickelte Beweglichkeit zurückzuführen. Sie schafft die Voraussetzung für eine ästhetisch ansprechende Ausdruckskraft vieler Ganzkörper- oder Teilkörperbewegungen.

> Eine erhöhte Beweglichkeit führt zu einer Optimierung des Bewegungsflusses, der Bewegungsharmonie und des Bewegungsausdrucks.

– Optimierung der koordinativen und
  technischen Leistungsfähigkeit sowie
  des motorischen Lernprozesses

Im sportlichen Trainingsprozeß ist die Ausführung verschiedener Bewegungen – man denke an verschiedene Turntechniken oder Elemente aus der rhythmischen Sportgymnastik, die eine extreme Spreizfähigkeit im Hüftgelenk erfordern – ohne eine entsprechend ausgebildete Beweglichkeit nicht möglich. Wie sollte ein Seitspagat oder Querspagat am Boden, ein Übergrätschen am Reck oder gar eine „Billmann-Pirouette" im Eiskunstlauf bei einer defizitär entwickelten Beweglichkeit realisiert werden? Vielfach behindert auch eine schlecht entwickelte Beweglichkeit die weitere koordinativ-technische Entwicklung und führt zu einer Stagnation in der Leistungsentfaltung.

> Eine optimal entwickelte Beweglichkeit erweitert das Spektrum der möglichen sportartspezifischen Bewegungstechniken und beschleunigt den motorischen Lernprozeß.

– Optimierung der konditionellen
  motorischen Hauptbeanspruchungsformen

• Kraft
Bei erhöhter Beweglichkeit können Bewegungen kräftiger und schneller ausgeführt werden, da der Beschleunigungsweg verlängert und der Widerstand der Gegenspieler verringert ist und

über eine vermehrte Vordehnung reflektorisch mehr Muskelfasern in den Bewegungsablauf einbezogen werden.

> Verkürzte und unzureichend dehnfähige Muskeln haben eine verringerte Kraft.

• **Schnelligkeit**
Beim Sprint spielt die Beweglichkeit für eine gute Lauftechnik eine nicht unerhebliche Rolle. Zum einen ermöglicht ein optimal vorgedehntes oberes Sprunggelenk – beruhend auf der Dehnfähigkeit der Wadenmuskulatur – einen erhöhten Kraftimpuls beim Abdruck, zum anderen gewährleistet ein bis zum Gesäß geführtes Schwungbein – hierdurch werden die für seine Vorführung verantwortlichen Hüftbeuger, vor allem aber der gerade Schenkelmuskel (M. rectus femoris) optimal vorgedehnt – ein kraftvolleres schnelleres Vorführen.

• **Ausdauer**
Selbst Ausdauersportler führen heutzutage ein gezieltes Dehnungsprogramm ihrer Laufmuskeln durch, da sie feststellen, daß eine verbesserte Beweglichkeit zu einer erhöhten Laufökonomie und einem geringeren Energiebedarf führt. Durch die Bewegungsreserve können die Laufbewegungen leichter, d. h. mit geringerem Widerstand der Antagonisten durchgeführt werden; damit erniedrigt sich die Arbeit der Agonisten!

– **Verletzungsprophylaxe**

Die Effektivität eines verletzungsprophylaktischen Beweglichkeitstrainings läßt sich aus einer Vielzahl von Untersuchungen ersehen (vgl. *Wiktorsson-Möller* 1983, 349; *Henricson* et al. 1983, 74; *Ekstrand* et al. 1983, 116; *Schober* et al. 1990, 88):

> Eine optimal entwickelte Beweglichkeit führt zu einer hohen Elastizität, Dehnbarkeit und Entspannungsfähigkeit der beteiligten Muskeln, Sehnen und Bänder und leistet damit einen wichtigen Beitrag für eine gute Belastungsverträglichkeit und Verletzungsprophylaxe.

– **Haltungsprophylaxe/Vermeidung muskulärer Dysbalancen**

Durch das Dehnen kraft- oder schnelligkeitsbeanspruchter und damit hypertoner Muskeln kann langfristig eine Muskelverkürzung mit all ihren negativen Folgen verhindert werden (s. S. 336). Auch durch passive Dauerhaltungen (z. B. stundenlanges Sitzen) provozierte Muskelverkürzungen können durch regelmäßiges Dehnen kompensiert werden (s. S. 497).

– **Optimierung der Wiederherstellung**

Stretching oder andere Dehntechniken werden nicht nur vor Training und Wettkampf zur Leistungsvorbereitung bzw. zur Verletzungsprophylaxe angewendet, sondern auch zum Zeitpunkt des „Cool-downs" (Abwärmens) zur schnelleren Wiederherstellung nach Belastung. Da die Muskulatur nach Belastung eine erhöhte Muskelspannung (einen erhöhten Muskeltonus) aufweist – dies gilt vor allem für Kraft- und Schnelligkeitsleistungen –, der für Erholungsvorgänge ungünstig ist, muß sie nach dem Auslaufen noch gedehnt werden, um den Tonus zu senken und so die anschließenden Wiederherstellungsvorgänge zu optimieren (s. S. 501).

– **Psychoregulation**

Eine angespannte Muskulatur ist meist mit einer angespannten Psyche verbunden. Das Stretchen der Muskulatur bewirkt daher nicht nur eine Senkung des Muskeltonus, sondern auch eine psychische Entspannung, was die Regeneration nach Belastung beschleunigt.

– **Optimierung der Trainingseinstellung/ Ausschöpfen des Leistungspotentials**

Wenn Sportler über längere Zeiträume unverletzt bleiben, können sie eher ihr Leistungspotential ausschöpfen, da sie regelmäßiger trainieren und so ihre sportliche Leistungsfähigkeit ungestört weiterentwickeln können.

Wie die Untersuchungen von *Martin/Borra* (1983, 1211) deutlich machen, ist bei Sportlern mit problemlosem Muskel-, Sehnen- und Bänderapparat eine positivere mentale Einstellung zu einem harten, längerfristigen Training festzustellen. Der „ewig verletzte" Sportler zweifelt letztendlich daran, ob sich die harte Arbeit überhaupt lohnt, wenn er immer wieder „von vorne anfangen" muß; die Bereitschaft zur Resignation nimmt zu und beeinträchtigt dadurch entscheidend seine Trainingsmotivation.

> Deshalb gilt: Eine effektive Verletzungsprophylaxe im kurz- und langfristigen Sinn ermöglicht eine vollständige Ausschöpfung des individuellen Leistungspotentials und fördert eine optimale Trainingseinstellung.

Trainierbarkeit der Beweglichkeit

Die Beweglichkeit ist durch tägliches bzw. zweimaliges tägliches Training am schnellsten zu entwickeln (*Harre* 1976, 174). Da das optimale Alter für das Beweglichkeitstraining zwischen dem 11. und 14. Lebensjahr liegt (*Sermejew* 1964, 436), muß die Hauptarbeit der Beweglichkeitsschulung in dieser Periode geleistet werden: Bei einem richtig dosierten Trainingsprozeß braucht sie nach *Zaciorskij* (1972, 111) anschließend nur noch auf dem erreichten Niveau gehalten zu werden.

Anatomisch-physiologische Grundlagen des Beweglichkeitstrainings
Die Beweglichkeit in Abhängigkeit von der Gelenkstruktur

Wie bereits bei der terminologischen Begriffserklärung erwähnt wurde, ergibt sich die *Gelenkigkeit* aus der Gestalt und Führung der gelenkbildenden Knochen bzw. Gelenkflächen und kann somit aufgrund der unterschiedlichen individuellen anatomischen Gegebenheiten – sie sind erblich (*Farfel* 1979, 32) – mehr oder weniger stark differieren. Die *Gelenkigkeit* kann ebenso wie die Dehnungsfähigkeit – allerdings in begrenzterem Umfang – durch intensives Beweglichkeitstraining verbessert werden. Wie Untersuchungen an Ballettänzerinnen und -tänzern (*Berquet* 1979, 3225) zeigen, findet sich in Abhängigkeit von der Dauer des Balletttrainings im Bereich der trainierten Gelenke – vor allem im Hüftgelenk – eine erhöhte Beweglichkeit, die auf belastungsinduzierte Veränderungen der jeweiligen Gelenke zurückzuführen ist.

Beweglichkeit und Muskelmasse

Die Muskelmasse kann, wenn sie extrem entwickelt wird, z. B bei einem Gewichtheber oder Bodybuilder, zu einer z. T. rein mechanisch bedingten Beweglichkeitseinschränkung führen („sie können vor lauter Kraft nicht mehr laufen"). Eine Beugeeinschränkung als mechanischer Hinderungsgrund für eine verminderte Beweglichkeit stellt im Sportgeschehen jedoch eine Ausnahme dar. Das Beispiel der Turner – sie imponieren durch eine außergewöhnlich gut entwickelte Muskulatur bei gleichzeitig hervorragend ausgebildeter Beweglichkeit – zeigt, daß sich Kraft und Beweglichkeit nicht prinzipiell ausschließen: *Harre* (1976, 171) konnte zeigen, daß die Dehnfähigkeit der Muskulatur durch Muskelmassenzunahme (Hypertrophie) bei entsprechendem Beweglichkeitstraining nicht leidet.

Eine stark hypertrophierte Muskulatur und damit eine erhöhte Muskelkraft sollte im Hinblick auf die Beweglichkeit nicht nur unter dem Aspekt möglicher Einschränkungen, sondern auch erweiterter Möglichkeiten betrachtet werden. Die *aktive Beweglichkeit* – sie ist im Sportbereich überwiegend von Bedeutung – ist nicht nur von der Dehnungsfähigkeit der *Antagonisten* abhängig: Ein Spitzwinkelstütz am Barren oder Spreizsprünge mit höchster Bewegungsamplitude während einer Bodenturnübung sind nur bei hochgradig entwickelter muskulärer Leistungsfähigkeit möglich; die Kraft ist in diesem Falle mitbestimmend für das Ausmaß der Bewegungsweite.

Beweglichkeit und Muskeltonus

Die Dehnungsfähigkeit der Muskulatur wird zum einen durch die Dehnungswiderstände muskulärer Strukturen, zum anderen durch den Tonus bzw. die Entspannungsfähigkeit der Muskeln begrenzt.

Für den Muskeltonus bzw. die Entspannungsfähigkeit spielen die Muskelspindeln – es handelt sich um Dehnungsrezeptoren, die parallel zu den Muskelfasern verlaufen – eine bedeutende Rolle. Über die Muskelspindeln erfolgt zentralnervös die Steuerung des Muskeltonus – die Rücken- bzw. Bauchmuskulatur muß z. B. stets eine bestimmte Mindestspannung (Ruhetonus) aufweisen, um die aufrechte Körperhaltung zu gewährleisten –, der je nach Notwendigkeit gesenkt (zum Beispiel im Schlaf) oder erhöht wird (bei muskulärer Betätigung).

Für die Dehnungsfähigkeit spielen der Muskeltonus bzw. die Muskelentspannungsfähigkeit insofern eine wichtige Rolle, als ein erhöhter Muskeltonus bzw. eine verminderte Muskelentspannungsfähigkeit den muskulären Widerstand für Dehnungsübungen aller Art heraufsetzen und damit die Beweglichkeit insgesamt einschränken können. Dies wird vor allem in den Sportarten zu einer Leistungsminderung führen, bei denen eine gute Vordehnung der Arbeitsmuskulatur mit nachfolgender höherer Kontraktionskraft bzw. -schnelligkeit (s. auch plyometrisches Training, S. 285) mit leistungsbestimmend ist, wie z. B. beim Speer- oder Diskuswurf. Die individuelle Entspannungsfähigkeit bzw. die durch Lockerungsübungen oder Massage erzielbare Senkung des Muskeltonus auf ein Optimum ist demnach Voraussetzung für die Entwicklung einer erhöhten sportlichen Beweglichkeit.

Die Muskelspindeln haben aber nicht nur Bedeutung für die „Sollwert"-Einstellung bzw. Aufrechterhaltung des Muskeltonus (durch Zu- oder Abschalten von Muskelfasern); über den gleichen Mechanismus schützen sie auch die Muskulatur vor allzu starker Überdehnung und beeinflussen damit indirekt das Maß der muskulären Dehnfähigkeit.

Dieser Schutzmechanismus bzw. diese Dehnungseinschränkung läuft nach folgendem Schema ab (Abb. 341):

Wird der Muskel gedehnt, dann werden auch die parallel geschalteten Muskelspindeln gedehnt: Es werden Nervenimpulse (Erregungen) ausgelöst, deren Frequenz dem Grad der Dehnung proportional ist. Diese Erregungen treten über sensible afferente Bahnen am Hinterhorn in das Rückenmark ein und werden über sogenannte Reflexkollateralen und eine synaptische Umschaltstelle direkt den motorischen Vorderhornzellen zugeführt, die über efferente motorische Bahnen die Muskelfasern über die motorischen Endplatten innervieren.

Je mehr Vorderhornzellen synchron erregt werden und je rascher ihre Impulse folgen, desto mehr Muskelfasern werden zur Kontraktion gebracht und desto größer ist die Kraft, die einer Muskeldehnung entgegengesetzt wird. Wird diese Gegenkraft aufgrund einer überstarken Dehnung überschritten, so kann es zu einem Muskelfaser- bzw. Muskelriß kommen.

Die Empfindlichkeit der Muskelspindeln auf Dehnungsreize – sie wird durch das sogenannte gamma-motorische System gesteuert – kann durch verschiedene Faktoren eine Minderung bzw. Zunahme erfahren. Diese Tatsache ist für das Beweglichkeitstraining wichtig:

– Muskuläre Ermüdung nach langdauernder physischer Belastung (im Extremfall mit Muskelkatersymptomen verbunden) hebt die Empfindlichkeitsschwelle der Muskelspindeln; schon bei leichten Dehnungsübun-

Anatomisch-physiologische Grundlagen

M = Arbeitsmuskulatur
MS = Muskelspindel
ME = Motorische Endplatte

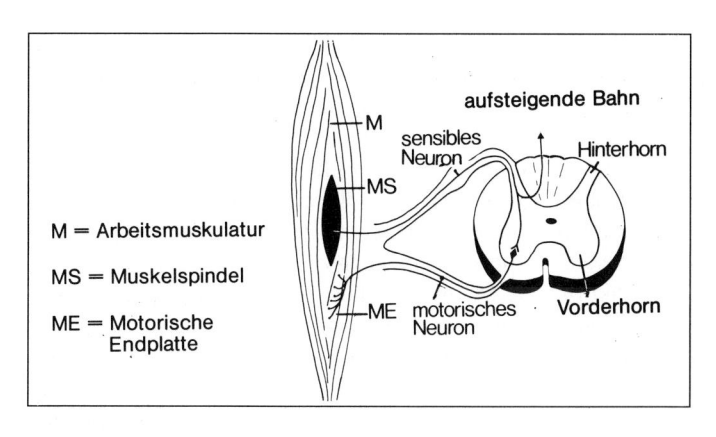

Abb. 341 Schema des Eigenreflexbogens (nach *Keidel* 1973, 485)

gen tritt eine frühzeitige Dehnungshemmung ein (Signale sind Schmerzgefühl, reflektorische Abwehrspannung der Muskulatur). Konsequenz: kein Beweglichkeitstraining bei Ermüdung (s. methodische Grundsätze, S. 527).
– Morgens, nach dem Aufstehen, ist die Empfindlichkeitsschwelle der Muskelspindeln ebenfalls erhöht. Konsequenz: Das „Tief" für die Beweglichkeitsschulung im tageszeitlichen Verlauf muß durch intensiveres und längeres Warmmachen der Muskulatur kompensiert werden.
– Im „Vorstartzustand" ist die Empfindlichkeit der Muskelspindeln herabgesetzt; desgleichen wird sie bei allmählichem Warmmachen durch zunehmend intensivere Dehnungsübungen bzw. wiederholtes Halten einer Dehnungsstellung gesenkt. Die Muskelspindeln haben sich an die ansteigende Dehnungsstellung „gewöhnt"; es kommt zu einer neuen „Sollwert"-Einstellung.

Beweglichkeit und Muskeldehnungsfähigkeit

Den entscheidenden Dehnungswiderstand in der Muskulatur bieten nicht die kontraktilen Elemente der Muskelfasern – ihr Widerstand nimmt erst bei Ermüdung, also ATP-Abfall (= fehlende Weichmacherwirkung) zu (vgl. S. 495) –, sondern die bindegewebigen muskulären Bestandteile, wie z. B. die Muskelfaszien und Muskelhüllen.
Die Verbesserung der Elastizität des Muskels – dies gilt in vergleichbarem Maße auch für den Sehnen-, Bänder- und Kapselapparat – ist auf unterschiedliche Art und Weise zu erreichen: zum einen auf *Dauer* durch eine Beeinflussung der mechanischen Eigenschaften des Muskels durch biochemische bzw. strukturelle Veränderungen aufgrund eines kontinuierlichen Dehnungstrainings (vgl. *Cotta* 1978, 149), zum anderen *vorübergehend* durch sportartspezifisches Warmmachen (s. S. 647); hierbei wird die Dehnfähigkeit der elastischen Strukturen proportional zum Anstieg der Körpertemperatur (bis zu einem Optimum) erhöht, die Viskosität (innere Reibung) des Muskels aber auch eine vermehrte „Verflüssigung" des Sarkoplasmas erniedrigt (s. auch Kapitel „Aufwärmen", S. 645). Allerdings ist festzuhalten, daß die Viskosität nur etwa ein Zehntel der Gesamtwiderstandsgröße ausmacht (vgl. *Johns/Wright* 1962, 824).

Beweglichkeit und Dehnungsfähigkeit der Sehnen, Bänder, Gelenkkapseln sowie der Haut

Die Beweglichkeit wird in entscheidendem Maße vom Widerstand der Muskel-

> faszien, der Sehnen und Gelenkkapseln beeinfußt (vgl. *Ramsey/Street* 1940, 11; *Johns/Wright* 1962, 824).

Der Sehnen-, Bänder- und Kapselapparat ist im Gegensatz zur Muskulatur nur sehr begrenzt in seinem Dehnungsvermögen zu verbessern, was an seiner gelenkstabilisierenden Funktion und dem damit verbundenen erhöhten Elastizitätsmodul (d. h. die Dehnungsfähigkeit ist aufgrund der Materialbeschaffenheit wesentlich geringer) liegt.

Die Beweglichkeit in Abhängigkeit von Alter und Geschlecht

Nach *Cotta* (1978, 149) zeigen Sehnen, Bänder und Faszien mit zunehmendem Alter eine Verminderung der Zellzahl, einen Mukopolysaccharid- und Wasserverlust und eine Abnahme der elastischen Fasern.

Bedeutung der Zellzahl: Eine optimale mechanische Leistung kann von den Geweben nur erbracht werden, wenn die in ihnen befindlichen Zellen kontinuierlich erhebliche Syntheseleistungen erbringen, um den parallel laufenden Abbau der für das Gewebe typischen Substanzen auszugleichen. Bedeutung der Mukopolysaccharide: Die Polysaccharidproteinkomplexe verkitten das räumliche Netzwerk von Kollagenfibrillen und Fibrillenbündeln und bestimmen durch ihr hohes Wasserbindungsvermögen zu einem wesentlichen Anteil das mechanische Verhalten des Gewebes (*Cotta* 1978, 148). Bedeutung des Wasserverlustes: Die altersabhängig eintretende Wasserverarmung (um etwa 10–15 %) und die zunehmende Verfestigung des Gewebes ändern die mechanischen Eigenschaften des Gewebes insofern, als Dehnungswiderstand und Zugfestigkeit des Gewebes zunehmen, während die Dehnbarkeit mit dem Alter eine Verminderung erfährt.

Die Muskulatur als größtes Organsystem ist den altersbedingten Veränderungen besonders stark ausgesetzt (*Cotta* 1978, 150). Es kommt also insgesamt zu einer Abnahme der Dehnungsfähigkeit der für die Beweglichkeit zuständigen Strukturen. Regelmäßiges Training kann zwar diese altersphysiologisch gegebenen Gesetzmäßigkeiten nicht außer Kraft setzen, aber den Grad dieser Vorgänge entscheidend beeinflussen.

Die Elastizität und Dehnungsfähigkeit der Muskulatur sowie der Bänder und Sehnen und damit die Beweglichkeit insgesamt ist beim weiblichen Geschlecht etwas erhöht. So haben nicht nur Mädchen gegenüber Jungen in allen Entwicklungsphasen in dieser Hinsicht Vorteile (*Kointzer* 1978, 146), sondern auch Frauen gegenüber Männern. Diese Tatsache findet ihre Ursache in den hormonellen Unterschieden: Der höhere Östrogenspiegel führt einerseits zu einer etwas vermehrten Wasserretention (*Ganong* 1972, 413), andererseits zu einem erhöhten Fettgewebs- bzw. verringerten Muskelmassenanteil: Beim Oberarmquerschnitt z. B. beträgt der Muskelanteil der Frau etwa 75,7 % der des Mannes, der Fettanteil hingegen fast das Doppelte (*Fukunaga* 1976, 259). Die Dehnungsfähigkeit der Frau ist somit aufgrund der etwas geringeren Gewebsdichte erhöht.

> Die Beweglichkeit stellt die einzige motorische Hauptbeanspruchungsform dar, die bereits beim Übergang vom Kindes- zum Jugendalter ihre Maximalwerte erreicht, um anschließend wieder abzunehmen.

Beweglichkeit in Abhängigkeit vom Erwärmungszustand

Wie aus Tab. 60 ersichtlich wird, ist die Beweglichkeit in besonders ausgeprägtem Maße von der Außen- bzw. Innentemperatur (s. S. 494) sowie von Mechanismen (Warmmachen, heißes Bad) abhängig, die diese erhöhen.

Grosser (1977, 40) kam zu vergleichbaren Ergebnissen; bei seinen Untersuchungen erhöhte sich die Beweglichkeit am besten bei folgenden Aufwärmformen (nach Wirksamkeit geordnet): 1. Wannenbad 5 min bei 40°; 2. 15 min spezielles Aufwärmen; 3. 20 min Handmassage; 4. Mentales Aufwärmen; 5. 15 min allgemeines Aufwärmen; 6. 15 min Aufwärmen über ein Spiel; 7. Kein Aufwärmen, 20°; 8. Kein Aufwärmen, 10°.

8 Uhr	12 Uhr	nach 10 min Aufenthalt im Freien (nackt) Temp. 10 °C 12 Uhr	nach 10 min Aufenthalt in der Wanne Temp. 40 °C 12 Uhr	nach 20 min Erwärmung 12 Uhr	nach ermüdendem Training 12 Uhr	
−14	+35	−36	+78	+89	−35	(mm)

Tab. 60 Die Veränderung der Beweglichkeit unter verschiedenen Bedingungen (*Ozolin*, zitiert nach *Zaciorskij* 1973, 4)

> Beachte: Alle Aufwärmformen sind dem Nichtaufwärmen zur Erhöhung der Beweglichkeit überlegen.

Beweglichkeit und muskuläre Ermüdung

Wenn die Muskulatur durch starke anaerobe Belastungen übersäuert wird – wie dies z. B. beim Läufer durch schnelle intervallartige Tempoläufe oder Tempodauerläufe der Fall sein kann – und in der Folge nicht durch regenerative Maßnahmen – beim Läufer z. B. durch Auslaufen – ausreichend von sauren Stoffwechselrückständen (vor allem Milchsäure) befreit wird, kommt es zur verzögerten Wiederherstellung einer normalen Osmolarität, zu einer erhöhten Wasseraufnahme in die Muskelzellen und zu einem Anschwellen der Muskelzellen, was zu einer allgemeinen Muskelsteifigkeit mit entsprechender Abnahme der Gelenksbeweglichkeit führt (vgl. *Martin/Borra* 1983, 1211). Eine Verringerung der muskulären ATP-Spiegel nach erschöpfenden Belastungen führt ebenfalls zu einem Abfall der Beweglichkeit. Aufgrund der fehlenden „Weichmacherwirkung" des ATP können die zwischen den Aktin- und Myosinfilamenten eingegangenen Brückenbindungen nicht mehr so schnell gelöst werden wie im erholten Zustand (s. S. 493).

Beweglichkeit und Arbeitsamplitude

Wird durch einseitiges Training der Muskel verkürzt oder wird im Training häufig mit eingeschränkter Bewegungsamplitude trainiert, wie dies zumeist bei jedem Antritts- oder Sprungkrafttraining der Fall ist, kommt es zu einer morphologischen Veränderung des Muskels. Die Untersuchungen von *Williams/Goldspink* (1971, 757) und *Goldspink* (1985, 375 f.) zeigen, daß ein chronisch verkürzter Muskel – gleiches gilt für einen chronisch gedehnten Muskel im umgekehrten Sinn – die Zahl seiner Sarkomere – sie stellen den kleinsten Baustein einer Muskelfaser dar – verringert. Diese Anpassungsphänomene, die in einem Bereich von 20–30 % ablaufen, vollziehen sich sehr rasch und sind vollständig reversibel (umkehrbar) (Abb. 334). Der Muskel verlängert sich sowohl in der Wachstumsphase durch eine Vermehrung der in Serie geschalteten Sarkomere (vgl. Abb. 334) als auch durch ein entsprechendes Dehnungsprogramm (vgl. *Tabary* et al. 1972, 231). Durch einseitiges Krafttraining hingegen kommt es durch den Dauerhypertonus (s. S. 336) zu einer Verkürzung und damit Abnahme der Sarkomerzahl.

> Im Training muß stets darauf geachtet werden, daß im Kraft- oder Schnellkrafttraining über die volle Amplitude gearbeitet wird bzw. die leistungsbestimmenden Muskelgruppen – wie z. B. die Knie-

strecker beim Sprinten und Springen – nicht einseitig gekräftigt werden und damit über ein entstehendes muskuläres Ungleichgewicht sich allmählich verkürzen (s. Abb. 336). Im Krafttraining (dies betrifft auch das Sprungkraft-, Schußkraft- und Startkrafttraining) müssen daher nicht nur die „Leistungsträger" (Agonisten), sondern auch ihre Gegenspieler (Antagonisten) gekräftigt werden. Zusätzlich sind nach jedem Kraft- bzw. Schnelligkeitstraining die beanspruchten Muskeln zu dehnen, um Verkürzungstendenzen entgegenzuwirken (s. auch S. 501).

Methoden des Beweglichkeitstrainings

Entsprechend den beweglichkeitsbegrenzenden Faktoren unterscheidet man unterschiedliche Methoden und Inhalte zur Steigerung der Flexibilität.

> Die Methode der Wahl ist beim Beweglichkeitstraining die Wiederholungsarbeit.

Da die Wirkung einer einzigen bzw. einzelner maximaler Dehnungen für den Trainingseffekt ungenügend ist, empfiehlt es sich, die Zahl der Wiederholungen auf etwa 15, die der Serien auf etwa drei bis fünf festzulegen (vgl. *Harre* 1976, 174; *Sermejew* 1964, 434).
Die spezifischen Inhalte zur Ausbildung der Beweglichkeit sind Dehnungsübungen und Lockerungsübungen.
Bei den Dehnungsübungen handelt es sich dabei um einfache Bewegungen aus der Grund- und Zweckgymnastik, die entsprechend ihrer Anwendung auf bestimmte Muskelgruppen einwirken (*Matwejew/Kolokolowa* 1962, 99).

Bei den Lockerungsübungen werden die Muskeln in den Übungspausen ausgeschüttelt und gelockert und somit in einen optimalen Entspannungszustand übergeführt.
In der Sportpraxis unterscheidet man verschiedene Dehnungsmethoden bzw. -techniken und -übungen. Sie lassen sich im wesentlichen in drei Hauptgruppen untergliedern (vgl. auch *Beaulieu* 1981, 60):

Die aktive Dehnungsmethode

Die aktive Dehnungsmethode beinhaltet gymnastische Übungen, die mittels Federn und Schwingen die normalen Grenzen der Gelenksbeweglichkeit erweitern. Sie lassen sich in aktiv-dynamische und aktiv-statische Dehnungsübungen unterteilen.
Bei den *aktiv-dynamischen* Dehnungsübungen (den sog. „Ballistics") erfolgt die Dehnungsarbeit über mehrfach wiederholte federnde Bewegungen. Bei den *aktiv-statischen* kontrahieren sich die Antagonisten der zu dehnenden Muskeln isometrisch in der finalen Dehnungsstellung (= Halten der Endstellung). Dieser Fixierung in der Endstellung können drei bis vier schwingende Bewegungen vorausgehen (Federn und Halten = „Ballistic and Hold"). Nach *Dordel* (1975, 44) hat die *aktiv-statische* Dehnung den geringeren Effekt, weil die Antagonisten der durch Dehnung gespannten Beugemuskeln durchweg nicht die isometrische Kraft aufbringen können, die für eine reizwirksame Längenänderung des zu dehnenden Muskels nötig ist. Die aktiv-dynamische Arbeitsweise hingegen setzt über die erzeugten Schwungkräfte stärkere Dehnungsreize und ist somit übungsintensiver.

Der *Vorteil* der *aktiven* Dehnungsübungen liegt darin begründet, daß die Dehnung bestimmter Muskelgruppen durch die aktive Kontraktion ihrer Antagonisten erfolgt und somit zu deren Kräftigung beiträgt. Diese Methode ist insbesondere in den Sportarten von Bedeutung, bei denen die „dynamic flexibility" (s. S. 528) eine leistungsbestimmende Rolle spielt. Im Sinne

der dauerhaften Steigerung der Gelenksbeweglichkeit bzw. der Verletzungsprophylaxe hat diese Methode jedoch auch einen entscheidenden *Nachteil*:
Durch die abrupten, schwunghaften und damit nur kurzzeitig einwirkenden Dehnungsreize kommt es zur ausgeprägten Auslösung des muskulären Dehnungsreflexes via Muskelspindeln – er ist bei dieser aktiven Art der Dehnung mehr als zweimal so stark wie bei der statischen Stretching-Methode (vgl. *Walker* 1981, 801 f.) – und damit zu einer Dehnungseinschränkung, die ein nicht zu unterschätzendes Verletzungsrisiko beinhaltet. Diese Dehnungseinschränkung läuft nach dem auf S. 492 beschriebenen Schema ab.

Die passive Dehnungsmethode

Die passive Dehnungsmethode beinhaltet Dehnungsübungen, bei denen äußere Kräfte eine Rolle spielen: Über Partnerhilfe o. ä. kommt es zu einer verstärkten Dehnung bestimmter Muskelgruppen, ohne daß deren Antagonisten dabei gekräftigt werden.
Auch die passiven Dehnungsübungen lassen sich unterteilen in dynamische und statische. Bei den *passiv-dynamischen* Dehnungsübungen kommt es zu einem rhythmischen Wechsel von Erweiterung und Verringerung der Bewegungsamplitude, bei den *passiv-statischen* wird die maximale Dehnungshaltung einige Sekunden (etwa fünf bis sechs) beibehalten.
Die passive Beweglichkeitsschulung stellt bei korrekter Ausführung eine sehr effektive und nützliche Form dar. Bei inadäquater Ausführung (durch zu abruptes oder zu starkes Dehnen) beinhaltet sie jedoch keine geringe Verletzungsgefährdung, vor allem bei der passiv-dynamischen Durchführung, da hier wiederum das Problem der Auslösung des Muskeldehnungsreflexes eine Rolle spielt.

> Der Nachteil einer rein passiven Flexibilitätsschulung liegt darin begründet, daß sie im Gegensatz zur aktiven Methode nicht zu einer parallelen Kräftigung der Antagonisten führt und somit nur als ergänzende Methode, nicht aber als ausschließliches Verfahren zur Steigerung der Beweglichkeit in Frage kommt.

Die statische Dehnungsmethode („Stretching")

> Die Stretchingmethode (engl. to stretch = dehnen) beinhaltet das langsame Einnehmen (innerhalb von ca. 5 s) einer Dehnungsposition und ein nachfolgendes Halten (statischer Anteil) über mindestens 10 bis 60 s.

Im Gegensatz zu den vorhergehenden Methoden bzw. ihren Varianten versucht die Stretchingmethode die Auslösung des *Muskeldehnungsreflexes* so weit wie möglich zu reduzieren, was das Verletzungsrisiko bei dieser Dehnungstechnik auf ein Minimum verringert. Des weiteren wird beim Stretching der sog. *inverse Dehnungsreflex* der Sehnenspindeln – sie befinden sich am Muskel-Sehnen-Übergang – ausgenutzt.
Zum besseren Verständnis des *inversen Dehnungsreflexes* soll kurz auf die Funktion der Sehnenspindeln eingegangen werden.

Die Sehnenspindeln sind primär Spannungsrezeptoren und schützen den Muskel vor einer zu großen Spannungsentwicklung (= Schutz vor Selbstzerreißung). Sie sprechen jedoch auch auf Dehnungsreize an. Allerdings liegt ihre Reizschwelle bei Dehnungsreizen erheblich höher als bei den Muskelspindeln. Aus diesem Grunde ist eine erheblich ausgeprägtere Dehnung der Funktionseinheit Muskel-Sehne notwendig, um die Sehnenspindeln im Sinne eines Dehnungsrezeptors in Funktion treten zu lassen.
Wenn die Muskeldehnung einen kritischen Schwellenwert überschreitet, kommt es plötzlich unter Einwirkung der Sehnenspindeln zu einer Beendigung der schützenden Muskelanspannung (die bis dahin von den Muskelspindeln dehnungsproportional in-

duziert wurde) und somit zur Entspannung der jeweiligen Muskeln. Man spricht von *Eigenhemmung bzw. autogener Inhibition*, einem Vorgang, der – wie bereits erwähnt – dem Schutz des Muskels bzw. des Muskelansatzes dienen soll.

> Zur Auslösung des *inversen Dehnungsreflexes* kann es demnach auf zwei Arten kommen: zum einen durch eine sehr starke (maximale) Kontraktion, zum anderen durch einen starken Dehnungsreiz. Beide Mechanismen kommen je nach Stretchingmethode in mehr oder weniger ausgeprägter Weise zum Tragen.

Wie bei den aktiven und passiven Dehnungsübungen bzw. Methoden gibt es auch beim Stretching verschiedene Varianten bzw. Kombinationen. Festzuhalten ist jedoch, daß nur diejenigen Trainingsmethoden unter der Bezeichnung „Stretching" zusammenzufassen sind, bei denen die Auslösung des Dehnungsreflexes weitestgehend vermieden wird. Unter einer Vielzahl von verschiedenen Stretchingmethoden haben sich folgende fünf im allgemeinen durchgesetzt (vgl. *Sölveborn* 1983, 112/113; *Wiemann* 1991, 298 f.; *Wydre* 1993, 104):

1. **Passives Ausziehen oder „zähes Dehnen":**

Diese Art des Stretchings stellt die ursprüngliche Trainingsform dar und beinhaltet das Beibehalten einer Dehnungsstellung im Extrembereich. Es wird in zwei Anteile untergliedert, nämlich den leichten und den intensiven Stretch. Beim leichten Stretch („easy Stretch") bleibt man 10–30 s in der Extremlage, wobei gespürt werden sollte, wie das Spannungsgefühl abnimmt, wenn die Muskeln „Zeit haben", ihre größte Ausdehnung zu erreichen.
Beim intensiven Stretch („development stretch") dehnt man noch etwas nach und verbleibt dann weitere 10–30 s in der Endstellung.

> Das Auftreten von Schmerzgefühlen ist zu vermeiden, da sich hierdurch die Muskelanspannung im gedehnten Muskel reflektorisch stark erhöht, was die Dehnarbeit behindert.

2. **Anspannen-Entspannen („Contract-Relax-Methode") – Dehnung unter Ausnutzung der Eigenhemmung:**

Bei dieser Methode wird der zu dehnende Muskel unmittelbar vorher maximal angespannt. Dadurch wird die hemmende Wirkung der Sehnenspindeln auf den Dehnungsreflex ausgenutzt: Über die bereits beschriebene Eigenhemmung kommt es zur Entspannung des Muskels und es kann eine erweiterte Dehnungsstellung eingenommen werden (Abb. 342).
Vor Beginn der Dehnung einer bestimmten Muskelgruppe werden ihre Muskeln etwa eine Sekunde maximal isometrisch angespannt (s. S. 500), dann zwei bis drei Sekunden völlig entspannt und in der Folge 10–30 (60) Sekunden gedehnt (vgl. *Sölveborn* 1983, 13).

> Beachte: Je stärker die vorherige Kontraktion des zu dehnenden Muskels, desto stärker seine Entspannung und desto efffektiver die nachfolgende Dehnungsarbeit.

Vor Beginn der isometrischen Anspannung sollte der Muskel bereits passiv in der nachfolgenden Dehnungsrichtung vorgedehnt sein.

3. **Anspannen-Entspannen – Dehnung unter Ausnutzung der reziproken Hemmung**

Bei dieser Methode wird die sog. „reziproke Hemmung" ausgenutzt. Wird ein Muskel kontrahiert, dann kommt es reflektorisch zur Ent-

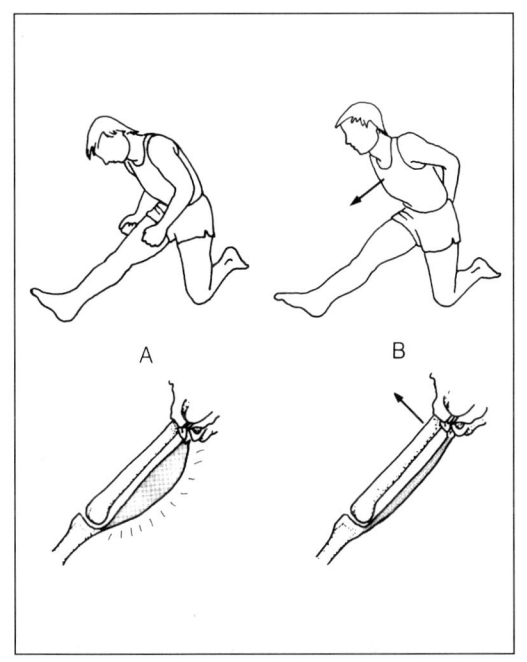

Abb. 342 Bei der sog. Anspannungs-Entspannungs-Methode wird der Muskel vor der Dehnung (B) zuerst angespannt (A)

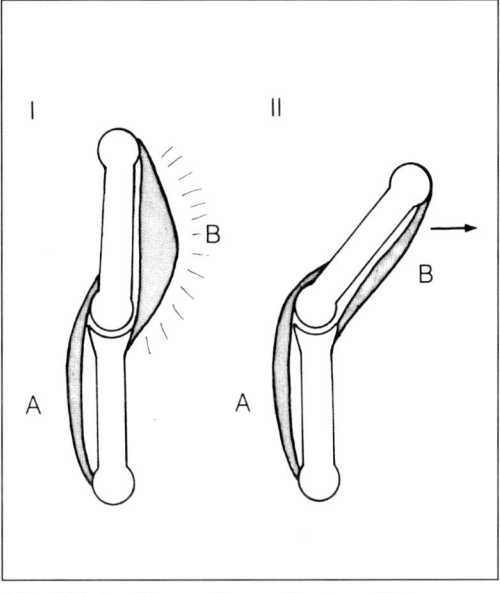

Abb. 343 Auslösung der reziproken Entspannung durch eine vorhergehende Kontraktion des Antagonisten: Der in der Folge zu dehnende Muskel A wird über die Kontraktion seines Antagonisten (Muskel B) reflektorisch entspannt (I). Dadurch kann beim nachfolgenden Dehnen von Muskel A eine ausgeprägtere Dehnungsstellung eingenommen werden (II) (*Weineck* 1990, 244)

spannung seines Antagonisten (Abb. 343). Dabei gilt:

> Je stärker die Kontraktion des Agonisten, desto stärker die Entspannung des Antagonisten.

Für diese Art des Stretchings wird die *reziproke Hemmung* dahingehend ausgenutzt, daß der Antagonist des zu dehnenden Muskels maximal kontrahiert wird. Dadurch kann der nun reflektorisch entspannte Agonist optimal in den Dehnungsprozeß einbezogen werden (Abb. 343).

Diese Methode ist jedoch nicht generell verwendbar, da z. B. die Kontraktion bestimmter Muskelgruppen wie der Finger- und Handgelenksbeuger zur Anspannung der antagonistischen Strecker im Sinne einer Handgelenksstabilisierung führt. Die angestrebte Entspannung ist in diesem Falle also nicht erreichbar und verbietet die Anwendung dieser Stretchingmethode bei diesen Muskelgruppen.

4. Dehnen des Agonisten bei gleichzeitiger Kontraktion des Antagonisten

Durch die starke Kontraktion des Antagonisten wird reflektorisch der Agonist vermehrt entspannt und ist nachfolgend besonders dehnfähig.

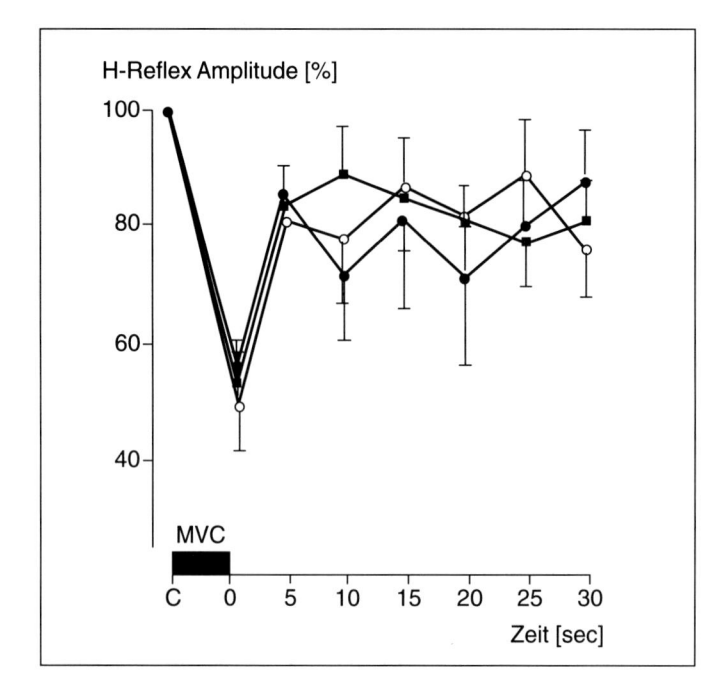

Abb. 344 Veränderung der H-Reflex-amplitude nach einer maximalen willkürlichen Kontraktion von 1 s, 10 s und 30 s Dauer (nach *Guissard* et al. 1988, 48)

5. Kombination von Contract-Relax und Dehnung bei gleichzeitiger Kontraktion des Antagonisten

Bei dieser kombinierten Methode (vgl. *Wydra* 1993, 104) wird versucht, die Vorteile einer erhöhten reflektorischen Entspannung zweier gleichgerichteter Kontraktions- und Entspannungsmechanismen zu verbinden.

Dabei sollte beachtet werden, daß der Effekt einer der Dehnung vorausgehenden maximalen willkürlichen Muskelanspannung zeitlich sehr eng begrenzt ist und bereits nach fünf Sekunden vollständig abklingt.

Guissard et al. (1988, 47) fanden, daß die Auslösbarkeit des Dehnungsreflexes in den ersten fünf Sekunden fast vollständig unterdrückt wird, so daß bei längerem Dehnen die verringerte Reflexbereitschaft nicht mehr unterdrückt wird (vgl. Abb. 344).

Längere Kontraktionszeiten haben keinen über die Ein-Sekunden-Maximalkontraktion hinausgehenden Effekt; sie sind daher unnötig!

Insgesamt kann festgehalten werden, daß es durch die beim Stretching langanhaltende Dehnung zu einer ausgeprägten und dauerhaften Verbesserung der Beweglichkeit kommt, die auf intermolekulare Veränderungen der plastischen Muskelkomponenten zurückzuführen ist (vgl. *Warrren/Lehmann/Koblanski* 1971, 465 f. und 1976, 122 f.; *Sapega* et al. 1981, 60).

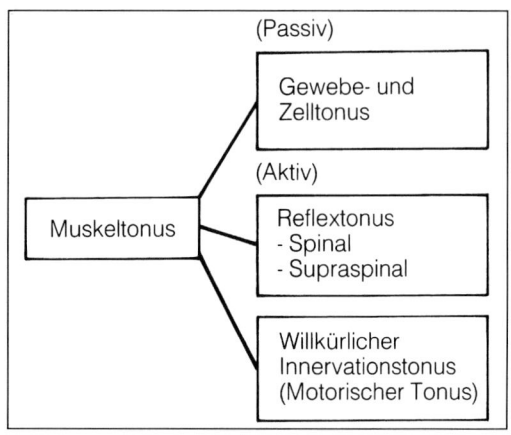

Abb. 345 Wirkungsanteile des Muskeltonus (*Knebel/ Herbeck/Schaffner* 1988, 112, modifiziert nach *Viol* 1985, 79)

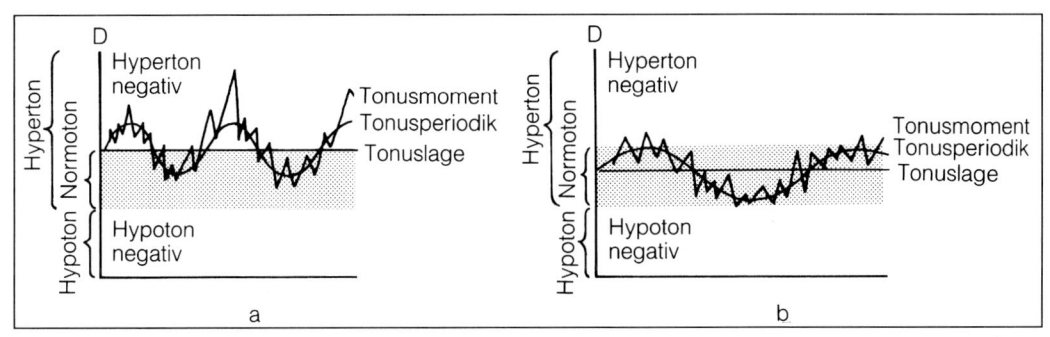

Abb. 346 Tonusdynamik (Tonuslage, Tonusperiodik, Tonusmoment) bei einer nicht optimal trainierten, negativ-hypertonen Muskulatur (a) sowie bei einer durch Stretching beeinflußten positiv-normotonen Muskulatur (b) (hyperton = zu hoher Muskeltonus; hypoton = zu niedriger Muskeltonus; normoton = normaler Muskeltonus) (nach *Knebel/Herbeck/Schaffner* 1988, 113)

Darüber hinaus wirkt Stretching entscheidend auf den Tonus des Muskels ein.

Der Muskeltonus – er stellt eine strukturell vorgegebene Grundspannung des Muskels dar – wird von verschiedenen aktiven und passiven Wirkungsanteilen beeinflußt (Abb. 345).

Wie Abb. 346 erkennen läßt, wird durch Stretching der Muskeltonus hinsichtlich der Tonuslage, der Tonusperiodik und des Tonusmoment dämpfend beeinflußt.

Die detonisierende Wirkung des Stretching wird noch dadurch verstärkt, wenn auf eine regelmäßige und *ruhige Atmung* geachtet wird. Preßatmung oder Atemanhalten – wie es beim üblichen Beweglichkeitstraining vielfach zu beobachten ist – wird beim Stretching völlig vermieden, da es dadurch zu einer nicht erwünschten muskulären Tonuszunahme kommt: Die durch Preßatmung bewirkte Erhöhung des inneren Lungendrucks bei Anspannung verändert über den sogenannten *pneumomuskulären Reflex* den funktionellen Zustand der Skelettmuskulatur im Sinne eines Spannungs- bzw. Kraftanstieges, der bei Kraftleistungen erwünscht, beim Beweglichkeitstraining jedoch unerwünscht ist (*Marsak* in *Zaciorskij* 1977, 29).

Welche Bedeutung ein regelmäßiges Stretchingprogramm nach einem Kraft-, Sprint- oder Sprungkrafttraining hat, geht allein schon aus der Tatsache hervor, daß ein derartiges Training den Muskeltonus längerfristig beträchtlich steigert und damit die Verkürzungstendenz der entsprechenden „Leistungsmuskulatur" noch verstärkt.

> Bereits nach einem einzigen Krafttrainingsdurchgang ist die Beweglichkeit bzw. Dehnfähigkeit der trainierten Muskeln zwischen 5 und 13 % vermindert, eine reduzierte Dehnfähigkeit, die bis zu 48 Stunden nach Beendigung des Trainings anhält. Wird dem Krafttraining hingegen ein Beweglichkeitstraining angeschlossen, dann kommt es zu einer verbesserten Beweglichkeit, die ebenfalls bis zu 48 Stunden anhält (vgl. *Sölveborn* 1983, 109).

Konsequenzen für die Trainingspraxis: Kein Kraft-, Sprint- oder Sprungkrafttraining ohne begleitendes bzw. nachfolgendes Stretchingprogramm!

> Beachte: eine Senkung des Muskeltonus verbessert nicht nur die Beweglichkeit, sondern macht den Muskel auch regenerationsfähiger nach Belastung.

Allerdings sind in der *Nachbelastungsphase* nicht alle Stretchingmethoden gleichermaßen für eine schnelle Wiederherstellung geeignet. *Schobert* et al. (1990, 90) weisen darauf hin, daß eine „intermittierende Dehnung" (Dehnung und Entspannung alle 10 Sekunden im Wechsel) am besten zur raschen Erholung nach Belastung beiträgt. Sie fördert die Normalisierung der Durchblutungsverhältnisse, den Abbau von Stoffwechselprodukten sowie die energetische Restitution durch den rhythmischen Wechsel von Dehnung und Entspannung. Die Methode des „zähen Dehnens" über einen längeren Zeitraum (bis zwei Minuten) hingegen beeinflußt – hier ähnlich einer isometrischen Arbeit – die Muskeldurchblutung ungünstig, indem sie die oxidative Energiebereitstellung beeinträchtigt. Um die Wiederherstellung so schnell wie möglich in Gang zu bringen, sollte die Dehnungsbehandlung in der Form des intermittierenden Dehnens unmittelbar an die Trainings- bzw. Wettkampfbelastung angeschlossen werden.

Die Vorteile des Stretchens lassen sich wie folgt zusammenfassen (vgl. auch *Gerisch* 1986, 26; *Blum* 1986, 71; *Weineck* 1990, 242):

- Stretchen ist überall und ohne jeden apparativen Aufwand möglich.
- Stretchen kann in Eigenregie, zu Hause oder auf Reisen absolviert werden.
- Stretchen vermittelt dem Spieler ein zunehmend verbessertes Gespür für das Befinden seiner Muskeln.
- Stretchen verbessert langfristig und schonend die Gelenksbeweglichkeit und ermöglicht dadurch ökonomischere, leichtere und explosivere Bewegungsausführungen, was sich günstig auf die koordinative Leistungsfähigkeit auswirkt.
- Stretchen erhöht die individuelle muskuläre Belastbarkeit und optimiert die Belastungsverarbeitung im Sinne einer rascheren Wiederherstellung.
- Stretchen löst vorhandene Muskelspannungen, dehnt verkürzte Muskeln und optimiert den Muskeltonus.
- Stretchen verbessert in Verbindung mit entsprechenden Lockerungsübungen nicht nur die muskuläre, sondern auch die psychische Entspannungsfähigkeit, Faktoren die sich positiv auf die Wiederherstellung nach Belastung auswirken.
- Stretchen optimiert durch die Verbesserung der Elastizität und Dehnungsfähigkeit der Muskulatur die Verletzungsprophylaxe.
- Stretchen wirkt durchblutungssteigernd, stoffwechselaktivierend. Es wirkt sich positiv auf einen raschen Abtransport von belastungsbedingten Stoffwechselschlacken aus und beseitigt damit rasch lokale Ermüdungserscheinungen.
- Stretching stellt unter allen Methoden zur Beweglichkeitsschulung diejenige mit der geringsten Verletzungsgefahr dar, weist Zuwachsraten auf und garantiert am längsten eine augenblicklich erhöhte Dehnbarkeit. Die maximale Dehnbarkeit hält im gedehnten Muskel etwa für vier Stunden an und gibt damit auch für längere Trainingsbelastungen eine hohe verletzungsprophylaktische Sicherheit (vgl. *Beaulieu* 1981, 61). Bei den aktiven Beweglichkeitsmethoden hält der Dehneffekt nur etwa zehn Minuten an und muß dann durch neuerliches „Aufwärmen" aufgefrischt werden.

Kurz: Stretching stellt sowohl vor (Belastungsvorbereitung, akute Verletzungsprophylaxe) als auch zwischen und nach Trainingsbelastungen (beschleunigte Wiederherstellung) ein wichtiges trainingsbegleitendes Instrumentarium der Trainingsoptimierung im Spannungsfeld von Belastung und Erholung dar.

Einschränkend muß jedoch festgestellt werden, daß Stretching nicht in allen Altersstufen

(s. S. 508) und in ausschließlicher Form zur Anwendung kommen sollte. Darüber hinaus sind bestimmte allgemeine und spezielle Durchführungsmodalitäten zu beachten.

Methodische Hinweise zum „Stretching"

Allgemeine Durchführungshinweise

Bei der Durchführung des Stretchings sind die Vorzüge dieses integrierenden Bestandteils eines jeden Trainings jedoch nur dann gewährleistet, wenn die jeweilige Stretchingübung nicht nur formal richtig (allmähliches Einnehmen der Dehnungsstellung, längeres Halten etc.), sondern auch funktionell, also den anatomischen Gegebenheiten der Muskelverläufe, ihrem augenblicklichen Funktionszustand und ihrer Arbeitsweise entsprechend, durchgeführt wird. Hierzu bedarf es jedoch gewisser anatomischer Einsichten und eines gut entwickelten funktionellen Verständnisses. Eigene Beobachtungen zeigten selbst auf höchstem Niveau (Nationale Spitze), daß hier noch gewisse Defizite bei den Sportlern vorliegen. Es ist ein besonderes Verdienst von *Knebel* (1987) in seiner „Funktionsgymnastik", auf diese Aspekte hingewiesen und sie einer breiten Öffentlichkeit zugänglich gemacht zu haben.

- Die Steigerung der Beweglichkeit ist ein allmählicher Prozeß, der mehrere Wochen benötigt. Deshalb sollte die Beweglichkeitsschulung rechtzeitig vor Beginn der Wettkampfsaison – mindestens sechs Wochen vor Beginn der Vorbereitungsperiode – begonnen werden. Optimal wäre eine ganzjährige, tägliche Flexibilitätsarbeit.
- Dem eigentlichen Stretching sollte eine zumindest fünfminütige Aufwärmarbeit (Warmlaufen) vorausgehen.
- Die Intensität des Stretching sollte im Verlauf der Dehnungsarbeit zunehmen, wobei jede forcierte Dehnung zu vermeiden ist.
- Die leistungsrelevanten Muskelgruppen sollten abwechselnd gedehnt werden.
- Die Dehnungsposition sollte langsam und kontinuierlich eingenommen werden und mindestens zehn Sekunden gehalten werden, da sonst der inverse Dehnungsreflex der Sehnenspindeln nicht ausgelöst wird.
- Bei der Dehnung sollte tief und ruhig geatmet werden.
  Die detonisierende Wirkung des Stretching wird durch eine regelmäßige und *ruhige Atmung* verstärkt.
- *Stretching sollte, falls zeitlich möglich, nicht nur vor*, sondern auch *nach* der sportlichen Belastung zur Anwendung kommen: Dadurch wird eine schnellere Muskelerholung erreicht, weil sich der Muskel durch Stretching in der Nachbelastungsphase schneller entspannt und die Muskelübersäuerung schneller beseitigt wird.

Spezielle sportanatomisch-orientierte Hinweise

Beim Stretchen der typischen sportartspezifischen Leistungsmuskulatur – es handelt sich vor allem um die Muskeln der Oberschenkelvorder- und -rückseite, die vielfach als zweigelenkige Muskeln nicht nur auf das Kniegelenk, sondern auch noch auf das Hüftgelenk einwirken – ist auf folgende Punkte zu achten:

1. Bei der Dehnung aller zweigelenkigen Muskeln ist sicherzustellen, daß beide Gelenke in eine Dehnstellung gebracht werden und nicht eines durch Beugung oder Streckung – die Wirkung auf den Muskel hängt von der jeweiligen Funktion dieses Muskels in

diesem Gelenk ab – eine Muskelentspannung bzw. Verkürzung ermöglicht.
Beispiel: Die Sitzbein-Unterschenkelmuskeln (Mm. ischiocrurales) – sie haben im Kniegelenk beugende, im Hüftgelenk aber streckende Funktion (vgl. *Weineck* 1994, 155) – können nur dann optimal gedehnt werden, wenn das Kniegelenk gestreckt und die Hüfte maximal gebeugt wird (Abb. 347).

2. Die Muskeldehnung sollte so weit wie möglich selektiv und nicht in einer komplexen Bewegung erfolgen, an der mehrere Gelenke und damit Muskelgruppen in Serie hintereinandergeschaltet sind. Spezielle muskuläre Defizite können dadurch verdeckt bzw. durch andere Muskelgruppen kompensiert werden.
Wie wenig spezifisch und für den Laien im Detail wenig aussagefähig die Dehnungsübung „Rumpfbeugen vorwärts im Strecksitz" ist, zeigt Abb. 348.
Es wird deutlich, daß eine große bzw. eingeschränkte Beweglichkeit hier aus sehr unterschiedlichen Gründen gegeben sein kann. Das Ergebnis „hohe Beweglichkeit" ist in jedem Fall summarisch durch eine u. U. unterschiedlich hohe Beweglichkeit im Bereich der Wirbelsäule, der Sitzbein-Unterschenkelmuskeln (Mm. ischiocrurales) sowie der Wadenmuskulatur (insbesondere des M. triceps surae) gegeben.

3. Die Muskeldehnung sollte nicht bei einem Muskel erfolgen, der aufgrund von Haltearbeit o. ä. angespannt ist.
Abb. 349 zeigt den unfunktionellen Versuch eines Sportlers, seine Rumpf- und Oberschenkelvorderseitenmuskulatur zu dehnen, obwohl sie in dieser Position kontrahiert und exzentrisch (nachgebend) arbeitet, um das Absacken des Rumpfes nach hinten zu verhindern.

4. Die Stretchingarbeit sollte in einer Position erfolgen, in der effektivitätsmindernde Ausweichbewegungen so gering wie nur möglich sind bzw. verhindert werden können. Abb. 350 zeigt, wie die Kniegelenkstreckmuskulatur optimal ohne Ausweichmöglichkeit im Kniestand bei gestreckter Hüfte

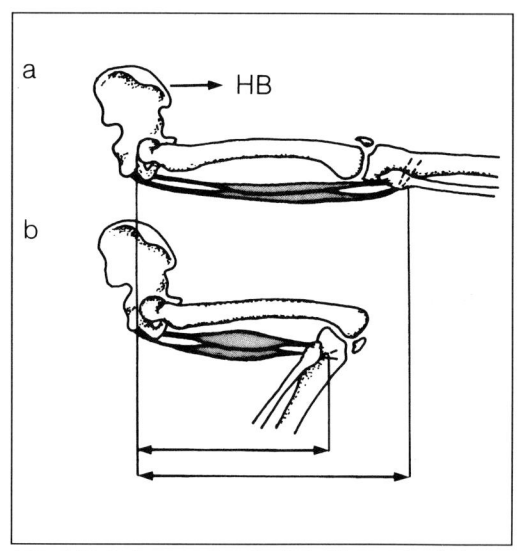

Abb. 347 Dehnung der Sitzbein-Unterschenkelmuskeln (Mm. ischiocrurales) bei gestrecktem (a) und gebeugtem (b) Kniegelenk. Erst wenn die Hüftbeuger (HB) das Becken in der Position a nach vorne (Pfeil) ziehen, ist eine maximale Dehnung möglich. Bei gebeugtem Knie ist dies nicht möglich.

gedehnt werden kann. Eine Stretchingübung der gleichen Muskelgruppe ist in Abb. 351 dargestellt, die jedoch aufgrund der vielfältigen Ausweichmöglichkeiten als weniger effektiv eingestuft werden muß.
Wird die Übung ohne Stützmöglichkeit auf dem Sportplatz durchgeführt, dann sieht man bisweilen Stretchversuche, bei denen der Oberschenkel seitlich abgewinkelt ist: In dieser Position sind die zu dehnenden Muskeln im Hüftgelenk nicht vorgedehnt, da sie durch die Abspreizung (Abduktion) entspannt werden.

Da jedoch bisweilen ein nasser Rasen oder ein harter Hallenboden die Durchführung der „Ideal-

Methoden und Inhalte

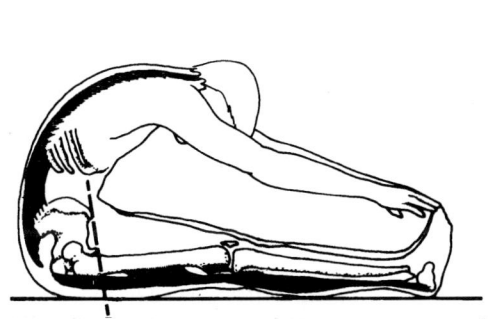

Normale Dehnfähigkeit der Rückenextensoren, der Mm. ischiocrurales und des M. triceps surae.

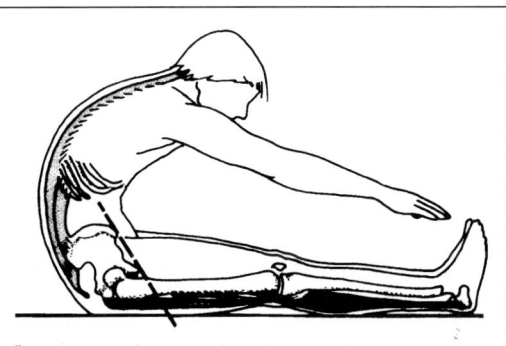

Übermäßige Dehnbarkeit der Rückenextensoren; verminderte Dehnfähigkeit der Mm. ischiocrurales und normale Dehnfähigkeit des M. triceps surae.

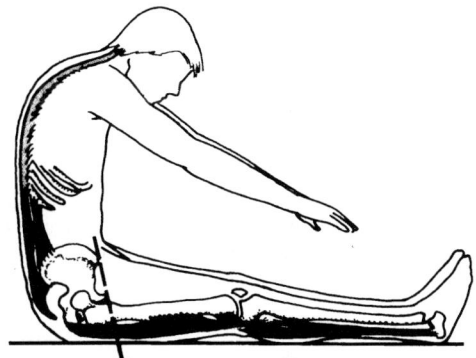

Übermäßige Dehnbarkeit der Rückenextensoren im oberen und mittleren Thorakalbereich; verminderte Dehnfähigkeit der Rückenextensoren im unteren Thorakal- und Lumbalbereich, in den Mm. ischiocrurales und im M. triceps surae.

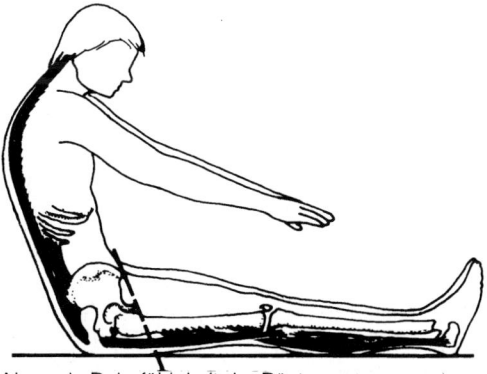

Normale Dehnfähigkeit der Rückenextensoren im Thorakalbereich; verminderte Dehnfähigkeit im Lumbalbereich, in den Mm. ischiocrurales und im M. triceps surae.

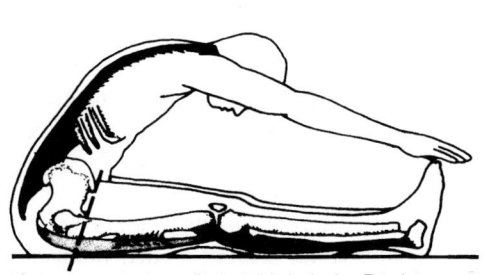

Gering verminderte Dehnfähigkeit der Rückenextensoren im unteren Thorakalbereich, übermäßige Dehnbarkeit in den Mm. ischiocrurales und normale Dehnfähigkeit im M. triceps surae.

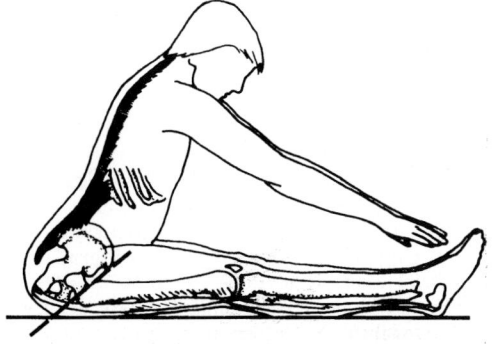

Normale Dehnfähigkeit der Rückenextensoren im Thorakalbereich; Kontraktur der Rückenextensoren im Lumbalbereich mit Lähmung beider Beine.

Abb. 348 Prüfung der Dehnfähigkeit der dorsalen (rückwärtigen) Muskeln aus dem Strecksitz (nach *Kendall/ Kendall-McCreary* **1988**, 218)

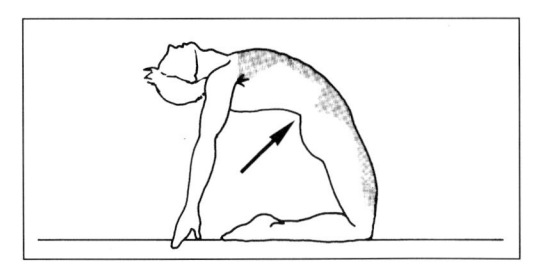

Abb. 349 Unfunktionelle Stretchingübung von positionsabhängig angespannten Muskeln der Rumpf- und Oberschenkelvorderseite. Als zusätzlich ungünstig muß die Hyperlordosierung (verstärktes Hohlkreuz) im Bereich der Lendenwirbelsäule (Pfeil) eingestuft werden (nach *Knebel/Herbeck/Hamsen* 1988, 69).

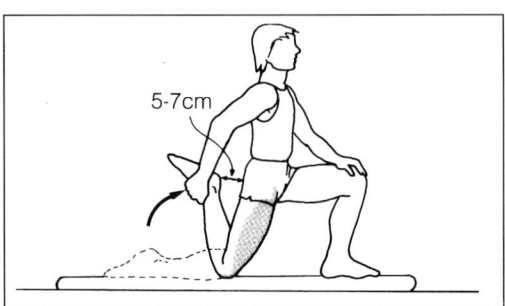

Abb. 350 Funktionelle Dehnung der Kniegelenksstrecker (M. quadriceps femoris); — = Mittlerer, innerer und äußerer Anteil (eingelenkig); – – – – = gerader Anteil (zweigelenkig)

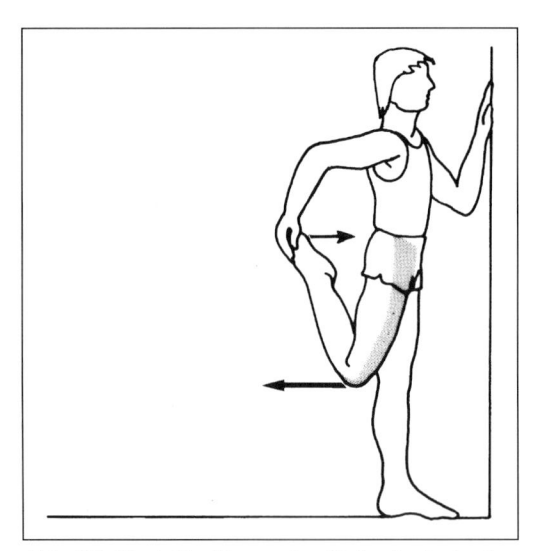

Abb. 351 Stretchingübung der Kniegelenksstrecker „zweiter Güte". Wegen der vielen Freiheitsgrade der beteiligten Gelenke ist ein Ausweichen über die freien Gelenke und damit keine optimale Dehnung der Zielmuskeln möglich.

übung" unmöglich machen, muß auch einmal auf Übungen zweiter Güte ausgewichen werden. Ist sich der Sportler jedoch bewußt, welche anatomischen Kriterien die Güte der jeweiligen Übung ausmachen, dann ist er sicher in der Lage, potentielle Schwächen zu vermeiden. Beim Dehnen der ischiocruralen Muskeln – sie befinden sich an der Oberschenkelrückseite und stellen in vielen Sportarten einen leistungslimitierenden Faktor dar – kommt bei der in Abb. 352 gezeigten Dehnübung der Hüftstellung eine größere Bedeutung zu als der Dehntechnik.

Abb. 352 macht deutlich, daß nur bei vorwärtsgekipptem Becken – hierdurch wird der Ursprung der Mm. ischiocrurales vom Ansatz entfernt – ein signifikanter Dehnbarkeitszuwachs, und zwar unabhängig von der Dehntechnik, erreicht wird.

> Die aufgeführten Übungen zeigen, daß Stretchen allein noch kein Qualitätsnachweis ist, es muß auch richtig, spezifisch und in der richtigen Ausgangsstellung durchgeführt werden. Die Trainer sollten ihre Athleten immer wieder auf eine korrekte Ausführung hinweisen, damit Stretchen nicht nur eine Alibi-Funktion hat, sondern auch effektiv das gesteckte Ziel der optimalen Beweglichmachung erreicht.

Methoden und Inhalte 507

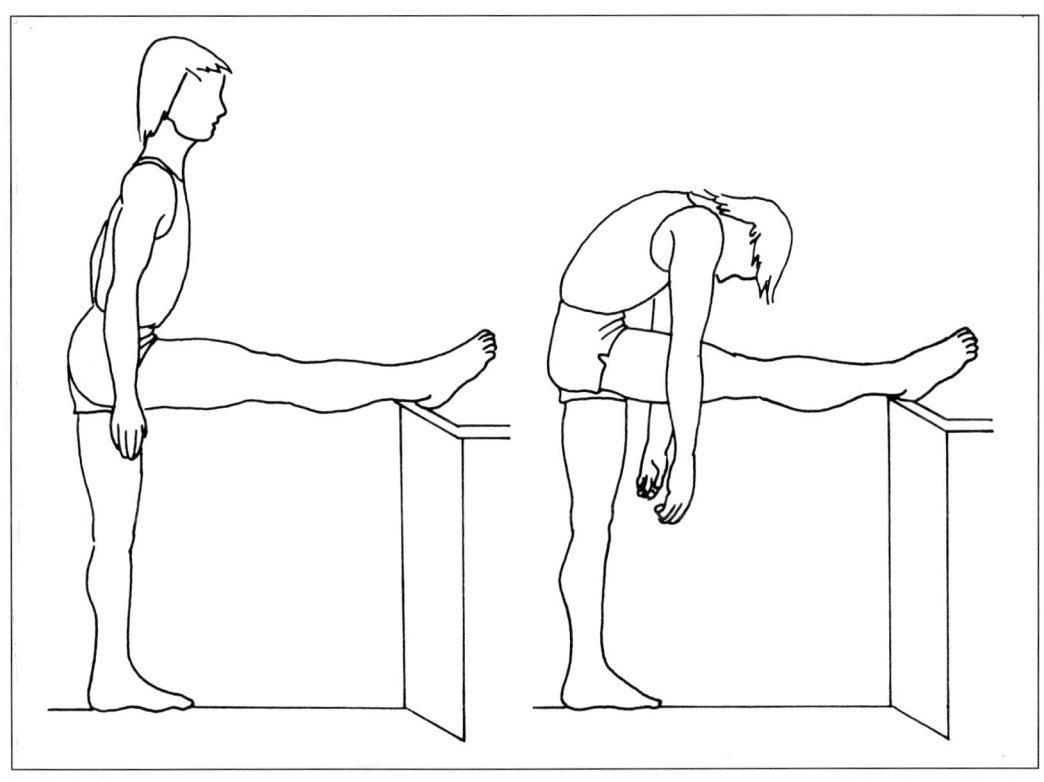

Abb. 352 Training der Mm. ischiocrurales (Sitzbein-Unterschenkelmuskeln bei vorwärts (links) bzw. rückwärts (rechts) gekipptem Becken)

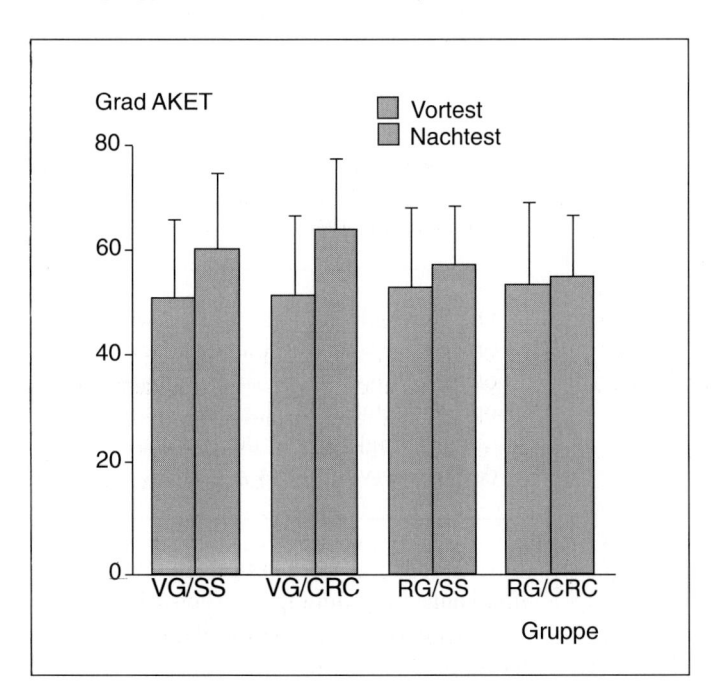

Abb. 353 Der Dehnbarkeitszuwachs bei verschiedenen Dehntechniken und unterschiedlicher anatomischer Ausgangssituation (nach *Sullivan/Dejulia/Worrell* 1992, 1385).
VG = vorwärts gekippt;
RG = rückwärts gekippt;
SS = statisches Stretchen;
CRC = Contract-Relax-Contract (Anspannen-Entspannen-Anspannen)

Stretching und Lebensalter

> Trotz seiner hohen Effektivität für die Beweglichmachung ist die Stretchingmethode für den Kinderbereich nicht und für den Jugendbereich erst ab einem bestimmten Alter geeignet. Stretching entspricht durch seine Bewegungsarmut und sein fast „intellektuelles Niveau" nicht dem Bewegungsdrang der Kinder bzw. dem Wunsch, unmittelbare „Ergebnisse zu sehen". Da Kinder auch noch sehr viel Wert auf spielerisches Lernen bzw. Trainieren legen, kommt das sachliche, wenig amüsante Stretchen nicht der kindlichen Spielmentalität entgegen.

Bei Kindern ist darüber hinaus noch die Verletzungsgefährdung durch aktive Dehnungsübungen in so minimalem Maße gegeben, daß diese Art der Beweglichmachung im Zentrum der kindlichen Schulung stehen sollte (s. S. 529).
Weitere Besonderheiten s. S. 528.

Die Effektivität der verschiedenen Dehntechniken

Wie Tab. 61 erkennen läßt, wird die Effektivität der verschiedenen Dehntechniken je nach Durchführungsmodalität und Trainingsdauer unterschiedlich eingeschätzt.
Eines jedoch machen die neueren Untersuchungen deutlich:

> Bislang liegen keine Untersuchungen vor, die eindeutig die Überlegenheit einer Methode beweisen (vgl. *Hoster* 1987, 1524; *Wydra/Bös/Karisch* 1991, 386; *Wydra* 1993, 104).
> Es gilt jedoch:

> – Dehntechniken, die das Bewegungsausmaß betonen, sind effektiver als Dehntechniken, die die Bewegungsgeschwindigkeit favorisieren
> – Es sollte ein individueller „Methodenpluralismus" zur Anwendung kommen, der den individuellen Bedürfnissen entspricht und sowohl statische Anspannungstechniken als auch dynamische Dehntechniken einfließen läßt (vgl. *Wydra* 1993, 106 und 110).

„Im einzelnen ist zu klären, welche Auswirkungen eine bestimmte Dehntechnik bzw. eine bestimmte Methodenkombination in Abhängigkeit von Lebensalter, Geschlecht, Trainingszustand, Art der Muskelfaserzusammensetzung etc. auf die Entwicklung der Beweglichkeit, der Regenerationsfähigkeit, der Entspannungsfähigkeit, der Verletzungsanfälligkeit etc., aber auch auf die Kraftfähigkeiten hat" (*Wydra* 1993, 110).
Insgesamt ist die Beweglichkeit nur dann optimal zu schulen, wenn alle zur Verfügung stehenden Inhalte in der günstigsten Kombination zur Anwendung gelangen.
Die Auswahl der Dehnungsübungen bzw. deren Kombination ergibt sich aus der analytischen Betrachtung der Wettkampfdisziplin: Wie laufen die Bewegungen ab, in welchen Bewegungsabschnitten ist ein besonderes Maß an Beweglichkeit erforderlich, welche Art der Beweglichkeit ist notwendig?

> Die Beweglichkeit soll nur so weit verbessert werden, wie dies zur Herausbildung der optimalen Bewegungstechnik und der effektiven Nutzung der motorischen Fähigkeiten in der Sportart erforderlich ist (vgl. *Matwejew* 1981, 174).

Eine angeborene oder erworbene *Hypermobilität* kann zur Erzielung sportlicher Leistungen sowohl ein Hinderungsgrund als auch eine Voraussetzung sein.

Methoden und Inhalte

Autoren	Stichprobe	Kriterien	Treatments	Treatmentdauer	Ergebnisse
de Vries 1962	57 Studenten	Verbesserung von aktiver Rumpfflexion und -extension, Schulterelevation während der Behandlungsdauer	SS, DS. Jeweils 30–60 sec. Dehnen. Keine Kontrollgruppe.	Siebenmal 30 Minuten, zwei Behandlungen pro Woche	Signifikante Verbesserung in den Gruppen. Keine Unterschiede zwischen den Gruppen.
Holt et al. 1970	24 Studenten	Verbesserung der aktiven Rumpfflexion (sit and reach) durch jede Einzelbehandlung	Kombinierte Behandlungen bestehend aus: DS, SS, CR-AC. Die Dehnübungen wurden in unterschiedlicher Reihenfolge durchgeführt. Jeweils 20 sec. Dehnen und 10 sec. Pause. Die CR-AC-Methode wurde in dieser Zeit dreimal wiederholt. Keine Kontrollgruppe.	Drei Behandlungen pro Woche in drei aufeinanderfolgenden Wochen. Dauer der Einzelbehandlung dreimal zwei Minuten.	Unterschiede zwischen den Gruppen indizieren statistische Überlegenheit der CR-AC-Methode.
Tanigawa 1972	30 junge Männer	Kurz- und mittelfristige Verbesserung der passiven Hüftflexion. Mittelfristige Rückbildung der verbesserten Beweglichkeit. Indirekte Bestimmung des Winkels	Passive Dehnung, CR-Dehnung, Kontrollgruppe	Zweimaliges Dehnen pro Woche über einen Zeitraum von drei Wochen	Überlegenheit der CR-Dehnung gegenüber der statischen Dehnung. Signifikante Rückbildung der Dehnfähigkeit nach einer Woche ohne Dehnbehandlung.
Cornelius 1980	30 Studenten	Kurzfristige Verbesserung der passiven Hüftflexion (Winkelmessung)	CR- und CR-AC-Dehnung mit unterschiedlich langer Dauer der Muskelkontraktion (0 bis 6 sec.). DS, keine Kontrollgruppe	Einzelbehandlung	Überlegenheit der Anspannungstechniken gegenüber der gehaltenen Dehnung. Keine Unterschiede zwischen den Anspannungstechniken.
Moore and Hutton 1980	21 Gymnastinnen	Kurzfristige Verbesserung der Hüftbeweglichkeit durch eine Einzelbehandlung; EMG-Aktivität	SS, CR, CR-AC. Bei der CR- bzw. CR-AC-Methode wurde die Kontraktion 5 sec. durchgeführt, keine Kontrollgruppe	Einzelbehandlung	Größter Beweglichkeitszuwachs durch CR-AC-Technik; individuelle Unterschiede im EMG-Verhalten

Tab. 61: Fortsetzung nächste Seite

Autoren	Stichprobe	Kriterien	Treatments	Treatmentdauer	Ergebnisse
Hartley-O'Brien 1980	119 Studentinnen	Kurz- und mittelfristige Verbesserung der aktiven Hüftflexion (Winkelmessung)	SS-AC, CR (aktiv und passiv), DS, SS, SS mit Entspannung. eine Minute Dehnung, eine Minute Pause, fünf Wdh. Kontrollgruppe	Zehnminütige Dehnungen an jeweils drei Tagen über drei Wochen	Hochsignifikante Verbesserung in allen Gruppen während der gesamten Treatmentdauer; keine Gruppenunterschiede; geringgradige tägliche Verbesserungen der Beweglichkeit.
Sady et al. 1981	43 Studenten	Verbesserung der aktiven Beweglichkeit von Schulter, Rumpf und Hüftstreckern	DS (20 Wdh.), SS (6 sec. halten – drei Wdh.), CR (Dehnung bis zur Endposition, sechssekündige Kontraktion – erneute Dehnung – drei Wdh.). Kontrollgruppe	Dreimal pro Woche über sechs Wochen	Überlegenheit der Anspannungstechnik. Größere Verbesserung der Beweglichkeit der Hüftbeuger als in den anderen Bereichen.
Lucas und Koslow 1984	63 Studentinnen	Verbesserung der aktiven Beweglichkeit der Hüftstrecker (sit and reach)	DS, SS (jeweils 20 sec. Dehnung – fünf Wdh.). CR-AC (5 sec. Agonistenkontraktion – 10 sec. Antagonistenkontraktion). Keine Kontrollgruppe	Fünfminütige Dehnungen, dreimal pro Woche, über sieben Wochen	Verbesserung in allen Gruppen; keine Gruppenunterschiede
Hardy 1985	42 Studentinnen	Kurz- und mittelfristige Verbesserung der aktiven Hüftflexion (Winkelmessung)	Aktives und passives CR-AC mit 0,3 und 6 sec. Kontraktionsdauer und 10 sec. Dehnung – drei Wdh.SS – 30 sec. Dauerdehnung. Alle Gruppen führten drei Serien mit jeweils 30 sec. Pause durch. Kontrollgruppe	Dehnung an sechs aufeinanderfolgenden Tagen	Hochsignifikante Verbesserung in den Versuchsgruppen; positiver Zusammenhang zwischen Kontraktionsdauer und verbesserter Beweglichkeit bei aktivem AC-Dehnen.

Tab. 61: Fortsetzung nächste Seite

Methoden und Inhalte

Autoren	Stichprobe	Kriterien	Treatments	Treatmentdauer	Ergebnisse
Hardy und Jones 1986	24 Studentinnen	Verbesserung der dynamischen Hüftbeweglichkeit (Stroboskopaufnahmen)	CR-AC (6 sec. Dehnung, drei Wdh.). DS mit Betonung der Geschwindigkeit. DS mit Betonung des Bewegungsausmaßes. Alle Gruppen führten drei Serien mit jeweils 30 sec. Pause durch. Kontrollgruppe.	Dehnung an sechs aufeinanderfolgenden Tagen	Größere Verbesserungen in den Versuchsgruppen (CR-AC; DS mit Betonung des Bewegungsausmaßes) als in der Kontrollgruppe; keine Unterschiede zwischen den Versuchsgruppen.
Hardy und Jones 1986	18 Studenten	Verbesserung der dynamischen Schulterbeweglichkeit (Fotozellen)	CR-AC. DS mit Betonung des Bewegungsausmaßes. Übungsdurchführung wie oben. Kontrollgruppe	Dehnung an sechs aufeinanderfolgenden Tagen	Größere Verbesserung in den Versuchsgruppen (CR-AC; DS mit Betonung des Bewegungsausmaßes) als in der Kontrollgruppe; keine Unterschiede zwischen den Versuchsgruppen.
Madding et al. 1987	72 Männer zwischen 22 und 40 Jahren	Kurzfristige Verbesserung der Hüftabduktion und Verringerung des Dehnungswiderstandes	SS über 15, 45 und 120 sec. Kontrollgruppe	Einmalige Dehnung	Hochsignifikante Verbesserung der Beweglichkeit und Abnahme des Dehnungswiderstandes in den Versuchsgruppen; keine Unterschiede zwischen den Versuchsgruppen.
Etnyre und Lee 1988	49 Studenten und 25 Studentinnen	Kurz- und langfristige Verbesserung der Schulter- und aktiven Hüftbeweglichkeit (Goniometer)	SS (9 sec.), CR, CR-AC (jeweils 6 sec. Kontraktion mit folgender 3 sec. Dehnung). Dehnübungen wurden mit Partnerunterstützung durchgeführt. Kontrollgruppe	Zweimaliges Dehnen pro Woche über 12 Wochen	Hochsignifikante Verbesserung in den Treatmentgruppen; keine Unterschiede in der Trainierbarkeit zwischen Männern und Frauen; Anspannungstechniken effektiver als statisches Dehnen; größere Wirkung der CR-AC-Technik bei den Männern.

Tab. 61: Fortsetzung nächste Seite

Autoren	Stichprobe	Kriterien	Treatments	Treatmentdauer	Ergebnisse
Schobert et al. 1990	60 Sport-studenten	Muskuläre Entspannungs-fähigkeit der ventralen Oberschenkelmuskulatur nach vorausgegangenen Belastung	SS, CR (Isometrische Kontraktion und 10 sec. Dehnung im Wechsel), intermittierende (zehnmaliger Wechsel von Dehnung und Entspannung), passive Dehnung durch Helfer über jeweils zwei Minuten. Kontrollgruppe	Einmalige Dehnbehandlung nach vorausgegangener Belastung	Positive Auswirkungen der intermittierenden Dehnung; unterschiedliche Effekte der CR-Dehnung; negative Effekte der Dauerdehnung.
Wydra et al. 1991	Jeweils 40 Männer und Frauen (Re-habilitanden)	Verbesserung der kurz- und mittelfristigen aktiven und passiven Hüftbeweglichkeit (Goniometer)	SS (20 sec.), CER (10 sec. Anspannung – 10 sec. Dehnung), DS (20 Wdh.). fünfmalige Wiederholung. Passive Dehnung durch Helfer. Kontrollgruppe	Tägliches zehnminütiges Dehnen über zwei Wochen	Keine Unterschiede zwischen den Versuchs-gruppen bei der kurzfristi-gen Verbesserung. Hochsignifikante Über-legenheit des DS über zwei Wochen. Höhere Trainierbarkeit der Frauen bei der passiven Beweg-lichkeit.

Tab. 61 Literatur zur Effektivität von Dehntechniken (1962–1991) (nach *Wydra* 1993, 107)

Methoden und Inhalte

1 Hintere Unterschenkelmuskulatur (M. triceps surae)

- Ferse auf den Boden drücken
- Körper gleichmäßig nach vorne neigen

2 Vordere Oberschenkelmuskulatur (M. rectus femoris)

- Fuß gegen Gesäß ziehen
- Becken vorschieben

3 Innere Hüftmuskulatur (Mm. adductores)

- Becken schräg nach unten schieben

4 Hintere Oberschenkelmuskulatur (Mm. ischiocrurales)

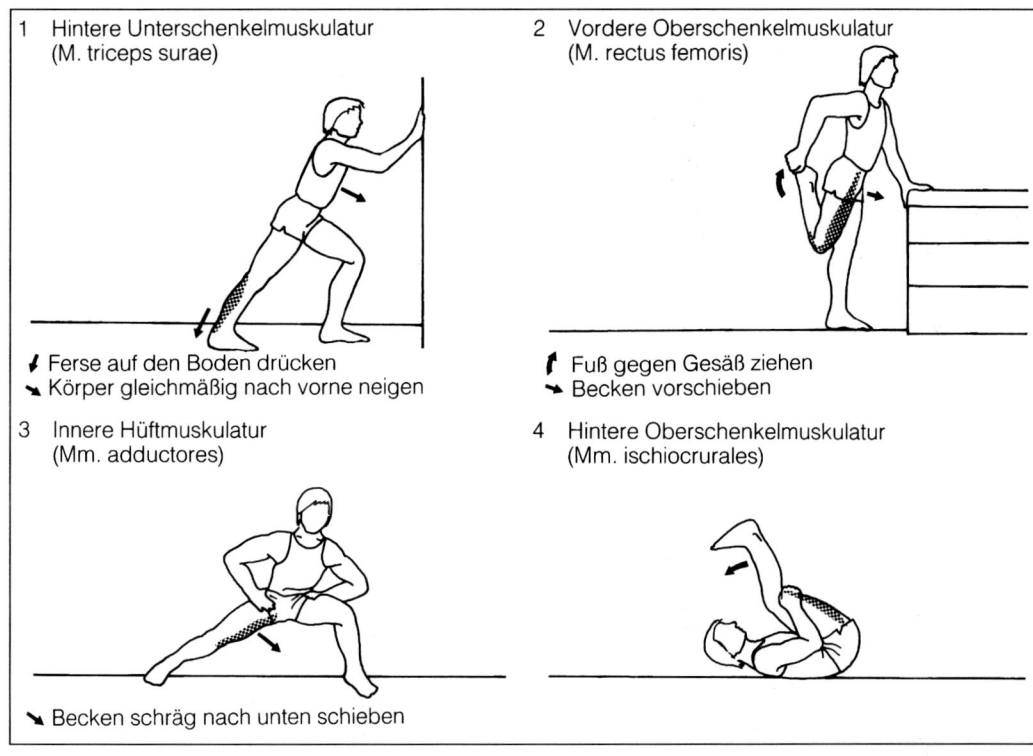

Abb. 354 Die wichtigsten Dehnungsübungen für den lauf- bzw. beinorientierten Sportler (verändert nach *Spring* et al. 1986, 146)

Die auf einer genetisch bedingten, allgemeinen Bindegewebsschwäche beruhende *generalisierte Hypermobilität* ist aufgrund der hohen Verletzungsgefährdung kaum für sportliche Spitzenleistungen geeignet. Eine *lokale* Überbeweglichkeit – z. B. im Bereich der Lendenwirbelsäule oder im Bereich des Hüftgelenks – stellt jedoch für manche Sportarten – z. B. das Geräteturnen – eine unverzichtbare Notwendigkeit dar.

Inhalte des Beweglichkeitstrainings – Stretchingprogramme

Aus der Vielzahl an möglichen und sinnvollen Dehnungsübungen, die zu einer abwechslungsreichen Trainingsgestaltung herangezogen werden können, sollte ein Kurzprogramm, das in der Form von „Hausaufgaben" oder in „Eigenregie" in jedem Training durchgeführt wird, mit den sogenannten „essentiellen" Übungen angeboten werden. Vom „Minimalprogramm", das Übungen enthält, die vom Sportler, der sich „beinorientiert" bewegt, in jedem Training und vor jedem Wettkampf durchgeführt werden sollten, bis hin zu den „Top ten" (vgl. *Spring* et al. 1986, 13 f.) oder nochmals erweiterten Programmen bleibt der Bereitwilligkeit der Sportler keine Grenze gesetzt. Hauptsache ist jedoch die richtige und regelmäßige Durchführung.

Minimalprogramm

Das „Minimalprogramm" umfaßt dabei das nicht unterschreitbare Minimum, das „Basisprogramm" der wesentlichen Muskelgruppen und das erweiterte Übungsprogramm eine umfassende Übungssammlung, die in variabler Form eine abwechslungsreiche Beweglichkeitsschulung erlaubt. Für alle Programme gelten in formelhafter Kürze folgende Hinweise (vgl. *Spring* et al. 1986, 9):

- Nehmen Sie die abgebildete Dehnstellung ein.
- Ändern Sie langsam die Position in Richtung der Pfeile, die Dehnung wird dadurch verstärkt.
- Vermeiden Sie ruckartige Bewegungen (kein Wippen).
- Ein leichtes Ziehen im zu dehnenden Muskel ist normal.
- Halten Sie diese Stellung 15–30 Sekunden.
- Atmen Sie regelmäßig und ruhig; versuchen Sie, sich zu entspannen.

– Minimalprogramm des „beinorientierten" Sportlers

Das in Abb. 354 vorgestellte Programm beinhaltet wesentliche Übungen, die von „Laufsportlern" – es betrifft in besonderem Maße die Spielsportler – regelmäßig durchgeführt werden sollten.

– Basisprogramm

Das Basisprogramm von Abb. 355 umfaßt ein Stretchingprogramm für die in den meisten Sportarten wichtigsten Muskelgruppen.

Beweglichkeitstests und -kontrollformen als Mittel zur Leistungsdiagnostik und Trainingssteuerung

Bevor auf die Notwendigkeit von Beweglichkeitstests näher eingegangen wird, soll noch kurz auf die Problematik von Beweglichkeitsüberprüfungen als Leistungsnachweis (u. U. zur Ermittlung der sportlichen Eignung) hingewiesen werden. *Israel* (1979, 33) schreibt hierzu: „Bei der Beweglichkeit liegt es in der Natur der Sache, daß 'äußere' Messungen dominieren. Dabei erfolgt die Bewertung grundsätzlich nach dem Ausmaß der Beugung. Je tiefer, um so positiver die Bewertung. Es zeigt sich jedoch, daß die sogenannten Bindegewebsschwächlinge diese Übung auf Anhieb sehr gut beherrschen. Auf diese Weise kann der Fall eintreten, daß ein körperlicher Nachteil sportmethodisch besonders günstig eingeschätzt wird." Es wird damit deutlich, daß die allgemein übliche Erfassung der individuellen Beweglichkeit unter diesem Aspekt mit einer gewissen Skepsis zu beurteilen ist. Haltungsschwächen o. ä., verbunden mit einer außergewöhnlichen Dehnungsfähigkeit, sollten somit Anlaß zu einer kritischen Einschätzung des Testergebnisses geben. Ansonsten ist auch im Beweglichkeitstraining eine Leistungskontrolle erforderlich.

Um die Effektivität des Trainings objektiv beurteilen zu können, müssen dabei standardisierte Kontrollübungen herangezogen werden. Diese Kontrollübungen – sie geben das Maß der Beweglichkeit entweder in Graden oder in Zentimetern an – sollen einerseits die *allgemeine Beweglichkeit* (hier vor allem die der Wirbelsäule sowie des Hüft- und Schultergelenks), andererseits die *sportartspezifische Beweglichkeit* durch spezielle Testformen erfassen. Bei der Messung der Beweglichkeit ist auf stets gleichbleibende Meßverfahren zu achten (z. B. Ablesen des Wertes nach einer Haltezeit von drei Sekunden o. ä.).

Bevor auf verschiedene Testformen im Detail eingegangen wird, soll jedoch die Problematik solcher Tests – sie stellen vielfach einfach durchführbare Tests dar, die mehrere Systeme gleichzeitig erfassen (z. B. Wirbelsäulenbeweglichkeit und Hüftbeugefähigkeit, s. S. 516 f.) – aus orthopädischer Sicht dargestellt werden. Es soll vor allem deutlich gemacht werden, daß die Aussage derartiger Tests von einem Laien oftmals nur bedingt korrekt eingeschätzt wer-

Tests und Kontrollformen

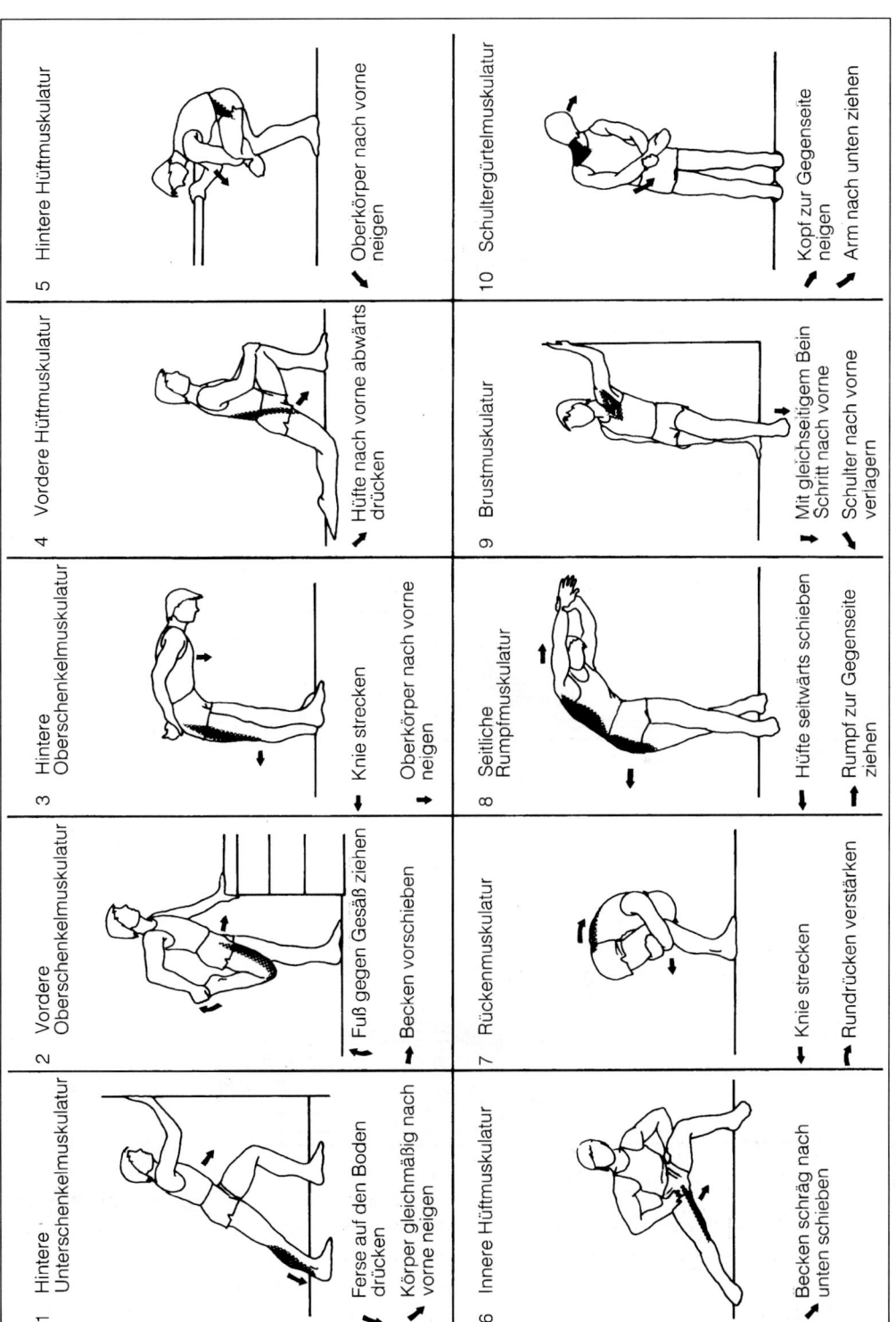

Abb. 355 Stretching-Basisprogramm „Top ten" (verändert nach *Spring* et al. 1986, 14-23)

516　　　　　　　　　　　　　　　　　　　　　　　　　Beweglichkeitstraining

a

M. sartorius　　M. rectus femoris

M. psoas major　　M. iliacus　　M. tensor fasciae latae

b

c

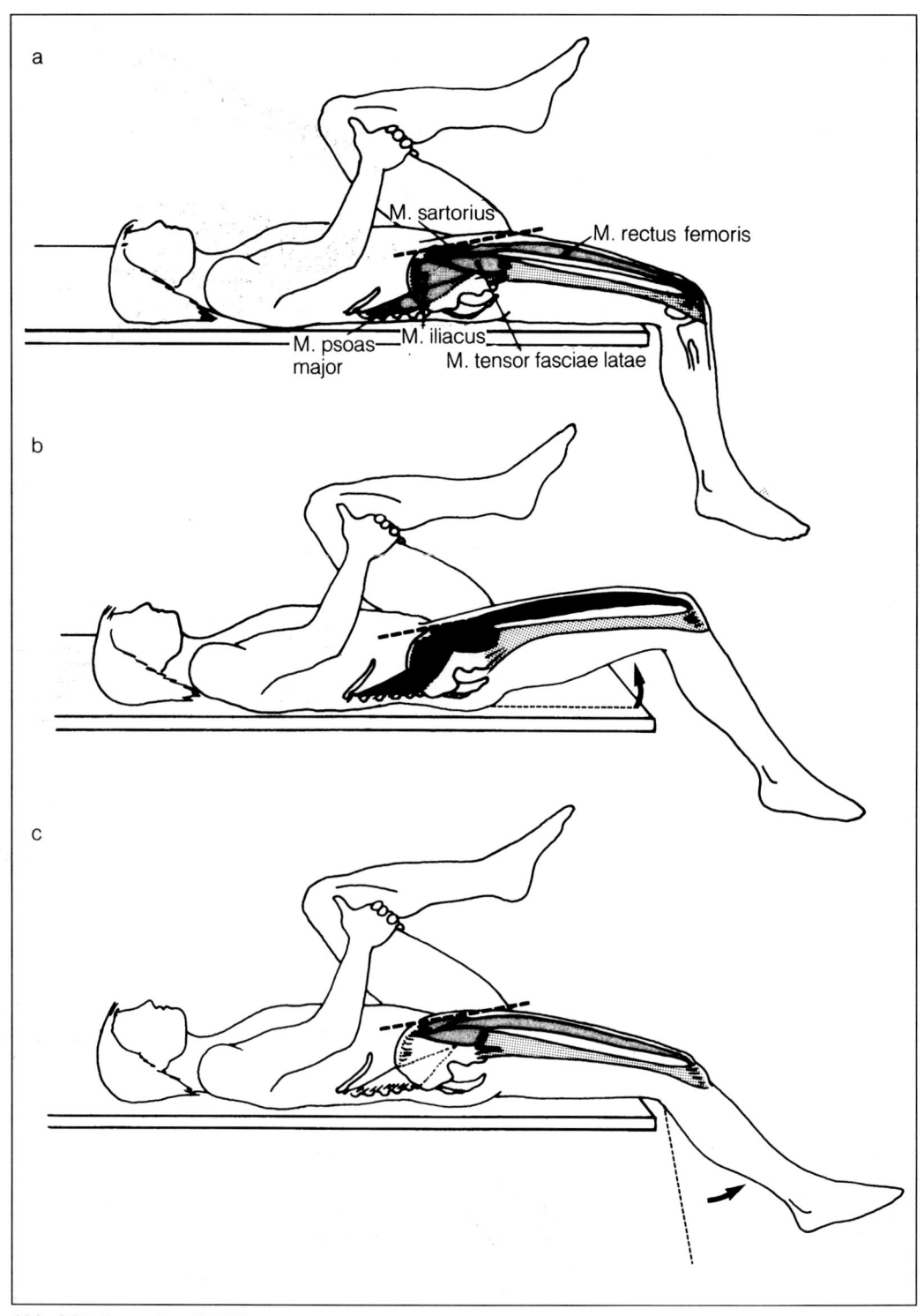

Abb. 356: Legende s. S. 517

Tests und Kontrollformen 517

◀ **Abb. 356 Normale (a), verkürzte (b) und teilverkürzte (c) Hüftbeugemuskeln.** Bei (a) liegt sowohl eine normale Dehnfähigkeit der eingelenkigen Hüftbeuger (Hüftlendenmuskel = M. iliopsoas) vor, ausgewiesen durch die Fähigkeit des Tischkontaktes des Oberschenkels, als auch der zweigelenkigen (gerader Kniestrecker = M. rectus femoris; Oberschenkelbindenspanner = M. tensor fasciae latae). Bei (b) verhindert die Verkürzung sowohl der ein- als auch zweigelenkigen Hüftbeuger eine Hüftstreckung. Bei (c) kann das Hüftgelenk gestreckt werden, wenn eine Kniegelenksstreckung zugelassen wird; dies bedeutet, daß die eingelenkigen Hüftbeuger normale Dehnfähigkeit haben, aber der gerade Kniestrecker (M. rectus femoris) und (wahrscheinlich) der Oberschenkelbindenspanner (M. tensor fasciae latae) verkürzt sind (verändert nach *Kendall/Kendall-McCreary* 1988, 159).

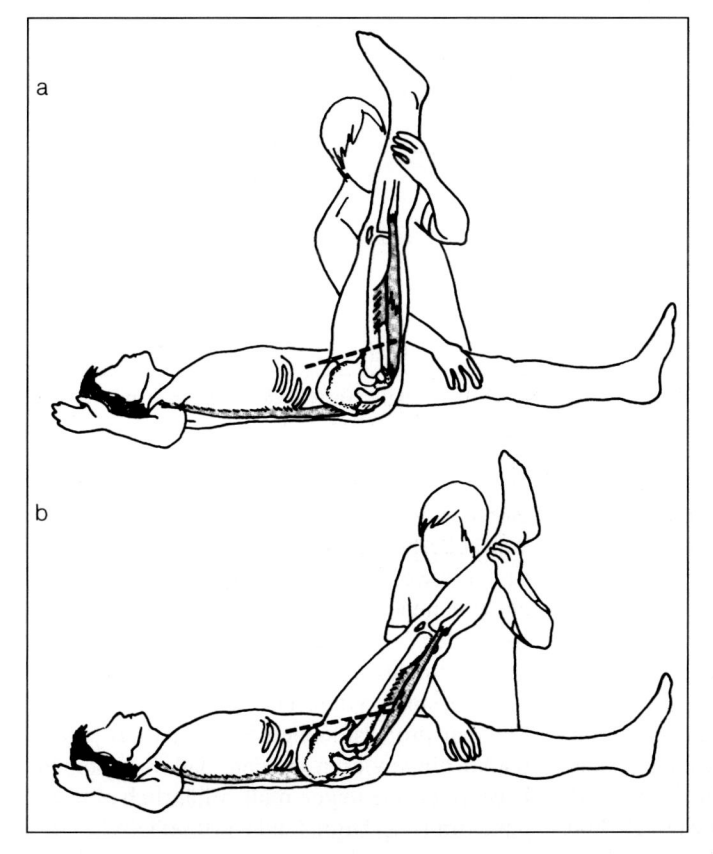

Abb. 357 Befund einer normalen (a) bzw. verringerten Dehnfähigkeit (b) der Kniegelenksbeuger (Sitzbein-Unterschenkelmuskeln = Mm. ischiocrurales) (verändert nach *Kendall/ Kendall-McCreary* 1988, 146)

den kann. Eine detaillierte Befundung des Beweglichkeitsstatus sollte im allgemeinen weniger durch z. T. laienhafte Tests als durch einen erfahrenen Orthopäden erfolgen, da nur er vorliegende komplexe muskuläre Bewegungsleistungen ausreichend genau erfassen und beurteilen kann.

Die Abb. 356 und 357 zeigen exemplarisch am Beispiel der bei einem Großteil der Sportler (s. S. 336) oftmals verkürzten Hüftbeuger und der Kniegelenksbeuger, wie eine normale Beweglichkeit diagnostiziert werden kann. Sie zeigen aber auch, mit welcher Sorgfalt und mit welch profunden anatomischen Kenntnissen eine derartige Befundung zu erfolgen hat, um zu einer richtigen Einschätzung des Beweglichkeitsstatus zu kommen. Es muß insbesondere darauf hingewiesen werden, daß eine Vielzahl von Faktoren (Beckenstellung, Stellung benachbarter Gelenke etc.) Einfluß auf diese „Normalstellung" haben und unter Umständen positive bzw. negative Befunde vortäuschen

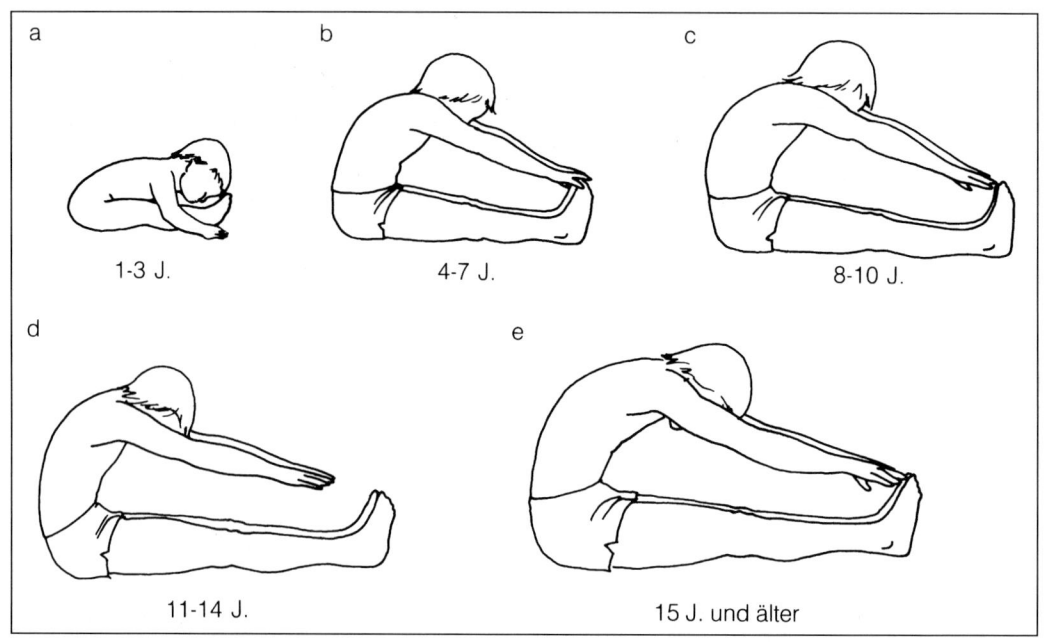

Abb. 358 Normale Beweglichkeit der Wirbelsäulenflexion (WS-Beugung) in verschiedenen Altersgruppen (nach *Kendall/Kendall-McCreary* **1988, 217**)

können. Für den interessierten Leser sei auf die entsprechende Muskelfunktionsdiagnostik-Literatur, z. B. von *Janda* (1979) und *Kendall/Kendall-McCreary* (1988) verwiesen.

Ein weiteres Problem bei der Einschätzung eines Beweglichkeitsbefundes stellt das Alter der Testperson dar. Wie Abb. 358 deutlich macht, ist die Beweglichkeit der Wirbelsäule sowie der Muskulatur der Beinrückseite nicht in allen Altersstufen gleichermaßen gut, obwohl sie als „normal" einzustufen ist. Ebenso zeigt Abb. 358 den Wechsel von extremer Beweglichkeit im Kleinkindalter zur deutlich eingeschränkten Beweglichkeit zum Zeitpunkt des pubertären Wachstumsschubes – hier wird das Erreichen der Zehen bisweilen unmöglich, obwohl keine Gelenkseinschränkungen oder Muskelverkürzungen bestehen, sondern nur eine Proportionsänderung im Verhältnis Beine/Rumpf vorliegt. Dies sollte bei der Beweglichkeitsbeurteilung berücksichtigt werden (vgl. *Kendall/Kendall-McCreary* 1988, 217).

Die vorhergehenden Ausführungen bezüglich der Beweglichkeitsdiagnostik haben deutlich gemacht, wie schwierig im Detail für den Laien eine äußerlich feststellbare Beweglichkeit richtig zu bewerten bzw. einzuschätzen ist. Unter entsprechendem Vorbehalt sollen daher die nun folgenden „einfachen" Beweglichkeitstests zur Grobeinschätzung des individuellen Beweglichkeitsstatus vorgestellt werden.

Für den professionellen Sportler muß jedoch darauf hingewiesen werden, daß es in seinem Eigeninteresse liegen muß, alljährlich eine genaue trainingsbegleitende orthopädische Befundung zu erfahren im Sinne einer langfristigen Schadensprophylaxe sowie als Trainings- und Ausgleichskorrektiv.

1. Feststellung der komplexen Beweglichkeit der rückwärtigen Rumpf-(Wirbelsäulen-) und Beinmuskulatur (Oberschenkelrückseite = Mm. ischiocrurales; Wadenmuskulatur = Mm. triceps surae)

Ein Test zur Grobeinschätzung der Dehnungsfähigkeit des Rumpf-Hüft-Bein-Bereichs ist der Rumpfbeuge-vorwärts-Test (Abb. 359).

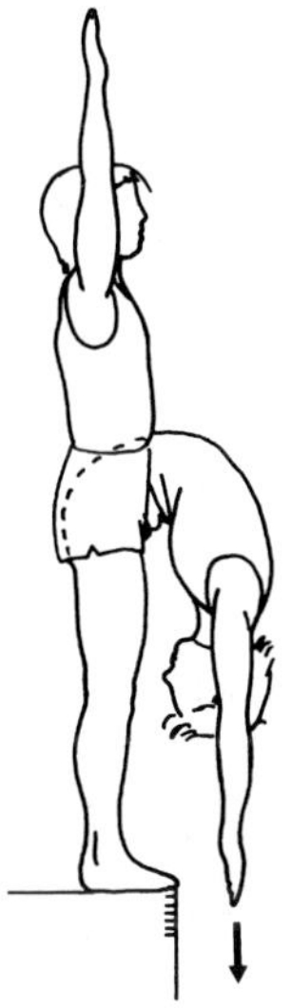

Tests und Kontrollformen

Abb. 359 Rumpfbeugen vorwärts

Durchführung: Rumpfbeugen vorwärts (Abb. 359): Gemessen wird die Entfernung der Fingerspitzen zum Nullpunkt (Niveau der Füße) bzw. die über den Nullpunkt hinausgehende Dehnfähigkeit (Angabe in ± cm).

Beachte: Die Knie müssen völlig gestreckt sein. Die Endhaltung muß zwei Sekunden gehalten werden (also kein Wippen!).

Die Entwicklung der maximalen Rumpfbeuge-vorwärts-Leistung hängt sowohl vom Alter wie auch vom Geschlecht ab (s. Abb. 360 und Abb. 361). Nach den Untersuchungen von *Betz/Klimt* (1993, 5) liegen im Vorschulalter die mittleren Ventriflexionswerte zwischen −2 und −5 cm (negative Werte zeigen an, um welchen Betrag die jeweilige Versuchsperson das Nullniveau (= Standebene) unterschreiten kann). Danach bleibt die Beugefähigkeit nahezu gleich und nimmt mit dem siebten (weibliches Geschlecht) bzw. elften Lebensjahr (männliches Geschlecht) stetig zu.

Maximale Ventriflexionswerte sind am Ende der Adoleszenz zu finden (*Klimt/Heyer-Wirths* 1992, 531; *Betz/Klimt* 1993, 5).
Nach dem Jugendalter ist ohne spezielles Training mit einem fortschreitenden Rückgang der maximalen Rumpfbeuge-vorwärts-Leistung zu rechnen (*Neumann* 1976).

Der in Abb. 360 und Abb. 361 erkennbare Bereich der zweifachen Standardabweichung (+2 s bis −2 s) − er umfaßt 95 % der untersuchten Kinder und Jugendlichen − kann als Anhaltspunkt zur Abgrenzung von Hyper-(Über-) und Hypo-(Unter-)mobilität der maximalen Ventriflexion im Hüftgelenk dienen.
Maximale Ventriflexionswerte oberhalb der zweifachen Standardabweichung kennzeichnen eine Hypomobilität, maximale Ventriflexionswerte unterhalb der zweifachen Standardabweichung eine Hypermobilität (*Betz/Klimt* 1993, 7).
Tab. 62 zeigt, daß mit zunehmendem Alter die Rumpfbeuge-vorwärts-Leistung progressiv abnimmt.
Daß durch ein entsprechendes Beweglichkeitstraining in relativ kurzer Zeit beachtliche Verbesserungen erreicht werden können − dies gilt in besonderem Maße für Kinder, aber mit entsprechenden Abstrichen auch für Erwachsene −, geht aus einer Vielzahl von Untersuchungen hervor (vgl. z. B. *Fass/Freiwald/Jäger* 1994, 22).

2. Feststellung der kombinierten Wirbelsäulen- und Hüftgelenksbeweglichkeit

Ähnlich wie beim vorhergehenden Test wird hier die Wirbelsäulen- und Hüftbeugefähigkeit und damit die rückwärtige Rumpf- und Beinmuskulatur gemessen. Durch die Grätschstellung der Beine wird jedoch zusätzlich auch die Dehnfähigkeit der Schenkelanzieher (Mm. adductores) erfaßt (Abb. 362).
Durchführung: Rumpfbeugen vorwärts aus

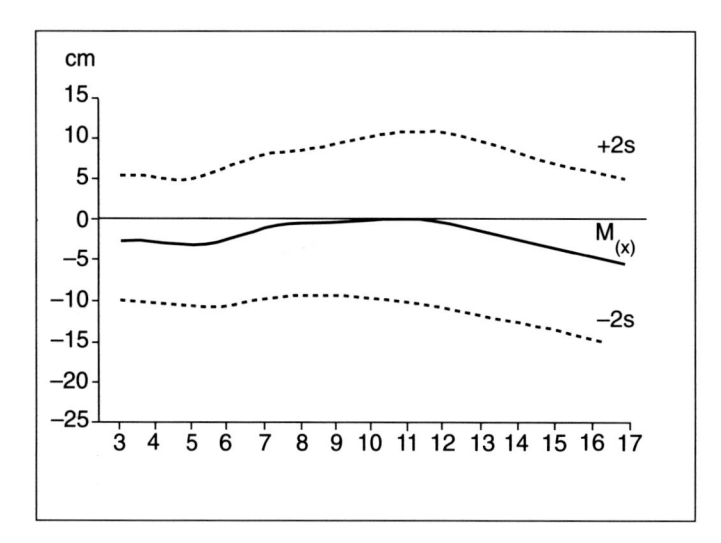

Abb. 360 Mittelwerte (m_x) und zweifache Standardabweichung ($\pm 2\,s$) der maximalen Ventriflexion im Hüftgelenk bei 3- bis 17jährigen Jungen (n = 546) (nach *Betz/Klimt* 1993)

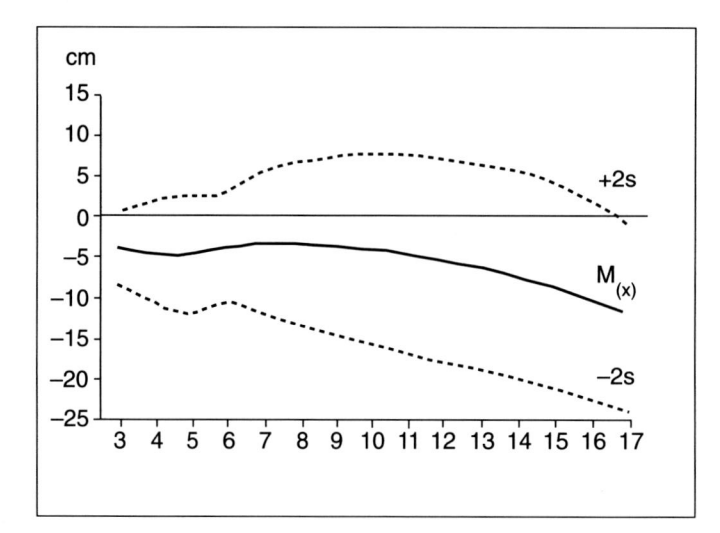

Abb. 361 Mittelwerte (m_x) und zweifache Standardabweichung ($\pm 2\,s$) der maximalen Ventriflexion im Hüftgelenk bei 3- bis 17jährigen Mädchen (n = 527) (nach *Betz/Klimt* 1993)

Männer			Frauen		
n = 31,	35–45jährig:	5,7 ± 1,7 cm	n = 45,	35–45jährig:	7,7 ± 1,7 cm
n = 24,	46–55jährig:	4,9 ± 1,6 cm	n = 28,	46–55jährig:	11,5 ± 1,8 cm
n = 18,	56–65jährig:	2,8 ± 2,5 cm	n = 17,	56–65jährig:	8,3 ± 2,0 cm

Tab. 62 Mittelwerte im Rumpfbeuge-vorwärts-Test bei erwachsenen Freizeitsportlern (nach *Grosser/Starischka* 1986, 131)

Tests und Kontrollformen

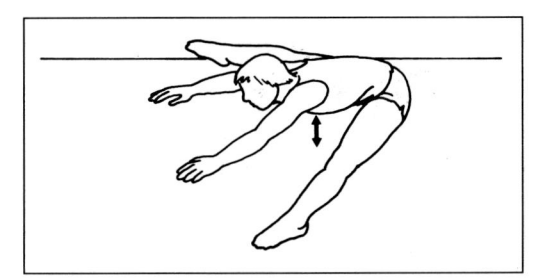

Abb. 362 Rumpfbeugen vorwärts im Grätschsitz

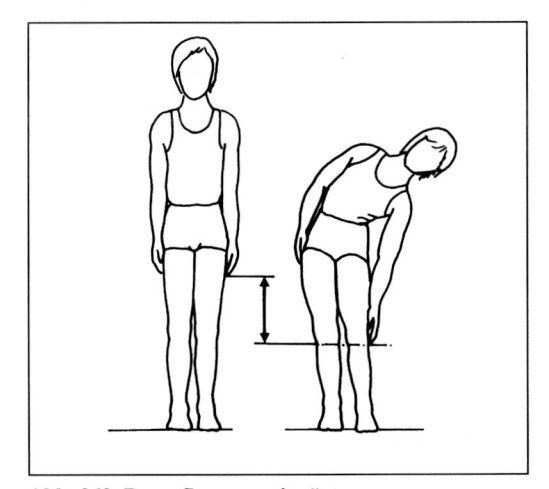

Abb. 363 Rumpfbeugen seitwärts

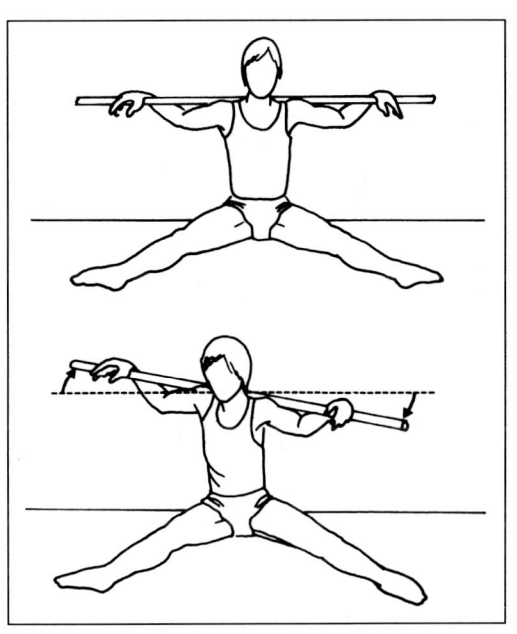

Abb. 364 Rumpfdrehen seitwärts

dem Grätschsitz): Gemessen wird der Abstand zwischen Brust und Boden (Angabe in cm).

3. Feststellung der Grätschfähigkeit der Beine

Durchführung: Grätschsitz, Oberkörper aufrecht: Aktives Dehnen der Beine nach außen. Gemessen wird der Spreizwinkel. Für die individuelle Beurteilung könnte auch der Abstand zwischen beiden Innenknöcheln gemessen werden (hierbei wäre jedoch nur ein intra-, nicht jedoch ein interindividueller Vergleich möglich, da sich durch die unterschiedlichen Beinlängen kein unmittelbarer Vergleich ziehen läßt). Neben der Dehnfähigkeit der Adduktoren wird bei dieser Übung gleichzeitig die Kraft der Abduktoren ermittelt.

4. Feststellung der seitlichen Rumpfbeweglichkeit

Durchführung: Rumpfbeugen seitwärts (Abb. 363). Gemessen wird die Entfernung, die die Fingerspitzen in distaler Richtung in der Senkrechten zurücklegen (Angaben in cm). Neben der Wirbelsäulenbeweglichkeit wird auch die Dehnfähigkeit der geraden und schrägen Bauchmuskulatur erfaßt. Der Test sollte nach beiden Seiten gemacht werden, um eventuelle einseitige Defizite aufzudecken.

5. Feststellung der Verwringungsfähigkeit der Wirbelsäule

Durchführung: Rumpfdrehen seitwärts (Abb. 364). Gemessen wird die Verwringungsfähigkeit der Wirbelsäule (Angabe in Graden).

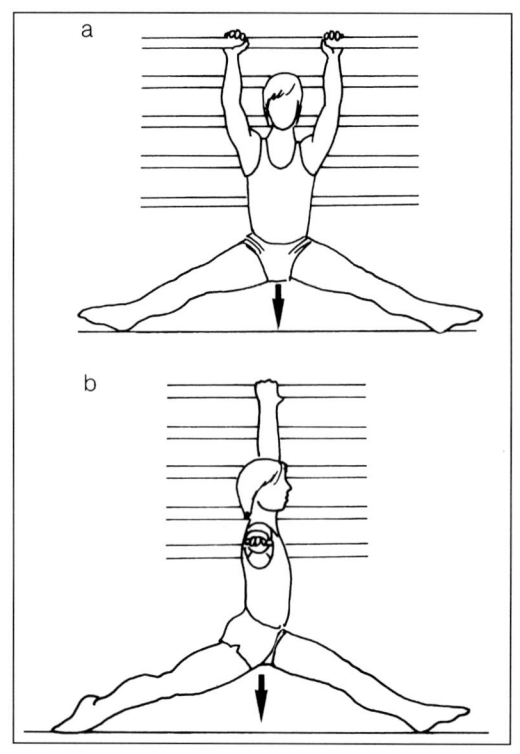

Abb. 365 Seitspagat (a) und Querspagat (b)

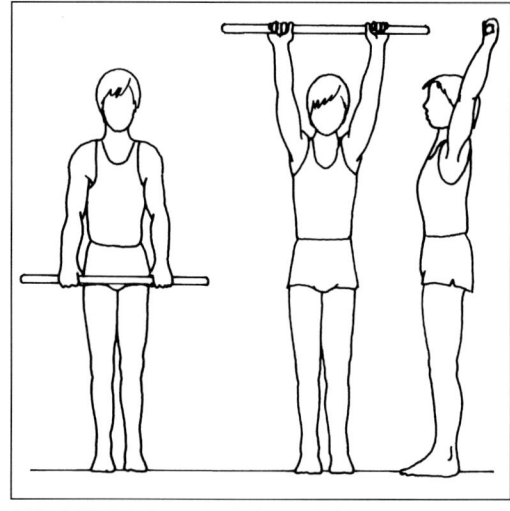

Abb. 366 Schultergelenksbeweglichkeit

6. *Feststellung der isolierten Hüftgelenksbeweglichkeit*
   (s. auch S. 525 f.)

Durchführung:
– Seitspagat (Abb. 365a). Gemessen wird der Abstand zwischen Symphyse (Schambeinfuge) und Boden (Angabe in cm).
– Querspagat (Abb. 365b). Gemessen wird der Abstand zwischen Symphyse und Boden (Angabe in cm).

7. *Schultergelenksbeweglichkeit*

Durchführung: Ausschultern mit gestreckten Armen (Abb. 366). Gemessen wird dabei die Griffbreite (Angabe in cm). Will man die Schultergelenksbeweglichkeit feststellen und den Wert mit einem Gesamtkollektiv (als Norm) vergleichen, so ist die Schulterbreite des Probanden zu berücksichtigen.

Funktionstests zur Feststellung verkürzter Muskelgruppen

Wie bereits erwähnt, kann es durch starke Trainingsreize langfristig zu einer Verkürzung typischer Muskeln bzw. Muskelgruppen kommen. Durch einfache Tests sollte der Sportler versuchen, u. U. vorliegende Defizite rechtzeitig zu erkennen und im Sinne einer Verletzungsprophylaxe zu beheben. In der Folge werden die wichtigsten – nach ihrem Erfinder benannten – *Janda*-Tests vorgestellt.

1. Überprüfung der Dehnfähigkeit des M. triceps surae

Der *M. triceps surae* (dreiköpfiger Wadenmuskel) neigt bei vielen Sportlern – hierbei sind vor allem die Lauf- und Sprungsportarten betroffen – zur Verkürzung (vgl. *Weber* et al.

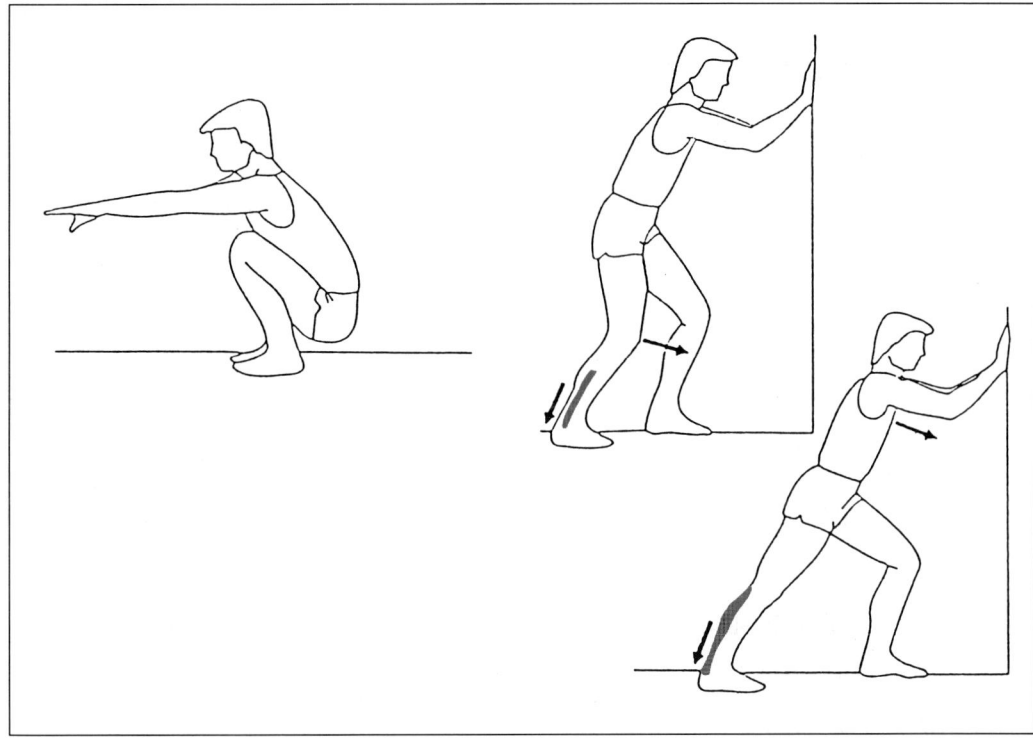

Abb. 367 Test zum Nachweis eines verkürzten M. triceps surae (links). Übungen zum Dehnen des verkürzten M. soleus (rechts oben) bzw. des verkürzten M. gastrocnemius (rechts unten) (nach *Weineck* 1994, 173)

1985, 149). Abb. 367 zeigt, wie mit einfachen Mitteln über die tiefe Kniebeuge eine Verkürzung dieses Muskels festgestellt werden kann. Muß die Ferse beim Hocken angehoben werden, dann ist sowohl der *M. gastrocnemius* (zweiköpfiger Wadenmuskel: er ist zwei-gelenkig und setzt am distalen Oberschenkelknochen an) als auch der *M. soleus* (Schollenmuskel: er wirkt nur auf das obere Sprunggelenk) – beide bilden, wie bereits erwähnt, den *M. triceps surae* – verkürzt. Eine starke Verkürzung ist durch Anheben der Ferse und ungenügende Tiefkniebeuge gekennzeichnet (vgl. *Schmidt* et al. 1983, 272).

Abb. 368 (rechts) gibt einen Hinweis, mit welcher Dehnübung zum einen der *M. soleus* (rechts oben) bzw. der *M. gastrocnemius* (rechts unten) gedehnt werden können.

2. Überprüfung der Dehnungsfähigkeit des M. rectus femoris

Der zweigelenkige Anteil des *M. quadriceps femoris* (vierköpfiger Schenkelmuskel), der *M. rectus femoris* (gerader Schenkelmuskel), ist derjenige Muskel, der von allen Extremitätenmuskeln am meisten zur Verkürzung neigt (vgl. Tab. 45). Abb. 368 zeigt, mit welchem Janda-Test man einen verkürzten *M. rectus femoris* diagnostizieren und mit welcher Dehnungsübung man die Verkürzung beheben kann.
Erreicht die Ferse mit leichter passiver Nachhilfe das Gesäß, dann ist der Muskel optimal dehnbar. Beträgt der Abstand zwischen Ferse und Gesäß trotz passiver Nachhilfe bis zu 15 cm, dann liegt eine leichte Verkürzung des Muskels vor. Darüber hinausgehende Abstände

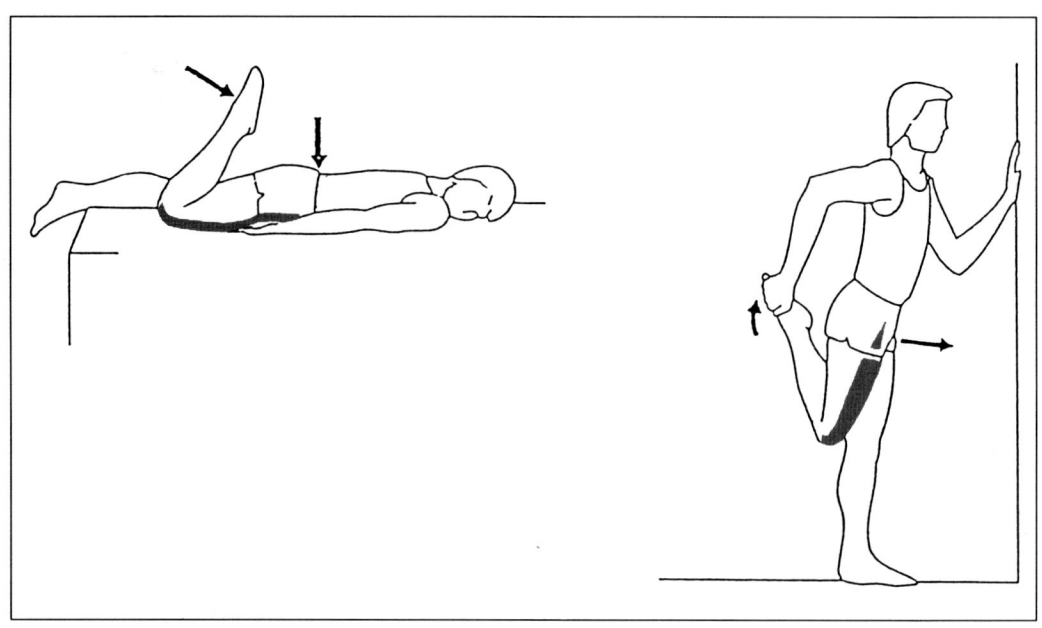

Abb. 368 Test zum Nachweis eines verkürzten M. rectus femoris (links). Dehnübung (rechts) (aus *Weineck* 1994, 152)

bedeuten eine starke Verkürzung, die durch entsprechende Dehnübungen (vgl. Abb. 368) ausgeglichen werden sollte.

3. Überprüfung der Dehnungsfähigkeit des M. iliopsoas

Eine Verkürzung des *M. iliopsoas* (Hüftlendenmuskel) – er ist bei vielen Sportlern verkürzt (vgl. Tab. 45) – führt (vor allem bei schwacher Bauchmuskulatur) zur Hohlkreuzbildung mit oftmals nachfolgender Rückenschmerz-Symptomatik (vgl. *Weineck* 1994, 136).

Eine Verkürzung dieses Muskels läßt sich auf relativ einfache Weise über den in Abb. 369 gezeigten Janda-Test feststellen. Durch das Heranziehen des Oberschenkels in Richtung Brustkorb wird die Wirbelsäule gestreckt. Dadurch erfährt der *M. iliopsoas* der Gegenseite einen vermehrten Zug, der Oberschenkel des Testbeines geht nach oben, in Abhängigkeit vom jeweiligen Verkürzungsgrad (vgl. auch Abb. 369). Abb. 369 zeigt die Durchführung der Testübung sowie die entsprechende Übung, die sich für eine Dehnung des verkürzten Muskels eignet.

4. Überprüfung der Dehnungsfähigkeit der Mm. adductores

In vielen Spielsportarten zählen Adduktoren-(Schenkelanzieher)Verletzungen zu den häufigsten Verletzungen. Ursache ist dabei oft eine ungenügende Dehnfähigkeit (aufgrund eines ungenügenden Dehnungstrainings) dieser Muskelgruppe. Abb. 370 (links) zeigt, wie mit dem Janda-Test der Grad der Dehnfähigkeit dieser Muskelgruppe in Erfahrung gebracht werden kann. Als gute Dehnfähigkeit wird eine Abduktion von 60° betrachtet. Eine Abduktion von 40° bis 60° bedeutet eine leichte, eine von 25° bis 40° eine starke Verkürzung. Als Gegenmaßnahme eignet sich die in Abb. 370 (rechts) gezeigte Dehnübung.

Funktionstests 525

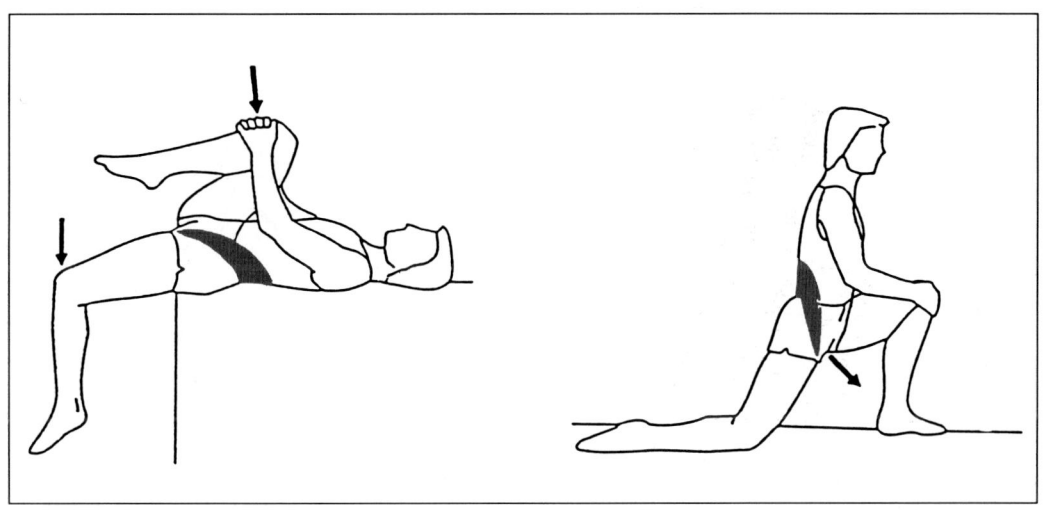

Abb. 369 Test zum Nachweis eines verkürzten M. iliopsoas (links). Übung zum Dehnen (rechts) (nach *Weineck* 1994, 137)

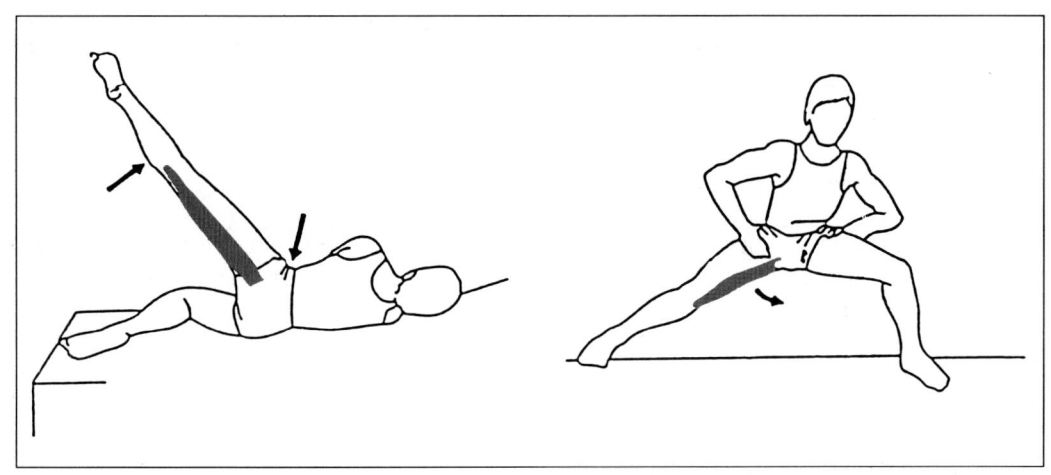

Abb. 370 Test zum Nachweis einer Adduktorenverkürzung (links). Dehnübung (rechts) (nach *Weineck* 1994, 140)

5. Überprüfung der Dehnungsfähigkeit der Mm. ischiocrurales

Wie Tab. 45 verdeutlicht, gehört die ischiokrurale Muskelgruppe zu den Muskeln, die mit am häufigsten verkürzt ist. Mit dem in Abb. 371 (links) dargestellten Janda-Test kann eine vorliegende Verkürzung diagnostiziert werden. Die Dehnfähigkeit der Muskelgruppe ist gut, wenn ein Bein gestreckt bis 90° ohne Spannungsschmerz in der Kniekehle angehoben werden kann, bei fixiertem Gegenbein. Eine leichte Verkürzung liegt vor bei einem Hüftbeugewinkel zwischen 80° bis 90°, eine starke zwischen 60° bis 80° (jeweils ohne Spannungsschmerz) (vgl. *Schmidt* et al. 1983, 273).

Zur Dehnung einer verkürzten ischiokruralen Muskulatur eignet sich die in Abb. 371 (rechts) gezeigte Übung: Bei einem zur Brust gezogenen Oberschenkel soll versucht werden, den

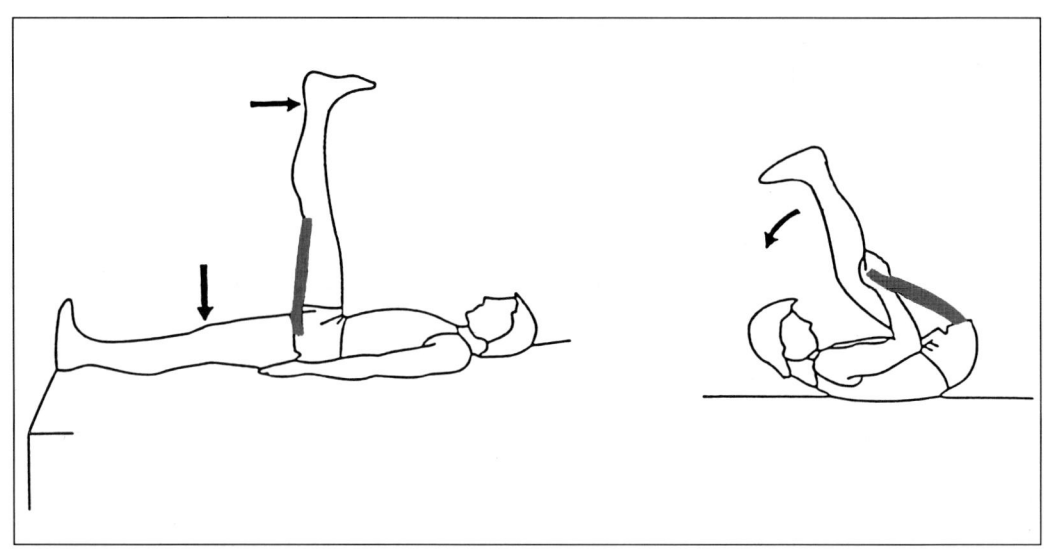

Abb. 371 Test zum Nachweis einer verkürzten ischiokruralen Muskulatur (links). Dehnungsübung (rechts) (aus *Weineck* 1994, 158)

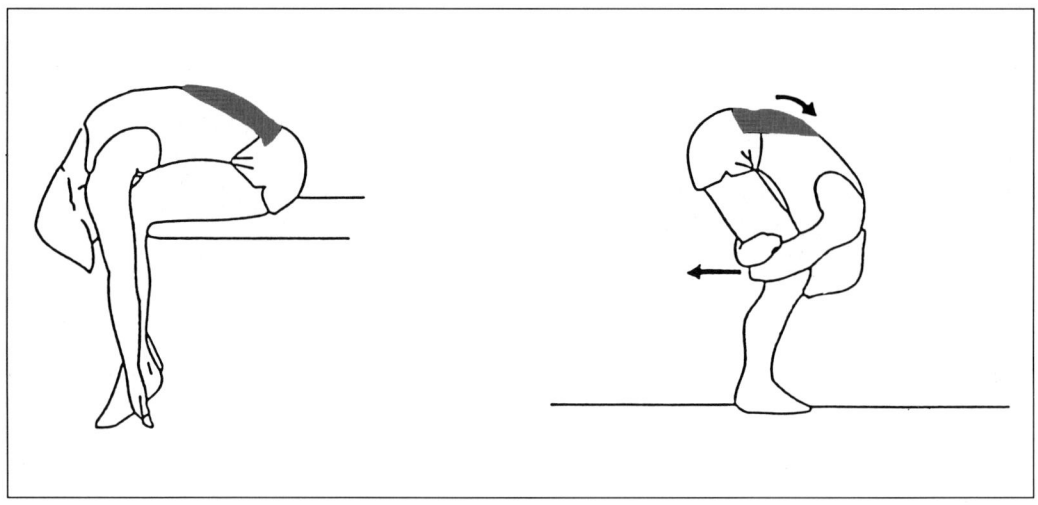

Abb. 372 Test zum Nachweis eines verkürzten M. erector trunci (pars lumbalis) (links). Übung zum Dehnen (rechts)

Unterschenkel so weit wie möglich zu strecken.

6. Überprüfung der Dehnungsfähigkeit des M. erector trunci

Der *M. erector spinae* (Lendenwirbelsäulen-Anteil) gehört mit zu den Muskelgruppen, die am häufigsten verkürzt sind (vgl. Tab. 45, S. 336), was nicht ohne Auswirkungen auf den Ausprägungsgrad der Lendenlordose ist. Die Dehnfähigkeit dieses Muskel ist dann gut, wenn der Stirn-Kniescheiben-Abstand zwischen 0 bis 10 cm beträgt. Zwischen 10 bis 15 cm liegt eine leichte, bei mehr als 15 cm eine starke Verkürzung vor. Als Gegenmaßnahme eignet sich die in Abb. 372 gezeigte Dehnungsübung.

Beweglichkeitstraining im langfristigen Trainingsprozeß – Periodisierung

> Die Beweglichkeit ist die einzige motorische Hauptbeanspruchungsform, die bereits im Kindesalter ihren Höhepunkt erreicht und in der Folge bei Nichtschulung eine Verschlechterung erfährt.

Aus diesem Grunde sollte mit der Beweglichkeitsschulung früh begonnen werden, um die gute kindliche Beweglichkeit im Sinne eines „Erhaltungstrainings" bis in das Erwachsenenalter hinein zu erhalten. Dies um so mehr, als sich in den meisten Sportarten Muskelverkürzungen bereits frühzeitig ausbilden (s. S. 528), die durch ein gezieltes Beweglichkeits- bzw. Stretchingtraining rechtzeitig abgefangen werden können.

Im Gegensatz zu den anderen motorischen Hauptbeanspruchungsformen gibt es im Beweglichkeitstraining keine Periodisierung. Bereits kurzfristige Pausen führen zu einer sehr raschen Abnahme der Beweglichkeit.

> Stretching sollte demnach keinem jahreszeitlichen Zyklus unterworfen werden, sondern ganzjährlich, wenn möglich täglich durchgeführt werden. Je öfter, desto besser die Wirkung!

Allerdings zeigen verschiedene Untersuchungen, daß bereits bei einem dreimal wöchentlichen Stretching bei gesunden Sportlern die zur Verkürzung neigenden Muskelgruppen wieder auf Normallänge gebracht werden können.
Im allgemeinen benötigen Sportler, die eine „Beweglichkeitspause" eingelegt haben, einen Zeitraum von etwa sechs Wochen, bis sie die für den Trainingsbetrieb optimale Flexibilität erreicht haben.

Das tägliche Minimalprogramm (s. S. 514) sollte zeitlich so gering beanspruchend sein, daß es nicht als tägliche Zusatzbelastung empfunden wird, sondern wie das „Zähneputzen" in den Alltagsablauf integriert wird.

Methodische Grundsätze zum Beweglichkeitstraining

> - Die Beweglichkeitsschulung sollte täglich und somit ohne längere Unterbrechung erfolgen.
> - Das Beweglichkeitstraining sollte im Anschluß an eine gute Aufwärmarbeit stattfinden, nie jedoch nach anstrengenden Ausdauerübungen bzw. im Zustand muskulärer Ermüdung (s. S. 240).
> - Die Serienpausen sind mit Entspannungs- und Lockerungsübungen auszufüllen.
> - Bei den Dehnungsübungen muß die maximale Grenze mehrfach erreicht und allmählich erhöht werden.
> - Bei der speziellen Vorbereitung auf eine bestimmte Sportart mit spezifischen Dehnungsübungen muß berücksichtigt werden, daß die durch Dehnungsübungen erreichte momentane Beweglichkeitszunahme bei Zimmertemperatur nur etwa zehn Minuten anhält (*Sabaseva*, zitiert nach *Zaciorskij* 1973, 5). Längere Pausen sollten deshalb im Anschluß an das vorbereitende Dehnungstraining vermieden werden.
> - Nach aktiven Beweglichkeitsübungen hält die verbesserte Beweglichkeit länger an als nach passiven (*Vasilev* zitiert nach *Zaciorskij* 1973, 5).
> - Um ein Höchstmaß an Beweglichkeit zu erreichen, sollen die Dehnungsübungen nicht nur ein-, sondern vieldimensional durchgeführt werden (*Martin* 1977, 161).
> - Da bei der aktiven Beweglichkeit die Amplitude vielfach entscheidend von

der Kraft der Agonisten abhängig ist – dies gilt vor allem für die „dynamic flexibility" –, müssen zusätzliche kraftschulende Übungen hinzugenommen werden (z. B. Gewichtsschuh für den Schwungbeineinsatz beim Straddle).

Beweglichkeitstraining im Kindes- und Jugendalter

Allgemeine Grundlagen

Da die Beweglichkeit grundsätzlich um so besser ist, je jünger die Sportler sind, muß, wie schon erwähnt, bereits im Kindesalter in altersgemäßer Form der Beweglichkeitsschulung im Sinne eines Erhaltungstrainings große Aufmerksamkeit geschenkt werden. Es gilt hierbei, die kindliche Beweglichkeit durch gezielte allgemeine (Beweglichmachung der Wirbelsäule, des Schulter- und Hüftgelenks) und spezielle, d. h. sportartspezifische Übungen, zu erhalten und der mit steigendem Lebensalter zunehmenden Verfestigung der Sehnen, Bänder und Gelenkkapseln entgegenzuwirken. Dies wird leider nicht in ausreichendem Maße und zum richtigen Zeitpunkt gemacht.

Die Bedeutung eines ausreichenden Beweglichkeitstrainings liegt im Kindesalter jedoch weniger wie beim Erwachsenen in der Verbesserung der motorischen Leistungsfähigkeit und der akuten Verletzungsprophylaxe – aufgrund ihrer noch hohen Elastizität und Dehnfähigkeit können Kinder „aus dem Nichts", ohne jede Vorbereitung, Sprints, Sprünge etc. absolvieren, ohne daß eine Verletzungsgefährdung gegeben wäre –, sondern vor allem in der langfristigen Vermeidung von muskulären Dysbalancen.

Daß diese Prophylaxe muskulärer Ungleichgewichte – sie betrifft vor allem die Verkürzung der sportartspezifischen „Leistungsmuskulatur" – im Vordergrund stehen muß, geht auch aus den Untersuchungen von *Schmidt* (1988, 268) hervor. In Langzeituntersuchungen konnte nämlich gezeigt werden, daß Muskelverkürzungen und -abschwächungen charakteristischer Muskelgruppen (s. S. 336) bereits früh, nämlich schon im Kindesalter, im Grundlagentraining, auftreten. Ein rechtzeitiges Gegensteuern ist demnach bereits in diesem Alter erforderlich. Dies hat zum einen durch ein entsprechendes kompensatorisches Ausgleichstraining (Kräftigung vernachlässigter oder zur Abschwächung neigender Muskelgruppen, s. S. 339), zum anderen durch eine ausreichende Beweglichkeitsschulung im Sinne der Dehnung und Lockerung der zur Verkürzung neigenden Muskulatur zu erfolgen.

Auf eine kindgemäße Beweglichkeitsschulung, wenn möglich mit Zusatzgeräten (Abb. 372), ist zu achten. Auf Partnerübungen – im Sinne einer passiven Beweglichkeitsschulung – sollte hingegen verzichtet werden, da hier mutwillige oder „aus Spaß" forcierte Dehnungen zu unnötigen Verletzungen bzw. Überlastungen der passiven Strukturen des Bewegungsapparates führen können. Die Kinder haben noch nicht das erforderliche Gefühl für die Setzung optimaler Dehnungsreize in der Partnerarbeit.

Auf Grund von entwicklungsbedingten Veränderungen im Bereich des aktiven und passiven Bewegungsapparates in den verschiedenen Altersstufen ist die allgemeine Beweglichkeit im Kindes- und Jugendalter unterschiedlich stark ausgeprägt. Die Notwendigkeit bzw. das Ausmaß der Beweglichkeitsschulung zur Erlangung einer ausreichend guten Beweglichkeit ist somit differenziert zu betrachten.

Beweglichkeitstraining im Vorschulalter

Bei Kindern dieser Altersstufe weist der aktive und passive Bewegungsapparat eine hohe Elastizität auf (vgl. *Fomin/Filin* 1975, 33), und das Knochen- und Gelenksystem zeigt nur eine geringe Verfestigung (*Bringmann* 1973, 845). Die Beweglichkeit der Vorschulkinder ist demnach im allgemeinen so gut, daß beweglichkeitssteigernde Übungen noch nicht oder nur für spezielle Trainingserfordernisse notwendig sind (*Meinel* 1976, 331). Die Beweglichkeitsschulung wird daher nur insoweit betrieben, als im Rahmen eines vielseitigen und allgemein schulenden Trainings auch diese Komponente der physischen Leistungsfähigkeit mit geübt wird.

Ein u. U. forciertes Beweglichkeitstraining wäre in der Zeit des ersten Gestaltwandels (zwischen dem fünften und sechsten Lebensjahr) und dem damit verbundenen Extremitätenwachstum sogar eine Gefahr für den instabilen Halte- und Stützapparat.

Beweglichkeitstraining im frühen Schulkindalter

In der Entwicklung der Beweglichkeit sind in dieser Altersstufe widersprüchliche Tendenzen festzustellen. Einerseits nimmt die Beugefähigkeit im Hüft- und Schultergelenk sowie der Wirbelsäule weiterhin zu – die Wirbelsäule ist mit acht bis neun Jahren am beweglichsten (*Fomin/Filin* 1975, 7) –, andererseits kann bereits eine Verminderung vor allem der Spreizfähigkeit der Beine im Hüftgelenk und der dorsal gerichteten Beweglichkeit im Schultergelenk beobachtet werden (*Meinel* 1976, 347). Als Konsequenz sind im Beweglichkeitstraining gezielt Dehnungsübungen zur Verbesserung der Spreizfähigkeit im Hüftgelenk sowie Übungen zur Erhöhung der dorsalen Schultergelenksbeweglichkeit einzusetzen. In den Sportarten, die eine hohe Gelenksbeweglichkeit erfordern (z. B. Turnen, Wasserspringen, Gymnastik), kann jetzt auch mit der Aufnahme eines speziellen Beweglichkeitstrainings begonnen werden. Aber auch bei der Spezialisierung auf eine Sportart ist immer noch die allgemeine Beweglichkeitsschulung vorrangig, um Einseitigkeit und damit u. U. verbundene Überlastungsschäden zu vermeiden.

Als Trainingsinhalte für die Schulung der allgemeinen Beweglichkeit bieten sich in diesem Alter spielerisch verbrämte Übungen aus der Zweckgymnastik bzw. Kleine Spiele an.

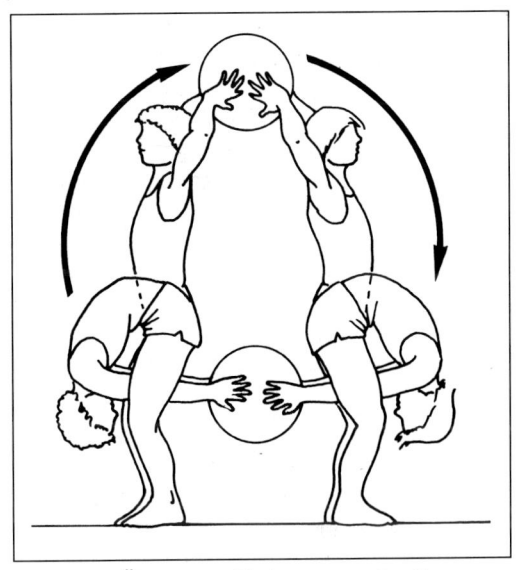

Abb. 372a Übung zur Verbesserung der Beugungsfähigkeit der Wirbelsäule

Beachte: Im Kindesalter überwiegen aufgrund des ausgeprägten Bewegungsdranges die aktiven, dynamischen Beweglichkeitsübungen gegenüber den passiven oder statischen!

Exemplarische Vorschläge für eine kindgemäße Beweglichkeitsschulung – dargestellt am Beispiel von Medizinballübungen bzw. -staffeln – zur Verbesserung der Wirbelsäulenbeweglichkeit:

1. Übung zur Verbesserung der Beugefähigkeit (Abb. 372a):

Zwei Partner stehen im Abstand von einem Meter mit dem Rücken zueinander, beide in Bogenspannung, den Ball in Hochhalte. Der Ball wird durch die gegrätschten Beine übergeben (vgl. *Bauermeister/Teuber* 1971, 122). Welches Paar erreicht in 30 Sekunden die meisten Ballübergaben?

Ziel: Dehnung der rückwärtigen Muskelgruppen des Rumpfes und der unteren Extremität (Kräftigung der Rückenstrecker).

Diese Übung ist in etwas abgeänderter Form auch als Wettwanderball im Mannschaftswettkampf durchzuführen. Die Gruppe befindet sich in Reihenaufstellaung, zuerst wandert der Ball über die Hochhalte nach hinten, wobei der letzte Mann jeweils nach vorne läuft. Anschließend wird der Ball durch die gegrätschten Beine gegeben. Sieger ist diejenige Mannschaft, die zuerst wieder die Ausgangsstellung erreicht hat.

Als vergleichbare Übungen eignen sich:
- Grätschsitz, einen beliebigen Ball rechts oder links neben dem Knie: Wer kann bei gestreckten Knien den Ball einmal (zweimal, mehrfach) außen herumrollern. Wer kann es am schnellsten? Wer kann es in einer Minute am häufigsten?
Ziel: Dehnung der rückwärtigen Rumpf-, Becken-, Oberschenkel- und Unterschenkelmuskulatur.
- „Holzhacken":
Nach einer „gewaltigen" Ausholphase – die Kinder simulieren dabei das Halten einer Axt – wird mit ganzer Kraft „Holz gehackt", wobei die Fäuste bis zum Boden durchschwingen. Je beweglicher die Kinder sind, desto weiter vorne berühren sie den Boden.
Ziel: Durch die hohe Dynamik wird beim Aufrichten zum einen die Rückenmuskulatur gekräftigt, beim „Hacken" hingegen die rückwärtige Muskulatur wie in obiger Übung gedehnt.

2. Übung zur Verbesserung der Verwringungsfähigkeit der Wirbelsäule (Abb. 373):

Beide Partner stehen mit dem Rücken zueinander, Abstand etwa 0,5 m. Der Ball wird im raschen Wechsel nach links und rechts seitlich übergeben. Welches Paar erreicht in 30 Sekunden die meisten Ballübergaben?
Diese Übung kann auch als Wettwanderball in der Form eines Mannschaftskampfes durchgeführt werden. Die Gruppe nimmt dabei Rei-

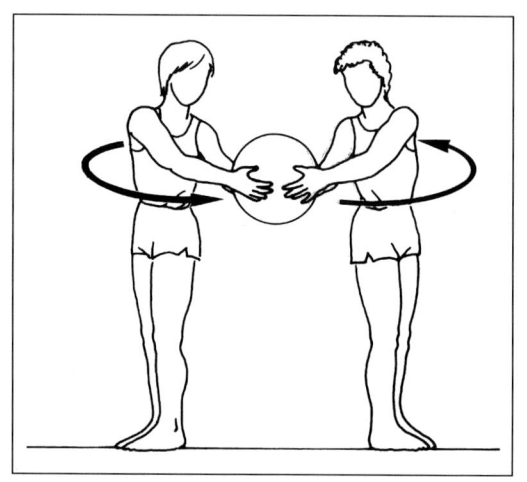

Abb. 373 Übung zur Verbesserung der Verwringungsfähigkeit der Wirbelsäule

henaufstellung ein. Der letzte Mann, der den Ball erhält, läuft nach vorne. Sieger ist diejenige Gruppe, die zuerst wieder in Ausgangsstellung dasteht.

3. Übung zur Verbesserung der seitlichen Wirbelsäulenbeweglichkeit:

Wettwanderball in Linienaufstellung. Die Ballübergabe bzw. -übernahme erfolgt über die Rumpfbeuge seitwärts. Der letzte Mann läuft nach vorne.
Sieger ist diejenige Gruppe, die zuerst wieder in Ausgangsstellung steht.

4. Kombinierte Übung zur Schulung der Wirbelsäulenbeweglichkeit (Beugung und Drehung):

Stand mit dem Rücken zur Wand im Abstand von einem Meter. Wurf durch die gegrätschten Beine mit anschließendem Fangen des Balles (Abb. 474).
Diese kurze, exemplarische Auswahl an dynamischen, kindgemäßen, vielfach in Wettbewerbsform dargebotenen Übungen zeigen, daß Dehnungsübungen meist nicht isoliert, sondern überwiegend mit Kräftigungsübungen verbun-

Kinder- und Jugendtraining

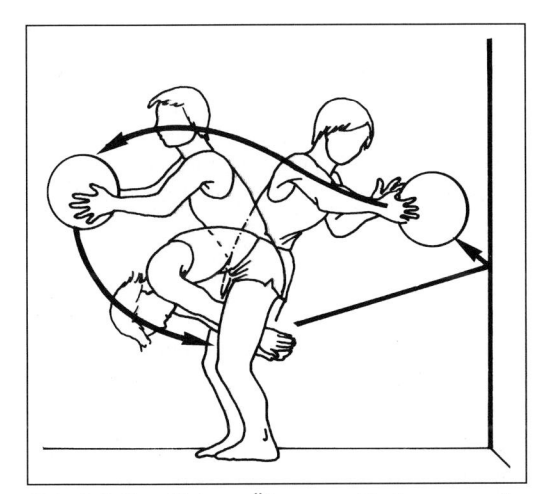

Abb. 374 Kombinierte Übung zur Verbesserung der Wirbelsäulenbeweglichkeit

den, zur Anwendung kommen sind. Durch einen Wechsel der Muskelgruppen erfolgt demnach eine systematische Kräftigung und Dehnung des kindlichen Bewegungsapparates.
Je sorgfältiger und umfassender die gymnastische Grundlagenausbildung gerade in den ersten Jahren vollzogen wird, je konsequenter auf eine entsprechende Einstellung der Kinder eingewirkt wird, desto besser sind die Kinder später auf die hohen Belastungen ihrer Sportart vorbereitet und desto sicherer werden ansonsten sich frühzeitig entwickelnde Muskeldysbalancen (mit verkürzten, weil einseitig auftrainierten bzw. unzureichend entwickelten, weil vernachlässigten Muskelgruppen) vermieden.

Beweglichkeitstraining im späten Schulkindalter

Die Beweglichkeit der Wirbelsäule, des Hüft- und Schultergelenks nimmt nur noch in den Richtungen zu, in denen sie geübt wird (*Meinel* 1976, 361). Aus diesem Grunde sollte die Hauptarbeit der Beweglichkeitsschulung in diesem Zeitraum liegen, da später nur noch ein Halten des erreichten Niveaus, jedoch keine Steigerung mehr möglich ist (vgl. *Zaciorskij* 1973, 5; *Sermejew* 1964, 436).
Da im späten Schulkindalter in vielen Sportarten mit dem Nachwuchs- bzw. sogar schon mit dem Hochleistungstraining begonnen werden muß, kann jetzt auch vermehrt ein spezielles Beweglichkeitstraining mit Spezialübungen durchgeführt werden.

> Beachte: Hürdensitzübungen in allen, z. T. noch dynamischen Variationen (z. B. schneller Hürdensitzwechsel von der einen zur anderen Seite) sind in den meisten Sportarten völlig überflüssig (durch die unphysiologische Kniebeugestellung wird der gesamte Bandapparat des Kniegelenks biomechanisch ungünstig belastet). Aus diesem Grunde sollte auf diese Übung generell verzichtet werden!

Beweglichkeitsschulung in der Pubeszenz

Gegen Ende des späten Schulkindalters erfolgt der Beginn des Wachstumsschubes der ersten puberalen Phase. Die jährliche Körperhöhenzunahme steigert sich auf acht bis zehn Zentimeter (*Harre* 1976, 43). Dabei kommt es aufgrund von hormonellen Veränderungen (vor allem durch den Einfluß des Wachstums- und des Sexualhormons) zu einer Verminderung der mechanischen Widerstandsfähigkeit des passiven Bewegungsapparates (vgl. *Morscher* 1975, 10). Die enorme Längenwachstumszunahme einerseits und die verminderte mechanische Belastbarkeit des passiven Bewegungsapparates andererseits haben verschiedene Konsequenzen: Zum einen kann in dieser Phase eine Verschlechterung der Beweglichkeit festgestellt werden, die ihre Ursache wahrscheinlich darin begründet findet, daß die Dehnfähigkeit der Muskeln und Bänder dem beschleunigten Längenwachstum nachhinkt (*Frey* 1978, 186); die konsequente Schulung der Beweglichkeit ist somit dringend vonnö-

ten. Zum anderen erfordert die geringere mechanische Belastbarkeit eine sorgfältige Auswahl der Übungsinhalte, der Übungsintensität und des Übungsumfanges im Beweglichkeitstraining:
Es sollte auf ein ausgewogenes Verhältnis zwischen Belastung und Belastbarkeit geachtet werden. Außerdem sollten passive Dehnungsübungen, insbesondere mit Partnerunterstützung sowie einseitige, intensive und umfangreiche Dehnungsübungen unterlassen werden.
Im einzelnen sind vor allem die Wirbelsäule und das Hüftgelenk in dieser Altersstufe besonders gefährdet:
Da zum Zeitpunkt des Wachstumsschubes die Belastbarkeit des Wachstumsknorpels des Wirbelkörpers vermindert ist (*Morscher* 1975, 14), sollten übermäßige Torsions- und Biegebelastungen wie Überbiegung nach vorne (Hyperflexion) bzw. rückwärts (Hyperextension) oder zur Seite vermieden werden. Bei Überschreitung der mechanischen Belastbarkeit der knorpeligen Wirbelkörperdeckplatten kann es zu Einbrüchen von Bandscheibengewebe in die Spongiosa (schwammartiges Knochenbälkchengefüge) des Wirbelkörpers und damit zur Bildung von sogenannten Schmorlschen Knötchen kommen: Diese spielen bei der Entstehung der Scheuermannschen Erkrankung (fixierter Rundrücken mit Haltungsinsuffizienz) mit eine entscheidende Rolle. Auch das Hüftgelenk ist in diesem Alter besonders gefährdet. Aus diesem Grunde sollten forcierte Bück-, Spreiz- und Dehnungsübungen vermieden werden, da es dabei zu einer extremen Scher- und Zugbeanspruchung des passiven Bewegungsapparates kommt (*Müller/Hähnel* 1976). Bei ständiger Überlastung kann es u. U. zu einer Epiphysenlösung am Hüftkopf kommen (vgl. *Morscher* 1975, 13).

Zusammenfassend läßt sich also sagen, daß in der Pubeszenz zwar ein vielseitiges allgemeines Beweglichkeitstraining unbedingt erforderlich ist, daß aber Überlastungen des passiven Bewegungsapparates unter allen Umständen vermieden werden müssen.

Beweglichkeitstraining in der Adoleszenz

Nach dem Längenwachstumsschub in der Pubeszenz kommt es in der Adoleszenz zu einem vermehrten Breitenwachstum und damit zur Reharmonisierung der Körperproportionen. Bei den Mädchen schließen sich bereits die Wachstumsfugen, was eine erhöhte Beanspruchbarkeit des passiven Bewegungsapparates bedeutet; bei den Jungen verlangsamen sich alle Wachstumsparameter, und es kommt zu einem allmählichen Übergang vom Jugendlichen zum Erwachsenen, der ebenfalls in einer erhöhten physischen Belastbarkeit mündet.
Da sich auch eine zunehmende psychische Ausgeglichenheit und verstärkte intellektuelle Betrachtungsweise einstellt und die psychophysische Belastbarkeit des Erwachsenen in etwa erreicht wird, sind zunehmend die Trainingsmethoden und -inhalte der Erwachsenen möglich.

In der Beweglichkeitsschulung dominiert nun verstärkt die Stretchingmethode sowie das zielorientierte, sportartspezifische Übungsgut der Erwachsene. Minimal- und Basis-Stretchingprogramm sollten allmählich zur Selbstverständlichkeit für jeden Jugendlichen werden. Hintergründe sollten erläutert und das Übungsgut auf das individuelle Bedürfnis zugeschnitten werden. Daneben können nun auch passiv durchgeführte Übungen verwendet werden.

Die aufgezeigten altersspezifischen Möglichkeiten der Beweglichkeitsschulung dürfen nicht als starre Raster für die angesprochenen Altersstufen gesehen werden. Methoden und Inhalte haben sich den sportartspezifischen und individuellen Gegebenheiten und Möglichkeien anzupassen. Allein schon die Tatsache, daß die verschiedenen Altersklassen gleichzeitig auch unter dem *Leistungsaspekt* zu sehen sind – in manchen Sportarten, wie z. B. im Turnen, in der rhythmischen Sportgymnastik, im Schwimmen etc. erfolgt bereits ein hochleistungsorientiertes Training –, macht deutlich, daß es keine starre Alterseinteilung geben kann. Es sollte jedoch deutlich geworden sein, daß im Kindesalter mehr auf ein spielerisches Beweglichkeitstraining Wert zu legen ist und erst in der Folge eine allmähliche, schrittweise Übernahme der Methoden und Inhalte des Erwachsenentrainings zu erfolgen hat.

Deutlich sollte auch geworden sein, daß in der Pubeszenz (auch erste puberale Phase genannt) eine verringerte Belastbarkeit bezüglich Dehnungsübungen vorliegt und daß in dieser Altersstufe mit sehr viel Fingerspitzengefühl gearbeitet werden muß.

Methodische Grundsätze für das Beweglichkeitstraining im Kindes- und Jugendalter

1. Die Beweglichkeit ist im Kindesalter (etwa bis zum zehnten Lebensjahr) sehr gut ausgeprägt. Ein betontes Beweglichkeitstraining sollte danach einsetzen, um das bis dahin erreichte Niveau zu halten.
2. Bis zum zehnten Lebensjahr sollte, wenn überhaupt, überwiegend ein allgemeines Beweglichkeitstraining durchgeführt werden.
3. Die Beweglichkeit sollte, besonders im Kindes- und Jugendalter, nicht grenzenlos entwickelt werden, da sich eine übermäßig entwickelte Beweglichkeit auf die Entwicklung der übrigen Bewegungseigenschaften nachteilig auswirken und zu Haltungsschäden führen kann.
4. Die Beweglichkeit entwickelt sich in den verschiedenen Gelenksystemen nicht gleichmäßig. Eine entwicklungsbedingte Zunahme der Wirbelsäulenbeweglichkeit muß z. B. nicht mit einer Zunahme der Beweglichkeit im Hüftgelenk korrespondieren. Dies ist bei der Beweglichkeitsschulung zu berücksichtigen.
5. Das Beweglichkeitstraining sollte altersgemäß durchgeführt werden.
6. Die verschiedenen Beweglichkeitsübungen sollten vor allem aus dem Bereich der aktiven Dehnungsübungen gewählt werden. Passive bzw. statische Dehnungsübungen sollten erst in der Adoleszenz Verwendung finden.
7. Bei der Feststellung einer übergroßen Beweglichkeit in Verbindung mit Anzeichen einer Haltungsschwäche sollte Wert auf eine muskuläre Kräftigung, nicht aber auf eine weitere Dehnung des schon schwachen passiven Bewegungsapparates gelegt werden, um eine weitere Verschlechterung des Haltungsbefundes zu vermeiden.

Zusammenfassende Schlußbetrachtung – Konsequenzen für die Trainingspraxis

Die Beweglichkeitsschulung des Sportlers stellt einen integrierenden Bestandteil eines jeden Trainings dar, der vor allem zu Beginn des Trainings oder bei der unmittelbaren Wettkampfvorbereitung im „Aufwärmteil" eine wichtige verletzungsprophylaktische Bedeutung hat. Die Beweglichkeitsschulung ist nicht als Selbstzweck zu betrachten, sondern im Zusammenhang mit der sportartspezifischen Tätigkeit zu sehen. Dehnübungen sollten insbesondere bei den Muskelgruppen durchgeführt werden, die durch die speziellen Anforderungen der Sportart im besonderen Maße beansprucht werden. Zum anderen spielen Dehnungsübungen im Sinne von *Ausgleichsübungen* überall dort eine wichtige Rolle, wo es aufgrund von trainingsbedingten muskulären Verkürzungen zu Einschränkungen in der Gelenkmechanik und damit langfristig zu degenerativen Veränderungen im Bereich des aktiven und passiven Bewegungsapparates kommen kann.

> Beweglichkeitstraining ist demnach stets in Verbindung mit einem gezielten Krafttraining zu sehen: Je mehr eine Muskelgruppe gekräftigt wird, um so mehr muß sie unmittelbar im Anschluß an die Kräftigung gedehnt und gelockert werden.

Für den Sportler sind sowohl passive (begrenzt), als auch statische Übungen (Stretching) und aktive (vor allem im Kinder- und Jugendbereich) Beweglichkeitsmaßnahmen sinnvoll. Stretchingübungen stehen im Zentrum der heutigen Beweglichkeitsschulung bzw. der kurz- und langfristigen Verletzungs- und Sportschadensprophylaxe.

Neben den sogenannten Standardübungen, die in keinem Training bzw. Heimtraining fehlen dürfen, können in vielfältiger Form auch andere ähnliche Übungen Eingang in den Trainingsalltag finden, um dem Bedürfnis nach Abwechslung und Vielseitigkeit Genüge zu leisten. Diese Vielfalt sollte jedoch nicht im Sinne eines planlosen Vielerlei zu Lasten einer gezielten Trainingsarbeit gehen.

Dehnungsübungen spielen schließlich noch eine Rolle im Bereich der regenerativen Maßnahmen im Sinne einer Senkung des Muskeltonus und damit einer beschleunigten Wiederherstellung nach Wettkampf und Training (s. S. 501).

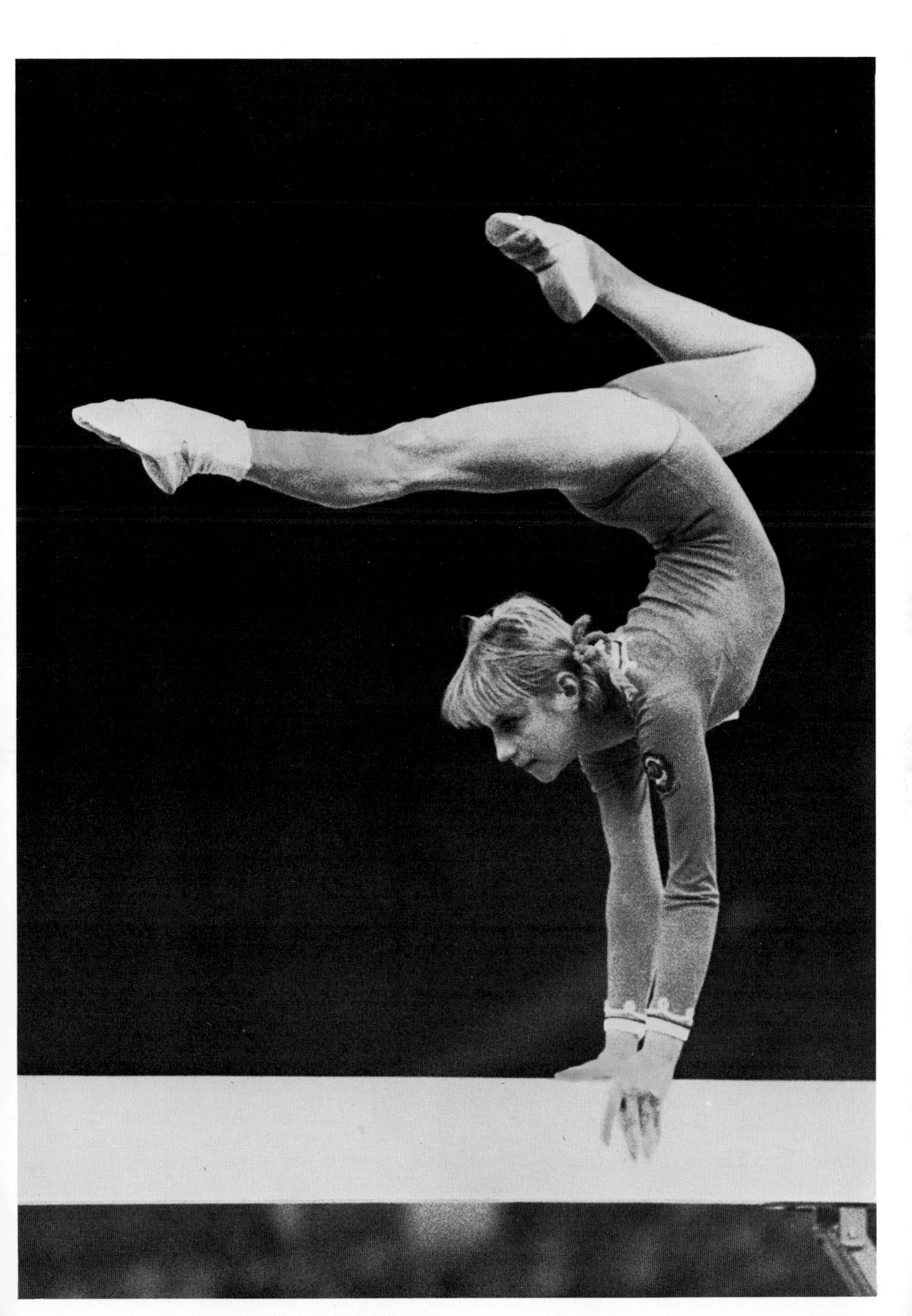

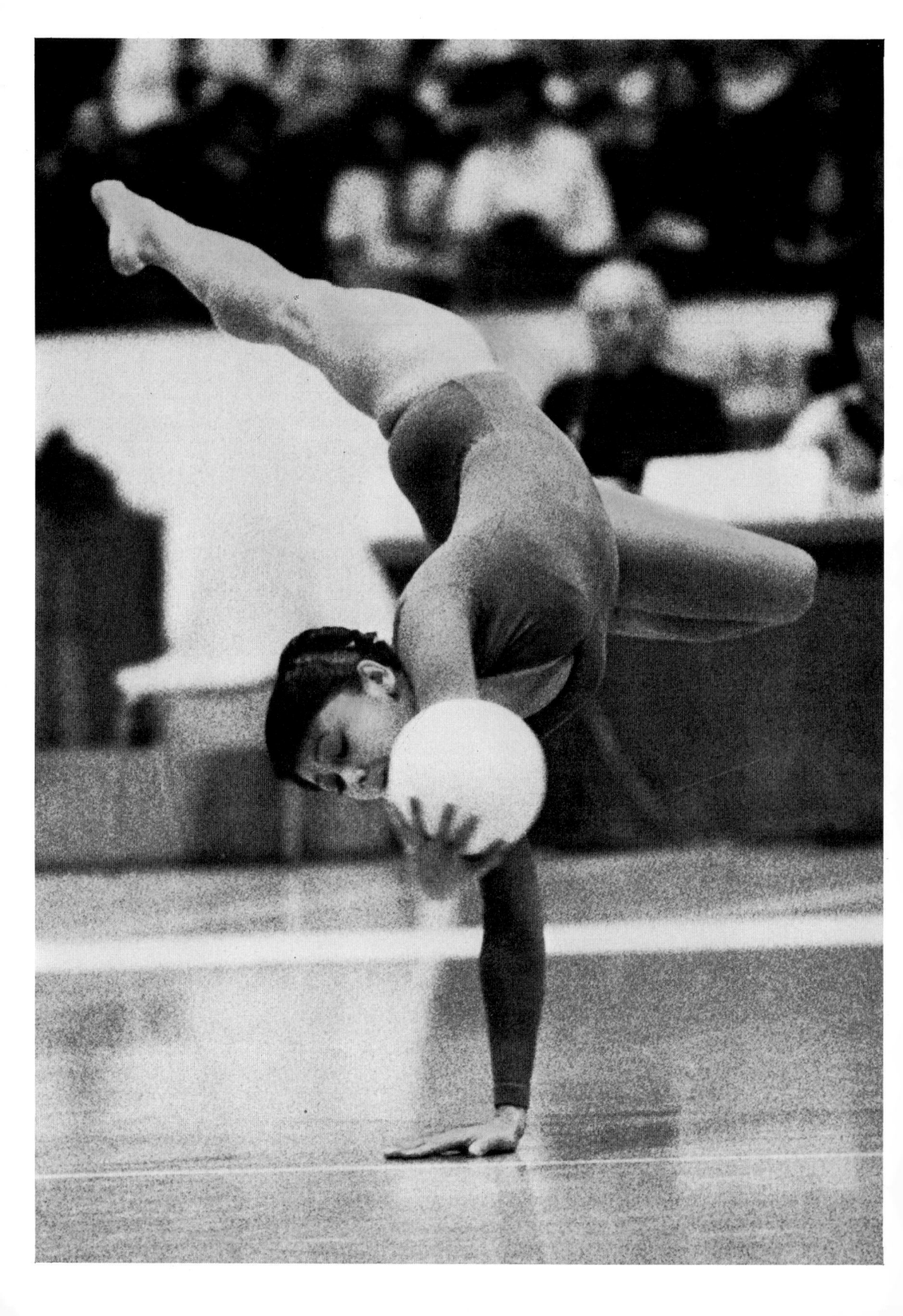

16 Training der Koordinativen Fähigkeiten

Begriffsbestimmung

> Die *Koordinativen Fähigkeiten* – Synonym: *Gewandtheit* – sind Fähigkeiten, die primär koordinativ, d. h. durch die Prozesse der Bewegungssteuerung und -regelung bestimmt werden (*Hirtz* 1981, 348). Sie befähigen den Sportler, motorische Aktionen in vorhersehbaren (Stereotyp) und unvorhersehbaren (Anpassung) Situationen sicher und ökonomisch zu beherrschen und sportliche Bewegungen relativ schnell zu erlernen (*Frey* 1977, 356).

Die *Koordinativen Fähigkeiten* sind von den *Fertigkeiten* zu unterscheiden: Während die *Fertigkeiten* auf verfestigte, teilweise automatisierte konkrete Bewegungshandlungen zu beziehen sind, stellen die *Koordinativen Fähigkeiten* verfestigte, jedoch verallgemeinerte, das heißt für eine ganze Reihe von Bewegungshandlungen grundlegende, Leistungsvoraussetzungen des Menschen dar (vgl. *Hirtz* 1981, 349).

Arten der Koordinativen Fähigkeiten

Man unterscheidet die *allgemeinen* von den *speziellen* Koordinativen Fähigkeiten. Die *allgemeinen* Koordinativen Fähigkeiten sind das Ergebnis einer vielfältigen Bewegungsschulung in verschiedenen Sportarten. Sie treten daher auch in den verschiedenen Bereichen des Alltagslebens und des Sports dadurch zutage, daß beliebige Bewegungsaufgaben rationell und schöpferisch gelöst werden können (vgl. auch *Harre/Deltow/Ritter*, zitiert nach *Raeder* 1970, 69).

Die *speziellen* Koordinativen Fähigkeiten werden hingegen mehr im Rahmen der entsprechenden Wettkampfdisziplin ausgebildet und sind nach *Osolin* (1952, 164) durch das Variationsvermögen in der Technik der betreffenden Sportart gekennzeichnet. Für die speziellen Koordinativen Fähigkeiten ist das Auftreten typischer Komplexkonstellationen charakteristisch: Je nach Sportart erfahren bestimmte Komponentenverbindungen mit spezifischen infrastrukturellen Gewichtungsrelationen eine akzentuierte Vorrangstellung.

Bedeutung der Koordinativen Fähigkeiten

Ganz allgemein werden die Koordinativen Fähigkeiten benötigt, um Situationen zu meistern, die ein schnelles und zielgerichtetes Handeln erfordern. Die Gewandtheit ist demnach auch im Sinne einer Unfallprophylaxe von höchster Wertigkeit (Vermeiden von Kollisionen, Stürzen etc.).

– Die Koordinativen Fähigkeiten sind die Grundlage einer guten sensomotorischen Lernfähigkeit, d. h., je höher ihr Niveau, desto schneller und effektiver können neue bzw. schwierige Bewegungen erlernt werden. *Korobkov* (zitiert nach *Raeder* 1970, 68) bezeichnet das Training der Gewandtheit als ein „Training der Trainierbarkeit".
– Die einer hoch entwickelten Gewandtheit innewohnende hohe Ökonomie – bedingt durch die Präzision der Bewegungssteue-

```
┌─────────────────────────────────────────────────┐
│          Koordinative Fähigkeiten               │
│          Synonym: Gewandtheit                   │
│                                                 │
│               basieren auf                      │
│                                                 │
│   Physischen      Bewegungs-    Analysatorischen│
│  Leistungsfaktoren   schatz       Fähigkeiten   │
│                                                 │
│            und äußern sich in                   │
│                                                 │
│   Beherrschung            Erhöhter              │
│  motorischer Aktionen  motorischer Lernfähigkeit│
└─────────────────────────────────────────────────┘
```

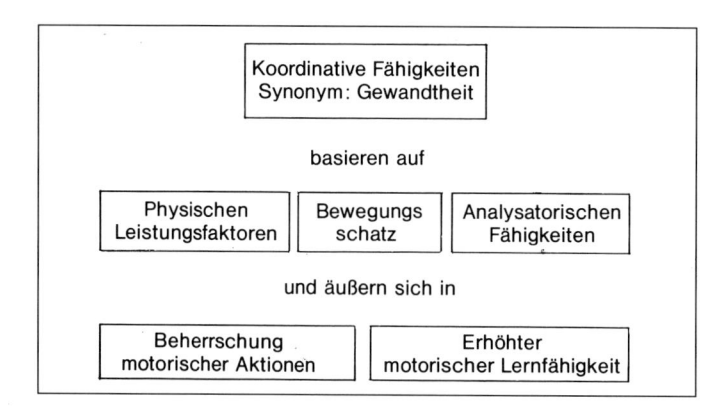

Abb. 375 Schematische Übersicht über die Grundlagen bzw. Manifestationsformen der Koordinativen Fähigkeiten (vgl. *Hirtz/Rübesamen/Wagner* 1972, 743)

rung – erlaubt es, gleiche Bewegungen mit einem geringeren Aufwand an Muskelkraft zu vollziehen und damit energiesparend zu wirken. Auf diese Weise bestimmen sie die Höhe des Ausnutzungsgrades der konditionellen Fähigkeiten.
– Auf der Grundlage einer gut entwickelten koordinativen Leistungsfähigkeit können auch noch in späteren Trainingsjahren sporttechnische Fertigkeiten neu- und umgelernt werden.
– Ein hohes Niveau an Koordinativen Fähigkeiten gestattet eine rationelle Aneignung von sporttechnischen Fertigkeiten aus anderen Sportarten, die z. B. für die allgemeine Konditinierung und für das Ausgleichstraining genutzt werden können (vgl. Autorenkollektiv 1982, 95/96).

Trainierbarkeit der Koordinativen Fähigkeiten

Obwohl die einzelnen Komponenten der Koordinativen Fähigkeiten zu teilweise recht unterschiedlichen Zeitpunkten ihr Entwicklungsoptimum haben (vgl. *Hirtz* 1977, 509, s. S. 556), läßt sich im allgemeinen sagen, daß die Gewandtheit zwischen dem siebten Lebensjahr bis zum Eintritt der Pubertät ihren größten Entwicklungsschub erhält (vgl. *Stemmler* 1977, 278; *Hirtz* 1976, 385). In etwa dieser Zeit ist nach *Bringmann* (1973, 846) eine schnellere Reifung des ZNS zu beobachten. Parallel dazu läuft eine Zunahme der Funktion des akustischen und optischen Analysators unter gleichzeitiger Verbesserung der Informationsverarbeitung, so daß die Schulung komplizierter Bewegungsfertigkeiten erleichtert wird.
Die rechtzeitige Schulung der Koordinativen Fähigkeiten ist deshalb für den später erreichbaren Grad der Entwicklungsfähigkeit entscheidend.
Im Laufe des Lebens nehmen die Koordinativen Fähigkeiten je nach Training mehr oder weniger schnell ab und zwar in Abhängigkeit und parallel zur Abnahme des Niveaus der physischen Leistungsfaktoren bzw. der Qualität der Koordinations- und Steuerungsprozesse.
Aus Abb. 375 geht u. a. hervor, daß die Koordinativen Fähigkeiten einerseits in sportlichen Tätigkeiten zum Ausdruck kommen, andererseits sich als Folge dieser Tätigkeiten entwickeln (vgl. *Blume* 1978, 32).

Komponenten der Koordinativen Fähigkeiten

Um im allgemeinen Trainingsprozeß eine differenzierte Schulung der Koordinativen Fähigkeiten zu ermöglichen, scheint es von Wichtigkeit, zwar einerseits die Komplexität dieser Fähigkeiten im Auge zu behalten, andererseits aber auch die

```
┌─────────────────────────────────────────────────────────────────────────┐
│  ┌──────────┐      ┌──────────────────────┐         ┌──────────┐       │
│  │Steuerungs-│──┬──│  Kopplungsfähigkeit  │────┬────│Motorische│       │
│  │fähigkeit │  │   └──────────────────────┘    │    │Lern-     │       │
│  └──────────┘  │   ┌──────────────────────┐    │    │fähigkeit │       │
│                ├──│ Differenzierungsfähigkeit│──┤    └──────────┘       │
│                │   └──────────────────────┘    │                        │
│                │   ┌──────────────────────┐    │                        │
│                ├──│ Gleichgewichtsfähigkeit │──┤                        │
│                │   └──────────────────────┘    │                        │
│                │   ┌──────────────────────┐    │                        │
│                ├──│  Orientierungsfähigkeit │──┤                        │
│  ┌──────────┐  │   └──────────────────────┘    │                        │
│  │Adaptions-│──┼──│ Rhytmisierungsfähigkeit │──┤                        │
│  │fähigkeit │  │   └──────────────────────┘    │                        │
│  └──────────┘  ├──│   Reaktionsfähigkeit    │──┤                        │
│                │   └──────────────────────┘    │                        │
│                └──│  Umstellungsfähigkeit   │──┘                        │
│                    └──────────────────────┘                             │
└─────────────────────────────────────────────────────────────────────────┘
```

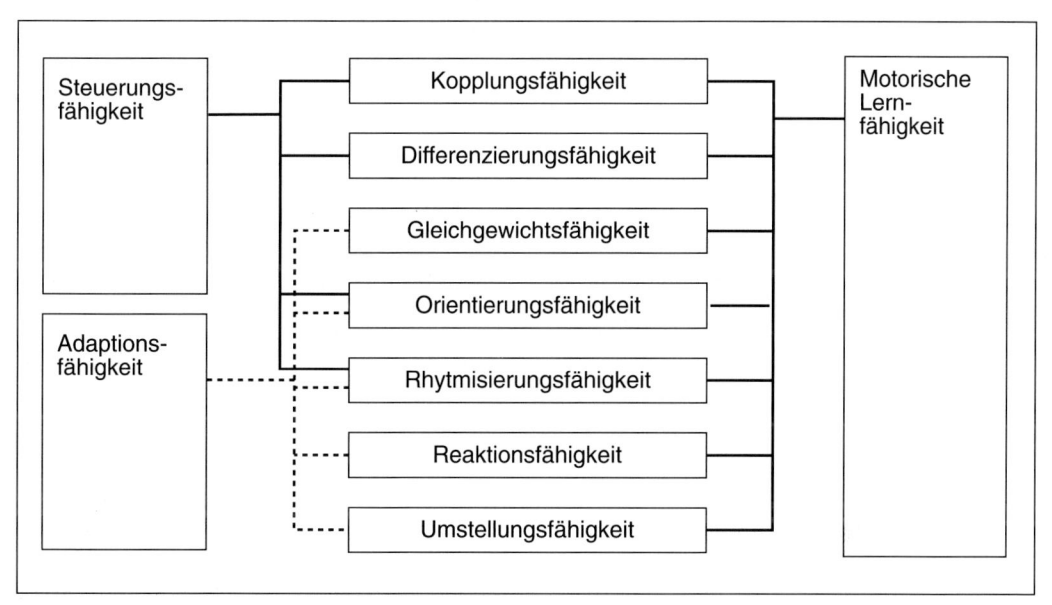

Abb. 376 Strukturelles Gefüge der Koordinativen Fähigkeiten (nach *Meinel/Schnabel* 1987, 258)

Teilkomponenten bzw. ihre Gewichtung im Rahmen der Gewandtheitsschulung zu erkennen (vgl. *Hirtz* 1976, 384).

Die genauere Kenntnis der Teilkomponenten – nach den Untersuchungsergebnissen von *Farfel* (1979, 34) korrelieren sie zumeist nicht untereinander – ist deshalb von besonderer Bedeutung, weil sie die Beseitigung von eventuellen Teilschwächen ermöglicht. Die Koordinativen Fähigkeiten sind demnach wesentlich zu verbessern, wenn die einzelnen Komponenten ebenso zielgerichtet entwickelt werden, wie dies mit den konditionellen Fähigkeiten geschieht (vgl. *Blume* 1978, 141). Da bislang noch keine Untersuchungen vorliegen, die endgültige Klarheit über die Zahl, die genaue Struktur sowie die Zusammenhänge der einzelnen Komponenten schaffen können, ist die Angabe der Teilkomponenten nur als Orientierungshilfe für die Schulung der Koordinativen Fähigkeiten, nicht aber als definitive wissenschaftliche Erfassung dieser Komplexeigenschaft zu verstehen.

Als Komponenten der Koordinativen Fähigkeiten gelten:
Motorische Anpassungs- und Umstellungsfähigkeit, Differenzierungs- bzw. Steuerungsfähigkeit, Reaktionsfähigkeit, Orientierungsfähigkeit, Gleichgewichtsfähigkeit, Rhythmisierungsfähigkeit sowie Kombinations- bzw. Kopplungsfähigkeit (vgl. *Hirtz/Rübesamen/Wagner* 1972, 742; *Frey* 1977, 356; Autorenkollektiv 1982, 96).
Eine Übersicht der Struktur der wesentlichen Koordinativen Fähigkeiten gibt Abb. 376.
In der Folge sollen die für die sportliche Leistungsfähigkeit wichtigsten sieben Einzelfähigkeiten kurz beschrieben und in ihrer Bedeutung dargestellt werden.

Kopplungsfähigkeit

Unter Kopplungsfähigkeit verstehen *Meinel/Schnabel* (1987, 250) die Fähigkeit, Teilkörperbewegungen (beispielsweise Teilbewegungen der Extremitäten,

> des Rumpfes und des Kopfes) untereinander und in Beziehung zu der auf ein bestimmtes Handlungsziel gerichteten Gesamtkörperbewegung zweckmäßig zu koordinieren.

Eine schlechte Kopplungsfähigkeit läßt sich beim Sportler immer dann feststellen, wenn er z. B. beim Sprint die Armarbeit nicht optimal mit der Beinarbeit koordinieren kann. Im „Lauf-ABC" (s. S. 475) wird dieses Defizit bei den Übungen „Dribbling" und „Skipping" bei hochfrequenter Ausführung offenkundig. Desgleichen wird sich beim Hochsprung ein schlecht- oder nichtsynchronisierter Armeinsatz ungünstig auf die Sprungleistung auswirken.

Differenzierungsfähigkeit

> Unter Differenzierungsfähigkeit verstehen *Meinel/Schnabel* (1987, 248) die Fähigkeit zum Erreichen einer hohen Feinabstimmung einzelner Bewegungsphasen und Teilkörperbewegungen, die in großer Bewegungsgenauigkeit und Bewegungsökonomie zum Ausdruck kommt.

Die Differenzierungsfähigkeit äußert sich allgemein im Ballgefühl, im Wassergefühl, im Schneegefühl etc. Sie beinhaltet die Fähigkeit zur muskulären Feinabstimmung und ist in den meisten Sportarten leistungsbestimmend.
Sie entwickelt sich bei entsprechender Übung außergewöhnlich früh und ist in manchen Sportarten nach dem Kinder- und Jugendalter nicht mehr in vergleichbarem Maße schulbar. Beispiel: Es gibt nicht einen Skifahrer aus der Skinationalmannschaft, der nicht bereits im Vorschul- oder frühen bzw. späten Schulkindalter seine sportartspezifischen Differenzierungsfähigkeiten „erfahren" hätte (s. auch S. 540).

Gleichgewichtsfähigkeit

> Unter Gleichgewichtsfähigkeit verstehen *Meinel/Schnabel* (1987, 253) die Fähigkeit, den gesamten Körper im Gleichgewichtszustand zu halten oder während und nach umfangreichen Körperverlagerungen diesen Zustand beizubehalten beziehungsweise wiederherzustellen.

Wie Abb. 376a zeigt, tritt die Gleichgewichtsfähigkeit in den verschiedensten Erscheinungsformen auf. Diese Vielfältigkeit sollte trotz sportartspezifischer Notwendigkeiten ausreichend im Trainingsprozeß berücksichtigt werden.
Die Gleichgewichtsfähigkeit ist eine Koordinative Fähigkeit, die sich besonders früh entwickelt (vgl. auch Abb. 382) und daher von Anfang an akzentuiert geschult werden sollte. Balancieren, Einradfahren etc. sind Fertigkeiten, die Kinder bereits im Vorschulalter bzw. frühen Schulkindalter problemlos erwerben. Einrad-Lernversuche mit den eigenen Kindern und Kindern aus der ersten und zweiten Klasse Grundschule zeigen, daß alle Kinder – auch die vielfach als völlig „untalentiert" apostrophierten – diese so scheinbar schwierige Bewegungskunst im „Handumdrehen" bei entsprechender Hilfestellung erlernen.
Der Sportler kommt im Laufe seiner sportlichen Karriere sowohl innerlich als auch „äußerlich" aus dem Gleichgewicht. Entsprechende Lerngelegenheiten reduzieren die Häufigkeit und das Ausmaß der Situationen des „Aus-dem-Gleichgewicht-Kommens" und leisten damit nicht nur einen Beitrag im Sinne einer erhöhten sportlichen Leistungsfähigkeit und -konstanz, sondern auch im Sinne der Verletzungsprophylaxe.

Orientierungsfähigkeit

> Unter Orientierungsfähigkeit verstehen *Meinel/Schnabel* (1987, 252) die Fähig-

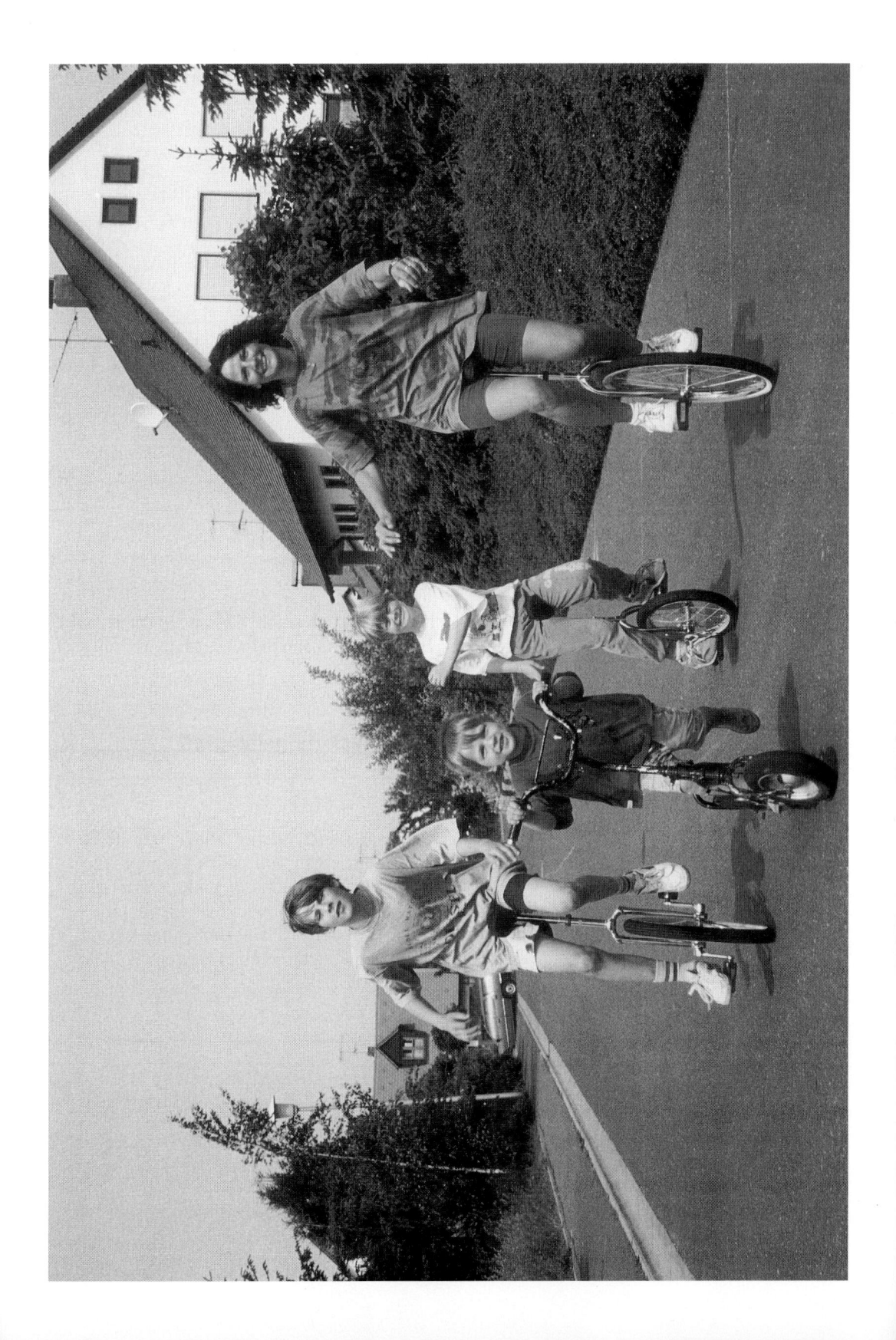

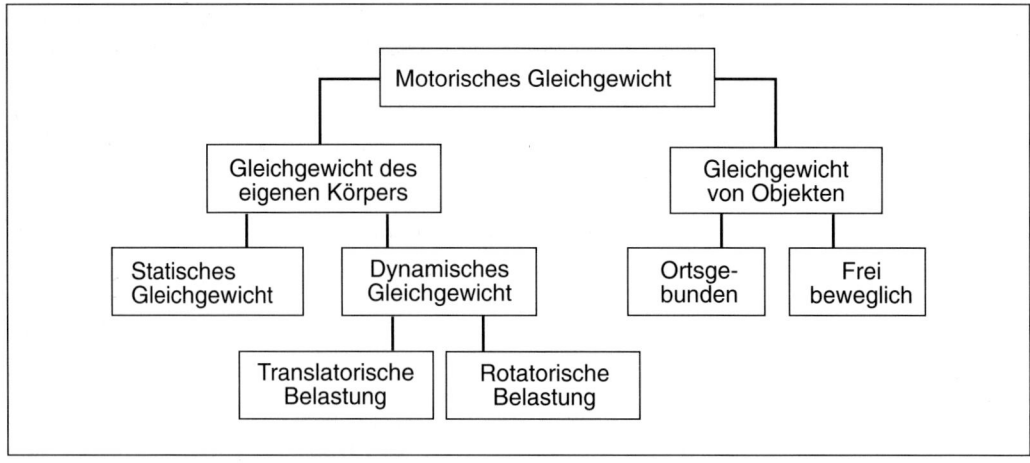

```
                    ┌─────────────────────────┐
                    │ Motorisches Gleichgewicht│
                    └────────────┬────────────┘
              ┌──────────────────┴──────────────────┐
    ┌─────────┴─────────┐                 ┌─────────┴─────────┐
    │ Gleichgewicht des │                 │   Gleichgewicht   │
    │  eigenen Körpers  │                 │    von Objekten   │
    └─────────┬─────────┘                 └─────────┬─────────┘
       ┌─────┴──────┐                        ┌─────┴─────┐
  Statisches    Dynamisches              Ortsge-      Frei
 Gleichgewicht  Gleichgewicht            bunden    beweglich
                   │
            ┌──────┴──────┐
      Translatorische  Rotatorische
        Belastung       Belastung
```

Abb. 376a Arten des Gleichgewichts (nach *Fetz* 1989, 258)

keit zur Bestimmung und Veränderung der Lage und Bewegungen des Körpers in Raum und Zeit, bezogen auf ein definiertes Aktionsfeld (z. B. Spielfeld, Boxring, Turngeräte) und/oder ein sich bewegendes Objekt (z. B. Ball, Gegner, Partner).

Die Orientierungsfähigkeit läßt sich in eine räumliche und zeitliche Orientierungsfähigkeit unterteilen. Beide können getrennt voneinander, aber – und dies ist zumeist der Fall – auch eng gekoppelt miteinander auftreten.
In den Ballspielen spielt z. B. beim Kopfball im Fußball, beim Kempertrick im Handball oder beim Tip-in im Basketball das richtige „Timing" (zeitliche Orientierungsfähigkeit) eine entscheidende Rolle für eine erfolgreiche Spielaktion.
Der Paß in den freien Raum erfordert zum einen ein hochentwickeltes „peripheres Sehen" (räumliche Orientierungsfähigkeit), das die Bewegungen von Mitspieler, Gegner, Ball räumlich einordnen kann, aber auch ein gutes „Timing": Der Ball muß zum richtigen Zeitpunkt in den Lauf gespielt werden. Eine schlechte räumlich-zeitliche Orientierungsfähigkeit läßt sich durch den Paß „in den Rücken" erkennen (es kann jedoch auch an technischen Mängeln liegen).

Rhythmisierungsfähigkeit

Unter Rhythmisierungsfähigkeit verstehen *Meinel/Schnabel* (1987, 255) die Fähigkeit, einen von außen vorgegebenen Rhythmus zu erfassen und motorisch zu reproduzieren sowie den „verinnerlichten", in der eigenen Vorstellung existierenden Rhythmus einer Bewegung in der eigenen Bewegungstätigkeit zu realisieren.

Die Rhythmisierungsfähigkeit spielt in allen Sportarten eine wichtige Rolle im engeren und weiteren Sinn.
Im engeren Sinne: Der Tänzer, der aus dem Rhythmus kommt, wird keine hohen Wertungen erwarten können; der leichtathletische Werfer, der arhythmisch beim Diskuswurf dreht, wird weder einen optimalen Muskeleinsatz noch eine gute Vordehnung vor dem Abwurf,

noch die erforderliche hohe Drehgeschwindigkeit und Bewegungskopplung für eine große Wurfweite erzielen können.
Im weiteren Sinne: Eine Mannschaft findet ihren Spielrhythmus nicht. Ein Tennisspieler ist nicht in der Lage den Spielrhythmus zu wechseln oder kommt völlig aus dem Rhythmus etc. Rhythmusfähigkeit wird in fast allen Sportarten in spezifischer Form trainiert. In allgemeiner Form eignen sich zur Rhythmusschulung vor allem alle Tanzsportarten, Ballett etc.

Reaktionsfähigkeit
(vgl. auch S. 418)

> Unter Reaktionsfähigkeit verstehen *Meinel/Schnabel* (1987, 251) die Fähigkeit zur schnellen Einleitung und Ausführung zweckmäßiger kurzzeitiger motorischer Aktionen auf ein Signal. Dabei kommt es darauf an, zum zweckmäßigsten Zeitpunkt und mit einer aufgabenadäquaten Geschwindigkeit zu reagieren, wobei meistens das maximal schnelle Reagieren das Optimum ist.

Die Reaktionsfähigkeit spielt in ihrer einfachen Form in den leichtathletischen Sprints (s. S. 418), vor allem aber in ihrer komplexen Form (s. S. 477) in den kleinen und großen Sportspielen eine überragende Rolle (vgl. auch *Weineck* 1992, 390 f.)
Da diese Koordinative Teilfähigkeit ausführlich im Kapitel Schnelligkeit dargestellt wurde, kann hier auf weitere Ausführungen verzichtet werden.

Umstellungsfähigkeit

> Unter Umstellungsfähigkeit verstehen *Meinel/Schnabel* (1987, 254) die Fähigkeit, während des Handlungsvollzuges auf Grund wahrgenommener oder vorausgenommener Situationsveränderungen das Handlungsprogramm den neuen Gegebenheiten anzupassen oder die Handlung auf völlig andere Weise fortzusetzen.

Die Umstellungsfähigkeit ist vor allem in den Sportspielen von großer Bedeutung und wird durch sie in besonderem Maße geschult. Die ständige Anpassung an den Gegner, die Kooperation mit den Mitspielern unter Berücksichtigung des Ballweges erfordert eine ständige Anpassung und Umstellung an die momentan vorliegende Konstellation.
Die Umstellungsfähigkeit ist eng mit der Antizipations- und Reaktionsfähigkeit verknüpft und maßgeblich durch sie beeinflußt.

> Beachte: Reaktions- und Umstellungsfähigkeit werden in manchen Sportarten nur unzureichend geschult. So muß sich z. B. der Turner auf keinen störenden Gegner einstellen, was die Entwicklung dieser Koordinativen Fähigkeiten wenig unterstützt (vgl. Abb. 392). Es ist daher wichtig, daß in dieser und vergleichbaren Sportarten die Mannschaftsspiele als Ergänzung mit in das Training einbezogen werden (beim Aufwärmen oder als Abschluß).

> Aus der Vielzahl der verschiedenen Koordinativen Fähigkeiten lassen sich *drei allgemeine Grundfähigkeiten* ableiten (vgl. *Schnabel* 1974, 627 f.):
> – die motorische Steuerungsfähigkeit,
> – die motorische Anpassungs- und Umstellungsfähigkeit,
> – die motorische Lernfähigkeit.

Die drei Grundfähigkeiten stehen in enger Wechselbeziehung zueinander (Abb. 377). Dennoch stellt die *motorische Lernfähigkeit* die höchste aller Koordinativen Fähigkeiten

motorische Lernfähigkeit

motorische Steuerungsfähigkeit ⟷ motorische Anpassungs- und Umstellungsfähigkeit

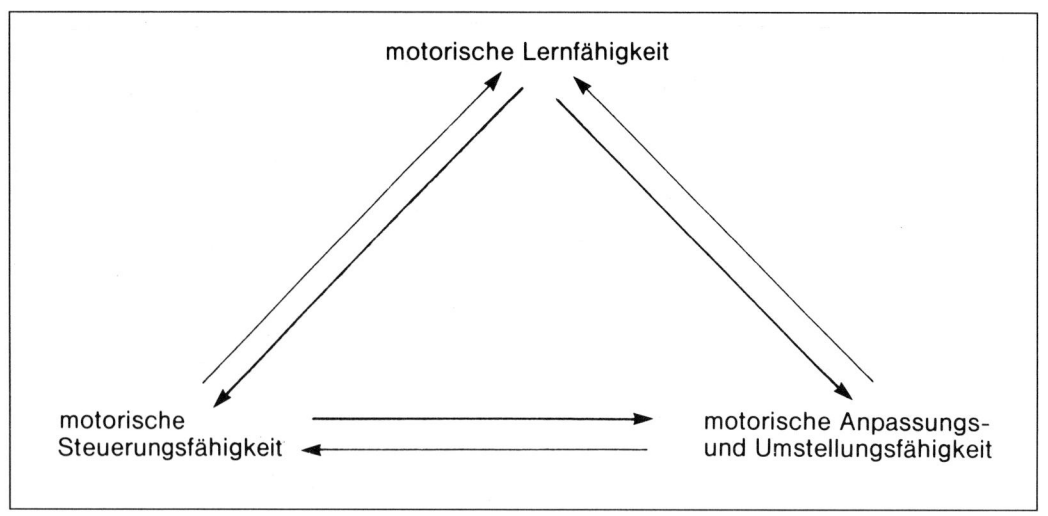

Abb. 377 Die Wechselbeziehungen der drei Koordinativen Grundfähigkeiten sowie die übergeordnete Stellung der motorischen Lernfähigkeit im Gesamtspektrum der Koordinativen Fähigkeitsbereiche

dar: Ohne die Fähigkeit, motorisch zu lernen (s. S. 571), das Gelernte zu speichern und situationsgemäß abzurufen, ist jede motorische Steuerungsfähigkeit bzw. Anpassungs- und Umstellungsfähigkeit sinnlos. Zuerst muß bekannt sein, was zu tun ist, dann erst stellen sich Fragen der Ausführung und situativen Gestaltung.

Die *motorische Lernfähigkeit* beruht vor allem auf den Mechanismen der Informationsaufnahme, -verarbeitung und -speicherung. Im Vordergrund stehen demnach *perzeptive* (Analysatoren), *kognitive* (Bewerten/Zuordnen) und *mnemische* Prozesse (gedächtnisabhängige Vorgänge, die auf neurophysiologischen Syntheseleistungen beruhen, vgl. *Hotz/Weineck* 1983, 32).

Die *motorische Steuerungsfähigkeit* basiert insbesondere auf den Koordinativen Komponenten der kinästhetischen Differenzierungsfähigkeit, der räumlichen Orientierungsfähigkeit und der Gleichgewichtsfähigkeit.

Die *motorische Anpassungs-* und *Umstellungsfähigkeit* steht in starker Abhängigkeit nicht nur zur motorischen Lern-, sondern auch zur motorischen Steuerungsfähigkeit: Eine optimale Anpassung an situative Veränderungen ist nur möglich, wenn zum einen eine ausreichende Bewegungserfahrung, das heißt eine ausreichende Vergleichsbasis über vorhergegangene Lernprozesse, zur Verfügung steht, zum anderen der Anpassungsvorgang genügend präzise ausgesteuert wird, um zu einer zufriedenstellenden Bewegungslösung (Reaktion auf die Erfordernisse der Umwelt) zu gelangen. Die *motorische Anpassungs-* und *Umstellungsfähigkeit* ist weiterhin in besonders starkem Maß von der Reaktionsfähigkeit, der Gleichgewichtsfähigkeit, der räumlichen Orientierungsfähigkeit und der kinästhetischen Differenzierungsfähigkeit abhängig.

Hirtz (1981, 349) ordnet den drei Grundfähigkeiten fünf fundamentale Koordinative Fähigkeiten zu – sie wurden größtenteils bereits genannt – und versucht, sie hierarchisch zu ordnen (Abb. 378):
– räumliche Orientierungsfähigkeit,
– kinästhetische Differenzierungsfähigkeit,
– Reaktionsfähigkeit,
– Rhythmusfähigkeit,
– Gleichgewichtsfähigkeit.

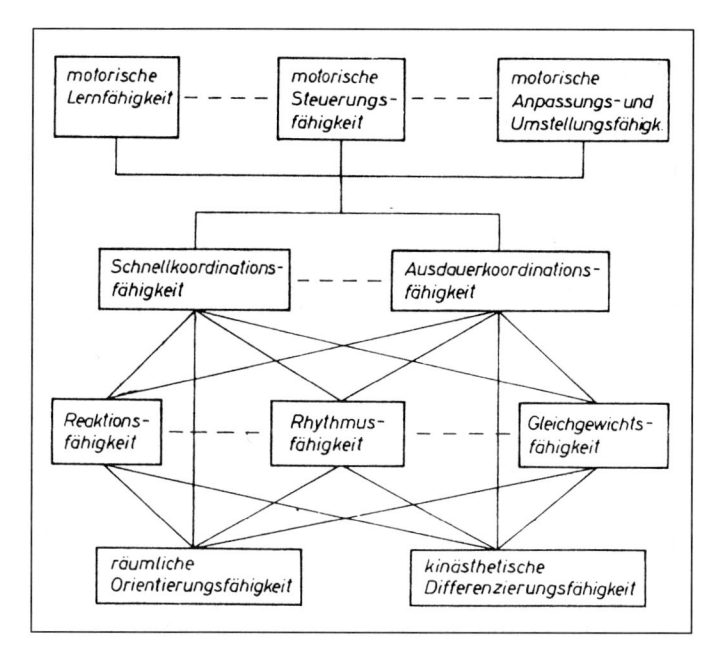

Abb. 378 Versuch einer hierarchischen Ordnung Koordinativer Fähigkeiten (nach *Hirtz* 1981, 349)

Die Bedeutung der physischen Leistungsfaktoren für die Koordinativen Fähigkeiten

Ohne die physischen Leistungsfaktoren Kraft, Schnelligkeit, Ausdauer und Beweglichkeit und ihr komplexes Ineinandergreifen bei der Bewegungsrealisierung sind die Koordinativen Fähigkeiten nicht denkbar. Sie werden demnach in der sportlichen Leistung nur im Zusammenwirken mit diesen konditionellen Fähigkeiten wirksam (vgl. *Hirtz* 1976, 383).
Umgekehrt sind die Koordinativen Fähigkeiten für die Ausprägung und Entwicklung physischer Fähigkeiten unerläßlich, da sie den Erwerb der im Prozeß der körperlichen Erziehung und Bildung notwendigen sportlichen Fertigkeiten (= Erweiterung der Trainingsinhalte) ermöglichen (vgl. *Gropler/Thiess* 1973, 513).

Die physischen Leistungsfaktoren bzw. motorischen Hauptbeanspruchungsformen beeinflussen in unterschiedlicher Gewichtung das Niveau der Koordinativen Fähigkeiten:
Ein Mindestmaß an *Kraft* ist nötig, um eine gewandte Bewegung zu ermöglichen. Ein hohes Maß an *Bewegungsschnelligkeit* muß vorhanden sein, wenn die der Gewandtheit innewohnende Fähigkeit zur schnellen situativen Bewegungslösung realisiert werden soll.
Auch ein gewisses Maß an *Beweglichkeit* muß den Koordinativen Fähigkeiten zugrunde liegen, um in der räumlichen Gestaltung einer Bewegung (z. B. Ausweichbewegung) ein größeres Operationsfeld (Bewegungen mit größerer oder geringerer Amplitude) zu haben und sich damit räumlichen Veränderungsnotwendigkeiten besser anpassen zu können.
Schließlich ist auch die *Ausdauer* ein notwendiger Bestandteil der Gewandtheit, da eine frühzeitige psychophysische Ermüdung über zentralnervöse Steuermechanismen zu einer Abnahme an Bewegungsgenauigkeit führt: Man denke an die zunehmende Verletzungshäufigkeit in den Sportspielen gegen Ende der Spielzeit, wo die ansteigende Ermüdung und

die damit verbundene sinkende Gewandtheit oftmals Ursache unnötiger Verletzungen ist.

Anatomisch-physiologische Grundlagen der Steuerungs- und Regelungsprozesse im sportlichen Handlungsablauf

Zum besseren Verständnis des Gesamtgefüges des motorischen Handlungskomplexes sollen zuerst wichtige Teilfunktionen der Bewegungskoordination genannt werden, auf denen die Koordinativen Fähigkeiten basieren (vgl. *Schnabel* 1973, 265; Abb. 379):
- Informationsaufnahme und -aufbereitung durch die Sinnesorgane (bis zur Afferenzsynthese); die Qualität dieses Vorganges ist abhängig von den *analysatorischen Fähigkeiten* des Sportlers;
- Antizipation und Programmierung des Bewegungsaktes unter Auswertung gespeicherter Bewegungserfahrungen und unter Benutzung bereits vorhandener Programme bzw. Programmelemente; die Schnelligkeit und Qualität dieses Vorganges ist abhängig von dem *Bewegungsschatz* des Sportlers;
- Innervation der benötigten Muskulatur über die efferenten motorischen Nervenfasern (Bewegungsvollzug);
- Ständige Rückinformation über den Bewegungsablauf mit gleichzeitigem Ist- und Sollwertvergleich mit dem antizipierten Bewegungsziel;
- Eventuelle bewegungslenkende Korrekturimpulse des Zentralen Nervensystems (ZNS) an die Muskulatur.

Abb. 379 macht deutlich, daß je nach Anforderungsprofil verschiedene Typen der Bewegungsantwort zur Ausführung gelangen können: Bei ultraschnellen, reflektorisch gesteuerten Bewegungsantworten erfolgt die Reaktion ohne die Beanspruchung der eigentlichen informationsverarbeitenden Systeme. Bei Bewegungsantworten, die sich im Erfahrungsspektrum des Sportlers bereits vielfach bewährt haben – sogenannte *Bewegungsstereotype* oder *automatisierte Bewegungen*, wird der Programmierungsmechanismus übersprungen, die situationsadäquate Bewegungsantwort – *Sofortantwort* – liegt bereits vor. In bislang unbekannten Handlungssituationen oder beim Lernprozeß (s. S. 569) werden alle Systemmechanismen der Bewegungssteuerung durchlaufen (vgl. *Schewe* 1982, 22). Der Sportler erstellt auf der Grundlage seiner bisherigen Erfahrungen ein ihm zur Situationslösung optimal erscheinendes Handlungsprogramm, die *Lernantwort*. Durch die komplexen Reafferenzen wird diese erstmalig konzipierte *Lernantwort* auf ihre Tauglichkeit hin überprüft und, falls nötig, entsprechend korrigiert.

Die Bedeutung der analysatorischen Fähigkeiten

Wie aus den soeben genannten Teilfunktionen der Bewegungskoordination zu ersehen ist, hängt die Entwicklung bzw. der qualitative Ausprägungsgrad der Koordinativen Fähigkeiten in bezug auf die Informationsaufnahme und -verarbeitung in bedeutendem Maße von der Leistungsfähigkeit der verschiedenen *Analysatoren* ab.

Analysatoren stellen Teilsysteme der Sensorik dar, die Informationen auf der Grundlage von Signalen ganz bestimmter Qualität empfangen, umkodieren, weiterleiten und aufbereitend verarbeiten. Zu einem Analysator rechnet man jeweils spezifische Rezeptoren, afferente Nervenbahnen und sensorische Zentren in verschiedenen Hirngebieten.

Je mehr ein Sportler in der Lage ist, seine eigene Bewegung sowie die Umweltsituation analysatorisch zu erfassen, desto besser wird er sich auf veränderte Gegebenheiten einstellen und sie im Rahmen seiner individuellen Möglichkeiten motorisch lösen können (vgl. *Zaciorskij* 1972, 106).

Für die motorische Koordination sind im wesentlichen fünf Analysatoren wichtig. Sie beeinflussen in differenzierter Form den Prozeß der Steuerung und Regelung der Bewegungshandlungen und wirken zumeist eng zusam-

Anatomisch-physiologische Grundlagen

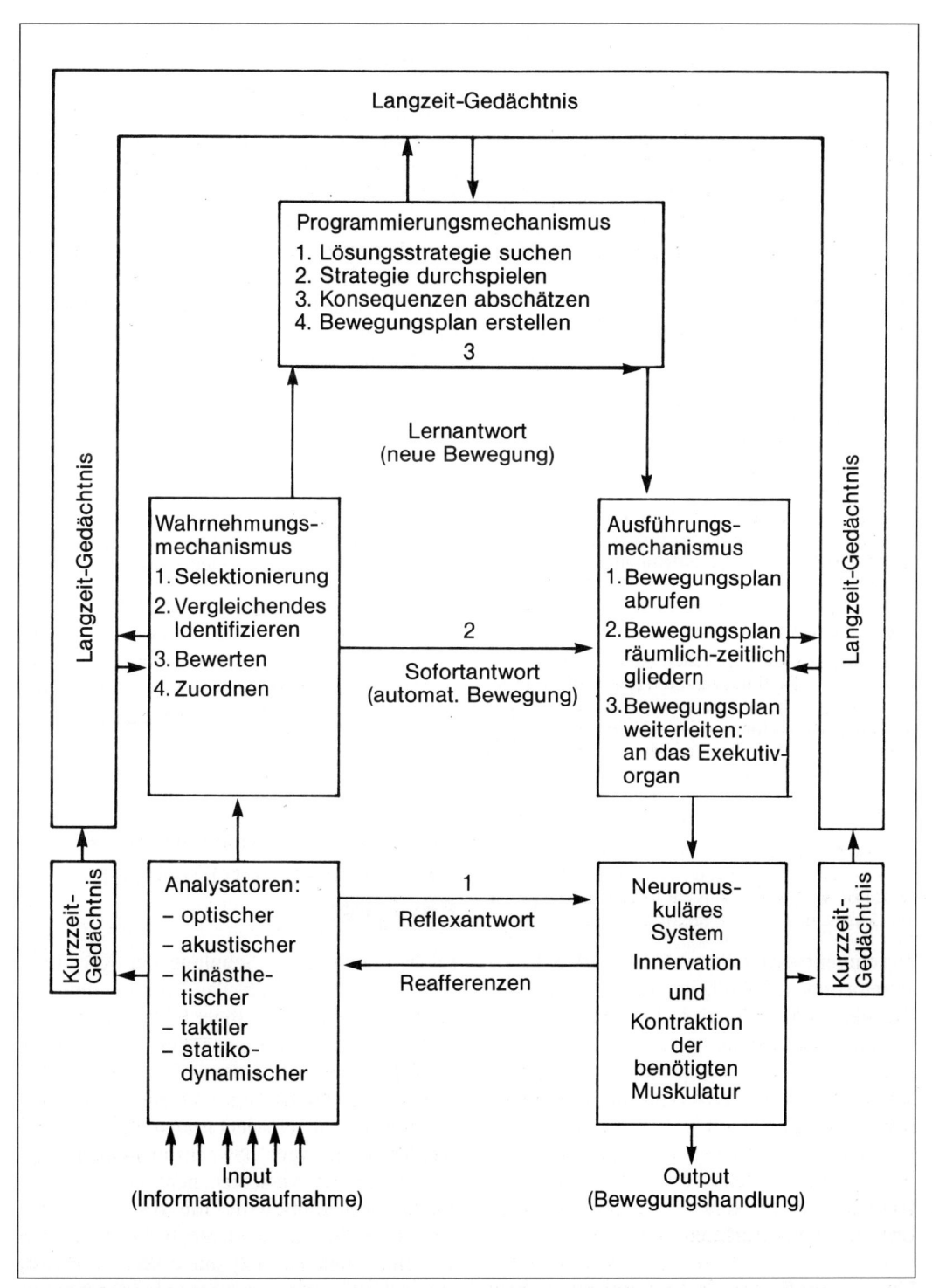

Abb. 379 Modell der Bewegungssteuerung. Bei der Ausführung einer Bewegung können je nach Anforderungsprofil veschiedene Typen der Bewegungsantwort herangezogen werden

men bzw. ergänzen sich (vgl. *Schnabel* 1977, 25 f.):

– Der *kinästhetische Analysator*

Die Rezeptoren des kinästhetischen Analysators befinden sich in allen Muskeln, Sehnen, Bändern und Gelenken. Sie geben Auskunft über die Stellung der Extremitäten bzw. des Rumpfes sowie über die auf sie einwirkenden Kräfte. Darüber hinaus hat die bei vielen sportlichen Bewegungsabläufen erforderliche Feinabstimmung von Raum- und Zeitparametern die differenzierte kinästhetische Information zur Voraussetzung.

– Der *taktile Analysator*

Die Rezeptoren des taktilen Analysators sind in der Haut lokalisiert und informieren über Form und Oberfläche berührter Gegenstände.

– Der *statiko-dynamische Analysator*

Der statiko-dynamische Analysator ist im Vestibularapparat des Innenohres lokalisiert und informiert über Richtungs- und Beschleunigungsänderungen des Kopfes.

– Der *optische Analysator*

Die Rezeptoren des optischen Analysators werden als Distanz- oder Telerezeptoren bezeichnet und geben Auskunft über Eigen- bzw. Fremdbewegungen (zentrales und peripheres Sehen) und stellen gewissermaßen die optische Führung des Bewegungsvollzuges dar.

– Der *akustische Analysator*

Der akustische Analysator spielt im allgemeinen eine untergeordnete Rolle, da der Informationsgehalt der im Bewegungsakt aufgenommenen unmittelbaren akustischen Signale relativ begrenzt ist.

Zusammenfassend läßt sich sagen, daß die analysatorischen Fähigkeiten entscheidend die Qualität der Koordinativen Fähigkeiten mitbestimmen. Die Bedeutung der einzelnen Analysatoren kann dabei von Sportart zu Sportart außerordentlich differieren (vgl. auch *Hotz/Weineck*, 1983, 62).

Die Bedeutung des Bewegungsschatzes

Ein weiterer Faktor für die Entwicklung bzw. Güte der Koordinativen Fähigkeiten ist der *Bewegungsschatz* bzw. die *Bewegungserfahrung* des Sportlers.

Dies ist darauf zurückzuführen, daß jede Bewegung, wie neu sie auch sein mag, immer auf der Grundlage alter Koordinationsverbindungen ausgeführt wird (s. *Zaciorskij* 1972, 106; *Harre* 1976, 180). Je größer demnach der Bewegungsschatz an bedingtreflektorischen motorischen Verbindungen (erlernten Reflexen und Antwortschemata) ist, um so mehr wird das ZNS entlastet und die Bewegung über mehr oder weniger automatisierte Ablaufmuster vollzogen.

Dieser Mechanismus ist in gewisser Weise mit einer Art Baukastensystem zu vergleichen: Je mehr „Fertigteile" – sie würden den bedingtreflektorischen Verbindungen entsprechen – zur Verfügung stehen, um so weniger Aufmerksamkeit muß den einzelnen Bauelementen gewidmet und um so mehr kann das Augenmerk auf den Gesamtbau – er entspräche der motorischen Handlung – gelegt werden.

Die Bewegungserfahrung schließlich befähigt den Sportler bei der Komposition der Bewegungselemente zu einer Bewegungshandlung, in kürzester Zeit und auf effektivste Weise die notwendigen Bewegungsanteile auszuwählen.

Methoden und Inhalte der Schulung Koordinativer Fähigkeiten

Im Mittelpunkt der Schulung der Koordinativen Fähigkeiten steht das Erlernen und Beherrschen neuer, vielseitiger Bewegungsfertigkeiten und ihrer Komponenten. Bei der Auswahl der Trainingsinhalte und -mittel gilt, daß es nur dann Anpassungserscheinungen geben kann, wenn immer wieder neue Reize gesetzt werden, d. h., wenn abwechslungsreich unter Beachtung der verschiedenen methodischen Maßnahmen geübt wird (Tab. 63).

Um dieses Ziel zu realisieren, bedient man sich verschiedener Trainingsmethoden. Entsprechend der eingangs getroffenen Unterteilung in allgemeine und spezielle Koordinative Fähig-

Methodische Maßnahme	Übungsbeispiele
Variation der Bewegungsausführung	– Sprünge mit Anhocken, Angrätschen oder Anristen der Beine – Widergleiche Ausführung der Körperübung – Übungen mit Tempo- und Rhythmuswechsel
Veränderung der äußeren Bedingungen	– Übungen im veränderten Gelände mit Geräten oder Partnern – Verkleinerung oder Erhöhung der Unterstützungsfläche
Kombinieren von Bewegungsfertigkeiten	– Verbindung verschiedener gymnastischer oder turnerischer Elemente – Spielkombination
Üben unter Zeitdruck	– Reaktionsschulende Übungen – Hindernisläufe nach Zeit
Variation der Informationsaufnahme	– Balancieren mit Blick nach oben, geneigtem Kopf oder verbundenen Augen – Üben vor dem Spiegel – Präzisionsbewegungen mit objektiver Zusatzinformation
Üben nach Vorbelastung	– Ausführen komplizierter Bewegungen am Ende einer Trainingseinheit – Balancierübungen nach mehreren schnellen Rollen oder Drehungen

Tab. 63 **Methodische Maßnahmen und Übungsbeispiele zur Entwicklung Koordinativer Fähigkeiten (nach *Harre* 1979, 191)**

keiten unterscheidet man *allgemeine* und *spezielle* Trainingsmethoden und -inhalte.

Die *allgemeinen* Trainingsmethoden und -inhalte werden zur Verbesserung des allgemeinen Ausprägungsgrades der Koordinativen Fähigkeiten angewandt. Von ihrem Beherrschungsgrad hängt es nach *Blume* (1978, 141) unter anderem ab, inwieweit und mit welcher Effektivität sie zur Verbesserung der Gewandtheit beitragen können. Methoden und Inhalte müssen demnach dem Niveau des Sportlers entsprechen.

Die *speziellen* Trainingsmethoden und -inhalte – sie stehen in enger Verbindung mit der Wettkampfübung – dienen der Verbesserung der sportartspezifischen Komponenten der Koordinativen Fähigkeiten und damit auch der speziellen analysatorischen Fähigkeiten der jeweiligen Sportart. Die speziellen Trainingsmethoden erfordern ein erhöhtes Ausbildungsniveau, die speziellen Trainingsinhalte müssen, sollen sie effektiv eingesetzt werden, zumindest in der Feinform beherrscht werden.

Methoden zur Schulung der Koordinativen Fähigkeiten

Da die allgemeinen und speziellen Methoden gleitend ineinander übergehen und sich sportartspezifisch mehr oder weniger unterscheiden, soll auf eine streng getrennte Unterscheidung in allgemeine und spezielle Methoden verzichtet werden.

– **Methoden und Maßnahmen zur Schaffung einer Bewegungsvorstellung**
(vgl. *Hirtz/Ludwig* 1976, 509)

Da die Bewegungsvorstellung die Grundvoraussetzung für das Erlernen neuer Bewegungsfertigkeiten darstellt, stehen die Methoden zur Schaffung einer Bewegungsvorstellung am Beginn der Bewegungsschulung. In Abhängigkeit von Alter, intellektueller Belastbarkeit und Niveau der bereits entwickelten Koordinativen Fähigkeiten erweisen sich vor allem zwei Vermittlungsmethoden als günstig (Näheres zum Lernprozeß s. Technikschulung S. 567).

– Methode der *optischen* Information
Diese Methode ist in besonderem Maße für den sportlichen Anfänger geeignet, da die Vorstellung vom Bewegungsablauf bei ihm im wesentlichen ein optisches Abbild darstellt; im Gegensatz zum fortgeschrittenen Sportler enthält sie nur in geringem Maße die für die Bewegungsvorstellung so wichtigen kinästhetischen Anteile (s. *Meinel* 1976, 242; *Hotz/Weineck* 1983, 64).

– Methode der *verbalen* Information
Sie kann der optischen vorausgehen, parallel dazu gebracht werden oder nachfolgen. In jedem Falle dient sie der Bewegungspräzisierung und -klarstellung.

– **Methode der Variation und Kombination von Übungen zur Erhöhung der Koordinativen Anforderungen**
(vgl. *Hirtz/Ludwig* 1976, 509; *Harre* 1976, 181; *Blume* 1978, 142 f.).

– Variation der Ausgangsstellung
Beispiel: Start aus der Bauch- oder Rückenlage. Diskuswurf mit ganzer, einenhalber und eindreiviertel Drehung.
– Variation der Übungsausführung
Beispiel: gegengleiches Turnen einer Übung.
– Variation der Bewegungsdynamik
Beispiel: schnellere bzw. langsamere Bewegungsausführung durch erleichterte oder erschwerte Bedingungen (Werfen mit Speeren, Disken unterschiedlichen Gewichts).
– Variation der räumlichen Bewegungsstruktur
Beispiel: Bei Spielfeldverkleinerung müssen alle Bewegungen kleinräumiger, präziser ausgeführt werden.
– Variation der äußeren Bedingungen
Beispiel: Spielen bei ungewohnten Bodenverhältnissen, starkem Wind, Regen oder blendender Sonne.
– Variation der Informationsaufnahme. Da die Aufnahme und Verarbeitung von optischen, akustischen, statiko-dynamischen, taktilen und kinästhetischen Informationen wichtig für die Bewegungssteuerung ist, können Einschränkungen der Informationen bzw. Zusatzinformationen diese beeinflussen. Beispiel: Der Spieler steht mit dem Rücken zum Zuspieler; Ballannahme nach Zuruf.
– Kombination von Bewegungsfertigkeiten
Voraussetzung: Die einzelnen Bewegungsfertigkeiten müssen bis zur Feinform beherrscht werden, da ihre Kombination sonst nicht gelingt. Beispiel: Kippe aus dem Felgumschwung vorlings rückwärts o. ä.
– Üben unter Zeitdruck
Beispiel: Ballan- und Ballmitnahme mit gegnerischer Behinderung.

Inhalte der Schulung der Koordinativen Fähigkeiten

Im Zentrum des Trainings der Koordinativen Fähigkeiten stehen die Bewegungsfertigkeiten. Sie sind einerseits Trainings*ziel*, andererseits Trainings*inhalt* (vgl. S. 22).

– **Allgemeine Trainingsinhalte**

1. Kleine Spiele – Sportspiele

Die verschiedenen Spiele sind in ganz besonderem Maße für die allgemeine Schulung der

Koordinativen Fähigkeiten geeignet, da bei ihnen ein schneller, stetiger und meist nicht unmittelbar überschaubarer Wechsel der einzelnen Spielsituationen eintritt.

Die *Kleinen Spiele* sind bei der Schulung der Koordinativen Fähigkeiten deshalb von so umfassender Bedeutung, weil sie einerseits zwar die Komplexität des Bedingungsgefüges wahren, andererseits jedoch eine steuerbare Akzentuierung bestimmter Teilkomponenten bzw. analysatorischer Systeme ermöglichen und damit besonders der Ausmerzung von speziellen Schwachpunkten dienen können. Außerdem gestalten sie eine dosierte Steigerung der koordinativen Anforderungen und sind somit in besonderer Weise für das Training im Kindes- und Jugendalter geeignet.

Die *Großen Sportspiele* hingegen schulen mit ihrem weitgefächerten Aktionsspektrum die Gesamtheit der Komponentenkomplexe. Neben der ständigen Neukombination einzelner bzw. mehrerer Teilkonstituenten der Koordinativen Fähigkeiten bringen es die Sportspiele auch mit sich, daß diese Verbindungssynthesen unter erschwerten Bedingungen erstellt werden müssen (gegnerische Einwirkung, Zeitdruck, Entscheidungsfreiräume etc.).

2. Zweikampfsportarten

Die Zweikampfsportarten sind ebenfalls vorzüglich für die allgemeine Schulung der Gewandtheit geeignet. Vor allem erfordert die unmittelbare Auseinandersetzung mit einem schwer berechenbaren Gegner nicht nur ein Höchstmaß an Koordinativen Fähigkeiten, sondern auch an physischer Leistungsfähigkeit. Im Bereich der analysatorischen Fähigkeiten werden insbesondere der kinästhetische, der taktile und der optische Analysator verbessert.

3. Turnen, Trampolinspringen, Wasserspringen

Auch diese Sportarten ermöglichen eine ausgezeichnete Steigerung und allmähliche Zunahme des Schwierigkeitsgrades der Übungsteile bzw. der Übungsverbindungen. Insbesondere wird durch sie der statiko-dynamische Analysator (durch die Drehungen um die Breiten-, Tiefen- und Längsachse) geschult.

– **Spezielle Trainingsinhalte**

Die Inhalte für die Schulung der speziellen Koordinativen Fähigkeiten ergeben sich aus der jeweiligen Wettkampfdisziplin. Da es sich hier um hochpräzise Steuerungsvorgänge handelt, gilt es, spezifische Übungen auszuwählen, die den normalen Bewegungsablauf geringfügig verändern bzw. beeinflussen und entsprechender Anpassungskorrekturen bedürfen. Wichtig ist dabei jedoch, daß bei diesen Spezialübungen vorzugsweise Komponentenkomplexe herangezogen bzw. analysatorische Fähigkeiten geschult werden, die für die Leistungsentwicklung der disziplinspezifischen Gewandtheit relevant sind. Um dies zu erreichen, bedient man sich der bereits erwähnten Methoden der Erhöhung der koordinativen Anforderungen (s. S. 550).

Test- und Kontrollübungen

Aufgrund der Komplexität der Koordinativen Fähigkeiten ergeben sich für die Sportpraxis nicht unerhebliche, z. T. auch noch ungelöste Probleme der objektiven Erfassung des koordinativen Leistungsstandes. Man versucht diesem Problem dadurch zu begegnen, daß man zum einen allgemeine sportartübergreifende, zum anderen sportartspezifische Gewandtheitstests bzw. Kontrollübungen verwendet.

Als Beispiel für einen *allgemeinen* Gewandtheitstest können die verschiedenen Hindernisläufe genannt werden. Hierbei unterscheidet man vor allem zwei Varianten:
1. Die Einzelgeräte innerhalb einer Hindernisstrecke sind entsprechend den streng vorgegebenen Lösungswegen nach Erklärung, Demonstration und Vorversuch in kürzester Zeit zu bewältigen. Als Beispiele können der

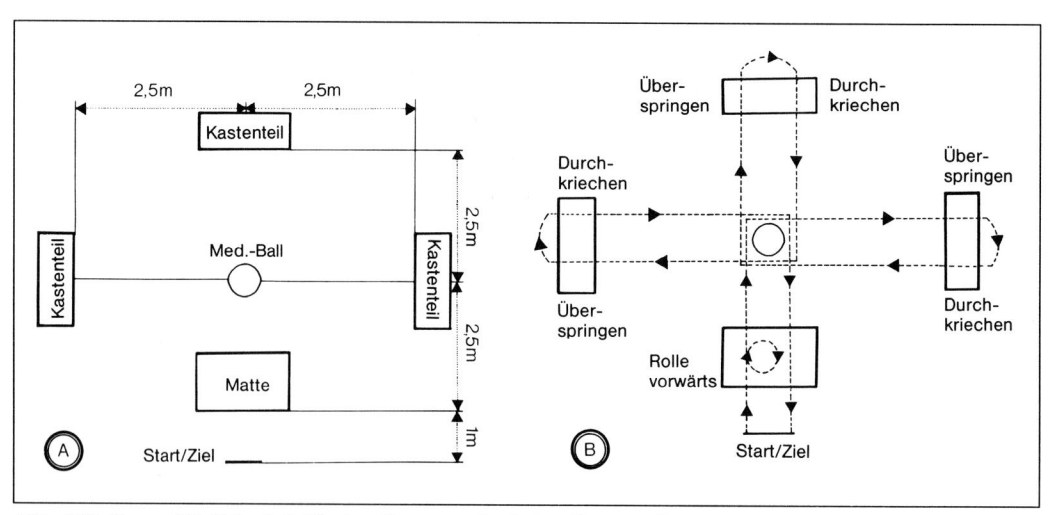

Abb. 380 Gewandtheitslauf als Kasten-Bumeranglauf: A – Geräteaufbau; B – Streckenaufbau. Beschreibung: Hochstart, Rolle vorwärts auf der Matte – mit $^1/_4$-Kreis um den Medizinball laufen – Kastenteil 1 – Umlaufen des Balles – Kastenteil 2 – Umlaufen des Balles – Kastenteil 3 – Umlaufen des Balles – Ziellinie. Der Medizinball befindet sich rechts vom Läufer und wird nicht berührt. Der letzte Abschnitt des Laufes vom Medizinball zur Ziellinie wird frei durchlaufen (ohne Rolle!). Das Kastenteil wird aus der Laufrichtung nach außen frei übersprungen und anschließend von außen durchkrochen. Jüngere (kleinere) Sportler, die den Kasten nicht überspringen können, dürfen ihn überklettern. Der sichere Stand ist dabei durch Festhalten seitens anderer Teilnehmer zu gewährleisten. Wertungsregeln: Die Versuchspersonen habe einen Probe- und einen Wertungslauf. Wenn der Ball beim Umlaufen so angestoßen wird, daß er seine Lage verändert, dann ist der Versuch ungültig und wird wiederholt. Leistungsregistrierung: Registriert wird die Zeit (in Sekunden und Zehntelsekunden) vom Startkommando bis zum Überschreiten der Ziellinie

Kasten-Bumeranglauf (Abb. 380) und der *Wiener Koordinationsparcous* (Abb. 381) herangezogen werden.

2. Eine unbekannte Hindernisstrecke soll frei durchlaufen werden, d. h., die motorischen Lösungswege sind freigestellt (die Hindernisse dürfen nicht umlaufen werden). Leistungsmessung: Zeitnahme (vgl. *Herzberg* 1968, 1067 f.).

Durch *spezielle* Tests werden einzelne Komponenten bzw. Komponentenkomplexe der Gewandtheit objektiviert. Zum Teil versucht man auch selektiv die für die Entwicklung der Koordinativen Fähigkeiten bedeutsame Leistungsfähigkeit der einzelnen Analysatoren zu erfassen. So läßt sich z. B. bei Eiskunstläufern, Turnern, Wasser- und Trampolinspringern u. a. die Stabilität des Vestibularapparates ermitteln (durch spezielle Drehbelastung auf einem Drehstuhl und simultaner EEG [Gehirnstrom]-Ableitung; *Iwanowa/Lomow* 1979, 70). Auf diese Weise ist nicht nur eine Bestandsaufnahme – u. U. sogar ein sportlicher Eignungstest, sondern auch eine Verlaufskontrolle im Trainingsprozeß durchführbar.

Der *Kasten-Bumeranglauf* als Gewandtheitstest (nach *Harre* 1976, 182): Der Vorteil dieses Tests liegt in seinem einfachen Aufbau und seiner auch für jüngere Kinder (frühes Schulkindalter) schon realisierbaren Aufgabenfolge. Der Nachteil liegt im Fehlen von Bewertungstabellen, die einen objektiven Vergleich im Altersgang ermöglichen.

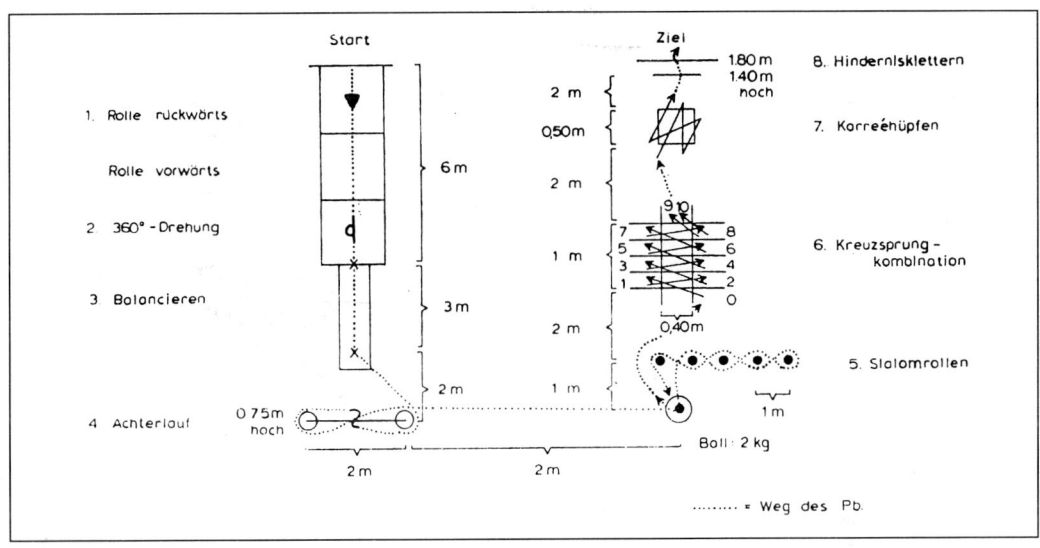

Abb. 381 Der „Wiener Koordinationsparcours" von *Warwitz* (1976, 51)

Der *Wiener Koordinationsparcours* (nach *Warwitz* 1976, 50 f.): Ein weiterer, vor allem für den gesamten Bereich der 11- bis 18jährigen geeigneter Test ist der sogenannte „Wiener Koordinationsparcours" (WKP). Sein Vorteil besteht vor allem darin, daß er Normtabellen vorweisen kann, die eine unmittelbare und übergreifende Einschätzung der Koordinativen Leistungsfähigkeit ermöglichen.

Bei diesem Test werden – wie auch beim *Kasten-Bummeranglauf* – verschiedene Komponenten der Koordinativen Fähigkeiten teils unmittelbar durch die Aufgabenstellungen, teils mittelbar durch die Aufgabenstellungen, teils mittelbar durch deren Aufeinanderfolge geprüft (vgl. Abb. 381): Drehungen in wechselnde Richtungen um die Körperquerachse (Rollen) und die Körperlängsachse (Drehsprung) fordern die Kontrolle über die Lage im Raum und das Orientierungsvermögen. Die nachfolgende Präzisionsaufgabe (Balancieren) überprüft die Beherrschung des irritierten Gleichgewichts, gleichzeitig aber auch die Antizipationsfähigkeit, das Raumerfassungsvermögen und die praktische Intelligenz in der Bewegungsaufteilung. Ein Achterlauf um Ständer und Seil, das Slalomrollen eines Balles, eine Kreuzsprungkombination, das Karréehüpfen und die Überwindung eines Hindernisbarrens fordern Beweglichkeit, Wendigkeit, Geschmeidigkeit und Geschicklichkeit in der Dosierung der Kraft und Geschwindigkeit und geben Auskunft über das Maß der Einstellungsfähigkeit der eigenen körperlichen Gegebenheiten auf Raum und Gegenstände der Umwelt.

Training der Koordinativen Fähigkeiten im langfristigen Trainingsprozeß

Für den langfristigen Trainingsprozeß gilt prinzipiell:

> Koordinationstraining vor Konditionstraining

Das Kindesalter ist, wie bereits erwähnt, das beste Lernalter. Dies sollte konsequent ausgenutzt werden nach dem Motto: „Was Hänschen nicht lernt, lernt Hans nur schwer oder mit wesentlich mehr Aufwand".
Im Jahresverlauf steht das Koordinative Lernen im gesamten Kindesalter im Vordergrund. Die konditionellen Eigenschaften werden im Rahmen des motorischen Lernprozesses oder „nebenbei" entwickelt.

Methodische Grundsätze zum Training der Koordinativen Fähigkeiten

- Im Gegensatz zu den anderen motorischen Hauptbeanspruchungsformen, die zum Teil mit recht einseitigen Trainingsmethoden entwickelt werden können, sind die Koordinativen Fähigkeiten vorrangig *komplex* zu verbessern.
- Eine hochgradige Entwicklung der Gewandtheit ist nur über das Prinzip der ständigen Variation und Kombination der Übungsmethoden und -inhalte zu erreichen.
- Durch das Erwerben und Anwenden sportlicher Fertigkeiten vervollkommnen sich gleichlaufend die psychophysischen (z. B. analysatorischen) und koordinativen Funktionen – also die Voraussetzungen für weiteres motorisches Lernen – für den Erwerb neuer sportlicher Fertigkeiten (*Hirtz* 1976, 384).
- Die Koordinativen Fähigkeiten sind rechtzeitig zu schulen, da sich die Prozesse der Informationsaufnahme und -verarbeitung aufgrund der physiologischen Altersinvolution verschlechtern und die Trainingseffektivität sinkt.
- Das Training der Gewandtheit sollte nicht in ermüdetem Zustand erfolgen, da zu diesem Zeitpunkt die Steuerungsprozesse nicht optimal geschult werden können.

Schulung der Koordinativen Fähigkeiten im Kindes- und Jugendalter

Schulung der Koordinativen Fähigkeiten im Vorschulalter

Im Verlauf der Individualentwicklung besteht keine zeitliche Übereinstimmung in der optimalen Trainierbarkeit koordinativer und konditioneller Fähigkeiten (vgl. *Israel* 1977, 989). Biologisch ist der Boden eindeutig früher für die Entwicklung der Bewegungskoordination als für die Vervollkommnung der konditionellen physischen Leistungsfaktoren bereitet. Nach neueren Untersuchungen gehört die neuromuskuläre oder sensomotorische Steuerung und Regelung von Bewegungen offensichtlich zu jenen elementaren Funktionsbereichen, deren grundlegende Aneignung und Entwicklung bereits sehr früh erfolgt. Mangelhafte Koordinative Fähigkeiten sind daher nach *Winter* (1976, 72) zumeist nicht auf unzureichende Anlagen, sondern auf unzureichende Förderung in frühen Lebensjahren zurückzuführen: Die erstaunlichen Unterschiede bei trainierten und untrainierten Kindern machen es wahrscheinlich, daß bislang die potentiellen Entwicklungsmöglichkeiten der Koordinativen Fähigkeiten im Vorschulalter nicht annähernd ausgeschöpft wurden (s. *Meinel* 1976, 329). Es wird daher zu Recht auf die Notwendigkeit ihrer möglichst frühzeitigen Entwicklung hingewiesen, wobei es eigentlich kein zu früh gibt (*Lewin* 1965, 18 f.; *Winter* 1976, 71; *Meinel* 1976, 329 f.; *Israel* 1977, 989 u. a.), sondern lediglich unzulängliche, d. h. dem Entwicklungsstand der Kinder noch nicht ausreichend angepaßte Methoden (*Winter* 1976, 72).

Die Vorschulkinder sollten demnach schon eine Vielzahl von relativ einfachen Bewegungsfertigkeiten erwerben, um für die optimalen Lernphasen eine ausreichend entwickelte Ausgangsbasis zu besitzen und damit die Lerneffektivität zu steigern.

Allerdings sollte von Anfang an Wert darauf gelegt werden, motorische Fertigkeiten sofort

korrekt zu lernen, da später der Ersatz eines falsch erlernten motorischen Stereotyps – Bewegungsschleife (vgl. S. 575) – über das sogenannte *Umlernen* einen ungleich höheren Energieverbrauch und vermehrte nervale Substanz erfordert als der Erwerb einer von Beginn an exakt gelernten Bewegungsfertigkeit (vgl. *Demeter* 1981, 64; *Hotz/Weineck* 1983, 44).
Bei der gezielten Erweiterung des *Bewegungsschatzes* ist eine *vielseitige* und *variationsreiche* Aufgabenstellung mit genügend hoher Übungshäufigkeit von großer Bedeutung.

Schulung der Koordinativen Fähigkeiten im frühen Schulkindalter

Die hohe Plastizität der Hirnrinde ermöglicht in diesem Alter in ausgeprägtem Maße die Entwicklung der Koordinativen Fähigkeiten. Aufgrund der noch ungenügend ausgebildeten *Differenzierungshemmung* – sie kommt durch ein Überwiegen der Erregungsprozesse über die Hemmungsprozesse zustande – ist der *kinästhetische Analysator* („Muskelsinn") jedoch noch wenig entwickelt, und die Genauigkeit der Bewegungen erfährt dadurch Einbußen in der Qualität der räumliche-zeitlichen Strukturmerkmale.

Das Überwiegen der Erregungsprozesse ist des weiteren mit einer ausgeprägten *Irradiation* der Erregungen verbunden: Auf diese Weise werden die noch nicht fixierten Spuren der neuronalen Aktivität leicht wieder verwischt, und die Großhirnrinde – als Ort der Gedächtnisspeicherung – ist außerstande, die funktionellen Verbindungen – Bewegungsschleifen – der gemeinsam oder sukzessive erregten Hirnzentren festzuhalten. Aus diesem Grunde ist in dieser Altersstufe die hohe Lernfähigkeit – sie erfährt in der nachfolgenden Phase eine nochmalige Steigerung – nicht mit einem entsprechenden Vermögen verbunden, gelernte Bewegungen auch dauerhaft zu behalten (vgl. *Demeter* 1981, 78.

Unzureichend entwickelte Differenzierungsfähigkeit und mangelnde „motorische Merkfähigkeit" erfordern in dieser Altersstufe für einen erfolgreichen Lernprozeß eine adäquate *Lernvertiefung* (vgl. *Hotz/Weineck* 1983, 47), die mit Hilfe eines mehrfach wiederholten Übens über das Erlernen der Zielbewegung hinaus zu einer ausreichend präzisen und gleichzeitig stabilen Bewegung führt.

Da sich die Koordinativen Fähigkeiten differenziert und zu verschiedenen Zeitpunkten entwickeln (Abb. 382, 383 und Tab. 64), ist das Feststellen der Phasen ihrer intensivsten Entwicklung unerläßlich für eine systematische und effektive Beeinflussung (*Hirtz* 1976, 288). Das frühe Schulalter (7–10 Jahre) kann nach *Hirtz* (1976, 385) und *Stemmler* (1977, 278) als intensives Entwicklungsalter für die Vervollkommnung der sportlichen Reaktionsfähigkeit, der Fähigkeit für hochfrequente Bewegungen der räumlichen Differenzierungsfähigkeit, der Koordination unter Zeitdruck (bei Jungen und Mädchen), der Gleichgewichtsfähigkeit und der Geschicklichkeit (Mädchen) bezeichnet werden. Es muß demnach Aufgabe eines zielgerichteten Trainings (Schule, Verein) sein, diese speziellen Fähigkeiten in diesem Alter bevorzugt zu schulen.

Dabei darf jedoch nicht vergessen werden, daß dieses gute motorische Lernalter vor allem für das *Erlernen einfacher Bewegungsfertigkeiten* geeignet ist, nicht aber für Fertigkeiten, bei denen mehrere Simultan-Sequenzen mit gezieltem, schnellem, peripherem Einsatz koordiniert werden (*Ungerer* 1970, 39).

Schulung der Koordinativen Fähigkeiten im späten Schulkindalter

Der im späten Schulkindalter sich vollziehende Abschluß der motorischen Hirnreife ermöglicht ein gutes Zusammenspiel unwillkürlicher, stammhirngebundener und willkürlicher, kortikaler Motorik (vgl. *Kiphard* 1970). Die dabei noch vorliegende hohe Plastizität der Hirnrinde sowie die verbesserte Wahrnehmungsfähigkeit (Anstieg der analysatorischen Fähigkeiten) und Informationsverarbeitung ermöglichen es den Kindern, neue Bewegungsfertigkeiten außergewöhnlich schnell zu erlernen.

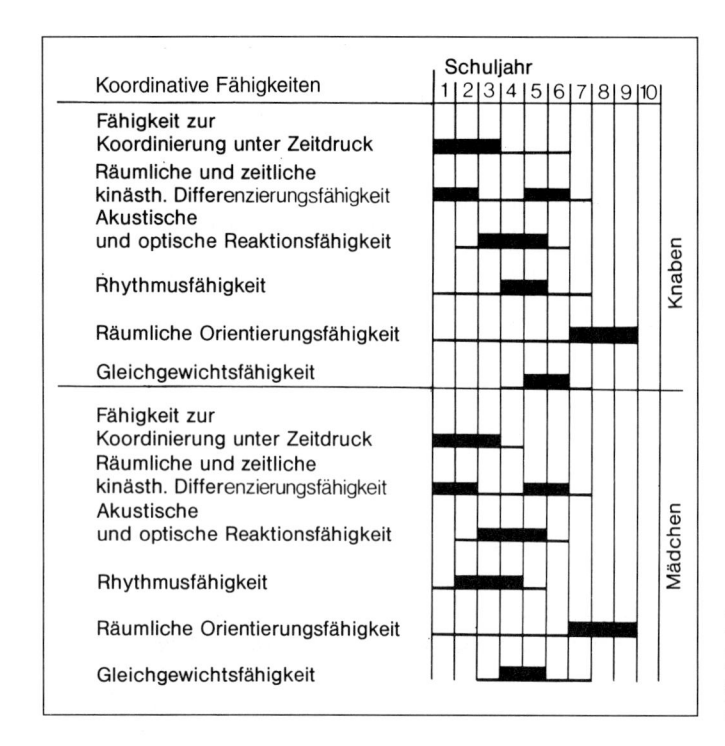

Abb. 382 Schwerpunktmäßige Vervollkommnung Koordinativer Fähigkeiten im Sportunterricht der Klassen 1–10 (in Anlehnung an *Hirtz* 1978, 343)

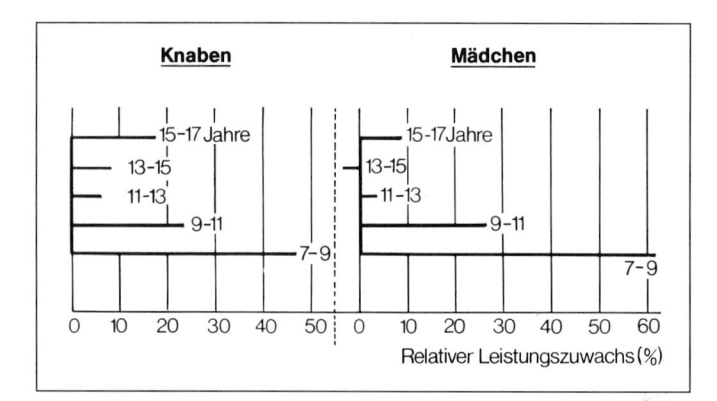

Abb. 383 Der prozentuale Anteil des Zuwachses im Gewandtheitslauf in jeweils zwei Jahren vom Gesamtzuwachs zwischen 7 und 17 Jahren (in Anlehnung an *Stemmler* 1976, 81)

Eine wichtige Rolle spielen aber auch die in dieser Altersstufe ausgeprägt günstigen Kraft-Hebel-Verhältnisse – die Muskulatur der oberen Extremität verhält sich zur unteren prozentual wie 27:38; beim Erwachsenen liegt ein Verhältnis von 28:54 vor (vgl. *Demeter* 1981, 24) – und das geringe Körpergewicht.

Da diese *Phase der besten motorischen Lernfähigkeit* (*Bringmann* 1973, 846) durch eine Verbesserung der motorischen Steuerungs- und Kombinationsfähigkeit (*Meinel* 1976, 360) sowie der zeitlichen Differenzierungs-, Reaktions- und Rhythmusfähigkeit (*Hirtz* 1977, 509) gekennzeichnet ist, sollte die Schu-

Schulung im Kindes- und Jugendalter

Alter	Sensomotorisches Leistungsprofil als Funktion der Entwicklung		Schwerpunkte altersspezifischer Schulung
	beherrscht	nicht beherrscht	
5- bis 6jährig	Alltagsbewegungen, Rumpfsteuerungen, langsame Simultan-Bewegungen	Alltagsferne Bewegungsfolgen, Bewegungen mit hoher Geschwindigkeit	Sprünge mit Rumpfsteuerung, Rollen, Spiele mit großen Bällen, Turnbewegungen mit geringer Folgenzahl
7- bis 8jährig	Balancierbewegungen, Zielbewegungen ohne scharf umgrenzte Formen	scharf begrenzte Bewegungsausführungen, gezielte, schnelle Zugriffe	Hindernisturnen, Sprungschulung, Kraulschwimmen
9- bis 10jährig	umgrenzte Zielhandlungen der Peripherie mit geringer Folgenzahl	mehrere Folgen mit gezieltem Einsatz der Peripherie und schneller Kopplung	Spiel, taktische Schulung, Sprung- und Wurfschulung; Wasserspringen; turnerische Grundformen (Rollen, Aufschwünge, Stützsprünge)
11jährige Jungen	Bewegungen mit zentriertem Einsatz der Peripherie, Bewegungen mit mehreren Folgen	hohe Folgenzahl mit dynamischer Simultan-Kopplung der Peripherie	Sprungschulung, Wasserspringen; turnerische Grundformen (Kipp- und Überschlagsbewegungen)
11jährige Mädchen	geradliniger konzentrischer Bewegungseinsatz	mehrere Bewegungsfolgen mit dynamischer Simultan-Kopplung der Peripherie	Salti, Turnen am Stufenbarren, Stützsprünge; Gymnastik
12- bis 14jährige Jungen	Leistungsmotorik, dynamische Simultan-Kopplung bei geringer Folgenzahl	schnelle, reaktive Zugriffe der Peripherie	intensive leichtathletische Schulung
12- bis 14jährige Mädchen	Leistungsmotorik, dynamisch großräumige Bewegungen	Bewegungen außerhalb der geschlechtstypischen Grenzen	uneingeschränkte geschlechtstypische motorische Schulung in allen Sportarten

Tab. 64 Fortsetzung nächste Seite

Alter	Sensomotorisches Leistungsprofil als Funktion der Entwicklung		Schwerpunkte altersspezifischer Schulung
	beherrscht	nicht beherrscht	
15- bis 19jährige Jungen	reaktive Sensomotorik, mehrere Bewegungsfolgen mit hoher Geschwindigkeit und dynamischer Kopplung der Peripherie	Bewegungen außerhalb der individuellen Grenzen	uneingeschränkte motorische Schulung in allen Sportarten
15- bis 19jährige Mädchen	Leistungsmotorik	Bewegungen außerhalb der geschlechtstypischen Grenzen	uneingeschränkte geschlechtstypische motorische Schulung in allen Sportarten

Tab. 64 Übersicht über die Schwerpunkte sensomotorischer Formgenese und altersspezifischer Schulung (aus *Ungerer* 1970, 71, 72)

lung dieser Fähigkeiten im Trainingsprozeß im Vordergrund stehen (vgl. Abb. 382).

Das „Lernen auf Anhieb" ist nach *Meinel* (1976, 361) um so ausgeprägter entwickelt, je feiner, genauer und vielfältiger die Kinder ihr Bewegungskönnen entwickeln konnten, d. h., je größer ihr bis dahin erworbener Bewegungsschatz ist.

Konsequenzen für die Schulung der Koordinativen Fähigkeiten:
– Vielseitige sportliche Ausbildung mit gezielter Erweiterung des Bewegungsschatzes;
– Verstärktes Erlernen sportlicher Grundtechniken;
– Variable Gestaltung der Übungsanforderungen;
– Ausreichende Lernvertiefung.

Schulung der Koordinativen Fähigkeiten in der Pubeszenz

Während der Pubeszenz erfolgt der zweite Gestaltwandel mit der bereits erwähnten jährlichen Größenzunahme von acht bis zehn Zentimetern. Durch die Veränderung der Proportionen (vorwiegend Extremitätenwachstum) erfährt die Schulung der Koordinativen Fähigkeiten eine individuell mehr oder weniger ausgeprägte Beeinträchtigung; nach *Rutenfranz* (1965, 338) erleiden vor allem Bewegungen, die eine höhere Genauigkeit und entsprechende Feinsteuerung erfordern, einen Qualitätsverlust. Einfache, regelmäßig geübte und schon sicher beherrschte Bewegungen jedoch bleiben davon unberührt (vgl. *Meinel* 1976, 373). Die auftretende Beeinträchtigung bzw. Stagnation im Trainingsprozeß der Koordinativen Fähigkeiten wird auch durch die Tatsache verständlich, daß die konditionellen physischen Leistungsfaktoren in der Pubeszenz ihre höchsten Zuwachsraten haben: Eine sprunghafte Verbesserung konditioneller Fähigkeiten, noch dazu verbunden mit einer vergleichbaren Wachstumszunahme, geht immer mit einer Neuanpassung – sie ist wohl einer vorübergehenden Leistungsminderung gleichzusetzen – der Koordinativen Fähigkeiten einher (vgl. *Brandt* 1979, 114 f.).

Als Konsequenz für das Training der Koordinativen Fähigkeiten ergibt sich, daß Einbußen in der Bewegungsführung bzw. Stagnationserscheinungen in der motorischen Entwicklung eine zeitweilige Einschränkung des Neuerwerbs von komplizierten Bewegungsformen u. U. gerechtfertigt erscheinen lassen; statt dessen sollte die weitere Verbesserung und Festigung bereits beherrschter Bewegungsabläufe und sportlicher Techniken vorangetrieben werden (s. *Meinel* 1976, 378).

Schulung der Koordinativen Fähigkeiten in der Adoleszenz

In dieser Entwicklungsphase kommt es zu einer allgemeinen Stabilisierung der Bewegungsführung, zu einer Verbesserung der motorischen Steuerungs-, Anpassungs- und Umstellungs- sowie der Kombinationsfähigkeit (vgl. *Meinel* 1976, 385). Insgesamt stellt die Adoleszenz nochmals eine Periode guter motorischer Lernfähigkeit dar – sie ist bei den männlichen Jugendlichen ausgeprägter als bei den weiblichen, die eine uneingeschränkte koordinative Schulung in allen Sportarten ermöglicht.

Methodische Grundsätze

- Die differenzierte Herausbildung einzelner Koordinativer Fähigkeiten in den verschiedenen Altersstufen erfordert die Nutzung intensiver Entwicklungsphasen (vgl. Abb. 382): Die Anforderungen haben sich dem Entwicklungsprofil anzupassen (vgl. Übersicht S. 557).
- Eine vielseitige Bewegungserfahrung verkürzt die Lernzeiten bzw. effektiviert den Trainingsprozeß bei der Herausbildung neuer Bewegungsfertigkeiten bzw. sportlicher Techniken: Auf die Entwicklung eines umfassenden Bewegungsschatzes ist daher größter Wert zu legen.
- Mit der Schulung der Koordinativen Fähigkeiten kann nicht früh genug begonnen werden, da sie die jeweilige Voraussetzung für eine erhöhte motorische Lernfähigkeit in den nachfolgenden Altersstufen darstellt.
- Die Koordinativen Fähigkeiten lassen sich nur unter dem Aspekt der Komplexität, der Variabilität und der Kontinuität entwickeln; auf eine altersgemäße Schulung, vor allem unter Einbeziehung der Kleinen Spiele, ist Wert zu legen.

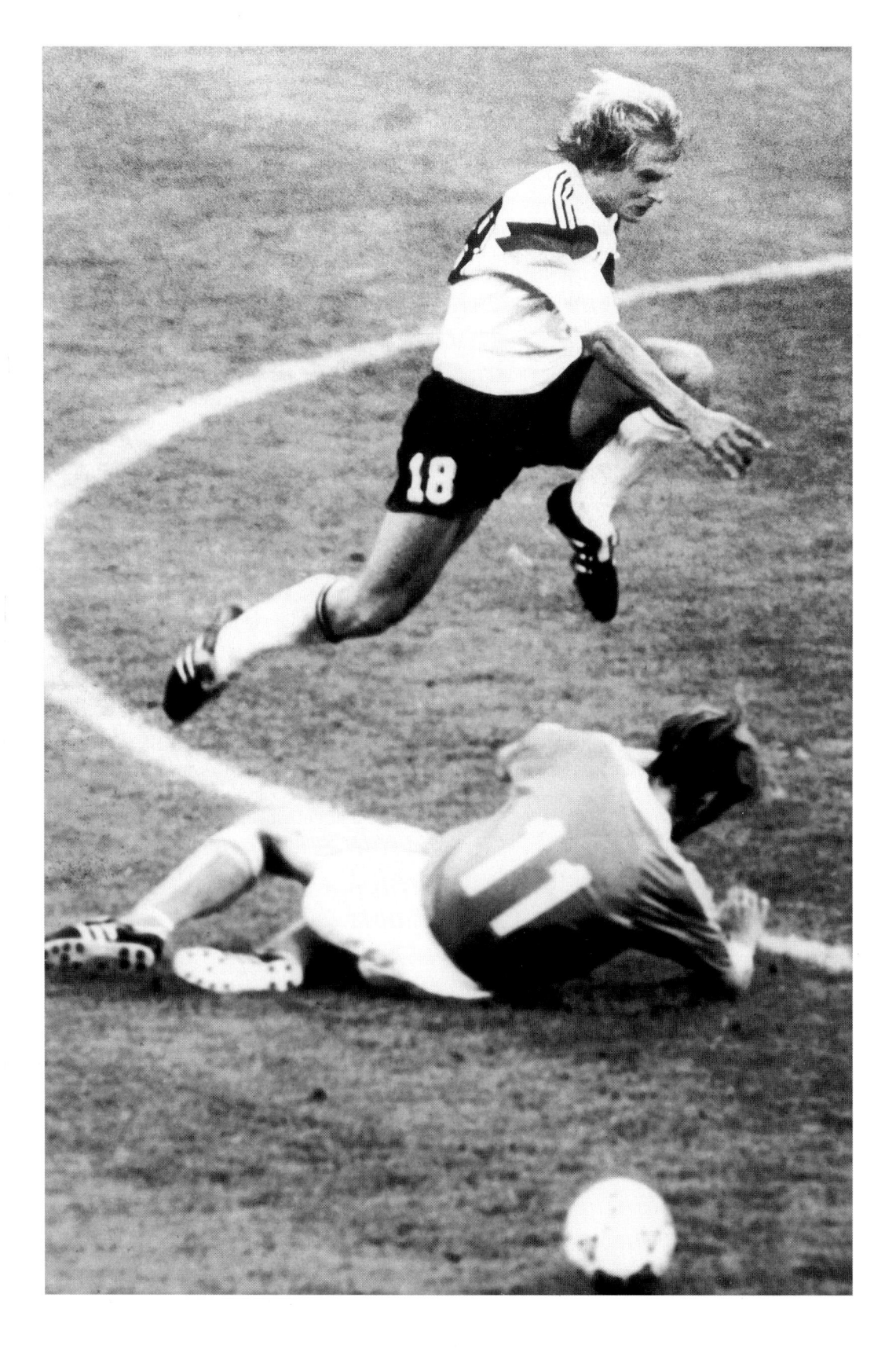

Teil III
Das Training der sportlichen Technik und Taktik

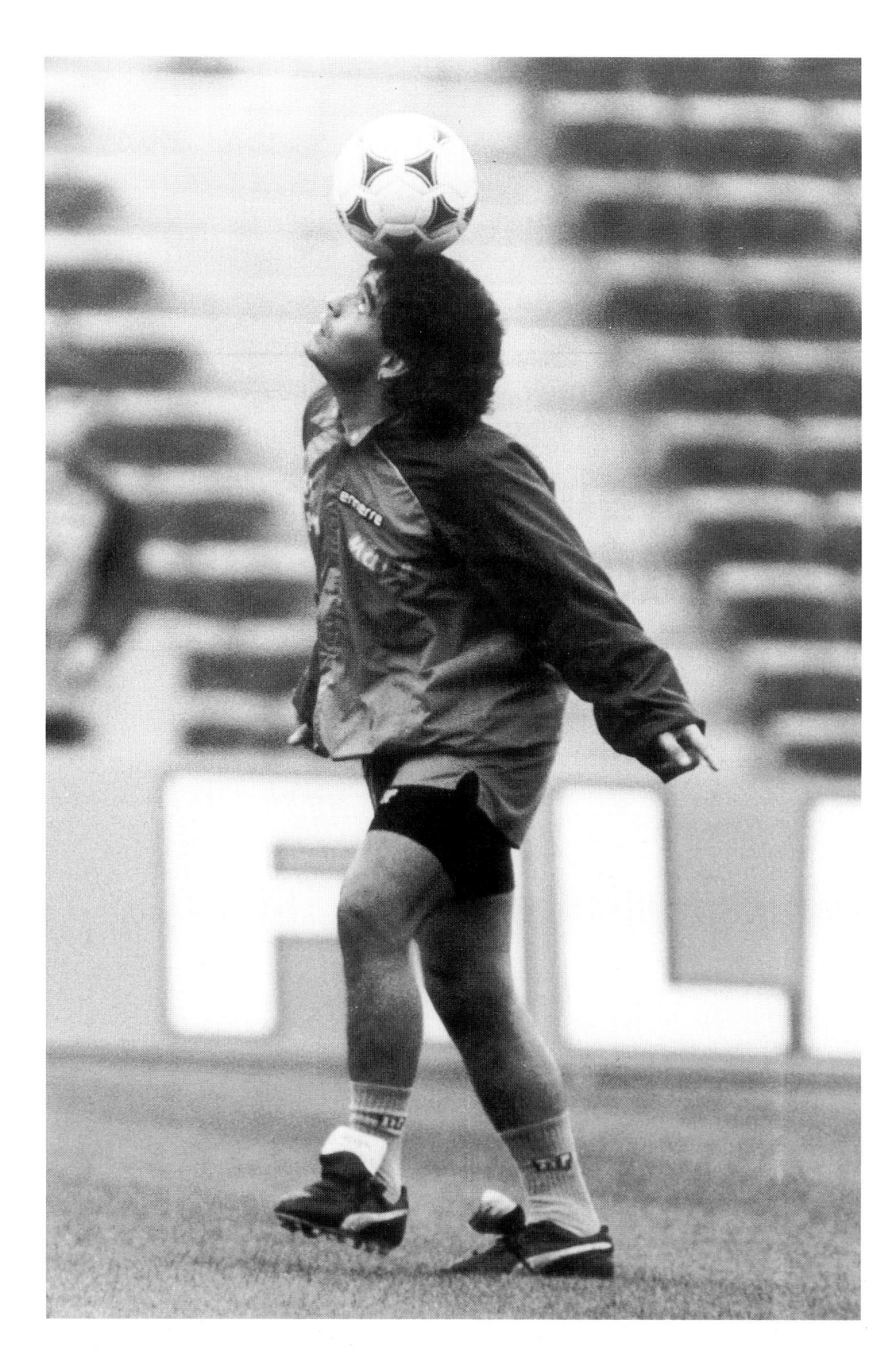

17 Training der sportlichen Technik

Begriffsbestimmung

Unter sportlicher Technik versteht man das meist in der Praxis entwickelte Verfahren, eine bestimmte Bewegungsaufgabe auf möglichst zweckmäßige und ökonomische Weise zu lösen. Die Technik einer sportlichen Disziplin entspricht dabei einem sogenannten motorischen Idealtyp, der jedoch unter Erhaltung seiner charakteristischen Bewegungsmerkmale eine den individuellen Gegebenheiten entsprechende Modifizierung (persönlicher Stil) erfahren kann (*Zech* 1971, 500; vgl. *Martin* 1977, 178; *Pietka/Spitz* 1976, 23; *Ter-Owanesjan* 1971, 4. Folge, 1 u. a.).

Djackov (1973, 6) definiert die *technische Meisterschaft* als völlige Beherrschung ökonomischer Bewegungsstrukturen sportlicher Übungen bei einer Einstellung auf das maximal erreichbare Resultat unter härtesten sportlichen Wettkampfbedingungen.

Bedeutung der sportlichen Technik

Im Laufe des Trainingsprozesses muß nicht nur für eine dauernde Verbesserung der physischen Leistungsfaktoren, sondern untrennbar damit verbunden, auch des technischen Könnens gesorgt werden.

Wird die parallele Entwicklung der motorischen Hauptbeanspruchungsformen und der Technik vernachlässigt, so kann es zu einer Diskrepanz zwischen technischem Können und konditionellem Niveau kommen: Eine mangelhaft entwickelte Technik verhindert, daß der Sportler seine zunehmenden physischen Potenzen in höhere sportartspezifische Leistungen umzusetzen vermag (vgl. *Spitz* 1975, 446).

Die Technik ist nicht in allen Sportarten von gleich großer Bedeutung. Der technischen Vervollkommnung ist demnach je nach Sportart eine unterschiedliche Gewichtung zuzumessen: In den Präzisions- und Ausdruckssportarten (z. B. Eiskunstlauf, Turnen) ist ein Höchstmaß an technischer Vollendung erforderlich, da hier die Technik zum Teil als selbständiger Faktor in die Leistungsbewertung mit eingeht; in den Schnellkraftsportarten ist aufgrund des schnellen zeitlichen Ablaufs und der maximalen Kraftentfaltung ein hohes Maß an technischem Können notwendig; in den Kampfsportarten und Sportspielen beeinflußt die Technik maßgeblich die Lösung von komplexen Kampf- und Spielsituationen; in den Ausdauersportarten schließlich hat die Technik in erster Linie ökonomisierende Funktionen (wie z. B. im Skilanglauf).

Die sportliche Praxis zeigt, daß die Technik vielfach zugunsten einer forcierten

> Steigerung der konditionellen Eigenschaften vernachlässigt wird. Da aber in vielen Sportarten eine weitere Vergrößerung des Trainingsumfanges bzw. der -intensität kaum noch möglich ist – dies gilt ausschließlich für den Hochleistungssport –, so wird eine intensivierte Technikschulung *eine* der Möglichkeiten zur zukünftigen Leistungssteigerung darstellen.

Trainierbarkeit der sportlichen Technik

Der Weg zur sporttechnischen Vervollkommnung wird nach *Djackov* (1973, 8) in erster Linie vom Ausgangsniveau der Technik und von den Bewegungserfahrungen bestimmt. Dabei zeigt sich, daß koordinativ besser geschulte Sportler schneller die richtige sporttechnische Ausführung erlernen als solche, die über einen geringen Bewegungsschatz und damit über eine begrenzte koordinative Basis verfügen. Es sollte demnach schon früh auf die Erweiterung des Bewegungsschatzes, die Herausarbeitung grundlegender Techniken und die kontinuierliche Verbesserung der physischen Leistungsfaktoren hingearbeitet werden.

Da im Laufe des Lebens nicht nur die motorische Lernfähigkeit nachläßt – die Involution (altersphysiologische Rückbildung eines Organs) der neuromuskulären Einheit bringt nach *Schmidt* (in: *Hollmann* 1972, 189) eine abnehmende Sicherheit an Informationsverarbeitung und Koordination (s. S. 573), an Konzentration und Reaktionsvermögen mit sich –, sondern auch die konditionellen Fähigkeiten sich verringern, ist ein möglichst frühzeitiges Erlernen und nachfolgendes Stabilisieren der erworbenen Technik anzustreben. Nur so ist es möglich, daß trotz zunehmendem Alter und verringertem konditionellem Niveau aufgrund einer guten Technik noch außergewöhnlich hohe Leistungen erbracht werden können.

Etappen der Technik-Schulung

Nach *Martin* (1977, 182) vollzieht sich die Entwicklung der komplexen sportmotorischen Leistung und damit auch der Technik gesetzmäßig in drei Etappen:
– Der Etappe der vielseitigen Entwicklung
 Hier stehen die Erweiterung der koordinativen Fähigkeiten und damit des Bewegungsschatzes, der Bewegungserfahrung und der Erwerb grundlegender technischer Fertigkeiten (in der Grobkoordination) im Vordergrund. Eine in späteren Jahren auftretende technische Stagnation ist nicht selten auf eine allzu enge sportartspezifische Koordinationsbasis zurückzuführen (vgl. *Blume* 1978, 29).
– Der Etappe der allgemeinen Vorbereitung
 Im Vordergrund steht die zunehmende Verfeinerung der sportlichen Techniken im Zusammenhang mit einer allgemeinen physischen Vorbereitung.
– Der Etappe der speziellen Vorbereitung (= Spezialisierung)
 Es dominiert die Herausbildung einer den individuellen Möglichkeiten angepaßten, optimalen, störunanfälligen, automatisierten Technik auf der Basis einer speziellen disziplinbezogenen physischen Vorbereitung.

Kriterien und Merkmale der sportlichen Technik

> Im Techniktraining geht es darum, einen Istwert (= gegebenes Fertigkeitsniveau) an einen Sollwert (= motorischer Idealtyp) anzugleichen.

(Vgl. *Rieder* 1972, 107; *Martin* 1977, 183). Dabei haben sich die Sollwerte nach dem jeweiligen Entwicklungsstand des Sportlers zu richten. So ist z. B. der Anfänger technisch noch zu ungeformt, daß Weg-, Kraft- und Zeitmerkmale nicht dem Niveau des Spitzenkönners entsprechen können. Andererseits hat der Spitzensportler vielfach seinen persönlichen Stil schon so weit entwickelt, daß eine Leistungsverbesserung oft nur noch zu erreichen ist, wenn die Technik mehr auf die individuelle Eigenart hin entwickelt wird als auf Merkmale, die aus dem Vergleich mit anderen Spitzenathleten als technikbestimmend bekannt sind (*Rieder* 1972, 107).

Der erste Schritt zur Erstellung eines idealtypischen Technikmodells ist eine wissenschaftlich erstellte Gliederung der Phasenstruktur des Gesamtbewegungsablaufes (*Martin* 1977, 189). Gute Dienste im Sinne einer objektiven Erfassung vor allem des quantitativen Aspektes der Bewegungsmerkmale leistet dabei die *Biomechanik*. Sie gestattet die Objektivierung der Technik, die Beschreibung der kinematischen und dynamischen Merkmale (s. unten), die Begründung zweckmäßiger Technikvarianten, die Bestimmung führender Technikmerkmale – und damit die Ableitung von Konsequenzen hinsichtlich der Auswahl der Trainingsmittel – sowie die Ermittlung von Schwachpunkten im biomechanischen System (vgl. *Buchmann* 1976, 456).

Bei der für die Bewegungsanalyse so wichtigen biomechanischen Bestimmung des quantitativen Aspektes der Bewegung unterscheidet man *kinematische* und *dynamische* Merkmale:

Kinematische Merkmale erfassen die räumlich-zeitliche Gliederung des Bewegungsablaufes wie z. B. Längenmerkmale (Schrittlänge, Länge des Beschleunigungsweges etc.) und Wegmerkmale (Gelenkwinkel, Absprungwinkel).

Sie sind in nachfolgender Reihenfolge zu ordnen (*Martin* 1977, 186):
1. Einteilung in Bewegungsphasen (z. B. Anlauf – Absprung – Flugphase und Landung);
2. Ergänzung der Bewegungsphasen durch Zeitmerkmale.
   Die Zeitmerkmale beschreiben die Dauer von Bewegungsphasen (z. B. Dauer der Stützphase im Moment des Absprungs);
3. Darstellung von Längen- bzw. Wegmerkmalen (z. B. Länge des vorletzten und letzten Schrittes beim Weitsprung, Absprungwinkel);
4. Geschwindigkeitsmerkmale (z. B. Dauer des vorletzten und letzten Schrittes, in der Praxis als Anlauf- bzw. Absprungrhythmus bezeichnet).

Dynamische Merkmale erfassen die dynamisch-zeitliche Gliederung des Bewegungsablaufes unter dem Aspekt des Kraftverlaufes. Sie beziehen sich hauptsächlich auf Brems- und Beschleunigungskräfte sowie Drehmomente.

Sie beinhalten (vgl. *Martin* 1977, 199):
1. Den Beschleunigungsweg (optimale Länge und Form des Beschleunigungsweges);
2. Die Kraft- und Bremsstöße (um z. B. im Weitsprung zu einem explosiven Abdruck zu kommen, müssen Amortisations- und Abdruckphase in ihren nachgebenden und beschleunigenden Kraftverläufen optimal aufeinander abgestimmt sein);
3. Die Koordination von Teilimpulsen (nur die zeitliche Übereinstimmung aller Teilbeschleunigungen – z. B. Abdruck des Sprungbeines, Schwungbeineinsatz und Armeinsatz beim Weitsprung – ermöglicht die Summation aller Einzelkräfte);
4. Die Kraft- oder Drehmomente (Beeinflussung von Kraft- und Drehmomenten wie z. B. beim Weitsprung durch ein verschiedenes Absprungverhalten).

Eine zusammenfassende Übersicht über die Merkmale einer sportlichen Technik gibt Abb. 384.

Aus dem Merkmalschema ergeben sich die für den technischen Lernprozeß wichtigen Operationalisierungsmöglichkeiten. Unter Operationalisierung ist dabei die systematische und objektive Bestimmung und Formulierung der Merkmale des Zielverhaltens eines Sportlers zu verstehen (s. *Martin* 1977, 183).

Auf der Grundlage eines idealtypischen Technikmodells erfolgt die Vermittlung und damit der Lernprozeß des Sportlers.

```
                    ┌─────────────────────┐
                    │  Sportliche Technik │
                    └─────────────────────┘
                    wird charakterisiert durch ihre
                               ↓
                    ┌─────────────────────┐
                    │    Phasenstruktur   │
                    └─────────────────────┘
                    sie setzt sich zusammen aus
                    ↙                         ↘
┌─────────────────────┐          ┌─────────────────────┐
│ räumlich-zeitlicher │   und    │ dynamisch-zeitlicher│
│ Gliederung          │          │ Gliederung          │
└─────────────────────┘          └─────────────────────┘
```

ihre wesentlichen Merkmale sind:

– Zeitmerkmale

– Längen- und Wegmerkmale

– Geschwindigkeitsmerkmale

ihre wesentlichen Merkmale sind:

– optimaler Beschleunigungsweg

– Brems- und Kraftstöße

– Koordination von Teilimpulsen

– Drehmomente

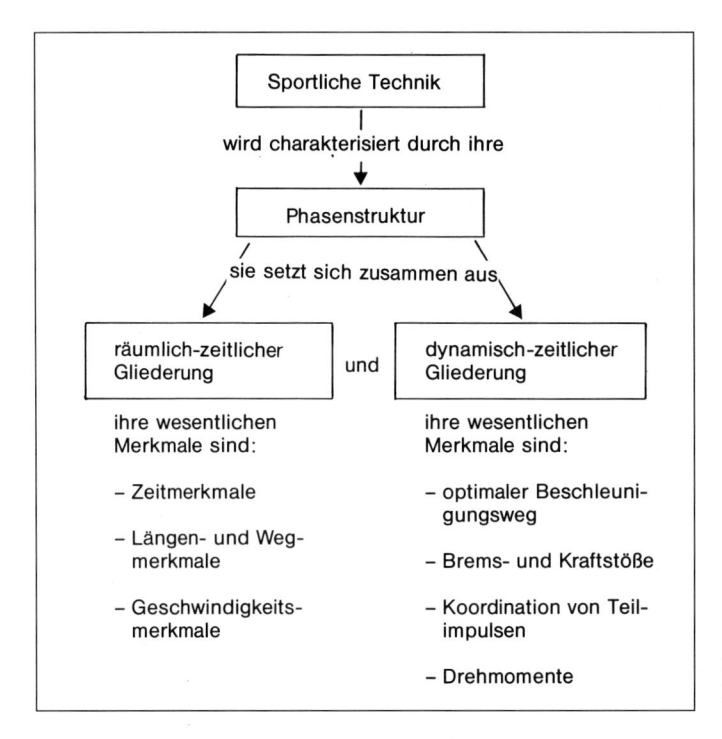

Abb. 384 Übersichtsschema zu den Merkmalen der sportlichen Technik (in Anlehnung an *Martin* 1977, 204)

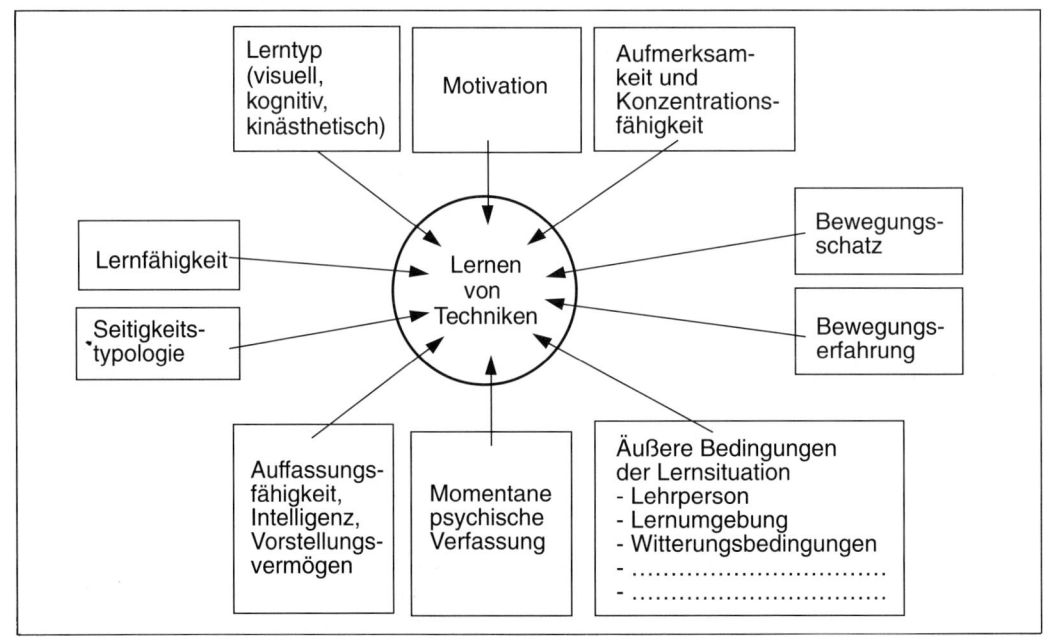

Faktoren um "Lernen von Techniken":
- Lerntyp (visuell, kognitiv, kinästhetisch)
- Motivation
- Aufmerksamkeit und Konzentrationsfähigkeit
- Bewegungsschatz
- Bewegungserfahrung
- Äußere Bedingungen der Lernsituation
  - Lehrperson
  - Lernumgebung
  - Witterungsbedingungen
  - ....
  - ....
- Momentane psychische Verfassung
- Auffassungsfähigkeit, Intelligenz, Vorstellungsvermögen
- Seitigkeitstypologie
- Lernfähigkeit

Abb. 385 Faktoren, die das Lernen von Techniken beeinflussen

Faktoren, die den technischen Lernprozeß beeinflussen

Wie Abb. 385 zeigt, ist das Techniklernen von einer Vielzahl *externer* und *interner* Bedingungen abhängig (s. auch S. 573).
Der wichtigste Faktor für den motorischen Lernprozeß wie für die sportliche Leistung ist die Motivation.

> Eine positive Motivationslage erweist sich im Sport als eine generelle Voraussetzung für eine sportmotorische Leistung – unabhängig vom Leistungsniveau (vgl. *Joch* 1992, 130).

Lernfortschritte in größerem Umfang können nur dann erreicht werden, wenn es gelingt, die internen und externen leistungsfördernden Faktoren zu optimieren und den individuellen Ansprüchen anzupassen.
Da die detaillierte Darstellung aller Faktoren den Rahmen dieses Buches sprengen würde, soll über diese kurze Abbildungsinformation nicht hinausgegangen werden.

Lernphasen bei der Schulung der sportlichen Technik

(vgl. *Hotz/Weineck* 1983, 12)

Der technische Lernprozeß vollzieht sich in verschiedenen Etappen (Tab. 65).

1. Vermittlungs- und Erfassungsphase

Der Sportler wird mit der zu erlernenden Bewegung bekannt gemacht und schafft sich die notwendigen Voraussetzungen für die Konzipierung eines Handlungsplanes. Dabei helfen ihm seine Bewegungserfahrungen, sein motorisches Ausgangsniveau und seine damit oftmals eng verbundene Beobachtungs- bzw. Auffassungsgabe.

2. Phase der Grobkoordination

Die ersten Erfahrungen im praktischen Ausführen stellen neben einfachen verbalen Hinweisen die hauptsächliche Information in dieser Phase dar. Am Ende dieser Lernetappe steht die Beherrschung der Bewegungsaufgabe in der Grobstruktur.
Die zugehörigen Erscheinungsbilder in diesem Stadium sind übermäßiger und teilweise falscher Krafteinsatz, Stockungen im zeitlichen Verlauf, eckige Bewegungsführung, ungenügender Bewegungsumfang, falsches Bewegungstempo (zu hastig oder zu langsam), mangelnde Bewegungspräzision (vgl. *Rubinstein* 1958, 682).

3. Phase der Feinkoordination

Am Ende dieser Übungs- und Korrekturphase steht die Beherrschung der Bewegungsaufgabe in der Feinkoordination.
Die zugehörigen Erscheinungsbilder sind adäquater Kraftaufwand, zweckmäßiger Bewegungsrhythmus und -umfang, ausgeprägter Bewegungsfluß. Die zunehmende Bewegungspräzision ist im wesentlichen auf die immer bessere Verarbeitung verbaler u. a. Informationen zurückzuführen.

4. Phase der Festigung und Vervollkommnung sowie der variablen Verfügbarkeit

In dieser Phase kommt es zur Ausbildung der Feinstkoordination in der Bewegung, die auch unter schwierigen und ungewohnten Bedingungen erfolgreich angewendet werden kann. Die Teilautomatisierung der Bewegung gestattet es dem Sportler, sein Augenmerk auf die kritischen Punkte des Bewegungsablaufes zu richten. Die zugehörigen Erscheinungsbilder sind Bewegungspräzision, Bewegungskonstanz und Bewegungsharmonie. Einen guten Überblick über die einzelnen Lernphasen, die damit verbundenen trainingsmethodischen

Lernphasen bei der Entwicklung der sportlichen Technik	Trainingsmethodische Kriterien im Prozeß der Technikschulung	Neurophysiologischer Verlauf des motorischen Lernprozesses
1. *Phase der Einstellung* auf die Zielübung.	Erste Vorstellungen vom Gesamtbewegungsablauf vermitteln; Voraussetzungen schaffen durch Vorübungen und Grundfertigkeiten.	Hierbei gemachte optische, akustische, verbale und kinästhetische Wahrnehmungen verursachen erste Erregungsfelder, gedankliche Bewegungsvorstellungen und Schaltmuster.
2. *Phase der Grobkoordination:* Der Bewegungsablauf erhält seine ersten ganzheitlichen Grundstrukturen.	Bewegungsabläufe werden *"ganzheitlich"*, aber unter *reduzierten* Bedingungen, ohne Ausformung der Merkmale von Einzelphasen und Teilbewegungen geschult. Ziel dieser Phase ist das ganzheitliche Grundmuster des Bewegungsablaufes.	„Phase der Irradiation der Reizprozesse" = Ausbreitung und Überwiegen der Erregungs- gegenüber den Hemmungsprozessen in der Großhirnrinde. Daraus resultiert eine unökonomische und übertriebene Innervation der Muskulatur der Vollzugsorgane.
3. *Phase der Feinkoordination:* Die einzelnen Bewegungsphasen erhalten ihre kinematische und dynamische Struktur, ferner wird der Gesamtbewegungsablauf immer bewußter.	Das ganzheitliche Grundgerüst der Grobform wird beibehalten, Einzelphasen und „Gelenkstellen" der Technik jedoch herausgelöst und einzeln geschult. Bewegungsvorbild ist nun der Idealtyp der Technik. Die Lernbedingungen werden relativ standardisiert. Die Feinformung hängt auch wesentlich davon ab, Lernziel und Lernvorgang *"bewußt"* zu machen. *Feinformung = bewußtes Üben.*	In der *„Phase der Konzentration"* konzentrieren sich die Hemmungs- und Erregungsprozesse auf die zweckmäßig zu innervierenden Zentren und Organe. Das Gesamtsystem von Hemmung und Erregung bleibt aber noch relativ labil und ist anfällig gegenüber Störungen. Die Bewegungsabläufe vollziehen sich unter sensorischer, zumeist optischer, Kontrolle.
4. *Phase der Festigung und Stabilisierung:* Das System der Bewegungsreaktionen wird gefestigt, d. h., Bewegungsabläufe werden reaktions- und anpassungsfähig gegenüber Einflüssen aus dem äußeren und inneren Milieu und erhalten eine stabile Struktur.	Ein stabiler Bewegungsablauf wird vor allem durch das Üben unter wechselnden Situationen und unter Wettkampfbedingungen erreicht. Hohe Reaktions- und Anpassungsfähigkeit an die jeweilige Situation ist das pädagogische Ziel. Wichtig ist ebenfalls die Schulung einer hohen *Bewegungsempfindlichkeit* und *Bewegungswahrnehmung*.	Erregungs- und Hemmungsprozesse werden so automatisiert, daß sich Bewegungsabläufe auch ohne bewußte Aufmerksamkeit auf sich selbst vollziehen können. Innervationsschemata werden in der Großhirnrinde „eingeschlossen". Damit wird die Bewegungskoordination stabil, so daß die Aufmerksamkeit auf andere Umweltfaktoren gerichtet werden kann.

Tab. 65 Zusammenfassung der Faktoren der Lernphase unter verhaltens-, trainingsmethodischen und neurophysiologischen Aspekten (nach *Martin* 1977, 216 f.)

Kriterien sowie den neurophysiologischen Verlauf des motorischen Lernprozesses gibt Tab. 65.

Handlungspsychologische und neurophysiologische Grundlagen zum Bewegungs(Technik)-Lernen

Handlungspsychologische Grundlagen

Um den Prozeß des Erlernens verständlich zu machen, ist es notwendig, kurz den Ablauf einer Bewegungshandlung bzw. ihre Modifikation durch Ist-Sollwert-Vergleiche (Korrekturimpulse) darzustellen.

Eine Bewegungshandlung – in unserem Falle die Realisierung einer sportlichen Technik – läßt sich in drei Phasen gliedern:
1. Prämotorische Phase: Vorbereitung der Handlung mit Erstellung eines Bewegungsplanes (Sollwertfestlegung);
2. Motorische Phase: Realisierung des Bewegungsplanes. Erfahren und Erleben des gedanklich Vorweggenommenen;
3. Postmotorische Phase: Beurteilung der Bewegung über einen Ist-Sollwert-Vergleich, der gleichzeitig als Grundlage für die Erstellung eines neuen Bewegungsplanes dient.

Eine Übersicht über den komplexen Prozeß einer Bewegungshandlung gibt Abb. 386.
Die drei Phasen sind in der Art eines Regelkreises miteinander verkoppelt und ermöglichen so die Steuerung und Regulierung des motorischen Lernprozesses.
Für die Bewegungskorrektur, und damit für den Lernakt, sind somit alle drei Phasen von großer Bedeutung.

In der ersten Phase erfolgt die Erstellung eines *Bewegungsplanes* über die sogenannte *Afferenzsynthese* (Aufnahme und Verwertung aller bewegungsrelevanten Faktoren). In der zweiten Phase wird die Bewegung über die reale Ausführung – *Efferenz* – in einer völlig neuen Dimension erlebt: Kinästhetische und vestibuläre Informationen modulieren das *innere Bewegungsmodell* und erweitern damit die Vergleichsbasis für den Ist-Sollwert-Vergleich. In der dritten Phase schließlich erfährt die ausgeführte Bewegung über das *Reafferenzsystem* eine wertende und korrigierende Beurteilung und dient dem jeweiligen Folgeversuch als neuer, verbesserter Bewegungsplan. Unter Reafferenzsystem ist dabei die Gesamtheit an korrigierenden Rückmeldungen aus dem Bereich der Bewegungseffektoren (Muskeln) und Bewegungsanalysatoren (s. S. 546) zu verstehen, die subjektive und objektive Bewegungsverlaufsdarstellungen mit einbeziehen.

Der Funktionsablauf des Afferenz-Efferenz-Reafferenzsystems soll kurz an einem Beispiel verdeutlicht werden:
Ein Befehl vom Großhirn – als Ergebnis aller zur Erstellung eines Bewegungsentwurfes eingegangenen Informationen (= sogenannte Afferenzsynthese) – wird als Efferenz im Rückenmark auf die motorischen Vorderhornzellen umgeschaltet und an die Muskeln weitergeleitet. Gleichzeitig wird diese Efferenz im Rückenmark gespeichert.
Nach Ausführung des Befehls kommt eine Erfolgsmeldung (Reafferenz) zurück zum Rückenmark. Sie wird mit der Efferenzkopie verglichen. Stimmen Efferenzkopie und Reafferenz und damit Ist- und Sollwert überein, so wird die ausgeführte Bewegung als richtig eingeschätzt und weitere Korrekturen unterbleiben. Weicht jedoch die Reafferenz von der Efferenzkopie ab, so wird dies als Exafferenz (neuerliche Afferenz zum primär geplanten Bewegungsvollzug) ans Großhirn weitergeleitet und dieses kann korrigierend eingreifen (vgl. *Keidel* 1973).
Alle Folgebewegungshandlungen sind nach *Anochin* (1960, 66) direkt vom Ausmaß der über den Erfolg der vorausgegangenen Bewegungshandlung informierenden Reafferenz abhängig. Es zeigt sich demnach, daß die Qualität dieser Rückmeldungen – sie wird in ausgeprägtem Maß von der vorliegenden Bewegungserfahrung bestimmt – maßgeblich den Lernvorgang beeinflußt.

Reafferente Korrekturen können je nach Situation *während* oder erst *nach* dem Bewegungsvollzug zu einer Bewegungsoptimierung herangezogen werden. Dies hängt von der Schnelligkeit der ausgeführten Bewegung und vom

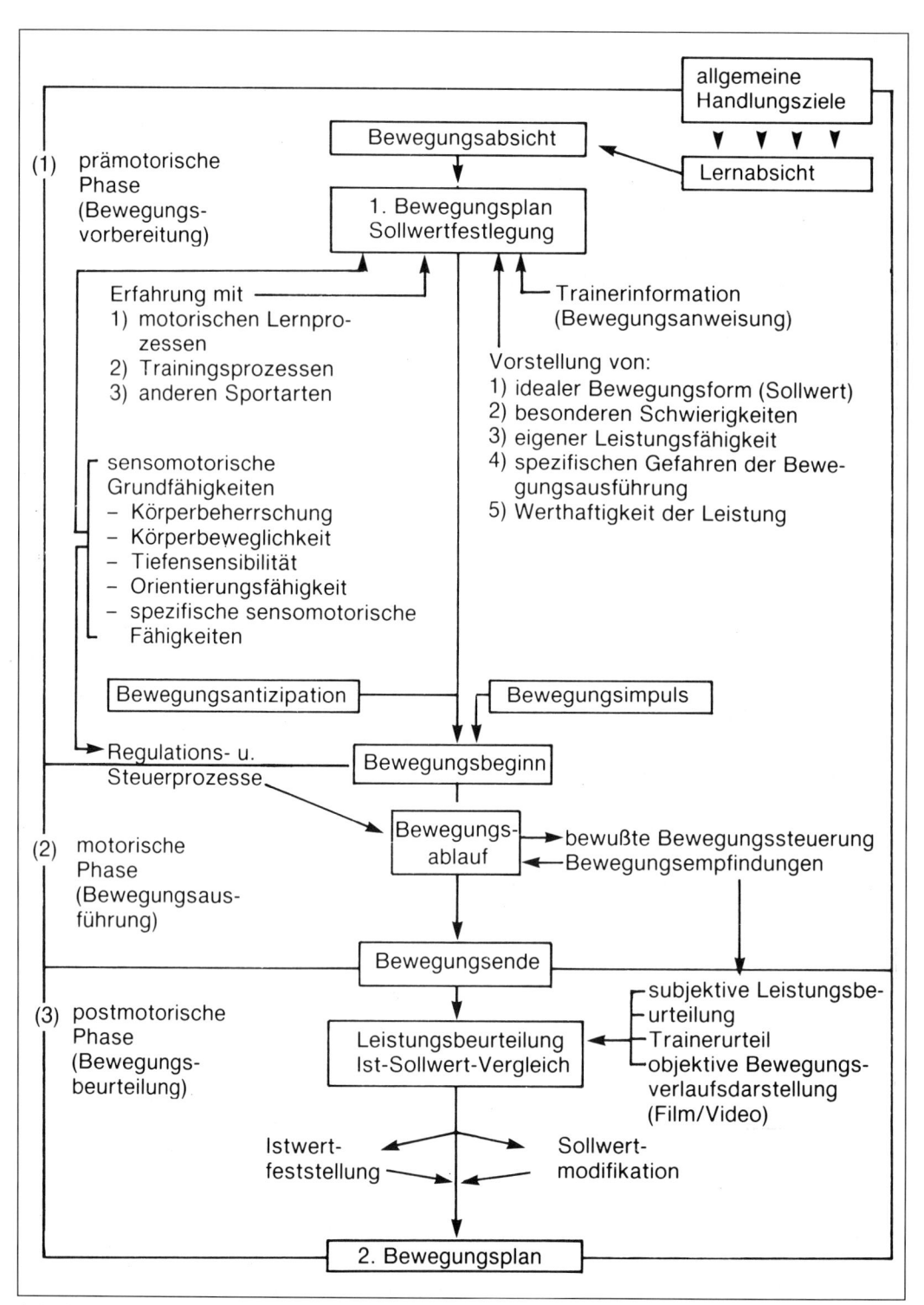

Abb. 386 Phasen des motorischen Handlungsprozesses (verändert nach *Thomas* 1977, 288)

Leistungsstand des Sportlers ab. Bei sehr schnellen Bewegungen (von etwa 100 ms Dauer) sind der Beginn, die Ausführung und das Ende zentral vorprogrammiert, und es können etwaige Störfaktoren nicht mehr durch eine Bewegungskorrektur ausgeglichen werden (s. *Adler* 1977, 485). Ein Beispiel aus dem Tennissport mag dies verdeutlichen: Ein projizierter Vorhandschlag wird ausgeführt, obwohl die Netzkantenberührung eines scharf gespielten Balles die Richtung des Balles entscheidend verändert hat. Die Zeit für eine Umprogrammierung war in diesem Fall zu kurz.

Die Fähigkeit, *innerhalb* eines entworfenen Bewegungsvollzuges Programmänderungen vollziehen zu können, gehört jedoch nicht in das Lernprogramm des Anfängers, sondern in das des Spitzensportlers. Beim technisch auf hohem Niveau stehenden Hochleistungssportler laufen die drei erwähnten Phasen der Bewegungshandlung aufgrund der bereits vorhandenen Programme und Teilprogramme und der verbesserten Verwertung der Afferenz- und Reafferenzinformationen schneller ab. Aus dem gleichen Grund kann der Spitzensportler auch in bislang unbekannten Situationen schneller die „richtige" Antwort finden, da er nur zum Teil ein wirklich neues Programm zusammenstellen muß. Der Technikanfänger hingegen hat in ungewohnten Situationen wesentlich mehr „Unbekannte" zu bewältigen, d. h., sein Bewegungsverhalten ist aufgrund der geringeren Zahl an automatisierten Bewegungsanteilen wesentlich störanfälliger.

Neurophysiologische Grundlagen
(vgl. *Hotz/Weineck* 1983, 31 f.)

– **Gedächtnisbildung im Zentrum des Bewegungslernens**

Das Gedächtnis ist für alle Lern- und Anpassungsprozesse unentbehrlich, da jegliche Verhaltensmodifizierung auf einem vergleichenden Beurteilen, Einordnen und Neuentwerfen beruht.

Der Gedächtnisbildung liegen komplizierte und bis heute noch nicht definitiv geklärte neurophysiologische Adaptationsmechanismen zugrunde.

Nach dem augenblicklichen Kenntnisstand (vgl. *Matthies* 1973, 531 und 1979, 179; *Ott* 1977, 104; *Kokonen* 1979, 50; *Lössner* et al. 1979, 125; *Rahmann* 1979, 107; *Voronin/Danilova* 1979, 121 f.; *Wenzel/Kammerer/Frotscher* 1979, 361; *Kugler* 1981, 5 f.) läßt sich die *Gedächtnisbildung*, und damit auch das Bewegungslernen, auf *neuronale Stoffwechselvorgänge* zurückführen, die letztlich bleibende Veränderungen der *synaptischen Membranen* und damit eine unterschiedliche Durchlässigkeit für verschiedene Erregungszuflüsse (kodierte Informationen) bewirken.

Bewegungs- bzw. Techniklernen kann demnach als eine Konditionierung synaptischer Verbindungen bezeichnet werden, die zu einer Neuvermaschung bewegungsspezifischer *neuronaler Systeme* führt.

Die Mannigfaltigkeit und der Umfang neuronaler Stoffwechselvorgänge beim Lernprozeß ist kaum vorstellbar: Bei normaler geistiger Tätigkeit – ein Aspekt des Bewegungslernens – werden in jeder Zelle des Gehirns in einer Sekunde etwa 15 000 Eiweißmoleküle umgebaut (*Kugler* 1981, 5).

Einen Überblick über die beim Bewegungslernen ablaufenden metabolischen und strukurellen Prozesse gibt Abb. 387.

Bewegungs- bzw. Techniklernen beruht auf biochemischen Prozessen, die in hierarchisch geordneten anatomischen Strukturen ablaufen (s. S. 94) und über synaptische Veränderungen durch eine spezifische Vermaschung neuronaler Systeme übergeordnet organisiert werden.

Die Existenz spezifischer, die Informationsübertragung konditionierender Syntheseprodukte konnte eindrucksvoll mit der Isolierung verhaltensmodulierender Eiweißkörper – man denke an das „Scotophobin", das von *Ungar* (1973, 317) isoliert und

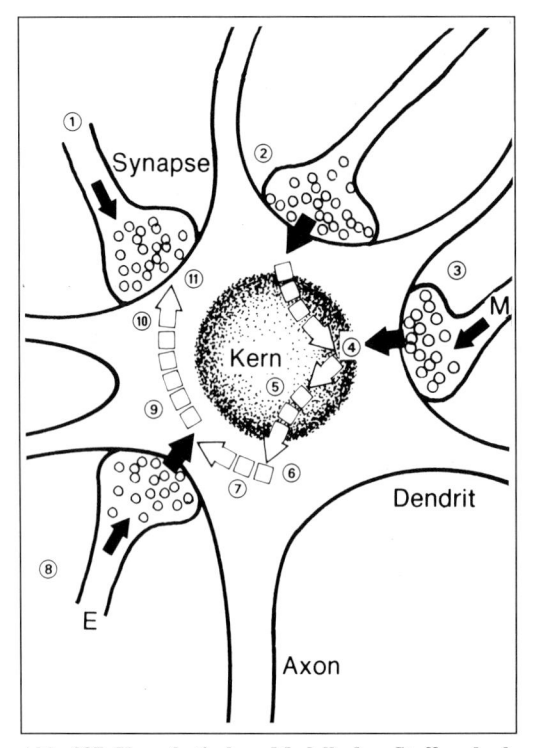

Abb. 387 Hypothetisches Modell der Stoffwechselprozesse eines Neurons bei der Gedächtnisspeicherung (modifiziert nach *Matthies* 1979, 213). – 1. Zufluß einer spezifischen Erregung (Information) aus der Sinnesbahn zu einer inaktiven Synapse: Freisetzung eines Transmitters. – 2. Auslösung eines Aktionspotentials mit Aktivierung des postsynaptischen Rezeptors. Parallel dazu: örtliche Formveränderungen der postsynaptischen Membran als erste Konditionierung des Informationseingangs. Änderung der Proteinsynthese durch die Aktivierung von Stoffwechselenzymen. – 3. Motivierende Erregungseinflüsse (M) wirken über spezielle Transmitter fördernd auf den Proteinsyntheseprozeß. – 4. Einschleusung der Proteine in den Kern. – 5. Änderung der Gen-Aktivität. – 6. Quantiative und qualitative Änderung der Bildung von Polypeptid-Ketten. – 7. Bildung spezifischer Glykoproteine. – 8. Emotionale Erregungszuflüsse (E) wirken über spezifische Transmitter fördernd auf den Proteinsyntheseprozeß. – 9. Transport dieser Glykoproteine in die Dendriten und zur inaktiven, aber in ihrer Form immer noch unveränderten postsynaptischen Membran der konditionierten Synapse. – 10. Einbau der Glykoproteine in die veränderte postsynaptische Membran. – 11. Verwandlung der inaktiven Synapse in eine aktive: Die Synapse hat „gelernt", d. h., sie hat über die strukturellen Membranänderungen die Informationszuflüsse im „Gedächtnis" gespeichert.

synthetisch hergestellt wurde – demonstriert werden: Inzwischen liegen Hunderte von erfolgreichen Versuchen vor, die ein Übertragen definierter erlernter Informationen mittels korrespondierender Konditionierungsstoffe ermöglichten (vgl. *Gay/Raphaelson* 1967; *Mc Connell/Malin* 1973, 343; *Fjerdingstad* 1973, 430; *Domagk/Schonne/Thines* 1973, 419).

– **Sofortgedächtnis – Kurzzeitgedächtnis – Langzeitgedächtnis**

Für die Existenz des *Sofortgedächtnisses* – auch *Sekundengedächtnis* genannt – werden insbesondere bioelektrische, transmitterbedingte Vorgänge verantwortlich gemacht (vgl. *Guttman/Matwyshin/Weiler* 1973, 397; *Huston/Mueller* 1979, 176; *Kugler* 1981, 8).

Das Korrelat des *Kurzzeitgedächtnisses* scheint der durch die bioelektrischen Vorgänge ausgelöste Folgeprozeß zu sein. Nach *Sinz* (1977, 204) kommt es bereits 500 ms nach Eintreffen einer lernspezifischen Information zu neurochemischen Reaktionen, die im Zellkern den Beginn des Aufbaues von *Eiweißmolekülen* in perikarionalen (um den Kern herum liegenden) Strukturelementen einleiten. Die chemische Struktur der zu bildenden Proteine hängt wahrscheinlich von der Kombination elektrophysiologischer Prozesse an der Membran und den daran beteiligten Transmittern und Modulatoren ab. Der Aufbau der *Eiweißmoleküle* benötigt eine bestimmte Zeit – Minuten bis Tage –, bis es von der sogenannten Initiation (Ingangsetzung) zur vollständigen Ausbildung eines kompletten *Eiweißmoleküls* kommt (vgl. *Kugler* 1981, 8).

Das *Langzeitgedächtnis* schließlich liegt dann vor, wenn der Transport der synthetisierten Proteinmoleküle an bestimmte Stellen der Membran und ihr Einbau in deren Lipidstruktur abgeschlossen ist.

Sofort-, Kurzzeit- und *Langzeitgedächtnis* beruhen demnach auf einer Sequenz von Einzelprozessen (Abb. 388), die sich gegenseitig bedingen. Der Gesamtprozeß ist auf verschiedenen Stufen durch fördernde bzw. hemmende Einflüsse in seinem Verlauf modifizierbar (vgl. Abb. 387, 3 und 8).

Neurophysiologische Grundlagen

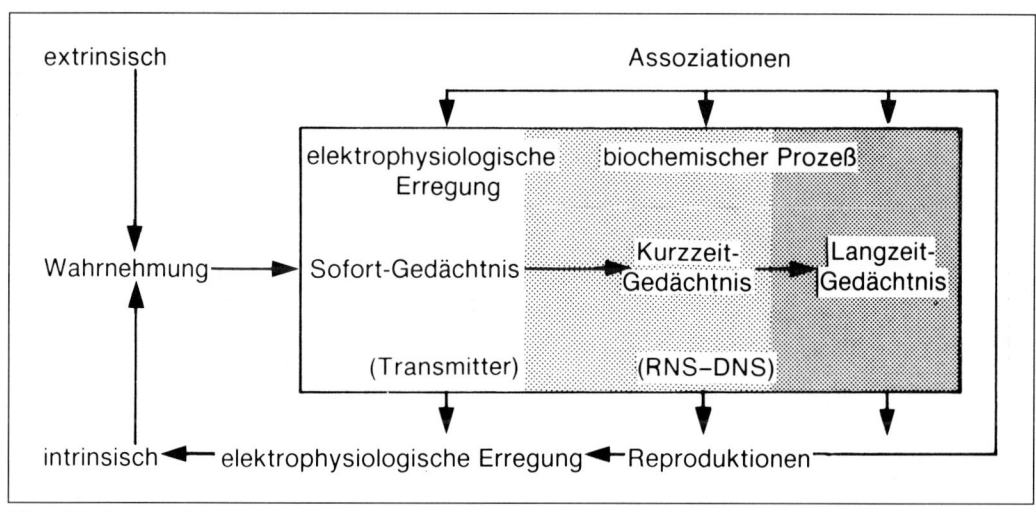

Abb. 388 Schematische Darstellung der Gedächtnisfunktionen. Extrinsische (von außen kommende) und intrinsische (aus dem Gehirn selbst stammende) Informationen (Erregungszuflüsse) lösen die veschiedenen Gedächtnisprozesse aus (nach *Kugler* **1981, 9**)

Alle Teilaspekte zeigen, daß die *Mechanismen der Gedächtnisbildung* und die darauf bauenden *Gedächtnisphasen* nur als *gemeinsames Resultat* des Zusammenwirkens von zellulär-molekularen Regulationsmechanismen und Ereignissen auf dem Niveau des neuronalen Netzwerkes verstanden werden können (*Ott* 1977, 104).

– **Gedächtnisverstärker**

Bestimmte *Neurohormone* beeinflussen den Lernvorgang und die Gedächtnisbildung in spezifischer Manier (vgl. *Stark/Ott/Matthies* 1979, 315). Ihre Wirkung beruht darauf, daß sie die Gedächtnisprozesse entweder verstärken oder verhindern, daß Gedächtnisspuren verschwinden. Sie etablieren das Kurzzeitgedächtnis und modulieren die Folgeprozesse, die zum Langzeitgedächtnis führen.

Neben „positiven" Verstärkern unterscheidet man auch „negative", die eine Verschlechterung des Lerneffektes bewirken (vgl. *Huston/Mueller* 1979, 175).

Zu den *Positiv-Verstärkern* zählen eine Reihe von Peptiden (Eiweißkörper) mit hirnspezifischer Wirkung, die aus dem Hypophysenvorder- (z. B. ACTH), -mittel- (z. B. Alpha-MSH) und -hinterlappen (z. B. Vasopressin) stammen. Alle diese Peptide erhöhen die Resistenz gegen ein Vergessen von Lernstoff; sie unterscheiden sich nur in der Wirkungsdauer; Manche wirken über Stunden (z. B. ACTH), Tage (z. B. DS_{1-15}) oder Wochen (z. B. Vasopressin). Fehlen diese Neurohormone oder sind sie in unzureichender Menge vorhanden, dann verschlechtert sich die Lernleistung (vgl. *de Wied* 1973, 373 f.).

Als *positive* bzw. *negative* Verstärker – und dies ist für den Prozeß des Bewegungs- bzw. Techniklernens von Bedeutung – haben sich die Faktoren *Lob* bzw. *Tadel, Lernstreß* und *Aufmerksamkeit* herausgestellt. Sie beeinflussen fördernd oder hemmend den Ablauf der Syntheseprozesse. *Lob* und *Tadel* sind somit auch in biochemischen Formeln faßbar (vgl. *Kugler* 1981, 7).

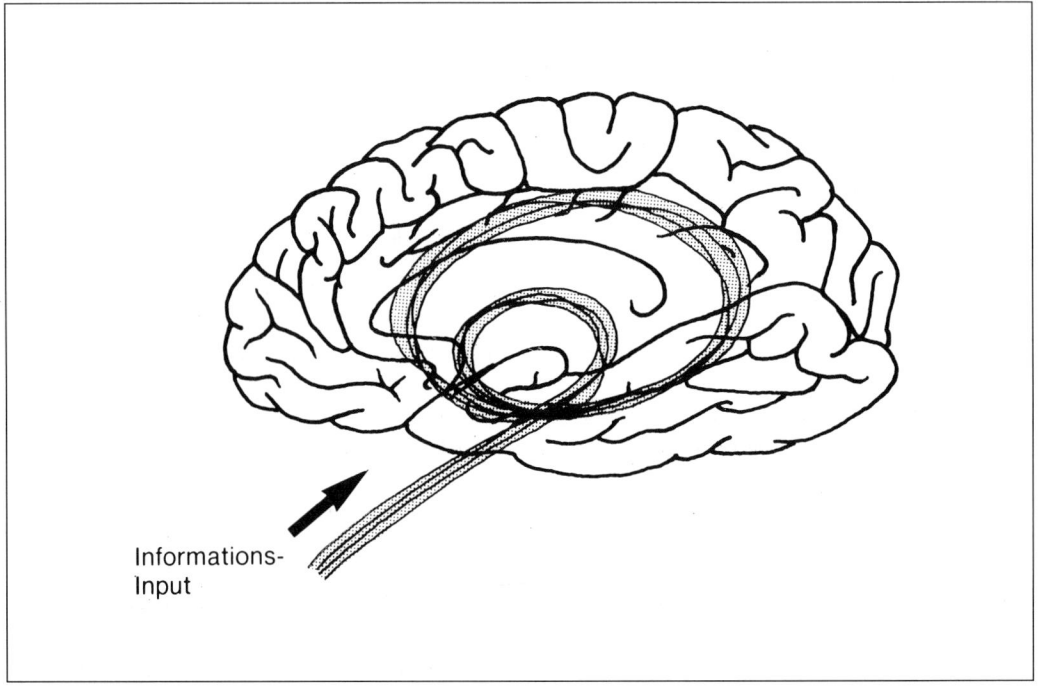

Abb. 389 Beispiel eines Schleifenmodells, dargestellt an einem „reverberierenden Kreis" (nach *Kugler* 1981, 5)

Die individuellen Unterschiede in der Gedächtnis- und damit Lernleistungsfähigkeit können wahrscheinlich auf die unterschiedliche Präsenz dieser Stoffe und die damit gekoppelte veränderte Syntheseleistung zurückgeführt werden.

Da die synthetische Herstellung dieser „Gedächtnisverstärker" sicherlich nur eine Frage der Zeit sein wird, ist anzunehmen, daß in der näheren Zukunft außergewöhnlich erhöhte und damit auch vom Ergebnis her stark verbesserte motorische Lernleistungen bzw. zeitlich stark reduzierte Lernprozesse möglich werden.

– Zur Theorie der „langen Schleifen"

Beim Bewegungslernen werden die Nervenzellen (Neurone) des Zentralnervensystems über ihre synaptischen Verbindungen in spezifischer Weise miteinander vermascht. In den Theorien der „Verhaltensschleifen" (vgl. *Hebb* 1949) bzw. der „langen Schleifen" („long loop"; vgl. *Grimm/Nasher* 1978, 75 ff.) kommt dies zum Ausdruck (Abb. 389).

> Zu Beginn eines Lernprozesses müssen die Erregungszuflüsse (Informationen) die Schleife mehrfach als „reverberierende Kreise" durchlaufen, um die für die Gedächtnisbildung notwendigen Folgereize auszulösen und die Schleife somit zu fixieren (vgl. *Kugler* 1981, 5).

Überträgt man diese Modellvorstellung auf das Bewegungslernen bzw. die Technikschulung, dann basiert jede Bewegung auf der Grundlage mehrerer Schleifen, die auf verschiedenen anatomischen Ebenen ineinandergreifen und gleichzeitig wirksam werden. Je nach motorischer Aktion und je nach Leistungsstand interagieren dabei mehrere externe (z. B. optische) und interne (z.B. kinästhetische) Schleifen: Ein Lernanfänger kontrolliert seine Bewegungen mehr durch das Auge, ein „Könner" mehr durch kinästhetische Empfindungen (vgl. *Cratty* 1975, 412).

Auf „schleifentheoretischer" Grundlage ist das Bewegungs- bzw. Techniklernen wie folgt zu definieren:

> *Lernen* induziert die Herausbildung und Fixierung lerninhaltsspezifischer „Neuronenschleifen", die über spezielle Gedächtnismechanismen für eine mehr oder weniger lange Zeit gespeichert werden und damit abrufbar sind. Der Ausdruck „eine Bewegung einschleifen" erhält unter diesem Aspekt eine sinnfällige physiologische Dimension.
> *Verlernen* bedeutet das Verschwinden einer zuvor angelegten Bewegungsschleife.
> *Umlernen* ist gekennzeichnet durch den Ersatz einer fixierten Schleife durch eine unter Umständen ähnliche, aber letztlich doch neue Schleife.

Nach *Grimm/Nasher* (1978, 75) sind die „Schleifen" physiologisch gesehen zeitlich vergänglich. Sie werden durch spezifische Außenreize (sensorischer Input), durch Erfahrung oder unbewußte Kontrolle aktualisiert. Haben sie einen bestimmten Output hervorgebracht, verschwindet die Schleife bzw. der Systemkreis wieder; die Neuronen können wieder andere Aufgaben übernehmen, das heißt, sie sind für die Eingliederung in neue Funktionssysteme wieder verfügbar.

Auf der Grundlage der vorausgegangenen Informationen läßt sich z. T. auch erklären, warum es „Schnell"- und „Langsam"-Lerner gibt und warum im Alter die Lerngeschwindigkeit abnimmt. Im Hintergrund steht aus neurophysiologischer Sicht – abgesehen von den verschiedenen psychologischen, kognitiven und emotionalen Faktoren, die den Lernprozeß beeinflussen – die unterschiedliche Eiweiß- bzw. Hormonsynthese-Fähigkeit.

Die unterschiedliche Lernfähigkeit läßt sich auch aus den individuellen *Lernkurven* ersehen.

Lernkurven

Lernkurven stellen eine gebräuchliche Methode dar, Fertigkeitserwerb sichtbar zu machen. Sie beinhalten graphische Darstellungen von Versuchszahl und erreichter Leistung und werden als Indikator für den Lernzuwachs bzw. die Lernfähigkeit angesehen (vgl. *Cratty* 1975, 338/339; *Singer* 1985, 36).

In Abhängigkeit von Faktoren wie Übungsmethoden, Anordnung der Übungseinheiten, Art und Niveau der Aufgabe, Alter des Lernenden können sich, wie Abb. 390 deutlich macht, für ein und dieselbe Aufgabe unterschiedliche Kurven ergeben. Leistungsfördernde Faktoren – die Art der Lernvermittlung (Vormachen/Nachmachen, Erklären, Erleben bzw. Erfühlen lassen, s. auch Abb. 391), das Verhalten der Lehrperson (geduldig, wohlwollend, kooperativ, einfühlsam etc.), das Lernumfeld (optimale Lernbedingungen bzw. Geräteausstattung, Trainieren mit Freunden, spielerisches Üben etc.) u. a.– bzw. leistungsmindernde Faktoren – unsympathische Lehrperson, subjektiv als ungeeignet eingestufte Lehrmethode, ungünstiges Lernumfeld (wenig geeignete Räumlichkeiten, Gerätedefizite, ungünstige Witterungsbedingungen etc.) – beeinflussen erheblich die Lernkurven (vgl. auch Abb. 390).

> „Wahre" Lernkurven sind nur äußerst schwer zu erhalten. „Die" Lernkurve gibt es nicht. Stets schlägt sich die Spezifität der Aufgabe oder des Lernenden im Typ des Fertigkeitserwerbs nieder (vgl. *Singer* 1985, 36/37).

Bei den Kurven A und D könnte es sich in Bezug auf den Schüler-Typ um „Schnellerner"

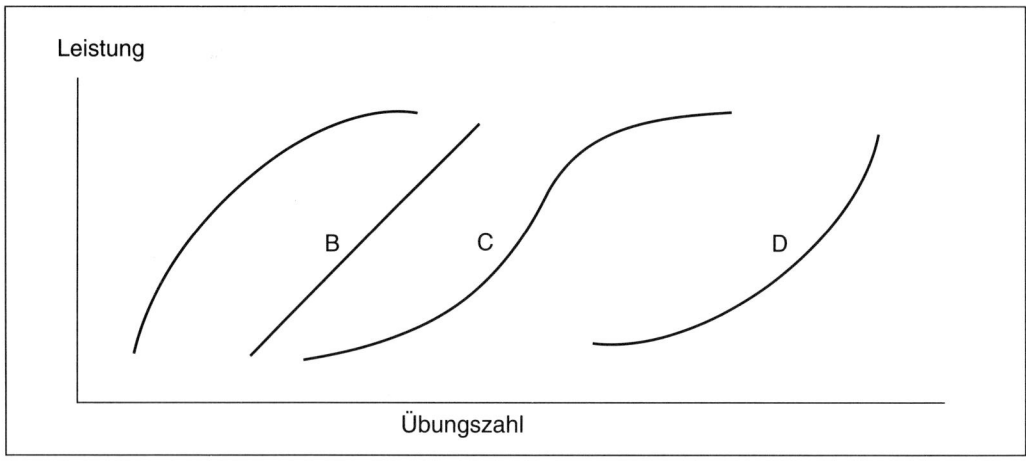

Abb. 390 Verschiedene Lernkurven mit charakteristischen Eigenschaften (nach *Singer* 1985, 37)

bzw. „Langsamlerner", in bezug auf die Übungsaufgabe um eine leichte bzw. schwierige/komplexe Aufgabenstellung handeln. Beim „Langsamlerner" und bei der schwierigen/komplexen Aufgabenstellung müßte der Lehrende ausreichend Geduld aufbringen, beim „Schnellerner" bzw. bei der leichten Aufgabe könnte er rascher vorangehen. In jedem Falle ist vom Lehrenden eine Anpassung an den individuellen Lernprozeß zu gewährleisten. Fehleinschätzungen bzw. falsche Vorgehensweisen stellen den Lernprozeß in Frage bzw. verzögern ihn.

Inhalte der allgemeinen und speziellen Technikschulung

Inhalte der allgemeinen Technikschulung

Bei der allgemeinen Technikschulung steht die *vielseitige Ausbildung* im Vordergrund. Es handelt sich demnach um die Aneignung einer Vielzahl von einfachen Einzeltechniken oder Bewegungsfertigkeiten, die sich im weiteren Verlauf günstig auf den Lernprozeß spezieller und komplexer Techniken auswirken und gleichzeitig auch die Zahl der einsetzbaren Trainingsinhalte erhöhen. Die bewußte Aneignung einer neuen Technik bedeutet zumeist das Erlernen einiger unbekannter Bewegungen im Sinne von Komponenten der zu erlernenden Technik, die mit bereits erworbenen Komponenten von Fertigkeiten eine neue spezifische Verbindung eingehen (*Harre* 1976, 191).

Für die einzelnen Sportarten bedeutet dies, daß einerseits sportartenübergreifend ein umfassender Bewegungsschatz vermittelt werden soll, andererseits aber auch sportartbezogen sogenannte Fundamentalübungen gelernt werden sollen, die für die spätere Weiterentwicklung von Bedeutung sind. Unter *Fundamentalübungen* versteht man nach *Harre* (1976, 191) Übungen, die als Grundlage für das Erlernen vieler Übungen betrachtet werden können. In der Leichtathletik wären dies Grundformen des Laufens, Springens, Werfens und Stoßens, bei denen wichtige Basiselemente wie z. B. ein gut koordinierter Sprungbein-, Schwungbein- und Armeinsatz durch Trainingsinhalte wie Hopserlauf, Sprunglauf, Einbeinsprünge etc. als Vorbereitung für die späteren Zielübungen geschult werden.

Aufnahmefähigkeit

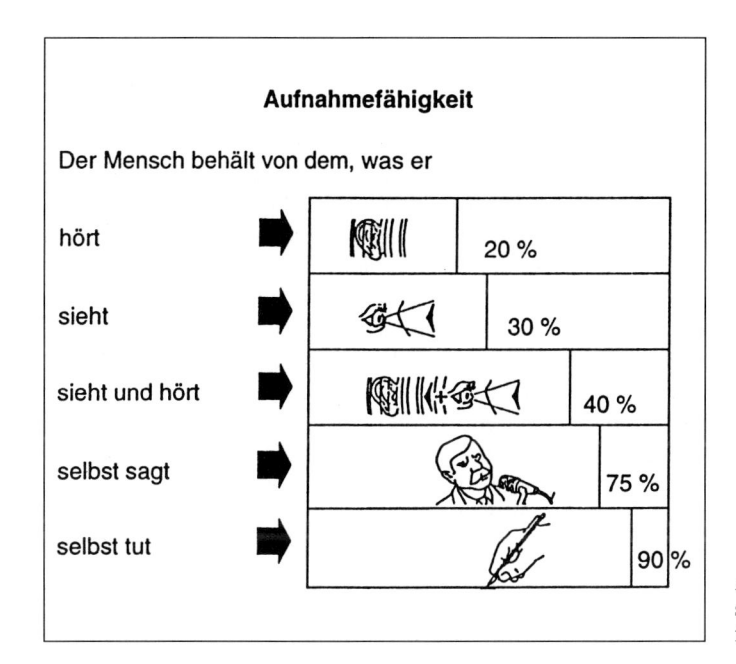

Der Mensch behält von dem, was er

- hört → 20 %
- sieht → 30 %
- sieht und hört → 40 %
- selbst sagt → 75 %
- selbst tut → 90 %

Abb. 391 Die Behaltens(Lern)-Leistung in Abhängigkeit vom Lehrverfahren

Inhalte der speziellen Technikschulung

Die spezielle Technikschulung baut auf den Bewegungserfahrungen der allgemeinen Technikschulung auf. Stand im Zentrum der allgemeinen Technikschulung der ganzheitliche Erwerb einer Vielzahl von Bewegungsfertigkeiten (-techniken), so erfolgt nun eine Einengung auf eine für die jeweilige Sportart spezifische Technikpalette bzw. Einzeltechnik mit der Konzentration des Lernprozesses auf die Vervollkommnung bzw. Perfektionierung einer Gesamtbewegung bzw. ihrer Einzelteile. Dies drückt sich auch in der Wahl der Trainingsmethoden und -inhalte sowie der methodischen Maßnahmen aus.

Methoden der Technikschulung

(vgl. *Hotz/Weineck* 1983, 43)

Beim technischen Lernprozeß unterscheidet man allgemein die *Ganzheits-* und die *Zerglie-*derungsmethode sowie die Methode des *massivierten* und des *verteilten Lernens*. Die *Ganzheitsmethode* beinhaltet – wie der Name sagt – ein ganzheitliches Lernen. Die Bewegung wird auf direktem Wege in toto gelernt. Diese Methode eignet sich insbesondere bei einfachen Bewegungsabläufen und erweist sich vor allem im „besten Lernalter" (Lernen auf Anhieb) als vorteilhaft.

Bei der *Zergliederungsmethode* werden schwierige und/oder komplexe Bewegungsabläufe – meist in Form einer methodischen Übungsreihe – in ihre funktionellen Einzelbestandteile zerlegt und vom Einfachen zum Schwierigen fortschreitend zur Gesamtbewegung geführt. Diese Methode sollte immer dann verwendet werden, wenn ein ganzheitliches Lernen nicht möglich ist oder wenn vom Lernenden genaue Bewegungsdetails mit vertieften Kausalzusammenhängen gewünscht werden (vor allem Jugend- und Erwachsenenalter).

Unter *massivierter* Lernmethode versteht man ein intensives, ununterbrochenes Lernen, unter *verteilter* ein mehrfach unterbrochenes Lernen.

Die Frage, ob die „massivierte" oder die „verteilte" Lernmethode für den sportlichen Lernprozeß günstiger ist, konnte bislang aufgrund der Vielzahl von Variablen nur tendentiell erörtert, nicht aber experimentell bewiesen werden (vgl. *Goodenough/Brian* 1929, 127; *Niemeyer* 1958, 122; *Merz* 1971, 434; *Cratty* 1975, 357; *Zieschang* 1977, 272).

Zu Beginn eines *grobmotorischen* Lernprozesses – an dem größere Muskelgruppen beteiligt sind und der bei steigender Versuchszahl mit einer zunehmenden psychophysischen Ermüdung verbunden ist – sollte dem „massivierten" Lernen der Vorzug gegeben werden (vgl. *Goodenough/Brian* 1929, 127; *Niemeyer* 1958, 122). Ein derartig „massiviert" strukturierter Lernbeginn gibt, im Gegensatz zu einem „verteilten" Lernbeginn, eine ausreichende Zielorientierung des zu erlernenden Bewegungsablaufes und gewährleistet damit eine günstige Grundlage für die Aktivierung der Gedächtnisprozesse. Auf dieser Basis kann die bereits „erfaßte" Bewegungsschleife durch bewußte oder unbewußte *mentale Verstärkereffekte* zusätzlich eingeschliffen werden. In diesem Sinne ist auch das *Reminiszenzphänomen* (vgl. *Reed* 1971, 151; *Irion* 1972, 178; *Foppa* 1975, 257) und der aus der Sportpraxis bekannte *Lernzuwachs* nach einer längeren Übungspause zu verstehen. Zu beachten ist jedoch beim „massivierten" Lernbeginn, daß nur bis zum Eintritt erster Ermüdungszeichen geübt werden soll: Sinkende Aufmerksamkeit und Konzentrationsfähigkeit führen zu ungenaueren Bewegungsschleifen und verursachen unter Umständen die Schwächung oder Löschung – retroaktive Hemmung – der zuvor angelegten „guten" Gedächtnisspur (vgl. *Cratty* 1975, 400). Als *Fortsetzung* des „massivierten" Lernauftaktes bietet sich ein „verteiltes" Lernen an, da nun günstige Effekte auf die Progredienz der bereits initiierten Syntheseprozesse erzielt werden können.

Als weitere Methoden der Technikschulung – sie eignen sich vor allem für das *spezielle* Techniktraining – kommen die Methode des aktiven und passiven differenzierten Übens zur Anwendung.

Bei der Methode des *aktiven* differenzierten Übens wird die Vervollkommnung bzw. Stabilisierung der speziellen Technik durch ein ständiges *aktives* Wiederholen bzw. Üben der Gesamttechnik (z. B. *Straddle*) bzw. ihrer Einzelkomponenten (z. B. Anlauf – Absprung – Lattenüberquerung – Landung) unter standardisierten oder veränderten bzw. erschwerten Bedingungen differenziert geübt. Trainings*inhalte* sind demnach die Wettkampfübung selbst sowie Spezialübungen, die Bewegungsdetails präzisieren und konsolidieren helfen.

Bei der Methode des *passiven* differenzierten Übens stehen das *mentale Training*, das *observative Training*, die *verbale Information* und vergleichbare Trainingsformen (s. S. 623 f.), die beim Sportler zur Entstehung physiologischer Prozesse führen, die auch für die real ausgeführte Bewegung charakteristisch sind und somit eine hervorragende Ergänzung zur aktiven Standardmethode darstellen.

Trainings*inhalte* bilden bei der observativen Trainingsform Videoaufnahmen, Lehrfilme, Demonstrationen, Lehrbildreihen etc. Bei der verbalen Information stehen Bewegungsbeschreibung, Bewegungserklärung und Bewegungsanweisung im Vordergrund.

Beim *mentalen Training* kann die ideomotorische Bewegungsvorstellung u. U. noch durch zusätzliche Begleittexte intensiviert und verbessert werden (s. auch S. 623).

Die Abb. 391 macht deutlich, daß trotz aller Vorteile der verschiedenen psychologischen Methoden, die aktive, in der Praxis vollzogene Lernleistung mit der höchsten Lerneffektivität versehen ist.

Methodische Maßnahmen

Beim technischen Lernprozeß unterscheiden sich die *methodischen Maßnahmen* je nach Lernphase (s. S. 565) und Zielsetzung. Im Zentrum der am Anfang stehenden Vermittlung einer Bewegungsvorstellung bzw. der anschließenden Verwirklichung der technischen Grobform steht das „erarbeitende Üben" (vgl. *Martin* 1977, 223), dem eine kurze Erklärung, eine

Demonstration oder beides als Zielindikatoren vorausgehen müssen.

Für die Phase der *Feinkoordination* ist neben dem bewußten Trainieren der Zieltechnik das Verarbeiten von zunehmend detaillierteren Bewegungsanweisungen und -korrekturen charakteristisch. Je exakter und deutlicher dabei die Bewegungsvorstellung ist, desto besser ist auch eine Detailanweisung für die Vervollkommnung der Bewegung zu verwerten. *Kognitive Fähigkeiten* spielen somit eine zunehmend gewichtigere Rolle im Lernprozeß.

In der Phase der Stabilisierung bzw. variablen Verfügbarkeit sowie der technischen Perfektionierung dominieren methodische Maßnahmen, die der Detailverbesserung, der Adaptation an ungewohnte Bedingungen sowie der Suche nach der individuell besten Bewegungslösung (Ausfeilen des persönlichen Stils) dienen.

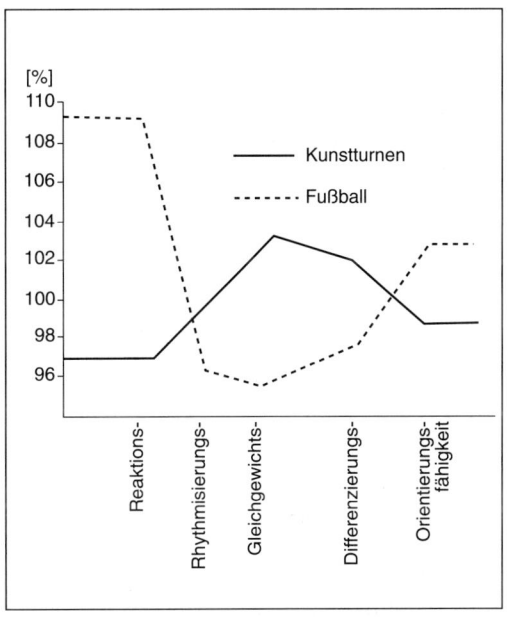

Abb. 392 Die Veränderung der verschiedenen Koordinativen Fähigkeiten durch ein zweijähriges sportartspezifisches Training (nach *Hasler* 1989, 7). 100 % entsprachen beim Eingangstest dem arithmetischen Mittelwert der Schüler.

Das Problem der Vielseitigkeit bzw. der Spezialisierung

Kindertraining – egal ob in der Schule oder im Verein – ist Vielseitigkeitstraining. Kinder sind von ihrer Mentalität her „Allrounder", die aufgrund ihres Bewegungsdranges, ihrer Neugier und ihrem Bedürfnis nach Abwechslung alle neuen Bewegungsangebote mit Begeisterung wahrnehmen.

Kinder sind niemals Spezialisten, wie sie Lore Lorentz beschreibt:
„Ein Spezialist ist ein Mensch, der von immer weniger immer mehr weiß bis er von gar nichts alles kennt".

Die Vielseitigkeitsproblematik muß aus der Sicht des Hochleistungssportlers nicht ohne eine gewisse Skepsis gesehen werden. Denn heutzutage gilt: „Jeder Hochleistungssportler kann nur dann Spitzenleistungen erreichen, wenn er sich rechtzeitig spezialisiert". *Rechtzeitig* heißt jedoch nicht *frühzeitig* im Sinne einer *Frühspezialisierung*. Seit den Arbeiten von *Feige* (1978, 134) ist die Problematik der Vielseitigkeit und der Frühspezialisierung vielfach kontrovers diskutiert worden. Beide Aspekte sollen hier in ihrer Gegensätzlichkeit, aber auch in ihrer dialektischen Abhängigkeit dargestellt werden.

– Die Notwendigkeit der Vielseitigkeit im Kindes- und Jugendalter

Allgemeine Grundlagen
Wie die Untersuchungen von *Hasler* (1989, 7) zeigen, genügt bereits ein zweijähriges Vereinstraining für eine deutliche Differenzierung in den koordinativen Fähigkeiten. Je nach Anforderungsprofil der Sportart – hier Fußball und Kunstturnen – kommt es zu einer charakteristischen Ausbildung sportartspezifischer koordinativer Fähigkeiten (s. Abb. 392).
Die Ergebnisse von *Hasler* sprechen eine deutliche Sprache zugunsten einer vielseitigen, polysportiven Ausbildung im Kindesalter.

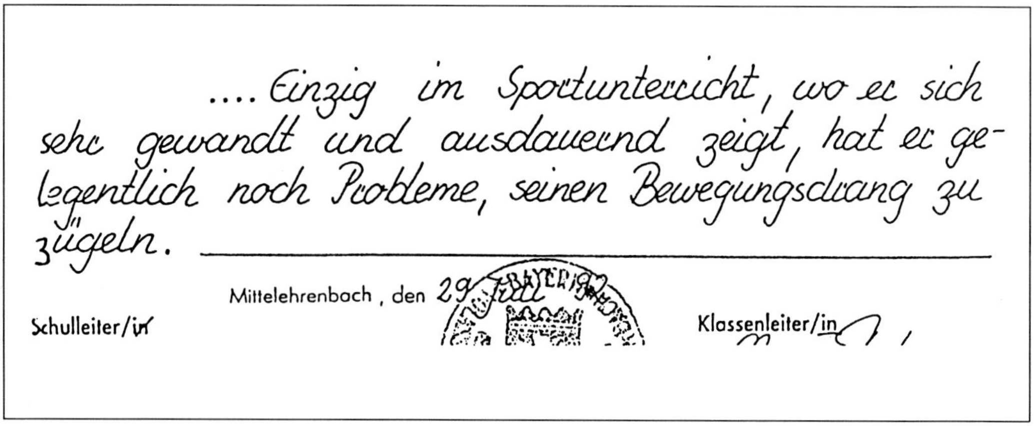

> ..... Einzig im Sportunterricht, wo er sich sehr gewandt und ausdauernd zeigt, hat er gelegentlich noch Probleme, seinen Bewegungsdrang zu zügeln.
>
> Schulleiter/in   Mittelehrenbach, den 29.   Klassenleiter/in

Abb. 393 Sportunterricht und Bewegungsdrang

Eine Sportart allein kann nicht alle Koordinativen Fähigkeiten gleichermaßen entwickeln. Nur unterschiedliche Sportarten, mit verschiedenen, sich gegenseitig ergänzenden koordinativen Anforderungsprofilen garantieren eine vielseitige koordinative Grundausbildung. Im Kindesalter sollte daher Wert auf eine polysportive Ausbildung gelegt werden, die diesem Anspruch entgegenkommt.

Als besonders günstig erweist sich die Kombination von Turnen – hier stehen die räumliche Orientierungsfähigkeit (Drehungen um die Längs-, Tiefen- und Breitenachse), die Gleichgewichtsfähigkeit und die muskuläre Differenzierungsfähigkeit im Vordergrund –, einem Sportspiel – es schult akzentuiert die Reaktionsfähigkeit, die Anpassungs- und Umstellungsfähigkeit sowie die räumliche und zeitliche Orientierungsfähigkeit (Timing) und der Leichtathletik – sie hat allgemeinen Voraussetzungscharakter für die meisten Sportarten, in denen Schnellkoordinative Leistungen von Bedeutung sind.

Auch die Hinzunahme des Schwimmens als „beidseitige" Sportart hat sich als günstig erwiesen; insbesondere aufgrund ihrer hydrotherapeutischen Entspannungswirkung.

In diesem Zusammenhang sollte auf den Schweizer Kinder-Tennisstar *M. Hingis* verwiesen werden: sie gehört zu den wenigen Mädchen aus dem Tennissport, die gezielt polysportiv aufgebaut wurde und langfristig wohl eine große Tenniskarriere vor sich haben wird. Die Schule hat aufgrund ihres allgemeinbildenden Charakters sowie der Tatsache, daß sie alle Kinder erfaßt, eine große Bedeutung für die Entwicklung der Koordinativen Fähigkeiten. Leider wird dieses „beste Lernalter" aber zumeist von Lehrern unterrichtet, die keine Sportausbildung oder nur einen „Schnellkurs" als Ausbildung absolviert haben. Auch wird der Sportunterricht vielfach nicht in seiner eigenen Funktion und Eigenständigkeit erkannt. Disziplin und Ordnung stehen an erster Stelle.

Wie sehr in der Schule die Disziplinierung und Unterdrückung des Bewegungsdranges im Vordergrund steht, läßt sich trefflich aus dem nachfolgenden Zeugnisausschnitt ersehen. Selbst im Sportunterricht scheint für manche Lehrer der natürliche Bewegungsdrang noch ein Hemmnis im Erziehungsprozeß zu sein. Statt ihn im Sportunterricht auszunutzen und den Kindern Gelegenheit zu geben, sich nach den vielfach unerträglich langen Sitzzeiten

Vielseitigkeit und Spezialisierung 581

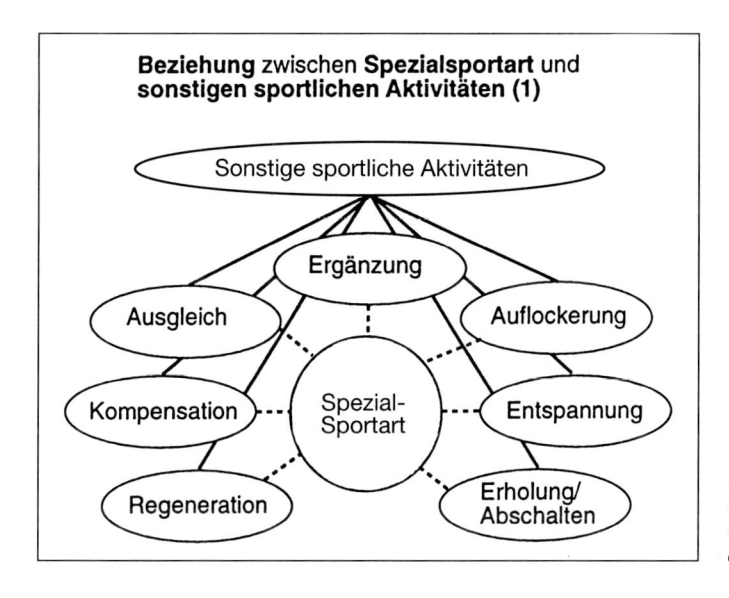

Abb. 394 Die subsidiäre Beziehung anderer sportlicher Aktivitäten zur Spezialsportart (verändert nach *Hagedorn* 1992, 51)

auszutoben, wird er vielfach gezügelt und der überbewerteten allgemeinen Disziplinierung unterworfen, ganz abgesehen von der vertanen Chance einer optimalen Förderung und Schulung der Koordinativen Fähigkeiten.

– Die verschiedenen Konzepte zur Vielseitigkeit in einer kurzen Übersicht

Hagedorn (1992, 51) faßt die verschiedenen Vielseitigkeitskonzepte in drei Hauptkategorien zusammen. Er unterscheidet:
– Das subsidiäre Konzept
– Das strukturelle Konzept
– Das perspektivische Konzept

● Subsidiäres Konzept

Beim subsidiären (hilfeleistenden) Prinzip steht die Spezialsportart im Mittelpunkt von sportlichen „Zubringer-Aktivitäten", deren Aufgabe es ist, die Defizite der Spezialsportart (Einseitigkeiten, Überforderungen, Fehlbelastungen etc.) auszugleichen (s. Abb. 394).

● Strukturelles Konzept

Beim strukturellen Konzept haben die anderen Sportarten die Aufgabe, mitzuhelfen, solche Bewegungsmuster und Handlungserfahrungen zu strukturieren, die dem Strukturmuster der Spezialsportart dienlich sind (s. Abb. 395).

● Perspektivisches Konzept

Das perspektivische Konzept zielt auf die Bildung der Gesamtpersönlichkeit des jugendlichen Sportlers ab, wobei Spezialsportart und andere sportliche Aktivitäten gemeinsam an diesem Formungsprozeß beteiligt sind (s. Abb. 396).

Nach dieser kurzen Übersicht der verschiedenen Betrachtungsweisen soll nachfolgend eine polyperspektivische Begründung der Notwendigkeit der „Vielseitigkeit" im Kinder- und

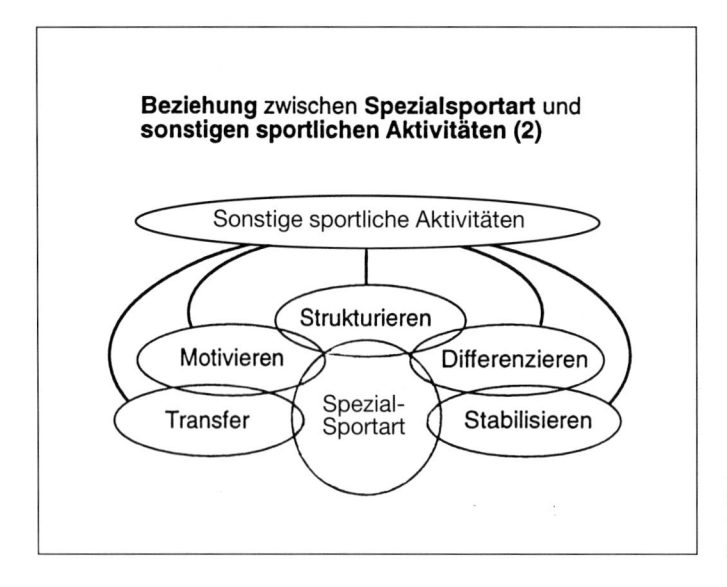

Abb. 395 Strukturelle Beziehung zwischen anderen Sportaktivitäten und der Spezialsportart (verändert nach *Hagedorn* 1992, 51)

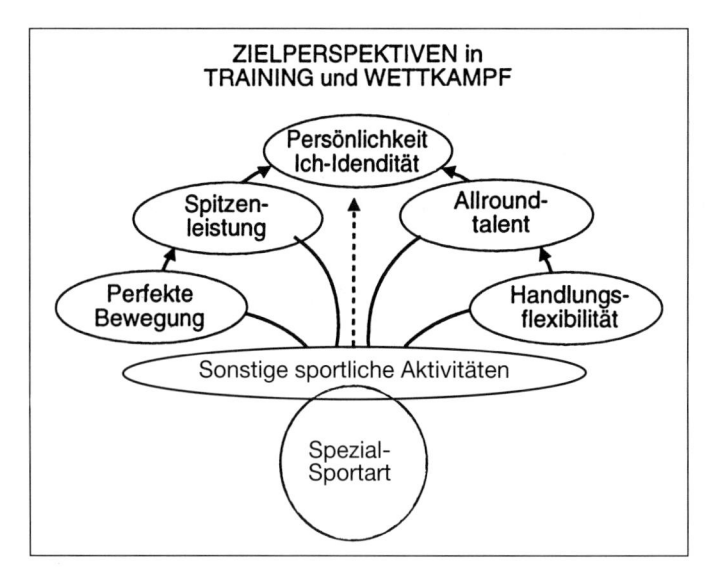

Abb. 396 Verbindung von Spezialsportart und anderen sportlichen Aktivitäten und der Zielperspektive (verändert nach *Hagedorn* 1992, 52)

Jugendtraining in aller Kürze und exemplarisch gegeben werden.

– Notwendigkeit der Vielseitigkeit
  aus anthropologischer Sicht

Der Mensch ist nach *Nietzsche* ein „nicht festgestelltes" Tier ohne Instinktsicherung. Er besitzt deshalb auch keine Erbmotorik, sondern erwirbt seine Motorik über entsprechendes Handeln. Er entwickelt eigene Instrumentarien zur Lebens- und Weltbewältigung (vgl. *Hagedorn* 1992, 51).

Einseitigkeit im Handeln vermittelt eine reduzierte menschliche Handlungsfähigkeit. Dies gilt in besonderem Maße für Kinder und Jugendliche, die alle ihre Umwelt noch erkunden und erfahren müssen. Eine begrenzte, einseitig erlebte Umwelt führt zu einer Reduzierung des Erfahrungs- und Verhaltensrepertoires.

Vielseitigkeit und Spezialisierung

– Notwendigkeit der Vielseitigkeit
  aus psychologischer Sicht

Wie die Untersuchungen an Hochbegabten zeigen – es spielt dabei keine Rolle, ob es sich um sportlich, musisch oder mathematisch Hochbegabte handelt –, weisen diese Kinder nicht nur einen hohen IQ (Intelligenzquotienten) auf, sondern fallen auch durch ihre Mehrfachbegabung auf (vgl. *Kaminski/Mayer/Ruoff* 1984; *Joch* 1992, 302; *Hagedorn* 1992, 53; *Bastian* 1991).
Nach *Hagedorn* (1992, 53) verfügen sie über ein überdurchschnittliches Wortrepertoire, sie sind kerngesund, zeigen ein positives Sozialverhalten, sind werte- und verantwortungsbewußt und sind ohne Arroganz, pflegen viele Hobbies und haben ein völlig normales Spielverhalten. Durch diese Umweltoffenheit und vielseitige Interessiertheit scheinen sie ihrer anthropologischen Bestimmung in idealer Weise zu folgen.
Eine frühzeitige Spezialisierung mit der ihr immanenten „Kanalisierung" (Einengung) hingegen beeinträchtigt andere Möglichkeiten, die unter Umständen für eine weiterreichende Zukunft vorteilhaft gewesen wären (vgl. *Oerter* 1982, 8).

> Eltern und Trainer, die ihre Kinder frühzeitig auf eine Sportart einengen und ihnen diese notwendige Vielseitigkeit entziehen, handeln demnach kurzsichtig und verantwortungslos.

– Notwendigkeit der Vielseitigkeit
  aus pädagogischer Sicht

Aus lerntheoretischer Sicht ist nie jemand „fertig", „vollreif". Der Mensch lernt ein ganzes Leben und ist nach *Hagedorn* (1992, 52) mit einem „Lebenszeit-Spieler" zu vergleichen: „Wer ihn festlegt, wer ihn nur einseitig spezialisiert, handelt gegen die Natur. Das gilt in besonderem Maße für Kinder und Jugendliche, die alle ihre Umwelt noch erkunden müssen und deren Erfahrungs- und Verhaltensrepertoire noch sehr begrenzt ist".
Vielseitigkeit ist auch aus methodisch-didaktischer Sicht notwendig: Da sich Kinder nur kurz auf eine „Sache" konzentrieren können und die Begeisterung dafür – je nach individuellem „Lustgewinn" (Spaß an der Sache) – schnell nachläßt, ist ein Training/Unterricht vonnöten der kurzweilig und abwechslungsreich ist.

– Notwendigkeit der Vielseitigkeit
  aus anatomisch-physiologischer Sicht

Der wachsende Organismus des Kindes bzw. des Jugendlichen braucht vielfältige Entwicklungsreize, um die verschiedenen Organsysteme, wie z. B. den aktiven (Muskulatur) und passiven Bewegungsapparat (Knochen, Knorpel, Sehnen, Bänder), das Herz-Kreislauf-System, das Stoffwechsel- und Hormonsystem, das Nervensystem etc. harmonisch entwickeln zu können.
Einseitige Belastungen können diesen Anforderungen nicht entsprechen. Dies soll exemplarisch an Hand einiger Beispiele verdeutlicht werden.

• Vielseitigkeit und Entwicklung
  zentralnervöser Strukturen

Die umfassende Ausformung der verschiedenen zentralnervösen Strukturen (s. Abb. 347 und Abb. 397) kann nur dann optimal erfolgen, wenn die verschiedenen Gehirnanteile, die verschiedenen Sinne etc. ausreichende Stimuli zu ihrer Entwicklung erhalten.
Abb. 397 läßt erkennen, daß die beiden Gehirnhälften unterschiedliche Funktions-Areale aufweisen, die im Sinne einer Arbeitsteilung zu werten sind. Beide Hälften sollten jedoch durch entsprechende Übung gleichermaßen geschult werden, zum Zwecke einer harmonischen Ausbildung der zentralnervösen Strukturen.
Wie die Untersuchungen von *Schaefer* (1987, 68) und *Haug* (1986, 86) zeigen, ändert sich die Zahl der menschlichen Gehirnzellen (Neuronen) nicht – wie bisher gedacht –, sondern

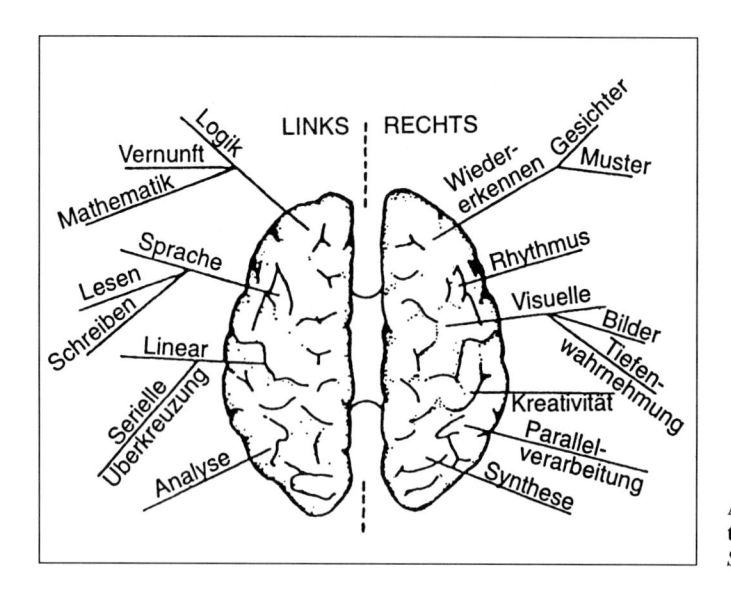

Abb. 397 Die Funktionen der rechten und linken Gehirnhälfte (nach *Schwartz* **1988**, 78)

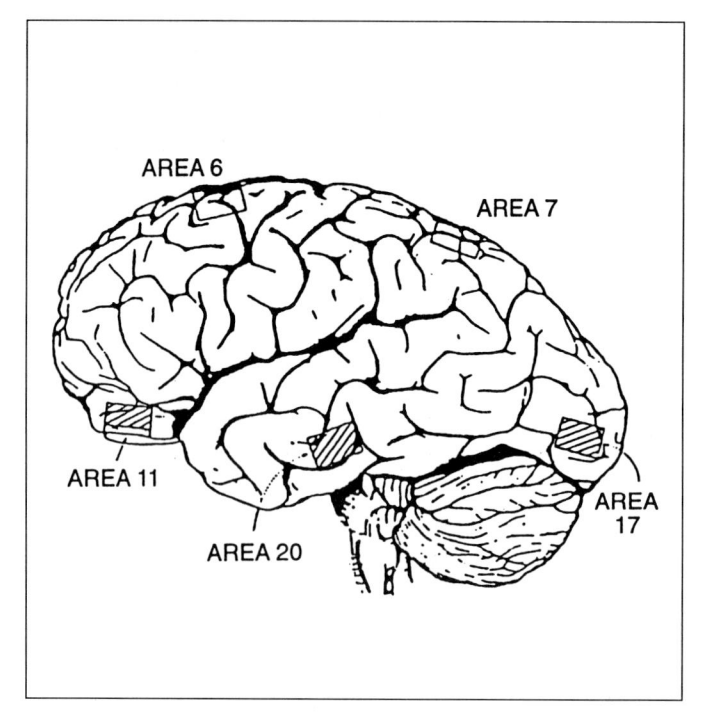

Abb. 398 Seitenansicht des menschlichen Gehirns unter Hervorhebung charakteristischer Hirnareale (nach *Haug* **1986**, 81)

es kommt nur zu einer altersbedingten Atrophie der Gehirnzellen. Entscheidend ist dabei jedoch die Tatsache, daß diese Atrophie nur bei den Neuronen erfolgt, die im Alter nicht mehr so stark beansprucht werden.

Beim Vergleich der einzelnen Hirnareale (s. Abb. 398) fällt auf, daß es im Alternsprozeß in der Area 6 – sie beinhaltet die übergeordnete Motorik – schon sehr früh, nämlich bereits im Alter zwischen 25 und 40 Jahren zu einer hochsignifikanten Verkleinerung der Zellgröße bis zu 35 % kommt. Im Gegensatz dazu bleiben die Volumenänderungen der Area 7 (sensible Verarbeitung) und 17 (Sehrinde) relativ geringfügig (meist unter 10 %). Ursächlich sind diese Veränderungen auf Aktivitätsunterschiede im Laufe des Lebens zurückzuführen: Die Frühalterungsprozesse in der übergeordneten motorischen Hirnrinde läßt sich aus der nachlassenden körperlichen Aktivität, also dem schwächer werdenden Antrieb, sich ausgiebig und anstrengend zu betätigen, erklären. Daß die Area 7 und 17 hingegen fast unverändert bleiben, ist darauf zurückzuführen, daß der Mensch dauernd und unabhängig vom Alter seine Sinnesorgane benutzt.

> Übertragen auf die Entwicklung des kindlichen Gehirns bedeutet dies nichts anderes, als daß Gehirnanteile, die aufgrund einer einseitigen Spezialisierung nicht oder nicht ausreichend beansprucht werden, sich nicht optimal ausdifferenzieren und entwickeln. Aus Tierversuchen ist z. B. bekannt, daß Mäuse, Ratten, aber auch Pferde u. ä. eine völlig unterschiedliche Gehirnentwicklung haben, je nach dem, ob sie in einer einseitigen (Käfig, Stall) oder vielseitigen Umgebung (Leben in der freien Wildbahn) aufwachsen.

Aus diesen Befunden läßt sich ableiten, daß die Gehirnentwicklung nur dann optimal verläuft, wenn durch ein vielseitiges Angebot entsprechende Entwicklungsreize gegeben sind.

- Vielseitigkeit und Entwicklung des Bewegungsapparates

Einseitige Belastungen wirken einseitig auf den Bewegungsapparat. Dies soll am Beispiel einer „Einhandsportart" – hier Tennis – verdeutlicht werden. Orthopädische Untersuchungen und röntgenologische Befunde zeigen, daß Sportler, die frühzeitig mit einer Tenniskarriere begonnen haben, einerseits einen Schulter- und Beckenschiefstand, eine Beinlängendifferenz, eine C-bogige Skoliose, andererseits eine vermehrte Mineralisierung und eine kräftigere Muskulatur auf der Schlagarmseite aufwiesen (vgl. *Jones* 1977, 204; *Steinbrück/Sommer* 1981; *Sommer* 1984, 157; *Mensing* 1991, 45). Die hohe Verletzungsanfälligkeit derartig einseitig trainierter Sportler ist demnach nicht verwunderlich.

Steinbrück/Sommer (1983, 648) – zwei namhafte Orthopäden, die jahrelang die jungen Kaderspieler des DTB betreuten – empfehlen daher, daß im Tennis auch die vermeintlich schwächere Seite geschult werden solle, um Körperasymmetrien und die damit verbundenen Folgeschäden zu vermeiden!

Beachte: Bereits das ständige Laufen auf der Bahn (in der Leichtathletik) im umgekehrten Uhrzeigersinn führt zu muskulären Ungleichgewichten und damit zu Verletzungen im Beckenbereich (vgl. *Maule* in *Oberbeck* 1989, 174). Der noch heute amtierende Weltrekordler *P. Mennea* trug dieser Tatsache Rechnung und trainierte auch Läufe im Uhrzeigersinn, um die Stärke und Schrittlänge des linken (äußeren) Beines zu verbessern.

Zusammenfassend läßt sich feststellen:

> Die ungünstigen Auswirkungen einseitiger Belastungen auf das Skelettsystem, vor allem aber auf die Wirbelsäule, macht aus medizinischer Sicht eine vielseitige, beidseitige Ausbildung vor allem im Wachstumsalter erforderlich.

Thesen zur Notwendigkeit der Vielseitigkeit

> – Das Prinzip der Vielseitigkeit ist nach *Lehmann* (1993, 42) das grundlegende Prinzip des Kinder- und Jugendtrainings (Nachwuchstrainings). Es entspricht den Entwicklungserfordernis-

sen des wachsenden Organismus und hat die Schaffung von breiten und vielseitigen Leistungsgrundlagen zum Anliegen.
- Vielseitigkeit ist charakteristisch für Kinder: Bewegungsdrang, Neugier und Bedürfnis nach Abwechslung fordern ein vielseitiges Bewegungsangebot.
- Vielseitigkeit ist ein wichtiges motivations- und lernpsychologisches Leitprinzip.
- Eine vielseitige Ausbildung verhindert Stagnationsphänomene in der Form von Plateaubildungen, wie sie für ein einseitiges Training typisch ist (vgl. *Hirtz* 1985).
- Vielseitigkeit verhindert die Ausbildung muskulärer Dysbalancen und ist daher langfristig verletzungsprophylaktisch wirksam.
- Die Forderung nach Vielseitigkeit sollte auch die nach Beidseitigkeit einschließen. Das gilt besonders für die Füßigkeit und Drehseitigkeit (*Oberbeck* 1989, 173).
- Bilateralität ist für die großen Sportspiele idealtypisch (*Oberbeck* 1989, 174).
- Vielseitigkeit im Sinne der Beidseitigkeit ist im *taktischen Bereich* von ganz besonderer Bedeutung: Ein Spieler, der nur mit einer Hand, nur mit einem Bein dribbeln, werfen, schießen kann, ist vom Gegner leicht auszurechnen. Die Beidseitigkeit potenziert die möglichen Spielvarianten!
- Vielseitigkeit im Sinne der Beidseitigkeit ist in manchen Sportarten/Berufen unabdingbar für die sportliche/berufliche Leistungsfähigkeit: ein Basketballer, der nur mit einer Hand dribbeln, ein Fußballer, der nur mit einem Fuß schießen kann, ist vom Gegner leicht auszurechnen und beschneidet seine taktischen Möglichkeiten. Ein Musiker, z. B. ein Klavierspieler, der nur mit einer Hand spielen kann, kommt für viele Stücke nicht in Frage; eine Sekretärin, die nur mit einer Hand Schreibmaschine schreiben kann, wird diesen Beruf mangels Schreibgeschwindigkeit niemals ausführen können!
- Vielseitigkeit im Sinne der Beidseitigkeit ist in vielen Einhand/Einbein-Sportarten als Ausgleich zur einseitigen Überlastung des passiven und aktiven Bewegungsapparates notwendig. Ein Werfer, der im Spitzensport alljährlich zwischen 20 000 bis 30 000 Würfe im Training absolviert und dabei die Wirbelsäule stets nur mit der gleichen Rumpfdrehstreckung belastet, provoziert langfristig Verschleißerscheinungen. Die Bewegungsausführung mit der Gegenseite kann hier ein hilfreiches Prophylaktikum darstellen.
- In allen Sportarten ist eine beidseitige Schulung möglich und notwendig. Die beidhändigen Leistungen von Klavierspielern, Schreibmaschine-Schreibern, Basketball-Dribbel-Virtuosen, Jongleuren etc. zeigen, daß die Perfektionierung der nichtdominanten in einem Umfang erfolgen kann, wie dies von den „Einseitigen" nicht für möglich gehalten wird.
- Koordinatives Lernen ist bei der Vielfalt der verschiedenen koordinativen Fähigkeiten nur über vielseitiges Lernen möglich nach dem bereits erwähnten Motto von *Hirtz* (1985) „vielseitig – variantenreich – ungewohnt".

Thesen gegen eine Frühspezialisierung

- Eine Frühspezialisierung führt zu einem Mangel an Reserven des psychophysischen Kräftepotentials und führt zu einer unvollständigen Ausnutzung der anlagemäßig gegebenen Entwicklungsmöglichkeiten (vgl. *Feige* 1978, 134).
- Eine Frühspezialisierung widerspricht den langfristigen Entwicklungserfor-

dernissen von Kindern und Jugendlichen und beeinträchtigt die Ausbildung von Anpassungsreserven für das Erreichen späterer Spitzenleistungen (vgl. *Lehmann* 1993, 42).
- Eine Frühspezialisierung ist ausschließlich das Ergebnis von ehrgeizigen Trainern und Eltern, die schnelle Leistungserfolge wünschen, aber sich nicht ihrer negativen Konsequenzen bewußt sind oder diese nicht wahrhaben wollen (vgl. *Lehmann* 1993, 42).
- Viele Untersuchungen zeigen, daß bei einer Frühspezialisierung die „Drop-out-Rate" außergewöhnlich hoch ist und bis zu 80 % beträgt (vgl. *Witt* 1970, 596; *Feige* 1978, 87; *Andresen/Kröger* 1987, 69; *Joch* 1992, 163 u. a.).
- Frühspezialisierung führt zum „Ausbrennen" und verhindert einen stetigen Leistungsaufbau (*Witt* 1970, 596).

Dennoch gilt es zu bedenken, daß die Vielseitigkeit auch gewisse *Nachteile* in sich bergen kann:
- Vielseitigkeit kann für den Sportler die Gefahr der Oberflächlichkeit in sich bergen unter dem Motto „Er kann vieles, aber nichts richtig".
- Vielseitige Kinder zeichnen sich zwar oft durch eine rasche Auffassungsgabe und eine überdurchschnittliche Lernfähigkeit aus, haben aber auch des öfteren Konzentrationsschwierigkeiten, sind nicht immer beharrlich im Verfolgen ihrer Ziele und neigen zu offensichtlichen Leistungsschwankungen (vgl. *Hotz* 1986, 102).

Und schließlich gilt auch noch:
- Die Forderung nach Vielseitigkeit in der Ausbildung von Kindern muß nicht grundsätzlich im Gegensatz zur vielleicht leistungssportlich orientierten Spezialisierung stehen, sondern das eine ist die Voraussetzung für das andere.
- Vielseitigkeit allgemein ist eine unabdingbare Grundlage für eine spätere Spezialisierung. Die Einheit von Allgemeinem und Speziellem gilt als eine wichtige Gesetzmäßigkeit im Sinne von *Matwejews* (1981, 67) Feststellung: Die Forderung, die Allseitigkeit und die vertiefte Spezialisierung harmonisch zu vereinigen, ist kein formal-logischer Widerspruch, sondern es ist die reale innere Dialektik des Entwicklungsprozesses".
- „Vor allem in den technisch-kompositorischen Sportarten ist die Vielseitigkeit Voraussetzung für den Erfolg ... Spezialleistungen wachsen organisch aus einer motorischen Vielseitigkeitsentwicklung heraus, sie verlangen geradezu ein breites motorisches Fundament" (*Lehmann* 1980, 75).
- „Je breiter abgestützt dieses 'Fundament' ist, desto größer die Freiheit der Möglichkeiten von Kombinationen, was für die Kreativität mitbestimmend ist" (*Hotz* 1986, 100).

Das Phänomen der Seitigkeit

Das Phänomen der Seitigkeit bezieht sich nicht nur auf die Händigkeit, sondern, wie Abb. 399 zeigt, auch noch auf eine Reihe anderer paarig angelegter Körperteile.
Abb. 399 macht deutlich, daß es eine funktionelle und eine morphologische Seitigkeit gibt. Die *funktionelle* Seitigkeit bezieht sich dem Namen entsprechend auf die Funktion eines Körperteils hinsichtlich einer Verwendungspräferenz oder Leistungsdominanz.
Die *morphologische* Seitigkeit bezieht sich auf das äußere Erscheinungsbild des jeweiligen Körperteils. Der dominante Arm fällt dabei vor allem dadurch auf, daß er dickere und festere Knochen hat und eine stärkere Muskulatur besitzt.

Über die Ätiologie (Entstehungsgeschichte) der Seitigkeit gehen auch noch heute die Meinungen auseinander (s. zusammenfassen-

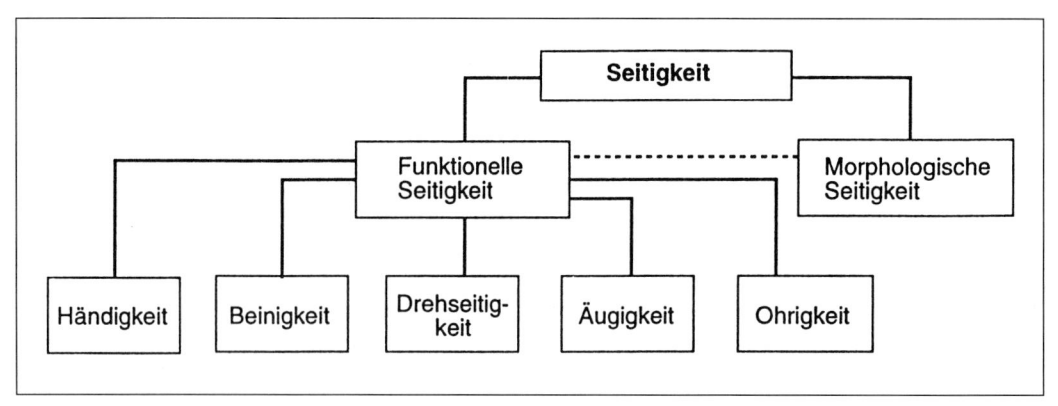

Abb. 399 Die Arten der Seitigkeit (nach *Fetz* 1989, 164)

de Übersichten von *Oberbeck* 1989, 15-18; *Späth* 1989, 31-33; *Büttner* 1990, 20-48). Die unterschiedlichen Erklärungsversuche lassen sich den nachfolgenden zwei Hauptthesen zuordnen:
– Seitigkeit als genetisch bedingter Faktor
– Seitigkeit als umweltbedingter Faktor

Keine dieser Thesen kann die Seitigkeit ausschließlich und widerspruchsfrei erklären.
Obwohl viele Argumente für eine genetische Bedingtheit sprechen, so lassen sich dennoch entscheidende Argumente dagegen anführen, nämlich:
Wenn Seitigkeit – und dabei vor allem Händigkeit – genetisch bedingt wäre, dann müßten eineiige Zwillinge eine größere Übereinstimmung aufweisen als zweieiige. Dies ist jedoch nicht der Fall, da bei 20–25 % der eineiigen Zwillinge die Händigkeit verschieden ist (vgl. *Rigal* 1985, 465; *Springer/Deutsch* 1987, 89). Die Tatsache, daß sich eineiige Zwillinge in der Händigkeit nicht mehr ähneln als zweieiige, ist als Beweis gegen die genetische Ursache der Händigkeit aufgefaßt worden (vgl. *Springer/Deutsch* 1987, 90).
Aber auch die Theorie der Umweltbedingtheit – sie sieht Seitigkeit als Ergebnis von Angewohnheit, Tradition, Erziehung bzw. Reifung und Lernen – kann keinen Ausschließlichkeitsanspruch erheben, da bei Annahme starker Pression in Richtung Rechtshändigkeit die

Seite	Händigkeit (Wurfarm)	Beinigkeit (Schußbein)
Rechts	91 %	76 %
Links	6 %	8 %
Beidseitig	3 %	16 %

Tab. 66 Prozentuale Häufigkeit der Seitenbevorzugung des Wurfarmes und des Schußbeines (nach *Wasmund* 1976, 38)

Existenz der Minderheit nicht erklärbar ist, die vor allem in der Phase stärkster Formbarkeit diesem Druck unbeeinflußbar widersteht (nach *Schenk* in *Schilling* 1979, 36).
Insgesamt kann davon ausgegangen werden, daß sowohl Erbfaktoren als auch Umweltbedingungen für die Seitigkeit von Bedeutung sind (vgl. *Ullmann* 1974, 288).

Von den verschiedenen Arten der Seitigkeit sind im Sport vor allem die Händigkeit, die Beinigkeit (Füßigkeit) und die Drehseitigkeit von Bedeutung.

– Händigkeit/Beinigkeit

Tab. 66 zeigt die prozentuale Verteilung von Links- und Rechtshändern bzw. -füßern.
Die Händigkeit spielt im Sport aus unterschied-

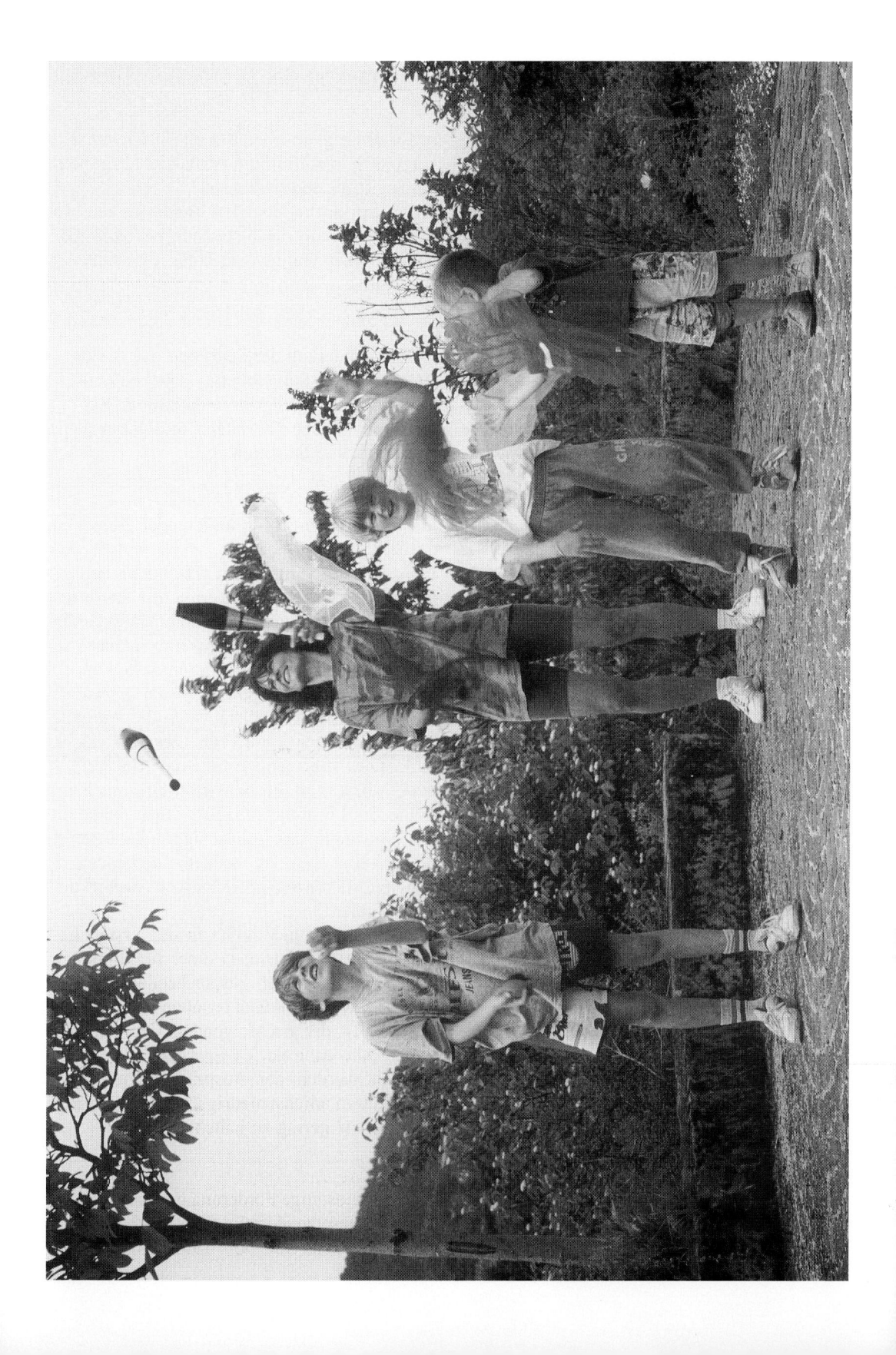

lichen Gründen eine Rolle. Das Abweichen von der Norm – also Linkshänder zu sein – gilt vielfach als besonderer Vorteil.
Fischer erklärt den hohen Anteil der linkshändigen Tennisspieler, Fechter und Boxer in der Weltspitze mit taktischen Vorteilen und dem Überraschungseffekt (*Fischer* 1988, 116). *Bisiacchi* (1985, 512) sieht noch einen besonderen Vorteil in der schnelleren Reaktion bei Linkshändern in überraschenden Situationen. Er führt dies aus anatomisch-physiologischer Sicht darauf zurück, daß die Kontrolle reaktiver Bewegungen durch die rechte Hirnhälfte – also auf der gleichen Seite wie das motorische Rindenfeld des linken Armes – erfolgt. Dadurch, daß die Kontrollinstanz in der gleichen Hirnhälfte wie die reagierende linke Hand liegt, ist ein Wechsel zur anderen Seite – wie dies für die rechte Hand der Fall ist – nicht nötig und es können etwa $4/1\,000$ Sekunden Reaktionszeit eingespart werden. Dies ist seiner Meinung nach der Grund dafür, daß sich z. B. bei den Fechtweltmeisterschaften 1981 in Clermont-Ferrand alle Teilnehmer des Viertelfinales aus Linkshändern zusammensetzten.

Besonders erwünscht ist im Sportbereich jedoch die Beidhändigkeit, die heute in allen Hand- und Fußsportarten im Trainingsprozeß gefördert wird.
In den großen Mannschaftssportspielen, den Zweikampfsportarten und den Rückschlagspielen kann beidseitiges Training entscheidend zum Erfolg beitragen. Das liegt zum einen am Überraschungseffekt, der durch einen plötzlichen Wechsel der Spielhand/des Spielfußes ausgelöst wird, zum anderen erweitert die Fähigkeit, auch schwierige Bewegungen beidseitig ausführen zu können, die Handlungskompetenz des Spielers. Hierzu einige Beispiele aus der Praxis:
Ein Kreisspieler im Handball, der sowohl links als auch rechts werfen kann, ist in seinen Bewegungen sehr viel schwerer einzuschätzen.
Ein Boxer, der in der Lage ist, sowohl in der Links- wie auch Rechtsauslage zu kämpfen, kann das taktische Konzept des Gegners zunichte machen, und ein Volleyballspieler, der sowohl links als auch rechts schmettern kann, ist für den gegnerischen Block sehr schwer auszurechnen (vgl. *Büttner* 1990, 87). Vergleichbares gilt für den Fußballer.

Trotz der anzustrebenden Beidseitigkeit im Sport ist jedoch die Notwendigkeit bzw. der Nutzen einer dominanten Hand durchaus als sinnvoll zu sehen.

> Eine Änderung der Seitigkeit – z. B. der Wechsel der Schreibhand – sollte niemals erzwungen werden, da es dadurch zu psychophysischen Störungen und Verunsicherungen kommen kann.

Die Existenz einer dominierenden Hand ist deshalb sinnvoll, da es zur Ökonomie des menschlichen Verhaltens und Handelns gehört, ein motorisches Niveau zu erreichen, das durch reflexartiges Reagieren auf die unterschiedlichsten Anforderungen gekennzeichnet ist. Bei einer fehlenden Seitendominanz können zeitliche Verzögerungen durch das Abwägen darüber entstehen, welche Seite die Aufgabe am besten lösen kann (vgl. *Oberbeck* 1989, 173). Dies kann jedoch im Sinne der Verletzungs- bzw. Unfallprophylaxe, aber auch im Sinne des Leistungsvollzugs – man denke an die Notwendigkeit „blitzartiger" Reaktionen bei plötzlich sich ergebenden Torchancen in den Spielsportarten – zu negativen Auswirkungen führen.
Aus diesem Grunde sollte in den ersten Lebensjahren das Entstehen einer funktionellen Seitendominanz durch entsprechende Geschicklichkeits- und Koordinationsübungen gefördert werden. In der nachfolgenden Grundausbildung sollte dann nach *Oberbeck* (1989, 173) versucht werden, den Ausprägungsgrad einer Seitigkeit möglichst niedrig und damit die Seitendifferenz gering zu halten:

> Eine beidseitige Förderung ist einer frühzeitig einsetzenden einseitigen Erziehung vorzuziehen (*Oberbeck* 1989, 173).

Das Phänomen der Seitigkeit

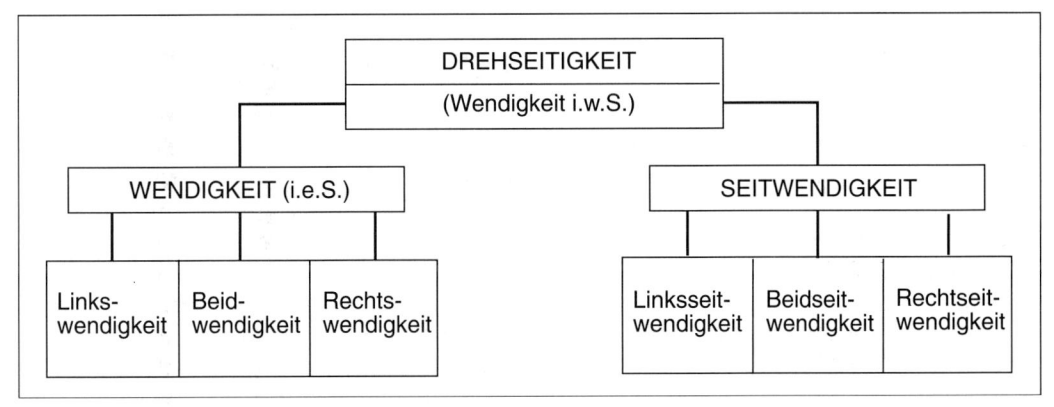

```
                    DREHSEITIGKEIT
                    (Wendigkeit i.w.S.)
         ┌──────────────┴──────────────┐
    WENDIGKEIT (i.e.S.)           SEITWENDIGKEIT
    ┌────┼────┐                   ┌────┼────┐
 Links- Beid- Rechts-         Linksseit- Beidseit- Rechtseit-
wendig- wendig- wendig-        wendig-   wendig-   wendig-
 keit   keit   keit             keit      keit      keit
```

Abb. 400 Die Arten der Drehseitigkeit (nach *Fetz* 1989, 173)

Testperson	linkswendig		beidwendig		rechtswendig	
	abs.	rel. (%)	abs.	rel. (%)	abs.	rel. (%)
Sportstudenten	57	57,6	1	1	41	41,4
Skirennläufer	20	44	18	40	7	16

Tab. 67 Die Wendigkeit in Abhängigkeit von verschiedenen Könnensstufen am Beispiel des alpinen Skilaufs (nach *Fetz* 1989, 177)

– Drehseitigkeit

Neben der Händig- und Beinigkeit spielt auch noch die *Drehseitigkeit* für die sportliche Leistungsfähigkeit eine nicht unbedeutende Rolle. Die *Drehseitigkeit* läßt sich in Wendigkeit und Seitwendigkeit unterteilen (vgl. *Fetz* 1989, 173/174). *Wendigkeit* bezieht sich dabei auf die Bevorzugung von Drehrichtungen um die Längsachse (Beispiel: Pirouette beim Eiskunstlaufen), *Seitwendigkeit* auf die Bevorzugung einer Richtung bei Drehungen um die Tiefenachse (Beispiel: Radschlagen beim Bodenturnen) (vgl. Abb. 400).
75 % aller Eis- und Rollschuhläufer bevorzugen die Drehrichtung nach links und das linke Bein als Absprung oder Pirouettenbein. Im Paarlaufen überwiegen gleichsinnige Paare, die ihre Sprünge parallel zueinander anlegen können (vgl. *Oberbeck* (1989, 137). Nach den Untersuchungen von *Oberbeck* (1989, 47) liegt eine Linksbevorzugung im Verhältnis 70 % zu 30 % vor, wobei Frauen einen um 15 % höheren Anteil an Rechtsdrehern haben.
Untersuchungen von *Wilke/Fuchs* (1969, 1 f.) aus dem Turnbereich zeigen, daß die Bevorzugung einer Drehseite mit der geringeren Erregbarkeit des Vestibularapparates – er befindet sich im Innenohr und ist für die Gleichgewichtserhaltung von Bedeutung – korreliert.
Im sportlichen Training sollte versucht werden, beide Arten der Drehseitigkeit in beiden Richtungen zu trainieren. Wie Tab. 67 zeigt, führt ein beidseitiger Trainingsprozeß in Sportarten, die eine beidseitige Drehseitigkeit benötigen, zu beachtlichen Veränderungen im Sinne einer Kompetenzerweiterung in Richtung Beidwendigkeit.

Typ	A	B	C	D	E	F	G	H
Seitigkeit								
Händigkeit	R	R	R	R	L	L	L	L
Füßigkeit	R	R	L	L	L	L	R	R
Drehseitigkeit	R	L	L	R	L	R	R	L

Tab. 68 Seitigkeits-Konstellationstypen (nach *Oberbeck* 1989, 54)
R = Rechts; L = Links. Der Seitigkeitstyp RRR ist demnach Rechtshänder, Rechtsfüßer und Rechtsdreher.

Das Phänomen der Seitigkeitstypologie

Neben den unterschiedlichen Arten der Seitigkeit gibt es auch noch typische Seitigkeitskonstellationen.

In seinen Untersuchungen zur Seitigkeitstypologie unterscheidet *Oberbeck* (1989, 54) unter dem Aspekt der drei Faktoren Händigkeit, Füßigkeit und Drehseitigkeit acht „Seitigkeits-Konstellations-Typen" (s. Tab. 68).

Die Seitigkeitstypologie ist nicht für alle Leistungsniveaus und Sportarten gleich (s. Abb. 401).

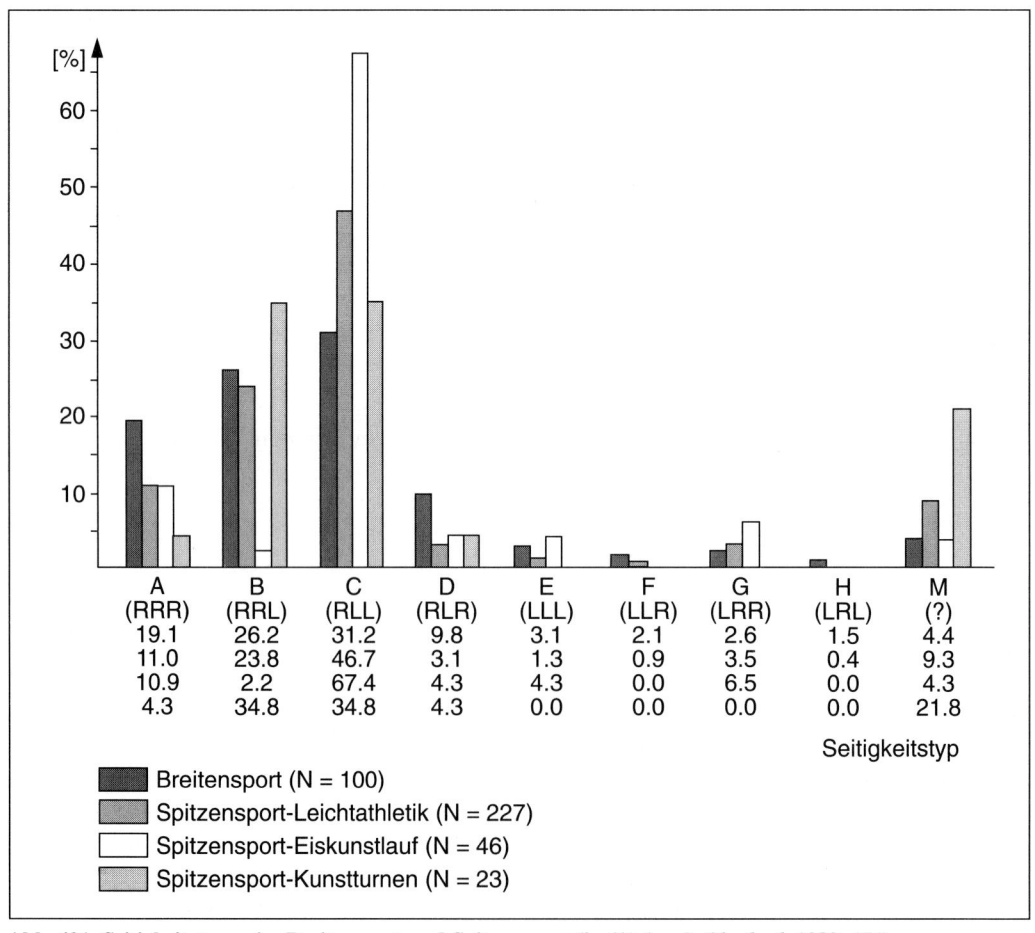

	A (RRR)	B (RRL)	C (RLL)	D (RLR)	E (LLL)	F (LLR)	G (LRR)	H (LRL)	M (?)
Breitensport (N = 100)	19.1	26.2	31.2	9.8	3.1	2.1	2.6	1.5	4.4
Spitzensport-Leichtathletik (N = 227)	11.0	23.8	46.7	3.1	1.3	0.9	3.5	0.4	9.3
Spitzensport-Eiskunstlauf (N = 46)	10.9	2.2	67.4	4.3	4.3	0.0	6.5	0.0	4.3
Spitzensport-Kunstturnen (N = 23)	4.3	34.8	34.8	4.3	0.0	0.0	0.0	0.0	21.8

Abb. 401 Seitigkeitstypen im Breitensport und Spitzensport (in %) (nach *Oberbeck* 1989, 171)

> Beachte: Mit dem Leistungsniveau und der Wettkampfbewährung nimmt der Anteil an Seitigkeitstypen zu, die dem idealtypischen Technikmodell ihrer Sportart oder Disziplin entsprechen (*Oberbeck* 1989, 172).

Daß elf von zwölf Olympiasiegern, Welt- und Europameistern im Zehnkampf den Typen C (RLL) oder G (LRR) angehören, bedeutet, daß diese Sportart in der absoluten Spitze von Linksspringern dominiert wird (vgl. *Oberbeck* 1989, 172).

Da Bewegungshandlungen im Sport wesentlich durch den Einsatz von Armen, Beinen und Körperdrehungen bestimmt sind, ist es daher nicht verwunderlich, daß die Seitigkeits-Typologie mit entscheidend für die Durchführung bzw. den Erwerb bestimmter Bewegungen ist. Beispiel: Viele Leichtathleten springen mit dem linken Bein hoch (wegen der bevorzugten Drehung nach links), aber mit dem rechten Bein weit.

> Beachte: Es gibt keine generelle Seitigkeit unabhängig von einer speziellen Aufgabe (*Oberbeck* 1989, 55).

Seitigkeitstypologie und motorischer Lernprozeß

Durch eine bestimmte Seitigkeitstypologie kann es unter Umständen zu Lernproblemen kommen. So haben nach den Untersuchungen von *Oberbeck* (1989, 63) z. B. die Stabhochspringer vom Typ A (RRR) bisweilen Schwierigkeiten, sich diese Bewegung anzueignen, da diese Disziplin für den Rechtshänder einen Linksabsprung und eine Linksdrehung beim Drehumstütz verlangt. Lernprobleme sollten demnach auch unter dem Aspekt der Seitigkeitstypologie betrachtet und angegangen werden.

Der kontralaterale Transfer

Wie Abb. 402 erkennen läßt, kann man einen symmetrischen gegenseitigen (kontralateralen), einen gleichseitigen (homolateralen), einen asymmetrisch diagonalen kontralateralen und einen Antagonisten-Transfer unterscheiden (vgl. *Kuhn* 1987, 24).

Bei den in Abb. 402 gezeigten Transferrichtungen liegt der stärkste Effekt von der dominanten Hand bzw. dem dominanten Fuß zur Gegenhand bzw. zum Gegenfuß vor (= kontralateraler Transfer).

Am zweitgrößten ist der gleichseitige (homolaterale) Transfer, z. B. von der rechten Hand zum rechten Fuß (vgl. auch *Cook* 1933, 699; *Pöhlmann* 1986, 196).

Am geringsten ist der Effekt beim asymmetrischen diagonalen Transfer (vgl. *Cook* 1933, 699; *Kuhn* 1987, 92).

Bemerkenswert ist noch die Tatsache, daß der Transfer von der nicht bevorzugten linken Hand auf die bevorzugte rechte Seite größer ist als umgekehrt (vgl. *Fetz* 1980, 194).

Da der kontralaterale Transfer im Sport von allen Transferarten die bedeutendste Rolle spielt, soll er in der Folge ausführlicher dargestellt werden.

Neurophysiologische Befunde deuten darauf hin, daß der kontralaterale Transfer mehr oder weniger automatisch abläuft. Das Ausmaß dieser Übertragung hängt aber von einer Reihe lerninterner Bedingungen (Fähigkeiten, von denen ein Lernender ausgeht) und lernexterner Bedingungen (Gesamtheit der Steuerungsmöglichkeiten des Lernprozesses) ab (vgl. *Kuhn* 1986, 24).

Beispiel für eine lerninterne Bedingung: Die Übertragungen sind besonders bei niedrigem Leistungsniveau relativ hoch (vgl. *Pöhlmann* 1986, 196).

Beispiel für eine lernexterne Bedingung: Die Transfereffekte hängen u. a. von der Übungsdauer und den Pausenintervallen ab. Bei längeren Pausenintervallen sind die Transferwerte höher als bei kurzen (z. B. 20 Minuten im Ver-

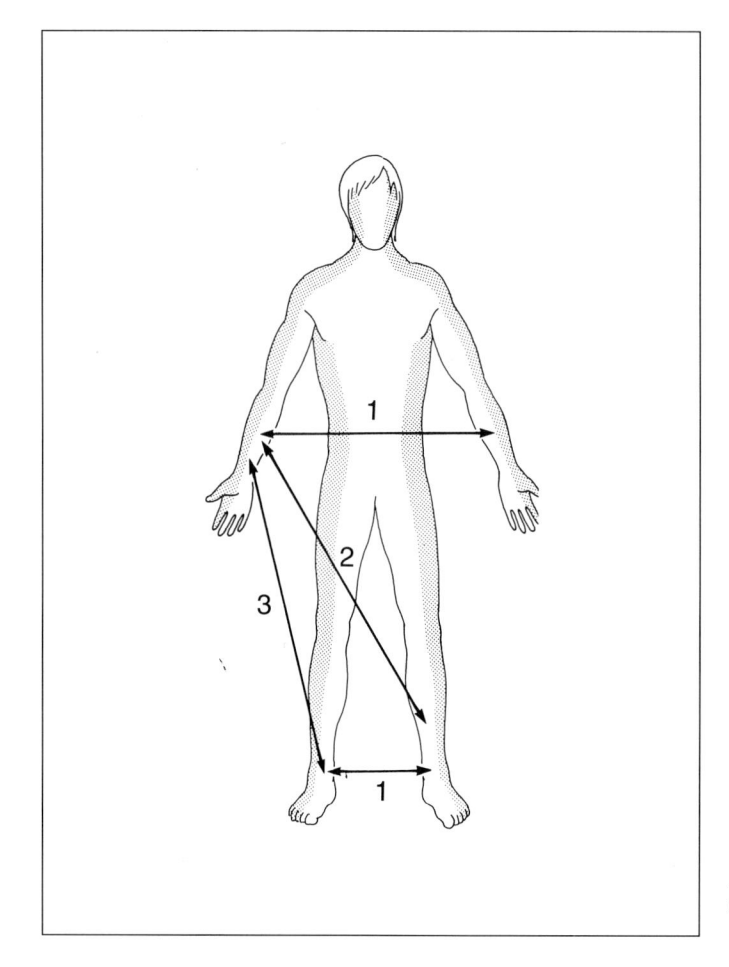

Abb. 402 Die verschiedenen Transferrichtungen (verändert nach *Kuhn* 1987, 24)

gleich zu 20 Sekunden) (vgl. *Ammons* 1958, 157 f.).

Beachte: Bei allen Transfereffekten spielt die Motivation eine entscheidende Rolle: Je höher die Motivation, desto höher die Transferleistung (vgl. *Egger* 1975, 66).

Kontralateraler Transfer und motorische Hauptbeanspruchungsformen

– Transfer im Koordinativen Bereich

Eine Vielzahl von Studien weist bei den Koordinativen Fähigkeiten sowohl bei *kleinräumigen* Bewegungen – wie z. B. beim Dart-Werfen oder Tracking (Nachziehen von Linien) als

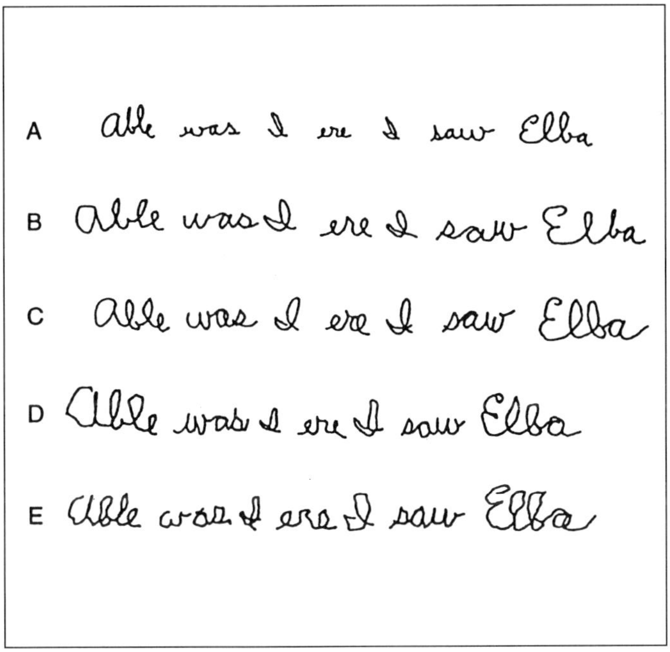

Abb. 403 Transfereffekte beim Schreiben mit verschiedenen Körperteilen (nach *Raibert* in *Schmidt* 1988, 241)

auch bei *großräumigen* Bewegungen – wie z. B. beim Werfen und Stoßen von Keulen, Schlagbällen und Kugeln – positive Transferbefunde auf (vgl. *Drenkow* 1960, 826 und 1961, 41, 137 und 1084; *Rohmert/Preising* 1968, 52; *Hettinger* 1972, 87; *Nagel* 1983, 5; *Fischer* 1979, 64 und 1988; *Goebel* et al. 1983, 66 u. a.).

Bereits aus Alltagsbeobachtungen läßt sich die große Bedeutung des kontralateralen Transfers bestätigen. Beispiel: Rechtshänder können auch mit der linken Hand schreiben, selbst wenn sie das nie vorher geübt haben (s. Abb. 403). Aus lerntheoretischer Sicht erklären sich diese Transferleistungen, die über den eben dargestellten kontralateralen Transfer hinausgehen, durch die sogenannte Schema-Theorie von *Schmidt* (1988, 240 f.). Sie besagt, daß Bewegungsschemata generalisierte motorische Programme für eine ganze Klasse von Bewegungen darstellen. Ein generalisiertes Bewegungsprogramm setzt sich dabei aus unveränderlichen Elementen (Invarianten, wie z. B. Reihenfolge der Elemente, relative zeitliche Struktur, relativer Krafteinsatz) und aus veränderlichen Programmparametern (z. B. Gesamtdauer der Bewegung, Gesamtkrafteinsatz, verwendeter Muskeleinsatz etc.) zusammen. Der in Abb. 403 gezeigte Schriftstil – er entspricht den

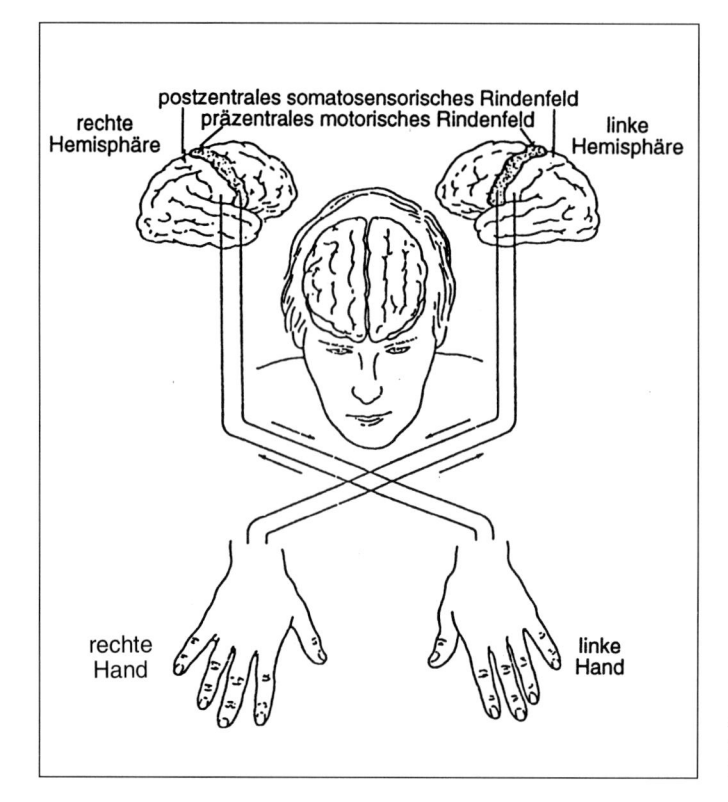

Abb. 404 Die Verbindung der Hände mit der gegenüberliegenden Gehirnhälfte (nach *Springer* 1987, 2)

Invarianten in der Schema-Theorie – ist bei allen Schriftproben gleich. Unterschiede traten jedoch in den veränderlichen Programmparametern auf: die Ausführungsgeschwindigkeit variiert je nach benutztem Körperteil.

Ein eimal ausgebildetes, generalisiertes Bewegungsschema kann sowohl mit der linken als auch rechten Hand ausgeführt werden. Physiologisch-anatomisch verbirgt sich dahinter die in Abb. 404 gezeigte gekreuzte Pyramidenbahn. Sie ermöglicht einen Informationsaustausch der zwei Gehirnhälften (Hemisphären) über den Balken (corpus callosum) – es stellt mit seinen etwa 200 bis 300 Millionen Leitungsbahnen die Verbindung zwischen rechter und linker Gehirnhälfte dar (vgl. *Woolridge* 1967, 42).

Unter dem Aspekt der Verbesserung der Koordinativen Leistungsfähigkeit sind für den Sportbereich die Transfer-Untersuchungen von *Munn* – er hatte bereits 1932 festgestellt, daß das Ballwerfen mit der einen Hand, gleichzeitig die Wurfgeschicklichkeit der anderen Hand verbessert (1932, 243) –, vor allem aber die von *Drenkow* (1960 und 1961 am Beispiel eines Keulenwurftrainings), *Fischer* (1979, 64 und 1988, 147 am Beispiel des Dart- und Schlagballwerfens), *Nagel* (1983, 5 am Beispiel Kugelstoßen), *Silberschmidt* (1986, 79 am Beispiel des Tischtennisspieles) und *Stadler/Bucher* (1986, 75 am Beispiel Tennis) von Bedeutung.

Aus diesen Arbeiten geht hervor, daß beidseitiges Training eine Reihe von Vorteilen hat, die im motorischen Trainingsprozeß in weit größerem Maße berücksichtigt werden sollten, als dies bisher der Fall ist.

Die Vorteile des kontralateralen Transfers (KLT) stellen sich wie folgt dar:

- KLT und Lerngeschwindigkeit/effektivität
  Beidseitiges Üben führt zu einem schnelleren Lernerfolg und ist damit effektiver (*Kuhn* 1987, 112).
  Rechts-links/Links-rechts-Übertragungen sind besonders bei niedrigem Leistungsniveau relativ hoch (*Pöhlmann* 1986, 196).
- KLT und Bewegungsqualität
  Beidseitiges Üben beschleunigt nicht nur den Lernprozeß, sondern führt auch zu einer besseren Bewegungsqualität (*Drenkow* 1961, 141).
  Dabei ist zu beachten, daß eine sequentielle (relativ massierte) Reihenfolge (z. B. rechts, rechts, rechts, rechts . . . links, links, links, links) günstiger ist als ein ständiges Alternieren (vgl. *Kuhn* 1987, 112).
- KLT und Bewegungsvorstellung
  Der bilaterale Transfer durch beidseitiges Üben trägt zu einer Differenzierung des psychomotorischen Denkens sowie zu einer bewußten, strukturierten Bewegungsvorstellung bei und erleichtert dadurch Bewegungslernen (*Hotz* 1986, 27).
  Bei Sportlern, die über Jahre mit einer falschen Technik operierten, ist ein Umlernen oft nur mit der „unbelasteten" Gegenhand möglich (vgl. *Muster* 1986, 234; s. auch Folgeausführungen S. 598).
- KLT und kinästhetisches Empfinden
  Während sich die Schärfe des Empfindens auf der linken Körperhälfte durch die Anwendung lokaler Übung verdoppelt, erfährt die Schärfe des Empfindens auf der rechten Seite an den entsprechenden, symmetrisch gelegenen Hauptpunkten, ohne irgendwelche lokale Einwirkung, eine gleichzeitige Verdoppelung (*Volkmann* 1858, 63).
- KLT und motorische Hauptbeanspruchungsformen
  Die Transfereffekte stellen sich nicht nur im koordinativen Bereich ein, sondern in mehr oder weniger ausgeprägtem Maße auch in den konditionellen Eigenschaften Kraft, Ausdauer und Schnelligkeit (s. dazu Folgeausführungen).
- KLT und Erholung
  Über das sogenannte „Setschenow-Phänomen" – es beinhaltet ein Üben mit der Gegenhand – kommt es zur schnelleren Entmüdung der eigentlichen Leistungshand (s. dazu Folgeausfürungen).
- KLT und Rehabilitation
  In der Sportpraxis ist der kontralaterale Effekt nicht nur zur Verbesserung der sportlichen Leistungsfähigkeit von Interesse, sondern im Verletzungsfall auch zur Verhinderung eines zu starken Kraftverlustes. Wie die Untersuchungen von *Christ/Rohrbach* (1978 in *Fischer* 1988, 121) zeigen, kann durch ein Training der nicht verletzten Seite eine Inaktivitätsatrophie der verletzten Seite verhindert werden (vgl. auch *Simkin* 1960, 135; *Kuhn* 1987, 15).
- KLT und taktische Leistungsfähigkeit
  Beidseitiges Üben erweitert die taktische Handlungskompetenz des Spielers (*Fischer* 1988, 116).
  Ein beidseitiger Spieler ist unberechenbarer und schwerer auszurechnen (s. auch S. 590).

Die Transfereffekte im konditionellen Bereich

- Transfer im Kraftbereich

Kraftfähigkeiten – z. B. Maximalkraft oder Kraftausdauer – können von der arbeitenden auf die nichtarbeitende symmetrische Musku-

latur übertragen werden. Wie die Untersuchungen von *Walters/Stewart/Leclaire* (1960, 131) und *Yasuda/Miyamura* (1983, 321) zeigen, ist der Transfer in Abhängigkeit von der Intensität zu sehen: Je höher die Anspannung, desto ausgeprägter der Transfer (vgl. auch *Thépaut-Mathieu* 1993, 20).
Interessant ist noch die Tatsache, daß kontralaterale Krafttransfereffekte auch bei den Antagonisten auftreten können: Wenn bei einer rhythmischen Arbeit der Beuger des rechten Armes gleichzeitig die Streckmuskulatur des linken Armes angespannt werden, dann erhöht sich die Kraft des rechten Armes um 39–42 % (vgl. *Adam/Werchoshanskij* 1972, 74).

– Transfer im Schnelligkeits- und Ausdauerbereich

Die wenigen hierzu durchgeführten Untersuchungen lassen tendentielle positive Transfereffekte erkennen; eine endgültige Klärung steht hierbei jedoch noch aus (vgl. *Kuhn* 1987, 29).

Die beschleunigte Wiederherstellung über das sogenannte Setschenowphänomen

Der russische Physiologe *Setschenow* (1829 bis 1905) war der erste, der bereits zu Beginn dieses Jahrhunderts die Gesetzmäßigkeiten der Beschleunigung der Wiederherstellung durch aktive Erholungsmaßnahmen nach ermüdender Arbeit aufdeckte (in *Narikaschwili* 1953, 53).

Diese als Setschenow-Phänomen bezeichnete Erscheinung beruht auf folgender physiologischer Basis (in *Nagel* 1983, 6):
„Übt z. B. der rechte Arm, so setzt nach einiger Zeit in den entsprechenden Bewegungszentren des Gehirns eine Ermüdungsphase ein – eine Schutzhemmung entsteht, die den Wiederherstellungsprozeß der Zellen bewirkt. Während einer passiven Ruhepause wird dieses sog. reaktive Hemmungspotential allmählich abgebaut bzw. zerstreut; wird jedoch mit dem linken Arm weitergeübt, so entsteht durch die afferenten Impulse in den Nervenzentren des linken Armes (also in der rechten Hemisphäre) ebenfalls eine Erregung, die dann wiederum zum Aufbau einer Schutzhemmung führt. Durch die funktionelle Zusammenarbeit der beiden Hemisphären bleiben diese Vorgänge jedoch nicht auf die jeweilige Hirnhälfte beschränkt, sondern sie strahlen auf die andere Seite aus, so daß es zu einer Überlagerung, einer Summierung der beiden Hemmungspotentiale kommt. Eine solchermaßen verstärkte Hemmung führt empirischen Untersuchungen zufolge aufgrund ihrer 'Tiefe' zu einem beschleunigten Wiederherstellungsprozeß."

Die Verbesserung des kinästhetischen Bewegungsempfindens durch das „Kontrastlernen"

Körperliche Bewegungen bewirken kinästhetische Empfindungen. Durch ungewohnte Bewegungen (z. B. Werfen mit dem „schwachen" Arm) werden besonders intensive kinästhetische Empfindungen hervorgerufen (*Drenkow* 1961, 47). Bei beidseitiger Ausführung von Bewegungen muß die Bewegung nochmals neu durchdacht werden. Dies führt zu einer Vergrößerung der Bewegungsvorstellung. Automatisierte Bewegungsmechanismen werden dadurch wachgerufen, daß ein deutlich spürbares Kontrastempfinden zwischen der flüssigen Bewegungsausführung im prävalierten Arm und der „ungelenken" Bewegung auf der „schwachen" Seite entsteht. Dies gilt auch für automatisierte Fehler. Durch die erhöhte Aufmerksamkeit beim Bewegungslernen auf der anderen Seite ist es möglich, eingeschliffene Fehler zu korrigieren (*Spille* 1959, 50; *Fischer* 1988, 196). Hier eröffnet sich eine in der bisherigen Trainingsmethodik noch weitgehend übersehene Möglichkeit der Fehlerkorrektur, die den Trainingsprozeß optimieren kann, denn das Umlernen falscher Bewegungen ist bekanntlich mühsamer als das Neulernen (vgl. *Büttner* 1990, 86; s. S. 575).

Zusammenfassend läßt sich feststellen, daß im Schul- und Vereinssport, vor allem im Kindes-

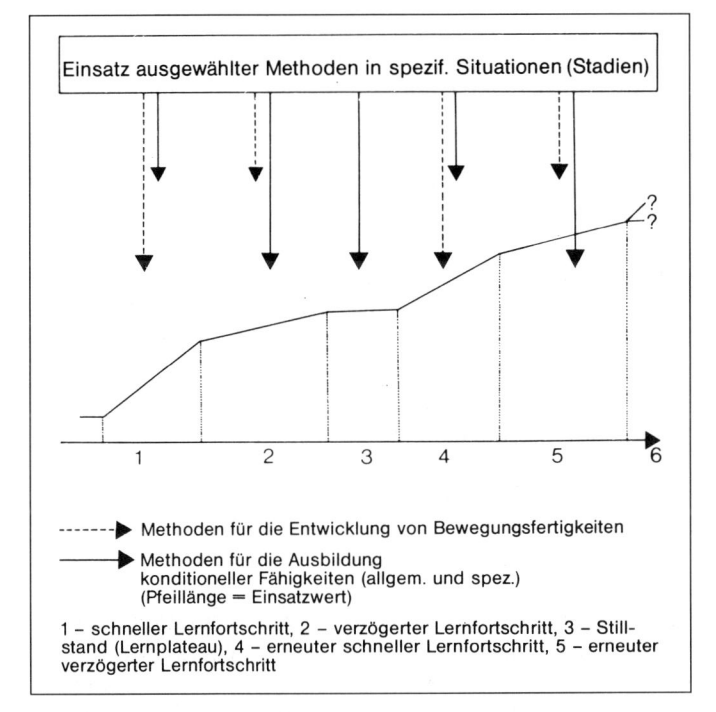

Abb. 405 Die Einflußnahme ausgewählter Methoden auf den Verlauf des technischen Lernprozesses (in Anlehnung an *Tschiene* 1976, 1490)

In the figure: Einsatz ausgewählter Methoden in spezif. Situationen (Stadien)

------▶ Methoden für die Entwicklung von Bewegungsfertigkeiten
——▶ Methoden für die Ausbildung konditioneller Fähigkeiten (allgem. und spez.) (Pfeillänge = Einsatzwert)

1 – schneller Lernfortschritt, 2 – verzögerter Lernfortschritt, 3 – Stillstand (Lernplateau), 4 – erneuter schneller Lernfortschritt, 5 – erneuter verzögerter Lernfortschritt

alter und auf niedrigem Leistungsniveau unbedingt eine beidseitige Schulung bzw. ein beidseitiges Training durchgeführt werden sollte. Dies ist nicht nur im Sinne einer Leistungsoptimierung, sondern auch im Sinne einer langfristigen Verletzungsprophylaxe und Vermeidung muskulärer Dysbalancen zu sehen. Letztlich trägt es aber auch dazu bei, einer einseitigen Ausbildung zugunsten einer harmonischen Gesamtausbildung Vorschub zu leisten. Denn Spezialistentum hat im Extremfall einige für den Erziehungsprozeß von Kindern und Jugendlichen unerwünschte Nebeneffekte!

Das Problem der Stagnation in der technischen Entwicklung

Auf allen Könnensstufen lassen sich im langjährigen Trainingsprozeß in der technischen Ausbildung Abschnitte einer *Stagnation* oder sogenannte *Lernplateaus* feststellen (vgl. *Ter-Owanesjan* 1971, 4. Folge, 3; *Tschiene* 1976, 1490). Die Abb. 405 zeigt den diskontinuierlichen Verlauf der technischen Entwicklung sowie gezielte Maßnahmen zu ihrer Beeinflussung.

Die Ursachen von *Lernplateaus* und Möglichkeiten zu ihrer Überwindung:
– Informatorische Lernüberforderung
In Abschnitten intensiver und zeitlich gedrängter Technikschulung kann es zu dem Phänomen der „sensomotorischen Regression" kommen. Darunter ist nach *Ungerer* (1970, 94) der *plötzliche* Zusammenbruch der Bewegungsstruktur aufgrund einer Überforderung durch verbale Information zu verstehen. Gegenmaßnahme: Reduktion der Verbalinformationen und ausreichende Verarbeitungspausen.

– Lernüberforderung durch Ermüdung
Durch intensive Technikschulung, verbunden mit hochgradiger physischer Ermüdung, kann

es zu dem Phänomen der „motorischen Ermüdungs-Regression" kommen.

Die physiologische Ursache für die motorische Ermüdungsregression – sie führt zu einem Abbau der Bewegungsstruktur – scheint nach *Schmidtke* (in: *Ungerer* 1970, 110) darin zu bestehen, daß sich die Reizschwelle der kontraktilen Faser während der Belastung verschiebt. Die Realisierung der gleichen figuralen Leistung würde dann immer stärker werdende willkürliche Impulse erfordern, was eine starke Ermüdung entsprechender Zentren und ein Nachlassen der sensomotorischen Lern- und Kontrollfähigkeit zur Folge hätte. Auf diese Weise könnten die einzelnen Bewegungsformen allmählich von Lernstufe zu Lernstufe nicht mehr vollständig realisiert werden, wodurch sich der systematische Leistungsabfall anbahnen würde: Mikrofigurale Veränderungen bzw. massive Mängel in der Bewegungsausführung stellten die entsprechenden Erscheinungsbilder dar.

Gegenmaßnahme zu dieser *allmählich* eintretenden Form der Regression: aufmerksame Verlaufskontrolle, die ein rechtzeitiges Erkennen ermöglicht.

– Informationsmängel
Der technische Lernfortschritt kann durch falsche Bewegungsvorstellungen verzögert werden: Korrekturen bzw. Bewegungsanweisungen können nicht verwertet werden, da sie nicht „verstanden" werden.
Gegenmaßnahme: Verständniskontrollen, Befragung u. ä.

– Motivationsmängel
Änderungen in der inneren Einstellung, ungenügende Aufmerksamkeit sowie verschiedene akute Stimmungsalterationen können zu dieser „motivationalen Regression" führen, die den technischen Lernprozeß ebenfalls negativ beeinflussen kann (vgl. *Ter-Owanesjan* 1971, 4. Folge, 3; *Ungerer* 1970, 95). Gegenmaßnahme: ausreichendes pädagogisches Einfühlungsvermögen.

– Konditionelle Mängel
Da die konditionellen Fähigkeiten als Träger der dynamischen Struktur der Technik anderen Gesetzmäßigkeiten unterliegen – sie benötigen längere Entwicklungszeiträume – als die rein sensomotorischen Lernprozesse, kann es zu einer Diskrepanz zwischen technischem Können und physischer Leistungsfähigkeit kommen, was sich ungünstig auf den technischen Lernprozeß auswirkt. Gegenmaßnahme: allgemeine und spezielle Verbesserung der defizitären Leistungskomponente.

Kontrolle und Tests

Für eine genauere Bewertung der Technik ist es wichtig, für sie und ihre dynamische Struktur Kriterien zu finden, die eine Objektivierung des technischen Niveaus ermöglichen (s. S. 564). Wichtige Kriterien sind dabei nach *Djackov* (1973, 16) die Effektivität der Schlüsselelemente in der kinematischen Kette, die Zuverlässigkeit und Genauigkeit der Bewegungen sowie die Automatisation und Stabilität der Bewegungsfertigkeiten gegenüber ungünstigen inneren und äußeren Einflüssen.
Da der Mensch nur etwa 16 „Bilder" in der Sekunde noch einzeln wahrnimmt, erkennen auch geübte Beobachter – im Sportbereich der Trainer – bestimmte Bewegungsparameter nicht genau, sondern schließen aufgrund ihres Wissens auf die Ursache (*Harre* 1976, 194). Eine Objektivierung mittels Videorekorder, Film etc. sowie technikspezifische Tests sind deshalb nötig, um ausreichend präzise Aussagen über die technische Entwicklung zu ermöglichen.
Ergibt sich dabei, daß die Technik dem motorischen „Idealtyp" entspricht und mit den individuellen Fähigkeiten des Sportlers übereinstimmt, so muß die Bewegungstechnik mehr unter dem Aspekt der „quantitativen" Kriterien (z. B. Kraft, Schnelligkeit etc.) weiterentwickelt werden. Entspricht die Technik hingegen nicht dem motorischen „Idealtyp" und weicht sie mehr oder weniger stark von den individuellen Möglichkeiten des Sportlers ab, so ist sie mehr unter „qualitativen" Gesichtspunkten (Verbesserung des Bewegungsablaufes etc.) zu entwickeln (s. *Djackov* 1973, 8).
Die Kontrollinformation und ihre Verarbeitung spielen dabei für den Sportler eine besonders

wichtige Rolle, da mit Hilfe dieser Rückinformation die Funktionsweise des Steuerungsapparates verbessert bzw. auf veränderte Bedingungen umgestellt werden kann. Ein Sportler, der technische Fehler nicht erkennt bzw. nicht darüber informiert wird, kann seine Technik nicht verbessern.

> Zusammenfassend läßt sich sagen, daß die Technikschulung im wesentlichen ein fortlaufender Entwicklungsprozeß ist, der sich auf der Grundlage motorischer Fähigkeiten bzw. Fertigkeiten vollzieht. Ein individuelles Leistungsoptimum wird nur dann erreicht, wenn alle psychophysischen Komponenten eine entsprechende Entwicklung erfahren.

Techniktraining im langfristigen Trainingsprozeß – Periodisierung

Für das Techniktraining im langfristigen Taining gelten die im Kapitel „Training der Koordinativen Fähigkeiten" (s. S. 553) gemachten Aussagen. Technisches Lernen steht im Zentrum des Kinder- und Jugendtrainings. Allerdings erfolgt auch später ein „lebenslanges" Optimieren der sportlichen Technik, jedoch auf der Basis der vorher erworbenen technischen Fähigkeiten und Fertigkeiten.

Im Jahreszyklus erfolgt ein ganzjährliches Techniktraining, das jeweils etwa einen Monat vor Beginn der Wettkampfperiode akzentuiert wird (= zentraler Inhalt der VP 2 bzw. 3).

Methodische Grundsätze zum Techniktraining

- Eine spezielle Technik erfordert spezielle Trainingsmaßnahmen.
- Einer speziellen Technik haben spezielle konditionelle Vorbereitungen voranzugehen, z. B. ausreichende Kräftigung der Rücken- und Beinstrecker zum Erlernen der O'Brien-Technik beim Kugelstoßen.
- Es ist sofort diejenige Bewegungstechnik zu schulen, die die rationellste Lösung der Bewegungsaufgabe darstellt, um die Schwierigkeiten eines späteren Umlernens zu vermeiden (vgl. *Hotz/ Weineck* 1983, 44).
- Da das Erkennen von Bewegungsdetails für das Erlernen einer sportlichen Technik bzw. ihre Vervollkommnung wichtig ist, muß die Beobachtungsfähigkeit bzw. das Wissen über eine Technik mit in den Schulungsprozeß einbezogen werden.
- Die Schnelligkeit des technischen Lernprozesses ist von dem Schatz an Bewegungserfahrung (= Bereitstellung von Teilprogrammen) abhängig, d. h., ein vorbereitendes Training von Fundamentaltechniken erleichtert den Schulungsprozeß.
- Die Notwendigkeit präziser Bewegungskorrekturen verlangt den Einsatz objektiver Kontrollverfahren (Videorekorder, Film etc.).
- Eine zu frühe Wettkampfteilnahme bei noch ungenügend stabilisierter Technik kann die technische Entwicklung negativ beeinflussen: Es werden u. U. falsche Bewegungsstrukturen eingeschliffen (durch den Wettkampfstreß).
- Der technische Lernprozeß sollte ohne lange Unterbrechungen zwischen den Trainingseinheiten vollzogen werden, da sich sonst die Effektivität des Trainings vermindert.
- Das technische Training sollte in erholtem Zustand erfolgen; die Zahl der Übungswiederholungen hat sich den konditionellen Voraussetzungen bzw. der Konzentrationsfähigkeit anzupassen: Ein ermüdetes ZNS erlaubt keine optimale Koordination.

> – Die technische Fertigkeit unterliegt einer ständigen Abhängigkeit vom Stand der physischen Leistungsfaktoren bzw. ihrer Schwankungen und Veränderungen im Zusammenhang mit Makro- und Mikrozyklen (vgl. *Marhold* 1978, 691). Veränderte konditionelle Voraussetzungen bedingen demnach Veränderungen im Bewegungssystem.

Das Techniktraining im Kindes- und Jugendalter

Da das Training der *Koordinativen Fähigkeiten* in vielen Punkten das *Techniktraining* berührt bzw. dessen unmittelbare Voraussetzung darstellt, soll an dieser Stelle nur noch kurz und ergänzend auf bestimmte Besonderheiten des Techniktrainings im Kindes- und Jugendalter eingegangen werden.

Das Techniktraining im Vorschulalter

In dieser Altersstufe geht es hauptsächlich um das Erlernen einer Vielzahl von Bewegungsfertigkeiten, weniger um den Erwerb spezieller Techniken. Der Ausbau des Bewegungsschatzes erfolgt mehr durch Nachahmen und Erfahren als durch Reflexion. Daß ein derartiges Lernen schon beachtliche Ergebnisse zeitigen kann, wird am Beispiel von Gebirgskindern deutlich: Im Alter von vier bis sechs Jahren erreichen sie bereits erstaunliche technische Fertigkeiten im alpinen Skilauf.

Techniktraining im frühen Schulkindalter

Die gute motorische Lernfähigkeit ist weiter im Sinne der Erweiterung des Bewegungsschatzes bzw. der Bewegungserfahrung zu nutzen. In dieser Altersstufe erfolgt in einigen Sportarten mit hohen technischen Anforderungen (z. B. Eiskunstlauf, Turnen) bzw. aufgrund besonders günstiger körperlicher Voraussetzungen (z. B. Schwimmen) bereits das Anfängertraining des langfristigen Trainingsprozesses für den Hochleistungssport. Im frühen Schulkindalter ist demnach ein zwar kindgemäßes, aber bereits gezieltes Techniktraining auf der Basis einer vielseitigen Allgemeinausbildung möglich.

Techniktraining im späten Schulkindalter

Dieses beste motorische Lernalter (s. S. 556) ist besonders gut für eine allgemeine technische Grundausbildung geeignet.
Allerdings sollte der Hinweis auf das „beste motorische Lernalter" nicht dazu verleiten, anzunehmen, daß hier bereits komplizierte Bewegungsabläufe, Bewegungsfolgen bzw. Steuerungsvorgänge wie zu einem späteren Zeitpunkt trainiert werden können (vgl. *Ungerer* 1970, 72; *Tschiene* 1976, 180).

Für das Vorschulalter wie für das frühe und späte Schulkindalter ist die Lernmethode der Wahl das „Vormachen – Nachmachen" bzw. die *Imitationsmethode*. Schmitt stellt dies treffend fest:

> „Wer kleine Kinder beobachtet, erlebt laufend, wie sie ihre Eltern und Geschwister imitieren oder andere Personen nachahmen, mit denen sie zusammenleben und die sie schätzen."

Die jahrelange, videobegleitete Beobachtung der eigenen Kinder bestätigt das Zitat von *Schmitt* in eindrucksvoller Weise. Fast alles, was Kinder lernen, haben sie durch das Nachahmen von „Vorbildern" gelernt, nicht durch langatmige biomechanische oder sonstige kausale Verbalergüsse.
Wer hat nicht schon das erstaunliche Phänomen des „Lernens auf Anhieb" durch *Imitation*

erlebt. Erstaunliche Lernleistungen gehen vielfach aus den Zeitlupen-Studien im Fernsehen hervor. Die Kinder verfolgen diese Zeitlupen-Bewegungen mit einer derartigen Aufmerksamkeit und inneren Anteilnahme – im Sinne des „Carpenter-Effektes" (s. S. 628) –, daß sie anschließend aufstehen und die gezeigte Technik oder Bewegung perfekt und auf Anhieb beherrschen.

Beachte dabei: Jedes Kind ahmt Bewegungen, „Vorbilder" so gut wie momentan möglich nach. Es werden vor allem die Elemente herausgefiltert, die dem augenblicklichen Entwicklungs- und Könnensstand entsprechen und daher das „Wesentliche" für das Kind darstellen. Es hat keinen Sinn, Kinder deshalb zu tadeln, daß sie von einer Bewegung scheinbar unwesentliche Teile – z. B. die Anlaufvorbereitung beim Hochsprung oder beim Tennisaufschlag – perfekt imitieren und die für den Erwachsenen „essentiellen" Teile, nämlich den Hochsprung oder die Schlagbewegung nur unvollkommen oder gar nicht ausführen: Zum Zeitpunkt der „Darbietung" ist für das Kind im Moment eben nicht mehr „drin" im Sinne „man tut, was man kann" bzw. „man läßt weg, was man nicht kann". Dennoch ist dieses Teillernen äußerst wichtig, da es bereits Teilaspekte einer komplizierten Bewegung verinnerlicht hat und bei fortgeschrittener Entwicklung die noch fehlenden Anteile fast zwangsläufig nachfolgen im Sinne der „Mosaikstein-Theorie".

Techniktraining in der Pubeszenz

Im Kindes- und Jugendalter wird die Beherrschung von sportlichen Techniken mit schwieriger Koordination oftmals durch das schnelle Längenwachstum der Extremitäten und des Rumpfes erschwert (s. *Ter-Owanesjan* 1971, 4. Folge, 3). Dies gilt in besonderem Maße für die Pubeszenz. Es empfiehlt sich daher bisweilen, eher gekonnte Techniken zu festigen als neue zu erarbeiten, da sie den Jugendlichen u. U. überfordern können. Beim Jugendlichen hingegen, der bereits einen langjährigen Trainingsprozeß absolviert hat, tritt dieses Phänomen meist nicht auf: Der technische Schulungsprozeß erfährt demnach auch nicht den oftmals bei nicht sporttreibenden Schülern zu beobachtenden technisch-koordinativen Leistungsabfall.

Techniktraining in der Adoleszenz

Es können Techniken mit hohen und höchsten koordinativen Schwierigkeiten vermittelt werden, die aufgrund der gut entwickelten Beobachtungsgabe und der guten koordinativen Voraussetzungen rasch erlernt werden.

Methodische Grundsätze

- Im langfristigen Trainingsprozeß erfährt die Technikschulung im Anfängerbereich einen um so höheren Stellenwert, je höhere sportliche Leistungen angestrebt und realisiert werden.
- Die Vermittlung und Entwicklung der sportlichen Technik sollte im Anfängertraining 60–70 % der Trainingszeit umfassen.
- Das Erlernen der Grobform der sportlichen Technik mit Elementen der Feinform ist wichtig für eine frühzeitige Wettkampfteilnahme (Motivation).
- Die technische Ausbildung hat in einem einheitlichen Prozeß mit der Herausbildung der anderen leistungsrelevanten Faktoren zu erfolgen.
- Der technische Ausbildungsprozeß erfordert bei Kindern eine verstärkte Systematisierung mit der Verteilung von Teilzielen auf die verschiedenen Etappen (z. B. „Technikerabzeichen" als Qualität).
- Die qualitativ bessere Ausbildung der sportlichen Technik verlangt eine stärkere Intellektualisierung (vgl. *Thiess/Gropler* 1978, 199/200).

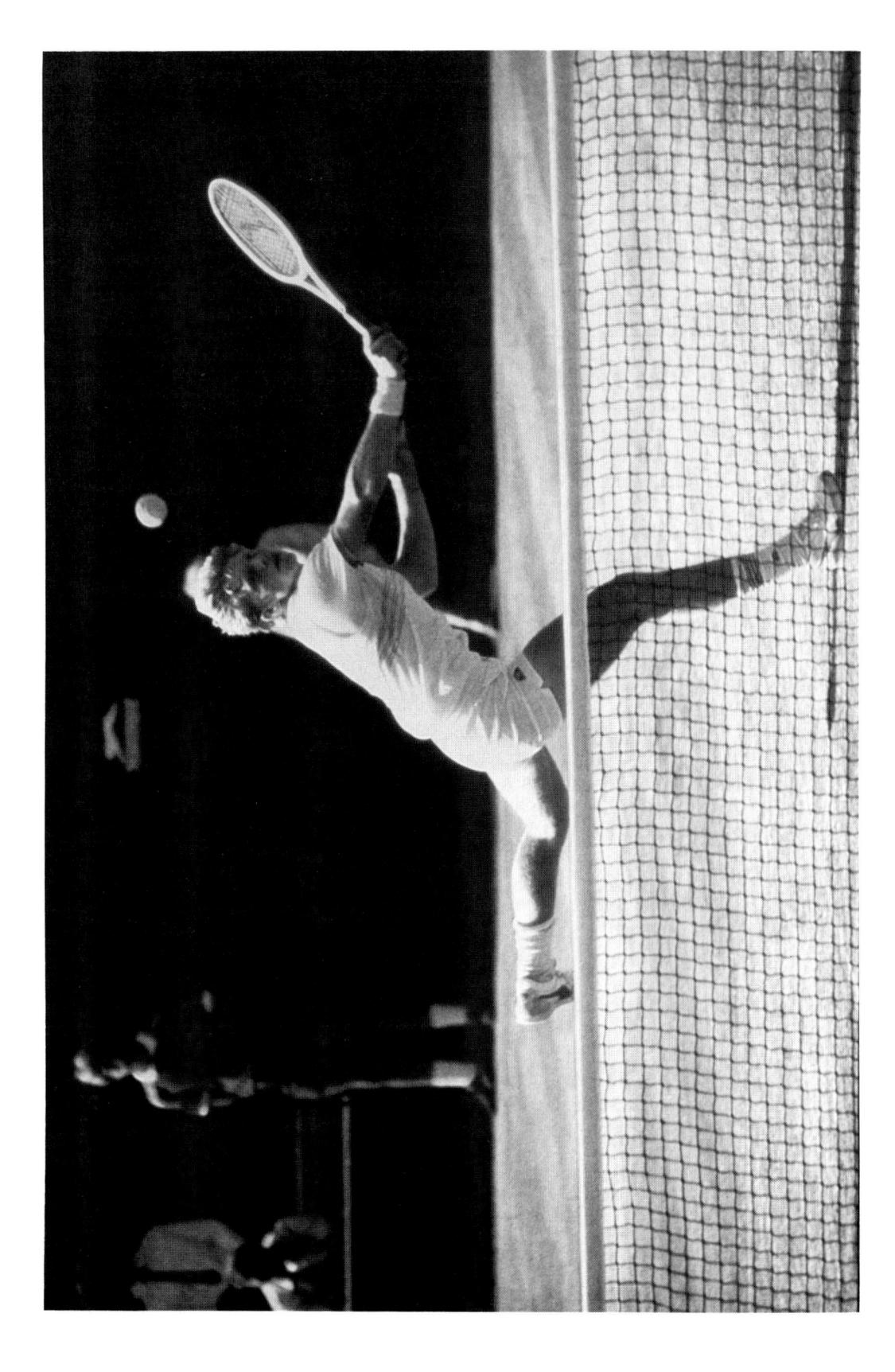

18 Training der sportlichen Taktik

Begriffsbestimmung

> Unter Taktik versteht man das planmäßige, auf die eigene und gegnerische Leistungsfähigkeit und die äußeren Umstände abgestellte Verhalten in einem Einzel- oder Mannschaftswettkampf (s. *Zech* 1971, 494).

Arten der sportlichen Taktik

Auch bei der Taktik unterscheidet man zwischen *allgemeiner* und *spezieller* Taktik.
Die *allgemeine* Taktik bezieht sich dabei auf allgemeine Regeln und Gesetzmäßigkeiten des taktischen Handelns, die *spezielle* Taktik hingegen ist sportartspezifisch und bedarf einer entsprechenden Schulung.

Komponenten der sportlichen Taktik

Einen Überblick über die Komponenten des taktischen Handlungsgefüges gibt Abb. 406.
Ein optimales Wettkampfverhalten hat eine optimale taktische Einstellung des Sportlers zur Voraussetzung. Realisierbar aber ist ein taktisches Konzept nur auf dem Boden einer ihm entsprechenden *technischen Grundlage*, korrespondierenden *konditionellen Voraussetzungen* und angemessenen *psychisch-volitiven* und *intellektuellen Fähigkeiten*. Denn wie sollte die taktische Order „Direktspiel" realisiert werden, wenn nicht das notwendige technische Können vorhanden ist; welchen Sinn hätte die Weisung „Manndeckung", wenn der Gegenspieler in puncto Schnelligkeit und Ausdauer in allen Belangen überlegen ist; auf welche Weise sollte schließlich ein kooperatives Mannschaftsspiel zustande kommen, wenn

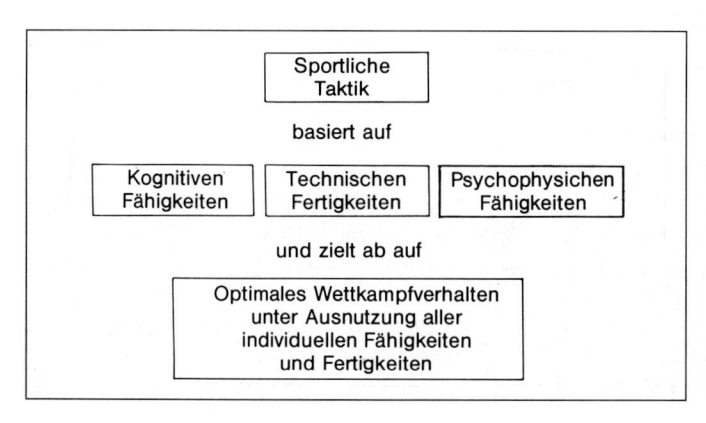

Abb. 406 Die Komponenten des taktischen Handlungsgefüges

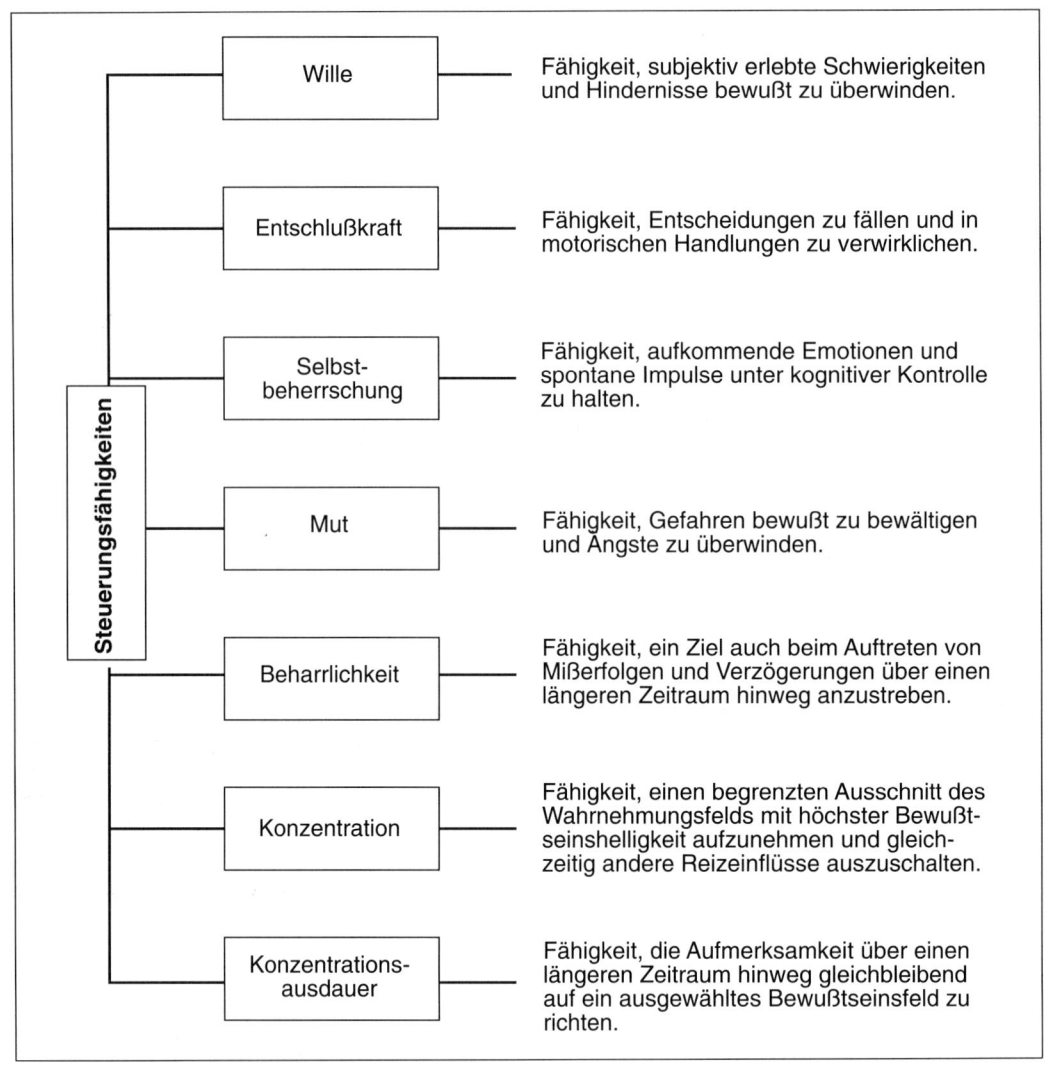

Steuerungsfähigkeiten	
Wille	Fähigkeit, subjektiv erlebte Schwierigkeiten und Hindernisse bewußt zu überwinden.
Entschlußkraft	Fähigkeit, Entscheidungen zu fällen und in motorischen Handlungen zu verwirklichen.
Selbstbeherrschung	Fähigkeit, aufkommende Emotionen und spontane Impulse unter kognitiver Kontrolle zu halten.
Mut	Fähigkeit, Gefahren bewußt zu bewältigen und Ängste zu überwinden.
Beharrlichkeit	Fähigkeit, ein Ziel auch beim Auftreten von Mißerfolgen und Verzögerungen über einen längeren Zeitraum hinweg anzustreben.
Konzentration	Fähigkeit, einen begrenzten Ausschnitt des Wahrnehmungsfelds mit höchster Bewußtseinshelligkeit aufzunehmen und gleichzeitig andere Reizeinflüsse auszuschalten.
Konzentrationsausdauer	Fähigkeit, die Aufmerksamkeit über einen längeren Zeitraum hinweg gleichbleibend auf ein ausgewähltes Bewußtseinsfeld zu richten.

Abb. 407 Die verschiedenen Steuerungsfähigkeiten (nach *Baumann* 1986, 138)

dem Mitspieler das Erfassen bzw. Umsetzen gegebener Wettkampfsituationen unmöglich ist oder er aufgrund einer unzureichenden Leistungsbereitschaft bzw. zu geringen Einsatzes jede Zweikampfsituation verliert.
Sonnenschein (1987, 13) stellt in diesem Zusammenhang treffend fest:
„Es wird vielfach übersehen, daß sportliche Leistungen auch an kognitive, emotionale und volitive Prozesse gebunden sind, die zum Zwecke der Leistungssteigerung ebenso wie die körperlichen Voraussetzungen optimiert werden müssen".

> Psychische und kognitiv-taktische Fähigkeiten umfassen ein komplexes nicht voneinander trennbares inneres Antriebs- und Steuerungssystem, dessen Ausprägungsgrad maßgeblich die Qualität sportlicher Leistungen beeinflußt.

Bedeutung der sportlichen Taktik

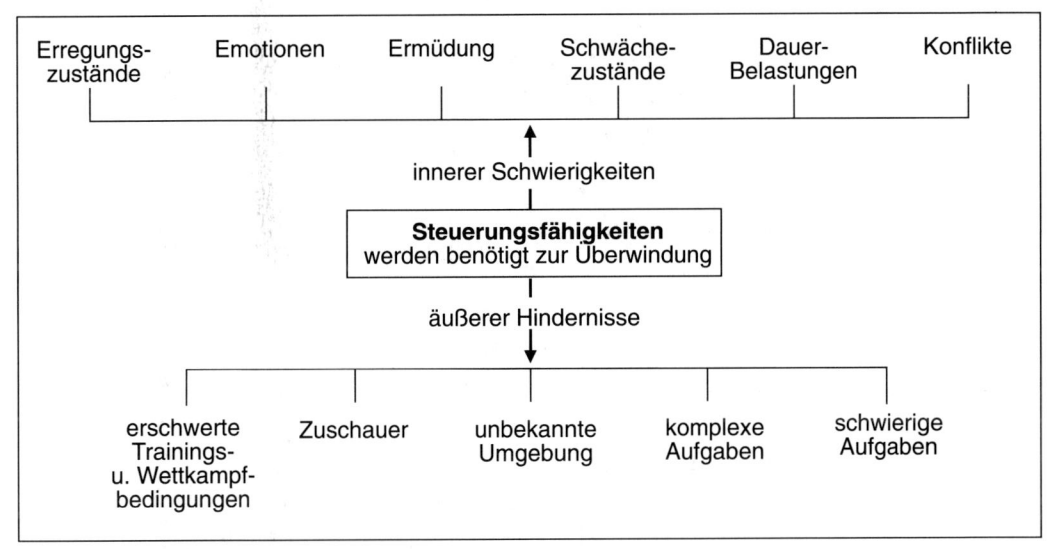

```
Erregungs-    Emotionen   Ermüdung   Schwäche-    Dauer-        Konflikte
zustände                              zustände     Belastungen

                         ↑
                 innerer Schwierigkeiten
              ┌─────────────────────────────┐
              │    Steuerungsfähigkeiten    │
              │ werden benötigt zur Überwindung │
              └─────────────────────────────┘
                         ↓
                  äußerer Hindernisse

erschwerte    Zuschauer   unbekannte   komplexe    schwierige
Trainings-                Umgebung     Aufgaben    Aufgaben
u. Wettkampf-
bedingungen
```

Abb. 408 Die Aufgaben der Steuerungsfähigkeiten (nach *Baumann* 1986, 137)

Die Aufrechterhaltung der inneren Antriebs- und Steuerungsmechanismen bedarf der sogenannten Steuerungsfähigkeiten (s. Abb. 407).

Die in Abb. 407 dargestellten Steuerungsfähigkeiten dienen der Meisterung innerer und äußerer Hindernisse (s. Abb. 408) und bestimmen daher in nicht unerheblichem Maße die sportliche Leistungsfähigkeit.

Bedeutung der sportlichen Taktik

Die Taktik spielt in den verschiedenen Sportarten eine unterschiedlich geartete und unterschiedlich gewichtige Rolle. Eine Klassifizierung der Besonderheiten taktischer Handlungen in den verschiedenen Gruppen von Sportarten gibt Abb. 409.
Bei der ersten Gruppe ist das taktische Denken allein darauf gerichtet, die Bewegungsabläufe zum gegebenen Zeitpunkt optimal auszuführen. In der zweiten Gruppe richtet sich das taktische Denken auf den richtigen Einsatz der Kräfte, das richtige Haushalten mit den Kräften. In der dritten Gruppe schließlich umfaßt das taktische Denken die Steuerung des Wettkampfes unter sich ständig ändernden Konfliktbedingungen und Situationen.

Diese Einteilung verdeutlicht, daß der taktischen Ausbildung insbesondere in der dritten Gruppe eine überragende und spezifische Bedeutung zukommt. In den beiden anderen Gruppen genügt hingegen ein allgemeines taktisches Grundwissen.

Organisation und Führung des sportlichen Wettkampfes

Harre (1976, 198) untergliedert das taktische Verhalten in *Organisation* und *Führung* des sportlichen Wettkampfes.
Unter *Organisation* des sportlichen Kampfes versteht er dabei alle Maßnahmen, die *vor dem Wettkampf* getroffen werden, um den Sportler in die Lage zu versetzen, den sportlichen Kampf unter optimalen Bedingungen zu führen.
Einen Überblick über die Komplexität der Genese einer Handlungsentscheidung gibt Abb. 410.

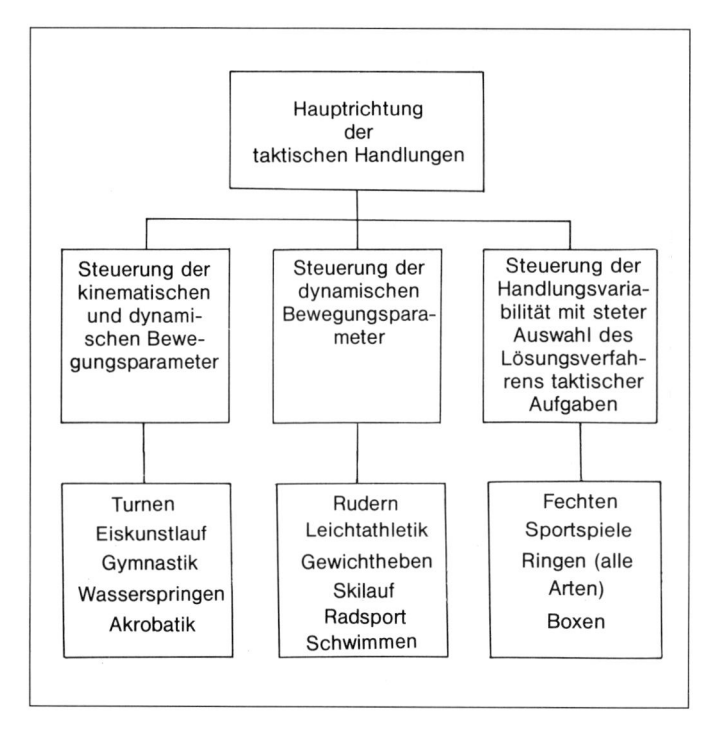

Abb. 409 Die Hauptrichtungen der taktischen Handlungen in den verschiedenen Sportartgruppen (in Anlehnung an *Iwoilow* 1973, 127)

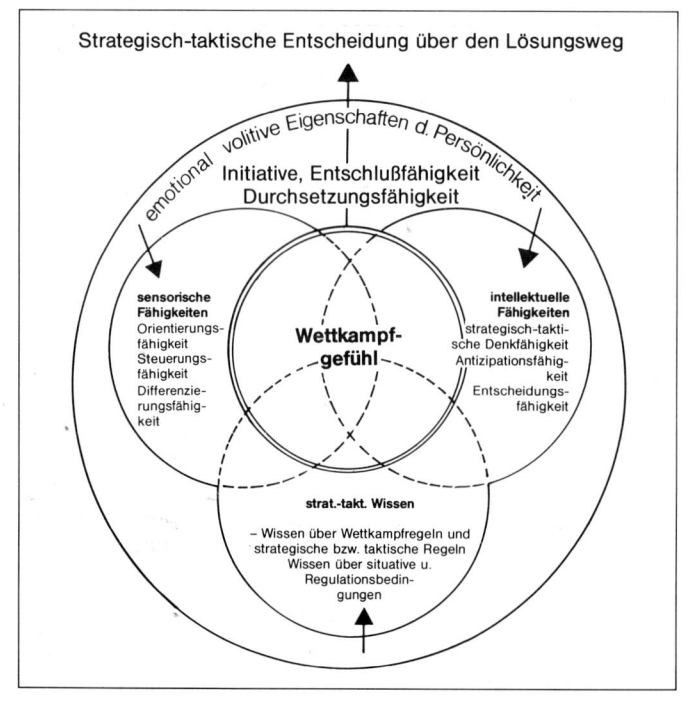

```
                    Hauptrichtung
                         der
                   taktischen Handlungen
         ┌───────────────┼───────────────┐
   Steuerung der    Steuerung der    Steuerung der
   kinematischen    dynamischen      Handlungsvaria-
   und dynami-      Bewegungspara-   bilität mit steter
   schen Bewe-      meter            Auswahl des
   gungsparameter                    Lösungsverfah-
                                     rens taktischer
                                     Aufgaben
         │                │                │
      Turnen           Rudern           Fechten
      Eiskunstlauf     Leichtathletik   Sportspiele
      Gymnastik        Gewichtheben     Ringen (alle
      Wasserspringen   Skilauf          Arten)
      Akrobatik        Radsport         Boxen
                       Schwimmen
```

Abb. 410 Faktoren, die an der Bildung der Handlungsentscheidung beteiligt sind (in Anlehnung an *Barth* 1976, 61)

Strategisch-taktische Entscheidung über den Lösungsweg

emotional volitive Eigenschaften d. Persönlichkeit
Initiative, Entschlußfähigkeit
Durchsetzungsfähigkeit

sensorische Fähigkeiten
Orientierungsfähigkeit
Steuerungsfähigkeit
Differenzierungsfähigkeit

Wettkampfgefühl

intellektuelle Fähigkeiten
strategisch-taktische Denkfähigkeit
Antizipationsfähigkeit
Entscheidungsfähigkeit

strat.-takt. Wissen
– Wissen über Wettkampfregeln und strategische bzw. taktische Regeln
Wissen über situative u. Regulationsbedingungen

Die taktische Schulung hat die Komponenten, die auf die Handlungsentscheidung einwirken, zu berücksichtigen, wenn sie eine Handlungsoptimierung bewerkstelligen will.

Aufgaben der taktischen Ausbildung

Die taktische Ausbildung bildet einen integrierenden Bestandteil des Trainingsprozesses und steht in enger Beziehung zu den technischen und psychophysischen Fähigkeiten. Das Taktikproblem kann, abgesehen von allgemeinen Grundsätzen eines taktischen Basiswissens, nur unter dem Aspekt der sportartspezifischen Vermittlung gesehen werden. Die taktische Ausbildung läßt sich in eine theoretische und praktische Schulung unterteilen.

Theoretische Ausbildung

Die Aufgabe der theoretischen Ausbildung ist die Schulung der intellektuellen Fähigkeiten, die der Sportler benötigt, um den sportlichen Wettkampf erfolgreich zu führen. Sie beinhaltet:
– Die Schulung der Lernfähigkeit.
 Sie dient der Aneignung, Klassifizierung und Aktualisierung von sportartspezifischem Wissen (Kenntnis der Wettkampfbestimmungen bzw. Spielregeln, Kenntnisse über Organisation und Führung des sportlichen Wettkampfes).
– Die Schulung der sportartbezogenen Denkfähigkeit (z. B. „Spielintelligenz").
 Sie soll ein logisches, flexibles, originelles und wertendes Denken ermöglichen, das den optimalen Einsatz der taktischen Fertigkeiten gewährleistet und selbständige Handlungsänderungen bei veränderten Umständen ermöglilcht (vgl. *Barth* 1978, 290).
– Die Schulung der Antizipationsfähigkeit. Ihr Ziel ist ein vorausschauendes Programmieren und damit Bereitstellen von potentiellen Handlungsalternativen.

– Die Schulung der Informationsaufnahme und -verarbeitung durch die Lenkung und Schärfung der Aufmerksamkeit.
 Erfolgreiches Agieren und Reagieren setzt zum einen voraus, daß möglichst viele für den Wettkampfverlauf wichtige Signale aufgenommen werden, zum anderen ermöglicht eine Suchbereichseinstellung auf wesentliche Punkte der Wettkampfführung, daß eine Informationsüberladung vermieden wird, die beim Anfänger häufig zu Fehlhandlungen führt (vgl. *Barth/Kirchgässner/Schubert* 1978, 760).
– Die Schulung der emotional-volitiven Eigenschaften.
 Selbstbeherrschung, Durchhaltevermögen bzw. Entschlußfreudigkeit können maßgeblich die taktische Handlungsfähigkeit beeinflussen; ihre Entwicklung ist demnach bedeutungsvoll für die taktische Handlungsoptimierung.

Praktische Ausbildung

Die praktische Ausbildung beinhaltet insbesondere die Aneignung taktischer Fertigkeiten und Verhaltensweisen. Durch die wiederholte Ausführung bestimmter taktischer Verhaltensschemata (z. B. Doppelpaß) kommt es zu einer Automatisierung von Teilkomponenten des bewußten Handelns. Die Aufmerksamkeit des Sportlers kann somit auf andere Elemente des komplexen Handlungsgeschehens gerichtet werden.
Die praktische Ausbildung dient darüber hinaus der Schulung der richtigen Selbsteinschätzung des Sportlers, die es ihm ermöglicht, seine individuellen Möglichkeiten und Grenzen zu erkennen und die vorhandenen Kräfte dementsprechend einzusetzen (z. B. Erwerb des richtigen „Tempogefühls").

Kontrolle und Tests

Auch das taktische Verhalten sollte in regelmäßigen Intervallen getestet werden, um Verlaufskontrollen für die technisch-taktische Entwicklung zu erhalten. Als Verfahren eignen sich praktische (z. B. Abprüfung taktischer Grundformen) und theoretische Überprüfungen (Besprechung von Spiel- oder Wettkampfsituationen, Erarbeiten von Alternativlösungen).

Taktiktraining im langfristigen Trainingsprozeß – Periodisierung

Das Taktiktraining gehört im Kinder- und Jugendtraining oftmals zu den „Stiefkindern" der Ausbildung. Vor allem in den Spielsportarten, in denen die Taktik mit zu den wichtigsten Voraussetzungen für eine erfolgreiche Spielgestaltung zählt, wird die Taktik bisweilen mehr nach dem Prinzip „Versuch und Irrtum" entwickelt als nach einer systematischen, progressiven und dem kindlichen/jugendlichen Alter angepaßten Methodik.

Im Kindes- und Jugendalter sind individual-, gruppen- und mannschaftstaktische Verhaltensweisen dosiert und im Rahmen der Kleinen Spiele überschaubar und einsehbar zu vermitteln.

Beispiel: Das „Fintieren" als einzeltaktischer Maßnahme läßt sich für alle Kinder transparent durch das Spiel „Geier und Henne" (s. Abb. 331) erfahren und erlernen. Auch in den meisten Fang- und Haschespielen wird das Fintieren automatisch als effektives Mittel erkannt und erlebt, wie man sich dem Zugriff des Fängers durch Haken und plötzliche Richtungsveränderungen entziehen kann.

> Beachte: In den Sportarten, in denen taktisches Verhalten später wesentlich mit leistungsbestimmend ist – wie vor allem in den Spiel- und Zweikampfsportarten (vgl. Abb. 409) – ist von Beginn an auf eine den langfristigen Trainingsprozeß begleitende Taktik-Ausbildung zu achten!

Im Jahreszyklus erfolgt ein Taktiktraining akzentuiert in der Vor-Wettkampfperiode (über Vorbereitungs- und Vergleichsspiele, in denen neue taktische Varianten ausprobiert und gefestigt werden können) und natürlich während der Wettkampfperiode mit der jeweiligen gegnerspezifischen Vorbereitung.

Methodische Grundsätze

> – Die technische und taktische Ausbildung ist parallel zu entwickeln; das technische Niveau bestimmt die taktischen Möglichkeiten ebenso wie die psychophysischen Voraussetzungen.
> – Die taktische Ausbildung erfolgt in enger Wechselbeziehung zwischen Theorie und Praxis.
> – Das taktische Verhalten wird unter zunehmender Schwierigkeit geschult und gefestigt, z. B. Übung ohne Gegner, mit aktiv gelenktem Gegner, unter Wettkampfbedingungen.
> – Es werden zunächst die taktischen Grundverhaltensmaßnahmen und dann erst die Varianten bzw. Alternativprogramme geübt.
> – Die Entwicklung der Beobachtungsfähigkeit – zentral und peripher – beeinflußt in starkem Maße die taktische Handlungsfähigkeit. Ihrer Schulung – z. B. durch Wettkampfbeobachtung, Beurteilung von Spielaufzeichnungen über Videorekorder, Anfertigung von Spielprotokollen etc. – ist ausreichende Aufmerksamkeit zu schenken.
> – Die taktische Meisterschaft ist erreicht, wenn das taktische Konzept auch unter schwierigen äußeren und inneren Bedingungen realisiert werden kann.

Taktikschulung im Kindes- und Jugendalter

Es sollte, wie bereits erwähnt, so früh wie *möglich* mit der taktischen Schulung begonnen werden und zwar stets in Verbindung mit der Vermittlung technischer Fertigkeiten. Besonders geeignet für eine vielseitige technisch-taktische Basis-Ausbildung und die Aneignung eines umfangreichen Repertoires ist das motorische Lernalter im späten Schulkindalter (s. *Barth/Kirchgässner/Schubert* 1978, 757). Außerdem sollte auch schon bei Kindern und Jugendlichen der technisch-taktsche Ausbildungsprozeß eng mit einer intellektuellen Schulung gekoppelt werden, da sich hochgesicherte Korrelationen zwischen dem geistigen Leistungs- und Anspruchsniveau sowie der komplexen sportlichen Leistungsfähigkeit feststellen lassen (vgl. *Thiess/Gropler* 1978, 200). Insbesondere die Fähigkeit, Regeln zu erkennen bzw. das Wesentliche vom Unwesentlichen zu unterscheiden, stellt eine wichtige Voraussetzung dar, um den technisch-taktischen Lernprozeß mit dem erforderlichen Tempo und der notwendigen Qualität voranzutreiben.

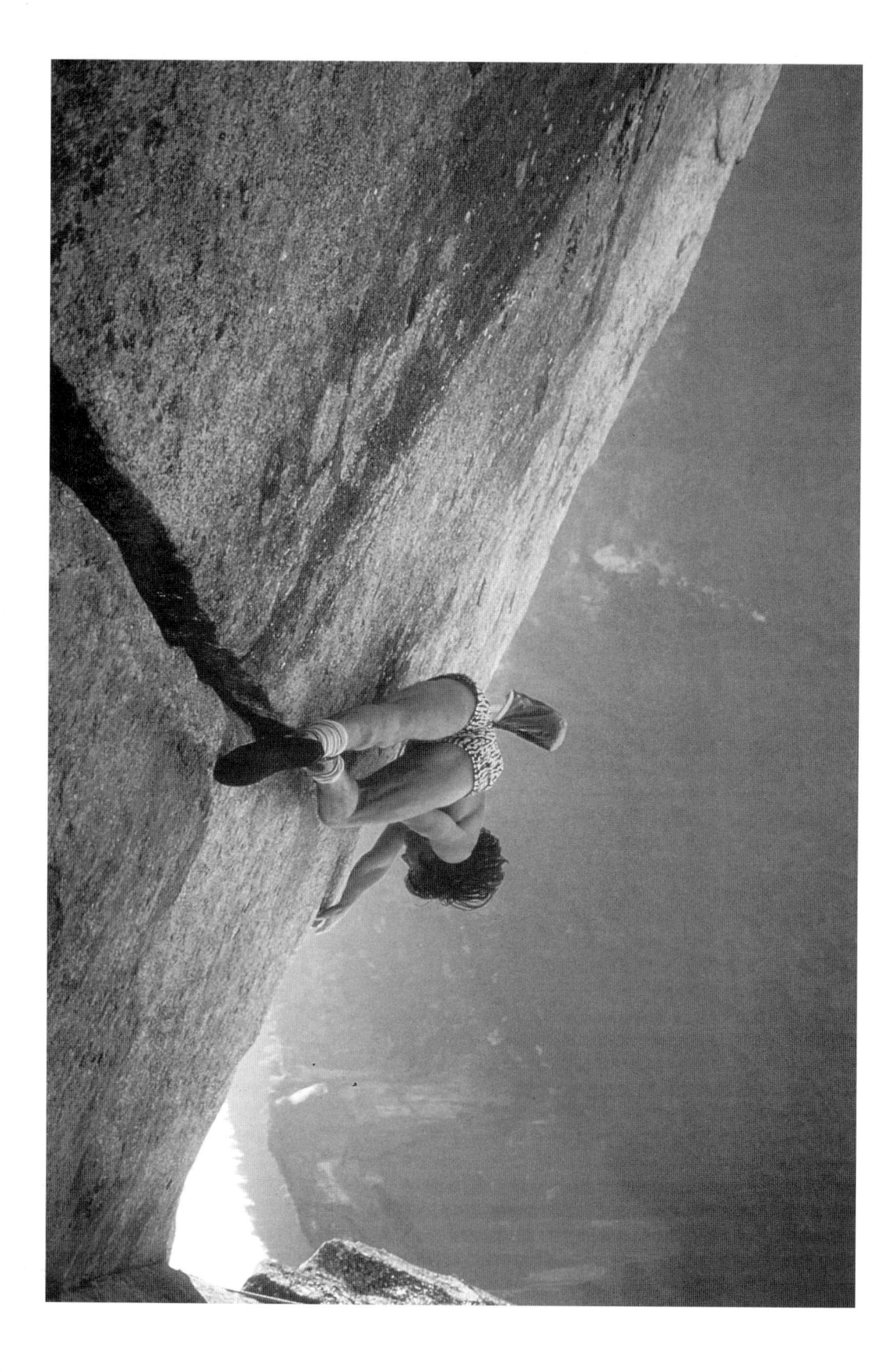

Teil IV
Psychologisches Training zur Verbesserung der sportlichen Leistungsfähigkeit

Der Hochleistungssport mit seinen hohen Anforderungen an die psychophysische Belastbarkeit der Sportler bedarf zur Optimierung des Trainingsprozesses der unterstützenden Hilfe von Maßnahmen, die die sportliche Leistungsfähigkeit erhöhen und die Wiederherstellung nach sportlicher Belastung unterstützen.
In dieser Hinsicht haben sich verschiedene psychologische Trainingsmethoden als wirkungsvolle Ergänzung zu den traditionellen Trainingsmethoden erwiesen.

Die psychologischen Trainingsmethoden lassen sich in drei Zielgruppen unterteilen:
1. Psychologische Methoden zur Verbesserung der Wiederherstellung und Steigerung der physischen Leistungsfähigkeit;
2. Psychologische Methoden zur Verbesserung des technischen Lernprozesses;
3. Psychologische Methoden zur Behebung psychischer Störfaktoren, die die sportliche Leistungsfähigkeit beeinflussen.

19 Psychologische Methoden zur Verbesserung der Wiederherstellung und Steigerung der physischen Leistungsfähigkeit

Autogenes Training (AT)

Begriffsbestimmung

Das AT wurde um die Jahrhundertwende von *I. H. Schultz* aus der Hypnose entwickelt. Im Gegensatz zur Hypnose handelt es sich jedoch beim AT nicht um eine Fremd-, sondern um eine konzentrative Selbstentspannung, die durch Autosuggestion in den Zustand des Hypnoids – einem gesenkten Bewußtseinszustand mit optimaler Muskelentspannung – führt (*Rosa* 1973, 18).

Anwendungsbereich

Das AT spielt im Sportbereich vor allem eine Rolle in der Erholung und Wiederherstellung der physischen und psychischen Potenzen des Sportlers, der sich im Wettkampf extremen Belastungssituationen ausgesetzt hat und gezwungen ist, schnellstmöglich physische Erschöpfungszustände und psychische Übererregungszustände zu beseitigen.

Durchführung und physiologische Grundlagen

> Um durch AT den Prozeß der vollständigen Relaxation zu ermöglichen, hat sich der Übende völlig von Leistungsvorstellungen freizumachen und durch konzentrative Selbstentspannung Abstand zu den Umweltbezügen zu gewinnen. Das *Erlernen* des AT sollte demnach zu einem Zeitpunkt innerer Ruhe und psychischer Konfliktfreiheit erfolgen, nicht aber zu einem Zeitpunkt hoher innerer Anspannung.

Das AT macht ein systematisches, rhythmisiertes Üben, das fest in den Tagesablauf eingeplant ist und somit zu einer Gewohnheit wird, erforderlich. *Rosa* (1973, 34/35) spricht von der Herausbildung eines „zeitlichen Stereotyps im Tagesablauf", das lernpsychologisch eine große Stütze für die Erfolgssicherung ist.

Den Einstieg in die *Unterstufe* des AT – sie ist im Sportbereich primär von Bedeutung – findet der Übende durch autosuggestive Formeln wie „ich bin ganz ruhig" etc. Im Anschluß daran durchläuft er die sechs Übungen der Unterstufe:
– Die Schwere-Übung
    Formel: „Der rechte Arm ist ganz schwer".
    Physiologische Vorgänge: Es wird bei dieser Übung bewußt der rechte Arm bevorzugt – die meisten Menschen sind Rechtshänder , da in der Hirnrinde des Gyrus praecentralis (Hirnwindung, die die motorischen Felder beinhaltet) die rechte Hand besonders umfangreich repräsentiert und die davon ausgehende Ausstrahlung auf andere Rindengebiete umfassend ist. Das Gefühl der Schwere läßt sich durch die Abnahme des Muskeltonus erklären und ist objektiv durch elektromyographische Aufzeichnungen nachweisbar.
– Die Wärme-Übung
    Formel: „Der rechte Arm ist ganz warm".
    Physiologische Vorgänge: Mit der Herabset-

Autogenes Training

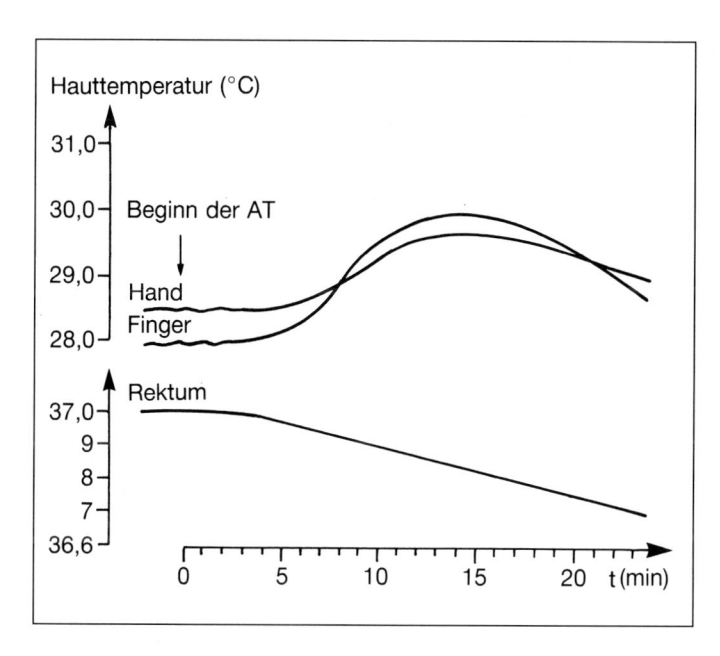

Abb. 411 Anschauliche Darstellung des Verlaufs der Rektal- und Hauttemperatur an Handrücken (obere Kurve) und Finger (mittlere Kurve) während der Schwereübung des Autogenen Trainings bei mitteltiefer Versenkung. Der Pfeil zeigt den Beginn der Übung (nach *Polzien* 1965, 53).

zung des Muskeltonus ist die Abnahme des Gefäßtonus verbunden. Dadurch kommt es zur Weitstellung der Gefäße mit nachfolgender Erhöhung der Hauttemperatur, wodurch das Gefühl der Wärme entsteht (Abb. 411). Parallel dazu kommt es zu einer Abnahme der Herzfrequenz und des Blutdruckes, was sich ebenfalls günstig auf die Entspannungs- bzw. Erholungsfähigkeit auswirkt.
– Die Herz-Puls-Übung
Formel: „Das Herz schlägt ganz ruhig und kräftig."
Physiologische Vorgänge: Durch diese Übung wird die schon in der Wärme-Übung eingeleitete Herzberuhigung fortgeführt und vertieft. Die Tendenz zur Herzfrequenzabnahme steht in positiver Beziehung zur Umschaltung auf eine trophotrope Reaktionslage (vgl. *Cernikova/Daskevic* 1972, 819; *Tonn* 1977, 34).
– Die Atem-Übung
Formel: „Der Atem ist ruhig und regelmäßig."
Physiologische Vorgänge: Die Atemübung führt durch die Verlängerung des Ausatmens zu einer weiteren Entspannung, da das Exspirium zu einer Muskelrelaxation, insbesondere der Gliedmaßenmuskulatur, führt (vgl. *Strohmeier* 1981, 101).
– Die Bauchorgan-Übung
Formel: „Das Sonnengeflecht ist strömend warm."
Physiologische Vorgänge: Durch die selbstregulative Mehrdurchblutung der Bauchorgane (Abb. 412) kommt es zu einer weiteren psychovegetativen Beruhigung mit gleichzeitiger Regulierung der Magensaftproduktion. Die Folge ist eine erhöhte Darmmobilität und ein ungestörter Verdauungsablauf (vgl. *Kraft* 1982, 95 f.). Zudem kennzeichnet die Sonnengeflechtsübung eine Entlastung des Blutes in die Bauchhöhle (vgl. *Hoffmann* 1982, 271).
– Kopf-Übung
Formel: „Die Stirn ist angenehm kühl."
Die Kopfübung grenzt sich mit ihrer Formel „Die Stirn ist angenehm kühl" von dem Allgemeinzustand des Körpers im AT ab, der von einem Wärmeerlebnis gekennzeichnet ist (vgl. *Schultz* 1979, 92).
Physiologische Vorgänge: Zur Selbstregulierung psychischer bzw. vegetativer Zustän-

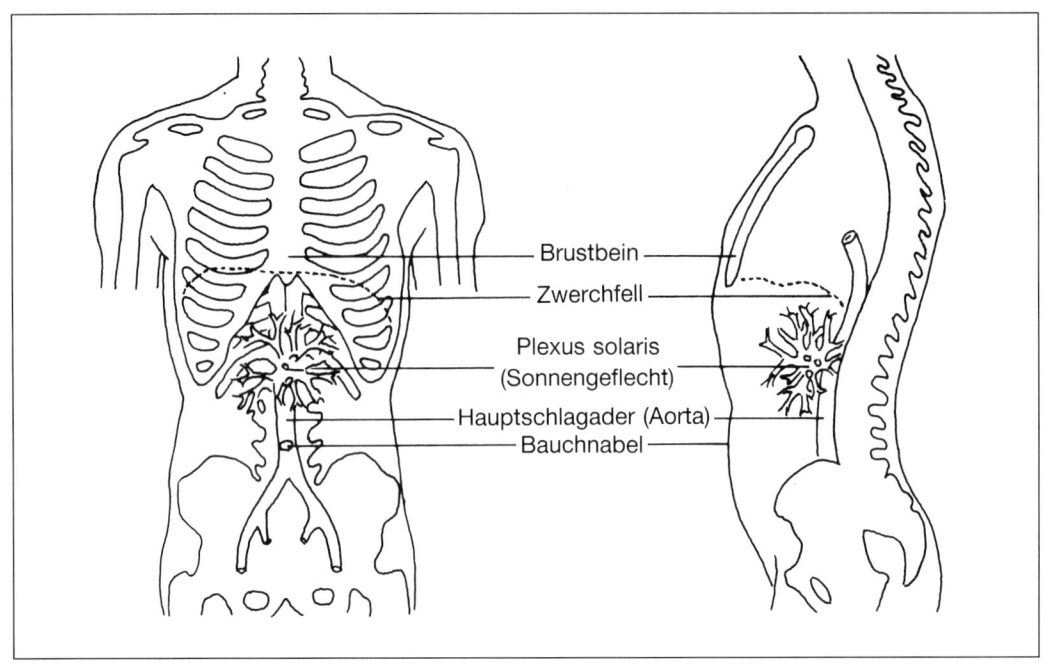

Abb. 412 Schematische Darstellung zur Lage des Sonnengeflechts (Plexus solaris) (*Kraft* 1982, 96)

de wird das Wort, die suggestive Formel, eingesetzt. Dadurch können über das zweite Signalsystem bestimmte Funktionen des Organismus aktiviert bzw. gedämpft und somit auch psychische Zustände entsprechend beeinflußt werden (*Cernikova/Daskevic* 1972, 814; *Eberspächer* 1982, 217).

Die *Unterstufe* hat hauptsächlich eine Muskelrelaxation und eine damit verbundene Dämpfung der Erregbarkeit nervöser Strukturen zum Ziel; in ihrer Folge kommt es zu einer allgemein verbesserten und beschleunigten psychophysischen Wiederherstellung.

Eine zusammenfassende Übersicht über die Unterstufe des AT gibt Tab. 68b.

Der *Unterstufe* folgt normalerweise die *Oberstufe* mit ihrer meditativen Aufgabenstellung: Erleben von Farben, Formen, anderen Menschen bzw. des Unterbewußten. Die *Oberstufe* ist aber im Sportbereich mit seiner Forderung nach einer optimierten Wiederherstellung in kürzester Zeit zumeist nicht verwendbar.

Die Lernzeit für das AT beträgt etwa zwei bis drei Monate, die tägliche Übungszeit sollte anfangs zehn Minuten nicht überschreiten. Erst wenn die Zielsetzung einer Übung, z. B. das Schweregefühl, tatsächlich erreicht wird, sollte zur nächsten Übung übergegangen werden. Jeweils am Ende des AT erfolgt die „Rücknahme", d. h. die Umschaltung aus dem entspannten Zustand in den normalen Wachzustand über Formeln wie: „Arme fest", verbunden mit kurzen isometrischen Anspannungsübungen zur Wiederaufnahme eines normalen Muskeltonus.

Vorteile und Grenzen des AT

Wird das AT beherrscht, so kommt es in kurzer Zeit zu einer Beseitigung bzw. Verringerung der körperlichen Ermüdung und zum Abbau emotionaler Spannungen. Nach *Genova* (1971,

	Übungsart	Übungsformel	Wirkung	Begleiterscheinungen
	Ruhe-tönung*	„Ich bin vollkommen ruhig"	Allgemeine Beruhigung von Körper und Psyche	
1	Schwere-Übung	„Der rechte (linke) Arm ist ganz schwer"	Muskelentspannung, allgemeine Beruhigung	Autogene Entladungen aller Art sind möglich, Nachwirkungen durch falsches Zurücknehmen
2	Wärme-Übung	„Der rechte (linke) Arm ist ganz warm"	Entspannung der Blutgefäße, Beruhigung	Autogene Entladungen
3	Herz-Übung	„Herz schlägt ganz ruhig und gleichmäßig"	Normalisierung der Herzarbeit, Beruhigung	Autogene Entladungen durch Erwartungseinstellung, durch „Organerinnerung" können Organsymptome ausgelöst werden
4	Atem-Übung	„Atmung ganz ruhig (und gleichmäßig)"	Harmonisierung und Passivierung der Atmung, Beruhigung	(wie oben)
5	Leib-(Sonnengeflecht-)Übung	„Sonnengeflecht (Leib) strömend warm"	Entspannung und Harmonisierung aller Bauchorgane, Beruhigung	(wie oben)
6	Kopf-Übung	„Stirn angenehm kühl"	Kühler, klarer Kopf, Entspannung der Blutgefäße im Kopfgebiet, Beruhigung	Autogene Entladungen, gelegentlich Kopfschmerzen und Schwindel

* Die Ruhetönung kann nur bei gegebener Indikation als selbständige Übung angesehen werden; im allgemeinen gilt sie als „richtungsweisendes Einschiebsel" im Sinne von *Schultz*.

Tab. 68b **Übungsart, Übungsformel, Wirkung und Begleiterscheinungen der Unterstufe des AT (nach *Lindemann* 1974, 49)**

233) hat die fünfminütige Erholung über AT einen größeren Einfluß auf die Wiederherstellung der psychischen Funktionen als eine einstündige Erholung ohne AT.
Aber auch in der Zeit vor Wettkämpfen, in der sogenannten Vorstartsituation, kann das AT von großem Nutzen sein: Bei langem Warten auf einen wichtigen Start kann die anhaltende emotionale Spannung zu einer ausgeprägten nervalen Ermüdung führen, die den Sportler schon vor dem eigentlichen Wettkampf „sauer" macht. Das AT kann dies verhindern helfen. Nicht in jedem Falle ist jedoch die Durchführung des AT in beliebiger Form zweckmäßig. *Cernikova/Daskevic* (1972, 817) weisen darauf hin, daß die Anwendung der für die ärztliche Praxis erarbeiteten Texte des AT, die eine tiefe Entspannung und Beruhigung *ohne* Auswirkung zum Ziel haben, im Sport unzweckmäßig ist; sie kann sogar zu einer Verminderung der

Leistungsfähigkeit im Wettkampf führen, da die vorherige totale Entspannung noch lange anhält und so zu einer u. U. allgemeinen physischen und psychischen Schlappheit führt. Im Sport ist demnach im Anschluß an das AT eine entsprechende Aktivierung des Sportlers vonnöten.

Das AT muß nicht bei jedem Sportler zum schnellen Erfolg führen, da die Erlernzeit in Abhängigkeit von individuellen Besonderheiten relativ lang sein kann. Ein nur unvollkommen beherrschtes, unter Leistungsdruck erlerntes bzw. nur sporadisch praktiziertes AT ist oftmals unwirksam, da die Bahnung und Automatisierung der bedingten Reflexe bzw. die gegenseitige Beeinflussung von Übung und Formel einerseits noch nicht gefestigt oder schon wieder verlustig gegangen sind.

Verwandte Formen des Autogenen Trainings

Tiefmuskelentspannung (TME)

Die TME wird auch als *neuromuskuläre Relaxation, als Entspannungstraining* bzw. als *progressive Muskelrelaxation* bezeichnet und wurde von *E. Jacobsen* entwickelt. Die TME ist in der Wirkung ähnlich wie das AT, hat aber keine Hochziele wie sie in der Oberstufe des AT enthalten sind. Da die TME nicht nur auf eine Verbesserung der physischen Wiederherstellung, sondern auch auf die Behebung psychischer Störfaktoren (z. B. Angst) einwirkt, so ist sie bei den eingangs erwähnten psychologischen Trainingsmethoden sowohl in der ersten als auch dritten Zielgruppe einzuordnen. Die TME ist im Gegensatz zum AT relativ rasch zu erlernen: Zur Vermittlung der Grundkenntnisse reichen zwei Stunden aus; anschließend genügt ein mehrmaliges kurzes Wiederholen.

Die TME-Dauer beträgt etwa zehn Minuten. Das TME-Training zeitigt folgende Wirkungen im physischen und psychischen Bereich (vgl. *Buchmann* 1974, 86):

– Beseitigung oder Abschwächung von Einschlafstörungen;
– Veringerung oder Beseitigung bestehender Schmerzen durch Erhöhung der Schmerzschwelle;
– Verringerung oder Beseitigung unangenehmer Stimmungszustände (Angst etc.);
– Allgemeine Toleranzerhöhung gegenüber Streß;
– Normalisierung verschiedener Körperfunktionen (Blutdruck- und Herzfrequenzsenkung, nervale Beruhigung etc. wie beim AT);
– Erhöhung der Durchblutung des gesamten Muskelsystems.

Durchführung

Die Einstimmung bei der TME erfolgt durch tiefe und ruhige Ein- und Ausatmung. Dann werden nacheinander bewußt alle Hauptmuskelgruppen des Körpers langsam, aber intensiv angespannt und dann wieder entspannt. Etwa folgende Reihenfolge ist einzuhalten: Nacken, Hände, Arme, Beine, Becken und untere Rückenmuskulatur, Gesäß und Gesicht.

Physiologische Grundlagen

Durch die vorweggehende Tiefatmung und die entspannte Gesamtmuskulatur, die ein Absinken der Herzfrequenz bewirkt, ist die Einschlafbereitschaft erhöht. Da nach der darauffolgenden intensiven Muskelan- und späteren -entspannung auch die elektrische Aktivität in den einzelnen Muskelbündeln und ihren zugehörigen Nerven sinkt, kommt es aufgrund der Wechselbeziehungen von Muskel – Nerv – Hirn zu einer Abnahme zerebraler Aktivitäten, was eine Voraussetzung für die Entspannungsfähigkeit darstellt.

Die Durchblutungssteigerung erfolgt durch die intensive Muskelan- und nachfolgende -entspannung aufgrund der damit verbundenen Gefäßweitstellung.

Die Dämpfung von Schmerzzuständen beruht darauf, daß der sonst wache, angespannte Organismus, der normalerweise sehr schnell und intensiv auf Schmerzreize reagiert, im Zustand tiefer Entspannung den gleichen Schmerz nicht mit der gleichen Schärfe empfindet.

Angstzustände etc. werden aufgrund einer konditionierten Hemmung verringert oder abgebaut: Der Verhaltenstherapie folgend wird davon ausgegangen, daß unerwünschte, meist auf Angst beruhende Reaktionstendenzen nicht bestehen können, wenn gleichzeitig eine tiefe Entspannung hervorgerufen wird. Die TME bewirkt eine derartige Entspannung und ermöglicht dadurch die Unterdrückung bzw. Beseitigung der Angst. Dabei findet nach *Buchmann* (1974, 86) folgender Prozeß statt: Durch häufige Wiederholung der Kopplung von physiologischer Entspannung und psychischer Erregung kommt es zu einer Verringerung bzw. Aufhebung der unerwünschten Reaktionsweisen. Der Vorteil der TME gegenüber dem AT liegt neben der schnelleren Erlernbarkeit vor allem darin, daß diese Trainingsform auch zu einem Zeitpunkt psychischer Angespanntheit erlernt werden kann. Über die eingangs durchgeführte Muskelanspannung werden Energie- und Adrenalinüberschüsse abgebaut, und über die nachfolgende Entspannung werden durch die Herzfrequenz- und Blutdrucksenkung die Voraussetzungen für eine psychische Beruhigung gelegt. Beim AT ist allein der Vorsatz „ich bin ganz ruhig" unter ungünstigen Umständen oftmals nicht ausreichend für eine reale Dämpfung.

Ein weiterer Vorteil des TME liegt in der Tatsache begründet, daß das Kontrastlernen „Anspannung-Entspannung" zu einer Verbesserung der propriozeptiven Wahrnehmung beiträgt und damit positiv auf den Trainingsprozeß einwirkt (vgl. *Stützle* 1981, 790).
In Abhängigkeit von individuellen Vorstartmerkmalen gibt *Kemmler* (1973, 74) als Limit für die Applikation des TME 60 bis 20 Minuten vor dem Start an. Ein Unterschreiten dieser Grenze ist zu vermeiden, da ein zu dichter Abstand zum Start sich leistungsmindernd auswirkt.

Psychoregulatives Training (PRT)

Das Psychoregulative Training nach *Gissen* wurde ebenfalls aus dem AT abgeleitet. Es gehört zu den Relaxations-Mobilisations-Verfahren und besteht somit aus einem beruhigenden und aktivierenden Teil, deren Schwerpunkt von den Persönlichkeitsmerkmalen des Sportlers wie auch von der bevorstehenden Aufgabe abhängig gemacht wird. Prinzipiell versucht das PRT, die durch Senkung des Informationsflusses und den Aufbau einer muskulären Entspannung hervorgerufene Umschaltung in die autogene Versenkung optimal auszunutzen, um eine bestmögliche Leistungsbereitschaft des Sportlers zu garantieren (vgl. *Gissen* 1973, 48). Beim PRT wird neben dem AT zusätzlich die ideomotorische Trainingsform (s. S. 623) eingesetzt.

Durchführung und physiologische Grundlagen

Das PRT, das am günstigsten in der Droschkenkutscherhaltung praktiziert wird (vgl. *Gissen* 1973, 52), beruht in seinem ersten Teil auf den Grundsätzen des AT, wobei jedoch die Schwere- und Stirnkühlübung nicht angewendet werden. Der Versenkungszustand wird durch fünf Formelkomplexe, bestehend aus jeweils zehn Formeln, erreicht, die durch klare bildliche Vorstellungen und Empfindungen zu nachfolgenden Wirkungen führen (vgl. *Gissen* 1973, 48 f.):
1. Formelgruppe: Beruhigung und Konzentration auf sich selbst;
2. Formelgruppe: Relaxation der Arme;
3. Formelgruppe: Relaxation der Beine;
4. Formelgruppe: Relaxation des Rumpfes;
5. Formelgruppe: Atmungs- und Herzregulierung.

Innerhalb der Formelkomplexe wird zuerst die Aufmerksamkeit auf das betreffende Körperteil gelenkt, dann auf den eintretenden Prozeß, und schließlich wird der Abschluß des Prozesses zusammen mit der sich ausbreitenden Ruhe konstatiert.

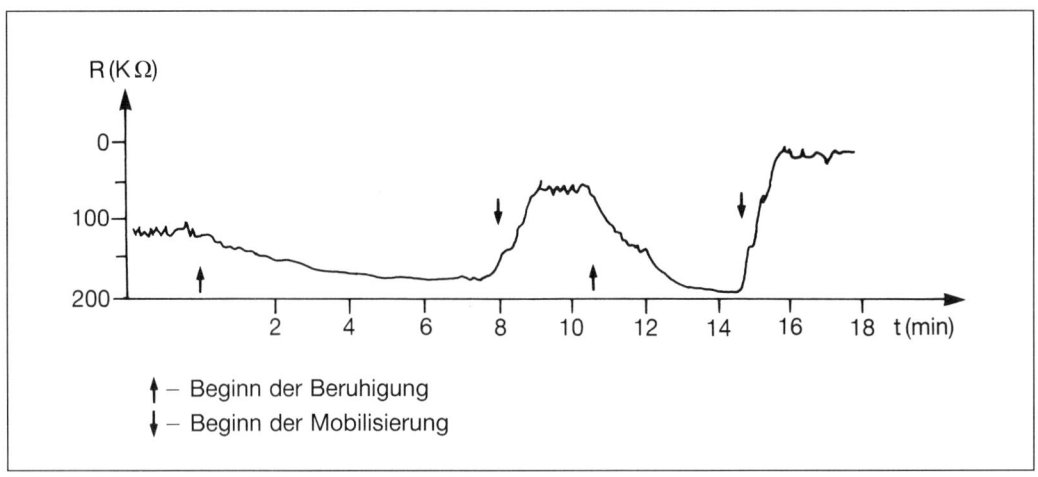

Abb. 413 Parameter der psychogalvanischen Hautreaktion bei einer Doppelübung des PRT (*Gissen* 1973, 65)

Nach dem entspannenden Teil ist die Fortsetzung des PRT abhängig von der erwünschten Übungswirkung:
Wird eine schnelle Wiederherstellung des Organismus nach physischer Belastung angestrebt, so verlängert man die beruhigenden Übungen.
Soll der Sportler auf ein optimales Spannungsniveau zur Bewältigung der bevorstehenden Trainings- bzw. Wettkampfanforderungen gebracht werden, dann schließt sich der eigentliche zweite Teil des PRT, die Mobilisierung, an. Neben der einfachen Anwendung des PRT bietet *Gissen* (1973, 64 f.) eine zyklische Methode an, die eine Aneinanderreihung von Beruhigungs- und Mobilisationsphasen im Sinne einer Doppelübung darstellt. Der Vorteil dieser Methode ist nach *Gissen* die höhere Effektivität, die besonders in der zweiten Beruhigungsphase zum Tragen kommt. Untersuchungen der psychogalvanischen Hautreaktionen belegen den stärkeren Entspannungsgrad in dieser Phase (Abb. 413).
Beim PRT kommt es während des entspannenden Teils zu den gleichen Reaktionen wie beim AT, das heißt zu einer Umschaltung auf eine trophotrope (erholungsorientierte) Phase, die von einer Senkung der Herzfrequenz, des Blutdruckes und des Muskeltonus begleitet ist. In der Mobilisierungsphase kommt es zu einer Steigerung des Sympathikotonus und damit zu einem Anstieg der Leistungsbereitschaft (vgl. *Gissen* 1973, 65).

Die Wirksamkeit des PRT im Sportbereich liegt in folgenden Punkten begründet (vgl. *Gissen* 1973, 47, 75):
– Beschleunigung der Wiederherstellungsprozesse nach sportlichen Belastungen;
– Verringerung des Leistungsabfalls bei statischer und dynamischer Belastung durch Anwendung des PRT;
– Verbesserung der psychischen Leistungsfähigkeit: Verringerung der Fehlerquote und Erhaltung der Aufmerksamkeit;
– Desensibilisierende Wirkung bezüglich psychischer Störfaktoren;
– Beseitigung von Schlafstörungen;
– Beseitigung von Übererregungszuständen sowie von apathischen Zuständen vor und nach dem Wettkampf;
– Sicherung einer stabilen Wettkampfleistung.

Somit stellt das PRT mit seinen zahlreichen Variationen eine Methode dar, die im Sport vielfältig eingesetzt werden kann.

Psychotonisches Training

Das psychotonische Training ist nach *Thiery* (1972, 287) eine Trainingsform, die der Steigerung der sportlichen Leistungsbereitschaft über eine Beeinflussung des Muskeltonus mittels der Unterstufenübungen des AT dienen soll. Über die Senkung des Muskeltonus soll dabei eine Dämpfung des psychophysischen Erregungsniveaus erreicht werden; die sich daraus ergebende Einsparung an muskulärer und nervaler Energie käme dann der sportlichen Leistungsfähigkeit zugute.

Es ist ersichtlich, daß sich diese Form vom AT nur unwesentlich unterscheidet und auf den gleichen physiologischen Mechanismen aufbaut, sich aber auf die selektive Beeinflussung des Muskeltonus konzentriert.

Relaxations-Aktivations-Methode und Aktiv-Therapie (ATP)

Bei der Relaxations-Aktivations-Methode handelt es sich nach *Schmidt* (in: *Kemmler* 1973, 77) um eine psychoregulative Methode, mit deren Hilfe der Sportler sich vom übermäßigen Streß psychischer Belastungen befreien kann, ohne jedoch dabei Einbußen in seiner Leistungsdynamik zu erleiden.

Die Methode besteht aus einer Kombination von entspannenden und für den Wettkampf gezielt dosierten anspannenden Übungen. Das Übungsprogramm läuft in drei Phasen ab:
– Entspannung und Lockerung der Muskulatur (Übungen der AT-Unterstufe).
– Ausruhen und Regeneration der Kräfte.
– Ansporn und Aktivierung über formelhafte Vorsätze.

Bei der ATP nach *Frester* (in: *Kemmler* 1973, 56) – diese Methode lehnt sich ebenfalls stark an das AT an – handelt es sich um eine der Relaxations-Aktivations-Methode sehr nahestehende Form. Das Übungsprogramm läuft ebenfalls in drei Phasen ab:
– Entspannung (AT-Unterstufe);
– Übergang und Aktivierung durch formelhafte Vorsatzbildung;
– Schwunggymnastik.

Im Anschluß an die Gesamtübung sind die Zeichen eines verringerten Niveaus der Erregungsmaxima dominierend. Dadurch kommt es zu einer ökonomischeren Arbeitsweise des ZNS und zu einem verbesserten Steuerverhalten der Kreislaufregulationen (*Frester*, in: *Kemmler* 1973, 58).

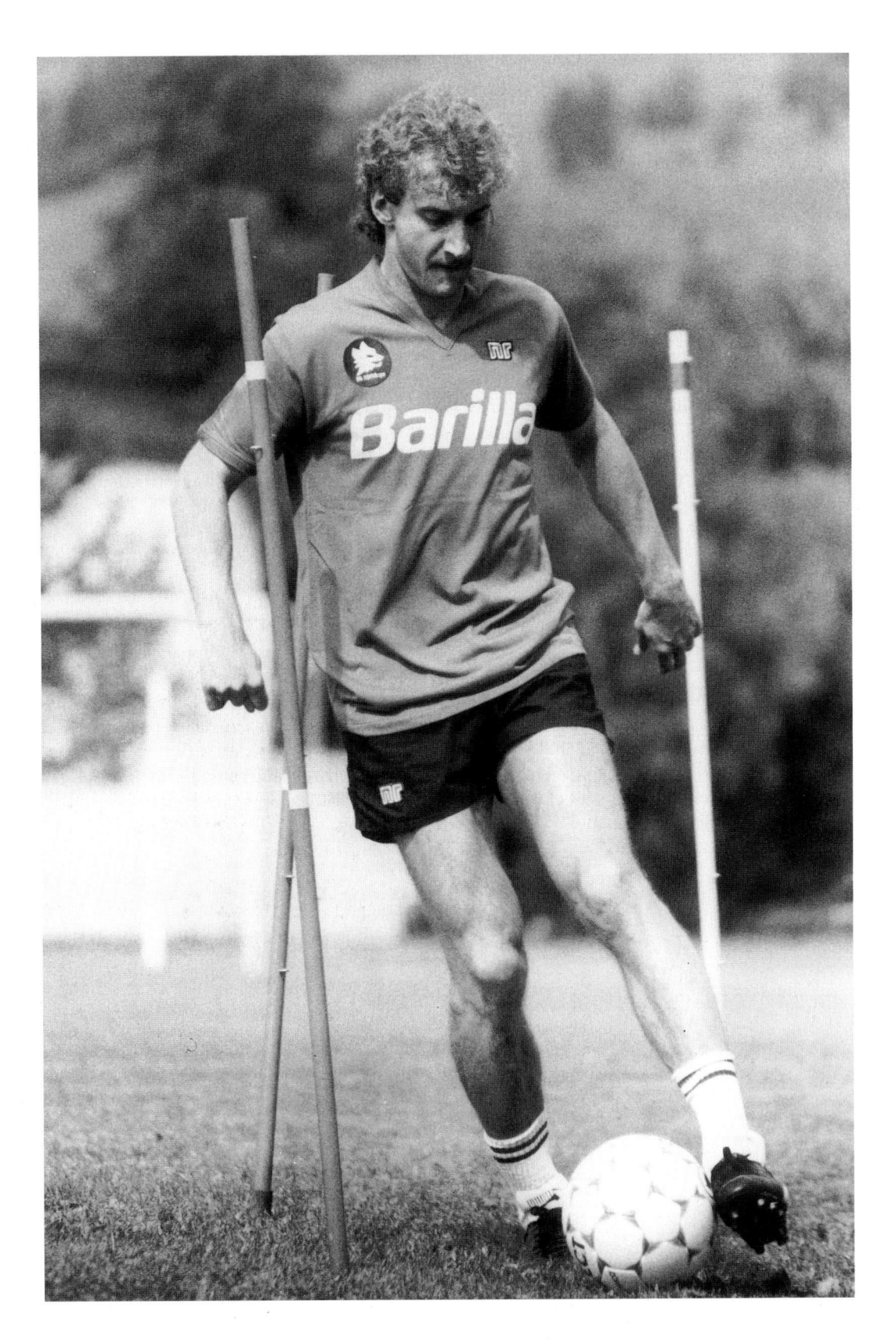

20 Psychologische Methoden zur Verbesserung des technischen Lernprozesses

Mentales Training (MT)

Begriffsbestimmung

> Unter MT versteht man das Erlernen oder Verbessern eines Bewegungsablaufes durch intensives Vorstellen ohne gleichzeitiges tatsächliches Üben (vgl. *Volkamer* 1972, 137; *Fuhrer* 1975, 1313; *Beck* 1977, 212).

Formen des MT

Nach *Fetz* (1979, 88, 89) steht das MT auf der gleichen Stufe wie das praktische Training und teilt sich in sogenannte „mentale Übungsweisen" auf, dem verbalinformativen, dem ideomotorischen und dem observativen Training (Abb. 414).

Kunze (1971, 340-343) gliedert die mentalen Trainingsmethoden nach der Art ihrer Informationsaufnahme und -verarbeitung und trennt das MT vom observativen (OT), verbalen (VT) und praktischen Training. Er unterteilt das MT in subvokales Training, verdecktes Wahrnehmungstraining und ideomotorisches Training (Abb. 415).

Während das subvokale Training und verdeckte Wahrnehmungstraining eher von außen steuerbar sind (durch bestimmte Formeln bzw. Bilder bezüglich des optimalen Bewegungsablaufs) und eine Sollwertrealisierung darstellen, kann beim ideomotorischen Training sowohl eine Sollwert- wie auch Istvorgabe vorliegen. Eine Istwertrealisierung tritt immer dann ein, wenn die Bewegungsvorstellung mit einem vorhandenen Bewegungsmuster verbunden

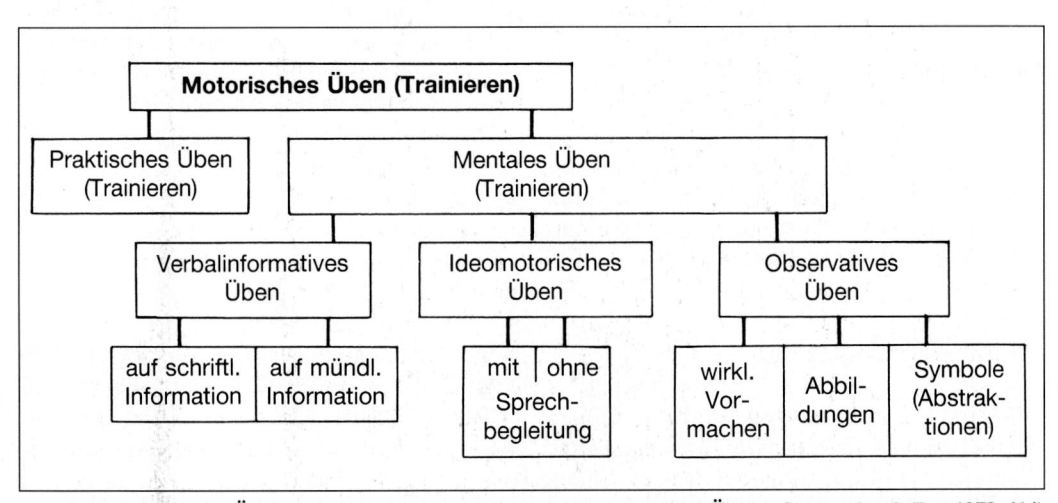

Abb. 414 Motorisches Üben unter besonderer Berücksichtigung mentaler Übungsformen (nach *Fetz* 1979, 414)

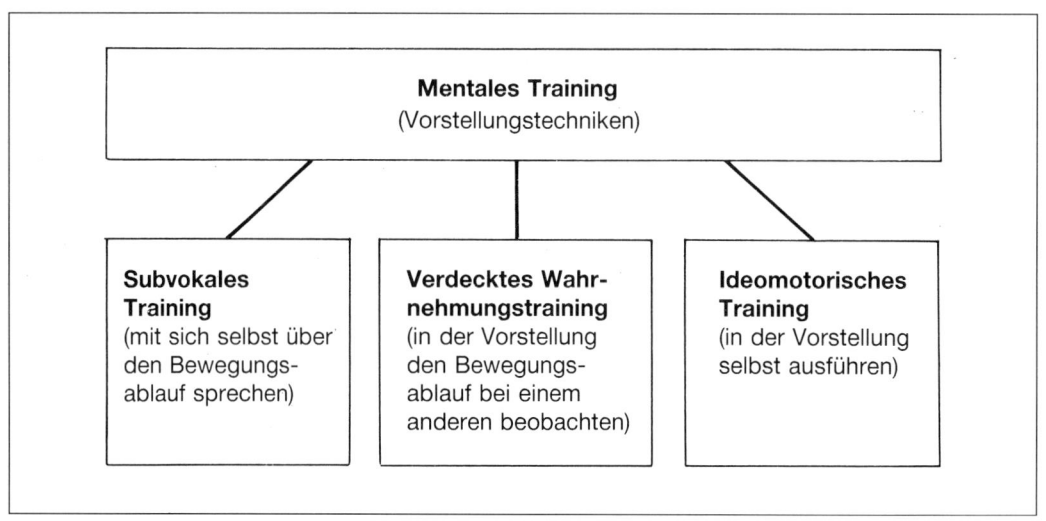

```
┌─────────────────────────────────────────────────────────┐
│                    Mentales Training                    │
│                  (Vorstellungstechniken)                 │
└─────────────────────────────────────────────────────────┘
           │                    │                    │
  ┌────────────────┐  ┌──────────────────┐  ┌────────────────┐
  │ Subvokales     │  │ Verdecktes Wahr- │  │ Ideomotorisches│
  │ Training       │  │ nehmungstraining │  │ Training       │
  │ (mit sich selbst│ │ (in der Vorstellung│ │ (in der Vorstellung│
  │ über den Bewegungs-│ │ den Bewegungs- │  │ selbst ausführen)│
  │ ablauf sprechen)│ │ ablauf bei einem │  │                │
  │                │  │ anderen beobachten)│ │                │
  └────────────────┘  └──────────────────┘  └────────────────┘
```

Abb. 415 Formen des MT (nach *Kunze*, in *Kemmler* 1973, 82)

wird. Hingegen liegt eine Sollwertrealisierung beim ideomotorischen Training vor, wenn das Bewegungsmuster noch nicht vollständig ausgebildet ist (vgl. *Fetz* 1979, 91). Somit dient die Istwertrealisierung beim ideomotorischen Training der Stabilisierung einer Bewegung, während die Sollwertrealisierung immer ein Lernen, Verbessern bzw. Umlernen beinhaltet (vgl. *Kremer* 1985, 120).

Durchführung

Grundsätzlich gilt für das MT wie für alle Trainingsmethoden, daß optimale Lernbedingungen die Trainingswirkungen optimieren. Somit beeinflussen innere und äußere Faktoren entscheidend die Effektivität des MT.

– Innere Bedingungen

Wichtige Voraussetzungen für das Gelingen des MT stellen die positive Einstellung, die Förderung der Motivation und die Einstellung des Sportlers auf die folgende konzentrierte Gedankenführung dar (vgl. *Frester* 1972, 213; *Mitterbauer* 1976, 462; *Syer/Connolly* 1987, 71). *Buchmeier* (1975, 136) schlägt vor, die Motivation durch Information über die Grundlagen des MT (z. B. Carpenter-Effekt, s. S. 628) und erfolgreiche Anwendungsbeispiele zu fördern. Übertriebener Ehrgeiz und jede Art von Zwang sind auszuschalten. Die Vorstellungsbereitschaft, und damit der Übungserfolg ist in entspanntem Zustand erhöht (vgl. *Loehr* 1988, 112; *Eberspächer* 1990, 10). Die Entspannung kann neben psychoregulativen Verfahren wie Autogenes Training und Progressive Muskelrelaxation (s. S. 618) auch durch Vorschaltung ruhiger Musik eingeleitet werden (*Frester* 1984, 122). *Knab* (1989, 13) schlägt u. a. Atem- und Schwunggymnastik zum relaxierenden Eingreifen vor Beginn des eigentlicheh MT vor, während *Porter/Forster* (1987, 42-45) zusätzlich Meditation, Massage und Schwebebad erwähnen. Das Versuchsergebnis von *Kemmler* (1973, 90) belegt die bereits erwähnte Tatsache, MT sei besonders wirksam in Verbindung mit vorheriger Relaxation. In entspanntem Zustand gelingt es dem Übenden besser, die Vorstellung realitätsgetreuer zu ge-

	Durchschnittliche Abweichung von der konkret gefahrenen, persönlichen Bestzeit	
	N 1	N 2
Mentales Training ohne Entspannungstraining	± 45 sec.	± 10 sec.
Mentales Training nach Entspannungstraining (im entspannten Zustand)	± 11 sec.	± 4,5 sec.

N 1 = 6 Skirennfahrer, N 2 = 5 Autorennfahrer

Tab. 69 Unterschiede in der Laufzeit beim MT mit und ohne vorangehendes Entspannungstraining (*Kemmler* 1973, 90)

stalten, die Laufzeiten beim MT entsprechen am ehesten den konkreten Zeiten (s. Tab. 69). Eine weitere Voraussetzung für das Gelingen des MT ist die genaue Vorstellung des optimalen Sollwertes beim Sportler (vgl. *Fetz* 1988, 93). Diese kann durch verbale Beschreibung, Bildreihen, Videofilme etc. geschaffen werden. Da während des MT seitens des Trainers nicht mehr regulierend in den Übungsablauf eingegriffen werden kann, muß nach *Volkamer* (1972, 144) der Sportler an selbständiges Arbeiten gewöhnt sein, um einen optimalen Übungserfolg zu sichern.

– Äußere Bedingungen

Die äußeren Bedingungen des MT werden vor allem durch das Kriterium der Außenreizverarmung bestimmt. Der mental Trainierende muß vor großem Lärm, grellem Licht, Schwitzen oder Frieren etc. geschützt werden (vgl. *Volpert* 1976, 67; *Callies* 1982, 231).
Wie die Untersuchungen von *Ratov* et al. (1981, 334) zeigen, stellt die eingenommene Körperhaltung für die Wirksamkeit des MT ein entscheidendes Kriterium dar: Nur im Stehen entspricht das elektromyographische Bild der betreffenden Muskulatur bei der Bewegungsvorstellung dem der realen Ausführung, nicht jedoch im Liegen.

> Beachte: Um ein wirksames MT durchführen zu können, ist eine klare Bewegungsvorstellung bezüglich der zu trainierenden sportlichen Aufgabe nötig. Je differenzierter die Bewegungsvorstellung, desto wirkungsvoller ist das MT (vgl. *Hotz/Weineck* 1983, 76).

Ist eine Bewegungsvorstellung nicht schon aufgrund früherer Bewegungserfahrungen des Sportlers vorhanden, so wird mittels verbaler Information (VT, s. S. 634) und/oder bildlicher Wahrnehmung (OT, s. S. 632) eine Sollwertvorgabe erreicht; auch die Eigenrealisierung der Bewegung dient der Herausbildung einer klaren, umfassenden Bewegungsvorstellung (vgl. *Tiwald* 1972, 99). Für die Wahl der mentalen Übungsformen und deren Inhalte ist es von Bedeutung, ob das MT zum Neuerwerb oder zur Festigung bzw. zum Behalten eines Bewegungsablaufes oder zur Korrektur einer fehlerhaften Bewegung eingesetzt wird, der Sportler also bereits über eine gewisse Bewegungsvorstellung verfügt oder nicht, bzw. ob falsche Ansätze einer Bewegungsvorstellung vorhanden sind. Des weiteren spielen Faktoren wie Entwicklungsstand, aktuelles Lernniveau, Aufnahmefähigkeit, Sprachvermögen etc. eine wichtige Rolle.

> Programm-Vorbereitung:
>
> – Aufgaben-, Problemanalyse
> – Programmerstellung – personenbezogen
>   – situationsbezogen
> – Motivation/Einstellung
>
> Programm-Durchführung:
>
> A Grundtraining
>   – Psychoregulatives Grundtraining
>   – Mentales Grundtraining
>
> B Phase der Integration
>   – Systematische Kopplung von – Psychoregulativem und
>   – Mentalem Training
>
> C Phase der situativen Anpassung
>   in
>   – Training
>   – Wettkampf

Tab. 70 Mehrtägiges Konzept des Mentalen Trainings (*Steiner* 1985, 229)

Da beim MT die richtige Durchführung von seiten des Trainers nur bedingt kontrolliert werden kann, sind Maßnahmen, die die Eigenkontrolle des Sportlers fördern, aufzunehmen. Dies kann durch gemeinsames Erstellen mentaler Trainingsprogramme erfolgen (vgl. *Frester* 1984, 122).

Dem eigentlichen MT sollte – wie bereits dargestellt – eine Entspannungsphase vorgeschaltet werden, um den Einstieg zu erleichtern und das Konzentrationsvermögen zu erhöhen. Autogenes Training und andere Entspannungstechniken können hierbei verwendet werden.

Um effektiv eingesetzt werden zu können, muß das MT erst richtig angeeignet werden. Ein gutes MT-Programm muß sich folglich über einen gewissen Zeitraum erstrecken. *Frester* (1984, 122) schlägt hinsichtlich des MT ein fünfphasiges Vorgehen vor:

(1) Autogenes Training
(2) Sollwertaktualisierung durch optische Darbietung
(3) Ideomotorisches Training
(4) Praktische Imitation des Bewegungsablaufs
(5) Praktische Ausführung des Gesamtablaufs

Während *Fresters* Entwurf an einem Tag ausgeführt werden soll, stellt *Steiner* (1985, 229) ein mehrtägiges Konzept vor (s. Tab. 70). Durch das psychoregulative Grundtraining sollen hierbei die psychophysiologischen Voraussetzungen für die Wirksamkeit des MT verbessert werden. Es wird mindestens sechs Wochen angewendet, bevor mit dem mentalen Grundtraining begonnen wird (vgl. *Steiner* 1985, 232). In der Phase der Integration werden beide Verfahren miteinander gekoppelt und erst danach die Phase der situativen Anpassung eingeführt. Hier integriert man die Einheit psychoregulatives/mentales Training in den praktischen Trainingsprozeß. Die Anwendung im Wettkampf stellt schließlich die letzte Stufe dieses Konzepts dar (vgl. *Steiner* 1985, 233 f.). *Kunath* (in *Renzland/Eberspächer* 1988, 35) propagiert auch beim MT en bloc ein dreiphasiges Vorgehen. Zunächst soll eine Entspan-

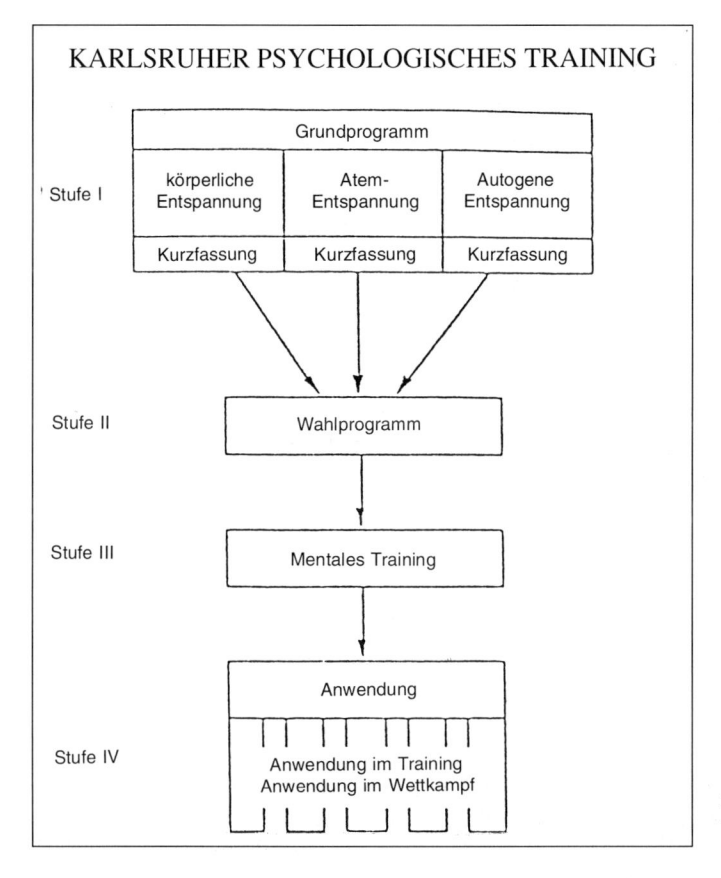

```
KARLSRUHER PSYCHOLOGISCHES TRAINING

Stufe I     ┌─────────────────────────────────────────┐
            │            Grundprogramm                │
            ├──────────────┬────────────┬─────────────┤
            │ körperliche  │   Atem-    │  Autogene   │
            │ Entspannung  │Entspannung │ Entspannung │
            ├──────────────┼────────────┼─────────────┤
            │  Kurzfassung │Kurzfassung │ Kurzfassung │
            └──────────────┴────────────┴─────────────┘

Stufe II          ┌─────────────────────┐
                  │     Wahlprogramm    │
                  └─────────────────────┘

Stufe III         ┌─────────────────────┐
                  │   Mentales Training │
                  └─────────────────────┘

Stufe IV          ┌─────────────────────┐
                  │      Anwendung      │
                  │  Anwendung im Training
                  │  Anwendung im Wettkampf
                  └─────────────────────┘
```

Abb. 416 Aufbau des Karlsruher Psychologischen Trainings (*Förster* 1990, 94)

nungstechnik angewendet werden, dann das eigentliche Training durch Bewegungsvorstellung erfolgen und schließlich die Bewegung praktisch ausgeführt werden, um eine Analyse und Bewertung der Ausführung zu gewährleisten.

Alle Ergebnisse der MT-Forschung zu berücksichtigen scheint das Karlsruher Psychologische Training (KPT, s. Abb. 416).

Auch das KPT erstreckt sich über mehrere Wochen. Im Grundprogramm erlernt der Sportler drei psychoregulative Verfahren. Die Kurzfassung kommt erst zur Anwendung, sobald die psychophysischen Reaktionen mittels Langprogramm stabilisiert sind (*Förster* 1990, 95). Im Wahlprogramm entscheidet sich der Übende für das Verfahren, welches er im Hinblick auf die Psychoregulation subjektiv als am wirksamsten empfindet. Für das eigentliche MT werden schriftliche Hilfsmittel wie genaue Übungsanleitungen und Bewegungstexte gereicht. Angewendet wird das MT schließlich in Form von Kurzprogrammen. Wie bei *Steiner* wird es auch hier zunächst in das Training und in vorbereitende Wettkämpfe integriert, bevor es auch in normale Wettkämpfe einbezogen werden kann (*Förster* 1990, 96).

Abhängig von der angewandten Form des MT fängt der Übende an, sich den Bewegungsablauf einer motorischen Aufgabe vorzustellen. Spezielle Anweisungen des Trainers sollten vor Beginn des MT gegeben werden, da Informationen über den Bewegungsablauf während des MT eher eine effektivitätsmindernde Wirkung haben (vgl. *Jones* 1965, 272 und 1984, 323; *Frester* 1984, 122).

Bei der Durchführung des MT ist es wichtig, daß der gedankliche Ablauf flüssig und ohne Verharren auf einem bestimmten Teil der Be-

wegung erfolgt. Treten unklare bzw. fehlerhafte Bewegungsvorstellungen auf, so ist das MT abzubrechen, da sonst unter Umständen ein fehlerhaftes Bewegungsbild stabilisiert wird. Der Einstieg in das MT kann durch das sogenannte Drei-Stufen-Programm von *Kemmler* (1973, 84) erleichtert werden:
– Verbalisieren des gesamten Bewegungsablaufs;
– Beobachten einer vorbildlichen Demonstration (Lehrfilm etc.);
– Einige vorstellungsmäßige Ausführung des Bewegungsablaufes unter besonderer Berücksichtigung bewegungsablaufbegleitender Körpergefühle (kinästhetische Empfindungen) und spezifisch technischer Schwierigkeiten in der Bewegungsstruktur.

Beachte: Im allgemeinen ist das Tempo der Visualisierung beim MT mit der gleichen Geschwindigkeit wie das aktive Training durchzuführen. Eine Ausnahme bildet die Behebung automatisierter Technikfehler: hier empfiehlt es sich, die Bewegung „in Zeitlupe" auszuführen. Gleiches gilt bei hochkomplizierten Bewegungsabläufen (vgl. *Syer/Connolly* 1987, 70 f.; *Jones* 1984, 315 f.).

Physiologische Grundlagen

Beim MT spielt vor allem der *Carpenter-Effekt* eine bedeutende Rolle: Durch die intensive Bewegungsvorstellung kommt es zu einer zentralen Erregung des motorischen Rindenfeldes des Gehirns und damit zu Mikrokontraktionen der Muskeln (vgl. *Kohl/Krüger* 1972, 125/126; *Pietka* 1976, 24; *Beck* 1977, 212). Es ist deshalb nicht erstaunlich, daß bei der Vorstellung von Bewegungen eine Intensivierung des Gasstoffwechsels, eine Beschleunigung von Atmung und Herzfrequenz, eine Blutdruckerhöhung, eine erhöhte Empfindlichkeit des peripheren Sehens und eine stärkere Erregbarkeit der peripheren Nerven vorgefunden werden (Abb. 417, 418).

Wie elektroenzaphalographische Untersuchungen (EEG = Gehirnstrommessung) zeigen, kommt es innerhalb des Gehirns bei der Vorstellung von Bewegungen zu einer Zunahme der interzerebralen Wechselbeziehungen: Beim Erwachsenen steigen sie während des MT um 20–30 % an, bei jugendlichen Sportlern nur um 10–15 %. Beim Nichtsportler oder Anfänger treten erheblich weniger Wechselbeziehungen im EEG auf (vgl. *Smieskol* 1973, 160; *Sologub* 1982, 30, 31; *Ivanoval/Silin* 1983, 20, 21). Bei einem Vergleich mit dem *verdeckten Wahrnehmungstraining* stellte sich heraus, daß das Vorstellen der eigenen Bewegung zu einer vermehrten Aktivität der motorischen Zone führte, während die Vorstellung der Bewegung eines anderen vermehrt die optische Region stimulierte. Beim verdeckten Wahrnehmungstraining ist daher mit einer größeren Bedeutung des optischen Analysators zu rechnen (vgl. *Ivanova/Artemov* in *Smieskol* 1973, 160).

Wiederholtes Beobachten von Filmen, Lehrbildreihen, Bewegungsdemonstrationen etc. führt im ZNS zur Ausbildung von „Spuren", die die Bahnung motorischer Koordinationsmuster beschleunigen. In der Trainingspraxis sollte dabei berücksichtigt werden, daß Anfangs- und Endphasen von gezeigten Bewegungen sowie Phasen höchster Spannung die stärkste induzierende Wirkung erzielen (*Kohl/Krüger* 1972, 125).

Aufgrund der engen Kopplung von realer Ausführung und ideomotorischer Vorstellung einer Bewegung muß es Ziel des Trainings sein, durch einen optimalen Wechsel von praktischem und mentalem Training den technischen Entwicklungs- und Stabilisierungsprozeß zu effektivieren.

Optimale Durchführungs- und Anwendungszeit für das MT

Weder für die Übungszeit noch für die Zahl der Wiederholungen lassen sich einheitliche

Mentales Training

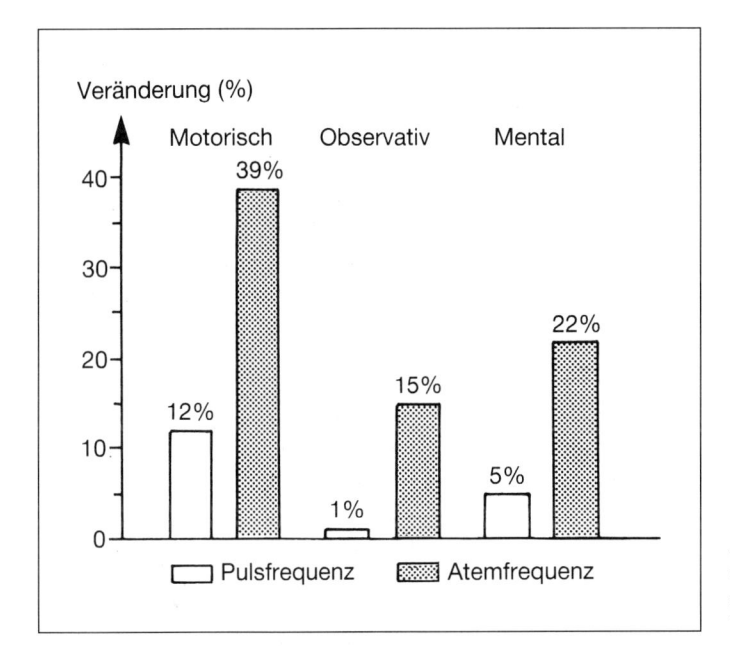

Abb. 417 Veränderungen von Puls- und Atemfrequenz während motorischem, observativem und mentalem Training (*Martin* 1965, 64)

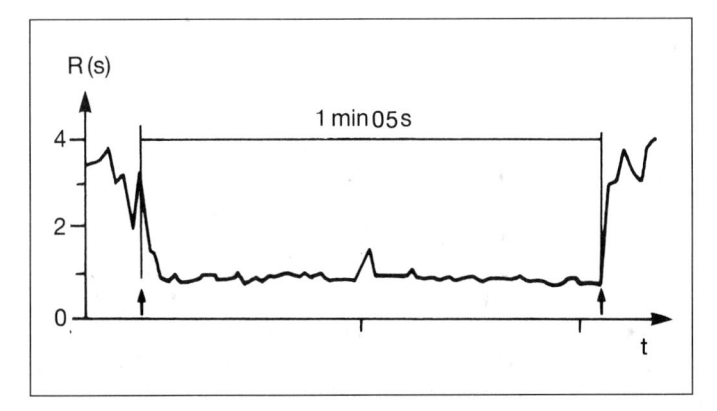

Abb. 418 Beschleunigung der Atemfrequenz beim gedachten (ideomotorischen) Durchschwimmen einer vorgegebenen Strecke in vorgegebener Zeit. R = Zeitdauer der einzelnen Atemzüge (in s), Pfeile = Beginn und Ende der ideomotorischen Ausführung. In der Atemkurve ist deutlich die „Wende" nach der Hälfte der Strecke zu sehen (nach *Frester* 1984, 123).

Werte angeben. Einigkeit herrscht nur dahingehend, daß das MT möglichst regelmäßig durchgeführt werden muß, um effektiv zu sein (vgl. *Loehr* 1988, 112; *Syer/Connolly* 1987, 71).

Nach *Syer/Connolly* (1987, 71) sollte das MT täglich und stets zur gleichen Zeit durchgeführt werden und fünf bis zehn Minuten dauern.

Da das MT aufgrund der hohe Anforderungen an Konzentration und Vorstellungsvermögen überaus ermüdend ist, sollte die Dauer eines derartigen Trainings nach *Ter-Owanesjan* (1971, 4) auf etwa zwei bis drei Minuten begrenzt sein. Im Verlauf eines Tages kann seiner Meinung nach jedoch wiederholt mental trainiert werden, wobei hauptsächlich Bewegungsdetails, die sich schlecht erfassen lassen, vermehrt ideomotorisch geübt werden sollten (vgl. *Ter-Owanesjan* 1971, 5. Folge, 4).

Die Anzahl der Wiederholungen ist vom aktuellen Lernzustand des Sportlers und der zu bewältigenden Aufgabe abhängig. Darüber hinaus ist das zeitliche Ausmaß und die Anzahl der Wiederholungen in hohem Maße von der

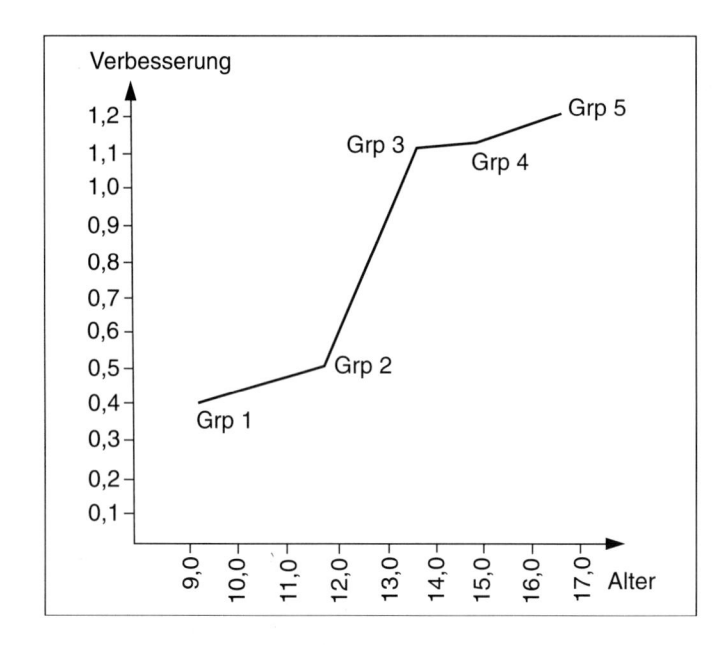

Abb. 419 Durchschnittliche Verbesserung der Altersgruppen in der mentalen Trainingsleistungsfähigkeit (*Medler/Schmidt-Walther* 1972, 422)

Reife, von Interesse und der Konzentrationsfähigkeit des Sportlers abhängig (vgl. *Frester* 1984, 122; *Fetz* 1988, 94).

Intrapersonelle Faktoren, die die Effektivität des MT beeinflussen

– Alter

Wie Abb. 419 zeigt, steigt mit zunehmendem Alter die Effektivität des MT.
Allerdings erfolgt der Zuwachs der mentalen Trainingsleistungsfähigkeit nicht linear. Die größte Zuwachsrate liegt vielmehr im Altersabschnitt zwischen 11,9 und 13,9 Jahren (*Medler/Schmidt-Walther* 1972, 420). Das MT scheint also erst ab dem 13. Lebensjahr sinnvoll als Ergänzung zum praktischen Training einsetzbar zu sein. Im Gegensatz hierzu sehen *Rapp/Schoder* (1972, 425 f.) das MT als schon im Vorschulalter möglich an.
Die empirischen Ergebnisse von *Förster* (1990, 195 f. und 217) belegen gleichfalls, daß ein psychologisches Trainingsprogramm auch mit jugendlichen Athleten erfolgreich durchgeführt werden kann. Jüngere Versuchspersonen führten hierbei das MT tendenziell sogar häufiger durch als ältere.

– Intelligenz

Nach den Untersuchungen von *Jessen* (1972, 94) scheint die Fähigkeit, mental zu trainieren, positiv mit der Intelligenz zu korrelieren. *Start* (in *Volkamer* 1972, 141) und *Buchmeier* (1975, 135) nehmen hingegen an, daß nur ein gewisses Maß an Intelligenz nötig ist, um eine Bewegung richtig zu analysieren und damit wirklichkeitsgetreu mental wiedergeben zu können.

– Bewegungserfahrung

Die Untersuchungen von *Clark* (in *Volkamer* 1972, 144) bezüglich des Leistungszuwachses durch MT auf die motorischen Fertigkeiten zeigen, daß das MT bei Fortgeschrittenen und Könnern fast genauso effektiv wie das praktische Training ist, während bei Anfängern der Übungserfolg des praktischen Trainings überwiegt (s. Tab. 71).

Zusammenfassende Wertung der Vor- und Nachteile des MT:

	Könner	Fortgeschrittene	Anfänger
praktisch	16 %	24 %	44 %
mental	15 %	23 %	26 %

Tab. 71 Übungszuwachs durch MT und praktisches Training bei unterschiedlichem Fertigkeitsniveau (*Clark* in *Volkamer* 1972, 144)

Vorteile des MT

- MT verkürzt die Lernzeiten für die Aneignung von sportlichen Techniken.
- Die gedankliche Übung eines Bewegungsablaufes erhöht die Stabilität einer Bewegungsfertigkeit.
- MT erhöht die Präzision und damit auch die Ausführungsgeschwindigkeit einer Bewegung.
- MT erlaubt relativ hohe Wiederholungsfrequenzen pro Zeiteinheit und wirkt damit energiesparend.
- MT bietet in Sportarten mit intensivem bzw. quantitativ umfassendem Trainingsaufwand eine Möglichkeit der Ökonomisierung.
- Die Anwendung des MT hat sich besonders in Verletzungspausen zur Erhaltung der Bewegungsvorstellung bzw. zur Minderung atrophischer Prozesse bewährt.
- MT kann zur Simulierung von Vorstart- und Wettkampfsituationen verwendet werden: Der Athlet geht dadurch unbelasteter an den Wettkampf heran, da er den Ablauf bereits vorher einige Male vorstellungsmäßig abrollen ließ.
- MT läßt sich beim Aufwärmen ergänzend verwenden und verkürzt dadurch die Aufwärmzeiten (Energieersparnis).
- MT erweist sich als günstig bei Sportarten mit beschränkter Trainingszeit (Hallen-, Anlagenbelegung).
- MT erlaubt „geistige" Zeitlupenstudien und ermöglicht damit insbesondere bei technisch schwierigen Bewegungsabläufen eine Verbesserung der Bewegungsvorstellung.
- MT ist günstig bei verletzungsgefährlichen Sportarten anzuwenden.
- MT verringert bei Sportarten mit erhöhter Verletzungsgefahr die Angst, da durch die intensive Bewegungsvorstellung nicht sicher erfaßte Bewegungselemente erkannt und damit besser realisierbar werden.
- MT ist gut für die Korrektur fehlerhaft erlernter Bewegungstechniken, da über die wiederholte Bewegungsvorstellung alte Bewegungsschemata aufgelockert und andere neu programmiert werden können.

Grenzen des MT

- Der Effekt des MT hängt von der Bewegungserfahrung und der klaren Bewegungserkenntnis ab, es ist also vor dem zwölften Lebensjahr kaum verwendbar.
- MT eignet sich nicht für jede Sportart in gleichem Maße: Es scheint für Disziplinen mit hohen technischen Anforderungen speziell geeignet.
- Aufgrund der hohen konzentrativen Ermüdung ist MT zeitlich nur begrenzt anwendbar (etwa zwei bis drei Minuten pro Trainingseinheit).
- MT umfaßt nicht die Bewegung der Muskeln und Gliedmaßen selbst und die davon abhängige Kontrolle (über entsprechende Rückkopplungsvorgänge), ob die Bewegung auch richtig ausgeführt wird.
- Wird MT ausschließlich oder zu lange ausgeführt, so können sich mangels Kontrolle unter Wirklichkeitsbedingungen fehlerhafte Bewegungsabläufe entwickeln und einprägen.

Verwandte Formen des Mentalen Trainings
Observatives Training (OT)

> Das *Observative Training* beinhaltet die planmäßig wiederholte gezielte Beobachtung der Übung anderer Personen (vgl. *Ulich* 1973, 7).

Somit stellt ein zufälliges oder gewöhnliches Beobachten bzw. Zuschauen ohne Übungsabsicht noch kein OT dar (vgl. *Fetz* 1979, 90; *Fuhrer* 1984, 175).
Die Bedeutung des OT liegt vor allem in der Unterstützung des motorischen Lernprozesses. Im Anfängerstadium führt es zu einer Herausbildung der Bewegungsvorstellung, bei fortgeschrittenem Könnensstand bedingt es eine Präzisierung oder Festigung der Bewegungsvorstellung. Da das OT meist jedoch eine Sollwertvorgabe darstellt, liegt das Augenmerk dieser Trainingsmethode weniger in der Stabilisierung als in der Aneignung und Verbesserung von Bewegungsfertigkeiten.
Weil der optische Analysator nur in den ersten Phasen des Lernprozesses eine überragende Rolle spielt und mit steigendem Lernniveau die visuellen Informationen an Bedeutung verlieren, ist das OT vor allem zu Beginn eines Lernprozesses von besonderer Wirksamkeit. Das Observative Training ist besonders bei Kindern im besten motorischen Lernalter zwischen neun und elf Jahren über die Verbindung Vormachen/Nachmachen mit großem Erfolg einzusetzen.
Aus lerntheoretischer Sicht ist der Effekt des OT darauf zurückzuführen, daß bereits die Beobachtung einer Bewegung zu einer Verbindung zwischen unbedingtem und bedingtem Reiz führt, die wiederum bestimmte (ideomotorische, auf dem *Carpentereffekt* beruhende, s. MT) Reaktionen auslöst, so daß der Beobachter imstande ist, die Bewegungserfahrungen des Beobachteten samt den daraus resultierenden Konsequenzen für seinen eigenen Lernprozeß nutzbar zu machen (vgl. *Volpert* 1976, 70).

Wie Abb. 420 zeigt, löst das OT eine Innervation in der von der Beobachtungsaufgabe betroffenen Muskualtur aus, die dem Arbeitsrhythmus der beobachteten Person entspricht. Ein Vergleich mit der durch das MT hervorgerufenen Muskelaktivität zeigt, daß beim OT eine stärkere Muskelinnervation als beim MT stattfindet.

Durchführung

Als Darstellungsmethoden beim OT dienen Vormachen (Lehrer- oder Schülerdemonstration), Film, Bildreihe, Zeichnungen etc.
Wie aus den Untersuchungen *Leirichs* (1973, 19 f.) hervorgeht, scheint die Verwendung von Bildreihen effektiver zu sein als die Vorführung eines Ringfilmes. Dies beruht u. a. auf der Möglichkeit der längeren Betrachtung: Längere Betrachtungszeiten korrelieren mit besseren motorischen Leistungen. Die schlechtere Leistung bei kurzer Betrachtungszeit ist dabei auf nicht stattfindende Bahnungsvorgänge im Gehirn zurückzuführen, so daß den motorischen Zentren nur in ungenügender Weise Informationen über den Bewegungsablauf zur Verfügung stehen (vgl. *Mester/de Marées* 1980, 172, 175).

Methodische Grundsätze zum OT

– Die Demonstration muß dem technisch richtigen Bewegungsablauf entsprechen.
– Die Demonstration soll dem erwarteten Ausführungsgrad der Bewegung durch die Schüler Rechnung tragen.
– Die Demonstration ist prinzipiell mehrfach zu wiederholen, wobei die Beobachtung der Schüler nacheinander auf die wesentlichen Verlagerungen der Körperteile zu lenken ist (analysierende Demonstration).
– Die momentane hohe Informationsdichte bei sehr schnell ablaufenden Bewegungen soll,

Verwandte Formen des Mentalen Trainings 633

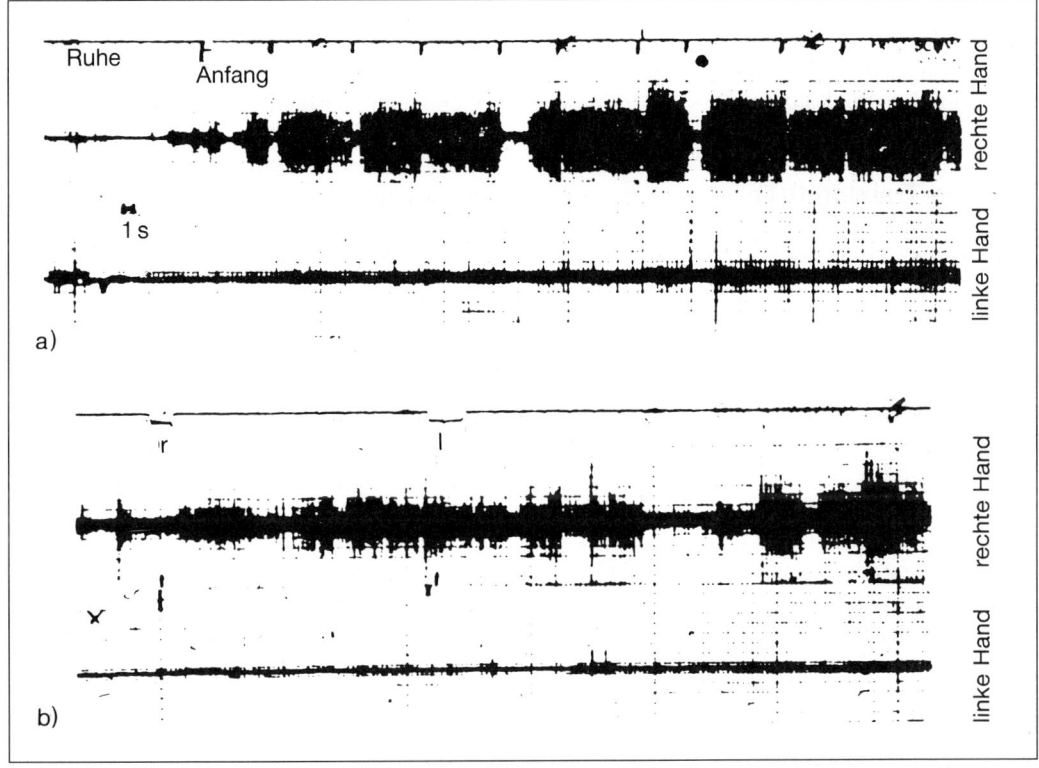

Abb. 420 EMG beim OT (a) und MT (b) der rechten Hand im O'Connor-Finger-Dexterity-Test (*Pflug* 1966, Anhang, 16)

soweit es die Ausführung der Bewegung ermöglicht, durch eine zeitliche Dehnung reduziert werden.
- Wesentliche Verlagerungen der Körperteile können durch eine übertriebene Demonstration besonders hervorgehoben werden.
- Der Standort der Schüler ist so zu wählen, daß alle Verlagerungen der Körperteile und die Gesamtbewegung optisch gut wahrgenommen werden können (Entfernung) und die optische Achse senkrecht oder schräg zur Bewegungsebene steht.

Darüber hinaus ist zu beachten, daß die Lenkung der Aufmerksamkeit durch Beobachtungsaufgaben sowie Erklärungen bezüglich der Struktur und der Biomechanik der Bewegung und nachträgliche, die Merkfähigkeit überprüfende Bewegungsbeschreibungen und -skizzen der Schüler erheblich die Wirkung der Bewegungsdemonstration erhöhen.
Demnach findet eine Optimierung des Blick- bzw. Beobachtungsverhaltens mit zunehmender Kenntnis statt, was wiederum zu einer höheren Wirksamkeit des OT beiträgt (vgl. *Möckel/Heemsoth/Hotz* 1984, 283 f.).

> Jeder Demonstration muß eine verbale Information vorausgehen, um die Wahrnehmung nicht dem Zufall zu überlassen, sondern bei den Schülern eine sinnerfassende Wahrnehmung auszulösen (*Leirich* 1973, 18).

Diese Forderung deutet auf die hohe Effektivität des OT bei gleichzeitiger und komplexer

Verwendung von Strategien des verbalen Trainings (VT, s. unten) hin, wie sie u. a. auch in den audiovisuellen Hilfsmitteln (z. B. Lehrfilm) zum Ausdruck kommt.

Verbales Training (VT)

Eine weitere Trainingsform, die ohne praktisches Üben angewendet werden kann, ist das Verbale Training.

Begriffsbestimmung

> Das Verbale Training ist eine planmäßig wiederholte gezielte verbale Kommunikation über den Ablauf der zu lernenden sensomotorischen Fertigkeiten (*Ulich* 1973, 356).

Nach *Ulich* (1974, 106) lassen sich drei Formen des VT unterscheiden.
1. Kommunikation mit anderen Personen;
2. Mitsprechen bei der Vorbereitung und Ausführung der Bewegung;
3. Sprechen mit sich selbst.

Diese Möglichkeiten des VT werden je nach Situation und Könnensstand angewandt, wobei der dritten Form, die sich u. a. in Selbstbefehlen äußert, besondere Bedeutung zugemessen wird.

Durchführung und physiologische Grundlagen

Das verbale Sollwertangebot erfolgt in erster Linie durch Methoden wie Bewegungsbeschreibung, -erklärung, -vorschrift (Instruktion), -korrektur, Lehrprogramm u. ä. (vgl. *Kremer* 1985, 190). Die Erklärung wesentlicher Merkmale führt dabei zu besseren Resultaten als eine umfangreiche Bewegungsbeschreibung (vgl. *Leirich* 1973, 20).

Unter Berücksichtigung der verschiedenen Formen des VT schlägt *Puni* (1961, 91, 92) folgendes Vorgehen beim VT vor:
1. Genaue sprachliche Darlegung der Übung durch den Lehrer bzw. Trainer (zuerst Bildung der Begriffe und dann Erweiterung und Präzisierung ihres Inhaltes);
2. Schaffung einer ersten groben Vorstellung von der Technik der Übung, dann ständiges Präzisieren derselben;
3. Genaue Formulierung der konkreten Aufgabe durch den Trainer, wobei die wichtigsten Momente hervorgehoben werden und versucht werden soll, die Bewegungen zu „erfühlen";
4. Exakte wörtliche Wiederholung der Aufgabe durch den Sportler;
5. Vorstellung der Übung durch „gedankliches Vorsprechen" ihrer Ausführung unter Verwendung von „Selbstbefehlen";
6. Die Trainierenden berichten nach der Übung;
7. Ausführung der eigenen Übung durch den Sportler selbst;
8. Beurteilung der eigenen Übung durch den Sportler selbst;
9. Der Trainer begutachtet die Selbstbewertung und gibt möglichst exakte Hinweise auf Fehler und Mängel, hebt Gutes hervor und beurteilt die Ausführung der Übung und die Selbstbewertung des Übenden.

Die Wirkungen des VT zeigen eine enge Verwandtschaft zum MT. Auch beim VT lassen sich Veränderungen von EEG-Werten und Intensivierungen von Muskelpotentialen im EMG aufgrund einer Bewegungsanalyse und -beschreibung feststellen (vgl. *Puni* in *Smieskol* 1973, 153, 157). Desgleichen sind vergleichbare, auf die Mobilisierung des Organismus abgestimmte Prozesse zu vermuten, die sich in einer Herz-, Blutdruck-, Atemfrequenzsteigerung u. ä. ausdrücken.

Methodische Grundsätze zum VT

– Beim VT ist das Sprach- und Auffassungsvermögen des Lernenden zu berücksichti-

gen, um eine optimale Verständigung zwischen Lehrenden und Lernenden zu gewährleisten. Dabei kann ein gemeinsamer Wortschatz in Form von Fachausdrücken hilfreich für eine schnellere und klarere Kommunikation sein.
- Bei der Auswahl der verbalen Information sowie der Anzahl der zu vermittelnden Verlagerungen des Körpers und der Körperteile ist auf den Entwicklungs- und Ausbildungsstand des Lernenden sowie den Kompliziertheitsgrad der Bewegung zu achten. Als Richtlinien für die Anzahl der Verlagerungen gelten (vgl. *Leirich* 1973, 25) für die fünfte bis achte Klasse (etwa 10–14 Jahre) ca. zwei bis drei Verlagerungen, für die neunte bis zwölfte Klasse (etwa 15–18 Jahre) ca. vier bis fünf Verlagerungen, für Sportstudenten und Sportler ca. sechs bis acht Verlagerungen.
- Zur Verdeutlichung der dynamischen Struktur der Bewegung erweist sich eine Wiederholung der Verbalinformationen in der Form einer bewegungsbegleitenden, rhythmisierten Sprache als günstig (vgl. *Fetz* 1979, 89).
- Mit zunehmendem Könnensstand ist das Ausmaß an verbaler Information auf ein Minimum zu reduzieren, da der Könner aufgrund seiner eigenen Bewegungserfahrung selbst imstande ist, sich den Sollwert einer Bewegung vorzugeben (vgl. *Mitterbauer* 1976, 464).
- Mit wachsendem Übungsfortschritt ist auch eine Änderung des Sprechmodus von laut zu leise möglich, der sich schließlich nur noch in der Form von „innerlichen Sprechimpulsen" ausdrückt (vgl. *Wunderli* 1976, 15 f.).

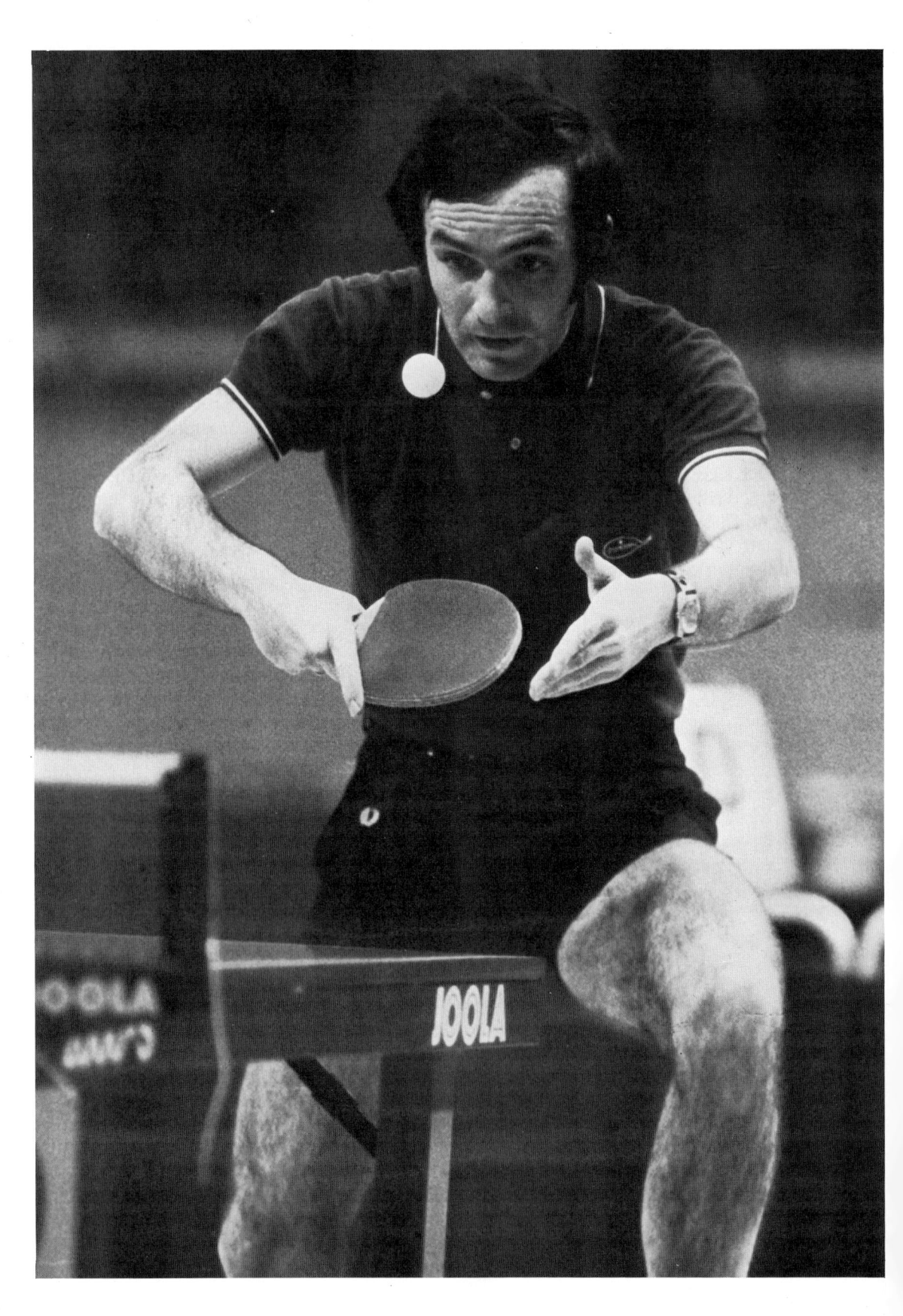

21 Psychologische Methoden zur Behebung psychischer Störfaktoren, die die sportliche Leistungsfähigkeit beeinflussen

Hypnose

Dieses Verfahren ist nicht bei allen Personen anwendbar, da es von einer spezifischen Empfänglichkeit für die hierbei durchgeführte Fremdsuggestion abhängig ist.

Durchführung

Der Sportler wird durch den Hypnotiseur in einen schlafähnlichen Zustand versetzt. Anschließend werden ihm Anweisungen suggeriert, die er noch unter dem Einfluß der Hypnose oder im späteren Wachzustand ausführt.

Möglichkeiten und Grenzen in der Sportpraxis

Die sportliche Leisutng ist durch hypnosuggestive Maßnahmen zu beeinflussen, vor allem jedoch im psychischen Bereich: bei unbegründeten Versagensängsten, Angst vor einem vermeintlich stärkeren Gegner etc.
Eine Leistungssteigerung im physischen Bereich ist aber nur insoweit möglich, wie Störungen oder Hemmungen im psychischen Bereich für eine potentiell mögliche Leistung durch die Hypnose aufgehoben werden. Eine bewußte Hinlenkung und Konzentration auf den Wettkampf ist jedoch nicht mehr möglich, weil die Selbstkontrolle in der Hypnose weitgehend ausgeschaltet ist.

Da die Durchführung der Hypnose technisch schwierig und insbesondere im Rahmen der Wettkampfvorbereitung nur schwer durchführbar ist, so sind ihrer Anwendung im Sportbereich im allgemeinen enge Grenzen gesetzt (vgl. *Kemmler* 1973, 50).

Desensibilisierung – Systematische Verhaltensmodifikation

Beim *Desensibilisierungstraining* werden nach einer systematischen Schulung und Auseinandersetzung mit den Inhalten des bevorstehenden Wettkampfes die individuellen traumatisierenden Faktoren so lange bewußt bearbeitet, bis sie in diesem mentalen Bereich allmählich ihre Bedeutung verlieren und die Störungen im Bereich nervaler Regulationsmechanismen beseitigt werden (s. *Hahn* 1972, 284).
Die Desensibilisierung wurde von *Wolpe* (1958) als eine der Methoden der Verhaltenstherapie entwickelt. Sie dient der Beseitigung bzw. Verringerung von neurotischen Verhaltensweisen, wie z. B. von Angst als Symptom unangepaßter Realisationen aufgrund „falscher" Lernprozesse (*Kemmler* 1973, 91).
Bei der *systematischen Verhaltensmodifikation* schließlich werden die Entspannungen so lange wiederholt, bis die Vorstellung der Situation über den Gewöhnungseffekt keine hemmenden Reaktionen mehr auslöst.

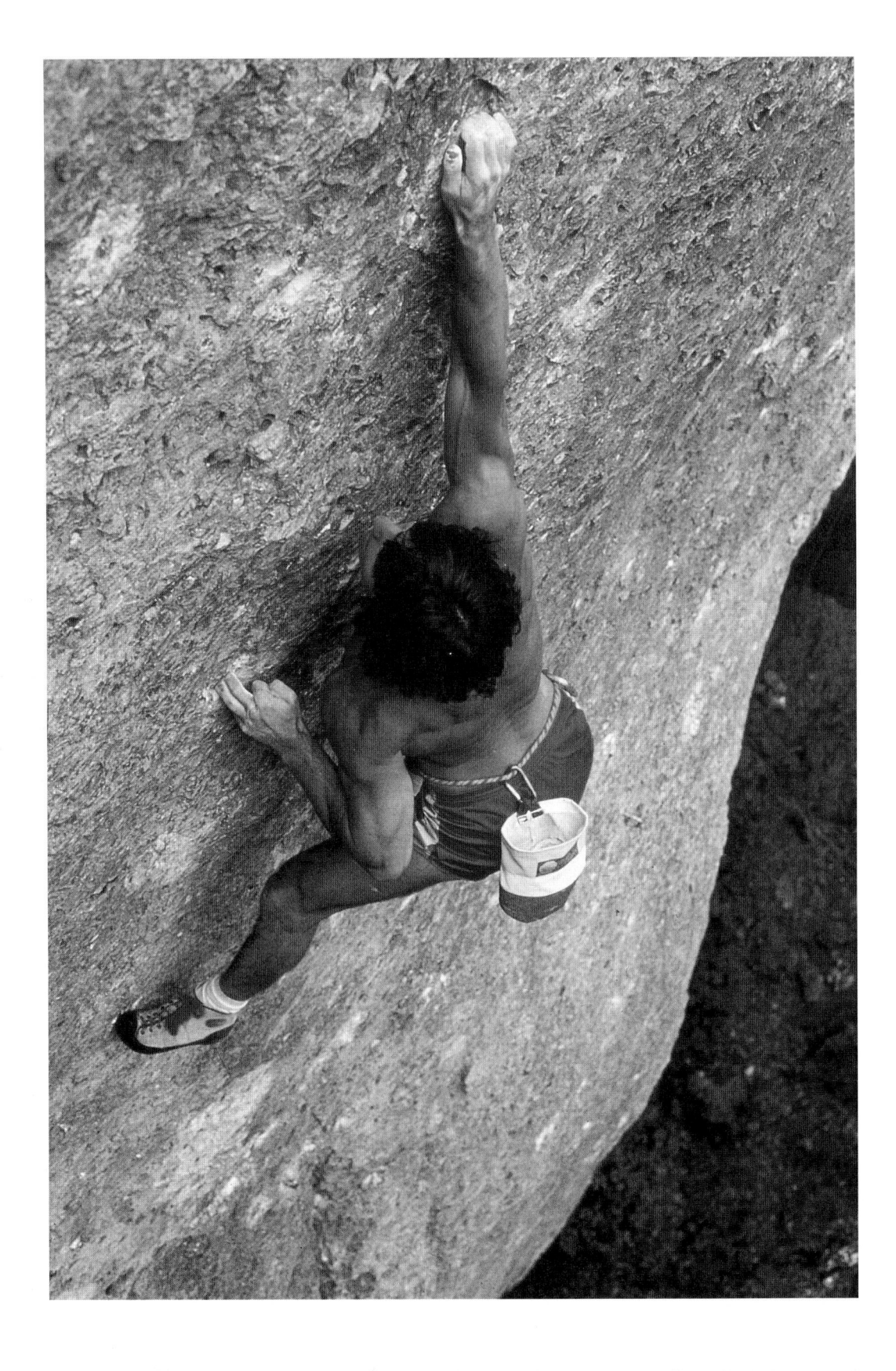

22 Kombinierte Formen

Im heutigen Spitzensport hat die Suche nach optimalen Trainingsmethoden zu einer Reihe von Kombinationen verschiedener Trainingsarten geführt. Eine dieser Kombinationen ist die Verbindung von AT mit MT. Bei dieser Verbindung zeigt es sich, daß auf der Grundlage eines Relaxationszustandes der ideomotorische Lernprozeß aufgrund der erhöhten Empfänglichkeit und Leitfähigkeit des ZNS besonders günstig zu beeinflussen ist.

Weitere Kombinationsmöglichkeiten ergeben sich aus der Verbindung von Aktivem Training – der konventionellen und wichtigsten Form des Trainings – mit Verbalem, Observativem und Mentalem Training.

Nur der Einsatz aller zur Verfügung stehenden Trainingsmethoden in ihrer optimalen Verbindung ermöglicht höchstmögliche Effektivität und Ökonomie im Trainingsprozeß. Untersuchungen zeigen, daß z. B. alternierendes Aktives und Mentales Training eine höhere Trainingswirksamkeit erzielt als der alleinige Einsatz des Aktiven Trainings. Aktives Training ist jedoch – wie die Praxis zeigt – unersetzlich, da es die Erfahrung des Handlungsablaufes und die Kenntnis und Verarbeitung der Resultate (Feed-back) ermöglicht, beides Faktoren, die im Mentalen oder Observativen Training nicht mit dem gleichen Realitätsgrad möglich sind (vgl. *Ulich* 1973, 8). Eine präzise Sollwerteinstellung ist nur durch das individuelle „Erfahren" aller Komponenten der sportmotorischen Bewegungsfertigkeit möglich.

Als günstigste Reihenfolge gilt: Zuerst VT, dann OT, MT und Praktisches Üben (PT), da die während des VT und OT aufgenommenen Informationen in der MT-Phase weiterverarbeitet werden und der daraus resultierende Handlungsplan im Praktischen Training auf seine „Effektivität" hin überprüft wird (vgl. *Ulich/Triebel/Wunderli* 1976, 146).

Eine zusammenfassende Übersicht über die wichtigsten psychoregulativen und psychomotorischen Trainingsformen und ihre Anwendungsmöglichkeiten im Sport gibt Tab. 72.

Verfahren	Wirkungen	Anwendungsmöglichkeiten
AT	– Herstellung einer psychophysischen Entspannung – Regulierung einer übermäßig ergotropen Reaktionslage – Verbesserung der Erholungsfähigkeit – Abbau von psychischen Hemmschwellen – Erhöhung der Konzentrationsfähigkeit und Leistungsbereitschaft	– Reduzierung bzw. Abbau von Streßsymptomen wie Schlaflosigkeit u. ä. – Regulierung startfieberähnlicher Vorstartzustände – Beschleunigung des Regenerationsprozesses nach Trainings- und Wettkampfbelastungen – Erhöhung der Wirkung des MT
TME	– Herausbildung einer Entspannung, die entweder allgemeinen Charakter hat oder auf bestimmte Muskelpartien beschränkt bleibt – Regulierung eines extremen Aktivationsniveaus	– Behebung von psychischen Störfaktoren – Abbau des Startfiebers – Optimierung der Erholungsfähigkeit nach starken körperlichen Belastungen
ATP	– Herausbildung einer allgemeinen Relaxation und Mobilisierung – Regulierung extremer ergotroper und trophotroper Funktionslagen – Abbau leistungsreduzierender und Förderung leistungssteigernder psychischer Zustände – Erhöhung des Selbstvertrauens und Durchsetzungsvermögens – Leistungssteigernde Wirkung im Sinne einer ökonomischeren Gestaltung einer Bewegung	– Optimierung von Vorstartzuständen (Startfieber und -apathie) – Beschleunigung des Wiederherstellungsprozesses
Aktive Selbstregulierung	– Herausbildung eines allgemeinen Entspannungszustandes mit anschließender Aktivierung – Beseitigung oder Verringerung der physischen und nervalen Ermüdung	– Regulierung von unangenehmen Vorstartzuständen und emotionalen Erregungen – Beschleunigung oder Wiederherstellung der sportlichen Leistungsfähigkeit nach Training und Wettkampf
Relaxations-Aktivations-Methode	– Herausbildung einer Relaxation und nachfolgenden Mobilisation	– Herstellung eines optimalen Vorstartzustandes – Abbau von Schlafstörungen u. ä.

Tab. 72 Fortsetzung nächste Seite

Kombinierte Formen

Verfahren	Wirkungen	Anwendungsmöglichkeiten
PRT	– Herausbildung einer psychophysischen Entspannung und anschließenden Aktivierung – Beseitigung von Übererregungs- und apathischen Zuständen – Verbesserung des motorischen Lernprozesses mit Kombination des MT – Sicherung einer stabilen Wettkampfleistung	– Optimierung des Vorstartzustandes – Beseitigung von Schlafstörungen – Beschleunigung des Wiederherstellungsprozesses – Verhinderung des Ermüdungsfortschreitens – Verbesserung von technischen und taktischen Fähigkeiten
Biofeedback	– Herausbildung einer allgemeinen oder spezifischen Entspannung sowie einer Aktivierung – Abbau hypotoner und/oder hypertoner Reaktionslagen – Beseitigung muskulärer Verkrampfungen im psychischen und physischen Bereich – Erhöhung der Wirkung anderer psychoregulativer Maßnahmen sowie des MT	– Regulierung von Vorstartzuständen – Beseitigung von psychovegetativen Störungen – Verbesserung und Intensivierung des Regenerationsprozesses – Ökonomisierung der sportlichen Bewegung im Sinne eines Koordinationstrainings – Rehabilitationsmaßnahme zur Verhinderung der Muskelatrophie
MT	– Herausbildung einer psychophysischen Aktivierung, die nahezu der bei realer Ausführung der Bewegung entspricht – Präzisierung und Stabilisierung der Bewegungsvorstellung	– Unterstützung des Erwerbs und der Verbesserung von Bewegungsfertigkeiten – Verbesserung der Behaltensleistung von motorischen Fertigkeiten – Unterstützung des Umlernens – Verbesserung des Parameters „Schnelligkeit" – Verbesserung der Aufwärmarbeit – Verbesserung taktischer Elemente – Rehabilitationsmaßnahme zur Verhinderung der Muskelatrophie – Überwindung psychovegetativer Störungen
OT/VT	– Herausbildung einer psychophysischen Aktivierung – Herausbildung, Vervollkommnung und Stabilisierung der Bewegungsvorstellung – Erhöhung der Wirkung des MT	– Optimierung des motorischen Lernprozesses, bes. bei der Aneignung und Verbesserung von Bewegungsfertigkeiten

Tab. 72 Die wichtigsten psychoregulativen und psychomotorischen Trainingsformen und ihre Anwendungsmöglichkeiten im Sport (nach *Kremer* 1985, 200-202)

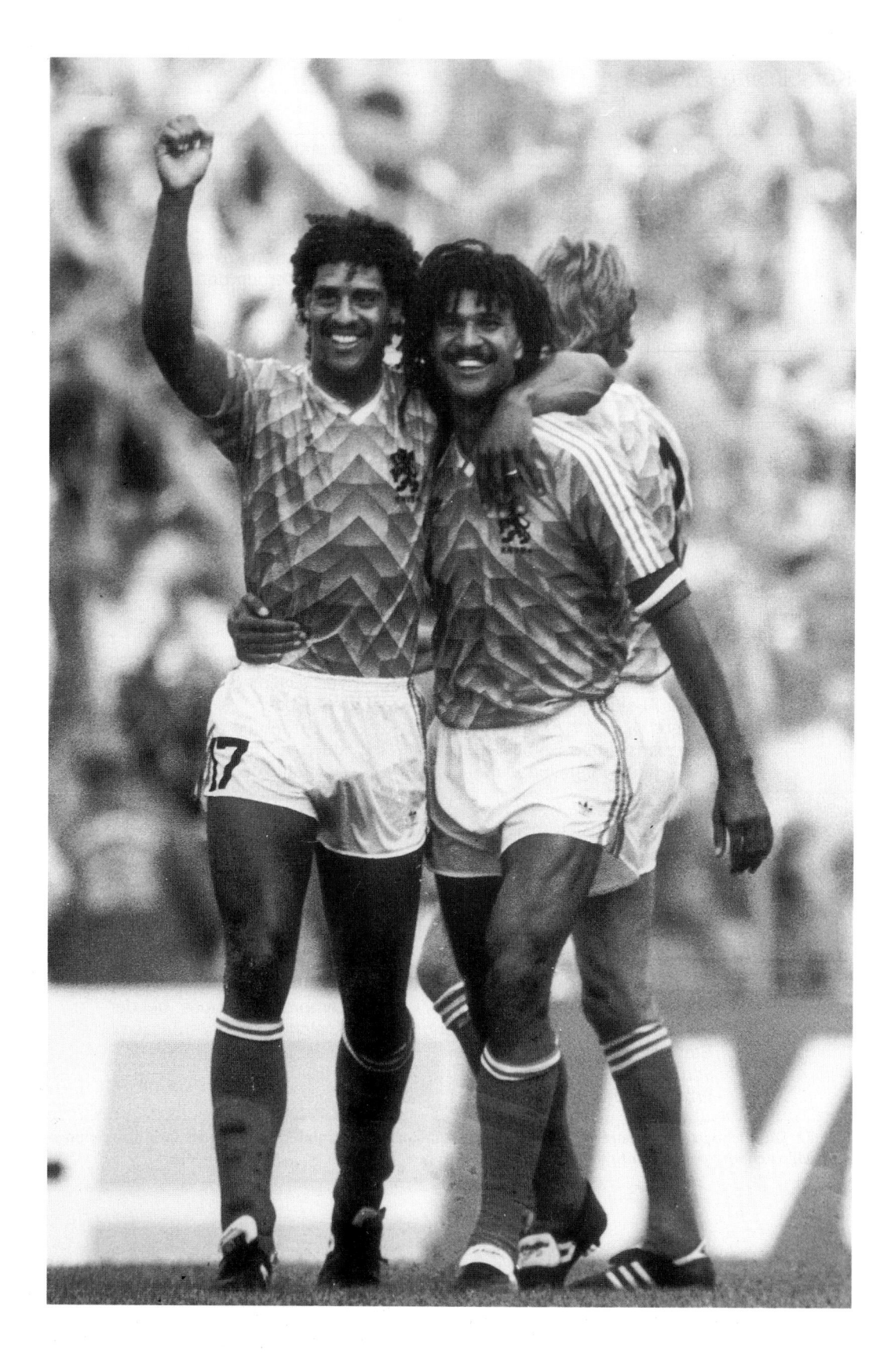

Teil V
Faktoren, die die sportliche Leistungsfähigkeit beeinflussen (ausgewählte Themen)

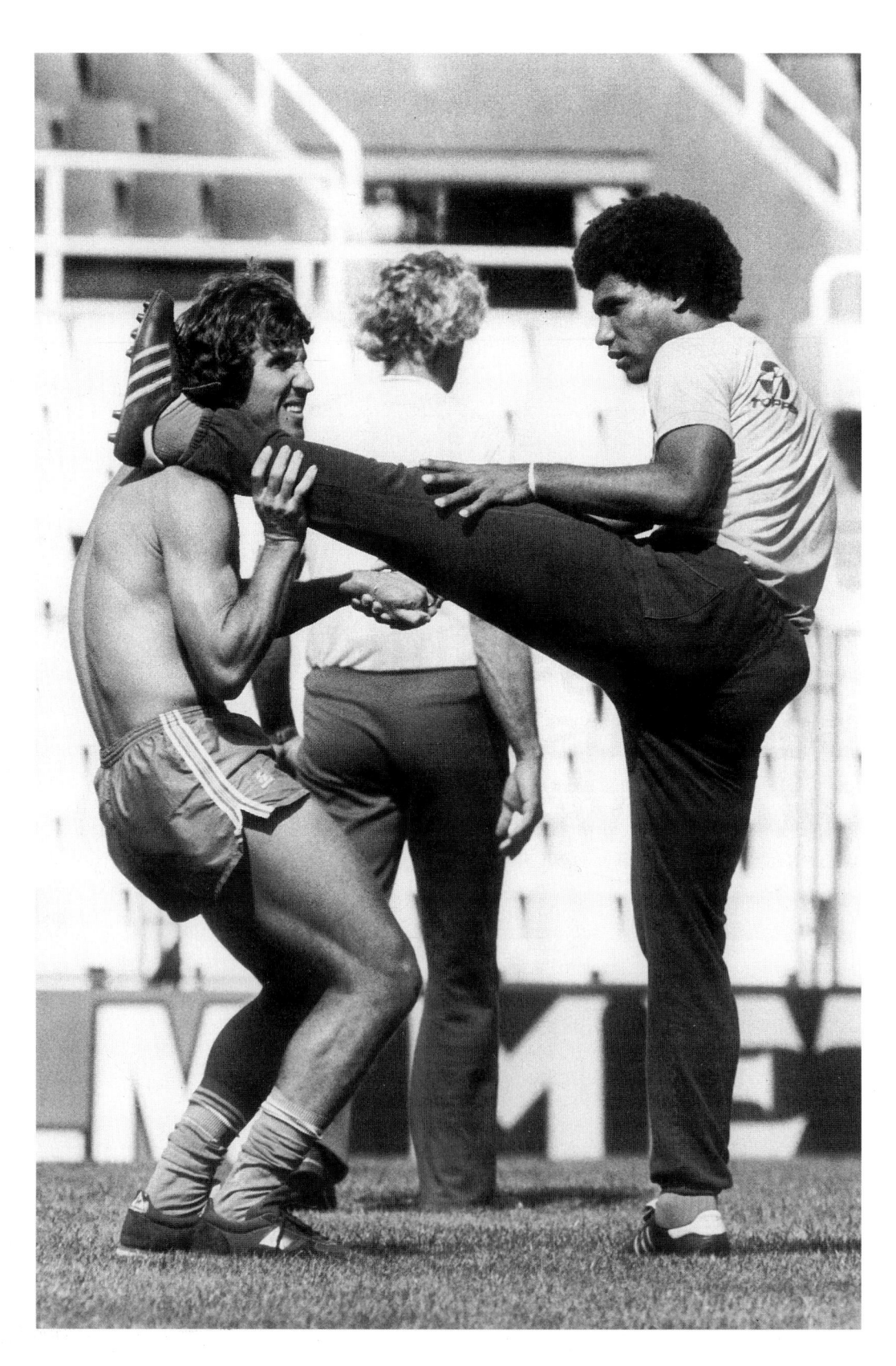

23 Die Bedeutung des Aufwärmens im Sport
(vgl. Weineck 1990, 450 f.)

Begriffsbestimmung

> Unter Aufwärmen werden alle Maßnahmen verstanden, die vor einer sportlichen Belastung – sei es für das Training oder für den Wettkampf – der Herstellung eines optimalen psychophysischen und koordinativ-kinästhetischen Vorbereitungszustandes sowie der Verletzungsprophylaxe dienen.

Durch ein sinnvolles, sportartorientiertes Aufwärmen sollen demnach verbesserte Ausgangsbedingungen für die neuromuskuläre, organische und seelisch-geistige Leistungsfähigkeit bzw. Leistungsbereitschaft des Sportlers geschaffen werden, die auch im Sinne einer optimalen Verletzungsprophylaxe wirken.

Arten des Aufwärmens

Man unterscheidet ein *allgemeines* und ein *spezielles* Aufwärmen.
Beim *allgemeinen Aufwärmen* sollen die funktionellen Möglichkeiten des Organismus insgesamt auf ein höheres Niveau gebracht werden (*Adam/Werchoshanskij* 1972, 72). Dies geschieht durch Übungen, die der Erwärmung der großen Muskelgruppen dienen (z. B. Einlaufen).
Beim *speziellen Aufwärmen* hingegen erfolgt das Aufwärmen disziplinspezifisch, d. h., es werden solche Bewegungen ausgeführt, die der Erwärmung derjenigen Muskeln dienen, die in direktem Zusammenhang mit der jeweiligen Sportart stehen.
Das allgemeine Aufwärmen hat dem speziellen vorauszugehen!
Das Aufwärmen an sich kann wiederum aktiv, passiv, mental oder in kombinierter Form durchgeführt werden.
Beim *aktiven Aufwärmen* führt der Sportler Übungen bzw. Bewegungen praktisch aus, beim *mentalen* stellt er sie sich nur vor. Eine *mentale* Vorbereitung kann jedoch nur bei relativ einfachen oder fast völlig automatisierten Bewegungsabläufen angewandt werden (*Roloff* 1976, 413).
Isoliert angewendet, ist das *mentale Aufwärmen* in den meisten Fällen von geringem Wert, da es die für das Aufwärmen charakteristischen Anpassungsprozesse nur z. T. und mit oftmals unzureichender Intensität in Gang setzt (vgl. Folgeausführungen). In Kombination mit aktiven Aufwärmemethoden hingegen ist es in verschiedenen technischen Sportdisziplinen (z. B. Turnen, Leichtathletik) von großer Wirksamkeit.

Das *passive Aufwärmen* in Form von heißen Duschen, Einreibungen, Massagen, Diathermie etc., kann nur ergänzend zum aktiven Aufwärmen gedacht sein, da es für sich allein kaum zu einer Leistungssteigerung bzw. genügenden Verletzungsprophylaxe beitragen kann (vgl. *Devries* 1959, 11).
Beim Erwärmen durch *Duschen* bzw. *Einreibungen* kommt es zu einer vor allem peripheren Erwärmung – mit Vasodilatation der Hautgefäße – und damit zu einer diffusen Blutvertei-

lung. Die spätere Arbeitsmuskulatur ist dadurch weder ausreichend erwärmt noch bedarfsgerecht durchblutet und koordinativ eingearbeitet, wie dies bei einer aktiven Erwärmung der Fall ist.

Auch die verschiedenen Formen der Massage können nur als bisweilen notwendige Zusatzhilfen (z. B. zur Lockerung verspannter Muskeln etc.) zum eigentlichen aktiven Aufwärmen verstanden werden: Wie nämlich Untersuchungen von *Roth/Voss/Unverricht* (1973, 271) zeigen, ist durch aktive Muskelarbeit eine etwa 6fache Durchblutungssteigerung zu erreichen; bei den verschiedenen Massageformen hingegen werden wesentlich geringere Werte erzielt (bei Knetmassage kommt es zu einer 2,3fachen, bei der Streichmassage zu einer 1,9fachen und bei der Vibrationsmassage zu einer 1,52fachen Durchblutungserhöhung).

Im Zentrum der Vorbereitungen auf sportliche Belastungen steht demzufolge das *allgemeine Aufwärmen* durch *aktive Übungen* (Einlaufen o. ä., Dehnungs- und Lockerungsübungen etc.), das von einem *speziellen*, disziplinspezifischen *Aufwärmen* und *Vorbelasten* bzw. *Belasten* gefolgt wird. Ergänzend können je nach Sportart die verschiedenen anderen Verfahren hinzugenommen werden.

Physiologische Grundlagen des Aufwärmens

Für jedes biologische Regulationssystem ist nach *Wolkow* (1976, 460) eine gewisse Trägheit charakteristisch, die jedoch für die untergeordneten Systeme und Elemente unterschiedlich ist. Diese Ungleichheit ist auch für das zeitliche Nichtübereinstimmen beim Einarbeiten der verschiedenen Funktionskreise verantwortlich.

Das Aufwärmen hat nun u. a. die Aufgabe, die einzelnen funktionellen Systeme, die die Leistungsfähigkeit des Sportlers mitbestimmen, optimal aufeinander einzustellen, damit der Organismus auf der Höhe seiner Leistungsfähigkeit seine Arbeit beginnen kann.

Im Zentrum der Folgeausführungen sollten die Wirkungen des aktiven Aufwärmens auf die verschiedenen leistungsbeeinflussenden Faktoren im sportlichen Belastungsspektrum stehen.

Die Auswirkungen des allgemeinen aktiven Aufwärmens

> Im Mittelpunkt des allgemeinen aktiven Aufwärmens, z. B. in Form des Warmlaufens, steht die Erhöhung der Körperkern- und Muskeltemperatur sowie die Einarbeitung bzw. Vorbereitung des kardiopulmonalen Systems auf Leistung.

Beim Einlaufen kommt es über die Arbeit großer Muskelgruppen zu einer stark erhöhten Wärmeproduktion. Nach *Stoboy* (1972, 31) führt ein 15–20minütiges Traben zu einem Anstieg der Körperkerntemperatur auf etwa 38,5° C (vgl. auch Abb. 421, S. 649). Diese allgemeine Temperaturerhöhung – das Optimum liegt bei etwa 38,5 bis 39° C (vgl. *Israel* 1977, 386) – ist entscheidend für eine Reihe organismischer Leistungsparameter:

> Beim Erreichen einer *Optimaltemperatur* laufen alle für die motorische Leistungsfähigkeit entscheidenden physiologischen Reaktionen mit dem *günstigsten Wirkungsgrad* ab (vgl. *Israel* 1977, 387).

Die Geschwindigkeit der Stoffwechselvorgänge steigt nach der *RGT-Regel* (Reaktions-Geschwindigkeits-Temperatur-Regel) mit zunehmender Temperatur an: Mit jedem Grad Temperaturerhöhung ist ein Anstieg der Stoffwechselvorgänge um 13 % festzustellen (vgl. *Lullies* 1973, 372). Die erhöhte Durchblutung des Gewebes – durch spezielles aktives Aufwärmen wird sie vor allem durch die Kapillareröffnung und -weitstellung im Bereich der späteren Arbeitsmuskulatur optimiert – sorgt für eine verbesserte Sauerstoff- und Substratversorgung als Grundvoraussetzung für jegliche Stoffwechselsteigerung. Parallel zur Durchblutungserhöhung kommt es durch einen Temperaturanstieg des Gewebes auch zu einer Zunahme der aeroben und anaeroben Enzymaktivitäten, was für die Substratverarbeitung von entscheidender Wichtigkeit ist. Die Bedeutung einer solchermaßen erhöhten Stoffwechselkapazität bei Belastung wird deutlich, wenn man bedenkt, daß es z. B. beim Langstreckenlauf zu einer 20fachen, beim Sprint sogar zu einer 200fachen Stoffwechselsteigerung gegenüber Ruhebedingungen kommt (vgl. *Nöcker* 1976, 51).

Alle Prozesse, die mit der Entstehung der Erregung verknüpft sind – Chronaxie (= Zeit, die ein beliebiger Strom fließen muß, um eine Reizwirkung zu entfalten), Anstieg des Aktionspotentials, Leitungsgeschwindigkeit – laufen bei steigender Temperatur schneller ab. Die erhöhte Erregbarkeit des Zentralnervensystems führt u. a. zu einer gesteigerten Reaktions- und Kontraktionsgeschwindigkeit: Eine Erhöhung der Körperkerntemperatur um 2° C bewirkt eine Beschleunigung der Kontraktionsgeschwindigkeit um 20 % (vgl. *Hill* 1956, 165).

Des weiteren nimmt die Empfindlichkeit der Sinnesrezeptoren mit zunehmender Temperatur der Körpergewebe zu, was sich vor allem auf die koordinative Leistungsfähigkeit auswirkt, da die Präzision sportlicher Bewegungen weitgehend von den Informationen abhängt, die diese Rezeptoren an das Zentralnervensystem vermitteln.

Die Ansprechbarkeit der Muskelspindeln – sie sind die wichtigsten Rezeptoren für die spinale Motorik und bestimmen entscheidend die koordinative Leistungsfähigkeit – entfällt bei einer Gewebetemperatur um 15–20° C und ist bei 27° C noch um 50 % reduziert. Die Hauptrezeptoren für Druck und Berührung reagieren bei Temperaturen um 5° C nicht mehr auf einwirkende Reize. Bei einer Temperatur von 20° C weist die Haut nur ein Sechstel der Empfindlichkeit von 35° C auf. Die Aufwärmarbeit führt demnach auch hier zu einer erheblichen Verbesserung der sensorischen und damit koordinativen Leistungsfähigkeit (vgl. *Stuart/Eldred/Hemingway/Kawamura* 1963; *Irving* 1966, 94).

Die Zunahme der Körpertemperatur wirkt auch im Sinne der *Verletzungsprophylaxe*. Die allgemeine aktive Aufwärmarbeit führt zu einer Abnahme der *elastischen* und *viskösen* (die innere Reibung betreffenden) *Widerstände*. Die Muskulatur wird ebenso wie die Sehnen und Bänder elastischer und dehnfähiger. Damit sinkt die Rißanfälligkeit und somit die Verletzungsgefährdung bei sportlichen Bewegungen, die den aktiven und passiven Bewegungsapparat maximal belasten.

Allgemeines Warmmachen erhöht auch die Belastbarkeit der Gelenke. Durch das Einlaufen wird die Produktion von *synovialer* Flüssigkeit (*Synovia* = die zur Produktion der „Gelenkschmiere" befähigte innere Schicht der Gelenkkapsel) erhöht, wodurch sich der *hyaline* Gelenkknorpel mit Flüssigkeit vollsaugt und somit an Dicke zunimmt, was zu einer besseren Absorption von einwirkenden Druck- und Scherkräften führt: Durch die akute Knorpelhypertrophie wird der Druck auf eine größere Auflagefläche verteilt; Belastungsspitzen können dadurch im Gelenkbereich besser amortisiert werden.

In Sportarten, in denen die Leistungsfähigkeit des *kardiopulmonalen Systems* leistungslimitierend ist, wie z. B. in den Ausdauerdisziplinen, führt das *allgemeine aktive Aufwärmen* zu einer Aktivierung der enscheidenden Leistungsgrößen, nämlich zu einer Stegierung des Herz- und Atemzeitvolumens sowie zu einer Erhöhung der zirkulierenden Blutmenge. Normalerweise tritt die Beschleunigung bzw. Vergrößerung dieser Leistungsgrößen erst mit einer gewissen Startverzögerung nach Arbeitsbeginn ein. Bei länger dauernden Belastungen wird erst nach einer bestimmten Zeitspanne ein Zustand des Steady state – darunter versteht man ein Gleichgewicht zwischen Energieverbrauch und Energiebereitstellung – erreicht; die anfangs eingegangene Sauerstoffschuld wird erst nach Beendigung der Arbeit abgetragen.

Das Aufwärmen hat nun vor allem die Aufgabe, diese Startverzögerung so gering wie möglich zu halten, d. h. die kardiopulmonalen und hämodynamischen Leistungsgrößen schon auf ein genügendes Ausgangsniveau zu bringen und die Reglermechanismen gut aufeinander einzustellen.

Ist das Ineinandergreifen dieser Regelkreise ungenügend vorbereitet, so kann es zu leistungsmindernden Allgemein- bzw. Lokalerscheinungen kommen: zum einen zu einer frühzeitigen Ermüdung, weil die Arbeitsmuskulatur in der Eingangsphase der Belastung nicht genügend Sauerstoff erhält, zu lange anaerob arbeitet und damit die Rate der sauren Stoffwechselprodukte erhöht (vgl. *Jakowlew* 1977, 131), zum anderen zu leistungsbeeinträchtigenden Phänomenen wie „Seitenstechen" und „Toter Punkt".

Im psychisch-geistigen Bereich führt das allgemeine aktive Aufwärmen ebenfalls zu einer Erhöhung der Leistungsfähigkeit und Leistungsbereitschaft. Es kommt zu einer Aktivierung zentraler Strukturen – vor allem der *Formatio reticularis* – und damit zu einem erhöhten Wachzustand, der sich in einer gesteigerten Aufmerksamkeit und speziell in einer verbesserten optischen Wahrnehmung äußert. Die solchermaßen gesteigerte *Vigilanz* (Wachsamkeit) wirkt sich günstig auf den technischen Lernprozeß und die koordinative Leistungsfähigkeit aus und erhöht die Präzision motorischer Handlungen (vgl. *Israel* 1977, 388). Schließlich lassen sich durch richtiges und intensives Aufwärmen Übererregungs- und Hemmungszustände positiv beeinflussen (*Konzag* 1976, 272).

Die Auswirkungen des speziellen aktiven Aufwärmens

Das *spezielle aktive Aufwärmen* stellt die *sportartspezifische Fortsetzung* des *allgemeinen aktiven Aufwärmens* dar, seine spezifizierte und differenzierte Erweiterung.

In den koordinativen Sportarten steht hier das „Einarbeiten" in die speziellen Belange der jeweiligen Sportart im Vordergrund. Durch das Einturnen, Einlaufen, Einfahren u. ä. werden die bedingt reflektorischen Bewegungsautomatismen nochmals aufgefrischt und den aktuellen Bedingungen angepaßt. Besonderheiten des Gerätes bzw. der Anlage sowie klimatische Gegebenheiten können hierbei speziell berücksichtigt werden. Um ein optimales Einspielen der Reflexe auf den technischen Bewegungsablauf einer Sportdisziplin zu bewerkstelligen, sollte beim *speziellen Aufwärmen* darauf geachtet werden, daß die Aufwärmübungen hinsichtlich ihrer dynamischen und kinematischen Struktur der Zielübung ähneln oder entsprechen (vgl. *Kuntoff/Darwish* 1975, 5). Das *spezielle Aufwärmen* beinhaltet auch ein entsprechend spezielles Gymnastikprogramm (Dehnungs- und Lockerungsübungen) –, das der sportarttypischen Verletzungsprophylaxe und optimalen Vordehnung der Arbeitsmuskulatur dient.

Im *speziellen Aufwärmen* erfolgt auch die bedarfsgerechte Umverteilung des vorher allgemein aus den Blutspeichern (vor allem aus dem Magen-Darm-Trakt) mobilisierten Blutes: Die Arbeitsmuskulatur wird nun vermehrt durchblutet, mit Sauerstoff und energiereichen Substanzen versorgt und auf eine optimale Arbeitstemperatur gebracht. Dies ist wichtig, da eine erhöhte Körperkerntemperatur – sie wird über die Rektaltemperatur mit annähernd großer Genauigkeit ermittelt – nicht automatisch eine erhöhte Muskeltemperatur bedeutet. Wie aus Abb. 421 hervorgeht, steigt die Muskeltemperatur verzögert an.

Körperkern- und Muskeltemperatur unterscheiden sich in Ruhe z. T. erheblich. Vor allem die Temperatur der Extremitäten kann 5° C und mehr unter der im Körperinnern liegen, wobei die Temperatur an den Extremitäten nicht nur von innen nach außen, sondern auch von proximal nach distal abnimmt, so daß ein radiales und axiales Temperaturgefälle vorherrscht.

Eine Erhöhung der Körperkerntemperatur, durch allgemeines aktives Aufwärmen unterstützt, beschleunigt und stabilisiert die spezielle Aufwärmarbeit, kann diese aber nicht ersetzen. Anschaulich wird dies anhand der Durch-

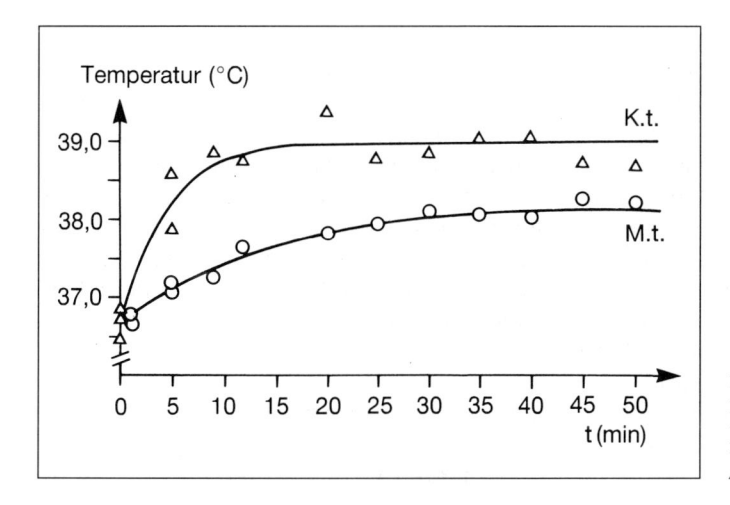

Abb. 421 Der Anstieg der Körperkerntemperatur (K.t.) und der Muskeltemperatur (M.t.) bei einem 30minütigen Aufwärmen (modifiziert nach *Asmussen/Böje* **1945**)

blutung der Finger verdeutlicht: An den Fingern findet man bei kalter bzw. warmer Umgebung Änderungen der Durchblutung, die im Verhältnis 1:600 variieren (vgl. *Hensel* 1973, 228). Nur *spezielles Aufwärmen* kann die für eine feinmotorische Leistung notwendige optimale Durchblutungsgröße verwirklichen. Vor allem bei präzisionsorientierten Steuerungsvorgängen, wie sie z. B. bei basketballerischen Korbwürfen, dosierten Pässen etc. vorliegen, spielt eine optimale Arbeitstemperatur der Finger für die sensorische bzw. koordinative Leistungsfähigkeit eine entscheidende Rolle.

Das *spezielle aktive Aufwärmen* dient also nicht nur einer optimalen koordinativen, sondern auch metabolischen Vorbereitung: Durch die Umverteilung des Blutes in die Arbeitsmuskulatur mit paralleler Kapillarisierung und enzymatischer Aktivitätserhöhung ist die Muskulatur in der Lage, maximale Stoffwechselleistungen zu erbringen. Sie muß allerdings auf diese Leistung stufenweise vorbereitet werden: Eine zunehmende Belastungssteigerung und Annäherung an die Zielleistung über die Belastungskette „Aktivieren – Vorbelasten – Ausbelasten" stellen die Grundvoraussetzungen eines richtigen speziellen Aufwärmprogrammes dar.

Allgemeines und spezielles Aufwärmen können entscheidend durch eine entsprechende Kleidung (Trainingsanzug, Handschuhe etc.) unterstützt werden.

Die Wirksamkeit des Aufwärmens in Abhängigkeit von verschiedenen endogenen und exogenen Faktoren

Endogene Faktoren

– Aufwärmen und Alter

Das Aufwärmen erfolgt zwar in allen Altersstufen nach den gleichen Grundprinzipien – erst allgemeines, dann spezielles Aufwärmen etc. –, aber die Aufwärmzeit und -intensität verändert sich mit zunehmendem Alter: Je älter der Sportler, um so behutsamer und allmählicher, d. h. länger, hat das Aufwärmen zu erfol-

gen, da die Verletzungsgefahr beim gealterten Muskel (geringere Elastizität aufgrund degenerativer altersphysiologischer Veränderungen) zunehmend größer wird.
Die Aufwärmzeit bei jüngeren und älteren Personen kann zwischen 10 und 60 Minuten liegen (vgl. *Hollmann/Hettinger* 1980, 549).
Im *Schulbereich* genügt allgemein eine fünfminütige Aufwärmzeit – sie garantiert bereits einen 50prozentigen Aufwärmeffekt –, da hier aus zeitlichen und organisatorischen Gründen keine optimale Erwärmung möglich ist, ohne andere wichtige schulsportspezifische Belange zu vernachlässigen.

– Aufwärmen und Trainingszustand

Das Aufwärmen hat sich in seinem Umfang und seiner Intensität nach dem Trainingszustand des Sportlers zu richten. So kann z. B. ein zu intensives Aufwärmen bei einem schlecht trainierten Sportler zu einer so starken Ermüdung führen, daß seine Leistungsfähigkeit statt verbessert verschlechtert wird und die Verletzungsgefährdung zu- statt abnimmt. Gleiche Folgen kann auch ein neues, ungewohntes Aufwärmprogramm zeitigen. Des weiteren ist das Aufwärmen individuellen Gegebenheiten anzupassen: Ein „Langsamstarter" wird sich anders aufwärmen als ein „Schnellstarter".

– Aufwärmen und psychische Einstellung

Wie verschiedene Arbeiten erkennen lassen (vgl. *Green* 1972, 412; *Massey/Johnson/Kramer* 1961, 63 f.; *Zieschang* 1978, 242 u.a.), bestehen Wechselbeziehungen zwischen dem Aufwärmen und der Motivation bzw. der psychischen Einstellung zur Tätigkeit des Aufwärmens. So kann einerseits ein hoher Motivationsgrad und eine stark leistungsorientierte Einstellung die Wirkung des Aufwärmens verstärken – u. a. durch die psychischen Parameter des „Vorstartzustandes", der den Organismus für eine erhöhte Leistung vorbereitet –, andererseits eine negative Einstellung den Nutzen des Aufwärmens mindern bzw. ganz aufheben. Im allgemeinen jedoch dient das Aufwärmen – bei „neutraler" Ausgangslage – der Formung eines psychischen Bereitschaftszustandes, der einen optimalen Erregungszustand des Nervensystems hervorruft und damit die Einstellung und Konzentration auf die sportliche Leistung verbessert.

Exogene Faktoren

– Aufwärmen und Tageszeit

Während des Schlafes erfahren die verschiedenen Körperfunktionen eine starke Dämpfung bzw. sogar eine gänzliche Ausschaltung. Nach dem Aufwachen dauert es eine gewisse Zeit, bis sie ihre maximale Leistungsfähigkeit wieder erreichen. Motorische Tests zeigen, daß die körperliche Leistungsfähigkeit während des ganzen Tages zunimmt (vgl. *Pettinger* 1968, 115 f.). Das Aufwärmen am Morgen wird somit allmählicher und länger durchgeführt werden müssen als zu einem späteren Zeitpunkt. Zusätzliche Faktoren, die die Aufwärmzeit mit fortschreitender Tagesdauer verkürzen, sind die zunehmende Durchblutung der Muskulatur sowie der Anstieg der Körperkerntemperatur bis zu einem Maximum gegen 15.00 Uhr (*Hildebrandt* 1960 in *Baier/Rompel-Pürckhauer* 1978, 326).

– Aufwärmen und Sportart

Das Aufwärmen ist auf die Bedürfnisse der jeweiligen Sportart auszurichten (spezieller Anteil). Sportarten mit hohen Anforderungen an Beweglichkeit und Dehnfähigkeit werden vermehrt dehngymnastische Übungsanteile, Sportarten mit Ausdauercharakter vermehrt Übungen zur Steigerung der kardiopulmonalen Leistungsfähigkeit beinhalten müssen. Dabei sollten stets genormte, den individuellen Gegebenheiten angepaßte Aufwärmprogramme

Wirksamkeit

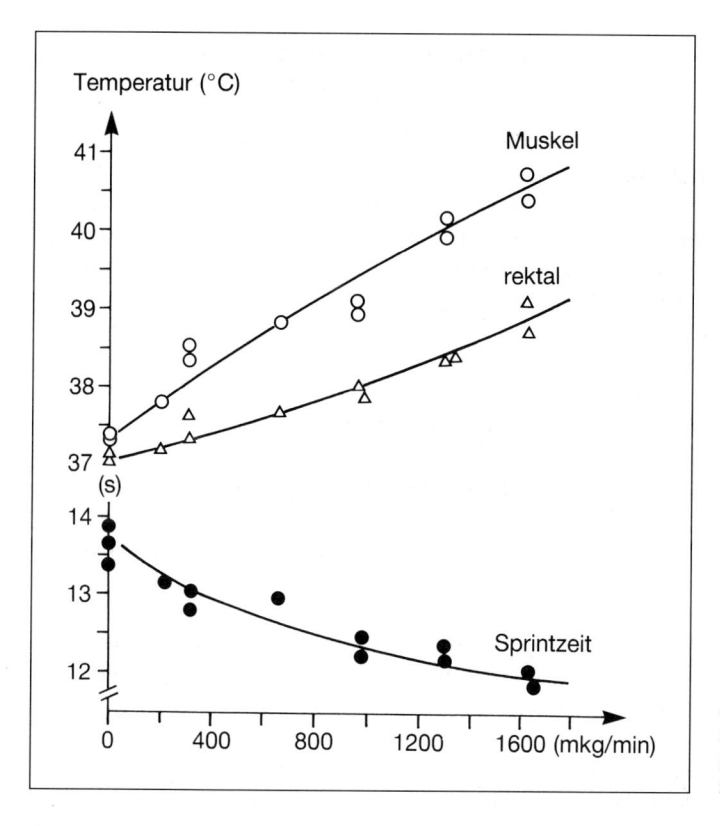

Abb. 422 Die Bedeutung der Belastungsintensität bei einem 30minütigen Aufwärmen für die 100-m-Sprintzeit (nach *Asmussen/Böje* 1945)

benutzt werden, deren Wirkung im einzelnen bekannt ist.

> Vor Wettkämpfen sollte niemals ein Wechsel in der Aufwärmmethode, in der Intensität oder im Umfang erfolgen, da sich hieraus eine Über- bzw. Unterdosierung mit entsprechender Leistungsminderung ergeben könnte. Das richtige Aufwärmen hat auf den Erfahrungen der Trainings- und Wettkampfpraxis zu basieren und sollte in einem längerfristigen Entwicklungsprozeß nach den individuellen Notwendigkeiten hin optimiert und fixiert werden.

Als optimale Aufwärmzeit gelten allgemein 20–45 Minuten. Dabei ist zu beachten, daß sich ein reiner Ausdauersportler u. U. länger vorbereiten muß – alle Herz-Kreislauf- und Stoffwechselparameter müssen auf ihr höchstes Leistungsniveau angehoben werden – als ein Spieler, der in vielen motorischen Bereichen submaximal belastet wird und auch innerhalb eines Spieles noch die Möglichkeit einer gewissen Anlaufzeit erhält.

Wie Abb. 422 zeigt, hängt die Effektivität der Aufwärmarbeit nicht nur von der *Dauer*, sondern auch von der *Intensität* ab.

Mit zunehmender Intensität des Aufwärmens verbessert sich die Sprintzeit bis zu einem Optimum (s. auch S. 649). Die Notwendigkeit einer ausreichend hohen „Vor"-Belastung bei intensitätsgeprägten Sportarten wird dadurch verdeutlicht.

Ein zu intensives, umfangreiches Aufwärmen – es führt zu einer übersäuerungsbedingten Beeinträchtigung der muskulären Leistungsfähigkeit – sollte jedoch unter allen Umständen vermieden werden.

– Aufwärmen und Außentemperatur

Ebenso wie die Tageszeit einen Einfluß auf die Dauer und die Intensität des Aufwärmens hat, wirken Außentemperatur bzw. klimatische Bedingungen fördernd bzw. hemmend auf den Ablauf des Aufwärmprozesses ein. Eine hohe Außentemperatur trägt dazu bei, die Aufwärmzeit zu verkürzen, regnerisches Wetter und Kälte hingegen verlängern sie.

Zeitpunkt des Aufwärmens

Als optimaler zeitlicher Abstand zwischen dem Abschluß des Aufwärmens und dem Wettkampfstart gelten fünf bis zehn Minuten (vgl. *Israel* 1977, 389), da die Muskeltemperatur nach dieser Zeit noch nicht abgefallen ist und damit der volle Effekt der Aufwärmarbeit auf die sportliche Leistungsfähigkeit erhalten bleibt. Der Aufwärmeffekt bleibt noch etwa 20–30 Minuten auf einem relativ hohen Niveau erhalten und ist erst nach etwa 45 Minuten nicht mehr nachweisbar: Die Muskeltemperatur hat wieder ihren Ausgangswert erreicht.

Zusammenfassende Beurteilung des Aufwärmens

Das Ziel des Aufwärmens ist die Verbesserung der sportlichen Leistungsfähigkeit und die Vermeidung von Verletzungen. Die Optimierung psychophysischer Leistungsparameter wird über ein allgemeines und spezielles Aufwärmen angestrebt. Je nach Sportart und individuellen Voraussetzungen haben sich verschiedene Formen des Aufwärmens bzw. deren Kombination bewährt. Ein Wechsel der Aufwärmgewohnheiten hat nicht abrupt, sondern allmählich zu erfolgen. Welche Form, welche Intensität, welcher Umfang des Aufwärmens für den einzelnen günstig sind, läßt sich nur über die persönliche Erfahrung feststellen.

Eine zusammenfassende Übersicht zum Aufwärmen vor Training und Wettkampf gibt Tab. 73.

Daß in vielen Arbeiten der Sinn bzw. die Effizienz des Aufwärmens unterschiedlich beurteilt wird, hängt zumeist damit zusammen, daß heterogene Personenkreise (alte/junge; trainierte/untrainierte) in teilweise unzureichender Zahl bzw. unter unterschiedlichen Bedingungen mit ungeeigneten Aufwärmprogrammen mit diesem Problem konfrontiert wurden (vgl. *Kuhn* 1973, 140; *Zieschang* 1978, 244).

Die Praxis aller Sportarten zeigt, daß das Aufwärmen zum integrierenden Bestandteil einer Vorbereitung auf sportliche Höchstleistungen gehört, da es zu einer funktionsorientierten Neuverteilung physiologischer Sollwerte im Sinne einer leistungsbezogenen Optimierung beiträgt (s. *Israel* 1977, 389).

Wirksamkeit

Begriffserklärung:
Unter dem Begriff „Aufwärmung" verstehen wir die Aufgabe, den gesamten Organismus, der vor dem Training bzw. Wettkampf auf eine Normalleistung eingestellt ist, auf eine höhere Arbeits- und Leistungsbereitschaft vorzubereiten.

Formen	Umfang/Intensität	Ablauf
– Vielseitige Übungen bei wechselnder Belastung aller Muskeln (Synergisten und Antagonisten) und ausreichend Dehnübungen – Allgemeine und spezielle Körperübungen – Spezifische und unspezifische Bewegungselemente gemischt anwenden	– Abhängig vom Trainingszustand des Sportlers – Abhängig vom Nerventyp: ● phlegmatischer Typ = intensiv ● nervöser Typ = niedrig, aber zeitlich ausgedehnt ● Einarbeitungszeit: (optimale) ● Wettkampf: 20–40 min ● Training: 15–30 min – Abschluß: 5–10 min vor Wettkampfbeginn – Anhalteeffekt: 20–30 min – Bei Wettkampfunterbrechung: passiv warmhalten und für die Startvorbereitung ein verkürztes aktives Programm anwenden	– Beginn mit allmählich steigernden Ganzkörperübungen (niedere Intensität) – Spezielle Technikübungen schließen sich an („Einturnen", „Einlaufen", „Einspielen") – Intensität nimmt allmählich zu – Das Programm muß sich in den wesentlichen Teilen an der spezifischen Bewegungsstruktur orientieren

Wirkungen des Aufwärmens

	Physiologische Reaktionen	Motorische Einstimmungen	Psychische Einstimmungen	Reduzierung der Verletzungsanfälligkeit
Muskel:	– Lockerung und Dehnung – Lösen von Verspannungen – Muskelelastizität erhöhen – Bessere Durchsaftung des sonst wenig oder nicht durchbluteten Gewebes	– Einarbeiten des speziellen Bewegungsablaufes (Koordinationsfähigkeit) – Erreichen einer optimalen Reaktionsfähigkeit – Ansprechbarkeit der Rezeptoren erhöhen – Schwellwert des Nervenreizes erniedrigen	Herbeiführen einer kämpferischen Leistungsbereitschaft unter Beachtung des Nerventyps ● Herstellen eines optimalen Erregungszustandes ● Konzentration auf die Hauptaufgabe	– Durch verbesserte Elastizität von Muskeln, Sehnen und Bandapparat – Durch erhöhte Beweglichkeit in den Gelenken – Durch gesteigerte Reaktionsbereitschaft
Binde- und Stützgewebe:	– Verbesserte Elastizität und Beweglichkeit			
Herz-Kreislauf:	– Schlag- und Minutenvolumen vergrößern – Mobilisierung des Blutdepots – Öffnung der Kapillaren – Beseitigung des Totpunktes			
Atmung:	– Verstärkte Lungenventilation (Atemfrequenz und -tiefe) – Arteriovenöse Kurzschlußverbindungen aufheben/lösen			
Stoffwechsel:	– Erhöhung der Körpertemperatur – Verbesserte Energiebereitstellung – Verbesserter Abtransport der Schlackenstoffe			

Höhere Leistung/bessere Belastungsverträglichkeit

Tab. 73 Übersicht zum Ablauf und zu den Wirkungen des Aufwärmens im Sport vor Training und Wettkampf (nach Autorenkollektiv 1982, 75)

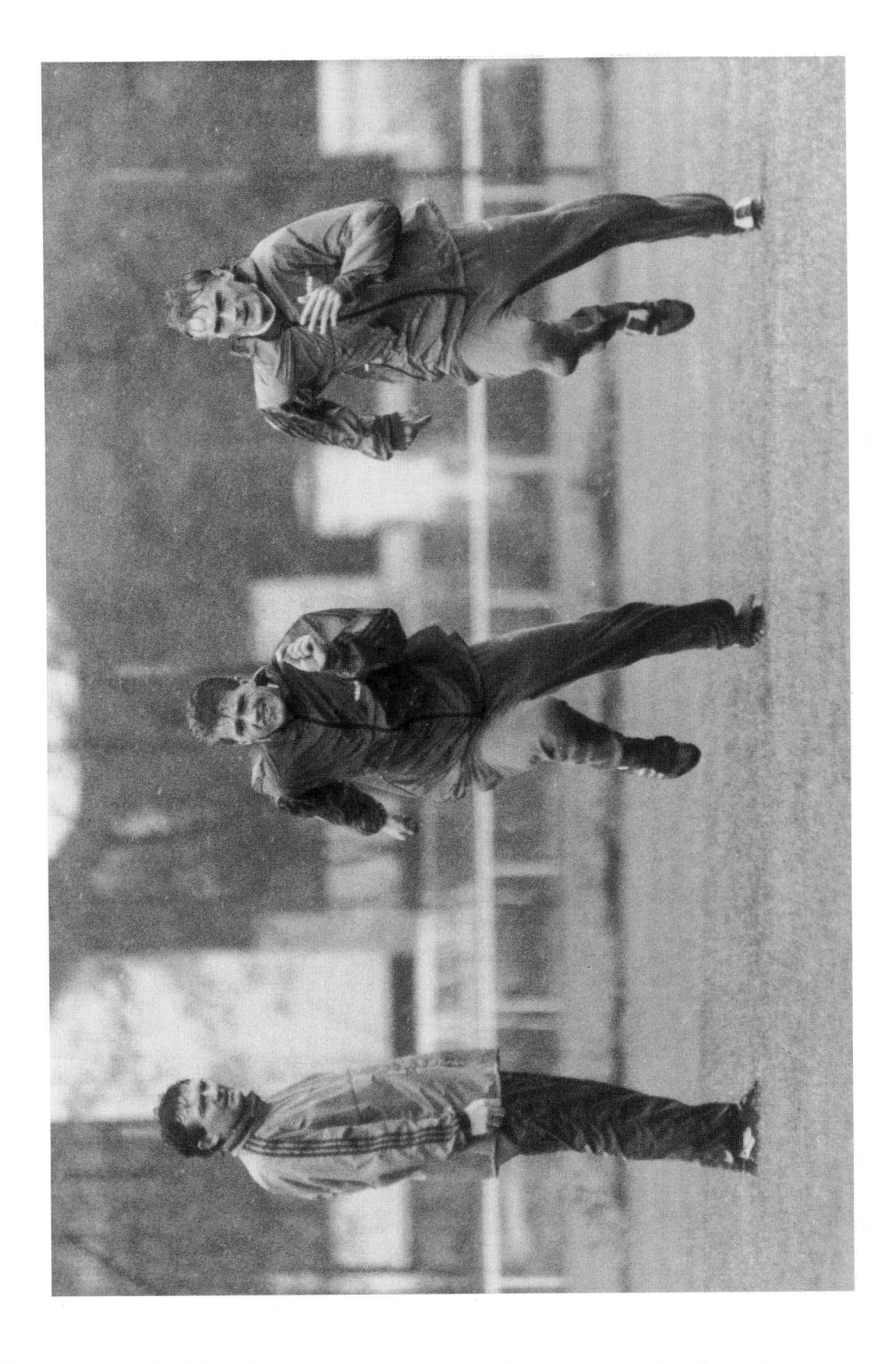

24 Die Bedeutung von Erholung und Wiederherstellung nach sportlicher Belastung für die Optimierung des Trainingsprozesses

Allgemeines zur Ermüdung und Wiederherstellung nach sportlicher Belastung

In Abhängigkeit von verschiedenen Belastungsparametern erfolgt nach sportlichem Training eine mehr oder weniger ausgeprägte Ermüdung bzw. sogar Erschöpfung. Die Ermüdung geht dabei der Erschöpfung voraus und stellt eine Art Schutzmechanismus dar, der die vollständige Ausschöpfung der körpereigenen Reserven verhindern soll (vgl. *Viru* 1975, 171 f.). Das Bild der Ermüdung kommt dabei über komplexe wechselseitige Beziehungen zwischen peripherer und zentraler Ermüdung zustande.

Obwohl beim Training die Ermüdungsgrenzen in Abhängigkeit vom Niveau des Trainingszustandes immer mehr hinausgeschoben werden, kommt der anschließenden Wiederherstellung eine zunehmende Bedeutung zu. Die alleinige Betrachtung der Belastungsseite bzw. die ungenügende Berücksichtigung der Wiederherstellungsperiode kann unter Umständen zu einer schleichenden Verarmung der Energiereserven des Sportlers und damit zu einem Abfall seiner Leistungsfähigkeit führen (s. S. 669). Trainingsbelastung und anschließende Wiederherstellung sind demnach eng miteinander verbunden und bedingen sich gegenseitig (vgl. *Talyschjow* 1973, 1637; *Scheibe* 1979, 47). Darüber hinaus ist ein rationales System von Belastung und Erholung eine der wichtigsten Bedingungen zur Steigerung der Effektivität des Trainings (*Wolkow* 1974, 167). In diesem Zusammenhang ist vor allem die Heterochronizität (zeitliche Staffelung) der Wiederherstellung (s. S. 32) zu berücksichtigen: Bei der Einschätzung des Einflusses der vorangehenden Belastung auf die nachfolgende, bei der Beurteilung der Wirksamkeit einer oder einer Vielzahl von Trainingseinheiten (als Summe, s. S. 34) mit unterschiedlicher strukturell-morphologischer oder energetischer Zielrichtung muß daher unbedingt der gezielte Einfluß der Trainingsbelastungen auf den Organismus des Sportlers beachtet werden (*Wolkow/Lugowzew* 1979, 122).

Physiologisch werden dem heutigen Systemansatz bei der Erklärung des Phänomens der Ermüdung folgende Ursachen zugrundegelegt (vgl. *Wolkow* 1974, 168):
- Erschöpfung der Energiereserven
  Vor allem bei intensiven sportlichen Belastungen kommt es zu einem Abfall der energiereichen Phosphate, bei zunehmender Dauer zu einer Glykogenverarmung im Muskel und damit letztlich zu einer Abnahme der Arbeitsintensität bzw. zur Arbeitseinstellung. Für die Gewährleistung der normalen Tätigkeit des Kontraktionsapparates muß der ATP-Gehalt in der Muskelfaser auf einem Niveau von etwa 0,25 % ihres Gesamtgewichtes gehalten werden (*Wolkow* 1974, 170).
- Abnahme der Ferment(Enzym)aktivität
  Durch eine zunehmende Anschoppung an sauren Stoffwechselprodukten kommt es zu einer pH-Erniedrigung im Blut. Wird ein bestimmter Säuregrad unterschritten – der trainierte Sportler hat dabei eine größere Säuerungstoleranz als der untrainierte –, dann kommt es zu einer Hemmung der verschiedenen Fermentsysteme – u. a. der Myosin-ATP-ase, die den ATP-Umsatz im Muskel katalysiert (*Kajowlew* 1978, 513) –, die an der Energiebereitstellung beteiligt sind, und damit zur Einstellung der Muskelarbeit.

– Störungen im Wasser- und Elektrolytstoffwechsel
Die zunehmende Übersäuerung des extra- und intrazellulären Raumes bringt nicht nur Veränderungen in der Enzymaktivität mit sich, sondern – teilweise damit verbunden – auch Veschiebungen im Bereich des Wasser-Elektrolyt-Haushaltes (Na, K, Mg, Ca vor allem). Elektrolytverluste (z. B. über Schwitzen) führen zu einer Konzentrationsveränderung im Bereich der Zelle und damit zu Störungen der Muskelerregbarkeit und zur Einschränkung der muskulären Leistungsfähigkeit. Dadurch kommt es zu Homöostaseveränderungen des inneren Milieus und zu Störungen der nervösen und hormonalen Funktionsregulation, was insgesamt einen optimalen Ablauf der bei der Muskelarbeit notwendigen Restitutionsvorgänge bzw. Erregungsabläufe unmöglich macht und sich schließlich als *Ermüdung* manifestiert.

Physiologische Grundlagen der Wiederherstellungsprozesse

Arten der Wiederherstellung

– **Laufende Wiederherstellung während der Belastung**

Da das ATP als Energieträger für die muskuläre Kontraktion unumgänglich ist, laufen alle Restitutionsvorgänge auf eine Konstanterhaltung dieses energiereichen Phosphates hinaus. Solange die Resynthese von ATP gewährleistet ist, ist Muskelarbeit möglich. Ist die Intensität der Belastung aber sehr hoch, so tritt die unökonomische anaerobe Energiegewinnung mit einem zunehmenden Laktatanstieg in den Vordergrund: Es kommt zu einer Verkürzung der Arbeitszeit bzw. zum Abbruch der sportlichen Tätigkeit. Die laufende Wiederherstellung steht in erster Linie bei Übungen mit aerober Energiegewinnung im Vordergrund, also bei Belastungen mittlerer Intensität und großer Dauer.

– **Wiederherstellung unmittelbar nach Belastungende**

Bei allen Übungen von relativ kurzer Dauer und hoher Intensität (z. B. Kurz- und Mittelstreckenlauf), also bei Übungen mit anaerober-alaktazider (Abbau der energiereichen Phosphate vor dem Eintritt der anaeroben Energiebereitstellung unter Laktatabgabe; beim Erwachsenen etwa sieben Sekunden), anaerober-laktazider bzw. anaerober-areober Energiegewinnung erfolgt die Wiederherstellung der einzelnen Organ- und Zellfunktionen im Anschluß an die Belastung. Die Sauerstoffschuld, die initial eingegangen wurde, wird abgetragen, die Ausgangslage vor Belastung allmählich wieder erreicht, sowohl auf Organ- als auch auf Zellebene.

– **Nachwirkende Wiederherstellung**

Bei Ausdauerbelastungen von langer Zeitdauer kommt es allmählich zu einem Abfall des Leber- und Muskelglykogens und zu einer arbeitsbedingten Zerstörung von Eiweißstrukturen im Bereich der Zelle (Fermente, Ko-Enzyme etc.). Nach Beendigung der Belastung müssen die verbrauchten Energiereserven wieder aufgefüllt, die Eiweißstrukturen wieder resynthetisiert werden. Dies erfolgt in Stunden bis Tagen. So kann sich z. B. die Wiederherstellung der Energiereserven und des neuro-endokrinen Gleichgewichts im Organismus nach einer umfangsmäßig großen Trainingsbelastung mit aerober Zielrichtung auf zwei bis drei Tage ausdehnen (vgl. *Wolkow* 1974, 170).

– **Wiederherstellung nach chronischer Überlastung**

Bei einer längerdauernden Nichtbeachtung von Belastung und Entlastung (s. S. 32) kann es zu chronischen Ermüdungszuständen mit Leistungsabfall kommen. Ein derartiger Zustand kann nach *Wolkow* (1974, 171) bereits nach zwei bis drei Wochen forcierten Trainings eintreten und erfordert zu seiner Behebung Entlastungstage bzw. -wochen.

Physiologische Grundlagen

Die Dauer der Wiederherstellung in Abhängigkeit von verschiedenen Faktoren

Bei einem Training werden die Organsysteme je nach Art, Umfang und Intensität der Belastung in unterschiedlichem Umfang beansprucht; dementsprechend ergeben sich auch verschiedene Wiederherstellungszeiten für die einzelnen Funktionssysteme.

Da im Spitzensport heutzutage mehrfach täglich trainiert wird, so ist die Kenntnis der jeweils bewirkten Ermüdung bzw. der Dauer der Wiederherstellung für eine effektive Trainingsgestaltung unumgänglich (vgl. *Keul* 1978, 236).

– Belastungsart

Die Erholung tritt schneller nach dynamischer als nach statischer Muskelarbeit ein (s. S. 315); umgekehrt verhält es sich bei der Ermüdung.

– Belastungsdauer

Je länger die Belastung dauert, um so umfassender werden die Energiespeicher entleert und um so ausgeprägter muß ein entstandenes Energiedefizit in den Depots von Leber (das Leberglykogen dient der Blutzuckerregulierung) und Muskel wieder aufgefüllt werden. Ein intensives Dauerlauftraining im Bereich der „anaeroben Schwelle" (s. S. 169) führt nach *Kindermann* (1978, 349) etwa in einer, ein weniger intensives Training im Bereich der „aeroben Schwelle" etwa in eineinhalb bis zwei Stunden zur vollständigen Entleerung der Glykogenspeicher. Die anschließende Wiederauffüllung dauert bei gemischter Kost dann etwa drei Tage, bei kohlehydratreicher Kost hingegen ist bereits nach 24 Stunden das Ausgangsniveau wieder erreicht und liegt nach 48–72 Stunden deutlich über dem Ausgangsniveau (Superkompensation).

Desgleichen brauchen die kardiovaskulären bzw. neurohormonalen Leistungsträger eine gewisse Zeit, bis sie ihre ursprüngliche Leistungsfähigkeit wieder erreicht bzw. sogar übertroffen haben.

– Belastungsintensität

Je höher die Belastungsintensität ist, desto stärker wird die anaerobe Energiegewinnung mit Laktatanstieg und Sauerstoffschuld im Vordergrund stehen. Die Vorgänge der Wiederherstellung werden hier unmittelbar im Anschluß an die Belastung verstärkt einsetzen. Dabei erfolgt die Resynthese von ATP sehr rasch (Sekunden), die des Kreatinphosphates etwas langsamer (Minuten); die Auffüllung der Glykogenspeicher kann, wie oben erwähnt, Stunden bis Tage dauern: Dabei erreicht zuerst das Gehirn, dann das Herz, dann die Muskulatur und mit größerer Verzögerung die Leber ihren Ausgangswert wieder (vgl. *Danko* 1974, 351). Die Resynthese der Proteine dauert am längsten (Tage).

– Belastungsfolge

Da die muskuläre Ermüdung die Wirksamkeit des Trainings herabsetzen bzw. zu einer Verschlechterung der sportlichen Leistung führen kann – man denke hier an Schnelligkeits-, Beweglichkeits-, Gewandtheits-, Kraft- oder Techniktraining –, ist es von Bedeutung, im Training nicht nur auf die richtigen Erholungsintervalle zwischen den einzelnen Übungen zu achten, sondern auch auf deren richtige Aufeinanderfolge (s. S. 31). Aufgrund des bereits erwähnten Phänomens der Heterochronizität sollten die Übungen so ausgesucht werden, daß im Trainingsprozeß die körperlichen Belastungen gleicher Richtung – so belasten Kraft- und Schnelligkeitstraining z. B. beide den Eiweißstoffwechsel – mit zeitlichen Zwischenräumen gesetzt werden, dazwischen aber solche Übungen zur Anwendung gelangen, die andere Erholungsprozesse beanspruchen.

– Belastungshäufigkeit

Die optimale Belastungshäufigkeit ergibt sich aus der Wiederherstsellungszeit bei gegebener Dauer, Intensität und Folge der einzelnen Trainingsreize. Die nächste Belastungsphase soll in die Zeit der Superkompensation fallen: Auf diese Weise ist ein Höchstmaß an Trainingseffektivität zu erreichen. Werden die nachfolgenden Trainingsreize zu früh gesetzt, so kann es zu einem allmählichen Abfall der Energiespeicher und damit zu einer verminderten sportlichen Leistungsfähigkeit kommen. Dieses Beispiel verdeutlich einmal mehr die engen Wechselbeziehungen zwischen Wiederherstellung einerseits und Belastungsparametern andererseits.

– **Trainingszustand**

Die Optimierung des Trainingszustandes führt zu einer verbesserten Adaptation an spezifische und unspezifische Belastungen. Die Homöostasestörungen durch Training werden immer geringer. Nach *Grajewskaja/Ioffe* (1973, 439) wird bei langdauernder Einwirkung eines Reizes auf den Organismus dessen anfängliche Stärke allmählich schwächer, da sich die Widerstandsfähigkeit der regulativen Mechanismen, der Zellstrukturen und Struktureiweiße erhöht und sich die physikalisch-chemischen Eigenschaften der Zelle ändern. Ein gut entwickelter Trainingszustand steigert somit die Stabilität der zellulären und subzellulären Strukturen, was die morphologische Grundlage für eine verbesserte Anpassungsfähigkeit des Muskels an Belastungsreize und die damit einhergehende Vervollkommnung der Wiederherstellungsprozesse darstellt.

– **Konstitution**

In Abhängigkeit vom genetischen Konstitutionstyp hat der Sportler eine unterschiedliche Wiederherstellungsfähigkeit. Sie kann für Ausdauer- oder Schnelligkeitsbelastungen unterschiedlich sein. Bei dieser Veranlagung ist an die genetisch vorgegebene Verteilung von schnell- und langsamzuckender Muskulatur mit ihrer unterschiedlich ausgeprägten anaeroben und aeroben Kapazität zu erinnern.

– **Umweltfaktoren**

Die verschiedenen Umweltfaktoren beeinflussen in vielfältiger und unterschiedlicher Weise die Wiederherstellung. Berufliche Überforderung, private Sorgen, mangelnde Erholungszeiten etc. beeinträchtigen vielschichtig die Wiederherstellungsprozesse.

Aus der Vielzahl der in Frage kommenden Einflußgrößen soll im nachfolgenden Abschnitt insbesondere auf Probleme der Ernährung bzw. des Schlafes eingegangen werden. Lebensführung oder Suchtgewohnheiten (vor allem Rauchen, Alkohol) sollen hier nur erwähnt, aber nicht ausgeführt werden, obwohl sie in nicht unerheblicher Weise die physische Leistungs- bzw. Regenerationsfähigkeit des Organismus beeinträchtigen.

Maßnahmen zur Wiederherstellung nach sportlicher Belastung

Nach *Talyschjow* (1973, 1637) u. a. werden die Maßnahmen zur Wiederherstellung eingeteilt in:
– pädagogische,
– medizinisch-biologische,
– psychologische.

Dabei gewährleisten die einzelnen Maßnahmen eine unterschiedliche Verbesserung der Wiederherstellungsfähigkeit und sind zum Teil vor allem in ihrer Kombination von besonderer Wirksamkeit.

Pädagogische Maßnahmen

Grajewskaja/Ioffe (1973, 441) unterteilen die pädagogischen Maßnahmen in zwei Gruppen. Die erste Gruppe der Faktoren beinhaltet einen rationellen Aufbau des Trainings insgesamt und umfaßt folgende Punkte:
– Individualisierung des Trainings;
– Optimaler Aufbau der Mikro- und Makrozyklen;
– Wellenförmigkeit und Variabilität der Belastungen;

- Verschiedenartigkeit der Trainingsbedingungen und Trainingsörtlichkeiten;
- Einführung spezieller Wiederherstellungszyklen;
- Schaffung eines ausgeprägten Lebens- und Trainingsrhythmus;
- Rationeller Aufbau der gesamten Lebensweise.

Die zweite Gruppe der Faktoren beinhaltet einen rationellen Aufbau jeder einzelnen Trainingseinheit:
- Individualisierung des Aufwärmens und des Trainingsabschlusses;
- Einhaltung einer rationellen Übungsreihenfolge unter Berücksichtigung der Heterochronizität der Wiederherstellung;
- Ausführung der Übungen nach dem Prinzip der Intensitätsab- und Umfangszunahme: Dadurch wird eine verstärkte Regeneration schon während des Trainings ermöglicht;
- Schaffung einer notwendigen emotionellen Grundstimmung;
- Berücksichtigung der 24-Stunden-Periodik;
- Optimale Verbindung von Belastung und Erholung in allen Gliedern des Trainingsprozesses;
- Richtiges Verhalten nach Belastungsende wie z. B. ausreichendes Auslaufen (s. S. 661).

Medizinisch-biologische Maßnahmen

Die medizinisch-biologischen Maßnahmen haben über eine richtige Ernährung (Näheres s. S. 667), über die Gabe von Vitamin- und anderen pharmakologischen Präparaten, über die Anwendung physiotherapeutischer und balneologischer Methoden (Massagen, UV-Bestrahlung, Duschen, Sauna- und Trockenluftbäder etc.) folgende Zielsetzungen im Bereich der die Wiederherstellung bestimmenden Teilfaktoren:
- Steigerung der Resistenz des Organismus gegenüber Trainings- und Wettkampfbelastungen;
- Steigerung der Stabilität gegenüber spezifischen und unspezifischen Einflüssen;
- Steigerung der gesundheitlichen Widerstandskraft des Organismus durch entsprechende Abhärtungsmaßnahmen;
- Optimierte Beseitigung einer allgemeinen bzw. lokalen Ermüdung durch entsprechende Maßnahmen;
- Verkürzung der Wiederherstellungszeit als zusätzliche Möglichkeit zur Leistungssteigerung;
- Schnellstmögliche Auffüllung der Energiespeicher bzw. Ausbilanzierung des Wasser- und Elektrolythaushaltes v. a. beim Ausdauersportler und Intensivierung der Eiweißsynthese v. a. beim Kraftsportler.

Dieser sicherlich unvollständige Zielkatalog medizinisch-biologischer Wiederherstellungsmaßnahmen macht ihre Bedeutung für eine Optimierung der Erholungsprozesse und Effektivierung der Trainingsgestaltung deutlich (vgl. *Grajewskaja/Ioffe* 1973, 441).

Psychologische Maßnahmen

Die psychologischen Maßnahmen dienen insbesondere der Entspannung und Beseitigung unliebsamer psychogener Faktoren (dauernde Anspannung, Angst etc.). In dieser Hinsicht eignen sich alle Verfahren des autogenen Trainings und verwandter Formen wie Tiefmuskelentspannung, psychotonisches Training, Relaxations-Aktivationsmethode und Aktiv-Therapie einerseits (s. S. 621) sowie Desensibilisierung und systematische Verhaltensmodifikation (s. S. 637) andererseits. Neuerdings werden auch Methoden des Biofeedbacks zur instrumentellen Konditionierung autonomer und psychologischer Reaktionen herangezogen (vgl. *Christen* 1979, 188 f.).
Hinzu kommen speziell entspannende Filme, Schlaftherapie etc.

Welche Bedeutung dem Schlaf ganz allgemein zukommt, sei hier in einem kurzen Exkurs behandelt, da ihm in der Tagesrhythmik ein entscheidender Faktor für die Erholung und Wiederherstellung des Individuums zuteil wird.

Exkurs zur Bedeutung des Schlafes für die Wiederherstellung

Während des Schlafes breitet sich über die Hirnrinde eine Schutzhemmung aus, die eine Regeneration der Hirnzellen bewirkt. Die angefallenen Stoffwechselprodukte werden entfernt und die Hirnrinde wird so vor Überbelastungen geschützt (*Harre* 1976, 265).

Der gesunde Schlaf ist durch entsprechende Schlaftiefe und ein schnelles Einschlafen gekennzeichnet. Schlaf und Entspannung sind wesentlich für die Regenerierung des Organismus und mitbestimmend für die physische und geistige Leistungsfähigkeit (vgl. *Keul* 1973, 33). Welchen Wert ausreichender Schlaf im Trainingsprozeß hat, ist allein daraus ablesbar, daß im Schlaf das Wachstumshormon, dem beim Erwachsenen für die Regeneration und das Zellwachstum große Bedeutung zukommt, ausgeschüttet wird (*Keul* 1978, 243). Schlafstörungen können zum einen die Ausschüttung dieses Hormons und damit die Erholungsfähigkeit beeinträchtigen, zum anderen können sie auch als Indiz bzw. als Co-Faktor für einen Übertrainingszustand gewertet werden.

Von welcher Bedeutung der Schlaf für den Leistungssport ist, geht aus Untersuchungen von *Ehrenstein* (1972, 153 f.) hervor. Nach *Ehrenstein* führt dauernder Schlafentzug zu tagesrhythmischer, wiederkehrender Müdigkeit, die schon nach 48–72 Stunden in einen kaum beherrschbaren Schlafdrang übergeht und mit Kraftlosigkeit und Tonusverlust der Muskulatur, Konzentrationsschwäche und Reizbarkeit verbunden ist.

Der Wechsel vom Wachzustand am Tage und nächtlichem Schlaf ist nach *Ehrenstein* beim jugendlichen Menschen voll ausgebildet und bedingt u. a. seine Leistungsfähigkeit. Der Leistungsverlust des alten Menschen hingegen ist nach seiner Meinung mit einem Abflachen der 24-Stunden-Periodik des Schlaf- und Wachrhythmus verbunden, mit leichtem Schlaf und häufigen Wachphasen in der Nacht und Perioden gesteigerter Müdigkeit am Tage.

Für den Sportler wichtig ist weiterhin das Problem des Tag- bzw. Nachtschlafes, wie es sich bei Veränderung des zirkadianen Rhythmus durch Flüge zu Wettkämpfen in Ländern mit einem Zeitzonenwechsel einstellt. Da der Tagschlaf nach *Ehrenstein* charakterisiert ist durch einen Mangel an leichtem Schlaf und ein gewisses Defizit an Paradox- bzw. REM-Schlaf (im Laufe der Nacht kehren Zyklen von Normal- und Paradoxschlaf vier- bis fünfmal wieder; ihr Entzug führt nach bestimmter Zeit zu Verstimmung und Gereiztheit) sowie eine Tendenz zum zwischenzeitlichen Erwachen und erschwerten Wiedereinschlafen, so kann es leicht zum Auftreten eines Schlafdefizits kommen.

Bei Interkontinentalflügen ist demnach zu berücksichtigen, daß je nach Zeitdifferenz auf eine mehr oder weniger ausgedehnte Anpassungszeit geachtet wird. Bei einem Wettkampf in Tokio z. B. sollte mindestens eine Woche vorher angereist werden.

Hinzu kommt beim Zeitzonenwechsel noch der „first-night-effect", der durch häufiges Aufwachen, einen Mangel an Paradoxschlaf sowie erschwertes Einschlafen gekennzeichnet ist (*Ehrenstein* 1972, 155). Der Sportler sollte aus diesem Grunde bereits zwei Tage vor Wettkampftermin am Wettkampfort eintreffen.

Warum der Schlaf bzw. sein Mangel gerade für den Sportler wichtig ist, läßt sich auch aus den Untersuchungsergebnissen von *Copes/Rosentswieg* (1972, 47 f.) ersehen: Im Schlafentzugsversuch konnte gezeigt werde, daß die Effektivität der motorischen Eigenschaften Gewandtheit, Ausdauer, Schnelligkeit und Schnellkraft etc. signifikant beeinträchtigt wurde.

Arten der Wiederherstellungsmaßnahmen

Aktive und passive Maßnahmen der Erholung

Innerhalb der verschiedenen Wiederherstellungsmaßnahmen scheint eine Einteilung in *aktive* (z. B. Auslaufen) und *passive* (z. B. Massage, Sauna, Wannenbäder etc.) Maßnahmen angebracht, da ihre Effektivität unterschiedlich zu bewerten ist. *Roth/Voss/Unverricht* (1973, 271 f.) konnten zeigen, daß durch dynamische Muskelarbeit eine Durchblutungserhöhung – sie ist für den raschen Abtransport von Stoffwechselschlacken von Bedeutung – um etwa das Sechsfache erzielt werden konnte, bei den verschiedenen Massageformen hingegen nur bedeutend tiefere Werte (s. S. 646). Desgleichen stellte *Kindermann* (1978, 352) fest, daß z. B. ein durch drei Tempoläufe erhöhter Blut-Laktatspiegel nach einer halbstündigen aktiven Pausengestaltung durch Auslaufen wesentlich schneller gesenkt werden konnte als durch passives Erholungsverhalten (Ruhe). Diese Ergebnisse unterstreichen die Wichtigkeit des Auslaufens bzw. von Lockerungsgymnastik o. ä. nach dem Training bzw. Wettkampf. Nur durch eine schnellere Wiederherstellung lassen sich auch mehrere Trainingseinheiten pro Tag optimal für die Verbesserung der sportlichen Leistungsfähigkeit einsetzen.

Passive Maßnahmen sollten jedoch ergänzend oder unter gezielter Indikationsstellung (Lockerungsmassagen etc.) zur Anwendung gelangen. Insbesondere bei einer sich langsam entwickelnden Erholung nach erschöpfenden Belastungen sind passive Erholungsmaßnahmen notwendig, wobei vor allem auf die Vollwertigkeit des Nachtschlafes geachtet werden sollte, weil hierbei der Großteil der Restitution vor sich geht (*Jakowlew* 1978, 516).

Lokale und allgemeine Maßnahmen der Wiederherstellung

Bei einer *lokalen* Ermüdung empfehlen sich mehr lokale Entmüdungs- bzw. Wiederherstellungsmaßnahmen (wie z. B. Massage).

Bei einer *allgemeinen* Ermüdung hingegen sind Maßnahmen angebracht, die den Gesamtorganismus aktivieren (wie z. B. Sauna, Wechselbäder).

Die Wirksamkeit lokaler Maßnahmen wird durch vorherige allgemeinere und ganzkörperliche Mittel verbessert.

Das Problem der Anpassung an Methoden und Maßnahmen der Wiederherstellung

Der Organismus des Sportlers paßt sich gleichermaßen an die Methoden und Maßnahmen der Wiederherstellung wie an die der Belastung an. Aus diesem Grunde empfiehlt sich die Veränderung der Maßnahmen, Methoden und Dosierungen, und es ist eine entsprechende Modifizierung durch ihre Kombination bzw. Variation zu fordern (*Talyschjow* 1973, 1637).

Kriterien der Beurteilung des Wiederherstellungserfolges

Aufschluß über die Wiederherstellungsmaßnahmen können *subjektive* – z. B. Aussagen über Befinden, Leistungsbereitschaft, körperliche und psychische Verfassung des Sportlers – und *objektive* Parameter sein, wie die Überwachung mittels medizinischer Apparaturen und die Aufzeichnung der Wiederherstellungskomponenten des kardiopulmonalen bzw. humoralen Systems.
Aufschlußreich kann dabei auch die Dynamik der physischen Leistungsentwicklung sein: Phasen der Stagnation bzw. Rückschritte können u. U. auf eine mangelnde Erholung hinweisen.

Das Übertraining

Als Folge einer vernachlässigten Erholung können sich chronische Überforderungssyndrome verschiedener Natur entwickeln und

Basedowoides (symp.) Übertraining	Addisonoides (parasymp.) Übertraining
leichte Ermüdbarkeit	leichte (abnorme) Ermüdbarkeit
Erregung	Hemmung
Schlaf gestört	Schlaf nicht gestört
Appetit herabgesetzt	normaler Appetit
Körpergewichtsabnahme	Körpergewicht gleichbleibend
Neigung zum Schwitzen, Nachtschweiß, feuchte Hände	Thermoregulation normal
halonierte Augen, Blässe	–
Neigung zum Kopfschmerz	klarer Kopf
Herzklopfen, Herzdruck, Herzstiche	–
Ruhepuls beschleunigt	Bradykardie
Grundumsatz gesteigert	Grundumsatz normal
Körpertemperatur leicht erhöht	Körpertemperatur normal
ausgeprägter roter Dermographismus	–
verzögerte Einstellung der Herzfrequenz auf Ruhewerte nach Belastung	schnelle Kreislaufberuhigung nach Belastung
Blutdruck uncharakteristisch	unter und nach Belastung oft Erhöhung des diastolischen Blutdrucks auf > 100 Torr
abnorme Hyperpnoe unter Belastung	keine Atemschwierigkeiten
Überempfindlichkeit gegenüber Sinnesreizen (besonders akustischer Art)	–
Bewegungsablauf wenig koordiniert, oft überschießend	Bewegungsablauf eckig und ungenügend koordiniert (nur bei höherer Belastungsintensität)
Reaktionszeit verkürzt, allerdings viele Fehlreaktionen	Reaktionszeit normal oder verlängert
Tremor	–
Erholung verzögert	gute bis sehr gute Erholungsfähigkeit
innere Unruhe, leichte Erregbarkeit, Gereiztheit, Depression	Phlegma, normale Stimmungslage

Tab. 74 Symptome und Zeichen der Erscheinungsformen des Übertrainings (nach *Israel* 1976, 2)

zwar sowohl im physischen als auch im psychischen Bereich; sie können z. T. unter der Bezeichnung „Übertraining" erfaßt werden. Dabei ist unter „Übertraining" eine Überforderung zu verstehen, die die Summe übermäßiger Reize darstellt: zu hartes Training, berufliche und private Überlastungen, Schlafmangel, Fehlernährung und andere Störgrößen (vgl. *Keul* 1978, 238; *Findeisen/Linke/Pickenhain* 1976, 248; *Israel* 1976, 1 f.). Ursachen im Bereich des sportlichen Trainings selbst können sein:
– Zu schnelle Steigerung der Trainingsquantität bzw. -intensität;
– Übermäßig forcierte technische Schulung schwieriger Bewegungsabläufe;
– Zu starke Einseitigkeit der Trainingsmethoden und -inhalte;

Basedowoides Übertraining	Addisonoides Übertraining
Ausschaltung aller sozialen und biologischen Faktoren, die den Eintritt eines Übertrainings fördern.	
erhebliche Reduktion des Spezialtrainings: Grundlagenausdauer, keine Intensität; in schweren Fällen Übergang auf aktive Erholung: Schwimmen, lustbetonte Spiele, leichte entspannende Gymnastik	Reduktion des Trainingsumfanges. Wechseltraining, Intervalltraining mit (wenigen) hochintensiven Einlagen. Spiele, Gymnastik (Lockerungs-, auch Schnellkraftübungen)
Milieuwechsel angebracht (Mittelgebirge) leichte Ultraviolettbestrahlung leichte Massage, Bäder mit indiff. Temperatur mit Zusätzen (Brom, Baldrian u. a.) milde Saunaanwendung	evtl. Milieuwechsel (Reizklima, See), Licht- und Wetterreize durchgreifende Massage drastische Wasseranwendung (Reizguß u. ä.) CO_2-Bäder kurze drastische Saunaanwendungen mit zwischengeschalteten Kaltwasserapplikationen
vollwertige, reichhaltige Ernährung; basische Kost, zusätzlich Polyvitaminpräparate (A, B, C); nicht über 2 g Protein/die, evtl. Stomachika	vollwertige, der Energieausgabe entsprechende Ernährung: säuernd, vitaminreich, proteinreich
evtl. Psychopharmaka; Sedativa, Tonika, Alkohol in kleinen Dosen (Stomachikum, Sedativum), Einschlafmittel	keine Medikamente; Bohnenkaffee (~ 0,2 g Coffein)
Psychotherapie: dämpfend, entspannend	Psychotherapie: aktivierend

Tab. 75 Maßnahmen zur Behandlung des Übertrainings (nach *Israel* 1976, 8)

– Wettkampfmassierung mit unzureichenden Erholungsintervallen.

Grundsätzlich unterscheidet man zwischen einem *basedowoiden* (sympathikotonen) und *addisonoiden* (parasympathikotonen) Übertraining. Eine Übersicht über die Symptome dieser beiden Formen des Übertrainings vermittelt die Tab. 74.

Das *basedowoide* Übertraining ist gekennzeichnet durch ein Überwiegen von Erregungsprozessen und verstärkte Antriebsfunktion. Die Erholung nach Belastung ist ungenügend und erfolgt verzögert (*Findeisen/Linke/Pickenhain* 1976, 248). Diese Form des Übertrainings ist leicht zu diagnostizieren, da sich der Sportler krank fühlt und eine Vielzahl an Indikatorsymptomen vorliegt.

Das *addisonoide* Übertraining ist charakterisiert durch das Überwiegen von Hemmungsfunktionen, körperlicher Schwäche und Antriebslosigkeit. Der Sportler ist außerstande, die für den sportlichen Wettkampf erforderlichen Energien zu mobilisieren. Diese Form des Übertrainings ist oftmals schwierig zu erkennen, da unter Ruhebedingungen bisweilen keinerlei Störungen auftreten und ihr Beginn schleichend ist (vgl. *Israel* 1976, 2).
Maßnahmen zur Behebung der beiden Formen des Übertrainings sind aus der Tab. 75 zu ersehen.

Das *basedowoide* Übertraining läßt sich bei entsprechender Behandlung meist innerhalb von ein bis zwei Wochen vollständig beseitigen. Mit dem Verschwinden der Symptomatik und der Wiederkehr des Wohlbefindens kann das Spezialtraining wieder aufgenommen werden. Um Rückfälle zu vermeiden, ist anschließend eine allmähliche Belastungssteigerung zu empfehlen.

Das *addisonoide* Übertraining läßt sich innerhalb von Wochen und Monaten beheben. Nach Wiederaufnahme des Spezialtrainings sollte die ursprüngliche Belastungshöhe erst nach etwa sechs Wochen erreicht sein (in enger Anlehnung an *Israel* 1976, 9).

Zusammenfassender Ausblick zur Bedeutung von Erholung und Wiederherstellung im langfristigen Trainingsprozeß:

> Die enge dialektische Verknüpfung von Belastung und Wiederherstellung läßt insbesondere im Spitzensport mit seinen außergewöhnlichen Anforderungen an Umfang und Intensität der Trainingsreize eine zunehmend differenzierte Berücksichtigung nicht nur der Belastung, sondern auch der Erholung als dringend notwendig erscheinen. Eine Steigerung der sportlichen Leistungsfähigkeit im Spitzensport scheint nur noch unter gezielter Einsetzung allgemeiner und spezifischer Wiederherstellungsmethoden und -maßnahmen möglich, da die heutigen Trainingsmethoden und -maßnahmen bereits optimal entwickelt wurden und eine weitere Steigerung von Umfang und Intensität kaum mehr zu verwirklichen ist.

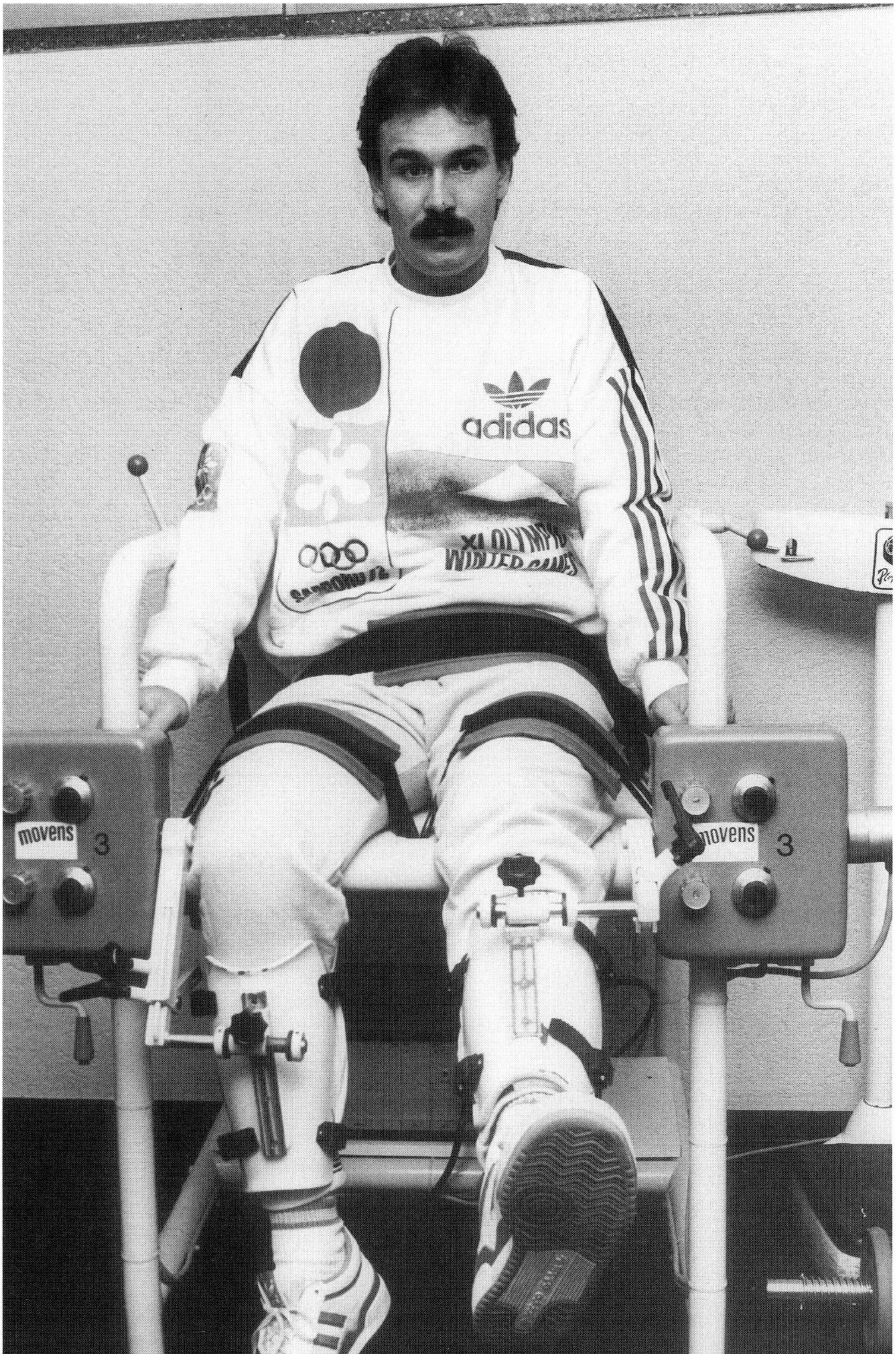
adidas
movens
3
movens
3

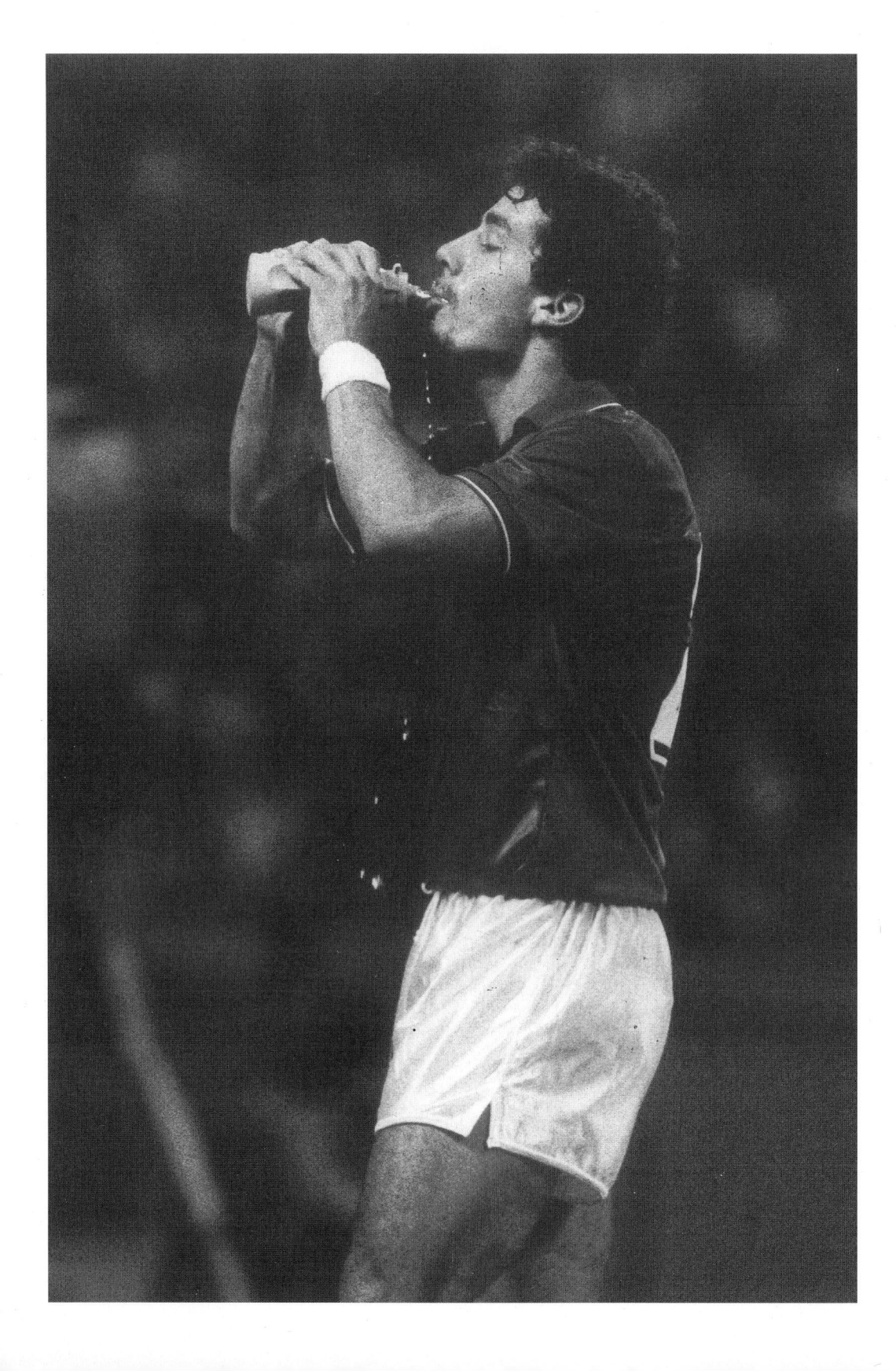

25 Die Ernährung des Sportlers

Zweck der Ernährung ist es, den durch *Grundumsatz* (= Erhaltungsumsatz) und *Leistungsumsatz* (= vermehrter Umsatz aufgrund körperlicher Aktivität bedingten Energie- und Vitalstoffverbrauch durch eine entsprechende Zufuhr wieder auszugleichen. Beim Sportler hat dieser Ausgleich in besonders ausgeprägtem Maße zu erfolgen, da sportliche Höchstleistungen nur auf einer optimalen Trainings- *und* Ernährungsbasis realisiert werden können. Durch die Ernährung werden fünf Energiebilanzen im Gleichgewicht gehalten:
Die Kalorienbilanz, die Nährstoffbilanz, die Mineralstoffwechselbilanz, die Vitaminbilanz, die Flüssigkeitsbilanz.

Die Kalorienbilanz

Die Kalorienbilanz umfaßt den Energieverbrauch durch Verbrennung von Kohlehydraten, Fetten und Eiweiß (Proteine) sowie deren Restitution über die Nahrungsaufnahme. Der Brennwert pro Gramm Kohlehydrat bzw. Eiweiß beträgt 17,22 kJ bzw. 4,1 kcal, der von einem Gramm Fett etwa 36,9 kJ bzw. 9 kcal. Für den *Energiestoffwechsel* sind vorrangig die Kohlehydrate und Fette, für den *Baustoffwechsel* insbesondere die Proteine von Bedeutung. Bei der Nahrungsaufnahme bzw. -verarbeitung treten aufgrund der *spezifisch-dynamischen Wirkung* der Nahrungsmittel und durch die *Verdauungsarbeit* Energieverluste auf. Unter *spezifisch-dynamischer Wirkung* ist dabei der kalorische Verlust zu verstehen, der allein durch die Nahrungsaufnahme bzw. den Ab- und Umbau der Nährstoffe entsteht. Für Eiweiß beträgt er etwa 22 % – deshalb auch die Eiweißdiäten bei Abmagerungskuren –, für Kohlehydrate 8 % und für Fett 4 % (*Donath/Schüler* 1972, 23). Bei Mischkost ist mit einem mittleren Verlust von etwa 10 % zu rechnen.

Um den Realwert der zugeführten Nahrungsmittel richtig einzustufen, müssen demnach die Verluste, die durch die spzeifisch-dynamische Wirkung und die Verdauungsarbeit entstehen (und jeweils etwa 10 % betragen) bei der Beurteilung der notwendigen Kalorienzufuhr berücksichtigt werden.

Die Kalorienbilanz wird bestimmt durch den *Grundumsatz* (GU) – bei dem u. a. etwa 60 % für die Wärmeproduktion und damit für die Konstanterhaltung der Körpertemperatur benötigt werden – und den *Leistungsumsatz*, d. h. den über den Grundumsatz hinausgehenden Energiebedarf für körperliche Leistungen.

Der Grundumsatz

Der Grundumsatz beträgt beim Mann etwa 4,2 kJ bzw. 1 kcal pro Stunde und pro kg Körpergewicht. In vereinfachter Formel ergibt sich also: Grundumsatz (in kcal) = Körpergewicht (kg) x 24 (Std.). Frauen benötigen etwa 5–10 % weniger, da durch ihr vermehrtes Unterhautfettgewebe eine bessere Wärmeisolation und damit eine geringere Wärmeabgabe vorliegt.

Der Leistungsumsatz

Der Leistungsumsatz erreicht je nach Intensität und Dauer eine unterschiedliche Höhe (Tab. 76).

Sportart	kJ bzw. kcal/kg/Std.
Skilanglauf 9 km/Std.	37,8 bzw. 9,0
Schwimmen 3 km/Std.	44,94 bzw. 10,7
Ringen	51,66 bzw. 12,3
Badminton	52,92 bzw. 12,6
Radfahren 43 km/Std.	65,94 bzw. 15,7
Skilanglauf 15,3 km/Std.	80,22 bzw. 19,1
Handball	81,06 bzw. 19,3
Laufen 9 km/Std.	39,90 bzw. 9,5
Laufen 12 km/Std.	45,36 bzw. 10,8
Laufen 15 km/Std.	50,82 bzw. 12,1
Laufen 17 km/Std.	60,06 bzw. 14,3

Tab. 76 Energieumsätze bei sportlichen Leistungen (nach *Stegemann* 1971, 67)

Die Nährstoffbilanz

Die Nährstoffbilanz beinhaltet das richtige Verhältnis der bei der Nahrung aufgenommenen Kohlehydrate, Fette und Eiweiße (Proteine). Bei normaler Mischkost ergibt sich eine Nährstoffverteilung von etwa 60 % Kohlehydrate – 25 % Fett – 15 % Eiweiß.
Beim Kraftsportler sollte sich dieses Verhältnis mehr in Richtung einer Eiweißzunahme, beim Ausdauersportler mehr in Richtung einer Kohlehydratzunahme verschieben.
Der Kraftsportler benötigt zum Aufbau von Muskelmasse ein ausreichendes Angebot von Eiweiß (bis zu 3 g pro kg Körpergewicht). Allerdings ist auch für den Ausdauersportler eine genügende Proteinzufuhr erforderlich:

Dies ist darauf zurückzuführen, daß Proteine nicht nur zum Aufbau bzw. zur Erhaltung von Muskelzellstrukturen, sondern auch zur Synthese von Hormonen und Enzymsystemen dienen, die ja fast ausschließlich aus Eiweiß bestehen (vgl. *Nöcker* 1974, 41). Da aber körperliche Belastungen von längerer Dauer zu einem gesteigerten Verschleiß an kontraktilen Elementen, zu verstärkten strukturellen Veränderungen an der Zellmembran und den Mitochondrien sowie zu einer vermehrten Inaktivierung von Enzymen und Hormonen führen, so kommt es auch beim Ausdauersportler zu einem erhöhten Eiweißbedarf. Sowohl für den Ausdauer- als auch für den Kraftsportler ist es dabei wichtig, daß Kohlehydrate bzw. Eiweiß nach dem Training so schnell wie möglich zur Verfügung gestellt werden, um die rasche Wiederauffüllung der entleerten Energiespeicher bzw. den Einbau von Aminosäuren (kleinste Eiweißbausteine) in die Zellstrukturen der Arbeitsmuskulatur zu ermöglichen. Schon nach fünf Stunden sind bei kohlehydratreicher Ernährung etwa 50 % der verbrauchten Energiestoffe, im speziellen das Glykogen, im Muskel wiederaufgebaut (vgl. *Kindermann* 1978, 350). Desgleichen ist der Ewiweißeinbau unmittelbar nach der Trainingsbelastung erhöht. Nach *Donath/Schüler* (1972) unterscheidet man eine schnelle Restitutionsphase (Belastungsende bis etwa 10. Stunde) und eine langsamere (10. bis etwa 48. Stunde) (vgl. *Haralambie/Keul* 1971, 1979;a *Haralambie* 1972, 279).
Ist die Ernährung während der Trainingsperiode bzw. nach den jeweiligen Belastungen unterkalorig oder nicht im erforderlichen Nährstoffverhältnis, dann kann es zu einem Abfall des Leistungsvermögens bzw. zum Zustand des Übertrainings (s. S. 661) kommen, Abb. 423 verdeutlicht dies.

Exkurs: Bedeutung einer kohlehydratreichen Ernährung für die Leistungsfähigkeit des Ausdauer- und Spielsportlers

Um eine optimale Trainingswirkung zu erzielen, sollte nicht nur ausreichend intensiv und umfangreich trainiert werden, sondern auch im Sinne einer Trainingseffektivierung auf eine entsprechende Ernährung geachtet werden. Die Ernährung spielt bei Ausdauersportlern – die Spielsportler gehören als „Mischsportler" ebenfalls zu dieser Kategorie – eine außergewöhnlich wichtige Rolle, da sie entscheidend den Erfolg der durchgeführten Trainingsmaßnahmen mitbestimmt.
Während in Ruhe die Energiebereitstellung jeweils zu 50 % über die Fette und zu 50 % über die Kohlehydrate erfolgt, kommt es bei gestei-

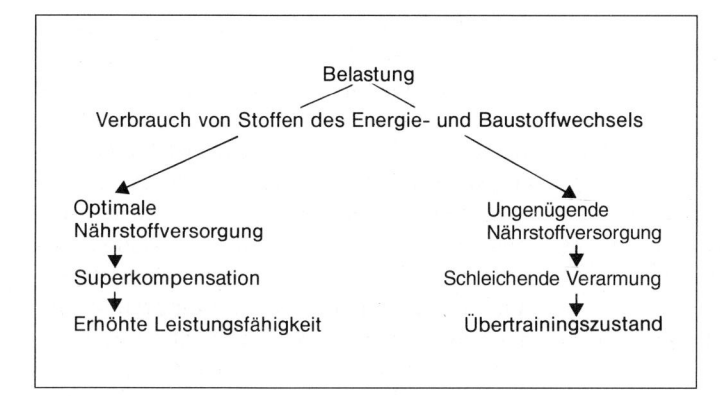

```
                        Belastung
         Verbrauch von Stoffen des Energie- und Baustoffwechsels

Optimale                              Ungenügende
Nährstoffversorgung                   Nährstoffversorgung
    ↓                                      ↓
Superkompensation                     Schleichende Verarmung
    ↓                                      ↓
Erhöhte Leistungsfähigkeit            Übertrainingszustand
```

Abb. 423 Veränderungen im Bereich des sportlichen Leistungsvermögens in Abhängigkeit von einer entsprechenden Ernährungsweise

gerter Belastungsintensität zu einer Erhöhung der Kohlenhydratverbrennung bei gleichzeitiger Abnahme der Fettverbrennung. Bei sehr hohen Belastungen schließlich werden nur noch die Kohlenhydrate verwendet (vgl. *Jacobs* 1988, 23). Eine große Zahl an Untersuchungen verdeutlicht, daß die Ausdauerleistungsfähigkeit bzw. die Fähigkeit, über einen längeren Zeitraum wiederholt intensive Belastungen eingehen zu können, entscheidend vom Niveau der muskulären Glykogenvorräte beeinflußt wird (vgl. *Bergström* et al. 1967, 140; *Saltin* 1973, 137; *Maughan/Poole* 1981, 211; *Sherman/ Costill* 1984, 445; *Kirkendall* et al. 1987, 36; *Couyle/Cogan* 1989, 59: *Jakeman/Palfreeeman* 1989, 8). Wie bereits die Untersuchungen von *Hermansen/Hultman/Saltin* (1967, 129) zeigten, korreliert die Ausdauerleistungsfähigkeit in Intensitätsbereichen von 60–85 % der maximalen Sauerstoffaufnahme – in den Spielsportarten liegt sie im Durchschnitt bei etwa 80 % – direkt mit der Höhe der intramuskulären Glykogenspeicher.

Die Ausdauer- und Spielsportarten sind aufgrund ihrer charakteristischen Belastungsstruktur stark glykogenentleerende Aktivitäten (vgl. *Agnevik* 1970; *Saltin* 1973, 1376): So erfolgt z. B. im Fußball alle fünf bis sechs Sekunden ein Tempo- oder Richtungswechsel, alle 90 Sekunden ein Sprint über etwa 15 Meter (vgl. *Reilly/ Thomas* 1976, 87 f.)

Aus diesem Grunde stellt die in der Muskulatur und in der Leber gespeicherte Glykogenmenge für den Ausdauer- bzw. Spielsportler einen wichtigen leistungsbegrenzenden Faktor dar. Sowohl die Ausdauer als auch die Kraft, die Schnellkraft und die Sprintleistungen nehmen ab, wenn die Glykogenspeicher verringert werden (vgl. *Jacobs* et al. 1981; *Maughan/Poole* 1981; *Heigenhauser* et al. 1983; *Young/Davies* 1984; *Greenhauf* et al. 1987). Die dynamische und statische Kraft ist noch zwei bis drei Tage nach einem harten Training verringert, selbst wenn die Glykogenspeicher wieder annähernd aufgefüllt wurden (vgl. *Young/Davies* 1984; *Sherman* et al. 1984; *Jacobs* 1987).

Aber: Der Kraftabfall ist bei erniedrigten Glykogenspiegel noch ausgeprägter!
Saltin (1973), 137) konnte ebenso wie *Kirkendall* et al. (1987, 37/38) zeigen, daß Spieler mit höheren Glykogenspiegeln vor Spielbeginn insgesamt eine erhöhte Laufstrecke zurücklegen, insbesondere in der zweiten Halbzeit, und die Zahl der intensiven Einsätze (Antritte, Sichlösen etc.) bei den ausdauertrainierten Spielern erhöht ist. Täglich intensiv trainierende Spitzensportler – dies trifft in besonderem Maße auf professionell trainierende Ausdauer- und Spielsportler zu, die fast jeden Tag ein bis drei

Trainingseinheiten absolvieren – haben aufgrund ihres hohen Energiebedarfs besonders sorgfältig auf eine qualitativ und quantitativ ausreichende Substitution verbrauchter Glykogenreserven zu achten. Die Untersuchungen von *Costill* et al. (1971, 834 f.) machen deutlich, daß nach intensiven Belastungen im Training und Wettspiel die Glykogenspeicher mit einer normalen Mischkost über Nacht nicht wieder aufgefüllt werden können; dies ist nur über eine kohlehydratreiche Diät möglich.

> Bei einem zweistündigen täglichen Training an drei aufeinanderfolgenden Tagen können die entleerten Glykogenspeicher nur dann wieder innerhalb von 24 Stunden aufgefüllt werden, wenn der Kohlehydratanteil 70 % der Kalorienaufnahme beträgt, nicht jedoch, wenn er bei 40 % liegt.

Täglich etwa 600 g Kohlehydrate, entsprechend 65–70 % der Kalorienaufnahme, sollten demnach genügen, um in der Wettkampfperiode einen Glykogenabfall zu vermeiden (vgl. *Costill* et al. 1981, 1831).

Trotz dieser hier dargestellten und seit langem bekannten Tatsache kann man immer wieder beobachten, daß vor allem Spieler – selbst des höchsten Niveaus – Fehler hinsichtlich einer ausreichend kohlehydratreichen Ernährung machen. Die Ansicht, daß ein Steak und eine Portion Salat am meisten „Kraft" für das Training oder das Spiel gibt, scheint unausrottbar. Sowohl die Untersuchungen von *Schnizer/Kirchrath* (1978, 3/4) als auch von *Jacobs* et al. (1982, 297) und von *Saris* 1990, 6) zeigen, daß z. B. Fußballer zu wenig Kohlehydrate mit der Nahrung aufnehmen. Der Kohlehydratanteil liegt unter 50 %, obwohl er bei mindestens 55–60 % liegen sollte und im Einzelfall (intensives und umfangreiches Training, schweres Spiel, Turnierspiele) bis auf 65–70 % erhöht werden sollte. Dies hat zur Folge, daß auch nach 48 Stunden ihre Glykogenspeicher noch nicht wieder aufgefüllt sind, wenn das nächste Training oder Spiel ansteht.

Die Flüssigkeitsbilanz

Das Körperwasser macht beim Menschen je nach Fettanteil 50–70 % des Körpergewichts aus (*Gebert* 1978, 159). Die Konstanterhaltung des Wasserhaushaltes und des damit eng verbundenen Elektrolythaushaltes – die wichtigsten Elektrolyte sind Natrium, Kalium und Chlorid (s. S. 671) – ist von höchster Bedeutung, da das Wasser für den Organismus eine Vielzahl wichtiger Funktionen zu erfüllen hat:
– Wasser stellt einen Strukturbestandteil von Makromolekülen dar.
– Wasser dient als Lösungsmittel für niedermolekulare Substanzen.
– Wasser spielt eine wichtige Rolle bei der Thermoregulation (u. a. durch die Schweißbildung).
– Wasser wird bei vielen enzymatischen Reaktionen benötigt.

Ein vermehrter Verlust an Wasser und Elektrolyten geht – und dies ist vor allem für den Leistungssportler wichtig – mit einer Reihe von leistungsmindernden physischen und psychischen Faktoren einher:
– Reduktion des Herzschlagvolumens mit einem Anstieg der Herzfrequenz (*Saltin* 1964, 1125 f.);
– Schnellerer Anstieg der Körpertemperatur und damit Verschlechterung der Thermoregulation (*Buskirk* et al. 1958, 189 f.);
– Müdigkeitsgefühl mit Neigung zum Belastungsabbruch (*Costill* et al. 1976, 6 f.).

Die ausreichende Zufuhr von Wasser und Elektrolyten ist beim Sportler nicht nur für die Leistungsfähigkeit während der Belastung, sondern auch für eine verkürzte Wiederherstellungszeit nach Belastung von Bedeutung (*Kindermann* 1978, 352). Dabei ist die Zufuhr von Flüssigkeit ohne Elektrolyte ebenso falsch wie die von Elektrolyten (z. B. durch Salztabletten) ohne Wasser. Im ersten Fall kommt es schnell wieder zu einer Ausscheidung des Wassers über die Nieren, da das Wasser ohne Elektrolyte nicht im Organismus gehalten werden kann – im Extremfall kann es sogar zu einer

Wasservergiftung kommen –, im zweiten Fall wird eine Ausscheidung der überschüssigen Elektrolyte bewirkt, wobei unbeabsichtigt weiteres Wasser verloren geht.

Zusammenfassend läßt sich feststellen, daß durch die Ernährung des Sportlers nur dann eine hohe Leistungsfähigkeit (im Zusammenhang mit einem entsprechenden Training) erreicht werden kann, wenn alle fünf Energiebilanzen der Ernährung optimal im Gleichgewicht gehalten werden.

> Für die Trainingspraxis empfiehlt sich nach dem Training folgende Bilanzierungsreihenfolge: 1. Flüssigkeits- und Elektrolytersatz; 2. Auffüllung der entleerten Energiespeicher; 3. Zufuhr von Proteinen zum Strukturaufbau (vgl. *Scheibe* 1979, 48).

Die Mineralstoffwechselbilanz

Die Mineralstoffe – die wichtigsten sind Natrium, Kalium, Chlorid, Kalzium, Magnesium, Phosphor und Eisen – sind elementare Stoffe, die in unterschiedlichem Maße am Aufbau des Körpers bzw. an den Funktionen des aktiven Bewegungsapparates beteiligt sind.
Verluste durch sportliche Aktivitäten müssen sorgsam ausgeglichen werden, um die Funktionsfähigkeit des Organismus und damit die körperliche Leistungsfähigkeit des Sportlers nicht zu gefährden. Die Bedeutung der Mineralstoffe sei hier kurz am Beispiel einiger wichtiger Vertreter dargestellt:

Natrium, Chlorid und Kalium

Natrium und Chlorid kommen vorwiegend in den Körperflüssigkeiten (Blut, interstitielle Flüssigkeit), also extrazellulär, vor, Kalium dagegen findet sich vermehrt in der Zelle. Die intra- bzw. extrazellulären Konzentrationsunterschiede dieser Mineralstoffe sind u. a. für die Erregbarkeit der Muskelzelle wichtig. Kommt es bei intensiven und langdauernden sportlichen Belastungen zu erhöhten Verlusten, so können Störungen im Bereich der Muskelkontraktionsfähigkeit – von der Muskelschwäche bis hin zu Muskelkrämpfen (vgl. *Gebert* 1978, 162) – bzw. im Wasser- und Elektrolythaushalt (s. S. 672) auftreten. In der Trainingspraxis ist dabei vor allem der mit den Schweißverlusten verbundene Kochsalzverlust (NaCl) wichtig: Mit 1 Liter Schweiß gehen etwa 2–3 g Kochsalz verloren! Der Bedarf an Kochsalz ist demnach bei Sportlern mit hohen Schweißverlusten (täglicher Bedarf etwa 15–20 g) deutlich höher als bei Nichtsportlern (täglicher Bedarf etwa 5 g). Da Kalium nicht nur für die Vorgänge bei der Muskelkontraktion bedeutungsvoll ist, sondern darüber hinaus von einer Anzahl von Enzymen als Kofaktor benötigt wird, so ist es verständlich, daß die durch hohe sportliche Belastungen verursachten Kaliumverluste zu einer verminderten sportlichen Leistung beitragen (vgl. *Nöcker* 1974, 57). Ihrer Substitution ist daher entsprechend Aufmerksamkeit zu schenken.

Magnesium

Magnesium hat ebenso wie Kalium eine günstige Wirkung auf die körperliche Leistungsfähigkeit (vgl. *Keul* et al. 1979, 66). Es ist im menschlichen Organismus nach dem Kalium das wichtigste intrazelluläre Mineral und dient bei etwa 250 Enzymen als Koenzym bzw. als Kofaktor. Als Aktivator verschiedener Enzymsysteme greift es bestimmend in den Kohlehydrat-, Eiweiß- und Fettstoffwechsel ein und ist darüber hinaus bei der neuralen und synaptischen Erregungsübertragung sowie der Muskelkontraktion von entscheidender Bedeutung (vgl. *Stucke* 1979, 23).
Bei langdauernden und wiederholten Ausdauerbelastungen kann es – ohne entsprechenden

Ersatz – zu einem Abfall des Magnesiumspiegels im Blut kommen und damit zu einer verminderten Leistungsfähigkeit, u. U. verbunden mit Wadenkrämpfen oder verstärkter Muskelkaterbildung (vgl. *Stucke* 1979, 23).

Eisen

Eisen ist nicht nur bei den Atmungsvorgängen (Elektronenübertragung in der Atmungskette) und bei der Bildung von Enzymen wichtig, sondern auch bei der Blutbildung. Fällt der Eisenspiegel durch vermehrte körperliche Belastungen ab, so kommt es zu einer verminderten Blutbildung und damit zu einer Abnahme der körperlichen Leistungsfähigkeit (vgl. *Keul* 1978, 242). Dies ist insbesondere bei Jugendlichen, die aufgrund der Wachstumsvorgänge einen erhöhten Eisenbedarf haben, zu beachten. Der Sportler hat etwa einen zwei- bis dreimal so großen Eisenbedarf wie der Nichtsportler. Dies sollte über entsprechende Präparate bzw. eine entsprechende Kost berücksichtigt werden.

Exkurs: Bedeutung einer ausgeglichenen Bilanz des Wasser- und Elektrolythaushaltes für den Ausdauer- und Spielsportler

Bezüglich des Wasser- und Elektrolyt- (Mineralien-) Haushalts läßt sich ebenfalls feststellen, daß die Gefahr einer Leistungseinbuße über starke Flüssigkeitsverluste von den Sportlern nur z. T. in vollem Umfang richtig eingeschätzt wird (vgl. auch *Rokitzki/Keul* 1990, 42; *Gerlach/Golf* 1990, 43):
Immer noch trinken einige Ausdauersportler während des Marathonlaufes kein, oder zu wenig Wasser (mit Elektrolyten) – es sei an die Schweizer Läuferin bei den Olympischen Spielen in Los Angeles erinnert, die völlig dehydriert, schwankend und orientierungslos in das Olympiastadion einlief. Aber auch bei den Spielsportlern, hier vor allem bei den Fußballspielern, trinken immer noch 15 % der Spieler in der Halbzeitpause gar nichts, und fast ein Drittel nimmt nur Getränke ohne Beistoffe (z. B. Mineralien-, Kohlehydratzusatz) wie Tee zu sich. Obwohl heute sicherlich mit einem höheren Maß an Aufklärung zu rechnen ist und die Spieler des höchsten Niveaus von ihren medizinischen Betreuern bzw. Trainern aufgefordert werden, entsprechende ernährungsphysiologische Maßnahmen zu ergreifen, ist für die Spielklassen unterhalb der Bundesliga, also vor allem im Amateurbereich noch mit einem höheren Informationsbedarf zu rechnen. Angesichts der Bedeutung der Ernährung für das körperliche Leistungsverhalten ist durch weitere Aufklärung und Schulung auch in diesem Bereich eine Optimierung der trainings- und wettkampfbegleitenden Maßnahmen anzustreben.

> Da das Durstgefühl ein „schlechter Berater" für die Aufrechterhaltung der Flüssigkeitsbilanz ist – die aufgenommene Flüssigkeitsmenge liegt regelmäßig unter der Bedarfsmenge – sollte die Trinkmenge durch eine einfache Gewichtsbestimmung wie Wiegen festgelegt werden (vgl. *Fitzsimons* 1979).

Sowohl im Training als auch im Wettkampf – insbesondere während des Stretching und in der Halbzeitpause – sollten „Energiemineraldrinks" (sie enthalten Zuckerlösungen in Verbindung mit Mineralien und Vitaminzusätzen) als schneller Kraftnachschub immer wieder eingenommen werden, um durch einen intervallartig angehobenen Blutzucker dem Gehirn und der Muskulatur Leistungsimpulse zu vermitteln (vgl. *Diebschlag* 1988, 7). Die Einnahme kohlehydratreicher Getränke vor, während bzw. nach dem Spiel hat drei besondere Vorteile:
1. Es werden die muskeleigenen, also unmittelbar verfügbaren Glykogenspeicher geschont. Damit kann die zweite Halbzeit mit einem erhöhten Glykogenausgangsspiegel und deshalb intensiver bestritten werden.
2. Es werden zusätzliche Energiequellen erschlossen, wenn die Glykogenspeicher be-

reits erschöpft sind (vgl. *Leatt/Jacobs* 1986, 86; *Coyle* et al. 1986, 165).
3. nach hohen physischen Belastungen – wie nach anstrengenden Trainings- und Wettspielen – kann es ebenso wie bei starkem psychischem Streß, vor allem vor wichtigen Wett- bzw. Meisterschaftsspielen, zu einem ausgeprägten Appetitmangel kommen. Der Grund scheint einerseits in einer erhöhten Körpertemperatur nach Belastung bzw. in einem erhöhten Streßhormonspiegel zu liegen (vgl. *Canham/Consolazio* 1966, 64; *Karvonen/Saarela/Uotila* 1978, 139). Durch den Appetitmangel wird im allgemeinen das Ernährungsverhalten der Sportler im Sinne einer unzureichenden Nahrungsaufnahme beeinflußt. Da feste Nahrung nicht in genügender Menge aufgenommen wird, sollte zur energetischen Bedarfsabdeckung auf die Aufnahme flüssiger Nahrungsmittel zurückgegriffen werden.

> Wichtig ist, daß kohlehydratreiche Getränke, wie bereits erwähnt, möglichst schnell im Anschluß an das Training bzw. an den Wettkampf oder das Wettspiel aufgenommen werden, da unmittelbar nach der Belastung die Aktivität der glykogenaufbauenden Enzyme (z. B. Glykogensynthetase, Hexokinase) am höchsten ist (vgl. *Ivy* et al. 1983, 296).

Daß eine Aufnahme von kohlehydratreichen (und mit Mineralien/Vitaminen angereicherten) Getränken während des Wettkampfs sich positiv auf die psychophysische Leistungsfähigkeit auswirkt, geht aus einer Reihe von Untersuchungen hervor. *Jakeman/Palfreeman* (1989, 8) konnten zeigen, daß es einen erheblichen Unterschied macht, ob bei einer Belastung von 75 % der maximalen Sauerstoffaufnahme (s. S. 674) – sie entspricht in etwa der eines Fußballspielers im Verlaufe eines Spieles – alle 20 Minuten Kohlehydrate (1,2 g pro kg Körpergewicht/h aufgenommen werden oder ein Plazebo (wirkungsloser Stoff). Abb. 424 läßt erkennen, daß der Blutzuckerspiegel ohne zusätzliche Kohlehydrataufnahme kontinuierlich abfällt, im Falle einer belastungsbegleitenden Kohlehydrataufnahme jedoch konstant bleibt. Durch den erhöhten Blutzuckerspiegel wird eine erhöhte Leistungsfähigkeit erreicht. Hinzu kommt, daß die wahrgenommene Anstrengung deutlich geringer eingestuft wurde. *Coggan/Coyle* (1989, 59) kamen zu ähnlichen Ergebnissen (Abb. 425), konnten jedoch zusätzlich zeigen, daß es bei der Aufnahme von kohlehydrathaltigen Getränken nicht nur zu einem Wiederanstieg im Blutzucker kommt, sondern der Sportler auch wieder vermehrt fähig ist, auch noch nach längeren Belastungen intensive Leistungen zu erbringen!

> Durch erhöhte Blutzuckerspiegel wird eine *erhöhte Leistungsfähigkeit* erreicht. Gleichzeitig *steigt die Leistungsbereitschaft*, da die wahrgenommene Anstrengung deutlich geringer eingestuft wird (vgl. *Jakeman/Palfreeman* (1989, 8).
> Für den Spieler bedeutet dies, daß er während der Trainings- und Wettspiele spielbegleitend Kohlehydratgetränke zu sich nehmen sollte, da dadurch seine Belastbarkeit und Leistungsbereitschaft ansteigt.

Bei der Vorwettkampfernährung ist auf eine rechtzeitige und kontrollierte Nahrungsaufnahme zu achten. Kontrolliert deshalb, weil psychischer Streß „normal" vor wichtigen Wettkämpfen bzw. Meisterschaftsspielen – zu einem ausgeprägten Appetitmangel führen und somit das Ernährungsverhalten negativ beeinflussen kann (vgl. *Canham/Consolazio* 1966, 64). Der Sportler sollte also darauf achten, daß er ausreichend Kohlehydrate zu sich nimmt, damit er im Wettkampf/-spiel keinen „Hungerast" oder sonstige „Einbrüche" hat (vgl. *Inzinger* 1990, 10).
Bei der Aufnahme kohlehydrat(zucker)haltiger Getränke bzw. Lebensmittel ist zu beachten, daß die Resorptionszeit bzw. die Wirkungsdau-

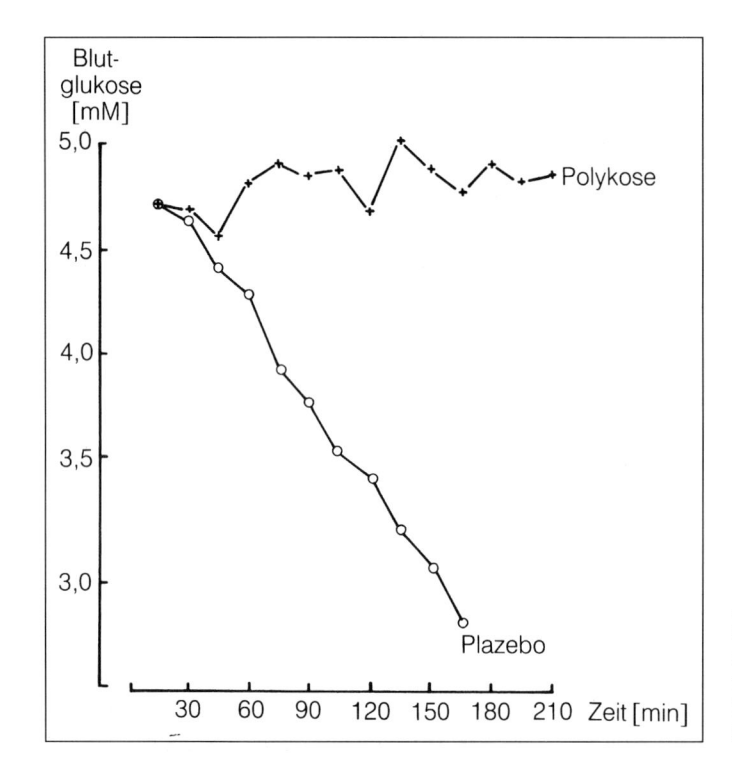

Abb. 424 Glukosespiegel während der Belastung bei Aufnahme von einem Mehrfachzuckerpräparat (Multidextrin Polymer) bzw. einem Plazebo (nach *Jakeman/Palfreeman* 1989, 8)

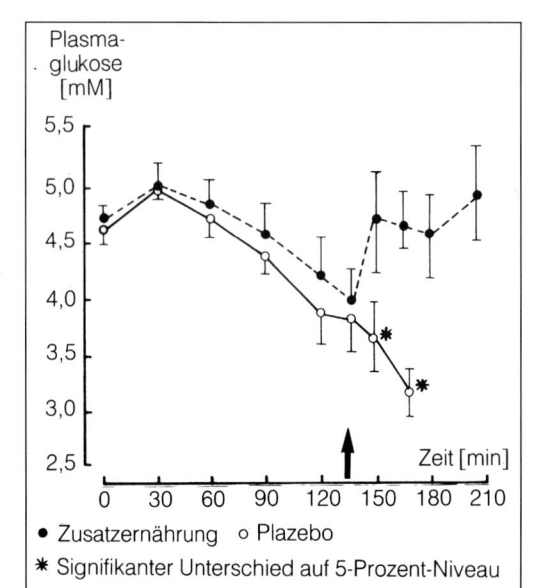

Abb. 425 Verhalten der Plasmaglukosekonzentration bei Arbeit sowie die Trittgeschwindigkeit bei Kohlehydratgabe bzw. Plazebo (nach *Cogan/Coyle* 1989, 62)

er der verschiedenen Darreichungsformen unterschiedlich ist. *Inzinger* (1990, 11) beschreibt dies anschaulich wie folgt:
– *Traubenzucker:* Kohlenhydrate schießen in das Blut, was zwischen 10 und 20 Minuten dauert.
– *Süßgetränke und Süßigkeiten:* Kohlenhydrate strömen in das Blut, was zwischen 15 und 40 Minuten dauert.
– *Mehlprodukte:* Kohlenhydrate fließen in das Blut, was zwischen 40 und 60 Minuten dauert.
– *Obst und Gemüse:* Kohlenhydrate tropfen in das Blut, was zwischen 60 und 100 Minuten dauert.
– *Vollkorn und Vollwertprodukte:* Kohlenhydrate sickern in das Blut, was zwischen 60 und 240 Minuten dauert.

Ausdauer- und Spielsportler sollten daher darauf achten, daß sie nicht nur schnell wirksame

Einfachzucker (wie Glukose) mit schnell eintretender, aber nicht länger anhaltender Wirkung einnehmen sondern auch – günstig gestaffelt – Drei-, Vier- und Mehrfachzucker mit späterem Wirkungseintritt und längerer Wirkungsdauer, so daß er während der gesamten Spielzeit ohne Versorgungsengpässe auskommt.

Ähnlich wie *Kirkendall* et al. (1987, 37) konnten *Sherman* et al. (1989, 603) in ihren Untersuchungen zeigen, daß eine akzentuierte Kohlehydrataufnahme (4 g/kg Körpergewicht) vier Stunden vor Belastungsbeginn zu einer Verbesserung der Ausdauerleistungsfähigkeit über 95 Minuten führt. Trotz eines eingangs erniedrigten Blutzuckerspiegels und eines erhöhten Insulinspiegels kommt es während der Belastung zu einem Wiederanstieg des Blutzuckers und zu einer um 15 % verbesserten Ausdauerleistung, die vor allem auf das erhöhte Blutzuckerangebot zurückzuführen ist, das aus dem Magen-Darm-Trakt kontinuierlich bereitgestellt wird.

Frühere Untersuchungen (vgl. *Decombaz/Arnaud/Milon* 1983, 9; *Devlin* et al. 1986, 980; *Foster/Costill/Fink* 1979, 1; *Hargreaves* et al. 1987, 33) konnten keine Leistungsverbesserungen feststellen, wenn 0,6–1 g Kohlehydrate/kg Körpergewicht innerhalb der letzten Stunde vor Belastungsbeginn aufgenommen wurden.

Von Bedeutung ist demnach eine deutlich erhöhte Kohlehydrataufnahme (flüssige kohlehydratreiche Mahlzeit) vor Wettkampf- bzw. Spielbeginn, weil dadurch nicht nur die Muskelglykogenspeicher ausgeprägt erhöht werden – *Coyle* et al. (1985, 429) berichten von einem Anstieg von 42 % –, sondern auch die Blutzuckerspiegel über den gesamten Belastungszeitraum erhöht bleiben und die Kohlehydratverstoffwechslung – sie ist entscheidend für intensive Ausdauerbelastungen – deutlich erhöht ist (vgl. *Sherman* et al. 1989, 603). Die erhöhten Blutzuckerspiegel sind auf die kontinuierliche Freisetzung von Glukose aus dem Magen-Darm-Trakt zurückzuführen (nach vier Stunden waren nach den Untersuchungen von *Hunt* et al. [1985, 1326] erst 63 % der vorher

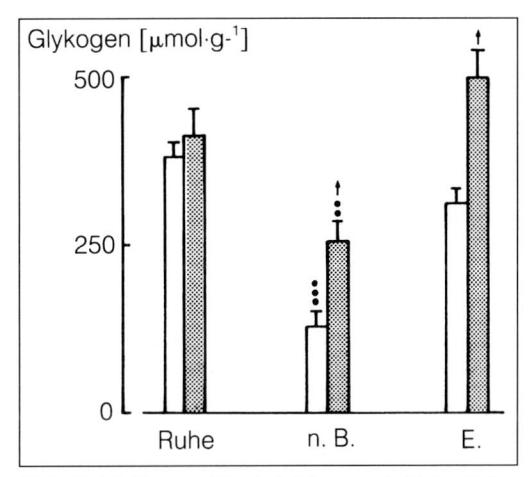

Abb. 426 Mittlerer Muskelglykogengehalt in Ruhe, 45 Minuten nach erschöpfender Belastung (n. B.) und 24 Stunden Erholung (E). ☐ = normale kohlehydratreiche Kost, ▨ = zusätzliches 20%iges Maltodextrin-Fruktose-Getränk während und nach Belastung (nach *Brouns* et al. 1989, 54)

aufgenommenen Kohlehydrate resorbiert), die während der Ausdauerbelastung weiter abläuft. Abb. 426 macht deutlich, daß nach einem mehrtägigen intensiven Ausdauertraining der Glykogengehalt im Muskel bei normaler kohlehydratreicher Kost wesentlich stärker abfällt als bei Sportlern, die zusätzlich ein Mehrfachzuckergetränk (20%iges Maltodextrin-Fruktose-Getränk) zu sich nehmen. Auffällig ist darüber hinaus – und dies ist für den Ausdauer- bzw. Spielsportler von besonderer Wichtigkeit –, daß nur die Sportler, die zusätzlich ein kohlehydratreiches Getränk aufnehmen, 24 Stunden nach der Belastung im Bereich des Muskelglykogens das Phänomen der *Superkompensation* (erhöhte Glykogenspiegel) aufweisen.

Konsequenz für den Ausdauer- und Spielsportler: Um nach intensiven und umfangreichen Trainingseinheiten bzw. nach schnell aufeinanderfolgenden Wettkämpfen bzw. Turnierspielen bessere Leistungen und eine schnellere Regeneration zu erreichen, empfiehlt sich die zusätzliche

Aufnahme von kohlehydratreichen Getränken als Ergänzung zur kohlehydratreichen Ernährung!

Konsequenzen für die Trainings- und Wettkampfpraxis

Spieler, die durch hartes Training oder durch eine Folge stark belastender bzw. intensiver Spiele (glykogen) „platt" sind, sollten nicht über noch mehr Training versuchen, „in Form" zu kommen. Erholungsfördernde Maßnahmen bzw. ein regeneratives Training zeitigen in diesem Falle eine wesentlich ausgeprägtere Leistungszunahme als jede zusätzliche „Knüppelei" (vgl. *Luthmann/Antretter* 1987, 3 f.). Oft wird unterschätzt, daß drei bis fünf harte Trainingseinheiten ausreichen, um summativ – und von Training zu Training progressiv – die Glykogenspeicher nachhaltig zu senken (vgl. *Costill* et al. 1971, 834).

Durch eine kohlehydratreiche Kost lassen sich die Glykogenspeicher sowohl vor als auch während und nach dem Wettkampf positiv beeinflussen. Hohe Glykogenspeicher haben neben der Speicherung eines günstigen Energieträgers auch noch den Vorteil, daß mit dem Zucker Wasser miteingespeichert wird (2,7 cm^3/g Zucker), was sich günstig auf die Wärmeregulation und damit indirekt wieder auf die Leistungsfähigkeit auswirkt. Außerdem kann dadurch auch die Trinkmenge, die während der Belastung aufgenommen werden muß, reduziert werden (vgl. *Diebschlag* 1988, 7).

Ob die Kohlehydrataufnahme individuell optimal ist, läßt sich aus dem Befinden und dem Körpergewicht ersehen (vgl. *Inzinger* 1990, 11):
- Die Kohlehydratzufuhr ist ausreichend, wenn Körpergewicht und Leistungsbereitschaft konstant gut bleiben.
- Die Kohlehydratzufuhr ist nicht ausreichend, wenn Körpergewicht und Leistungsbereitschaft sinken.
- Die Kohlehydratzufuhr ist zu hoch, wenn das Körpergewicht bei konstanter Belastung steigt.

Die besondere Bedeutung konzentrierter kohlehydratreicher Energiegetränke liegt zum einen darin begründet, daß sie selbst bei Appetitmangel, wo die Aufnahme fester Nahrung besondere Schwierigkeiten bereitet, noch in ausreichender Menge aufgenommen werden; zum anderen ist bekannt, daß flüssige Nahrung den Magen rascher passiert und rascher resorbiert wird und somit die Nährstoffe schneller für die einsetzenden Erholungsprozesse verfügbar gemacht werden, was einen beschleunigenden Effekt auf alle Regenerationsvorgänge hat.

Wichtig: die Aufnahme flüssiger kohlehydratreicher Getränke sollte, wie bereits dargestellt, möglichst schnell im Anschluß an die vorhergehende Belastung erfolgen, da das für den Wiederaufbau des Glykogens verantwortliche Enzym Glykogensynthetase innerhalb der ersten Stunden nach Belastung seine höchste Aktivität entwickelt (vgl. *Brouns/Saris/ten Hoor* 1988, 35).

Die Vitaminbilanz

Vitamine sind Wirkstoffe, die für das Wachstum, die Erhaltung und Fortpflanzung des Menschen unentbehrlich sind, aber nicht im Organismus selbst synthetisiert werden können, sondern mit der Nahrung zugeführt werden müssen. Sie werden vom Organismus für die Synthese von Ko-Enzymen benötigt oder sind als solche für den geordneten Ablauf von Stoffwechselvorgängen unentbehrlich. Der Bedarf an einzelnen Vitaminen liegt im Milligrammbereich. Schlechtere Ausnutzung (Resorptionsstörungen) oder gesteigerter Verbrauch (sportliches Training, Wachstum) erhöhen den Bedarf.

Man unterscheidet fettlösliche – Vitamin A, D, E, K, Q, F (= ungesättigte Fettsäuren, eigentlich kein Vitamin) – und wasserlösliche Vitamine – B_1, B_2-Komplex, B_6, B_{12}, C, H.

Da die meisten Vitamine bei der heutigen Ernährung in genügendem Maße zugeführt werden und Vitaminmangelkrankheiten selten geworden sind, sei hier nur auf die wichtigsten eingeganen, nämlich auf Vitamin B_1 und Vitamin C. Ihr Bedarf steigt bei hartem Training bzw. kohlehydratreicher Ernährung oder hat sich bei der Langzeitapplikation als leistungsfördernd bzw. -stabilisierend erwiesen.

Vitamin B_1

Dieses Vitamin spielt beim Kohlehydratabbau eine wichtige Rolle, da es u. a. die Reaktion Pyruvat → Azetyl-CoA + CO_2 katalysiert. Da z. B. der Ausdauersportler aus schon genannten Gründen einen erhöhten Kohlehydratumsatz hat, so steigt entsprechend der Vitamin B_1-Bedarf von normal 1–2 mg auf 4–8 mg.

Vitamin C

Vitamin C hat zum einen eine Schutzwirkung auf eine Reihe anderer Vitamine, wie z. B. auf B_1, H, E, A und andere; darüber hinaus erhöht es die Eisenresorption und hat allgemein gesundheitsstabilisierende Funktion. Der tägliche Bedarf ist beim Sportler zwei- bis dreimal so groß wie beim Nichtsportler.

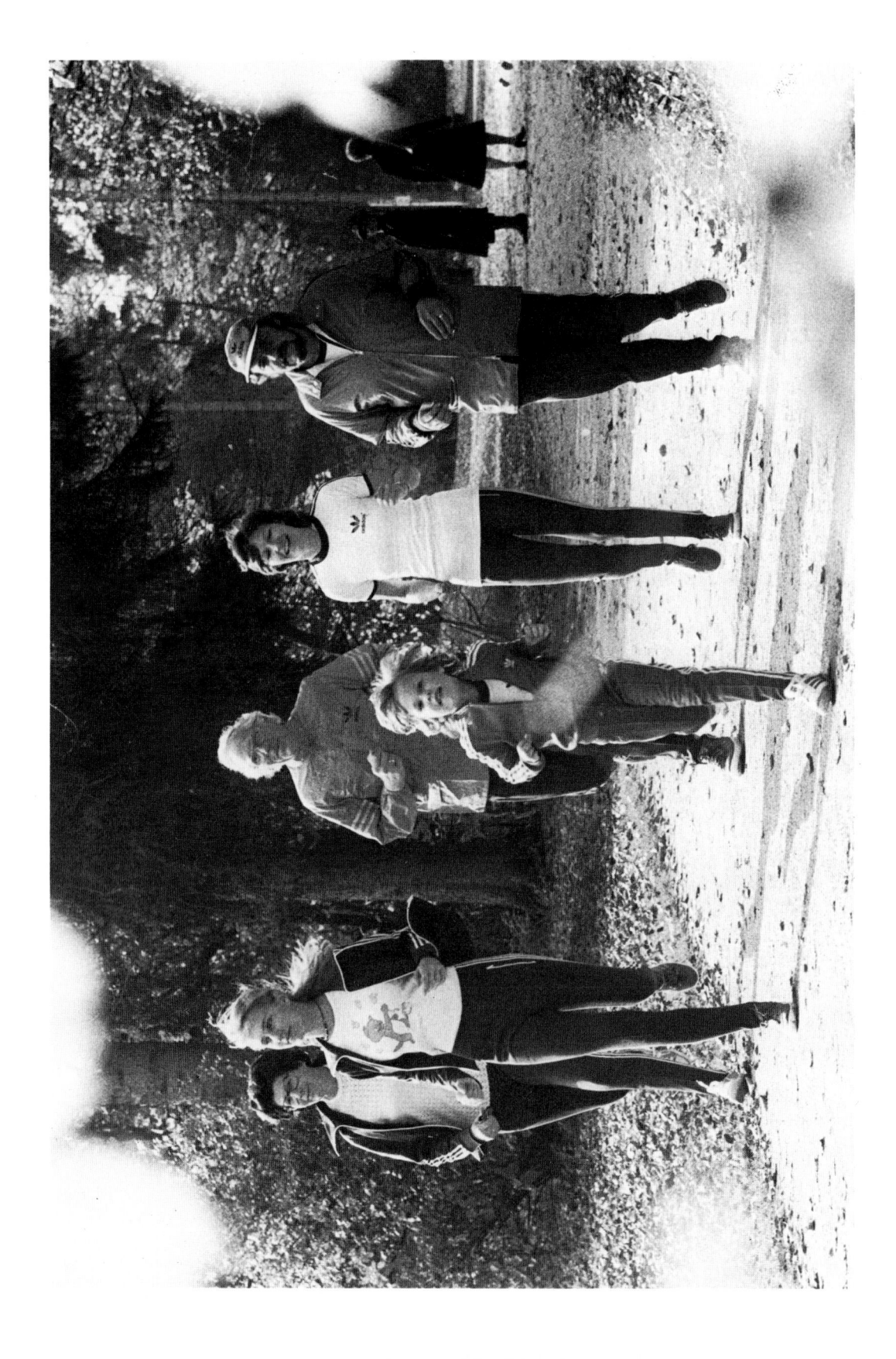

Teil VI
Gesundheitstraining als Prävention bzw. Rehabilitation von Herz-/Kreislauf- und Bewegungsmangelkrankheiten

26 Gesundheitstraining

> „Gesundheit ist nicht alles, doch alles ist nichts ohne Gesundheit"
> *Schopenhauer*

Allgemeine Grundlagen – Durchführungsmodalitäten

Die Prävention degenerativer Herz-Kreislauf-Erkrankungen stellt heute eines der zentralen Probleme der vorbeugenden Medizin dar, da diese Erkrankungen in der Todesursachenstatistik der Industrienationen an erster Stelle stehen. Allein in der BRD gehen von den jährlich etwa 900 000 Sterbefällen 450 000 auf ihr Konto.
Ursächlich können eine Reihe exogener (z. B. veränderte Lebens-, Ernährung- und Suchtgewohnheiten) und endogener Faktoren (z. B. sog. Risikofaktoren wie hoher Blutdruck, hoher Cholesterinspiegel usw.) angeführt werden, die an der Entstehung von degenerativen Herz-Kreislauf-Erkrankungen beteiligt sind. Eine wichtige Rolle spielt dabei der Bewegungsmangel, da jedes Organ nur so leistungsfähig ist, wie es dem Grad seiner Beanspruchung entspricht (vgl. *Wolff/Busch/Mellerowicz* 1979, 3).
Normalerweise ist das Risiko, einen Herzinfarkt zu erleiden, bei einem untrainierten Menschen doppelt so hoch wie bei einem trainierten. Nach dem 40. Lebensjahr steigt für Nichtsportler ein solches Risiko steil an. Für trainierte Menschen jedoch bleibt es vom 40. Lebensjahr an über die nächsten 20 bis 25 Jahre konstant niedrig (*Halhuber* 1981).

Für die Prävention von Herz-/Kreislauf- bzw. Bewegungsmangelkrankheiten hat sich in besonderem Maße ein aerobes Ausdauertraining (Jogging), als optimal erwiesen, da es gezielt und umfassend die kardiopulmonale bzw. allgemeine körperliche Leistungsfähigkeit verbessert und damit gleichzeitig eine Reihe primordialer Risikofaktoren günstig beeinflußt.
Daß ein derartiges Ausdauer- bzw. Gesundheitstraining jedoch nicht unkritisch für jeden in jeder Form in Frage kommt, haben eine Reihe von Todesfällen bei Volksläufen, Trimmtrab usw. gezeigt. Diese von den Medien meist ohne weitergehenden Kommentar stark in den Vordergrund gerückten Todesfälle haben einen Teil der gesundheitsbewußten Bürger in nicht unwesentlicher Weise verunsichert. Dieses Problem soll deshalb kurz angesprochen werden:
Die eingehende Analyse von Todesfällen nach körperlicher Aktivität (vgl. *Munschek* 1974 u. 1977; *Vuori* 1978; *Jung/Schäfer-Nolte* (1982) ergab, daß bei fast allen Patienten, die unmittelbar nach einer intensiven körperlichen Anstrengung verstarben, eine koronare Herzerkrankung zugrunde lag.
Plötzliche Todesfälle bei regelmäßig Sporttreibenden oder bei täglichen Routinetätigkeiten waren hingegen höchst selten und kamen fast ausschließlich unter ungewohnten Bedingungen oder in speziellen Streßsituationen zustande (z. B. Massenveranstaltungen mit „Wettkampfcharakter" usw.). Viele kardiale Todesfälle, die dem Sport zugeschrieben werden, sind sicher rein zufällig während der sportlichen Betätigung und nicht während einer anderen körperlichen Alltagsbelastung aufgetreten (vgl. *Jung/Schäfer-Nolte* 1982, 11).
Um derartig bedauerliche Vorkommnisse zu verhindern, sollten bei der Durchführung bzw.

vor der Aufnahme eines aeroben dynamischen Ausdauertrainings einige wichtige Punkte beachtet werden (vgl. *Weineck* 1981, 702):

Wer darf nicht?

Als Kontraindikationen gelten vor allem (vgl. *Hüllemann* 1976, 188; *Hollmann/Hettinger* 1980, 671; *Mellerowicz/Franz* 1981, 45):
- Akute Entzündungen oder Infektionen
- Angeborene und erworbene Herzfehler und -schäden
- Herzrhythmusstörungen, die durch Belastung ausgelöst oder intensiviert werden
- Ein unbehandelter erhöhter Blutdruck (systolisch über 200, diastolisch über 110 mmHg)
- Eine unbehandelte, aber schon ins Gewicht fallende Hyperthyreose (Schilddrüsenüberfunktion)
- Schwere chronische oder dekompensierte Leber- und Nierenschäden
- Chronisch progressive destruktive Erkrankungen (Neoplasmen)
- Fortgeschrittene Lungenerkrankungen und Cor pulmonale.

Was ist zu beachten?

- Wichtig ist eine behutsame Steigerung der Belastungsparameter Umfang und Intensität.
- Die progressive Umfangssteigerung geht der Intensitätssteigerung voraus.
- Intensiv sollte nur bei entsprechender sportlicher Kontinuität oder Vorbereitung trainiert werden.
- Am Anfang sollte nur so lange getrabt werden, wie es ohne Beschwerdesymptomatik möglich ist.
- Es sollte mit der Methode der intervallartigen Belastung begonnen werden: Gehpausen – ihre Länge richtet sich nach der augenblicklichen Leistungsfähigkeit – sollten die Laufphasen unterbrechen.
- Das Training sollte Spaß machen und keinen zusätzlichen Streß zum Berufsleben darstellen.
- Das Training sollte regelmäßig und lebensbegleitend ohne längere Unterbrechungen betrieben werden.
- Eine langfristig durch Training erworbene erhöhte körperliche Leistungsfähigkeit ist bei Unterbrechungen stabiler als eine kurzfristig erworbene. Allerdings führt auch hier eine längere Pause zu einer zunehmenden Abnahme der Leistungsfähigkeit.
- Ist die individuelle Leistungsgrenze erreicht oder ist der Trainierende nicht mehr bereit, höhere Anforderungen zu bewältigen, dann gilt es, das erreichte Trainingsniveau zu erhalten. Auch eine solche Stabilisierung ist als Trainingseffekt im Sinne der Gesunderhaltung zu bewerten. Die kardiopulmnale Kapazität und Leistungsfähigkeit ausdauertrainierter Altersportler entspricht den Leistungswerten untrainierter Personen, die 20–30 Jahre jünger sind (vgl. *Harre* 1975, 271 f.).
- Um der Entstehung orthopädischer Beschwerdebilder vorzubeugen, sollte mit einer adäquaten Ausrüstung (geeignetes Schuhmaterial) und auf geeignetem Gelände (keine harten Teerböden o. ä.) trainiert werden.

Welche Häufigkeit und welche Dauer?

Grundsätzlich gilt: Die Häufigkeit des Trainings (bei vergleichbaren Trainingsleistungen) hat einen größeren Einfluß auf die körperliche Leistungsfähigkeit als die Dauer (*Strauzenberg* 1979, 37).

- Aufbautraining:
Bei einem Aufbautraining zur Entwicklung der körperlichen Leistungsfähigkeit liegt das Optimum bei drei bis sieben Trainingseinheiten wöchentlich, mit einer Dauer von etwa 15 Minuten bis zu einer Stunde (vgl. *Israel* 1979, 114; Autorenkollektiv 1978, VII; *Strauzenberg* 1979, 37; *Van Aaken* 1979, 1440).

Alter in Jahren	Pulsfrequenz bei		
	etwa 80%	etwa 70%	etwa 60%
30–35	170	150	130
36–40	165	145	125
41–45	160	140	120
46–50	155	135	115
51–55	150	130	110
56–60	145	125	105
61–65	140	120	100
66–70	135	115	95
71–75	130	110	90
Faustregel	200 – Alter	180 – Alter	160 – Alter

Tab. 77 Pulsfrequenz-Richtwerte zur Bemessung der Belastung von 80 % bzw. 70 % und 60 % der maximalen Sauerstoffaufnahmefähigkeit (nach *Strauzenberg* 1979, 37)

– Erhaltungstraining:
Das zum Erhalt der sportlichen Leistungsfähigkeit notwendige Maß an sportlicher Belastung ist immer vom erreichten Anpassungsgrad abhängig: Je höher die Leistungsfähigkeit, desto umfangreicher und intensiver muß das „Erhaltungstraining sein" (s. *Harre* 1975, 273).
Für den Gesundheitssportler liegen die Mindestanforderungen im Bereich von wöchentlich 1 x 45 Minuten (*Bartel* 1979, 56), 2 x 30 Minuten bzw. 3 x 20 Minuten (vgl. *Harre* 1975, 272; *Strauzenberg* 1979, 39; *Brynteson/Sinning* 1973, 29). Aber auch täglich fünf Minuten stellen bereits einen gesundheitsförderlichen Trainingsreiz dar.

Welche Intensität?

Die Intensität der körperlichen Belastung muß deutlich über der durchschnittlichen „Alltagsbelastung" liegen, die etwa 30 % der maximalen Sauerstoffaufnahme beansprucht. Der wirksame Bereich kann bei Intensitäten angenommen werden, die im Bereich von 60 bis 80 % der maximalen Sauerstoffaufnahme liegen (vgl. *Strauzenberg* 1979, 39; Autorenkollektiv 1978, VII). Der 60-Prozent-Bereich stellt dabei die unterste noch herz-kreislaufwirksame Trainingsbelastung dar, der 80-Prozent-Bereich hingegen repräsentiert den Bereich der „anaeroben Schwelle" und damit den bei Ausdauerbelastungen effektivsten Trainingsreiz (s. S. 171).
Als guter Parameter zur Feststellung der Belastungsintensität erweist sich in der Trainingspraxis die Kontrolle der Herzfrequenz. Wie Tab. 77 verdeutlicht, ist die Herzfrequenz dabei in verschiedenen Altersstufen mit einer unterschiedlichen Belastungsintensität korreliert.
Für den Bereich des Gesundheitstrainings halten *Mellerowicz/Franz* (1981, 40) die Überschreitung der „Grenzherzschlagfrequenz von 200 minus Lebensalter" als nicht empfehlenswert.

Bei Personen mit geringem Fitness-Grad sollte eingangs eine Pulsfrequenz von etwa 110 bis 120/min eingehalten werden:
– Bei Laufbelastungen sollte die Intensität so gewählt werden, daß man sich dabei unterhalten kann, ohne außer Atem zu geraten.
– Laufen in Gruppen ist nur in Verbänden gleicher Leistungsstärke sinnvoll. Sie sollten „miteinander", nicht „gegeneinander" laufen.
– Die Teilnahme an Volksläufen sollte wie die Teilnahme an einem Familienfest verstanden werden: Kommunikation vor Leistungsdemonstration.

Geeignete Ausdauersportarten

Geeignet sind alle zyklischen Sportarten, die kontinuierlich über einen längeren Zeitraum absolviert werden können und mindestens ein Siebtel bis ein Sechstel der Gesamtmuskulatur beanspruchen (vgl. *Hollmann* 1965, 28). Besonders eignen sich:
Walking (zügiges Spazierengehen) – es eignet sich vor allem für ältere Personen mit degenerativ veränderten Gelenken im unteren Extre-

mitätenbereich –, Dauerlauf (als Waldlauf, Crosslauf, Lauf auf der Stelle im Arbeitszimmer etc.), Schwimmen (günstig vor allem für orthopädisch behinderte Personen), Radfahren, Rudern, Bergwandern und Skilanglauf.

Gesundheitstraining im mittleren und höheren Lebensalter

> „Die Leistungsfähigkeit des Menschen nimmt nur deshalb so erheblich ab, weil er sich hat einreden lassen, daß sie abnehmen muß".
> *Mulford* (in *Brückner* 1982, 114)

Da unter „normalen" Lebensbedingungen die körperlichen Anforderungen, die die Gesellschaft stellt oder die der einzelne an sich richtet, mit steigendem Lebensalter zunehmend geringer werden, kommt es zu einer Verschlechterung der allgemeinen körperlichen Leistungsfähigkeit mit einem organismischen Anpassungsdefizit (vgl. *Israel* et al. 1982, 92).

> Der Abfall der körperlichen Leistungsfähigkeit in späteren Lebensabschnitten ist oftmals mehr der Ausdruck der Arbeits- und Lebensweise in einem modernen Industriestaat als biologische Gesetzmäßigkeit. Hinter vermeintlichen Alterungsprozessen verbirgt sich häufig ein mangelnder Trainingszustand.

Eine derartige Aussage soll nicht in Abrede stellen, daß es eine altersbedingte Einschränkung körperlicher Strukturen und Funktionen gibt; es soll jedoch betont werden, daß das übliche Maß an körperlicher Schonung mit zunehmendem Alter nicht den weiter bestehenden, wenn auch verringerten, Adaptationsmöglichkeiten des Organismus des älteren Menschen entspricht. Mäßige, aber ausreichend intensive körperliche Belastungen tragen unbestritten zu einer Verbesserung bzw. Stabilisierung der psychophysischen Leistungsfähigkeit bei.

Da der ältere Mensch durch eine verminderte Reaktivität und Adaptationsfähigkeit charakterisiert ist, gelten für die Durchführung altersadäquaten Trainings folgende Grundsätze (vgl. auch *Brückner* 1982, 114; *Badtke* 1982, 116 f.; *Reinhold* 1982, 118 f.):

> – Inhaltlich sollte vor allem ein kardioprotektives Ausdauertraining im Vordergrund stehen. Aber auch der Verbesserung bzw. Erhaltung der koordinativen Fähigkeiten und der Beweglichkeit zur Bewältigung der Alltagsanforderungen sollte ausreichende Aufmerksamkeit geschenkt werden.
> – Da die Adaptationsbreite durch degenerative Veränderungen in den Geweben und durch verminderten Zellstoffwechsel kleiner geworden ist, sollte der ältere Organismus nur noch mit Trainingsreizen *mittlerer Intensität* belastet werden.
> – Jedes Training sollte eine allmähliche Belastungssteigerung bezüglich Umfang und Intensität aufweisen.
> – Am Beginn eines jeden Trainings sollte eine gründliche Aufwärmarbeit stehen. Dabei ist zu beachten, daß das Aufwärmen bei älteren Menschen mehr Zeit erfordert als bei jüngeren.
> – Die Übungen sollten Spaß machen und sozial-integrierenden Charakter aufweisen. Das Miteinander, nicht das Gegeneinander sollte im Vordergrund stehen.
> – Zur Vermeidung von Belastungsspitzen sollte auf Übungen mit Wettkampfcharakter verzichtet werden.
> – „Mäßig, aber regelmäßig" ist das Grundprinzip des Alterssportlers!

Die Wirkungen eines Ausdauertrainings auf das Herz bzw. die Risikofaktoren degenerativer Herz-Kreislauf-Erkrankungen

Eine zusammenfassende Übersicht über die positiven Auswirkungen eines Audauertrainings gibt Abb. 427.

Ein Ausdauertraining hat nicht nur einen ausgeprägten Einfluß auf die Leistungsfähigkeit des Herzens selbst und damit eine direkte kardioprotektive (herzschützende) Wirkung, sondern auch auf eine Reihe von Risikofaktoren, die für die Entstehung degenerativer Herz-Kreislauf-Erkrankungen verantwortlich sind. Als Risikofaktoren gelten allgemein: Bewegungsmangel, Übergewicht, Hypertonie (Bluthochdruck), Rauchen, erhöhter Blutzucker, erhöhte Blutfettspiegel.

Man sieht, daß die einzelnen Faktoren bisweilen in sehr engem Zusammenhang stehen. Beim Zusammentreffen mehrerer Faktoren kommt es nicht zu einer Addition, sondern zu einer Potenzierung der Wahrscheinlichkeit des Eintretens degenerativer Herz-Kreislauf-Erkrankungen.

Die Wirkung des Ausdauertrainings auf das Herz

– Erniedrigung der Herzfrequenz

> Eine der ersten Trainingswirkungen durch Ausdauertraining ist die *Abnahme der Herzfrequenz*. Sie ist durch das eingangs beschriebene „Gesundheitstraining" zu erreichen und beruht auf der Umstellung des Vegetativums vom *sympathikotonen* (auf Leistung ausgerichteten) zum *vagotonen* (auf Erholung ausgerichteten) Typ.

Strauzenberg (1978, 170) stellte fest, daß der Katecholamingehalt (Katecholamine, z. B. Adrenalin, sind *die* Sympathikusstoffe) des Herzens bereits nach wenigen Wochen des Trainings ein um 30 % gesenktes Ruheniveau erreichte und damit die Empfindlichkeit des Herzens gegenüber frequenzsteigernden adrenergen Reizen erheblich gesenkt wurde. Auch *Schryver* (in *Strauzenberg/Schwidtmann* 1976, 497) fand beim Trainierten einen etwa um ein Drittel erniedrigten Katecholaminspiegel und einen deutlich erhöhten Gehalt an Acetylcholin (*der* Vagusstoff) im Vergleich zum Untrainierten. Durch diese trainingsbedingten Veränderungen entfällt die direkte kardiotoxische Wirkung durch übermäßige Katecholaminausschüttung (vgl. *Schmidt* 1970, 111).

Das Überwiegen anti-adrenerger Stimuli ist nach *Kraus/Raab* (1964, 58) von größter Wichtigkeit für die Überlegenheit des trainierten über das untrainierte Herz bezüglich Stoffwechsel, Struktur und Funktion. Die adrenergen Katecholamine verschwenden unverhältnismäßig viel Sauerstoff und neigen dazu, im Herzmuskel Sauerstoffmangel hervorzurufen. Eine Sympathikushemmung hingegen verringert den Sauerstoffverbrauch im Herzmuskel, verbessert die Herzleistung und ökonomisiert auf diese Art die Herzarbeit. Durch die Senkung der Herzfrequenz kommt es zum einen zu einer erheblichen Reduzierung der täglichen Herzarbeit (Abb. 428), zum anderen stellt eine niedrigere Herzfrequenz statistisch gesehen eine geringere Gefährdung für koronare Herzerkrankungen dar (Abb. 428).

Abb. 428 zeigt, daß der Energieaufwand bei Körperruhe beim Trainierten um mehr als die Hälfte gesenkt ist, und dies trotz täglicher Mehrbelastungen durch Training. Es kommt somit durch die Erniedrigung der Herzfrequenz zu einer Ökonomisierung der Herzarbeit und damit zu einer Minderung der Herzbelastung. Wie Abb. 429 erkennen läßt, wird durch die Senkung der Herzfrequenz das Risiko tödlicher koronarer Herzerkrankungen drastisch verringert.

Wird das Ausdauertraining nicht nur an der untersten gerade noch trainingswirksamen Bela-

Wirkungen auf Herz und Kreislauf

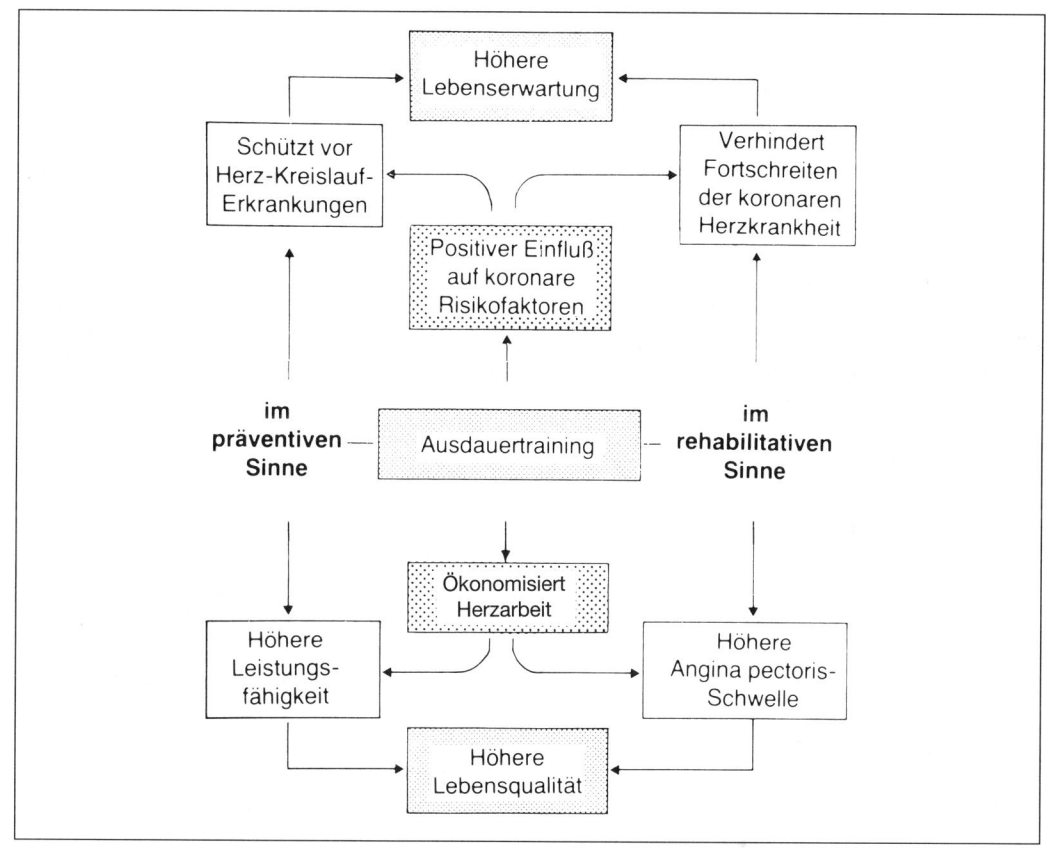

Abb. 427 Die Vorteile eines Ausdauertrainings (nach *Mellerowicz/Franz* 1981, 30)

stungsgrenze, sondern im Bereich höherer Intensitäten – optimal im Bereich der „anaeroben Schwelle" – durchgeführt, dann kommt es nicht nur zu *vegetativen Umstellungen, sondern auch zu morphologischen Veränderungen* im Herzbereich, welche die bereits eingeleiteten funktionellen Ökonomisierungsvorgänge weiter verstärken.

Ein ausreichend intensives Ausdauertraining führt zu einer Herzvergrößerung (s. S. 160), und zwar im Sinne einer *Dilatation* (Erweiterung) der Herzkammern und einer *Hypertrophie* der Herzmuskulatur. Dadurch kommt es zu einer Vergrößerung des Schlagvolumens und damit verbunden zu einer Zunahme des bei Belastung möglichen Herzzeitvolumens. Ein hohes Schlagvolumen hat den Vorteil, daß es sowohl unter Ruhebedingungen als auch bei Belastung eine ökonomischere Herzarbeit ermöglicht. In beiden Fällen kann der erforderliche Blutbedarf durch Volumenarbeit abgedeckt werden: Es muß also nicht auf die unökonomischere Frequenzarbeit übergegangen werden, durch die das Herz über die verkürzte Diastolenzeit (Zeit der Herzfüllung bzw. der Versorgung der Herzkranzgefäße mit Blut) eine Verschlechterung der Sauerstoffversorgung und einen Anstieg des Energiebedarfs erfährt.

Eine durch die Herzvrgrößerung bedingte Abnahme der Herzfrequenz – die trainingsbedingte Herzfrequenzabnahme zeigt eine enge Korrelation zur Zunahme des Herzvolumens – wirkt sich außergewöhnlich günstig auf die

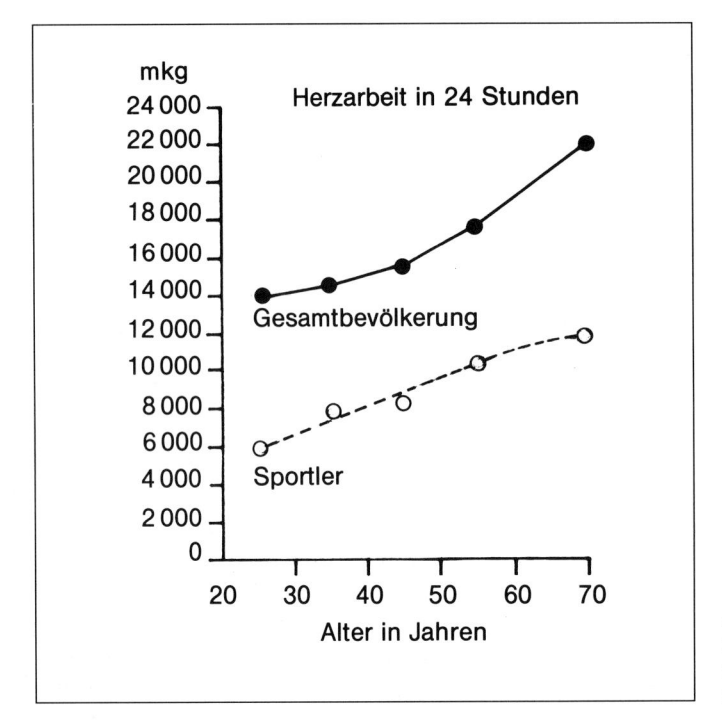

Abb. 428 Die Herzarbeit bei gut trainierten Dauersportlern im Vergleich zur Gesamtbevölkerung (nach *Mellerowicz* in *Nöcker* 1976, 122)

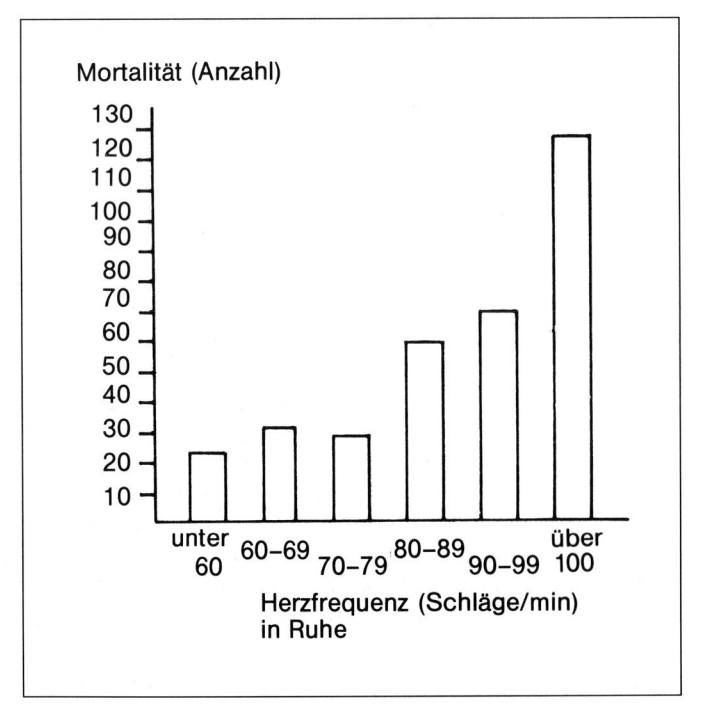

Abb. 429 Beziehung zwischen Herzfrequenz (in Ruhe) und 10-Jahres-Mortalität an koronaren Herzerkrankungen (bei 1 349 ehemals gesunden 40–59jährigen Männern) (nach *Schwandt* 1975, 11)

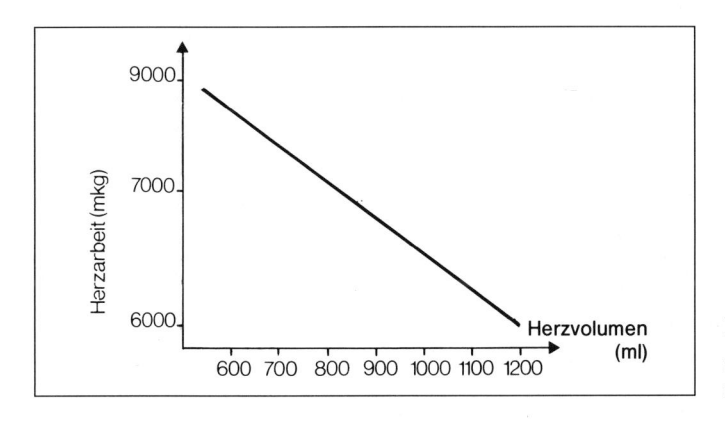

Abb. 430 Die Beziehungen des Herzvolumens zur Herzarbeit in 24 Stunden bei ausdauertrainierten Personen (in Anlehnung an *Israel* 1968)

Herz-Kreislauf-Belastung in Ruhe bzw. bei Belastung im Sinne einer Ökonomisierung der Herzarbeit aus:

> Eine Herzfrequenzabnahme um 10 Schläge/min bewirkt eine Sauerstoffenergieeinsparung von nahezu 15 % (*Strauzenberg/Schwidtmann* 1976, 497).

Die enge Beziehung zwischen Herzgröße und Herzarbeit geht deutlich aus Abb. 430 hervor. Die Graphik läßt erkennen, daß die tägliche Herzarbeit in Abhängigkeit vom Trainiertheitsgrad – je trainierter ein Herz ist, desto niedriger ist die Herzfrequenz in Ruhe (*Israel* 1973, 254) – außergewöhnlich ökonomisiert werden kann. Während Trainierte – trotz Training – nur eine tägliche Herzarbeit von 5–10 000 mkp erbringen müssen, liegt dieser Wert bei Untrainierten zwischen 10–25 000 mkp (*Mellerowicz/Meller* 1972, 16)!

Die Herzfrequenzabnahme durch Ausdauertraining – die in der Literatur bislang angegebene niedrigste Ruhe-Herzfrequenz eines gesunden Sportlers liegt bei 29 Herzschlägen/min (*Bogard*, in *Strauzenberg/Schwidtmann* 1976, 496) – ist jedoch nicht nur auf die vegetative Umstellung bzw. die Herzvergrößerung zurückzuführen. Eine weitere Ursache für die Herzfrequenzabnahme ist die verbesserte periphere Sauerstoff- und Substratausnutzung aufgrund einer verbesserten Kapillarisierung (s. S. 158). Durch die Optimierung der zellulären Energieversorgung genügt eine geringere Menge an Blut und damit eine geringere Herzfrequenz, um die nötige Versorgung zu gewährleisten.

– Verbesserung der kardialen Blutversorgung

Durch Ausdauertraining kommt es nicht nur zu einer vermehrten Kapillarisierung und Kollateralbildung (präexistente, aber vorher verschlossene Gefäßverbindungen im Arteriolengebiet) im Bereich des Skelettmuskels, sondern auch im Bereich des Herzmuskels (*Israel* 1978, 750).
Derartige für die Blutversorgung des Herzens günstige Adaptationen werden maßgeblich durch die belastungsinduzierte Steigerung der Blutströmungsgeschwindigkeit erreicht – die durch körperliche Aktivität erzielbare Mehrdurchblutung ist etwa um das 15- bis 20fache stärker, als dies durch die wirksamsten Pharmaka zu erreichen ist (s. *Hollmann* 1965, 34) – und haben eine wesentliche protektive Bedeutung für das Herz: Vom Zustand der Kollateralen hängt nach *Israel* (1978, 750) die Frühmortalität beim Herzinfarkt mit ab. Durch Ausdauertraining kommt es zu einer kräftigen

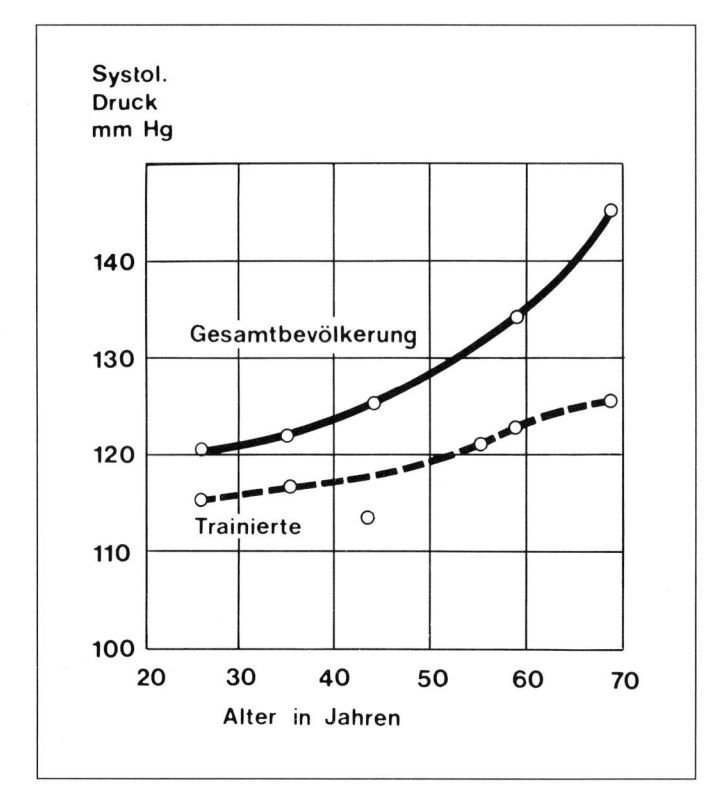

Abb. 431 Das Blutdruckverhalten bei Ausdauertrainierten im Vergleich zur Normalbevölkerung (nach *Mellerowicz/Franz* 1981, 12)

Dilatation der Koronareingänge sowie der Herzkranzgefäße selbst und somit zu einer weiteren Verbesserung der Blutversorgung der Herzmuskulatur in Ruhe und bei Belastung (vgl. *Bühlmann/Froesch* 1974, 48; *Gottschalk/ Israel/Berbalk* 1982, 57).

Der Einfluß des Ausdauertrainings auf den Bluthochdruck

Eine *Basistherapie* der Hypertonie, u. U. mit diätetischen und medikamentösen Maßnahmen kombiniert ist die *Bewegungstherapie*. Zahllose Untersuchungen (vgl. *Hollmann* 1965; *Schwalb/Behrens* 1972; *Israel* et al. 1973; *Franz* 1979; *Strauzenberg* 1982; *Priebe* et al. 1982; *Bringmann* 1982; *Schreiber/Biermann* 1982 u.a.) konnten zeigen, daß sich ein kontinuierliches dynamisches Ausdauertraining mittlerer Intensität günstig auf die verschiedensten Formen der Hypertonie auswirkt. Besonders die leichten und mäßig schweren primären Hypertonien (Schweregrad I und II) und hypertone Regulationsstörungen lassen sich gut durch körperliches Training mit Ausdauercharakter beeinflussen (vgl. *Matzdorff* 1975, 235; *Reinhold* 1982, 64; *Strangfeld* et al. 1982, 68).

Durch die Verminderung der Katecholaminausschüttung und der damit verbundenen Vasokonstriktion (Gefäßverengung) – sie führt zu einem Blutdruckanstieg – kommt es zu einer zunehmenden Senkung und Stabilisierung des Blutdrucks. Dies bedeutet zum einen eine weitere Entlastung des Herzens (Verringerung der unökonomischen Druckarbeit), zum anderen die Beseitigung eines beachtlichen Risikofaktors für degenerative Gefäßerkrankungen.

Wirkungen auf Adipositas

%	Krankheit
85 %	Diabetes mellitus
80 %	Hyperlipämie
70 %	Gicht
60 %	Herzinsuffizienz
53 %	degenerative Skeletterkrankung
50 %	essentielle Hypertonie
42 %	Gallensteine

Zusammenstellung der Weltliteratur

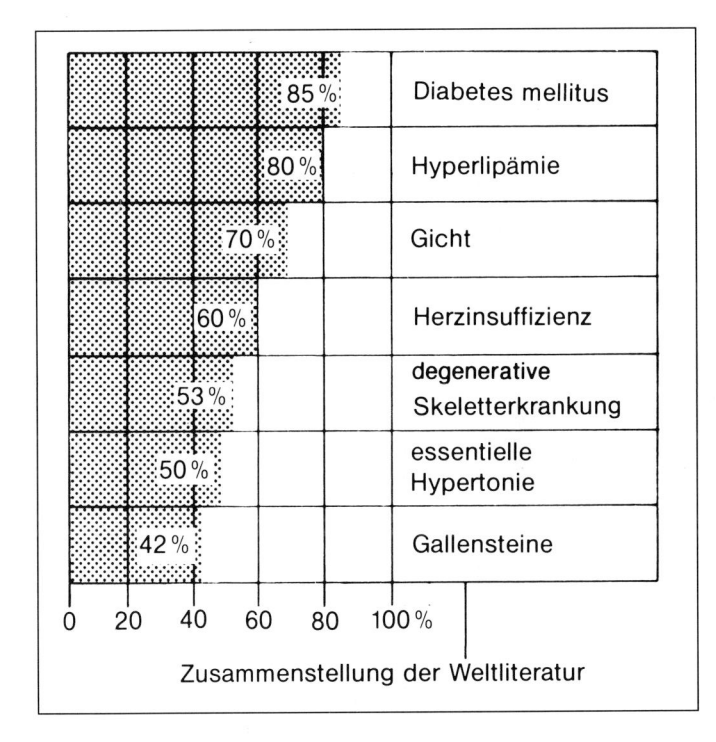

Abb. 432 Der Anteil der Übergewichtigen an einzelnen Krankheitsgruppen (Zusammenstellung der Weltliteratur, nach *Heyden* 1975, 53)

Die Abhängigkeit von Ausdauertraining und Blutdruck sowie Blutdruck und Alter zeigt die Abb. 431.
Ausdauertraining ist jedoch nicht in allen Fällen zur Behebung einer Hypertonie geeignet.

Relative Kontraindikationen liegen vor bei hypertonen Regulationsstörungen und einer primären labilen Hypertonie vom Schweregrad II.

Als *absolute Kontraindikationen* gelten:
- Hochgradige, fixierte, essentielle Hypertonien (systolisch über 200 mmHg, diastolisch über 120 mmHg)
- Sekundäre Hypertonien
- Begleitende Allgemeinerkrankungen, einschließlich Rekonvaleszenz
- Kardiale Komplikationen
- Belastungshypertonie
- Hypertonie mit Dekompensation des Kreislaufs
- Niereninsuffizienz

(vgl. *Chrastek/Adamirova* 1976, 66; *Jahnecke* 1974, 215; *Matzdorff* 1975, 238).

> Beachte: Grundsätzlich muß vor Beginn des Trainings bei Hypertonikern eine Austestung der Kreislaufreaktion im Bereich derjenigen Belastung erfolgen, die im Training angestrebt wird (*Franz* 1979, 36).

Der Einfluß des Ausdauertrainings auf die Adipositas (Fettsucht)

Daß Fettsucht bzw. Übergewicht kein ungefährlicher Risikofaktor ist, geht aus Abb. 432 hervor. Die erhöhte Beteiligung der Übergewichtigen an verschiedenen Krankheitsgruppen ist offensichtlich.

Da die Fettsucht in fast allen Fällen allein durch einen Kalorienüberschuß entsteht, so ist eine entsprechende *Diät* mit einer massiven Kalorienreduzierung in Verbin-

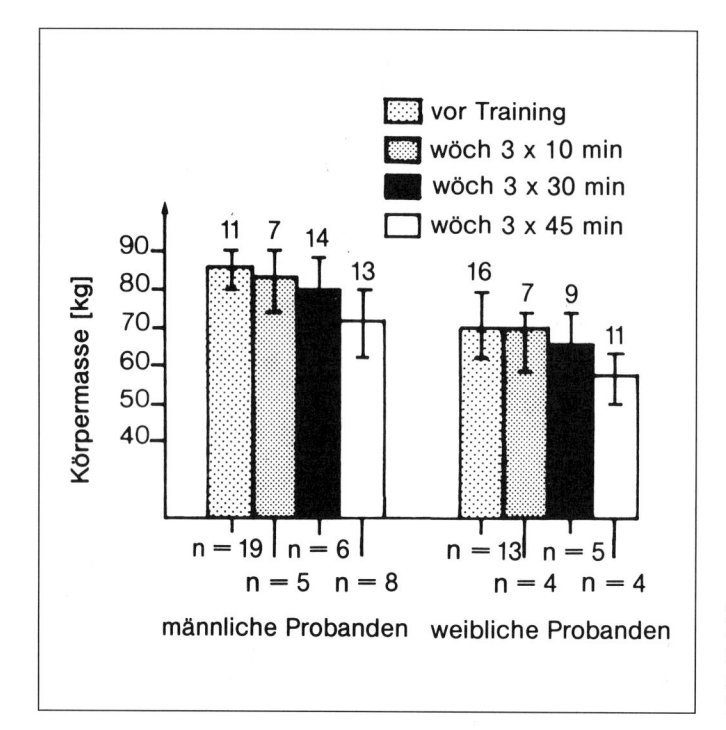

Abb. 433 Der gewichtsreduzierende Einfluß eines ausdauerbetonten Trainings bei unterschiedlichem Trainingsumfang (nach *Bringmann* 1980, 135)

dung mit einem Ausdauertraining *die Therapie überhaupt.*

Für die Gewichtsreduktion kann dabei der kalorische Bedarf des Ausdauertrainings allgemein üblicher Prägung jedoch kaum eine maßgebliche Rolle spielen. Der gewichtsreduzierende Mechanismus liegt vielmehr in einer *allgemeinen Stoffwechselanregung* (Hollmann 1965, 35) und in spezifischen morphologischen und biochemischen Adaptationen, die die Fettablagerungen erschweren (*Israel* 1978, 213). *Parizkova/Polende* (in *Israel* 1978, 213) fanden im Tierversuch, daß radioaktiv markiertes C^{14}-Palmitat (Fett) von den *Trainierten* mehr in den *Muskel*, von den *Untrainierten* dagegen mehr in das *Fettgewebe* gelenkt wurde; dies galt bei Ruhe wie bei Belastung. Das Training optimiert demnach die Verteilung aufgenommener Energie in Depots und verbrauchende Organe. Außerdem wird bei körperlichem Training durch den Abbau von Triglyzeriden und die parallel dazu eintretende Synthesehemmung eine beachtliche *Größenabnahme der Fettzellen* – nach *Knittle* verfügt der Mensch durchschnittlich über 25 Milliarden Fettzellen – bewirkt (*Israel* 1978, 214).

Schließlich liegt der Vorteil längerer körperlicher Belastungen auch noch darin begründet, daß nach dem Training für mehrere Stunden ein Appetitmangel eintritt. *Stevenson* (in *Israel* 1978, 214) konnte nach intensiven Belastungen im Urin sogar „anorexigene" (appetithemmende) Substanzen in der Form eines Glukopeptids feststellen.

Die Häufigkeit bzw. die Dauer eines Ausdauertrainings hat einen maßgeblichen Einfluß auf die erreichbare Gewichtsabnahme (Abb. 433).

Bei der Durchführung eines Ausdauertrainings, das vor allem die Fettdepots reduzieren soll, ist auf *hohen Umfang* und *geringe Intensität* zu achten: Bei geringer *Intensität* – z. B. bei einer Belastungs-

> herzfrequenz um 130 Schläge/min – werden vor allem Fettsäuren verstoffwechselt, bei hoher Kohlehydrate (vgl. S. 171)!

Eine *Gewichtsreduktion* wirkt sich nicht nur positiv auf die Abnahme des bei Übergewichtigen meist erhöhten Blutdruckes aus, sondern verhindert auf längere Sicht auch die mögliche Entstehung gravierender Herz- und Stoffwechselveränderungen. Der Zusammenhang von Adipositas und potentieller Herzinsuffizienz- bzw. Diabetes-Genese sei hier kurz verdeutlicht: Die Fettzellen haben bekanntlich einen sehr hohen Glukoseumsatz und müssen daher gut mit Blut versorgt werden.
Dies erfordert eine dauernde Mehrbelastung des Herzens, das bei adipösen Personen durch die meist parallelgehende Bewegungsarmut klein und wenig leistungsfähig ist, um die Versorgung dieser „Luxuszellverbände" zu gewährleisten. Auf lange Sicht kann diese Dauerbelastung zur Ausbildung einer Herzinsuffizienz führen.
Damit aber noch nicht genug. Da die Glukoseversorgung der Fettzellen eng an einen erhöhten Insulinbedarf gebunden ist – Insulin ermöglicht den Eintritt der energetischen Substrate (Glukose, freie Fettsäuren, Aminosäuren) in die Zelle –, kommt es beim Übergewichtigen auch hier auf die Dauer zu einer zunehmenden Überforderung der insulinproduzierenden Inselzellen des Pankreas und damit zur Insuffizienz der Bauchspeicheldrüse. Das Endergebnis kann schließlich ein Insulinmangeldiabetes (Zuckerkrankheit) sein.

Ausdauertraining und erhöhte Blutfette

> Erhöhte Blutfette (Triglyceride, Cholesterin) gelten als wichtige Risikofaktoren für die Entstehung degenerativer Herz-Kreislauf-Erkrankungen, insbesondere der Atherosklerose („Arterienverkalkung").

Nach den heutigen Vorstellungen resultiert die Atherogenese aus einer Anhäufung bestimmter Lipoproteine – Beta- und Prä-Beta-Lipoproteine (LDL bzw. VLDL) – in der inneren Gefäßwand der Arterien, welche aus dem Blutplasma in die Gefäßwand einwandern.
Durch Ausdauertraining lassen sich zum einen die erhöhten Blutfette senken (vgl. *Strauzenberg/Clausnitzer* 1972, 240; *Reuter/Liebold* 1972, 236; *Lampmann* et al. 1977, 652 f.; *Wolff/Busch/Mellerowicz* 1979, 10; *Hanefeld* et al. 1982, 68), zum anderen gelingt die Erhöhung einer Alpha-Lipoproteinfraktion (HDL), die einen entscheidenden Schutzfaktor für die Arteriosklerose darstellt (vgl. *Bang* et al. 1971, 1143 f.; *Dufaux* et al. 1979, 124; *Mellerowicz/Franz* 1981, 16 f.).

Ausdauertraining und Diabetes mellitus (Zuckerkrankheit)

> Als Kausalfaktoren für die Manifestation der Zuckerkrankheit werden neben Erbfaktoren eine überkalorische Ernährung bei zu geringer körperlicher Bewegung verantwortlich gemacht.

Bei der Zuckerkrankheit ist die insulinsparende Wirkung von körperlichen Aktivitäten seit langem bekannt. Leichte Diabetes-Fälle können bei entsprechender Diät und dosierter körperlicher Belastung ohne Insulin auskommen (*Hollmann* 1965, 47). Welchen Einfluß Bewegungsmangel bzw. körperliche Aktivitäten auf das Blutzuckerverhalten haben, zeigt eine Vielzahl von Untersuchungen: So konnte u. a. *Bühr* (1963, 156) zeigen, daß Bettruhe schon vom dritten Monat an die Assimilation von Glukose entschieden verlangsamte; dieser Prozeß konnte bei Bettlägrigen mit entsprechender Bewegungstherapie nicht beobachtet werden. Auch *Constam* (1975, 88) konnte zeigen, daß körperliche Betätigung die Glukoseaufnahme in die Zelle erhöht, und dies bei erniedrigtem Insulinspiegel. Training scheint darüber hinaus die Insulinsensivität der Gewebe zu erhöhen und damit den Insulinbedarf zu senken (*Björntorp* et al. 1970, 631 f.) *Goldstein* et al. (1953, 212) schließlich konnten aus dem arbeitenden Muskel einen insulinähnlich wirkenden, blutzuckersenkenden Faktor isolieren, der bei Muskelruhe nicht zur Wirkung kommt.

Zusammenfassend kann man sagen, daß sich ein Ausdauertraining günstig als präventive Maßnahme bzw. als unterstützende Begleittherapie bei der Behandlung zuckerkranker Personen auswirkt: Denn nur wenn der Muskel arbeitet oder in Gegenwart von Insulin, kann die Muskelzelle Zucker aufnehmen; in Ruhe hingegen ist der quergestreifte Muskel kaum durchlässig für Glukose. Da aber die Muskulatur etwa 40 % der Körpermasse ausmacht, spielt die körperliche Aktivität bei der Regulation des Blutzuckers und damit bei der Vermeidung diabetogener Gefäßerkrankungen eine wichtige Rolle.

> Abschließend muß allerdings betont werden, daß körperliche Anstrengung zwar dem gut eingestellten Zuckerkranken zu empfehlen ist, daß sie aber bei dekompensiertem (aus dem Gleichgewicht geratenem) Diabetes zur Ketoazidose führen kann. *Eine korrekte Stoffwechseleinstellung ist daher die Voraussetzung für die Muskelarbeit als eine der Säulen der Diabetestherapie* (*Wahren* 1978, 1257).

Ausdauertraining und Streß

Streßreize bedingen eine ständig vermehrte Ausschüttung des Streß(Leistungs-)hormons *Adrenalin*. Seine Präsenz steigert die allgemeine „Alarmbereitschaft" und bewirkt die Auslösung einer Reihe von psychophysischen Reaktionen (erhöhte Erregbarkeit und Wachheit, Anstieg von Herzfrequenz und Blutdruck, Erhöhung der Glukose- und Fettsäurespiegel im Blut etc.), die auf die Dauer zu negativen Folgen für das Allgemeinbefinden führen können. Schlaflosigkeit, mangelnde Erholungsfähigkeit, Gereiztheit, Aggressivität und Abnahme der körperlichen Leistungsfähigkeit sind typische Zeichen anhaltender Streßbelastungen. Der *Herzinfarkt* schließlich kann am Ende eines Lebens im Dauerstreß stehen. Durch Bewegung – Ausdauertraining – kann die durch Streßreize aufgestaute Energie und sympathikotone Einstellung abgebaut werden. Es genügt bereits die Realisierung des eingangs beschriebenen „Gesundheitstrainings", um wichtige Adaptationen in Gang zu setzen, die zu einer Neutralisierung der vom Sympathikus erzeugten Antwortreaktionen führen. Körperliches Training bietet demnach alles, was der natürlichen Abreaktion des Stresses dient und seine schädlichen Auswirkungen eindämmt (vgl. *Vester* 1976, 196). Regelmäßiges Ausdauertraining trägt dazu bei, die Langzeitfolgen des Stresses zu vermeiden, da es nicht zur Summation der Streßreize kommt: Die erzeugte „Alarmbereitschaft" wird durch die körperliche Aktivität immer wieder abreagiert.

> Sportliche Betätigung ist neben einer adäquaten Änderung der Lebensmodalitäten das wichtigste *präventive* und *therapeutische* Mittel gegen Streß und seine schädlichen Auswirkungen.

Diese kurze und sicherlich unvollständige Darstellung der Wirkung eines Ausdauertrainings auf das Herz bzw. einiger Risikofaktoren für die Entstehung degenerativer Herz-/Kreislauf- bzw. Stoffwechselerkrankungen soll den Sinn eines lebensbegleitenden körperlichen Trainings verdeutlichen.

27 Krafttraining im Sinne eines Gesundheitstrainings

Abgesehen von der Bedeutung, die das Krafttraining für das Erreichen der persönlichen Bestleistung im Leistungssport hat, ist auch für den Gesundheitssportler ein gemäßigtes, muskelerhaltendes Krafttraining ohne oder mit geringen Zusatzlasten von nicht zu unterschätzender Bedeutung. Bedenkt man, daß etwa 70 % der Altersunfälle auf eine verminderte Geh-, Lauf- und Sprungfähigkeit, verbunden mit einer verschlechterten Koordinationsfähigkeit, zurückzuführen sind, dann wird deutlich, daß sich die Durchführung eines Minimaltrainings des aktiven Bewegungsapparates – eine ausreichende Beweglichkeitsschulung miteingeschlossen – durchaus lohnt. Außerdem beugt die sich über ein ganzes Leben erstreckende Kräftigung der Hauptmuskelgruppen (besonders Bauch- und Rückenmuskulatur) einem frühzeitig einsetzenden Haltungsverfall mit den entsprechenden Folgeschäden vor.

Darüber hinaus reduziert ein dosiertes allgemeines Krafttraining die im Altersgang auftretende *Osteoporose*. Der Verlust an Mineralsalzen in den Knochen beträgt bei untrainierten Männern ab 50 Jahren etwa 0,4 %, bei untrainierten Frauen bereits ab 30 bis 35 Jahren 0,75 bis 1 % pro Jahr. Diese Rate vergrößert sich bei den Frauen während und nach der Menopause auf 2 bis 3 %, so daß eine Frau im Alter von 70 Jahren etwa 30 % ihrer mineralhaltigen Knochenmasse verloren hat. Wie die Untersuchung von *Smith* (1982, 72 f.) zeigt, steigert schon ein minimales allgemeines Übungsprogramm den Mineralgehalt der Knochen – dies gilt auch noch für Probanden jenseits des neunten Lebensjahrzehnts (!) – und beugt so der Osteoporose vor. Diese prophylaktische Maßnahme äußert sich in einer erhöhten Knochenstabilität und damit verringerten Bruchgefährdung bei Alltagsunfällen.

Daß es vor allem der Bewegungsmangel, d. h. die mit zunehmendem Alter abnehmende Belastung ist, die die Osteoporose bewirkt, konnte *Pesch* (1990, 129) in seinen Untersuchungen eindrucksvoll zeigen: Während die Wirbelkörper der Halswirbelsäule aufgrund ihrer zeitlebens etwa gleichbleibenden dynamischen Belastung – ständig wird der Kopf in verschiedene Blickrichtungen eingestellt – keinerlei Kalkverluste erleiden, führt die altersassoziierte Reduktion der körperlichen Tätigkeit – der ältere Mensch bewegt sich zunehmend weniger – im Bereich der Wirbelkörper der Lendenwirbelsäule zum Abbau spongiöser (die Bälkchenstruktur betreffender) Strukturen.

In der Rehabilitation sorgt ein entsprechendes Krafttraining nach Phasen der Immobilisation bzw. Bettlägrigkeit für ein schnelles Wiedererlangen der ursprünglichen Kraftverhältnisse. Als geeignete Trainigsmethoden haben sich bei Bewegungseinschränkungen durch Gips etc. das isometrische Training, bei herz-kreislaufbedingten Erkrankungen (z. B. nach Herzinfarkt) verschiedene wohldosierte Programme mit dynamischer Ausführung und in erster Linie die Anwendung des ökonomischen negativ dynamischen Trainings als günstig erwiesen.

Für den orthopädisch und herz-kreislaufgesunden Freizeitsportler sollte das Basiskrafttraining – es könnte nach dem Aufwärmen gut einem anschließenden Dauerlauftraining vorgeschaltet werden – in der Form des Zirkel- oder Stationstrainings (s. S. 296) durchgeführt werden und die Hauptmuskelgruppen kräftigen.

Krafttraining und das Problem der Preßatmung

Beim Krafttraining der Gesundheitssportler sollte so weit wie möglich jegliche Preßatmung vermieden werden, weil durch die Erhöhung des intrathorakalen Druckes (Druck im Brustinnenraum) der venöse Rückstrom erheblich beeinträchtigt wird. Nach *Rost* et al. (1974, 122) kommt es bei der Preßdruckatmung zu einem Abfall des Herzminutenvolumens bis zu 55 %, wobei sich das Schlagvolumen vorübergehend auf weniger als ein Drittel des Ausgangswertes verringert. Kollapserscheinungen als Folge des Pressens sind bekannt. Es handelt sich dabei ursächlich um eine zerebrale Mangeldurchblutung. Beim kreislaufgesunden und trainierten Sportler spielt die Preßatmung im allgemeinen keine Rolle. Für den Freizeitsportler jedoch sowie für den koronargefährdeten Patienten sind Kraftübungen mit forcierter Preßatmung nicht geeignet bzw. kontraindiziert, da mit der Reduktion des Herzminutenvolumens in gleichem Maße die Koronardurchblutung abnimmt (um etwa 45 %). Auch bei Personen mit Sklerosen (degenerative Gefäßverengungen) in anderen Gefäßbezirken, insbesondere bei Zerebralsklerose, sollte nach *Rost* et al. (1974, 124) von solchen Übungen abgesehen werden, da die Druckanstiege während des Pressens erheblich über vergleichbaren Drucksteigerungen bei einem dynamischen Training mit leichteren Gewichten liegen.

In diesem Zusammenhang ist auf die allgemein übliche Benutzung der *Trimm-Pfade* als Kombination von simultanem Ausdauer- und Krafttraining hinzuweisen. Die Mischung Lauf-/Kraftübungen stellt eine recht wenig beachtete Risikokomponente dar, da bei den mit dem Lauf kombinierten zusätzlichen Kraftübungen zum Teil erhebliche *Arbeitshypertonien* verursacht werden (vgl. *Weineck* 1982, 515), die mit einer ausgeprägten Preßatmung einhergehen. Als ungünstig sind insbesondere statisch ausgerichtete Belastungen wie Klimmzüge, Liegestützen und Bauchmuskelübungen anzusehen.

> Aus diesem Grunde sollte ein allgemein schulendes Krafttraining *vor* dem Lauftraining erfolgen, nicht aber in unmittelbarer Kombination mit diesem. Insbesondere für ältere und koronargefährdete Trimmer stellt diese Verbindung ein nicht kalkulierbares Risiko und damit eine Kontraindikation dar.

Literatur

Aaken, E. van: Ärzte verunsichern Langläufer und Trimm-Traber. Medical Tribune 14 (1979), 1440

Adam, K.: Handlungsmotivationskonzepte eines Praktikers. In: Handlungstheorien interdisziplinär, Bd. 3, S. 435–476. *Lenk, H.* (Hrsg.). Fink Verlag, München 1981

Adam, K., J. Werchoshanskij: Modernes Krafttraining im Sport. Bartels und Wernitz, Berlin – München 1972

Adam, K., J. Werchoshanskij: Grundlagen des speziellen Krafttrainings im Sport. Bartels und Wernitz, Berlin – München – Frankfurt 1974

Adamczewski, H., H. Dickwach: Zum Zusammenhang zwischen Anlaufgeschwindigkeit und Sprungleistung. Die Lehre der Leichtathletik (1990) 41, 19–22; 42, 19–20; (1991) 19, 15–18; 20, 15–18; 21, 15–17

Adams, J. A.: Human Memory. McGraw-Hill, New York 1967

Adams, J. A.: A closed-loop theory of motor learning. Journal of Motor Behaviour 3 (1971), 111–150

Adams, J. A.: Theoretical issues of knowledge of results. In: Information processing in motor control and learning. *Stelmach, G. E.* (ed.). Academic Press, London 1978

Adams, W. C., E. A. Bernauer, D. E. Dill, J. R. Bomar: Effects of equivalent sea-level and altitude-training on VO_2max. and running performance. J. Appl. Physiol. 39 (1975), 262–266

Adler, D.: Ausgewählte Theorien des motorischen Lernens. Leistungssport 7 (1977), 484–487

Adlercreutz, H., M. Härkönen, K. Kuoppasalmi, H. Näveri, I. Huhtaniemi, H. Tikkanen, K. Remes, A. Dessypris, J. Karvonen: Effect of training on plasma anabolic and catabolic steroid hormones and their response during physical exercise. Int. J. Sports Med. 7, Suppl. (1986), 27–28

Adolph. H.: Talentsuche und Talentförderung im Sport. Diesterweg, Frankfurt 1979

Aebli, H.: Zur Einführung. In: Strukturen des Wissens, S. 9–14. *Norman, D. A., D. E. Rumelhardt* (Hrsg.). Klett Verlag, Stuttgart 1978

Aebli, H.: Denken: Das Ordnen des Tuns. Klett Verlag, Stuttgart. Bd. 1 1980, Bd. 2 1981

Ahmaidi, S., et al.: Maximal and functional capacity as assessed by two graduated field methods in comparison to laboratory exercise testing in moderately trained subjects. Int. J. Sports Med. 13 (1992), 243–248

Ahonen, J., et al.: Sportmedizin und Trainingslehre. Schattauer Verlag, Stuttgart – New York 1994

Akademischer Sportverband Zürich: Théorie de l'entraînement à l'ASVZ. ETH Zürich 1992

Akert, K.: Struktur und Ultrastrukturen von Nervenzellen und Synapsen. Klinische Wochenschrift 49 (1971)

Akeson, A., G. Bjoerck, R. Simon: On the content of myoglobin in human muscles. Acta Med. Scand. 183 (1968), 307–316

Alexander, J., G. Molnar: Muscular strength in children: Preliminary report of objective standards. Arch. phys. Med. Rehabil., Chicago 54 (1973), 424–427

Alexe, N.: Methodische Kriterien der sportlichen Vorbereitung von Kindern und Jugendlichen. Leistungssport 3 (1973), 1, 14–23

Allers, R., F. Scheminsky: Über Aktionsströme der Muskeln bei motorischen Vorstellungen und verwandten Vorgängen. Pflügers Archiv für die gesamte Physiologie 212 (1926)

Allmann, H.: Maximalkraft und Sprintleistung – Maximalkrafttraining im Sprinttraining. In: Grundlagen des Maximal- und Schnellkrafttrainings (Symposiumsbericht), S. 282–300. *Bührle, M.* (Hrsg.). Hofmann, Schorndorf 1985

Alway, S. E., et al.: Regionalized adaptation and fiber proliferation in stretch-induced muscle enlargement. J. Appl. Physiol. 66 (1989), 771–781

Alway, S. E., et al.: Contrasts in muscle and myofibers of elite male and female bodybuilders. J. Appl. Physiol. 67 (1989), 24–31

Alway, W. A., et al.: Functional and structural adaptations in skeletal muscle of trained athletes. J. Appl. Physiol. 64 (1988), 1114–1120

Ammons, R. B.: Le Mouvement. Current psychological issues: Essays in honor of Robert S. Woodworth, S. 146–183. *Seward, J. P., G. S. Seward* (ed.). London 1958

Ananjew, B. G.: Psychologie der sinnlichen Erkenntnis. Volk und Wissen Verlag, Berlin 1963

Andersen, P., S. Sundberg, O. Sveen, H. Wigström: Long-lasting potentiation of synaptic transmission in the hippocampus: A neurophysiological model for neuronal plasticity. In: Biological aspects of learning, memory formation and ontogeny of the CNS, pp. 19–26. *Matthies, H., M. Krug, N. Popov* (eds.). Akademie Verlag, Berlin 1979

Anderson, B.: Stretching. Hübner Verlag, Waldeck-Dehringhausen 1982

Andresen, R., Ch. Kröger: Zum Problem des „drop out" im Jugendsport (am Beispiel Volleyball) – Zwischenbericht einer Längsschnittuntersuchung. Leistungssport 11 (1981), 3, 178–191

Andresen R., C. Kröger: Talentbewahrung als vorrangiges Ziel eines langfristigen Leistungsaufbaus. Sportwissenschaft 17 (1987), 53–70

Andrianowa, G., et al.: Die Anwendung der Elektrostimulation für das Training der Muskelkraft. Leistungssport 4 (1974), 2, 138–142

Annett, M.: A model of the inheritance of handedness and cerebral dominance. Nature 204 (1964), 59–60

Annett, M.: A classification of hand preference by association analysis. The British Journal of Psychology 61 (1970), 303–321

Anochin, P.: Physiologie und Kybernetik. In: Psychologische Studientexte, 2. Aufl., S. 2. *Kittler, G.* (Hrsg.). Volk u. Wissen, Berlin 1969

Antonio, J., W. Gonyea: Skeletal muscle fiber hyperplasia. Med. and Sci. in Sports and Exerc. 25 (1993), 1333–1345

Antonov, N.: Speed barrier and ways of overcoming ist. Track & Field quart. Rev., Kalamazoo (Mich.) (1987), 1, 53–55

Antretter, H.-D.: Vielseitige Kräftigung (Folge 1). Leichtathletiktraining 5 (1994), 3, 4–9

Anzil, F., P. Modotto, S. Zanon: Erfahrungsbericht über die Vermehrung der isometrischen maximalen Muskelkraft durch zusätzliche Elektrostimulation und die Kriterien ihrer Anwendung im Sport. Leistungssport 4 (1974), 2, 143–146

Apor, P., S. Szabo-Wahlstab, M. Miklos: Zusammenhänge zwischen einigen aeroben und anaeroben Parametern, In: 3. Internationales Seminar für Ergometrie, S. 17–23. *Hansen, G., H. Mellerowicz* (Hrsg.). Berlin 1972

Appell, H.-J.: Morphologische Untersuchungen zur Wirkung des Höhentrainings. Leistungssport 10 (1980), 1, 54–60

Ardisson, J., et al.: Cardio-respiratory effects of intervaltraining. J. of Sports Med. and phys. Fitness 13 (1973), 2, 74–89

Armstrong, R. B., M. H. Laughlin, J. A. Schwane, C. R. Taylor: Differential inter- and intra-muscular responses to exercise: considerations in use of the biopsy technique. In: Biochemistry of exercise, pp. 775–780. *Knuttgen, H. G.*, et al. (eds.). Human Kinetics Publishers, Champaign, Illinois 1983

Artus, H.: Über Sinn und Gestaltung des Schulsports. Materia Medica Nordmark 24 (1972), 177–187

Ascoli, K. M., R. A. Schmidt: Proactiv interference in short-term motor retention. J. Mot. Behav. 1 (1969), 12–16

Ashmore, C. R., P. J. Summers: Stretch-induced growth of chicken muscles, myofibrillar proliferation. Am. J. Physiol. 241 (1981), C 93–C 97

Asmussen, E.: Muscle fatigue. Med. and Sci. in Sports 11 (1979), 313–321

Asmussen, E., O. Böje: The effect of alcohol and some drugs on the capacity of work. Acta Physiol. Scand. 15 (1948), 109 f.

Asmussen, E., F. Bonde-Petersen: Storage of elastic energy in skeletal muscles in man. Acta Physiol. Scand. 91 (1974), 385–392

Åstrand, I., et al.: Myohemoglobin as an oxygen-store in man. Acta Physiol. Scand. (1960), 454–460

Åstrand, P.-O., K. Rodahl: Testbook of work physiology, McGraw-Hill, New York 1977

Autorenkollektiv der Päd. Hochschule E. Weinert: Zur Ausbildung von Ausdauer und Technik im Nachwuchstraining. Theorie und Praxis der Körperkultur 23 (1974), 612 f.

Autorenkollektiv: Anatomische, physiologische und biochemische Grundlagen der Muskelkontraktionen. Schweizer Z. f. Sportmedizin 23 (1976), 31–37; 187–190; 269–277

Autorenkollektiv: The recommended quantity and quality of exercise for developing and maintaining fitness in healthy adults. Med. and Sci. in Sports 10 (1978), 7–9

Autorenkollektiv: Sportpolitische und trainingswissenschaftliche Grundlagen für den Übungsleiter. Theorie und Praxis der Körperkultur 31 (1982), Beiheft 1

Babanin, V., V. Kuznecov, V. Kozlov: Zum rationellen Einsatz der Muskelkraft in den Wurfdisziplinen. Theorie und Praxis der Körperkultur 22 (1973), 439 f.

Baca, J.: To the effect of isometric, intermediary and isotonic exercises on strength development. Acta Fac. Educ. Phys. Univers. Com., publication IX, Bratislava 1969

Badtke, G.: Zu einigen trainingsmethodischen Aspekten im Alterssport. Medizin und Sport 22 (1982), 116–118

Badtke, G.: Sportmedizinische Grundlagen der Körpererziehung und des sportlichen Trainings. Barth, Leipzig 1987

Badtke, G.: Diagnostik und manualtherapeutische Einflußnahme auf Funktionsstörungen des Bewegungsapparates nach Sportverletzungen. Medizin und Sport 28 (1988), 33–36

Badtke, G.: Sportmedizinische Grundlagen. Deutsch, Thun – Frankfurt/M. 1989

Badtke, G., E. Roderfeld: Muskelfunktionsstörungen bei gesunden Schulkindern. Manuelle Medizin 24 (1986), 87–90

Baier, H., C. Rompel-Pürckhauer: Tagesrhyhtmische Variationen der Kreislauf- und Thermoregulation und der Trainierbarkeit. Dt. Z. Sportmed. 29 (1978), 323–328

Bakan, P., G. Dibb, P. Reed: Handedness and birth stress. Neuropsychologia 11 (1973), 363–366

Baldwin, K., et al.: Respiratory capacity of white, red and intermediate muscle: adaptative response to exercise. Amer. J. of Physiol. 222 (1972), 373–378

Ballarin, E., C. Borsetto, M. Cellini, M. Patracchini, P. Vitiello, F. Conconi: Adaptation of the "Conconi" Test to children and adolescents. Int. J. Sports Med. 10 (1989), 334–338

Ballor, D. L., M. D. Becque, C. R. Marks, K. L. Nau, V. L. Katch: Physiological responses to nine different exercise-rest protocols. Med. and Sci. in Sports and Exerc. 21 (1989), 90–95

Ballreich, R.: Weg- und Zeitmerkmale von Sprintbewegungen. Bartels & Wernitz, Berlin 1969

Ballreich, R.: Probleme und Methoden der Bewegungsforschung. Sportwissenschaft 2 (1972), 9–32

Bang, H., J. Dyerberg, A. Nielsen: Plasma lipid and lipoprotein pattern in Greenlandic westcoast eskimos. Lancet (1971), 1, 1143–1146

Banister, E. W., W. Rajendra, B. Mutch: Ammonia as an indicator of exercise stress: implications of recent findings to sports medicine. Sports Med. 2 (1985), 34–46

Barclay, J., W. Stainsby: The role of blood flow in limiting maximal metabolic rate in muscle. Med. and Sci. in Sports 7 (1975), 116–119

Barnbeck, U.: Zur Struktur der körperlichen Leistungsfähigkeit und der Einordnung des Psychischen. Theorie und Praxis der Körperkultur 29 (1980), 617–619

Baron, R., N. Bachl, L. Prokop: Stehvermögenindex – eine Möglichkeit zur Beurteilung der anaeroben Ausdauer am Beispiel Fußball. Österr. J. Sportmed. 17 (1987), 1, 4–7

Baron, R., R. Petschnig, N. Bachl, A. Engel: Isokinetische Messungen der Streckkraft des Musculus quadriceps femoris bei gesunden untrainierten Personen im Vergleich zu Kraftsportlern. Medizin und Sport 29 (1989), 207–210

Bar-Or, O.: Physiologische Gesetzmäßigkeiten sportlicher Aktivität beim Kind. In: Kinder im Leistungssport. *Howald, H., E. Hahn* (Hrsg.). Birkhäuser, Basel – Boston – Stuttgart 1982

Barsley, M.: The left-handed book – an investigation into the sinister history of left-handedness. London 1966

Bartel, W.: Die Bedeutung unterschiedlicher wöchentlicher Trainingshäufigkeit bei definierter Reizintensität und -dauer für die Entwicklung der physischen Leistungsfähigkeit. Medizin und Sport 17 (1977), 18–27

Bartel, W.: Die Wirksamkeit eines wöchentlich einmal durchgeführten Trainings auf ausgewählte Parameter der körperlichen Leistungsfähigkeit. Wissenschaftl. Z. der DHfK Leipzig 18 (1977), 2, 109–120

Bartel, W.: Ausgewählte Probleme der Trainingsgestaltung im Freizeit- und Erholungssport der Werktätigen unter dem Aspekt der Betonung des Ausdauerlaufs. Theorie und Praxis der Körperkultur 28 (1979), 55–57

Barth, B.: Strategie und Taktik – Gegenstand der Theorie und Methodik des sportlichen Trainings. Wissenschaftl. Z. der DHfK Leipzig 17 (1976), 3, 57–65

Barth, B.: Zur technisch-taktischen Grundausbildung im Fechten. Theorie und Praxis der Körperkultur 27 (1978), 288–293

Barth, B., H. Kirchgässner, F. Schubert: Zur strategisch-taktischen Ausbildung im Nachwuchstraining der Kampfsportler. Theorie und Praxis der Körperkultur 27 (1978), 757–763

Bartlett, F.: Remembering. Cambridge University Press, Cambridge 1932

Bartonietz, K.: Effektivität im Krafttraining. Leistungssport 22 (1992), 5, 5–14

Bauer, G., H. Ueberle: Fußball – Faktoren der Leistung, Spieler- und Mannschaftsführung. BLV Verlagsgesellschaft, München – Wien – Zürich 1984

Bauer, H.: Das Prinzip der sogenannten objektiv-ergänzenden Schnellinformation – Ansätze zur Präzisierung einer Trainingsmethodik. Theorie und Praxis der Körperkultur 29 (1980), 665–668

Bauermeister, W., H.Teuber: Lehrbuch des Schulsonderturnens. Dümmler, Bonn 1971

Bauersfeld, M.: Standpunkte zur Ausbildung der Schnelligkeit im Grundlagentraining. Theorie und Praxis Leistungssport 24 (1986), 10, 98–103

Bauersfeld, M., G. Voß: Neue Wege im Schnelligkeitstraining. philippka Verlag, Münster 1992

Baumann, S.: Die Einstellung als funktionales Regulativ sportlichen Handelns. Leistungssport 11 (1981), 294–300

Baumann, S.: Praxis der Sportpsychologie. blv Verlag, München 1986

Baur, J.: Über die Bedeutung „sensibler Phasen" für das Kinder- und Jugendtraining. Leistungssport 17 (1987), 4, 9–14

Beaubaton, D., G. Amato, E. Trouche, E. Legallet: Effects of putamen cooling on the latency. Speed and acuracy of a pointing movement. Brain Research 196 (1980), 572–576

Beaulieu, J. E.: Developing a stretching program. Physician Sports Med., Minneapolis 9 (1981), 11, 59–69

Beck, E.: Mentales Training in der Vorbereitung des Fechters. Leistungssport 7 (1977), 212–213

Becker, U., K. Oltmanns: Umsteiger statt Aussteiger? – Überlegungen zur Vielseitigkeit im Nachwuchstraining. Die Lehre der Leichtathletik (1984), 17, 1271–1274

Behrend, R.: Methodische Lösungen für ein schnelligkeitsorientiertes Sprungtraining im leichtathletischen Aufbautraining (Disziplingruppe Sprung/Mehrkampf). Leipzig, DHfK, Diss. A. 1988

Behrmann, R., J. Weineck: Diabetes und Sport. perimed Fachbuch Verl.-Ges., Erlangen 1992

Bell, H. M.: Retention of pursuit rotor skill after one year. J. Exp. Psychol. 40 (1950), 648–649

Bell, R. D., J. D. Mac Dougall, R. Billeter, H. Howald: Muscle fiber types and morphometric analysis of skeletal muscle in 6-year-old children. Med. and Sci. in Sports and Exerc. 12 (1980), 28–31

Belmont, L., H. G. Birch: Lateral dominance and right-left awareness in normal children. Child Development 34 (1963), 257–270

Belmont, L., H. G. Birch: Lateral dominance, lateral awareness and reading disability. Child Development 36 (1965), 71

Benedek, E.: Fußballtraining mit Kindern und Junioren. Bartels & Wernitz, Berlin 1987

Benedek, E., J. Pálfai: Fußball – 600 Übungen. Bartels & Wernitz, Berlin – München – Frankfurt 1980

Beneke, R., G. P. Brüggemann, K. Bohndorf, W. Ritzdorf, W. Hollmann: Die Bedeutung der Computertomographie in der Muskelkraftdiagnostik. Dt. Z. Sportmed. 41 (1990), 160–168

Benton, A. L.: The minor hemisphere. Journal of the History of Medicine and Allied Sciences 27 (1972), 5–11

Benzi, G.: Die Beurteilung der Wiederherstellung nach anaeroben Belastung – praktische Empfehlungen aus physiologischer Sicht. Leistungssport 8 (1978), 507–512

Benzi, G., E. Arrigoni, E. Merlati: Zur Bedeutung enzymatischer Veränderungen in den Mitochondrien durch Ausdauertraining. Leistungssport 6 (1976), 55–57

Berdina, N., et al.: Increase in skeletal muscle performance during emotional stress in man. Circulat. Res., New York (1972), 6, 642–650

Berg, A.: Die aktuelle Belastbarkeit – Versuch ihrer Beurteilung anhand von Stoffwechselgrößen. Leistungssport 7 (1977), 420–424

Literatur

Berg, A., J. Keul, G. Huber: Biochemische Akutveränderungen bei Ausdauerbelastungen im Kindes- und Jugendalter. Monatsschr. Kinderheilkunde 128 (1980), 490–495

Berger, J.: Zu einigen Fragen der Muskelkraft im Kindes- und Jugendalter. Theorie und Praxis der Körperkultur 14 (1965), 1083–1092

Berger, J.: Periodisierung des sportlichen Trainings. Theorie und Praxis der Körperkultur 26 (1977), 933–937

Berger, J., M. Hauptmann: Krafttraining im frühen Schuljugendalter. Theorie und Praxis der Körperkultur 38 (1989), 422–426

Bergh, U., et al.: Maximal oxygen uptake and muscle fiber types in trained and untrained humans. Med. and Sci. in Sports and Exerc. 10 (1978), 151–154

Berghold, F.: Was wissen Sie über das Höhenklima? Medical Tribune (1982), 13, 64

Bergius, R.: Übungsübertragung und Problemlösen. In: Handbuch der Psychologie, Bd. 1,2, S. 284–325. Gottschaldt, K., et al. (Hrsg.). Verlag für Psychologie, Hogrefe, Göttingen 1964

Bergström, J., G. Guarneri, E. Hultman: Carbohydrate metabolism and electrolyte changes in human muscle tissue during heavy work. J. of Appl. Physiol. 30 (1971), 122 f.

Bergström, J., R. C. Haris, E. Hultman, L.-A. Nordesjö: Energie rich phosphagens in dynamic and static work. In: Muscle metabolism during exercise, pp. 341–355. Pernow, Saltin (eds.). Plenum Press, New York 1971

Bergström, J., E. Hultman, B. Saltin: Muscle glycogen consumption during cross-country skiing (the vasa ski race). Int. Z. f. angew. Physiol. 31 (1973), 71–75

Berner, G. E., D. E. Berner: Relation of ocular dominance, handedness, and the controlling eye in binocular vision. Archives of Ophtalmology 50 (1953), 603–608

Bernhard, G.: Talentsicherung – ein Beitrag zur Wirksamkeit der Talentsuche. Die Lehre der Leichtathletik (1981), 169–170

Bernstein, N. A.: Bewegungsphysiologie. Barth, Leipzig 1975

Berquet, K.: Orthopäden studieren Beweglichkeit. Medical Tribune, Kongreßbericht 32 (1979), 3225

Berthold, F., W. Jelinek, R. Albrecht: Die Bedeutung des Muskelfunktionstests nach Janda für die sportärztliche Praxis. Medizin und Sport 21 (1981), 171–174

Berthold, F., P. Thierbach: Zur Belastbarkeit des Halte- und Bewegungsapparats aus sportmedizinischer Sicht. Medizin und Sport 21 (1981), 165–171

Betz, M., F. Klimt: Beweglichkeitsprüfung für Hüftgelenk und Wirbelsäule bei Kindern und Jugendlichen. Haltung und Bewegung (1993), 4, 5–8

Beulke, H.: Kritische Aspekte zur Elektrostimulation als Trainingsmittel. Leistungssport 8 (1978), 224–235

Beulke, H.: Kybernetische Gesichtspunkte zur Steuerung und Regelung sportlicher Bewegungsprozesse. Leistungssport 10 (1980), 171–189

Binkhorst, R. A., H. C. G. Kemper, W. H. M. Saris (eds.): Children and exercise XI. Human Kinetics Publ., Champaign, Ill. 1985

Binz, C.: Bedeutung der Ausdauer für Training und Spiel. Fußballtraining 3 (1984), 27–35

Binz, C.: Konditionstests für das Fußballspiel. Fußballtraining 3 (1985), 4/5, 33–41

Binz, C., J. Wenzel: Dem Training der Antrittsschnelligkeit mehr Beachtung schenken. Fußballtraining 5 (1987), 8, 3–9

Bisanz, G.: Beantwortung von Leserfragen. Fußballtraining 1 (1983), 5, 32–38

Bisanz, G.: Fußballtraining im Kindes- und Jugendalter (1.–3. Folge). Fußballtraining, Sammelband 1 (1983), 52–63

Bisanz, G.: Das Training einer Amateurmannschaft in der Vorbereitungsperiode. Fußballtraining 1 (1983), 3, 25–28 und Fußballtraining, Sammelband 1 (1983), 31–33

Bisanz, G.: Periodisierung des Trainings unter besonderer Berücksichtigung der Vorbereitungsperiode. Fußballtraining 3 (1985), 4/5, 5–14

Bisanz, G.: Vorbereitungstraining auf die neue Spielserie für den Jugend- und Amateur-Seniorenbereich. Fußballtraining 3 (1985), 7, 5–12

Bisanz, G.: Grundsätze für die Saisonvorbereitung mit Jugendlichen. Fußballtraining 6 (1988), 5, 9–14

Bisanz, G.: Konditionstraining für B- und A-Jugendliche. Fußballtraining 6 (1988), 5/9, 25–30

Bisanz, G., G. Gerisch: Fußball: Training – Technik – Taktik. Rowohlt, Reinbek bei Hamburg 1988

Bischoff, R.: Analysis of muscle regeneration using single myofibers in culture. Med. and Sci. in Sports and Exerc. 21 (1989), Supplement, S164–S172

Bischoff, R.: Cell cycle commitment of rat muscle atellite cells. J. Cell Biol. 111 (1990), 201–207

Bisiacchi, P. S.: Lefthandedness in fencers: an attentional advantage? Perceptual and Motor Skills 61 (1985), 507–513

Björntorp, P. et al.: The effect of physical training on Insulin production in obesity. Metabolism 19 (1970), 631–638

Blakeslee, T. R.: Das rechte Gehirn – Das Unbewußte und seine schöpferischen Kräfte. Aurum-Verlag, Freiburg i.Br. 1982

Blaser, P.: Die Entwicklung der konditionellen Fähigkeiten Schnelligkeit und Schnelligkeitsausdauer im Sportschwimmen bei Schülern der 6. Klasse. Theorie und Praxis der Körperkultur 27 (1978), 445–447

Blau, A.: The master hand – a study of the origin and meaning of right and left sidedness and its relation to personality and language. New York 1946

Bley, W.: Die Dreifach-Periodisierung. Der deutsche Schwimmsport 27 (1977), 839–842

Bley, W.: Gedanken zur Periodisierung 78/79. Der deutsche Schwimmsport 28 (1978), 140

Bloomfield, J., P. A. Fricker, K. D. Fitch (eds.): Textbook of science and medicine in sport. Human Kinetics Publ., Champaign, Ill. 1992

Blümchen, G. et al.: Langzeitbeobachtungen an Jugendlichen über Auswirkungen am Herz-Kreislaufsystem bei Hochleistungstraining und bei Schulsport. Dt. Z. Sportmed. 29 (1978), 263–272

Blume, D.: Grundsätze und methodische Maßnahmen zur Schulung koordinativer Fähigkeiten. Theorie und Praxis der Körperkultur 27 (1978), 141–144

Blume, D.: Zu einigen wesentlichen theoretischen Grundpositionen für die Untersuchung der koordinativen Fähigkeiten. Theorie und Praxis der Körperkultur 27 (1978), 29–36

Blume, D.: Zur Diagnostik koordinierter Fähigkeiten bei trainierenden Kindern. Theorie und Praxis der Körperkultur 28 (1979), 55–56

Böhles, H. J.: L-Carnitin-Präventionsprinzip voller Aktualität und höchster Güte. TW Sport + Med. 5 (1993), 126–127

Böhmer, D.: Die Beurteilung von Leistungsfähigkeit und Trainingszustand im Blutserum. Sportarzt u. Sportmed 23 (1972), 6–8

Böning, D.: Muskelkater – Ursachen, Vorbeugung, Behandlung. Dt. Z. Sportmed. 39 (1988), Sonderheft, 4–7

Bös, K.: Handbuch sportmotorischer Tests. Verl. f. Psychologie, Hogrefe, Göttingen 1987

Bös, K., H. Mechling: Dimensionen sportmotorischer Leistungen. Hofmann, Schorndorf 1983

Boiko V. V.: Die gezielte Entwicklung der Bewegungsfähigkeit des Sportlers. Deutscher Sportbund, Frankfurt 1990

Bolm M.: Arbeit mit Zugwiderständen als Möglichkeit eines schonenden Krafttrainings im Nachwuchsbereich des Sprints. In: Die Lehre der Leichtathletik 12 (1993), 15–17 und 18, 15–17 (1993), 12, 15–17; 13, 15–17

Bolt, W. et al.: Über die Druckverhältnisse im Kleinen Kreislauf, rechten Herzen und in den dem Herzen vorgelagerten Venen unter den Bedingungen der Bürgerschen Preßdruckprobe. Z. Kreislauf. 44 (1955)

Bondartschuk, A., L. S. Iwanowa, W. Winnitschuk: Zum speziellen Schnellkrafttraining von Werfern. Lehre der Leichtathletik. (1975), 1315–1316

Boobis, L. H.: Metabolic aspects of fatigue during sprinting. In: Exercise – benefits, limits and adaptations, pp. 116–143. *Macleod, D., R. Maughan, M. Nimmo, T. Reilly, C. Williams* (eds). Spon, London – New York 1987

Boobis, L., C. Williams, S. A. Wootton: Human muscle metabolism during brief maximal exercise. J. Physiol. 338 (1982), 21–22

Boobis, L. H., C. Williams, S. A. Wootton: Influence of sprint training on muscle metabolism during brief maximal exercise in man. J. Physiol. 342 (1983), 36–37

Bormann, T., U. Pahlke, H. Peters: Blutlaktatkonzentrationen nach Wettkampfbelastungen im Schwimmen und Laufen bei 9jährigen Kindern. Medizin und Sport 21 (1981), 198–201

Borzov, V.: Training procedures in sprinting. Mod. Athlete & Coach 22 (1984), 2, 15–17

Bosco, C.: Kontrolle des Krafttrainings durch das Kraft-Geschwindigkeits-Verhältnis. Leistungssport 13 (1983), 6, 23–28

Bosco, C.: Adaptive response of human skeletal muscle to simulated hypergravity condition. Acta Physiol. Scand. 124 (1985), 507–513

Bosco, C.: L'effetto del pre-stramento sul comportamento del musculo scheletico e considerazioni fisiologiche sulla forza esplosiva. Atleticastudi 16 (1985), 7–117

Bosco, C.: New test for training control of athletes. In: Techniques in athletics, vol. 1: Main Conference – keynote symposia, pp. 264–295. *Brüggemann, G.-P., J. K. Rühl* (eds.). Sport u. Buch Strauß, Köln 1990

Bosco, C.: La valutazione della forza con il test di Bosco. Società Stampa Sportiva, Roma 1992

Bosco, C.: Eine neue Methodik zur Einschätzung und Programmierung des Trainings. Leistungssport 22 (1992), 5, 21–28

Bosco, C., P. V. Komi: Mechanical characteristics and fiber composition of human leg extensor muscles. Europ. J. Appl. Physiol. 41 (1979), 275–284

Bosco, C., P. V. Komi: Potentiation of mechanical behaviour of human skeletal muscle through prestretching. Acta Physiol. Scand. 106 (1979), 467–472

Bosco, C., P. V. Komi, P. Locatelli: Physiologische Betrachtungen zum Tiefsprungtraining. Leistungssport 9 (1979), 434–439

Bosco, C., C. Pittera: Zur Trainingswirkung neuentwickelter Sprungübungen auf die Explosivkraft. Leistungssport 12 (1982), 1, 36–39

Bosco, C. et al.: Combined effect of elastic energy and myoelectrical potentiation during stretch-shortening cycle exercise. Acta Physiol. Scand. 114 (1982), 557–565

Bosco, C. et al.: Der Einfluß des Trainings auf das mechanische Verhalten und das biomechanische Profil der Streckmuskeln von Sportlern. Leistungssport 19 (1989), 1, 44–46

Bosen, K. O.: Experimental speed training. Track Technique (1979), 2382–2383

Brack, R.: Trainingslehre 2000 – Moderne Tendenzen der Trainingssteuerung (1. Folge). Handballtraining 15 (1993), 4/5, 62–64; 66–71

Brake, H.: Ringen und Raufen. Fußballtraining 8 (1990), 1, 31–33

Brandt, C.: Entwicklung der visuellen Orientierungsfähigkeit bei Volleyballspielern. Theorie und Praxis der Körperkultur 28 (1979), 114–117

Braumann, K.-M., M. Busse, N. Maassen: Zur Interpretation von Laktat-Leistungskurven. Leistungssport 4 (1987), 35–38

Bray, Ch. W.: Transfer of learning. J. of Experiment. Psychol. 11 (1928), 443–467

Brazier, M. A. B.: Brain mechanisms in memory and learning: from the single neuron to man. Raven Press, New York 1979

Brehm, W.: Handeln und Lernen im Sportunterricht. Limpert Verlag, Bad Homburg 1981

Breithecker, D., J. Osterbrink: Erlebnisorientierte Ausdauerschulung im Vor- und Grundschulalter unter Berücksichtigung der extensiven Intervallmethode. Haltung und Bewegung (1993), 1, 26–29

Bremer, D.: Aktuelle Tendenzen im Triathlontraining. Leistungssport 20 (1990), 1, 40–44

Bremer, D., A. Pfützner: Viel essen, wenig trainieren. Sport Spezial (1991), 2, 46–47

Brettschneider, W. D.: Sportunterricht 5–10. Urban & Schwarzenberg, München – Berlin – Wien 1981

Breuning, M.: Das Krafttraining im Kindes- und Schüleralter als Präventivmaßnahme. Haltung und Bewegung (1985), 3, 6–22

Bringmann, W.: Zu Fragen der Belastbarkeit im Schulsport aus sportmedizinischer Sicht. Theorie und Praxis der Körperkultur 22 (1973), 843–848

Bringmann, W.: Die Möglichkeiten der Eingliederung sportschwacher und leistungsgeminderter Schüler in den obligatorischen Sportunterricht. Medizin und Sport 16 (1976), 12–20

Bringmann, W.: Wirkungen von Trainingsbelastungen auf leistungsphysiologische Parameter des Schulkindes. Theorie und Praxis der Körperkultur 29 ((1980), 516–519

Bringmann, W.: Zu einigen Aspekten der regelmäßigen sportlichen Tätigkeit im mittleren Lebensalter im Zusammenhang mit Gesundheit und Leistungsfähigkeit. Medizin und Sport 20 (1980), 134–138

Bringmann, W.: Die Beeinflussung der Borderline-Hypertonie mit unterschiedlichen sportlichen Belastungsprogrammen. Medizin und Sport 22 (1982), 170–178

Bringmann, W., H. Budzisch: Die Bedeutung von Freizeit- und Erholungssport für die Prävention der chronischen Herz-Kreislauf-Krankheiten. Medizin und Sport 19 (1979), 41–46

Brinkmann, J., H. G. J. M. Kuypers: Cerebral control of contralateral and ipsilateral arm, hand and finger movements in the split-brain rhesus monkey. Brain 96 (1973), 653–674

Brotherhood, J. R.: Human acclimatization to altitude. Brit. J. Sports Med. 8 (1974), 5–8

Brown, J. L.: Diffential hand usage in three-year-old children. J. of Genetic Psychol. 100 (1962), 167–175

Brozek, J., H. Taylor: Tests of motor functions in investigations on fitness. Amer. J. of Psychol. 67 (1954), 590–611

Brückner, Ch.: Aufgaben und Ziele der gesellschaftlichen Integration älterer Menschen. Medizin und Sport 22 (1982), 113–116

Bruner, J. S.: Processes of cognitive growth: infancy, 2. Aufl. Clark Univ. Pr., Worcester, Mass. 1972

Brunn, W. A. von: Der Schatz von Frankleben und die mitteldeutschen Sichelfunde. Praehistorische Zeitschrift 36 (1958), 1–70

Brynteson, P., W. Sinning: The effects of training frequencies on retention of cardiovascular fitness. Med. and Sci. in Sports and Exerc. 5 (1973), 29–33

Brzank, K.-D., K.-S. Pieper: Die Fasertypen im menschlichen Skelettmuskel – Basis für funktionelle Variabilität und energetische Effektivität in der Arbeitsweise des Muskels. Medizin und Sport 25 (1985), 129–133

Brzank, K.-D., K.-S. Pieper: Muskelzelluläre Charakteristik von Sportlern mit ausgeprägten Schnelligkeitsfähigkeiten. Medizin und Sport 27 (1987), 11–14

Brzank, K.-D., K.-S. Pieper: Muskelstrukturelle Leistungsvoraussetzungen von Sportlern und ihre Beziehung zu ausgewählten funktionellen Parametern zur Eignungsbeurteilung. Medizin und Sport 30 (1990), 97–100

Buchberger, J.: Der Einfluß verschiedener Trainingsarten auf die Arbeitskapazität von Jugendlichen. Schweiz. Z. f. Sportmed. 19 (1971), 3–11

Buchmann, K. E.: Tiefmuskelentspannung (TME) – ein Verfahren für die Selbstentspannung. Lehrhilfen für den Sportunterricht (1974), 85–90

Buchmann, R.: Beitrag der Biomechanik zur Optimierung der sportlichen Technik. Theorie und Praxis der Körperkultur 25 (1976), 456–460

Buchmeier, W.: Zum mentalen Training – eine Einführung in Probleme und Ergebnisse. In: Taschenbuch des Sportunterrichts, S. 122–142. Günzel, W. (Hrsg.). Burgbücherei Wilhelm Schneider, Baltmannsweiler 1975

Buchmeier, W.: Mentales motorisches Üben. Dissertation, Bayreuth 1982

Bucy, P. C., J. F. Fulton: Ipsilateral representation in the motor and premotor cortex of monkeys. Brain 56 (1933), 318–342

Buddecke, E.: Grundriß der Biochemie. de Gruyter, Berlin 1971

Budzisch, H., J. Brinkmeier: Zur Entwicklung und inhaltlichen Zielstellung des Gesundheitssports. Medizin und Sport 19 (1979), 127–129

Bühlmann, A., E. Froesch: Pathophysiologie. Springer, Berlin – Heidelberg – New York 1974

Bühr, P.: Über den Einfluß länger dauernder körperlicher Inaktivität auf die Blutzucker-Kurve nach oraler Glukosebelastung. Helvetica 1963

Bührle, M.: Schnellkraft. Spectrum der Sportwissenschaften 5 (1993), 2, 5–29

Bührle, M., D. Schmidtbleicher: Der Einfluß von Maximalkrafttraining auf die Bewegungsschnelligkeit. Leistungssport 7 (1977), 3–10

Bührle, M., D. Schmidtbleicher: Komponenten der Maximal- und Schnellkraft. Sportwissenschaft 11 (1981), 11–27

Bührle, M., D. Schmidtbleicher: Maximalkraft – Schnellkraft – Bewegungsschnelligkeit. In: Leichtathletiktraining im Spannungsfeld von Wissenschaft und Praxis, S. 256–272. *Augustin, D., N. Müller* (Hrsg.). Schors Verlag, Niedernhausen/Ts. 1981

Bührle, M., E. Werner: Das Muskelquerschnittstraining der Bodybuilder. Leistungssport 14 (1984), 3, 5–9

Bueno, M.: Die anaerobe Schwelle – von der Euphorie zur Vertrauenskrise, Leistungssport 1 (1990), 13–17

Büttner, G.: Händigkeit und Sport – eine Studie zur sportpraktischen Relevanz des Händigkeitsphänomens unter besonderer Berücksichtigung des kontralateralen Transfers. Zulassungsarbeit für das Lehramt an Gymnasien, Erlangen 1990

Buhl, H.: Der extreme Dauerlauf – Fallstudie eines 24-Stunden- bzw. 100-km-Laufes. Medizin und Sport 18 (1978), 354 f.

Bull, K.-J., Ch. Bull: Körperliche Beweglichkeit und Leistungsfähigkeit. Theorie und Praxis der Körperkultur 29 (1980), 677–684

Bunk, W.: Über die Häufigkeit von Bewegungsstörungen der Lendenwirbelsäule im Jugendalter im Sinne der Hüftlendenteilstrecksteife. Dissertation, Marburg 1985

Literatur

Burke, D., K.-E. Hagbarth, G. B. Wallin: Alpha-gamma-linkage and the mechanism of reflex reinforcement. In: Spinal and supraspinal mechanism of voluntary motor control and locomotion. *Desmedt, J. E.* (ed.). Karger, Basel 1980

Burke, R. E., R. V. Edgerton: Motor unit properties and selective involvement in movement. Exercise and Sport Sciences Reviews 3 (1975), 31–69

Buskies, W., K. Liesner, K. Zieschang: Zur Problematik der Steuerung der Belastungsintensität beim Dauerlauftraining älterer Männer. Dt. Z. Sportmed. 44 (1993), 568–573

Buskirk, E. et al.: Work performance after dehydratation: effects of physical conditioning and heat acclimatization. J. of Appl. Physiol. 12 (1958), 189–194

Busse, M., N. Maassen, M. Braumann, T. König: Neuorientierung in der Laktatdiagnostik: Laktat als Glykogenindikator, Leistungssport 5 (1987), 33–37

Butenko, B.: Die Steuerung des Trainings von Spitzensportlern. Leistungssport 2 (1972), 433–435

Butenko, B.: Eine neue Ansicht zum Krafttraining der Werfer in der Vorbereitungsperiode. Die Lehre der Leichtathletik (1974), 945–948

Butenko, B.: Schnelligkeits- und Kraftausdauer – die Basis der speziellen Ausdauer. Leistungssport 4 (1974), 172–175

Buytendijk, F. J. J.: Allgemeine Theorie der menschlichen Haltung und Bewegung. Springer Verlag, Berlin 1956

Buyze, G. et al.: Serum enzyme activity and physical condition. J. of Sports Med. and phys. Fitness 16 (1976), 155–164

Cabri, J. M. H., J. P. Clarys, W. Laube: Zur Spezifität der isokinetischen Belastung im Sport. Dt. Z. Sportmed. 45 (1994), Sonderheft, 52–53

Callies, P.: Psychologische Betreuungsmaßnahmen, theoretischer Hintergrund und praktische Anwendung am Beispiel der Basketballnationalmannschaft. Leistungssport 12 (1982), 230–236

Cameron, P. et al.: Effects of intravenous administration of ribonucleic acid upon failure of memory for recent events in pre-senile and aged individual. Recent Advances Biol. Psychiatr. 5 (1965), 365–373

Caplan, P. J., M. Kinsbourne: Baby drops the rattle: asymmetry of duration of grasp by infants. Child Development 47 (1976), 532–534

Carbon, R. J.: The female athlete. In: Textbook of science and medicine in sport, 467–487. *Bloomfield, J.* et al. (ed.). Human Kinetics Books, Champaign, Ill. 1992

Carl, K.: Trainingswissenschaft – Trainingslehre. In: Theorie- und Themenfelder der Sportwissenschaft, S. 216–228. *Haag, H.* et al. (Hrsg.). Hofmann Verlag, Schorndorf 1989

Carl, K., M. Grosser: Trainingssteuerung. In: Sportwissenschaftliches Lexikon, 6. Aufl., S. 527–529. *Röthig, P.* et al. (Hrsg.). Hofmann Verlag, Schorndorf 1992

Cernikova, O., O. Daskevic: Die aktive Selbstregulierung emotionaler Zustände des Sportlers. Theorie und Praxis der Körperkultur 21 (1972), 811–835

Cerretelli, P. et al.: Blood flow in exercising muscles. Int. J. Sports Med. 7 (1986), Suppl., 29–33

Chamberlain, H. D.: The inheritance of left-handedness. The Journal of Heredity 19 (1928), 557–559

Chapman, S. J., J. M. Round, P. S. Ward: Fiber type composition and contractile properties of three human muscles. Physiol. Soc. (1984), March, 51

Charitonova, L. G.: Theoretische und experimentelle Begründung von Adaptionstypen im Sport. Leistungssport 23 (1993), 6, 7–8

Chasiotis, D.: The regulation of glycogen phosphorylase and glycogen breakdown in human skeletal muscle. Acta Phys. Scand. 119 (1983), suppl. 518

Chasiotis, D., E. Hultman, K. Sahlin: Acidotic depression of cyclic AMP accumulation and phosphorylase b to a transformation in skeletal muscle of man. J. Physiol. 335 (1982), 197–204

Chasiotis, D., K. Sahlin, E. Hultman: Regulation of glycogenolysis in human muscle in response to epinephrine infusion. J. appl. Physiol. 54 (1983), 45–50

Chrastek, J., J. Adamirova: Hoher Blutdruck und körperliche Übungen. Z. für Kardiologie 65 (1976), 54–67

Chripkova, A.: Wissenschaftliche Grundlagen für die Vervollkommnung der Körpererziehung der Schüler. Theorie und Praxis der Körperkultur 25 (1976), 905–908

Christen, J. H.: Psychophysiologische Aspekte des Sports. In: Sportpsychologie, ein Handbuch in Schlüsselbegriffen, S. 166–182. *Thomas, A.* (Hrsg.). Urban & Schwarzenberg, München – Berlin – Wien 1982

Christen, J., H. Sturm, J. Nitsch: Sportbezogene Anwendungsmöglichkeiten von Biofeedback. Leistungssport 9 (1979), 188–201

Chrustschow, S. et al.: Der Einfluß von Sport auf den kardiorespiratorischen Apparat von Jugendlichen. Medizin und Sport 15 (1975), 365–369

Claparède, E.: La psychologie de l'intelligence. Scientas 1937

Clarke, E., K. Dewhurst: Die Funktionen des Gehirns – Lokalisationstheorien von der Antike bis zur Gegenwart. Moos, München 1973

Coleman, A. E.: Comparison of weekly strength changes following isometric and isotonic training. J. of Sports Med. and phys. Fitness 12 (1972), 26–29

Colliander, E. B., P. A. Tesch: Effects of detraining following short term resistance training on eccentric and concentric muscle strength. Acta Physiol. Scand. 144 (1992), 23–29

Collins, G., A. Margoshes: Right-handedness as a function of maternal heartbeat. Perceptual and Motor Skills 20 (1965), 443–444

Collins, R. L.: When left-handed mice live in right-handed worlds. Science 187 (1975), 181–184

Cometti, G.: Les méthodes modernes de musculation. Tome I: Données théoriques. Univ. de Bourgogne, Dijon 1988

Cometti, G.: Les méthodes modernes de musculation. Tome II: Données pratiques. Univ. de Bourgogne, Dijon 1988

Cometti, G.: La Pliométrie. Univ. de Bourgogne, Dijon 1988

Commandre, F.: Electromusculation. Médicine du Sport 51 (1977), 6, 4–9

Comroe, J. H. et al.: Die Lunge. Klinische Physiologie und Lungenfunktionsprüfungen. Schattauer, Stuttgart 1964

Conconi, F., et al.: Determination of the anaerobic threshold by a noninvasive field test in runners. J. appl. Physiol. 4 (1982), 869–873

Constam, G.: Diabetes mellitus – Die Grundlagen der Bewegungstherapie. Ärztl. Praxis 27 (1975), 87–90

Cook, T. W.: Studies in cross education. J. of experiment. Psychol. 16 (1939), 144–160; 679–700

Cooper, K.: Bewegungstraining. Fischer, Frankfurt 1973

Copes, K., J. Rosentswieg: The effects of sleep deprivation upon motor performance of ninth-grade students. J. of Sports Med. Phys. Fitness 12 (1972), 47 f.

Corballis, M. C.: The origins of human laterality. In: Neuropsychology and cognition, pp. 1–35. *Malatesha, R. N., Hartlage* (eds.). Nijhoff, Den Haag 1982

Corballis, M. C.: Human laterality. Academic Press, New York 1983

Corballis, M. C., J. L. Beale: The ambivalent mind. Nelson-Hall, Chicago 1983

Coren, S., C. Porac: Fifty centuries of right-handedness: the historical record. Science 198 (1977), 631–632

Cornelius, W. L., M. M. Hinson: The relationship beetween isometric contractions of the hip extensors and subsequent flexibility in males. J. of Sports Med. Phys. Fitness 20 (1980), 75–80

Correll, W.: Lernen und Verhalten. Grundlagen der Optimierung von Lernen und Lehren. Fischer, Frankfurt 1974

Costill, D. L., G. Branam, D. Eddy: Determinants of marathon running success. Int. Z. f. angew. Physiol. 29 (1971), 249–254

Costill, D. L. et al.: Muscle glycogen utilization during exhaustive running. J. of appl. Physiol. 29 (1971), 353–356

Costill, D. L., P. Bowers, G. Granam, K. Sparks: Muscle glycogen utilization during prolonged exercise on successive days. J. of appl. Physiol. 31 (1971), 834–838

Costill, D. L. et al.: Glycogen depletion pattern in human muscle fibers during distance running. Acta Physiol. Scand. (1973), 374–383

Costill, D. L., W. F. Fink, M. Pollock: Muscle fiber composition and enzyme activities of elite distance runners. Med. and Sci. in Sports 8 (1976), 96–100

Costill, D. L. et al.: Muscle water and electrolytes following varied levels of dehydration in man. J. of appl. Physiol. 40 (1976), 6–11

Costill, D. L., E. Coyle, G. Dalsky, W. Evans, W. Fink, D. Hoopes: Effects of elevated plasma FFA and insulin on muscle glycogen usage during exercise. J. of appl. Physiol. 43 (1977), 695–699

Costill, D. L., E. F. Coyle, W. F. Fink, G. R. Lesmes, F. A. Witzmann: Adaptations in skeletal muscle following strength training. J. of appl. Physiol. 46 (1979), 96–99

Costill, D. L., A. Barnett, R. Sharp, W. J. Fink, A. Katz: Leg muscle pH following sprint running. Med. and Sci. in Sports and Exerc. 15 (1983), 325–329

Cotta, H.: Orthopädie. Thieme, Stuttgart 1978

Coyle, E., D. L. Costill, G. Lesmes: Leg extension power and muscle fiber composition. Med. and Sci. in Sports 11 (1979), 12–15

Coyle, E. F., M. K. Hemmert, A. R. Coggan: Effects of detraining on cardiovascular responses to exercise: role of blood volume. J. appl Physiol. 60 (1986), 95–99

Cranach, M. von et al.: Zielgerichtetes Handeln. Huber Verlag, Bern 1980

Crasselt, W.: Anthropometrische Werte im Entwicklungsverlauf während der Wachstumsperiode. Theorie und Praxis der Körperkultur 21 (1972), 540–545

Crasselt, W.: Stand und Probleme der körperlich-sportlichen Leistungsfähigkeit der jungen Generation. Theorie und Praxis der Körperkultur 29 (1980), Beiheft 2, 27–31

Crasselt, W., S. Israel, H. Richter: Schnellkraftleistungen im Altersgang. Theorie und Praxis der Körperkultur 33 (1984), 423–431

Crasselt W., I. Forchel, R. Stemmler: Zur körperlichen Entwicklung der Schuljugend in der Deutschen Demokratischen Republik. Barth Verlag, Leipzig 1985

Cratty, B. J.: Motorisches Lernen und Bewegungsverhalten. Limpert Verlag, Frankfurt 1975

Cratty, B. J.: Sozialpsychologische Auswirkungen von Schema-Theorien des motorischen Lernens. Leistungssport 7 (1977), 479–483

Cratty, B. J.: Motorisches Lernen und Bewegungsverhalten, 2. Aufl., Limpert Verlag, Frankfurt 1979

Creutzfeldt, O. D.: Some neurophysiological considerations concerning „memory". In: Memory and transfer of information, pp. 293 ff. *Zippel, H. P.* (ed.). Plenum Press, New York – London 1973

Creutzfeldt, O. D.: Cortex cerebri. Springer Verlag, Berlin 1983

Cronholm, B., D. Schalling: A study of memory in aged people. In: Memory and transfer of information, pp. 23 ff. *Zippel, H. P.* (ed.). Plenum Press, New York – London 1973

Cross, T. J.: A comparison of the whole method, the minor game method, and the whole-part method of teaching basketball to ninthgrade boys. Res. Quart. 8 (1937), 49–54

Cunningham, D., J. Faulkner: The effect of training on aerobic and anaerobic metabolism during short exhaustive run. Med. and Sci. in Sports 1 (1969), 65–70

Currie, D., A. Bonen, A. N. Belcastro, R. L. Kirby, M. Sopper, A. R. Richards: Glycogen utilization and circulatory substrate responses during match play soccer and soccer training sessions (abstract). Int. J. Sports Med. 2 (1981), 271

Däumling, M.: Bewegungsantizipation in Training und Wettkampf. unveröffentlichte Diplomarbeit, Köln 1970

Däumling, M. et al.: Beiträge zum mentalen Training. Limpert Verlag, Frankfurt am Main 1973

Daniels, P.: Acquisition, storage, and recall of memory for brightness discrimination by rats following intracerebral infusion of aceto-oxycyclohexamide. J. Comp. Physiol. Psych. 76 (1971), 110–118

Daniels, J., et al.: Differences and changes in VO_2max among young runners 10 to 18 years of age. Med. and Sci. in Sports 10 (1978), 200–203

Danko, J.: Die Wiederherstellungsperiode nach Arbeit. In: Sportphysiologie. Kap. 20, S. 345–356. Autorenkollektiv. VEB Verlag Volk und Gesundheit, Berlin 1974

Darcus, H. D., N. Salter: The effect of repeated muscular exertion on muscular strength. J. of Physiol. 129 (1955, 325–336

Dart. R. A.: The predatory implemental technique of australopithecus. American Journal of Physical Anthropology 7 (1949), 1–38

David, E.: Musikerleben aus der Sicht der Naturwissenschaft. Sonderdruck aus Verhandl. Naturf. Ges. Basel 91 (1981), 7–100

Davies, C., A. Bornes: Plasma FFA in relation to maximum power output in man. Int. Z. f. angew. Physiol. 30 (1972), 247 f.

Davis, R., J. Mayhew: Effects of recovery during interval training on cardiovascular function. Brit. J. of Sports Med. 8 (1974), 91–95

Davis, W. W.: Researches in cross education. Studies from the Yale Psychological Laboratory 6 (1898), 6–50 und 8 (1900), 64–108

Dawson, J. L. M.: An anthropological perspective on the evolution and lateralization of the brain. In: Evolution and Lateralization of the Brain, pp. 424–447. Annals of the New York Academy of Sciences. Bd. 299. *Blizard, D. A., S. J. Dimond* (eds.). New York 1977

Debrunner, H. U.: Gelenkmessung, Längenmessung, Umfangmessung. Bern 1971

Degen, R.: Warum es Rechts- und Linkshänder gibt. Neue Zürcher Zeitung 302 (30. Dez. 1987), 45.

Deiss, D., U. Pfeiffer (Hrsg.): Leistungsreserven im Schnellkrafttraining – Trainingsstrategien mit Beispiellösungen in der Leichtathletik, im Skisprung und im Gewichtheben. Sportverlag, Berlin 1991

Demeter, A.: Der Einfluß der körperlichen Belastung auf einige Funktionen bei 6–7jährigen Schülern. Medizin und Sport 16 (1976), 301–304

Demeter, A.: Sport im Wachstums- und Entwicklungsalter. Barth, Leipzig 1981

Demeter, A., et al.: Das Verhalten der Schilddrüsenfunktion bei Sportlern vor und nach körperlicher Belastung. Medizin und Sport 15 (1975), 384–387

Deniskin, D., W. Kusnezow: Die Entwicklung der Schnellkraft jugendlicher Kugelstoßer mit speziellen Trainingsapparaten nach der sogenannten Schlagmethode. Leistungssport 3 (1973), 339–343

Denner, A.: Der Fußballer als Bodybuilder? Fußballtraining 5 (1987), 11, 11–16

Dennis, W.: Early graphic evidence of dextrality in man. Perceptual and Motor Skills 8 (1958), 147–149

Descher, S.: Einstellungsevidenz und Einstellungsvalenz – korrespondierende Komponenten sportlicher Einstellung. Theorie und Praxis der Körperkultur 19 (1970), 167–169

Desmedt, J. E., E. Gordaux: Ballistic skilled movements: Load compensation and patterning of the motor commands. In: Cerebral motor control in man. Long loop mechanisms. *Desmedt, J. E.* (ed.). Karger, Basel 1978

Destrade, D., R. Jaffard, B. Cardo: Post-trial hippocampal and lateral hypothalamic electrical stimulation: effects on long-term memory and on hippocampal cholinergic mechanisms. In: Biological aspects of learning, memory formation and the ontogeny of the CNS, pp. 189–201. *Matthies, H., M. Krug, N. Popov* (eds.). Akademie Verlag, Berlin 1979

Devries, H.: Effects of various warm-up procedures on 100 Yard times of competitive swimmers. Research Quart. 30 (1959), 11–20

Dick, F. W.: Developing sprinting speed. Athletics Coach, Halesowen (1988), 4, 4–5. Deutsche Version in: Die Lehre der Leichtathletik (1988), 28, 1053–1054

Dickhuth, H.-H., W. Aufenanger, P. Schmidt, G. Simon, M. Huonker, J. Keul: Möglichkeiten und Grenzen der Leistungsdiagnostik und Trainingssteuerung im Mittel- und Langstreckenlauf. Leistungssport 19 (1989), 4, 21–24

Dickhuth, H.-H., G. Simon, N. Bachl, M. Lehmann, J. Keul: Zur Höchst- und Dauerleistungsfähigkeit von Bundesliga-Fußballern: Leistungssport 11 (1981), 2, 148–152

Dickhuth, H.-H., B. Wohlfahrt, D. Hildebrand, L. Rokitzki, M. Huonker, J. Keul: Jahreszyklische Schwankungen der Ausdauerleistungsfähigkeit von hochtrainierten Mittelstreckenläufern. Dt. Z. Sportmed. 39 (1988), 346–353

Diekmann, W., M. Letzelter: Stabilität und Wiederholbarkeit von Trainingszuwachs durch Schnellkrafttraining im Grundschulalter. Sportwissenschaft 17 (1987), 280–293

Dietrich, R.: Spiroergometrische Untersuchungen bei sporttreibenden Kindern. Medizin und Sport 4 (1964), 187–189

Dierks, B., B. Heinz: Einige methodische Aspekte zur Effektivierung des motorischen Lernprozesses im Sportspiel Handball. Theorie und Praxis der Körperkultur 29 (1980), 588–590

Diessner, G.: Diskussionsbeitrag zur inhaltlichen und methodischen Gestaltung der Technikausbildung. Theorie und Praxis der Körperkultur 29 (1980), 599–600

Dietrich, L., et al.: Die Trainierbarkeit von Jugendlichen im Alter von 14–19 Jahren. Medizin und Sport 14 (1974), 142–147

Dietrich, L., H. Brenke: Ein Dynamograph zur isometrischen Kraftbestimmung der Plantarflexion. Medizin und Sport 13 (1973), 76–78

Dietrich, L., F. Berthold, H. Brenke: Muskeldehnung – eine wichtige trainingsmethodische Maßnahme. Theorie und Praxis der Körperkultur 34 (1985), 922–930

Dietz, V.: Elektrophysiologie komplexer Bewegungsabläufe: Gang-, Lauf-, Balance- und Fallbewegungen. In: Haltung und Bewegung beim Menschen, S. 87–118. *Berger, W., V. Dietz, A. Hufschmidt, R. Jung, K.-H. Mauritz, D. Schmidtbleicher.* Springer Verlag, Berlin 1984

Dietz, V.: Neurophysiologische Grundlagen des Kraftverhaltens. In: Grundlagen des Maximal- und Schnellkrafttrainings, S. 16–34. *Bührle, M.* (Hrsg.). Hofmann, Schorndorf 1985

Dimond, S. J., D. A. Blizard (Hrsg.): Evolution and lateralization of the brain. Annals of the New York Academy of Sciences, Bd. 299. New York 1977

Dintiman, G. B.: Development of leg speed. Modern Athlete Coach 16 (1978), 2, 23–26

Ditter, H., et al.: Kardiopulmonale Reaktionen von 10jährigen untrainierten Jungen und Mädchen bei einem 3000-m-Lauf auf dem Laufband. Dt. Z. Sportmed. 29 (1978), 127–135

Djackov, V. M.: Die Vervollkommnung der Technik der Sportler. Theorie und Praxis der Körperkultur 22 (1973), Beiheft 1

Djatschkow, W. M.: Die Steuerung und Optimierung des Trainingsprozesses. Bartels und Wernitz, Berlin – München – Frankfurt 1974 und 1977

Dobritz, H., et al.: Verlaufskontrollen und Leistungsentwicklung beim Gesundheits- und Therapiesport. Medizin und Sport 19 (1979), 52–55

Dobrowolskij, D., E. Golowin: Eine Methode zur Ausbildung der Explosivkraft. Die Lehre der Leichtathletik (1974), 1409

Dobrzynski, B.: Entwicklung körperlich-sportlicher Fähigkeiten bei Kindern und Jugendlichen. Theorie und Praxis der Körperkultur 25 (1976), 456–458

Döbler, E., H. Döbler: Kleine Spiele, 10. Aufl. Verlag Volk und Wissen, Berlin 1976

Döbler, E., H. Döbler: Kleine Spiele, 16. Aufl. Verlag Volk und Wissen, Berlin 1987

Doil, W.: Zu Fragen des Kinder- und Jugendsports. Theorie und Praxis der Körperkultur 19 (1970), 1050–1059

Domagk, G. F., E. Schonne, G. Thines: New experimental approaches to the inter-animal transfer of acquired information. In: Memory and transfer of information, pp. 419–428. *Zippel, H. P.* (ed.). Plenum Press, New York – London 1973

Donath, R., K. Schüler: Ernährung der Sportler. Sportverlag, Berlin 1972

Donath, R., G. Rosel: Untersuchungen zur Ausdauerentwicklung bei untrainierten Schülern. Medizin und Sport 14 (1974), 322–329

Donike, M., W. Hollmann, D. Stratmann: Das Verhalten der individuellen freien Fettsäuren unter körperlicher Belastung. Sportarzt u. Sportmed 25 (1974), 274–278

Donskoi, D.: Grundlagen der Biomechanik. Sportverlag, Berlin 1975

Dordel, H.-J.: Die Muskeldehnung als Maßnahme der motorischen Leistungsverbesserung. 24 (1975), 40–45

Dostál, E.: Analyse der Reaktionszeiten im Sprint bei den Europameisterschaften in Prag 1978. In: Leichtathletiktraining im Spannungsfeld von Wissenschaft und Praxis. *Augustin, D., N. Müller* (Hrsg.). Schors Verlag, Niedernhausen/Ts., 1981

Dotan, R., A. Rotstein, A. Grodjinovsky: Effect of training load on OBLA determination. Int. J. Sports Med. 10 (1989), 346–351

Dreisbach, W., R. Rost, D. Böning, W. Hollmann, H. Liesen, H. Philippi, H. Feldermann: Untersuchungen zur Frage einer trainingsbedingten Verbesserung der Sauerstoffutilisation im Skelettmuskel des Menschen. Dt. Z. Sportmed. 29 (1979), 377–384

Drenkow, E.: Untersuchung über den Einfluß des beid- und einseitigen Übens auf die Leistung im Werfen. Theorie und Praxis der Körperkultur 9 (1960), 826–829

Drenkow, E.: Zum Problem der beidseitigen Ausbildung im Sport. Theorie und Praxis der Körperkultur 9 (1960), 1084–1092 (I. Teil); 10 (1961), 41–48 (II. Teil); 10 (1961), 137–145 (III. Teil)

Drews, A.: Die aktive Bewegung in der Prävention der Koronarsklerose. mda 11 (1971), 321–323

DSB, BA-L, Technische Kommission: Talentsuche – Talentförderung. Eine Bestandsaufnahme unter besonderer Berücksichtigung der Fördergruppen (Leistungsgruppen) und Internate. Deutscher Sportbund, Frankfurt 1973

Dubbick, V.: Anwendungsmöglichkeiten der Relaxation in der Sportmedizin. Medizin und Sport 11 (1971), 126–128

Duchateau, J.: L'entraînement de la force spécifique en sport: fondements physiologiques et applications pratiques. INSEP, Paris 1993

Dudley, G. A.: Metabolic consequences of resistive-type exercise. Med. and Sci. in Sports and Exerc. 20 (1988), 5 (suppl.), S158–S161

Dufaux, B. et al.: Über den Einfluß eines Ausdauertrainings auf die Serum-Lipoprot eine unter besonderer Berücksichtigung der Alpha-Lipoproteine (HDL) bei jungen und älteren Personen. Dt. Z. Sportmed. 30 (1979), 123–128

Dworkin, L.: Das Training 13–16jähriger Gewichtheber. Leistungssport 6 (1976), 190–194

Eberspächer, H.: Sportpsychologie. Rowohlt, Reinbek 1982

Eberspächer, H.: Mentales Fertigkeitstraining. Sportpsychologie 4 (1990), 3, 5–13

Eccles, J. C., P. Scheid: Physiologie der Nervenzelle und ihrer Synapsen. In: Allgemeine Neurophysiologie, 3. Aufl. *ten Bruggencate, G.* et al. (hrsg.). Urban & Schwarzenberg, München – Wien – Baltimore 1980

Eckardt, H.: Belastbarkeit des kindlichen Organismus nach Infektionskrankheiten. Theorie und Praxis der Körperkultur 26 (1977), 609–611

Eckert, W.: Der Sport in der zweiten Lebenshälfte unter besonderer Berücksichtigung des Ausdauertrainings und dessen Bedeutung in der Prävention und Rehabilitation der Herz-Kreislaufkrankheiten. Dt. Z. Sportmed. 29 (1978), 11, IX–X; 12, 378–382, V–VI

Edström, L., B. Ekblom: Differences in sizes of red and white muscle fibers in vastus lateralis of musculus quadriceps femoris of normal individuals and athletes. Relation to physical performance. Scand. J. of Clin. Lab. Invest. (1972), 175–181

Egger, J.-P.: De l'entraînement de la force à la préparation spécifique en sport. INSEP, Paris 1992

Egger, K.: Lernübertragungen in der Sportpädagogik. Birkhäuser Verlag, Basel 1975

Egger, K. et al.: Turnen und Sport in der Schule, Bd. 1. Eidgenöss. Turn- u. Sportkommission, Bern 1978

Egstrom, G.: The effects of an emphasis on conceptualizing techniques upon the early learning of a gross motor skill. Doctoral dissertation, University of Los Angeles, Cal. 1961

Ehlenz, H., M. Grosser, E. Zimmermann: Krafttraining. BLV Verlagsgesellschaft, München – Wien – Zürich 1983

Ehrenstein, W.: Die Bedeutung des Schlafes für den Leistungssportler. Sportarzt u. Sportmed 23 (1972), 153–155

Ehrlich, D., P. Haber: Influence of acupunctur on physical performance and haemodynamic parameters. Int. J. Sports Med. 13 (1990), 486–491

Eiben, O. G.: Die körperliche Entwicklung des Kindes. In: Die motorische Entwicklung im Kindes- und Jugendalter, S. 187–219. *Willimczik, K., M. Grosser* (Hrsg.). Hofmann Verlag, Schorndorf 1979

Eigenmann, P.: Kraftförderung im Jugendalter. Union Schweizer Fußballtrainer (1986), 11 (S. 405: 1986, 32) und Sporterziehung in der Schule (1987), 9/10, 20; 25–26

Ekblom, B., A. Goldberg, R. Gullbring: Response to exercise after blood loss and reinfusion. J. of appl. Physiol. 33 (1972), 175 f.

Endert, T.: Sportspiele für die planmäßige Ausdauerschulung nutzen. Körpererziehung 29 (1979), 160–162

Eriksson, B.: Physical training, oxygen supply and muscle metabolism in 11–13 year old boys. Acta Phys. Scand. (1972), suppl. 384

Eriksson, B., P. Gollnick, B. Saltin: Muscle metabolism and enzyme activities after training in boys 11–13 years old. Acta Phys. Scand. (1973), 485 ff.

Eriksson, B., J. Karlsson, B. Saltin: Muscle metabolites during exercise in pubertal boys. Acta Päd. Scand. (1971), suppl. 217, 154–157

Eriksson, E.: Rehabilitation of muscle function after sport injury – Major problem in sports medicine. Int. J. Sports Medicine 2 (1981), 1–6

Eriksson, E., T. Häggmark, K.-H. Kiessling, J. Karlsson: Effect of electrical stimulation on human skeletal muscle. Int. J. Sports Medicine 2 (1981), 18–22

Erkenbrecher, U.: Für Jugendspieler ist immer Vorbereitungszeit! Fußballtraining 8 (1990), 7, 51–61

Etnyre, B. R., L. D. Abraham: H-reflexes changes during static stretching and two variations of proprioceptive neuromuscular facilitation techniques. Electroencephal. and clin. Neurophysiol. 63 (1986), 174–179

Etnyre, B. R., E. J. Lee: Chronic and acute flexibility of men and women using three different stretching techniques. Res. Quart. for Exerc. and Sport 59 (1988), 222–228

Ettlinger, G.: The transfer of information between sensemodalities: a neuropsychological review. In: Memory and transfer of information, pp. 43 ff. *Zippel, H. P.* (ed.). Plenum Press, New York – London 1973

Evarts, E. V.: Die Steuerung von Bewegungen durch das Gehirn. In: Gehirn und Nervensystem, 8. Aufl., S. 152–158. Spektrum der Wissenschaft-Verl.-Ges., Heidelberg 1987

Evatt, M. L., S. L. Wolf, R. L. Segal: Modification of human spinal stretch reflexes: preliminary studies. Neuroscience Letters 105 (1989), 350–355

Ewert, P. H.: Bilateral transfer in mirror-drawing. The Pedagogical Seminary and J. of Genetic Psychol. 33 (1926), 234–249

Fahnemann, A., F. Wacholder: Aktuelle Betrachtungen zum schwimmspezifischen isokinetischen Training. Der Deutsche Schwimmsport 25 (1975), 46, Beilage: Für die Mappe des Technikers, 19–22

Faina, M., C. Gallozzi, S. Lupo, R. Sasse, C. Martini: Definition of the physiological profile of the soccer player. In: Science and football, pp. 158–163. *Reilly, T., A. Lees, K. Davids, W. J. Murphy* (eds.). Spon, London – New York 1988

Falek, A.: Handedness: a family study. Amer. J. of Human Genetics 11 (1959), 52–62

Farfel, W. S.: Bewegungssteuerung im Sport. Sportverlag, Berlin 1977

Farfel, W.: Sensomotorische und physische Fähigkeiten. Leistungssport 9 (1979), 31–34

Farrell, P. A., J. H. Wilmore, E. F. Coyle, J. E. Billing, D. L. Costill: Plasma lactate accumulation and distance running performance. Med. and Sci. in Sports 11 (1979), 338–344

Fass, V., J. Freiwald, A. Jäger: Kraft und Beweglichkeit (Teil 1). Fußballtraining 12 (1994), 2, 20–24

Fechner, G. T.: Beobachtungen, welche zu beweisen scheinen; dass durch die Uebung der Glieder der einen Seite die der anderen zugleich mit geübt werden. Bericht über die Verhandlungen der königlich sächsischen Gesellschaft der Wissenschaften zu Leipzig. Math.-Phys. Classe 10 (1858), 70–76

Feige, K.: Entwicklung und Problematik des Höchstleistungsalters von Spitzenläufern. Leistungssport 6 (1976), 62–75

Feige, K.: Leistungsentwicklung und Höchstleistungsalter von Spitzenläufern. Hofmann Verlag, Schorndorf 1978

Feige, K.: Leistungsentwicklung und Höchstleistungsalter als empirische Basis für die Optimierung der Talentförderung. Die Lehre der Leichtathletik (1981), 103; 106; 135–139

Feinstein, B., B. Lindegard, E. Nyman: Morphologic studies of motor units in normal human muscle. Acta Anat. 23 (1955), 127–142

Fellingham, G.: Caloric cost of walking and running. Med. and Sci. in Sports 10 (1978), 132–136

Feth, W.: Materialien zum Höhentraining. Leistungssport 9 (1979), 399–410

Fetz, F.: Die Gelenkigkeit. In: Die sportliche Leistung im Jugendalter, S. 63–67. *Neumann, O.* (Hrsg.). Limpert Verlag, Frankfurt a.M. 1967

Fetz, F.: Grundbegriffe der Bewegungslehre der Leibesübungen. Limpert Verlag, Frankfurt 1969

Fetz, F.: Allgemeine Methodik der Leibesübungen, 9. Aufl. Österreichischer Bundesverlag, Wien 1988

Fetz, F.: Bewegungslehre der Leibesübungen, 3. Aufl. Österreichischer Bundesverlag, Wien 1989

Fetz, F., E. Kornexl: Anleitungen zu sportmotorischen Tests für Schulen und Vereine, 3. Aufl. Bundesanstalt f. Leibeserziehung, Innsbruck 1973

Fetz, F., E. Kornexl: Sportmotorische Tests, 2. Aufl. Bartels & Wernitz, Berlin 1978

Feustel, R.: Möglichkeiten des Einsatzes digitaler Meßsysteme in den Sportspielen. Theorie und Praxis der Körperkultur 23 (1974), 32–36

Filippowitsch, V. I., I. N. Turewskij: Über die Prinzipien der sportlichen Orientierung von Kindern und Jugendlichen im Zusammenhang mit der altersspezifischen Veränderung in der Struktur der Bewegungsfähigkeiten. Leistungssport 7 (1977), 305–308

Findeisen, D. G. R., P. Linke, L. Pickenhain (Hrsg.): Grundlagen der Sportmedizin. Leipzig, Barth 1976

Findeisen, D. G. R., P. Linke, L. Pickenhain (Hrsg.): Grundlagen der Sportmedizin, 2. Aufl. Leipzig, Barth 1980

Fischbach, G. D., N. Robbins: Changes in contractile properties of disused soleus muscles. J. of Physiol. (1969), 305–320

Fischer, G.: Methodische Lösungen zur Ausbildung der Schnelligkeit als elementare Leistungsvoraussetzung für Sprintleistungen im Grundlagentraining der Leichtathletik. Dissertation A, Leipzig 1989

Fischer, G.: Konzeptionelle Überlegungen zur Entwicklung von Schnelligkeit und Sprintleistung im Leichtathletik-Nachwuchstraining. Die Lehre der Leichtathletik (1990), 32, 19–22; 33, 19–21

Fischer, H., M. Kohlenhof: Untersuchung der Körperdominanz. Praxis der Kinderpsychologie u. Kinderpsychiatrie 13 (1964), 173–177

Fischer, H. G. et al.: The excretion of 17-ketosteroids and 17-hydroxycorticosteroids in night urine of elite rowers during altitude training. Int. J. Sports Med. 13 (1992), 15–20

Fischer, K.: Das Phänomen der Lateralität in der Sportpraxis – Der Einfluß von unilateralem und bilateralem Training auf die manuellen Leistungsverhältnisse Erwachsener beim Pfeilewerfen. Motorik 2 (1979), 64–70

Fischer, K.: Transfer, bilateraler. In: Sportwissenschaftliches Lexikon, 5. Aufl., S. 429. *Röthig, P.* (Red.). Hofmann Verlag, Schorndorf 1983

Fischer, K.: Rechts-Links-Probleme in Sport und Training: Studien zur angewandten Lateralitätsforschung. Hofmann Verlag, Schorndorf 1988

Fisher, R. J., J. Borms: The search for sporting excellence. Hofmann Verlag, Schorndorf 1990

Fjerdingstad, E. J.: Chemical transfer of learned information in mammals and fish. In: Memory and transfer of information, pp. 429–449. *Zippel, H. P.* (ed.). Plenum Press, New York – London 1973

Flammer, A.: Transfer und Korrelation. Beltz, Weinheim 1970

Flavell, J. H.: Kognitive Entwicklung. Klett Verlag, Stuttgart 1979

Fleck, S. J.: Cardiovascular adaptations to resistance training. Med. and Sci. in Sports and Exerc. 20 (1988), Supplement, S146–S151

Fleishman, E. A., C. J. Bartlett: Human abilities. Ann. Rev. Psychol. 20 (1969), 349–380

Fleishman, E. A., W. E. Hempel: Factorial analysis of complex psychomotor performance. J. Exp. Psychol. 40 (1956), 2

Flöthner, R., W. Hort: Sportmedizin im Mannschaftssport. perimed Fachbuch-Verlagsgesellschaft mbH, Erlangen 1983

Föhrenbach, R., et al.: Schnelligkeit und Ausdauer bei Fußballspielern unterschiedlicher Spielklassen. Schw. Z. Sportmed. 4 (1986), 113–119

Föhrenbach, R., A. Mader, W. Thiele, W. Hollmann: Testverfahren und metabolisch orientierte Intensitätssteuerung im Sprinttraining mit submaximaler Belastungsstruktur. Leistungssport 5 (1986), 15–24

Föhrenbach, R., U. Frick, M. Göbel, P. Nagel, R. Stutz, D. Schmidtbleicher, D. Böhmer: Dauerlauf- versus Intervalltraining bei Fußballspielern. Dt. Z. Sportmed. 4 (1991) 136–146

Förster, A.: Psychoregulation und Mentales Training im Leistungssport – Entwicklung und Evaluierung eines psychologischen Trainingsprogramms. Dissertation, Karlsruhe 1990

Fomin, L., W. Filin: Altersspezifische Grundlagen der körperlichen Erziehung. Hofmann Verlag, Schorndorf 1975

Foppa, K.: Lernen, Gedächtnis, Verhalten. Ergebnisse und Probleme der Lernpsychologie, 9. Aufl. Kiepenheuer & Witsch, Köln – Berlin 1975

Foppa, K., R. Groner (Hrsg.): Kognitive Strukturen und ihre Entwicklung. Huber Verlag, Bern 1981

Fox, E. et al.: Intensity and distance of interval training programs and champs in aerobic power. Med. and Sci. in Sports 4 (1972), 18–22

Frank, R. G.: Leistungssteigerung durch Hypnose und Autogenes Training im Sport. Uni-Druck, München 1975

Frankeny, J. R., R. G. Holly, C. R. Ashmore: effects of graded duration of stretch on normal and dystrophic skeletal muscle. Muscle and Nerve 6 (1983), 269–277

Franz, I.: Welchen Sport dürfen und sollen Hypertoniker betreiben. Medical Tribune 14 (1979), 36, 27 f.

Freitag, W., M. Steinbach, R. Tholl: Zum Problem der Reaktionszeit. Praxis der Leibesübungen 10 (1969), 164–165

Freiwald, J.: Effektives Schnelligkeitstraining. Fußballtraining 5 (1987), 9, 30–31

Frester, R.: Aktivtherapie im Sport. In: Beiträge zur Sportpsychologie, 1, S. 194–228. *Kunath, P.* (Hrsg.). Sportverlag, Berlin 1972

Frester, R.: Ideomotorisches Training im Sport – ein Beitrag zur Trainingsintensivierung und Erhöhung der Wettkampfstabilität bei Sportlern der technischen und Schnellkraftsportarten. In: Beiträge zur Sportpsychologie, 2, S. 203–218. *Kunath, P.* (Hrsg.). Sportverlag, Berlin 1974

Frester, R.: Psychoregulatives Training. Theorie und Praxis der Körperkultur 25 (1976), 214–216

Frester, R.: Ideomotorisches Training. Theorie und Praxis der Körperkultur 25 (1976), 304–306

Frester, R.: Zur lernstandsabhängigen Bedeutung der Eigen- und Fremdinformation. Theorie und Praxis der Körperkultur 29 (1980), 669–672

Frester, R.: Ideomotorisches Training (IT) im Sport. Medizin und Sport 24 (1984), 121–124

Frey, G.: Zur Terminologie und Struktur physischer Leistungsfaktoren und motorischer Fähigkeiten. Leistungssport 7 (1977), 339–362

Frey, G.: Entwicklungsgemäßes Training in der Schule. Sportwissenschaft 8 (1978), 172–204

Friedebold, G., W. Nüssgen, H. Stoboy: Die Veränderungen der elektrischen Aktivität der Skelettmuskulatur unter den Bedingungen eines isometrischen Trainings. Z. ges. exp. Med. 129 (1957/58), 401

Friedl, E.: Autogenes Training. Leibesübungen – Leibeserziehung 29 (1975), 12–15

Frisch, H.: Programmierte Untersuchung des Bewegungsapparates. Springer Verlag, Berlin – Heidelberg – New York 1983

Fritzsche, G.: Zur Methodik des Krafttrainings mit der Scheibenhantel. Theorie und Praxis der Körperkultur 12 (1974), 619–626

Fröhner, G., T. Neumann, E. Keller: Entwicklungsbiologische Fragen der Beanspruchbarkeit der Wirbelsäule. Medizin und Sport 30 (1990), 41–43

Frolov, A. P., V. A. Frolov, V. D. Devjatkin, V. P. Novikov: Erholungsintervalle bei Mittelstreckenläufern unter Höhenbedingungen. Theorie und Praxis der Körperkultur 23 (1974), 1109–1112

Frolov, V., G. Jurko, P. Kabackova: Experimentelle Untersuchungen zum Entwicklungsstand der Laufausdauer im Vorschulalter. Theorie und Praxis der Körperkultur 25 (1976), 771–772

Frost, F. T.: Tool behavior and the origins of laterality. J. of Human Evolution 9 (1980), 447–459

Fuchs, V., M. Reiss: Höhentraining. Philippka Verlag, Münster 1990

Fuhrer, U.: Mentales Training als psychologische Leistungsmethode. Die Lehre der Leichtathletik (1975), 1313–1315

Fuhrer, U.: Kognitive Prozesse beim sportmotorischen Lernen durch Beobachtung. Sportwissenschaft 14 (1984), 175–186

Fukunage, T.: Die absolute Muskelkraft und das Muskelkrafttraining. Sportarzt u. Sportmed. 27 (1976), 255–265

Gabler, H. et al. (Hrsg.): Praxis der Psychologie im Leistungssport. Bartels & Wernitz, Berlin 1979

Gabriel, S.: Das Training der koordinativen Fähigkeiten im F- bis D-Jugendalter. Fußballtraining 9 (1991), 1, 11–16 (Teil 1); 2, 27–31 (Teil 2); 11, 27–34 (Teil 3)

Gärtner, H.: Grunderkenntnisse zur körperlichen und sportlichen Ausbildung und Erziehung der Schüler im frühen Schulalter. Theorie und Praxis der Körperkultur 16 (1967), Sonderheft: Probleme der Körpererziehung in der Unterstufe

Gärtner, H., W. Crasselt: Zur Dynamik der körperlichen und sportlichen Leistungsentwicklung im frühen Schulalter. Medizin und Sport 16 (1976), 117–125

Gaisl, G.: Theoretische Grundlagen der Talentsuche unter besonderer Berücksichtigung von sportanthropometrischen und sportphysiologischen Gesichtspunkten. Leistungssport 7 (1977), 158–167

Gaisl, G.: Der aerob-anaerobe Übergang und seine Bedeutung für die Trainingspraxis. Leistungssport 9 (1979), 235–243

Gaisl, G., J. Buchberger: Der aerob-anaerobe Übergang bei 10–11jährigen Sportschülern. Leistungssport 9 (1979), 202–205

Gaisl, G., G. Wiesspeiner, C. Neuhold, P. Hofmann: Zur praktischen Durchführung des CONCONI-Tests im Feld bei Kinder. Leistungssport 6 (1987), 47

Gaito, J., A. Zavala: Neurochemistry and learning. Psychol. Bull. 61 (1964), 45–62

Gallwey, W. T., B. Kriegel: Besser Ski fahren durch Inner-Training. Die neue Methode, sich selbst in Hochform zu bringen. Mosaik Verlag, München 1978

Galperin, P. J. et al.: Probleme der Lerntheorie, 4. Aufl. Volk und Wissen Verlag, Berlin 1974

Gandelsmann, A., M. Nabatnikova: Die spezielle Ausdauer des Sportlers vom Gesichtspunkt des Leistungssports. Theorie und Praxis der Körperkultur 21 (1972), 30–35

Ganong, W. F.: Medizinische Physiologie, 2. Aufl. Springer Verlag, Berlin – Heidelberg – New York 1972

Gapon, G. I., G. K. Gomberadze: Effektive Mittel und Methoden zur Entwicklung physischer Eigenschaften von Kindern. Theorie und Praxis der Körperkultur 22 (1973), 232–235

Gay, R., A. Raphaelson: „Transfer of learning" by injection of brain RNA: A replication. Psychosomatic Science 8 (1967), 369–370

Gazzaniga, M. S., LeDoux, J. E.: Neuropsychologische Integration kognitiver Prozesse. Enke, Stuttgart 1983

Gebauer, G.: Wissen, Körper, Handeln. In: Handlungstheorien – interdisziplinär, Bd. 3,1, S. 477–496. *Lenk, H.* (Hrsg.). Fink Verlag, München 1981

Gebert, G.,: Probleme des Wasser-, Temperatur- und Elektrolythaushaltes beim Sportler. Dt. Z. Sportmed. 29 (1978), 159–165

Geese, R.: Konditionsdiagnose im Fußball. Leistungssport 20 (1990), 4, 23–28

Geissler, W., A. Gutschker, K. Schaller: Die Rehabilitation Herzinfarktkranker in der DDR – Zielstellung, Ergebnisse und Probleme. Medizin und Sport 19 (1979), 143–146

Genova, E.: Veränderung einiger psychischer Funktionen bei Leichtathleten während der Wiederherstellung nach Trainingsbelastungen unter dem Einfluß autogener Mittel. Theorie und Praxis der Körperkultur 20 (1971), 233–236

George, F. H.: Errors of visual recognition. J. Exp. Psychol. 43 (1952), 202 f.

Gerhardus, H.: Zur Frage der Lerneffektivität verschiedener Unterrichtsformen im Sportspiel Basketball. Sportunterricht 28 (1979), 45–51

Gerisch, G., W. Beyer: Jugendfußball – Trendwende und Perspektiven. Fußballtraining 8 (1990), 12, 20–25

Gerisch, G., R. Strauss: Schnelligkeitstraining im Fußballsport. Leistungsfußball in allen Spielklassen, Sammelbd. 4 (1977), 51–59; 61–69

Gerisch, G., H-J. Tritschoks: Cooper-Test und Sprintausdauer-Tests mit und ohne Ball. Leistungssport 5 (1985), 42–48

Gerisch, G., E. Rutemöller, K. Weber: Sports medical measurements of performance in soccer. In : Science and football. pp. 60–67. *Reilly, T., A. Lees, K. Davids, W. J. Murphy* (eds.). Spon, London – New York 1988

Gerken, M., P. Döring, H. Fanslau: Entwicklung koordinativer Fertigkeiten. Hofmann Verlag, Schorndorf 1975

Geschwind, N.: On the other hand. The Sciences 20 (1980), 9, 22–24

Gesell, A., L. B. Ames: The development of handedness. J. of Genetic Psychol. 70 (1947), 155–175

Giddings, C. J., W. B. Neaves, W. J. Gonyea: Muscle fiber necrosis and regeneration induced by prolonged weightlifting exercise in the cat. Anat. Rec. 211 (1985), 133–141

Gimbel, B.: Möglichkeiten und Probleme der Talentsuche im Sport. Leistungssport 6 (1976), 159–165

Giesen, L.: Hypnose und Training. Die Lehre der Leichtathletik (1971), 632

Giesen, L.: Psychologie und Psychohygiene im Sport. Theorie und Praxis der Körperkultur 22 (1973), Beiheft 2, 47–78

Glassman, E., B. Machlus, J. E. Wilson: Phosphorylation of non-histone acid extractable nuclear proteins (NAEP) from brain. In: Memory and transfer of information, pp. 521–529. *Zippel, H. P.* (ed.). Plenum Press, New York – London 1973

Gleeson, G. (ed.): The growing child in competitive sport. Hodder & Stoughton, London 1986

Glenmark, B., G. Hedberg, E. Jansson: Running capacity from adolescence to adulthood. Int. J. Sports Med. 14 (1993), 118–123

Glutz, H., R. Bechler: Untersuchung der Muskelaktivität im Eishockey – Konsequenzen für das Training. Magglingen 49 (1992), 2, 17

Göhner, U.: Bewegungsanalyse im Sport. Hofmann Verlag, Schorndorf 1979

Göhner, U.: Abriß einer Bewegungslehre des Sports. Sportwissenschaft 10 (1980), 223–239

Göhner, U.: Trendbericht Bewegungslehre. Sportunterricht 31 (1982), 85–92

Goldberg, A. et al.: Mechanism of workinduced hypertrophy of skeletal muscle. Med. and Sci. in Sports 7 (1975), 185–197

Golden, C., G. A. Dudley: Strength after bouts of eccentric or concentric actions. Med. and Sci. in Sports and Exerc. 24 (1992), 926–933

Goldmann, W.: Auch Werfer müssen schnell laufen können. Leichtathletiktraining 3 (1993), 5/6, 37–40

Goldspink, G.: Malleability of the motor system: a comparative approach. J. exp. Biol. 115 (1985), 375–391

Goldstein, L., J. M. Nelson: Some views on the neurophysiological and neuropharmacological mechanisms of storage and retrieval of information.In: Memory and transfer of information, pp. 155 ff. *Zippel, H. P.* (ed.). Plenum Press, New York – London 1973

Goldstein, M. et al.: Action of muscular work on transfer of sugars across cell barriers: Comparison with action of insulin. Amer. J. of Physiol. 173 (1953), 212

Gollhofer, A.: Komponenten der Schnellkraftleistungen im Dehnungs-Verkürzungs-Zyklus. SFT-Verlag, Erlensee 1987

Gollhofer, A., P. V. Komi, T. Hyvärinen: Auswirkungen eines Marathonlaufes auf die Leistungscharakteristik und das Innervationsverhalten der Beinstreckmuskulatur. Dt. Z. Sportmed. 40 (1989), 348–354

Literatur

Gollnick, P. D., D. King: Energy release in the muscle cell. Med. and Sci. in Sports 1 (1969), 23–31

Gollnick, P. D., K. Piehl, C. W. Saubert IV, R. B. Armstrong, B. Saltin: Diet, exercise, and glycogen changes in human muscle fibers. J. of appl Physiol. 33 (1972), 421–426

Gollnick, P. D. et al.: Encyme activity and fiber composition in skeletal muscle of untrained and trained men. J. of appl. Physiol. (1972), 312–319

Gollnick, P. D. et al.: Glycogen depletion pattern in human skeletal muscle fibers after heavy exercise. J. of appl Physiol. (1973), 615–618

Gollnick, P. D., J. Karlsson, K. Piehl, B. Saltin: Phosphorylase alpha in human skeletal muscle during exercise and electrical stimulation. J. of appl. Physiol. 45 (1978), 852–857

Gollnick, P. D., B. Saltin: Significance of skeletal oxidative enzyme enhancement with endurance training. Clin. Physiol. 2 (1982), 1–12

Gollnick, P. D., W. M. Bayly, D. R. Hodgson: Exercise intensity, training, diet, and lactate concentration in muscle and blood. Med. and Sci. in Sports and Exerc. 18 (1986), 334–340

Gonyea, W. J.: Role of exercise in inducing increases in skeletal muscle fiber number. J. of appl Physiol. 48 (1980), 421–426

Goodenough, F. L., C. R. Brian: Certain factors underlying the acquisition of motor skills by pre-school youngsters. J. exp. Psychol. 12 (1929), 127 ff.

Goodman, J., M. Radomski, L. Hart, M. Plyley, R. J. Shephard: Maximal aerobic exercise following prolonged sleep deprivation. Int. J. Sports Med. 10 (1989), 419–423

Gool, D. van, D. van Gerven, J. Boutmans: Heart rate telemetry during a soccer game: a new methodology. J. Sports Sci. 1 (1983), 154

Gorski, J., L. B. Oscai, W. K. Palmer: Hepatic lipid metabolism in exercise and training. Med. and Sci. in Sports and Exerc. 22 (1990), 213–221

Gottschalk, K.: Zum Problem der Wiederherstellung der Leistungsfähigkeit im Massensport. Theorie und Praxis der Körperkultur 37 (1988), 408–415

Gottschalk, K.: Betrachtungen zum Problem der Unterstützung zur Wiederherstellung der Leistungsfähigkeit nach volkssportlichen Belastungen. Medizin und Sport 29 (1989), 65–70

Gottschalk, K., S. Israel, A. Berbalk: Neue Aspekte der Kardiodynamik und der Adaptation des Herz-Kreislauf-Systems. Medizin und Sport 22 (1982), 56–59

Gottschalk, K., R. Winter: Zu einigen sportmedizinischen Aspekten der Beschleunigung von Wiederherstellungsprozessen im sportlichen Training. Medizin und Sport 24 (1984), 168–173

Goubet, P.: Evaluation directe en cours de match des courses et des contraintes énergétiques du footballeur. Mémoire pour le diplôme brevet d'etat d'éducateur sportif. Directeur de mémoire. G. Cazorla, Bordeaux 1989

Grabiner, M. D., D. L. Hawthorne: Conditions of isokinetic knee flexion that enhance isokinetic knee extension. Med. and Sci. in Sports and Exerc. 22 (1990), 235–240

Grace, T. G.: Muscle imbalance and extremity injury: a perplexing relationship. Sports Med. 2 (1985), 77–82

Gräsel, E.-M., J. Ullmann: Vorschulkinder turnen mit Behelfsgeräten – Bohnensäckchen. Sportpraxis in Schule und Verein 22 (1981), 133–135

Graff, K.-H., G. Prager: Der „Kreuzschmerz" des Leistungssportlers. Leistungssport 16 (1986), 14–22

Grajewskajo, N. D., L. A. Ioffe: Einige theoretische und praktische Aspekte des Problems der Wiederherstellung im Sport. Leistungssport 3 (1973), 438–442

Graves, J. E., M. L. Pollock, S. H. Leggett, R. W. Braith, D. M. Carpenter, L. E. Bishop: Effect of reduced training frequency on muscular strength. Int. J. Sports Med. 9 (1988), 316–319

Green, D.: Auswirkungen des Aufwärmens auf die Leistung am Beispiel des Schwimmens. Leistungssport 2 (1972), 410–415

Green, H. J.: Glycogen depletion patterns during continuous and intermittent ice skating. Med. and Sci. in Sports 10 (1978), 183–187

Gregg, R. A., A. F. Mastellone, J. W. Gersten: Cross exercise – a review of the literature and study utilizing electromyographic techniques. Amer. J. of Physical Med. 36 (1957), 269–280

Greinert, M., E. Jägeler, W. Wegner: Ergebnisse über 10 Jahre Gesundheitssport in Magdeburg. Medizin und Sport 19 (1979), 49–52

Greiter, F., R. Maderthaner, H. Bauer, N. Bachl, L. Prokop, G. Guttmann: Die Wirkung künstlichen und natürlichen Sonnenlichts auf einige psychosomatische Parameter des menschlichen Organismus. Medizin und Sport 20 (1980), 333–337

Grimby, G. et al.: Metabolic effects of isometric training. Scand. J. Clin. Lab. Invest. 31 (1973), 301–305

Grimm, R. J., L. M. Nasher: Long loop dyscontrol. In: Spinal and supraspinal mechanisms of voluntary motor control and locomotion. *Desmedt, J. E.* (ed.). Karger, Basel 1980

Größing. S.: Eine Einführung in die Sportdidaktik. Limpert Verlag, Frankfut 1975

Groh, H.: Über Muskelverletzungen. Sportarzt u. Sportmed. 18 (1967), 422–430

Groh, H.: Wirbelsäule und Leistungssport. In: Leistungsaufbau aus sportpädagogischer und sportmedizinischer Sicht, S. 108–124. perimed, Erlangen 1971

Groh, H.: Trainierbarkeit des Muskels. Leistungssport 2 (1972), 113–117

Gropler, H., G. Thieß: Der Einfluß von physischen Fähigkeiten, von Körperhöhe und Körpergewicht auf den Ausprägungsgrad der körperlichen Leistungsfähigkeit der Schüler. Theorie und Praxis der Körperkultur 22 (1973), 499–517

Gropler, H., G. Thieß: Zu Beziehungen zwischen der Ausdauer und anderen physischen Fähigkeiten. Theorie und Praxis der Körperkultur 23 (1974), Beihefi 1, 68–73

Gropler, H., G. Thieß: Grundpositionen der sportlichen Technik im Anfängertraining. Theorie und Praxis der Körperkultur 29 (1980), 37–39

Gropler, H., G. Thieß: Inhalt und Methodik der Ausbildung sportlicher Techniken im Sportunterricht und Anfängertraining. Theorie und Praxis der Körperkultur 29 (1980), 586–588

Groschenkow, S. S., S. I. Ljassotowitsch: Zur Prognose aussichtsreicher Sportler aufgrund morphologisch-funktioneller Daten. Leistungssport 4 (1974), 125–129

Gross, R., D. Jahn (Hrsg.): Lehrbuch der inneren Medizin. Schattauer Verlag, Stuttgart 1966

Grosser, M.: Gelenksbeweglichkeit und Aufwärmeffekt. Leistungssport 7 (1977), 38–43

Grosser, M.: Ansätze zu einer Bewegungslehre des Sports. Sportwissenschaft 8 (1978), 370–392

Grosser, M.: Schnelligkeitstraining. Grundlagen, Methoden, Leistungssteuerung, Programme. BLV Verlagsges., München 1991

Grosser, M., S. Starischka, E. Zimmermann: Konditionstraining. BLV Verlagsges., München – Wien – Zürich 1981

Grosser, M., H. Ehlenz, E. Zimmermann: Richtig Muskeltraining. BLV Verlagsges., München – Wien – Zürich 1984

Grosser, M., S. Starischka: Konditionstests, 2. Aufl. BLV Verlagsges., München – Wien – Zürich 1986

Grosser, M., P. Brüggemann, F. Zintl: Leistungssteuerung in Training und Wettkampf. BLV Verlagsgesellschaft, München – Wien – Zürich 1986

Grosser, M., A. Neumaier: Kontrollverfahren zur Leistungsoptimierung. Hofmann Verlag, Schorndorf 1988

Grützner, P., J. Weineck: Desmodromisches Krafttraining. Vergleichende Untersuchungen zum konzentrischen und desmodromischen Krafttraining. Kraftmessungen der Beinstreckmuskulatur am „Schnelltrainer". Zulassungsarbeit für die Erste Staatsprüfung für das Lehramt an Gymnasien, Erlangen 1988

Grupe, O.: Was ist und was bedeutet Bewegung? In: Die menschliche Bewegung, S. 3–19. *Hahn, E., W. Preising* (Hrsg.). Hofmann Verlag, Schorndorf 1976

Grupe, O., D. Kurz: Bewegungserziehung, Spiel und Sport. In: Die Psychologie des 20. Jahrhunderts, Bd. 11: Konsequenzen für die Pädagogik (1), S. 888–895. *Spiel, W.* (Hrsg.). Kindler Verlag, Zürich 1980

Gu, H.-M.: Mentales Training und Leistungsverhalten unter Streß: eine experimentelle Untersuchung zur psychoregulativen Funktion des mentalen Trainings. Diss., Köln 1988

Gürtler, H. et al.: Ergebnisse einer betonten Laufausdauerschulung bei Kindern im frühen Schulalter (1. Mitteilung). Medizin und Sport 12 (1972), 297–301

Gürtler, H. et al.: Die Entwicklung des Ausdauervermögens im fürhen Schulalter. Medizin und Sport 14 (1974), 137–141

Gürtler, H., H. Gärtner: Die körperliche Entwicklung und sportliche Leistungsfähigkeit im Kindesalter. Medizin und Sport 16 (1976), 106–117

Gürtler, H., H. Köhler, U. Pahlke, H. Peters: Erkenntnisse zur Ausdauerleistungsfähigkeit beim Schulkind und Ableitungen für die Gestaltung der Belastung im Schulkindalter. Theorie und Praxis der Körperkultur 28 (1979), Beiheft 1, 16–19

Gürtler, H., H. Buhl, S. Israel: Neuere Aspekte der Trainierbarkeit des anaeroben Stoffwechsels bei Kindern im jüngeren Schulalter. Theorie und Praxis der Körperkultur 28 (1979), Beiheft 1, 69–70

Literatur

Guissard, N., J. Duchateu, K. Hainaut: Muscle stretching and motoneuron excitability. Eur. J. appl. Physiol. 58 (1988), 47–52

Gundlach, H.: Testverfahren zur Prüfung der Sprintschnelligkeit. Theorie und Praxis der Körperkultur 18 (1969), 224–229

Gundlach, O.: Zu Charakterisierung und Trainierbarkeit von Zeitprogrammen als Erscheinungsform der Schnelligkeit – am Beispiel des Nieder-Hoch-Sprunges – im Grundlagentraining des Leistungsgeräturnens. Diss., DHfK, Leipzig 1987

Gutberlett, I.: Die Leistungsfähigkeit des kardiopulmonalen Systems von Kindern in Abhängigkeit vom biologischen Entwicklungsstand. Medizin und Sport 16 (1976), 138–142

Gutin, B.: Motorische Fertigkeiten und körperliche Ermüdung: Theorien, Forschungsergebnisse und ihre Bedeutung für den Leistungssport. Leistungssport 3 (1973), 411–417

Guttmann, H. N., G. Matwyshyn, M. Weiler: Studies with dark avoidance and scotophobin. In: Memory and transfer of information, pp. 391–417. *Zippel, H. P.* (ed.). Plenum Press, New York – London 1973

Haag, H., B. G. Strauß, S. Heinze (Hrsg.): Theorie- und Themenfelder der Sportwissenschaft, Hofmann Verlag, Schorndorf 1989

Haase, J.: Haltung und Bewegung und ihre spinale Koordination. In: Sensomotorik, S. 99–192. *Haase, J.* et al. Urban & Schwarzenberg, München – Berlin – Wien 1976

Haase, J. et al.: Sensomotorik. Urban & Schwarzenberg, München – Berlin – Wien 1976

Haase, J. (Hrsg.): Neurophysiologie. Urban & Schwarzenberg, München – Berlin – Wien 1979

Haber, P., J. Pont: Objektivierung der speziellen Ausdauer für zyklische Sportarten im Kurzzeitausdauerbereich mittels Mikroblutgas-Analyse. Sportarzt u. Sportmed. 28 (1977), 357–362

Hacker, W.: Allgemeine Arbeits- und Ingenieurpsychologie, 2. Aufl. Huber Verlag, Bern 1978

Hacker, W., H. Raum (Hrsg.): Optimierung von kognitiven Arbeitsanforderungen. Huber Verlag, Bern 1980

Häggmark, T., E. Jansson, E. Eriksson: Fiber type area and metabolic potential of the thigh muscle in man after knee surgery and immobilization. Int. J. Sports Med. 2 (1981), 12–17

Häggmark, T., E. Jansson, E. Eriksson: Time course of muscle metabolic changes during tourniquet ischemia in man. Int. J. Sports Med. 2 (1981), 50–53

Häkkinen, K., P. V. Komi: Elektromyographic changes during strength training and detraining. Med. and Sci. in Sports and Exerc. 15 (1983), 455–460

Häkkinen, K., M. Alèn, P. V. Komi: Changes in isometric force and relaxation-time, electromyographic and muscle fiber characteristics of human skeletal muscle during strength training and detraining. Acta Phys. Scand. 125 (1985), 573–585

Häkkinen, K., P. V. Komi: Effect of explosive type strength training on electromyographic and force production characteristics of leg extensor muscles during concentric and various stretch-shortening cycle exercises. Scand. J. Sports Sci. 7 (1985), 65–76

Häkkinen, K., P. V. Komi, M. Alén: Effect of explosive type strength training on isometric force- and relaxation-time, electromyographic and muscle fiber characteristics of leg extensor muscles. Acta Phys. Scand. 125 (1985), 587–600

Häuser, W.: Psychische Bewältigung extremer Ausdauerbelastungen. TW Sport + Med. 4 (1992), 351–358

Hagedorn, G.: Psychologie im sportlichen Training. In: Sportpsychologie. Ein Handbuch in Schlüsselbegriffen, S. 183–200. *Thomas, A.* (Hrsg). Urban & Schwarzenberg, München – Berlin – Wien 1982

Hagedorn, G.: Vielseitigkeit in Training und Wettkampf. Leistungssport 22 (1992), 6, 50–54

Hagedorn, G., D. Niedlich, G. J. Schmidt (Hrsg.): Basketball-Handbuch. Rowohlt Verlag, Reinbek 1985

Hagemann, G., H. Weidemann, H. Reindell: Die Bedeutung der aeroben Kapazität, lokaler Muskelausdauer und isometrischer Kraft der Beinmuskulatur in der leistungsmedizinischen Beurteilung des Ausdauersportlers. Leistungssport 3 (1973), 279–285

Hagemann, G., H. Weidemann, H. Reindell: Über trainingsbedingte Veränderungen der Beziehungen zwischen anthropometrischen Beschreibungsgrößen, röntgenologischem Herzvolumen und maximalem Sauerstoff- bzw. Wattpuls. Leistungssport 6 (1976), 287–298

Hagermann, F.: Eine Untersuchung über akkumulative Ermüdungserscheinungen bei den Teilnehmern der Weltmeisterschaften im Modernen Fünfkampf. Leistungssport 3 (1973), 289–298

Hahmann, H., E. Grauer: Eine empirische Untersuchung zum mentalen Training im Sportunterricht der Hauptschule. Die Leibeserziehung 21 (1972), 427–430

Hahn, E.: Regulative Methoden im Sport. Leistungssport 2 (1972), 282–285

Hahn, E.: Psychoregulative Maßnahmen im Sport. Die Lehre der Leichtathletik (1976), 1771; 1774–1775; 1778; 1823

Hahn, E.: Erziehung zu Spiel und Kreativität. In: Kind und Bewegung, S. 148–160. *Hahn, E., G. Kalb, L. Pfeiffer* (Hrsg.). Hofmann Verlag, Schorndorf 1978

Hahn, E.: Kindertraining. BLV Verlagsges., München – Wien – Zürich 1982

Hahn, E.: Begabung, Talent und Sport. Leistungssport 12 (1982), 170–175

Hahn, E., W. Preising (Hrsg.): Die menschliche Bewegung. Hofmann Verlag, Schorndorf 1976

Halar, E. M., W. C. Stolov, B. Venkatesh, F. V. Brozovich, J. D. Hharley: Gastrocnemius muscle belly and tendon length in stroke patients and able-bodied persons. Arch. of Phys. Med. & Rehab. 59 (1978), 476–484

Hall-Craggs, E.: The significance of longitudinal fibre division in skeletal muscle. J. of the Neurol. Sci. (1972), 27–33

Hanefeld, M., U. Julius, J. Schulze, M. Zschornack, W. Leonhardt, S. Fischer, H. Haller: Einschränkungen der metabolischen Anpassung bei Lipidstoffwechselstörungen. Medizin und Sport 22 (1982), 68–70

Haralambie, G.: Stoffwechselveränderungen bei schwerathletischen Sportarten. Leistungssport 2 (1972), 276–281

Haralambie, G.: Biochemische Serumwerte bei 12–13jährigen Kindern nach einem 10-km-Wettlauf. Leistungssport 6 (1976), 454–459

Haralambie, G., J. Keul: Der Einfluß von Muskelarbeit auf den Magnesiumspiegel und die neuromuskuläre Erregbarkeit beim Menschen. Med. Klinik 65 (1970), 1445

Haralambie, G., J. Keul: Beziehungen zwischen Proteinstoffwechsel und körperlichen Belastungen. Med. Welt 22 (1971), 1977–1980

Hardy, L.: Improving active range of hip flexion. Res. Quart. for Exerc. and Sport 56 (1985), 111–114

Hardy, L., D. Jones: Dynamic flexibility and proprioceptive neuromuscular facilitation. Res. Quart. for Exerc. and Sport 57 (1986), 150–153

Hardyck, C., L. F. Petrinovich: Left handedness. Psychological Bulletin 84 (1977), 3, 385–404

Harksen, R.: Gedanken von Donald Quarrie (Jamaika) über das Sprinttraining. Die Lehre der Leichtathletik (1987), 641

Harnes, E.: Zum Krafttraining im Speerwurf. Die Lehre der Leichtathletik (1974), 1056; 1125–1128

Harre, D.: Ist ein- bis zweimaliges Training in der Woche wirkungsvoll? Theorie und Praxis der Körperkultur 24 (1975), 271–273

Harre, D. (Red.): Trainingslehre, 6. Aufl. Sportverlag, Berlin 1976

Harre, D. (Red.): Trainingslehre, 8. Aufl. Sportverlag, Berlin 1979

Harre, D., B. Deltow, I. Ritter: Einführung in die allgemeine Trainings- und Wettkampflehre. Bundesvorstand des DTSB (Hrsg.). Berlin 1965

Harre, D., M. Hauptmann: Schnelligkeit und Schnelligkeitstraining. Theorie und Praxis der Körperkultur 36 (1987), 198–204

Harris, L. J.: Left-handedness: Early theories, facts and fancies. In: Neuropsychology of left-handedness, pp. 3–78. *Herron, J.* (ed.). Academic Press, New York 1980

Harsanyi, L., M. Martin: Vererbung – Stabilität – Auswahl. Leistungssport 16 (1986), 3, 9–11

Hartley-O'Brien, S. J.: Six mobilisation exercises for active range of hip flexion. Res. Quart. for Exerc. and Sport 51 (1980), 625–635

Hartmann, W., H. Hommel: Bibliographie zum Höhentraining. Die Lehre der Leichtathletik (1981), 563; 566; 595; 602; 634

Haseloff, O.: Grundfragen der Kybernetik. Forschung und Information. Colloquium Verlag, Berlin 1967

Hasler, H.: Ausdauertraining – Bedeutung und Probleme. Leistungsfußball in allen Spielklassen, Sammelbd. 7 (1978), 51–56

Hasler, H.: Funktion und Bedeutung der koordinativen Fähigkeiten. Magglingen 46 (1989), 1, 14–19

Literatur

Hasler, H.: Zielgerichtete Vervollkommnung der koordinativen Fähigkeiten im Vereinssport der 7- bis 13jährigen. Magglingen 46 (1989), 9, 7–11

Hassan, S. E. A.: Die Trainierbarkeit der Maximalkraft bei 7- bis 13jährigen Kindern. Leistungssport 21 (1991), 5, 17–24

Hasselbach, W.: Muskel, 2. Aufl. Urban & Schwarzenberg, München – Berlin – Wien 1975

Haug, H.: Die Alterung der menschlichen Hirnrinde. Welche Aspekte kann die quantitative Morphologie für die Funktion geben. Geriatrics – Pregeriatrics – Rehabilitation 2 (1986), 4, 79–94

Hawkins, J. D.: Specificity strength training as a factor in the improvement of shoulder strength and sprinting speed. Track & Field quart. Rev. 84 (1984), 2, 55–59

Haynes, L. W., A. J. Harborne, M. E. Smith: Augmentation of acetylcholine response in denervated skeletal muscle by endorphins and spinal cord-conditioned culture media. Eur. J. Pharmacol. 86 (1982/83), 415–425

Hebb, D. O.: The organization of behavior. Wiley & Sons, New York 1949

Hebestreit, C.: Zu Grundsätzen der Trainingsplanung. Theorie und Praxis der Körperkultur 19 (1970), 623–634

Hecht, A.: Zur Adaptation der Muskelzelle an einen Belastungsreiz und Möglichkeiten ihrer Trainierbarkeit. Medizin und Sport 12 (1972), 358–367

Heck, H.: Laktat in der Leistungsdiagnostik. Hofmann Verlag, Schorndorf 1990

Heck, H., K. Beckers, W. Lammerschmidt, E. Pruin, G. Hess, W. Hollmann: Bestimmbarkeit, Objektivität und Validität der Conconi-Schwelle auf dem Farradergometer. Dt. Z. Sportmed. 11 (1989), 388–401

Heck, H., P. Rosskopf: Die Laktat-Leistungsdiagnostik – valider ohne Schwellenkonzepte. TW Sport + Med. 5 (1993), 344–352

Hecker, G.: Kompendium Didaktik Sport. Ehrenwirth Verlag, München 1979

Hegstrom, R. A., D. K. Kondepudi: Händigkeit im Universum. Spektrum der Wissenschaft 13 (1990), 3, 56–57

Held, H.: Neue Formen des Torlauftrainings. Leistungssport 5 (1975), 147–150

Hellbrügge, T., J. H. von Wimpffen (Hrsg.): Die ersten 365 Tage im Leben eines Kindes. Die Entwicklung des Säuglings. TR-Verlagsunion, München 1977

Hellebrandt, F. A., A. M. Parrish, S. J. Houtz: Cross education: The influence of unilateral exercise on the contralateral limbs. Arch. of Physical Medicine 28 (1947), 76–85

Hellebrandt, F. A., S. J. Houtz: Influence of bimanual exercise on unilateral work capacity. J. of appl. Physiol. 2 (1949/50), 446–452

Hellebrandt, F. A., S. J. Houtz, R. N. Eubank: Influence of alternate and reciprocal exercise on work capacity. Arch. of Phys. Med. 32 (1951), 766–776

Hellwig, T., H. Liesen, A. Mader, W.Hollmann: Möglichkeiten einer sprintspezifischen Leistungsdiagnostik und Trainingssteuerung mit Hilfe der Blutlaktatkonzentration. Dt. Z. Sportmed. 39 (1988), 392–406

Hellwig, T.-A.: Verhalten der Blutlaktatkonzentration nach Sprintbelastungen unterschiedlicher Belastungsdauer und -intensität unter besonderer Berücksichtigung der Entwicklung einer speziellen Testmethodik zur sprintspezifischen Leistungsdiagnostik und Trainingssteuerung. Hartung-Gorre Verlag, Konstanz 1991

Hempfer, P.: Verbesserung des Bewegungsentwurfes im Tennisunterricht. Lehrhilfen für den Sportunterricht (1981), 21–24

Henatsch, H.-D.: Bauplan der peripheren und zentralen sensomotorischen Kontrollen. In: Sensomotorik, S. 193–247. Haase, J. et al. (Hrsg.). Urban & Schwarzenberg, München – Berlin – Wien 1976

Henatsch, H.-D.: Zerebrale Regulation der Sensomotorik. In: Sensomotorik. Haase, J. et al. (Hrsg.). Urban & Schwarzenberg, München – Berlin – Wien 1976

Henatsch, H.-D., H. H. Langer: Neurophysiologische Aspekte der Sportmotorik. In: Motorik und Bewegungsforschung, S. 27–55. Rieder, H. et al.(Hrsg.). Hofmann, Schorndorf 1983

Henker, E.: Zur Bedeutung des frühzeitigen Erwerbs rationeller sporttechnischer Fertigkeiten im Nachwuchstraining des Skilanglaufs. Theorie und Praxis der Körperkultur 30 (1981), 142–144

Hensel, H.: Temperaturregulation. In: Kurzgefaßtes Lehrbuch der Physiologie, 3. Aufl., S. 224–235. Keidel, W. (Hrsg.). Thieme Verlag, Stuttgart 1973

Hepp, F.: Zu einigen Problemen der Spezialisierung im Kindesalter nach vorausgegangener Grundlagenausbildung. Wiss. Z. Dt. Hochsch. für Körperkultur 6 (1964), Sonderheft

Hermansen, L.: Anaerobic energy release. Med. and Sci. in Sports 1 (1969), 32–38

Hermansen, L., E. Hultman, B. Saltin: Muscle glycogen during prolonged severe exercise. Acta Physiol. Scand. 71 (1967), 129-139

Hermansen, L., J. Osnes: Blood and muscle pH after maximal exercise in man. J. of appl. Physiol. 32 (1972), 304

Herron, J. (ed.): Neuropsychology of left-handedness. Academic Press, New York 1980

Hersch, J.: Von der Einheit des Menschen. Benzinger Verlag, Zürich – Köln 1978

Herter, H.: Zum speziellen Krafttraining des Sprinters. Die Lehre der Leichtathletik (1973), 557–559

Herzberg, P.: Zum Problem der motorischen Lernfähigkeit und zu den Möglichkeiten des Diagnostizierens mit motorischen Tests. Theorie und Praxis der Körperkultur 17 (1968), 1066–1073

Herzog, W. et al.: Moment-length relations of rectus femoris muscles of speed skaters/cyclists and runners. Med. and Sci. in Sports and Exerc. 23 (1991), 1289–1296

Hess, W. R.: Teleokinetisches und ereismatisches Kräftesystem in der Biomotorik. Helv. Physiol. pharmacol. Acta 1 (1943), 62–63

Hess, W. R.: Das Zwischenhirn. Syndrome, Lokalisationen, Funktionen. Schwabe Verlag, Basel 1949

Hess, W.-D.: Leistungsstrukturelle Aspekte des 100 m-Laufes und ihre Umsetzung in die Trainingspraxis. Die Lehre der Leichtathletik (1991), 22, 15–18

Hettinger, T.: Das isometrische Training der Muskelkraft. Sportarzt u. Sportmed. 16 (1965), 66–69

Hettinger, T.: Isometrisches Muskeltraining, 2. Aufl. Thieme, Stuttgart 1966

Hettinger, T.: Isometrisches Muskeltraining, 4. Aufl. Thieme, Stuttgart 1972

Heuchert, R.: Zur Objektivierung der Handlunghöhe und der Ausnutzung der Sprunghöhen im Wettkampf und Training und zur Entwicklung der Sprungfähigkeit im Volleyballspiel. Diss., DHfK, Leipzig 1978

Heyden, S.: Diabetes mellitus, Hypercholesterinämie, Hyperurikämie, Übergewicht. Böhringer, Mannheim 1975

Hicks, R. E., M. Kinsbourne: Human handedness: a partial cross-fastening study. Science 192 (1976), 908–910

High, D. M., E. T. Howley, B. D. Franks: The effects of static stretching and warm-up on prevention of delayed-onset muscle soreness. Res. Quart. for Exerc. and Sport 60 (1989), 357–361

Hildenbrandt, E.: Sprache und Bewegung. Zur Verbalisierung von Bewegungsphänomenen. Sportwissenschaft 3 (1973), 55–69

Hill, A. V.: The design of muscles. Brit. med. Bull. 12 (1956), 165 f.

Hirsch, L.: Doppelperiodisierung in Ausdauerdisziplinen. Die Lehre der Leichtathletik (1975), 667; 668; 704

Hirsch, L.: Marathontraining in der DDR. Die Lehre der Leichtathletik (1975), 269–270

Hirsch, L.: Wettkampfplanung im Langstreckenlauf. Die Lehre der Leichtathletik (1975), 197; 200

Hirsch, L.: Maßnahmen zur Verbesserung der aeroben Kapazität. Die Lehre der Leichtathletik (1977), 123–126

Hirtz, P.: Zur Bewegungseigenschaft Gewandtheit. Theorie und Praxis der Körperkultur 17 (1968)

Hirtz, P.: Zur Schulung koordinativer Fähigkeiten im Sportunterricht. Theorie und Praxis der Körperkultur 23 (1974), Beiheft 1, 83–90

Hirtz, P.: Die koordinative Vervollkommnung als wesentlicher Bestandteil der körperlichen Grundausbildung. Körpererziehung 25 (1976), 381–387

Hirtz, P.: Untersuchungen zur Entwicklung koordinativer Leistungsvoraussetzungen bei Schulkindern. Theorie und Praxis der Körperkultur 25 (1976), 283–289

Hirtz, P.: Struktur und Entwicklung koordinativer Leistungsvoraussetzungen bei Schulkindern. Theorie und Praxis der Körperkultur 26 (1977), 503–510

Hirtz, P.: Koordinativ-motorische Vervollkommnung der Kinder und Jugendlichen. Theorie und Praxis der Körperkultur 28 (1979), Beiheft 1, 11–16

Hirtz, P.: Zur Trainierbarkeit koordinativer Funktionen und Fähigkeiten im außerunterrichtlichen Sport. Theorie und Praxis der Körperkultur 29 (1980), Beiheft 2, 36–40

Hirtz, P.: Koordinative Fähigkeiten – Kennzeichnung, Altersgang und Beeinflussungsmöglichkeiten. Medizin und Sport 21 (1981), 348–351

Hirtz, P., H. Rübesamen, H. Wagner: Gewandtheit als Problem der sensomotorischen Entwicklung. Theorie und Praxis der Körperkultur 21 (1972), 742–749

Hirtz, P., G. Ludwig: Ziele, Mittel und Methoden der koordinativen Vervollkommnung. Körpererziehung 11 (1976), 506–510

Hirvonen, J., A. Nummela, H. Rusko et al.: Fatigue and changes of ATP, creatine phosphate, and lactate during the 400 m sprint. Can. J. Sports Sci. 17 (1992), 141–144

Hochmuth, G.: Biomechanik sportlicher Bewegungen. Limpert Verlag, Frankfurt, M. 1967

Hönigsmann, H.: Dermatologische Effekte und Konsequenzen der erhöhten UV-Intensität in Höhenlagen. In: Medizinische Aspekte der Höhe, S. 61–73. *Deetjen, P., E. Humpeler* (Hrsg.). Thieme Verlag, Stuttgart – New York 1981

Hofer, P., K. Rösler: Sport-Tester PE 3000 Trainings-System. Schw. Z. Sportmed. 2 (1985), 67–69

Hoffmann, B.: Handbuch des autogenen Trainings: Grundlagen, Technik, Anwendung, 4. Aufl. dtv, München 1982

Hoffmann, H. et al.: Die Abhängigkeit der Laktatkonzentration im Blut von der Arbeitsintensität. Medizin und Sport 15 (1975), 313–316

Hofmann, H., G. Grundmann, C. Pausch: Übungssammlung für die körperliche Grundausbildung. Volk und Wissen, Berlin 1969

Hofmann, S., G. Schneider: Eignungsbeurteilung und Auswahl im Nachwuchsleistungssport. Theorie und Praxis der Körperkultur 34 (1985), 44–52

Hofmann, P., G. Gaisl, B. Stockinger, R. Leitner: Modifikationen des Conconi-Tests für die Anwendung in Hallenspielsportarten. Leistungssport 3 (1989), 27–28

Hollmann, W.: Körperliches Training als Prävention von Herz-Kreislaufkrankheiten. Hippokrates, Stuttgart 1965

Hollmann, W. (Hrsg.): Zentrale Themen der Sportmedizin. Springer Verlag, Berlin – Heidelberg – New York 1972

Hollmann, W.: Der Mensch an den Grenzen seiner körperlichen Leistungsfähigkeit. Dt. Z. Sportmed. 32 (1981), 247–250

Hollmann, W.: Muskelkraft und Krafttraining aus sportmedizinischer Sicht. Dt. Z. Sportmed. 38 (1987), 405–415

Hollmann, W. et al.: Die kardiopulmonale Leistungsentwicklung von Jungen und Mädchen in Beziehung zum biologischen Alter und spezieller Berücksichtigung der Akzelerierten und Retardierten. In: Deutscher Sportärztebund: Verhandlungen – 24. Tagung Würzburg 14.–17.10.1971, S. 35–37. Demeter, Gräfelfing 1971

Hollmann, W., H. Karcher, D. Stolte: Über den Einfluß einer Kohlenhydratdiät auf das kardiopulmonale und Ausdauerleistungsverhalten. Sportarzt u. Sportmed. 24 (1973), 55–60 und Leistungssport 3 (1973), 390–393

Hollmann, W., H. Liesen: Über die Bewertbarkeit des Lactats in der Leistungsdiagnostik. Sportarzt u. Sportmed. 24 (1973), 175–182

Hollmann, W., T. Hettinger: Sportmedizin – Arbeits- und Trainingsgrundlagen, 2. Aufl. Schattauer, Stuttgart – New York 1980

Hollmann, W., H. Liesen, A. Mader, H. Heck, R. Rost, B. Dufaux, P. Schürch, D. Lagerström, R. Föhrenbach: Zur Höchst- und Dauerleistungsfähigkeit der deutschen Fußball-Spitzenspieler. Dt. Z. Sportmed. 5 (1981), 113–120

Hollmann, W., Meirleir, K. de: Gehirn und Sport – hämodynamische und biochemische Aspekte. Dt. Z. Sportmed. 39 (1988), Sonderheft, 56–64

Hoster, M.: Verletzungsvorbeugung beim Krafttraining. Die Lehre der Leichtathletik (1971), 1786–1788

Hoster, M.: Zur Bedeutung verschiedener Dehnungsarten bzw. Dehnungstechniken in der Sportpraxis. Die Lehre der Leichtathletik (1987), 1523–1526

Hotz, A.: Der Trainer in der Beurteilungssituation. Ein Betrag zur Abklärung der Förderungswürdigkeit eines Athleten. Leistungssport 7 (1977), 474–478

Hotz, A.: ABC einer praxisbezogenen Trainingslehre, S. 105–110. Eidgen. Turn- u. Sportschule, Magglingen 1980

Hotz, A.: Kreativität dank Umlernen. Allg. Schweiz. Militärzeitschr. 147 (1981), 183–184

Hotz, A.: Bewegungslernen im (Leistungs-)Sport. Eidgen. Turn- u. Sportschule, Magglingen 1982

Hotz, A.: Sich-bewegen-lernen und Bewegungslernen auf Schnee und Ski. Handlungspsychologische und pädagogische Aspekte. Sporterziehung in der Schule (1982), 11/12, 5–11

Hotz, A.: Perspektiven aus der Sicht des Bewegungslernens. In: Erfolg mit beiden Seiten, S. 23–34. *Stadler, R., W. Bucher* (Hrsg.). Eigenverl., Dübendorf/Unterägeri (Schweiz) 1986

Hotz, A.: Qualitatives Bewegungslernen. SVSS Verlag, Zumikon 1986

Hotz, A.: Standortbestimmung „Trainingslehre". Sportinformation (1988), 3, 11–13

Hotz, A.: Praxis der Trainings- und Bewegungslehre. Diesterweg Verlag, Frankfurt 1991

Hotz, A.: „Meine Spieler haben vielleicht mehr Talent und Klasse, Deine aber das Entscheidende: mehr Willen zum Sieg und mehr Selbstvertrauen!" Leistungssport 24 (1994), 1, 16–19

Hotz, A., J. Weineck: Optimales Bewegungslernen. Anatomisch-physiologische und bewegungspsychologische Grundlagenaspekte des Techniktrainings. perimed Fachbuch-Verlagsges., Erlangen 1983

Hotz, A., J. Weineck: Optimales Bewegungslernen. Anatomisch-physiologische und bewegungspsychologische Grundlagenaspekte des Techniktrainings, 2. Aufl. perimed Fachbuch-Verlagsges., Erlangen 1988

Houk, J. C., P. E. Crago, W. Z. Rymer: Functional properties of the golgi tendon organs. In: Spinal and supraspinal mechanisms of voluntary motor control and locomotion. *Desmedt, J. E.* (ed.). Karger, Basel 1980

Howald, H.: Auswirkungen von Höhentraining auf die Leistungsfähigkeit im Flachland. Jugend und Sport 28 (1971), 273–276

Howald, H.: Neue Aspekte zum Dauerleistungstraining. Schweiz. Z. f. Sportmed. 21 (1973), 111–116

Howald, H.: Blutdoping. Schweiz. Z. f. Sportmed. 23 (1975), 201–203

Howald, H.: Morphologische und funktionelle Veränderungen der Muskelfasern durch Training. Schweiz. Z. f. Sportmed. 32 (1984), 5–14

Howald, H.: Veränderungen der Muskelfasern durch Training. Leistungssport 19 (1989), 2, 18–24

Howald, H., R. Maier: Kohlenhydrat- und Fettstoffwechsel beim 15 km Skilanglaufen. Schweiz. Z. f. Sportmed. 19 (1971), 56

Howald, H., B. Segesser: Ascorbid acid and athletic performance. In: Second Conference on Vitamin C, New York 1974, pp. 458–464. *King, C. G.* et al. (eds.). New York Academy of Sciences, New York 1975

Howald, H., E. Hahn (Hrsg.): Kinder im Leistungssport. Birkhäuser, Basel – Boston – Stuttgart 1982

Hucho, F.: Gedächtnismoleküle. Universitas-Verlag, Konstanz 1976

Hüllemann, K.-D. (Hrsg.). Leistungsmedizin, Sportmedizin für Klinik und Praxis. Thieme Verlag, Stuttgart 1976

Hug, O.: Zur lernpsychologischen Fundierung des Techniktrainings in einer Zusammenarbeit zwischen Trainer und Psychologe. Leistungssport 11 (1981), 128–136

Hughes, E. F., S. C. Turner, G. A. Brooks: Effects of glycogen depletion and pedaling speed in „anaerobic threshold". J. appl. Physiol. 52, 6 (1982), 1598–1607

Hultman, E.: Physiological role of muscle glycogen in man with special reference to exercise. Circulation Res. Suppl. 1 to vols. XX and XXI (1967), 99

Hultman, E., D. Chasiotis, H. Sjöholm: Energy metabolism in muscle. In: Hypoxia, exercise, and altitude: Proceedings of the third Banff International Hypoxia Symposium, pp. 257–272. *Sutton, J. R., C. S. Houston, N. L. Norman* (eds.). Alan R. Liss, Inc., New York 1983

Hultman, E., L. L. Spriet, K. Södelund: Energy metabolism and fatigue in working muscle. In: Exercise – benefits, limits and adaptations, pp. 63–84. *Macleod, D., R. Maughan, M. Nimmo, T. Reilly, C. Williams* (eds.). Spon, London – New York 1987

Hume, T., H. Kalimo: Activation of myogenic precursor cells after muscle injury. Med. and Sci. in Sports and Exerc. 24 (1992), 197–205

Huston, J. P., C. Mueller: Memory facilitation by post-trial hypothalamic stimulation and other reinforces: a central theory of reinforcement. In: Biological aspects of learning, memory formation and ontogeny of the CNS, pp. 175–186. *Matthies, H., M. Krug, N. Popov* (eds.). Akademie Verlag, Berlin 1979

Hutton, R. S., J. L. Smith, E. Eldred: Postcontraction sensory discharge from muscle and its scource. J. Neurophysiol. 36 (1973), 1090–1103

Hyden, H.: Biochemical changes in glial cells and nerve cells at varying activity. In: Proceedings of the Fourth International Congress of Biochemistry, vol. 3: Biochemistry and the central nervous system. *Hoffmann-Ostenhof, O. von* (ed.). Pergamon Press, London 1959

Hyden, H.: Neuronal plasticity, protein conformation and behaviour. In: Memory and transfer of information, pp. 511–520. *Zippel, H. P.* (ed.). Plenum Press, New York – London 1973

Ilg, H., W. Knappe: Aspekte der psycho-physischen Belastbarkeit im Kindesalter. Medizin und Sport 16 (1976), 134–138

Ilg, H., W. Kappe: Planung und Gestaltung der Körpererziehung 6- bis 10jähriger Schüler. Theorie und Praxis der Körperkultur 28 (1979), 7–11

Ilg, H., H. Köhler: Über die Vervollkommnung der Laufausdauer im Schulalter. Theorie und Praxis der Körperkultur 26 (1977), 914–925

Ikai, M.: Biomechanics of sprint running with respect to the speed curve. In: Biomechanics I. Proceedings of the First International Seminar on Biomechanics, Zürich, pp. 282–290. Karger, Basel – New York 1967

Ikai, M., A. Steinhaus: Some factors modifying the expression of human strength. J. of appl. Physiol. 16 (1961), 157

Ikai, M., T. Fukunaga: A study on training effect on strength per unit cross-sectional area of muscle by means of ultrasonic measurement. Int. Z. f. angewandte Physiologie 28 (1970), 173–180

Iles, J.: Reciprocal inhibition during agonist and antagonist contraction. Experiment. Brain Res. 62 (1986), 212–214

Inbar, O., P. Kaiser, P. Tesch: Relationships between leg muscle fiber type distribution and leg exercise performance. Int. J. Sports Med. 2 (1981), 154–159

Inglis, R.: Training for acceleration in the 100 m sprint. Athletics Coach 23 (1989), 1, 23–26

International Athletic Foundation: Scientific Report on the II World Championships in Athletics Rome 1987, 2.ed. IAF, Marshallarts 1990

Iranyi, P.: Taktik und Technik beim Fechten. Leistungssport 3 (1973), 418–423

Irving, L.: Adaptation to cold. Science 214 (1966), 94 f.

Israel, C., S. Israel: Der Einfluß der Spielposition auf organische und funktionale Anpassungserscheinungen bei Fußballspielern. Medizin und Sport 4 (1964), 176

Israel, S.: Das akute Entlastungssyndrom des Leistungssportlers. Sportarzt u. Sportmed. 18 (1967), 185–190

Israel, S.: Sport, Herzgröße und Herz-Kreislauf-Dynamik. Barth, Leipzig 1968

Israel, S.: Die Ausbelastungs-Herzfrequenz als leistungsdiagnostische Kenngröße. Theorie und Praxis der Körperkultur 22 (1973), 254–258

Israel, S.: Die Sportfähigkeit juveniler Hypertoniker. Medizin und Sport 13 (1973), 12

Israel, S.: Das akute Entlastungssyndrom. Medizin und Sport 15 (1975), 326–335

Israel, S.: Lang und langsam – ein wichtiges Trainingsprinzip im Sport der Werktätigen. Theorie und Praxis der Körperkultur 24 (1975), 819–825

Israel, S.: Die Bewegungskoordination frühzeitig ausbilden. Körpererziehung 26 (1976), 501–505

Israel, S.: Zur Problematik des Übertrainings aus internistischer und leistungsphysiologischer Sicht. Medizin und Sport 16 (1976), 1–12

Israel, S.: Bewegungskoordination frühzeitig ausbilden. Die Lehre der Leichtathletik (1977), 989; 992; 1027–1028

Israel, S.: Das Erwärmen als Startvorbereitung. Medizin und Sport 17 (1977), 386–391

Israel, S.: Körperliche Aktivität und Adipositas. Medizin und Sport 18 (1978), 213–216

Israel, S.: Sportherz. Theorie und Praxis der Körperkultur 27 (1978), 742–753

Israel, S.: Körperliche Leistungsfähigkeit und Gesundheit. Medizin und Sport 19 (1979), 267–269

Israel, S.: Sportmedizinische Aufgaben bei der Gestaltung des Übungs-, Trainings- und Wettkampfbetriebes von Sporttreibenden im mittleren Lebensalter. Medizin und Sport 19 (1979), 113–115

Israel, S.: Sportmedizinische Positionen zu Leistungsprüfverfahren im Sport. Medizin und Sport 19 (1979), 28–35

Israel, S.: Sport und Herzschlagfrequenz. Barth, Leipzig 1982

Israel, S.: Die bewegungsbedingte körperliche Adaptation als biotisches Prinzip. Theorie und Praxis der Körperkultur 37 (1988), 86–94

Israel, S.: Der kleine Unterschied. TW Sport + Med. 2 (1990), 432–446

Israel, S.: Konkurrenzreaktionen bei hochgradiger Fähigkeitsausprägung. Sportwissenschaft 21 (1991), 337–353

Israel, S.: Folgen des Sportentzugs – Erkennung und Behebung. Leistungssport 23 (1993), 2, 17–20

Israel, S.: Wettkampf in Langzeitausdauerdisziplinen bei Hitze. Leistungssport 24 (1994), 1, 45–48

Israel, S., G. Israel, P. Thierbach: Typische Erkrankungen und körperliche Störungen bei hohen physischen Belastungen in mittleren Höhen. Medizin und Sport 9 (1969), 139–147

Israel, S., J. Weber: Probleme der Langzeitausdauer im Sport. Barth, Leipzig 1972

Israel, S. et al.: Enzymaktivitäten im Serum nach einem 88-km-Lauf. Medizin und Sport 16 (1976), 363–367

Israel, S., R. Winter: Ausbildungsaspekte der Koordination im Unterstufenalter. Theorie und Praxis der Körperkultur 28 (1979), Beiheft 1, 53–55

Israel, S., B. Buhl: Die sportliche Trainierbarkeit in der Pubeszenz. Theorie und Praxis der Körperkultur 29 (1980), Beiheft 2, 33–36

Israel, S., E. Köhler, W. Ehrler, B. Buhl: Die Trainierbarkeit in späteren Lebensabschnitten. Medizin und Sport 22 (1982), 90–93

Ivanova, M. P., J. N. Silin: Zur Veränderung des motorischen Hirnrindenpotentials unter dem Einfluß psychoregulierender Trainingsmaßnahmen zur Erhöhung der sportlichen Resultate (übersetzt). Teorija i Praktika fiziceskoj kul'tury, Moskau 46 (1983), 12, 20–21; 40

Ivy, J. L., D. L. Costill, P. J. Van Handel, D. A. Essig R. W. Lower: Alteration in the lactate threshold with changes in substrate availability, Int. J. Sports Med. 2 (1982), 139f.

Iwanowa, M. P., A. Lomow: EEG-Veränderungen des Sportlers unter dem Einfluß einer adäquaten Reizung des Vestibularanalysators. Medizin und Sport 19 (1979), 68–70

Iwoilow, A. W.: Theoretische Aspekte der sportlichen Taktik. Leistungssport 3 (1973), 126–129

Jackson, R., B. Balke: Training at altitude for performance at sea level. Schweiz. Z. f. Sportmed. 19 (1971), Sonder-Nr. Höhentraining, 19–27

Jacobs, I.: The effects of thermal dehydration on performance of the Wingate anaerobic test. Int. J. Sports Med. 1 (1980), 21–24

Jacobs, I.: Lactate concentration after short, maximal exercise at various glycogen levels. Acta Phys. Scand. 111 (1981), 465–469

Jacobs, I.: Lactate, muscle glycogen and exercise performance in man. Acta Phys. Scand. (1981), suppl. 495

Jacobs, I.: Influence of carbohydrate stores on maximal human power output. In: Exercise – benefits, limits and adaptations, pp. 104–115. *Macleod, D., R. Maughan, M. Nimmo, T. Reilly, C. Williams* (eds.). Spon, London – New York 1987

Jacobs, I.: Nutrition of the elite footballer. In: Science and football, pp. 23–32. *Reilly, T., A. Lees, K. Davids, W. J. Murphy* (eds.). Spon, London – New York 1988

Jacobs, I., O. Bar-Or, J. Karlsson, R. Dotan, P. Tesch, P. Kaiser, O. Inbar: Changes in muscle metabolites in females with 30-s exhaustive exercise. Med. and Sci. in Sports and Exerc. 14 (1982), 457–460

Jacobs, I., P. Kaiser, P. Tesch: Muscle strength and fatigue after selective glycogen depletion in human skeletal muscle fibers. Eur. J. appl. Physiol. 46 (1981), 47–53

Jacobs, I., N. Westlin, J. Karlsson, M. Rasmusson: Muscle glycogen and diet in elite soccer players. Eur. J. appl. Physiol. occup. Physiol. 48 (1982), 297–302

Jacobs, I., P. A. Tesch, O. Bar-Or, J. Karlsson, R. Dotan: Lactate in human skeletal muscle after 10 and 30 s of supramaximal exercise. J. appl. Physiol. 55 (1983), 365–367

Jacobsen, E.: Electrophysiology of mental activities. Amer. J. Psychol. 44 (1932), 667–694

Jacobsen, E.: Learning in flatworms and annelids. Psychol. Bull. 60 (1963), 74–94

Jäger, H.-G. et al.: Kohlenhydrat-, Fett- und Katecholaminstoffwechselregulation unter verschiedenen Belastungsformen bei Schwimmtraining. Sportarzt u. Sportmed. 25 (1974), 134–136; 160–162

Jäger, K., G. Oelschlägel: Kleine Trainingslehre. Sportverlag, Berlin 1972

Jahnecke, J.: Risikofaktor Hypertonie. Böhringer, Mannheim 1974

Jakeman, P., R. Palfreeman: Carbohydrate feeding during endurance cycling. Coaching Focus (1989), 10, 8–9

Jakob, E., P. Wolfahrt, J. Keul: Ein neues System zur Herzfrequenzregistrierung über elektromagnetische Wellen. In: Praktische Sport-Traumatologie und Sportmedizin, Zuckschwerdt, München – Bern – Wien 1986

Jakob, E., I. Arratibel, W. Stockhausen, G. Huber, J. Keul: Die Herzfrequenz als Kenngröße der Leistungsdiagnostik und Trainingssteuerung, Leistungssport 5 (1988), 23–25

Jakowlew, N. N.: Die Bedeutung der Homöostasestörung für die Effektivität des Trainingsprozesses. Medizin und Sport 12 (1972), 367 f.

Jakowlew, N. N.: Entwicklungsperspektiven der Sportbiochemie und ihre Bedeutung für die Sportpraxis. Medizin und Sport 13 (1973), 201–204

Jakowlew, N. N.: Biochemische Adaptationsmechanismen der Skelettmuskeln an erhöhte Aktivität. Medizin und Sport 15 (1975), 132–138

Jakowlew, N. N.: Die Ernährung des Sportlers am Wettkampftage. Sportverlag, Berlin 1976

Jakowlew, N. N.: Erweiterung des Regulationsbereiches des Stoffwechsels bei Anpassung an verstärkte Muskeltätigkeit. Medizin und Sport 16 (1976), 66–70

Jakowlew, N. N.: Sportbiochemie. Barth, Leipzig 1977

Jakowlew, N. N.: Die biochemische Grundlage der Ermüdung und ihre Bedeutung in der sportlichen Praxis. Leistungssport 8 (1978), 513–516

Jakowlew, N. N.: Biochemische und morphologische Veränderungen der Muskelfasern in Abhängigkeit von der Art des Trainings. Medizin und Sport 18 (1978), 161–164

Janda, V.: Muskelfunktionsdiagnostik, 2. Aufl. Volk und Gesundheit, Berlin (Ost) 1986

Janda, V.: Manuelle Muskelfunktionsdiagnostik, 3. Aufl. Ullstein Mosby, Berlin 1994

Janssen, P. G. J. M.: Ausdauertraining – Trainingssteuerung über die Herzfrequenz- und Milchsäurebestimmung (übersetzt von *J. Weineck* und *R. Reijnders*). Spitta Verlag GmbH, Balingen 1996

Janzen, R.: Die letzten 100 Jahre Lokalisationsforschung an der Großhirnrinde. Z. f. Neurol. 202 (1972), 75–93

Jenkins, D. G., B. M. Quigley: The influence of high-intensity exercise training on the $W_{lim} - T_{lim}$ relationship. Med. and Sci. in Sports and Exerc. 25 (1993), 275–282

Jenoure, P., B. Segesser: Krafttraining aus der Sicht des Sportmediziners. „Tip Sportmagazin" Nov. (1987)

Jerat, W.: Mit neuem Elan in die Restsaison! Fußballtraining 9 (1991), 2, 11–19

Jessen, K.: Untersuchung zum Zusammenhang zwischen Intelligenz und der Fähigkeit, mental zu trainieren. In: Experimente in der Sportpsychologie, S. 91–95. *Volkamer, M.* (Hrsg.). Hofmann Verlag, Schorndorf 1972

Jessen, K., M. Medler, M. Volkamer: Untersuchungen zum „Mentalen Training". In: Motivation im Sport, S. 344–349. Ausschuß Deutscher Leibeserzieher (Hrsg.). Hofmann, Schorndorf 1971

Joch, W.: Erhöhung des Kraftpotentials als Voraussetzung für Leistungssteigerungen im Sprint? Die Lehre der Leichtathletik (1989), 338–340

Joch, W.: Das sportliche Talent. Meyer & Meyer Verlag, Aachen 1992

Joch, W., J. Seidel: Vertikale Absprungkraft und komplexe Hochsprungleistung. Geschlechtsspezifische und leistungsabhängige Bedingungen. Leistungssport 5 (1975), 236–241

John, H.: Zur Periodisierung und Wettkampfterminierung bei Kindern. Der Deutsche Schwimmsport 27 (1977), 34, Beilage: Für die Mappe des Technikers 2, 9–12

John, P. J., V. I. Wright: Relative importance of various tissues in joint stiffness. J. of appl. Physiol. 17 (1962), 824 ff.

Johnson, M. A. et al.: Data on the distribution of fibre types in thirtysix human muscles. An autopsy study. J. of the Neurol. Sci. 18 (1973), 111–129

Jokl, E.: Die zerbrale Steuerung der menschlichen Motorik. Dt. Z. Sportmed. 33 (1982), 141–147

Jonath, U. (Hrsg.): Praxis der Leichtathletik, eine Enzyklopädie. Bartels & Wernitz, Berlin – München – Frankfurt 1973

Jonath, U.: Einfach- oder Doppelperiodisierung? Die Lehre der Leichtathletik (1974), 909–912

Jonath, U.: Krafttraining mit Schülern und Jugendlichen. In: Leichtathletik – für Jugend und Schüler, 2. Aufl., S. 131–138. *Ahsbahs, H.* (Hrsg.). Bartels & Wernitz, Berlin – München – Frankfurt 1974

Jonath, U. (Hrsg.): Lexikon Trainingslehre. Rowohlt Verlag, Reinbek 1988

Jonath, U., W. Reuter: Leistungsgerechtes Verhalten am Wettkampftage. Die Lehre der Leichtathletik (1974), 1407–1409

Jones, G.: Optimal use of imagery in learning and performance. In: Sport psychology – international, pp. 315–328. *Rieder, H.* (ed.). bps-Verlag, Köln 1984

Jones, J. G.: Motor learning without demonstration of physical practice under two conditions of mental practice. Res. Quart. 36 (1965), 270–276

Jung, K., W. Schäfer-Nolte: Todesfälle im Zusammenhang mit Sport. Dt. Z. Sportmed. 33 (1982), 5–11

Jung, R.: Einführung in die Bewegungsphysiologie. In: Sensomotorik, S. 1–98. *Haase, J.* et al. Urban & Schwarzenberg, München 1976

Jung, R.: Einführung in die allgemeine Neurophysiologie. In: Allgemeie Neurophysiologie, 3. Aufl. *ten Bruggencate, G.* et al. (eds.). Urban & Schwarzenberg, München – Wien – Baltimore 1980

Jung, R.: Zur Bewegungsphysiologie beim Menschen: Fortbewegung, Zielsteuerung und Sportleistungen. In: Motorik, S. 7–63. *Küchler, G.* (Hrsg.). Fischer Verlag, Stuttgart 1983

Kahle, W., H. Leonhardt, W. Platzer: Tachenatlas der Anatomie, Bd. 3: Nervensystem und Sinnesorgane. Thieme Verlag, Stuttgart 1979

Kalinin, W. K., N. N. Osolin: Zur Struktur der Wettkampfperiode. Leistungssport 5 (1975), 231–234

Kaminski, G.: Bewegung – von außen und innen gesehen. Sportwissenschaft 2 (1972), 51–63

Kaminski, G.: Überlegungen zur Funktion von Handlungstheorien in der Psychologie. In: Handlungstheorien – interdisziplinär, Bd. 3,1, S. 93–121. *Lenk, H.* (Hrsg.). Fink Verlag, München 1981

Kammerer, E., C. Rauca, H. Matthies: Incorporation of choline into acetylcholin during a learning experiment. In: Biological aspects of learning, memory formation and ontogenity of the CNS, pp. 145–151. *Matthies, H., M. Krug, N. Popov* (eds.). Akademie Verlag, Berlin 1979

Kanehisa, H., M. Miyashita: Specificity of velocity in strength training. Eur. J. appl. Physiol. 52 (1983), 104–106

Kannus, P.: Normality, variability and predictability of work, power and torque acceleration energy with respect to peak torque in isokinetic muscle testing. Int. J. Sports Med. 13 (1992), 249–256

Karl, H.: Das Sportärztliche Seminar in Davos 1972. Sportarzt u. Sportmed. 23 (1972), 274–275; 298–301

Karlsson, J. et al.: Das menschliche Leistungsvermögen in Abhängigkeit von Faktoren und Eigenschaften der Muskelfasern. Medizin und Sport 12 (1975), 357–364

Karlsson, J., B. Saltin: Lactate, ATP and CP in working muscles during exhaustive exercise in man. J. of appl. Physiol. 29 (1970), 598

Karlsson, J., B. Saltin: Diet, muscle glycogen, and endurance performance. J. of appl. Physiol. (1971), 203–206

Karpovich, P. V.: Physiology of muscular activity. Saunders, Philadelphia 1959

Katzenbogner, H.: Leichtathletik macht Spaß. Unveröffentl. Skript, ca. 1990

Katzenbogner, H.: Erster Schritt zum Sieg. Leichtathletik 4 (1993), 5/6, 27–32

Katzenbogner, H., M. Medler: Spielleichtathletik. Teil 1 und 2. Medler, Neumünster 1993

Kawakami, Y., Y. Hirano, M. Miyashita, T. Fukunaga: Effect of leg extension training on concentric and eccentric strength of quadriceps femoris muscles. Scand. J. Med. & Sci. in Sports 3 (1993), 22–27

Keidel, W. D.: Kurzgefaßtes Lehrbuch der Physiologie, 3. Aufl. Thieme Verlag, Stuttgart 1973

Keilholz, U. et al.: Erholungsverlauf der Herzfrequenz nach körperlichen Belastungen – Bedeutung für die Trainingspraxis. Leistungssport 12 (1982), 114–117

Keller, G.: Züricher Novellen, Legenden und Erzählungen. Insbesondere: Das Fähnlein der sieben Aufrechten, S. 223–288. Insel Verlag, München 1978

Keller, H. et al. (Hrsg.): Vom Wissen und Handeln im Sport. ETHZ, Zürich 1980

Keller, S.: Zur Herausbildung des Wetteiferns und des Leistungsverhaltens im Vorschulalter. Leistungssport 24 (1994), 1, 43

Kemmler, R.: Psychologisches Wettkampftraining. BLV Verlagsges., München 1973

Kemper, H. C. G., R. Verschuur: Maximal aerobic power in 13- and 14-year-old teenagers in relation to biologic age. Int. J. Sports Med. 2 (1981), 97–100

Kennedy, J. M. et al.: Nascent muscle fiber appearance in overloaded chicken slow-tonic muscle. Am. J. Anat. 181 (1988), 203–213

Kerr, R., B. Booth: Das Lernen von Fertigkeiten bei 7- und 9jährigen Kindern und die Schema-Theorie. Leistungssport 10 (1980), 120–123

Kersee, B.: Philosophy of running training and methodology – women sprinters and heptathlon. Track & Field quart. Rev. 89 (1989), 1, 3–5

Kesner, R. P., H. S. Conner: Independence of short- and long-term memory: a neural system analysis. Science 176 (1972), 432–434

Keul, J.: Die Bedeutung des aeroben und anaeroben Leistungsvermögens für Mittel- und Langstreckenläufer(innen). Die Lehre der Leichtathletik (1975), 593; 596; 632

Keul, J.: Problematik der Regeneration im Training und Wettkampf aus biochemischer und physiologischer Sicht. Leistungssport 3 (1973), 24–33

Keul, J.: Training und Regeneration im Hochleistungssport. Leistungssport 8 (1978), 236–246

Keul, J.: Zur Belastbarkeit des kindlichen Organismus aus biochemischer Sicht. In: Kinder im Leistungssport, S. 31–49. *Howald, H., E. Hahn* (Hrsg.). Birkhäuser, Basel – Boston – Stuttgart 1982

Keul, J.: Belastbarkeit von Kindern im Bereich Tennis. Referat anläßlich des 4. DTB/VDT Bundeskongresses am 6.1.1991

Keul, J. et al.: Die Veränderungen von Kreislauf- und Stoffwechselgrößen bei Kindern während eines Skilanglaufs unter einem Multivitamin-Elektrolyt-Granulat. Dt. Z. Sportmed. 30 (1979), 65–72

Keul, J., E. Doll, D. Keppler: Muskelstoffwechsel. Barth, München 1969

Keul, J., N. Löhmann, P. Adolph: Die Veränderung der Herzfrequenz und der arteriellen Glucose- und Lactatspiegel bei 2–4minütigen Intervalläufen. Int. Z. f. angew. Physiol. einschl. Arbeitsphysiol. 29 (1970), 1, 55–64

Keul, J., F. Cerny: Influence of altitude training on muscle metabolism and performance in man. Brit. J. Sports Med. 8 (1974), 18–29

Keul, J., G. Huber, W. Kindermann: Unterschiedliche Wirkung des Skilanglaufes und des Skiabfahrtslaufes auf Kreislauf und Stoffwechsel. Sportarzt u. Sportmed. 26 (1975), 49–58

Keul, J., A. Klümper, S. Baumann: Beziehungen zwischen Verletzungshäufigkeit und blutchemischen Veränderungen. Leistungssport 8 (1978), 343–347

Keul, J., W. Kindermann, G. Simon: Die aerobe und anaerobe Kapazität als Grundlage für die Leistungsdiagnostik. Leistungssport 8 (1978), 22–32

Keul, J. G. Simon, A. Berg, H.-H. Dickhuth, I. Goerttler, R. Kübel: Bestimmung der individuellen anaeroben Schwelle zur Leistungsbewertung und Trainingsgestaltung. Dt. Z. Sportmed. 7 (1979), 212f.

Keul, J., H.-H. Dickhuth, A. Berg, M. Lehmann, G. Huber: Allgemeine und sportartspezifische Leistungsdiagnostik im Hochleistungsbereich. Labortests und Feldversuche. Leistungssport 11 (1981), 382–398

Kibele, A., K.-J. Müller: Neuromuskuläre Aktivierung der Beinstreckmuskulatur. Dt. Z. Sportmed. 40 (1989), 80–84

Kiessling, B., M. Viol: Zur Veränderung von Körperteilmassen im sportlichen Leistungstraining. Medizin und Sport 30 (1990), 121–124

Kimura, D., Y. Archibald: Motor functions of the left hemisphere. Brain 97 (1974), 337–350

Kindermann, W.: Hinweise auf alters- und geschlechtsspezifische Besonderheiten im Mittelstreckenlauf. Die Lehre der Leichtathletik (1974), 1767–1769; 1824–1825

Kindermann, W.: Regeneration und Trainingsprozeß in den Ausdauersportarten aus medizinischer Sicht. Leistungssport 8 (1978), 348–357

Kindermann, W.: Grundlagen der aeroben und anaeroben Leistungsdiagnostik. Schw. Z. Sportmed. 1 (1984), 69–74

Kindermann, W., G. Huber, J. Keul: Anoxydative Energiebereitstellung beim Laufen und Schwimmen während ein- bis dreiminütiger Belastungsdauer. Sportarzt u. Sportmed. 24 (1973), 273–277

Kindermann, W., G. Huber, J. Keul: Laktat-Azidose und Herzfrequenz während und nach verschiedenen Trainingsformen des 400 m Läufers. Sportwissenschaft 3 (1973), 342–355

Kindermann, W., G. Huber, J. Keul: Anaerobe Energiebereitstellung und Herzfrequenz während und nach verschiedenen Trainingsmethoden des Mittelstrecklers. Leistungssport 5 (1975), 66–70

Kindermann, W., D. Försterling, J. Keul: Anoxydative Energiebereitstellung beim Laufen und Schwimmen in Abhängigkeit vom Geschlecht. Medizin und Sport 15 (1975), 353–356

Kindermann, W., J. Keul, G. Huber: Anaerobe Energiebereitstellung im Hochleistungssport. Hofmann Verlag, Schorndorf 1977

Kindermann, W. et al.: Anpassungserscheinungen durch Schul- und Leistungssport im Kindesalter. Sportwissenschaft 8 (1978), 222–234

Kindermann, W., G. Simon, J. Keul: Dauertraining – Ermittlung der optimalen Trainingsherzfrequenz und Leistungsfähigkeit. Leistungssport 8 (1978), 34–39

Kiphard, E.: Bewegungs- und Koordinationsschwächen im Grundschulalter. Hofmann Verlag, Schorndorf 1970

Kiphard, E.: Die Bewegungskoordination und ihre Schulung. In: Motorisches Lernen – Üben – Trainieren, S. 151–168. *Koch, K.* (Hrsg.). Hofmann Verlag, Schorndorf 1972

Kirchert, C.: Die Ermittlung der Schreibhand und Probleme der Linkshänderbetreuung. Motorik 2 (1979), 50–56; 70–72

Kleindienst-Cachay, C.: Bewegungserziehung als Wahrnehmungserziehung. Sportunterricht 31 (1982), 45–56

Kleinsorge, H.: Probleme bei der Anleitung zum Autogenen Training. Heilkunst 83 (1970), 12

Kleinsorge, H.: Selbstentspannung. Trainingsheft für das autogene Training. Fischer Verlag, Stuttgart 1974

Kleitke, B.: Biochemische Adaptation des Herzmuskels. Medizin und Sport 17 (1977), 249–254

Klimt, F., A. Felkel: Die körperliche Belastung eines 350 m Hallenlaufes – Radiotelemetrische EKG-Registrierungen bei 8–10jährigen Kindern. Sportarzt u. Sportmed. 21 (1970), 14–22

Klimt, F., R. Pannier, D. Paufler: Körperliche Belastung 9–10jähriger Kinder durch einen 200-m-Lauf. Schweiz. Z. f. Sportmed. 19 (1971), 31–39

Klimt, F. et al.: Blutlaktat-Normalwerte im Kindesalter. Das deutsche Gesundheitswesen 27 (1972), 1483–1484

Klimt, F. et al.: Körperliche Belastung 8–9jähriger Kinder durch einen 800-m-Lauf. Schweiz. Z. f. Sportmed. 21 (1973), 57–70

Klimt, F., R. Pannier, D. Paufler: Ausdauerbelastungen bei Vorschulkindern. Schweiz. Z. f. Sportmed. 22 (1974), 7–21

Klimt, F., R. Pannier, D. Paufler, G. Tuch: Wie tolerieren Vorschulkinder ein „Bergaufgehen" auf dem Laufband. Sportarzt u. Sportmed. 26 (1975), 163–169

Klimt, F., E. Heyer-Wirths: Hüft- und Wirbelsäulen-Beweglichkeit im Kindes- und Jugendalter. Sozialpädiatrie in Praxis u. Klinik 14 (1992), 531–533

Klissouras, V.: Genetic limit of functional adaptability. Int. Z. f. angew. Physiol. 30 (1972), 85 f.

Klix, F.: Information und Verhalten. Verlag der Wissenschaften, Berlin 1971

Knab, E.: Regulative Methode Zehnkampf. Sportpsychologie 3 (1989), 1, 12–14

Knappe, W., E. Mohns, H. Peters: Untersuchungen zur Entwicklung der sportlichen Leistung im Schulalter (II). Theorie und Praxis der Körperkultur 17 (1968), 633–648

Knebel, K. (Hrsg.): Biomedizin und Training. Bartels und Wernitz, Berlin – München – Frankfurt 1972

Knebel, K. (Hrsg.): Olympische Analysen. Bartels und Wernitz, Berlin – München – Frankfurt 1974

Knebel, K.-P., B. Herbeck, G. Hamsen: Fußball-Funktionsgymnastik. Rowohlt Verlag, Reinbek 1988

Knebel, K.-P., B. Herbeck, S. Schaffner: Tennis-Funktionsgymnastik. Rowohlt Verlag, Reinbek 1988

Knoche, H.: Lehrbuch der Histologie. Springer Verlag, Berlin – Heidelberg – New York 1979

Knuttgen, H. et al.: Physical conditioning through interval training with young male adults. Med. and Sci. in Sports 5 (1973), 220–226

Kobayashi, K., K. Kitamura, M. Miura, H. Sodeyama, Y. Murase, M. Miyashita, H. Matsui: Aerobic power as related to body growth and training in Japanese boys: a longitudinal study. J. of appl. Physiol. 45 (1978), 666–672

Kobi, E. E.: Lernen und Lehren, 2. Aufl. Haupt Verlag, Bern 1975

Koch, G., B. Eriksson: Effect of physical training on pulmonary ventilation and gas exchange during submaximal and maximal work in boys aged 11 to 13 years. Scand J. Clin Lab. Invest. (1973), 87–94

Koch, K. (Hrsg.): Motorisches Lernen – Üben – Trainieren, 2. Aufl. Hofmann Verlag, Schorndorf 1976

Köhler, E.: Zur Trainierbarkeit von Schülern im Alter von 6 bis 16 Jahren. Theorie und Praxis der Körperkultur 26 (1977), 606–608

Köhler, H.: Untersuchungen zu Entwicklungskennlinien der Ausdauer im Schulalter. Theorie und Praxis der Körperkultur 25 (1976), 99–107

König, E.: Leistungsstrukturelle Aspekte und praktische Lösungswege im Krafttraining von Sprintern. Theorie u. Praxis d. Leistungssports 25 (1987), 4, 80–89

Kohl, K.: Allgemeine Theorie des motorischen Lernens. In: Psychologie in Training und Wettkampf, S. 47–69. Carl, K. (Hrsg.). Bartels & Wernitz, Berlin – München – Frankfurt 1973

Kohl, K.: Gestalttheorie bei der Behandlung des motorischen Lernens im Gebiet des Sports. In: Gestalttheorie und Fachdidaktik, S. 64–83. Guss, K. (Hrsg.). Steinkopff Verlag, Darmstadt 1977

Kohl, K., A. Krüger: Psychische Vorgänge bei der Sportmotorik. Leistungssport 2 (1972), 123–127

Koinzer, K.: Zur Geschlechtsdifferenzierung konditioneller Fähigkeiten und ihrer organischen Grundlagen bei untrainierten Kindern und Jugendlichen im Schulalter. Medizin und Sport 18 (1978), 144–150

Koinzer, K.: Zur Dynamik des herzfrequenzbezogenen Sauerstoffaufnahmevermögens ($VO_{2\,170}$) bei Jungen und Mädchen zwischen 10 und 14 Lebensjahren. Medizin und Sport 20 (1980), 202–207

Koinzer, K., D. Gnüchtel, H. Schinkitz: Zum Stand und zur Dynamik der Langzeitausdauerfähigkeit von Jungen im 6. Schuljahr in Abhängigkeit vom Schuljahresabschnitt und vom Übungszustand. Theorie und Praxis der Körperkultur 30 (1981), 654–659

Koinzer, K., G. Enderlein, G. Herforth: Untersuchungen zur Abhängigkeit der W_{170} vom Kalenderalter, vom biologischen Entwicklungsstand und vom Übungszusand bei 10- bis 14jährigen Jungen und Mädchen mittels dreifaktorieller Varianzanalyse. Medizin und Sport 21 (1981), 201–206

Koinzer, K., U. Krüger: Die Altersspezifik von Anpassungen an physische Belastungen. Medizin und Sport 22 (1982), 82–85

Koitzsch, J.: Zur Kennzeichnung leistungsbestimmender Merkmale der Sprintdisziplinen. Theorie und Praxis der Körperkultur 21 (1972), 624–632

Kokonen, T.: Implementation of associative memory in adaptive neural network. In: Biological aspects of learning, memory formation and ontogenity of the CNS, pp. 43–53. *Matthies, H., M. Krug, N. Popov* (eds.). Akademie Verlag, Berlin 1979

Komadel, L.: Sportmedizinische Probleme beim Training mit Jugendlichen. Leistungssport 5 (1975), 74–82

Kometiani, P. A.: On the mechanisms of the participation of genetic apparatus in the memory phenomena. In: Biological aspects of learning, memory formation and ontogenity of the CNS, pp. 11–18. *Matthies, H., M. Krug, N. Popov* (eds.). Akademie Verlag, Berlin 1979

Komi, P. V.: Faktoren der Muskelkraft und Prinzipien des Krafttrainings. Leistungssport 5 (1975), 3–16

Komi, V. V.: Training of muscle strength and power: Interaction of neuromotoric, hypertrophic, and mechanical factors. Int. J. Sports Med. 7 (1986), suppl. 1, 10–15

Komi, P. V. (Hrsg.): Kraft und Schnellkraft im Sport. Deutscher Ärzte-Verlag, Köln 1994

Komi, P. V., E. Buskirk: Effect of eccentric and concentric muscle conditioning on tension and electrical activity of human muscle. Ergonomics 15 (1972), 417–434

Komi, P. V., J. Viitasalo, R. Rauramaa, V. Vihko: Effect of isometric strength training on mechanical, electrical, and metabolic aspects of muscle function. Eur. J. appl. Physiol. 40 (1978), 45–55

Konzag, G.: Probleme der Treffsicherheit, des Bewegungstempos, der optischen Ballkontrolle und der Beidseitigkeit im Basketballtraining. Theorie und Praxis der Körperkultur 21 (1972), 36–42

Konzag, G.: Psychologische Probleme des sportlichen Wettkampfes. Körpererziehung 26 (1976), 264–273

Kornexl, E.: Reaktionsschnelligkeit und Torwartleistung im Hallenhandball. Praxis der Leibesübungen 11 (1970), 223–225; 12 (1971), 11–12

Kornhuber, H. H.: Zur Bedeutung multisensorischer Integration im Nervensystem. Dt. Z. Nervenheilk. 187 (1965), 478–484

Kornhuber, H. H.: Neural control of input into long term memory: Limbic system and amnestic syndrome in man. In: Memory and transfer of information, pp. 1–22. *Zippel, H. P.* (ed.). Plenum Press, New York – London 1973

Kornhuber, H. H.: Motorische Systeme und sensomotorische Integration. In: Lorenz und die Folgen, S. 750–762. *Stamm, R. A., U. Zeier* (Hrsg.). Kindler Verlag, Zürich 1978

Kornhuber, H. H.: Wahrnehmung und Informationsverarbeitung. In: Lorenz und die Folgen, S. 783–798. *Stamm, R. A., U. Zeier* (Hrsg.). Kindler Verlag, Zürich 1978

Kos, B.: Abhängigkeit der Beweglichkeit von der Muskelstärke und -festigkeit. Acta Univ. Carol. Gymnica Prag (1970), 1, 121–138

Koske, N., F. Klimt: Die körperliche Beanspruchung bzw. Belastung von Kindern im ersten Schuljahr durch ein Circuittraining. Dt. Z. Sportmed. 29 (1978), 223–229; 244–248

Kosmin, R., W. Owtschinnikow: Die Messung der speziellen Ausdauer – Tests für Mittelstreckler. Die Lehre der Leichtathletik (1975), 881–883

Kovacs, E., J. Szecsenyi: Passive und aktive Muskelvordehnung in Wurf- und Sprungdisziplinen. Leistungssport 5 (1975), 128–136

Kowaljow, N. K., L. P. Tolstikowa: Einige Möglichkeiten zur effektiven Schulung der speziellen Ausdauer von jugendlichen Schwimmern. Leistungssport 5 (1975), 283–286

Kraeff, T.: Muskuläre Dysbalance bei Menschen im fortgeschrittenen Alter. Manuelle Medizin 21 (1983), 71–73

Kraemer, W. J.: Endocrine responses to resistance exercise. Med. and Sci. in Sports and Exerc. 20 (1988), suppl., S152–S157

Kraft, H.: Autogenes Training, Methodik und Didaktik. Hippokrates, Stuttgart 1982

Kramer, J.: Linkshändigkeit – Wesen, Ursachen, Erscheinungsformen, 2. Aufl., Antonius-Verl., Solothurn 1970

Kratzer, H.: Beherrschungsgrad und Einsatzhäufigkeit psychoregulativer Verfahren im Hochleistungsbereich. Leistungssport 22 (1992), 2, 13–17

Kraus, H., W. Raab: Erkrankungen durch Bewegungsmangel. Barth, München 1964

Kremer, B.: Sprungkrafttraining – aber wie? Volleyballtraining 16 (1992), 77–79 (Teil 1); 88–93 (Teil 2)

Kremer, I.: Theorien, physiologische Auswirkungen und Anwendung des psychoregulativen und -motorischen Trainings im Sport unter besonderer Berücksichtigung des autogenen und mentalen Trainings. Zulassungsarbeit für das Lehramt an Gymnasien, Erlangen 1985

Kretschmer, J.: Sport und Bewegungsunterricht 1–4. Urban & Schwarzenberg, München – Berlin – Wien 1981

Krüger, A.: Die Anwendungsmöglichkeiten des isokinetischen Krafttrainings für die Leichtathletik. Die Lehre der Leichtathletik (1972), 558–559

Krüger, A.: Isokinetisches Krafttraining. Der Deutsche Schwimmsport 23 (1973), 2, Beilage: Für die Mappe des Technikers, 2–4

Krüger, A.: 20 Jahre isokinetisches Krafttraining. Leistungssport 16 (1986), 3, 39–45

Krüger, A.: Anfänge einer Pädagogik des Wettkampfs. Leistungssport 24 (1994), 1, 38–42

Krüger, U.: Zur Gültigkeit von Trainingsprinzipien im Massensport. Theorie und Praxis der Körperkultur 37 (1988), 109–113

Krueger, W. C. F.: Further studies in overlearning. J. of exp. Psychol.13 (1930), 152–163

Kruglikov, R. I.: On the role of biogenic monoamines in the process of consolidation. In: Biological aspects of learning, memory formation and ontogenity of the CNS, pp. 275–277. *Matthies, H., M. Krug, N. Popov* (eds.). Akademie Verlag, Berlin 1979

Kuchler, W.: Skilauf alpin: Vom Gängelband zur Selbsterfahrung. In: Sportunterricht 5–10, S. 159–181. *Brettschneider, W.-D.* (Hrsg.). Urban & Schwarzenberg, München – Berlin – Wien 1981

Küchler, G.: Motorik. Steuerung der Muskeltätigkeit und begleitende Anpassungsprozesse. Fischer Verlag, Stuttgart 1983

Kugler, J.: Gedächtnis und Gedächtnisleistung neurophysiologisch beurteilt. Sandorama (1981), 4, 5–9

Kuhlow, A.: Bewegungsdiagnostische Bestimmung konditioneller und technomotorischer Leistungskomponenten bei Vertretern von Schnellkraftdisziplinen. Leistungssport 7 (1977), 405–419

Kuhn, S., I. Droste, D. Steinhöfer: Schnellkraftniveau und Sprintleistung bei Läuferinnen unterschiedlicher Leistungsstärke. Leistungssport 15 (1985), 4, 45–50

Kuhn, W.: Eine vergleichende Untersuchung zum psychischen mentalen Aufwärmen. Leistungssport 3 (1973), 140–146

Kuhn, W.: Kontralateraler Transfer – Befunde und theoretische Erklärungsansätze. Sportwissenschaft 16 (1986), 422–442

Kuhn, W.: Zum Phänomen des kontralateralen Transfers: eine theoretische und experimentelle Studie. bps-Verlag, Köln 1987

Kuklinski, B., H. Marek: Primäre Prävention bei Risikopatienten für chronisch ischämische Herzkrankheiten unter besonderer Berücksichtigung der Hyperlipoproteinämie und deren therapeutischer Beeinflussung. Medizin und Sport 18 (1978), 321–326

Kuntoff, R., Z. Darwish: Wie erwärmen wir uns vor dem Wettkampf? Der Leichtathlet 46 (1975), 5, 8

Kunz, H.-R., E. Unold: Muskeleinsatz beim Krafttraining. Eidgenöss. Turn- u. Sportschule, Magglingen 1988

Kunze, A.: Fußball. Sportverlag, Berlin 1977

Kunze, G.: Mentales Training – System und Anwendung. In: Motivation im Sport. Ausschuß Deutscher Leibeserzieher (Hrsg.). Hofmann Verlag, Schorndorf 1971

Kuppardt, H. et al.: Untersuchungen der Kreislauf- und Stoffwechselregulation bei Dauerläufen verschiedener Intensität und Dauer. Medizin und Sport 13 (1973), 215–221

Kurschilgen, T.: Zur Schnelligkeit des Nachwuchsspringers. Leichtathletiktraining 4 (1993), 5/6, 41–47

Kusnecova, S. I.: Zur Dynamik von körperlicher und sportlicher Leistungsentwicklung im Schulalter. Theorie und Praxis der Körperkultur 23 (1974), Beiheft 1, 18–21

Kusnecova, S. I.: Die Differenzierung der Körpererziehung und Wege zur Erhöhung des Bewegungsvermögens der Kinder im jüngeren Schulalter. Theorie und Praxis der Körperkultur 28 (1979), Beiheft 1, 23–26

Kusnecova, S. I., V. A. Mjakisev: Langsame Läufe zur Entwicklung der Ausdauer im Sportunterricht. Theorie und Praxis der Körperkultur 25 (1976), 830–831

Laage, R. von der: Die Rekordflut von Peking. Leichtathletik (1993), 38, 22–23

Laage, R. von der: Ein Schwein für ein Paar Schuhe. So leben die chinesischen Läuferinnen. Leichtathletik (1993), 44, 24–25

Laage, R. von der: Zu Gast bei Chinas Wunderläuferinnen. Leichtathletik (1993), 42, 3–5

Laage, R. von der: ,,42 Kilometer sind nichts Besonderes." Ein Besuch in Cheng Gong: So trainieren die chinesischen Läuferinnen. Leichtathletik (1993), 43, 4–5

Labitzke, H., I. Döscher: Spiroergometrische Untersuchungen in Abhängigkeit von Alter, Geschlecht und Trainingszustand. Medizin und Sport 8 (1968), 24–28

Labitzke, H., M. Vogt: Die Anpassungsfähigkeit des kindlichen Organismus an sportliche Belastungen. Medizin und Sport 16 (1976), 151–154

Lagerström, D., R. Rost, W. Hollmann: Ein neues Lauftraining für die Prävention und Rehabilitation. Sportarzt u. Sportmed. 26 (1975), 169–172

Lakitsch, M.: Höhentraining: Eine Notwendigkeit. ASKÖ-Sport 25 (1970), 5

Lampl, M., I. D. Veldhuis, M. L. Johnson: Saltation and stasis: a model of human growth. Science 258 (1992), 801–803

Lampmann, M. et al.: Auch körperliches Training senkt pathologische Blutfettwerte. Medical Tribune 35 (1977), 35, Literaturservice, aus: Circulation 55 (1977), 652–659

Landauer, A. A.: Bewegungskoordination. In: Lorenz und die Folgen, S. 1051–1076. *Stamm, R. A., H. Zeier* (Hrsg.). Kindler Verlag, Zürich 1978

Landauer, T. K.: Two hypotheses concerning the biochemical basis of memory. Psychol. Rev. 71 (1964), 167–179

Lander, J. E., J. R. Hundley, R. L. Simonton: The effectiveness of weight-belts during multiple repetitions of the squat exercise. Med. and Sci. in Sports and Exerc. 24 (1992), 603–609

Landgraf, F. K., M. Steinbach: Beitrag zum Rechts-Links-Problem unter besonderer Berücksichtigung des prävalierten Beines. Der Sportarzt 14 (1963), 267–272

Lange, H.: Kinästhetische Forschungsergebnisse und deren sportwissenschaftliche Relevanz. In: Forschen – Lehren – Handeln, S. 203–217. *Andrecs, H., S. Redl* (Hrsg.). Österr. Bundesverlag für Unterricht, Wissenschaft und Kunst, Wien 1976

Langhoff, G.: Elektronisches Wurfkraftmeßgerät. Theorie und Praxis der Körperkultur 23 (1974), 36–40

Larsson, L., P. A. Tesch: Motor unit fiber density in extremely hypertrophied skeletal muscles in man. Europ. J. appl. Physiol. 55 (1986), 130–136

Lashley, K. S.: Brain mechanisms and intelligence. Dover Publications, New York 1963

Laszlo, J. I.: Training of fast rapping with reduction of kinesthetic, tactile, visual and auditory sensations. Quart. J. exp. Psychol. 19 (1967), 344–349

Laszlo, J. I.: The role of visual and kinesthetic cues in learning a novel skill. Austral. J. Psychol. 20 (1968), 191–196

Laucken, U., A. Schick (Hrsg.): Didaktik der Psychologie. Klett Verlag, Stuttgart 1977

Lavery, J. J.: Retention of a skill following training with and without instructions to retain. Percept. & Motor Skills 18 (1964), 275–281

Lavrienko, A., J. Kravtsev, Z. Petrova: New approaches to sprint training. Mod. Athlete & Coach 28 (1990), 2, 3–5

Le Boulch, J.: L'éducation par le mouvement. Les Editions ESF, Paris 1972

Le Boulch, J.: Vers une science du mouvement humain. Edition ESF, Paris 1978

Le Boulch, J.: Sport éducatif. Psychocinétique et apprentissage moteur. L'éducation par le mouvement. Edition ESF, Paris 1989

Le Conte, J.: Right-sidedness. Nature 29 (1884), 452

Lehmann, B.: Untersuchungen zur Entwicklung der Handlungsschnelligkeit in der Sportart Ringen. Diss., Leipzig 1989

Lehmann, C.: Über die Belastungswirksamkeit stufenförmig gesteigerter standardisierter konditioneller Übungsprogramme. Medizin und Sport 16 (1976), 176–180

Lehmann, F.: Zur Bedeutung des arthromuskulären Gleichgewichts. Leistungssport 21 (1991), 1, 16–19

Lehmann, F.: Zur Beziehung zwischen Schnelligkeit als neuromuskuläre Leistungsvoraussetzung und maximaler Laufgeschwindigkeit im Sprint-Nachwuchstraining. Leistungssport 22 (1992), 4, 12–19

Lehmann, F.: Schnelligkeitstraining im Sprint. Problemanalyse, neueste wissenschaftliche Erkenntnisse, Konsequenzen für das Kinder- und Jugendtraining. Leichtathletiktraining 4 (1993), 5/6, 9–16

Lehmann, F.: Sprint-ABC – variantenreich und dennoch monoton? Leichtathletiktraining 3 (1993), 8, 3–8

Lehmann, F.: Das Training zur Entwicklung der Laufschnelligkeit als koordinativ vielfältiges Training. Vortrag beim Trainingslehre Symposium in Stuttgart 1993

Lehmann, G.: Zu Problemen der Interferenz und der Transferenz im motorischen Lernen. In: Techniktraining II, S. 74–88. *Nickel, H.* (Red.). Beiheft zu Leistungssport: Informationen zum Training, 22. Bartels & Wernitz, Berlin 1980

Lehmann, G.: Das Prinzip der Vielseitigkeit im Nachwuchstraining der Sportart Judo. Leistungssport 23 (1993), 2, 39–42

Lehmann, G.: Wettkampf – Wettkampfsystem – Wettkampfvorbereitung im Judo. Leistungssport 24 (1994), 1, 20–23

Lehmann, M., J. Keul, P. Schmid, W. Kindermann, G. Huber: Plasmakatecholamine, Glucose, Lactat sowie aerobe und anaerobe Kapazität bei Jugendlichen. Dt. Z. Sportmed. 31 (1980), 287–295

Lehmann, M., J. Keul, M. da Prada, W. Kindermann: Plasmakatecholamine, Glukose, Lactat und Sauerstoffaufnahmefähigkeit von Kindern bei aeroben und anaeroben Belastungen. Dt. Z. Sportmed. 31 (1980), 230–236

Lehnert, A.: Die unmittelbare Vorbereitung auf entscheidende Wettkämpfe. Leistungssport 24 (1994), 1, 10–15

Lehnertz, K.: Molekularmechanische Grundlagen der Muskelkraft bei Schlagbewegungen. Leistungssport 14 (1984), 5, 27–34

Lehnertz, K.: Was Proteinfedern und Doppelköpfchen für die Muskelkraft leisten. Ein physikalisch orientiertes Muskelmodell. Prisma 32 (1984), 52–55

Lehnertz, K.: Blutlaktat und Trainingssteuerung im schnell-koordinativen Bereich. Leistungssport 15 (1985), 1, 29–33

Lehnertz, K., D. Martin: Probleme der Schwellenkonzepte bei der Trainingssteuerung im Ausdauerbereich. Leistungssport 5 (1988), 5–11

Leierer, S.: A guide sprint training. Athletic J. (1979), 6, 105–106

Leighton, J. R. et al.: A study of effectiveness of ten different methods of progressive resistance exercise on the development of strength, flexibility, girth and body weight. J. of the Assoc. for Phys. and Ment. Rehab. 21 (1967), 79 f.

Leirich, J.: Bewegungsvorstellungen und motorischer Lernprozeß. Körpererziehung 23 (1973), 1, 13–27

Leiser-Eggert, A.: Methodische und statistische Untersuchungen zum Problem der Lateralisation. Z. f. exp. u. angew. Psychol. 2 (1954), 239–267

Leist, K.-H.: Sensomotorisches oder funktionelles Lernen? Sportwissenschaft 7 (1977), 209–229

Leist, K.-H.: Transfer im Sport. Zur Analyse von Bewegungshandeln und -lernen sowie zur Konstruktion von Lernangeboten. Hofmann Verlag, Schorndorf 1978

Leist, K.-H.: Zur Wirksamkeit kognitiver Bewegungsrepräsentation im Prozeß der Aneignung neuen Könnens. In: Aktuelle Probleme der Sportpsychologie, S. 131–142. *Bäumler, G.* et al. (Hrsg.). Hofmann Verlag, Schorndorf 1979

Leist, K.-H.: Motorisches Lernen im Sport. In: Sportpsychologie. Ein Handbuch in Schlüsselbegriffen, S. 71–90. *Thomas, A.* (Hrsg.). Urban & Schwarzenberg, München – Berlin – Wien 1982

Lemme, B., R. Weddig: Unterrichtseinheiten zur Bewegungslehre. Hofmann Verlag, Schorndorf 1981

Lemon, P. W. R., F. J. Nagle: Effects of exercise on protein and amino acid metabolism. Med. and Sci. in Sports and Exerc. 13 (1981), 141–149

Lempp, R.: Die Entwicklung der Psychomotorik. Sportwissenschaft 9 (1979), 360–369

Lennartz, K., E. Pohl: Ergebnisse einer sportmedizinischen Untersuchung bei 8- und 9jährigen ausdauertrainierten Jungen. Leistungssport 7 (1977), 242–243

Leontjew, A. N.: Probleme der Entwicklung des Psychischen. Athenäum-Fischer, Frankfurt 1973

Lesmes, G. et al.: Metabolic responses of females to high intensity interval training of different frequencies. Med. and Sci. in Sports 10 (1978), 229–232

Letunow, S. P. et al.: Die Stabilität gegen Hypoxie als Merkmal der speziellen Ausdauer bei jugendlichen Läufern. Leistungssport 4 (1974), 176–180

Letzelter, M.: Der Einfluß biomechanischer Bewegungsanalysen auf die Trainingsmethodik des 100-m-Sprints. Leistungssport 2 (1972), 54–61

Letzelter, M.: Systematische Aufgliederungen des Krafttrainings. Die Lehre der Leichtathletik (1972), 1821–1824

Letzelter, M.: Trainingsgrundlagen, Training, Technik, Taktik. Rowohlt Verlag, Reinbek bei Hamburg 1978

Letzelter, M. et al.: Schrittgestaltung im 100-m-Lauf der Männer und Frauen bei den Olympischen Spielen 1976. Leistungssport 9 (1979), 296–304

Letzelter, M.: Wettkampfverhalten und Sprinttraining: Zur Diagnose des Tempoverhaltens von Weltklassesprintern. Die Lehre der Leichtathletik (1989), 333–337

Letzelter, M., G. Faubel: Der Einfluß ausgewählter Krafteigenschaften auf die Sprintleistung. Leistungssport 3 (1973), 424–430

Letzelter, H., M. Letzelter: Krafteigenschaften, Sprintleistung und Schrittgestaltung im Grundschulalter. Sportwissenschaft 8 (1978), 271–282

Letzelter, H., M. Letzelter: Schnelligkeit als Trainingsziel. Sportpraxis in Schule u. Verein 23 (1982), 103–105

Letzelter, H., M. Letzelter: Krafttraining. Rowohlt Verlag, Reinbeck 1986

Levchenko, A. V.: Execution of high strength load volumes by sprinters. Soviet Sports Rev. 20 (1985), 124–126

Levy, J.: Das Gehirn hat keine bessere Hälfte. Psychologie heute 13 (1986), 32–37

Levy, J., T. Nagylaki: A model for the genetics of handedness. Genetics 72 (1972), 117–128

Liebold, F., L. Schönherr, D. Lohmann: Körperliche Aktivität und koronare Risikofaktoren von Herzinfarktpatienten nach gezielter Rehabilitation. Medizin und Sport 19 (1979), 151–153

Liesen, H.: Schnelligkeitsausdauertraining im Fußball aus sportmedizinischer Sicht. Fußballtraining 1 (1983), 5, 27–31 bzw. Sammelbd. 1 (1983), 22–26

Liesen, H.: Training konditioneller Fähigkeiten in der Vorbereitungsperiode Fußballtraining 1 (1983), 3, 11–14

Liesen, H.: Klimatische Anforderungen bei der Fußball-WM in Mexiko. MTV Ärzte Magazin 13 (1986), 21

Liesen, H. (Interview): Die internistische Betreuung des Fußballspielers. Dt. Z. Sportmed. 41 (1990), 370–377

Liesen, L., W. Hollmann: Der Einfluß eines zweiwöchigen Höhentrainings auf die Leistungsfähigkeit im Flachland, gemessen an spiroergometrischen und metabolischen Parametern. Sportarzt u. Sportmed. 23 (1972), 157–161

Liesen, H., B. Dufaux, W. Hollmann: Modification of serum glycoproteins the days following a prolonged physical exercise and the influence of physical training. Eur. J. appl. Physiol. 37 (1977), 243–254

Liesen, H., E. Ludemann, D. Schmengler, R. Föhrenbach, A. Mader: Trainingssteuerung im Hochleistungssport: einige Aspekte und Beispiele. Dt. Z. Sportmed. 36 (1985), 8–18

Liesen, H., K. Kleiter, S. Mücke, U. Order, W. Widenmayer, H. Riedel: Leukozyten und Lymphozytensubpopulationen bei den Spielern der Feldhockeynationalmannschaft während der Olympiavorbereitung 1988. Dt. Z. Sportmed. 40 (1989), Sonderheft, 41–52

Liesen, H., H. Riedel, U. Order, S. Mücke, W. Widenmayer: Zelluläre Immunität bei Hochleistungssportlern. Dt. Z. Sportmed. 40 (1989), Sonderheft, 4–14

Lindemann, H.: Überleben im Streß – Autogenes Training. Bertelsmann Ratgeberverlag, München 1974

Lindquist, V., R. Spangler, S. Blount: A comparison between the effects of dynamic and isometric exercise as avaluated by the systolic time, intervals in normal man. Amer. Heart. J. (1973), 227–236

Loehr, J. E.: Persönliche Bestform durch Mentaltraining für Sport, Beruf und Ausbildung. BLV Verlagsges., München – Wien – Zürich 1988

Lössner, B. et al.: The incorporation of leucine into protein of different rat brain structures during acquisition and consolidation of a „brightness discrimination". In: Biological aspects of learning, memory formation and ontogenity of the CNS, pp. 125–130. *Matthies, H., M. Krug, N. Popov* (eds.). Akademie Verlag, Berlin 1979

Lomejko, V. F., I. G. Baranov: Zur Wechselbeziehung zwischen Kraft und Schnelligkeit beim Absprung. Theorie und Praxis der Körperkultur 17 (1968), 701–707

Lopez, V.: An approach to strength training for sprinters. Track Technique 115 (1991), 3668–3685

Lorenz, R. et al.: Einfluß der Intensität von Ausdauerbelastungen auf das Verhalten des Serumglycerins. Medizin und Sport 13 (1973), 165–170

Lucas, R. C., R. Koslow: Comparative study of static, dynamic, and proprioceptive neuromuscular facilitation stretching techniques of flexibility. Perceptual and Motor Skills 58 (1984), 615–618

Luck, P. et al.: Sekundärprävention nach Herzinfarkt. Medizin und Sport 19 (1979), 146–148

Ludwig, G.: Koordinativ – motorische Vervollkommnung im Sportunterricht der Unterstufe. Theorie und Praxis der Körperkultur 28 (1979), Beiheft 1, 58–60

Ludwig, G., P. Hirtz: Zur koordinativ-motorischen Vervollkommnung in den Klassen 2 bis 4. Körpererziehung 6 (1981), 262–265

Lullies, H.: Erregung und Erregungsleitung: Nervenphysiologie. In: Kurzgefaßtes Lehrbuch der Physiologie, 3. Aufl. Keidel, W. (Hrsg.). Thieme, Stuttgart 1973

Luthmann, H., H.-D. Antretter: „Knüppeln" bis zum Umfallen? Fußballtraining 5 (1987), 4, 3–13 (1. Folge); 8, 11–25 (2. Folge); 9, 3–8 (3. Folge); 10, 35–41 (4. Folge)

Lychatz, S.: Tendenzen der trainingsmethodischen Entwicklung in den Ausdauersportarten im Olympiazyklus 1985 bis 1988. Leistungssport 19 (1989), 5, 38–43 (1. Teil); 6, 41–46 (2. Teil); 20 (1990), 1, 45–47 (3. Teil)

Macdonald, I. A., S. A. Wootton, B. Munoz, P. H. Fentem, C. Williams: Catecholamine response to maximal anaerobic exercise. In: Biochemistry of exercise, pp. 749–754. Knuttgen, H. G. et al. (eds.). Human Kinetics Publ., Champaign, Ill. 1983

MacDougall, J. D. et al.: Muscle ultrastructural characteristics of elite powerlifters and bodybuilders. Eur. J. appl. Physiol. 48 (1982), 117–126

MacDougall, J. D. et al.: Muscle fiber number in biceps brachii in bodybuilders and control subjects. J. of appl. Physiol. 57 (1984), 1399–1403

MacDougall, J. D.: Adaptability of muscle to strength training: a cellular approach. In: Biochemistry of exercise VI, pp. 501–513. Saltin, B. (ed.). Human Kinetics Publ., Champaign, Ill. 1986

Mackay, W. A., J. T. Murphy: Cerebellar influence on proprioceptive control loops. In: Cerebro-cerebellar interactions. Massion, J., K. Sasaki (eds.). North-Holland Biomedical Press, Amsterdam – New York – Oxford 1979

MacKinnon, L. T., T. B. Tomasi: Immunology of exercise. Ann. Sports Med. 1 (1986), 1–4

Madding, S. W., J. G. Wong, A. Hallum, J. M. Medeiros: Effect of duration of passive stretch on hip abduction range of motion. J. Orthop. and Sports phys. Therapy 8 (1987), 409–416

Mader, A., H. Liesen, H. Heck, H. Philippi, R. Rost, P. Schürch, W. Hollmann: Zur Beurteilung der sportartspezifischen Ausdauerleistungsfähigkeit im Labor. Sportarzt u. Sportmed. 27 (1976), 80–88; 109–112

Mader, A., H. Heck, R. Föhrenbach, W. Hollmann: Das statische und dynamische Verhalten des Laktats und des Säure-Basen-Status im Bereich niedriger bis maximaler Azidosen bei 400- und 800-m-Läufern bei beiden Geschlechtern nach Belastungsabbruch. Dt. Z. Sportmed. 30 (1979), 203–211; 249–261

Mader, A., H. Heck, H. Liesen, W. Hollmann: Simulative Berechnungen der dynamischen Änderungen von Phosphorylierungspotential, Laktatbildung und Laktatverteilung beim Sprint. Dt. Z. Sportmed. 34 (1983), 14–22

Mader, A., H. Heck, H. Liesen, W. Hollmann: Simulative Berechnungen der dynamischen Änderungen von Phosphorylierungspotential, Laktatbildung und Laktatverteilung beim Sprint. Dt. Z. Sportmed. 34 (1983), 14–22

Maehl, O.: Beweglichkeitstraining. Czwalina, Ahrensburg 1986

Magazanik, A. et al.: Enzyme blood levels and water balance during a marathon race. J. of appl. Physiol. (1974), 214 f.

Mahlo, F.: Theoretische Probleme der taktischen Ausbildung in den Sportspielen. Theorie und Praxis der Körperkultur 14 (1965), 809–826 (I); 970–979 (II); 1075–1078 (III)

Mallow, J.: Grundlagentraining. Leichtathletiktraining 1 (1990), 1, 13–20

Marchetti, M. et al.: Can evoked phonomyography be used to recognize fast and slow muscle in man? Int. J. Sports Med. 13 (1992), 65–68

Marées, H. de: Sportphysiologie, 3. Aufl. Tropon, Köln-Mühlheim 1981

Marées, H. de, R. Heyer, W. Köhler: Der Einfluß von Ausdauerbelastungen auf die Kreislaufperipherie bei 10jährigen Jungen. Sportarzt u. Sportmed. 26 (1975), 71–76

Margaria, R., P. Aghemo, F. Pinera Limas: A simple relation between performance in running and maximal aerobic power. J. of appl. Physiol. (1975), 251–252

Marhold, G.: Biomechanische Merkmale der Entwicklung sportlicher Techniken. Theorie und Praxis der Körperkultur 27 (1978), 691–697

Mark, R. F., J. M. Coquery, J. Paillard: Autogenetic reflex effects of slow or steady stretch of the calf muscles in man. Experiment. Brain Res. 6 (1968), 130–145

Markosjan, A., A. Wasjutina: Die Entwicklung der Bewegungen bei Kindern. Wiss. Z. d. Humboldt-Univ. Berlin, math.-naturwiss. Reihe 14 (1965), 329–332

Markuske, H.: Die Bedeutung des Sportes im Kindesalter. Materia Medica Nordmark 12 (1960), 346

Maron, M., S. M. Horvath, J. E. Wilkerson: Blood biochemical alterations during recovery from competitive marathon running. Europ. J. appl. Physiol. 36 (1977), 231–238

Marschner, P.: Sportmedizinische und methodische Probleme bei der Gestaltung der Körpererziehung und des außerunterrichtlichen Sports der Kinder. Medizin und Sport 16 (1976), 158–163

Martens, R., R. S. Vealey, D. Burton: Competitive anxiety in sport. Human Kinetics Publ., Champaign, Ill. 1990

Martin, D.: Das Kombinationstraining im Schüler- und Jugendbereich – Systematisierung des Trainingsprozesses. Leistungssport 7 (1977), 493–498

Martin, D.: Grundlagen der Trainingslehre I und II, 2. Aufl. Hofmann Verlag, Schorndorf 1979 und 1982

Martin, D.: Konzeption eines Modells für das Kinder- und Jugendtraining. Leistungssport 11 (1981), 165–176

Martin, D.: Probleme und Fragestellungen der Trainingssteuerung bei der Ausdauerentwicklung. Leistungssport 15 (1985), 1, 7–12

Martin, D.: Ermüdung als Steuergröße im Training. Sportwissenschaft 17 (1987), 378–393

Martin, D.: Training im Kindes- und Jugendalter. Hofmann Verlag, Schorndorf 1988

Martin, D.: Zum Belastungsproblem im Kinder- und Jugendtraining unter besonderer Berücksichtigung von Vielseitigkeit oder Frühspezialisierung. Leistungssport 21 (1991), 5, 5–8

Martin, D., K. Carl, K. Lehnertz: Handbuch Trainingslehre. Hofmann Verlag, Schorndorf 1991

Martin, D. E., M. Borra: Was ist Beweglichkeit? Die Lehre der Leichtathletik (1983), 1211–1218

Martin, M.: Experimentelle Untersuchungen über physiologische Begleitprozesse bei mentalem Training. Arbeit zur Diplom-Vorprüfung für Psychologen, München 1965

Massey, B., W. Johnson, G. Kramer: Effect of warm-up exercise upon muscular performance using hypnosis to control the psychological variable. Res. Quart. 32 (1961), 63–71

Mattausch, D., W. Pietsch, M. Vogt: Zur Gestaltung des Trainings mit Kindern des frühen Schulalters. Medizin und Sport 16 (1976), 185–189

Matthies, H.: Biochemical regulation of synaptic connectivity. In: Memory and transfer of information, pp. 531 ff. *Zippel, H. P.* (ed.). Plenum Press, New York – London 1973

Matthies, H.: Biochemical, electrophysiological and morphological correlates of brightness discrimination in rats. In: Brain mechanisms in memory and learning: from the single neuron to man. *Brazier, M. A. B.* (ed.). Raven Press, New York 1979

Matthies, H., M. Krug, N. Popov (eds.): Biological aspects of learning, memory formation and ontogeny of the CNS. Akademie Verlag, Berlin 1979

Matwejew, L. P.: Moderne Verfahren zum Aufbau von Makrozyklen des Trainings. Theorie und Praxis der Körperkultur 21 (1972), 446–457

Matwejew, L. P.: Periodisierung des sportlichen Trainings. Bartels & Wernitz, Berlin – München – Frankfurt 1972

Matwejew, L. P.: Die Periodisierung des sportlichen Trainings. Leistungssport 2 (1972), 401–409

Matwejew, L. P.: Über die quantitativen Charakteristika der sportlichen Form und den Trainingsaufbau in der Wettkampfperiode. Theorie und Praxis der Körperkultur 25 (1976), 591–596

Matwejew, L. P.: Grundlagen des sportlichen Trainings. Sportverlag, Berlin 1981

Matwejew, L. P., W. Kolokolowa: Allgemeine Grundlagen der Körpererziehung. Sportverlag, Berlin 1962

Mattausch, W.: Zu einigen Problemen der begrifflichen Fixierung der konditionellen und koordinativen Fähigkeiten. Theorie und Praxis der Körperkultur 22 (1973), 849–856

Matzdorff, F.: Herzinfarkt, Prävention udn Rehabilitation. Urban & Schwarzenberg, München – Berlin – Wien 1975

Mauersberger, R., S. Jahne-Liersch, F. Klimt: Untersuchungen über Herzzeitwerte bei trainierenden und nicht trainierenden Kindern. Medizin und Sport 13 (1973), 48–53

McCloskey, D. J.: Kinaesthetic sensations and motor commands in man. In: Spinal and supraspinal mechanisms of voluntary motor control and locomotion. *Desmedt, J. E.* (ed.). Karger, Basel 1980

McConnell, J. V., D. H. Malin: Recent experiments in memory transfer. In: Memory and transfer of information, pp. 343–362. *Zippel, H. P.* (ed.). Plenum Press, New York – London 1973

McDonagh, M. J. N., C. M. Hayward, T. T. M. Davies: Isometric training in human elbow flexor muscles. J. Bone Jt. Surg. 65 (1983), 355–358

McDonagh, M. J. N., C. T. M. Davies: Adaptive response of mammalian skeletal muscle to exercise with high loads. Europ. J. appl. Physiol. 52 (1984), 139–155

McFarlane, B.: The chemistry for an even-paced 800 m. Track Technique (1972), 1550–1553

McGraw, M. B., B. Myrtle: Growth. A study of Jonny and Jimmy. New York 1935

McGuigan, F. J.: The effect of precision, delay and knowledge of results on performance. J. of experiment. Psychol. 58 (1959), 79–84

McNaught, A. B., R. Callander: Illustrated physiology, 3. ed. Livingstone Ltd., Edinburgh 1975

Medler, M.: Sport und Bewegung – dargestellt am Beispiel des Volleyballspiels. Lehrhilfen für den Sportunterricht (1982), 1–12

Medler, M.: Leichtathletik – Spiel- und Wettspielformen. Medler, Neumünster 1986

Medler, M.: Krafttraining mit Kindern und Jugendlichen im Fußball. Fußballtraining 8 (1990), 5/6, 27–28; 43–49 (Teil 1); 12, 9–17 (Teil 2)

Medler, M.: Sprintspiele mit Fahrradreifen. Leichtathletiktraining 4 (1993), 5/6, 48–50

Medler, M., K. Schmidt-Walther: Empirische Untersuchung zum Zusammenhang von mentaler Trainingsleistungsfähigkeiten und dem Alter. Die Leibeserziehung 21 (1972), 420–423

Meerson, F. S.: Mechanismus der Adaptation. Wissenschaft in der UdSSR 7 (1973), 425 f.

Meinel, K., G. Schnabel et al.: Bewegungslehre. Volk und Wissen, Berlin 1976

Meinel, K., G. Schnabel et al.: Bewegungslehre – Sportmotorik, 8. Aufl. Volk und Wissen, Berlin 1987

Meller, W., H. Mellerowicz: Vergleichende Untersuchungen über Dauertraining mit verschiedener Häufigkeit, aber gleicher Arbeit und Leistung an eineiigen Zwillingen. Sportarzt u. Sportmed. 12 (1968), 520–523

Meller, W., H. Mellerowicz: Vergleichende Untersuchungen über Dauertraining mit gleicher Arbeit, aber unterschiedlicher Leistung an eineiigen Zwillingen. Sportarzt u. Sportmed. 21 (1970), 1–4

Meller, W., H. Mellerowicz, E. Lübs, C. Kieper: Vergleichende Untersuchungen über Wirkungen von Kurz- und Langausdauertraining in der Höhe an eineiigen Zwillingen. Sportarzt u. Sportmed. 27 (1976), 232–241

Mellerowicz, H.: Leistungsentwicklung im Jugendalter. In: Leistungsaufbau aus sportpädagogischer und sportmedizinischer Sicht, S. 38–51. perimed, Erlangen 1971

Mellerowicz, H.: Grundlagen von Training und Leistungssteigerung. Sportarzt u. Sportmed. 23 (1972), 124–129

Mellerowicz, H., W. Meller, J. Wowerier, J. Zerdick, O. Ketusinh, B. Kral, W. Heepe: Vergleichende Untersuchungen über Wirkungen von Höhentraining auf die Dauerleistung im Tiefland. Schweiz. Z. f. Sportmed. 19 (1971), 9–16

Mellerowicz, H., W. Meller: Training. Springer Verlag, Berlin – Heidelberg – New York 1972

Mellerowicz, H., I.-W. Franz (Hrsg.): Training als Mittel der präventiven Medizin, 2. Aufl. perimed, Erlangen 1981

Melnick, M. J.: Effects of overlearning on the retention of a gross motor skill. Res. Quart. 42 (1971), 60–69

Mensing, E.: Tennis – einseitig? – Morphologische Untersuchungen über Tennisspieler. Sport- u. Musikverlag R. Mensing, Freising 1991

Minarovjech, V., A. Werner, A. Kunze, H. Studener: Biotelemetrische Pulsfrequenzbeobachtungen an Fußballspielern bei Training und Wettkampf. Theorie und Praxis der Körperkultur 3 (1969), 229–235

Mocker, K.: Aspekte der Talentförderung in der DDR. In: Die Talentproblematik im Sport, S. 61–90. *Marées, H. de* (Red.). DVS, Clausthal-Zellerfeld 1988

Möckel, W., C.-H. Heemsoth, A. Hotz: Zur Wahrnehmung von Körperbewegungen im Sport: Blickverhalten in Abhängigkeit vom Wissen über den Bewegungsablauf. Sportwissenschaft 15 (1984), 283–292

Monkiewicz, M., J. Kosendiak: Standardisierte Belastungsprobe zur Einschätzung der Anpassungsrichtung im Trainingszyklus junger Leichtathleten. Leistungssport 4 (1989), 44–46

Moore, M. A., R. S. Hutton: Electromyographic investigation of muscle stretching techniques. Med. and Sci. in Sports and Exerc. 12 (1980), 322–329

Morgan, D. W. et al.: Variability in running economy and mechanics among trained male runners. Med. and Sci. in Sports and Exerc. 23 (1991), 378–383

Morgan, M. J., M. C. Corballis: On the biological basis of human laterality: The mechanism of inheritance. Behav. and Brain Sci. 2 (1978), 270–277

Moritani, T., H. A. DeVries: Neural factors vs hypertrophy in time course of muscle strength gain. Am. J. Phys. Med. 58 (1979), 115–130

Morrow, J. R. jr., W. W. Hosler: Strength comparisons in untrained men and trained women athletes. Med. and Sci. in Sports and Exerc. 13 (1981), 194–197

Morschner, E.: Wirbelsäule und Sport bei Jugendlichen. Jugend und Sport 27 (1970), 203–205

Morscher, E.: Pubertät und Leistungssport. Schweiz. Z. f. Sportmed. 23 (1975), 7–17

Motyljanskaja, R. E.: Sportmedizinische Aspekte im Kinder- und Jugendsport. Theorie und Praxis der Körperkultur 25 (1976), 269–272

Mühle, G.: Definitions- und Methodenprobleme der Begabtenforschung. In: Begabung und Lernen, 7. Aufl, S. 69–97. *Roth, H.* (Hrsg.). Klett, Stuttgart 1971

Mühlen, H. von der: Autogenes Training – Methodik, Anwendung und Erfahrungen im Sport. Sportarzt u. Sportmed. 25 (1974), 27–30; 57–61

Mueller, B., H. Hähnel: Osteochondropathien bei kindlichen und jugendlichen Turnern. Medizin und Sport 16 (1976), 325–332

Mero, A. et al.: Relationships between the maximal running velocity, muscle fiber characteristics, force production and force relaxation of sprinters. Scand. J. Sports Sci. 3 (1981), 16–22

Merz, F.: Stichworte „fraktioniertes Lernen", „globales Lernen", „massiertes Lernen", „verteiltes Lernen". In: Lexikon der Psychologie, Bd. 2, S. 431–434; 440. *Arnold, W., H.-J. Eysenck, R. Meili* (Hrsg.). Herder, Freiburg 1971

Mester, J., H. de Marées: Zu ideomotorischen Phänomenen in standardisierten Lernsituationen beim alpinen Skilauf. In: Sportmedizin, Aufgaben und Bedeutung für die Menschen in unserer Zeit, S. 172–176. *Nowacki, P. E., D. Böhmer* (Hrsg.). Thieme Verlag, Stuttgart – New York 1980

Metze, R., P. Linke, E. Mantel: Der Katecholaminumsatz bei trainierten und untrainierten Jugendlichen und Erwachsenen. Medizin und Sport 11 (1971), 327–331

Meyer, S., E. Narveleit: Zum Verhalten von Zeitprogrammen bei Ausdaueranforderungen. Dipl.-Arb., DHfK, Leipzig 1986

Michailov, V.: Die Effektivität des Tempowechsels beim leichtathletischen Lauf auf Wettkampfstrecken. Theorie und Praxis der Körperkultur 21 (1972), 1013–1017

Michailov, V.: Die Mobilisierung der anaeroben Energiebereitstellung von Sportlern bei Muskelarbeit unter unterschiedlichen Bedingungen. Medizin und Sport 13 (1973), 369–373

Mikesky, A. E. et al.: Changes in muscle fiber size and composition in response to heavy-resistance exercise. Med. and Sci. in Sports and Exerc. 23 (1991), 1042–1049

Miller, C., C. Thépaut-Mathieu: Strength training by electrostimulation conditions for efficacy. Int. J. Sports Med. 14 (1993), 20–28

Miller, G. A., E. Galaner, K. H. Pribram: Strategien des Handelns. Pläne und Strukturen des Verhaltens. Klett Verlag, Stuttgart 1973

Mishkin, M., T. Appenzeller: Die Anatomie des Gedächtnisses. Spektrum d. Wiss. (1987), 8, 94–104

Misner, J. E. et al.: Cardiovascular response to sustained maximal voluntary static muscle contraction. Med. and Sci. in Sports and Exerc. 22 (1990), 194–199

Mitterbauer, G.: Mentales Training im alpinen Schirennlauf. In: Forschen, Lehren, Handeln, S. 458–469. *Andrecs, H., S. Redl* (Hrsg.). Österr. Bundesverl. für Unterricht, Wissenschaft und Kunst, Wien 1976

Müller, C.: Theoretischer Ansatz zur Systematisierung der allgemeinen Prinzipien im sportlichen Training. Theorie und Praxis der Körperkultur 37 (1988), 101–109

Müller, E.: Physiologische Wege zur Erhöhung der körperlichen Leistungsfähigkeit. Sportarzt u. Sportmed. 5 (1965), 351–358

Müller, E.: Sportmotorisches Anforderungsprofil und Grundlagen der langfristigen Trainingsplanung, Vortrag bei der Internationalen Trainertagung des Schweizer Tennisverbandes am 7.5.1991 in Magglingen

Müller, E., W. Nachbauer: Zur Anpassung der menschlichen Motorik an unterschiedliche Meereshöhen. Spectrum der Sportwiss. 1 (1989), 2, 37–71

Müller, E. A.: The regulation of the muscular strength. J. of the Assoc. for Physical and Mental Rehabil. 11 (1957), 41–47

Müller, H.: Laufwege planen und finden – Orientierungslauf in der Schule. Sportpädagogik 4 (1980), 3, 22–26

Müller-Calgan, H., E. Schoscher: The significance of exogenous and endogenous factors in the hereditary differences in learning ability of rats. In: Memory and transfer of information, pp. 65 ff. *Zippel, H. P.* (ed.). Plenum Press, New York – London 1973

Müller-Limmroth, W.: Neurophysiologische Aspekte des Sports. Fortschr. Med. 90 (1972), 24

Munn, N. L.: Bilateral transfer of learning. J. of experiment. Psychol. 15 (1932), 343–353

Munscheck, H.: Der akute Sporttod in der Bundesrepublik Deutschland. Eine statistische Auswertung pathol.-anatom. Befunde der Jahre 1966/1972. Sportarzt u. Sportmed. 25 (1974), 95–101

Munscheck, H.: Ursachen des akuten Todes beim Sport in der Bundesrepublik Deutschland. Sportarzt u. Sportmed. 28 (1977), 133–137

Murase, Y., K. Kobayashi, S. Kamai, H. Matsui: Longitudinal study of aerobic power in superior junior athletes. Med. and Sci. in Sports and Exerc. 13 (1981), 180–184

Murawow, I.: Aktive Erholung. In: Sportphysiologie, Kap. 21, S. 357–365. *Smirnov, K. M.* (Hrsg.). VEB Verlag Volk und Gesundheit, Berlin 1974

Murphy, D. R.: A critical look at static stretching: Are we doing our patients harm? Chiropractic Sports Med. 5 (1991), 67–70

Muster, M.: Tischtennis – Lernen und Trainieren. Limpert Verlag, Bad Homburg 1986

Nabatnikowa, M. J.: Ausdauerentwicklung. Sportverlag, Berlin 1974

Nabatnikowa, M. J.: Die spezielle Ausdauer des Sportlers. Bartels & Wernitz, Berlin – München – Frankfurt 1974

Nadori, L.: Probleme der Ausdauerentwicklung bei Schülern. Theorie und Praxis der Körperkultur 23 (1974), Beiheft 1, 66–68

Nadori, L.: Analyse der Ausdauer bei 4- bis 12jährigen Kindern. Theorie und Praxis der Körperkultur 28 (1979), Beiheft 1, 61–63

Nagel, D., D. Seiler, H. Franz: Biochemical, hematological and endocrinological parameters during repeated intense short-term running in comparison to ultra-long-distance running. Int. J. Sports Med. 13 (1992), 337–343

Nagel, S.: Die Bedeutung symmetrischer Ausbildung für den Sportunterricht. Sportunterricht 32 (1983), 5–12

Nagle, F. et al.: Lactic acid accumulation during running at submaximal aerobic demands. Med. and Sci. in Sports and Exerc. 2 (1970), 182–186

Nagle, F., R. Pellegrino: Changes in maximal oxygen uptake in High School runners over a competitive track season. Res. Quart. 42 (1971), 456–459

Nagy, G.: Zum Zusammenhang zwischen Übung und Transfer beim motorischen Lernen. Sportwissenschaft 2 (1972), 423–428

Narikaschwili, S. P.: Das Problem der aktiven Ruhe. Theorie und Praxis der Körperkultur 2 (1953), 11, 52–67

Nattie, E., D. Bartlett, K. Johnson: Pulmonary hypertension and right ventricular hypertrophy caused by intermittent hypoxia and hypercapnia in the rat. Am. Rev. Resp. Dis. 118 (1978), 653–658

Nauta, W. J. H., M. Freitag: Die Architektur des Gehirns. In: Gehirn und Nervensystem, 8. Aufl., S. 88–98. Spektrum-der-Wissenschaft-Verl.Ges., Heidelberg 1987

Neisser, U.: Kognitive Psychologie. Klett Verlag, Stuttgart 1974

Nett, T.: Lydiard über das Lauftraining der Jugend. Die Lehre der Leichtathletik (1966), 138

Nett, T.: Der Sprint. Bartels & Wernitz, München – Berlin – Frankfurt 1969

Neuhäuser, G.: Dem Kind freie Hand lassen? Motorik 2 (1979), 32–33

Neumaier, A.: Untersuchung zur Funktion des Blickverhaltens bei visuellen Wahrnehmungsprozessen im Sport. Sportwissenschaft 12 (1982), 78–91

Neumeier, A., G. D. Klein: Grundlagen der Schnelligkeit und des Schnelligkeitstrainings. Handballtraining 13 (1991), 7, 3–11

Neumann, G.: Sportmedizinische Position zu Leistungsreserven in den Ausdauersportarten. Theor. u. Prax. Leistungssport 26 (1988), 5/6, 138–146

Neumann, G.: Organismische Anpassungsgrenze erreicht? TW Sport + Med. 3 (1991), 46–52

Neumann, G.: Zum zeitlichen Ablauf der Anpassung beim Ausdauertraining. Leistungssport 23 (1993), 5, 9–14

Neumann, G.: Sportmedizinische Standpunkte zur Wettkampfvorbereitung in Ausdauersportarten. Leistungssport 24 (1994), 1, 49–52

Neumann, G., L. Beyer: Biologische Anpassungen in ausgewählten Organsystemen bei erwachsenen Sporttreibenden. Medizin und Sport 21 (1981), 296–302

Neumann, G., H. Buhl: Biologische Leistungsvoraussetzungen und trainingsphysiologische Aspekte bei trainierenden Frauen. Medizin und Sport 21 (1981), 154–160

Neumann, G., A. Berbalk: Umstellung und Anpassung des Organismus – grundlegende Voraussetzungen der sportlichen Leistungsfähigkeit. In: Sport und Medizin. Pro und Kontra, S. 415–419. *Bernett, P., D. Jeschke* (Hrsg.). Zuckschwerdt, München – Bern – Wien – San Francisco 1991

Neumann, G., A. Pfützner, K. Hottenrott: Alles unter Kontrolle. Ausdauertraining. Meyer & Meyer, Aachen 1993

Neumann, O.: Die sportliche Leistung im Jugendalter. Limpert Verlag, Frankfurt 1967

Neumann, O.: Art, Maß und Methode von Bewegung und Sport bei älteren Menschen. Kohlhammer, Stuttgart 1976

Nickel, H. (Red.): Zum Einfluß der methodischen Darbietungsform auf den motorischen Lernprozeß. In: Techniktraining II, S. 33–36

Nickel, H. (Hrsg.). Beiheft zu Leistungssport: Informationen zum Training, 22. Bartels & Wernitz, Berlin 1980

Nickel, H. (Red.): Zum Einfluß der Trainingsform auf den motorischen Lernprozeß. In: Techniktraining II, S. 6–32. *Nickel, H.* (Hrsg.). Beiheft zu Leistungssport: Informationen zum Training, 22. Bartels & Wernitz, Berlin 1980

Nickel, U.: Bewegungsbewußtsein im Sport. Sportwissenschaft 12 (1982), 65–77

Niemeyer, R. K.: Part versus whole methods and massed versus distributed practice in the learning of selected large muscle activities. Proceed. College Phys. Educ. Assn. 5 (1958), 122–125

Nigg, B. M.: Kinder im Leistungssport – einige biomechanische Überlegungen. In: Kinder im Leistungssport, S. 60–65. *Howald, H., E. Hahn* (Hrsg.). Birkhäuser, Basel – Boston – Stuttgart 1982

Nitsch, J. R.: Sportliches Handeln als Handlungsmodell. Sportwissenschaft 5 (1975), 39–55

Nitsch, J. R.: Handlungspsychologische Ansätze im Sport. In: Sportpsychologie. Ein Handbuch in Schlüsselbegriffen, S. 26–41. *Thomas, A.* (Hrsg.). Urban & Schwarzenberg, München – Berlin – Wien 1982

Nitsch, J. R., I. Udris: Beanspruchung im Sport. Beiträge zur psychologischen Analyse sportlicher Leistungssituation. Limpert Verlag, Bad Homburg 1976

Nitsch, J. R. et al.: Beschleunigung von Erholungsvorgängen durch EMG-Biofeedback. In: Bericht 1979–1980, S. 61–63. Bundesinstitut für Sportwissenschaft (Hrsg.). Köln 1981

Nitsche, F.: Taktik im Sport. Deutsche Zentraldruckerei, Berlin 1976

Nöcker, J.: Physiologie der Leibesübungen, 2. Aufl. Enke, Stuttgart 1971

Nöcker, J.: Die Ernährung des Sportlers. Hofmann Verlag, Schorndorf 1974

Norman, D. A., D. E. Rumelhardt et al.: Strukturen des Wissens. Wege der Kognitionsforschung. Klett Verlag, Stuttgart 1978

Novak, L. P.: Die basale und submaximale Sauerstoffaufnahme in Beziehung zu Veränderungen in der Körper-Zellmasse während des Adoleszenten-Wachstums. Medizin und Sport 21 (1981), 89–92

Nowacki, P. E.: Erforschung des Höhentrainings als Beispiel einer Zusammenarbeit zwischen Trainer, Sportarzt und Physiotherapeuten. Physiotherapie 65 (1974), 93–97; 169–173

Nowacki, P. E.: Biologische Leistungsvoraussetzungen für Höchstleistungen im Rudersport bei jugendlichen und erwachsenen Ruderern. In: Leistungssport in Schule und Verein und sportärztliche Betreuung, S. 17–55. *Schmidt, Horst* (Hrsg.). perimed, Erlangen 1975

Nowacki, P. E.: Trainingssteuerung. In: Handlexikon Sportwissenschaft, S. 504–507. *Eberspächer, H.* (Hrsg.). Rowohlt Verlag, Reinbek 1987

Nurmekiwi, A.: Hügelläufe – über welche Streckenlängen? Die Lehre der Leichtathletik (1975), 1385–1388

Oberbeck, H.: Seitigkeitsphänomene und Seitigkeitstypologie im Sport. Hofmann Verlag, Schorndorf 1989

Oberste, W., M. Bradtke: Die Bedeutung der motorischen Reaktionszeit im Sprint. Leistungssport 4 (1974), 424–430

Obholzer, A.: Mitübung. Die Leibeserziehung 8 (1959), 244–247

Oelschlägel, H., G. Wittekopf: Physiologische Grundlagen der sportlichen Leistungsfähigkeit im frühen Schulalter. Theorie und Praxis der Körperkultur 25 (1976), 596–601

Oerter, R.: Hochleistungssport unter entwicklungspsychologischer Perspektive. Leistungssport 12 (1982), 6–12

Olbrich, K. H.: Der Übungseffekt der Handgeschicklichkeit bei Frauen und Mädchen. Diss., Aachen 1973

Oldfield, R. C.: Handedness in musicians. Br. J. of Psychol. 60 (1969), 91–99

Oldfield, R. C.: The assessment and analysis of handedness: The Edinburgh inventory. Neuropsychologia 9 (1971), 97–113

Oshima, R.: The microphysiology of pontine nuclei in the cat concerning the concept of internal feedback. In: Cerebro-cerebellar interactions. *Massion, J., K. Sasaki* (eds.). North-Holland Biomedical Press, Amsterdam – New York – Oxford 1979

Osolin, E.: Sprint und Schnelligkeitsausdauer. Die Lehre der Leichtathletik (1972), 416

Osolin, N. G.: Das Training des Leichtathleten. Sportverlag, Berlin 1952

Osolin, N. G.: Die „Geschwindigkeitsbarriere" und Möglichkeiten ihrer Überwindung. Theorie und Praxis der Körperkultur 19 (1970), 979–984

Osternig, L. R., R. N. Robertson, R. K. Troxel, P. Hansen: Differential responses to proprioceptive neuromuscular facilitation (PNF) stretch techniques. Med. and Sci. in Sports and Exerc. 22 (1990), 106–111

Ott, T.: Mechanismen der Gedächtnisbildung. Fischer Verlag, Jena 1977

Oxendine, J. B.: Effect of mental and physical practice on the learning on three motor skills. Res. Quart. 40 (1969), 763–775

Paerisch, M.: Die Auswirkungen sportlichen Trainings auf das neuromuskuläre System. Medizin und Sport 14 (1974), 126 f.

Paffenberg, R., A. Wing, R. Hyde: Physical activity as an index of heart attack risk in college alumni. Amer. J. Epid. 108 (1978), 161–175

Pahlke, U., H. Peters, H. Wurster: Sportmedizinische und sportmethodische Untersuchungsergebnisse zur Ausdauerentwicklung durch den Sportunterricht im jüngeren Schulalter. Medizin und Sport 16 (1976), 184–194

Pahlke, U., H. Peters: Einfluß laufausdauerbetonten Sportunterrichts auf Parameter der körperlichen Leistungsfähigkeit von Schülern der Klassen 4–7. Theorie und Praxis der Körperkultur 26 (1977), 29–32

Pahlke, U., H. Peters: Einfluß laufausdauerakzentuierten Sportunterrichts auf Parameter der körperlichen Leistungsfähigkeit von Schülern der Klassen 7–10. Theorie und Praxis der Körperkultur 26 (1977), 697–700

Pahlke, U., H. Peters: Zur Entwicklung der aeroben Kapazität Heranwachsender in Abhängigkeit von der Belastung. Theorie und Praxis der Körperkultur 26 (1977), 208–211

Pahlke, U., H. Peters: Ausdauer und Kenngrößen der körperlichen Leistungsfähigkeit im Schulalter. Medizin und Sport 12 (1979), 353–360

Panin, N. et al.: Electromyographic evaluation of the „Cross Exercise" effect. Arch. of Phys. Med. & Rehab. 42 (1961), 47–52

Pansold, B. et al.: Alaktazide und laktazide Energiebereitstellung bei Schwimmbelastungen. Medizin und Sport 13 (1973), 107–112

Papageorgiou, A., B. Klein: Die Rolle des Schnelligkeitstrainings im Volleyball. Volleyballtraining 17 (1993), 87–90

Parreren, C. F. van: Lernprozeß und Lernerfolg. Eine Darstellung der Lernpsychologie auf experimenteller Grundlage, 2. Aufl. Westermann Verlag, Braunschweig 1972

Pate, R. R., J. D. Branch: Training for endurance sport. Med. and Sci. in Sports and Exerc. 24 (1992), suppl., S340–S343

Paul, P., W. L. Holmes: Free fatty acid and glucose metabolism during increased energy expenditure and after training. Med. and Sci. in Sports 7 (1976), 176–184

Pauletto, B.: The speed chute. Nat. Strength & Condit. Assoc. J. 13 (1991), 4, 47–48

Pendergast, D., P. Cerretelli, D. W. Renni: Aerobic und glycolytic metabolism in arm exercise. J. appl. Physiol. 47 (1979), 754 f.

Penfield, W.: Memory mechanisms. Trans. Amer. Neurol. Assoc. 76 (1951), 15–31

Penfield, W.: The interpretive cortex. Science 129 (1959), 1719–1725

Pesch, H.-J.: Der Altersknochen als Paradigma für die Individualität des Alterns. Z. f. Gerontol. 23 (1990), 128–129

Pessenhofer, H., G. Schwaberger, P. Schmid: Zur Bestimmung des individuellen aerob-anaeroben Übergangs. Dt. Z. Sportmed. 32 (1981), 15–17

Peters, H.: Untersuchungen über die sportliche Leistungsentwicklung und die allseitige körperliche Grundausbildung des 2. und 4. Schuljahres. Diss., Greifswald 1963

Peters, H. et al.: Zur Entwickung der Ausdauer im Sportunterricht. Theorie und Praxis der Körperkultur 23 (1974), Beiheft 1, 57–66

Peters, H., U. Pahlke: Zu einigen Fragen der Entwicklung der Ausdauer im Schulalter. Theorie und Praxis der Körperkultur 26 (1977), 533–536

Peters, H., U. Pahlke, H. Wurster: Theoretische Positionen und Erkenntnisse zur Ausbildung der Langzeitausdauer im Sportunterricht. Theorie und Praxis der Körperkultur 30 (1981), 684–688

Petersen, T.: Aspekte qualitativer Bewegungsforschung. Sportunterricht 31 (1982), 12–19

Pette, D., H. Staudte: Differences between red and white muscles. In: Limiting factors of physical performance, pp. 23–35. *Keul, J.* (ed.). Thieme Verlag, Stuttgart 1973

Pettinger, J.: Warm-up problems in determining its effects on competitive swimming performances. Swimming Techn. (1968), 115–116; 124

Pevnzer, L. Z., V. A. Brumberg, T. S. Glushchenko: Changes in the content of acidic and basic proteins per cell in neurons and neuroganglia of rat hippocampus in the course of memory formation. In: Biological Aspects of Learning, Memory Formation and Ontogeny of the CNS, pp. 117–119. *Matthies, H., M. Krug, N. Popov* (eds.). Akademie Verlag, Berlin 1979

Pflug, W.: Elektromyographische Untersuchungen beim Lernen einer motorischen Fertigkeit durch mentales Training. Wiss. Hausarbeit der Dipl.-Vorprüfung für Psychologen, München 1966

Phillips, C. G.: Significance of the monosynaptic cortical projection to spinal motoneurones in primates. In: Cerebral motor control in man. Long loop mechanisms. *Desmedt, J. E.* (ed.). Karger, Basel 1978

Phillips, D. A. et al.: Sprint assisted training programs. Track Technique 101 (1987), 3215–3218

Pickenhain, L.: Grundlagenerkenntnisse über das motorische System. Theorie und Praxis der Körperkultur 21 (1972), 1121–1127

Pickenhain, L.: Die Bedeutung innerer Rückkopplungskreise für den Lernvorgang (gezeigt am Beispiel des motorischen Lernens). Z. f. Psychol. 1984 (1976), 551–561

Pickenhain, L.: Physiologische Grundlagen der Bewegungsprogrammierung. Theorie und Praxis der Körperkultur 28 (1979), 44–47

Pickenhain, L.: Neurophysiologische Grundlagen innerer Modelle motorischer Handlungen. In: Optimierung von kognitiven Arbeitsanforderungen, S. 206–210. *Hacker, W., H. Raum* (Hrsg.). Huber Verlag, Bern 1980

Piehl, K.: Time course for refilling of glycogen stores in human muscle fibres following exercise-induced glycogen depletion. Acta Phys. Scand. 90 (1974), 297–302

Piehl, K.: Glykogenvorrat und -schwund in menschlichen Skelettmuskelfasern. Medizin und Sport 15 (1975), 33–42

Pieper, K.-S., H. Kabisch: Das Verhalten der Skelettmuskelfasertypen unter spezifischen Belastungsbedingungen in Beziehung zur Biochemie und Physiologie des Muskels. Wissenschaftl. Z. der DHfK Leipzig 15 (1974), 73–81

Pietka, L., L. Spitz: Probleme der Optimierung und Individualisierung der Technik des Beidarmigen Reißens im Gewichtheben. Leistungssport 6 (1976), 22–33

Plato, C. C., K. Fox, R. M. Garruto: Measures of lateral functional dominance. Human Biol. 56 (1984), 259–275

Pletnjow, B. A.: Veränderung der Muskelkraft bei verschiedenen Varianten einer kombinierten muskulären Arbeitsweise. Leistungssport 7 (1977), 1, 12–14

Pöhlmann, R.: Möglichkeiten zur Effektivierung sportmotorischer Lernprozesse, Teil I: Lernaspekte im Bereich der Informationsaufnahme. Körpererziehung 27 (1977), 197–204

Pöhlmann, R.: 5 Thesen zum „Fähigkeitssystem" der Sportmotorik im handlungspsychologischen Bezug. Theorie und Praxis der Körperkultur 26 (1977), 511–516

Pöhlmann, R.: Drei lernpsychologische Überlegungen bezüglich der sportmotorischen Fähigkeits- und Fertigkeitsentwicklung. Theorie und Praxis der Körperkultur 28 (1979), 47–53

Pöhlmann, R.: Zum Stand einiger lernpsychologischer Probleme im Sport. Theorie und Praxis der Körperkultur 29 (1980), 659–665

Pöhlmann, R.: Motorisches Lernen. Sportverlag, Berlin 1986

Pöhlmann, R., M. Dressler: Gedanken zur Entwicklung konditioneller Fähigkeiten. Körpererziehung 29 (1979), 88–96

Pöhlmann, R., G. Kirchner: Die Sinnesempfindungen steuern und kontrollieren unsere Bewegungen. Körpererziehung 29 (1979), 202–210

Poller, T.: Untersuchungen zur Ermittlung effektiver Belastungsintensitäten für die Schulung der Grundlagenausdauer bei Schülern der Klassen 6 und 7. Theorie und Praxis der Körperkultur 29 (1980), 271–274

Polovzev, W. G., W. W. Cishik: Pädagogische Kriterien für die Optimierung des Trainings junger Radsportler. Leistungssport 11 (1981), 288–292

Polzien, P.: EKG-Änderungen während des ersten Versuchs der Schwereübung des autogenen Trainings. In: Autogenes Training. Luthe, W. (Hrsg.). Thieme, Stuttgart 1965

Porac, C., S. Coren: Lateral preferences and human behavior. Springer Verlag, New York 1981

Porac, C., S. Coren, A. Searleman: Environmental factors in hand preference formation: Evidence from attempts to switch the preference hand. Behavior Genetics 16 (1986), 251–265

Porter, K., J. Foster: Mentales Training – der moderne Weg zur sportlichen Leistung. BLV Verlagsges., München – Wien – Zürich 1987

Poulain, P., E. Pertuzon: Etude comparative des effets de trois méthodes de musculation sur les propriétés contractiles et élastiques du muscle. Ann. de Kinésithér. 15 (1988), 167–177

Prampero, P. di: Grundlagen der anaeroben Energiebereitstellung und der Sauerstoffschuld bei körperlichen Höchstbelastungen. Medizin und Sport 13 (1973), 1–12

Priebe, U., U. Wagner: Die physische Konditionierung als Möglichkeit der Prävention bei der Hypertonieerkrankung – eine dreijährige Modellstudie. Medizin und Sport 19 (1979), 55–58

Priebe, U., R. Schmidt, V. Hamuth, H.-D. Faulhaber, I. Grigorow: Das physische Training in der Prävention der arteriellen Hypertonie. Medizin und Sport 22 (1982), 164–168

Probleme der Biomechanik, der Psychologie und der Bewegungslehre. Rundtischgespräch der sowjetischen Zeitschrift „Theorie und Praxis der Körperkultur". Theorie und Praxis der Körperkultur 30 (1981), 333–342

Probst, H. P., L. Nonella: Praktische Durchführung des Conconi-Tests – Feldtest zur Ermittlung der anaeroben Schwelle. Der Läufer 6 (1986), 40–48

Proft, E. de, J. P. Clarys, E. Bollens, J. Cabri, W. Dufour: Muscle activity in the soccer kick. In: Science and football, pp. 434–440. Reilly, T., A. Lees, K. Davids, W. J. Murphy (eds.). Spon, London – New York 1988

Proft, E. de, J. Cabri, W. Dufour, J. P. Clarys: Strength training and kick performance in soccer players. In: Science and football, pp. 108–113. Reilly, T., A. Lees, K. Davids, W. J. Murphy (eds.). Spon, London – New York 1988

Prokop, L., F. Rössner: Erfolg im Sport, Bd. 1 u. 2. Fürlinger Verlag, Marathon-Ed., Wien – München 1959 u. 1960

Pudow, N.: Sowohl Umfang als auch Intensität im Marathon-Training. Die Lehre der Leichtathletik (1974), 1412–1413

Puni, A. Z.: Über die Trainingswirkung der Bewegungsvorstellung. Theorie und Praxis der Körperkultur 7 (1958), 1067–1075

Puni, A. Z.: Abriß der Sportpsychologie. Sportverlag, Berlin 1961

Quies, W.: Begründung der Anforderungen an die körperlich-sportliche Leistungsfähigkeit im Kindes- und Jugendalter. Theorie und Praxis der Körperkultur 28 (1979), Beiheft 1, 70–72

Quitsch, G.: Die zentrale Bedeutung der Bewegungslehre für die Planung und Steuerung sportmotorischer Lernprozesse. Lehrhilfen für den Sportunterricht (1980), 97–110; 119–125

Raczek, J.: Untersuchungsergebnisse zur Ausdauer bei Schülern in Polen. Theorie und Praxis der Körperkultur 28 (1979), Beiheft 1, 63–65

Rademacher, G., H. Kuppardt, H.-H. Lathan: Die Wirkung verschiedener Anwendungsvarianten der Elektromyostimulation auf die Entwicklung der Maximalkraftfähigkeit beim zusätzlichen Einsatz im Maximalkrafttraining. Theor. Prax. Leistungssport 16 (1978), 104–116

Raeder, J.: Zu Problemen der Belastung und Erholung in der körperlichen Erziehung und Bildung der Kinder und Jugendlichen – Zur Ausbildung der Bewegungseigenschaften Gewandtheit und Beweglichkeit. Theorie und Praxis der Körperkultur 19 (1970), 68–77

Rahmann, H.: The possible functional role for gangliosides in synaptic transmission and memory formation. In: Biological aspects of learning, memory formation and ontogenity of the CNS, pp. 83–110. *Matthies, H., M. Krug, N. Popov* (eds.). Akademie Verlag, Berlin 1979

Rahmann, H.: Die Bausteine der Erinnerung. Bild der Wissenschaft 19 (1982), 9, 75–86

Rahn, S., W. Räsch: Zu Problemen der Gestaltung der Wettkämpfe im Grundlagentraining. Theorie und Praxis der Körperkultur 27 (1978), 684–690

Ramsay, J. A., C. J. R. Blimkie, K. Smith, S. Garner, J. D. Macdougall, D. G. Sale: Strength training effects in prepubescent boys. Med. and Sci. in Sports and Exerc. 22 (1990), 605–614

Ramsey, R. W., S. Street: The isometric length-tension-diagram of isolated skeletal muscle fibers of the frog. J. cell. comp. Physiol. 15 (1940), 11 f.

Rapp, G., G. Schoder: Mentales Training im Vorschulalter. Die Leibeserziehung 21 (1972), 423–427

Rapp, G., H. Weicker: Comparative studies on fast muscle myosin light chains after different training programs. Int. J. Sports Med. 3 (1982), 58–60

Rarick, G. L. In: Sports medicine for children and youth. Report of the tenth Ross Roundtable on Critical Approaches to Common Pediatric Problems, p. 10. *Smith, N. J.* (eds.). Ross Laboratories, Ohio, Columbus 1979

Rasmussen, T., B. Milner: The role of early left-brain injury in determining lateralization of cerebral speech functions. In: Evolution and lateralization of the Brain. pp. 355–369. *Dimond, S. J., D. A. Blizard* (eds.). New York Acad. of Sciences, New York 1977

Ratov, I. P.: Zur Veränderung des Trainingssystems durch technische Mittel und Trainingsapparate. Leistungssport 7 (1977), 129–135

Ratov, I. P.: Diskussionsbeitrag zu: Probleme der Biomechanik, der Psychologie und der Bewegungslehre. Rundtischgespräch der sowjetischen Zeitschrift „Theorie und Praxis der Körperkultur". Theorie und Praxis der Körperkultur 30 (1981), 334–337

Rattliff, R., D. Lamb: Glycogen replenishment following exercise: effects of denervation and tenotomy, J. of appl. Physiol. 60 (1975), 961–963

Raum, H.: Zu einigen Aspekten einer psychologischen Handlungstheorie. In: Psychologische Arbeitsuntersuchung, S. 20–41. *Hacker, W.* (Hrsg.). Dt. Verlag der Wissenschaften, Berlin 1973

Regner, M.: Erfolgstraining. Mentale und körperliche Vorbereitung sportlicher Höchstleistungen. Falken-Verlag, Niedernhausen/Ts. 1991

Reindell, H., H. Roskamm, W. Gerschler: Das Intervalltraining. Barth, München 1962

Reinhold, D.: Bewegungstherapie mit älteren Menschen im Rahmen einer Kur. Medizin und Sport 22 (1982), 118–121

Reinhold, D.: Erkennung und Beeinflussung hypertoner Fehlregulationen durch körperliche Belastung. Medizin und Sport 22 (1982), 64–66

Reiß, M.: Steigerung der Kraftausdauerfähigkeiten durch wirkungsvolles Kraftausdauertraining. Leistungssport 22 (1992), 5, 15–20

Reiß, M., U. Pfeiffer (Hrsg.): Leistungsreserven im Ausdauertraining. Erfolgreiche Trainingsstrategien mit Beispiellösungen im Sportschwimmen, Rudern, Radsport, leichtathletischen Lauf/Gehen und Eisschnellauf. Sportverlag, Berlin 1991

Reiß, M. et al.: Schlüsselprobleme des langfristigen Leistungsaufbaus. Leistungssport 23 (1993), 6, 12–16

Reiß, M., A. Pfützner: Weltstandsanalyse 1992: Tendenzen der Leistungsentwicklung in den Ausdauersportarten. Leistungssport 23 (1993), 3, 9–14

Reiter, E. O., A. Root: Hormonal changes of adolescence. Med. Clin. N. Am. 59 (1975), 1289

Reiterer, W., N. Bachl: Kriterien der körperlichen Leistungsfähigkeit. Wien. med. Wschr. 127 (1977), Suppl. 42, 1–19

Reitsma, W.: Regenerative, volumentrische en numerike hypertrophie van skeletspieren bij kikker en rat. Acad. Proefschrift, Vrije Universiteit Te Amsterdam 1965

Renzland, J., H. Eberspächer: Regeneration im Sport. bps-Verlag, Köln 1988

Reuter, W., F. Liebold: Beeinflussung der Serumlipide durch gezielte körperliche Belastung. Medizin und Sport 12 (1972), 236–238

Richter, H., F. Beuker: Komplextest zur Ermittlung des physischen Leistungsvermögens. Theorie und Praxis der Körperkultur 17 (1968), 54–64.

Rieder, H.: Biomechanik der Wurfdisziplinen aus der Sicht des Trainers. Leistungssport 2 (1972), 107–112

Rieder, H. (Hrsg.): Bewegungslehre des Sports. Sammlung grundlegender Beiträge I + II. Hofmann Verlag, Schorndorf 1973; 1977

Rieder, H.: Zur Diagnostik der sportmotorischen Lernfähigkeit. In: Signale der Zeit, S. 166–172. *Thaller, F., H. Recla* (Hrsg.). Hofmann Verlag, Schorndorf 1975

Rieder, H.: Spezielle Probleme der Optimierung des motorischen Lernens und Verhaltens. In: Psychologie in Training und Wettkampf, 2. Aufl., S. 70–89. *Carl, K.* (Hrsg.). Bartels & Wernitz, Berlin 1977

Rigal, R.: Motricité humaine. T. 1. Vigot, Paris 1985

Rigal, R. A.: Hand efficiency and right-left discrimination. Perceptual and Motor Skills 38 (1974), 219–224

Rimoldi, H. J. A.: Personal tempo. J. Abnorm. Soc. Psychol. 46 (1951), 283–303

Riopelle, A. J.: Psychomotor performance and distribution of practice. J. exp. Psychol. 40 (1950), 390

Rittel, H.-F.: Kybernetik des neuromuskulären Systems. Leistungssport 6 (1976), 464–474

Ritter, M., B. Schmidt: Studien zur Trainings- und Wettkampfbelastung im Schüler- und Jugendalter. Die Lehre der Leichtathletik (1976), 753; 756

Röcker, L., H. Stoboy: Beziehung zwischen Kraft und statischer Ausdauer unter Motivationsbedingungen. Der medizin. Sachverständige 66 (1970), 149–151

Röcker, L. et al.: Die Wirkung eines dynamischen Trainings mit gleicher physikalischer Leistung, aber unterschiedlichen Gewichten und Wiederholungszahlen bei eineiigen Zwillingen. Sportarzt u. Sportmed. 12 (1971), 281–286

Röthig, P. (Red.): Sportwissenschaftliches Lexikon, 5. Aufl. Hofmann Verlag, Schorndorf 1983

Röthig, P. (Red.): Sportwissenschaftliches Lexikon, 6. Aufl. Hofmann Verlag, Schorndorf 1992

Röthig, P., S. Größing: Bewegungslehre. Limpert Verlag, Bad Homburg v.d.H. 1982

Rogalski, N.: Zu einigen Ergebnissen des pädagogischen Experiments mit dem Sportlehrbuch für Schüler „Das ABC der Technik – Fußball – Basketball". Theorie und Praxis der Körperkultur 18 (1969), 334–341

Rogo, M.: Ergebnisse eines ausdauerbetonten Sportunterrichts in den Klassen 1 bis 3. Theorie und Praxis der Körperkultur 28 (1979), Beiheft 1, 65–67

Rohmert, W.: Über die Wirkung eines Leistungsanreizes bei isometrischem Muskeltraining von Kindern. Das öffentl. Gesundheitsw. 32 (1970), 392–401

Rohmert, W.: Isometrisches Muskeltraining im Kindes- und Jugendalter. Das öffentl. Gesundheitsw. 33 (1971), 4

Rohmert, W., H. Neuhaus: Der Einfluß verschiedener Ruhelängen des Muskels auf die Geschwindigkeit der Kraftzunahme durch isometrisches Training. Int. Z. angew. Physiol. einschl. Arbeitsphysiol. 21 (1965), 498–514

Rohmert, W., M. Preising: Rechts-Links-Vergleich bei isometrischem Armmuskeltraining mit verschiedenem Trainingsreiz. Sportarzt u. Sportmed. 19 (1968), 43–55

Rohrberg, K.: Zur Ausbildung der sportlichen Technik. Theorie und Praxis der Körperkultur 29 (1980), 49–50

Rokitzki, L. et al.: Muskelbioptische Untersuchungen bei Bodybuildern mit und ohne Anabolikaeinnahme. In: Sport und Medizin. Pro und Contra, S. 818–819. *Bernett, P., D. Jeschke* (Hrsg.). Zuckschwerdt Verlag, München 1991

Roland, P. E., H. Ladegaard-Pederssen: A quantitative analysis of sensations of tension and of kinaesthesia in man. Brain 100 (1977), 671–692

Roloff, K.: Möglichkeiten des Aufwärmens vor Wettkämpfen und ihre Effektivität. Die Lehre der Leichtathletik (1976), 377–379; 413

Romanova, N.: The sprint: nontraditional means of training (a review of scientific studies). Soviet Sports Rev. 25 (1990), 99–104

Rosa, K.: Das ist Autogenes Training. Kindler Verlag, München 1973

Roskamm, H.: Die Grundlagen des körperlichen Trainings. Hippokrates 41 (1970), 73–82

Rost, R. et al.: Die Kreislaufverhältnisse während der Preßdruckprobe. Sportarzt u. Sportmed. 25 (1974), 119–125

Rost, R. et al.: Über den Einfluß einer Erythrozyten-Retransfusion auf die kardiopulmonale Leistungsfähigkeit. Sportarzt u. Sportmed. 26 (1975), 137–144

Rost, R., W. Hollmann: Belastungsuntersuchungen in der Praxis. Thieme, Stuttgart 1982

Roth, H.: Pädagogische Anthropologie, Bd. I: Bildsamkeit und Bestimmung, 4. Aufl. Schroedel Verlag, Hannover 1976

Roth, J., B. Voss, A. Unverricht: Untersuchungen über den Einfluß von Massagen und dynamischen Muskelkontraktionen zur Optimierung des Erholungsprozesses, dargestellt an der J^{131}-Natrium-Hippuratmuskelclearance. Medizin und Sport 13 (1973), 271–275

Roth, K.: Ein neues „ABC" für das Techniktraining im Sport. Sportwissenschaft 20 (1990), 9–26

Roth, K. D., R. Singer, U. Ungerer-Röhrich: Motorisches Lernen. Sportunterricht (1981), 254–256

Roth, W., B. Pansold, E. Hasart, J. Zinner, B. Gabriel: Zum Informationsgehalt leistungsdiagnostischer Parameter in Abhängigkeit von der Zunahme der Leistungsfähigkeit bei Sportlern. Medizin und Sport 21 (1981), 326–336

Rubin-Rabson, G.: Mental and keyboard overlearning in memorizing piano music. J. Musicol. 3 (1941), 33–40

Rubinstein, S. L.: Grundlagen der allgemeinen Psychologie, 4. Aufl. Volk und Wissen, Berlin 1961

Rubinstein, S. L.: Sein und Bewußtsein, 6. Aufl. Akademie-Verlag, Berlin 1972

Rudolph, W.: Zur Struktur der körperlichen Leistungsfähigkeit bei Schülern und Schülerinnen der Klassenstufe 8 und 9. Theorie und Praxis der Körperkultur 27 (1978), 278–282

Rühl, H., G. Wittekopf: Die Bedeutung der Anspannungsgeschwindigkeit für die muskuläre Mobilisation. Medizin und Sport 24 (1984), 232–234

Rüssel, A.: Psychomotorik. Steinkopff Verlag, Darmstadt 1976

Rusch, H., J. Weineck: Sportförderunterricht, 3. Aufl. Hofmann Verlag, Schorndorf 1988

Russo, P. E. et al.: A growth and fitness study of Sydney school children. In: Studies of the Australian adolescent, p. 24. Collins, J. K. (ed.). Cassell, Sydney 1975

Rutenfranz, J.: Entwicklung der körperlichen Leistungsfähigkeit im Schul- und Jugendalter. Wissenschaftl. Z. der Humboldt-Universität Berlin, math.-naturwiss. Reihe 14 (1965), 335–342

Rutenfranz, J., A. Iskander: Untersuchungen über die Beeinflussung des Erlernens einer einfachen sensumotorischen Fertigkeit durch die Bekanntgabe der Lernresultate bei verschiedenen Übungsbedingungen. Int. Z. angew. Physiol. einschl. Arbeitsphysiol. 29 (1970/71), 44–54

Sack, H.-G.: Zentrale Aspekte eines Schüler-Leichtathletik-Trainings aus psychologischer Sicht. In: Schüler-Leichtathletik, S. 38–47. Joch,W. (Hrsg.). Schors Verlag, Niedernhausen/Ts. 1982

Sady, S. P. et al.: Flexibility training: Ballistic, static or proprioceptive neuromuscular facilitation. Arch. of phys. Med & Rehab. 63 (1982), 261–263

Sahlin, K.: Intracellular pH and energy metabolism in skeletal muscle of man. Acta Phys. Scand. (1978), suppl. 455

Sahlin, K., R. C. Harris, E. Hultman: Creatine kinase equilibrium and lactate content compared with muscle pH in tissue samples obtained after isometric exercise. Biochem. J. 152 (1975), 173–180

Sahlin, K., R. C. Harris, B. Nylind, E. Hultman: Lactate content and pH in muscle samples obtained after dynamic exercise. Pflügers Archiv 367 (1976), 143–149

Sahlin, K., G. Palmskog, E. Hultman: Adenine nucleotide and IMP contents of the quadriceps muscle in man after exercise. Pflügers Archiv 374 (1978), 193–198

Sahlin, K., A. Alvestrand R. Brandt, E. Hultman: Intracellular pH and bicarbonate concentration in human muscle during recovery from exercise. J. of appl. Physiol. 45 (1978), 474–480

Sahlin, K., J. Henriksson: Buffer capacity and lactate accumulation in skeletal muscle of trained and untrained men. Acta Phys. Scand. 122 (1984), 331–339

Sale, D. G.: Neural adaptation to resistance training. Med. and Sci. in Sports and Exerc. 20 (1988), suppl., S135–S145

Sale, D. G. et al.: Voluntary strength and muscle characteristics in untrained men and women and male bodybuilders. J. of appl. Physiol. 62 (1987), 1786–1793

Salmela, J. H., P. Fiorito: Visual cues in ice hockey goaltending. Can. J. appl. Sport Sci. 4 (1979), 4, 56–59

Saltin, B.: Aerobic and anaerobic work capacity after dehydration. J. of appl. Physiol. 19 (1964), 1114–1118

Saltin, B.: Circulatory response to submaximal and maximal exercise after thermal dehydration. J. of appl. Physiol. 19 (1966), 1125–1132

Saltin, B.: Metabolic fundamentals in exercise. Med. and Sci. in Sports 5 (1973), 137–146

Saltin, B.: Physiological effects of physical conditioning. Med. and Sci. in Sports 1 (1973), 50–56

Saltin, B.: Fluid, electrolyte and energy losses and their replenishment in prolonged exercise. In: Nutrition, physical fitness and health, pp. 76–97. *Parizkova, J., V. A. Rogozkin* (eds.). University Park Press, Baltimore 1978

Saltin, B., P. O. Astrand: Maximal oxygen uptake in athletes. J. of appl. Physiol. 23 (1967), 353–358

Saltin, B., B.-O. Eriksson, K. Piehl: Metabolic and circulatory adjustments at onset of exercise. In: Onset of exercise, pp. 63–76. *Gilbert, A., P. Guille* (eds.). University of Toulouse Press, Toulouse 1971

Saltin, B., P. D. Gollnick, B.-O. Eriksson, K. Piehl: Metabolic and circulatory adjustments at onset of maximal work. In: Onset of exercise, pp. 63–76. *Gilbert, A., P. Guille* (eds.). University of Toulouse Press, Toulouse 1971

Saltin, B., J. Karlsson: Muscle glycogen utilization during work of different intensities. In: Muscle metabolism during exercise, pp. 289–299. *Pernow, B., B. Saltin* (eds.). Plenum Press, New York 1971

Saltin, B., B. Essen, P. K. Pedersen: Intermittent exercise: Its physiology and some practical applications. In: Advances in exercise physiology, pp. 23–51. *Jokl, E., R. L. Anand, H. Stoboy* (eds.). Karger, Basel 1976

Saltin, B., P. D. Gollnick: Skeletal muscle adaptability: significance for metabolism and performance. In: Handbook of physiology, section 10: skeletal muscle, pp. 555–631. *Peachey, L. D.* et al. (eds.). American Physiol. Soc., Bethesda, Md. 1983

Samek, L., V. Cermak, J. Kral: Toter Punkt und „Zweiter Wind". Sportarzt u. Sportmed. 23 (1972), 89–94

Sanderson, J.: Intention in motor learning. J. exp. Psychol. 12 (1929), 463 ff.

Sapega, A. A., T. C. Quedenfeld, R. A. Moer, R. A. Butler: Biophysical factors in range-of-motion exercise. Physician Sports Med. 9 (1981), 57–65

Sarviharju, P. J., V. Vihko: Plasma FFA during psychophysical loading and endurance training. J. of Sports Med. and phys. Fitness 12 (1972), 250–257

Sasaki, K.: Cerebro-cerebellar interconnections in cats and monkeys. In: Cerebro-cerebellar interactions. *Massion, J., K. Sasaki* (eds.). North-Holland Biomedical Press, Amsterdam – New York – Oxford 1979

Saß, H.: Zur Anwendung von Tests in den Sportspielen. Theorie und Praxis der Körperkultur 34 (1985), 737–740

Saß, H.: Prinzipien für die Gestaltung des Ausbildungs- und Erziehungsprozesses im außerunterrichtlichen Training. Theorie und Praxis der Körperkultur 37 (1988), 113–116

Savard, G., B. Kiens, B. Saltin: Central cardiovascular factors as limits to endurance; with a note on the distinction between maximal oxygen uptake and endurance fitness. In: Exercise – benefits, limits and adaptations, pp. 162–180. *Macleod, D., R. Maughan, M. Nimmo, T. Reilly, C. Williams* (eds.). Spon, London – New York 1987

Savenkow, G. I.: Diskussionbeitrag zu: Probleme der Biomechanik, der Psychologie und der Bewegungslehre. Rundtischgespräch der sowjetischen Zeitschrift „Theorie und Praxis der Körperkultur". Theorie und Praxis der Körperkultur 30 (1981), 338–339

Scammon, S.: The measurement of man. University Press, Minnesota 1930

Schäbitz, S., J. Jödicke: Leistungsdiagnostische Untersuchungen zur Objektivierung leistungsbestimmender elementarer Schnelligkeitsfähigkeiten sowie experimentelle Untersuchungen zum Einsatz neuer Trainingsmittel und Trainingsmethoden in den Kurzzeitausdauerdisziplinen des DRSV unter dem Aspekt der Steigerung der Schnelligkeitsleistungen. Dipl.-Arbeit, DHfK, Leipzig 1987

Schaefer, C.: Gehirnzellen sterben nicht ab. Bild der Wissenschaft 24 (1987), 9, 60–69

Scharf, H.-P. et al.: Das Atrophiemuster der Oberschenkelstreckmuskulatur nach Sportverletzungen und seine Konsequenzen für die Rehabilitation. Dt. Z. Sportmed. 43 (1992), 61–67

Scharschmidt, F., G. Großmann, S. Israel: Zur Entwicklung von Anpassungserscheinungen bei sporttreibenden Kindern im Verlaufe von 3 Jahren. Ärztl. Jugendkunde 65 (1974), 21–30

Scharschmidt, F., K.-S. Pieper: Die Adaptation an sportliches Training in ausgewählten Organsystemen bei Heranwachsenden. Medizin und Sport 21 (1981), 289–296

Scharschmidt, F., K.-S. Pieper: Adaptabilität und Adaptation an sportliches Training bei Heranwachsenden. Medizin und Sport 22 (1982), 37–40

Scharschmidt, F., K.-S. Pieper: Die aerobe Leistungsfähigkeit junger Rudersportler beiderlei Geschlechts. Medizin und Sport 24 (1984), 43–48

Scheele, K.: Zur Leistungsentwicklung und Belastbarkeit von Kindern und Jugendlichen aus ärztlicher Sicht. Sportwissenschaft 3 (1973), 382–386

Scheibe, J.: Belastungsverarbeitung im Prozeß der Anpassung. Theorie und Praxis der Körperkultur 28 (1979), 47–49

Schellenberger, B.: Die Verbesserung der Orientierungsgrundlage als Voraussetzung für die Erhöhung der Qualität der Handlungsregulation. Theorie und Praxis der Körperkultur 28 (1979), 837–844

Schellenberger, B.: Die Bedeutung der kognitiven und sensomotorischen Ebene in der psychischen Regulation sportlicher Handlungen. Wissenschaftl. Z. der DHfK Leipzig 21 (1980), 1, 43–52

Schellenberger, B., D. Guenz: Rationale und sensomotorische Komponenten in der Wirksamkeit des ideomotorischen Trainings unter dem Aspekt der Verbesserung der Orientierungsgrundlage. Theorie und Praxis der Körperkultur 29 (1980), 675–677

Schenck, K.: Theoretische Aspekte der Lateralität und Dominanz. In: Die Bedeutung der Motorik für die Entwicklung normaler und behinderter Kinder, 3. Aufl., S. 133–148. *Eggert, D., E. J. Kiphard* (Hrsg.). Hofmann Verlag, Schorndorf, 1976

Scherer, H.: Fußballtraining in der Halle – Aufwärmprogramme. Leistungsfußball in allen Spielklassen, Sammelbd. 8 (1977), 63–68

Scherler, K.-H.: Sensomotorische Entwicklung und materiale Erfahrung. Hofmann Verlag, Schorndorf 1975

Schewe, H.: Bewegungslernen – dargestellt an einem „Prozeß"-Modell. Dt. Z. Sportmed. 33 (1982), 17–23

Schiffer, J. (Hrsg.): Schnelligkeit – trainingsmethodische, biomechanische, leistungsphysiologische und leistungsdiagnostische Aspekte. Eine kommentierte Bibliographie. Sport und Buch Strauß, Edition Sport, Köln 1993

Schildge, E.: Anthropologische Grundlagen. In: Psychologie in Training und Wettkampf, S. 22–46. *Carl, K.* (Hrsg.). Bartels & Wernitz, Berlin 1977

Schiller, A.: Theories of handedness. J. of appl. Psychol. 19 (1935), 694–703; 20 (1936), 77–91

Schilling, F.: Untersuchungen zur Methodik der differenzierten Lateralitätsbestimmung. In: Bericht über den III. Europäischen Kongreß für Sportpsychologie, S. 144–151. *Feige, K.* et al. (Hrsg.). Hofmann Verlag, Schorndorf 1973

Schilling, F.: Zur Methodik der Lateralitätsbestimmung. In: Die Bedeutung der Motorik für die Entwicklung normaler und behinderter Kinder, 3. Aufl. *Eggert, D., E. J. Kiphard* (Hrsg.). Hofmann Verlag, Schorndorf 1976

Schilling, F.: Die Bestimmung der Händigkeit. Motorik 2 (1979), 43–49; 70–72

Schilling, F.: Entwicklung und Erscheinungsformen der Händigkeit. Motorik 2 (1979), 34–42; 70–72

Schilling, G.: Was ist Lernen? In: Beiträge zum Unterricht, S. 10 f. *Schneider, W.* (Hrsg.). Ed. Roche, Basel 1977

Schilt, U., H. Howald, G. Schönholzer: Biochemische Auswirkungen kontinuierlicher und diskontinuierlicher Muskelarbeit (Intervallarbeit). Schweiz. Z. f. Sportmed. 21 (1973), 5–30

Schlimper, L.: Untersuchungen zur Objektivierung und Entwicklung der Handlungsschnelligkeit. Diss., Leipzig 1989

Schmenkel, H., G. Schuhmacher: Trainingsplanung und -steuerung mit Hilfe der Netzplantechnik. Leistungssport 5 (1975), 475–493

Schmid, P., H.-H. Dickhuth, M. Lehmann, G. Huber, A. Berg, J. Keul: Labordiagnostische Ergebnisse von Fußball- und Handballspielern. Dt. Z. Sportmed. 12 (1983) 365–375

Schmidt, B.: Zur Jahresplanung des Trainings im Schüler- und Jugendalter. Die Lehre der Leichtathletik (1974), 1481–1484

Schmidt, E.: L'Ergo jump, ou le contrôle permanent des capacités athlétiques. Travail de diplôme du cours moniteur J + S III, Magglingen, November 1992

Schmidt, H.: Anpassung des Binde- und Stützgewebes an sportliche Belastung. Z. f. Physiother. 31 (1979), 411–416

Schmidt, H.: Belastungsgestaltung im Sport unter Vermeidung muskulärer Dysbalancen. Theorie und Praxis der Körperkultur 37 (1988), 266–271

Schmidt, H. et al.: Der Muskeltest nach Janda für die sportmedizinische Praxis. Medizin und Sport 23 (1983), 271–278

Schmidt, H., W. Kraft, K.-H. Rotte, H. Hagen: Pilotstudie zur Diagnostik von Muskelflächen des Oberschenkels mittels Computertomographie (CT). Medizin und Sport 30 (1990), 70–72

Schmidt, J.: Herz-Kreislaufbehandlung des alten Menschen durch Sport. Internist. Praxis 10 (1970), 111–119

Schmidt, P.: Ausdauerentwicklung im Schüler- und Jugendtraining. Die Lehre der Leichtathletik (1972), 1461–1462

Schmidt, P.: Planungs- und Dosierungsprobleme bei der Entwicklung der aeroben und anaeroben Ausdauer im Mittelstreckenlauf. Leistungssport 2 (1972), 99–101

Schmidt, P.: Periodisierung im Mittelstreckenlauf. Die Lehre der Leichtathletik (1975), 233–236; 272

Schmidt, R.: A schema theory of discrete motor skill learning. Psych. Review 82 (1975)

Schmidt, R. A.: Motor control and learning, 2. ed. Human Kinetics Publ., Champaign, Ill. 1988

Schmidt, R. F. (Hrsg.): Grundriß der Neurophysiologie, 4. Aufl. Springer Verlag, Berlin – Heidelberg – New York 1979

Schmidt, R. F., G. Thews (Hrsg.): Physiologie des Menschen, 19. Aufl. Springer Verlag, Berlin 1977

Schmidt, R. F., G. Thews (Hrsg.): Physiologie des Menschen, 20. Aufl. Springer Verlag, Berlin – Heidelberg – New York 1980

Schmidtbleicher, D.: Maximalkraft und Bewegungsschnelligkeit. Limpert Verlag, Bad Homburg 1980

Schmidtbleicher, D., V. Dietz, J. Noth, M. Antoni: Auftreten und funktionelle Bedeutung des Muskeldehnungsreflexes bei Lauf- und Sprintbewegungen. Leistungssport 8 (1978), 480–490

Schmidtbleicher, D., M. Bührle: Vergleich von konzentrischem und exzentrischem Maximalkrafttraining. In: Berichte aus dem Institut für Sport und Sportwissenschaft der Universität Freiburg, 1, S. 1–59. Freiburg 1980

Schmidtbleicher, D., A. Gollhofer: Neuromuskuläre Untersuchungen zur Bestimmung individueller Belastungsgrößen für ein Tiefsprungtraining. Leistungssport 12 (1982), 298–307

Schmidtke, H.: Die Ermüdung. Huber, Bern – Stuttgart 1965

Schmitt, W. M., W. Kindermann, A. Schnabel, G. Biro: Metabolismus und hormonelle Regulation bei Marathonläufen unter besonderer Berücksichtigung von Lebensalter, Trainingszustand und Geschlecht. Dt. Z. Sportmed. 32 (1981), 1–7

Schmitz, J. N.: Studien zur Didaktik der Leibeserziehung III: Bewegungslernen im Sportunterricht. Grundlagen und didaktisch-methodische Aspekte, 3. Aufl. Hofmann Verlag, Schorndorf 1977

Schmücker, B: Die Bedeutung zusätzlicher Schulsportprogramme für körperliche Leistung und Gesundheit. In: 4. Sportwissenschaftlicher Hochschultag der Deutschen Vereinigung für Sportwissenschaft vom 7.–9. Oktober 1981 in Würzburg, S. 81–88. *Kapustin P., C. Kreiter* (Red.). DVS, Clausthal-Zellerfeld 1982

Schmücker, B., W. Hollmann: Zur Frage der Trainierbarkeit von Herz und Kreislauf bei Kindern bis zum 10. Lebensjahr. Sportarzt u. Sportmed. 24 (1973), 231–235; 263–265

Schnabel, A., W. Kindermann, W. M. Schmitt: Aerobe Kapazität von Fußballern unterschiedlicher Spielstärke. Dt. Z. Sportmed. 5 (1981), 120–127

Schnabel, G.: Zur Terminologie der Bewegungslehre. Theorie und Praxis der Körperkultur 14 (1965), 775–786

Schnabel, G.: Zur Bewegungskoordination. Wissenschaftl. Z. der DHfK Leipzig 10 (1968), 1, 13–32

Schnabel, G.: Die koordinativen Fähigkeiten und das Problem der Gewandtheit. Theorie und Praxis der Körperkultur 22 (1973), 263–269

Schnabel, G.: Koordinative Fähigkeiten im Sport – ihre Erfassung und zielgerichtete Ausbildung. Theorie und Praxis der Körperkultur 23 (1974), 627–632

Schnabel, G.: Bewegungskoordination. In: Bewegungslehre des Sports. Sammlung grundlegender Beiträge II, S. 16–58. *Rieder, H.* (Hrsg.). Hofmann Verlag, Schorndorf 1977

Schnabel, G.: Sportliche Technik und Bewegungskoordination als wesentlicher Leistungsfaktor. Medizin und Sport 27 (1987), 154–159

Schnabel, G., C. Müller: Wesen, Funktion und Eigenschaften der methodischen Prinzipien im sportlichen Training. Theorie und Praxis der Körperkultur 37 (1988), 95–101

Schnabel, G., G. Thieß (Hrsg.): Lexikon Sportwissenschaft. Leistung – Training – Wettkampf, Bd. 2. Verlag Sport und Gesundheit, Berlin 1993

Schnack, G.: Intensivstretching und Ausgleichsgymnastik, 2. Aufl. Deutscher Ärzte Verlag, Köln 1994

Schnauber, H., R. Singer: Untersuchung des Kraftverlaufs beim Tiefstart. Leistungssport 5 (1975), 433–438

Schneider, F., H. Zerbes, H.-C. Götte, K. Kühne: Die Rolle der Nahrungseiweiße in der Sportlerernährung. Medizin und Sport 21 (1981), 183–187

Schneider, P. G.: Nutzen und Gefahren des Sports für den Haltungs- und Bewegungsappartat. Münch. med. Wschr. 119 (1977), 167–170

Schober, H., W. Kraft, G. Wittekopf, H. Schmidt: Beitrag zum Einfluß verschiedener Dehnungsformen auf das muskuläre Entspannungsverhalten des M. quadrizeps femoris. Medizin und Sport 30 (1990), 88–91

Schoberth, H.: Die Leistungsprüfung der Bewegungsorgane. Urban & Schwarzenberg, München – Berlin – Wien 1972

Schoberth, H.: Leistungssport und Wirbelsäule im Jugendalter. Leistungssport 5 (1975), 267–273

Schoder, G. (Hrsg.): Skilauf in Theorie und Praxis. CD-Verlagsges., Stuttgart 1982

Schön, F. A.: Licht- und elektronenmikroskopische Befunde am Musculus vastus lateralis und ihr Bezug zu physiologischen Meßgrößen bei Normalpersonen, Sportstudenten und Ausdauertrainierten. Diss., Sporthochschule Köln, 1978

Scholich, M.: Kreistraining, 3. Aufl. Theorie und Praxis der Körperkultur 21 (1972), Beiheft 2

Scholich, M.: Kreistraining. Sportverlag, Berlin 1979

Scholich, M.: Zum Kreistraining, seiner Gestaltung und Trainingswirkung. Medizin und Sport 24 (1984), 86–90

Scholich, M.: Lauf-ABC – Fehler und Korrekturen. Leichtathletiktraining 4 (d1993), 5/6, 17–26

Schreiber, J., J. Biermann: Der Einfluß unterschiedlicher physischer Trainingsmethoden auf das Blutdruckverhalten von Hypertonikern. Medizin und Sport 22 (1982), 173–178

Schroeder, H.: Lernwirksamer Unterricht. Beiträge der Lernpsychologie zu einer neuzeitlichen Unterrichtsgestaltung. Ehrenwirth Verlag, München 1977

Schröder, W.: Merkmale eines sportartspezifischen Krafttrainings. Theorie und Praxis der Körperkultur 18 (1969), 992–1001

Schröder, W.: Methodische Hinweise zum Vermeiden von Verletzungen im Krafttraining. Theorie und Praxis der Körperkultur 19 (1970), 31–40

Schröder, W.: Die Berücksichtigung des biomechanischen Prinzips der Anfangskraft im Schnellkrafttraining. Theorie und Praxis der Körperkultur 24 (1975), 929–932

Schubert, F.: Psychologie zwischen Start und Ziel. Sportverlag, Berlin 1981

Schubert, F., H. Kirchgässner, B. Barth: Zu Problemen der Optimierung des Entscheidungsverhaltens bei Kampfsportlern. Theorie und Praxis der Körperkultur 25 (1976), 419–432

Schuck, H.: Psychologisches Starttraining im Schwimmsport. Sportpsychologie 5 (1991), 2, 17–20

Schüler, K.: Rotes Blutbild und Blutvolumen beim Sportler. Medizin und Sport 10 (1970), 102–109

Schürch, P.: Talent und Training im Ausdauersport. Schweiz. Z. f. Sportmed. 23 (1976), 263–267

Schultz, E.: Satellite cell behavior during skeletal muscle growth and regeneration. Med. and Sci. in Sports and Exerc. 21 (1989), suppl., S181–S186

Schultz, J. H.: Das autogene Training. Konzentrative Selbstentspannung. Versuch einer klinisch-praktischen Darstellung, 16. Aufl. Thieme Verlag, Stuttgart 1979

Schwabe, U.: Entwicklung der Laufausdauer – Frust oder Freude? Körpererziehung 43 (1993), 217–218; 223–225

Schwaberger, G., H. Pessenhofer, P. Schmid, W. Wolf, N. Sanseng: Grundlagen der aeroben Leistungsdiagnostik. Österr. J. Sportmed. 12 (1982), 3–10

Schwaberger, G., H. Pessenhofer, P. Schmid, N. Sauseng, H. König, H. Konrad, R. Tschetschounik, C. Fritsch, J. Keul: Vergleichende Labor- und Felduntersuchungen zur trainingsbegleitenden Leistungsdiagnostik bei Mittelstreckenläufern und Schwimmern. Leistungssport 14 (1984), 4, 25–31

Schwalb/Behrens: Die Wirkung eines körperlichen Trainings auf die Herz-Kreislauffunktion von Hypertonikern. Medizin und Sport 12 (1972)

Schwandt, P.: Die koronaren Risiken. Sandoz-AG, Nürnberg 1975

Schwarke, K., W. Hageloch, R. Meyer, H. Weikker: Verhalten des Purinnukleotidzyklus bei erschöpflicher Belastung – Feldstudie an 3 000 m- und 3 x 1 000 m-Läufern. In: Sportmedizin – Kursbestimmung, S. 447–452. *Rieckert, H.* (Hrsg.). Springer Verlag, Berlin 1987

Sedlacek, J.: Maximalna rychlost, rychlostna bariera a vytravalost v rychlosti v treningu sprinterov. Tel. vych. a Sport 1 (1991), 1, 21–23

Seifert, G.: Zum Problem des beidseitigen Übens im Gerätturnen. Körpererziehung 18 (1968), 574–579

Seiler, T. B.: Überlegungen zu einer kognitionstheoretischen Fundierung des Konstrukts der kognitiven Komplexität. In: Kognitive Komplexität, S. 111–139. *Mandl, H., G. L. Huber* (Hrsg.). Verlag für Psychologie, Hogrefe, Göttingen 1978

Seip, R. L., D. Snead, E. F. Pierce, P. Stein, A. Weltman: Perceptual responses and blood lactate concentration: effect of training state. Med. Sci. Sports Exerc. 1 (1991), 80–87

Seito, K. et al.: Studien des Zusammenhanges zwischen körperlicher und geistiger Ermüdung. Arbeitsmedizin, Sozialmedizin, Arbeitshygiene 6 (1971), 113–116

Senger, H.: Die Wirkung von Laktat auf das funktioinelle Verhalten von Skelettmuskelmitochondrien der Ratte. Medizin und Sport 15 (1975), 78 f.

Senger, H., R. Donath: Zur Regulation der oxydativen Substratverwertung im Muskel bei erhöhtem ATP-Umsatz. Medizin und Sport 17 (1977), 391–401

Sermejew, B. W.: Der Einfluß von speziellen Übungen auf die Beweglichkeit der Schüler. Theorie und Praxis der Körperkultur 13 (1964), 434–436

Seth, G.: Eye-hand co-ordination and „handedness": a developmental study of visuo-motor behaviour in infancy. Brit. J. of educ. Psychol. 43 (1973), 35–49

Shaver, L. G.: Effects of training on relative muscular endurance in ipsilateral and contralateral arms. Med. and Sci. in Sports 2 (1970), 165–171

Shaver, L. G.: Endurance in ipsilateral and contralateral arms: Influence of training and inactivity. Arch. of phys. Med. & Rehab. 54 (1973), 505–510

Shaver, L. G.: The relationsship between maximum isometric strength and relative isotonic endurance of athletes with various degrees of strength. J. of Sports Med. phys. Fitness 13 (1973), 231–237

Shaw, W. A.: The relation of muscular action potentials to imaginal weightlifting. Arch. Psychol. 35 (940), 1–50

Shilkina, L. G., J. P. Kabatschkowa, W. P. Filin: Eine Methode zur Beurteilung des Entwicklungsniveaus der speziellen Ausdauer von jungen Sportlern. Leistungssport 3 (1973), 433–437

Siegel, J. M.: Behavioral functions of the reticular formation. Brain Res. Reviews 1 (1979), 69–105

Siegenthaler, W. (Hrsg.): Klinische Pathophysiologie, 2. Aufl. Thieme Verlag, Stuttgart 1973

Silberschmidt, G.: Beidseitiges Lernen. Diplomarb., Zürich 1986

Silverberg, R., L. K. Obler, H. W. Gordon: Handedness in Israel. Neuropsychologia 17 (1979), 83–87

Simkin, N. W.: Physiologische Charakteristik von Kraft, Schnelligkeit und Ausdauer. Hrsg. von der DHfK Leipzig. Sportverlag, Berlin 1960

Simon, G. et al.: Herzfrequenz- und Stoffwechselverhalten bei spiroergometrischer und wettkampfspezifischer Belastung. Dt. Z. Sportmed. 30 (1979), 11–22

Simon, G., G. Huber, H.-H. Dickhuth, J. Keul: Herzfrequenzen und Lactatverhalten von Skilangläufern bei Laufbandergometrie und wettkampfspezifischem Training. Leistungssport 9 (1979), 117–120

Simon, G., A. Berg, H.-H. Dickhuth, A. Simon-Alt, J. Keul: Bestimmung der anaeroben Schwelle in Abhängigkeit vom Alter und von der Leistungsfähigkeit. Dt. Z. Sportmed. 32 (1981), 7–14

Simons, D., R. Krause: Skinners Beitrag zum motorischen Lernen. Sportwissenscahft 7 (1977), 260–271

Singer, R.: Allgemeine methodische Probleme der Talentbestimmung im Sport. In: Leichtathletik im Spannungsfeld von Wissenschaft und Praxis, S. 14–27. *Augustin, D., N. Müller* (Hrsg.). Schors Verlag, Niedernhausen/Ts. 1981

Singer, R. N.: Psychomotorik – ein Überblick. In: Bewegungslehre des Sports. Sammlung grundlegender Beiträge II, S. 120–140. *Rieder, H.* (Hrsg.). Hofmann Verlag, Schorndorf 1977

Singer, R. N.: A systems model of human motor behavior. Sportwissenschaft 7 (1977), 247–259

Singer, R. N.: Motorisches Lernen und menschliche Leistung. Limpert Verlag, Bad Homburg 1985

Sinz, R.: Neurophysiologie und biochemische Grundlagen des Gedächtnisses. In: Zur Psychologie des Gedächtnisses. *Klix, F., H. Sydow* (Hrsg.). Huber Verlag, Bern 1977

Siris, P. S.: Das Wachstumstempo der motorischen Eigenschaften – Ein Faktor der potentiellen Möglichkeiten von Sportlern. Leistungssport 4 (1974), 339–342

Sjöström, M., J. Lexell, A. Eriksson, C. C. Taylor: Evidence of fiber hyperplasia in human skeletal muscles from healthy young men? Europ. J. appl. Physiol. 62 (1991), 301–304

Smieskohl, H.: Die Rolle des ideomotorischen Trainings beim Erlernen sportlicher Bewegungsfertigkeiten. In: Beiträge zum mentalen Training, S. 149–173. *Däumling, M.* et al. Limpert Verlag, Frankfurt 1973

Smith, E. L.: Exercise for prevention of osteoporosis. A review. Physician and Sports Med. 10 (1982), 72–83

Smith, E. L.: Osteoporose – Turnen tut gut. Medical Tribune 17 (1982), 37, 19

Smith, J. L., R. S. Hutton, E. Eldred: Postcontraction changes in sensitivity of muscle afferents to static and dynamic stretch. Brain Res. 78 (1974), 193–202

Sobotka, R.: Formgesetze der Bewegungen im Sport. Hofmann Verlag, Schorndorf 1974

Söll, W.: Zum Problem der Entwicklung koordinativer Fähigkeiten. Sportunterrricht 26 (1977), 92–97

Sölveborn, S. A.: Das Buch vom Stretching – Beweglichkeitstraining durch Dehnen und Strecken. Mosaik Verlag, München 1983

Sologub, J. B.: Elektroenzephalographische Untersuchungen über die Entwicklung des Trainingszustandes bei Sportlern. In: Anpassungsmechanismen an sportliche Belastung, S. 27–44. *Pickenhain, L.* (Hrsg.). Barth, Leipzig 1982

Somolov, E. N.: Neuronal models and the orienting reflex. In: CNS and behavior, pp. 187–276. *Brazier, M. A. B.* (ed.). New York 1960

Sonnenschein, I.: Das Kölner Psychoregulationstraining, 2. Aufl. bps-Verlag, Köln 1985

Späth, K.: Grundlagen der Seitigkeit mit besonderer Berücksichtigung der Händigkeit und ihre Bedeutung für den Sport. Zulassungsarb. für das Lehramt an Grundschulen, Erlangen 1989

Spennemann, D. H. R.: Handedness data of the European neolithic. Neuropsychologia 22 (1984), 613–615

Spennemann, D. H. R.: On the origins and development of handedness in humans – some remarks on past and current theories. Homo 36 (1985), 121–141

Sperling, O.: Sport und Wachstum. Leistungssport 5 (1975), 71–73

Sperry, R. W.: Cerebral organisation and behavior. Science 133 (1961), 1749–1757

Spilker, H.-J.: Mentales und autogenes Training im Hochleistungsbereich der Leichtathletik. Die Lehre der Leichtathletik (1976), 89; 92; 128

Spille, G.: Über Rechts-, Links- und Beidseitigkeit im Sport. Leibeserziehung 8 (1959), 46–51

Spirduso, W. W.: Hemispheric lateralisation and orientation in compensatory and voluntary movement. In: Information processing in motor control and learning, pp. 289–309. *Stelmach, G. E.* (ed.). Academic Press, New York 1978

Spitz, L.: Probleme der Steuerung und Optimierung des Trainingsprozesses unter dem Aspekt der Vorbereitung auf die Olympischen Spiele 1976. Leistungssport 5 (1975), 439–452

Spitz, L., J. Schnell: Muskeln Sie sich, Bd. 1 u. 2. Selbstverlag, Egelsbach 1983

Spreng, M.: Elektronisch-rechenmaschinelle EMG-Auswertung und elektrische Muskelstimulation. Sportarzt u. Sportmed. 25 (1974), 146–154

Spring, H.: Was bringt Stretching? Schweiz. Z. f. Sportmed. 33 (1985), 21–24

Spring, H., U. Illi, H.-R. Kunz, K. Röthlin, W. Schneider, T. Tritschler: Dehn- und Kräftigungsgymnastik. Thieme Verlag, Stuttgart – New York 1986

Springer, S. P., G. Deutsch: Linkes rechtes Gehirn: funktionelle Asymmetrien. Spektrum-der-Wissenschaft-Verlagsges., Heidelberg 1987

Stadler, R., W. Bucher (Red.: Erfolg mit beiden Seiten. Eigenverlag, Dübendorf/Unterägeri 1986

Stämpfli, R.: Allgemeine Erregungsphysiologie der Nervenzellmembran. In: Allgemeine Neurophysiologie, 3. Aufl. *ten Bruggencate, G.* et al. Urban & Schwarzenberg, München – Wien – Baltimore 1980

Stanforth, D., P. R. Stanforth, K. S. Velazquez: Aerobic requirement of bench stepping. Int. J. Sports Med. 14 (1993), 129–133

Starischka, S.: Trainingsplanung. Hofmann Verlag, Schorndorf 1988

Starischka, S., P. Tschiene: Anmerkungen zur Trainingssteuerung. Leistungssport 7 (1977), 275–281

Stark, G.: Sporttechnisches Training und zwei grundlegende Prinzipien der Leistungsentwicklung. Theorie u. Praxis Leistungssport 22 (1984), 12, 3–12

Stark, G.: Zur weiteren Erschließung des Faktors Sporttechnik und zur Erhöhung der Wirksamkeit des sporttechnischen Trainings in Vorbereitung auf die Wettkampfhöhepunkte bis 1988. Theorie u. Praxis Leistungssport 24 (1986), 3, 6–34

Stark, H., T. Ott, H. Matthies: Effects of neurohormones on memory consolidation. In: Biological aspects of learning, memory formation and ontogenity of the CNS, pp. 313–317. *Matthies, H., M. Krug, N. Popov* (eds.). Akademie Verlag, Berlin 1979

Starosta, W.: Das Lehren der Technik und die Technikverbesserungen in den Individualsportarten. Leistungssport 18 (1988), 3, 40–44; 4, 16–22

Starosta, W., P. Hirtz: Zur Existenz sensibler und kritischer Perioden in der Entwicklung der Bewegungskoordination. Leistungssport 19 (1989), 6, 11–16

Stebbins, R. J.: A comparison of the effects of physical and mental practice on the learning of a motor skill. Res. Quart 39 (1968), 714–720

Stegmann, H., W. Kindermann: Bestimmung der individuellen anaeroben Schwelle bei unterschiedlich Ausdauertrainierten aufgrund des Verhaltens der Laktatkinetik während der Arbeits- und Erholungsphase. Dt. Z. Sportmed. 8 (1981), 213 f.

Stegemann, J.: Zum Mechanismus der Pulsfrequenzeinstellung durch den Stoffwechsel (I. bis IV. Mitteilung). Pflügers Arch. ges. Physiol. 276 (1963), 481–524

Stegemann, J.: Leistungsphysiologie. Thieme Verlag, Stuttgart 1971

Stein, F.: Der natürliche Drehsinn. Der Sportarzt 10 (1959), 84–85

Stein, R.: Die Beschleunigungsfähigkeit bestimmt die Sprintleistung. Leichtathletiktraining 4 (1993), 5/6, 33–36

Stein, R.: Für Sprinter – Training für den März. Leichtathletiktraining 5 (1994), 3, 16–18

Stein, R.: Jahresperiodisierung für die Wettkampfperiode 1993/94. Leichtathletiktraining 4 (1993), 8, 9–12

Stein, R.: Verbesserung der Schnelligkeit. Leichtathletiktraining 4 (1993), 7, 33–35

Steinbach, M.: Händigkeit und Beinigkeit – Ein Beitrag zur Frage der Dominanz einer Hemisphäre. Der Nervenarzt 35 (1964), 299–303

Steinbach, M.: Der menschliche Schnelläufer. Sportarzt u. Sportmed. 17 (1966), 7–13; 102–107

Steinbach, M.: Autogenes Training im Leistungssport. Condition 13 (1973), 12

Steinbrück, K., H. M. Sommer: Orthopädische Probleme beim Tennisspielen im Breiten- und Leistungssport In: Sport: Leistung und Gesundheit, S. 645–648. *Heck, H. et al.* (Hrsg.). Deutscher Ärzte-Verlag, Köln 1983

Steiner, G. (Hrsg.): Piaget und die Folgen. Kinder Verlag, Zürich 1978

Steiner, G.: Visuelle Vorstellungen beim Lösen von elementaren Problemen. Über die Wirkung visueller Vorstellungen und ihr Verhältnis zum visuellen Wahrnehmen. Klett Verlag, Stuttgart 1980

Steiner, H.: Mentales Training. In: Psychologische Diagnostik und Beratung im Leistungssport, S. 223–238. *Gabler, H. et al.* (Hrsg.). Deutscher Sportbund, Frankfurt/M. 1985

Steinhöfer, D.: Zur Terminologie und Abgrenzung der Trainingsmethoden. Leistungssport 23 (1993), 6, 44–50

Steinmann, W.: Krafttraining im Sportunterricht. Sportunterricht 39 (1990), 326–339

Stelmach, G. E., J. L. Barber: Interpolated activity in short-term memory. Perceptual and Motor Skills 30 (1970), 231–234

Stemme, F., K.-W. Reinhardt: Supertraining – Mit mentalen Techniken zur Spitzenleistung, 2. Aufl. Econ-Verlag, Düsseldorf – Wien – New York 1989

Stemmler, R.: Zur Erprobung einer Testbatterie für die Kontrolle der körperlichen Leistungsfähigkeit im Sportunterricht. Medizin und Sport 16 (1976), 166–170

Stemmler, R.: Entwicklungsschübe in der sportlichen Leistungsfähigkeit. Theorie und Praxis der Körperkultur 26 (1977), 278–284

Stiehler, G. et al.: Methodik des Sportunterrichts. Volk und Wissen, Berlin 1976

Stiehler, G., I. Konzag, H. Döbler et al.: Sportspiele. Sportverlag, Berlin 1988

Stoboy, H.: Neuromuskuläre Funktion und körperliche Leistung. In: Zentrale Themen der Sportmedizin, S. 16–42. *Hollmann, W.* (Hrsg.). Springer Verlag, Berlin – Heidelberg – New York 1972

Stoboy, H.: Theoretische Grundlagen zum Krafttraining. Schweiz. Z. f. Sportmed. 21 (1973), 149–162

Stoboy, H.: Das Krafttraining und seine Beziehung zu verschiedenen Sportarten. Sportwissenschaft 14 (1984), 9–31

Stone, M. H.: Implications for connective tissue and bone alterations resulting from resistance exercise training. Med. and Sci. in Sports and Exerc. 20 (1988), suppl., S162–S168

Strähl, E.: Lehrbildreihen im sportmotorischen Lernprozeß. Jugend und Sport 35 (1978), 155–159

Strangfeld, D., H.-J. Winterfeld, H. Siewert, J. Belkner, S. Uter: Störungen der Belastungsanpassung und ihre Beeinflussung durch kreislauftrainierende Maßnahmen bei jugendlichen Patienten mit essentieller Hypertonie. Medizin und Sport 22 (1982), 66–68

Strata, P.: Das Kleinhirn. In: Sensomotorik. *Haase, J.* et al. (Hrsg.). Urban & Schwarzenberg, München – Berlin – Wien 1976

Strauzenberg, S. E.: Umstellung und Anpassung des kardiovaskulären Systems bei sportlicher Belastung. Medizin und Sport 18 (1978), 164–171

Strauzenberg, S. E.: Grundbedingungen für die Belastungsgestaltung zur gerichteten Beeinflussung der Herz-Kreislauf- und Stoffwechselfunktion bei Erwachsenen durch Freizeit- und Erholungssport. Medizin und Sport 19 (1979), 36–41

Strauzenberg, S. E.: Zur Trainingsbehandlung bei Hypertonie. Medizin und Sport 22 (1982), 161–164

Strauzenberg, S. E., C. Clausnitzer: Die Bedeutung der Erfassung der Steroiddynamik für die Beurteilung der Ermüdung nach körperlichen Belastungen. Theorie und Praxis der Körperkultur 21 (1972), 1133–1134

Strauzenberg, S. E., H. Clausnitzer: Beitrag zur Beeinflussung des Serumcholesterolspiegels durch Körperübungen und Sport. Medizin und Sport 12 (1972), 239–241

Strauzenberg, S. E., H. Schwidtmann: Sportliche Belastung und Herzfunktion. Theorie und Praxis der Körperkultur 25 (1976), 492–502

Strick, P. L.: Control of peripheral input to the dentate nucleus by motor preparation. In: Cerebro-cerebellar interactions. *Massion, J., K. Sasaki* (eds.). North-Holland Biomedical Press, Amsterdam – New York – Oxford 1979

Strick, P. L., J. D. Preston: Multiple representation in the primate motor cortex. Brain Res. 154 (1978), 366–370

Strohmeier, M.: Verhalten von Atmung, Stoffwechsel und Rektaltemperatur auf Kälte- und Wärmebelastung bei Personen im autogenen Training. Diss., Würzburg 1981

Struppler, A.: Neuere Vorstellungen über die Kontrolle der Motorik. Krankengymnastik 29 (1977), 644–651

Stuart, D. G., E. Eldred, A. Hemingway, Y. Kawamura: Neural regulation of the rhythm of shivering. In: Temperature, vol. 3, part 3: Biology and medicine. *Herzfeld, C. M.* (ed.). Reinhold Book Corp., New York 1963

Stucke, K. et al.: Der Einfluß oraler Magnesiumzufuhr auf die Leistungsfähigkeit des menschlichen Organismus unter standardisierter ergometrischer Belastung. Dt. Z. Sportmed. 30 (1979), 22–27

Stübler, H. et al.: Tests in der Sportpraxis. Theorie und Praxis der Körperkultur 15 (1966), 386–535

Stull, G., D. Clarke: Patterns or recovery following isometric and isotonic strength decrement. Med. and Sci. in Sports and Exerc. 3 (1971), 135–139

Sturm, H.-J.: Biofeedback. Grundlagen, Probleme, sportbezogene Anwendungsmöglichkeiten. Sporthochschule Köln, 1978

Sturm, M.: Was bedeutet L-Carnitin für den Ausdauersportler. TW Sport + Med. 4 (1992), 170–173

Sullivan, M. K., J. J. Dejulia, T. W. Worrell: Effect of pelvic position and stretching method on hamstring muscle flexibility. Med. and Sci. in Sports and Exerc. 24 (1992), 1383–1389

Suslow, F. P.: Über die moderne Trainigsmethodik im 800-m-Lauf der Frauen. Leistungssport 3 (1973), 247–249

Sutton, J. R.: Exercise training at the altitude: does it improve endurance performance? Sports Sci. Exchange (1993), 4

Svedenhag, J., J. Seger: Running on land and in water: comparative exercise physiology. Med. and Sci. in Sports and Exerc. 24 (1992), 1155–1160

Syer, J., C. Connolly: Psychotraining für Sportler. Rowohlt Verlag, Reinbek bei Hamburg 1987

Szabo, S. et al.: Die Beziehung zwischen Knochenlebensalter, funktionellen anthropometrischen Daten und der aeroben Kapazität. Schweiz. Z. f. Sportmed. 20 (1972), 109–114

Szmodis, I.: Exercise effects on the time of reactions to auditory stimuli. Europ. J. appl. Physiol. 37 (1977), 39–46

Tabachnik, B.: Neue effektive Mittel für die Entwicklung der Sprintschnelligkeit. Leistungssport 21 (1991), 3, 51–53

Tabachnik, B.: Fragen der „Speed Chute"-Anwendung für die Entwicklung der Sprintschnelligkeit. Leistungssport 22 (1992), 4, 23–25

Tabary, J. C., C. Tabary, C. Tardieu, G Tardieu, G. Goldspink: Physiological and structural changes in the cat's soleus muscle due to immobilization at different length by plaster casts. J. Physiol. 224 (1972), 231–244

Tabatschnik, B. I.: Zur Verbesserung der Reaktionsschnelligkeit von jugendlichen Sportlern. Leistungssport 6 (1976), 186–188

Talag, T. T.: Residual muscular soreness influenced by concentric, eccentric, and static contractions. Res. Quart. 44 (1973), 458

Talyschjow, F.: Training und Wiederherstellung. Die Lehre der Leichtathletik (1973), 1637; 1640

Tamaki, T., S. Uchiyama, S. Nakano: A weight-lifting exercise model for inducing hypertrophy in the hindlimb muscles of rats. Med. and Sci. in Sports and Exerc. 24 (1992), 881–886

Tanaka, H., M. Shindo: Running velocity at blood lactate threshold of boys aged 6–15 years compared with untrained and trained young males. Int. J. Sports Med. 6 (1985), 90–94

Tanaka, R.: Inhibitory mechanism in reciprocal innervation in voluntary movements. In: Spinal and supraspinal mechanisms of voluntary motor control and locomotion. *Desmedt, J. E.* (ed.). Karger, Basel 1980

Tanigawa, M. C.: Comparison of the hold-relax procedure and passive mobilization on increasing muscle length. Physical Therapy 52 (1972), 725–735

Tansley, J.: Glendale's tow training for sprinters. Track Technique 78 (1980), 2473–2475

Tauchel, U., A. Bär: Erste Erfahrungen zur isometrischen Muskelkraftbestimmung der Bauch- und Rückenmuskulatur in der Sportart Gewichtheben und praktische Schlußfolgerungen für den Trainingsprozeß. Medizin und Sport 29 (1989), 203–206

Tauchel, U., B. Müller: Untersuchungen zu Muskelfunktionsstörungen im Kindesalter und die Bedeutung des arthromuskulären Gleichgewichts für die sportliche Belastung. Medizin und Sport 26 (1986), 120–125

Taylor, A., R. Lappage, S. Rao: Skeletal muscle glycogen stores after submaximal and maximal work. Med. and Sci. in Sports 3 (1971), 75–78

Taylor, A., M. Booth, S. Rao: Human skeletal muscle phosphorylase activities with exercise and training. Canad. J. Physiol. Pharm. 50 (1972), 1038–1042

Teipel, D.: Bewegungslernen und visuelle Kontrolle. Eine theoretische und experimentelle Studie zur Bedeutung der visuellen Kontrolle beim Erlernen einer feinmotorischen Bewegung. Sporthochschule Köln, 1979

Ter-Owanesjan, A.: Die technische und taktische Vorbereitung im Training. Der Deutsche Schwimmsport 21 (1971), 14, Beilage: Für die Mappe des Technikers 1–4

Terry, P.: Mental zum Sieg: Ängste erkennen, Motivation steuern, sportliche Leistung steigern. BLV Verlagsges., München – Wien – Zürich 1990

Tesch, P. A.: Skeletal muscle adaptations consequent to long-term heavy resistance exercise. Med. and Sci. in Sports and Exerc. 20 (1988), suppl., S132–S134

Tesch, P. A., D. S. Sharp, W. L. Daniels: Influence of fiber type composition and capillary density on onset of blood lactate accumulation. Int. J. Sports Med. 2 (1981), 252–255

Tesch, P. A., L. Larsson: Muscle hypertrophy in bodybuilders: Europ. J. appl. Physiol. 49 (1982), 301–306

Texier, A.: Kampfspiele. Sportpädagogik 12 (1988), 4, 22–25

Thach, W. T.: Cerebellar output: properties, synthesis and uses. Brain Res. 40 (1972), 89–97

Thépaut-Mathieu, C.: Renforcement musculaire unilatéral – Conséquence sur le côté entrainé: Amélioration de la force maximale. Science & Motricité 7 (1993), 20, 15–34

Thépaut-Mathieu, C., J. van Hoecke, B. Maton: Myoelectrical and mechanical changes linked to length specificity during isometric training. J. of appl. Physiol. 64 (1988), 1500–1505

Théraulaz, B.: Utilisation de l'ergojump en volleyball. Travail de Diplôme (Cours d'entraîneurs CNSE I 1992/1993), Lausanne 1993

Thiéry, C.: Die Entspannung und das psychotonische Training. Leistungssport 2 (1972), 286–294

Thieß, G. et al.: Trainingstermini, 2. Aufl. Theorie und Praxis der Körperkultur 25 (1976), Beiheft 1/2

Thieß, G.: Grundregeln der Ausbildung der sportlichen Technik im Anfängertraining von Kindern. Theorie und Praxis der Körperkultur 29 (1980), 41–43

Thieß, G.: Wir brauchen eine Wettkampflehre! Leistungssport 24 (1994), 1, 5–9

Literatur

Thieß, G., H. Gropler: Die Ausbildung der sportlichen Technik im Anfängertraining von Kindern. Theorie und Praxis der Körperkultur 27 (1978), 199–201

Thieß, G., G. Schnabel, R. Baumann (Hrsg.): Training von A bis Z, 2. Aufl. Sportverlag, Berlin 1980

Thoden, U.: Neurophysiologische Terminologie. In: Sensomotorik. *Haase, J.* et al. (Hrsg.). Urban & Schwarzenberg, München – Berlin – Wien 1976

Tholey, P.: Erkenntnistheoretische und systemtheoretische Grundlagen der Sensumotorik aus gestalttheoretischer Sicht. Sportwissenschaft 10 (1980), 7–35

Thomas, A.: Handlung und Bewegung als Gegenstand psychologischer Forschung. In: Psychologie der Handlung und Bewegung, S. 1–10. Thomas, A. (Hrsg.). Hain Verlag, Meisenheim 1976

Thomas, A.: Handlungspsychologische und psychomotorische Prozesse beim Training bewegungszentrierter Sportarten. Sportwissenschaft 7 (1977), 285–296

Thomas, A.: Einführung in die Sportpsychologie. Verlag f. Psychologie, Hogrefe, Göttinen 1978

Thomas, A. (Hrsg.): Sportpsychologie. Ein Handbuch in Schlüsselbegriffen. Urban & Schwarzenberg, München – Berlin – Wien 1982

Thomas, A. et al.: Untersuchung handlungspsychologischer Faktoren im sportlichen Übungsprozeß. Forschungsbericht. Münster 1975

Thomas, A., D. Simons, R. Brackhane: Handlungspsychologische Analyse sportlicher Übungsprozesse. Hofmann Verlag, Schorndorf 1977

Thorhauer, H.-A.: Der Einfluß von Information und Erfahrung auf Prozesse des motorischen Lernens. Theorie und Praxis der Körperkultur 23 (1974), 70–77

Thorstensson, A., B. Sjödin, J. Karlsson: Enzyme activities and muscle strength after „sprint training" in man. Acta Phys. Scand. 94 (1975), 313–318

Tiberi, M., E. Böhle, E. Zimmermann, H. Heck, W. Hollmann: Vergleichende Untersuchungn zwischen Conconi- und Laktatschwellen auf dem Laufband bei Mittelstreckenläufern. Dt. Z. Sportmed. 12 (1989), 410–412

Tidow, G.: Modell zur Technikschulung und Bewegungsbeurteilung in der Leichtathletik. Leistungssport 11 (1981), 264–277

Tidow, G., K. Wiemann: Zur Interpretation und Veränderbarkeit von Kraft-Zeit-Kurven bei explosiv-ballistischen Krafteinsätzen. Dt. Z. Sportmed. 44 (1993), 92–103 (Teil I); 136–150 (Teil II)

Tihanyi, J.: Die physiologischen und mechanischen Grundprinzipien des Krafttrainings. Leistungssport 17 (1987), 2, 38–44

Tihanyi, J., P. Apor. G. Fekete: Zusammenhang zwischen ausgewählten Absprungmerkmalen und der Faserzusammensetzung der Oberschenkel- und Wadenmuskulatur. Leistungssport 13 (1983), 4, 49–53

Timmermann, H.: Das Rechts-Links-Problem beim Üben mit Kindern. Praxis der Leibesübungen 9 (1968), 11

Tittel, K., H. Schmidt: Die funktionelle Anpassungsfähigkeit des passiven Bewegungsapparates an sportliche Belastungen. Medizin und Sport 14 (1974), 129–134

Tiwald, H.: Zur Theorie des mentalen Trainings. Leibesübungen – Leibeserziehung 26 (1972), 98–102

Tiwald, H.: Psycho-Training im Kampf- und Budo-Sport. Czwalina, Ahrensburg bei Hamburg 1981

Tiwald, H., K. Stripp: Psychologische Grundlagen der Bewegungs- und Trainingsforschung. Einführung in das psychologische Denken für Sportler, Trainer, Sportpädagogen und Sportpolitiker. Achenbach Verlag, Gießen – Lollar/Lahn 1975

Töpel, D.: Die Belastungsgestaltung unter den Bedingungen der zeitweiligen Akzentuierung von Sportarten im Sportunterricht. Medizin und Sport 16 (1976), 171–173

Töpel, D., B. Wassermann: Zum Zusammenhang von Schnellkraftfähigkeiten und sportlichen Fertigkeiten. Theorie und Praxis der Körperkultur 26 (1977), 215–218

Tokmakidis, S., L. Leger, A. Fotis, J. Y. Roy: The Conconi's heart rate and the lactate „anaerobic thresholds". Med. Sci. Sports Exerc. 19, Suppl. (1987), 17

Tonn, H.-J.: Über die Empfindlichkeit des Atemzentrums und die chemische Wärmeregulation bei der Gesamtumschaltung durch das autogene Training. Diss., Würzburg 1977

Travis, L. E.: The effect of a small audience upon hand-eye coordination. J. Abnorm. Soc. Psychol. 20 (1925), 142–146

Triebe, J. K.: Über den Einfluß von Variablen des kognitiven Stils auf das mentale Training einer sensumotorischen Fertigkeit. In: Beiträge zum mentalen Training, S. 11–51. *Däumling, M.* et al. Limpert Verlag, Frankfurt 1973

Trincker, D.: Taschenbuch der Physiologie, Bd. III,1 und III,2. Fischer Verlag, Stuttgart 1974/1977

Tröger, M., P. E. Nowacki, P. de Castro, T. Breidenbach, H. Teschenmacher: Veränderungen des ß-Endorphin-Spiegels im Plasma von Skiangläufern und untrainierten Normalpersonen bei erschöpfender Belastung. In: Sportmedizin für Breiten- und Leistungssport, S. 79–84. *Kindermann, W., W. Hort* (Hrsg.). Demeter Verlag, Gräfelfing 1980

Tschesnokow, A. S.: Über die Auslese von Kindern für den Sport. Leistungssport 4 (1974), 335–338

Tschiene, P.: Fragen des sportartspezifischen Schnellkrafttrainings in den leichtathletischen Wurf- und Stoßdisziplinen. Leistungssport 2 (1972), 3–9

Tschiene, P.: Leichtere Bedingungen im speziellen Schnelligkeitstraining. Die Lehre der Leichtathletik (1973), 197–200

Tschiene, P.: Zur Doppelperiodisierung im DLV-Bereich. Die Lehre der Leichtathletik (1974), 1017–1020

Tschiene, P.: Zum finnischen Mittelstreckentraining: die Elastizitäts-Ausdauerübung. Die Lehre der Leichtathletik (1974), 1053–1055

Tschiene, P.: Gezielte Unterbrechungen im Prozeß der technischen Vervollkommnung. Die Lehre der Leichtathletik (1976), 1490 1526

Tschiene, P.: Keine Tendenzwende im Krafttraining. Leistungssport 6 (1976), 400–405

Tschiene, P.: Konkrete Vorstellungen über eine zeitgemäße und langfristig wirksame Gestaltung des Schülertrainings. Leistungssport 6 (1976), 176–181

Tschiene, P.: Zu einigen aktuellen methodischen und strukturellen Fragen zum Hochleistungstraining. Leistungssport 6 (1976), 12–20

Tschiene, P.: Zu einigen Fragen der Steuerung des Trainingsprozesses. Leistungssport 6 (1976), 492–502

Tschiene, P.: Einige neue Aspekte zur Periodisierung des Hochleistungstrainings. Leistungssport 7 (1977), 379–382

Tschiene, P.: Im Mittelpunkt: das spezielle Krafttraining. Leistungssport 7 (1977), 267–274

Tschiene, P.: Kritische Überlegungen zu Talentsuche und -förderung. Leistungssport 9 (1979), 158–166

Tschiene, P.: Ausdauerschulung als Grundlage der Verbesserung früher Sprintleistungen. Die Lehre der Leichtathletik (1980), 423; 430

Tschiene, P.: Die zyklische Gestaltung des Trainings fortgeschrittener Werfer. DLV, Darmstadt 1980

Tschiene, P.: Die neue „Theorie des Trainings" und ihre Interpretation für das Nachwuchstraining. Leistungssport 19 (1989), 4, 11–17

Tschiene, P.: Transformation von Trainingseffekten oder langfristig gezielte Anpassung durch Belastung? Leistungssport 23 (1993), 6, 4–6

Tschiene, P. et al.: Moderne Tendenzen im Krafttraining des Hochleistungssports. Beiheft zu Leistungssport: Informationen zum Training, 1. Limpert Verlag, Frankfurt/Main 1975

Twining, W. E.: Mental practice and physical practice in learning a motor skill. Res. Quart. 20 (1949), 432–435

Ueberschär, J.: Sportmedizinische Aspekte des Höhentrainings. TW Sport + Med. 5 (1993), 213–217

Ulbrich, J.: Über die Möglichkeit einer Auswahl von Sporttalenten im Kindesalter vom Gesichtspunkt der kardio-pulmonalen Leistungsfähigkeit. Leistungssport 3 (1973), 374–380

Ulbrich, J.: Die Sporttalentbestimmung vom Gesichtspunkt der kardio-pulmonalen Leistungsfähigkeit. Leistungssport 4 (1974), 278–291

Ukran, M. L.: Methodik des Turntrainings (Männer). Hofmann Verlag, Schorndorf 1975

Ulich, E.: Some experiments on the function of mental training in the acquisition of motor skills. Ergonomics 1 (1957/58), 411–419

Ulich, E.: Untersuchungen über sensomotorisches Lernen. In: Biologische und kulturelle Grundlagen des Verhaltens. Bericht über den 24. Kongreß der Deutschen Gesellschaft für Psychologie, S. 363–367. *Heckhausen, H.* (Hrsg.). Verlag für Psychologie, Hogrefe, Göttingen 1965

Ulich, E.: Training und Beanspruchung. Ein Forschungskonzept. Sportwissenschaft 2 (1972), 273–277

Ulich, E.: Anstelle eines Vorwortes: Möglichkeiten des mentalen Trainings sensumotorischer Fertigkeiten. In: Beiträge zum Mentalen Training, S. 7–10. *Däumling, M.* et al. Limpert Verlag, Frankfurt 1973

Ulich, E.: Über verschiedene Formen des Trainings für das Erlernen und Wiedererlernen psychomotorischer Fertigkeiten. Rehabilitation 13 (1974), 105–110

Ulich, E. et al.: Die Bedeutung verschiedener Trainingsmethoden für industrielle Anlernverfahren. Abschlußbericht zum Nationalfondsprojekt 1.728–0.72, Zürich 1976

Literatur

Ullmann, J. F.: Psychologie der Lateralität. Huber Verlag, Stuttgart – Bern 1974

Ulmer, H.-V.: Sportphysiologische Modelle zur Talentsuche für Ausdauersportarten. Leistungssport 3 (1973), 174–178

Ulmer, H.-V., R. Schneider, K. Krämer: Talentsuche für Ausdauersportarten auf der Basis trainingsabhängiger und trainingsunabhängiger leistungsbestimmender Merkmale. Sportarzt u. Sportmed. 28 (1977), 69–72

Umbach, C., H. H. Fach: Muskeltraining in der Schule. Sportunterricht 39 (1990), 353–362

Ungar, G.: Transfer of learned behavior by brain extracts. J. of biol. Psychol. 9 (1967), 12–27

Ungar, G.: Evidence for molecular coding of neural information. In: Memory and transfer of information, pp. 317 ff. *Zippel, H. P.* (ed.). Plenum Press, New York – London 1973

Ungar, G., D. M. Desiderio, W. Parr: Isolation, identification, and synthesis of a specific-behavior induced brain peptide. Nature 238 (1972), 198–202

Ungerer, D.: Leistungs- und Belastungsfähigkeit im Kindes- und Jugendalter, 2. Aufl. Hofmann Verlag, Schorndorf 1970

Ungerer, D.: Zur Theorie des sensomotorischen Lernens, 3. Aufl. Hofmann Verlag, Schorndorf 1977

Ungerer, D., R. Daugs: Bewegungslehre. In: Einführung in die Theorie der Leibeserziehung und des Sports, 5. Aufl., S. 142–182. *Grupe, O.* (Hrsg.). Hofmann Verlag, Schorndorf 1980

Urhausen, A.: Abtraining oder das akute Entlastungssyndrom. Leichtathletiktraining 4 (1993), 4, 19 und Handballtraining 15 (1993), 12, 31

Urhausen, A., T. Kullmer, W. Kindermann: A 7-week follow-up study of the behaviour of testosterone and cortisol during the competition period in rowers. Europ. J. appl. Physiol. 56 (1987), 528–533

Urhausen, A., M. Heckmann, W. Kindermann: Ammoniakverhalten bei erschöpfender Ausdauerbelastung. Dt. Z. Sportmed. 39 (1988), 354–365

Urhausen, A., B. Coen, W. Kindermann: Kritische Anmerkungen zum Conconi-Test in der Trainingssteuerung bei Leistungssportlern. Die Lehre der Leichtathletik (1988), 605–606

Urhausen, A., B. Coen, B. Weiler, W. Kindermann: Bestimmung der anaeroben Schwelle mittels Conconi-Test und Laktatmessungen. Dt. Z. Sportmed. 40 (1989), 402–410

Urhausen, A., B. Coen, B. Weiler, W. Kindermann: Individual anaerobic threshold and maximum lactate steady state. Int. J. Sports Med. 14 (1993), 134–139

Vester, F.: Phänomen Streß. Deutsche Verlagsanstalt, Stuttgart 1976

Viani, J.-L., B. Calligaris, F. Commandre: Entraînement isotonique par excitation électrique. Med. du Sport 49 (1975), 3. 38–41

Vihko, V. et al.: Selected skeletal muscle variables and aerobic power in trained and untrained men. J. of Sports Med. phys. Fitness 15 (1975), 296–304

Viitasalo, J. T., J. Hirvonen, A. Mero: Trainingswirkungen des „Schlepptrainings" auf die Laufschnelligkeit, die Maximal- und Explosivkraft. Leistungssport 12 (1982), 185–189

Vilkner, H.-J.: Untersuchungen zu den Beziehungen zwischen verschiedenen Arten der motorischen Reationsfähigkeit bei Schülern und Studenten. Theorie und Praxis der Körperkultur 36 (1987), 35–43

Vilkner, J.: Zur Entwicklung der motorischen Reaktionsfähigkeit. Theorie und Praxis der Körperkultur 28 (1979), Beiheft 1, 56–58

Villiger, B. et al.: Ausdauer. Thieme Verlag, Stuttgart – New York 1991

Viru, A.: Defense reaction theory of fatigue. Schweiz. Z. f. Sportmed. 23 (1975), 171–184

Viru, A., H. Äkke: Effects of muscular work on cortisol and corticosteron content in the blood and adrenals of guinea pigs. Acta endocrinol. (Kbh.) 62 (1959), 385 f.

Viru, A., P. Körge: Metabolic processes and adrenocortical activity during marathon races. Int. Z. f. angew. Physiol. 29 (1971), 173–183

Völkel, E.: Untersuchungen über Händigkeit beim Säugling. Z. f. Kinderheilkunde 8 (1913), 351

Vogt, M., H. Labitzke: Zu Untersuchungen der Ausdauer bei 10–12jährigen Kindern. Sport Wyczynowy 8 (1970), 17

Vogt, U.: Die Motorik 2- bis 6jähriger Kinder. Hofmann Verlag, Schorndorf 1978

Voigt, M.: Systematisierung des Krafttrainings für den Sprint. Training u. Wettkampf 28 (1990), 1, 84–85

Volger, B.: Bewegungslernen als Prozeß der Informationsverarbeitung. Oldenburg 1981 (unveröffentl. Manuskript)

Volkamer, M.: Bewegungsvorstellung und Mentales Training. In: Motorisches Lernen – Üben – Trainieren, S. 137–150. *Koch, K.* (Hrsg.). Hofmann Verlag, Schorndorf 1972

Volkamer, M., V. Thomas: Untersuchungen zum mentalen Training. Die Leibeserziehung 18 (1969), 401–407

Volkamer, M., K. Jessen, M. Medler: Formen und Möglichkeiten des Mentalen Trainings. Leistungssport 1 (1971), 50–56

Volkov, N. I., V. I. Lapin: Analysis of the velocity curve in sprint running. Med. and Sci. in Sports 11 (1979), 332–337

Volpert, W.: Sensumotorisches Lernen. Limpert Verlag, Frankfurt 1971

Volpert, W.: Optimierung von Trainingsprogrammen. Untersuchungen über den Einsatz des mentalen Trainings beim Erwerb einer sensumotorischen Fertigkeit, 2. Aufl. Achenbach Verlag, Lollar/Lahn 1976

Volpert, W.: Psychologische Handlungstheorie – Anmerkungen zu Stand und Perspektive. In: Beiträge zur psychologischen Handlungstheorie. *Volpert, W.* (Hrsg.). Huber Verlag, Bern 1980

Volpert, W. et al.: Bewegungsantizipation unmittelbar vor Ausführung einer sportmotorischen Tätigkeit. In: Training im Mannschaftsspiel – Modell und Forschungsergebnisse, S. 164–180. *Hagedorn, G.* (Hrsg.). Bartels & Wernitz, Berlin 1981

Vonstein, W.: Sprinten im Grundlagentraining. Leichtathletiktraining 1 (1990), 3, 3–7

Voronin, L. G., R. A. Danilova: Protein metabolism and conformational changes in synaptic structures during learning. In: Biological aspects of learning, memory formation and ontogenity of the CNS, pp. 121–124. *Matthies, H., M. Krug, N. Popov* (eds.). Akademie Verlag, Berlin 1979

Voß, G.: Untersuchungen zur Stützzeit beim Sprint im Vorschulalter. Diplomarb., Leipzig 1982

Voss, G.: Zu den Wechselbeziehungen zwischen Schnelligkeit und ausgewählten anderen Leistungsvoraussetzungen bei azyklischen Schnellkraftbewegungen und Möglichkeiten der Trainierbarkeit der Schnelligkeit. Diss., DHfK, Leipzig 1985

Voß, G.: Zur Gestaltung eines azyklischen Schnelligkeitstrainings in den Sprungdisziplinen. Die Lehre der Leichtathletik (1990), 32, 21–22

Voß, G.: Anmerkungen zum Beitrag von Tabachnik: „Neue effektive Mittel für die Entwicklung der Sprintschnelligkeit". Leistungssport 21 (1991), 3, 54

Voß, G.: Zur Ausbildung elementarer neuromuskulärer Bewegungsprogramme. Leistungssport 21 (1991), 3, 47–50

Voß, G.: Laufschnelligkeit – grundlegende Komponente leichtathletischer Leistung. Leichtathletiktraining 4 (1993), 5/6, 4–6

Vossius, G.: Grundlagen der biologischen Kybernetik. In: Allgemeine Neurophysiologie, 3. Aufl. *ten Bruggencate, G.* et al. Urban & Schwarzenberg, München – Wien – Baltimore 1980

Vrensen, G., D. de Groot: Neuronal and synaptic development in the cerebral cortex of the rabbit. In: Biological aspects of learning, memory formation and ontogeny of the CNS, pp. 383–391. *Matthies, H., M. Krug, N. Popov* (eds.). Akademie Verlag, Berlin 1979

Vries, H. A. de: Evaluation of static stretching procedures for improvement of flexibility. Res. Quart. 33 (1962), 222–228

Vries, H. A. de: Physiology of exercise for physical education and athletics. Brown, Dubuque, Iowa 1974

Vuori, I. M.: Plötzlicher Tod nach körperlicher Belastung. Dt. med. Wschr. 103 (1978), 1724–1725

Wahren, J.: Wann Sport für Diabetiker? Kongreßbericht. Medical Tribune 13 (1978), 1257

Waibaum, J., N. Tschekuljow: Tests in den Laufdisziplinen. Die Lehre der Leichtathletik (1976), 413–416

Walker, S. M.: Delay of twitch relaxation induced by stress and stress relaxation. J. of appl. Physiol. 16 (1961), 801 f.

Wallin, D., B. Ekblom, R. Grahn, T. Nordenborg: Improvement of muscle flexibility: A comparison between two techniques. Amer. J. Sports Med. 13 (1985), 263–268

Walters, C., C. Stewart, J. Leclaire: Effect of short bouts of isometric and isotonic contractions on muscular strength and endurance. Amer. J. phys. Med. 39 (1960), 131–141

Walter, F., S. Yoshizawa, F. Klimt: Die maximale Ventriflexion im Kleinkindalter. Das öffentl. Gesundheitswesen 45 (1983), 299–303

Literatur

Walz, P.: Einige Gedanken zu trainingsbegleitenden Leistungskontrollen und Testverfahren. Leistungssport 6 (1976), 97–106

Warren, C. G., J. A. Lehmann, J. P. Koblanski: Elongation of rat toil tendon: effect of load and temperature. Arch. of phys. Med. & Rehab. 52 (1971), 465–474

Warwitz, S.: Das sportwissenschaftliche Experiment – Planung, Durchführung, Auswertung, Deutung. Hofmann Verlag, Schorndorf 1976

Warwitz, S.: Normentafeln zum „Wiener Koordinationsparcours" (WKP). Lehrhilfen für den Sportunterricht (1982), 59–64

Wasmund, U.: Zum Problem der Seitigkeit. Die Leibeserziehung 18 (1969), 375–382

Wasmund, U.: Untersuchungen zur Lateralität im Sport bei Kindern und Erwachsenen. Int. J. of phys. Educ. 13 (1976), 2, 34–38; 3, 37–44

Wasmund, U., P. Nowacki: Untersuchungen über Laktatkonzentrationen im Kindesalter bei verschiedenen Belastungsformen. Dt. Z. Sportmed. 29 (1978), 66–75

Wasmund-Bodenstedt, U.: Die biologische und motorische Entwicklung 6- bis 8jähriger Mädchen und Jungen unter Bedingungen des Schulsports und der täglichen Bewegungszeit – psychosoziale Begründungszusammenhänge. In: Frau und Sport II, S. 106–112. *Medau, H. J., P. E. Nowacki* (Hrsg.). perimed Fachbuch-Verlagsges., Erlangen 1985

Wasmund-Bodenstedt, U., W. Braun: Haltungsschwächen bei Kindern im Grundschulalter – Untersuchungen über den Einfluß zusätzlicher Bewegungsaktivitäten. Motorik 6 (1983), 11–22

Wassermann, B.: Zur Optimierung sportlicher Techniken in den technisch-kompositorischen Sportarten – dargestellt am Beispiel des Gerätetuners. Theorie und Praxis der Körperkultur 29 (1980), 591–592

Waterman-Storer, C. M.: The cytoskeleton of skeletal muscle: is it affected by exercise? A brief review. Med. and Sci. in Sports and Exerc. 23 (1991), 1240–1249

Watson, A. S.: Children in sport. In: Textbook of science and medicine in sport, pp. 436–466. *Bloomfield, J.* et al. (ed.). Human Kinetics Books, Champaign, Ill. 1992

Watts, D.: Altitude – A coach's conclusions. Brit. J. Sports Med. 8 (1974), 30–36

Weber, J.: Zur Prophylaxe von Verletzungen und Fehlbelastungsschäden bei Sportlern. Medizin und Sport 21 (1981), 174–177

Weber, M., J. U. Baumann: Muscle contractures of soccer players – relationship with knee complaints and the effect of stretching exercises. In. Science and football, pp. 219–223. *Reilly, T., A. Lees, K. Davids, W. J. Murphy* (eds.). Spon, London – New York 1988

Wedekind, S.: Trainermeinungen zum Höhentraining. Leistungssport 9 (1979), 411–412

Wegner, W.: Zum Grund- und Leistungsumsatz bei Ausdauerbelastung von Schülern der 8. und 9. Klassen. Theorie und Praxis der Körperkultur 27 (1978), 448–450

Weichert, W.: Organisation von Orientierungsläufen. Sportpädagogik 4 (1980), 30–35

Weidemann, H. E.: Höhenphysiologische Untersuchungen der körperlichen Ausdauer-Leistungsfähigkeit des Menschen. Hofmann Verlag, Schorndorf 1972

Weimann, R.: Erlebnisorientierte Ausdauerschulung im Grundschulalter. Haltung und Bewegung (1993), 1, 16–21

Weinberg, M.: Erziehung auf Beidhändigkeit. Volksgesundheitspflege 20 (1920), 13

Weineck, J.: Belastbarkeit auch bei Spitzensportlern herausfinden. moderne medizin 9 (1981), 1107–1108

Weineck, J.: Gesundheitstraining – ja, aber richtig! moderne medizin 9 (1981), 702–703

Weineck, J.: Bayern zieht Konsequenzen – kein Konditionstest mehr im Schulsport. moderne medizin 10 (1982), 192–193

Weineck, J.: Grundlagen einer kindgemäßen Trainingslehre. In: Schüler-Leichtathletik, S. 29–37. *Joch, W.* (Hrsg.). Schors Verlag, Niedernhausen/Ts. 1982

Weineck, J.: Schulsportbefreiung – meist zu schnell, zu lange und zu pauschal. moderne medizin 10 (1982), 1261–1265

Weineck, J.: Skifahren: Optimale Vorbereitung in drei Stufen. moderne medizin 10 (1982), 30–33

Weineck, J.: Die „Trimm-dich-Pfade" – wer nutzt sie – wem nutzen sie? moderne medizin 10 (1982), 513–515

Weineck, J.: Grundsätzliches zur Trainingsgestaltung. Sporterziehung in der Schule (1983), 7/8, 7

Weineck, J.: Die koordinativen (oder psychomotorischen) Fähigkeiten und ihr Training. Sporterziehung in der Schule (1983), 7/8, 17–20

Weineck, J.: Instruction tactique dans l'adolescence. Sporterziehung in der Schule (1984), 7/8, 7–8

Weineck, J.: Trainingswissenschaftl. Grundl. für das Oberstufenalter. Sporterziehung in der Schule (1984), 7/8, 9–11

Weineck, J.: Besonderheiten beim Bewegungslernen der Mädchen – neurophysiologische und psychologische Aspekte. In: Frau und Sport II, S. 96–105. *Medau, H. J., P. E. Nowacki* (Hrsg.). perimed Fachbuch-Verlagsges., Erlangen 1985

Weineck, J.: Die Bedeutung des Schulsports im Bereich der beruflichen Schulen. In: Berufsschulsport – Notwendigkeit und Verpflichtung, S. 13–17. Sonderbeilage der VDH-Mitteilungen Nov./Dez. 1987. Verband d. Diplom-Handelslehrer in Bayern, Nürnberg 1987

Weineck, J.: Kinder- und Jugendleistungssport: Verhinderung von Sportunfällen und -schäden. In: Jugend und Gesundheit – Standortbestimmung, Gefährdungen, Lösungsansätze, S. 165–174. *Carlhoff, H.-W., P. Wittemann* (Hrsg.). Aktion Jugendschutz, Stuttgart 1987

Weineck, J.: Bodybuilding und Gewichtheben der Frau aus sportbiologischer Sicht. In: Frau und Sport III, S. 164–173. *Medau, H. J., P. E. Nowacki* (Hrsg.). perimed Fachbuch-Verlagsges., Erlangen 1988

Weineck, J.: Die Gefahr orthopädischer Erkrankungen und ihre Prävention. In: GOZ in ihren Auswirkungen auf alle zahnärztlichen Disziplinen. Kolloquium: Was macht den Zahnarzt krank? Belastung am Arbeitsplatz – Minderung – Prävention, S. 197–204. Bayer. Landeszahnärztekammer (Hrsg.). Quintessenz Verlag, Berlin 1988

Weineck, J.: Wer rastet, der rostet: Die Notwendigkeit lebenslänglicher geistig-körperlicher Aktivität zur Verzögerung des Abbaus der psychophysischen Leistungsfähigkeit im Alter. In: Älter werden – fit bleiben, S. 82–110. *Baumann, H.* (Hrsg.). Czwalina, Ahrensburg 1988

Weineck, J.: Funktionelle Aspekte in der Gymnastik. In: Gymnastik – ein Beitrag zur Bewegungskultur unserer Gesellschaft, S. 193–213. *Gutsche, K.-J., H. J. Medau* (Hrsg.). Hofmann Verlag, Schorndorf 1989

Weineck, J.: Redskapgymnastiki skolan ur sportbiologisk syvinlel (Das Gerätturnen in der Schule aus sportbiologischer Sicht, ins Schwedische übersetzt von B. Eriksson). Gymnastik & Idrott (1989), 4, 31–39

Weineck, J.: Der Zahnarzt im Spiegel seiner Gesundheit – Risikofaktoren und ihre Prävention Quintessenz Verlag, Berlin 1989

Weineck, J.: Das Gerätturnen in der Grundschule aus sportbiologischer Sicht unter besonderer Berücksichtigung gesundheitlicher Aspekte – Konsequenzen für die Schulpraxis. In: „Ran an die Geräte". BTV-Kongreß Gerätturnen in Schule und Verein, S. 154–167. *Krainhöfner, G. G., K. Thielecke* (Hrsg.). Gietl Verlag, Regensburg 1990

Weineck, J.: Sportbiologie, 3. Aufl. perimed Fachbuch-Verlagsges., Erlangen 1990

Weineck, J.: Koordinationsschulung – ein wichtiger Aspekt bei der Förderung sportleistungsschwacher Schüler. In: Sportförderunterricht in Schule und Sportverein. Symposium am 19. Mai 1990 in München, S. 41–42. Bayer. Staatsministerium für Arbeit, Familie u. Sozialordnung, München o.J. (ca. 1992)

Weineck, J.: Optimales Fußballtraining. PERIMED-spitta, Medizin. Verlagsges., Nürnberg 1992

Weineck, J.: Sportmedizinische und sportwissenschaftliche Aspekte des Tennisspiels der Frau. In: Frau und Sport IV, S. 181–192. *Medau, H. J., P. E. Nowacki* (Hrsg.). PERIMED-spitta, Medizin. Verlagsges., Erlangen 1992

Weineck, J.: Grundsätzliche Überlegungen zum Training der Laufschnelligkeit in der Leichtathletik. Leichtathletiktraining 4 (1993), 7, 28–32

Weineck, J.: Sportanatomie, 9. Aufl. PERIMED-spitta, Medizin. Verlagsges., Balingen 1994

Weiss, U., B. Schori: Jugendliche und Hochleistungssport. Physische und psychische Entwicklung, Belastbarkeit und Leistungsfähigkeit im Hinblick auf das Training im Hochleistungssport. Eidgenöss. Turn- u. Sportschule, Magglingen 1981

Wells, G. et al.: Physical working capacity and maximal oxygen uptake of teenaged athletes. Med. and Sci. in Sports 5 (1973), 232–238

Wenzel, J., E. Kammerer, M. Frotscher: Structural changes in the hippocampus after learning experiments. In: Biological aspects of learning, memory formation and ontogenity of the CNS, pp. 361–364. *Matthies, H., M. Krug, N. Popov* (eds.). Akademie Verlag, Berlin 1979

Werbitzki, G. I.: Wann entwickelt man am besten die Bewegungseigenschaften bei Schülern? Körpererziehung 24 (1974), 182–184

Werchoshanskij, J. W.: Grundlagen des speziellen Krafttrainings im Sport. Theorie und Praxis der Körperkultur 20 (1971), Beiheft 3

Werchoshanskij, J. W.: Grundlagen des speziellen Krafttrainings. In: Modernes Krafttraining im Sport, S. 37–148. *Adam, K., J. W. Werchoshanskij.* Bartels & Wernitz, Berlin – München – Frankfurt 1972

Werchoshanskij, J. W.: Zum speziellen Krafttraining der Werfer und Springer. Die Lehre der Leichtathletik (1978), 897–900; 933; 936

Werchoshanskij, J. W.: Effektiv trainieren. Sportverlag, Berlin 1988

Werchoshanskij, J. W., W. W. Tatjan: Komponenten und funktionelle Struktur der Explosivkraft des Menschen. Leistungssport 5 (1975), 25–31

Werchoshanskij, J. W., G Tschjornoussow: Sprünge im Training der Sprinter. Die Lehre der Leichtathletik (1974), 1662; 1664; 1695–1696

Westermann, R. A., D. M. Lewis, J. Bagust, G. D. Edjtehadi, D. Pallot: Communication between nerves and muscles: Postnatal development in kitten hindlimbs fast and slow twitch muscle. In: Memory and transfer of information, pp. 255 ff. *Zippel, H. P.* (ed.). Plenum Press, New York – London 1973

Westphal, G.: Analysis of the type of sport of volleyball. In: Volleyball, S. 105–121. *Andresen, R., C. Kröger* (Hrsg.). Czwalina, Ahrensburg 1989

White, K. M.: Ideas for increasing sprint speed. Mod. Athlete & Coach 20 (1982), 2, 8–11

White, T. P., K. A. Esser: Satellite cell and growth factor involvement in skeletal muscle grwoth. Med. and Sci. in Sports and Exerc. 21 (1989), suppl., S158–S163

Widmer, K.: Lerntransfer – ein in der Schule vernachlässigtes Problem. Schweizer Schule 67 (1980), 622–631

Wieben, K., B. Falkenberg: Muskelfunktion. Thieme Verlag, Stuttgart – New York 1991

Wied, D. de: Peptides and behaviour: In: Memory and transfer of information, pp. 373–385. *Zippel, H. P.* (ed.). Plenum Press, New York – London 1973

Wiemann, K.: Untersuchung zum mentalen Training turnerischer Bewegungsabläufe. Die Leibeserziehung 20 (1971), 36–41

Wiemann, K.: Analysen sportlicher Bewegungen. Bagel Verlag, Düsseldorf 1979

Wiemann, K.: Beeinflussung muskulärer Parameter durch ein zehnwöchiges Dehnungstraining. Sportwissenschaft 21 (1991), 295–306

Wiesendanger, M., D. G. Rüegg, R. Wiesendanger: The corticopontine system in primates: Anatomical and functional considerations. In: Cerebro-cerebellar interactions. *Massion, J., K. Sasaki* (eds.). North-Holland Biomedical Press, Amsterdam – New York – Oxford 1979

Wilke, J., H. Fuchs: Untersuchungen über die Veränderungen der vestibulären Erregbarkeit durch sportliche Übungen und über die Habituation als Methode zum vestibulären Training von Turnern. In: Hör- und Gleichgewichtsorgan. Spezielle Abhandlungen unter besonderer Berücksichtigung sportmedizinischer Gesichtspunkte, S. 1–40. *Oeken, F.-W., J. Wilke.* Barth, Leipzig 1969

Wilke, K.: Die Bedeutung der Eigenrealisierung von Bewegungen für deren Beherrschung und didaktische Vermittlung. In: Beiträge zum Mentalen Training, S. 96–115. *Däumling, M.* et al. Limpert Verlag, Frankfurt 1973

Wilke, K.: Mentales Training und Schwimmen. Der Deutsche Schwimmsport 25 (1975), 14, Beilage: Für die Mappe des Technikers, 1–4

Wilkerson, J. E., J. Brown: Twisting direction in sports. Physical Educator 36 (1979), 21–22

Williams, M. et al.: Effect of blood reinjection upon endurance capacity and heart rate. Med. and Sci. in Sports 5 (1973), 181–186

Williams, P. E., G. Goldspink: Longitudinal growth of striated muscle fibers. J. Cell Sci. 9 (1971), 751–767

Williams, P. E., G. Goldspink: Changes in sarcomere length and physiological properties in immobilized muscle. J. of Anatomy 127 (1978), 459–468

Willimczik, K.: Die sportmotorische Zieltechnik – Möglichkeiten und Grenzen der Erstellung. In: Bewegungslehre des Sports II, S. 103–115. *Rieder, H.* (Hrsg.). Hofmann Verlag, Schorndorf 1977

Willimczik, K., K. M. Grosser: Die motorische Entwicklung im Kindes- und Jugendalter. Hofmann Verlag, Schorndorf 1979

Willimczik, K., K. Roth: Bewegungslehre. Rowohlt Verlag, Reinbek 1988

Wilson, G. J. et al.: The optimal training load for the development of dynamic athletic performance. Med. and Sci. in Sports and Exerc. 25 (1993), 1279–1286

Winter, R.: Grundlegendes zur frühen Entwicklung von koordinativen Fähigkeiten und Bewegungsfertigkeiten sowie ihrer Rolle für die Persönlichkeitsentwicklung des Kindes. Wissenschaftl. Z. der DHfK Leipzig 17 (1976), 1, 71–75

Winter, R.: Zum Problem der sensiblen und kritischen Phasen in der Kindheit und Jugend. Medizin und Sport 20 (1980), 102–104

Winter, R.: Grundlegende Orientierungen zur entwicklungsgemäßen Vervollkommnung der Bewegungskoordination im Kindes- und Jugendalter. Medizin und Sport 21 (1981), 194–198; 254–256; 282–285

Winter, W.: Das Links-Rechts-Bewegungsphänomen. Sportmedizin 4 (1953), 126–128

Winters, J. M., S. L.-Y. Woo (Hrsg.): Multiple muscle systems. Springer Verlag, New York – Berlin – Heidelberg 1990

Witelson, S. F.: The brain connection: The corpus callosum is larger in left-handers. Science 229 (1985), 665–668

Witt, D.: Zur Frage der Periodisierung im Schüler- und Jugendalter. Die Lehre der Leichtathletik (1974), 1373–1376

Witt, M., D. Gohlitz, B Tawalbeh: Zur weiteren Erschließung der Sporttechnik als Voraussetzung für ein aufgabenbezogenes Krafttraining im Mittel- und Langstreckenlauf. Leistungssport 22 (1992), 5, 29–34

Wittekopf, G., G. Marhold, K.-S. Pieper: Biologische und biomechanische Grundlagen der trainingsmethodischen Kategorie „Kraftfähigkeiten" und Methoden ihrer Objektivierung. Medizin und Sport 21 (1981), 225–231

Wittekopf, G., H. Schober, W. Kraft: Zur Diagnostik von Beanspruchung und Wiederherstellung des neuromuskulären Systems am Beispiel des M. quadriceps femoris. Medizin und Sport 31 (1991), 141–144

Witten, C. X., W. A. Witten: The effects of frequency interval training upon cardiovascular fitness among college females. J. of Sports Med. and phys. Fitness 13 (1973), 183–186

Wittmann, F., W. Maier, W. Pfeiffer: Fußballpraxis, 3. Teil: Jugendtraining I. Württembergischer Fußballverband, Stuttgart 1982

Wohl, A.: Bewegung und Sprache. Probleme zur Theorie der Motorik des Menschen. Hofmann Verlag, Schorndorf 1977

Wolff, P. H., J. Hurwitz, H. Moss: Serial organization of motor skills in left- and right-handed adults. Neuropsychologia 15 (1977), 539–546

Wolff, R., W. Busch, H. Mellerowicz: Vergleichende Untersuchungen über kardiovaskuläre Risikofaktoren bei Dauerleistern und der Normalbevölkerung. Dt. Z. Sportmed. 30 (1979), 1–10

Wolkow. N. I.: Ermüdung und Wiederherstellung im Sport. Leistungssport 4 (1974), 167–171

Wolkow, W.: Funktionelle Stabilität von Kindern und Jugendlichen gegenüber Sauerstoffmangel. Leistungssport 5 (1975), 274–276

Wolkow, W. M.: Theoretische Überlegungen zum Aufbau eines Mikrozyklus. Leistungssport 4 (1974), 163–166

Wolkow, W. M.: Ein Systemansatz zur Beurteilung der späten Phasen der Wiederherstellung. Leistungssport 6 (1976), 460–463

Wolkow, W. M., W. P. Lugowzew: Zur Begründung des spezifischen Einflusses von Trainingsbelastungen auf die Wiederherstellungsprozesse. Leistungssport 9 (1979), 122–127

Wolpaw, J. R.: Adaptive plasticity in the primate spinal stretch reflex: reversal and re-development. Brain Res. 87 (1983), 299–304

Wooldridge, D. E.: Mechanik der Gehirnvorgänge. Oldenbourg Verlag, Wien – München 1967

Wopp, C.: Das kleine Skikursbuch zum Vorbereiten, Lernen und Erleben des Skifahrens. Putty Verlag, Wuppertal 1981

Worobjew, A. N., V. M. Charitonov: Zum Problem der speziellen Kraftentwicklung. Theorie und Praxis der Körperkultur 19 (1970), 24–26

Worobjewa, E. I., A. N. Worobjew: Die Adaptation im sportlichen Training als eine der Formen der biologischen Anpassung des Organismus an Umwelt- und Entwicklungsbedingungen. Leistungssport 8 (1978), 145–150

Wunderli, R.: Empirische Untersuchung zum Einsatz von observativem, mentalem und verbalem Training beim Lernen einer einfachen sensumotorischen Aufgabe. Diplomarb. am Inst. f. Angew. Psychologie, Zürich 1976 (unveröffentl. Manuskript)

Wunderli, R.: Auswirkungen verschiedener Formen des Mentalen Trainings auf Handlungsregulation und Leistungen beim Erlernen verschiedener psychomotorischer Tätigkeiten. Lizentiatsarb., Zürich 1981 (unveröffentl. Manuskript)

Wurster, H.: Die Entwicklung der Ausdauer im Sportunterricht der Klassen 4 und 5 (Thesen). Theorie und Praxis der Körperkultur 25 (1976), 60–62

Wutscherk, H.: Die Bestimmung des „biologischen" Alters. Theorie und Praxis der Körperkultur 23 (1974), 159–170; 176–177

Wutscherk, H., H. Schmidt, R. Köthe: Körperbautypologisch- und altersbedingte Differenzierungen von Körperbaumerkmalen. Medizin und Sport 25 (1985), 143–148

Wydra, G., K. Bös, G. Karisch: Zur Effektivität verschiedener Dehntechniken. Dt. Z. Sportmed. 42 (1991), 386–400

Wygotski, L. S.: Denken und Sprechen. Akademie Verlag, Berlin 1974

Yasuda, Y., M. Miyamura: Cross transfer effects of muscular training on blood flow in the ipsilateral and contralateral forearms. Europ. J. appl. Physiol. 51 (1983), 321–329

York, T.: „Werden noch stärker" – Trainer Günter Lange über Chinas Laufwunder. Leichtathletiktraining (1993), 37, 13

Yoshida, T.: Effect of dietary modifications on lactate threshold and onset of blood lactate accumulation during incremental exercise. Eur. J. appl. Physiol. (1984), 200 f.

Zaciorskij, V. M.: Die körperlichen Eigenschaften des Sportlers. Bartels & Wernitz, Berlin – Frankfurt – München 1972

Zaciorskij, V. M.: Die körperlichen Eigenschaften des Sportlers, 3. Aufl. Bartels & Wernitz, Berlin – Frankfurt – München 1977

Zaciorskij, V. M., N. G. Kulik, J. I. Smirnov: Die Wechselbeziehungen zwischen den körperlichen Eigenschaften. Theorie und Praxis der Körperkultur 19 (1970), 141–157

Zaciorskij, V. M. et al.: Das Problem des Talents und der Talentsuche im Sport: Richtungen und Methodologien der Untersuchungen. Leistungssport 4 (1974), 239–251

Zaciorskij, V. M., L. M. Raizin: Die Übertragung des kumulativen Trainingseffektes bei Kraftübungen. Leistungssport 5 (1975), 17–24

Zahnd, R.: Der 12-Minuten-Lauf-Test. Magglingen 43 (1986), 3, 24–25

Zanon, S.: Zum speziellen Krafttraining: die bewußte Ausnutzung der Muskelvordehnung. Die Lehre der Leichtathletik (1973), 1563–1570

Zanon, S.: Zur Optimierung der spezifischen azyklischen Schnellkraft. Die Lehre der Leichtathletik (1973), 269–272

Zanon, S.: Plyometrie für die Sprünge. Die Lehre der Leichtathletik (1974), 549–552

Zanon, S.: Zur Beziehung zwischen maximaler relativer statischer und relativer elastischer Kraft im Training des Weitspringers. Leistungssport 5 (1975), 352–359

Zech, H.: Das große Lexikon des Sports. Fischer Verlag, Frankfurt 1971

Zeibig, H.: Sportmedizinische Gesichtspunkte für das Krafttraining. Theorie und Praxis der Körperkultur 14 (1965), 254–260

Zentgraf, R.: Eine Möglichkeit zur Verbesserung des Bankdrückens für das Kugelstoßen. Die Lehre der Leichtathletik (1975), 629

Zienkowicz, W.: Durchschnittsgeschwindigkeit in Wettkampfläufen und ihre Veränderung auf der Strecke. Die Lehre der Leichtathletik (1975), 737–740

Zieschang, K.: Zur zeitlichen Gestaltung von Lernprozessen im Sport. Sportwissenschaft 7 (1977), 272–284

Zieschang, K.: Aufwärmen bei motorischem Lernen, Training und Wettkampf. Sportwissenschaft 8 (1978), 235–251

Zimmer, R.: Motorik und Persönlichkeitsentwicklung bei Kindern im Vorschulalter. Eine experimentelle Untersuchung über den Zusammenhang motorischer, kognitiver, emotionaler und sozialer Variablen. Hofmann Verlag, Schorndorf 1981

Zimmermann, E.: Psychische Aktivierung und Wettkampfstabilität. Vortrag in Magglingen 1987

Zimmermann, E., M. Donike, W. Schänzer: Katecholaminspiegel, psychische Aktivierung und Wettkampfstabilität. In: Training und Sport zur Prävention und Rehabilitation in der technisierten Umwelt, S. 377–382. *Franz, I.-W.* et al. (Hrsg.). Springer Verlag, Berlin – Heidelberg 1985

Zimmermann, E., W. Schänzer, M. Donike: Streßfaktoren vor und nach Wettkampf- bzw. Trainingsbelastung. In: Sport – Leistung und Gesundheit, S. 277–282. *Heck, H.* et al. (Hrsg.). Deutscher Ärzte Verlag, Köln 1983

Zintl, F.: Biologische Grundlagen zum Training von Kraft-, Schnellkraft- und Schnelligkeitsleistungen in der Leichtathletik. Die Lehre der Leichtathletik (1989), 591–594; 621–625

Zippel, H. P. (ed.): Memory and transfer of information. Plenum Press, New York – London 1973

Zischke, W.: Probleme der speziellen Ausdauerschulung bei jugendlichen 400-m-Läufern. Leistungssport 6 (1976), 248–252

Zukowska, A.: Reaktion des Herz-Kreislauf-Systems auf den 800-m-Lauf nach ausdauerbetontem Sportunterricht in den Klassen 1 bis 3. Theorie und Praxis der Körperkultur 28 (1979), Beiheft 1, 68–69

Zurbrügg, R. P.: Hormonale Regulation und Wachstum bei sportlich aktiven Knaben und Mädchen. In: Kinder im Leistungssport, S. 50–58. *Howald, H., E. Hahn* (Hrsg.). Birkhäuser, Basel – Boston – Stuttgart 1982

Zwinger, H., H. Gürtler, W. Kibittel: Ergebnisse einer betonten Laufausdauerschulung bei Kindern im frühen Schulalter. Medizin und Sport 13 (1973), 56–60

Sachregister

A
Absolutkraft 244
Abtraining **211**
Abwehrkraft und Training **163**
Adipositas und Training **689**
Adoleszenz
– Ausdauertraining **225**
– Beweglichkeitstraining **532**
– Koordinationstraining **559**
– Krafttraining **390**
– Schnelligkeitstraining **472**
– Techniktraining **603**
Adrenalin 155, 156
Aerobe Energiegewinnung **87**
Aerobe Kapazität **215** (Kinder) 224
Aerobe Schwelle 171
Aktin 80
Aktionsschnelligkeit 396, 397, **426**
– Training **434**
Akzelerierte (Frühentwickler) **104**, 105, 106, 131
„Alle durch den Reifen" 480
Allgemeine Grundausbildung **57**
Ammoniakbestimmung **454**, 455
Anabol (eiweißaufbauend) 249
Anaerobe Energiegewinnung **85**, 86
Anaerobe Kapazität **217** (Kinder), 224
Anaerobe Schwelle 154, 168, 169, 171, 198, **199**, 213
Analysatoren 546
– Bedeutung **546**, 548
Anfängertraining s. Grundlagentraining
Anpassungsfähigkeit s. Umstellungsfähigkeit
Anschlußtraining **59**
Antizipationsfähigkeit 609
Antizipationsschnelligkeit 398
Antrittsübungen (Kinder) **476**
Antrittsvermögen s. Beschleunigungsfähigkeit
Arbeitswinkel **310**
Atemtechnik **162**
Atmungskette 80, 89
ATP (Adenosintriphosphat) 85, 255, 259, 284, 403, 405, 406, 435
ATP-ase 85, 406
Aufbautraining 58, 462
– Ziele **58**
Aufnahmefähigkeit 577
Aufwärmen 416, **645**
– allgemeines, aktives **646**
– Alter **649**
– Arten 645
– Begriffsbestimmung 645

– spezielles, aktives **647**
– Tageszeit 650
– Trainingszustand 650
Ausdauer
– aerobe **142**, 143
– allgemeine (= Grundlagenausdauer) 141, 144, **145**, 173
– , – Test **187**
– anaerobe **142**, 143
– Arten 141
– dynamische **143**
– lokale **141**, 144
– spezielle **141**, 207
– , – Test **207**
– statische **143**
Ausdauerleister, geborener 148
Ausdauertests **186**
Ausdauertraining **165**
– Adoleszenz **225**
– als Prävention degenerativer Herz-Kreislauf-Erkrankungen
– im frühen und späten Schulkindalter 222
– im Kindes- und Jugendalter **213**
– Methoden und Inhalte **165**, **226** (Kinder u. Jugendliche)
– methodische Grundsätze **212**, **233** (Kinder u. Jugendliche)
– Periodisierung **208**
– Pubeszenz **225**
– Vorschulalter **221**
Ausgleichstraining s. Ergänzungstraining
Auslaufen 659
Autogenes Training **614**
Azidose (Säuerung) 154

B
Basalganglien **93**
Bauchmuskeltraining **342**
Beinigkeit **588**
Belastungskomponenten **23**, **450**
– Operationalisierung 25
– Steuerung **453**
Belastungsnormative s. Belastungskomponenten
Belastungssteigerung
– Arten **30**
– , – allmähliche **31**
– , – sprunghafte **31**
Beschleunigungsphase 432
Beschleunigungsvermögen 398, 401, **425**, 426
– Training **429**, 447, **476**

Beweglichkeit
- aktive 488
- allgemeine 488, 514
- Alter 494
- Arten **488**
- Bedeutung **489**
- Begriffsbestimmung **488**
- dynamic flexibility 496, 528
- Geschlecht 494
- passive 488
- spezielle 488, 514
- sportartspezifische 514
- statische 489
- Trainierbarkeit **491**
Beweglichkeitstests **514**
Beweglichkeitstraining
- Kindes- und Jugendalter **528**
- Langfristiger Trainingsprozeß **527**
- Methoden und Inhalte **496**
- , - aktive Dehnungsmethode **496**
- , - passive Dehnungsmethode **497**
- , - statische Dehnungsmethode (Stretching) **497**
- Methodische Grundsätze **503** (Stretching) **527**, (Kinder) **533**
- Periodisierung **527**
Bewegungsdrang 99, 529, 580
Bewegungserfahrung 548
Bewegungsgeschwindigkeit 240, 308, 401, 545
Bewegungslernen **571**
Bewegungsreserve 488
Bewegungsschatz 546, **548**
Bewegungsschleife **574**
Bewegungsstereotyp 337
- Störungen 337
Bewertungstabellen 55
Biathlon 229
Blut und Training **159**
Blutfette und Training **691**
Bluthochdruck und Training **688**
Bodybuildingmethode(n) **270**, **299**, 355

C
Carpenter-Effekt 603, **628**, 632
Circuittraining s. Zirkeltraining
Conconi-Test **191**, 192, 193, 194, 195, 198
- Durchführungsmodalitäten **193**
- Prinzip **192**
- Wertung **196**, 198
Contract-Relax **498**
Cooper-Test **187**, 188, 189, 201
- Modifizierter für Kinder **190**
- Wertungstabellen **188**
Counter-Movement-Jump (CMJ) 278, **329**, 432, 433

D
Dauermethode **166**, 167, 231
- extensive **168**
- intensive **169**
Dehnungs-Verkürzungs-Zyklus 285, 360
Dendrit 90
Detraining s. Abtraining
Diabetes und Training **691**

Differenzierungsfähigkeit 474, **540**
Disziplinspezifik 313
Drehseitigkeit **591**
- Seitwendigkeit 591
- Wendigkeit 591
Dreierhop 324, 379
Drop-Jump **329**
Dysbalancen, muskuläre **336**, 375, 432

E
Effektivität **307**
Elastizität des Muskels 416
Elastizitätstraining s. plyometrisches Training
Elektrostimulation **294**
Elementares Schnelligkeitstraining **474**
EMG (= Elektromyogramm) 250, 252, 278, 280, 287, 292, 345, 408
Endhirn **93**
Endorphine 404
Endplatte, motorische 91
Energiespeicher 249
- hepatäre (in Leber befindliche) 148, 149
- zelluläre 148
Entautomatisierung 418
Entlastungssyndrom **211**
Entscheidungsschnelligkeit 398
Enzymaktivität, zelluläre **152**, 153
Enzyme, aerobe/anaerobe 85, 87
Ergänzungstraining 245, **339**, 375, 528
Erhaltungstraining 360, 361, **362**, 363, 527
Erholung
- unvollständige **174**
- vollständige **176**, 435
Erleichterte Bedingungen, Methode **457**
Ermüdung 315, 416, 493, 499, 599, **655**
- periphere 655
- Wiederherstellung nach **655**
- zentrale 144, 655
Ernährung 205, 265, **667**
- Flüssigkeitsbilanz **670**
- Kalorienbilanz **667**
- Mineralstoffwechselbilanz **671**
- Nährstoffbilanz **668**
- Vitaminbilanz **676**
Explosivkraft **242**
- Kurve 254
Explosivkraftmethode s. konträres Krafttraining

F
Fähigkeiten, koordinative **537**
,,Fangen vor Markierungen" 479
Fertigkeiten, koordinative 537
Fettspeicher 150
Fettstoffwechsel 204
Fortgeschrittenentraining s. Aufbautraining
Frequenzschnelligkeit 396
Frühentwickler s. Akzelerierte
Frühform 365, 370
Frühspezialisierung **133**, 579, **586**
Fundamentalübungen 576
Fußtapping 412, 413, 414, **461**

Sachregister

G
Ganzheitsmethode **577**
Gedächtnis
– Kurzzeitgedächtnis **572**
– Langzeitgedächtnis **572**
– Sofortgedächtnis **572**
Gedächtnisbildung **571**
Gedächtnisverstärker **573**
Gehirnzellen 584
„Geier und Henne" 479
Gelenkstruktur und Beweglichkeit 491
Geschwindigkeitsbarriere 407, 431, 435, 450, **455**
Gestaltwandel
– erster 111
– zweiter 114
Gesundheitstraining **680**, **691** (Kraft)
Gleichgewichtsfähigkeit **540**
Glykogen 148, 149, 150, 204
– Glykogenentleerung 204
– Entleerungsmuster 148
– Leber 148, 150
Glykogenspeicher 88, 204
Glykolyse **86**, 223, 405
Grundausbildung, allgemeine **57**
Grundlagenausdauer s. Ausdauer, allgemeine
– Bedeutung 145
Grundlagentraining 58, 462
– Ziele 58

H
Händigkeit **588**
Haltungsprophylaxe 246, 488
Handlungsentscheidung 608
Handlungsschnelligkeit **399**
Hausaufgaben 373, 513
Herz und Training 159, 175, 214 (Kinder)
Herzfrequenzverhalten 218, 219, 220
Herzfrequenzmessung zur Trainingssteuerung **191**
Herz-Kreislauf-System und Training **157**, **214** (Kinder)
Heterochronismus der Wiederherstellung 32
Hindernisturnen 382
Hirnstamm **93**
Hochleistungstraining 60
– Ziele **60**
Höchstleistungsalter 59, 462
Höhentraining **181**
Homöostasestörung 23, **77**
Hormone und Training **154**, 155
Hügelläufe **184**
Hypermobilität 508, 513, 519
Hyperschwerkrafttraining 289, 290
Hyperplasie (Muskelfaservermehrung) **256**, 257, 258
Hypertrophie (Muskelquerschnittszunahme) 96, 252, 253, **255**, 257, 258, 355

I J
Ideomotorisches Training 623, 624
Imitationsmethode **602**
Intervallähnliche Belastungen 227
Intervallmethode **172**, 231
– extensive 172, 175, 231
– intensive 172, 175

– Kurzzeitintervallmethode 174
– Langzeitintervallmethode 174
– Mittelzeitintervallmethode 174
Irradiation 555
Isometrie
– maximale 282, **291**, 367, 368
– totale 282, **291**, 367, 368
Janda-Tests 518, **522**
– Mm. adductores **524**
– M. erector trunci **526**
– M. iliopsoas **524**
– Mm. ischiocrurales **525**
– M. rectus femoris **523**
– M. triceps surae **522**

K
Kapillarisierung 158
Kasten-Bumeranglauf 552
Katecholaminbestimmung 51, **74**, 156
Kendall et al.-Tests 518
Kinder- und Jugendtraining
– Ausdauer **213**
– Beweglichkeit **528**
– Koordinative Fähigkeiten **554**
– Kraft **373**, **376** (Gefahren)
– Schnelligkeit **446**
– Sportbiologische Grundlagen **99**
Kleinhirn **93**
Knochenmineralgehalt bei Sportlern 387
Kohlehydratmangel
– Folgen **151**
„Komm mit – lauf weg" 480
Kompensationstraining 245
Kondition 138, 139
– Definition **137**
Kontraktion
– bilateral 263
– synchron 250
– unilateral 263
Kontraktionsgeschwindigkeit 647
Kontralateraler Transfer 593
Kontrastlernen 598
Kontrastmethode **272**, 288, 290, 295, 356, 364
Kopplungsfähigkeit **539**
Koordination
– intermuskuläre 96, 238, 249, **254**, 259, 307
– intramuskuläre 96, 238, **249**, 251, 254, 258, 259, **306**, 307
Koordinative Fähigkeiten **537** f.
– allgemeine 537
– Arten **537**
– Bedeutung 537
– Begriffsbestimmung 537
– Differenzierungsfähigkeit **540**
– Gleichgewichtsfähigkeit **540**
– Inhalte (Übungen) **550**
– Kinder- und Jugendtraining **554**
– Kopplungsfähigkeit **539**
– Langfristiger Trainingsprozeß **553**
– Methoden und Inhalte **548**
– methodische Grundsätze **554**, **559** (Kinder)
– Orientierungsfähigkeit **540**

– Reaktionsfähigkeit **543**
– Rhythmisierungsfähigkeit **542**
– spezielle 537
– Tests **551**
– Trainierbarkeit 555
– Trainingsmethoden **549**
– Umstellungsfähigkeit **543**
KP s. Kreatinphosphat
Kraft
– absolute 244
– allgemeine **236**
– Arten **236**, 237
– Bedeutung **245**
– Maximalkraft **237**
– relative 244, 262
– spezielle **236**
– Tagesperiodik **260**
– Trainierbarkeit 262
– Wechselbeziehungen 236, **246**
–, – Ausdauer **247**
–, – Beweglichkeit **247**
–, – Koordination **247**
–, – Schnelligkeit **246**
Kraftausdauer **242**, 349
– allgemeine 243
– dynamische 243
– lokale 243
– statische 243
Kraftausdauertests **330**
Kraftdefizit **237**, 374
Kraftgewinn 261
Kraftimpuls 325
– Messung **327**
Krafttests **317**
Krafttraining
– abnehmende Belastung **274**
– Atmung 335
– beschleunigendes (positiv dynamisches) s. konzentrisches
– Bodybuildingmethoden 270, 298, 355
– bremsendes (negativ dynamisches) s. exzentrisches
– desmodromisches **283**
– dynamisches **267**
– Elektrostimulation 238, **294**
– exzentrisches 238, 244, **279**, 365
– exzentrisch-isometrische Kombination **281**
– exzentrisch-konzentrische Kombination **280**
– Gefahren **332**
– intermediäres 292
– intramuskuläres Koordinationstraining **306**, 351
– isokinetisches **282**
– isometrisches 244, **291**, 367
– isotronisches s. Elektrostimulation
– kombiniertes 244, **307**, 367
– konträres 292, 367, 368
– konzentrisches 238, 244, **267**, 277 (Reinform), **363**
– langfristiger Trainingsprozeß 356
– Methodische Grundsätze **370**, **391** (Kinder)
– Muskelaufbautraining **305**, 355
– nachgebendes s. exzentrisches
– negativ dynamisches s. exzentrisches
– Periodisierung **351**

– Planung **351**
– plyometrisches (= reaktives) **285**, **366**, 367
– positiv dynamisches s. konzentrisches
– statisch-dynamisches (= intermediäres) **292**
– statisches s. isometrisches
– überwindendes s. konzentrisches
– verkürzendes s. konzentrisches
– verzögerndes s. exzentrisches
Krafttrainingsgrundsätze **307**, **370**
Krafttrainingsmethoden und -inhalte **267**
– „120–80", **280**
– Kraftausdauer **307**
– Maximalkraft **303**
– Methoden der hohen und höchsten Intensitäten **277**, 307, 364
– Muskelaufbautraining **305**
– Schnellkraft **307**
Kraftverlust 261
Kraus-Weber-**Test** 375
Kreatinphosphat (= energiereiches Phosphat) 86, 249, 404, 405
Kreatinphosphatspeicher 86, 405, **406**
Kurzzeitausdauer 142
– Anforderungsprofil **185**

L
Laktat (= Milchsäure) 85, **199**, 218
Laktatbestimmung 454
Laktatkinetik 452
– Einflußfaktoren **202**
Laktatkurve
– Beurteilung **202**
Laktattest
– Ausdauer **199**
Langzeitausdauer 142
– Anforderungen **185**
Latenzzeit 419
Lauf-ABC 437, **475**, 540
Leistungsdiagnostik 47, **51**
– Ausdauer **186**
– Beweglichkeit **514**
– Grenzen **54**
– Koordinative Fähigkeiten **551**
– Kraft **317**
– Nachteile **54**
– Schnelligkeit **459**
– Technik **600**
– Vorteile **53**
Leistungsfähigkeit, sportliche **21**, 23
Leistungskomponenten
– Entwicklung 39
Lernalter, bestes 113, 553, 556
Lernen 575
– auf Anhieb 113, 602
– motorisches **569**
– Umlernen 575
– Verlernen 575
Lernfähigkeit, motorische 537, 539, **543**, 544, 609
Lernkurven **575**
Lernphasen **565**
Lernplateau 599

Sachregister

Lernprozeß, technischer **565**, 623
– psychologische Methoden **623**
– Seitigkeitstyplogie **593**
Lernüberforderung **599**
Lockerungsgymnastik 416, **646**
Lohnende Pause **174**, 175, 449
Lunge und Training **162**

M
Makrozyklus **63**, 354
Mark-Jansen-Gesetz **107**
Maximalkraft **237**
– dynamische **238**
– statische **238**
Maximalkrafttests **317**
Maximalkrafttraining **351**, 358
Mentales Training **623**
Merkmale
– dynamische **563**
– kinematische **563**
Mikrozyklus **63**, 353, 354
Mittelzeitausdauer **142**
– Anforderungen **185**
Mobilisationsschwelle 260
Motivation 260, 594
Motorische Einheit 250, 251
Motorische Endplatte 91
Motorisches System **92**
Muskelanspannung
– auxotonische 244, **245**
– isotonische 244, **245**
– isometrische 244, **245**
Muskelaufbautraining **305**, 351, 355, 363
Muskeldehnungsreflex **497**
– inverser **497**
Muskelfasertypen **82**
Muskelkater **334**
Muskelkontraktion **91**
– Feinabstufung **91**
– Grobabstufung **91**
– Variation der Bewegungsgeschwindigkeit
Muskelquerschnittszunahme s. Hypertrophie
Muskelspindel 492, **497**
Muskelstoffwechsel **88**
Muskeltonus 492, 501, 534
Muskelzelle **79**
Muskuläre Dysbalancen **336**
Muskulatur
– zur Abschwächung neigend **341**
– zur Verkürzung neigend **336**
Myofibrille 80
Myosin 80
Myosin-ATP-ase 85, 86

N
Nachermüdung **275**, 276
Nachwuchstraining **58**
Nervenleitungsgeschwindigkeit **415**
Nervensystem 90
Nervenzelle
– Aufbau **90**
Neulernen 598

Neurit 90
Neuron s. Nervenzelle
Nieder-Hochsprung 241, 412, **461**
Niedersprungtraining s. plyometrisches Training
Noradrenalin 155, 156, 157
Nummernwettläufe **481**

O
Observatives Training 623, **632**, 633
Orientierungsfähigkeit **540**
Orientierungslauf 228
Osteoporose und Training 691

P
„Partnerfangen" 480
Pause, aktive 176
Pause, lohnende s. lohnende Pause
Periodisierung **61**
– Ausdauertraining **208**
– Beweglichkeitstraining **208**
– Doppelperiodisierung **62**, 208, 352
– Einfachperiodisierung **62**, 208, 352
– im Kindesalter **64**
– Krafttraining **351**
– Schnelligkeitstraining **462**
– Taktik **610**
– Techniktraining **601**
– Übergangsperiode **62**, 361
– Vorbereitungsperiode **61**, 353
– Wettkampfperiode **62**, 360
Periodisierungszyklus 352
Phosphate, energiereiche (ATP, KP) 86, 88
    238, 406, 427, 445
Planmäßigkeit 18
Platzwechsel- und Platzsuchspiele **482**
Plyometrisches Training s. Krafttraining,
    plyometrisches
Pneumomuskulärer Reflex 501
Preßatmung 335, 501, **692**
Prinzipien des sportlichen Trainings **27**
– Altersgemäßheit **36**
– ansteigende Belastung **30**
– individualisierte Belastung **28**
– kontinuierliche Belastung **35**
– optimale Relation von Belastung und Erholung **32**
– , – optimale Relation von allgemeiner und
    spezieller Ausbildung **38**
– periodisierte Belastung **36**
– periodisierte Regeneration **36**
– Proportionalisierung **38**
– richtige Belastungsfolge **31**
– trainingswirksamer Reiz **28**
– variierende Belastung **31**
– wechselnde Belastung **32**
– zielgerichtete Belastung **37**
Progressive Muskelrelaxation **618**
Psychophysische Kurzcharakteristik
– Adoleszenz (zweite pub. Phase) **116**, 390
– Pubeszenz (erste pub. Phase) **114**
– Säuglingsalter **110**

– Schulkindalter
–, – frühes **112**
–, – spätes **113**
– Vorschulalter **111**
Psychologisches Training **613**
Psychoregulatives Training **617**
Psychotonisches Training **619**
Pubeszenz
– Ausdauertraining 231
– Beweglichkeitstraining 531
– Koordinationstraining 558
– Krafttraining 387
– Schnelligkeitstraining 471
Pyramidenbahn 91
Pyramidentraining **297, 364**

R
Reaktion 421, 590
– einfache 421, 422
– komplexe 421, 422
– Wahlreaktion 421
Reaktionsfähigkeit **543**
Reaktionsschnelligkeit 396, **418**
– Training **476**
Reaktionszeit **419**, 422, 423, 424, 590
– akustische 419, 422
– großmotorische 424
– kleinmotorische 424
– optische 419, 422
– taktile 419
Regenerationszeit 35
Reizdauer 23, **24**, 453
Reizdichte 23, **24**, 450
Reizintensität 23, **24**, 450
Reizumfang 23, **24**, 453
Relaxations-Aktivations-Methode **619**
Retardierte (Spätentwickler) **104**, 106, 131
Reziproke Hemmung **498**
Risikofaktoren 680, 682
Rückenmark **93**
Rückenmuskeltraining **348**
Rumpfbeuge-vorwärts-Test **518**, 520
Rhythmisierungsfähigkeit **542**

S
Sachorientiertheit 18
Sarkomerzahl 375
Sauerstoffaufnahme, maximale 169, 170, 206, **215** (Kinder)
– Bestimmung (Test) **206**
Sauerstoffschuld **86**
Schema-Theorie 596
Scheuermannsche Erkrankung **532**
Schlaf (Bedeutung für Wiederherstellung) **660**
Schleife, lange s. Bewegungsschleife
Schleppläufe **458**
Schmorlsche Knötchen 532
Schnelligkeit
– Anthropometrie 417
– Arten

– azyklische 414
–, – Training **434**
– Begriffsbestimmung 395
– elementare s. reine
– komplexe 396, 408, 439
– Methodische Grundsätze **437**
– reine 396, 399, 408, 412
–, – Training **476**
– Trainierbarkeit **399**
– Trainingsgrundsätze
– Trainingsmethoden und -inhalte **427**
– zyklische 414
–, – Training **434**, **439**
Schnelligkeitsausdauer **426**
– Training **445**, 447, 450
Schnelligkeitsquotient **412**, 413, **414**
Schnelligkeitstests **459**
Schnelligkeitstraining **427**, **472** (Kinder)
– Belastungskomponenten **450**
– Eignungstests **461**
– Kinder- und Jugendalter **464**
– Langfristiger Trainingsprozeß **462**
– Methodische Grundsätze **437**, **462**, **481** (Kinder)
– Periodisierung **462**
– Reaktionsgeschwindigkeit **418**
–, – Training **427**
Schnellkoordination s. Aktionsschnelligkeit
Schnellkraft **238**
Schnellkraftausdauer 330
Schnellkraftkurve **327**
Schnellkrafttests **322**
Schnellkrafttraining **430**
Schnellkraftvermögen 240
Schrittlänge 426
Schulkindalter, frühes 111
– Ausdauertraining **222**
– Beweglichkeitstraining **529**
– Koordinationstraining **555**
– Krafttraining **378**
– Schnelligkeitstraining **467**
– Techniktraining **602**
Schulkindalter, spätes 111
– Ausdauertraining **222**
– Beweglichkeitstraining **531**
– Koordinationstraining **555**
– Krafttraining **385**
– Schnelligkeitstraining **469**
– Techniktraining **602**
Schulsport 225, 264
Schußkraftübungen **389**
Schwelle, aerobe s. aerobe Schwelle
Schwelle, anaerobe s. anaerobe Schwelle
Seitigkeit **587**
– Arten **588**
– Äugigkeit 588
– Beinigkeit 588
– Drehseitigkeit 588
– funktionelle 587
– Händigkeit **588**
– morphologische 587
– Ohrigkeit 588
Seitigkeitstypologie **592**

Sachregister

Seitwendigkeit **591**
Sensible (sensitive) Phase 19, 37, 374, 378, 383, 390, 435, 538
Setschenow-Phänomen **598**
Skipping (Kniehebelauf) s. Lauf-ABC
Spätentwickler s. Retardierte
Spezialisierung **579**
Spezifität **308**
Spielintelligenz 609
Sprintausdauer 426
Sprinter, „geborene" 401
„Spritzigmachen" 264, 365, 366, **369**
Sprungkraft 328
– horizontale 324, 379, 380
– vertikale **329**, 379, 381
Sprungkraftausdauertests 330
Sprungkraftübungen 389
Sprunglauftraining 184
Sprungspinne 458
Squat Jump 278, **328**, 432, 433
Staffelhasche 478
Stagnation 599
Standweitsprung 324
„Start gegen fliegend" 480
Startkraft **241**, 242
Stationstraining 296
Stehvermögen 201, 302, 332, **426**
Streß und Training 692
Stretching **497**
Stretchingprogramme 513
Subvokales Training 623
Superkompensation **32**, 33, 149
Superserien 270
Synapse 90

T
„Tag und Nacht" 477
Taktik
– allgemeine 605
– Arten **605**
– Ausbildung **609**
– Bedeutung **607**
– Begriffsbestimmung 605
– Komponenten 605
– Leistungsdiagnostik 609
– spezielle 605
– Steuerungsfähigkeiten **606**
Taktiktraining **605**
– Kindes- und Jugendalter 609
– langfristiger Trainingsprozeß 610
– methodische Grundsätze 610
– praktische Ausbildung **609**
– Tests **609**
– theoretische Ausbildung 609
Talent, sportliches 119
Talentauswahl **120**, 124, 126
– Prozeß **124**
Talentdefinition 119
Talententwicklung 119
Talentförderung **120**, 133
– Probleme **131**
– Thesen **121**, 122

Talentsuche 120
– Bedeutung **123**
– Faktoren **123**
– Grundsätze **126**
– Probleme **131**
Technik
– Bedeutung **563**
– Begriffsbestimmung 563
– Einflußfaktoren **565**
– Kriterien **564**
– Lernphasen **565**
– Trainierbarkeit **564**
Techniktraining
– Etappen **564**
– Inhalte **576**
– Kindes- und Jugendalter **602**
– Langfristiger Trainingsprozeß **601**
– Methoden **577**
– methodische Grundsätze **601**, **603** (Kinder)
– methodische Maßnahmen **578**
– Tests **600**
Tempowechselläufe **184**
Testarten 55
Testkriterien **51**
– Hauptgütekriterien 51
– Nebenkriterien 53
– Objektivität 52
– Reliabilität (Zuverlässigkeit) 52
– Validität (Gültigkeit) 51
Testosteron (männl. Sexualhormon) 248
Tiefmuskelentspannung **618**
Tracking 594
Trainierbarkeit **19**
– Beweglichkeit **419**
– Kraft **247**
– Schnelligkeit **397**
Training, als Adaptationsvorgang **77**
– Definition **18**
– kumulativer Effekt 363, 364, 366, 367, **368**
– Maximalkraft 351
– Muskelaufbau 351
– sportliches **18**
– unmittelbarer Effekt 363, 365, 366, 367, **368**
– verzögerter Effekt 363, 364, 365, 366, 367, **368**
Trainingsalter 132
Trainingsauswertung **46**
Trainingseffekt
– kontralateraler 265
– kumulativer 364
– unmittelbarer 363
– verzögerter 265, 364
Trainingseinheit **43**
– Aufbau **43**, 44
Trainingshäufigkeit 23, **24**, 264, 453
Trainingsinhalt **22**
Trainingskonzeption 41
Trainingsmethode **22**
Trainingsmittel **22**
Trainingsnachbereitung **46**
Trainingspläne
– Gruppentrainingsplan 41
– individueller **41**

– Jahrestrainingsplan **43**
– Makrozyklusplan **43**
– Mehrjahrestrainingsplan **42**
– Rahmentrainingsplan **41**
– Trainingseinheitenplan **43**
– Wochentrainingsplan **43**
Trainingsplanung **41**
Trainingsprinzipien **27**
Trainingsprozeß, langfristiger **56**
Trainingssteuerung **47**, **317**, **514**
Trainingsstufen 56
Trainingsziel **22**
Transfer 252
– kontralateraler **593**
– Vorteile **597**
Transfereffekte
– Ausdauer 598
– Bewegungsempfinden, kinästhetisches 598
– Koordination 594
– Kraft 597
– Schnelligkeit 598
– Wiederherstellung, beschleunigte 598
Transmitter 90

U
Übergangsmethode 306, 352
Übergangsperiode s. Periodisierung
Übertraining 33, 183, 204, **661**
– parasympathikotones 663
– sympathikotones 663
Übung(en)
– allgemein entwickelnde 22, 373
– speziell entwickelnde 22, 373
– Wettkampf entwickelnde 22, 373
Umlernen 575, 598
Umstellungsfähigkeit **543**
Unfallprophylaxe 537

V
Variabilität **313**
Variable Methode **313**, 442, 459
Verbales Training 623, **634**
Verdecktes Wahrnehmungstraining 624
Verlernen 575
Verletzungsprophylaxe 246, 488
Vestibularapparat 591
Vielseitigkeit **579**
– Thesen **585**
Vielseitigkeitskonzepte **581**
Vielseitigkeitstraining 579
Vigilanz 648
Vorbelasten 45, 646
Vorbereitungsperiode 353
Vorermüdung **275**, 276
Vorschulalter
– Ausdauertraining **221**
– Krafttraining **378**
– Schnelligkeitstraining **467**
– Beweglichkeitstraining **528**
– Training der Koordinativen Fähigkeiten **554**
– Techniktraining **602**
Vorstartzustand **74**

W
Wachstum **100**, 101, 102, 103
– aktiver Bewegungsapparat **109**
– passiver Bewegungsapparat **107**, 108
– Stoffwechsel **107**
Wachstumsschub 104, 114, 116, 518, 531, 558
Weitsprung 379
Wendigkeit **591**
Wettkampf 66
– Auswertung **75**
– Kontroll- und Testmethode 67
– Organisation und Führung **607**
– Trainingsmittel 67
– Vorbereitung 68
Wettkampfmethode **180**
Wettkampfperiode **360**, 431
Wettkampfplanung 66
Wettkampfübung 415
Wettkampfvorbereitung
– Ausdauer **209**
Widerstandsläufe **184**
Wiederherstellung **655**
– Arten **656**
– Maßnahmen **658**
Wiederherstellungszeit 108, 109
Wiederholungsmethode
– Ausdauer **176**, 177, 178, 179
– Schnelligkeit 429, 435, 442, 473
Wiener Koordinationsparcours **552**
Wirksamkeit, summierte 33
Wurfkraftübungen **388**

Z
Zähes Dehnen **498**
„Zauberer" 477
Zeitprogramm **239**, **240**, 408, 417
– azyklisches **410**, 412, 425
– kurzes 238, **239**, 240
– langes 238, **239**, 240
– zyklisches **410**, 412
Zeitschätzlauf 232
Zellkern **80**
Zellmembran 79
Zergliederungsmethode **577**
Zirkeltraining **299**, 380, 381
– allgemeines 381
– Kraftausdauer 302, 303
– Maximalkraft 300, 301
– Schnellkraft 302
– Schnellkraftausdauer 302
Zitratzyklus 80, **87**
Z-Scheiben 80
Zugwiderstandsläufe **446**, 472
Zusatztraining 245
Zwangsmethode 458
Zweikampfschulende Übungen **390**
Zytoplasma **80**